1 MONTH OF
FREE
READING

at

www.ForgottenBooks.com

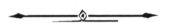

By purchasing this book you are eligible for one month membership to ForgottenBooks.com, giving you unlimited access to our entire collection of over 700,000 titles via our web site and mobile apps.

To claim your free month visit:

www.forgottenbooks.com/free684628

ISBN 978-0-483-55964-6
PIBN 10684628

NOUVELLES PUBLICATIONS, CHEZ J.-B. BAILLIÈ

TRAITÉ COMPLET DE CHIMIE, par J. Berzélius, traduit par *A. J.-L. Jourdan*, avec
des additions communiquées par l'auteur; 5 vol. in-8°, *sous presse*, pour
paraître incessamment.

MÉMOIRES DE L'ACADÉMIE ROYALE DE MÉDECINE DE PARIS; Paris, 1828, tom. 1er,
1 vol. in-4°, fig.; 20 fr.
Ce premier volume contient les éloges de Corvisart, Pinel, Bertholet, Cadet
Bourru, Beauchène; par M. Pariset. — *Mémoire sur le mutisme*, par M. Itard.
— *Mémoire sur les phlegmasies cérébrales*, par le même. — *Existe-t-il aujourd'*
hui un aussi grand nombre de fous qu'il y a quarante ans, par M. Esquirol.—
Mémoire sur la mortalité dans la classe aisée et la classe indigente, par M. Vil-
lermé. — *Mémoire sur la folie des ivrognes, ou délire tremblant*, par M. Lé-
veillé. — *Mémoire sur les plaies pénétrantes de la poitrine*, par M. le baron Larrey. — *Mémoire sur l'opération de la taille*, par le même. — *Mémoire sur une*
nouvelle méthode de traiter les anus contre nature, par M. le baron Dupuytren.
— *Mémoire sur les obstacles apportés à l'accouchement par la mauvaise confor-*
mation du fœtus, par M. Dugès. — *Analyse de l'écorce du pseudoquina*, par
M. Vauquelin. — *Considérations sur diverses concrétions du corps humain*, par
M. Laugier. — *Mémoires sur la violette*, par M. Boulay. — *Mémoire sur l'ipé-*
cacuanha, par M. Lemaire.

FLORA GALLICA, seu enumeratio plantarum in Galliâ sponte nascentium, se-
condom Linnæanum systema digestarum addita familiarum naturalium ta-
bula; auctore *J.-L.-A. Loiseleur Deslongchamps*, nouvelle édition consi-
dérablement augmentée; Paris, 1828; 2 vol. in-8° avec 30 planches. 16 fr.

DICTIONNAIRE DE MÉDECINE ET DE CHIRURGIE VÉTÉRINAIRES, ouvrage utile aux vétérinaires, aux officiers de cavalerie, aux propriétaires, aux fermiers, au
cultivateurs, et à toutes les personnes chargées du soin et du gouvernement
des animaux domestiques; par *Hurtrel-d'Arboval*, membre de la Société
royale et centrale d'Agriculture de Paris, commissaire pour les épizooties.
Paris, 1827-1828, 4 forts vol. in-8°; 32 fr.

ANATOMIE CHIRURGICALE DES PRINCIPAUX ANIMAUX DOMESTIQUES, ATLAS DU DICTION-
NAIRE DE MÉDECINE ET DE CHIRURGIE VÉTÉRINAIRES, composé d'un recueil de
planches représentant, 1° l'anatomie des régions du cheval, du bœuf, du
mouton, du cochon, sur lesquelles on pratique les opérations les plus graves;
les divers états des dents du cheval, du bœuf, du mouton, du chien, indiquant l'âge de ces animaux; 2° les instrumens de chirurgie vétérinaire; 3° un
texte explicatif par MM. *Leblanc*, médecin vétérinaire, ancien répétiteur à
l'École d'Alfort, et *A. Trousseau*, D. M. et agrégé à la Faculté de Paris, pro-
fesseur d'anatomie et de physiologie comparées; Paris, 1828, un vol. grand
in-fol. de 27 planches gravées, dont 15 coloriées, 35 fr.

PHARMACOPÉE FRANÇAISE, ou Code des médicamens, nouvelle traduction du
Codex medicamentarius, sive pharmacopæa gallica, par *F. S. Ratier*, docteur en médecine de la Faculté de Paris, etc., avec notes et additions contenant la formule et le mode de préparation des nouveaux médicamens
dont la pratique s'est enrichie jusqu'à nos jours, d'un grand nombre d'analyses chimiques, et suivie d'une table synoptique des eaux minérales de
France, par M. *Henry* fils, pharmacien de la pharmacie centrale des hôpitaux civils de Paris; Paris, 1827, 1 vol. in-8°, 8 fr.

CODEX MEDICAMENTARIUS, sive pharmacopæa gallica jussu regis optimi, et e
mandato summi rerum internarum regni administri editus à Facultate medica parisiensis; Parisiis, 1818, in-4°, 18 fr.

NOSOGRAPHIE ORGANIQUE; par *F.-G. Boisseau*, D. M. P., membre de l'Académie royale de médecine; Paris, 1828, tome 1er, fort vol. in-8°, 8 fr. 50 c.
Les tomes 2 et 3 (*sous presse*).

PYRÉTOLOGIE PHYSIOLOGIQUE, ou Traité des fièvres considérées dans l'esprit de
la nouvelle doctrine médicale, *par le même*, 3e édition, revue, corrigée
et augmentée; Paris, 1826, 1 vol. in-8° de 725 pages, 9 fr.

IMPRIMERIE DE LACHEVARDIERE,

RUE DU COLOMBIER, N° 30, A PARIS.

PHARMACOPÉE

UNIVERSELLE,

OU

CONSPECTUS DES PHARMACOPÉES

D'AMSTERDAM, ANVERS, DUBLIN, ÉDIMBOURG, FERRARE, GENÈVE,
LONDRES, OLDEMBOURG, WURZBOURG; AMÉRICAINE, AUTRICHIENNE, BATAVE, BELGE,
DANOISE, ESPAGNOLE, FINLANDAISE, FRANÇAISE, HANOVRIENNE, POLONAISE, PORTUGAISE,
PRUSSIENNE, RUSSE, SARDE, SAXONNE, SUÉDOISE ET WURTEMBERGEOISE;

DES DISPENSAIRES

de Brunswick, de Fulde, de la Hesse, de la Lippe et du Palatinat;

DES PHARMACOPÉES MILITAIRES

de Danemarck, de France, de Prusse et de Wurzbourg;

DE LA PHARMACOPÉE DES PAUVRES DE HAMBOURG;

DES FORMULAIRES ET PHARMACOPÉES

D'AUGUSTIN, BORIES, BRERA, BRUGNATELLI, CADET DE GASSICOURT,
COX, ELLIS, HUFELAND, MAGENDIE, PIDERIT, PIERQUIN, RATIER, SAUNDERS,
SAINTE-MARIE, SPIELMANN, SWEDIAUER ET VAN MONS.

OUVRAGE CONTENANT

LES CARACTÈRES ESSENTIELS ET LA SYNONYMIE DE TOUTES LES SUBSTANCES CITÉES DANS CES RECUEILS,
AVEC L'INDICATION, A CHAQUE PRÉPARATION, DE CEUX QUI L'ONT ADOPTÉE,
DES PROCÉDÉS DIVERS RECOMMANDÉS POUR L'EXÉCUTER,
DES VARIANTES QU'ELLE PRÉSENTE DANS LES DIFFÉRENS FORMULAIRES,
DES NOMS OFFICINAUX SOUS LESQUELS ON LA DÉSIGNE DANS DIVERS PAYS, ET DES DOSES
AUXQUELLES ON L'ADMINISTRE.

PAR A.-J.-L. JOURDAN,

Docteur en Médecine, Chevalier de la Légion d'Honneur,
Membre des Académies royales de Médecine de Paris, des Sciences de Turin,
des Sciences, Belles-Lettres et Arts de Rouen et de Caen;
de la Société Physico-médicale de Moscou;
de la Société Médicale d'Émulation, de la Société Minéralogique d'Iéna,
de la Société royale des Beaux-Arts de Gand,
des Sociétés d'Agriculture de Châlons et d'Orléans, etc.

Morbos autem non eloquentia sed remediis curari.
CELSE.

TOME PREMIER.

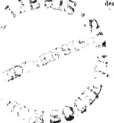

PARIS,

J.-B. BAILLIERE,

LIBRAIRE DE L'ACADÉMIE ROYALE DE MÉDECINE,
RUE DE L'ÉCOLE DE MÉDECINE, N° 13 BIS;

LONDRES, MÊME MAISON,
3, BEDFORT STREET, BEDFORT SQUARE;

BRUXELLES, AU DÉPÔT DE LA LIBRAIRIE MÉDICALE FRANÇAISE.

In medicina multa scire, pauca agere oportet.

BAGLIVI.

Multiplicitas remediorum filia est ignorantiæ;
Sapientes ad naturæ legem compositi, paucis multa peragunt.

GUY PATIN.

Qui potest mederi simplicibus, dolose aut frustra quærit composita.

LINNÉ.

A MON AMI

F.-G. BOISSEAU.

La législation de l'antique Égypte obligeait les médecins, sous peine de mort, d'observer à la lettre les préceptes consignés dans un livre écrit par les successeurs d'Hermès. Les gouvernemens modernes accordent plus de latitude, et témoignent de l'indulgence pour les fautes commises contre des règles qui ne peuvent avoir la même fixité que celles de la morale. Ils imposent seulement des codes spéciaux pour le choix des médicamens, la manière de les préparer, et même celle de les associer ou combiner ensemble. Ces codes, plus obligatoires pour les personnes qui se livrent à la vente des substances médicinales que pour celles qui en prescrivent l'usage, varient selon les pays. Cependant, à peine soupçonne-t-on, dans chaque État, les différences qu'offrent les pharmacopées légales des peuples voisins. Ainsi, lorsqu'on parle d'une préparation magistrale quelconque, et surtout des effets qui lui sont attribués, on croit généralement qu'elle est la même en France, en Angleterre, en Allemagne, en Italie, en Espagne, etc. Rien de plus rare pourtant que cette similitude, et par suite rien de moins bien appliqué que le blâme ou l'éloge décerné à des médicamens qui, fort souvent, ne se ressemblent guère, quoiqu'ils portent le même nom.

Si ces différences frappantes entre les pharmacopées légales étaient connues des détracteurs de la médecine, elles leur fourniraient des argumens d'une grande force contre la certitude de l'art de guérir; et pourtant cet art, quelque peu avancé qu'il soit, n'en repose pas moins sur des faits, et n'attend, pour marcher d'un pas plus sûr, qu'une transaction sincère entre l'empirisme et le dogmatisme, entre l'observation et le raisonnement, ces deux colonnes de toute science.

Il résulte du défaut d'uniformité des pharmacopées, que les médicamens ne sont pas administrés de la même manière dans tous les pays, et que l'unité de la thérapeutique est une hypothèse qui peut entraîner de fâcheuses conséquences pour l'humanité. Une pareille proposition n'exige aucun développement pour être comprise.

Cette unité est si désirable, qu'il ne faudrait rien négliger pour s'en rapprocher autant que possible, alors même qu'on n'aurait pas l'espoir d'y arriver.

Chacun doit donc être jaloux de connaître toutes les formes sous lesquelles les agens médicinaux peuvent être administrés, les associations auxquelles on les a soumis, et celles qui méritent la préférence. On doit souhaiter de savoir quels médicamens comptent le plus de suffrages, et quels modes de préparation ou d'administration sont le plus généralement admis. En un mot, dans la thérapeutique, comme dans l'anatomie, la physiologie, la pathologie, on ne veut plus s'en tenir au savoir et à la routine du pays natal ; on veut apprendre ce qui se dit et ce qui se fait partout, seul moyen de distinguer le vrai et l'utile.

C'est par suite de cette pensée, en harmonie avec les goûts du temps actuel, que de bons esprits désiraient un rapprochement comparatif entre les pharmacopées dont l'usage et la loi font le guide obligé des personnes livrées à l'exercice de la médecine.

Quelques essais partiels en ce genre ont été tentés avec succès ; mais, renfermés dans un cadre trop étroit, ils faisaient sentir plus vivement le besoin d'un travail qui embrassât le sujet dans tout son ensemble.

C'est ce travail que j'ai exécuté. Au tableau de trente-cinq pharmacopées légales, j'ai cru devoir joindre la substance de dix-huit formulaires plus ou moins estimés, pour ne rien omettre de ce qui présente un caractère d'utilité pratique.

Après de mûres réflexions, j'ai adopté, comme étant le plus propre à faciliter les recherches, l'ordre alphabétique des substances indiquées dans l'espèce de matière médicale qui se trouve placée en tête de chaque Pharmacopée. La nature de cet ouvrage ne permettait d'établir entre ses parties aucun autre genre de liaison qui ne fût incommode pour le praticien. Le nombre immense des formules, leur variabilité infinie et la nécessité de n'en omettre aucune, opposaient d'ailleurs un obstacle invincible à l'adoption de toute classification méthodique que l'on pourrait appliquer avec succès à un nombre limité de prescriptions choisies. Les formules simples ne présentaient aucune difficulté; les formules compliquées ont dû être rangées d'après la substance dominante, ou présumée telle, autant toutefois qu'il était possible de se conformer à ce principe. Une table des noms français et latins obvie aux inconvéniens inséparables d'une méthode qui ne pouvait manquer de laisser quelque accès à l'arbitraire.

De nombreuses abréviations ont été nécessaires pour que l'ouvrage n'acquît pas une étendue démesurée, et cependant il renferme encore la matière de cinq volumes in-8° ordinaires.

J'ai été soutenu dans un travail si long et si pénible par l'espoir que le praticien instruit et expérimenté saura y trouver le sujet de méditations qui tourneront au profit de l'art de guérir.

§ I. Les dispensaires et formulaires dont cette Pharmacopée offre le conspectus sont indiqués, immédiatement après les formules ou les substances médicinales qui en ont été tirées, par les lettres suivantes, après chacune desquelles se trouve inscrit le titre de l'ouvrage qu'elle représente (1).

a. *Pharmacopœa austriaca.* Erfurt, 1820. in 8°.

Je me suis servi de la traduction allemande que Jean - Barthelemy Trommsdorf a donnée, avec le texte latin en regard. Erfurt et Gotha, 1821. Un vol. in-8°. (3ᵉ édition.)

am. *The pharmacopœia of the united states of America.* Boston, 1820. Un vol. in-8°.

Elle a été rédigée par Lyman Spalding, Thomas Hewson, Élie Yves, Élie de Butts et Jacques Bigelow.

ams. *Pharmacopœia Amstelodomensis nova.* Amsterdam, 1792. Un vol. in-4°.

Elle a pour auteurs G.-H. Osterdyk, N.-L. de Burmann, A. Bonn, F.-F. Willet, R.-W. Lælius, de Rhoer et J. Frescarode.

an. *Pharmacopœia manualis.* Anvers, 1812. Un vol. in-8°.

b. *Pharmacopœa batava.* Amsterdam, 1805. Un vol. in-4°.

Les auteurs sont J. Brugmans, J.-R. Deiman, P. Driessen, G.-G. ten Haaf et G. Vroolik.

Je me suis servi de l'édition, enrichie de notes et additions, que Jean-Frédéric Niemann a donnée. (Leipsick, 1811. Deux vol. in-8°.)

b* Désigne les additions et notes de Niemann.

ba. *Pharmacopœa bavarica.* Munich, 1822. Un vol. in-8°.

be. *Pharmacopœa belgica.* La Haye, 1823. Un vol. in-4°.

br. *Dispensatorium pharmaceuticum Bruns-* vicense. Brunswick, 1777. Un vol. in-4°.

Il paraît avoir été rédigé par J.-B. Martini.

d. *Pharmacopœa danica.* Copenhague, 1805. Un vol. in-4°.

Elle a pour auteurs Callisen, Tode, Bang, Schumacher, Schœnheider, Becker et Manthey.

dd. *Pharmacopœa militaris, oder ausgewœhlte Sammlung Arzneymittel fuer den Militairstand.* Copenhague, 18 8. Un vol. in-12.

du. *Pharmacopœa collegii medicorum regis et reginæ in Hibernia.* Dublin, 1807. Un vol. in-8°.

e. *Pharmacopœa hispana.* Madrid, 1798. Un vol. in-8°.

ed. *Pharmacopœa Edinburgensis.* Edimbourg, 1813. Un vol. in-8°.

f. *Codex medicamentarius sive pharmacopœa gallica.* Paris, 1818. In-4°.

Il a paru deux traductions françaises de cette pharmacopée, l'une in-4°, l'autre in-8°. Cette dernière, qui est de moi, a été réimprimée, avec de légères modifications et additions par A.-L.-A. Fee (Paris, 1826. Un vol. in-8°), et par F.-S. Ratier et O. Henry (Paris, 1827. In-8°).

f*. Désigne les additions de Henry.

f**. Désigne celles de Fee.

fe. *Farmacopea ferrarense.* Padoue, 1825. In-18, 10ᵉ édition.

L'auteur est Antoine Campana.

ff. *Formulaire pharmaceutique à l'usage*

(1) Nous regrettons d'avoir reçu trop tard, pour pouvoir en profiter, la nouvelle édition du Dispensaire de la Hesse, qui a vu le jour l'année dernière, l'excellente traduction allemande de la Pharmacopée prussienne, par M. Dulk, dont il n'a encore paru qu'environ la moitié, la Pharmacopée générale que M. Taddei a fait imprimer à Florence, et l'important Répertoire de chimie organique que M. Fechner a placé à la suite de sa traduction allemande du Traité de chimie de M. Thenard.

des hôpitaux militaires de France. Paris, 1821. Un vol. in-8°.

fi. *Pharmacopœa fennica.* Abo, 1819. Un vol. in-8°.

fu. *Dispensatorium fuldense.* Francfort-sur-Mein, 1791. In-8°, 3ᵉ édition.

L'auteur est François-Antoine Schlereth.

g. *Pharmacopœia Genevensis.* Genève, 1780. Un vol. in-8°.

Les auteurs sont Daniel de la Roche, Louis Odier et Charles-Guillaume Dunant.

ham. *Pharmacopœa pauperum in usum instituti clinici Hamburgensis.* Hambourg, 1804. Un vol. in-8°, 3ᵉ édition.

han. *Pharmacopœa hannoverana.* Hanovre, 1819. Un vol. in-8°.

he. *Dispensatorium electorale hassiacum.* Marbourg, 1806. Un vol. in-8°.

Les auteurs sont Grandidier, Hunold, Piderit et Fluegger. Je me suis servi de la traduction allemande faite par G.-F. Elias, et annotée par P.-J. Piderit (Marbourg, 1807. Un vol. in-8°).

li. *Dispensatorium lippiacum genio moderno accommodatum.* Lemgo, 1792-1794. Deux vol. in-8°.

L'auteur est Jean-Chrétien-Frédéric Scherf.

lo. *Pharmacopœa Londinensis.* Londres, 1815. Un vol. in-8°.

o. *Pharmacopœa oldenburgica.* Oldenbourg, 1801. Un vol. in-8°.

G.-A. Gramberg en est l'auteur.

p. *Pharmacopœa lusitana.* Lisbonne, 1711. Un vol. in-folio.

pa. *Dispensatorium medico-pharmaceuticum palatinatus.* Manheim, 1764. Un vol. in-folio.

Harrer, Walk, Schrott, Reisch et Betz en sont les auteurs.

po. *Pharmacopœia regni Poloniæ.* Varsovie, 1817. Un vol. in-8°.

pp. *Pharmacopœa castrensis borussica.* Kœnigsberg, 1823. Un vol. in-8°, 4ᵉ édition.

pr. *Pharmacopœa borussica.* Berlin, 1813. Un vol. in-8°, 3ᵉ édition.

r. *Pharmacopœa rossica.* Saint-Pétersbourg, 1803. Un vol. in-8°.

s. *Pharmacopœa saxonica.* Dresde, 1820. Un vol. in-8°.

sa. *Pharmacopœa sardoa.* Turin, 1773. In-4°.

L'auteur est J.-J. Palietti.

su. *Pharmacopœa suecica.* Stockholm, 1817. Un vol. in-4°, 5ᵉ édition.

w. *Pharmacopœa wirtembergica.* Stuttgard, 1798. Un vol. in-folio, 6ᵉ édition.

wu. *Pharmacopœa herbipolitana.* Wurzbourg, 1796. Un vol. in-8°, 2ᵉ édition.

ww. *Pharmacopœa in usum noiscomii militaris Wurceburgensis.* Wurzbourg, 1815. Un vol. in-4°.

a. AINSLIE (Whitelaw), *Materia indica, or some account of those article which are employed by the Hindoos and other eastern nations, in ther medicine, arts and agriculture.* Londres, 1826. 2 vol. in-8°.

au. AUGUSTIN (Frédéric-Louis), *Pharmacopœa extemporanea, exhibens compositiones medicamentorum ad observata et principia recentiorum accommodatas.* Berlin, 1822. Un vol. in-18, 2ᵉ édition.

b. BRERA (Valérien-Louis), *Ricettario clinico.* Padoue, 1825. Un vol. in-8°, 3ᵉ édition.

be. BERGIUS (Pierre-Jonas), *Materia medica e regno vegetabili, sistens simplicia officinalia, pariter atque culinaria.* Stockholm, 1782. 2 vol. in-8°.

bo. BORIES, Formulaire de Montpellier.

Montpellier, 1822. Un vol. in-12.

br. BRUGNATELLI (L.-V.), *Pharmacopée générale, à l'usage des pharmaciens et des médecins modernes,* traduite de l'italien par Planche. Paris, 1811. 2 vol. in-8°.

br*. Désigne les additions de Planche.

c. COX (Jean-Redman), *The american dispensatory, containing the natural, chemical, pharmaceutical and medical history of the different substances employed in medicine.* Philadelphie, 1825. Un vol. in-8°.

ca. CADET DE GASSICOURT (C.-L.), *Formulaire magistral et Mémorial pharmaceutique.* Paris, 1823. Un vol. in-18, 5ᵉ édition, publiée par V. Bally.

e. ELLIS (Benjamin), *The medical formulary, being a collection of prescriptions derived from writings and practice of many of the most eminent*

EXPLICATION DES ABRÉVIATIONS.

§ I. Les dispensaires et formulaires dont cette Pharmacopée offre le conspectus sont indiqués, immédiatement après les formules ou les substances médicinales qui en ont été tirées, par les lettres suivantes, après chacune desquelles se trouve inscrit le titre de l'ouvrage qu'elle représente (1).

a. *Pharmacopœa austriaca.* Erfurt, 1820. in·8°.

Je me suis servi de la traduction allemande que Jean - Barthelemy Trommsdorf a donnée, avec le texte latin en regard. Erfurt et Gotha, 1821. Un vol. in-8°. (3ᵉ édition.)

am. *The pharmacopœia of the united states of America.* Boston, 1820. Un vol. in-8°.

Elle a été rédigée par Lyman Spalding, Thomas Hewson, Élie Yves, Élie de Butts et Jacques Bigelow.

ams. *Pharmacopœia Amstelodomensis nova.* Amsterdam, 1792. Un vol. in-4°.

Elle a pour auteurs G.-H. Osterdyk, N.-L. de Bormann, A. Bonn, F.-F. Willet, R.-W. Lælius, de Rhoer et J. Frescarode.

an. *Pharmacopœia manualis.* Anvers, 1812. Un vol. in-8°.

b. *Pharmacopœa batava.* Amsterdam, 1805. Un vol. in-4°.

Les auteurs sont J. Brugmans, J.-R. Deiman, P. Driessen, G.-G. ten Haaf et G. Vroolik.

Je me suis servi de l'édition, enrichie de notes et additions, que Jean-Frédéric Niemann a donnée. (Leipsick, 1811. Deux vol. in-8°.)

b* Désigne les additions et notes de Niemann.

ba. *Pharmacopœa bavarica.* Munich, 1822. Un vol. in-8°.

be. *Pharmacopœa belgica.* La Haye, 1823. Un vol. in-4°.

br. *Dispensatorium pharmaceuticum Bruns-* *vicense.* Brunswick, 1777. Un vol. in-4°.

Il paraît avoir été rédigé par J.-B. Martini.

d. *Pharmacopœa danica.* Copenhague, 1805. Un vol. in-4°.

Elle a pour auteurs Callisen, Tode, Bang, Schumacher, Schœnheider, Becker et Manthey.

dd. *Pharmacopœa militaris, oder ausgewæhlte Sammlung Arzneymittel fuer den Militairstand.* Copenhague, 18 8. Un vol. in-12.

du. *Pharmacopœia collegii medicorum regis et reginæ in Hibernia.* Dublin, 1807. Un vol. in-8°.

e. *Pharmacopœa hispana.* Madrid, 1798. Un vol. in-8°.

ed. *Pharmacopœa Edinburgensis.* Edimbourg, 1813. Un vol. in-8°.

f. *Codex medicamentarius sive pharmacopœa gallica.* Paris, 1818. In-4°.

Il a paru deux traductions françaises de cette pharmacopée, l'une in-4°, l'autre in-8°. Cette dernière, qui est de moi, a été réimprimée, avec de légères modifications et additions par A.-L.-A. Fee (Paris, 1826. Un vol. in-8°), et par F.-S. Ratier et O. Henry (Paris, 1827. In-8°).

f*. Désigne les additions de Henry.

f**. Désigne celles de Fee.

fe. *Farmacopea ferrarense.* Padoue, 1825. In-18, 10ᵉ édition.

L'auteur est Antoine Campana.

ff. *Formulaire pharmaceutique à l'usage*

(1) Nous regrettons d'avoir reçu trop tard, pour pouvoir en profiter, la nouvelle édition du Dispensaire de la Hesse, qui a vu le jour l'année dernière, l'excellente traduction allemande de la Pharmacopée prussienne, par M. Dulk, dont il n'a encore paru qu'environ la moitié, la Pharmacopée générale que M. Taddei a fait imprimer à Florence, et l'important Répertoire de chimie organique que M. Fechner a placé à la suite de sa traduction allemande du Traité de chimie de M. Thénard.

des hôpitaux militaires de France. Paris, 1821. Un vol. in-8°.

fi. *Pharmacopœa fennica.* Abo, 1819. Un vol. in-8°.

fu. *Dispensatorium fuldense.* Francfort-sur-Mein, 1791. In-8°, 3e édition.

L'auteur est François-Antoine Schlereth.

g. *Pharmacopœia Genevensis.* Genève, 1780. Un vol. in-8°.

Les auteurs sont Daniel de la Roche, Louis Odier et Charles-Guillaume Dunant.

ham. *Pharmacopœa pauperum in usum instituti clinici Hamburgensis.* Hambourg, 1804. Un vol. in-8°, 3e édition.

han. *Pharmacopœa hannoverana.* Hanovre, 1819. Un vol. in-8°.

he. *Dispensatorium electorale hassiacum.* Marbourg, 1806. Un vol. in-8°.

Les auteurs sont Grandidier, Hunold, Piderit et Fluegger. Je me suis servi de la traduction allemande faite par G.-F. Elias, et annotée par P.-J. Piderit (Marbourg, 1807. Un vol. in-8°).

li. *Dispensatorium lippiacum genio moderno accommodatum.* Lemgo, 1792-1794. Deux vol. in-8°.

L'auteur est Jean-Chrétien-Frédéric Scherf.

lo. *Pharmacopœa Londinensis.* Londres, 1815. Un vol. in-8°.

o. *Pharmacopœa oldenburgica.* Oldenbourg, 1801. Un vol. in-8°.

G.-A. Gramberg en est l'auteur.

p. *Pharmacopœa lusitana.* Lisbonne, 1711. Un vol. in-folio.

pa. *Dispensatorium medico-pharmaceuticum palatinatus.* Manheim, 1764. Un vol. in-folio.

Harrer, Walk, Schrott, Reisch et Betz en sont les auteurs.

po. *Pharmacopœia regni Poloniæ.* Varsovie, 1817. Un vol. in-8°.

pp. *Pharmacopœa castrensis borussica.* Kœnigsberg, 1823. Un vol. in-8°, 4e édition.

pr. *Pharmacopœa borussica.* Berlin, 1813. Un vol. in-8°, 3e édition.

r. *Pharmacopœa rossica.* Saint-Pétersbourg, 1803. Un vol. in-8°.

s. *Pharmacopœa saxonica.* Dresde, 1820. Un vol. in-8°.

sa. *Pharmacopœa sardoa.* Turin, 1773. In-4°.

L'auteur est J.-J. Palietti.

su. *Pharmacopœa suecica.* Stockholm, 1817. Un vol. in-4°, 5e édition.

w. *Pharmacopœa wirtembergica.* Stuttgard, 1798. Un vol. in-folio, 6e édition.

wu. *Pharmacopœa herbipolitana.* Wurzbourg, 1796. Un vol. in-8°, 2e édition.

ww. *Pharmacopœa in usum noiscomii militaris Wurceburgensis.* Wurzbourg, 1815. Un vol. in-4°.

---

a. AINSLIE (Whitelaw), *Materia indica, or some account of those article which are employed by the Hindoos and other eastern nations, in ther medicine, arts and agriculture.* Londres, 1826. 2 vol. in-8°.

au. AUGUSTIN (Frédéric-Louis), *Pharmacopœa extemporanea, exhibens compositiones medicamentorum ad observata et principia recentiorum accommodatas.* Berlin, 1822. Un vol. in-18, 2e édition.

b. BRERA (Valérien-Louis), *Ricettario clinico.* Padoue, 1825. Un vol. in-8°, 3e édition.

be. BERGIUS (Pierre-Jonas), *Materia medica e regno vegetabili, sistens simplicia officinalia, pariter atque culinaria.* Stockholm, 1782. 2 vol. in-8°.

bo. BORIES, Formulaire de Montpellier.

Montpellier, 1822. Un vol. in-12.

br. BRUGNATELLI (L.-V.), *Pharmacopée générale, à l'usage des pharmaciens et des médecins modernes, traduite de l'italien par Planche.* Paris, 1811. 2 vol. in-8°.

br*. Désigne les additions de Planche.

c. COX (Jean-Redman), *The american dispensatory, containing the natural, chemical, pharmaceutical and medical history of the different substances employed in medicine.* Philadelphie, 1825. Un vol. in-8°.

ca. CADET DE GASSICOURT (C.-L.), *Formulaire magistral et Mémorial pharmaceutique.* Paris, 1823. Un vol. in-18, 5e édition, publiée par V. Bally.

e. ELLIS (Benjamin), *The medical formulary, being a collection of prescriptions derived from writings and practice of many of the most eminent* physicians in *America and Eure.* Philadelphie, 1826. Un vol. in-*l.*

fr. Dispensaire *des bureaux de Charitde Paris.* Paris, 1819. In-8°.

g. GUIBOURT (N.-J.-B.-G.) , *Histre abrégée des drogues simples.* Pas, 1826. 2 vol. in-8°, 2ᵉ édition.

hp. HUFELAND (C.-G.), *Armenpharmœpœ.* Berlin, 1825. In-8°, 4ᵉ éditn.

m. MURRAY (J.-A.) et GMELIN (J. I), *Apparatus medicaminum , tam mplicium quam præparatorum et enpositorum.* Gœttingue, 1776-1ʒ6, 8 vol. in-8°.

ma. MAOENME (F.), *Formulaire pou la préparation et l'emploi de plusirs nouveaux médicamens.* Paris, 1ᵗ. In-12, 6ᵉ édition.

pa. PARIS (J.-A.), *Pharmacologie.* Indres, 1825. 2 vol. in-8°, 6ᵉ iition.

pid. PIDERIT (P.-J.). *Pharmacia rationis.* Gerlach, 1806. Un vol. in-8°.

pie. PIERQUIN , *Mémorial pharmaceutue.* Montpellier, 1824. In-32.

ra. RATIER (F.-S.) , *Formulaire prajue*

des *hôpitaux civils de Paris.* Paris , 1827. In-18, 3ᵉ édition.

sa. SAUNDERS (Guillaume), *Pharmacopœa in usum studiosorum.* Leipsick , 1790. In-8°.

sm. SAINTE-MARIE (Étienne), *Nouveau formulaire médical et pharmaceutique.* Paris et Lyon, 1820. Un vol. in-8°.

sp. SPIELMANN (Jacques),*̤ Pharmacopœa generalis.* Strasbourg, 1785. Un vol. in-4°.

sw. SWEDIAUR (F.), *Pharmacopœa medici practici universalis.* Bruxelles, 1817. 3 vol. in-12 , 2ᵉ édition, par J.-B. Van Mons.

sw.* Indique les additions de Van Mons.

sy. *Pharmacopœa syphilitica.* Paris, 1799. In-12.

Par Swediaur.

vm. VAN MONS (J.-B.) , *Pharmacopée usuelle, théorique et pratique.* Louvain, 1821.2 vol. in-8°.

z. ZARDA (A.-V.), *Pharmaca vegetabilia juxta pharmacopœam austriaco provincialem.* Prague, 1782. Un vol. in-8°.

---

§ II. Auteurs cités dans les escriptions des substances médicinales.

A. ST.-HILAIRE.	Auguste Saint-Hilair	DEL.	Delile.
ACH.	Acharius.	DELA.	Delaunay.
AIT.	Aiton.	DESC.	Descourtilz.
ALL.	Allioni.	DESF.	Desfontaines.
ALP.	Alpini.	DILL.	Dillen.
AUB.	Aublet.	DOD.	Dodoens.
B.	Beudaut.	DRYAND.	Dryander.
BART.	Barton.	DUH.	Duhamel.
BE.	Berzelius.	DCM.	Dumeril.
BEAUV.	Palisot de Beauvois.	ESP.	Esper.
BIG.	Bigelow.	FAB.	Fabricius.
BL.	Blainville.	FER.	Férussac.
BLACKW.	Blackwell.	FEUILL.	Feuillée.
BON.	Bonpland.	FORSK.	Forskal.
BR.	Brown.	FORST.	Forster.
BRONGN.	Brongniart.	GAERTN.	Gærtner.
BRUG.	Bruguière.	GARID.	Garidel.
BULL.	Bulliard.	GLED.	Gleditsch.
BURM.	Burmann.	GMEL.	Gmelin.
CAND.	Decandolle.	GOM.	Gomez.
CASS.	Cassini.	GUALT.	Gualtieri.
CAT.	Catesby.	H.	Haüy.
CAV.	Cavanilles.	HERM.	Hermann.
CLUS.	L'Écluse.	HERN.	Hernandez.
COL.	Colebrooke.	HUM.	Humboldt.
COLL.	Colladon.	J.	Jussieu.
COMM.	Commelin.	JACQ.	Jacquin.
CURT.	Curtis.	K.	Kunth.
CUV.	Cuvier.	KN.	Knorr.
DAUD.	Daudin.	KNIPH.	Kniphoff.

DES ABREVIATIONS

L.	Linné.	Red.	Redouté.
Lab.	Labillardière.	Regn.	Regnault.
Lac.	Lacépède.	Re.	Retzins.
Lat.	Latreille.	Rich.	Richard.
Latour.	Latourrette.	Rivin.	Rivinus.
Lf.	Linné fils.	Rœm. et Sout.	Rœmer et Schultes.
L'Hér.	l'Héritier.	Rœs.	Rœsel.
Lam.	Lamark.	Ro.	Roth.
Lmx.	Lamouroux.	Rottb.	Rottbœll.
Lob.	Lobel.	Rox.	Roxburgh.
Lois.	Loiseleur-Deslongchamps.	Ru et Pav.	Ruiz et Pavon.
Lyngb.	Lyngbye	Rumph.	Rumphius.
Mart.	Martyn.	Sal.	Salisbury.
Mat.	Maton.	Schæff.	Schæffer.
Mer.	Merat.	Scheucz.	Scheuchzer.
Herr.	Herren.	Schk.	Schkuhr.
Mich.	Michaux.	Schn.	Schneider.
Michel.	Micheli.	Schrad.	Schrader.
Mill.	Miller.	Schreb.	Schreber.
Mœ.	Mœnch.	Scop.	Scopoli.
Mor.	Morison.	Ser.	Seringe.
Murr.	Murray.	Sl.	Sloane.
Mut.	Mutis.	Sm.	Smith.
Œd.	Œder.	Sonn.	Sonnerat.
Ol.	Olivier.	Spr.	Sprengel.
Pall.	Pallas.	Sw.	Swarz.
Pan.	Panzer.	Thunb.	Thunberg.
Pers.	Persoon.	Vaill.	Vaillant.
Plun.	Plukenet.	Vand.	Vandelli.
Plum.	Plumier.	Vauch.	Vaucher.
Poir.	Poiret.	Vent.	Ventenat.
Pu.	Pursh.	Willd.	Willdenow.
Purm.	Purmann.	Wr.	Wright.
Rauw.	Rauwolf.	Zann.	Zannichelli.
Réaum.	Réaumur.		

---

§ III. Abréviations adoptées dans les synonymies.

Al.	Allemand.	Gr. Mod.	Grec moderne.	Moz.	Mozambique.
An.	Anglais.	Guz.	Guzarate.	N.	Népaul.
Ar.	Arabe.	Héb.	Hébreu.	Pe.	Persan.
Arm.	Arménien.	Hi.	Hindou.	Po.	Polonais.
Ba.	Bali.	Ho.	Hollandais.	Por.	Portugais.
Be.	Bengale.	Ia.	Iroquois.	R.	Russe.
B.	Bohème.	I.	Italien.	Sa.	Sanscrit.
Br.	Brésilien.	J.	Japonais.	Si.	Sicilien.
Ca.	Calmouque.	Ja.	Java.	Su.	Suédois.
Ce.	Célèbes.	M.	Magyare.	Syr.	Syriaque.
C.	Chinois.	Ma.	Mandschou.	Ta.	Tartare.
Co.	Cochinchinois.	Mar.	Maratte.	Th.	Thibetain.
Cy.	Cyngalais.	Mal.	Malais.	Te.	Tellingou.
D.	Danois.	Malab.	Malabare.	Tam.	Tamoul.
Duk.	Dukhanais.	Me.	Mexicain.	Tu.	Turk.
E.	Espagnol.	Mo.	Mongole.	Tern.	Ternate.
Eg.	Egyptien.				

physicians in America and Europe. Philadelphie, 1826. Un vol. in-8°.

fr. Dispensaire des bureaux de Charité de Paris. Paris, 1819. In-8°.

g. GUIBOURT (N.-J.-B.-G.), *Histoire abrégée des drogues simples.* Paris, 1826. 2 vol. in-8°, 2° édition.

hp. HUFELAND (C.-G.), *Armenpharmacopœ.* Berlin, 1825. In-8°, 4° édition.

m. MURRAY (J.-A.) et GMELIN (J. F.), *Apparatus medicaminum, tam simplicium quam præparatorum et compositorum.* Gœttingue, 1776-1796, 8 vol. in-8°.

ma. MAGENDIE (F.), *Formulaire pour la préparation et l'emploi de plusieurs nouveaux médicamens.* Paris, 1827. In-12, 6° édition.

pa. PARIS-(J.-A.), *Pharmacologie.* Londres, 1825. 2 vol. in-8°, 6° édition.

pid. PIDERIT (P.-J.). *Pharmacia rationalis.* Gerlach, 1806. Un vol. in-8°.

pie. PIERQUIN, *Mémorial pharmaceutique.* Montpellier, 1824. In-32.

ra. RATIER (F.-S.), *Formulaire pratique*

des hôpitaux civils de Paris. Paris, 1827. In-18, 3° édition.

sa. SAUNDERS (Guillaume), *Pharmacopæa in usum studiosorum.* Leipsick, 1790. In-8°.

sm. SAINTE-MARIE (Étienne), *Nouveau formulaire médical et pharmaceutique.* Paris et Lyon, 1820. Un vol. in-8°.

sp. SPIELMANN (Jacques), *Pharmacopæa generalis.* Strasbourg, 1783. Un vol. in-4°.

sw. SWEDIAUR (F.), *Pharmacopæa medici practici universalis.* Bruxelles, 1817. 3 vol. in-12, 2° édition, par J.-B. Van Mons.

sw*. Indique les additions de Van Mons.

sy. *Pharmacopæa syphilitica.* Paris, 1799. In-12.

Par Swediaur.

vm. VAN MONS (J.-B.) , *Pharmacopée usuelle, théorique et pratique.* Louvain, 1821. 2 vol. in-8°.

z. ZARDA (A.-V.), *Pharmaca vegetabilia juxta pharmacopœam austriaco provincialem.* Prague, 1782. Un vol. in-8°.

§ II. Auteurs cités dans les descriptions des substances médicinales.

A. ST.-HILAIRE.	Auguste Saint-Hilaire.	DEL.	Delile.
ACH.	Acharius.	DELA.	Delaunay.
AIT.	Aiton.	DESC.	Descourtilz.
ALL.	Allioni.	DESF.	Desfontaines.
ALP.	Alpini.	DILL.	Dillen.
AUB.	Aublet.	DOD.	Dodoens.
B.	Beudant.	DRYAND.	Dryander.
BART.	Barton.	DUH.	Duhamel.
BE.	Berzelius.	DUM.	Duméril.
BEAUV.	Palisot de Beauvois.	ESP.	Esper.
BIG.	Bigelow.	FAB.	Fabricius.
BL.	Blainville.	FER.	Férussac.
BLACKW.	Blackwell.	FEUILL.	Feuillée.
BON.	Bonpland.	FORSK.	Forskal.
BR.	Brown.	FORST.	Forster.
BRONGN.	Brongniart.	GAERTN.	Gærtner.
BRUG.	Bruguière.	GARID.	Garidel.
BULL.	Bulliard.	GLED.	Gleditsch.
BURM.	Burmann.	GMEL.	Gmelin.
CAND.	Decandolle.	GOM.	Gomez.
CASS.	Cassini.	GUALT.	Gualtieri.
CAT.	Catesby.	H.	Haüy.
CAV.	Cavanilles.	HERM.	Hermann.
CLUS.	L'Écluse.	HERN.	Hernandez.
COL.	Colebrooke.	HUM.	Humboldt.
COLL.	Colladon.	J.	Jussieu.
COMM.	Commelin.	JACQ.	Jacquin.
CURT.	Curtis.	K.	Kunth.
CUV.	Cuvier.	KN.	Knorr.
DAUD.	Daudin.	KNIPH.	Kniphoff.

L.	Linné.	Red.	Redouté.
Lab.	Labillardière.	Regn.	Regnault.
Lac.	Lacépède.	Re.	Retzius.
Lat.	Latreille.	Rich.	Richard.
Latour.	Latourrette.	Rivin.	Rivinus.
Lf.	Linné fils.	Rœm. et Schult.	Rœmer et Schultes.
L'Hér.	l.'Héritier.	Roes.	Roesel.
Lmk.	Lamark.	Ro.	Roth.
Lmx.	Lamouroux.	Rottb.	Rottbœll.
Lob.	Lobel.	Roxb.	Roxburgh.
Lois.	Loiseleur-Deslongchamps.	Ru et Pav.	Ruiz et Pavon.
Lyngb.	Lyngbye.	Rumph.	Rumphius.
Mart.	Martyn.	Sal.	Salisbury.
Mat.	Maton.	Schæff.	Schæffer.
Mer.	Mérat.	Scheuch.	Scheuchzer.
Merr.	Merrem.	Schk.	Schkuhr.
Mich.	Michaux.	Schn.	Schneider.
Michel.	Micheli.	Schrad.	Schrader.
Mill.	Miller.	Schreb.	Schreber.
Mœ.	Mœnch.	Scop.	Scopóli.
Mor.	Morison.	Ser.	Seringe.
Murr.	Murray.	Sl.	Sloane.
Mut.	Mutis.	Sm.	Smith.
Œd.	Œder.	Sonn.	Sonnerat.
Ol.	Olivier.	Sph.	Sprengel.
Pall.	Pallas.	Sw.	Swarz.
Panz.	Panzer.	Thunb.	Thunberg.
Pers.	Persoon.	Vaill.	Vaillant.
Pluk.	Plukenet.	Vand.	Vandelli.
Plum.	Plumier.	Vauch.	Vaucher.
Poir.	Poiret.	Vent.	Ventenat.
Pu.	Pursh.	Willd.	Willdenow.
Purm.	Purmann.	Wr.	Wright.
Rauw.	Rauwolf.	Zann.	Zannichelli.
Réaum.	Réaumur.		

---

§ III. Abréviations adoptées dans les synonymies.

Al.	Allemand.	Gr. Mod.	Grec moderne.	Moz.	Mozambique.
An.	Anglais.	Guz.	Guzarate.	N.	Népaul.
Ar.	Arabe.	Heb.	Hébreu.	Pe.	Persan.
Arm.	Arménien.	Hi.	Hindou.	Po.	Polonais.
Ba.	Bali.	Ho.	Hollandais.	Por.	Portugais.
Be.	Bengale.	Ir.	Iroquois.	R.	Russe.
B.	Bohême.	I.	Italien.	Sa.	Sanscrit.
Br.	Brésilien.	J.	Japonais.	Si.	Sicilien.
Ca.	Calmouque.	Ja.	Java.	Su.	Suédois.
Ce.	Celèbes.	M.	Magyare.	Syr.	Syriaque.
C.	Chinois.	Ma.	Mandschou.	Ta.	Tartare.
Co.	Cochinchinois.	Mau.	Maratte.	Th.	Thibetain.
Cy.	Cyngalais.	Mal.	Malais.	Te.	Tellingou.
D.	Danois.	Malab.	Malabare.	Tam.	Tamoul.
Duk.	Dukhanais.	Me.	Mexicain.	Tu.	Turk.
E.	Espagnol.	Mo.	Mongole.	Tern.	Ternate.
Eg.	Égyptien.				

PHARMACOPÉE

UNIVERSELLE.

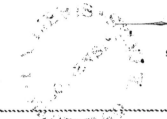

Simplex medicina non ubique sufficit, sed præstat
sæpe nunc addere corrigens, nunc juvans.

BALDINGER.

A

ABSINTHE.

Ce nom est donné, en matière médicale,
à trois plantes différentes, savoir :
1° *Absinthe commune, grande absinthe,
aluyne*; *Absinthium vulgare*, CAS.

*Wermuth (Al.); common wormwood (An.); pelynek obecnj
(B.); malurt (D.); ajenjo (E.); alsem (Ho.); assenzio (I.);
piolun (Po.); losna (Por.); polin (R.); malært (Su.).*

*a. ams. an. b. ba. be. br. d. dd. du. e. ed. f. fe. fi. fu. g.ham
hap. he. li. lo. o. p. po. pr. r. s. su. v. w. wu. ww. be.
br. c. g. m. pa. pid. sp. z.*

Plante ♃ (syngénésie polygamie superflue, L.; synanthérées, CAS.) d'Europe. (*fig.
Flore médic.*, l. 1.)
On emploie l'herbe et les sommités fleuries.
L'herbe (*herba Absinthii s. Absynthii s. Absinthii vulgaris*) se compose d'une tige rameuse, cannelée, et de feuilles alternes,
pétiolées, d'un vert blanchâtre, composées de
pinnules nombreuses, les supérieures n'offrant que deux ou trois découpures, et souvent même étant entières. On doit préférer
la plante sauvage à celle qu'on cultive : quoiqu'elle soit moins riche en suc, elle a beaucoup plus d'amertume.
Les sommités fleuries présentent des rameaux chargés de petites et nombreuses calathides radiées, d'un jaune de soufre, disposées en grappes unilatérales, menues et
feuillées. On les recueille avant l'épanouis-
sement des fleurs.
L'odeur est très forte, particulière et presque nauséeuse; la saveur d'une amertume
très pénétrante.
2° *Absinthe maritime*; *Artemisia mari-
tima*, L.

*Seebeyfuss, Seewermuth, Meerwermuth (Al.); maritime sou-
thernwood, sea-wormwood (An.); vild cypres (D.); zea alsem (Ho.); assenzio maritimo (I.); svenski marum (Su.).*

an. b. du. f. o. g. m.

Plante ♃ d'Europe, commune sur les
plages maritimes. (*fig.* Zorn, *Ic. pl.* t. 435.)
On emploie l'herbe et les sommités fleuries (*herba et summitates Absinthii maritimi*),
qui se composent d'une tige droite, blanche, très rameuse, de feuilles cotonneuses,
multifides, à découpures linéaires et obtuses, et de fleurs en grappes pendantes. Elles
ont une odeur un peu camphrée, une saveur
amère et aromatique.
3° *Absinthe pontique ou romaine, petite absinthe*; *Artemisia pontica*, L.

*Roemischer, pontischer Wermuth (Al.); roman wormwood
(An.); pelynek kzjmsky (B.); pontisk malurt (D.); pontische
alsem (Ho.); pontisk malært (Su.).*

br. f. fe. g. s. w. wu. be. g. m. pid. sp. z.

Plante ♃ d'Europe. (*fig.* Zorn, *Ic. pl.* t.
379.)
On emploie l'herbe et les sommités fleuries (*herba et summitates Absinthii pontici s.
romani*), qui se composent d'une tige cylindrique et rameuse, de feuilles très divisées,
bipinnées, verdâtres en dessus, blanchâtres
en dessous, découpées très finement, et de
petites fleurs penchées. La saveur est moins

amère et plus aromatique que celle de la grande absinthe.

Dans les Indes, au rapport d'Ainslie, on emploie l'*Absinthe de Madras*; *Artemisia Maderapatana*, L. ; *afsantin* (*Ar.*); *dovana* (*Can.*); *wœl-holondu* (*Cy.*); *mustaru* (*Hi.*); *baranjasif kowhie* (*Pe.*); *machipattiri* (*Tam.*).

La grande absinthe est composée, d'après Braconnot, d'une matière azotée très amère, et d'une autre, également azotée, mais presque insipide: d'une matière résiniforme, extrêmement amère ; d'une huile volatile, de chlorophylle, d'albumine, de fécule, de sels de potasse et de ligneux.

C'est un tonique stimulant, anthelmintique, stomachique et fébrifuge. La dose de la poudre est d'un scrupule à un gros.

Il faut éviter d'associer à cette plante les acétates de plomb, le sulfate de fer et celui de zinc.

§ I. PRÉPARATIONS QUI NE CONTIENNENT QUE LE PRINCIPE ACTIF DE L'ABSINTHE.

A. *Extraction par la distillation.*

HUILE ESSENTIELLE D'ABSINTHE.

Oleum absinthii stillatitium s. destillatum s. æthereum, Ætheroleum absinthii. (ams. an. br. d. e. f. fi. fu. g. ban. he. li. o. pa. po. pr.'. r. s. sa. su. w. wu. *pid. vm.*)

♃ Sommités d'absinthe, chargées de semences presque sèches, séchées à l'ombre, coupées et contuses. . . . . une partie.
Eau. . . . . . . trois parties.

Après trois jours de macération, distillez le tiers du liquide, et recueillez l'huile qui surnage. (fu. li.)

an. prescrit six parties d'herbe et vingt d'eau ;—f. cinq d'herbe et sept d'eau ;—d. et *vm.* une d'herbe et six d'eau ;—e. han. o. po. pr. et s. une d'herbe et huit d'eau ; — ams. fi. g. r. et su. n'indiquent aucune quantité.

wu. remplace l'eau pure par l'eau distillée d'absinthe, sans fixer non plus aucune quantité.

br. he. pa. sa. w. et *pid.* prescrivent vingt-cinq parties d'herbe, soixante-quinze d'eau et trois de sel commun.

L'*Eau distillée d'absinthe, Aqua absinthii stillatitia*, indiquée seulement par pa. sa. et *vm.*, s'obtient d'après le même procédé, en conservant l'eau de la surface de laquelle on a soutiré l'huile.

ESPRIT D'ABSINTHE.

Spiritus absinthii. (fe. sa. *vm.*)

♃ Absinthe fraîche. . . une partie.
Alcool. . . . . quatre parties.

Après vingt-quatre heures de macération, distillez au bain-marie presque jusqu'à siccité, et cohobez l'esprit sur de nouvelle herbe. (sa.)

vm. prescrit une partie d'absinthe, quatre d'eau-de-vie de grain, et douze d'eau, pour obtenir trois parties et demie d'esprit ;—fe. trois d'absinthe et seize d'eau-de-vie.

MIXTURE ANTIVOMITIVE. (*pid.*)

♃ Huile essentielle d'absinthe, un gros.
Alcool rectifié,
Liqueur minérale anodine d'Hoffmann, de chaque, une demi-once.

A prendre par demi-cuillerées.

EAU D'ABSINTHE COMPOSÉE. (*sp.*)

♃ Herbe d'absinthe. . . six onces.
Cannelle,
Ecorce fraîche d'orange,
de chaque. . . . quatre onces.
Herbe de menthe,
———de sauge,
Racine de roseau aromatique,
——— de gingembre,
——— de zédoaire,
de chaque. . . . deux onces.
Petit cardamome,
Noix muscade, de chaque, une once.
Macis. . . . . une demi-once.
Alcool, trois cent cinquante-six onces.

Après suffisante digestion, distillez.

Excitant, tonique, stomachique.—Dose une cuillerée à café, dans un véhicule.

B. *Extraction par l'eau.*

INFUSION D'ABSINTHE. (ff. au. fp. ra.)

♃ Sommités d'absinthe. . deux gros.
Eau bouillante. . . . deux onces.

Faites macérer pendant quelque temp et passez. (*fp. ra.*)

ff. prescrit parties égales d'absinthe et d réglisse grattée, ce qui produit une liqueu détestable, à cause du mélange d'amer de doux ;—au. une demi-once d'absinthe assez d'eau bouillante pour obtenir une liv de colature, après six heures d'infusion.

Amer, tonique. A prendre par verrées.

L'infusion se prépare aussi à froid, le pri cipe amer de l'absinthe étant soluble da l'eau froide ; l'eau bouillante enlève de pl la matière résinoïde amère, mais celle-ci précipite par le refroidissement.

INFUSION D'ABSINTHE NITRÉE.

Infusio absinthii nitrata. (b.)

♃ Sommités d'absinthe, une demi-once
Eau de fontaine. . quantité suffisant

pour obtenir douze onces de colature ;
ajoutez à celle-ci :

Nitre. . . . . . . deux gros.

A boire en vingt-quatre heures, dans les
engorgemens des viscères du bas-ventre.

Syrupus absinthii s. *de absinthio*. (f. sa.
sw*. vm.)

♃ Sommités sèches de grande absinthe,
————————— de petite absinthe,
de chaque. . . . . trois onces.

Faites infuser, pendant six heures,
dans

Eau bouillante. . . . trois livres.

Passez; ajoutez à la liqueur

Sucre blanc. . . . . le double.

Faites le sirop dans un vase clos. (f.)

sa. prescrit de faire dissoudre une partie
de sucre blanc dans deux d'infusion de grande
absinthe, de clarifier la dissolution avec du
blanc d'œuf, de faire cuire en consistance
de sirop, et de passer à la chausse.

♃ Feuilles fraîches d'absinthe, à volonté.

Pilez-les, sans les laver, exprimez le suc,
et faites-le coaguler au feu ; passez, puis
faites fondre neuf parties de sucre blanc dans
cinq de colature. (vm.)

On peut encore : 1° exprimer le suc de
l'absinthe, l'étendre d'un quart d'eau, faire
coaguler au feu, dans un vase clos, et, après
avoir passé la liqueur, y dissoudre, au bain-
marie, du sucre blanc, dans la proportion
de trois parties et demie sur deux de colature (sw*.); 2° mêler deux livres de suc dépuré d'absinthe avec deux livres de sirop de
sucre cuit à la plume (sa.); 3° distiller les
feuilles fraîches d'absinthe, réduire le résidu
en extrait, faire dissoudre celui-ci dans l'eau
distillée, et, à cinq parties de liquide, en
ajouter neuf de sucre. (vm.)

Sirop d'absinthe composé, *Sirop anthelmintique*; *Syrupus absinthii* s. *de absinthio compositus.* (pa. w. pie. vm.)

♃ Petite absinthe sèche, une demi-livre.
Pétales de roses rouges, deux onces.
Nard des Indes. . . . trois gros.
Vin blanc,
Suc de coing, de chaque, huit onces.

Laissez en digestion pendant deux
jours, dans un endroit chaud; ensuite
passez en exprimant, et ajoutez aux dix
onces de colature,

Sucre blanc. . . . . . seize onces.

Faites un sirop, et passez à travers un
linge. (w.)

♃ Absinthe sèche. . une demi-livre.
Pétales de roses rouges. deux onces.
Nard des Indes. . . . trois gros.
Suc de coing. trois livres et un quart.

Laissez macérer pendant quatre heures, faites cuire ensuite, et ajoutez à la
colature,

Sucre blanc. . . . . deux livres.

Faites un sirop. (pa.)

♃ Absinthe. . . . . huit parties.
Roses rouges. . . . deux parties.
Cannelle. . . . . une partie.
Suc de coing,
Vin du Rhin, de chaque, dix-huit parties.

Faites infuser pendant douze heures,
au bain-marie tiède, dans un vase clos,
et passez en exprimant. Après le refroidissement, ajoutez à la colature

Sucre blanc. . . soixante parties.

Le sirop est fait après la dissolution. (vm.)

On prépare extemporanément ce sirop de
la manière suivante :

♃ Sirop d'absinthe,
—— de menthe,
de chaque. . . . deux parties.
—— de coing. . . . une partie.

Mêlez exactement. (pie.)

Extractum absinthii s. *artemisiæ absinthii
aquosum.* (a. ams. an. b. ba. be. br. d. du.
e. f. fe. ff. fi. g. han. he. li. o. p. pa. pr. r.
s. sa. su. w. br. pid. vm.)

♃ Feuilles fraîches d'absinthe, à volonté.

Pilez avec un peu d'eau, et passez à travers une étamine; laissez reposer, décantez, faites coaguler au feu, et passez à travers une toile; évaporez jusqu'à consistance
de masse pilulaire, et faites de nouveau
évaporer jusqu'au degré convenable. (vm.)

♃ Sommités sèches de grande absinthe. . . . . . à volonté.
Eau bouillante. . quantité suffisante.

Faites infuser, passez, et évaporez, sur
un feu doux, jusqu'à consistance d'extrait.
(f. ff.)

♃ Sommités d'absinthe. . une livre.
Eau de fontaine. . . . six livres.

Faites macérer pendant quatre jours, dans
un endroit chaud, puis bouillir légèrement;
passez en exprimant, et évaporez jusqu'à
consistance d'extrait. (br. pa. w.)

♃ Sommités d'absinthe. . une livre.
Eau pure. . . . . . dix livres.

Faites bouillir pendant deux heures, passez en exprimant, laissez reposer la liqueur,

passez à la chausse; et évaporez jusqu'à ce
que la masse ne s'attache plus aux mains.
(ams.)

du. prescrit de faire cuire une partie d'absinthe dans huit d'eau, de réduire à moitié,
de passer en exprimant, et d'évaporer la colature; — r. de faire cuire une partie d'absinthe sèche dans six d'eau, ou une d'absinthe fraîche dans deux ou trois d'eau, et d'é-
vaporer convenablemént la liqueur ! ltrée;
— br. de faire cuire une partie d'absinthe
sèche dans dix d'eau, et d'évaporer la colature;—he. p. et *pid.* de faire cuire une partie d'absinthe dans six d'eau, de passer en
exprimant, et d'évaporer la liqueur décantée après vingt-quatre heures de repos;—e.
et g. de faire bouillir l'absinthe dans l'eau,
d'exprimer et d'évaporer la liqueur après
l'avoir décantée;—an. de faire bouillir pendant un quart d'heure deux livres d'absinthe
dans dix d'eau, et d'évaporer la décoction
décantée; — fe. de faire bouillir une partie
d'absinthe dans trois d'eau, de passer en exprimant, de clarifier la colature avec du blanc
d'œuf et de l'évaporer.

   ♃ Sommités d'absinthe coupées me-
      nu. . . . . . . deux livres.
     Eau bouillante. . . . dix livres.

Faites digérer pendant vingt-quatre heures, dans un vase couvert, puis bouillir pendant une; décantez après le refroidissement,
exprimez l'herbe. réunissez les deux liqueurs,
et après qu'elles se sont dépurées par le
repos, faites les évaporer jusqu'à consistance
convenable. (b. be. li.)

   ♃ Herbe d'absinthe. . . une partie.
     Eau pure. . . . . . huit parties.

Faites macérer pendant vingt - quatre
heures, puis bouillir pendant un quart
d'heure, et passez en exprimant avec force;
faites encore cuire le résidu avec quatre parties d'eau; mêlez les deux liqueurs, et, après
vingt-quatre heures de repos, faites évaporer jusqu'à consistance convenable. (s.)

   ♃ Absinthe hachée menu. une partie.
     Eau bouillante. . . . huit parties.

Faites bouillir légèrement pendant un
quart d'heure, et passez en exprimant; faites
encore bouillir le résidu avec quatre parties
d'eau et passez en exprimant; mêlez les deux
liqueurs, décantez après suffisant repos, et
faites évaporer, à une douce chaleur, jusqu'à
consistance d'extrait. (d. han. o. pr.)

a. prescrit d'épuiser l'herbe par plusieurs
ébullitions successives, de passer en exprimant, et d'évaporer au bain-marie la liqueur
décantée; — su. de faire bouillir un peu
l'herbe avec le double d'eau, d'exprimer,
de faire encore bouillir avec de nouvelle

Fotus aromaticus s. communis. (*sa. sw.*)

* ♃ Feuilles d'absinthe,
———de laurier,
———de romarin,
  de chaque. . . . deux onces.
Eau. . . . . . dix livres.

Faites cuire dans un vase clos, jusqu'à ce qu'il ne reste plus que huit livres de colature.
Conseillée dans les contusions, les luxations, les atonies locales.

Potio stomachica visceralis. (*b.*)

♃ Sommités d'absinthe. . une once.
Ecorce d'orange. . une demi-livre.
Rhubarbe. . . . deux scrupules.
Gentiane. . . . . un gros.
Eau bouillante, quantité suffisante pour obtenir six onces de colature.
Après une courte infusion, ajoutez

Sirop d'écorce d'orange. . une once.

A prendre en deux fois, dans les dyspepsies attribuées à l'inertie de l'estomac.

C. *Extraction par la bière.*

♃ Fécule verte d'absinthe. une partie.
Bière forte. . soixante-quatre parties.

Après plusieurs jours de digestion à froid, passez.
Tonique, amer.—A boire par verrées.

D. *Extraction par le vin.*

Vin anthelmintique; Vinum absinthii s. *absinthiatum* s. *absinthitis* s. *anthelminticum.* (b*. e. f. ff. sa. *br. sw*. vm.*)

♃ Feuilles sèches de grande absinthe,
————de petite absinthe,
  de chaque. . . . . six gros.
Vin blanc généreux. . quatre livres.

Faites macérer pendant vingt-quatre heures, passez en exprimant, et filtrez. (f.)

e. prescrit huit onces d'absinthe et quatre livres de vin.

♃ Sommités sèches d'absinthe,
                deux onces.
Vin de Chablis. . . deux livres.

Triturez à froid, dans un mortier de marbre, pendant huit à dix minutes, et filtrez. (*br*.*)
Ce procédé appartient à Boudet.

♃ Fécule fraîche d'absinthe,
Eau-de-vie, de chaque. . une partie.

Vin blanc. . . . dix-huit parties.

Laissez en digestion pendant quelques jours, et filtrez. (*vm.*)

sw*. prescrit vingt-quatre parties de vin.

♃ Extrait d'absinthe. . . deux gros.
Vin blanc généreux. . deux livres.
Délayez. (*br.*)

♃ Sommités sèches d'absinthe, une once.
Racine de roseau aromatique,
               une demi-once.
Vin blanc. . . une livre et demie.

Après douze heures de digestion, passez en exprimant. (*sa.*)

♃ Teinture d'absinthe. . une once.
Vin blanc. . . . deux livres.
Mêlez avec soin. (f*.)

b*. et ff. prescrivent une partie de teinture et dix ou vingt de vin rouge.

♃ Absinthe. . . . . une brassée.

Mettez-la dans un tonneau, et versez dessus,

Moût de raisin, environ, cent livres.

Laissez fermenter, et conservez la liqueur; après l'avoir filtrée. (sa.)

Amer, tonique, stomachique, excitant, anthelmintique.—Dose, une once et demie à deux onces, deux ou trois fois par jour.

♃ Herbe d'absinthe,
————d'eupatoire de Mésné,
  de chaque. . . . . une once.
Vin généreux. . . . . trois livres.

Faites infuser pendant une demi-heure, et passez.

Vin fortifiant; Vinum roborans. (*bo. sa.*)

♃ Sommités d'absinthe. une poignée.
Cannelle,
Noix muscade,
Gingembre, de chaque, un scrupule.
Vin rouge. . . une livre et demie.

Faites infuser pendant vingt-quatre heures, et ajoutez à la liqueur filtrée

Lilium de Paracelse, une demi-once.

Mêlez bien. (*bo.*)

♃ Sommités d'absinthe. . deux onces.
Racine de roseau aromatique,
——— de gentiane,
——— d'impératoire,
  de chaque. . . . . une once.
Baies de laurier. une once et demie.
——— de genévrier. . . trois onces.

Graines de carotte de Crète, une once.
Vin blanc généreux. . . huit livres.

Faites digérer, à une douce chaleur, dans un vase couvert, pendant vingt-quatre heures, et passez. (*sa.*)

Amer, tonique, cordial, stomachique.— Dose, deux ou trois cuillerées par jour, après les repas.

E. Extraction par l'alcool.

TEINTURE D'ABSINTHE.

Essence d'absinthe, Alcool avec l'absinthe ; Tinctura s. Essentia absinthii s. artemisiæ absinthii. (ams. an. b. ba. be. br. d. dd. fe. ff. fu. han. li. o. pa. po. pp. pr. s. su. w. wu. *br. sw. vm.*)

♃ Herbe sèche et hachée d'absinthe,
une partie.
Alcool (22 degrés). . quatre parties.

Faites digérer pendant trois jours dans un vase couvert, exprimez et filtrez. (dd. ff. fu. li.)

b. prescrit une partie d'absinthe, six d'alcool (16 degrés), et trois jours de digestion ; —be. une partie d'absinthe, six d'alcool (15 degrés), et six jours de macération ; — ams. une partie d'absinthe, six d'alcool (0,917), et six jours de digestion ; — an. une partie d'absinthe, huit d'alcool (20 degrés), et trois jours de macération ;— ba. une partie d'absinthe, six d'alcool (0,900), et trois jours de digestion ; — han. o. po. pp. pr. et su. une partie d'absinthe et six d'esprit-de-vin rectifié ; — d. et s. une partie d'absinthe, quatre d'esprit rectifié et trois jours de digestion.

♃ Herbe sèche d'absinthe, quatre onces.
Alcool étendu d'eau. . deux livres.

Faites macérer pendant deux jours, exprimez le liquide sur

Herbe sèche d'absinthe. deux onces.

Laissez encore macérer pendant quatre jours, passez à travers un linge et filtrez. (br. pa. w. wu. *br.*)

♃ Herbe d'absinthe. . . une partie.
Esprit d'absinthe. . . huit parties.

Après plusieurs jours de digestion, exprimez et filtrez. (*vm.*)

♃ Herbe sèche d'absinthe, deux onces.
Esprit d'absinthe. . . seize onces.

Après quelques jours d'infusion, passez et ajoutez

Extrait d'absinthe. . . une once.

Faites dissoudre, laissez en repos, et passez deux fois. (*sw*.)

♃ Extrait d'absinthe. . . trois onces.
Eau distillée d'absinthe,
Alcool, de chaque. . deux livres.
Sommités sèches d'absinthe,
quantité suffisante.

Après huit jours de digestion, à une douce chaleur, exprimez fortement et filtrez. (fe.)

Tonique, amer, excitant, stomachique, vermifuge. — On l'emploie surtout dans les fièvres intermittentes. — Dose, depuis un scrupule jusqu'à deux gros, le plus souvent dans du vin.

EXTRAIT ALCOOLIQUE D'ABSINTHE. (po. wu.)

♃ Herbe d'absinthe hachée. une livre.
Eau commune. . . . huit livres.
Alcool. . . . . . . une livre.

Faites digérer pendant trois jours, à une douce température, passez en exprimant, laissez reposer, enlevez l'alcool par la distillation, et faites évaporer le résidu jusqu'à consistance convenable. (wu.)

po. prescrit deux livres d'absinthe, deux d'alcool, huit d'eau, et douze heures seulement d'infusion.

TEINTURE ALCALINE D'ABSINTHE.

Tinctura absinthii alcalina, Essentia absinthii totius. (vm.)

♃ Teinture d'absinthe. . cent soixante parties.
Sel essentiel d'absinthe, cinq parties.
Extrait d'absinthe. . . une partie.
Filtrez la solution.

TEINTURE D'ABSINTHE COMPOSÉE.

Essence d'absinthe composée; Teinture amère, Essence amère, Elixir amer ; Tinctura s. Essentia absinthii composita s. amara. (br. d. f. fe. fi. han. pa. pp. s. su. w. sw. vm.)

♃ Sommités d'absinthe. . deux onces.
Herbe de chardon bénit,
Oranges vertes,
Petit galanga,
de chaque. . . une demi-once.
Alcool. . . . . . deux livres.

Faites digérer pendant trois jours et filtrez. (fi. su.)

♃ Herbe d'absinthe romaine, une once.
——— de chardon bénit,
Racine de roseau aromatique,
——— de galanga,
——— de zédoaire,
de chaque. . . un gros et demi.
Alcool. . . . . douze onces.

Faites infuser pendant vingt-quatre heures, passez en exprimant légèrement et filtrez. (pa.)

♃ Feuilles sèches de grande absinthe,
—————— de petite absinthe,
Clous de girofle,
de chaque. . . une demi-once.
Sucre blanc. . . . . deux gros.
Alcool (22 degrés). une demi-livre.
Après quinze jours de digestion, à une
douce chaleur, filtrez. (f.)

fe. prescrit une once de grande absinthe,
autant de petite, autant de girofle, autant
de sucre, une once et demie d'alcool, et
quinze jours de digestion.

♃ Feuilles d'absinthe. . deux onces.
Gentiane,
Chardon bénit,
Ecorce d'orange,
de chaque. . . une demi-once.
Anis. . . . . un gros.
Eau-de-vie. . . . . trente-six onces.
Faites infuser à froid pendant plusieurs
jours, passez en exprimant et filtrez. (d.
dd. vm.)

♃ Sommités de grande absinthe,
une once.
—————— de petite centaurée,
Chardon bénit,
Mélisse,
Quinquina, de chaque, une demi-once.
Racine d'année. . . . . six gros.
Ecorce de citron,
Genièvre, de chaque, une demi-once.
Alcool. . . . . . deux livres.
Après suffisante extraction, exprimez et
filtrez. (br.)

♃ Herbe fleurie d'absinthe, six poignées.
—————— de petite centaurée,
Feuilles de chardon bénit,
de chaque. . . . une poignée.
Ecorce fraîche de citron,
—————— d'orange,
de chaque. . . . deux gros.
Clous de girofle. . . . un gros.
Eau-de-vie. . . quarante-huit onces.
Faites infuser au bain-marie pendant
vingt-quatre heures, passez en exprimant
avec force, et filtrez. (vm.)

♃ Absinthe. . . . . . dix gros.
Ecorce d'orange. . . . une once.
Sommités de petite centaurée,
Feuilles de chardon bénit,
——— de trèfle d'eau,
de chaque. . . . . sept gros.
Racine de roseau aromatique,
——— de zédoaire,
——— de gentiane,
de chaque. . . . . deux gros.
Cannelle,
Macis, de chaque. . . . un gros.
Eau-de-vie. . quarante-huit onces.

· Après suffisante extraction, exprimez et
filtrez. (vm.)

♃ Feuilles d'absinthe. . huit parties.
——— de chardon bénit,
Sommités de petite centaurée,
Ecorce d'orange,
de chaque. . . quatre parties.
Racine de gentiane,
——— d'année,
——— de roseau aromatique,
de chaque. . . . deux parties.
Cannelle,
Macis, de chaque. . . une partie.
Eau-de-vie, cent quatre-vingt-huit part.
Faites infuser et filtrez. (sw.)

♃ Sommités d'absinthe commune,
une once.
Racine de zédoaire. une demi-once.
——— de benoite. . . deux gros.
Feuilles de chardon bénit,
Sommités de petite centaurée,
de chaque. . . une demi-once.
Ecorce d'orange,
——— de citron, de chaque, deux gros.
Clous de girofle. . . . un gros.
Alcool. . . . . . une livre.
Faites digérer pendant vingt-quatre heu-
res, passez en exprimant avec force, et
filtrez. (han. w.)

♃ Sommités d'absinthe commune,
trois poignées.
—————— de petite centaurée,
Herbe de scolopendre,
——— de chardon bénit,
de chaque. . . deux poignées.
——— de cochléaria. une poignée.
Genièvre. . . . . trois poignées.
Ecorce d'orange,
Racine de zédoaire,
——— de gentiane,
Aloès soccotrin,
Myrrhe, de chaque. . . une once.
Eau-de-vie. . . . quatre onces.
Faites digérer pendant huit jours et pas-
sez. (pa.)

Cette dernière préparation a les plus
grands rapports avec l'Élixir de longue vie,
dont il eût peut-être été convenable de la
rapprocher.

♃ Extrait d'absinthe. . . une once.
Eau de menthe poivrée. huit onces.
Teinture d'orange. une demi-once.
Faites dissoudre. (pp.)

♃ Teinture d'absinthe. . cinq parties.
—————— amère. . . deux parties.
—————— aromatique . une partie.
Mêlez. (s.)

Amer, tonique, excitant, stomachique,
carminatif, conseillé dans la chlorose, la

colique, les maladies vermineuses, les hydropisies, et, les fièvres intermittentes, surtout quartes. — Dose, un demi - gros à un
gros.

ELIXIR AMER.

Elixir amarum aquosum. (au.)

℞ Extrait d'absinthe. . . une once.
Eau de menthe poivrée. huit onces.
Teinture d'écorce d'orange,
       une demi-once.
Dose, une cuillerée, deux ou trois fois
par jour.

TEINTURE AMÈRE.

Tinctura s. *Essentia amara halensis.* (b*.
   f**. sw.)

℞ Herbe d'absinthe,
 ——— de tanaisie,
 ——— de petite centaurée,
 ——— de trèfle d'eau,
 de chaque. . . . . huit onces.
Alcool (15 degrés). . . dix livres.
Sous-carbonate de potasse, une once.
Après six jours de digestion à froid, passez. (b*. f**.)

℞ Herbe d'absinthe,
 ——— de tanaisie,
 ——— de petite centaurée,
 de chaque. . . . . six onces.
 ——— de trèfle d'eau. . huit onces.
Alcool. . . . . . . dix livres.
Sous-carbonate de potasse, une once.

Faites digérer à froid pendant six jours et
passez; ajoutez à la colature deux onces de
teinture de succin, et une teinture préparée
avec deux onces de racine d'angélique, autant de gentiane, autant de racine de patience et autant d'écorce d'orange, infusées
pendant six jours dans vingt onces d'alcool.
(sw.)

Amer, tonique, conseillé dans la dyspepsie et la colique venteuse.—Dose, une cuillerée dans un véhicule.

F. *Extraction par l'huile.*

HUILE D'ABSINTHE.

Oleum absinthii coctum s. *infusum.* (b. be. br.
  d. fu. han. o. pa. po. s. sa. w. wu. sw*.)

℞ Sommités fraîches d'absinthe,
        une partie.
Huile d'olive. . . deux parties.
Faites digérer, pendant deux jours, au
bain-marie; après le refroidissement, passez
en exprimant. (hr. fu. sa. wu.)

d. o. pa. et po. prescrivent une partie
d'absinthe et trois d'huile; — b. et be. une

d'absinthe et quatre d'huile ; — han. une
d'absinthe et huit d'huile. — Suivant b. bé.
br. fu. o. pa. po. s. et sa., on se contente
d'une digestion plus ou moins prolongée,
ou même (b. be.) répétée une seconde
fois avec de nouvelle herbe.—Il faut recon-
rir à la coction, selon d. et han.; à la digestion, suivie d'une douce ébullition, d'après
wu.

℞ Sommités fraîches d'absinthe,
       vingt-trois parties.
Roses rouges. . . . une partie.
Huile d'olive. . trente-six parties.

Faites digérer pendant trois jours, dans un
endroit chaud, puis cuire, sur un feu doux,
jusqu'à consomption de l'humidité, et passez en exprimant. (w.)

℞ Fécule verte d'absinthe. six parties.
Huile d'olive. . . . seize parties.

Faites cuire jusqu'à consomption de
l'humidité, passez, lavez avec de l'eau
tiède, et ajoutez

Huile essentielle d'absinthe, une partie.

Mêlez. (sw*.)

Employée en frictions sur le bas-ventre,
dans la cardialgie, la diarrhée et les maladies vermineuses.

HUILE STOMACHIQUE. (sp.)

℞ Huile d'absinthe. . . douze onces.
Mastic choisi. . . . une once.

Ajoutez à la solution,
Huile essentielle d'absinthe,
 ——————— de girofle,
 ——————— de bois de Rhodes,
 de chaque. . . . un demi-gros.
 ——————— de noix muscade,
 ——————— de macis,
 de chaque. . . deux scrupules.

En frictions sur la région épigastrique.

ONGDENT STOMACAL. (w.)

℞ Herbe d'absinthe,
 — — de menthe,
 ——— de sauge,
 de chaque. . . . deux onces.
Pétales de roses. . . . une once.
Huile d'olive. . . . dix onces.

Faites cuire doucement, jusqu'à consomption de l'humidité, passez en exprimant, et faites fondre dans la colature

Cire jaune. . . . . deux onces.

Après le refroidissement, ajoutez
Styrax. . . . . . une once.
Huile essentielle de menthe,
 ——————— de girofle,
 ——————— d'absinthe,
 de chaque. . . . un scrupule.

Mêmes usages que les préparations précédentes.

ONGUENT ANTHELMINTIQUE.

Onguent de Valdajou ; Unguentum anthelminticum s. ad Vermes. (pa. *sw**. *wm.*)

℞ Suc d'absinthe,
—— d'aurone,
—— de persicaire,
—— de feuilles de pêcher,
—— de racine d'hièble,
—— de poireau,
—— de cresson de fontaine,
de chaque. . . . . deux onces.
Huile d'absinthe. une livre et demie.

Après suffisante coction, ajoutez

Cire jaune. . . quantité suffisante.
Poudre de balaustes. . . . un gros.

Mêlez bien. (pa.)

℞ Cire jaune. . . une once et demie.
Beurre frais. . . . douze onces.

Ajoutez au mélange fondu

Fécule verte d'absinthe,
———— de tanaisie,
de chaque. . . . . trois onces.

Faites cuire jusqu'à consomption de l'humidité, passez et ajoutez

Teinture térébenthinée d'assa fœtida. . . . . . . une once.

Mêlez avec soin (*sw**).

℞ Fécule verte d'absinthe,
———— de rue,
———— de sauge,
de chaque. . . . . une partie.
Huile d'olive. . trente-deux parties.

Faites fondre au feu, passez et ajoutez

Cire jaune. . . . huit parties.
Poix résine. . . trente-deux parties.

Ajoutez au mélange fondu

Térébenthine. . . . . une partie.

Passez, décantez et remuez jusqu'à parfait refroidissement. (*vm.*)

En frictions sur le bas-ventre.

§ II. PRÉPARATIONS QUI CONTIENNENT L'ABSINTHE EN SUBSTANCE.

CONSERVE D'ABSINTHE.

(ams. an. b. be. li. pa. s. sa. w. wu. *br. ca. sw. vm.*)

℞ Feuilles fraîches d'absinthe pilées,
Sucre en poudre,
de chaque. . . . parties égales.

Faites une pâte homogène, par la trituration. (sa.)

b. be. pa. w. wu. *br.* et *sw.* prescrivent une partie de pulpe et deux de sucre ;—ams. et li. une de pulpe et trois de sucre.

℞ Feuilles fraîches d'absinthe pilées. . . . . . une partie.
Sucre blanc. . . . deux parties.

Broyez ensemble, et chauffez au bain-marie, dans un vase clos. (*vm.*)

℞ Poudre de feuilles d'absinthe. un gros.
Eau distillée. . . . . deux gros.
Sucre blanc. . . . . cinq gros.

Mêlez par la trituration. (an.)

ca. prescrit une demi-once d'absinthe en poudre, suffisante quantité d'eau distillée d'absinthe, et une livre de sucre blanc pulvérisé.

OPIAT FÉBRIFUGE. (*ca. pie.*)

℞ Poudre d'absinthe,
——— de petite centaurée,
——— de myrrhe,
Rob de genièvre, de chaque. une once.
Sirop d'absinthe. quantité suffisante.

Recommandé par Tissot. — Dose, deux gros.

CATAPLASME ANTISEPTIQUE. (*be.*)

℞ Feuilles d'absinthe,
——— de scordium,
——— de tanaisie,
de chaque. . . . trois onces.
Racine d'année. . . . deux onces.
Genièvre. . . une once et demie.
Eau,
Vinaigre,
de chaque. . quantité suffisante
pour réduire le tout en pulpe. Ajoutez

Sel gemme. . . . une demi-once.
Fleurs de camomille,
une once et demie.
Farine de lupin. . quantité suffisante
pour faire un cataplasme.

POUDRE CONTRE L'ÉRYSIPÈLE.

Pulvis erysipelatodes externus s. externus ad erysipelas. (fu. li.)

℞ Poudre d'herbe d'absinthe,
quatre parties.
——— de craie. . . huit parties.
——— de bol rouge. . deux parties.

Mêlez. (li.)

℞ Craie préparée. . . trois parties.
Feuilles d'absinthe pulvérisées,
une partie.

Mêlez, et au moment de délivrer la poudre, ajoutez-y un quatre-vingt-seizième de camphre broyé avec l'alcool. (fu.)

Résolutif, dessiccatif, qu'on applique chaud.

Species amaræ s. *amaricantes.* (d. dd. f. pa.
     wu. ww. *ca. vm.*)

℞ Sommités d'absinthe ,
— — — de petite centaurée,
— — — de germandrée,
    de chaque. . . .   parties égales.
Coupez et mêlez. (f. *ca.*)

℞ Herbe d'absinthe ,
— — — de trèfle d'eau ,
    de chaque. . . . .   deux onces.
Gentiane ,
Roseau aromatique ,
    de chaque.   . . . .   une once.
Coupez et mêlez.(ww.)

℞ Herbe d'absinthe ,
— — — d'alliaire,
— — — d'aurone ,
— — — d'arnica ,
— — — de scordium ,
Fleurs de camomille ,
    de chaque. . . .   parties égales.
Coupez et mêlez. (wu.)

℞ Herbe d'absinthe ,
— — — de chardon bénit ,
— — — de trèfle d'eau ,
    de chaque. . . .   quatre parties.
Sommités de petite centaurée ,
                 deux parties.
Bois de quassie. . . .   une partie.
Coupez et mêlez. (*vm.*)

℞ Herbe d'absinthe. . trois poignées.
— — — de chardon bénit ,
— — — de scolopendre ,
— — — de petite centaurée ,
    de chaque. . . .   une poignée.
Racine d'année. . une demi-once.
— — — d'iris de Florence.   une once.
— — — de roseau aromatique ,
             une demi-once.
Ecorce d'orange. . . .   six gros.
Coupez et mêlez. (pa.)

℞ Herbe d'absinthe ,
— — — de chardon bénit ,
    de chaque. . . . .   une once.
Racine de columbo ,
Râpure de bois de gayac ,
Ecorce d'orange ,
    de chaque. . .   une demi-once.
Cannelle. . . . . .   deux gros.
Coupez et mêlez. (wu.)

Espèces anthelmintiques. (pa. *ca.*)

℞ Herbe fleurie d'absinthe maritime ,
              trois parties.
— — — — — — de tanaisie ,

Fleurs de camomille ,
Feuilles de gratiole ,
    de chaque. . . . .   une partie.
Coupez et mêlez. (*ca.*)

℞ Herbe d'absinthe ordinaire ,
— — — d'aurone femelle ,
— — — de tanaisie ,
Sommités de sabine ,
    de chaque. . .   une poignée.
Pulpe de coloquinte ,
Aloés , de chaque. . . .   un gros.
Racine d'aristoloche ronde.   une once.
Coupez , écrasez et mêlez. (pa.)
Pour fomentation.

Species discutientes s. *resolventes* s. *resolventes
externæ.* (b*: br. d. dd. he. li. o. po. pp.
pr. r. sa. su. *pid. sp. vm.*)

℞ Herbe d'absinthe ,
— — — de menthe ,
— — — de rue ,
— — — de sauge ,
— — — de sabine ,
— — — de scordium.
    de chaque. . .   une demi-livre.
Fleurs de lavande. . .   une livre.
— — de romarin. . .   six onces.
— — de sureau ,
— — de camomille ,
    de chaque. . une livre et demie.
— — de roses rouges. . huit onces.
Coupez et mêlez. (br.)

℞ Herbe d'absinthe ,
— — — de menthe poivrée ,
— — — de rue ,
— — — de sauge ,
— — — de sabine ,
    de chaque. . .   trois onces.
Fleurs de camomille ,
— — de sureau ,
— — de lavande ,
    de chaque. . .   deux onces.
Semence de carvi ,
— — — de fenouil ,
    de chaque. . . .   une once.
Coupez et mêlez. (he. *pid.*)

℞ Herbe d'absinthe ,
— — — de mélisse ,
— — — de menthe poivrée ,
— — — d'origan ,
    de chaque. . .   quatre onces.
Fleurs de camomille ,
— — — de sureau ,
— — — de lavande ,
    de chaque. . .   trois onces.
Coupez et mêlez. (d.)

sp. donne la même formule , mais ajoute
deux onces de baies de laurier.

♃ Herbe d'absinthe,
———d'origan, de chaque. six onces.
Fleurs de camomille ordinaire,
———de lavande,
———de sureau,
de chaque. . . . . deux onces.
Coupez et mêlez. (b°. pr.)

♃ Herbe d'absinthe,
———de sauge,
de chaque. . . . quatre onces.
Fleurs de camomille ordinaire,
——de sureau,
de chaque. . . . . deux onces.
———d'arnica. . . . une once.
Coupez et mêlez. (li.)

Cette formule varie à l'infini. On trouve encore, herbe d'absinthe et herbe d'aurone, quatre parties; tanaisie et serpolet, deux parties (r.); — herbe d'absinthe, herbe de menthe crêpue et fleurs de camomille ordinaire, de chaque, parties égales (pp.); — herbes d'absinthe, de mélilot, d'origan, de serpolet, de chaque, quatre onces; herbe de menthe poivrée, fleurs de camomille ordinaire, de lavande et de sureau, de chaque, deux onces (o.); — sommités d'absinthe et herbe de menthe crépue, de chaque, une livre; houblon, une demi-livre (su.); — herbes d'absinthe, de menthe poivrée et d'origan, de chaque, une demi-livre; fleurs de camomille ordinaire et de lavande, de chaque, deux onces (po.); — feuilles d'absinthe, de mélisse, de menthe aquatique, d'origan et de romarin, de chaque, deux parties; fleurs de camomille ordinaire et de sureau, de chaque, une partie et demie (vm.); — herbes d'absinthe et d'origan, de chaque, trois parties; fleurs de camomille ordinaire, de lavande et de sureau, de chaque, une partie (sa.); — herbes d'absinthe et de menthe poivrée; fleurs de camomille ordinaire et de sureau, de chaque, une once et demie (dd.); — herbes d'absinthe, de menthe crêpue et de rue, de chaque, six parties; fleurs de sureau, deux parties (r.).

ESPÈCES CONTRE LA GANGRÈNE.

Species pro fotu ad gangrænam. (fu.)

♃ Écorce de saule fragile. . huit onces.
Herbe d'absinthe,
———de rue,
———de sauge,
Sommités de millepertuis,
de chaque. . . . quatre onces.
Myrrhe. . . . . . deux onces.
Asa fœtida,
Aloès hépatique, de chaque. une once.
Litharge d'argent. . . . une livre.

La décoction de ce mélange, dans lequel l'oxide de plomb ne sert à rien, est réputée fortifiante, résolutive et antiseptique.

ACACIA.

Deux substances de ce nom sont citées dans les pharmacopées.

1° *Acacia faux, acacia d'Allemagne; succus Acaciæ nostratis s. germanicæ inspissatus.*

Schlehendicksaft, Schlehendornsaft (Al.)

a. ams. an. br. du. e. w. wu. g. m. sp. s.

Substance sèche, dure, d'un brun rouge et d'une saveur de pruneaux.

On l'obtient en évaporant jusqu'à siccité le suc exprimé des fruits non encore mûrs du *Prunus spinosa,* L.

Léger astringent, peu usité. — Dose, un scrupule à un gros.

2° *Acacia vrai; Acacia vera s. Ægyptiaca.*

Aechter Acaciensaft, Aegyptischer Saft (Al.)

br. e. g. m. sp. s.

En pains arrondis. pesant quatre à huit onces, d'un brun noirâtre, d'une saveur âpre et astringente.

On le prépare en faisant évaporer à siccité le suc exprimé des gousses vertes et non encore mûres du *Mimosa Nilotica,* L.

Astringent, inusité aujourd'hui.

ACAJOU.

Acajou à pommes; Cassuvium occidentale, LINK.

Elephantenläusebaum, Kaschunussbaum. (Al.); Cashew nut (An.); Caisse appel (Ho.).

f. w. be. g. m. sp.

Arbre (pentandrie trigynie, L.; térébinthacées, J.) d'Asie et d'Amérique. (*fig.* Rheed. *Hort. Malab.* III. 54.)

On emploie le fruit, noix réniforme, lisse et grisâtre, renfermant une amande blanche et attachée par sa grosse extrémité au sommet d'un réceptacle ovale, charnu, de la grosseur d'une pomme moyenne, blanc-rouge ou jaunâtre, qui contient une substance spongieuse, succulente, de saveur acide et agréable, quoique un peu âcre (*Pomme d'acajou; Acajou-Apfel* (Al.).

ACANTHE.

Acanthe molle, branc-ursine, branche-ursine; Acanthus mollis, L.

Baerenklau, Schleimbaehrenklau (Al.); bear's breeck, bear's foot (An.); biorneklos (D.); acanto (E. I. Por.); beerenklaw (Ho.); biornklo (Su.).

br. e. f. li. w. wu. be. br. m. sp.

Plante ♃ (didynamie angiospermie, L.; acanthacées, J.) du midi de l'Europe. (*fig.* *Flore médic.* 1. 3)

On emploie l'herbe (*herba Acanthi s. Brancæ ursinæ* s. *Ursini veri*), qui se compose d'un assemblage de feuilles radicales molles, lisses, sinueuses, demi-ailées, à découpures anguleuses, du milieu desquelles s'élève une tige cylindrique, simple, feuillée, et chargée d'un long épi de fleurs. Sa saveur est mucilagineuse.
Émollient, peu usité.

ACHE.

Ache des marais ; *Apium graveolens, L.*

Eppich, *Wassereppich (Al.)*; *smollage, parsley (An.)*; *rjk* (*B.*); *apio* (*E.*); *eppe* (*Hv.*); *oppio, sedano* (*I.*).
ams. au. br. e. f. fe. g. w. wu. *be. br. m. pid. sp. x.*

Plante ♂ (pentandrie digynie, L. ; ombellifères, J.) commune partout, en Europe. (*fig. Flore médic.* l. 4.)

On emploie quelquefois la tige, mais bien plus souvent la racine (*radix Apii* s. *Paludapii* s. *Hydroselini*). Cette racine est épaisse, rameuse, fibreuse, roussâtre en dehors et blanchâtre en dedans. Elle a une odeur désagréable, forte et aromatique, qui se perd par la dessiccation. Sa saveur est amère.

Elle contient une huile essentielle, accompagnée, d'après Hubner et Vogel, d'une matière sucrée, que ce dernier rapproche de la mannite.

Son action est excitante.

ESPÈCES DIURÉTIQUES (pa.).

℞ Racine d'ache. . . quatre onces.
—— de fenouil,
Graine de lin , de chaque. deux onces.
Herbe de pariétaire,
——— de mauve,
——— de persicaire,
Fleurs de camomille,
de chaque. . . deux poignées.
Coupez et écrasez.

CONSERVE D'ACHE. (f.)

℞ Pulpe de racine d'ache. une partie.
Sucre cuit à consistance d'électuaire solide , dans une décoction de racine d'ache. . . quatre parties.
Mêlez.

Boudet a proposé une *Pâte d'ache* qui se prépare ainsi :

℞ Racine d'ache fraîche. . huit onces.
Eau. . . . . quantité suffisante.
Faites bouillir légèrement, passez à travers un linge, et ajoutez

Gomme arabique en poudre. une livre.
Sucre blanc. . . . . huit onces.
Faites fondre à une douce chaleur, passez de nouveau à travers un morceau de laine,

évaporez au bain-marie jusqu'à consistance convenable, versez dans des moules de fer-blanc huilés, et achevez l'évaporation à l'étuve.

TIGES D'ACHE CONFITES. (f.)

℞ Tiges d'ache bien tendres. à volonté.
Enlevez l'épiderme, faites blanchir dans l'eau, laissez égoutter sur un tamis, plongez dans du sirop (36 degrés), faites bouillir jusqu'à consomption de toute humidité, et laissez sécher à l'étuve, sur une claie de bois.

SIROP D'ACHE.

Syrupus de apio. (f.)

℞ Racine d'ache des marais. une once.
Eau distillée d'ache. . deux livres.
Faites digérer au bain-marie, pendant deux heures, dans un vase clos, passez et filtrez ; faites fondre dans la colature
Sucre blanc. . . . . le double.
Passez le sirop refroidi à la chausse.

Henri conseille de faire cuire trois parties de sirop de sucre au boulet, et d'y ajouter alors une partie d'eau distillée d'ache, chargée de la partie extractive de la plante. (f*.)

SIROP D'ACHE COMPOSÉ.

Sirop apéritif, Sirop des cinq racines apéritives ; Syrupus aperitivus s. *quinque radicum aperientium* s. *anethi fœniculi compositus* s. *è quinque radicibus.* (an. br. e. f. sa. *vm.*)

℞ Cinq racines apéritives. quatre onces.
Eau. . . . . quatorze livres.
Faites cuire jusqu'à ce qu'il ne reste que huit livres de liquide ; passez en exprimant, et ajoutez
Sucre blanc. . . . . six livres.
Clarifiez et faites un sirop par coction. (e.)

℞ Semences fraîches de céleri,
——— de fenouil,
——— de persil,
de chaque. . . . . une partie.
Racine fraîche de céleri,
——— de fenouil,
——— de persil,
de chaque. . . quatre parties.
Eau. . . . . quarante parties.
Faites infuser pendant six ou sept heures, au bain-marie tiède, dans un vase couvert, passez, et ajoutez
Sucre blanc. soixante-quatre parties.
Faites fondre à une douce chaleur. (*vm.*)

℞ Racine d'ache,
——— de fenouil,
——— de persil, de chaque. cinq onces.
Eau bouillante. deux livres et demie.

Faites infuser, dans un vase couvert, pendant vingt-quatre heures, et passez sans exprimer. D'un autre côté,

℥ Racine d'asperge,
——— de petit houx,
de chaque. . . . . cinq onces.
Eau commune. . . . sept livres.

Faites infuser pour réduire de moitié, en ajoutant, sur la fin, ce qui reste de l'infusion précédente; faites encore bouillir pendant quelques minutes; passez, mêlez les deux liqueurs ensemble, ajoutez

Sucre blanc. . . . . six livres.

Clarifiez et faites cuire en consistance de sirop. (f.)

Henri a proposé de laisser macérer pendant douze heures les racines d'asperge et de petit houx, puis de les faire bouillir légèrement, d'ajouter vers la fin les trois autres racines, de les laisser seulement infuser, et de faire le sirop avec la liqueur passée. (f*.)

℥ Racine fraîche d'ache,
————— d'asperge,
————— de persil,
————— de fenouil,
————— de petit houx,
de chaque. . . . deux onces.
Eau commune. . . . cinq livres.
Bon vinaigre blanc. . huit onces.

Faites cuire jusqu'à consomption du tiers environ ; passez en exprimant, ajoutez

Sucre blanc. . . . . trois livres.

Clarifiez et faites un sirop. (br. sa.)

℥ Racines apéritives,
de chaque. . . . . trois onces.
Eau. . . . . . quatre livres.

Laissez macérer pendant vingt-quatre heures, puis distillez huit onces. Au liquide obtenu en exprimant le résidu, ajoutez

Sucre blanc. . . . . trois livres.

Clarifiez et évaporez en consistance de sirop; ajoutez un sirop préparé à froid avec les huit onces d'eau distillée, une livre de vinaigre et deux livres et demie de sucre. (an.)

SIROP BYZANTIN.

Syrupus byzantinus Mesues. (sp.)

℥ Suc dépuré d'ache,
————— d'endive,
de chaque. . vingt-quatre onces.
————— de buglosse,
————— de houblon,
de chaque. . . . douze onces.
Sucre blanc. . quarante-huit onces.

Faites cuire en consistance de sirop.

SIROP SPLÉNÉTIQUE.

Syrupus spleneticus. (b*.)

℥ Yeux d'écrevisse en poudre, trois onces.
Crème de tartre pulvérisée, deux onces.

Mêlez ensemble dans un alambic de verre, et versez dessus,

Vin blanc du Rhin. . . . deux livres.
Acide hydrochlorique. . deux gros.

Faites bouillir peu à peu, de manière que ce qui passe puisse être recueilli et reversé dans le résidu, après le refroidissement. Passez le tout, et alors

℥ Racine d'ache,
——— de chicorée sauvage,
——— de fenouil,
——— de boucage,
——— de persil,
de chaque. . . . . deux onces.
——— de galanga,
——— de roseau aromatique,
de chaque. . . . . trois gros.
Herbe fraîche de scolopendre,
———— de cerfeuil,
———— de cochléaria,
———— de cresson de fontaine.
————— d'hépatique étoilée,
Semence d'ortie,
——— de cresson,
de chaque. . . . . deux onces.
——— d'ache. . une demi-once.
Genièvre. . . . . . . six gros.

Faites cuire dans suffisante quantité d'eau, réduite à trois livres environ, exprimez, clarifiez, et ajoutez à la colature

Sucre blanc. . trois livres et demie.

Cuisez presqu'à la grande plume, en ajoutant environ deux livres du premier vin, et faites un sirop.

APOZÈME APÉRITIF FERRÉ. (pie.)

℥ Racine d'arrête-bœuf,
——— d'ache,
——— de chardon bénit,
Écorce de câprier,
de chaque. . . . . trois gros.
Feuilles d'hépatique,
——— de frêne,
——— de pissenlit,
de chaque. . une demi-poignée.
Sommités d'absinthe. deux poignées.
Câpres,
Limaille de fer dans un nouet,
de chaque. . . . . deux gros.
Eau de fontaine, quantité suffisante pour obtenir, après l'ébullition, huit onces de colature. Ajoutez à celle-ci,

Sirop de chicorée simple. . six gros.

Conseillé dans les engorgemens des viscères du bas-ventre.

ACHILLÉE.

Quatre espèces de ce genre de plantes sont citées dans les pharmacopées.

1° *Achillée* musquée ; *Achillea* moschata, **L.**
f.

Plante ♃ (syngénésie polygamie superflue, **L.** ; synanthérées, **Cas.**), qui croît en Suisse et dans le Tyrol, sur les plus hautes montagnes. (*fig.* Jacq. *Fl. Austr.* v. 5. *App.* f. 53.)
On emploie l'herbe (*herba Genipi veri*), qui se compose de feuilles pinnées, à folioles lancéolées, entières et ponctuées.

2° *Achillée* naine ; *Achillea nana*, **L.**

Zwergschaafgarbe, Zwerggarbe, falscher Genip. (*Al.*)
f. m.

Plante ♃, qui croît sur les montagnes de la Suisse et du Piémont. (*fig.* All. *Fl. Ped.* 3. t. 9. f. 5.)
On emploie l'herbe (*herba Genipi spurii*), qui se compose de feuilles radicales pinnées, blanches, pubescentes, à folioles dentées, et de feuilles caulinaires bipinnées.

3° *Achillée* noire ; *Achillea atrata*, **L.**

Schwarze Schaafgarbe. (*Al*)
f.

Plante ♃, des Alpes. (*fig.* Jacq. *Fl. Austr.* v. 1. t. 77.)
On emploie l'herbe, qui se compose de feuilles pinnées, à folioles pectinées, presque entières, embrassantes.
Ces trois espèces sont souvent prises l'une pour l'autre. Elles entrent dans le vulnéraire suisse.

4° *Achillée* visqueuse, *Eupatoire de Mésué* ; *Achillea Ageratum*, **L.**

Leberbalsom, Balsamgarbe, Gartenbalsam (*Al.*) ; *sweet millefoil, mandlin* (*An.*; *balsamick duizendblatt* (*Ho.*).

br. f. br. g. m.

Plante ♃, du midi de l'Europe. (*fig.* Zorn , *Ic. pl.* t. 431.)
On emploie l'herbe (*herba Agerati* s. *Eupatorii Mesues*), qui forme un paquet de feuilles entières, oblongues, obtuses, dentées en scie, fasciculées, lisses, d'un vert pâle, d'une odeur désagréable, d'une saveur amère et aromatique.
Toutes ces plantes sont plus ou moins excitantes.

ACIDE ACETIQUE.

Acidum aceticum s. *aceti.*

Cet acide est employé en médecine à différens degrés de pureté et de concentration, qu'on lui procure en suivant des procédés divers.

1° *Produit par un genre particulier d'alté-*

ration *des liqueurs alcooliques, et notamment du vin.*

Vinaigre ; *Acetum vini* ; *ὄξος.*

Weinessig (*Al.*) ; *vinegar* (*An.*) ; *khull* (*Ar.*) ; *tsu* (*C.*) ; *kadidia* (*Cy.*) ; *viinaedike* (*D.*) ; *vinagre* (*E. Por.*) ; *vvynazin* (*Ho.*) ; *aceto* (*I.*) ; *cirka* (*Pe.*) ; *ocel* (*Po.*) ; *canchica* (*Sa.*) ; *winaettika* (*Su.*) ; *kadi* (*Tam.*) ; *pulla nillu* (*Tel.*)

A. Tel qu'on le trouve dans le commerce.
Vinaigre cru ; *Acetum crudum.*

a. am. ams. an. b. ba. be. d. dd. du. e. ed. f. fe. ff. fi. g. bam. ban. he. li. lo. o. p. po. pp. pr. r. s. su. ww. a. be. c. m. pa. pid. sa. sp.

On distingue un *vinaigre rouge* et un *vinaigre blanc* ; ce dernier, fort improprement nommé, est jaunâtre. Ils ne diffèrent l'un de l'autre que par la présence ou l'absence d'une matière colorante rouge. Tous deux sont des mélanges d'eau, d'acides acétique, tartrique et malique, d'alcool, de matières extractive et colorante, de sulfate et de tartrate de potasse, indépendamment de nombreux animalcules infusoires qu'ils tiennent en suspension.

B. Concentré par la congélation.
Acetum gelu concentratum.

an. br. fu. he. pa. r. su. w. wu. br. pid. sp. vm.

♃ Vinaigre de vin. . . . à volonté.
Exposez-le au froid, dans un vase de terre ou de bois, jusqu'à ce que le tiers ou le quart environ soit gelé ; cassez alors la glace, recueillez le liquide qu'elle renferme, et conservez-le pour l'usage. (he. pid.)
br. prescrit de réduire le vinaigre au tiers ou à la moitié de son poids par la congélation, en l'exposant à trois ou quatre degrés au-dessous de zéro ; — wu. de le réduire au tiers ; — an. de le réduire à moitié ; — su. et vm. d'enlever les glaçons à mesure qu'ils se forment, et de laisser la liqueur au froid jusqu'à ce qu'elle ne se congèle plus ; — r. et sp. ne disent rien à cet égard.
he. r. su. et pid. veulent que l'acide ainsi obtenu exige, pour être saturé, le tiers de son poids de sous-carbonate de potasse.
C. Purifié par la distillation.
Vinaigre distillé ; *Acetum vini distillatum* s. *purum concentratum, Acidum aceticum tenue*, s. *dilutum, Acetum acetosum, Acetum purificatum, Spiritus aceti.*

a. am. ams. an. b. be. br. d. du. e. ed. f. fe. fi. g. han be. li. lo. o. pa. po. pr. r. s. sa. su. w. br. c. pid sp. sv. vm.

♃ Vinaigre de bonne qualité, à volonté.
Distillez jusqu'aux trois quarts à peu près, sur le bain de sable, dans une cornue ou un alambic de verre, et recevez le produit, suivant le temps de l'opération, dans deux ou trois récipiens, dont le premier contient de l'acide plus faible, mais plus suave, et le dernier un acide plus concentré, mais empyreumatique. (f.)

ams. prescrit de distiller doucement quarante livres de vinaigre, de rejeter les huit livres de liquide qui passent d'abord, et de cesser le feu dès que le produit commence à sentir l'empyreume ; — ed. de distiller huit livres de vinaigre, de rejeter la première livre qui passe, et de conserver les cinq suivantes ; — lo. et c. de distiller huit pintes de vinaigre, de rejeter la première livre qui passe, et de conserver les six suivantes ; — du. de distiller dix pintes de vinaigre, de rejeter la première livre qui passe, et de conserver les six suivantes ; — g. de distiller huit livres de vinaigre, de rejeter les deux premières livres, et de conserver les quatre suivantes ; — he. et pid. de rejeter le premier quart du vinaigre sur lequel on opère, puis de distiller le reste tant que le produit est incolore et sans odeur d'empyreume ; — fe. sa. et sp. de distiller le vinaigre jusqu'à ce que le produit commence à devenir empyreumatique ; —br. d'en distiller les deux tiers; — e. d'en distiller environ les trois quarts ; — br. d. pa. et w. de rejeter le phlegme qui passe d'abord, puis de continuer la distillation jusqu'à ce que, de douze à quinze livres de liquide, il en reste à peine une et demie ; — sw. de distiller six livres de vinaigre, de rejeter le premier quart qui passe, et de conserver les quatre livres qui suivent ;—sw*. et vm. de distiller douze livres de vinaigre, de mettre à part le huitième environ qui passe d'abord, de continuer jusqu'à ce qu'il ait passé le tiers du résidu, qu'on met à part aussi, de reprendre l'opération jusqu'à ce qu'il ne reste plus qu'un sixième du tout, de verser sur ce résidu le produit obtenu en second, et de redistiller jusqu'à ce que le résidu ne s'élève qu'à une livre et demie ; — br. de mettre à part le phlegme qui passe d'abord, et de continuer la distillation tant que le produit ne sent pas l'empyreume.

♃ Vinaigre. . . . seize parties.
Charbon végétal en poudre. une partie.

Distillez doucement dans une cornue de verre ; mettez à part le liquide qui passe d'abord, changez le récipient, et continuez la distillation aussi long-temps que le produit ne sent pas l'empyreume. (an. b. br. pa. pr. s. w.)

li. prescrit un quatorzième de charbon; — a. un douzième ; — fi. et su. un huitième ; — r. un quart environ ; — am. une once de charbon pour huit pintes de vinaigre ; — han. o. et po. n'indiquent pas les quantités relatives des deux ingrédiens.

Les vases d'étain, dans lesquels d. et br. prescrivent ou permettent de faire la distillation, donnent une saveur très désagréable à l'acide distillé, qui blanchit souvent au bout de quelque temps, et qui peut contenir alors une petite quantité soit d'étain,

soit de plomb. On ne doit donc pas s'en servir. (f*.)

Au reste, quelques précautions qu'on ait prises, le vinaigre distillé n'est pas pur ; il contient un peu de matière organique, dont la présence devient manifeste quand on le met en contact avec une assez grande quantité d'alcali.

Sa concentration varie, comme on doit facilement le prévoir. Aussi diverses pharmacopées lui assignent-elles une pesanteur spécifique différente : 1,004 (br.); 1,005 (an.); 1,006 (du.) ; 1,007 (b.) ; 1,008 (han). En général cependant, celles qui ne gardent pas le silence sur ce point important s'accordent à dire que sa force doit être telle qu'il en faille huit parties pour saturer une de sous-carbonate de soude.

pa. et s. conseillent d'utiliser le résidu de l'opération, appelé sapa aceti; — pa. de le distiller jusqu'à siccité, et de consacrer le vinaigre très fort, mais empyreumatique, qu'il produit, à la préparation de l'acétate de plomb ; — s. de le mêler préalablement avec un huitième de charbon en poudre.

2° *Produit par la distillation de substances végétales ou animales.*

A. Par la distillation du bois.

Acide pyro-acétique, Acide pyro-lignique, Acide pyro-ligneux, Vinaigre de bois ; Acidum ligni pyro-oleosum.

b*. f*. c. vm.

♃ Fragmens cubiques de bois de bouleau, de hêtre, de tilleul ou de chêne. . . . . à volonté.

Introduisez-les dans une cornue de fer, communiquant par un tube de fer à un flacon de verre d'où part un autre tube qui se rend dans l'appareil de Woulf; distillez à feu nu, et recueillez les produits. (b.)

Il serait trop long d'achever cette description, à peine ébauchée, du procédé à l'aide duquel on obtient le vinaigre de bois, et inutile d'ailleurs de la donner ici, puisqu'elle n'intéresse que les arts, et nullement la pharmacie. On la trouvera détaillée dans l'ouvrage d'Idt et Chevallier. Nous devons seulement dire que l'acide pyro-ligneux, dépouillé de l'acide sulfurique qu'il renferme, par la distillation avec du peroxide de manganèse, et de sa saveur empyreumatique, par celle avec le résidu de charbon provenant des fabriques de bleu de Prusse, peut servir dans beaucoup de préparations.

♃ Pyro-acétate de soude épuré par la calcination et le charbon, et effleuri. . . . . huit parties.
Acide sulfurique (63 degrés),
cinq parties.

Introduisez le sel dans une cornue, versez l'acide dessus, et distillez (b*. vm.)

B. Par la distillation de la térébenthine.
*Vinaigre de térébenthine; Acetum terebin-
thinæ.*

sw°. vm.

♃ Térébenthine claire.   .   à volonté.

Distillez au bain-marie, jusqu'à ce qu'il
ne passe plus rien dans le récipient; séparez
le phlegme acide de l'huile qui le surnage,
et mettez-le à part.
C. Par la distillation de la suie.
Esprit de suie; Spiritus fuliginis.

br. pa. sa. w. wu.

♃ Suie noire, compacte et luisante.
                 à volonté.

Distillez au bain de sable, dans une cornue, en augmentant le feu par degrés; séparez l'esprit acide de l'huile, et rectifiez-le.
(br. pa. sa. ẇ.)
wu. prescrit de distiller la suie avec du
sable.
L'esprit de suie est composé, en grande
partie, sinon même en totalité, d'esprit pyro-acétique.
D. Par la distillation des fourmis.
*Esprit de fourmis, Acide formique; Spiritus
formicarum.*

br. fu. wu.

♃ Fourmis. . . . . . à volonté.
/ Eau. . . . . quantité suffisante.

Distillez le mélange au bain de sable, jusqu'à ce qu'il n'en reste plus qu'un quart;
enfermez ensuite le résidu dans un sac de
toile, exprimez légèrement, et distillez le
liquide ainsi obtenu jusqu'à ce qu'il commence à passer des gouttelettes d'empyreume (br.)
fu. prescrit de prendre des fourmis ramassées en juin ou juillet, de les renfermer dans
un sac de toile, de les faire digérer dans de
l'eau bouillante, en renouvelant celle-ci jusqu'à ce qu'elle ne contracte plus de saveur,
de filtrer les liqueurs réunies, de distiller
doucement les trois quarts du mélange, et
de conserver ce qui reste dans la cornue.

♃ Fourmis vivantes. . . . une livre.
Alcool. . . . . . deux livres.

Distillez au bain marie jusqu'à siccité (wu.)
Il n'est pas encore bien certain que l'acide
formique doive être regardé comme absolument identique avec celui du vinaigre.
3° *Produit par la décomposition de divers
acétates.*
A. De l'acétate de cuivre.
*Acide acétique pur ou concentré, Vinaigre
radical; Acetum radicatum, Spiritus æruginis
s. viridis æris et veneris.*

. f fr. s. su. w. br. vm.

♃ Acétate de cuivre sec et pulvérisé,
              à volonté.

Distillez dans une cornue de grès, en augmentant le feu peu à peu, jusqu'à ce qu'il
ne passe plus rien dans le récipient, et rectifiez le produit par une nouvelle distillation.

Quoique très odorant, l'acide ainsi obtenu
a peu de densité, en raison de l'esprit pyro-
acétique qu'il contient.
fe. propose aussi de distiller ensemble
parties égales de sulfate de cuivre et d'acétate de plomb.
B. De l'acétate de soude.
*Vinaigre concentré, Vinaigre radical; Ace-
tum vini concentratum s. radicale.*

a. b. be. br. han. he. pa. po. pr. s. w. wn. pid. sp.

♃ Acétate de soude. . . deux parties.
Acide sulfurique. . . une partie.

Distillez ensemble, en poussant le feu par
degrés, jusqu'à ce qu'il s'élève des nuages
dans le récipient, et qu'il ne paraisse plus
de gouttes au bec de la cornue. (b. be. br.
pa. sa. w. wu. pid. sp.)

♃ Sous-carbonate de soude pur,
              seize onces.
Vinaigre. . . quantité suffisante
pour saturer parfaitement l'alcali; évaporez la liqueur jusqu'à ce qu'il ne reste
plus que quarante onces. Introduisez
celles-ci dans une cornue de verre contenant,

     Peroxide de manganèse pulvérisé,
              une once.
     Acide sulfurique concentré et
       préalablement étendu de huit
       onces d'eau de source, une livre.
Lavez le col de la cornue avec quatre
onces d'eau distillée, adaptez le récipient,
et distillez jusqu'à ce que tout le liquide soit
passé. (he.)

♃ Sulfate de potasse en poudre, une livre.
Acide sulfurique concentré,
             une demi-livre.
  Eau de fontaine, une livre et demie.
Versez l'acide étendu d'eau sur le sel,
évaporez à siccité dans un vase de por-
celaine, broyez ensuite le résidu avec

     Acétate de soude desséché à une
       douce chaleur. . . . une once.
Distillez au bain de sable, dans une cornue de verre, et jusqu'à siccité. (a. r.)

b*. han. po. et pr. ajoutent une demi-
once d'oxyde de manganèse.

Ce procédé est dû à Westendorf, disciple
de Stahl. La dernière formule offre une modification introduite par Lowitz.
C. De l'acétate de potasse.
Vinaigre radical ou glacial; Acetum concen-

tratum s. destillatum concentratum s. glaciale, Alcohol aceti, Acor aceticus crystallinus.

a. b*. be. d. du. fi. han. he. o. pa. pr. r. s. su.

℞ Sous-carbonate de potasse purifié,
seize onces.
Vinaigre distillé. . quantité suffisante pour saturer l'alcali ; évaporez la liqueur jusqu'à ce qu'il n'en reste plus que quarante onces, ajoutez-y alors
Acide sulfurique préalablement étendu avec douze onces d'eau. douze onces.
et distillez jusqu'à siccité, dans une cornue de verre. (a. d. fi. su.)

han. o. et pr. donnent le même procédé, mais ajoutent deux onces d'oxyde de manganèse avant de distiller ;—b*. be. et du. prescrivent deux parties d'acétate de potasse et une d'acide sulfurique ; — he. deux parties d'acétate et deux d'acide étendu d'une partie d'eau ; — r. une d'acétate, une d'acide et une d'eau.

℞ Sulfate acide de potasse en poudre,
huit parties.
Acétate de potasse pulvérisé,
trois parties.
Distillez doucement ensemble dans une cornue de verre. (r.)

s. ajoute une demi-partie d'oxyde de manganèse.
D. De l'acétate de plomb.
Esprit de Saturne ; Spiritus Saturni.

ba. ed. e.

℞ Acétate de plomb. . . dix onces.
Sulfate de fer sec. . . . une livre.
Pilez les deux sels ensemble, et distillez-les doucement au bain de sable, jusqu'à ce qu'il ne passe plus d'acide (ed. c.)

℞ Acétate de plomb. . quinze parties.
Introduisez-le dans une cornue tubulée placée sur le bain de sable, qui en soit remplie aux trois quarts, et versez dessus un mélange de
Acide sulfurique concentré,
quatre parties et demie.
Eau commune, sept parties et demie.
Distillez en graduant le feu et rafraîchissant le récipient; redistillez le produit jusqu'à siccité, avec moitié de peroxide de manganèse. (ba.)
Lartigue et Budrauff ont modifié légèrement cette dernière formule.
E. De l'acétate de chaux.

an.

℞ Vinaigre concentré par la gelée,
à volonté.

Sous-carbonate de chaux,
quantité suffisante pour saturer l'acide ; filtrez la liqueur, évaporez à siccité, introduisez le sel dans une cornue de verre, versez dessus une partie et demie d'acide sulfurique, distillez doucement, et rectifiez le produit sur du peroxide de manganèse.
L'acide acétique est employé à l'intérieur et à l'extérieur, comme antiseptique, réfrigérant, diurétique et sudorifique. Extérieurement on l'administre sous forme de vapeur, de lotions, de fomentations. On le donne aussi en lavemens. Le vinaigre de bois surtout a été vanté pour le traitement de la gangrène, des ulcères scorbutiques et de la carie. Jadis on prescrivait l'esprit de suie, comme sudorifique et diurétique, ou même comme un excellent moyen contre l'épilepsie, les maladies soporeuses et l'hystérie, à la dose de trente à cinquante gouttes.

ESPÈCES FUMIGATOIRES.

Species pro vaporibus acidi acetici. (su.)

℞ Acétate de plomb cristallisé,
trois parties.
Acide sulfurique. . . une partie.
On mêle ces deux substances l'une avec l'autre au moment du besoin.

SEL DE WESTENDORF. (b*.)

℞ Acétate de soude cristallisé. à volonté.
Concassez grossièrement les cristaux, et arrosez-les avec quelques gouttes d'acide sulfurique, après les avoir renfermés dans un flacon bien bouché.

SEL DE VINAIGRE.

Alexitère acétique, Sel poignant ; Vapor aceticus, Liquor alexiterius acetatus. (au. sw. vm.)

℞ Sulfate de potasse . . . un gros.
Acide acétique. . . une demi-once.
Renfermez dans une fiole de la capacité d'une once. (sw.)

au. prescrit deux onces de sulfate de potasse et assez d'acide pour humecter le sel.

℞ Acétate de potasse. . . une partie.
Sursulfate de potasse, deux parties.
Mêlez ensemble et bouchez le flacon. (sw*.)

℞ Acétate de soude effleuri, huit parties.
Sursulfate de potasse desséché,
treize parties.
Mêlez ensemble par la trituration, et introduisez dans un flacon bouché à l'émeri. (vm.)
Ces trois préparations servent toutes les fois qu'on se propose de laisser l'acide acé-

tique se dégager lentement dans l'atmosphère, moins pour détruire les miasmes dont
celle-ci peut être chargée, que pour masquer
les mauvaises odeurs qui la rendent désagréable. On les emploie aussi, dans le cas de
syncope , pour ranimer les sens.

CATAPLASME VINAIGRÉ.

Cataplasma acetatum s. *crustæ pánis acetosum.*
(e. *sw.*)

℞ Farine ou mie de pain. . à volonté.
Vinaigre.. . . quantité suffisante
pour faire une pâte. (*sw.*)

℞ Croûte de pain grillée. quatre onces.

Faites-la macérer dans du bon vinaigre jusqu'à ce qu'elle soit ramollie, pilez-la dans un mortier de porphyre, et
ajoutez à la pâte

Poudre de mastic ,
——— de menthe ,
——— de noix de cyprès ,
   de chaque. . . . . deux gros.
Huile de roses. . . . trois onces.
Farine d'orge. . quantité suffisante
pour faire un cataplasme. (e.)

Astringent , antiseptique, excitant.

PASTILLES DE VINAIGRE.

Morsuli aceti. (b*. fu.)

℞ Sucre blanc en poudre. quatre onces.
Chauffez-le modérément ; ajoutez
Fort vinaigre. . . . . une once.
Et faites des pastilles.
Dose, un à quatre gros.

LAVEMENT ACÉTEUX. (au. sw.)

℞ Eau ou décoction émolliente,
        quatre à six onces.
Vinaigre. . . . une à deux onces.
Mêlez. (*sw.*)

au. prescrit deux onces de vinaigre et six
de décoction de gruau d'avoine.
Conseillé dans la constipation rebelle, l'i-
leus et l'apoplexie.

POTION ACIDULE. (au.)

℞ Acide acétique. . . . une once.
Ether acétique. . . . . un gros.
Sirop de framboises. . . trois onces.
Mêlez avec soin.

OXYCRAT.

Oxycratum. (b*. ba. ff. ra. sp.)

℞ Vinaigre. . . . . . deux onces.
Eau. . . . . . . deux livres.
Mêlez ensemble. (ff. ra.)

sp. prescrit parties égales d'eau et de vinaigre.

℞ Acide acétique (d'après la formule
   de ba.) . . . . . une partie.
Eau distillée. . . . douze parties.

Mêlez avec soin. La pesanteur spécifique
du mélange est de 1,007. (b*. ba.)

Bucholz a proposé de mêler ensemble six
parties d'eau et une partie d'acide préparé
d'après la formule de la pharmacopée prussienne.

L'oxycrat est une tisane agréable, rafrai-
chissante et faiblement diurétique, qu'on
prescrit surtout dans les fièvres et phlegmasies accompagnées de beaucoup de chaleur
et de soif , à l'exception des inflammations
de l'estomac et des voies aériennes.

Celui de *sp.* ne peut être employé qu'à
l'extérieur , comme résolutif , dans les contusions et ecchymoses.

SIROP DE VINAIGRE.

Syrupus aceti s. *acidi acetici, Oxysaccharum.*
(a. am. ams. e. ed. f. fe. fu. li. p. r. sa. su.
wu. c. sw. vm.)

℞ Vinaigre blanc. . . deux parties.
Sucre blanc. . . . quatre parties.

Faites jeter un bouillon, et conservez. (a.
e. p. r.su.)

f. fu. wu. et sw. prescrivent deux parties
de vinaigre et trois et demie de sucre;—ams.
une et demie de vinaigre et deux de sucre ;
— vm. trois et demie de vinaigre et six de
sucre ; —li. une de vinaigre et trois de sucre;—am. ed. et. c. cinq de vinaigre et sept
de sucre ; — sa. assez de vinaigre pour faire,
avec du sirop de sucre , un sirop par l'évaporation au bain-marie ; — fe. parties égales
de vinaigre et de sucre.

Rafraîchissant , tempérant , antiseptique.

SIROP DE VINAIGRE FRAMBOISÉ.

Syrupus rubi idæi acetatus. (f. sp. sw. vm.)

℞ Vinaigre framboisé. . deux livres.
Sucre blanc. . trois livres et demie.

Faites un sirop à une douce chaleur. (f.)

℞ Framboises mûres. . huit parties.
Vinaigre blanc. . . . une partie.

Faites macérer pendant vingt-quatre
heures dans un vase couvert, exprimez
légèrement sur un tamis, et après la dépuration , faites fondre, dans sept parties de colature,

Sucre blanc. . . . douze parties.
Conservez. (vm.)

sw. prescrit de faire macérer une livre de
framboises dans deux livres de vinaigre
blanc, pendant vingt à trente jours, de pas-

ser cu· xprimant, d'ajouter trois livres et demie de sucre, et de cuire, sur un feu doux, jusqu'en consistance de sirop; — *sp.* de faire le sirop avec quarante onces de suc dé framboises, quatorze de vinaigre et cent de sucre.

OXYMEL SACCHARIN. (*vm.*)

℞ Vinaigre blanc. . . . une partie.
Sucre candi en poudre, une demi-partie.

Faites fondre à froid, puis incorporez dans la solution, à froid aussi,

Miel blanc. . . une partie et demie.

OXYMEL SIMPLE.

Mellite de vinaigre simple ; Oxymel simplex ; Mel aceti. (ams. an. b. ba. be. br. d. dd. du. e. ed. f. fe. ff. fi. fu. g. han. he. o. p. pa. po. pp. pr. s. sa. su. w. wu. *br.* c. *ca. pid. sp. sw. vm.*)

℞ Miel blanc. . . . . deux parties.
Vinaigre blanc. . . . . une partie.

Faites cuire sur un feu doux, dans un vase d'argent ou de faïence, jusqu'à consistance de sirop, et passez. (ams. an. ba. br. du. e. f. fe. ff. fi. g. han. he. lo. o. p. po. pp. pr. s. sa. su. w. wu. *br.* c. *ca. pid. sp. sw.*)

vm. prescrit une partie et demie de miel et une de vinaigre ; — ed. trois de miel et deux de vinaigre ; — be. trois de miel et une de vinaigre ; — dd. fu. et li. parties égales de l'un et de l'autre ; — pa. deux livres de miel et dix onces de vinaigre.

℞ Miel despumé. . . . trente onces.

Évaporez-le sur un feu doux, jusqu'à ce qu'il n'en reste plus qu'environ six à huit onces, et ajoutez alors

Vinaigre blanc. . . . douze onces.

Faites cuire jusqu'en consistance de sirop. (d.)
On trouve la formule suivante d'un anonyme, dans le Journal de pharmacie :

℞ Miel blanc très pur. . quatre livres.
Vinaigre blanc, une livre et une once.

Mêlez ensemble, et mettez dans un bain-marie d'étain : filtrez ensuite dans un entonnoir à double fond, rempli d'eau échauffée à 45 ou 50 degrés.
Acidule très usité, depuis Hippocrate, dans les tisanes rafraîchissantes et dans les gargarismes détersifs.

JULEP OXYMELLÉ. (*ra.*)

℞ Espèces béchiques. . vingt grains.
Gomme arabique. . . un scrupule.
Oxymel simple. . . . une once.
Eau commune. . . . . neuf onces.

Expectorant employé dans les affections catarrhales.

POTION OXYMELLÉE.

Potus oxymellicus s. acidus, Mixtura temperans. (ham. au. *sw*.*)

℞ Oxymel simple,
Eau de fontaine, de chaque, quatre onces.
Mêlez. (ham.)

℞ Miel blanc. . . .. deux parties.
Vinaigre, ·
Eau, de chaque. . . . une partie.
Mêlez à froid. (*sw*.*)

au. prescrit deux onces de miel, trois onces de vinaigre et quatre livres d'eau.
Rafraîchissant qu'on peut employer en tisane ou en gargarisme.

LAVEMENT OXYMELLÉ. (*ra.*)

℞ Oxymel simple. . . quatre onces.
Eau. . . . . . . une livre.
Mêlez. — Ce lavement est moins excitant que celui de vinaigre pur.

POTION ACÉTEUSE ET HUILEUSE.

Mixtura oleosa cum aceto. (dd.)

℞ Vinaigre,
Huile de lin, de chaque, deux onces.
Miel cru. . . . . . une once.
Infusion de camomille, quatre onces.
Dose, une once.

GARGARISME OXYMELLÉ.

Gargarisme acidulé ou acétique. (ff. *ra. sp. sw.*)

℞ Oxymel. . . . . . trois onces.
Décoction d'orge. . . . . une livre.
Mêlez. (*sw.*)

ra. prescrit une once d'oxymel et une livre de décoction d'orge ; — ff. vingt-cinq parties de vinaigre, trente de miel despumé, et deux cents de décoction d'orge.

℞ Vinaigre blanc. . . . deux gros.
Miel rosat. . . . . . six gros.
Décoction d'orge. . . . six onces.
Mêlez. (*ra.*)

℞ Vinaigre rosat. . . . deux onces.
Miel rosat. . . . . . une once.
Eau commune. . . . douze onces.
Mêlez. (*sp.*)

FOMENTATION COMMUNE.

Eau vulnéraire acide ; Liquor discutiens, Fomentum commune s. discutiens. (b*. dd. ham. he. pp. *vm.*)

℞ Vinaigre. . . . . . deux livres.
Eau-de-vie. . . . . . une livre.
Mêlez. (b*. pp.)

2.

♃ Vinaigre,
 Eau-de-vie, de chaque. . douze onces.
 Miel cru. . . . . . deux onces.
Mêlez. (dd.)

he.etvm.prescrivent une livre de miel, deux
d'eau, quatre de vinaigre, quatre d'eau-de-
vie, et deux jours de digestion au bain-marie.

♃ Vinaigre,
 Eau-de-vie camphrée,
  de chaque. . . . parties égales.
Mêlez. (ham.)

b⁺ prescrit douze onces d'eau, six d'eau-
-de-vie et autant de vinaigre.

MIXTURE SIMPLE.

Mixtura simplex. (li.)

♃ Vinaigre,
 Eau-de-vie camphrée,
 de chaque. . . . . six onces.
 Rob d'airelle. . . une demi-once.
Mêlez et filtrez. — Dose, soixante à qua-
tre-vingts gouttes.

FOMENTATION RÉSOLUTIVE.

*Fotus discutiens s. frigidum s. refrigerans
s. refrigerans et deprimens.* (dd. li. pp.
ww. au. b. sw.)

♃ Vinaigre. . . . . une livre.
 Sel ammoniac. . . . une once.
Mêlez. (*b.*)

♃ Vinaigre. . . . . . une once.
 Sel ammoniac. . . deux scrupules.
 Eau. . . . . . . une livre.
Mêlez. (li.)

dd; pp. et ww. prescrivent une demi-once
de sel ammoniac, deux onces d'eau et quatre
onces de vinaigre.

♃ Vinaigre,
 Alcool, de chaque. . quatre onces.
 Sel ammoniac. . . . une once.
Mêlez. (*au.*)

♃ Eau. . . . . . deux livres.
 Vinaigre,
 Eau-de-vie, de chaque. . une livre.
 Sel ammoniac. . . six à huit gros.
Mêlez. (*sw.*)

Cette fomentation a été vantée contre
. l'hydrocèle, et trouvée utile aussi dans un
cas d'anévrysme du tronc cœliaque.

EAU D'ARQUEBUSADE.

*Eau vulnéraire de Theden, Alcool avec les aci-
des acétique et sulfurique; Aqua vulneraria
s. sclopetaria s. traumatica Thedenii, Aqua
s. Mixtura vulneraria acida, Aqua Thedia-*

Fleurs de sureau,
—— — de camomille,
de chaque. . . . une demi-livre.
Eau bouillante. . . . quatre livres.

Faites infuser pendant un demi-quart d'heure, versez le tout dans l'eau d'un bain tiède, et ajoutez

Acide acétique. . . . une livre.
Eau-de-vie. . . . . trois livres.

Ayez l'attention de verser cette dernière mixture en trois fois, de quart d'heure en quart d'heure, jusqu'à ce que le malade ressente une chaleur agréable.
On a recommandé ce bain dans le typhus et dans les autres maladies réputées asthéniques.

GARGARISME EXCITANT.

Gargarisma in angina maligna. (b.)

℞ Poivre de Cayenne,
une cuillerée à bouche.
Sel de cuisine. . une cuillerée à café.
Eau chaude. . . . . trois onces.

Faites infuser, et ajoutez à la colature

Vinaigre. . . . . . deux onces.

Recommandé surtout dans l'angine maligne qui accompagne la scarlatine.

ACIDE BENZOIQUE.

Fleurs de benjoin ; Acidum benzoës s. *benzoïcum, Acor benzoïnus, Flores benzoës, Sal acidum* s. *essentiale* s. *volatile benzoës.*

am. aus. b. ba. be. br. d. du. e. ed. t. fe. fu. g. han. he. li. lo. o. pa. po. pr. r. s. sa. su. w. wu. br. c. sp. sw. vm.

℞ Benjoin grossièrement pulvérisé,
à volonté.

Placez-le dans une capsule de terre couverte d'une autre semblable, dont le fond présente une petite ouverture ; collez une bande de papier sur les bords, chauffez médiocrement, retirez d'heure en heure les aiguilles blanches qui se rassemblent dans le couvercle, et cessez l'opération dès que celles-ci jaunissent. (am. b. du. e. f. fe. g. pa. s. sa. su. w. br. c. sp. sw. vm.)

wu. ajoute au benjoin six parties de sable pur.

℞ Benjoin en poudre,
Sable pur et très sec,
de chaque. . . . . une livre.
Alcool rectifié. . . une demi-livre.

Distillez sur le bain de sable, délayez dans l'eau la matière butyracée qui passe, recueillez sur un filtre le précipité qui se forme, et conservez-le, après l'avoir fait sécher. (br.)

℞ Benjoin en poudre. . . une partie.
Alcool. . . . . quatre parties.

Faites dissoudre, filtrez la solution, et ajoutez-y

Eau distillée. . . . douze parties.

Distillez tout l'alcool, filtrez le résidu bouillant, laissez refroidir la liqueur, pour qu'elle cristallise, et conservez les cristaux. (be. s.)

℞ Benjoin. . . . . . . une livre.
Eau commune. . . . . six livres.

Faites bouillir pendant quelque temps, filtrez la liqueur, laissez-la refroidir, afin qu'elle cristallise, et conservez les cristaux. (fu.)

℞ Benjoin en poudre. vingt-quatre onces.
Sous-carbonate de soude cristallisé,
six onces.
Eau commune. . . . seize livres.

Faites bouillir pendant une demi-heure, en remuant toujours, puis faites bouillir le résidu avec

Eau commune. . . . . six livres.
Sous-carbonate de soude cristallisé,
trois onces.

Mêlez les deux colatures ensemble, faites-les réduire à environ deux livres par l'ébullition, versez de l'acide sulfurique goutte à goutte dans le résidu, faites dissoudre le précipité dans l'eau bouillante, passez la solution, laissez-la cristalliser, et séchez les cristaux, après les avoir lavés avec de l'eau froide. (b. d. ed. han. li. o. pr. r.)

ams. ba. f**. he. su. et w. donnent le même procédé, mais substituent le sous-carbonate de potasse à celui de soude.

℞ Lait de chaux. . . . une partie.
Eau commune. . trente-deux parties.
Benjoin en poudre. . quatre parties.

Mêlez le benjoin avec le cinquième du lait de chaux étendu d'eau, et ajoutez peu à peu le reste du liquide ; faites bouillir pendant un quart d'heure, en remuant toujours, retirez du feu, laissez reposer le mélange, décantez la liqueur claire, lavez plusieurs fois le sédiment avec de nouvelle eau de chaux ; mêlez les produits de tous ces lavages avec la première liqueur, faites réduire le tout à un seizième par l'évaporation, ajoutez-y alors goutte à goutte de l'acide hydrochlorique, jusqu'à ce qu'il ne se fasse plus de précipité et que la liqueur soit devenue sensiblement acide ; filtrez, lavez le précipité, et conservez-le, après l'avoir séché entre deux feuilles de papier. (an. f. fe. lo. po. vm.)

L'acide benzoïque est un stimulant réputé nervin, résolutif, balsamique et diaphorétique. On le prescrit surtout dans les affections chroniques des bronches. Dose, deux à trente grains.

POUDRE D'ACIDE BENZOÏQUE.

Pulvis è benzoïno s. benzoïcus. (b*. g. *au.*)

℞ Acide benzoïque. . . . six grains.
Kermès minéral. . . trois grains.
Castoréum. . . . . deux grains.

Partagez en six prises. (b*. g.)

℞ Acide benzoïque. . . trois grains.
Oléosucre d'anis. . . dix grains.

Mêlez. (*au.*)

Dans la première formule, l'action du kermès doit évidemment l'emporter sur celle de l'acide. — Les deux poudres ont été conseillées dans les maladies du poumon dites asthéniques.

PILULES BALSAMIQUES.

Pilules de Morton; Pilulæ balsamicæ Mortonianæ. (f. pa. sa. w. *sa. sp. sw. vm.*)

℞ Poudre de cloportes. . dix parties.
———— de gomme ammoniaque,
neuf parties.
———— de safran,
———— de baume du Pérou,
de chaque. . . . huit parties.
Acide benzoïque. . . six parties.
Baume de soufre anisé,
quantité suffisante.

Mêlez par une longue trituration. (fu.)

pa. sa. w. et *sw.* prescrivent douze parties de cloportes, dix de gomme ammoniaque, quatre d'acide benzoïque, une de safran, une de baume du Pérou, et suffisante quantité de baume de soufre anisé; — *vm.* dix-huit parties de cloportes, neuf de gomme ammoniaque, six d'acide benzoïque, six de baume de soufre anisé, une de safran, une de baume du Pérou, et suffisante quantité de sirop de sucre; — *sa,* une partie de baume du Pérou, une de safran, quatre d'acide benzoïque, six de gomme ammoniaque, et douze de cloportes; — *sp.* dix-huit parties de cloportes, six d'acide, six de gomme ammoniaque, une d'extrait de safran, une de baume du Pérou, et suffisante quantité de baume de soufre anisé.

Excitant, conseillé dans l'asthme et les catarrhes chroniques. — On fait ordinairement des pilules de cinq grains, dont le malade prend quatre, matin et soir.

PILULES BENZOÏQUES.

Pilulæ benzoïcæ. (au.)

℞ Acide benzoïque. . . cinq grains.
Alun. . . . . . un scrupule.
Gomme arabique. . . dix grains.
Suie. . . . . . . un peu.

Eau. . . . . quantité suffisante pour faire trente-cinq pilules, à prendre en deux jours, dans la phthisie pulmonaire, de concert avec un régime sévère et antiphlogistique.

MARMELADE EXPECTORANTE. (sm.)

℞ Miel de Narbonne. . . six onces.
Sirop de polygala de Virginie,
——— scillitique, de chaque, une once.
Acide benzoïque,
Fleurs de soufre,
de chaque. . . . un scrupule.
Ipécacuanha. . . . . six grains.

Mêlez. — Conseillée dans les catarrhes chroniques des vieillards, pour faciliter l'expectoration. Dose, une cuillerée à café, trois ou quatre fois par jour.

ACIDE BORIQUE.

Acide boracique, Sel sédatif de Homberg; Acidum boracis s. boracicum, Acor boracicus, Sal acidum boracis s. sedativus s. sedativum Hombergii s. vitrioli narcoticum s. volatile boracis, Flores boracis.

ams. an. b. ba. be. br. e. f. fe. fu. g. li. s. su. w. wu. *br. sp. vm.*

℞ Borax en poudre,
trois cent vingt parties.
Eau distillée bouillante,
seize cents parties.

Faites dissoudre, passez, et ajoutez peu à peu
Acide sulfurique (66 degrés),
cent parties.

Laissez reposer et refroidir la liqueur; lavez à l'eau froide les cristaux qu'elle donne, et purifiez ceux-ci en les faisant redissoudre dans de l'eau bouillante. (f.)

ams. prescrit une demi-livre de borax, quatre livres d'eau et une once et demie d'acide sulfurique; — br. fu. li. et w. deux onces de borax, seize onces d'eau et cinq gros d'acide sulfurique; — wu. huit onces de borax, suffisante quantité d'eau et trois onces d'acide sulfurique; — g. six onces de borax, suffisante quantité d'eau et trois onces d'acide sulfurique; — e. quatre onces de borax, quatre livres d'eau et deux onces d'acide sulfurique; — ba. et s. quatre onces de borax, dix d'eau et une d'acide sulfurique; — fe. et su. une once et demie de borax, une livre d'eau et une once et demie d'acide nitrique; — *vm.* dix-neuf parties de borax, cent cinquante-deux d'eau et six d'acide nitrique; — an. b. be. *br.* et *sp.* assez d'eau bouillante pour dissoudre une quantité arbitraire de borax, et assez d'acide sulfurique pour rendre la liqueur légèrement acide.

℞ Borax. . . . dix-neuf parties.

Acide sulfurique concentré,
                              cinq parties.
Eau. . . une partie et trois quarts.

Distillez sur le bain de sable, en augmentant le feu par degrés, et recueillez les paillettes qui se subliment. (*vm.*)

f. et w. prescrivent de soumettre à la distillation des mélanges semblables à ceux qu'ils indiquent pour le procédé précédent.

Aucun de ces procédés n'est celui de Homberg, qui décomposait le borax par l'oxyde de fer rouge.

On emploie assez rarement l'acide borique, auquel les anciens attribuaient une vertu calmante, à la réalité de laquelle peu de médecins croient aujourd'hui.

Dose, dix à vingt grains.

POUDRE TEMPÉRANTE. (fu.)

⅔ Poudre d'acide borique, -
                              une demi-once.
—— de nitre. . . . une once.
— —— de crème de tartre, deux onces.
Mêlez. — Dose, un à deux scrupules.

BOL SÉDATIF. (*sa.*)

⅔ Acide borique. . . un demi-gros.
Conserve d'orange. . un scrupule.
Sirop de sucre. . quantité suffisante.

POTION CALMANTE. (*pic. ra.*)

⅔ Acide borique. . . . . un gros.
Infusion de tilleul. . quatre onces.
Sirop de sucre. . une once et demie.
Mêlez. (*ra.*)

Employée par Chaussier dans les affections cérébrales.

⅔ Acide borique. . . . dix grains.
Huile d'amandes douces,
Sirop de limon, de chaque. . un gros.
Mêlez. (*pic.*)

Conseillée dans la cardialgie.—On prescrit de la réitérer jusqu'à la cessation de la douleur.

ACIDE CARBONIQUE.

On peut obtenir l'acide carbonique sous deux formes différentes.

1° A l'état gazeux.

Gaz acide carbonique, Air fixe ou fixé, Acide aérien ou atmosphérique, crayeux ou charbonneux; Acidum acreum s. cretaceum s. carbonicum, Aër fixus s. mephiticus.

am. b*. f. br. sw*.

⅔ Marbre pilé et délayé dans un peu
d'eau. . . . . . à volonté.

Introduisez-le dans un flacon, versez dessus de l'acide sulfurique étendu de quatre parties d'eau ; laissez échapper les premières portions du gaz qui se dégage, recueillez le reste, à l'aide d'un tube recourbé, dans des bouteilles pleines d'eau, et, après avoir bouché celles-ci, conservez-les, le col en bas, dans un endroit frais. (am. h*. br. sw*.)

f. substitue l'acide hydrochlorique au sulfurique, qui est moins avantageux en effet, parceque le sulfate de chaux, qui se concrète à la surface du sel calcaire, arrête bientôt la décomposition de celui-ci. Henry fait observer(f*.) que l'acide hydrochlorique contenant quelquefois de l'acide sulfureux, qui donne une odeur très désagréable au gaz acide carbonique, en se mêlant avec lui, on doit laver ce dernier dans une eau chargée de carbonate de soude.

2° A l'état liquide.

Eau acidule simple, Eau gazeuse simple; Aqua aerata s. carbonica s. acris fixi s. acidi carbonici s. acidulata cum acido carbonico.

am. b. d. e. f. fe. ff. fi. r. su. br c. vm.

⅔ Gaz acide carbonique. . à volonté.

A l'aide d'une pompe foulante adaptée à un baril presque plein d'eau distillée, faites-en pénétrer de force une quantité qui, à l'air libre, égalerait cinq fois le volume de l'eau employée; vingt-quatre heures après, mettez l'eau dans des bouteilles bouchées avec soin, et enduisez les bouchons d'une résine liquide. (f. ff. d. su.)

am. et c. prescrivent de faire absorber à l'eau dix fois son volume de gaz.

b*. e. fe. fi. r. br. et *vm.* ne conseillent pas l'emploi de la pompe foulante, et veulent seulement qu'on fasse passer un courant de gaz dans l'eau jusqu'à ce que celle-ci refuse d'en absorber : il ne résulte de là qu'une liqueur contenant un peu plus d'un volume égal au sien de gaz acide carbonique.

L'acide carbonique passe pour être antiseptique, diurétique, lithontriptique et sédatif. On l'a conseillé surtout dans les vomissemens opiniâtres et les affections irritatives du poumon. A l'extérieur on le préconise pour déterger les ulcères et calmer le prurit causé par les dartres.

POUDRE AÉROPHORE.

Pulvis aerophorus s. sodæ tartaricus s. natri carbonici *cum acido tartarico s. magnesiæ tartaricus.* (b*. be. d. dd. ff. fi. han. li. pp. su. w. ww. au. ca. hp. sm. sw*. vm.)

⅔ Sous-carbonate de soude effleuri,
                              une partie.
Crème de tartre. . .. deux parties.
Mêlez. (*hp. sw*.*)

li. et w. prescrivent trois parties de crème de tartre.

♃ Sous-carbonate ɑe soude effleuri ,
                une partie.
Crème de tartre. . . trois parties.
Sucre blanc. . . . deux parties.
Mêlez. (b*. d. *au.vm.*)

fi. prescrit une once et demie de crème
de tartre, quatre gros de sous-carbonate de
soude et une once de sucre, et permet d'a-
jouter trois gouttes d'huile de menthe poivrée à chaque once de mélange.

♃ Sous-carbonate de soude sec ,
   Acide. tartrique ,
   de chaque. . . . parties égales.
Mêlez. (ff. pp. ww.)

♃ Écailles d'huîtres préparées,
               un scrupule.
Acide tartrique. . . quinze grains.
Mêlez. (*au.*)

♃ Sous-carbonate de soude, une partie.
Acide tartrique, une partie et demie.
Sucre blanc. . . . . une partie.
Mêlez. (be.)

b*. prescrit vingt-cinq grains de sous-carbonate, cinq d'acide et vingt de sucre.

♃ Crème de tartre. . . deux parties.
   Sous-carbonate de magnésie ,
               une partie.
Mêlez. (dd. sm.)

♃ Nitre sec. . . . . . dix parties.
Acide tartrique. . . deux parties.
Sous-carbonate de magnésie ,
               une partie.
Sucre blanc. . . . vingt parties.
Mêlez. (*vm.*)

♃ Sous-carbonate de potasse, deux gros.
Acide citrique. . . une demi-once.
Sucre blanc. . . . . un gros.
Faites une poudre. (han.)

ca. prescrit deux gros de sous-carbonate
de soude, un gros d'acide citrique et une
once de sucre.

♃ Sous-carbonate de magnésie ,
   Acide tartrique ,
   de chaque. . . . une partie.
Sucre blanc. . . . quatre parties.
Mêlez, et à chaque once du mélange ajoutez trois gouttes d'huile essentielle de menthe poivrée. (su.)

au. prescrit deux gros de sous-carbonate
de magnésie, un demi-gros d'acide tartrique
et un gros d'oléosucre de citron.
En général, la dose est d'un demi-gros à
un gros.

POUDRE DE SEDLITZ. (e.)

♃ Tartrate de soude. . . deux gros.

Sous-carbonate de soude, deux scrupul.
Acide tartrique. . vingt-cinq grains.

On fait dissoudre cette poudre dans de
l'eau, et on donne, pendant son effervescence , la liqueur, qui fournit un purgatif
avantageux chez les personnes dont l'estomac ne supporte pas les préparations salines
ordinaires.

POTION ANTI-ÉMÉTIQUE.

*Potion alcaline gazeuse , Potion antivomitive ,
Potion effervescente , Potion de Rivière ;
Haustus antiemeticus.* (b*. e. f. fe. fu. r. au.
b. bo. br. ca. e. fp. pie. ra. sa. sm. sw.)

♃ Sous-carbonate de potasse, un scrupule.
Suc de citron , une cuillerée à bouche.
Mêlez et avalez de suite. (r. *au. b. pie. sa.
sm.*)

♃ Suc de citron ,
   Eau, de chaque. . une demi-once.
Mêlez ensemble : d'autre côté

♃ Sous-carbonate de potasse ,
             vingt-cinq grains.
   Eau. . . . . . . une once.
Faites dissoudre , et mêlez les deux liqueurs, qui doivent être avalées au moment
de l'effervescence. (*br.*)

♃ Sous-carbonate de potasse ,
            vingt-quatre grains.
   Eau commune. . . une demi-once.
Faites prendre la dissolution , et , immédiatement après, une demi-once de suc de
citron édulcoré avec suffisante quantité de
sucre. (*ca.*)

bo. prescrit de faire fondre un scrupule
de sous-carbonate de potasse dans trois onces
d'eau, et d'ajouter à la potion, au moment
de la prendre , une once de suc de citron ;—
sm. d'après Tode, de faire boire un mélange
de deux gros de magnésie carbonatée avec
quatre onces d'eau, puis prendre de suite
une cuillerée à bouche de suc de citron ;—e.
de faire avaler alternativement , et par cuillerées, une dissolution de deux gros de sous-
carbonate de potasse dans quatre onces
d'eau, et un mélange de deux onces d'eau
avec une égale quantité de suc de citron.

♃ Carbonate de soude cristallisé ,
            un demi-gros.
   Eau. . . . . . deux onces.
   Sirop d'écorce de citron ,
            une demi-once.
A prendre en deux fois : le malade avale,
immédiatement après chaque dose , deux
gros de suc de citron. (f.)

♃ Carbonate de potasse, un demi-gros.
   Eau commune. . . . trois onces.
   Sirop de limon. . . . une once.

Suc de citron. . . une demi-once.

Mêlez. A prendre sur-le-champ. (f.)

fp. prescrit trente-six grains de sous-carbonate de potasse , une once de sirop tartrique et trois onces d'eau.

℞ Sous-carbonate de potasse ,
                quatre scrupules.
   Sucre blanc. . . . . deux gros.
Faites dissoudre dans
   Eau pure. . . . . quatre onces.
Ajoutez à la solution
   Eau de cannelle simple. . deux onces.

Mêlez bien. On en fait prendre trois cuillerées toutes les demi-heures, avec une cuillerée de suc de citron récemment exprimé. (b*.)

e. prescrit de faire avaler , au moment de l'effervéscence, un mélange d'un demi-gros de sous-carbonate de potasse, d'une once d'eau pure, d'un gros d'eau de cannelle vineuse et de six gros de suc de citron ; — fe. quatre gros de sous-carbonate, suffisante quantité de suc de citron, deux onces d'eau de menthe, un gros d'eau de cannelle et autant de sucre.

℞ Carbonate de soude. . . un gros.
   Eau distillée. . . . trois onces.
   Vinaigre. . . . . deux onces.
   Oxymel simple. . . . une once.
Mêlez. (ra.)

℞ Poudre de sous-carbonate de potasse,
                deux gros.
  ——— d'acide tartrique. . un gros.
  ——— de sucre. . . deux onces.
  Eau pure. . . . . une verrée.
Mêlez. (ca.)

℞ Sous-carbonate de soude, un demi-gros.
   Eau commune. . . . deux onces.
   — de menthe poivrée. . une once.
Sirop d'écorce d'orange, une demi-once.

A prendre, après avoir avalé une cuillerée de suc de citron. (*pie.*)

fu. prescrit deux gros de sous-carbonate de potasse, quatre onces d'eau pure, deux onces d'eau de menthe poivrée , et autant de suc de citron, pour faire une potion, qu'on prend en plusieurs fois.

℞ Carbonate de potasse , un demi-gros.
   Sirop tartrique. . . . une once.
   Eau. . . . . . trois onces.
   Suc de citron. . . une demi-once.
Mêlez. (ra.)

℞ Carbonate de soude, un gros et demi.
   Acide sulfurique affaibli. . une once.
   Eau. . . . . . deux livres.

On fait dissoudre le sel dans la moitié de l'eau , dont on ajoute le reste à l'acide ; le malade boit l'eau acidulée après avoir avalé la dissolution saline. (*sw.*)

b*. prescrit six gros de sous-carbonate de potasse, une once d'acide et six d'eau ; — *sm.* quinze grains de sel, vingt gouttes d'acide et huit onces d'eau ; — *au.* une once de sous-carbonate dissoute dans une once d'eau, et d'autre part un mélange de deux gros d'acide affaibli avec une once d'eau et une demi-once de sirop de groseille ; les deux mélanges à prendre alternativement par cuillerées.

C'est la potion dite *de Hulme, Mixtura Hulmiana.*

℞ Carbonate de soude. . . deux gros.
   Eau de menthe crépue. . huit onces.
   Sirop de sucre. . . . une once.
Mêlez ensemble. D'autre part , mêlez aussi :

   Suc de citron. . deux onces et demie.
   Oléosucre de citron. . . une once.
   Eau de cannelle. . une once et demie.
   — commune , quatre onces et demie.

Le malade avale ce second mélange immédiatement après le premier. (*sw.*)

℞ Sous-carbonate de potasse, un scrupule.
   Eau de cannelle. . . . une once.
   Suc de citron. . deux onces et demie.

On avale le suc après avoir bu la dissolution saline. (*sw.*)

℞ Carbonate d'ammoniaque,
   Sucre blanc , de chaque.. dix grains.
   Vinaigre concentré. . deux scrupules.
   Eau de menthe poivrée, une demi-once.

Le malade prend d'abord le sel mêlé avec le suc , et avale ensuite le vinaigre étendu avec l'eau. (b*.)

Cette formule est de Niemann.

℞ Racine de columbo. . . un gros.
   Eau. . . . . . . dix onces.
Faites bouillir jusqu'à ce qu'il ne reste plus que six onces de liquide. Ajoutez à la colature refroidie

   Sous-carbonate de potasse, un scrupule.
   Suc de citron. . . . six gros.
   Laudanum liquide de Sydenham ,
               vingt-quatre gouttes.
Mêlez. (*sm.*)

℞ Sel d'absinthe. . . . un scrupule.
   Suc de citron. . . . . six gros..
   Laudanum liquide de Sydenham ,
               douze gouttes.
   Eau de menthe poivrée , quatre gros.
   — commune. . . . . six onces.
Mêlez. (sm.)

♃ Eau de menthe. .   . . cinq onces.
 Poudre d'yeux d'écrevisse ,
      un demi-gros.
 Suc de limon. .   . une demi-once.
 Laudanum liquide de Sydenham ,
      vingt gouttes.
 Liqueur d'Hoffmann. . un demi-gros.
 Sirop de menthe. .   . . une once.
Mêlez. (*bo. pic.*)

♃ Quinquina concassé. .   une once.
 Eau. . . . . . *;* vingt onces.
Faites bouillir et réduire à seize onces, partagez la colature en deux portions, et ajoutez à la première

 Sous-carbonate de potasse. . un gros.

Puis à l'autre

 Acide sulfurique affaibli. . un gros.

On prend alternativement une cuillerée de
la première et de la seconde de ces potions.
(*sm.*)

Cette formule est de Stromeyer. Sainte-
Marie la donne sous le nom de *potion antiseptique*, parceque le médecin allemand la
prescrivait dans les fièvres adynamiques. Il
indique, comme méritant la préférence,
une décoction concentrée de quinquina saturée avec six fois son volume d'acide carbonique.

C'est une bizarre conception que celle de
l'alliance du quinquina avec l'acide carbonique.

En général toutes ces potions sont fort
inférieures à l'eau chargée de gaz par la
compression, et c'est à cette dernière que
l'on doit recourir, lorsqu'on le peut, dans les
cas où l'on juge à propos d'administrer la
potion de Rivière.

ACIDE CITRIQUE.

Acidum citricum s. limonorum.
1° Tel qu'on le trouve dans le commerce.

ba. du. ed. *pa.*

2° Fabriqué de toutes pièces.

am. b*. d f. fi. han. lo. su. br. e. sw vm.

A. A l'état impur.

♃ Citrons. . . . . . . n° 40.

Exprimez et passez le suc. Ajoutez à
celui-ci

 Alcool. . . . . trois onces.

Laissez le mélange en repos, dans un vase
de terre, pendant deux jours ; filtrez ensuite ;
enlevez l'alcool par une douce évaporation,
et conservez le reste dans des bouteilles bien
bouchées. (*br.*)

♃ Suc dépuré de citron. . à volonté.

Faites-le chauffer au bain-marie, à une

tron, et on peut l'adoucir en y ajoutant un peu de gomme arabique.

ONGUENT CITRIQUE.

Unguentum citricum. (*sw**.)

℞ Axonge de porc. . . une once,

Ajoutez-y peu à peu, en triturant,

Suc de citron. . un gros et demi.

Teinture de cantharides, un demi-gros.

On a conseillé d'en frotter la tête deux fois par jour, dans l'alopécie.

MIXTURE OLÉOSO-ACIDE.

Mixtura oleoso-acida. (*au.*)

℞ Huile d'amandes douces,

Acide citrique, de chaque, trois onces.

Extrait d'opium. . quatre grains.

Dose, une cuillerée toutes les demi-heures. —Recommandée par Richter dans la hernie étranglée.

ACIDE HYDRO-CHLORIQUE.

Acide muriatique, Acide marin, Acide marin fumant, Acide hydro-muriatique, Acide de sel marin, Esprit de sel marin; Acidum hydrochloricum s. muriaticum s. salis culinaris s. marini, Spiritus salis acidus s. fumans.

Salzsœure, Kochsalzsœure (Al.); muriatic acid (An.); lunu rasa (Cy.); nenuk ka tizab (Duk.); soutzour (Ho.); ossimu. riatico (I.); uppu travagum (Tam.); lawana travagum (Tel.).

1° Tel qu'on le trouve dans le commerce.

dd. f. ff. li. pa.

2° Fabriqué de toutes pièces.

a. am. ams. an. b. ba. be. br. d. du. e. ed. f. fe. fi. fu. g. han. he. li. lo. o. p. pa. po. pr. r. s. sa. su. w. wu. a. br. r. pid. sp. sw. vm.

℞ Sel commun décrépité. . une partie.

Argile. . . . . . trois parties.

Faites une pâte avec de l'eau, laissez sécher, et distillez dans une cornue à un feu graduellement augmenté. (pa. sa. w. sp.)

℞ Sel marin décrépité,

Vitriol calciné à blanc,

de chaque. . . . parties égales.

Distillez au bain de sable jusqu'à siccité. (br.)

℞ Sel commun pulvérisé,

cinq parties et demie.

Acide sulfurique concentré,

quatre parties et demie.

Distillez dans un récipient contenant cinq parties d'eau, d'abord à feu très doux, ensuite à une chaleur poussée graduellement jusqu'à l'incandescence de la cornue. (vm.)

fe. et sw. prescrivent de distiller quatre li-

vres de sel décrépité avec deux livres d'acide sulfurique concentré, dans un flacon contenant seize onces d'eau distillée ; — su. de distiller deux parties de sel et une d'acide dans une bouteille remplie d'eau aux deux tiers ; — de distiller trois livres de sel avec cinq livres d'acide, et de recevoir le gaz dans deux flacons, dont le second, qui doit seul être conservé, contient trois livres et demie d'eau ; — an. de distiller trois livres de sel avec deux livres d'acide sulfurique (66 degrés), de recevoir le gaz dans trois vases contenant, le premier, deux onces, le second, une livre et demie, le troisième, huit onces d'eau, de conserver le liquide du second vase, et de le rectifier sur une quantité de sel marin équivalente au sixième de l'acide employé d'abord; — a. de distiller deux livres de sel avec une livre d'acide (1,840), de recevoir le gaz dans un flacon contenant six onces d'eau, et de rectifier le produit sur deux onces de sel.

℞ Sel commun pulvérisé, deux livres.

Acide sulfurique,

Eau de fontaine, de chaque, une livre.

Distillez au bain de sable, jusqu'à ce qu'il ne passe plus d'acide dans le récipient. (g. p. r.)

sp. prescrit huit parties de sel, quatre d'acide et trois d'eau ; — du. parties égales de sel, d'acide et d'eau ; — br. six parties de sel, quatre d'acide et deux d'eau ; — li. deux livres de sel, une d'acide et vingt onces d'eau ; — w. une livre de sel, trois à six onces d'eau et six à sept onces d'acide ; — wu. une livre de sel, huit onces d'eau et quatre onces d'acide ; — fu. seize parties de sel, douze d'acide et vingt-quatre d'eau.

℞ Acide sulfurique. . . . une livre.

Eau. . . . . . une demi-livre.

Mêlez avec précaution, dans une cornue, et ajoutez

Sel commun en poudre,

une livre et demie.

Adaptez un récipient contenant

Eau distillée. . . . une livre.

Distillez sur un feu modéré. (fi.)

he. et pid. prescrivent deux livres de sel, une d'acide, une d'eau dans la cornue, et trois onces d'eau dans le récipient ; — am. lo. et c. deux livres de sel, vingt onces d'acide, une demi-pinte d'eau dans la cornue, et une pinte d'eau dans le récipient ; — ed. deux livres de sel, deux livres d'acide, huit onces d'eau dans la cornue, et vingt-quatre onces dans le récipient; — e. deux parties de sel, une d'acide, une demie d'eau dans la cornue, et une quantité d'eau indéterminée dans le récipient ; — s. six livres de sel, huit d'acide, deux d'eau dans la cornue.

quatre d'eau dans le récipient, et la rectification du produit sur une demi-partie de sel sec ; — po. et pr. six livres de sel, quatre d'acide, deux d'eau dans la cornue, quatre d'eau dans le récipient, et la rectification du produit sur une demi-livre de sel; — d. et o. six livres de sel, quatre d'acide, quatre d'eau dans la cornue, deux livres d'eau dans le récipient, et la rectification du produit sur une demi-livre de sel ; — ba. trois parties de sel, deux d'acide, deux d'eau dans la cornue, une et trois quarts d'eau dans le récipient, et la rectification du produit sur un quart de partie de sel décrépité.

℞ Sel marin décrépité. . . . 3,000.
　'Eau commune. . . . . 70.

Introduisez dans un matras placé sur un bain de sable et garni de deux tubes, dont l'un se termine par un entonnoir, et l'autre communique avec un appareil de deux flacons contenant, le premier :

Eau. . . . . 200.

Et le second,

Eau. . . . . 2,000.

Versez peu à peu, par l'entonnoir,

Acide sulfurique (66 degrés). . 3,000.

étendu de

Eau distillée. . . . . . . 750.

Chauffez modérément tant que le gaz se dégage avec force, et, quand il diminue, augmentez le feu par degrés, jusqu'à ce qu'il ne passe plus de vapeurs. (f.)

b. prescrit de distiller ensemble une partie et demie de sel, une partie d'acide, et une demi-partie d'eau, dans un appareil de deux flacons, contenant, le premier, un tiers, le second, une moitié d'eau de l'acide employé, de conserver, après le refroidissement, le liquide du premier flacon, et de le rectifier sur du sel décrépité, un sixième de l'acide employé d'abord ; — be. de distiller trente onces de sel décrépité, vingt-quatre onces d'acide sulfurique concentré, et neuf onces d'eau, dans un récipient contenant quinze onces d'eau, jusqu'à ce que la masse renfermée dans la cornue commence à se solidifier, de substituer alors un autre récipient, contenant une once et demie d'eau, et de pousser la distillation jusqu'à siccité ; — br. de distiller une livre de sel, six onces et six onces d'eau, dans un appareil de Woulf, dont les flacons contiennent de l'eau distillée.

Toutes les pharmacopées ne font pas connaître la concentration de l'acide pour la préparation duquel elles indiquent un procédé. De très grandes différences règnent à cet égard. Voici celles qui sont exprimées par des chiffres ; la pesanteur spécifique du liquide doit être de 1, 15 (fi.) ; 1,130 (po. s.) ; 1, 130 à 1, 135 (ba.), 1, 130 à 1, 136 (b.) ; 1, 160 (lo.) ; 1,170 (sw.), 1,175 (han.) ; 1,196 (su.) ; 1,200 (a. f.); an. veut qu'elle soit à celle de l'eau :: 6 : 7 et demi. A cet égard, il faut se rappeler que la pesanteur spécifique de l'acide gazeux est de 1,247, et qu'à la température de 20 degrés, sous la pression de 0 m. 76, l'eau dissout 464 fois son volume, ou les 75 centièmes de son poids, de ce gaz. Thenard a reconnu que de l'eau saturée de gaz à 23 degrés, sous la pression de 785 millimètres, pèse spécifiquement 1,208.

L'acide hydrochlorique concentré ne sert point en médecine. C'est un poison violent ; il corrode et détruit les tissus organisés avec lesquels on le met en contact. Il faut l'étendre d'eau avant de l'employer. Les proportions prescrites par a. b. et ba. sont une partie d'acide et deux d'eau, ce qui donne un produit dont la pesanteur spécifique est de 1,036 (ba.), 1,065 (a.) et 1,080 (b.) ; du. et c. prescrivent parties égales d'acide et d'eau, mélange pesant a ssi 1,080. Ainsi étendu, l'acide hydrochlorique devient excitant, antiseptique, diurétique. On a proposé aussi de l'injecter dans la vessie, mais après y avoir ajouté beaucoup plus d'eau, pour dissondre certains calculs urinaires. On l'a également présenté comme un antisyphilitique très puissant.

ESPÈCES FUMIGATOIRES.

Solutio alexiteria, Species pro vaporibus acidi muriatici. (su. sw.)

℞ Sel commun. . . . . deux parties.
　Acide sulfurique . . . . une partie.

Délivrez, chacune à part, ces deux substances, qu'on ne mêle ensemble qu'au moment d'en faire usage. (su.)

sw. prescrit six parties de sel en poudre, et une d'acide concentré, ou cinq de sel et quatre d'acide.

JULEP ACIDE. (b*.)

℞ Acide hydrochlorique.un à quatre gros.
　Eau distillée. . . . . huit onces.
　Sirop de framboises. . deux onces.

Dose, une ou deux cuillerées toutes les heures ou toutes les deux heures.

LIMONADE MINÉRALE.

Potus muriatico-acidus. (ra. sw.)*

℞ Sucre blanc. . . . . deux onces.
　Acide hydrochlorique concentré,
　　　　　　　　deux à trois gros.

Faites chauffer ensemble pendant quelques minutes, versez dans une bouteille, et ajoutez

Eau de fontaine. . . quatre livres.

Conseillée dans les fièvres dites adynamiques simples. (sw*.)

ra. prescrit deux livres d'eau, assez d'acide pour l'acidüler agréablement, et deux onces de sirop de sucre.

SIROP D'ACIDE HYDROCHLORIQUE.

Syrupus muriaticus. (*sw*.*)

℟ Acide hydrochlorique. . deux onces.
Sucre blanc. . . . vingt-six onces.
Faites dissoudre au bain-marie.
Conseillé dans la coqueluche. —Dose, toutes les deux heures une demi-cuillerée dans de l'eau.

ACIDE HYDROCHLORIQUE ALCOOLISÉ. (f.)

℟ Acide hydrochlorique (22 degrés),
une partie.
Alcool (36 degrés). . trois parties.
Mêlez.

COLLUTOIRE ACIDULE.

Litas acidus, Linimentum gingivale.
(ff. wu. *au. e.*)

℟ Acide hydrochlorique. . un gros.
Miel rosat. . . . . . trois onces.
Mêlez. (*au.*)

e. prescrit un gros d'acide, une once de miel et autant d'eau de roses.

℟ Sirop d'épine-vinette. . une once.
Acide hydrochlorique affaibli,
quantité suffisante
pour aciduler agréablement le sirop. (*au.*)

℟ Acide hydrochlorique. deux parties.
Miel despumé. . vingt cinq parties.
Mêlez. (ff.)

℟ Acide hydrochlorique. . . deux gros.
Miel rosat. . . . . . deux onces.
Liqueur de myrrhe. . une demi-once.
Mêlez. (wu.)

GARGARISME DÉTERSIF. (*ra.*)

℟ Décoction d'orge. . . . une livre.
Acide hydrochlorique. . deux gros.
Miel rosat. . . . . . une once.
Mêlez.

℟ Infusion de quinquina. quatre onces.
Miel despumé. . . . une once.
Acide hydrochlorique. dix-huit gouttes.
Mêlez.

GARGARISME ASTRINGENT.

Gargarisma adstringens s. salviæ cum acido muriatico. (*au.*)

℟ Feuilles de sauge. . . une poignée.
Vin rouge. . . . quantité suffisante
pour obtenir huit onces de décoction.

Ajoutez à la colature
Miel rosat. . . . . . une once.
Acide hydrochlorique. . . un gros.
Vanté par Kortum dans le scorbut.

GARGARISME ANTISCORBUTIQUE. (*au. pie. sm. sp.*)

℟ Décoction antiscorbutique, seize onces.
Esprit de cochléaria. . . . une once.
Acide hydrochlorique. . . deux gros.
Oxymel simple. . . . . deux onces.
Mêlez. (*sp.*)

℟ Eau d'orge. . . vingt-quatre onces.
Miel rosat. . . . . . . deux onces.
Teinture de myrrhe, quatre scrupules.
Acide hydrochlorique. . un scrupule.
Mêlez. (*pie. sm.*)

℟ Acide hydrochlorique affaibli,
Extrait de quinquina,
Cachou,
Teinture de myrrhe,
de chaque. . . . un demi-gros.
Sirop de mûres,
Miel rosat, de chaque. . une once.
Mêlez. (*au.*)

POTION LITHONTRIPTIQUE. (*e.*)

℟ Acide hydrochlorique, soixante gouttes.
Décoction d'orge. . . . . six onces.
Dose, une once, trois ou quatre fois par jour. — Préconisée dans les calculs principalement composés de sels calcaires.

TEINTURE APÉRITIVE. (*b*.*)

℟ Sel commun. . . une demi-once.
Eau distillée. . . . quatre onces.
Ajoutez à la solution
Acide hydrochlorique. . deux gros.
Vantée par Cullen dans l'anorexie.—Dose, une ou deux cuillerées à bouche dans une verrée d'eau.

EAU ARTHRITIQUE. (*ca. pie.*)

℟ Acide hydrochlorique, quatre onces.
Huile de pétrole blanche. . un gros.
Mêlez en remuant bien. — Pour un bain partiel.

POTION ANTIFÉBRILE.

Mixtura acidi muriatici. (*au.*)

℟ Acide hydrochlorique,
Éther sulfurique, de chaque, deux gros.
Eau de cannelle. . . . . sept onces.
Sirop de framboises. . . trois onces.
Dose, deux cuillerées toutes les deux heures, dans les fièvres dites asthéniques.

quatre d'eau dans le récipient, èt la rectification du produit sur une demi-partie de sel
sec.; — po. et pr. six livres de sel, quatre
d'acide, deux d'eau dans la cornue, quatre
d'eau dans le récipient, et la rectification du
produit sur une demi-livre de sel; — d. et o.
six livres de sel, quatre d'acide, quatre d'eau
dans la cornue, deux livres d'eau dans le récipient,et la rectification du produit sur une
demi-livre de sel; — ba. trois parties de sel,
deux d'acide, deux d'eau dans la cornue,
une et trois quarts d'eau dans le récipient,
et la rectification du produit sur un quart de
partie de sel décrépité.

    ♃ Sel marin décrépité. . . . 3,000.
       Eau commune. . . . . 70.

Introduisez dans un matras placé sur
un bain de sable et garni de deux tubes,
dont l'un se termine par un entonnoir,
et l'autre communique avec un appareil
de deux flacons contenant, le premier :

      Eau. . . . . 200.

Et le second,

      Eau. . . . . 2,000.

Versez peu à peu, par l'entonnoir,

      Acide sulfurique (66 degrés). . 3,000.

étendu de

      Eau distillée. . . . . . . 750.

Chauffez modérément tant que le gaz se
dégage avec force, et, quand il diminue, augmentez le feu par degrés, jusqu'à ce qu'il ne
passe plus de vapeurs. (f.)

b. prescrit de distiller ensemble une partie
et demie de sel, une partie d'acide, et une
demi-partie d'eau, dans un appareil de deux
flacons, contenant, le premier, un tiers, le
second, une moitié d'eau de l'acide employé,
de conserver, après le refroidissement, le liquide du premier flacon, et de le rectifier sur
du sel décrépité, un sixième de l'acide employé d'abord; — be. de distiller trente onces
de sel décrépité, vingt-quatre onces d'acide
sulfurique concentré, et neuf onces d'eau,
dans un récipient contenant quinze onces
d'eau, jusqu'à ce que la masse renfermée dans
la cornue commence à se solidifier, de substituer alors un autre récipient, contenant
une once et demie d'eau, et de pousser la
distillation jusqu'à siccité; — br. de distiller
une livre de sel, six onces d'acide et six onces d'eau, dans un appareil de Woulf, dont
les flacons contiennent de l'eau distillée.·
· Toutes les pharmacopées ne font pas connaître la concentration de l'acide pour la préparation duquel elles indiquent un procédé. De
très grandes différences règnent à cet égard.
Voici celles qui sont exprimées par des chiffres; la pesanteur spécifique du liquide doit
être de 1, 15 (fi.); 1,130(po. s.); 1,130 à
1, 135 (ba.), 1, 130 à 1,136 (b.); 1, 160

(lo.); 1,170 (sw.); 1,175 (han.); 1,196
(su.); 1,200 (a.f.); an. veut qu'elle soit à
celle de l'eau :: 6 : 7 et demi. A cet égard, il
faut se rappeler que le pesanteur spécifique
de l'acide gazeux est de 1,247, et qu'à la
température de 20 degrés, sous la pression
de o m. 76, l'eau dissout 464 fois son volume,
ou les 75 centièmes de son poids, de ce gaz.
Thenard a reconnu que de l'eau saturée de
gaz à 25 degrés, sous la pression de 783 millimètres, pèse spécifiquement 1,208.

L'acide hydrochlorique concentré ne sert
point en médecine. C'est un poison violent;
il corrode et détruit les tissus organisés avec
lesquels on le met en contact. Il faut l'étendre d'eau avant de l'employer. Les proportions prescrites par a. b. et ba. sont une partie d'acide et deux d'eau, ce qui donne un
produit dont la pesanteur spécifique est de
1,036 (ba.), 1,065 (a.) et 1,080 (b.); du.
et c. prescrivent parties égales d'acide et
d'eau, mélange pesant aussi 1,080. Ainsi
étendu, l'acide hydrochlorique devient excitant, antiseptique, diurétique. On a proposé
aussi de l'injecter dans la vessie, mais après
y avoir ajouté beaucoup plus d'eau, pour dissoudre certains calculs urinaires. On l'a également présenté comme un antisyphilitique
très puissant.

ESPÈCES FUMIGATOIRES.

*Solutio alexiteria, Species pro vaporibus acidi
muriatici.* (su. sw.)

    ♃ Sel commun. . . . . deux parties.
      Acide sulfurique · . . . . une partie.

Délivrez, chacune à part, ces deux substances, qu'on ne mêle ensemble qu'au moment d'en faire usage. (su.)

sw. prescrit six parties de sel en poudre,
et une d'acide concentré, ou cinq de sel et
quatre d'acide.

JULEP ACIDE. (b*.)

    ♃ Acide hydrochlorique.un à quatre gros.
      Eau distillée. . . . . . huit onces.
      Sirop de framboises. . deux onces.

Dose, une ou deux cuillerées toutes les
heures ou toutes les deux heures.

LIMONADE MINÉRALE.

   Potus muriatico-acidus. (ra. sw.)*

    ♃ Sucre blanc. . . . . deux onces.
      Acide hydrochlorique concentré,
               deux à trois gros.

Faites chauffer ensemble pendant
quelques minutes, versez dans une
bouteille, et ajoutez

      Eau de fontaine. . . quatre livres.

Conseillée dans les fièvres dites adynamiques simples. (sw*.)

ra. prescrit deux livres d'eau, assez d'acide pour l'acidùler agréablement, et deux onces de sirop de sucre.

SIROP D'ACIDE HYDROCHLORIQUE.

Syrupus muriaticus. (sw*.)

℞ Acide hydrochlorique. . deux onces.
Sucre blanc. . . . vingt-six onces.

Faites dissoudre au bain-marie.

Conseillé dans la coqueluche.—Dose, toutes les deux heures une demi-cuillerée dans de l'eau.

ACIDE HYDROCHLORIQUE ALCOOLISÉ. (f.)

℞ Acide hydrochlorique (22 degrés),
une partie.
Alcool (36 degrés). . trois parties.
Mêlez.

COLLUTOIRE ACIDULE.

Litus acidus , Linimentum gingivale.
(ff. wu. au. e.)

℞ Acide hydrochlorique. . un gros.
Miel rosat. . . . . . trois onces.

Mêlez. (au.)

e. prescrit un gros d'acide , une once de miel et autant d'eau de roses.

℞ Sirop d'épine-vinette. . une once.
Acide hydrochlorique affaibli ,
quantité suffisante
pour aciduler agréablement le sirop. (au.)

℞ Acide hydrochlorique. deux parties.
Miel despumé. , vingt · cinq parties.

Mêlez. (ff.)

℞ Acide hydrochlorique. . . deux gros.
Miel rosat. . . . . . deux onces.
Liqueur de myrrhe. . une demi-once.

Mêlez. (wu.)

GARGARISME DÉTERSIF. (rä.)

℞ Décoction d'orge. . . . une livre.
Acide hydrochlorique. . deux gros.
Miel rosat. . . . . . . une once.

Mêlez.

℞ Infusion de quinquina. quatre onces.
Miel despumé. . . . . une once.
Acide hydrochlorique. dix-huit gouttes.

Mêlez.

GARGARISME ASTRINGENT.

Gargarisma adstringens s. salviæ cum acido muriatico. (au.)

℞ Feuilles de sauge. . . une poignée.
Vin rouge. . . . quantité suffisante
pour obtenir huit onces de décoction.

Ajoutez à la colature

Miel rosat. . . . . . une once.
Acide hydrochlorique. . . un gros.

Vanté par Kortum dans le scorbut.

GARGARISME ANTISCORBUTIQUE. (au. pie. sm. sp.)

℞ Décoction antiscorbutique, seize onces.
Esprit de cochléaria. . . . une once.
Acide hydrochlorique. . . deux gros.
Oxymel simple. . . . . deux onces.

Mêlez. (sp.)

℞ Eau d'orge. . . vingt-quatre onces.
Miel rosat. . . . . . deux onces.
Teinture de myrrhe, quatre scrupules.
Acide hydrochlorique. . un scrupule.

Mêlez. (pie. sm.)·

℞ Acide hydrochlorique affaibli ,
Extrait de quinquina ,
Cachou ,
Teinture de myrrhe ,
de chaque. . . . un demi-gros.
Sirop de mûres ,
Miel rosat , de chaque. . une once.

Mêlez. (au.)

POTION LITHONTRIPTIQUE. (c.)

℞ Acide hydrochlorique, soixante gouttes.
Décoction d'orge. . . . . six onces.

Dose, une once , trois ou quatre fois par jour. — Préconisée dans les calculs principalement composés de sels calcaires.

TEINTURE APÉRITIVE. (b*.)

℞ Sel commun. . . . une demi-once.
Eau distillée. . . . . quatre onces.

Ajoutez à la solution

Acide hydrochlorique. . deux gros.

Vantée par Cullen dans l'anorexie.—Dose, une ou deux cuillerées à bouche dans une verrée d'eau.

EAU ARTHRITIQUE. (ca. pie.)

℞ Acide hydrochlorique , quatre onces.
Huile de pétrole blanche. . un gros.

Mêlez en remuant bien. — Pour un bain partiel.

POTION ANTIFÉBRILE.

Mixtura acidi muriatici. (au.)

℞ Acide hydrochlorique ,
Éther sulfurique, de chaque, deux gros.
Eau de cannelle. . . . . sept onces.
Sirop de framboises. . . trois onces.

Dose , deux cuillerées toutes les deux heures, dans les fièvres dites asthéniques.

ACIDE HYDRO-
CHLORONITRIQUE.

Acide nitro-muriatique*, Eau régale ; Aqua regia s. regis, Acidum muriaticum nitroso-oxygenatum, Menstruum auri.*

b. ba. be. br. fe. pa. sa. w. br. *sp. vm.*

♃ Sel ammoniac en poudre, une partie.
Eau forte. . . . . . . trois parties.
Faites digérer à une douce chaleur et décantez. (sa.)

br. prescrit une partie et demie de sel et six d'eau-forte ; — pa. et w. une de sel et six d'acide ; — *vm.* cinq de sel et six d'acide nitrique.

♃ Nitrate de potasse, neuf parties et demie.
Acide hydrochlorique,
vingt-deux parties et demie.
Faites digérer à une douce chaleur, et décantez. (*vm.*)

. On peut encore prendre huit parties de nitrate de soude, avec la même quantité d'acide hydrochlorique, ou cinq parties et demie de sel marin et six d'acide nitrique.(*vm.*)

♃ Acide nitrique (1,25o), deux parties.
—— hydrochlorique (1,15o),
quatre parties.
Mêlez ensemble dans une fiole entourée d'eau très froide, et laissez en réaction pendant quelques jours. (b. ba. be.)

fe. et *br.* prescrivent parties égales des deux acides ; — *sp.* une partie d'acide hydrochlorique et trois d'acide nitrique ; — *vm.* six parties et demie d'acide nitrique et vingt-deux et demie d'acide hydrochlorique.
Cet acide n'est guère employé que dans les opérations chimiques. Cependant on l'a administré, étendu d'eau, et sous forme de pédiluve, dans les engorgemens et autres maladies chroniques du foie.

FUMIGATION DÉSINFECTANTE.

Fumigation antiloïmique de Galb, Alexitère désinfectant double ou nitro-muriatique; Solutio alexiteria Gaubiana. (b*. sw. vm.)

♃ Nitre. . . . neuf parties et demie.
Sel commun, cinq parties et demie.
Oxyde de manganèse. . sept parties.
Acide sulfurique. . . . dix parties.
Mêlez intimement les deux sels avec l'oxyde, versez dessus l'acide étendu d'une partie et demie d'eau, en pratiquant l'irrigation à plusieurs reprises, et ne la répétant que quand il cesse de se dégager des vapeurs. (*vm.*)

♃ Nitre, quatre parties et trois quarts.
Sel commun, cinq parties et demie.

Limaille de fer porphyrisée,
        quatre-vingt-seize parties.
Acide sulfurique (66 degrés),
        vingt-quatre parties.
Étendu dans
    Eau distillée. . vingt-quatre parties.

Remuez le mélange, et tenez le flacon plongé pendant une heure dans de l'eau froide; versez la liqueur décantée dans une cornue tubulée et placée sur un bain de sable, au col de laquelle est adaptée une alonge qui se rend dans un ballon tubulé d'où part un tube recourbé plongeant dans un flacon plein d'eau; lutez l'appareil, couvrez le ballon de linges mouillés, poussez le feu jusqu'à ce que la liqueur bouille, et qu'il ait passé de liquide dans le récipient. . cent quatre-vingt-douze parties.

Ajoutez à ce liquide
    Sous-carbonate de chaux, huit parties.

Distillez de nouveau, et tirez cent vingt-huit parties; conservez dans un flacon couvert de papier noir. (am. f. fe. *br.*)

vm. prescrit de faire dissoudre treize parties de cyanure de mercure dans de l'eau, d'introduire la dissolution dans une cornue contenant trois parties de fer en limaille, de verser sur le tout dix parties d'acide sulfurique étendu du triple de son poids d'eau, de remuer jusqu'à ce que le mercure soit séparé, de placer sur le bain de sable, de chauffer jusqu'à l'ébullition, de distiller cent dix-sept parties de liquide, et de le rectifier par une nouvelle distillation.

Ce procédé donne un acide toujours mêlé avec de l'eau, en quantité variable.

2° D'après le procédé de Gay-Lussac.

⅔ Cyanure de mercure. . . à volonté.

Introduisez-le dans une cornue tubulée dont le col est garni d'un large tube de verre rempli de marbre concassé et de chlorure de calcium fondu, lequel tube communique, par un autre plus étroit, avec une cloche entourée d'un mélange réfrigérant; versez dessus assez d'acide hydrochlorique pour dépasser la cyanure de la hauteur d'un doigt, chauffez par degrés et modérément, et recueillez le produit condensé dans la cloche. (f. fe. *ma.*)

L'acide obtenu de cette manière est anhydre. Il a une pesanteur spécifique de 0,700.

5° D'après le procédé de Gea Pessina.

⅔ Hydroferrocyanate de potasse pulvérisé. . . . . . dix-huit parties.

Introduisez-le dans une cornue de verre tubulée placée sur une grille de fer que supporte un fourneau, et communiquant avec un très petit flacon tubulé, dont le tube va plonger dans un flacon contenant un peu d'eau distillée; versez dessus un mélange de
    Acide sulfurique concentré,
        neuf parties.
    Eau. . . . . . . douze parties.

Après douze heures de réaction, pendant laquelle la glace doit être renouvelée à mesure qu'elle se fond, on chauffe doucement la cornue au moyen de quelques charbons ardens; on arrête le feu lorsqu'il s'élève une matière bleue qui menace de passer dans le récipient, et on laisse refroidir l'appareil. (f°.)

L'acide ainsi obtenu a une densité égale à 0,9 ou 0,898.

4° D'après le procédé de Vauquelin.

⅔ Cyanure de mercure. . . une partie.
    Eau distillée. . . . . . huit parties.

Faites passer un courant de gaz acide sulfurique dans la solution, jusqu'à ce que ce gaz soit en excès; versez alors dans la liqueur assez de sous-carbonate de plomb pulvérisé pour enlever l'excès d'acide hydrosulfurique; remuez constamment le mélange, et quand il n'a plus l'odeur d'œufs pourris, quand il ne noircit plus un papier imprégné d'acétate de plomb, filtrez et conservez. (b* he. f. *vm.*)

Le produit de cette opération offre la même densité que l'acide de Scheele.

La densité variable de l'acide hydrocyanique préparé suivant la méthode de Scheele, ne permet pas de l'appliquer aux usages de la médecine. On se sert généralement de celui que procure la méthode de Gay-Lussac. Mais comme sa concentration le rend dangereux, on doit commencer par l'étendre d'une quantité quelconque d'eau distillée. Robiquet a proposé de ramener sa densité à 0,900, en y ajoutant deux parties d'eau. Ainsi alongé, il devient semblable à l'acide de Scheele, mais avec l'avantage sur ce dernier de présenter un rapport constant et bien connu entre l'acide pur ou anhydre et la quantité d'eau qui s'y trouve mêlée. Magendie y ajoute six fois son volume, ou huit fois et demie son poids d'eau distillée, et désigne ce mélange sous le nom d'*Acide prussique médicinal.* D'autres ont conseillé l'emploi d'un mélange de trois quarts d'eau et un quart d'acide, sous le nom d'*Acide hydrocyanique au quart.* La formule de Magendie doit être conservée, parce-qu'elle est généralement adoptée, mais pour cette seule raison, car elle n'a aucun avantage réel sur les autres.

Poison redoutable, l'acide hydrocyanique pur tuerait l'homme le plus robuste avec la rapidité de la foudre, à la dose d'une seule goutte. Étendu d'eau, il a une action moins énergique, dont le résultat est de détruire l'excès d'irritabilité qui s'est

℞ Sirop de sucre. . . . . . une livre.
Acide prussique médicinal . un gros.

Mêlez avec soin. (f. f⁺. fe. bs. ma.)

Ces deux préparations ont besoin d'être
renouvelées souvent , parcequ'elles s'alté-
rent très vite.

On emploie le sirop cyanique pour l'ajouter aux potions pectorales ordinaires.

MIXTURE PECTORALE.

Mixtura pectoralis hydrocyanica. f⁺. fe. é.
bs. cs. é. ma. pic.,

℞ Acide prussique médicinal . un gros.
Eau distillée. . . . . . . une livre.
Sucre pur. . . . une once et demie.

Dose , depuis une cuillerée à bouche , le
matin et le soir, jusqu'à six et même huit
en vingt-quatre heures. Il faut remuer le
mélange chaque fois qu'on veut s'en servir.

℞ Acide hydrocyanique. . huit gouttes.
Gomme arabique.
Sucre , de chaque. . . . deux gros.
Eau. . . . . huit onces.

Dose , une cuillerée , trois ou quatre fois
par jour. (é.)

POTION PECTORALE. (f⁺⁺. b. bs. cs ma. pic.)

℞ Acide prussique médicinal.
quinze gouttes.
Infusion de lierre terrestre.
deux onces.
Sirop de guimauve. . . . une once.

Mêlez. (f⁺. b. bs. cs. ma. pic.)

℞ Infusion béchique. . quatre onces.
Sirop de guimauve. . . . une once.
Acide prussique médicinal.
huit gouttes.

Mêlez. (cs.)

A prendre par cuillerées à bouche , de
trois en trois heures , après avoir remué la
bouteille.

Pierquin a proposé la formule suivante ,
dans laquelle l'acide prussique se trouve au
quart, c'est-à-dire étendu de trois parties
d'eau , et par conséquent plus fort que dans
les deux précédentes.

℞ Acide prussique au quart , dix gouttes.
Sirop de gomme. . . . . une once.
Eau distillée. . . . . deux onces.
——de fleurs d'oranger. . un gros.

Mêlez. — A prendre par cuillerées , de
quart d'heure en quart d'heure.

℞ Sirop d'acide hydrocyanique.
une once.
Décoction d'orge. . . . . une livre.

Mêlez. (b.)

FOMENTATION RÉSOLUTIVE.

Fomentatio resolutiens. (b⁺.)

℞ Alcool. . . . . quatre onces.
Savon. . . . . une once.
Acide prussique.
Camphre, de chaque. . deux gros.

Koehcuter recommande de faire deux ou
trois fois par jour des frictions avec une
cuillerée de cette liqueur.

LIQUEUR ANTISPASMODIQUE. (pic.)

℞ Liqueur d'Hoffmann. . . deux onces.
Acide prussique médicinal ,
quinze gouttes.
Sirop de guimauve. . . trois onces.

A prendre par cuillerées à café , de deux
en deux heures , dans les affections de poitrine dites nerveuses , l'asthme , la coqueluche , les palpitations , la dyspepsie , etc.

CRÈME PECTORALE. pic.

℞ Sirop de chou rouge.
—— de guimauve.
de chaque. . . . . deux onces.
—— de violette.
—— de capillaire.
—— de baume de Tolu.
de chaque. . . . . . une once.
—— de pavot.
—— de cannelle.
de chaque. . . . . . deux gros.
Acide prussique médicinal .
un demi-gros.
Sucre candi. . une once et demie.

A prendre par cuillerées à café toutes les
heures.

CYANURE DE POTASSIUM. (f⁺. ma.)

℞ Ferro-cyanate de potasse desséché. . . . . à volonté.

Introduisez-le dans une cornue de grès
lutée et garnie d'un tube recourbé plongeant dans un vase qui contient une petite
quantité d'eau; chauffez graduellement dans
un fourneau de réverbère , et quand le gaz
ne se dégage plus qu'avec lenteur , donnez
un coup de feu violent , jusqu'à ce qu'il ne
se produise plus de bulles ; alors arrêtez le
feu , laissez refroidir l'appareil , cassez la
cornue , pulverisez et conservez le résidu ,
qui est un mélange de deux tiers de cyanure
de potassium et d'un tiers de quadrizan-
bure de fer.

PROTO-HYDROCYANATE DE
POTASSIUM.

*Hydrocyanas de protoxide de potassium ou
de potasse.*

On l'obtient en dissolvant le cyanure de
potassium dans l'eau.

développé dans une partie du corps. On l'a conseillé dans la toux nerveuse et chronique, l'asthme, la coqueluche, la phthisie pulmonaire, la dyspepsie avec ou sans vomissemens, la colique des peintres, etc. Extérieurement, il a été employé en lotions dans diverses maladies cutanées, surtout pour calmer le prurit.

ACIDE HYDROCYANIQUE ALCOOLISÉ.

Acide hydrocyanique de Keller, Esprit hydroprussurique; Acidum borussicum s. hydrocyanicum alcoholicum. (b* ba. vm.)

℞ Hydroferrocyanate de potasse,
quatre parties.
Eau. . . . . seize parties.
Ajoutez un mélange bien refroidi de
` Acide sulfurique concentré,
trois parties.
Alcool. . . . . . . douze parties.

Laissez digérer à une douce chaleur, en remuant souvent; décantez la partie limpide, et distillez dans une cornue jusqu'à ce que le produit occupe vingt fois le volume de celui d'une partie d'eau. (ba.)
La pesanteur spécifique de ce produit est de 0,900.

℞ Bleu de Prusse. . . . treize parties.

Introduisez-le dans une cornue à laquelle soit adapté un récipient peu spacieux; versez dessus un mélange de
Acide sulfurique. . . . deux parties.
Eau-de-vie. . cinquante-deux parties.
Distillez doucement les trois quarts de l'eau-de-vie employée. (vm.)

℞ Acide sulfurique concentré,
Eau commune,
de chaque. . . . quatre parties.
Bleu de Prusse. . . . huit parties.
Alcool. . . . . sept parties.
Distillez. (b*.)

Ce procédé est de Keller. Il donne un acide dont la pesanteur spécifique est de 0,800.

℞ Hydroferrocyanate de potasse en poudre. . . . . . quatre onces.
Versez dessus, dans une cornue, un mélange de
Acide sulfurique concentré. . . . . deux onces.
Eau commune. . . . quatre onces.
Distillez presque jusqu'à siccité, dans un récipient contenant
Alcool très concentré. . huit onces.

Faites digérer le produit, à froid, pendant quelques heures, avec un gros de magnésie calcinée,- et distillez-en six onces,

qui doivent être reçues dans un récipient contenant deux onces d'alcool rectifié. (b*.)
C'est le procédé d'Ittner.
Caillot a modifié le procédé de Vauquelin en mêlant le produit avec quatre parties d'alcool à 40 degrés. Magendie laisse la liberté de faire son acide prussique médicinal en ajoutant, au lieu d'eau, six fois son volume d'alcool à l'acide de Gay-Lussac. Rust a aussi proposé de faire dissoudre huit gouttes d'acide hydrocyanique dans deux gros d'alcool rectifié. Ces formules extemporanées sont préférables aux précédentes.

L'addition de l'alcool fait que l'acide conserve mieux ses propriétés actives, et qu'il s'évapore beaucoup moins promptement que quand on le mélange avec de l'eau.

ACIDE HYDROCYANIQUE DE HARLES.

Acidum hydrocyanicum dilutum spirituosum aquosum. (b*)

℞ Acide hydrocyanique de Keller,
dix parties.
Eau-de-vie,
—— de tilleul,
de chaque. . . . soixante gouttes.

Dose, cinq gouttes chez les jeunes gens, sept à douze chez les adultes, deux à trois chez les enfans d'un à sept ans, à prendre dans une cuillerée d'eau.—On peut remplacer l'eau de tilleul par celle de roses, et l'eau-de-vie par l'eau de cannelle spiritueuse.

BOLS CONTRE-STIMULANS.

Boli contrastimulantes. (b.)

℞ Acide hydrocyanique, trente gouttes.
Mie de pain,
Miel despumé,
Réglisse en poudre,
de chaque. . . quantité suffisante
pour faire douze bols. — Dose, un toutes les deux heures.

LOTION HYDROCYANIQUE. (ma.)

℞ Acide hydrocyanique médicinal. . . . . . . deux gros.
Eau de laitue. . . . . une pinte.

On peut porter la dose de l'acide jusqu'à quatre gros.—Conseillée dans les dartres et les cancers ulcérés. On peut l'employer en injections dans le cancer utérin.

SIROP D'ACIDE HYDROCYANIQUE.

Sirop cyanique. (f. fe. bo. ma.)

℞ Sirop de sucre. . . . . neuf parties.
Acide hydrocyanique préparé d'après le procédé de Vauquelin. . . . . une partie.

Mêlez intimement, et conservez dans un flacon bien bouché. (f.)

♃ Sirop de sucre. . ˙ . . . une livre.
Acide prussique médicinal, un gros.
Mêlez avec soin. (f*. f**. fe. *bo. ma.*)

Ces deux préparations ont besoin d'être renouvelées souvent , parcequ'elles s'altèrent très vite.
On emploie le sirop cyanique pour l'ajonter aux potions pectorales ordinaires.

MIXTURE PECTORALE.

Mixtura pectoralis hydrocyanica: (f*. fe. *b. bo. ca. c. ma. pie.*)

♃ Acide prussique médicinal , un gros.
Eau distillée. . . . . . . une livre.
Sucre pur. . . . une once et demie.

Dose , depuis une cuillerée à bouche , le matin et le soir , jusqu'à six et même huit en vingt-quatre heures. Il faut remuer le mélange chaque fois qu'on veut s'en servir.

♃ Acide hydrocyanique. . huit gouttes.
Gomme arabique ,
Sucre, de chaque. . . . deux gros.
Eau. . . . . huit onces.

Dose , une cuillerée , trois ou quatre fois par jour. (*e.*)

POTION PECTORALE. (f**. *b. bo. ca ma. pie.*)

♃ Acide prussique médicinal ,
quinze gouttes.
Infusion de lierre terrestre ,
deux onces.
Sirop de guimauve. . . . une once.
Mêlez. (f**. *b. bo. ca. ma. pie.*)

♃ Infusion béchique. . quatre onces.
Sirop de guimauve. . . une once.
Acide prussique médicinal ,
huit gouttes.
Mêlez. (*ca.*)

A prendre par cuillerées à bouche , de trois en trois heures , après avoir remué la bouteille.

Pierquin a proposé la formule suivante , dans laquelle l'acide prussique se trouve au quart , c'est-à-dire étendu de trois parties d'eau , et par conséquent plus fort que dans les deux précédentes.

♃ Acide prussique au quart , dix gouttes.
Sirop de gomme. . . . . une once.
Eau distillée. . . . . deux onces.
——de fleurs d'oranger. . un gros.

Mêlez. — A prendre par cuillerées , de quart d'heure en quart d'heure.

♃ Sirop d'acide hydrocyanique ,
une once.
Décoction d'orge. . . . une livre.
Mêlez. (*b.*)

Fomentatio discutiens. (b*.)

♃ Alcool. . . . . . . quatre onces.
Savon. . . . . une once.
Acide prussique ,
Camphre , de chaque. . deux gros.

Koelreuter recommande de faire deux ou trois fois par jour des frictions avec une cuillerée de cette liqueur.

LIQUEUR ANTISPASMODIQUE. (*pie.*)

♃ Liqueur d'Hoffmann. . . deux onces.
Acide prussique médicinal ,
quinze gouttes.
Sirop de guimauve. . . trois onces.

A prendre par cuillerées à café , de deux en deux heures , dans les affections de poitrine dites nerveuses , l'asthme , la coqueluche , les palpitations , la dyspepsie , etc.

CRÈME PECTORALE. (*pie.*)

♃ Sirop de chou rouge ,
—— de guimauve ,
de chaque. . . . . deux onces.
—— de violette ,
—— de capillaire ,
—— de baume de Tolu ,
de chaque. . . . . . une once.
—— de pavot ,
—— de cannelle ,
de chaque. . . . . deux gros.
Acide prussique médicinal ,
un demi-gros.
Sucre candi. . . une once et demie.

A prendre par cuillerées à café toutes les heures.

CYANURE DE POTASSIUM. (f*. *ma.*)

♃ Ferro-cyanate de potasse desséché. . . . . . . à volonté.

Introduisez-le dans une cornue de grès lutée et garnie d'un tube recourbé plongeant dans un vase qui contient une petite quantité d'eau ; chauffez graduellement dans un fourneau de réverbère , et quand le gaz ne se dégage plus qu'avec lenteur , donnez un coup de feu violent , jusqu'à ce qu'il ne se produise plus de bulles ; alors arrêtez le feu , laissez refroidir l'appareil , cassez la cornue , pulvérisez et conservez le résidu , qui est un mélange de deux tiers de cyanure de potassium et d'un tiers de quadricarbure de fer.

PROTO-HYDROCYANATE DE POTASSIUM.

Hydrocyanate de protoxide de potassium ou de potasse.

On l'obtient en dissolvant le cyanure de potassium dans l'eau.

HYDROCYANATE DE POTASSE MÉDICINAL.

Potus hydrocyanicus. (b. ma.)

℥ Cyanure de potassium. . une partie.
Eau distillée. . . . . . huit parties.
Faites dissoudre.

On peut employer cette solution aux mêmes doses que celles qui sont indiquées pour l'acide hydrocyanique.

POTION PECTORALE. (*ca. ma.*)

℥ Cyanure de potassium, un demi-grain.
Eau de laitue. . . . deux onces.

Ajoutez à la solution

Sirop de guimauve. . . . une once.

A prendre par cuillerées à bouche, de deux en deux heures. (*ma.*)

℥ Hydrocyanate de potasse médicinal. . . . . quinze gouttes.
Infusion de lierre terrestre, deux onces.
Sirop de guimauve. . . . une once.

A prendre par cuillerées à bouche, de trois en trois heures, en remuant bien la bouteille. (*ca.*)

MIXTURE PECTORALE. (*ma.*)

℥ Hydrocyanate de potasse médicinal. . . . . un gros.
Eau distillée. . . . . une livre.

Faites fondre dans le mélange

Sucre pur. . . . une once et demie.

Dose, une cuillerée à bouche soir et matin : on peut diviser la dose jusqu'à en faire prendre six et huit en vingt-quatre heures.

SIROP D'HYDROCYANATE DE POTASSE. (*ma.*)

℥ Hydrocyanate de potasse médicinal. . . . . un gros.
Sirop de sucre. . . . . une livre.

Mêlez intimement.

PROTO-HYDRO-FERRO-CYANATE DE POTASSIUM.

Ferro-cyanate de potasse, Prussiate ou Hydrocyanate de potasse et de fer ; Prussias lixiviæ et ferri s. potassæ et ferri, Hydrocyanas potassæ ferruginosus, Ferrocyanás potassæ. (a. be. fe. br. vm.)

℥ Sang de bœuf frais. . . . à volonté.

Faites-le bouillir dans une marmite de fer, et laissez le coagulum se dessécher spontanément à l'air libre. Alors

℥ Caillot sec et pulvérisé. . trois livres.
Sous-carbonate de potasse, une livre.

Faites fondre ensemble, dans un creuset de fer couvert, en augmentant le feu par degrés jusqu'à ce que le vase

rougisse. Après le refroidissement, jetez la masse dans

Eau distillée chaude, quant. suffisante.

Filtrez la solution et faites-la évaporer, puis cristalliser ; purifiez les cristaux par une seconde cristallisation. (a.)

℥ Potasse caustique fondue, à volonté.

Faites-la dissoudre dans

Eau pure chaude. . . dix parties.

Passez la liqueur encore chaude, et ajoutez-y peu à peu du bleu de Prusse préalablement dépouillé de toutes matières étrangères par la macération dans sept parties d'acide sulfurique étendu d'eau et le lavage ; cessez la projection dès que le sel ne se décolore plus ; passez la liqueur légèrement alcaline, et ajoutez assez d'acide acétique concentré pour opérer une saturation parfaite ; concentrez la liqueur par une douce évaporation, et laissez-la cristalliser dans un endroit frais ; purifiez les cristaux par une nouvelle cristallisation. (be. fe.)

℥ Bleu de Prusse. . . quatre parties.
Potasse caustique fondue, une partie.

Pulvérisez le bleu, en y ajoutant un peu d'alcool, et mêlez-le avec la potasse dissoute dans vingt parties d'eau bouillante ; faites bouillir le mélange jusqu'à ce qu'il soit tout-à-fait décoloré, et qu'il ne réagisse plus comme alcali ; filtrez, concentrez s'il est nécessaire, et faites cristalliser. (*vm.*)

℥ Bleu de Prusse. . . . . à volonté.

Faites-le bouillir dans de l'eau, et projetez dans celle-ci de la chaux pulvérisée, par petites portions, jusqu'à ce que la couleur bleue ait disparu entièrement ; filtrez la liqueur, et faites-y passer un courant de gaz acide carbonique, jusqu'à ce qu'il ne s'en précipite plus rien ; instillez-y ensuite une dissolution de sous-carbonate de potasse, et lorsqu'elle ne donne plus de précipité, chauffez-la jusqu'à l'ébullition, filtrez et faites cristalliser. (*vm.*)

℥ Bleu de Prusse cassé en petits
morceaux. . . . . trois onces.
Sous-carbonate de potasse
sec. . . . . une once.
Eau distillée. . . une livre et demie.

Faites bouillir jusqu'à ce que le bleu de Prusse ait acquis une couleur de sang de bœuf cuit ; décantez alors la liqueur, filtrez et conservez-la. (br.)

DISSOLUTION DE FERRO-CYANATE DE POTASSE.
(a. ba.)

℥ Ferro-cyanate de potasse, une partie.
Eau distillée. . . . neuf parties.

Faites dissoudre. (ba.)

a. prescrit une partie de sel et quatre d'eau. Cette solution n'est qu'un réactif pour ba., tandis qu'a. la prescrit à titre de préparation officinale.

BOLS CONTRE-STIMULANS.

Boli contrastimulantes. (*b.*)

♃ Hydrocyanate de potasse et de
fer. . . . . . . quatre grains.
Acide tartrique. . . . douze grains.
Rob de sureau,
Poudre de réglisse,
de chaque. . . quantité suffisante.

Faites quatre bols. — Dose, un toutes les trois ou quatre heures.

PROTO - HYDRO - SULFO - CYANATE DE POTASSIUM.

Sulfuro-prussure hydrogéné de potasse, Hydro-sulfo-cyanate de potasse. (*vm.*)

♃ Sulfure de potasse. . . une partie.
Bleu de Prusse. . . . trois parties.

Mêlez exactement dans un creuset; placez celui-ci entre des charbons, après l'avoir couvert, et chauffez-le pendant une demi-heure jusqu'au rouge obscur. Après le refroidissement, versez un peu d'alcool sur la masse, pour qu'elle ne s'enflamme pas, puis traitez-la par l'alcool renouvelé jusqu'à ce qu'il ne rougisse plus par les sels de fer; filtrez les teintures réunies, faites-les évaporer et cristalliser.

♃ Soufre. . . . . une partie.
Ferro-cyanate de potasse, trois parties.

Entassez le mélange dans un creuset, faites-le rougir pendant une heure, ou plus, lessivez ensuite avec de l'alcool, et faites évaporer, puis cristalliser la liqueur.

EAU DISTILLÉE DE LAURIER-CERISE.

Aqua lauro-cerasi s. pruni lauro-cerasi. (an. b. ba. be. d. f. fe. fu. han. he. li. o. po. pr. sa. w. br. sw. vm.)

♃ Feuilles fraîches de laurier-cerise. . . . . une partie.
Eau. . . . . deux parties.

Distillez la moitié. (f. fu. he. li. w.)

an. b. et be. prescrivent une partie de feuilles et trois d'eau; distillez seize parties; — vm. une de feuilles et douze d'eau; distillez deux parties; — br. une livre de feuilles et six onces d'eau; distillez trois onces; — d. o. et sw. deux parties de feuilles et suffisante quantité d'eau; distillez trois parties; — ba. une partie de feuilles et cinq d'eau; distillez une partie; — fe. vingt parties de feuilles et trente d'eau; distillez huit parties.

♃ Feuilles fraîches de laurier - ce-
rise. . . . . une partie.
Alcool. . . . un douzième de partie.
Eau. . . . . six parties.

Distillez trois parties. (han. o.p.po.pr.sa.)

Dose, depuis cinq gouttes jusqu'à deux scrupules progressivement.

L'âge et l'état des feuilles faisant beaucoup varier cette préparation, indépendamment du mode suivi pour l'obtenir, on doit la rejeter, de même que la suivante.

ESPRIT DE LAURIER-CERISE. (S.)

♃ Feuilles fraîches de laurier-cerise. . . . . une partie.
Eau-de-vie. . . . quatre parties.

Distillez après vingt-quatre heures d'infusion.

MIXTURE DÉPRIMANTE.

Mixtura deprimens s. aquæ lauro-cerasi. (*au. b.*)

♃ Émulsion de graines de citron,
quatre onces.
Eau distillée de laurier-cerise,
quarante gouttes.

A prendre peu à peu dans la journée. (*b.*)

♃ Eau distillée de laurier-cerise,
soixante gouttes.
——————— de menthe poivrée,
deux onces.
Infusion froide de bois de quassie,
quatre onces.

Dose, une cuillerée, trois fois par jour. (au.)

On a surtout conseillé cette mixture dans la dysenterie et la lienterie, affections contre lesquelles on vante aussi des lavemens préparés avec quarante à soixante gouttes d'eau distillée de laurier-cerise étendues dans de l'eau d'amidon.

INJECTION CONTRE-STIMULANTE.

Injectio contrastimulans s. cum aqua lauro-cerasi. (*au. b.*)

♃ Feuilles de belladone. . . un gros.
Eau. . . . . quantité suffisante
pour avoir deux livres de décoction.

Ajoutez à la colature

Eau distillée de laurier-cerise,
trois gros.

Mêlez avec soin. (*b.*)

♃ Décoction d'orge. . . . deux livres.
Eau distillée de laurier-cerise,
deux gros,

Mêlez. (*b.*) — Dans les squirrhes commençans de la matrice.

On dit l'avoir employée avec avantage.

3.

♃ Graines de pavot blanc,
         une demi-once.
Eau. . . . . six onces.

Faites une émulsion, et ajoutez
    Eau distillée de laurier-cerise ,
         soixante gouttes.

Préconisée pour calmer les douleurs de la
gonorrhée. (*au.*)

EAU-DISTILLÉE DE MERISES.

Aqua cerasorum nigrorum. (a. ba. br. d. fe.
fi. fu. han. he. o. pa. po. pr. sa. su. wu.
sw. vm.)

♃ Merises écrasées avec leurs
    noyaux. . . . . dix livres.
. Eau. . . . . . quantité suffisante
pour éviter l'empyreume ; distilléz vingt livres. (fi. han. o. pr. su. *sw.*)

d. fu. et wu. prescrivent une partie de merises, six d'eau et douze heures de macération ; distillez trois ou quatre parties ; —
br. et pa. une partie de merises et deux
d'eau ; distillez une partie ; — a. une partie
de merises et huit d'eau; distillez six parties;
—ba. une partie de merises et dix d'eau; distillez deux parties ; — po. trois parties de
merises et suffisante quantité d'eau ; distillez vingt parties ; — fe. vingt parties de merises et assez d'eau pour éviter l'empyreume;
distillez vingt parties.

♃ Merises. . . . . . . à volonté.

Enlevez les noyaux et exprimez le suc ;
écrasez les noyaux, mêlez-les avec le marc,
ajoutez à une partie du mélange vingt-
quatre parties d'eau , et distillez six parties.
(*vm.*)

sa. prescrit d'exprimer le suc des merises,
d'ajouter au marc la moitié des noyaux écrasés, et de distiller le tiers au bain-marie ; —
he. d'exprimer le suc de trois livres de merises , d'ajouter seize livres d'eau , et de distiller lentement huit livres.

*Aqua cerasorum nigrorum alcoholica s. pruni
avium alcoholica.* (an. pa. s. sa. w. br. vm.)

♃ Merises mûres. . . . . . à volonté.

Exprimez le suc, écrasez les noyaux, mettez-les dans un tonneau, avec le marc ; laissez fermenter la masse jusqu'à ce qu'elle ait
acquis une odeur vineuse , distillez alors au
bain-marie, et rectifiez deux ou trois fois le
produit sur de nouveaux noyaux. (pa. sa.)

w. prescrit d'ajouter un peu de levûre de
bière ; — br. de laisser fermenter une partie
de merises écrasées avec leurs noyaux et une
partie d'eau bouillante, d'ajouter dix livres
d'eau froide, et de distiller six parties ; — *vm.*

de délayer des merises écrasées avec leurs
noyaux dans une quantité d'eau égale à la
leur , de laisser fermenter, d'ajouter vingt-
quatre parties d'eau froide et de distiller six
parties ; — s. de laisser fermenter ensemble
une partie de merises écrasées et six d'eau ,
et de distiller deux parties.

♃ Merises mûres. . . . . six livres.

Enlevez les noyaux , cassez-les et faites-
les macérer , pendant trois jours, avec les
fruits écrasés , dans

    Alcool (20 degrés.). . deux livres.
. Eau. . . . . quatre livres.

Ajoutez ensuite assez d'eau pour éviter
l'empyreume, et distillez huit livres. (an.)

Aqua pruni padi. (b*. han. po. s.)

♃ Écorce de merisier à grappes ,
         huit onces.
    Eau. . . . . . douze onces.

Après suffisante infusion, distillez dix onces. (b*.)

♃ Écorce de merisier. . deux livres.
    Alcool. . . . . . deux onces.
    Eau. . . . . . . six livres.

Distillez trois livres. (b*. han. po. s.)

Aqua confortativa s. perlata. (w. *sp.*)

♃ Eau de cerises. . . . neuf onces.
  — — de tilleul. . . . trois onces.
  — — de cannelle vineuse. . six gros.
Perles d'Orient préparées, un scrupule.
Corail blanc préparé. . un demi-gros.
Corne de cerf brûlée, deux scrupules.
Julep rosat. . une once et demie.

Dose, une demi-once à une once.

EAU DISTILLÉE D'AMANDES AMÈRES.

Aqua amygdalarum amarum. (ba. f. fe. han.
he. pr. *br. pid. sw. vm.*)

♃ Amandes amères fraîches et pilées ,
         deux parties.
    Alcool. . un douzième de partie.
    Eau. . . . . . . six parties.

Distillez deux parties. (han. pr.)

s. donne les mêmes proportions, mais il
prescrit de distiller trois parties.

ba. prescrit six parties d'amandes, une
d'alcool (0,900) et onze d'eau, pour en distiller six ; — sw. vingt-quatre d'amandes,
une d'eau-de-vie et soixante et douze d'eau ,
pour en distiller vingt-quatre ; — vm. douze
d'amandes, une d'eau-de-vie et cent cinquante d'eau, pour en distiller trente-six.

Amandes amères pilées ,   une partie.
Eau.   .   :   .   .   .   deux parties.
Distillez une demi-partie. (f. fe.)

he. et *pid.* prescrivent une partie d'amandes et douze d'eau , pour en distiller huit ; —
br. deux d'amandes, trois d'eau , et la distillation des deux tiers du liquide.

HUILE ESSENTIELLE D'AMANDES AMÈRES. (b*.)

♃ Amandes amères.   .   .   à volonté.

Réduisez en pâte, exprimez l'huile grasse,
délayez le marc dans six parties d'eau, distillez , et recueillez l'huile essentielle qui
passe, en saturant l'eau qu'elle surnage avec
du sel marin. Cette pâte, distillée une seconde fois', donne encore de l'huile.

On retire environ une demi-once d'huile
de quatre livres d'amandes.

Poison , l'un des plus actifs que l'on connaisse. Robiquet pense qu'elle contient un
produit azoté , qui constitue peut-être son
principe actif. Suivant Lavini , l'azote est un
de ses élémens , et peut , dans certaines circonstances, produire , avec l'hydrogène et le
carbone, de l'acide hydrocyanique, qui n'y
existe pas tout formé. La question est encore
indécise , et c'est l'analogie seule du mode
d'action qui nous détermine à placer ici ces
divers produits des amandes amères.

ACIDE HYDROCYANIQUE VÉGÉTAL.

Aqua hydrocyanica vegetabilis. (b*. f**. au.)

♃ Huile essentielle d'amandes amères,
                              un gros.
Alcool rectifié. . une once et demie.
Eau distillée. . seize onces et demie.

Mêlez. (b*. au.)

f**. prescrit un gros d'huile, un d'alcool et
neuf d'eau ; — ailleurs b*. indique un gros
d'huile , quatre d'alcool et quatre d'eau ; —
au. un gros d'huile, neuf d'alcool (0,815) et
autant d'eau.

Cette liqueur a été proposée par Schrader
pour remplacer l'eau distillée de laurier-cerise. La dose de la seconde formule de b*.
est de deux gouttes, en augmentant peu à
peu.—Pourquoi admettrait-on ce nouveau
poison, encore si peu connu , quand notre
matière médicale en renferme déjà tant,
pour l'acquisition desquels elle semble avoir
épuisé l'arsenal des Locuste et des Brinvil-
liers ? Autrefois on s'évertuait à chercher des
moyens de prolonger indéfiniment la vie;
aujourd'hui on applaudit à la découverte de
substances dont une goutte ou une fraction
de grain suffit pour tuer subitement l'homme
le plus robuste. Espère-t-on donc que le
germe de la vie est caché dans ces infernales
quintessences de mort ? La morale s'afflige
de cette triste direction donnée aux investi-
gations modernes, et la médecine n'y gagne

pas en proportion de ce qu'y perd la sécurité
publique.

EAU COSMÉTIQUE. (*bo.*)

♃ Amandes amères. . . six livres.
Eau. . . . vingt-quatre livres.
Distillez et ajoutez au produit
Vinaigre rosat. . . douze livres.
Esprit de framboises. . deux onces.
Eau de miel. . . . . six onces.
——de jasmin. . . trois onces.

EAU DIURÉTIQUE.

Aqua diuretica ex nucleis. (pa.)

♃ Fleurs sèches de sureau. . six onces.
Amandes amères,
Noyaux de pêches,
de chaque. . . quatre onces.
—— de cerises. . deux onces.
Vin généreux. . . huit livres.

Après deux jours de digestion dans un endroit chaud , distillez la moitié.

Dose, une demi-once à une once. ,

ÉMULSION VERMIFUGE. (*sw*.*)

♃ Amandes amères. . . deux gros.
Triturez , en ajoutant peu à peu ,
Infusion de rhubarbe. . deux onces.
Sucre. . . . . deux gros.

A prendre le matin.

LOOCH D'AMANDES. (*vm.*)

♃ Gomme arabique. . . une partie.
Eau d'amandes amères , deux parties.
Faites un mucilage, et ajoutez
Huile d'amandes douces, trois parties.
Sirop d'orgeat. . . quatre parties.

ACIDE HYDRO-
SULFURIQUE.

Acide hydrothionique ; Acidum hydrosul-
phuricum s. *hydrothionicum.*

1° A l'état gazeux.
Gaz hydrogène sulfuré ; Gaz hydrogenium
sulphuratum , Gaz hepaticum , Mephitis hepa-
tica.

b*. br. sw. vm.

♃ Sulfure de fer,
Acide sulfurique,
de chaque. . . parties égales.

Versez peu à peu sur le sulfure pulvérisé
l'acide étendu de trois fois son poids d'eau ,
et à l'aide d'un appareil de Woulf, recueillez
dans des flacons bouchés à l'émeri le gaz qui
se dégage. (vm.)

b*. prescrit de décomposer du sulfure de
chaux par un acide quelconque ; — *br.* du
sulfure de potasse par de l'acide hydrochlo-.

rique étendu de deux parties d'eau ; — sw. du sulfure de potasse ou de chaux par un. acide.

2° A l'état liquide.

Eau hydrosulfurée, Acide hydrosulfurique liquide, Acide hydrothionique liquide ; Acidum hydrothionicum liquidum, Aqua hydrosulphurata s. hepatica.

au. b. ba. be. f. fe. ff. br. vm.

♃ Sulfure de fer. . . . une partie.
Acide sulfurique étendu d'eau,
　　　　　　　　　　trois parties.

Versez l'acide peu à peu sur le sulfure pulvérisé, et au moyen d'un tube recourbé recevez le gaz dans une bouteille pleine d'eau, jusqu'à ce que les deux tiers du liquide environ soient sortis ; battez alors avec force, en débouchant de temps en temps, et versez la solution dans de plus petites bouteilles. (an. b. be. fe.)

vm. prescrit parties égales de sulfure et d'acide, ce dernier préalablement étendu du triple de son poids d'eau.

♃ Fleurs de soufre. . . une partie.
Limaille de fer. . . deux parties.
Eau commune. . une demi-partie.

Faites chauffer jusqu'à ce que le mélange soit devenu noir ; versez alors dessus de l'acide sulfurique étendu d'eau, à plusieurs reprises, et recevez le gaz qui se dégage dans une bouteille contenant cent parties d'eau distillée. (ba.)

♃ Sulfure de fer. . . . une partie.
Acide sulfurique (66 degrés),
　　　　　　　　　　deux parties.
Eau distillée. . . quatre parties.

Mettez le sulfure pulvérisé dans un flacon de verre, versez l'acide dessus par portions, et recevez le gaz dans un appareil de Woulf composé de cinq ou six flacons, dont le dernier contient de la potasse pure, afin d'absorber les dernières parcelles de l'acide. (f. ff.)

br. prescrit seulement de dissoudre le gaz acide hydrosulfurique dans la quantité d'eau désirée.

L'eau saturée d'acide hydrosulfurique en contient un volume égal au sien, le baromètre étant à 76 centimètres. On ne peut l'employer ainsi ; il faut préalablement l'étendre d'une quantité d'eau distillée qui varie selon les circonstances, mais qui cependant s'élève en général à quatre parties.

L'acide hydrosulfurique est un poison des plus violens. On a conseillé de l'inspirer à l'état gazeux pour calmer l'irritabilité exagérée qui persiste quelquefois après les maladies du poumon. C'est ainsi que Niemann l'a employé avec succès dans une toux opiniâtre

restée à la suite d'une péripneumonie. On met un gros de sulfure de potasse avec de l'acide sulfurique dans une tasse, et le malade respire avec précaution la vapeur au moyen d'un entonnoir. L'acide liquide a été administré à l'intérieur dans la goutte, la colique des peintres et les maladies causées par l'abus du mercure, mais surtout à l'extérieur, dans la gale et autres affections cutanées.

Vapor hepaticus. (au.)

♃ Sulfure de chaux. . une demi-once.
Eau. . . . . une livre et demie.

Ajoutez à la solution

Acide hydrochlorique faible,
　　　　　　　　　　deux gros.

Conseillée dans la phthisie pulmonaire. On laisse la bouteille ouverte pendant quelques heures dans le lit du malade.

Eau sulfuro-acide, Liqueur de vin probatoire ; Aqua hepatica acidulata s. hydrosulphurica acida s. acidula s. sulphurato-acida, Liquor hydrogenii sulphurata s. hydrosulphureticoacidulus s. vini probatorius Huhnemanni, Hydrosulphuretum liquidum. (a. ams. an. b. d. fi. he. li. po. pp. pr. w. sw. vm.)

♃ Sulfure de chaux,.
Acide tartrique,
de chaque. . . . deux gros.
Eau distillée. . . . seize onces.

Mêlez en remuant, dans un flacon bien bouché, pendant un quart d'heure ; laissez ensuite reposer, et décantez la liqueur claire dans une bouteille contenant

Acide tartrique. . . deux gros.

Mêlez bien. (a.)

Cette formule est de Bucholz.

an. fi. he. pp. et pr. prescrivent deux gros de sulfure de chaux, deux gros d'acide tartrique, seize onces d'eau, et une demi-once d'acide tartrique pour ajouter à la liqueur éclaircie ; — d. deux gros de sulfure, autant d'acide, seize onces d'eau et l'addition d'un gros d'acide ; — b. deux gros de sulfure, deux gros d'acide, seize onces d'eau et l'addition d'une once d'acide.

♃ Sulfure de chaux,
Acide tartrique, de chaque, un gros.
Eau de pluie. . . . seize onces.

Ajoutez à la liqueur décantée

Acide hydrochlorique concentré,
　　　　　　　　　　un gros.

Mêlez. (sw.)

℞ Sulfure de chaux. . . deux gros.
Crème de tartre. . . sept gros.
Eau chaude. . . . . dix onces.

Introduisez dans une bouteille assez ample, et ajoutez à deux onces du mélange
Acide hydrochlorique,
six à dix gouttes.
Mêlez bien. (b*.)

La formule primitive de Hahnemann était celle-ci :

Sulfure de chaux, une demi-once ; crème de tartre, trois gros; eau, seize onces; faites dissoudre, et à chaque once de liquide éclairci, ajoutez dix gouttes d'acide hydrochlorique ; — li. prescrit une livre d'eau tiède, un gros de sulfure, un gros et demi de crème de tartre, et vingt gouttes d'acide hydrochlorique par once de liquide clair.

℞ Sulfure de chaux. . . deux gros.
Crème de tartre. . . sept gros.
Eau distillée. . . . . seize onces.

Introduisez dans une bouteille, bouchez celle-ci, et après avoir bien secoué le mélange, laissez-le reposer, puis décantez la partie limpide dans une autre bouteille bien bouchée. (ams.)

po. prescrit un gros de sulfure, autant d'acide tartrique et huit onces d'eau ; — vm. deux gros de sulfure, trois gros d'acide et six onces d'eau ; — sw. quatre onces de sulfure, une demi-once d'acide et douze livres d'eau ; — w. deux gros de sulfure, sept gros de crème de tartre et seize onces d'eau tiède.

Mêlée avec le vin, cette liqueur y fait naître un précipité brun ou noir, quand il contient du plomb. On prend ordinairement une partie de liqueur pour trois de vin. Celle qui contient de l'acide hydrochlorique a le désavantage de ne pas précipiter le fer qui pourrait se trouver aussi dans le vin.—On l'a essayée dans la salivation mercurielle.

LOTION ANTIPSORIQUE.

Lotion hydrosulfurée. (f. ff. ra.)

℞ D'une part,
Sulfure de potasse, une à deux onces.
Eau commune. . . . une livre.
D'autre part,
Acide hydrochlorique,
une à deux onces.
Eau distillée. . . . une livre.
Versez une once de chaque liqueur dans
Eau chaude. . . . quatre onces.

Alibert conseille de lotionner les parties

malades avec une éponge imbibée de ce mélange. (ra.)

℞ Sulfure de potasse,
quatre-vingt-seize parties.
Eau commune. . . mille parties.
Ajoutez à la solution
Acide sulfurique(66 degrés),
quatre parties.

Cette liqueur est employée par Dupuytren dans les mêmes cas que la précédente. (f. ff. ra.)

BAIN SULFUREUX.

Liquor hydro-sulphureticus pro balneo, balneum sulphuratum. (a. au. ca. sw.)

℞ Sulfure de potasse. . quatre onces.
Eau. . . . . . . une livre.
Faites dissoudre. Ajoutez
Acide hydrochlorique. deux gros.

Et versez le tout dans l'eau d'un bain à 27 ou 28 degrés ; couvrez la baignoire de manière que la tête seule reste dehors. (ca.)

℞ Sulfure de chaux. . quatre onces.
Acide tartrique. . une demi-once.
Eau. . . . . . douze livres.
Ajoutez au mélange bien battu et décanté
Eau tiède. . . deux cents pintes.
Mêlez avec soin. (sw.)

vm. prescrit une once de sulfure de potasse, dix à douze d'eau, et deux gros d'acide hydrochlorique; — a. une once de sulfure de chaux, un gros d'acide tartrique, et quatre livres d'eau de fontaine, à verser dans le bain.

℞ Sulfure de chaux. . . deux onces.
Eau. . . . quantité suffisante
pour dissoudre le sulfure ; jetez la solution dans le bain tiède, et ajoutez à celui-ci, au moment où le malade y entre, quatre onces d'acide sulfurique faible. (au.)

vm. prescrit trois gros de sulfure de chaux, cent cinquante pintes d'eau, et cinq gros d'acide sulfurique.

Conseillé dans les maladies de peau, les rhumatismes chroniques, et certains cas de paralysie.

EAU SULFUREUSE. (vm.)

℞ Hydro-sulfate de soude liquide,
deux gros.
Eau. . . . . quarante onces.
Instillez quelques gouttes d'acide hydrochlorique dans le mélange, et agitez vivement le tout dans un flacon bouché à l'émeril.

EAU DE BARÉGES. (f.)

♃ Eau hydrosulfurée saturée,
\ quatre onces.
—— pure, une livre et une demi-once.
Carbonate de soude. . . seize grains.
Sel marin. . . . . un demi-grain.

Introduisez les sels dans une bouteille de
capacité suffisante, versez-y l'eau pure, puis
l'eau acide, et bouchez-la sur-le-champ.

EAU DE BONNES. (f.)

♃ Eau hydrosulfurée. . quatre onces.
——pure, une livre et une demi-once.
Sel marin. . . . . trente grains.
Sulfate de magnésie. . . un grain.

EAU D'AIX-LA-CHAPELLE. (f.)

♃ Eau hydrosulfurée. . quatre onces.
— pure , une livre et une demi-once.
Carbonate de soude. . vingt grains.
Sel commun. . . . neuf grains.

EAU DE NAPLES.

Eau acidule hydrosulfureuse. (f.)

♃ Eau acidule contenant quatre me-
sures de gaz acide carbonique,
quinze onces et trois gros.
Eau hydrosulfurée,
cinq onces et un gros.
Carbonate de soude, dix-huit grains.
——— de magnésie, dix grains.

Mettez les sels dans une bouteille, et versez dessus l'eau hydrosulfurée, puis l'eau
acidule.

ACIDE NITREUX.

Acidum nitrosum.

f.

♃ Limaille de cuivre. . six parties.

Introduisez-la dans un flacon à deux
tubulures, dont l'une porte un tube recourbé et évasé en entonnoir, tandis
que de l'autre part un second tube qui
va plonger dans un flacon contenant
Eau. . . . . . neuf parties.
lequel flacon communique de même
avec un autre contenant
Acide nitrique (49 degrés),
cinq parties.
et d'où part un tube qui va plonger
dans une cuve d'eau. Versez sur le
cuivre, peu à peu,
Acide nitrique (18 degrés),
vingt parties.

Après l'opération, conservez le flacon d'a-
cide nitrique, qui marque 38 degrés, et
dont la densité est de 1,559. (f.)

♃ Nitrate de plomb cristallisé ,
à volonté.

Après l'avoir pulvérisé , introduisez-le
dans une cornue bien sèche, munie d'une
alonge recourbée qui plonge dans un vase
entouré d'un mélange réfrigérant ; chauffez
et recueillez l'acide condensé dans le récipient. (f*.)

Ce dernier procédé donne l'acide nitreux
anhydre.

ACIDE NITRIQUE.

*Acide azotique, Acide nitreux déphlogis-
tiqué, Esprit de nitre; Oxi-septonique : Acidum nitricum s.* nitri *, Spiritus nitri acidus.*

Salpetersaeure (Al.); acid of nitre (An.); maulobker (Ar.);
vedylunurasa (Cy.); schorakatizab (Duk.); salpeterzuur (Ho.);
ossisettonico (I.); azekischora (Pe.); pottle uppu travagum
(Tam.).

1° Tel qu'on le trouve dans le commerce.

am b. dd. f. ff. su. c. pa.

su. lui assigne pour pesanteur spécifique
1,52 ; — am. et c. 1,500.

2° Fabriqué de toutes pièces.

a. ams. an. b. ba. be. br. d. du. e. ed. f. fe. fi. fu. g. hau. he. li.
lo. o. p. pa. po. pr. r. s. sa. su. w. wu. br. pid. sp. sw. vm.

♃ Nitre purifié. . . . une partie.
Argile sèche en poudre, trois parties.

Introduisez le mélange dans une cornue
de verre cémentée, placée dans un fourneau
de réverbère, et communiquant avec un
ample récipient ; chauffez d'abord doucement, puis augmentez le feu par degrés,
jusqu'à ce qu'il ne passe plus rien. (pa. sa.)

♃ Vitriol calciné à blanc , quatre parties.
Nitre pur, de chaque. . deux parties.

Distillez comme précédemment. (br.)

sa. prescrit parties égales de nitre et de
vitriol calciné à blanc ; — pa. r. et w. parties égales de nitre et de vitriol calciné jusqu'au rouge ; — sp. une partie de vitriol
calciné et trois de nitre.

Ces deux procédés sont abandonnés. Le
premier appartient à Raimond Lulle, à qui
l'on doit la découverte de l'acide nitrique.

♃ Nitre pulvérisé. . . deux parties.

Introduisez-le dans une cornue tubulée, et versez par la tubulure de celle-ci
Acide sulfurique (66 degrés),
une partie.

Distillez au bain de sable, en poussant
le feu peu à peu jusqu'à ce qu'il ne passe
plus ni liquide ni vapeurs. (a. ams. b. br.
d. ed. fe. fi. fu. g. he. li. p. pa. r. w. c.
pid. sp. sw.)

su. prescrit cent parties de nitre et cinquante-quatre d'acide ; — vm. neuf et de-

mie de nitre et quatre et demie d'acide ; — du. f, wu. et sw. trois de nitre et deux d'acide ; — be. huit de nitre et cinq d'acide; — lo. parties égales de nitre et d'acide. — Dans les arts, on prend soixante parties d'acide et cent de nitre. La proportion de trois de sel sur deux d'acide est celle qu'on suit communément dans les laboratoires. Thenard pense qu'il est plus avantageux d'employer parties égales des deux substances, parcequ'en distillant dix-huit cents parties de nitre fondu avec pareille quantité d'acide sulfurique du commerce, il a obtenu mille et vingt parties d'acide nitrique presque aussi concentré que celui qui résulte de douze cent cinquante parties de nitre fondu, traitées par les deux tiers de leur poids d'acide sulfurique privé d'eau le plus possible, mélange duquel il ne retira que cinq cent dix parties d'acide nitrique très concentré.

L'acide extrait par ce procédé n'est pas pur, lors même qu'on s'est servi d'un nitre parfaitement exempt de sel marin. Il contient au moins de l'acide nitreux, qui le colore, et qui provient de la réaction de l'acide sulfurique sur l'acide nitrique. Si le nitre n'est pas pur, le produit renferme en outre du chlore. Enfin il s'y trouve quelquefois une petite quantité d'acide sulfurique. On le trouve désigné, dans les pharmacopées, sous les noms de *Spiritus nitri fumans, Spiritus nitri fumans Glauberi s. glauberianus, Acidum nitri s. nitri fumans s. nitri concentratum s. nitrosum s. nitroso-nitricum.* C'est par abus que du. et ed. l'appellent acide nitreux, car la quantité d'acide nitreux qui s'y trouve mélangée n'est jamais assez considérable pour justifier cette appellation.

♃ Nitre sec en poudre. . deux parties.
Acide sulfurique,
Eau pure, de chaque. . une partie.

Introduisez le sel dans une grande cornue de verre, et versez le mélange d'acide et d'eau dans la panse même de celle-ci, au moyen d'un entonnoir à longue douille ; placez le vase sur un bain de sable, et distillez jusqu'à siccité, en augmentant graduellement le feu. (b.)

br. prescrit une partie d'eau, deux d'acide et quatre de nitre ; — fi. et su. quatre d'eau, une d'acide et deux de nitre ; — sw*. une d'eau, trois d'acide et six de nitre.

♃ Nitre dépuré en poudre,
quatre parties.
Acide sulfurique (66 degrés),
deux parties.
Eau pure. . . . . une partie.

Introduisez le sel dans une cornue, versez dessus l'acide étendu avec l'eau, et sur le bain de sable, en augmentant le feu par

degrés, distillez dans un récipient contenant une partie d'eau distillée, jusqu'à ce qu'il ne passe plus rien. (an. e.)

d. et o. prescrivent quatre parties de nitre, deux d'acide, une d'eau, et une autre partie d'eau dans le récipient ; — han. huit parties de nitre, quatre d'acide, trois d'eau, et cinq d'eau dans le récipient ; — ba. po. pr. et s., huit parties de nitre, quatre d'acide, et trois d'eau, plus cinq d'eau dans le récipient.

L'eau s'opposant à la réaction de l'acide sulfurique sur l'acide nitrique, il ne se forme pas d'acide nitreux lorsqu'on suit ce procédé, ou du moins la quantité en est très faible ; il provient alors de ce que le nitre contenant souvent un peu de sel marin, celui-ci est décomposé, et son acide, en agissant sur l'acide nitrique, produit du chlore et de l'acide nitreux, mais en quantité, pour ainsi dire, insensible.

Quoi qu'il en soit, lorsqu'on veut avoir l'acide nitrique pur, quelque procédé qu'on ait suivi pour l'obtenir, il faut le soumettre à de nouvelles manipulations.

On le débarrasse, 1° de l'acide nitreux, en le faisant chauffer au bain de sable jusqu'à ce qu'il n'exhale plus de vapeurs rouges, et qu'il ait perdu toute couleur (a. an. b. ed. fe. c.); 2° du gaz nitreux et du chlore, en le mêlant avec parties égales d'eau, et l'évaporant sur le bain de sable (be. fe.); 3° de l'acide sulfurique, soit en le distillant avec du nitre (f.), ou du sous-carbonate de potasse (li.), soit en y versant du nitrate de baryte jusqu'à ce qu'il ne se forme plus de précipité (an. po. r.); 4° enfin, de l'acide hydrochlorique et du chlore, en y ajoutant un petit excès de nitrate d'argent, le laissant reposer pendant quelques jours, et distillant la partie limpide, après l'avoir décantée. (an. b. ba. be. d. e. han. o. po. r.)

fi. et su. veulent, après avoir fait dissoudre le nitre dans de l'eau chaude, qu'on traite la dissolution par du nitrate d'argent liquide, jusqu'à ce qu'il ne s'y forme plus de précipité, et qu'alors seulement on l'introduise dans une cornue, pour y ajouter ensuite la quantité prescrite d'acide sulfurique, et distiller convenablement.

Richter a proposé, pour éviter la formation de l'acide nitreux, de distiller ensemble sept livres de nitre, une livre et deux onces d'oxide noir de manganèse, et deux onces et deux gros d'acide sulfurique concentré (b*. c.); — Van-Mons, de distiller ensemble trois parties et demie de nitre, une demi de manganèse et deux d'acide sulfurique concentré. (b*. vm.)

On n'a pas encore pu obtenir l'acide nitrique privé d'eau, laquelle paraît être nécessaire à son existence. Celui qui en contient le moins a une pesanteur spécifique de 1,510, selon Gay-Lussac, 1,513 suivant Thenard, et 1,554 d'après Kirwan. La densité à laquelle les pharmacopées prescrivent de le porter varie beaucoup ; elle est, en effet, de 1,230 (ba.); 1,250 (han.); 1,412 (f.); 1,450 et 1,500 (a.); 1,5 (fi.); 1,500 (du. fe.); 1,520, (ed.); 1,550 (br.).

EAU-FORTE.

Aqua fortis, Acidum nitricum s. *nitrosum, dilutum, Spiritus nitri tenuis s. tenuior.* (a.- ams. b*. du. ed. fe. fu. li. lo. p. br. c.)

♃ Acide nitrique fumant. . une partie.
    Eau distillée. . . . trois parties.
Mêlez avec précaution. (fu. li.)

a. et ïe. prescrivent une partie d'acide et deux d'eau ; — lo. une partie d'acide et neuf d'eau ; — ams. b*. du. ed. p. br. et c. parties égales d'eau et d'acide ; — li. qui indique aussi ce dernier mélange, le désigne sous le nom d'*eau-forte double*, et donne à l'autre celui d'*eau-forte simple*.

Plusieurs autres pharmacopées ne donnent pas de formule pour la préparation extemporanée de l'eau-forte, et prescrivent seulement, soit d'introduire une quantité variable d'eau dans le récipient destiné à recevoir le produit de la distillation du nitre avec l'acide sulfurique, soit de placer deux récipiens de ce genre à la suite l'un de l'autre, et de mettre à part l'acide beaucoup plus faible qui se rassemble dans le second.

L'acide nitrique concentré est un violent poison, soit à l'intérieur, soit à l'extérieur ; il corrode et détruit rapidement les tissus organiques. On l'emploie quelquefois à titre de cathérétique, surtout pour détruire des excroissances. Etendu d'une grande quantité d'eau, il a été conseillé en boisson, en lotions et en bains, dans les fièvres dites putrides, les maladies de peau et les affections vénériennes.

FUMIGATION DÉSINFECTANTE.

Alexitère nitrique, Fumigation antiseptique, nitreuse ou d'acide nitrique ; Fumigatio Smithiana, Species pro vaporibus acidi nitrici. (b*. f. su. b. br. ca. pie. ra. sm. sw. vm.)

♃ Nitre en poudre,
    Acide sulfurique, de chaque, une partie.
Mêlez au moment du besoin. (b*. su. ra. sw.)

sm. prescrit une partie de nitre et deux d'acide ; — vm. neuf et demie de nitre et dix d'acide ; — br. de faire chauffer une demi-once d'acide sur le bain de sable, et d'y projeter de temps en temps un peu de nitre en poudre ; — b. de mêler ensemble deux parties de nitre et une et demie d'acide.

♃ Acide sulfurique (66 degrés),
    Nitre en poudre, de chaque,
               deux parties.
    Eau. . . . . . . une partie.
Mêlez. (f. ca. pie.)

♃ Nitrate de chaux. . une partie.
    Sulfate acide de potasse cristallisé. . . une partie et demie.

Mêlez dans un mortier, et transvasez dans une capsule ; à mesure que la vapeur de l'acide se ralentit, ajoutez de l'eau et échauffez. (vm.)

Il suffit des vapeurs produites par une demi-once de nitre et deux gros d'acide sulfurique pour désinfecter un espace de dix pieds cubes.

ACIDE NITRIQUE AROMATISÉ. (fe.)

♃ Eau-forte. . . . . trois onces.
    Eau de roses. . . . une livre.
Mêlez.

LIMONADE NITRIQUE.

Eau oxygénée. *(ca. ra. vm.)*

♃ Acide nitrique pur. . . un gros.
    Eau. . . . . . . deux livres.
Mêlez. (ca.)

vm. prescrit une partie d'acide (38 degrés) et cent vingt-huit d'eau, ce qui revient à peu près au même ; — ra. deux livres d'eau, assez d'acide pour procurer une acidité agréable, et deux onces de sirop de sucre.

Alyon en donnait deux ou trois verrées le matin, dans les maladies cutanées et syphilitiques.

FOMENTATION NITRIQUE.

Fomentum nitricum, Lotio acida. (b*. au.)

♃ Acide nitrique. . . . un gros.
    Eau distillée. . . . . une livre.
Alyon l'employait surtout pour corriger l'odeur fétide des ulcères rongeans. On s'en est servi aussi dans la gale.

JULEP NITREUX. (b*.)

♃ Acide nitrique. . . . un gros.
    Eau distillée. . trente-deux onces.
    Sirop quelconque, une once et demie.

Alyon l'administrait par demi-verrées, toutes les deux heures. — De même que la limonade nitrique, ce julep doit être bu au moyen d'un tube de verre, pour ménager les dents.

MIXTURE ANTIDYSENTÉRIQUE.

♃ Acide nitrique fumant. . un gros.
    Mixture camphrée. . huit onces.
    Teinture d'opium. . onze gouttes.

Conseillée par Hope dans la dysenterie , la diarrhée, le choléra-morbus.

A prendre en quatre fois , toutes les trois ou quatre heures. On y ajoute parfois avec avantage du sirop de coquelicot , et on en seconde l'effet par des boissons délayantes, ainsi que par l'usage, pour toute nourriture, du sagou ou du tapioca.

ACIDE NITRIQUE ALCOOLISÉ. (f. ff. ca. sw.)

℞ Alcool (36 degrés). . trois parties.
Acide nitrique (34 degrés), une partie.
Mêlez. (f. ff. ca.)

sw. prescrit une partie d'acide et deux d'alcool.

Ce mélange devient souvent éthéré. Il est excitant, et passe pour diurétique. — Dose, quelques gouttes dans les potions.

SOLUTION NITREUSE.

Solutio nitricata. (sw.)

℞ Acide nitrique. . six à dix gros.
————————— alcoolisé,
            quatre à six gros.
Eau distillée. . . . deux livres.

COLLUTOIRE DÉTERSIF.

Collutorium detergens. (b.)

℞ Décoction d'orge. . . une livre.
Miel rosat. . . . . . une once.
Acide nitrique alcoolisé,
            trente gouttes.

POTION DIURÉTIQUE. (f.)

℞ Acide nitrique alcoolisé ,
            un demi-gros.
Eau de pariétaire. . quatre onces.
——— de menthe poivrée. . une once.
Oxymel scillitique , une demi-once.

POTION ANTISPASMODIQUE. (ra.)

℞ Acide nitrique alcoolisé, deux gros.
Infusion de tilleul. . quatre onces.
Eau de fleurs d'oranger, quatre gros.
Sirop d'œillet. . . . une once.
A prendre par cuillerées.

POTION EXPECTORANTE. (e.)

℞ Gomme ammoniaque ,
        deux scrupules et demi.
Acide nitrique. . . . deux gros.
Eau pure. . . . . huit onces.
Conseillée dans les catarrhes anciens.

MIXTURE ACIDE.

Mixtura acidi nitrici. (au.)

℞ Acide nitrique fumant, un demi-gros.
Eau distillée. . une livre et demie.
Sirop de cannelle, une once et demie.

Dose , une demi-cuillerée à une cuillerée toutes les trois heures. — Dans la syphilis, l'hépatite chronique et le typhus sans diarrhée.

POMMADE OXYGÉNÉE.

Graisse oxygénée, Onguent oxygéné, Onguent nitrique , Pommade d'Alyon; Axungia nitrica s. oxygenata , Unguentum acidi nitrosi s. nitrici, Unguentum nitricatum s. nitricum s. oxygenatum s. oxynomenon. (am. an. b.ba. be. du. e. ed. f*. fe. ff. fi. han. po. s. su. br. c. ca. sw. sy. vm.)

℞ Axonge de porc. . . huit parties.
Faites fondre sur un feu doux, dans un vase de terre et ajoutez peu à peu, en remuant toujours,
Acide nitrique (32 degrés), une partie.

Quand l'ébullition commence à se manifester, retirez du feu, et coulez dans des moules de papier. (ba. be. e. ff. fi. han. po. su. au. br. sw. sy.)

f*. prescrit cinq cents parties d'axonge et soixante-quatre d'acide; — am. b. be. ed. et c. seize d'axonge et une d'acide; — am. seize de graisse et une et demie d'acide ; — ca. trente-deux de graisse et trois d'acide ; — du. quatre d'axonge, autant d'huile d'olives et une d'acide;— an. douze de graisse et une d'acide ; — fe. douze de graisse et une et demie d'acide.

Cette pommade , très peu usitée aujourd'hui , malgré la grande vogue dont elle a joui pendant quelque temps, était recommandée par Alyon dans la teigne , la gale, les dartres et les maladies vénériennes.

ACIDE OXALIQUE.

Acide saccharin , Acide carboneux ; Acidum oxalinum s. oxalicum s. saccharinum s. hydro-carbonicum s. acetosellæ s. sacchari.

a. b*. ba. e. f. fe. han. br. sw. vm.

℞ Sucre en poudre. . . une partie.
Acide nitrique (32 degrés), six parties.

Mettez le sucre dans une grande cornue communiquant avec un ballon d'où part un tube qui va se rendre dans un flacon plein d'eau ; versez la moitié de l'acide sur le sucre , et chauffez légèrement sur le bain de sable. Après la cessation de l'effervescence, faites évaporer,et enlevez les cristaux à mesure qu'ils se forment ; ajoutez alors le reste de l'acide à la liqueur , et traitez celle-ci de même. Dissolvez les cristaux dans de l'eau pure , et faites cristalliser la solution . (f. vm.)

a. et han. prescrivent quatre onces de sucre et deux livres d'acide nitrique (pes. spécif. 1,170) pour la première fois , quatre onces pour la seconde ; —c. huit parties d'acide et une de sucre ;— fe. une de sucre et neuf d'acide.

b*. f*. et *br.* substituent l'amidon au su-cre ; — b*. et *br.* en prescrivent une partie pour trois d'acide nitrique.

♃ Sel d'oseille.   .   .   .   une partie.
Eau bouillante.   .   . douze parties.

Faites dissoudre. Saturez la solution avec du sous-carbonate de potasse liquide, puis versez-y du sous-acétate de plomb liquide jusqu'à ce qu'il ne se forme plus de préci-pité ; lavez et séchez celui-ci ; faites-le digérer pendant vingt-quatre heures avec un tiers d'acide sulfurique concentré, préa-lablement étendu de dix parties d'eau ; dé-cantez ensuite et filtrez la liqueur, évapo-rez et laissez cristalliser. (b*. ba. f*. *vm.*)

♃ Sel d'oseille.   .   .   .   à volonté.

Faites-le dissoudre dans suffisante quan-tité d'eau, puis ajoutez dans la solution assez d'ammoniaque liquide pour saturer le sel ; versez-y ensuite du nitrate de baryte jusqu'à ce qu'il ne se fasse plus de préci-pité ; lavez celui-ci, traitez-le par l'acide sulfurique affaibli, et faites évaporer la li-queur qui surnage, afin de la laisser cris-talliser. (*sw.*)

Acidule, refraîchissant, vénéneux à haute dose.

TABLETTES D'ACIDE OXALIQUE. (f. *ca.*)

♃ Acide oxalique porphyrisé, un gros.
Sucre blanc.   .   .   une demi-livre.
Huile essentielle de citron,
        dix-huit gouttes.
Mucilage de gomme adragant,
        quantité suffisante
pour faire des tablettes de douze grains.

ACIDE PHOSPHATIQUE.

Acide phosphoreux.

f. *sw.*

♃ Phosphore en bâtons.   . à volonté.

Introduisez les bâtons dans des tubes de verre tirés à la lampe par un bout ; rangez ces tubes dans un entonnoir dont le col d'un flacon reçoive la douille ; couvrez le tout d'une cloche de verre tubulée en haut et sur le côté, et reçue dans un vase conte-nant assez d'eau seulement pour que sa base y plonge ; au bout d'un long temps, recueil-lez et conservez le liquide qui s'est réuni dans le flacon.

Pourquoi la pharmacopée française a-t-elle admis cet acide, dont elle dit qu'on ne s'est point servi jusqu'à présent en mé-decine ? Alponse Leroy l'avait recommandé dans les fièvres dites malignes.

ACIDE PHOSPHORIQUE.

Acidum phosphoricum s. *phosphori.*

an b*. ba. be. de. f. fi. han. he. o. po. pr. r. s. su. br. sw. *vm*

♃ Os calcinés à blanc et pulvérisés,
        quatre livres.
Acide sulfurique concentré,
        deux livres et deux onces.
Eau commune.   . vingt-quatre livres.

Faites bouillir pendant deux heures, dans un vase d'étain, en remuant toujours, laissez reposer, décantez, lavez le sédiment à plu-sieurs reprises, réunissez toutes les liqueurs, évaporez jusqu'à ce qu'il ne reste qu'environ trois livres de liquide, en séparant toujours la poudre qui se précipite ; instillez ensuite du sous-carbonate d'ammoniaque, jusqu'à ce qu'il ne se fasse plus de précipité ; éva-porez dans un vase de porcelaine, faites fondre le résidu dans un creuset de porcelaine, dis-solvez la masse refroidie dans six parties d'eau, et conservez la solution filtrée. (b.)

d. he. o. et su., qui donnent le même pro-cédé, prescrivent d'étendre l'acide de trois parties d'eau ;— s. de deux ou de quatre ;— r. et *vm.* veulent que l'acide étant fondu, on le verse sur une plaque métallique, et qu'après le refroidissement du verre, on le casse en morceaux, pour le conserver ainsi.

♃ Os calcinés à blanc.   . cinq parties.
Acide sulfurique concentré,
        trois parties.
Eau.   .   .   .   . trente parties.

Faites bouillir pendant une heure dans une chaudière d'étain, en remuant toujours, passez à la chausse en exprimant, évaporez la liqueur jusqu'à consistance de miel, et ajou-tez-y le double ou le quadruple d'eau. (s.)

pr. ne parle pas d'ajouter de l'eau à la li-queur épaisse comme du miel.

♃ Phosphore.   .   .   .   . une partie.
Acide nitrique (32 degrés), huit parties.

Mettez sur le bain de sable une cornue de verre tubulée communiquant avec un ballon suivi de deux flacons pleins d'eau et garnis chacun d'un tube de sûreté ; versez l'acide dans la cornue, et chauffez jusqu'à l'ébullition ; introduisez alors le phosphore coupé par morceaux ; continuez le feu jusqu'à ce qu'il ne se dégage plus de vapeurs nitreu-ses, et conservez le contenu de la cornue. (an. f. *br.* sw. *vm.*)

ba. et f. prescrivent d'ajouter assez d'eau distillée pour ramener la densité de 1,946 à 1,154 ;—han. d'évaporer la liqueur à siccité, de faire fondre le résidu dans un creuset de platine, et de le dissoudre dans assez d'eau pour que le poids du liquide soit décuple de celui du phosphore employé ;—be. fi. po. et pr. veulent qu'on évapore jusqu'à consistance de sirop, et qu'on ajoute la même quantité d'eau ; — *vm.* qu'on conserve le verre après le refroidissement.

℞ Bâtons de phosphore du poids d'un scrupule environ. . à volonté.

Mettez chacun d'eux dans une petite cornue à col étroit, suspendue dans un lieu humide et froid ; lorsqu'ils sont convertis en un liquide quatre fois plus pesant que le phosphore employé, introduisez cette liqueur dans une cornue de verre; après en avoir distillé le tiers, ajoutez au reste de l'acide nitrique en quantité double du phosphore employé ; chauffez, au bain de sable, jusqu'à ce qu'il ne s'élève plus de vapeurs nitreuses ; évaporez ensuite à siccité, et dissolvez. le résidu dans trois ou dans six parties d'eau distillée. (s.)

L'acide phosphorique a été vanté dans l'anaphrodisie et dans les maladies des os, la carie surtout, tant à l'extérieur qu'à l'intérieur. —Dose, quinze à quarante gouttes, toutes les deux heures, dans une demi-verrée d'eau.

TEINTURE ASTRINGENTE.

Tinctura cinnamomi phosphorico-acida. (*au.*)

℞ Acide phosphorique, un demi-gros.
Teinture de cannelle. . . deux gros.

Dose, vingt-cinq gouttes, toutes les heures, dans les hémorrhagies utérines.

SIROP D'ACIDE PHOSPHORIQUE.

Syrupus acidi phosphorici. (b*.)

℞ Acide phosphorique. . deux gros.
Sirop de framboises,
quatre onces et demie.
Mêlez.

LIMONADE PHOSPHORIQUE. (*ra.*)

℞ Eau. . . . . . deux livres.
Acide phosphorique, quantité suffisante pour communiquer une acidité agréable à l'eau.
Sirop de sucre. . . . deux onces.

POTION ACIDE. (*au.*)

℞ Acide phosphorique, une demi-once.
Eau distillée,
Sirop de framboises,
de chaque. . . . trois onces.
Mêlez.

℞ Acide phosphorique, une demi-once.
Vin de Madère. . . quatre onces.
Mêlez.

LAVEMENT ACIDE. (*au.*)

℞ Acide phosphorique,
dix à quarante gouttes.

Mucilage de semences de coings préparé avec l'infusion de camomille. . . . . . une livre.
Mêlez avec soin.

FOMENTATION EXCITANTE.

Fomentum acidi phosphorici. (*au.*)

℞ Acide phosphorique. . une once.
Décoction de camomille, huit onces.

Employée contre la carie, et en injections dans les fistules. — Rust conseille simplement un mélange. d'une partie d'acide et de sept d'eau pure.

GOUTTES PHOSPHORIQUES.

Guttulæ phosphoratæ, Mixtura acidi phosphorici. (ham. *au.*)

℞ Acide phosphorique. . . un gros.
Eau de menthe poivrée, cinq gros.
Sirop de coquelicot. . deux gros.
Mêlez. (ham.)

℞ Acide phosphorique,
un demi-gros à un gros.
Eau de menthe poivrée, cinq onces.
Sirop d'écorce d'orange,
une demi-once.
Une cuillerée tous les quarts d'heure. (*au.*)

℞ Acide phosphorique,
Ether sulfurique, de chaque, un gros.
Décoction de quinquina, six onces.
Sirop de cannelle. . une demi-once.
Même dose que la précédente. (*au.*)

Burdach a conseillé, contre les hémorrhagies utérines dites passives, une mixture faite avec un gros d'acide phosphorique et un gros de teinture de cannelle, à la dose de vingt-six à trente gouttes par heure. Niemann a constaté l'efficacité de cette potion.

TEINTURE DE MYRRHE PHOSPHORIQUE. (*au. vm.*)

℞ Myrrhe. . . . . . une partie.
Liqueur anodine animale, six parties.

Après quelques jours de macération, ajoutez

Acide sulfurique liquide et concentré. . . . deux parties.

Faites infuser à une douce chaleur, pendant plusieurs heures, et filtrez après le refroidissement. (*vm.*)

℞ Teinture de myrrhe, une demi-once.
Acide phosphorique, trente gouttes.
Mêlez. (*au.*)

Cette teinture a été conseillée par Lentin dans la carie des os, et par Hirsch dans l'odontalgie causée par la carie des dents.

ONGUENT D'ACIDE PHOSPHORIQUE.

Unguentum phosphoricatum. (sw.)

♃ Acide phosphorique. . . un gros.
 Axonge de porc. . . une once.
Faîtes fondre ensemble sur un feu doux.
Conseillé dans l'arthrodynie goutteuse et
les tumeurs osseuses qui se développent chez
les rachitiques.

INFUSION DE SABINE ACIDULÉE.

Infusum sabinæ cum acido phosphorico. (au.)

♃ Racine de roseau aromatique,
 Feuilles de sabine,
  de chaque. . une once et demie.
 Eau bouillante. . quantité suffisante
pour obtenir deux livres · d'infusion.
Ajoutez à la colature,
 Acide phosphorique. . deux gros.
 Sirop d'écorce d'orange, deux onces.
Dose, deux cuillerées toutes les deux
heures. — Recommandée par Ontyd, comme
un excellent moyen contre la carie. On peut
porter la dose jusqu'à quatre gros, en augmentant peu à peu.

ACIDE PYROTARTRIQUE.

Esprit de tartre ; *Spiritus* tartari, Liquor
pyro-tartareus s. pyro-lartaricus.

ams. br. han. he. o. pa. pr. su. w. wu.

♃ Tartre cru. . . . . à volonté.

Remplissez-en une cornue de terre jusqu'aux deux tiers, et distillez sur un feu
nu et doux, jusqu'à ce qu'il passe un nuage
blanc ; augmentez alors le feu par degrés
jusqu'à ce que la cornue rougisse, et qu'il
ne passe plus rien ; séparez la liqueur acide
de l'huile qui la surnage.

Cette liqueur n'est pas de l'acide pyrotartrique pur ; elle contient aussi de l'acide
acétique et un peu d'huile empyreumatique.

Sous le nom d'*Esprit apéritif, Spiritus*
aperitivus Renoti, Spiritus tartari vitriolatus, w. indique une préparation absolument semblable, qu'on obtient en distillant un mélange d'une livre et demie de
tartre blanc et de quatre livres de sulfate
de fer calciné à blanc, préalablement mis à la
cave pour le faire tomber en déliquescence.

Excitant considéré comme sudorifique
et diurétique.—Dose, depuis un scrupule
jusqu'à un demi-gros, dans de l'eau.

MIXTURE SIMPLE.

Mixtura simplex s. pyrotartarica s. diatrion,
Aqua s. *Spiritus diatrion* s. de tribus. (b*.
br. han. o. pa. pr. s. sa. w. wu. sp. vm.)

♃ Esprit de tartre. . . douze onces.
 Acide sulfurique. . trois onces.
Distillez jusqu'à siccité ; ajoutez au
produit
 Esprit thériacal camphré, vingt onces.
Conservez le mélange dans un flacon
bouché. (pa. w.)

b*. br. w. et wu. prescrivent trois onces
d'esprit de tartre, une d'acide sulfurique et
cinq d'esprit thériacal camphré ; — sp. six
onces d'esprit de tartre, deux d'acide et
dix d'esprit thériacal camphré ; — han. o.
pr. s. et vm. huit onces d'esprit de tartre,
une ·d'acide sulfurique, et douze d'esprit
d'angélique composé.

♃ Solution spiritueuse de camphre,
     cinq onces.
 Esprit de tartre. . . trois onces.
 Acide sulfurique étendu d'eau,
     une once.
 Suc de baies d'airelle,
     quantité suffisante
pour teindre le mélange. (su.)

Sudorifique.—Dose, quarante à cinquante
gouttes.

MIXTURE SIMPLE DE LUDWIG.

Mixtura simplex Ludovici, *Guttæ febrifugæ,*
Tinctura febrifuga acida. (w. sw.)

♃ Teinture bézoardique de Ludwig,
     cinq onces.
 Esprit de tartre. . . quatre onces.
 Acide sulfurique . . . une once.
 Camphre. . . deux scrupules.

Mêlez. (w.)

sw. prescrit douze onces d'alcool d'angélique composé, huit onces d'acide tartrique liquide, une once d'acide sulfurique,
et à volonté, dix grains de camphre par
once de mixture.

Anodin sudorifique. — Même dose que
pour la précédente.

ESPRIT CARMINATIF DE TRIBUS. (br. w.)

♃ Nitre cru,
 Tartre blanc, de chaque, deux livres.
Introduisez dans une cornue communiquant avec un récipient qui contient deux
livres d'alcool ; distillez en ne faisant jamais
passer que deux à trois gros du mélange à
la fois ; recueillez le produit, et rectifiez-
le par la distillation. (w.)

♃ Esprit de nitre fumant. . une once.
 Alcool concentré. . . douze onces.
 Esprit de tartre. . . six onces.
Mêlez et distillez. (br.)

Dose, trente à soixante gouttes.

ACIDE SUCCINIQUE.

Sel essentiel de succin ; Acidum succini s. succinicum , Acor succineus , Sal succini s. volatile succini.

ams. an. b. ba. be. br. d. du. ed. f. fe. fi. fu. g. han. he. li. lo. o. po. pr. s. sa. su. w. wu. br. c. sp. sw. vm.

♃ Succin grossièrement pulvérisé,
à volonté.

Mettez-le dans une cornue de grès lutée, dont le bec, pourvu d'une alonge, communique avec un vaste récipient ; distillez, en augmentant le feu peu à peu, jusqu'à ce qu'il ne passe plus rien ; détachez les cristaux fixés aux parois de l'alonge , faites-les dissoudre dans la liqueur que contient le récipient , après avoir séparé de celle-ci l'huile qui la surnage ; évaporez doucement, laissez cristalliser, et redissolvez les cristaux dans de l'eau , pour les purifier.

ams. an. b. du. et fe. prescrivent d'ajouter du sable sec au succin , savoir : un tiers (an. b.), un huitième (ams.), ou parties égales (du. fe.) ; — ba. veut qu'on distille dix parties de succin avec une partie d'acide sulfurique et une d'eau.

Cet acide passe pour être antispasmodique et diaphorétique. On s'en sert peu. —Dose, cinq à vingt grains.

ACIDE SULFUREUX.

Acide vitriolique phlogistiqué , Esprit de soufre par la cloche ; Acidum sulphurosicum s. sulphuris volatile, Spiritus sulphuris s. sulphuris per campanam , Clyssus antimonii s. sulphuris, Spiritus vitrioli phlogisticatus.

b. br. f. fe. fu. pa. sa. w. br. sp.

♃ Soufre concassé.   . . à volonté.

Faites-le brûler dans un creuset à deux ou trois travers de doigt duquel se trouve suspendue une cloche de verre disposée en forme de chapiteau d'alambic et auparavant exposée à la vapeur de l'eau chaude, pour rendre sa face interne humide ; recueillez le liquide qui, du bec de cette cloche , coule dans le récipient. (br. pa. sa. w.)

Le produit portait jadis le nom d'*Esprit de soufre.* Après avoir été concentré, il prenait celui d'*Huile de soufre, Oleum sulphuris.* (w.)

♃ Acide sulfurique. . . une once.

Éteignez dedans des charbons allumés jusqu'à ce qu'il ait acquis une odeur sulfureuse, et ajoutez-y alors peu à peu

Eau. . . . . . . six onces.

Mêlez bien. (fu.)

Ces deux procédés sont abandonnés.

♃ Antimoine cru ,
Nitre ,
Soufre , de chaque. . une demi-livre.

Distillez le mélange dans une cornue, et recevez le produit dans un vase contenant une livre d'eau ; filtrez ensuite le liquide, réduisez-le à moitié par l'évaporation , et conservez ce qui reste. (br. w.)

sp. prescrit vingt-quatre onces de nitre, douze d'antimoine et trois de soufre.

Ce procédé est également tombé en désuétude.

♃ Mercure. . . . . une partie.
Acide sulfurique. . deux parties.

Distillez dans un récipient contenant

Eau. . . . . quatre parties.

et couvert d'eau froide ou de glace ; continuez l'opération jusqu'à ce que l'eau du récipient soit doublée de poids. (b.)

br. donne les mêmes proportions de mercure et d'acide, mais prescrit un appareil de Woulf composé de plusieurs flacons à la suite les uns des autres, de manière qu'on puisse jeter le liquide contenu dans le premier, parcequ'il renferme un peu d'acide sulfurique, et ne conserver que les suivans ; — l'. donne le même procédé , mais veut qu'on agisse sur une partie de mercure et une et demie seulement d'acide (66 degrés). Son acide sulfureux marque 7 à l'aréomètre.

br. laisse libre de remplacer le mercure par du charbon : il faut alors prendre une partie de ce combustible et six d'acide sulfurique ;—suivant h*. une partie de charbon et quatre d'acide sulfurique. —Ce procédé ne vaut rien, parcequ'en même temps que l'acide sulfureux, il produit de l'acide carbonique. — fe. substitue aussi du charbon pulvérisé ou du sucre au métal.

Acidule, astringent ou réfrigérant, excitant ou antiphlogistique, suivant la dose et la dilution.—On l'a conseillé dans les fièvres aiguës.—Dose, vingt à soixante gouttes, dans une plus ou moins grande quantité d'eau.

ESPÈCES FUMIGATOIRES.

Species ad fumigationem anticontagiosam.
(au.)

♃ Soufre ,
Poix résine, de chaque. . six livres.
Oliban ,
Storax ,
Gingembre , de chaque, quatre livres.
Ladanum ,
Girofle ,
Cardamome ,
Aristoloche ronde ,
Euphorbe ,
Cubèbes , de chaque. . deux livres.
Poivre noir ,
Genièvre , de chaque. . trois livres.
Son. . . . quarante-neuf livres.

Il est surprenant que ce mélange absurde ait trouvé des prôneurs, chez nous et en Allemagne, à une époque où l'on possède de si puissans moyens rationnels de désinfection.

ACIDE SULFURIQUE.

Acide vitriolique ; acidum sulphuricum.

Schwefelsæure *(Al.)*; sulphuric acid, vitriolic acid *(An.)*; ruhazim, maulkibrit *(Ar.)*; gundaka rasa *(Cy.)*; svolvsyre *(D.)*; gunduck ka uttir *(Duh.)*; acido solforico *(I.)* ; arekgowgird *(Pe.)*; oley koperwasowy *(Po.)*; oleo de vitriolo *(Por.)*; swefwalsyra *(Su.)*; gkeudaga travagum *(Tam.)*.

1° Tel qu'on le trouve dans le commerce.

a. am. ams. an. b. ba. be. dd. du. ed. f. fe. fi. fi. fu. g. lo. o. p. po. pp. s. su. c. pa.

2° Fabriqué de toutes pièces.

Huile de vitriol ; Oleum vitrioli.

br. pa. sa. w. wu. sp.

♃ Vitriol vert calciné à blanc, à volonté.

Distillez-le, dans une cornue de terre, à un feu de réverbère, redistillez le produit, et conservez ce qui reste dans la cornue.

Ce procédé, abandonné depuis longtemps, donnait deux produits différens l'un de l'autre seulement par le moment de leur apparition et leur degré d'acidité. Le premier était appelé *Esprit de vitriol, Spiritus* s. *Ros vitrioli* s. *sulphuris* s. *vitrioli volatilis ;* c'était du phlegme chargé d'une petite quantité d'acide, que wu. prescrit de remplacer par l'huile de vitriol alongée de sept, huit ou dix parties d'eau. L'autre portait le nom d'*Huile de vitriol*, à cause de sa consistance oléagineuse.

sa. indique un *Esprit d'alun, Spiritus aluminis*, tout-à-fait semblable au précédent, et qu'on obtenait en calcinant de l'alun en poudre dans une cornue de terre.

3° Purification de l'acide du commerce.

Acide sulfurique pur ; Acidum vitrioli dephlogisticatum s. *rectificatum* s. *depuratum* s. *defæcatum* s. *purissimum , Acor sulphuris* merus s. *condensatus , Acidum sulphuricum concentratum , Oleum vitrioli depuratum* s. *purificatum.*

a. amí. an. b. ba. be. d. e. f. fe. fi. fu. han. he. li. o. po. pr. r. s. br. sw. vm.

♃ Acide sulfurique du commerce. . . . . à volonté.

Remplissez-en aux trois quarts une cornue de verre lutée et à col long ; distillez, sur le bain de sable, dans un ballon de verre, en augmentant le feu peu à peu ; mettez de côté le premier quinzième d'acide qui passe: entourez alors le récipient de linges trempés dans l'eau froide, et distillez presque jusqu'à siccité, en faisant bouillir lentement dans la cornue.

4° Dilution de l'acide pur.

Acide sulfurique affaibli ; Acidum vitrioli dilutum , Acidum sulphuricum tenue s. *aquosum.*

a. am. ams. an. b. ba. be. br. d. dd. du. e. ed. fe. ff. fi. han. he. li. lo. o. p. po. pp. pr. r. s. su. br. pid. sp.

♃ Acide sulfurique. . . une partie.
Eau distillée. . . . . trois parties.

Mêlez peu à peu et avec précaution.(*br.sp.*)

an. br. fe. et li. prescrivent une partie d'acide et quatre d'eau ; — ba. be. han. he. o. po. pp. pr. et s. une d'acide et cinq d'eau ;—a. b. d. dd. et *pid.* une d'acide et six d'eau ; — am. du. ed. et c. une d'acide et sept d'eau ; — ams. e. fi. r. et su. une d'acide et huit d'eau ; — ff. une d'acide et neuf d'eau ; — lo. une et demie d'acide et quatorze et demie d'eau ; — p. une d'acide et vingt-quatre d'eau.

Concentré, cet acide est un violent poison corrosif; étendu d'eau, il n'agit plus qu'à la manière de tous les acidules. On l'a conseillé à l'intérieur, dans les fièvres dites malignes, les hémorrhagies, les sueurs colliquatives etc. ; à l'extérieur dans le pansement des ulcères scorbutiques et cancéreux. La dose varie selon les circonstances. Quarin prescrivait en général depuis un gros jusqu'à six gros d'acide.

SIROP D'ACIDE SULFURIQUE.

Sirop vitriolique acide; Linctus acidus, Potus acidus , Syrupus acidi sulphurici s. *vitriolatus* s. *mineralis.* (b*. fu. g. ham. su. wu. au. vm.)

♃ Acide sulfurique (1,85), une partie.
Eau distillée. . . . huit parties.

Pendant que le mélange est encore chaud, faites-y fondre

Sucre blanc. . . . seize parties.

Conservez. (*vm.*)

su prescrit une once de sirop de sucre pour un gros d'acide (1,85) étendu de huit parties d'eau.

♃ Acide sulfurique. . . une partie.
Sirop de framboises. . seize parties.

Mêlez. (wu.)

g. prescrit une partie d'acide et vingt-quatre de sirop de limon ; — *au.*, d'après Frank, une once d'acide affaibli et quatre onces de sirop de sucre; ou une demi-once d'acide affaibli et quatre onces de sirop de violette ; — han. trois gros d'acide sulfurique et quatre onces de sirop de sucre ; — fu. seulement assez d'acide pour rendre le sirop fort aigre ; — b*. une partie d'acide étendu d'eau et sept de sirop de framboises ou de coquelicot.

COLLUTOIRE ASTRINGENT.

Collutorium detergens et adstringens. (ff. *b.*)

♃ Acide sulfurique affaibli, une partie.
Miel despumé. . . cinq parties.
Mêlez. (ff.)

♃ Miel rosat. .. . . . une once.
Esprit de cochléaria,
Acide sulfurique affaibli,
de chaque. . . trente gouttes.
Décoction d'orge. . . deux livres.
Mêlez. (*b.*)

LAVEMENT ASTRINGENT.

Enema cum acido sulphurico. (*au.*)

♃ Écorce de chêne. . . une once.
Eau. . . . . quantité suffisante
pour avoir six onces de décoction.
Ajoutez à la colature

Acide sulfurique affaibli, un à deux gros.
Dans la diarrhée et la dysenterie.

GARGARISME DÉTERSIF.

Gargarisma adstringens acidum. (fe. au.
ra. sa.)

♃ Acide sulfurique. . vingt gouttes.
Décoction d'orge. . quatre onces.
Miel rosat. . . . . une once.
Mêlez. (*ra.*)

♃ Acide sulfurique. . dix-huit gouttes.
Eau pure. . . . quatre onces.
Miel despumé. . une demi-once.
Mêlez. (*ra.*)

sa. prescrit une livre d'eau d'orge, trois
onces de miel rosat et assez d'acide sulfurique étendu pour communiquer une saveur
agréable au liquide ; — fe. dix onces d'eau
d'orge, une once et demie de miel rosat et
un gros d'acide sulfurique affaibli.

♃ Racine d'aristoloche ronde,
——— de bistorte ,
de chaque. . . une demi-once.
Feuilles de cochléaria ,
——— de sauge ,
Fleurs d'ancolie , de chaque ,
trois poignées.
Bourgeons de pin. . une demi-once.
Décoction d'orge , quantité suffisante
pour avoir une livre et demie de dé-
coction. Ajoutez à la colature
Sirop de roses. . . . trois onces.
Acide sulfurique étendu , deux gros.
Eau-de-vie camphrée. . un gros.

Mêlez. (*au.*)—Cette formule est d'Astruc.

MIXTURE ACIDE.

*Julep vitriolé, Limonade minérale, Limonade
sulfurique , Limonade hémastatique , Tisane
astringente, Potion anti-hémorragique ; Mixture anti-hémorragique , Julep anti-hémorragique ; Julapium acidum.* (b*. dd. fu. g. li.
au. ca. fp. pie. ra. sa. sm. sp.)

♃ Acide sulfurique. . . trois gros.
Mixture mucilagineuse. . six onces.
Mêlez. (*pie.*)
Dose , une demi-once, trois fois par jour.

♃ Acide sulfurique étendu , deux gros.
Sirop de sucre. . . . trois onces.
Eau. . . . . . . deux livres.
Mêlez. (*g.*)

fp. prescrit un gros d'eau de Rabel, une
partie d'eau et deux onces de sirop de sucre.

♃ Acide sulfurique affaibli. . un gros.
Eau pure ,
Miel ou sucre , de chaque , six onces.
Mêlez. (dd.)
Dose , une demi-once.

Hellmich a conseillé , contre la gale , de
boire , trois ou quatre fois par jour , deux
gros , étendus dans beaucoup d'eau , d'une
potion préparée en versant goutte à goutte
un gros d'acide sulfurique concentré dans
deux onces d'eau , et ajoutant , après que
l'effervescence a cessé, deux gros d'un sirop
quelconque. —b*. prescrit deux gros d'a-
cide sulfurique affaibli , une livre d'eau et
une once et demie de sirop de framboises ;—
li. une partie d'acide, vingt-quatre d'eau distillée de framboises et huit de sirop de groseilles ; — fu. une d'acide , vingt-quatre de
sirop de framboises et soixante-douze d'eau
distillée de framboises ; — fu. et ca. une
partie d'acide, trente-deux d'oxymel simple
et cent soixante d'eau.

♃ Acide sulfurique. . . . six gros.
Mucilage de gomme arabique ,
six onces.
Sirop de guimauve. . . trois onces.
Mêlez. (*sa.*)
♃ Eau de laitue ,
——— de pourpier ,
——— d'oseille , de chaque ,
quatre onces.
Sirop de groseilles. . . deux onces.
Acide sulfurique ,
quinze à vingt gouttes.
Mêlez. (*pie.*)—A prendre en quatre fois.

♃ Tisane commune ,
soixante-quatre onces.
Acide sulfurique , quantité suffisante
pour donner une acidité agréable à
l'eau. Ajoutez

4

Essence de citron , · quatre gouttes.
Sucre en poudre. . . deux onces.

Mêlez bien. (*pie. sp.*)

♃ Acide sulfurique affaibli , un gros.
Eau de menthe poivrée. . six onces.
Sirop de framboises. . . une once.

Dose , une ou deux cuillerées par heure.
(*au.*)

♃ Eau de Rabel. . . un demi-gros.
—— pure. . . . . dix onces.
—— de fleurs d'oranger ,
Sirop de violette, de chaque, une once.

Dose, une demi-soucoupe à une soucoupe
entière toutes les deux heures. (*au.*)

♃ Eau de Rabel. . . un demi-gros.
—— de menthe poivrée , sept onces.
Teinture de cannelle ,
une demi-once à une once.
Sirop quelconque. . . une once.

Dose, deux cuillerées par heure. (*au.*)

♃ Renouée. . . . . une poignée.
Eau. . . . cinq setiers et demi.

Faites réduire à une pinte par la coction , et ajoutez à la colature

Acide sulfurique. . quinze gouttes.
Sucre en poudre. . quatre onces.

Mêlez. (*bo. pie.* sm.) — A prendre par
verrées.

♃ Acide sulfurique (66 degrés),
trente-cinq gouttes.
Eau commune. . . · deux livres.
Sirop de raisin. . . deux onces.

Mêlez. (*pie.*) — A prendre par verrées.

ra. prescrit deux livres d'eau, assez d'a-
cide sulfurique pour procurer une agréable
acidité , et deux onces de sirop ; — ff. une
partie d'acide sulfurique affaibli (une partie
d'acide à 66 et neuf d'eau), trois de sirop
de sucre, une d'eau de citron, et suffisante
quantité d'eau ; — *pie.* deux gros d'acide
étendu , deux onces d'eau , et deux onces de
teinture aromatique.

♃ Acide sulfurique affaibli ,
soixante gouttes.
Laudanum liquide de Sydenham ,
trente gouttes.
Eau de cannelle. . . quatre onces.
Sirop de pavot. . une demi-once.

Mêlez. (b*.)

sm. prescrit quinze ou vingt gouttes d'a-
cide affaibli , une once de sirop diacode, autant d'eau de cannelle orgée, et six onces
d'eau ;—ou bien quinze à trente gouttes d'a-
cide affaibli, trente gouttes de laudanum
liquide, trois onces de sirop de grande consoude, et cinq onces d'eau.

ÉLIXIR ACIDE. (b*.)

♃ Acide sulfurique,
Ether nitrique,
de chaque. . . parties égales.

Mêlez. — Vogler a proposé cette mixture
pour remplacer l'élixir acide de Haller dans
les maladies spasmodiques, les défaillances ,
et les hémorragies qui résultent de la *dissolution du sang.*

TISANE ANTIFÉBRILE ACIDULE.

Potus antifebrilis acidula. (*sw.*)

♃ Acide sulfurique,
—— —nitrique alcoolisé,
de chaque. . . . un gros.
Eau. . . quatre à six livres.
Sucre blanc. . quantité suffisante.

Conseillée dans la plupart des fièvres aiguës.

ONGDENT SULFURIQUE.

*Savon acide , Sav*on d'acide sulfurique, Pommade ophthalmique, Onguent paralytique.
(b*. fe. li. p. s. w. au. bo. br.)

♃ Huile d'olive pure. . . huit parties.

Ajoutez-y peu à peu, en broyant toujours,

Acide sulfurique. . . cinq parties.

Au bout de vingt-quatre heures, lavez dans
de l'eau tiède, jusqu'à ce que celle-ci ne rougisse plus la teinture de tournesol. (li. p. s.
w. br.)

sw. prescrit une once d'axonge et deux
gros d'acide sulfurique affaibli ; — *bo.* une
once de moelle de bœuf et assez d'acide sulfurique pour la rendre légèrement acide ; —
fe. une partie d'acide et trois d'huile ; — *au.*
deux parties d'acide, six d'onguent rosat et
autant d'huile d'olive.

♃ Onguent nervin (formule de lo.),
deux onces.
Acide sulfurique. . . trois gros.
Huile de macis par expression , un gros.

Mêlez. (b*.)

C'est principalement à l'extérieur que cette
préparation a été employée. On l'a conseillée
dans l'ophthalmie chronique, la gale et la
paralysie, en onctions, frictions et applications. Le *Savon acide d'Achard*, fait avec deux
parties d'acide sulfurique et trois d'huile d'o-
live , a été employé par Carminati dan
l'hydropisie et l'ictère , à la dose de vingt ou
trente grains.

ÉLIXIR ACIDE DE HALLER.

*Elixir acide de Dippel , Eau de Rabel, Acid
sulfurique alcoolisé ; Acidum sulfuricum s. v
trioli alcoholisatum, Acidum vitriolicum vi
nosum, Alcohol sulphuricatum s. sulphuri*

cum , Elixir acidum Halleri s. Dippelii s. antipodagricum s. antinephreticum s. sulphurico-acidum , Guttæ acidæ tonicæ, Aqua Rabelii , Liquor acidus Halleri , Mixtura sulphurico-acida , Æther sulphuricus acidus. (a. ams. b. ba. be. br. d. dd. e. f. fe. ff. fu. han. he. li. o. po. pr. r. s. sa. w. wu. ww. *br. pid.i sp. sw. vm.*)

♃ Acide sulfurique (66 degrés) ,
　　　　　　　　　　une partie.
　Alcool (36 degrés). · . trois parties.
Mêlez dans un matras et conservez. (dd. e. f. fe. ff. he. o. pr. ww. *sp. vm.*), ·

a. ams. b. ba. be. br. fu. han. li. po. r. s. wu. *br. pid.* et *sw.* prescrivent parties égales d'acide et d'alcool ; — sa. quatre parties d'alcool et une d'acide ; — d. les mêmes proportions , plus un peu de cochenille pour colorer.

♃ Alcool concentré. . . . six onces.
Acide sulfurique. . . . une once.
Grains de kermès ,
Safran, de chaque. . . deux gros.

Faites digérer pendant quelques jours à une douce chaleur, et décantez. (w.)

Le mélange à parties égales est de Haller, celui au tiers, de Rabel , et celui au sixième de Dippel. Le premier devient éthéré avec le temps; les autres ne le deviennent jamais. — Astringent, antiseptique , employé tant à l'extérieur qu'à l'intérieur, surtout dans le cas d'hémorragie. — Dose, cinq gouttes dans une once d'eau.

Ruland a employé avec avantage , dans un vomissement chronique opiniâtre , un mélange de six gouttes d'acide sulfurique avec six onces de vin de Madère , à la dose d'une once , chaque jour, le matin.

EAU VULNÉRAIRE. (*pid.*)

♃ Alcool concentré. . . trois livres.
Acide sulfurique, une once et demie.
Suc de feuilles de chêne ,
　　　　　　　　une livre et demie.
— d'oseille. . . . . une livre.
— de millefeuille. . une demi-livre.

POTION ASTRINGENTE. (*ca. pie. sa.*)

♃ Eau de Rabel. . . quinze gouttes.
——de fleurs d'oranger, trois onces.
Sirop de violettes. . une demi-once.
Mêlez. (*sa.*)

♃ Eau de plantain ,
——de buglose ,
de chaque. . . . deux onces.
——de fleurs d'oranger, un demi gros.
——de Rabel. . . . ´ trois gouttes.
Sirop de grande consoude. . un gros.
Mêlez. '(*ca. pie.*)

A prendre en deux doses, dans l'hémoptysie.

POTION ANTI-CHLOROTIQUE. (*sm.*)

♃ Eau de Rabel. . . un demi-gros.
——de fontaine. . · . dix onces.
——de fleurs d'oranger. deux onces.
Sirop de violettes. . . . . une once.
Dose, deux onces toutes les heures.

ACIDE TARTARIQUE.

Acide tartarique, Acide tartareux, Acide du tartre; Acidum tartari. s. tartaricum s, tartarosum , Acor tartaricus, Sal tartari essentiale s. essentialis.

a. ams. an. b. ba. be. d. f. fe. ff. fi. fu. han. he. li. o. po. pr. r. s. su. w. *br. sp. sw. vm.*

♃ Tartre purifié. . . mille parties.
　Eau bouillante. . quantité suffisante pour dissoudre le sel ; jetez peu à peu dans la solution

Craie pulvérisée, quatre cents parties, ou autant qu'il en faut pour saturer l'acide ; laissez reposer la liqueur, lavez le dépôt avec de l'eau , jusqu'à ce que celle-ci ne contracte plus de saveur, délayez le résidu dans de l'eau chaude , et versez dessus

Acide sulfurique (66 degrés),
　　　　quatre cents parties.

　Laissez reposer , décantez le liquide qui surnage , et faites-le réduire de moitié par l'évaporation au bain-marie ; retirez alors du feu, laissez encore reposer , décantez une nouvelle fois , et faites évaporer, puis cristalliser. (f.)

an. b. be. et li. prescrivent de faire dissondre trois livres de tartre dans quinze livres d'eau bouillante , de jeter assez de craie à la solution pour qu'il ne se fasse plus d'effervescence , et de décomposer le sédiment bien lavé par le moyen d'une livre d'acide sulfurique étendue de dix livres d'eau ; — fe. de faire dissoudre deux livres de tartre dans suffisante quantité d'eau , d'ajouter huit onces de carbonate calcaire , et de traiter le précipité lavé par un mélange de huit onces d'acide sulfurique et seize livres d'eau ; — he. o. et sw. de dissoudre sept parties de tartre dans vingt-quatre d'eau , d'ajouter une suffisante quantité de craie , et de décomposer le sédiment par un mélange de deux parties d'acide sulfurique et vingt d'eau ; — r. de dissoudre quinze livres de tartre dans cent livres d'eau, de jeter quatre livres de craie en poudre dans la liqueur, et de traiter le sédiment par huit parties d'acide sulfurique étendues de huit parties d'eau ; — ams. de décomposer une dissolution de sept parties de tartre dans trente-deux d'eau par

4.

deux parties de craie, et de traiter le sédiment par seize parties d'acide sulfurique étendu d'eau ; — fu. de dissoudre deux livres de tartre dans dix livres d'eau, d'ajouter neuf onces de craie, et de traiter le sédiment lavé par un mélange de dix onces d'acide sulfurique et de dix onces d'eau ; — ba. de dissoudre une partie de tartre dans dix d'eau, d'ajouter suffisante quantité de craie, de délayer seize parties du sédiment dans six d'eau, et de les traiter par sept parties d'acide sulfurique étendu du triple d'eau ; — br. n'assigne aucune proportion. — Du reste, le procédé opératoire est le même dans toutes ces pharmacopées.

℞ Sons-carbonate de chaux, cinq parties.
Eau bouillante... cinquante parties.

Délayez le sel dans l'eau, et ajoutez peu à peu
Crème de tartre pulvérisée,
dix-neuf parties et demie.

Laissez reposer pendant quelques heures, décantez le liquide, lavez le sédiment, et traitez-le par un poids d'acide sulfurique égal à celui de la craie employée, après avoir étendu l'acide de sept fois son poids d'eau ; décantez le liquide, faites-le réduire au tiers par l'évaporation, laissez refroidir, enlevez le précipité qui s'est formé, et laissez cristalliser sur le bain de sable. (vm.)

a. prescrit de délayer deux parties de craie dans seize d'eau, d'ajouter sept parties de tartre, et de traiter le sédiment par un mélange de deux parties d'acide sulfurique et sept d'eau ; — d. fi. et su. de délayer deux parties de craie dans vingt-quatre d'eau, d'ajouter sept parties et demie de tartre, et de traiter le sédiment lavé par vingt-huit onces d'acide sulfurique étendu de dix fois son poids d'eau ; — w. et sp. de délayer une partie de craie dans huit d'eau, d'ajouter du tartre jusqu'à ce qu'il ne se fasse plus d'effervescence, et de traiter le résidu par huit livres et un quart d'un mélange d'une partie d'acide sulfurique et huit d'eau.

℞ Tartre en poudre. . . une partie.
Eau. . . . . cinq parties.

Faites bouillir dans une chaudière d'étain. Ajoutez en plusieurs fois assez de craie pour saturer l'acide ; retirez du feu et laissez reposer ; versez dans la liqueur décantée de l'hydrochlorate de chaux dissous dans l'eau, jusqu'à ce qu'il ne se fasse plus de précipité; réunissez celui-ci au premier sédiment : délayez seize parties du tout dans quatre-vingts d'eau bouillante, ajoutez sept parties d'acide sulfurique étendu du double d'eau, et après vingt-quatre heures de digestion, évaporez le liquide décanté jusqu'à consistance de sirop; passez-le alors, puis évaporez-le encore et laissez-le cristalliser. (ff. han. po. pr. s.)

Rafraîchissant, diurétique.—Dose, un gros ou un gros et demi pour deux livres d'eau.

Pulvis acidulus s. pro limonada s. ex acido tartarico s. refrigerans s. sacchari acidulus. (b*. fu. han. li. o. pp. su. ww. au. sp. sw*.)

℞ Acide tartrique. . . une partie.
Sucre blanc. . . . douze parties.

Broyez ensemble. (pp. ww. au.)

℞ Sucre blanc. . . . deux parties.

Frottez-le sur un citron frais, pulvérisez-le, ensuite ajoutez-y le suc exprimé du citron, faites-le sécher au four, pulvérisez-le de nouveau, et ajoutez-y
Acide tartrique en poudre, une partie.
Mêlez bien. (fu.)

sw*. prescrit une partie d'acide et deux de sucre frotté sur l'écorce d'un citron frais ; — su. une partie d'acide et douze de sucre frotté sur un citron frais.

℞ Sucre blanc. . . . . huit onces.
Acide tartrique. . . deux onces.
Huile essentielle de citron,
huit gouttes.
Broyez ensemble. (b*. li.)

o. prescrit une demi-once d'acide, une demi-livre de sucre et trois gouttes d'huile de citron ; — sp. une demi-once d'acide, six onces de sucre et six gouttes d'huile de citron.

℞ Oléosucre de citron. . huit onces.
Acide tartrique. . . deux onces.
Mêlez et faites une poudre. (han.)

Tablettes pour la soif. (f. vm.)

℞ Acide tartrique effleuri au feu,
une partie.
Incorporez-le dans
Sucre blanc fondu à sec, seize parties.
Faites des tablettes. (vm.)

℞ Acide tartrique porphyrisé, un gros.
Sucre blanc. . . une demi-livre.
Huile de citron. . dix-huit gouttes.
Mucilage de gomme adragant,
quantité suffisante.
Pour faire des tablettes de douze grains. (f.)

Syrupus de acido tartari. (f. au.)

℞ Acide tartrique cristallisé, cinq gros.
Eau distillée. . . . deux onces.
Mêlez bien la solution avec

Sirop de sucre. . . . deux livres.

Faites bouillir légèrement le tout, pendant quelques minutes, et passez à la chausse. On peut aromatiser ensuite avec l'oléosucre de citron.

au. prescrit une partie d'acide tartrique et deux de sirop de framboises.

LIMONADE TARTRIQUE.

Limonade végétale, Boisson avec l'acide tartrique. (ff. pp. *fp. ra.*)

℞ Sirop d'acide tartrique, deux onces.
Eau. . . . . . deux livres.
Mêlez. (*ra.*)

fp. preserit une once de sirop et une pinte d'eau.

℞ Acide tartrique. . . . un gros.
Eau pure. . . . douze onces.
Sucre blanc. . . . . une once.
Mêlez. (pp.)

℞ Acide tartrique, une partie et demie.
Sirop de sucre. . soixante parties.
Eau aromatique de citron,
　　　　　　vingt parties.
Eau pure. . . quantité suffisante.
Mêlez. (ff.)

JULEP RAFRAICHISSANT. (*ca.*)

℞ Acide tartrique. . . un demi-gros.
Sirop de framboises. . . une once.
Eau distillée de merises,
　　　　　　une demi-livre.

POTION ACIDULÉE. (ff.)

℞ Acide tartrique,
Ether nitrique alcoolisé,
　de chaque. . . . . une partie.
Eau commune. . . cent parties.
Sirop de sucre. . . trente parties.

ACIDE URIQUE.

Parmi les substances dégoûtantes que la matière médicale stercoraire des anciens a léguées aux pharmacopées modernes, figurent les deux suivantes, dans lesquelles on ne peut guère considérer comme principe susceptible de quelque action que l'acide urique disséminé à la surface des matières fécales.

1° *Excrémens de paon ; Pavonis* stercus.
e. w.

2° *Excrémens de poule ; Gallinæ* stercus.
e.

On ne se sert jamais de l'acide urique pur ; mais on a conseillé, comme un diurétique puissant, l'URÉE, administrée à la dose de cinq à dix grains, dans un véhicule alcoolique.

ACMELLE.

Cresson des Indes ; Spilanthus Acmella, L.

Akmella, Indianische Harnkraut (Al.) ; common spilanthus (An.).

br, f. w. m. sp.

Plante ☉ (syngénésie. polygamie égale, L.; synanthérées, CAS.), de Ceylan. (*fig.* Rumph. *Amb.* VI, t. 65.)

On emploie l'herbe (*herba Acmellæ* s. *Attmellæ* s. *Admellæ* s. *Acmellæ* s. *Achmellæ*), qui se compose d'une tige droite et de feuilles ovales, dentées, d'une saveur amère et aromatique, devenant brûlante quand on les mâche long-temps, et faisant couler abondamment la salive.

On nous l'apporte en fragmens de feuilles vertes mêlés avec beaucoup de tiges un peu épaisses et assez longues. Elle est alors presque insipide. Sa cherté fait qu'on y substitue souvent celle du *Sigesbeckia orientalis*, L., du *Coreopsis bidens*, L., et du *Bidens tripartitum*, L.

Amer, aromatique, excitant, diurétique.

ACONIT.

Plusieurs plantes de ce nom sont employées en médecine :

1° *Aconit à grandes fleurs ; Aconitum Cammarum*, L.

a. an. h. f. fi. o. s. g.

Plante ♃ (polyandrie trigynie, L.; renonculacées, J.), qui croît dans une grande partie de l'Europe. (*fig.* Jacq. *Fl. Austr.* V, t. 424.)

On emploie l'herbe (*herba Cammari*), qui se compose d'une tige grêle, longue, branchue, et de feuilles lisses, non luisantes, d'un vert foncé en dessus, d'un vert pâle en dessous.

2° *Aconit Anthore, Aconit salutaire ; Aconitum Anthora*, L.

Giftheil, Heilgift, Herzwurz (Al.) ; yellow helmet flower (An.) ; tegengiftige monningskappen (Ho.)

br. f. fe. g. w. be. g. m. sp.

Plante ♃, qui croît dans les Alpes. (*fig.* Jacq. *Fl. Austr.*, t. 532.)

On emploie la racine (*radix Anthoræ*), qui est composée de corps charnus, arrondis et anguleux ou oblongs, brune en dehors, blanche en dedans. Elle a une odeur agréable. Sa saveur est très âcre, amère, puis d'une douceur nauséeuse.

3° *Aconit Napel ; Aconitum Napellus*, L.

Blaues Eisenhüttlein, Sturmhut, Mænchskappen, Narrenkappen (Al.) ; blue wolfsbane, blue monkshood (An.) ; ssalomunek (B.) ; blaue munke, stormhat, munkehætte (D.) ; napelo (E.) ; blaauwe monniskop (Ho.) ; napello (I.) ; turecka bylica (Po.) ; aconito (Por.) ; stormhatt (Su.).

am. ams. ba. be. br. d. e: ed. f. fe. ff. fi. fu. g. bam. li. lo.
o. p. s. su. w. wu. ww. bc. br. c. g. m. po. pid. sa. sp. z,

Plante ♃, des montagnes de l'Europe. (*fig. Flore médic.*, I, 5.)

On emploie l'herbe (*herba Aconiti Napelli s. Aconiti*), qui se compose d'une tige ronde, garnie de feuilles à découpures profondes, linéaires, étroites, glabres, luisantes, sillonnées en dessus. Elle a une odeur un peu nauséeuse. Sa saveur est âcre et amarescente, suivie de chaleur et de cuisson.

Les *Aconitum neomontanum* (a. ba. be. du. fi. ban. he pò. pp. pr. s. su. c.), *strictum* (a.), et *Tauricum* (ba. fi. s.), ne sont que des variétés du napel.

La composition chimique du napel n'est pas encore bien connue, et l'analyse due à Bucholz a besoin d'être refaite, comme aussi les travaux plus récens de Peschier et de Trommsdorf d'être repris et étendus. On soupçonne, d'après Brandes, que ses propriétés actives dérivent d'un alcaloïde particulier, qu'on a appelé *Aconitine* (*Aconitinum, Aconita*), mais dont l'existence n'est pas encore démontrée.

Excitant, irritant, vénéneux, selon la dose, l'aconit met presque toujours en jeu l'action d'autres organes que ceux sur lesquels on l'a porté immédiatement. C'est ainsi qu'il excite la transpiration cutanée, accélère la circulation, et porte le trouble dans tout le système nerveux. On l'a conseillé dans le rhumatisme chronique, la goutte, les hydropisies dites passives, la paralysie, l'amaurose, le cancer, la goutte et enfin ce qu'on appelle syphilis constitutionnelle. Dose de la poudre, un grain à huit, en augmentant par degrés.

POUDRE DE FEUILLES D'ACONIT. (su.)

℞ Feuilles sèches d'aconit, une partie.
Sucre blanc. . . . . trois parties.
Pulvérisez à part et mêlez.

EXTRAIT D'ACONIT.

Extractum s. Succus inspissatus aconiti. (a. am. ams. an. b. ba. bc. br. d. e. ed. f. fe. ff. fi. fu. g. han. he. li. lo. o. p. po. pr. r. su. w. wu. br. c. pid. sw. vm.)

℞ Herbe fraîche d'aconit. . à volonté.

Pilez dans un mortier de pierre, en arrosant avec un peu d'eau; exprimez le suc, et faites-le évaporer de suite au bain-marie, en remuant toujours, avec une spatule, sur la fin. (a. am. ams. br. d. e. ed. f. fu. g. han. he. li. lo. o. p. po. pr. r. w. wu. br. c. sw.)

℞ Herbe fraîche d'aconit. . une livre.

Pilez dans un mortier de marbre, et exprimez le suc; faites bouillir le résidu pendant une heure, avec trois livres d'eau; passez en exprimant, mêlez le suc avec la décoc-

tion, et faites évaporer le tout ensemble. (he. pid.)

ba. prescrit d'exprimer le suc de faire digérer le résidu pendant une demi-heure avec moitié d'eau bouillante, de laisser dépurer les deux liqueurs par le repos, et de les évaporer.

℞ Herbe fraîche d'aconit. .ij à volonté.

Pilez, exprimez le suc et faites-le évaporer, sans enlever l'écume, jusqu'à ce qu'il suffise d'y ajouter un quart de poudre d'herbe sèche d'aconit pour lui donner la consistance d'extrait. (b. be. fe. fi. su.)

℞ Feuilles fraîches d'aconit, à volonté.

Pilez avec un peu d'eau, et passez à travers une étamine; laissez reposer, décantez, faites coaguler au feu et passez de nouveau; évaporez jusqu'à consistance de masse pilulaire, retirez du feu, incorporez la fécule mise de côté, et faites de nouveau évaporer jusqu'au degré convenable. (an. f. ff. s. vm.)

Dose, un à quatre grains.

POUDRE ANTIARTHRITIQUE.

Pulvis arthriticus s. aconiti. (fu. wu. au. sa.)

℞ Extrait d'aconit. . . quatre grains.
Sucre blanc. . . une demi-once.
Mêlez ensemble. (wu.)

fu. prescrit deux grains d'extrait et un scrupule de sucre; — *au.* trois grains d'extrait et un gros de sucre; — *sa.* deux grains d'extrait, un gros de sucre blanc et autant de sucre de lait.

On peut porter la dose de l'extrait jusqu'à cinq grains par prise.

POUDRE D'ACONIT NITRÉE. (wu.)

℞ Poudre antiarthritique (formule de wu), une demi-once et quatre grains.
Nitre. . . . . un gros.
Mêlez.

POTION SUDORIFIQUE.

Haustus diaphoreticus resolvens. (b.)

℞ Extrait d'aconit. . . . dix grains.
Fleurs de soufre. . . trente grains.
Vin antimonial. . un gros et demi.
Infusion de sureau. . . huit onces.
Sirop de sucre. . . . une once.
A prendre par cuillerées.

Brera indique, sous le nom de *Mixtura antiherpetico-diaphoretica*, une préparation absolument semblable, sauf toutefois les proportions : six grains d'extrait d'aconit, un demi-gros de soufre, un gros de vin antimonial, huit onces d'infusion de sureau, et quatre gros de sirop.

Conseillée dans les affections cutanées, la goutte et les rhumatismes.

MIXTURE ANTIARTHRITIQUE.

Liquor stibiatus cum aconito. (ham. *au.*)

℞ Extrait d'aconit. . . . . un gros.
Poudre de résine de gayac, deux gros.
Soufre doré d'antimoine, un scrupule.
Eau distillée. . . . . sept onces.
Miel glycyrrhizé. . . . une once.

A prendre par cuillerées. (ham.)

℞ Extrait d'aconit. . . un demi-gros.
Solution de savon stibié. . une once.
Teinture ammoniacée de gayac,
Ether sulfurique,
de chaque. . . une demi-once.

Dose, soixante à soixante-dix gouttes toutes les deux heures. (*au.*)

ÉLIXIR ANTIARTHRITIQUE. (ham.)

℞ Extrait d'aconit. . . . . un gros.
Vin antimonial,
Liqueur antiarthritique d'Eller,
de chaque. . . une demi-once.

Faites dissoudre.

C'est sans doute par erreur que, dans cette formule et la précédente, la dose de l'extrait se trouve portée à un gros; un ou deux grains suffiraient dans l'une et l'autre.

VIN ANTIARTHRITIQUE.

Vinum stibiatum cum extractis narcoticis. (*au.*)

℞ Extrait d'aconit. . . un demi-gros.
—— de cigné. . . . . un gros.
Vin antimonial. . . . une once.

Dose, seize gouttes toutes les trois heures.

TEINTURE ALCOOLIQUE D'ACONIT.

Essence d'aconit; Essentia s. Tinctura aconiti. (b*. po. s. au. hp.)

℞ Herbe d'aconit napel,
une once et demie.
Alcool. . . . . . une livre.

Après suffisante extraction, exprimez et filtrez. (po.)

b*. et hp. prescrivent de faire digérer à une chaleur douce une once de feuilles d'aconit dans six onces d'alcool; — au. une partie d'aconit et deux d'alcool.

℞ Suc d'aconit récemment exprimé,
Alcool, de chaque. . . poids égal.

Laissez en digestion pendant quelques jours, puis décantez et filtrez. (b*. s.)

Excitant puissant, qu'on a conseillé dans la goutte et le rhumatisme. — Dose, dix à soixante gouttes, en augmentant peu à peu.

Tinctura aconiti œtherea. (b*. han. he. li. o. au. vm.)

℞ Feuilles fraîches d'aconit, deux onces.
Alcool. . . . . . trois onces.

Faites digérer pendant huit jours, à une douce chaleur, dans un vase couvert; passez en exprimant, filtrez et ajoutez

Ether acétique. . . . une once.

Mêlez bien. (b*.)

℞ Herbe d'aconit. . . . une partie.
Ether sulfurique. . . trois parties.

Faites digérer à froid pendant quelques jours, exprimez légèrement et filtrez. (vm.)

he. prescrit une partie d'aconit, deux d'éther et deux jours de digestion; — li. et o. une partie d'aconit, deux et demie d'éther et quatre jours de macération; — han. et au. une partie d'aconit, quatre de liqueur et trois jours de macération.

Excitant, réputé antispasmodique et diaphorétique, qu'on a conseillé principalement dans le rhumatisme. — La première formule, qui donne un produit plus actif que celui de l'autre, appartient à Trommsdorf. — Dose, trente gouttes et plus, en augmentant peu à peu.

ACTÉE.

Deux espèces de ce genre de plantes sont indiquées dans les pharmacopées :

1º *Actée en épi, Herbe de Saint-Christophe; Actœa spicata,* L.,

Aehrentragendes Schwarzkraut (*Al.*); *herb Christopher, bane berries* (*An.*).

br. f. g. c.

Plante ♃ (polyandrie monogynie, L.; renonculacées, J.), qui croît dans les bois montagneux d'Europe. (*fig.* Blackw. *Herb.*, t. 565.)

On emploie la racine (*radix Christophorianœ* s. *Actœœ spicatœ* s. *Aconiti racemosi.*), qui est fusiforme, noirâtre en dehors, jaune en dedans, divisée par le bas en un grand nombre de fibrilles. Elle a une odeur désagréable, que la dessiccation lui fait perdre.

2º *Actée à grappes; Actœa racemosa,* L.

Traubenförmige Schwarzwurz (*Al.*); *black snake root, rich weed* (*An.*).

be. c.

Plante ♃, de l'Amérique septentrionale. (*fig.* Dill. *Elth.* 79. t. 67. f. 78.)

On emploie la racine (*radix Actœœ* s. *Christophorianœ americanœ*), qui est assez épaisse, rameuse, annelée, d'un brun roux en dehors, et blanche en dedans. Elle a une odeur et une saveur fortes et répugnantes.

Astringent.

ADHATODA.

Noyer de Ceylan ; Justicia Adhatoda , L.

Malabar nut (An.); adhatoda (Cy.); urus, vasica , attaruscha (Sa.); adutodey alley (Tam.); adasara paku (Tel.).

w. a. sp.

Arbrisseau (décandie monogynie , L. ; acanthacées, J.) de Ceylan. (*fig.,*Pluk. *Alm.* T. IX , t. 173.)

On emploie les feuilles , qui sont grandes, ovales, lancéolées, acuminées, vertes en dessus, blanchâtres en dessous, marquées de grosses nervures. Elles ont une saveur amère.

Elles passent pour être emménagogues et eccoprotiques.

AGARIC.

Agaric blanc ; Polyporus officinalis , Mic.

Laerchenschwamm (Al.); fungus of the larch (An.); bjla drjnowa hauba (B.); agorico del alcerce (E.); lor-kenswam (Ho.); agorico del larice (I.); gebka modrzewowa (Po.); laorkeswamp (Su.).

ams. ba. br. e. f. fe. ff. fu. g. ham. han. o. po. pr. s. su. w. wu. be. br. g. m. pid sa. sp. z.)

Champignon parasite (*Agaricus albus* s. *Fungus laricis*) , qui croît sur le bas et le milieu du tronc des mélèzes. (*fig. Flore médic.*, l. 6.)

Il forme des masses irrégulières, ordinairement coniques ou trigones, légèrement convexes et marquées de zones fauves, brunes et orangées en dessus, d'un blanc jaunâtre et garnies de très petits pores en dessous. Sa substance est tenace et d'un blanc jaunâtre.

On le dépouille de son écorce, qui est très amère , on l'expose au soleil pendant quelques semaines , puis on le bat avec un maillet ; il devient alors blanc , léger , d'un tissu homogène, et friable. Dénué d'odeur, il a une saveur d'abord fade et comme farineuse , ensuite amère, âcre et nauséabonde.

Il contient, d'après Bucholz, sur mille parties , cinq cents de résine , trente d'un principe amarescent , soixante de matière gommo-muqueuse, et trois cent six de fibrine. La résine constitue son principe actif.

C'est un purgatif peu usité aujourd'hui. —Dose, dix grains.

POUDRE D'AGARIC BLANC.

Trochisques d'agaric ; Agaricus trochiscatus , Trochisci de agarico. (br. e. f. pa. sa. w.)

♃ Agaric blanc. . . . huit parties. Gomme adragant. . une partie.

Réduisez la gomme en un mucilage épais, avec suffisante quantité d'eau, triturez ensuite avec l'agaric , et faites du tout une masse molle, propre à donner des tablettes et des pastilles divisibles en poudre très fine. (f.)

♃ Agaric blanc. . . · quatre onces. Vin blanc généreux , quantité suffisante.

Pilez ensemble, et réduisez la pâte en trochisques. (e.)

br. pa. et w. prescrivent du vin dans lequel on a fait infuser du gingembre; — w. ajoute en outre un peu de gomme adragant , et conseille de ne faire les trochisques qu'en hiver , pour qu'ils soient plus blancs ; — sa. les prépare avec trois onces d'agaric, un gros de gingembre , et suffisante quantité de mucilage de gomme adragant.

POTION DRASTIQUE. (*ba. pie.*)

♃ Trochisques d'agaric , Séné mondé , Turbith gommeux , de chaque. . . . un gros. Crème de tartre, Aloès soccotrin , de chaque. . . quinze grains. Poudre de cannelle. . douze grains. Eau bouillante. . . . six onces.

Faites infuser pendant douze heures, et ajoutez à la colature

Sirop de nerprun. . . une once.

EXTRAIT AQUEUX D'AGARIC. (f.)

♃ Agaric blanc. . . . . une livre. Eau froide. . . . quatre livres.

Faites macérer pendant vingt-quatre heures, en remuant de temps en temps , et passez ; faites macérer de même le résidu dans de nouvelle eau , et passez encore; mêlez les deux liqueurs , et évaporez au bain-marie , jusqu'à consistance d'extrait.

EXTRAIT ALCOOLIQUE D'AGARIC. (e. w.)

♃ Agaric blanc coupé. . . une livre. Alcool. . . . quantité suffisante.

Laissez en digestion pendant trois jours, dans un vase couvert et un endroit chaud, passez en exprimant , retirez l'alcool par une lente évaporation au bain-marie , et conservez le reste. (w.)

e. prescrit de faire digérer une livre d'agaric , pendant douze heures , dans huit livres d'eau bouillante et quatre onces d'alcool , puis de faire bouillir pendant deux heures, de passer en exprimant la liqueur à demi refroidie, de la laisser déposer par le repos, et de l'évaporer , d'abord à feu nu , puis au bain-marie.

Cet extrait est préférable au précédent et bien plus actif.—Dose, depuis un scrupule jusqu'à quinze grains. Il est rare qu'on le donne seul ; presque toujours on l'associe à d'autres substances.

AGAVE.

Agave d'Amérique; Agave Americana L.
e. fe. w.

Plante $\not\!\!\!L$ (hexandrie monogynie, L.; bro-
méliacées, J.) du Mexique et du Pérou. (*fig.*
Flor. Peruv. III. p. 66.)

On emploie la racine et les feuilles.

La racine (*radix Agavæ*) est épaisse et terminée par un grand nombre de très longues
fibrilles. Son écorce extérieure est fort mince et grisâtre ; l'interne, épaisse et presque
violette. Sa saveur n'est pas désagréable.

Les feuilles sont épaisses, alongées, succulentes, creusées en godet, bordées de
dents épineuses, et terminées par une pointe
très dure.

Diurétique. — On a conseillé aussi cette
plante dans les maladies vénériennes et les
ulcères appelés malins.

AGNUS - CASTUS.

Gattilier, Petit poivre, Poivre sauvage; Vitex
Agnus castus, L.

Keuschbaum, Schaafmuller, Keuschlamm (Al.); chaste tree
(*An.*); agno casto (*E. I.*); kuischboom (*Ho.*).
br. e. f. w. be. g. m. sp.

Arbrisseau (didynamie angiospermie, L. ;
verbénacées, J.) du midi de l'Europe. (*fig.*
Flore médic. I. 8.)

On emploie le fruit (semen *Agni casti*),
qui est une baie globuleuse, noirâtre, dure,
de la grosseur d'un grain de poivre au plus,
enveloppée à sa base par le calice de la fleur,
et divisée intérieurement en quatre loges
monospermes. Il a une odeur aromatique et
un peu stupéfiante, une saveur amère, âcre
et aromatique.

Cette plante, inusitée aujourd'hui, passait
jadis, mais bien à tort, pour être réfrigérante et aphrodisiaque.

AGRIPAUME.

Cardiaque ; Leonurus Cardiaca, L.

Herzgespann. Wolfstrapp (Al.); motherwort (An.); hart-
gespan (Ho.); caruiaca (I.).
br. f. o. w. be. m. sp.

Plante $\not\!\!\!L$ (didynamie gymnospermie, L. ;
labiées, J.), qui croît dans toute l'Europe.
(*fig.* Zorn, *Ic. pl.*, t. 114.)

On emploie l'herbe (*herba Cardiacæ s. Pa-*
tæ lupinæ), qui se compose d'une tige rameuse, garnie de feuilles pétiolées, pileuses,
dont les inférieures sont ovales, presque cordiformes, à trois lobes, et les caulinaires
cunéiformes, trilobées, dentées. Elle a une
odeur forte et désagréable, une saveur très
amère et répugnante.

Inusitée aujourd'hui, elle était prescrite
jadis aux enfans, dans la cardialgie.

AIGREMOINE.

Eupatoire des Grecs, Agrimonia Eupatoria,
L.

Odermennig, Wundodermennig (Al.); agrimony, liverwort
(*An.*); rzepicek, starcek (*B.*); agermaane (*D.*); agri-
monia (*E. I. Por.*); agrimonia, liverkruid (*Ho.*); aker-
monja (Su.).

ams. an. b. be. br. du. e. f. fe. g. li. w. wu. be. c. g. m.
pid. sp. z.

Plante $\not\!\!\!L$ (dodécandrie digynie, L. ; rosacées, J.), qui croît dans toute l'Europe. (*fig.*
Flore médic., I, 9.)

On emploie l'herbe (*herba Agrimoniæ s.*
Lappulæ hepaticæ s. Eupatorii veterum s. He-
patorii), qui se compose d'une tige cylindrique, velue, garnie de feuilles alternes,
ailées avec impaire, composées de sept à
neuf folioles ovales, dentées en scie et velues, entre lesquelles s'en trouvent d'autres
extrêmement petites. Deux grandes stipules
amplexicaules occupent la base de chaque
feuille. Cette herbe a une faible odeur balsamique, qu'elle perd par la dessiccation, et
une saveur amère, un peu styptique.

La composition chimique de l'aigremoine
est peu connue. On sait seulement qu'elle
contient une huile essentielle, et qu'elle noircit le sulfate de fer.

Léger tonique astringent, peu usité maintenant à l'extérieur, et qu'on emploie surtout, sous la forme de gargarisme, en infusion dans l'eau, à la dose d'une à trois pincées pour deux pintes de liquide.— Dose de
la poudre, un demi-gros à un gros,

EAU D'AIGREMOINE. (sa.)

$\not\!\!\!L$ Herbe contuse d'aigremoine,
une partie.
Eau. . . . . deux parties.
Distillez les deux tiers du liquide. :
Dose, deux à quatre onces.

EXTRAIT D'AIGREMOINE. (ams.)

$\not\!\!\!L$ Herbe d'aigremoine. . une livre.
Eau pure. . . . deux livres.

Faites cuire pendant deux heures, passez
en exprimant, laissez reposer la liqueur, passez à la chaleur, et évaporez jusqu'à ce que
la masse n'adhère plus aux doigts.

INFUSION VULNÉRAIRE. (sa.)

$\not\!\!\!L$ Aigremoine,
Verge d'or,
Sommités de millepertuis,
de chaque. . . . une once.
Eau bouillante. . . . trois livres.

Faites infuser pendant un quart d'heure
et passez.

AIL.

Ail cultivé; Állium sátivum , L.

Knoblauch, Gartentauch (Al.); garlic (An.); sum (Ar.); kesum (Ba.); loshun (Beng.); ctesnek (B.); belluly (Can.); sudulunu (Cy.); hvidlog (D.); lassun (Duk. Hi.); Ajo (E.); knoflook (Ho.); aglio (I.); bawang (Ja.); bawang putie (Mal.) ; sir (Pe.); czosnek (Po.); atho (Por.) ; tschesnek (R.) ; lasuna (Sa.); hwitlæk (Su.); vuliay pundu (Tan.); veltigudda (Tel.).

a. am. ams. an. b. ba. be. br. d. du. e. ed. f. fe. ff. fi. fu. g. ham. he. li. lo. o. p. r. s. su. w. wu. a. be. br. c. g. m. pa. pid. sp. t.

Plante ⚨ (hèxandrie monogynic, L. ; al-liacées, J.), qu'on cultive dans toute l'Europe. (*fig. Flore médic.* I. 10.)

On emploie la bulbe, qui présente, sous une membrane mince, sèche et blanche, plusieurs bulbilles ou cayeux (*spicae, nuclei ; zehen (Al.*) recourbés, acuminés, tranchans sur les bords, convexes d'un côté, planes ou concaves de l'autre, revêtus d'une cuticule légèrement roussâtre, et formés d'une chair blanche. Il a une odeur particulière et pénétrante, une saveur âcre et piquante.

L'ail contient du mucilage, du soufre et une huile essentielle caustique.

Excitant très actif, stimulant et anthelmintique à l'intérieur; rubéfiant, vésicant même, à l'extérieur.

PILULES ANTIGLAIREUSES.

Pilules incisives. (*bo. pic.*)

♃ Ail,
Savon d'Alicante,
de chaque. . . . parties égales.
Cloportes préparés, quantité suffisante.

Faites des pilules de cinq grains.

Dose, quatre par jour, en deux fois, suivies de trois onces d'eau de chaux.

ESPÈCES ANTIHÉMORRHOÏDALES. (pa.)

♃ Ail. . . . . deux onces.
Graine de lin. . . . . une once.
Herbe de jusquiame,
———de linaire,
————de millefeuille,
———de bouillon blanc,
de chaque. . . deux poignées.

FOMENTATION ANTIHÉMORRHOÏDALE. (pa.)

♃ Espèces antihémorrhoïdales,
Eau, de chaque. . . . six livres.

Faites réduire à quatre livres par l'ébullition ; et dissoudre dans la colature
Opium. . . . . . . deux gros.

On l'emploie tiède.

SIROP D'AIL.

Syrupus allii s. de allio. (am. du. f**. fi. fu. g. li. p. r. su. wu. c. vm.)

♃ Ail coupé par morceaux, une livre.

Eau bouillante. . . . deux livres.

Faites infuser pendant douze heures, dans un vase couvert, filtrez la liqueur, et ajoutez

Sucre blanc pulvérisé. . deux onces.

Au bout de vingt-quatre heures, écumez et décantez. (am. du. c.)

f**. fi. p, s. et wu. prescrivent de faire macérer pendant une heure une partie d'ail dans deux parties d'eau, et d'ajouter deux parties de sucre à la colature ; — r. de faire macérer ensemble parties égales d'eau et d'ail, et fondre dans la colature le double de sucre blanc ; — vm. de faire infuser une partie d'ail dans trois d'eau bouillante, de passer la liqueur après le refroidissement, sans exprimer les bulbes, et d'ajouter trois parties et demie de sucre pour deux de colature ; — fu. de faire infuser, pendant douze heures, trois parties d'ail dans six d'eau ; — a. de dissoudre dans la colature cinq parties de sucre ; — g. de faire infuser une partie d'ail pendant douze heures dans trois d'eau, et dissoudre six parties de sucre, ou un peu moins, dans la colature ; — l. de faire infuser pendant douze heures six parties d'ail dans douze d'eau bouillante, et d'ajouter à la colature seize onces de sucre cuit à la plume.

Excitant, incisif, béchique, anthelmintique.

APOZÈME HYDRAGOGUE. (*bo.*)

♃ Gousses d'ail. . . une once et demie.
Sommités d'absinthe,
——— de petite centaurée ,
Semences de carotte,
Genièvre,
Bois de sassafras,
Racine d'aunée, de chaque., une once.
——— d'aristoloche ronde ,
——————————longue,
——— de zédoaire,
de chaque. . . . . six gros.
Écorce de Winter, une demi-once.
Eau bouillante, quantité suffisante.

Faites digérer pendant six heures au bain-marie, et filtrez.

Dose, une cuillerée à bouche quatre fois par jour.

VINAIGRE D'AIL.

Acetum alii s. alliatum. (wu.)

♃ Ail coupé. . . une once et demie.
Bon vinaigre. . . . . une livre.

Faites macérer pendant quinze jours, en remuant souvent ; exprimez légèrement, et ajoutez

Alcool. . . . . . . une once.

Au bout de quelques jours décantez.

OXYMEL D'AIL.

Oxymel alliatum. (wu.)

♃ Vinaigre d'ail. . . . une partie.
Miel blanc. . . . deux parties.

Faites cuire doucement jusqu'à consistance de sirop.

VINAIGRE ANTIMÉPHITIQUE.

Acetum antimephiticum s. maravillianum. (au.)

♃ Suc épaissi d'ail. . . deux onces.
Camphre ,
Sel ammoniac ,
   de chaque, deux onces et un gros.
Vinaigre. . . . cinquante livres.

Faites digérer pendant huit jours, et passez.

VINAIGRE DES QUATRE VOLEURS.

Vinaigre antiseptique , Vinaigre aromatique à l'ail ; Vinaigre d'ail composé ; Acetum quatrum latronum. (ba. br. e. f. bo. sp. vm.)

♃ Ail. . . . . . . deux onces.
Camphre. . . . . une once.
Huile essentielle d'absinthe ,
———————— de romarin ,
——————— de menthe ,
——————— de rue ,
—————— de lavande ,
——————— de sauge ,
——————— de girofle ,
  , de chaque. . . deux scrupules.
Vinaigre radical. . . douze onces.

Faites macérer pendant cinq ou six jours, et décantez. (bo.)

♃ Racine de roseau aromatique ,
                deux onces.
Ail coupé. . . . . . deux gros.
Herbe de lavande ,
——— de romarin ,
——— de sauge ,
——— de menthe ,
——— de rue ,
   de chaque. . une once et demie.
Fleurs de lavande ,
Cannelle ,
Clous de girofle ,
Noix muscade ,
   de chaque. . . . deux onces.
Vinaigre. . cent vingt-huit onces.

Faites infuser pendant douze jours, dans un lieu chaud, passez en exprimant avec force, filtrez, et ajoutez

Camphre dissous dans l'alcool , .
               une demi-once.

Conservez. (sp.)

♃ Racine de roseau aromatique ,
  Ail ,
  Cannelle ,
  Clous de girofle ,

Noix muscade ,
   de chaque. . . . une partie.
Herbe de menthe crêpue ,
———de romarin ,
———de rue ,
———de sauge ,
   de chaque. . . . . six parties.
Fleurs de lavande. . . huit parties.
Feuilles d'absinthe ,
  Eau-de-vie, de chaque, douze parties.
Vinaigre. . . cinq cents parties.

Faites digérer à froid, pendant vingt jours, passez en exprimant, et faites dissondre dans la colature

Camphre pulvérisé avec un peu d'alcool. . . . . . deux parties.

Conservez. (vm.)

♃ Racine de roseau aromatique ,
  Ail ,
  Clous de girofle ,
  Cannelle ,
  Noix muscade , de chaque, deux gros.
Sommités fraiches d'absinthe romaine ,
———————————ordinaire ,
——————————de romarin ,
——————————de sauge ,
——————————de menthe ,
——————————de rue ,
   de chaque. , une once et demie.
Fleurs sèches de lavande, deux onces.
Vinaigre. . . . . huit livres.

Faites macérer pendant douze jours au soleil ou au bain de sable, dans un vase bien couvert, exprimez avec force, filtrez, et ajoutez

Camphre dissous dans l'alcool ,
               une demi-once.

Mêlez bien. (br. f.)

♃ Racine de roseau aromatique ,
  Bulbe d'ail frais ,
   de chaque. . . . une partie.
Sommités d'absinthe ,
——— de menthe poivrée ,
Feuilles de sauge ,
——— de rue ,
Herbe fleurie de serpolet ,
   de chaque. . . . deux parties.
Clous de girofle, une demi partie.
Vinaigre, quatre-vingt-seize parties.

Faites digérer pendant trois jours à une douce chaleur, dans un vase imparfaitement couvert, exprimez , filtrez, et ajoutez à la colature du camphre trituré avec l'alcool , la moitié de poids des clous de girofle , puis laissez en repos pendant trois jours , décantez, et conservez la partie limpide du liquide. (ba.)

♃ Herbe d'absinthe ,
——— de romarin ,
———de sauge ,

————de menthe,

————de rue,

de chaque. . une once et demie.

Fleurs de lavande. . . deux onces.

Ail. . . . . . . deux gros.

Poivre de la Jamaïque.. une once.

Vinaigre. . . . . huit livres.

Faites digérer au soleil ou au bain de sable pendant douze jours, passez en exprimant avec force, filtrez et ajoutez

Camphre dissous dans l'alcool,
une demi-once.

Mêlez bien. (e.)

Excitant, diaphorétique, employé dans le typhus et les fièvres dites malignes. Dose, une cuillerée. — On s'en sert principalement à l'extérieur, soit en épithèmes, dans la syncepe, soit en lotions ou fumigations, pour masquer les mauvaises odeurs répandues dans l'atmosphère, et dans l'espoir chimérique d'éloigner les maladies contagieuses.

VINAIGRE DES QUATRE VOLEURS COMPOSÉ. (*bo.*)

℥ Cannelle,

Clous de girofle,

Macis,

Noix muscade,

Camphre, de chaque. . une once.

Ail. . . . . deux onces.

Huile essentielle d'absinthe,

——————— de romarin, .

——————— de rue,

——————— de sauge,

——————— de menthe,

——————— de lavande,

de chaque. . . deux scrupules.

Vinaigre radical,

————des quatre voleurs,

de chaque. . . . deux livres.

Faites macérer pendant cinq ou six jours et filtrez.

AIRELLE.

Myrtille, Raisin des bois; Vaccinium Myrtillus L.

Heidelbeere (*Al.*); *common blue berry* (*An.*); *myrtus, gahody cerne, wranj oka* (*B.*); *blaebar* (*D.*); *mirtillo, arandano* (*E.*); *blaaw bessen* (*Ho.*); *mirtillo* (*I.*); *borowkiczarna* (*Po.*); *blabær* (*Su.*).

ams. br. e. f. fi. fu. li. r. su. w. be. br. m. pid. sp. z.

Petit arbrisseau (octandrie monogynie, L.; éricinées, J.) du nord de l'Europe. (*fig.* Zorn, *Ic. pl.*, t. 81.)

On emploie les fruits (*baccæ Myrtilli*), qui sont des baies de la grosseur d'un pois, remplies d'un suc rouge foncé. Elles ont une saveur douce, acide et un peu astringente. Ces baies sont légèrement styptiques, réfrigérantes et antiscorbutiques.

Succus e baccis myrtillorum. (fu. *pid.*)

℥ Baies d'airelle mûres. . à volonté.

Ecrasez-les et mettez-les à la cave pendant quelques jours; exprimez ensuite le suc, laissez-le encore reposer à la cave pendant quelques jours, passez-le, et après en avoir rempli des bouteilles à long col, versez une couche d'huile à la surface, puis conservez-le dans un endroit frais.

Acidule, qu'on ajoute aux mixtures, à la dose de quelques onces, et qui remplace très bien le vinaigre dans le nord de l'Europe.

Rob myrtillorum s. vaccinii myrtilli. (fu. li. sw.)

℥ Baies d'airelle. . . . à volonté.

Pilez dans un mortier, laissez en repos pendant quelques jours, exprimez le suc, et faites-le cuire sur un feu ardent, jusqu'à consistance de miel, avec un quart de sucre.

Il remplace le rob de mûres dans le nord de l'Europe.

Syrupus myrtilli s. myrtillorum. (br. e. fu. pa. su. w. wu. *pid.*)

℥ Suc récemment exprimé de baies d'airelle. . . . . une livre.

Sucre blanc. . . . . deux livres.

Faites dissoudre à une douce chaleur. (su.)

e. prescrit quatre livres de sucre pour deux livres et deux onces de suc; — br. pa. w. wu. et *pid.* seize onces de sucre pour dix de suc; — fu. parties égales de l'un et de l'autre.

℥ Baies d'airelle. . . . trente gros.

—— d'épine-vinette,

Feuilles de sumac,

Balaustes, de chaque. . vingt gros.

Nèfles,

Sorbes non mûres,

de chaque. . . . trois onces.

Suc de grenade,

——de coing, de chaque, deux livres.

Faites cuire ensemble. Ajoutez à la colature

Sucre fin. . . . . cinq livres.

Aromatisez avec

Santal citrin. . une demi-once.

ou cannelle. . . . deux gros.

ALCÉE.

Mauve alcée , Mauve sauvage; Malvea Alcea , L.

Feltrisswurzel, schlitzblaettrige Malva , Alceenmalve, Sigmundswurz , Sigmarskraut (Al.) ; vervain mallow (An.).

br. f. ham. he. o. w. g. sp.

Plante ♃ (monadelphie polyandrie, L.; malvacées, J.) d'Europe. (*fig.* Zorn, *Ic. pl.,* t. 219.)

On emploie en médecine la racine et l'herbe.

La racine (*radix Alceæ*) est épaisse, blanche, un peu ligneuse, garnie de ramifications et de chevelu.

L'herbe se compose d'une tige cylindrique, garnie de poils fasciculés et de feuilles pétiolées, rudes au toucher, partagées, les inférieures en cinq lobes arrondis, les supérieures en lobes plus profonds, la plupart incisés et presque pinnatifides. Elle a une saveur douce et mucilagineuse.

Émollient.

TEINTURE D'ALCÉE.

Tinctura alceæ. (br.)

♃ Pétales secs d'alcée. . . un gros.

Coupez-en la partie la plus colorée, et versez dessus

Alcool. . . . . . . deux onces.

Laissez en digestion dans un vase couvert, à une douce température ou au soleil, pendant deux jours, en remuant de temps en temps; filtrez.

Réactif pour découvrir la présence des acides, qui le rougissent, et des alcalis, qui le verdissent.

ALCOOL.

Brandwein (Al.) , brandy, ardent spirit (An.) ; brandewyn (Ho.) ; alcoole (I) ; wyskok (Po.) ; braennwinn (Su.).

Liquide qu'on peut retirer par la distillation de tous les corps qui ont subi la fermentation dite vineuse. On en distingue, dans le commerce, plusieurs sortes, désignées sous des noms différens, selon les substances qui les ont fournies, ou leur degré de concentration. Les principales sont :

1° L'*Arack*, obtenu du riz fermenté, aux Indes orientales.

Arruk (Ar.) ; arrak appi (Mal.) ; madira (Sa.) ; charayum (Ta.) ; khullu (Te.).

2° Le *Tafia*, fourni par la mélasse.

3° Le *Rhum*, fabriqué avec la canne à sucre, en Amérique.

4° L'*Esprit de grain , Spiritus frumenti , Spiritus vinosus frumenti*, distillé d'une in-

fusion fermentée de drêche. Les Anglais l'appellent *wishy* avant sa rectification.

5° L'*Eau-de-vie de vin , Aqua vitæ, Spiritus vini, Vinum adustum*, nommée *Preuve de Hollande ,* de 18 à 19 degrés , *Eau-de-vie* proprement dite de 19 à 22, *Eau-de-vie double* à 28, enfin, *Esprit, Esprit de vin , Alcool*, au-dessus de ce dernier point. L'esprit le plus répandu dans le commerce, et qui marque 33 degrés, y porte le nom de *Trois-six*.

On obtient encore de l'alcool des pommes de terre, des betteraves, des carottes, de l'érable, des fruits sucrés , des fèves, des haricots, etc.

L'esprit de grain et l'eau-de-vie de vin sont les deux seules sortes dont les pharmacopées autorisent l'emploi. Cependant le rhum et le tafia se trouvent prescrits dans quelques formules.

Tous les esprits du commerce, sous quelque nom qu'on les désigne , sont des composés d'eau, d'une quantité variable d'alcool, d'une certaine proportion d'acide acétique et d'huile, soit essentielle, soit empyreumatique , ou de résine. Ces dernières substances leur communiquent l'odeur, la couleur, et la saveur ou le bouquet qui les caractérisent. Après qu'ils en ont été débarrassés par la distillation, ils prennent le nom d'*Esprit rectifié, Spiritus rectificatus.* Celui-ci ne contient plus que de l'alcool et de l'eau, en proportions diverses. Après la soustraction de cette dernière, il ne reste que l'alcool pur, appelé aussi *Alcool absolu ,* dont la pesanteur spécifique est de 0,792, à + 20° C. ou de 0,792235 à + 17,88° C., selon Gay-Lussac.

Plusieurs moyens sont mis en usage pour apprécier la pureté de l'alcool, c'est-à-dire pour juger de la quantité d'alcool absolu contenue dans une liqueur alcoolique quelconque. On peut les réduire aux suivans :

1° On imbibe du coton avec la liqueur, et on y met le feu ; il doit , si l'alcool est pur, se trouver réduit en cendres après la combustion de ce dernier.

2° On met un peu de poudre à canon dans une cuillère , et on la recouvre de l'esprit qu'on veut essayer ; on met le feu à celui-ci, et si la poudre s'allume, on suppose qu'il est fort.

3° On jette dans l'esprit du sous-carbonate de potasse bien sec, qui absorbe l'eau, et produit une liqueur à la surface de laquelle vient nager l'alcool , par la quantité duquel on estime la force de l'esprit.

Tous ces moyens sont vagues, incertains et purement approximatifs ; cependant plusieurs pharmacopées conseillent les deux premiers. Ceux qui suivent doivent leur être préférés.

4° La différence de capacité que présentent deux poids égaux, l'un d'eau distillée, l'autre d'alcool pur, ou d'un mélange quelconque d'alcool et d'eau. Ainsi un volume d'eau pèse plus qu'un volume égal d'alcool, ou, ce qui revient au même, un poids donné d'eau occupe moins de volume qu'un poids semblable d'alcool.

A l'égard de ce procédé, qu'on trouve indiqué aussi dans quelques pharmacopées, il faut se rappeler que quand on mêle de l'eau et de l'alcool concentré dans des proportions quelconques, le volume du mélange est toujours moindre que la somme des volumes employés, tandis que le contraire a lieu quand l'alcool est très faible, c'est-à-dire, qu'il y a, dans le premier cas, coudensation, et, dans le second, raréfaction.

5° Le pèse-liqueur. Il serait à désirer sans doute qu'on adoptât l'alcoolomètre centésimal de Gay-Lussac, dont le centième degré correspondant à l'alcool absolu, chaque degré indique la proportion de cet alcool que contiennent cent parties d'un mélange quelconque. Mais le temps a consacré, surtout dans le commerce, l'emploi de l'aréomètre de Baumé pour les liquides plus légers que l'eau. L'échelle de cet instrument comprend trente degrés, depuis 10, qui marque la pesanteur de l'eau pure, jusqu'à 40, indiquant la profondeur à laquelle l'aréomètre s'enfonce dans l'alcool dont la pesanteur spécifique est de 0,8:8. Le 36ᵉ degré correspond à 0,847 de pesanteur spécifique, le 32ᶜ à 0,86 ̀, le 26ᵉ à 0,900, le 22ᵉ à 0,923, etc. Il faut, lorsqu'on choisit ce moyen pour évaluer la concentration de l'alcool, s'assurer en même temps de la température du liquide, à l'aide du thermomètre, car elle influe sur le volume, sans rien changer au poids ; ainsi l'eau-de-vie qui marque 22 degrés à +10 degrés, en marque 24 à + 22 degrés. Peu de pharmacopées indiquent à quelle température l'estimation a été faite.

L'importance du sujet nous servira d'excuse, si, en rapportant les variations que les diverses pharmacopées présentent dans la force des alcools qu'elles prescrivent, nous suivons une marche différente de celle qui est adoptée pour les autres articles.

Plusieurs pharmacopées omettent l'alcool dans leur matière médicale ; telles sont Anvers, Brunswick, Espagne, Genève, Hanovre, Hesse, Oldenbourg, Portugal, Prusse, Russie, Wurtemberg, Wurzbourg et Brugnatelli. Parmi les autres, toutes celles qui sont précédées d'une liste de médicamens simples, le signalent, mais avec diverses nuances dans sa concentration, savoir : ba. d. fe. et po. l'eau-de-vie du commerce, sans aucune désignation spéciale ; fu. et s. l'esprit de grain et celui de vin, également sans indication de la force ; a. l'alcool de 0,850 ; f. l'eau-de-vie de 15 à 30 degrés ; ff. l'esprit trois-six, en ajoutant qu'on le porte à 36 degrés à la pharmacie centrale et dans les hôpitaux d'instruction, tandis qu'on le réduit à 22 dans tous les hôpitaux ordinaires ; fi. et su. l'esprit de grain pesant 0,94, et

celui de vin pesant 0,933 ; lo. un alcool de 0,835 (spiritus rectificatus), et un autre de 0,930 (spiritus tenuior) ; du. et c. un esprit de 0,840 (spiritus vinosus rectificatus) et un de 0,930 (spiritus vinosus tenuior) ; ed. un alcool de 0,835 (alcohol fortius), et un autre de 0,935 (alcohol dilutius), sans aucune prescription pour la préparation d'un alcool parfaitement pur, que les auteurs de cette pharmacopée semblent d'après cela regarder comme inutile dans les opérations de la pharmacie ; am. l'alcool de +0,835 seulement ; b. et be. l'esprit de froment de 0,940, un alcool de 0,936 (spiritus vini tenuior), et un autre de 0,907 à 0,911 (spiritus vini fortior); enfin ams. un alcool de 0,931 à 0,936 (spiritus vini tenuior), un autre de 0,907 à 0,911 (spiritus vini fortior), un troisième de 0,884 (spiritus vini rectificatus), et un dernier de 0,835 (spiritus vini rectificatissimus).

Quant aux pharmacopées proprement dites, voici ce qu'on y trouve à cet égard :

Amérique. Sous le nom d'alcohol dilutum, un mélange, à parties égales, d'eau et d'alcool (0,835).

Autriche. Alcool de 0,830 (spiritus vini rectificatissimus), alcool de 0,850 (spiritus vini rectificatus), et alcool de 0,910 à + 14° R., préparés tous trois de la manière suivante :

♃ Alcool du commerce (0,850),
         dix livres.
Chaux vive. . . . . une once.
Charbon préparé. . . huit onces.

Après vingt-quatre heures de macération dans un vase clos, décantez le liquide, puis distillez-le au bain-marie, et séparez le produit en trois portions, ayant chacune la pesanteur indiquée.

Amsterdam. Un alcool de 0,820 (alcohol alcalisatum) préparé comme il suit :

♃ Alcool (0,835). . . . cinq livres.
Sous-carbonate de potasse sec,
         trois onces.

Laissez en digestion pendant vingt-quatre heures, en remuant de temps en temps : lorsque le sel est dissous, décantez l'alcool, et versez-le sur

Sous-carbonate de potasse sec,
         trois onces.

Agissez comme ci-dessus, répétez la même opération jusqu'à ce qu'il ne se dissolve plus de sel, puis distillez le liquide presqu'à siccité.

Anvers. Deux degrés d'alcool : l'un (spiritus vini rectificatus) obtenu en distillant doucement de l'eau-de-vie, jusqu'à ce que le produit marque 30 degrés ; l'autre (spiritus vini rectificatissimus) obtenu en distillant le précédent, sur un feu doux, avec suffisante quantité de chlorure de calcium sec, jusqu'à ce que le produit marque 38 degrés.

Batave et *Belge.* Trois degrés : d'abord, sous le nom de *spiritus vini depuratus*, un alcool provenant de la distillation de l'eau-de-vie du commerce (12°), avec l'attention de séparer le produit en deux portions, marquant l'une 50°(*spiritus rectificatissimus*), l'autre 20° (*spiritus rectificatus*). Ensuite, sous le nom d'*alcohol* ou *alcohol alcalisatum*, un produit marquant 32° à la température de 66° F., et obtenu de la manière suivante :

℞ Alcool (20 degrés). . cinq livres.
Sous-carbonate de potasse sec ,
une livre.

Laissez digérer , et après la fonte du sel, reversez l'alcool sur une égale quantité de sous-carbonate sec. Celui-ci étant encore fondu, versez le liquide sur une livre du même sel calciné et encore chaud , puis distillez presqu'à siccité.

Enfin un dernier alcool de 34° (0,791 à la même température) , qu'on se procure en jetant du chlorure de calcium sec et chaud dans l'alcool qui n'humecte plus le sous-carbonate de potasse, et distillant ensuite presqu'à siccité.

Bavière. Trois degrés : un alcool de 0,840 (*spiritus vini rectificatissimus*) obtenu en distillant celui du commerce avec du charbon végétal, jusqu'à ce que le produit offre cette pesanteur spécifique ; un autre de 0,820 à 0,830 (*alcohol absolutum*) obtenu en mêlant dix parties du précédent avec une de chlorure de calcium purifié et chaud , et distillant cinq parties seulement du liquide; enfin un dernier de 0,900 (spiritus *rectificatus, alcohol dilutum*), résultat de la distillation de l'eau-de-vie, poussée jusqu'à ce que le produit soit arrivé à ce degré de densité.

Danemark. Un seul degré, désigné sous le nom de spiritus vini *rectificatissimus*, pour lequel il est prescrit de mêler avec un quart de chlorure de calcium l'esprit rectifié, dont la préparation ne se trouve pas indiquée, et de distiller ensuite la moitié seulement du liquide sur un feu très doux.

La *pharmacopée militaire danoise* donne la même préparation, sous le nom de spiritus *concentratissimus*, et assigne au produit 18° et demi, à l'alcoolomètre de Spendrap, à +9° R. Son *spiritus rectificatus*, qui marque 13° à la même température, résulte du mélange de treize parties du précédent avec trois d'eau pure. Enfin son spiritus *vini communis* est un mélange de six parties d'esprit concentré et de dix parties d'eau.

Dublin et *Cox.* Un seul degré, alcool de 0,815, préparé comme il suit :

℞ Esprit rectifié (0,840). . un gallon.
Sous-carbonate de potasse desséché

à une température de 500° et encore chaud. . . .. une livre.
Potasse caustique pulvérisée ,
une once.
Chlorure de calcium bien sec ,
une demi-livre.

Mêlez ensemble l'esprit et la potasse, ajoutez le sous-carbonate pulvérisé , et laissez en digestion pendant trois jours, dans un vase clos, en remuant de temps en temps ; décantez , ajoutez le chlorure, et distillez doucement, jusqu'à ce que le mélange commence à s'épaissir dans la cornue.

Espagne. Deux degrés : d'abord un mélange d'alcool et d'eau à parties égales (*alcohol vini commune, aqua vitæ rectificata*), qu'on obtient en distillant du bon vin jusqu'à ce que le produit ne s'enflamme plus à l'approche d'une bougie, et rectifiant par une seconde distillation; ensuite un liquide (*alcohol vini , spiritus vini rectificatus*) obtenu en distillant le précédent, au bain-marie , jusqu'à ce que six gros et cinquante-trois grains du produit puissent remplir un vase capable de contenir une once d'eau distillée.

Ferrare. Deux degrés : l'*esprit rectifié* (0,830), et l'alcool étendu d'eau , qui est le précédent mêlé avec une quantité d'eau égale à la sienne.

France. Trois degrés : 1° la préparation de l'alcool, en distillant du vin dans un alambic, sur un feu modéré ; 2° la rectification , qui exige qu'on tire les trois quarts du précédent par une nouvelle distillation ; 5° sa concentration, que l'on effectue en distillant l'alcool rectifié avec de l'acétate de potasse ou du chlorure de calcium.

Finlande. Deux degrés : 1° alcool de 0,83 (*alcohol s. spiritus vini rectificatissimus*), obtenu en mêlant douze parties d'esprit de froment avec une de charbon de bois préparé, distillant six parties de l'alcool employé, et redistillant encore deux parties seulement du produit ; 2° alcool de 0,79 (*alcohol absolutus*), qu'on se procure en mêlant trois parties du précédent avec une partie de chlorure de calcium calciné et pulvérisé, et distillant doucement deux parties.

Fulde. Deux degrés : l'un (*spiritus vini rectificatus*). qu'on obtient en distillant à feu doux la moitié de l'eau-de-vie ordinaire; l'autre (*spiritus vini rectificatissimus*), qu'on prépare en tirant le tiers du précédent par une nouvelle distillation.

Genève. Deux degrés : l'un (*spiritus vini rectificatus*), obtenu en distillant au bain-marie la moitié de l'eau-de-vie ordinaire, faisant digérer le produit pendant deux jours avec un quart de sous-carbonate de potasse pulvérisé, ajoutant ensuite un peu d'alun, et redistillant au bain-marie ; l'autre (*spiritus vini tenuis*), mélange de vingt parties du précédent avec dix-sept d'eau de fontaine.

Hanovre. Deux degrés : l'un (*spiritus vini rectificatus*), obtenu en distillant de l'eau-de-vie avec du charbon, jusqu'à ce que neuf onces du produit remplissent un vase capable d'en contenir dix d'eau ; l'autre (*spiritus vini rectificatissimus*), obtenu en distillant le précédent au hain de sable, jusqu'à ce que le produit supporte l'épreuve du coton, c'est-à-dire qu'il pèse 0,822, ou qu'à poids égal il soit d'un sixième moins volumineux que l'eau.

Hesse. Deux degrés : l'un (*spiritus vini rectificatus*), obtenu en distillant l'eau-de-vie; l'autre (*spiritus rectificatissimus*), qu'on se procure en redistillant le précédent jusqu'à ce que le produit soutienne l'épreuve du coton.

Lippe. Trois degrés : l'un (*spiritus rectificatus*), qu'on obtient en mêlant vingt-quatre livres d'esprit de grain avec deux livres de charbon végétal en poudre, et distillant doucement la moitié du liquide ; l'autre (*spiritus rectificatissimus, dephlegmatissimus, alcoholisatus*), obtenu en distillant doucement au bain-marie le quart seulement du précédent, en sorte qu'un vase capable de contenir mille grammes d'eau n'en puisse recevoir que 830 à 850 du produit ; le dernier (*spiritus vini tartarisatus*), qu'on se procure en versant l'alcool au second degré sur quatre onces de sous-carbonate de potasse fortement calciné au rouge, agitant le mélange, le laissant ensuite reposer pendant quelques jours, puis décantant avec soin et distillant l'esprit qui surnage.

Londres. Un seul degré : l'alcool de 0,815, qu'on prépare en faisant macérer pendant vingt-quatre heures une livre de sous-carbonate de potasse calciné dans un gallon d'esprit rectifié, décantant ensuite l'esprit, et ajoutant deux livres de sous-carbonate chaud, puis distillant au bain-marie.

Oldenbourg. Deux degrés : l'un (*spiritus rectificatus*), qui provient de la distillation de l'eau-de-vie; l'autre (*spiritus rectificatissimus*), qui doit supporter l'épreuve du coton, ou dont il ne faut que six gros et quinze grains pour égaler le volume d'une once d'eau.

Palatinat, Brunswick, Wurtemberg et *Wurzbourg.* Trois degrés : deux qui s'obtiennent en distillant l'eau-de-vie, et qui ne diffèrent que par la proportion d'eau, plus considérable dans l'un (*spiritus rectificatus*) que dans l'autre (*spiritus rectificatissimus*), lequel doit en outre supporter l'épreuve de la poudre à canon; le troisième (*spiritus tartarisatus*), préparé en distillant un mélange de deux livres d'esprit rectifié et de quatre onces de sous-carbonate de potasse.

Pologne, Prusse et *Piderit.* Deux degrés: un alcool (*spiritus rectificatus*) dont neuf onces occupent le même volume que dix onces d'eau, et qui se prépare en faisant macérer pendant six heures une partie de charbon végétal dans douze d'esprit de grain, puis distillant ; un autre (*spiritus rectificatissimus*), pesant 0,82, d'un sixième moins lourd que l'eau, à volume égal, et capable de supporter l'épreuve du coton, que l'on obtient en redistillant le précédent.

Portugal. Un seul degré (*spiritus rectificatus*), obtenu en distillant le tiers de l'eau-de-vie.

Russie. Deux degrés : l'un (*alcohol vini, spiritus rectificatissimus*), obtenu en distillant seulement le tiers de l'esprit rectifié ; l'autre, pesant 0,791 à +15° R. (*alcohol vini alcoholisatum, spiritus vini dophlegmatissimus*), qu'on prépare en battant le précédent avec de la potasse pure et bien sèche, jusqu'à ce que celle-ci ne s'humecte plus, puis le versant dans une cornue pleine de potasse pulvérisée bien sèche, et, quand celle-ci l'a totalement absorbé, distillant doucement sur le bain de sable, au bout de vingt-quatre heures.

Sardaigne. Cette pharmacopée, comme la nôtre, prescrit de distiller le vin et de rectifier ensuite le produit. Elle conseille ensuite, pour avoir l'alcool très pur, de le faire digérer pendant douze heures sur du sel marin décrépité, et de le distiller, ou de le mettre en digestion sur du sous-carbonate de potasse, jusqu'à ce que ce sel ne s'humecte plus, de verser alors dans la liqueur un gros d'acide sulfurique par trois livres, et de distiller doucement.

Saxe. Deux degrés, obtenus, l'un (*spiritus rectificatus*), en distillant l'esprit de grain avec du charbon, jusqu'à ce que le produit soit plus léger que l'eau d'un dixième; l'autre (*spiritus rectificatissimus*), en redistillant le précédent jusqu'à ce que le produit supporte l'épreuve du coton, ou soit assez raréfié pour que cinq onces fassent un volume égal à celui de six onces d'eau.

Suède. Quatre degrés : l'un (*spiritus frumenti rectificatus*), qui exige seulement qu'on fasse digérer l'esprit de grain, pendant un mois et demi, avec un dixième de charbon en poudre, et qu'on passe ensuite la liqueur; un autre (*spiritus dilutus* s. *rectificatus*), qu'on obtient en distillant l'eau-de-vie sur du charbon, et qui doit peser 0,90, de manière que neuf onces présentent un volume égal à celui de dix onces d'eau ; un troisième (*spiritus concentratus* s. *spiritus vini rectificatissimus*), qu'on se procure en distillant le tiers seulement du précédent, et qui pèse 0,83 ; enfin un dernier (*spiritus concentratissimus*), qui pèse 0,79, et qu'on obtient en distillant le précédent avec un tiers de chlorure de calcium.

Brugnatelli prescrit de distiller l'eau-de-vie jusqu'à ce que le liquide marque 3o degrés, et lorsqu'on veut un alcool plus concentré, de le redistiller, après y avoir ajouté de la potasse sèche pulvérisée, ou du chlorure de calcium bien sec. Planche recommande l'esprit trois-six, comme étant préférable à l'eau-de-vie.

Swédiaur. Trois degrés : 1° alcool de 0,835 ou de 38° B. à + 10° R. (*alcohol, spiritus vini*, *spiritus vini rectificatus*), obtenu en distillant doucement l'eau-de-vie ; 2° alcool de 0,815 ou de 39° B. à + 10° R., dont six gros et quatre-vingt-huit grains équivalent, pour la capacité, à une once d'eau, et qu'on obtient en mêlant douze parties du précédent avec une de sulfate de chaux calciné, et décantant ou distillant le liquide au bout de quelque temps ; 3° alcool de 0,930 ou de 18 à 20° B. à + 10° R. (*alcohol dilutum*, *spiritus vini tenuis*), qui est un mélange de cinquante-cinq parties du premier avec quarante-cinq d'eau, ou de parties égales du second et d'eau. On trouve, en outre, dans l'édition de Van Mons : 1° *spiritus rectificatus* obtenu en distillant douze parties d'un mélange de seize parties d'eau-de-vie avec huit d'eau commune ; 2° *alcohol*, obtenu en distillant les deux tiers de l'eau-de-vie seule ; 3° *alcohol absolutum*, obtenu en distillant trois livres d'un mélange de huit livres du précédent avec deux livres de chlorure de calcium.

Van Mons indique trois degrés ; *esprit de vin*, obtenu en distillant de l'eau-de-vie avec le triple d'eau, jusqu'à ce que le produit marque plus de 22° ; *alcool de vin* ou *esprit de vin rectifié*, le produit, marquant plus de 3o degrés, de la distillation d'un mélange d'eau-de-vie et d'eau à poids égal ; *alcool rectifié* ou *esprit de vin très rectifié*, qui marque 8 degrés, et qui résulte de la distillation du précédent.

A l'égard des moyens employés pour rapprocher l'alcool de son plus grand degré possible de pureté, la potasse doit être rejetée, parcequ'elle exerce une action chimique sur ce liquide, qu'elle colore en rouge, dans le même temps qu'elle altère sa saveur, et qu'elle lui communique une odeur éthérée, qui se fait sentir même après la distillation. L'acétate de potasse et le chlorure de calcium doivent être seuls employés, et suivant la remarque de Henry (f*.), le plus avantageux est de les employer fondus. Les meilleures proportions sont, d'après Chevallier et Idt, une partie de sel pour deux d'alcool à 36° ; on porte ainsi la force de celui-ci, par une première distillation, à 38°, et par une seconde à 40°.

Le charbon, proposé par quelques pharmacopées pour débarrasser les eaux-de-vie de grain de leur odeur empyreumatique, peut être remplacé avec avantage par le chlorure de chaux, selon Vitting, dont le procédé consiste à prendre deux onces de cette substance, à en faire une bouillie claire avec de l'eau-de-vie, et à la détremper, dans une chaudière d'alambic, avec cent cinquante pintes de cette liqueur. Après avoir luté soigneusement, on distille. On doit mettre à part la première mesure, à cause du chlore qu'elle contient, et on la fait servir pour de nouvelles distillations. Le produit que l'on obtient ensuite est exempt de goût et d'odeur empyreumatiques.

L'alcool est un stimulant dont l'énergie varie en raison de la quantité d'eau interposée entre ses molécules, et qui, pur, mérite réellement de prendre place parmi les poisons. Astringent, stimulant, irritant, rubéfiant, suivant sa concentration ou selon les tissus avec lesquels on le met en contact, il peut, par sa force ou sa quantité, causer subitement la mort, après avoir été introduit dans l'estomac. Peu d'excitans de la membrane muqueuse gastro-intestinale ont une action aussi diffusible que la sienne ; toutes les parties du corps s'en ressentent plus ou moins, mais principalement les organes génitaux, circulatoires, moteurs, sensitifs et intellectuels. Son usage habituel et surtout son abus sont peut-être les sources les plus fécondes des maux qui affligent le genre humain. La pharmacie en tire de puissans secours pour l'extraction d'un grand nombre de substances. Il est assez singulier que les médecins aient si peu d'égard à celui qui entre dans une multitude de préparations, et dirigent presque toute leur attention sur les principes auxquels il sert de véhicule, quoique, dans une foule de cas, l'impression causée par l'agent médicinal dépende de lui principalement, sinon même exclusivement.

HYDROMEL VINEUX.

Vin de miel, *Vin d'hydromel.* (b*. f. vm.)

℞ Miel blanc,
　　　　　　deux mille cinq cents parties.
　Levûre de bière,
　　　　　　soixante-quatre parties.
　Eau tiède,
　　　　　　douze mille cinq cents parties.

Introduisez la dissolution dans une barrique, à la température de +15 à 20 degrés R. ; laissez fermenter jusqu'à ce que l'odeur vineuse se développe ; soutirez alors et conservez. (f.)

℞ Levûre de bière, une once et demie.
　Miel blanc. . sept livres et demie
　Eau. . . . quarante-cinq livres.

Mettez dans une barrique, à la température de +16 à 18 degrés R. Quand la fermentation est achevée, ou arrêtée par le mûtage, ajoutez

　Crème de tartre. . une demi-once.

Après que la lie. est déposée , tirez à clair, puis mettez en bouteilles. (*vm.*)

℞ Miel.   . . .   cinquante-six onces.
   Eau.   . . .   quarante-huit livres.

Faites réduire d'un quart par l'ébullition, puis fermenter pendant quatre ou cinq semaines, à une douce chaleur, et mettez en bouteilles. On ajoute parfois ensuite une noix muscade et deux gros de colle de poisson. (b*.)

LOTION ASTRINGENTE. (*e.*)

℞ Alcool.   . . . .   deux onces.
   Eau de chaux. . .   une demi-pinte.

VIN DE COINGS. (*vm.*)

℞ Suc de coings mûrs,   douze parties.
   Sucre blanc. . . . .   une partie.

Mettez la dissolution dans une petite barrique, à la température de $+13$ à 15 degrés R.; laissez-la fermenter, puis s'éclaircir; sotirez-la, et au bout de quelques mois mettez-la dans des bouteilles.

EAU DE BOULEAU ARTIFICIELLE.

Aqua betulæ artificialis. (b*.)

℞ Sucre pilé dissous dans l'eau ,
                   six livres.
   Vin blanc ou rouge. . .   six pintes.
   Suc de citrons. . . . .   n° 3.
   Eau pure. . . . .   douze pintes.
   Levûre de bière. .   deux cuillerées.

Faites fermenter le mélange.

BOISSON EXCITANTE.

Potus spirituosus s. *communis incitans.*
(dd. *au. b. hp.*)

℞ Alcool.   . . .   une once et demie.
   Infusion d'écorce d'orange ,
                   deux livres.

Mêlez. (*b.*)

℞ Alcool.   . . . . .   quatre onces.
   Eau. . . . . .   deux livres.
   Miel. . . . . .   deux onces.

Mêlez. (dd. *au.*)

hp. prescrit une once d'alcool, deux livres d'eau et une once de sirop de sucre.

BOISSON ANALEPTIQUE.

Potus analepticus. (*hp.*)

℞ Jaunes d'œufs. . . . . .   n° 2.
   Sucre. . . . . .   une once.
   Eau-de-vie. . . .   deux onces.
   —— pure. . . . .   deux livres.
   Girofle. . . . .   un demi-gros.

A boire dans le cours de la journée.

Vinum Lusitanicum artefactum. (b*. *au.*)

℞ Cidre. . . . . . .   trois livres.
   Eau-de-vie. . . . . .   une livre.
   Kino. . . . . . .   un gros.

Mêlez et conservez.

Suivant Wylie , en remplaçant le kino par un gros d'éther nitrique alcoolisé, on obtient une liqueur qui simule le vieux vin du Rhin.

LIMONADE ALCOOLIQUE. (*ra.*)

℞ Alcool.   . . .   une à deux onces.
   Miel blanc. . . . . .   une once.
   Sirop tartrique. . . .   deux onces.
   Eau. . . . . . .   deux livres.

Excitant.

PUNCH.

℞ Eau-de-vie. . . . .   deux onces.
   Sirop de sucre. . . . .   une once.
   Eau de mélisse. . . .   deux gros.
   Potion gommeuse. . .   deux onces.

Mêlez. (*ra.*)

℞ Infusion concentrée de thé ,
                 seize onces.
   Rhum de la Jamaïque ,
   Suc de citron , de chaque , deux onces.
   Sucre. . . . . .   quatre onces.

Mêlez. (*sm.*)

℞ Infusion de thé. . . .   une pinte.
   Arack. . . . .   une demi-pinte.
   Sucre blanc pilé avec le zest de
   quatre citrons. . .   quatre onces.
   Suc de citrons. . . . . .   n° 8.

Mêlez. (b*.)

℞ Arack ,
   Eau commune,
   Vin rouge, de chaque. .   une pinte.
   Suc de citrons. . . .   n° 7 ou 8.
   Sucre blanc. . . .   une livre.

Mêlez. (b*.)

℞ Vin de Bourgogne. . .   deux pintes.
   —- du Rhin ,
   Arack, de chaque. . .   une pinte.
   Suc de citrons. . . . .   n° 6.
   Sucre. . . . . .   à volonté.

Mêlez. (b*.)

℞ Arack. . . . . .   une mesure.
   Suc de citrons. . . . .   n° 12.
   Sucre blanc. . . .   une livre.
   Infusion de thé. . .   trois pintes.
   Vin rouge. . . . .   une pinte.

Mêlez. (b*.)

℞ Sucre blanc. . une livre et un quart.

Triturez-le avec le zest de trois citrons, et versez dessus

Vin rouge. . . . . trois pintes.
Faites cuire ; ajoutez sur la fin
Cannelle. . . . une demi-once.
Passez et ajoutez
   Vinaigre.
   Arack, de chaque, une demi-pinte.
   Suc de citrons. . . . . n° 9.
Mêlez. (b*.)

♃ Suc de citrons. . . . . n° 25.
   Sucre en poudre. . . quatre livres.
   Rhum. . . . . . deux pintes.
Mêlez et conservez. Au besoin, mêlez un quart de pinte de ce sirop avec une pinte d'infusion de thé chaud. (b*.)

♃ Suc de citrons. . . . . n° 6.
   Vin rouge ou blanc. . une pinte.
Faites cuire, et ajoutez un mélange de
   Vin de Porto,
   Arack, de chaque. . . une pinte.
   Sucre broyé avec l'écorce de quatre
   citrons. . . . . quatre onces.
Mêlez avec soin. (b*.)

♃ Vin du Rhin. . . . une pinte.
   Arack. . . . un tiers de pinte.
   Suc de citrons . . . . . n° 6.
   Sucre broyé avec le zest de six
   citrons. . . . . . une livre.
Faites infuser dans un vase rempli de glace. (b*.)

POTION CONTRE L'APHONIE. (ca.)

♃ Thé Hyswin,
   Lierre terrestre, de chaque, deux gros.
   Fleurs de bouillon-blanc. . un gros.
   Iris de Florence. . deux scrupules.
   Eau bouillante. . . . . six onces.
Après le refroidissement, passez la liqueur, et ajoutez à la colature
   Rhum,
   Sirop de vélar, de chaque, une once.
   ——— de baume de Tolu,
             deux scrupules.
   Teinture de cannelle. . un scrupule.
A prendre par deux cuillerées à bouche, toutes les deux heures, dans le catarrhe des bronches, l'asthme et l'aphonie.

ALCORNOQUE.

Écorce d'Alcornoque ; Cortex Alcornoco.

Alcornokrinde (Al.); alcornocco cabarro (E.).

g.

On donne ce nom à une écorce en morceaux plus ou moins aplatis, assez longs, mais de deux à quatre lignes, qui, sous une substance rougeâtre, à cassure grenue, à sa-

veur astringente et un peu amère, en offrent une autre jaune, mince, fibreuse et amère: celle-ci teint la salive en jaune.

Quelques uns l'attribuent à l'*Alchornea latifolia*, euphorbiacée de la Jamaïque. Elle provient, suivant Lemaire-Lisancourt, d'une apocynée voisine du *Wrightia antidysenterica*, et, selon Poudenx, d'un arbre de la famille des gattiliers ; d'autres enfin la font provenir du *Bowdichia Virgilioïdes*, de la famille des légumineuses.

Elle se rapproche du quinquina pour la composition chimique, d'après Trommsdorf et Geiger ; mais cette analogie a besoin d'être démontrée par de nouvelles analyses plus rigoureuses.

Apportée en 1784 des Indes occidentales, elle a été vantée dans la phthisie pulmonaire. — Dose de la poudre, depuis un scrupule jusqu'à un demi-gros.

DÉCOCTION D'ALCORNOQUE. (b*.)

♃ Écorce d'alcornoque, une demi-once.
   Eau. . . . . seize onces.
Faites bouillir jusqu'à ce qu'il ne reste plus que huit onces de colature.

Dose, deux cuillerées toutes les deux heures.

ALÉTRIS.

Alétris farineux; Aletris farinosa, L.

Stargrass, starwort (An.).

am. c.

Plante ♃ (hexandrie monogynie, L. ; asphodelées, J.), qui croît dans l'Amérique septentrionale. (*Fig.* Pluk. *Amalth.* t. 437.)

Suivant Bigelow, nulle plante ne surpasse la racine de celle-ci en amertume. Les Américains la regardent comme tonique et stomachique.

ALKÉKENGE.

Coqueret ; Physalis Alkekengi, L.

Judenkirschen (Al.); wintercherry (An.); jædekirsbær (D.); alruequerija (E.); krieken van over zee (Ho.); alcachingi (I.); miechanki (Po.); alquequeriga (Por.); judekærsbær (Su.).

ams. an. br. e. f. fe. g. su. w. wu. be. br. g. m. sp.

Plante ♃ (pentandrie monogynie, L. ; solanées, J.), du midi de l'Europe. (*Fig. Flore médic.* I. 16.)

On emploie les fruits (*baccæ Alkekengi s. Solani vesicarii s. Halicacabi*), qui sont des baies globuleuses, biloculaires, grosses comme des cerises, rouges, renfermant des graines aplaties et réniformes, inodores, d'une saveur aigrelette et douceâtre, à moins qu'on ne les ait laissées en contact avec le calice vésiculeux qui les entoure, et qui est d'une amertume extrême.

5.

Diurétique. — Dose du suc récemment exprimé, une once.

TROCHISQUES D'ALKÉKENGE.

Trochisci alkekengi. (sa. w.)

♃ Baies d'alkékenge sèches. . dix gros.
Bol d'Arménie,
Gomme arabique,
Mastic choisi
Succin blanc,
Semences de pavot blanc ,
——— de jusquiame blanche,
de chaque. . . . . cinq gros.
Opium. . . . . . . un gros.
Mucilage de gomme adragant,
quantité suffisante
pour faire une masse à diviser en trochisques. (sa.)

♃ Baies d'alkékenge,
Semences de pavot blanc,
de chaque. . . . . une once.
——— d'ache ,
——— de jusquiame,
Gomme arabique,
Amidon,
Gomme adragant,
Racine de réglisse,
Suc de réglisse,
de chaque. . une once et demie.
Bol d'Arménie,
Encens,
Sang-dragon, de chaque, onze onces.
Succin préparé,
Terre sigillée, de chaque, deux gros.

Humectez la poudre avec de l'eau de rose ou d'alkékenge, et faites une masse divisible en trochisques. Ajoutez, au besoin, deux gros d'opium. (w.)

Chaque gros contient un grain d'opium. — On vantait jadis ces trochisques dans les maladies des voies urinaires. — Dose, depuis deux scrupules jusqu'à un gros. — On retranchait l'opium quand le malade devait en continuer l'usage pendant quelque temps.

ALLELUIA.

Surelle, Pain de coucou ; Oxalis Acetosella, L.

Sauerklee , Gukkusklee , Buchsouerampfer (Al.); wood sorrel (An.) ; alleluga , detel kysely zagecj (B.); giogeurt , giogemad , suurklover , skooxyre (D.); acederilla (E.); zuurklavor (Ho.); alleluja (I.); szczawik (Po.); trewo azedo (Por.); harxyra (Su.).

an. b. bc. br. d. e. f. fc. g. he. lo. p. pr. su. w. wu. be. br. c. m. pa. sp. z.

Plante ♃ (hexandrie pentagynie, L. ; oxalidées, Cand.), qu'on rencontre dans presque toute l'Europe. (*Fig. Zorn, Ic. plant.* t. 9.)

On emploie l'herbe (*herba Acetosellæ* s. *Lujulæ* s. *Allelujæ* s. *Trifolii* acetosi s. *Oxytri-*

phylli), qui se compose de feuilles toutes radicales, longuement pétiolées, offrant trois folioles en cœur renversé, d'un vert pâle , et de hampes florifères , dont la partie moyenne porte deux petites bractées opposées. Elle est inodore. Sa saveur acide , assez agréable , se perd par la dessiccation.

On se sert aussi de l'*Oxalis corniculata*, L.; *gellow wood sorrel* (An.); *chua miba chia* (Co. C.); *umbuti* (Duk.) ; *amrul* (Ili.); *chukrika , ambachta, amlika* (Sa.) ; *puliaray* (Tam.); *pullio chinta, pulla chinta* (Tel.) (han. *a.*), qui se rapproche beaucoup de la précédente.

L'une et l'autre contiennent du sur-protoxalate de potassium.

Acidule, rafraîchissant.

CONSERVE D'ALLÉLUIA.

(fu. p. pa. r. sa. su. w. wu. *pid. sw.*)

♃ Feuilles fraiches d'alléluia pilées ,
Sucre , de chaque. . parties égales.

Broyez ensemble. (sa. su.)

fu. pa. r. w. wu. *pid.* et *sw.* prescrivent une partie d'herbe et deux de sucre ; — ams. une d'herbe et trois de sucre.

♃ Poudre de feuilles d'alléluia ,
trois onces.
Eau distillée d'alléluia , huit onces.

Laissez macérer pendant six heures, puis ajoutez, en remuant toujours,

Sucre blanc pulvérisé,
une livre et demie.

Mêlez. (p.)

EAU D'ALLÉLUIA.

Aqua e succo acetosellæ. (pa. sa.)

♃ Herbe écrasée d'alléluia, une partie.
Eau. . . . . . deux parties.

Distillez les deux tiers du liquide. (sa.)

pa. prescrit une partie d'herbe , trois d'eau, et la distillation à moitié.

On peut aussi distiller presqu'à siccité, au bain-marie , le suc dépuré d'alléluia. (sa.)

SUC D'ALLÉLUIA. (pa. sa. w. wu.)

♃ Herbe fraîche d'alléluia, à volonté.

Pilez dans un mortier de marbre , avec un pilon de bois, exprimez le suc, laissez reposer, décantez, et conservez dans un endroit frais.

wu. prescrit d'ajouter un gros d'alcool par livre de suc.

SIROP D'ALLÉLUIA.

Syrupus acetosellæ. (sa. w.)

♃ Suc dépuré d'alléluia,. dix onces.
Sucre blanc. . . . . seize onces.

· Faites bouillir ensemble jusqu'à consistance de sirop. (w.)

sa. prescrit d'ajouter à du sirop commun
suffisante quantité de suc d'alléluia dépuré,
et de faire évaporer légérement au bain-
marie.

EXTRAIT D'ALLÉLUIA.

Extractum acetosellæ. (sa. wu. *pid.*)

℞ Herbe fraîche d'alléluia,   à volonté.

Pilez dans un mortier de pierre, exprimez le suc, et de suite faites-le évaporer jusqu'à consistance d'extrait, d'abord sur un
feu doux, puis au bain-marie. (sa. wu.)

℞ Herbe fraîche d'alléluia, une livre.

Pilez dans un mortier de fer, exprimez le suc, et versez sur le résidu

Eau commune. . . . trois livres.

Faites bouillir pendant une heure, passez
en exprimant, évaporez jusqu'à consistance
l'extrait, ajoutez le suc mis à part, et évaporez de nouveau. (*pid.*)

Acide et amer.—Dose, depuis un scrupule
usqu'à un demi-gros.— Cet extrait doit son
action sur l'économie animale au sur-oxalate
de potasse qu'il contient.

ALLIAIRE.

Alliaire commune ; Erysimum Alliaria, L.

Knoblauchkraut (*Al.*); sauce alone (*An.*); czesnekówu hylina
(*B.*); alliaria (*E.*); kpoflockruid (*Ho.*).

br. e. f. fu. w. wu. be. br. g. m. pid. sp. z.

Plante ♃ ou ♂ (tétradynamie siliqueuse,
L. ; crucifères , J.), commune en Europe.
(*Fig. Zorn, Ic. pl.* t. 91.)

On emploie l'herbe (*herba Alliariæ*), qui
se compose d'une tige ronde, portant des
feuilles alternes, pétiolées, en cœur et lisses.
Quand on la froisse, elle exhale une odeur
d'ail. Sa saveur est un peu amère et alliacée. La dessiccation la dépouille de toutes
propriétés ; aussi ne l'emploie-t-on que
fraîche.

Stimulant, diurétique, diaphorétique,
béchique, antiscorbutique.

ALOÈS.

Aloe, Aloes, Gummi aloes; ἀλόη.

Aloe (*Al. Ho. I. R. Su.*); aloes (*An. B. Po.*); musebber (*Ar.*);
comarika (*Cy.*); musumbir (*Duk.*); acibar (*E*); eyluwa (*Hi.*);
ulowaton (*Mal.*) ; catasha (*Malab*); sibbir (*Pe.*) ; azevre
(*Por.*); musumbram (*Tel.*); carriabotum (*Tam*).

a. am. ams. b. ba. be. br. d. du. e. ed. f. fe. fl. fu. g. ham.
han. he. li. lo. po. pp. pr. r. s. su. w. wu. ww. u, be. br, c.
g. m. pa. pid. sa. sp. z.

On distingue, dans le commerce, quatre
sortes d'aloès :

1° *Aloès lucide, aloès du Cap ; Aloe lucidas.
pellucida s. Capensis.*

Glænzende Aloe, durchsichtige Aloe, rothe Aloe (*Al.*).

En masses d'un jaune rougeâtre, cassantes, à cassure brillante, donnant une poussière d'un jaune doré très brillant. Il a une
saveur extrêmement amère, et paraît n'être
qu'une variété plus pure du suivant.

2° *Aloès socotrin, aloès succotrin, Chicotin ;
Aloe Socotrina s. Socoterina s. Socotorina s.
Succotrina.*

Socotrinische Aloe, Socotransche Aloe, feine Aloe, Sukotrin
Aloe (*Al.*); socotrine aloes (*An.*).

Ainsi appelé parce qu'on le tire de l'île de
Socotora, dans les Indes. Il est en masses
brillantes, comme vitreuses, demi-transparentes, d'un jaune rougeâtre, friables, à cassure brillante et résineuse, donnant une poussière d'un jaune doré très brillant. Son odeur
est forte, aromatique et pénétrante ; sa saveur très amère.

3° *Aloès hépatique, Aloès des Barbades ; Aloe
hepatica s. Barbadensis.*

Leberaloe, leberfarbige Aloe, gemeine Aloe (*Al.*); hepatic
aloes, barbadoes aloes (*An.*).

D'un rouge foncé approchant de la teinte
du foie, moins transparent, moins brillant
et plus foncé en couleur que le précédent. Sa
poudre est d'un rouge plus brun, son odeur
forte et un peu nauséabonde, sa saveur désagréable et nauséeuse.

4° *Aloès caballin ; Aloe caballina.*

Rossaloe (*Al.*); caballine aloes, horse aloes (*An.*).

En masses d'un brun sale, ou presque noires, et souillées d'impuretés, qui donnent
une poudre d'un rouge brun foncé.

Tous ces sucs sont extraits, soit par de
simples incisions, soit par expression, soit
enfin par ébullition, des feuilles de plusieurs
espèces d'aloès (hexandric monogynic, L;
liliacées, J.), notamment des *Aloe vulgaris,
spicata, perfoliata* et *linguæformis.*

Malgré les travaux de Trommsdorf, Braconnot, Bouillon-Lagrange et Vogel, on ne
connaît pas encore bien la composition chimique de ces quatre aloès, dont le second et
le troisième sont les seuls qu'on emploie en
médecine.

Simplement tonique, ou purgatif énergique, suivant la dose à laquelle on le donne,
l'aloès, dans ce dernier cas, porte principalement son action sur le gros intestin, vers
lequel il détermine un véritable mouvement
fluxionnaire, par l'irritation qu'il y détermine. C'est cette dernière propriété qui le
fait employer avec avantage, à titre de dérivatif, chez les sujets menacés de congestions
cérébrales, et comme emménagogue, à
cause de la facilité avec laquelle son action
se propage à l'appareil génital de la femme;

deux ou trois frictions par jour sur la région ombilicale.

LAVEMENT ALOÉTIQUE.

Enema catharticum. (e. sa. sm. su.)

℞ Aloès en poudre . . . . un gros.
Délayez-le dans
  Décoction d'orge. . . . . une livre.
Conseillé surtout contre les ascarides vermiculaires. (su.)

Pienk employait un lavement analogue. (su.)

℞ Aloès. . . . . deux gros.
Jaune d'œuf frais. . . . . nᵒ 1.
Triturez ensemble, et versez peu à peu sur le mélange
  Lait de vache. . . six à huit onces.

℞ Aloès. . . . . deux gros.
Lait de vache. . . . . une pinte.
Mêlez par la trituration. (e.)

℞ Décoction émolliente. . . dix onces.
Huile d'olives . . . . . trois onces.
Aloès. . . . . un gros.
Sulfate de potasse. . . . une once.
Mêlez. (su.)

℞ Aloès. . . . . un gros.
Sulfate de magnésie. . . . une once.
Huile d'olives . . . . . trois onces.
Décoction d'orge. . . . dix onces.
Mêlez. (sa.)

POUDRE CATHARTIQUE. (c.)

℞ Poudre d'aloès. . . . un demi-gros.
——— de cannelle blanche,
                    dix-huit grains.
——— de racine de serpentaire
  de Virginie. . . . . six grains.
Partagez en six paquets. — Dose, un paquet toutes les trois ou quatre heures, dans du sirop.

EXTRAIT AQUEUX D'ALOÈS.

Extrait gommeux d'aloès; Extractum aloes s. aloes aqueum s. gummosum, Aloe purificatum. (a. ams. an. b. ba. be. br. f. fe. fu. han. he. li. lo. o. pa. pu. pr. s. w. wu. br. c. gil. su. vm.)

℞ Aloès socotrin en poudre., une livre.
Eau. . . . . deux livres.
Faites digérer pendant trois jours dans un vase couvert et un endroit chaud; après le refroidissement, décantez la liqueur, et laissez-la reposer; filtrez, puis faites évaporer, sur un feu très doux, jusqu'à consistance d'extrait. (ams. an. b. be.)

a. ba. f. fe. fu. han. he. li. lo. o. pa. po.
pr. s. w. br. c. pid. et sw. donnent le même
procédé, à l'exception de quelques différences insignifiantes dans les proportions respectives de l'eau et de l'aloès, et dans la durée ou le mode de la digestion.

℞ Aloès concassé en morceaux et
    séparé de la poudre. . à volonté.

Mettez-le dans un large vase de verre, et
versez dessus environ le double d'eau froide;
laissez en macération pendant trois jours,
sans remuer; décantez très doucement, et
évaporez la liqueur en consistance d'extrait.
(vm.)

Ce procédé est préférable à l'autre pour
obtenir pur le principe amer et soluble dans
l'eau de l'aloès, dont on ne connait d'ailleurs
pas encore la nature.

℞ Aloès socotrin. . . . . une livre.
    Eau bouillante. . . . cinq livres.
    Suc dépuré de citron. . . une livre.

Faites du tout une émulsion; laissez celle-
ci en repos pendant un ou deux jours, décantez la liqueur limpide, filtrez-la, et faites-
la évaporer jusqu'à consistance d'extrait.
(br. w.)

... prescrit de verser sur six onces d'aloès
    d'eau acidulée avec le vinaigre ou le suc
    on pour les couvrir de quatre ou cinq
    ; de laisser digérer pendant deux ou
    urs au bain-marie, et de décanter la
    de verser sur le résidu d'autre eau
    dre quantité, et après une nouvelle
    de réunir les deux liquides; de
    ainsi jusqu'à ce que l'eau ne se co.
    et enfin d'évaporer toutes les tein-
    es.

ocotrin en poudre, une partie.
    de bonne qualité, six parties.

er pendant quelques jours; fil-
    convenablement la liqueur.

ière formule donne ce qu'on
   ait d'aloès de Poerner.
   éritif, purgatif, selon la dose.
   nandé surtout pour rappeler
   s et les règles. — Dose, de-
   tre grains jusqu'à un demi-

ÉSINEUX D'ALOÈS.

oes resinosum. (fu.)

réparation de l'ex-
eux d'aloès, six onces.
. . . . douze onces.
ndant quelques jours
ur, et filtrez. Versez

é. . . . . six onces.

Procédez de même que la première fois,
et répétez ainsi jusqu'à ce que l'alcool ne se
colore plus; réunissez les teintures, distillez
les dans une corn, pour retirer la plus
grande partie de l'cool; versez de l'eau
froide dans le reste, vez bien la résine qui
se précipite, et fait la sécher doucement.

Excitant, purgat. — Dose, deux à six
grains.

VIN ALOÈS.

Vin aloétique, Vin amo-aloétique, Teinture
sacrée; Vinum alc s. aloeticum s. aloes
Socotorinæ, Tincta sacra. (am. du. ed.
g. lo. p. bo. br. c. . vm.)

℞ Aloès socotrin e poudre, une once.
    Petit cardamom
    Gingembre, de haque. . un gros.
    Vin blanc d'Espne. . deux livres.

Faites digérer pendant huit jours et passez. (am. ed. br. c.

℞ Aloès socotrin. huit onces.
    Cannelle blanch . . trois onces.
    Vin blanc d'Espae. . six parties.
    Alcool (0,930). . . trois pintes.

Laissez en macération pendant quatre
jours et passez. (lo.)

du. prescrit quatre onces d'aloès, une
once de cannelle, trois pintes de vin et une
pinte d'alcool; — huit onces d'aloès,
deux onces de cannelle huit livres de vin et
deux livres et demie alcool; — p. quatre
onces d'aloès, une demi-once de cannelle,
quatre livres de vin seize onces d'eau de
vie.

℞ Aloès socotrin. . . une once.
    Cannelle blanche . . deux gros.
    Vin blanc d'Espae,
    ne livre et demie.

Après huit jours de passez.
(g.)

bo. prescrit quatre ux
onces de cannelle et u

℞ Aloès. . . . .
    Poivre de la Jamaïn
    Gingembre, de ch
    Vin d'Espagne. .

Faites macérer pend
trez. (ca.)

℞ Teinture d'aloès.
    — — — de cannel.
    Eau-de-vie. . .
    Vin de Madère. . . trente

Mêlez, puis filtrez la liqueur, si
pose. (vm.)

Excitant, altérant, purgatif. — Une
onces, pour produire purgation;

par la même raison on doit s'en abstenir dans le cas d'hémorrhoïdes, car il aggrave toujours ce symptôme. On l'a aussi rangé parmi les vermifuges, sort commun à la plupart des purgatifs.

· Dose, en poudre, depuis un grain jusqu'à quatre ou cinq comme tonique; et depuis dix grains jusqu'à un scrupule, comme purgatif.

Il ne faut pas mêler l'aloès avec la noix de galle, Braconnot ayant observé que cette substance lui enlève sa propriété purgative.

L'aloés étant souvent altéré par des substances étrangères, plusieurs pharmacopées prescrivent de le purifier, opération après laquelle il prend le nom d'*Aloès lavé, dépuré, préparé* ou *collé; Aloe depurata s. lota s. præparata.* Après l'avoir réduit en poudre, on le triture avec de l'eau, pour le réduire en émulsion, puis on ajoute assez d'eau pour pouvoir passer le tout à travers une flanelle serrée, et on évapore la colature, à une douce chaleur, jusqu'à consistance d'extrait (d. e. pa. *sp. vm.*). Autrefois, au lieu d'eau pure, on employait, soit un mélange des sucs de bourrache, buglosse, roses et violettes, soit l'infusion ou le suc dépuré de roses, soit enfin l'infusion ou le suc de violettes; et l'aloès, préparé ainsi, s'appelait, dans le premier cas, *Aloe insuccata.* (*sp.*), dans le second, *Aloe rosata* (sa. *sp.*), dans le troisième, *Aloe violata* (pa. *sp.*).

§ I. Préparations dans lesquelles l'action de l'aloès n'est pas modifiée, du moins sensiblement, par celle de substances étrangères.

HUILE D'ALOÈS. (*sw*.)

℞ Aloès socotrin. . . . . à volonté.

Distillez-le jusqu'à ce qu'il ne reste plus qu'une masse charbonneuse dans la cornue, et recueillez l'huile qui passe dans le récipient.

Sous le nom d'*Huile aloétique batave, ca.* décrit une préparation qui se rapproche de celle-ci, et dont voici la formule:

℞ Huile d'olives. . . . . . une livre.
Aloès hépatique en poudre,
Myrrhe, de chaque. . deux onces.
Encens. . . . . une demi-once.

Distillez au bain de sable, dans une cornue de grès.

Le produit de cette opération est toujours plus ou moins chargé d'huile empyreumatique. Si l'on voulait obtenir pure l'huile verdâtre qui constitue le principe odorant de l'aloès, et qui est soluble dans l'eau, il faudrait distiller ce dernier avec de l'eau. Quoi qu'il en soit, l'huile d'aloès a été vantée comme un fébrifuge utile chez les enfans; on en fait

deux ou trois frictions par jour sur la région ombilicale.

LAVEMENT ALOÉTIQUE.

Enema catharticum. (*e. sa. sm. sw.*)

℞ Aloès en poudre . . . un gros.
Délayez-le dans
Décoction d'orge. . . . une livre.

Conseillé surtout contre les ascarides vermiculaires. (*sw.*)

Plenk employait un lavement analogue. (*sm.*)

℞ Aloès. . . . . . . deux gros.
Jaune d'œuf frais. . . . n° 1.

Triturez ensemble, et versez peu à peu sur le mélange
Lait de vache. . . six à huit onces.

℞ Aloès. . . . . . . deux gros.
Lait de vache. . . . une pinte.

Mêlez par la trituration. (*e.*)

℞ Décoction émolliente. . dix onces.
Huile d'olives . . . . trois onces.
Aloès. . . . . . . un gros.
Sulfate de potasse. . . une once.

Mêlez. (*sw.*)

℞ Aloès. . . . . . . un gros.
Sulfate de magnésie. . . une once.
Huile d'olives. . . . trois onces.
Décoction d'orge. . . dix onces.

Mêlez. (*sa.*)

POUDRE CATHARTIQUE. (*c.*)

℞ Poudre d'aloès. . . un demi-gros.
——— de cannelle blanche,
dix-huit grains.
—— de racine de serpentaire
de Virginie. . . . . six grains.

Partagez en six paquets. — Dose, un paquet toutes les trois ou quatre heures, dans du sirop.

EXTRAIT AQUEUX D'ALOÈS.

Extrait gommeux d'aloès; Extractum aloes s. aloes aquosum s. gummosum, Aloe purificatum. (a. ams. an. b. ba. be. br. f. fe. fu. han. he. li. lo. o. pa. po. pr. s. w. wu. br. c. pid. sw. vm.)

℞ Aloès socotrin en poudre, une livre.
Eau. . . . . . deux livres.

Faites digérer pendant trois jours dans un vase couvert et un endroit chaud; après le refroidissement, décantez la liqueur, et laissez-la reposer; filtrez, puis faites évaporer, sur un feu très doux, jusqu'à consistance d'extrait. (ams. an. b. be.)

a. ba. f. fe. fu. han. he. li. lo. o. pa. po. pr. s. w. *br. c. pid.* et *sw.* donnent le même procédé, à l'exception de quelques différences insignifiantes dans les proportions respectives de l'eau et de l'aloès, et dans la durée ou le mode de la digestion.

♃ Aloès concassé en morceaux et
   séparé de la poudre.   à volonté.

Mettez-le dans un large vase de verre, et versez dessus environ le double d'eau froide; laissez en macération pendant trois jours, sans remuer; décantez très doucement, et évaporez la liqueur en consistance d'extrait. (*vm.*)

Ce procédé est préférable à l'autre pour obtenir pur le principe amer et soluble dans l'eau de l'aloès, dont on ne connaît d'ailleurs pas encore la nature.

♃ Aloès socotrin. . . . . une livre.
  Eau bouillante. . . . cinq livres.
  Suc dépuré de citron. . . une livre.

Faites du tout une émulsion; laissez celle-ci en repos pendant un ou deux jours, décantez la liqueur limpide, filtrez-la, et faites-la évaporer jusqu'à consistance d'extrait. (br. w.)

sa. prescrit de verser sur six onces d'aloès assez d'eau acidulée avec le vinaigre ou le suc de citron pour les couvrir de quatre ou cinq doigts; de laisser digérer pendant deux ou trois jours au bain-marie, et de décanter la liqueur; de verser sur le résidu d'autre eau en moindre quantité, et après une nouvelle digestion de réunir les deux liquides; de continuer ainsi jusqu'à ce que l'eau ne se colore plus, et enfin d'évaporer toutes les teintures réunies.

♃ Aloès socotrin en poudre, une partie.
  Vinaigre de bonne qualité, six parties.

Faites digérer pendant quelques jours; filtrez et évaporez convenablement la liqueur. (w. wu. *pid.*)

Cette dernière formule donne ce qu'on appelle l'*Extrait d'aloès de Poerner.*

Excitant, apéritif, purgatif, selon la dose. On l'a recommandé surtout pour rappeler les hémorrhoïdes et les règles. — Dose, depuis trois ou quatre grains jusqu'à un demi-scrupule.

EXTRAIT RÉSINEUX D'ALOÈS.

Extractum aloes resinosum. (fu.)

♃ Résidu de la préparation de l'extrait gommeux d'aloès, six onces.
  Alcool rectifié. . . . douze onces.

Faites digérer pendant quelques jours à une douce chaleur, et filtrez. Versez sur le résidu
  Alcool rectifié. . . . six onces.

Procédez de même que la première fois, et répétez ainsi jusqu'à ce que l'alcool ne se colore plus; réunissez les teintures, distillez-les dans une cornue, pour retirer la plus grande partie de l'alcool; versez de l'eau froide dans le reste, lavez bien la résine qui se précipite, et faites-la sécher doucement.

Excitant, purgatif. — Dose, deux à six grains.

VIN D'ALOÈS.

Vin aloétique, Vin aromo-aloétique, Teinture sacrée; Vinum aloes s. aloeticum s. aloes Socotorinæ, Tinctura sacra. (am. du. ed. g. lo. p. *bo. br.* c. *cu. vm.*)

♃ Aloès socotrin en poudre, une once.
  Petit cardamome,
  Gingembre, de chaque. . un gros.
  Vin blanc d'Espagne. . deux livres.

Faites digérer pendant huit jours et passez. (am. ed. *br.* c.)

♃ Aloès socotrin. . . huit onces.
  Cannelle blanche. . trois onces.
  Vin blanc d'Espagne. . six parties.
  Alcool (0,930). . . trois pintes.

Laissez en macération pendant quatre jours et passez. (lo.)

du. prescrit quatre onces d'aloès, une once de cannelle, trois pintes de vin et une pinte d'alcool; — *br.* huit onces d'aloès, deux onces de cannelle, huit livres de vin et deux livres et demie d'alcool; — p. quatre onces d'aloès, une demi-once de cannelle, quatre livres de vin et seize onces d'eau-de-vie.

♃ Aloès socotrin. . . une once.
  Cannelle blanche. . deux gros.
  Vin blanc d'Espagne,
           une livre et demie.

Après huit jours de macération, passez. (g.)

bo. prescrit quatre gros d'aloès, deux onces de cannelle et une livre de vin.

♃ Aloès. . . . . une once.
  Poivre de la Jamaïque,
  Gingembre, de chaque. . un gros.
  Vin d'Espagne. . une demi-livre.

Faites macérer pendant huit jours et filtrez. (ca.)

♃ Teinture d'aloès. . quatre parties.
  — — —de cannelle . une partie.
  Eau-de-vie. . . six parties.
  Vin de Madère. . . trente parties.

Mêlez, puis filtrez la liqueur, si elle dépose. (*vm.*)

Excitant, altérant, purgatif.—Une à deux onces, pour produire la purgation; dose beaucoup moindre, mais continuée, pour donner lieu à l'effet dit altérant.

TEINTURE D'ALOÈS.

Essence d'aloès, Alcool aloétique; Tinctura s. Essentia aloes, Alcohol cum aloe perfoliata. (a. ams. an. b. ba. be. br. e. f. ff. han. li. o. fu. pa. s. sa. w. *vm.*)

♃ Aloès socotrin grossièrement trituré. . . . . . une partie.
Aloès (22 degrés). ⸤ quatre parties.
Faites digérer pendant trois jours, et passez (f. ff.)

fu. han. o. pa. s. et w. prescrivent une partie d'aloès et cinq d'alcool; — a. ba. et sa. une d'aloès et six d'alcool; — ams. an. b. be. br. li. et *rm.* une d'aloès et huit d'alcool; — e. une d'aloès et douze d'alcool; — br. une d'aloès et seize d'alcool. — Le temps prescrit pour la digestion varie beaucoup, ainsi que la force de l'alcool, mais ce dernier est toujours prescrit étendu d'eau.

Excitant, irritant, purgatif. -- Dose, dix à vingt gouttes, plusieurs fois par jour, ou depuis un demi-scrupule jusqu'à deux gros.

TEINTURE D'ALOÈS ET DE RÉGLISSE.

Teinture laxative; Tinctura laxativa s. aloes s. aloes aquosa. (am. b. ed. du. lo. c. sa. sw.)

♃ Aloès socotrin en poudre,
une demi-once.
Extrait de réglisse, une once et demie.
Eau pure,
Alcool (15 degrés),
de chaque. . . . huit onces.
Faites digérer à une douce chaleur, en remuant de temps en temps, jusqu'à ce que l'aloès et l'extrait soient dissous; filtrez ensuite. (b. *sa.*)

am. ed. lo. et *c.* prescrivent quatre onces d'alcool rectifié et une pinte d'eau; — sw. remplace l'eau par l'eau de cannelle.

Préparation excitante, que le mélange du doux et de l'amer rend désagréable et nauséeuse. — Dose, une demi-once.

COLLYRE DE BRUN. (*ca. pie.*)

♃ Aloès hépatique en poudre, un gros.
Eau de roses,
Vin blanc,
de chaque. . une once et demie.
Teinture de safran. . trente gouttes.
Faites bouillir l'aloès dans le vin, puis ajoutez l'eau et la teinture.

POTION VERMIFUGE.

Potio anthelmintica aloetica. (*b.*)

♃ Herbe d'absinthe. . . deux gros.

Eau de fontaine, quantité suffisante pour avoir huit onces d'infusion.
Ajoutez à la colature
Extrait aqueux d'aloès,
un demi-scrupule.
A prendre en une seule dose.

COLLYRE ROUGE. (*pie.*)

♃ Sous-carbonate de potasse,
vingt-cinq grains.
Camphre. . . . . dix grains.
Eau de grande chélidoine, deux onces.
Faites digérer au soleil ou sur le bain de sable pendant vingt-quatre heures; filtrez ensuite, et ajoutez
Teinture d'aloès,
vingt-quatre à trente gouttes.

ÉPITHÈME VERMIFUGE. (b. f**.)

♃ Aloès socotrin en poudre, un gros.
Thériaque d'Andromaque,
un gros et demi.
Teinture d'absinthe,
suffisante quantité.
Étendez le mélange sur un morceau de peau, et arrosez-en la surface avec quelques gouttes d'huile essentielle d'absinthe.

PILULES D'ALOÈS.

Pilules aloétiques; Pilulæ aloeticæ. (ams. b. dd. g. lo. p. *br. vm.*)

♃ Aloès,
Gomme arabique, de chaque, un gros.
Eau. . . . quantité suffisante.
Faites des pilules de quatre grains. (g.)

♃ Aloès socotrin,
Extrait de gentiane,
de chaque. . . parties égales.
Triturez ensemble. (ams. b.)
b. prescrit d'ajouter un peu de sirop de sucre.

♃ Poudre d'aloès socotrin, une once.
Extrait de gentiane, une demi-once.
Huile de carvi. . quarante gouttes.
Sirop de sucre. . quantité suffisante.
Pilez ensemble, pour faire une masse homogène. (lo.)

♃ Poudre d'aloès. . . . une once.
Extrait de gentiane, une demi-once.
Huile de carvi. . deux scrupules.
Sirop de gingembre,
quantité suffisante.
Faites une masse pilulaire. (*br. c. c.*)

PILULES D'ALOÈS SAVONNEUSES.

Pilules de savon aloétiques. (am. dd. du. ed. f. ff. p. *br. c. vm.*)

♃ Savon médicinal. . . une partie.

Aloès socotrin en poudre,
une demi-partie.

Triturez le savon avec un peu d'huile,
incorporez peu à peu l'aloès, et faites des
pilules avec un peu de poudre de racine de
guimauve.

♃ Aloès socotrin en poudre,
Savon blanc, de chaque,
parties égales.
Sirop de sucre. . quantité suffisante
pour faire des pilules. (am. dd. ed. c.)

dd. veut que les pilules soient de deux
grains.

vm. prescrit de triturer l'aloès et le savon
avec quelques gouttes d'huile d'amandes
douces, avant d'ajouter le sirop.

♃ Aloès en poudre. . une demi-once.
Savon amygdalin. . . . six gros.
Huile d'anis. . . . huit gouttes.
Sirop de nerprun, quantité suffisante
pour faire une masse pilulaire. (f.)

♃ Aloès socotrin en poudre, une once.
Extrait de gentiane, une demi-once.
Savon d'Espagne. . . deux gros.

Triturez l'aloès avec le savon, ajoutez
l'extrait, et faites une masse avec du sirop
de sucre. (ff.)

♃ Aloès socotrin pulvérisé, une once.
Extrait de gentiane, une demi-once.
Poudre de gingembre. . deux gros.

Mêlez exactement, et faites une masse
avec la gelée de savon. (br.)

♃ Poudre d'aloès. . . une once.
——— de gingembre. . . un gros.
Savon d'Espagne. . une demi-once.
Huile essentielle de menthe poivrée. . . . . . un demi-gros.

Faites une masse avec du sirop. (du. c.
vm.)

PILULES RELACHANTES. (ca.)

♃ Aloès socotrin,
Sagapénum, de chaque, un scrupule.
Extrait de pissenlit, deux scrupules.
Savon blanc. . . un gros et demi.

Faites des pilules de trois grains.—Dose,
quatre ou cinq, matin et soir, comme pour
les précédentes.

PILULES ANGLAISES.

Pilulæ anglicæ. (g.)

♃ Aloès socotrin,
Gomme arabique, de chaque, six gros.
Opium. . . . . . un gros.
Sirop de safran, quantité suffisante.

PILULES AROMATIQUES. (g. br*.)

♃ Aloés. . . . une once et demie.

Résine de gayac. . . . une once.
Poudre aromatique,
Baume du Pérou,
de chaque. . . une demi-once.
Sirop d'écorce d'orange,
quantité suffisante
pour faire une masse pilulaire.

PILULES GOMMEUSES LAXATIVES.

Pilulæ gummosæ laxativæ. (sa.)

♃ Aloès socotrin. . . quatre grains.
Pilules de galbanum composées
(formule de sa.). . seize grains.
Teinture fétide. . quantité suffisante.

Faites quatre pilules.

PILULES PURGATIVES. (e.)

♃ Aloès. . . . . . un demi-gros.
Ipécacuanha. . . . quatre grains.
Savon blanc. . . deux scrupules.
Sirop de sucre, quantité suffisante.

Faites vingt pilules.—Dose, deux à quatre.

BOLS EMMÉNAGOGUES.

Boli emmenagogi irritantes. (b.)

♃ Extrait d'aloès. . . huit grains.
——— de sabine. . . six grains.
Poudre de réglisse, quantité suffisante.

Faites six bols. → Dose, un toutes les trois
heures.

SUPPOSITOIRE ANTHELMINTIQUE. (br. w. sw.)

♃ Aloès socotrin,
Racine d'asaret, de chaque, deux gros.
Sel gemme. . . . . un scrupule.
Miel épaissi. . . . . deux onces.

Faites des suppositoires de douze à quinze
grains, que l'on conserve dans l'huile,
pour qu'ils ne tombent pas en déliquescence. (br.)

♃ Aloès socotrin. . . une demi-once.
Sel commun. . . . . trois gros.
Farine de froment. . deux onces.
Miel. . . . . quantité suffisante
pour faire une pâte ferme. (sw.)

w. prescrit une demi-once d'esprit d'hiera
picra, un scrupule de sel gemme, et deux
onces de miel épaissi.

ONGUENT VERMIFUGE.

Unguentum contra vermes s. anthelminticum
s. aloes cum petroleo. (b. be. fu.)

♃ Onguent d'althæa. . . une once.
Fiel de bœuf épaissi. . deux gros.
Aloès hépatique en poudre, un gros.

Mêlez ensemble. (fu.)

♃ Poudre d'aloès. . . deux onces.
Fiel de bœuf épaissi,

Pétrole, de chaque.   .   trois onces.
Axonge de porc.   .   .   deux livres.

Faites fondre la graisse sur un feu doux, ajoutez la poudre et le fiel, en remuant toujours, retirez du feu, et quand la masse est presque refroidie, ajoutez le pétrole. (b. be.)

Cet onguent, qui remplace très bien celui d'arthanita, est vermifuge et purgatif.—On en prend une cuillerée, pour faire des frictions, trois fois par jour, autour de l'ombilic, dans la colique dite vermineuse.

POTION STOMACHIQUE. (ra.)

♃ Mousse de Corse,
  Cannelle en poudre,
      de chaque.   .   .   .   deux gros.
  Aloès.   .   .   .   .   un scrupule.
  Sirop de sucre.   .   .   .   une once.
  Eau.   .   .   .   .   quatre onces.

Potion tonique et purgative, qu'on dit utile dans les affections du canal intestinal attribuées à l'atonie, surtout lorsqu'on présume l'existence simultanée de vers.

INJECTION DÉTERSIVE. (bo.)

♃ Aloès purifié.   .   .   .   dix grains.
  Sel ammoniac.   .   .   quatre grains.
  Miel rosat.   .   .   .   une once.
  Eau de fenouil.   .   .   six onces.

Pour faire trois ou quatre injections par jour, dans les écoulemens chroniques de l'urètre.

ÉLECTUAIRE LAXATIF.

Electuarium laxans et emmenagogum. (b.)

♃ Extrait d'aloès.   .   .   .   huit grains.
  Crème de tartre.   .   .   .   deux gros.
  Miel despumé.   .   quantité suffisante.

Pour une seule dose.—Dans l'aménorrhée produite par des engorgemens abdominaux.

§ II. PRÉPARATIONS DANS LESQUELLES L'ACTION DE L'ALOÈS EST PLUS OU MOINS MODIFIÉE PAR CELLE DE SUBSTANCES ÉTRANGÈRES.

1° Par de l'agaric.

PILULES D'ALOÈS ET D'AGARIC.

Pilulæ de hiera s. hieræ cum agarico. (sa. w.)

♃ Espèces de hiera picra,
  Trochisques d'agaric en poudre,
      de chaque.   .   .   une demi-once.
  Aloès.   .   .   .   .   .   une once.
  Alcool.   .   .   .   suffisante quantité
pour faire une masse pilulaire. (w.)

sa. prescrit une once et demie d'espèces, une demi-once de trochisques, et la quantité requise d'alcool.

Conseillées dans l'asthme et l'anorexie. —

Dose, depuis un demi-scrupule jusqu'à un scrupule entier.

2° Par de l'antimoine.

PILULES D'ALOÈS ET DE TARTRE STIBIÉ. (ra.)

♃ Aloès socotrin.   .   .   .   un scrupule.
  Tartre stibié.   .   .   .   trois grains.
  Extrait de gentiane.   .   un demi-gros.

Faites vingt pilules.

Dose, une le soir en se couchant.

VIN OPHTHALMIQUE.

♃ Safran des métaux,
  Clous de girofle,
  Aloès hépatique,
      de chaque.   .   .   une demi-once.
  Sucre blanc.   .   .   .   .   six gros.
  Camphre.   .   .   .   deux scrupules.
  Vin rouge,
  Eau de grande chélidoine,
      de chaque.   .   .   .   une livre.

Après suffisante digestion, passez.

3° Par de l'asa fœtida.

PILULES D'ALOÈS ET D'ASA FŒTIDA. (sa.)

♃ Poudre d'aloès socotrin.   .   un gros.
  — — — d'asa fœtida.   .   un demi-gros.
  Huile de carvi.   .   .   quinze gouttes.
  Sirop de sucre.   .   quantité suffisante
pour faire une masse de trente pilules.

PILULES D'ALOÈS ET D'ASA FŒTIDA SAVONNEUSES. (am. b*. ed. br. c. e.)

♃ Aloès socotrin,
  Asa fœtida,
  Savon médicinal,
      de chaque.   .   .   .   parties égales.

Mêlez ensemble, et avec

  Mucilage de gomme arabique,
                      quantité suffisante
faites une masse pilulaire.

Purgatif. — Dose, dix grains, deux fois par jour.

CATAPLASME ANTHELMINTIQUE. (bo. ca.)

♃ Aloès,
  Asa fœtida,
  Encens,
  Gomme gutte,
      de chaque.   .   .   .   un demi-gros.
  Poudre d'absinthe,
  — — — de tanaisie,
    . de chaque.   .   .   une demi-once.
  Huile de lin.   .   quantité suffisante
pour faire du tout une pâte un peu ferme.

TEINTURE CONTRE LE TÆNIA.

Tinctura Hjærnæi contra tæniam. (b*. f**.)

♃ Extrait d'aloès,

Asa fœtida,
Racine de gentiane,
Camphre,
Ecorce d'orange sèche,
Castoréum, de chaque. . un gros.
Safran. . . . . . un scrupule.
Eau-de-vie. . . . . quatre livres.
Vin de Portugal. . . deux livres.

Faites digérer à une douce chaleur, pendant six ou sept heures, et passez.

Excitant, vanté comme vermifuge. — On en prend une demi-cuillerée dans du vin ou de l'eau-de-vie.

BAUME ANTIHYSTÉRIQUE. (sp.)

♃ Aloès,
Asphalte,
Galbanum,
Ladanum, de chaque. . . un gros.
Castoréum,
Opium, de chaque. . un demi-gros.
Asa fœtida. . . . un scrupule.

Pilez ensemble dans un mortier, et versez sur la masse

Huile essentielle de rue,
———————— de succin,
de chaque. . . . dix gouttes.
———————— d'absinthe,
———————— de sabine,
———————— de tanaisie,
———————— de pétrole,
de chaque. . . . douze gouttes.
——— de muscade. . deux scrupules.

Excitant, qu'on applique sous le nez, et dont on frotte la région ombilicale, dans les accès d'hystérie.

4° Par de la coloquinte.

DÉCOCTION ANTHELMINTIQUE. (br.)

♃ Aloès,
Pulpe de coloquinte,
Racine d'aristoloche ronde,
de chaque. . . . . un gros.
Sommités d'ellébore fétide, deux gros.
——— de sabine,
Herbe d'absinthe,
———d'aurone,
———de tanaisie,
de chaque. . une demi-once.
Eau de fontaine. . . . trois livres.

Faites réduire à deux livres par l'ébullition et passez.

En-fomentations sur le bas-ventre, dans les affections vermineuses.

PILULES COCHÉES.

Pilules cathartiques Pilules purgatives, Pilules d'aloès et de coloquinte; Pilulæ aloes cum colocynthide s. colocynthidis compositæ s.

cochiæ s. coccinæ s. Cocchii. (am. ams. b. be. du. e. ed. p. pa. sa. w. br. c. sp. sw. vm.)

♃ Espèces d'hiera picra. . dix gros.
Trochisques alhandal, dix scrupules.
Poudre de scamonée,
deux gros et demi.
——— de stœchas d'Arabie,
——— de racine de turbith,
de chaque. . . . cinq gros.
Sirop de stœchas, quantité suffisante pour faire une masse pilulaire. (w. sp.)

sa. prescrit dix gros d'espèces, deux de trochisques, deux de scamonée, cinq de stœchas, cinq de turbith et du sirop de stœchas ou de bétoine; — vm. une partie de coloquinte, deux de scamonée, quatre de stœchas, quatre de turbith, huit d'espèces et du sirop commun; ou une partie de gomme gutte, deux d'aloès, deux de coloquintes, deux de jalap, et du sirop de nerprun; ou enfin, une partie de rhubarbe, quatre d'aloès, quatre d'extrait de jalap, quatre de coloquinte, quatre de scamonée, et du sirop de nerprun.

♃ Poudre de pulpe de coloquinte,
une demi-once.
——— d'aloès hépatique,
——— de scamonée,
de chaque. . . . . une once.
Savon d'Espagne. . . deux gros.
Huile de girofle. . . . . un gros.
Sirop de sucre. . quantité suffisante pour faire une masse pilulaire. (du.)

♃ Poudre d'aloès socotrin,
——— de scamonée,
de chaque. . . . . deux onces.
—·—— de coloquinte. . une once.
——— de sulfate de potasse,
deux gros.

Triturez ensemble, ajoutez

Huile de girofle. . . . deux gros.

et avec

Mucilage de gomme arabique,
quantité suffisante.

faites une masse pilulaire. (am. ams. b. be. ed. br. c. vm.)

♃ Aloès,
Savon de jalap, de chaque, une once.
Pulpe de coloquinte. une demi-once.
Huile essentielle d'anis. . un gros.

Triturez ensemble, et ajoutez

Sirop de nerprun, quantité suffisante pour faire une masse à diviser en pilules de cinq grains. (sw.)

♃ Poudre d'aloès socotrin, deux onces.
——— de coloquinte, six gros et demi.
——— de scamonée, une demi-once.
——— de jalap,

—— — de sulfate de magnésie ,
de chaque. . . . . . dix gros.
Faites une masse pilulaire. (e.)

Les pilules cochées de p. ne sont que son
extrait de coloquinte composé réduit sous
forme pilulaire.

. pa. donne, sous le nom de *Pilulæ anethinæ*,
une formule qui se rapproche de celle des
pilules cochées, et que voici :

℞ Aloès socotrin ,
Diagrède soufré ,
Trochisques alhandal ,
de chaque. . . . . deux gros.
Extrait d'ellébore noir. . une once.

Pulvérisez, mêlez, et faites, avec

Esprit d'anis. . quantité suffisante,
une masse pilulaire, en ajoutant sur la ·
fin

Huile essentielle d'anis,
un gros et demi.
Ces pilules purgent avec énergie.—La dose
varie suivant la formule suivie pour leur préparation.

PILULES APÉRITIVES.

Pilulæ aperientes. (sa.)

℞ Pilules cochées. . . . . un gros.
Savon d'Alicante. . un demi-gros.
Sirop de roses solutif,
quantité suffisante
pour faire une masse de vingt-quatre pilules.

PILULES OPTIQUES.

Pilulæ lucis majores s. opticæ. (w.)

℞ Racine de valériane,
— — d'euphraise ,
de chaque. . . . . deux gros.
Semences de fenouil ,
— — — — de séséli,
Bois d'aloès ,
— — de santal citrin ,
Cubèbes,
Petit cardamome,
Agaric ,·
Écorce de bois de sassafras ,
de chaque. . . . . . un gros.
Succin préparé. . . . trois gros.
Trochisques alhandal. . un gros.
Extrait d'aloès. . . . deux onces.

Purgatif, qu'on croyait jadis propre à conserver et fortifier la vue. — Dose, depuis un
demi-scrupule jusqu'à un scrupule entier ,
le soir.

5° Par du fer.

PILULES FONDANTES DE STAHL. (b*. br. han. w.)

℞ Aloès dépuré. . . . . une once.

Extrait panchymagogue,
une demi-once.
Limaille de fer pulvérisée, deux gros.
Faites une masse à diviser en pilules d'un
grain. — Dose , cinq à dix grains.

PILULES ALOÉTIQUES MARTIALES.

Pilulæ aloeticæ martiales. (au. e.)

℞ Aloès. . . . . . deux gros.
Asa fœtida ,
Myrrhe, de chaque. . un demi-gros.
Sulfate de fer. . . . trois gros.
Sirop de sucre. . quantité suffisante.
Faites des pilules de deux grains.—Dose ,
cinq à dix. (au.)

℞ Aloès. . . . . deux scrupules.
Sulfate de fer sec. . . un scrupule.
Girofle. . . . . . cinq grains.
Térébenthine de Venise ,
quantité suffisante.
Faites vingt pilules. — Dose , une, trois
fois par jour. (e.)

PILULES BÉNITES DE FULLER.

*Pilules d'aloès martiales , Pilules d'aloès et de
substances fétides ; Pilulæ aloes martiales s.
benedictæ Fulleri.* (b*. e. f. vm.)

℞ Aloès socotrin. . . une demi-once.
Feuille de séné. . . . deux gros.
Asa fœtida ,
Myrrhe ,
Galbanum , de chaque. . un gros.
Sulfate de fer. . . . . six gros.
Safran ,
Macis, de chaque. . . un demi-gros.

Pulvérisez, mêlez, et avec

Huile de succin. . quarante gouttes.
Sirop d'armoise , quantité suffisante,
faites cent soixante pilules (b*. e. f.)

vm. prescrit un gros de macis, un gros de
safran , deux gros d'asa , deux gros de galbanum , une demi-once de séné , une demi-
once de myrrhe , une once d'aloès , une once
et demie de sulfate de fer, dix gouttes d'huile
de succin, et la quantité nécessaire de sirop
d'armoise.

Autrefois on les estimait surtout dans la
chlorose.— Dose, quinze à seize grains par
jour.

PILULES ECCOPROTIQUES. (b*.)

℞ Extrait d'aloès ,
Oxide de fer noir ,
de chaque. . . une demi-once.
Gomme ammoniaque. . . six gros.
Huile de girofle ,
— — d'anis, de chaque, dix gouttes.
Alcool. . . . quantité suffisante.

Faites des pilules de trois grains.

PILULES TARTARÉES DE SCHROEDER.

Pilulæ tartareæ Schrœderi. (br. pa. w. ca. sp.)

♃ Aloès socotrin. . . . . une once.
Gomme ammoniaque. . trois gros.
Sulfate de fer,
Extrait de safran, de chaque, un gros.
Terre foliée de tartre. . deux gros.
Extrait de gentiane, un gros et demi.
Teinture de fer tartarisé,
quantité suffisante.
Faites des pilules de six grains.

Conseillées dans les fièvres intermittentes,
les obstructions, la jaunisse, la chlorose.
— Dose, six à huit par jour.

PILULES EMMÉNAGOGUES.

Pilulæ ad menstrua. (sw*.)

♃ Aloès socotrin,
Myrrhe.
Galbanum,
Gomme ammoniaque,
Borax, de chaque. . . . une once.
Sulfate de fer. . . . . six gros.
Oxide de fer. . . une demi-once.
Rhubarbe. . . . un gros et demi.
Huile de rue,
——— de sabine,
de chaque. . . . un demi-gros.
Savon blanc. . une once et demie.
Extrait de gentiane,
quantité suffisante
pour faire une masse pilulaire.
Dose, quatre à cinq grains, deux ou trois
fois par jour.

SUPPOSITOIRE ANTHELMINTIQUE. (pa. bo.)

♃ Miel épaissi. . . quatre onces.
Aloès. . . . . une demi-once.
Sulfate de fer. . . . . deux gros.
Faites des suppositoires de quinze grains.

POUDRE D'ALOÈS COMPOSÉE. (wu.)

♃ Aloès socotrin,
Myrrhe,
Sulfate de fer, de chaque. . un gros.
Huile essentielle de sabine,
douze gouttes.
Sucre. . . . quantité suffisante
pour incorporer l'huile. Faites une poudre.

b*. et lo. prescrivent une once d'aloès,
deux onces de myrrhe, une once de sulfate,
autant d'extrait de gentiane, et pas d'huile.

6° Par de la gomme ammoniaque.

ESSENCE ANTIHYDROPIQUE.

Essentia antihydropica Hoffmanni. (w.)

♃ Aloès socotrin,
Racine de domptevenin,
——— de bryone, de chaque, six gros.

Herbe d'absinthe,
Fleurs de sureau,
de chaque. . . une demi-once.
Gomme ammoniaque. . trois gros.
Macis,
Clous de girofle,
Sel ammoniac,
Sous-carbonate de potasse,
de chaque. . . . . deux gros.
Cloportes,
Vers de terre,
de chaque. . . un gros et demi.
Myrrhe. . . . . un gros.
Eau de fleurs de sureau, quatre onces.
Après quelque temps de digestion,
ajoutez
Alcool. . . . une livre et demie.
Faites encore digérer à une douce chaleur.

Excitant, recommandé dans les hydropisies et la leucophlegmatie.—Dose, deux scru:
pules le matin.

EXTRAIT MACROCOSTIN. (w. sp.)

♃ Aloès socotrin. . . . . une livre.
Faites-le dissoudre dans un mélange de

Suc dépuré d'absinthe,
——— ——— d'ache,
——— ——— de fenouil,
de chaque. . . . trois onces.
——— ——— de chicorée,
——— ——— de fumeterre,
——— ——— de boucage,
de chaque. . . . . huit onces.
——— ——— de roses,
——— ——— de citron,
de chaque. . . . vingt onces.

Laissez en repos, décantez le liquide
clair, faites-le évaporer, sur un feu doux,
jusqu'à consistance de miel, et ajoutez-y

Extrait de rhubarbe. . . six gros.
——— de safran. . un demi-gros.
——— de myrrhe. une demi-once.
Gomme ammoniaque,
une once et demie
dissoute dans

Vinaigre scillitique. . quatre onces.

Réduisez en consistance d'extrait, et
ajoutez à celui-ci

Poudre de marum. . une demi-once.
——— de costus d'Arabie, six gros.

Mêlez et conservez.

Purgatif, aujourd'hui inusité, qu'on prescrivait même assez rarement seul autrefois,
et qui servait surtout de base aux pilules céphaliques, rendues par lui laxatives, sans
occasioner de douleurs.—Dose, douze à vingt
grains et plus.

PILULES SPLÉNÉTIQUES. (pa. w, sa.)

♃ Extrait d'aloès,
Gomme ammoniaque,
de chaque. . une once et demie.
Myrrhe,
Racine de bryone,
de chaque. . . . . deux gros.
Faites des pilules de quatre grains.
Vantées dans l'hypochondrie et l'aménor-
rhée. Elles purgent à la dose de trois à six.

PILULES FONDANTES. (fe. pie.)

♃ Aloès dépuré. . . une demi-once.
Gomme ammoniaque,
Racine de columbo,
de chaque. . deux gros et demi.
Savon. . . . . . une once.
Sirop des cinq racines apéritives,
suffisante quantité.
Faites des pilules de dix grains. (pie.)

♃ Extrait aqueux d'aloès, deux onces.
Gomme ammoniaque,
une once et demie.
Myrrhe,
Mastic,
Benjoin,
Rhubarbe, de chaque. . deux gros.
Safran. . . . deux scrupules.
Sous-carbonate de potasse, un gros.
Miel despumé. . quantité suffisante.
Faites une masse pilulaire. (fe.)
Conseillées dans les engorgemens des vis-
cères du bas-ventre qui succèdent aux fièvres
intermittentes.—Dose, dix à vingt grains.

PILULES D'ALOÈS ET DE COMME AMMONIAQUE. (li.)

♃ Extrait aqueux d'aloès, une demi-once.
Après l'avoir ramolli avec de l'eau,
ajoutez-y
Savon d'Alicante ratissé,
Gomme ammoniaque en poudre,
de chaque. . . . . une once
Faites une masse pilulaire.
7° Par de la gomme gutte.

PILULES DE COMME GUTTE COMPOSÉES.

Pilulæ Cambogiæ compositæ s. gummi guttæ
àloeticæ. (ed. lo. su wu. c. sw.)

♃ Gomme gutte,
Aloès,
Poudre aromatique,
de chaque. . . . une partie.
Savon dur. . . . deux parties.
Sirop de sucre. . quantité suffisante.
Faites une masse homogène. (ed. lo. c.)

♃ Aloès socotrin. . . . . deux gros.
Gomme gutte. . . . . un gros.

Huile essentielle d'anis, trente gouttes.
Sirop de sucre. . quantité suffisante.
Faites des pilules de quatre grains. (sw.)

♃ Aloès socotrin. . . . . cinq gros.
Galbanum. . . . . . trois gros.
Gomme gutte,
——— arabique,
de chaque. . . . . deux gros.
Huile de camomille. . . . un gros.
Sirop de sucre. . quantité suffisante.
Faites deux cent quarante pilules. (su.)

♃ Aloès socotrin,
Extrait d'ellébore noir,
Gomme gutte,
Mercure doux, de chaque, deux gros.
Huile de genièvre. . un demi-gros.
Sirop de nerprun, quantité suffisante.
Faites une masse pilulaire. (wu.)

PILULES D'ANDERSON.

Pilules écossaises. (b*. bo. ca.)

♃ Aloès socotrin. . . . . deux gros.
Gomme gutte. . . . . . un gros.
Sirop de sucre. . quantité suffisante.
Faites des pilules de quatre grains. (fe.)

♃ Aloès. . . . . . . une livre.
Racine de jalap,
Fleurs de soufre,
Ivoire brûlé,
Racine de réglisse,
de chaque. . . . deux onces.
Huile essentielle d'anis. . un gros.
Gomme gutte. . . . deux gros.
Savon d'Espagne. . quatre onces.
Sirop de nerprun, quantité suffisante.
Faites des pilules de quatre grains. (b*.)

bo. indique deux gros d'aloès, autant de
gomme gutte, trente gouttes d'huile essentielle d'anis, et du sirop de sucre; — ca, outre cette formule, donne encore la suivante :
deux gros de savon médicinal, un gros d'a-
loès, un gros de gomme gutte, et un gros de
poudre de cannelle composée.
Ces pilules purgent à la dose de trois ou
quatre. Une seule, prise le soir au moment
du coucher, entretient la liberté du ventre.

PILULES HYDRAGOGUES DE BONTIUS.

Pilulæ hydropicæ s. tartareæ Bontii; s. sul-
fatis potassæ aloeticæ. (b*. e. f. pa. sa. w.
pic. sp.)

♃ Aloès socotrin. . deux gros et demi.
Gomme gutte dissoute dans du vin
d'Espagne,
Gomme ammoniaque,
de chaque. . . un gros et demi.
Diagrède soufré. . . . un gros.
Sulfate de potasse. . un demi-gros.

Sirop de nerprun, quantité suffisante pour faire une masse pilulaire. (b*. pie.)

pa. et w. substituent l'oxymel scillitique au sirop.

℞ Aloès socotrin. . . une demi-once.
Gomme ammoniaque. . deux gros.
——— gutte,
Scamonée,
Sulfate de potasse,
de chaque. . . . . trois gros.
Oxymel scillitique, quantité suffisante pour faire une masse. (sp.)

℞ Aloès socotrin. . . . . six gros.
Gomme ammoniaque. . trois gros.
Sulfate de potasse. . . un gros.
Miel despumé. . quantité suffisante pour faire une masse pilulaire. (e.)

sa. substitue l'oxymel scillitique au miel.

℞ Poudre d'aloès socotrin,
——— de gomme gutte,
——————— ammoniaque,
de chaque. . . . parties égales.

Dissolvez dans du fort vinaigre, passez en exprimant avec force, puis évaporez au bain-marie jusqu'à consistance d'extrait presque solide, et faites des pilules de quatre grains. (f.)

sp. prescrit aussi cinq parties d'aloès, trois de gomme gutte et trois de gomme ammoniaque.

Pilules célèbres dans le traitement des hydropisies.—Dose, depuis un demi-scrupule jusqu'à un demi-gros.

8° Par du mastic.

PILULES ANTE CIBUM.

Grains de vie de Mésué. (b*. ca.)

℞ Aloès. . . . . six gros.
Mastic,
Roses rouges, de chaque, deux gros.
Sirop d'absinthe, quantité suffisante pour faire des pilules de trois grains.

Stomachiques, fortifiantes, laxatives. Dose, deux ou trois avant le dîner. — On peut rapprocher de ces pilules les *grains de santé de Frank*, dont l'action est plus purgative, et qui sont composés de fiel de bœuf, aloès, crème de tartre et tartre stibié.

PILULES DE MASTIC.

Pilulæ mastichinæ. (br. w. sp.)

℞ Aloès. . . . . . . dix gros.
Mastic. . . . . . une demi-once.
Agaric. . . . . . . trois gros.
Eau de menthe, quantité suffisante.

Dose, un demi-gros.

PILULES DE SUCCIN.

Pilulæ de succino. (ams. br. pa. sa. w. sp.)

℞ Succin préparé, une once et demie.
Mastic. . . . . . une once.
Trochisques d'agarie. . . six gros.
Racine d'aristoloche ronde, deux gros.
Aloès socotrin, deux onces et demie.
Essence de succin, quantité suffisante pour faire une masse pilulaire. (br. w. sp.)

pa. prescrit deux gros de succin, deux gros de mastic, cinq gros d'aloès, un gros et demi d'agaric, un demi-gros d'aristoloche, et quantité suffisante d'essence de succin;
— sa. trois gros de succin, six d'aloès, deux d'agaric, deux d'aristoloche, et du sirop de bétoine.

℞ Succin préparé, une once et demie.
Mastic. . . . . . une once.
Aloès socotrin, deux onces et demie.
Racine d'aristoloche ronde, deux gros.
Teinture de succin, quantité suffisante pour faire une masse pilulaire. (ams.)

Autrefois très usitées dans les catarrhes.
—Dose, un demi-gros.

ESPÈCES D'HIERA PIERA.

Poudre d'aloès composée; Species s. Pulvis hieræ picræ, Pulvis aloes cum cannella s. cum guaiaco s. sulphuris compositus, Flores sulphuris compositi. (am. b*. du. han. lo. sa. w.)

℞ Aloès socotrin. . . . quatre onces.
Mastic,
Racine de cabaret,
Zédoaire, de chaque, une demi-once.
Safran. . . . . . deux gros.

Faites une poudre. (sa.)

℞ Aloès socotrin,
Myrrhe, de chaque. . . une once.
Soufre. . . . . . deux onces.
Safran. . . . . . un scrupule.

Faites une poudre. (han.)

℞ Aloès socotrin. . . . une livre.
Racine de cabaret,
Nard des Indes,
Cannelle,
Cubèbes,
Mastic,
Safran, de chaque. . . six gros.

Faites une poudre. (w.)

℞ Extrait gommeux d'aloès, une livre.
Cannelle blanche. . . trois onces.

Pulvérisez à part et mêlez. (am. b*. du. lo. c.)

℞ Aloès hépatique, une once et demie.
Résine de gayac. . . . une once.
Poudre aromatique, une demi-once.

Faites une poudre. (du. lo. c.)

Rarement employée seule, cette poudre sert à faire des pilules ou des électuaires. — On peut la donner à la dose de quinze ou vingt grains.

ÉLECTUAIRE HIERA PICRA.

Electuaire hieræ picræ s. *aloes compositum.* (an. f. sa. w. *sp. vm.*)

♃ Aloès socotrin. . . . douze onces.
  Cabaret,
  Cannelle,
  Safran,
  Mastic,
  Nard des Indes,
  Bois d'aloès, de chaque. . six gros.
  Miel. . . . quatre livres et demie.

Incorporez les poudres réunies dans le miel. (w.)

f. prescrit douze onces d'aloès, six gros de cannelle, six gros de macis, six gros de cabaret, six gros de safran, six gros de mastic, et trois livres de miel; — *sp.* quatre onces d'aloès, six gros de safran, six gros de cannelle, six gros de nard des Indes, six gros de cabaret, six gros de bois d'aloès, et vingt onces de miel; — an. deux onces d'aloès, un gros de safran, un gros de cannelle, un gros de macis, et dix onces de miel; — sa. six onces d'espèces d'hiera picra et deux livres de miel.

♃ Cabaret,
  Cannelle,
  Macis,
  Mastic,
  Nard des Indes,
  Safran, de chaque. . . trois gros.
  Aloès socotrin. . . . neuf onces.
  Miel blanc. . . trente-six onces.

Pulvérisez et tamisez le safran, faites-le digérer avec le miel, au bain-marie tiède, pendant douze heures; ajoutez ensuite l'aloès pulvérisé, et, quand il est fondu, les autres poudres tamisées et broyées auparavant avec un peu du mélange de miel, d'aloès et de safran. (*vm.*)

Purgatif tombé depuis long-temps en désuétude. On ne l'emploie plus que très rarement dans les lavemens.—Dose, quatre à six gros.

BAUME DE SALAZAR.

Tinctura alcoholica picis græcæ composita. (e.)

♃ Aloès socotrin,
  Encens,
  Mastic, de chaque. . . une once.
  Colophane. . . . une demi-once.
  Alcool. . . . . cinq livres.

Faites digérer dans un flacon bien bouché pendant vingt jours, et filtrez.

Excitant destiné à l'usage externe.

9° Par du musc.

TEINTURE ANTISPASMODIQUE ET EMMÉNAGOGUE.

(*pie.*)

♃ Aloès. . . . . un gros et demi.
  Musc. . . . . deux scrupules.
  Ambre gris. . . . . deux gros.
  Alcool. . . quantité suffisante.

Après suffisante extraction, filtrez.

Excitant.—Dose, une cuillerée à bouche plusieurs fois par jour.

10° Par de la myrrhe.

TEINTURE D'ALOÈS ET DE MYRRHE. (ff. wu. br.)

♃ Myrrhe en poudre. . . deux onces.
  Alcool. . . . . deux livres.

Faites digérer pendant quatre jours, ajoutez ensuite

  Aloès socotrin. . une once et demie.

Laissez en repos pendant deux jours, et filtrez. (*br.*)

♃ Poudre de myrrhe, une once et demie.
  ——— d'aloès hépatique, une once.
  Alcool. . . . deux livres et demie.

Laissez en digestion pendant deux jours, sur un bain de sable, et passez. (wu.)

♃ Teinture d'aloès,
  ———— de myrrhe,
  de chaque. . . parties égales.

Mêlez. (ff.)

Excitant, stomachique, résolutif.—Dose, depuis un scrupule jusqu'à un gros, deux ou trois fois par jour.

ÉLIXIR ANTIARTHRITIQUE. (ca.)

♃ Aloès socotrin,
  Résine de gayac,
  de chaque, une once et deux gros.
  Myrrhe. . . . . une once.

Faites dissoudre chaque substance pulvérisée dans une pinte d'alcool (20 degrés), et mélangez ensuite les trois teintures, à parties égales.

Excitant, stomachique, sudorifique, emménagogue, vermifuge.—Dose, une ou deux cuillerées à jeun, suivies d'une infusion légère de thé, de tilleul ou de feuilles d'oranger. Cet élixir, voisin de la teinture de gayac d'Emerigon, jouit d'une plus grande activité.

ca. reproduit une seconde fois cette formule sous le titre de *Remède contre les accidens occasionés par les champignons malfaisans.*

TEINTURE D'ALOÈS ET DE MYRRHE SAFRANÉE.

Alcool avec l'aloès et la myrrhe, Teinture d'a-
loès composée, Elixir de propriété ; Elixir
proprietalis, Elixir aperitivum , Tinc-
tura aloes cum myrrha crocata, Tinctura
aloes crocata s. composita, Tinctura alco-
holica aloes composita. (am. ams. an. b.
be. du. e. ed. fe. g. lo. p. su. c. sw. vm.)

♃ Safran coupé menu. . une once.
Alcool (20 degrés). . trente onces.

Laissez en digestion pendant vingt-
quatre heures, passez ensuite en exprimant, et versez la liqueur sur

Myrrhe,
Aloès socotrin, de chaque, une once.

Faites digérer encore pendant trois jours,
en remuant de temps en temps, décantez
et filtrez. (b.)

♃ Eau-de-vie. . vingt-quatre parties.

Faites-y infuser successivement, et à
trois jours de distance l'un de l'autre,

Safran,
Myrrhe,
Aloès, de chaque. . . une partie.
Filtrez la liqueur. (vm.)

♃ Myrrhe,
Safran, de chaque. . une once.
Alcool (0,90). . trente-deux onces.
Faites digérer pendant trois jours,
puis ajoutez

Aloés socotrin, une once et demie.

Laissez encore deux jours en digestion
et filtrez. (fe. su.)

♃ Teinture de myrrhe. . une livre.
Safran,
Aloès socotrin, de chaque,
une once et demie.
Laissez en digestion pendant huit jours,
et filtrez. (du. lo. p. sw.)

ams. prescrit de faire digérer pendant
quatre jours une once de myrrhe dans
trente onces d'alcool (0,884), et de mettre
ensuite la teinture en digestion pendant
deux autres heures avec une once d'aloès
et une once de safran, puis de filtrer la liqueur ; — e. de faire digérer pendant huit
jours une once d'aloès, une once de myrrhe
et une demi-once de safran, dans une livre
et demie d'alcool, et de filtrer la liqueur ;
— am. ed. et c. de faire digérer deux onces
de myrrhe, pendant quatre jours, dans un
mélange d'une livre et demie d'alcool (0,835)
et d'une demi-livre d'eau, d'ajouter ensuite
une once et demie d'aloès et une once de
safran, et de décanter la liqueur, après trois
jours de nouvelle digestion ; — g. de faire
digérer, pendant huit jours, trois onces d'a-
loès et deux onces de safran dans deux livres de teinture de myrrhe.

I.

♃ Teinture d'aloès,
— — — — de myrrhe,
— — — — de safran,
de chaque. . . parties égales.
Mêlez ensemble. (an. be. vm.)

Excitant. — La dose doit être calculée d'a-
prés celle de l'aloès.

ÉLIXIR DE PROPRIÉTÉ BLANC.

Elixir proprietatis album Helmonti. (w. sp.)

♃ Aloès socotrin,
Myrrhe,
Safran, de chaque. . . une once.

Faites digérer ces trois substances réduites en poudre dans un vase de verre,
au bain-marie, en augmentant peu à
peu la chaleur, jusqu'à faire bouillir
l'eau du bain. Lorsque la matière est prise
en masse, et qu'on aperçoit des gouttelettes jaunes sur les parois du vase,
laissez-la refroidir, et versez dessus

Eau de cannelle vineuse, une livre.

Après suffisante digestion, distillez à siccité, au bain-marie, et conservez le produit.
(w.)

sp. prescrit seulement de faire digérer les
trois substances dans l'eau de cannelle, à
une forte chaleur, pendant quelques jours,
avant de distiller.

Excitant, balsamique, stomachique, carminatif. — Dose, un à deux gros.

ÉLIXIR DE GARUS.

Esprit de safran composé ; Elixir cordiale et
stomachicum s. anticolicum crocatum. (b*.
f. sa. w. pie. sp. vm.)

♃ Aloès socotrin,
trois cent vingt parties.
Myrrhe. . soixante-quatre parties.
Safran. . . trente-deux parties.
Cannelle,
Girofle,
Muscade, de chaque, seize parties.
Alcool (22 degrés), huit mille parties.
Eau de fleurs d'oranger ,
cinq cents parties.

Après deux jours de digestion, distillez
doucement, au bain-marie, cinq mille
parties ; ajoutez cinq mille parties de sirop
de capillaire, et deux cent cinquante d'eau
de fleurs d'oranger. (b*. f.)

♃ Aloès socotrin, deux onces et demie.
Myrrhe. . . . une demi-once.
Safran. . . . . . deux gros.
Cannelle,
Girofle,
Muscade, de chaque un scrupule.
Alcool. . . . . . deux livres.
Eau. . . . . . . deux onces.

Faites digérer pendant vingt-quatre heu-

6

res, distillez à siccité, et mêlez une livre
du produit avec une égale quantité de sirop
de capillaire et une once d'eau de fleurs d'o-
ranger. (sa. w.)

℞ Cannelle,
  Girofle,
  Muscade, de chaque, un demi-gros.
  Myrrhe. . . . une demi-once.
  Aloès. . . . . . . une once.
  Eau-de-vie. . quarante-huit onces.
  —— pure, quatre-vingt-seize onces.
  Distillez trente-deux onces. Faites
  infuser dans le produit
  Safran. . . . un demi-scrupule.

Ajoutez ensuite
  Sirop de sucre, trente-deux onces.
Passez à la chausse. (b*. vm.)

℞ Aloès socotrin. . . quatre onces.
  Safran d'Orient. . . . une once.
  Muscade,
  Cannelle,
  Girofle, de chaque; une demi-once.
  Eau-de-vie (20 degrés), trente livres.

Distillez seize livres. Ajoutez
  Sirop de capillaire. . seize livres.
  Eau de fleurs d'oranger, deux livres.
  Safran. . . . quantité suffisante
pour colorer. (pie.)

℞ Girofle,
  Cannelle,
  Muscade, de chaque, un scrupule.
  Myrrhe. . . . une demi-once.
  Aloès. . . . . . . une once.
  Eau-de-vie. . quarante-huit onces.
  —— de fontaine. . . douze onces.

Distillez quarante-huit onces. Ajoutez
  Sirop de capillaire,
              quarante-huit onces.
  Eau de fleurs d'oranger, quatre onces.
Laissez reposer et décantez. (sp.)

ÉLIXIR DE PROPRIÉTÉ SANS ACIDE.

Elixir proprietatis sine acido s. *dulce*, *Tinctura aloetica alcalina*. (br. han. pa. s. sa.
w. sw.)

℞ Aloès socotrin,
  Safran,
  Myrrhe, de chaque. . . une once.

Après avoir broyé ces substances,
mettez-les dans un vase de verre, et
versez dessus une liqueur préparée avec
  Tartre tartarisé. . . trois onces.
  Eau de fontaine. . . six onces.

Faites digérer au bain-marie pendant
trois jours; ajoutez ensuite à la solution
  Alcool concentré. . . deux livres.

Laissez encore en digestion, mais à

une chaleur telle, que sur la fin l'eau
du bain entre en ébullition; après le
refroidissement, décantez le liquide
clair, et versez sur le marc
  Alcool. . . . . . une livre.

Faites encore digérer, puis décantez la
partie limpide; répétez ainsi jusqu'à ce que
presque tout soit dissous; alors réunissez
toutes les liqueurs, filtrez et distillez jusqu'à ce qu'il ne reste plus que vingt onces
de liquide, à garder. (pa. w.)

℞ Poudre d'aloès socotrin,
  ——— de myrrhe,
  ——— de safran,
  de chaque. . . . une once.

Saturez la myrrhe de sous-carbonate
de potasse liquide, puis faites-la sécher;
faites ensuite digérer le tout pendant
huit jours dans
  Alcool. . . une livre et demie.

Et filtrez. (sa.)

℞ Aloès socotrin,
  Myrrhe,
  Safran, de chaque. . . une once.

Faites bouillir avec
  Huile de tartre par défaillance,
                    quantité suffisante.

Ajoutez à la liqueur refroidie
  Alcool. . . . . . seize onces.

Filtrez après quelques jours de digestion.
(sp.)

℞ Myrrhe choisie,
  Aloès socotrin, de chaque, une once.
  Teinture alcaline. . . quatre onces.

Après la dissolution et suffisante digestion, décantez; ajoutez une teinture préparée avec
  Safran. . . . . . une once.
  Teinture alcaline. . quatre onces.

Et mêlez bien. Ajoutez encore
  Huile essentielle de cannelle,
                      deux scrupules.

Et conservez. (w.)

℞ Aloès. . . . . une demi-once.
  Extrait de réglisse, une once et demie.
  Eau de cannelle,
  ——de-vie, de chaque, huit onces.
  Sous-carbonate de soude, une once.

Faites digérer sur le bain de sable, en re
muant souvent, et passez. (sw.)

℞ Myrrhe choisie,
  Aloès socotrin,
  Safran, de chaque,
                une once et demie.

Ajoutez aux poudres de ces trois
substances

Huile de tartre par défaillance,
deux onces.

Et au bout de vingt-quatre heures
versez sur la pâte

Alcool concentré. . . deux livres.

Faites digérer pendant quatre jours, au
bain-marie, dans un vase clos, en remuant
plusieurs fois par jour, jusqu'à ce que la liqueur soit d'un rouge foncé. (br. w.)

han. prescrit une once d'aloès, une once
de safran, une once de myrrhe, trois onces
de sous-carbonate de potasse, sept onces
d'eau distillée, quatre onces d'alcool et
trois jours de digestion.

♃ Poudre de safran. . . une partie.
——— d'aloès socotrin,
une partie et demie.
——— de myrrhe. . deux parties.
Sous-carbonaté de potasse,
quatre parties.

Placez le mélange dans un endroit
humide, et quand il est tombé en déliquescence, versez dessus

Eau chaude. . . . douze parties.

Après le refroidissement, ajoutez

Alcool concentré. . . douze parties.

Laissez en digestion à une douce chaleur
pendant trois jours, et passez. (s.)

Excitant, regardé comme un puissant résolutif des engorgemens chroniques des viscères du bas-ventre. — Dose, trente à soixante
gouttes dans du vin ou tout autre liquide.

ÉLIXIR DE PROPRIÉTÉ ACIDE DE BOERHAAVE.

Elixir proprietatis cum acido Boerhaavii.
(b*. pa. s. w.)

♃ Myrrhe,
Aloès,
Safran, de chaque. . . une once.
Vinaigre blanc. . . quatre livres.

Faites bouillir pendant quelques heures, sur un feu doux ; après le refroidissement, laissez reposer la liqueur, décantez la partie limpide, et versez sur le
résidu

Vinaigre blanc. . . . deux livres.

Faites bouillir encore, comme la première fois ; après le refroidissement,
décantez la liqueur, mêlez-la avec la
précédente, sur un feu doux, jusqu'à
ce qu'il ne reste que dix onces de liquide.
Ajoutez à celui-ci

Alcool concentré. . . dix onces.

Après suffisante digestion, filtrez. (b*. pa.
w.)

♃ Aloès socotrin,
Myrrhe, de chaque. . une partie.

Vinaigre distillé. . . douze parties.

Faites réduire à moitié par l'ébullition, passez la liqueur jusqu'à ce qu'il
n'en reste plus que dix douzièmes, et
ajoutez alors

Essence de safran. . . poids égal.

Filtrez après une courte digestion. (s.)

Excitant, recommandé par Boerhaave dans
les fièvres intermittentes, le scorbut, l'hypochondrie, l'ictère et les cachexies, comme
aussi pour déterger les ulcères sanieux et putrides. — Dose, un demi-gros à deux gros,
dans du vin ou tout autre véhicule.

ÉLIXIR DE PROPRIÉTÉ ACIDE DE PARACELSE.

Elixir proprietatis cum *acido Paracelsi, Tinctura alocs œtherea.* (b*. br. ed. han. sa. w.
wu. c. sp.)

♃ Aloès socotrin,
Myrrhe, de chaque. . deux onces.
Safran. . . . . . une once.
Alcool mis en digestion pendant
huit jours avec trois onces d'a-
cide sulfurique, une livre et demie.

Laissez digérer pendant quelques
jours, puis décantez la liqueur limpide,
et versez sur le résidu

Alcool de même qualité,
une demi-livre.

Faites encore digérer ; réunissez les deux
liqueurs, et filtrez. (b*. br. w.)

♃ Myrrhe,
Aloès socotrin, de chaque, deux onces.
Safran. . . . . . une once.
Alcool. . . . une livre et demie.
Acide sulfurique étendu d'eau,
trois onces.

Après suffisante digestion, passez. (han.)

sa. prescrit de faire digérer pendant huit
jours une once d'aloès, une de myrrhe et
une de safran dans une livre et demie d'alcool et une demi-once d'acide sulfurique ; —
sp. de faire digérer pendant trois jours une
once de myrrhe, une d'aloès et une de safran
dans un mélange de deux onces d'acide sulfurique et quatorze onces d'alcool.

♃ Myrrhe. . . une once et demie.
Éther sulfurique alcoolisé, une livre.

Faites digérer pendant quatre jours,
puis ajoutez

Aloès socotrin, une once et demie.
Safran. . . . . . une once.

Laissez encore en digestion pendant quatre jours et décantez. (ed. c.)

wu. prescrit de faire digérer sur un bain
de sable, pendant six jours, une once de
myrrhe, une demi-once d'aloès et deux

6.

gros de safran dans une livre d'éther sulfurique.

Excitant, érigé en panacée par Paracelse,
et vanté depuis comme stomachique, vermifuge, emménagogue, propre à favoriser
le flux hémorrhoïdal, etc. — Dose, depuis
un scrupule jusqu'à un demi-gros.

ÉLIXIR DE PROPRIÉTÉ ANTISCORBUTIQUE. (br.)

℥ Aloès socotrin,
Myrrhe, de chaque. . deux onces.
Safran. . . . . . . une once.
Alcool tenu en digestion pendant
trois jours avec trois onces d'a-
cide sulfurique, une livre et demie.
Laissez en digestion pendant quelques jours, décantez, puis versez sur le
résidu
Alcool de même qualité,
une demi-livre.
Faites encore digérer ; réunissez les
deux liqueurs, filtrez, et ajoutez
Esprit de cochléaria,
quatre onces et demie.

ÉLIXIR CHOLAGOGUE. (han. vm.)

℥ Aloès socotrin. . . . une once.
Racine de gentiane, une demi-once.
Myrrhe. . . . . . . deux gros.
Alcool. . . . . . quinze onces.
Après suffisante digestion, passez en
exprimant, et ajoutez à la colature
Extrait d'absinthe. . . deux gros.
Acide sulfurique affaibli, une once.
Filtrez. (han.)

℥ Aloès socotrin. . . quatre parties.
Gentiane. . . . . deux parties.
Extrait d'absinthe,
Myrrhe, de chaque. . . une partie.
Alcool. . . . . soixante parties.
Eau de Rabel. . . quatre parties.
Faites macérer pendant plusieurs jours,
passez en exprimant et filtrez. (vm.)

Purgatif, conseillé dans la constipation
qu'on attribue à l'atonie des intestins. —
Dose, un demi-gros à un gros, deux ou trois
fois par jour.

ÉLIXIR D'ALOÈS SAVONNEUX.

*Elixir de propriété de Stahl, Essence d'aloès
composée ; Elixir aloes saponaceum s. proprietatis Stahlii.* (su. sp. vm.)

℥ Aloès socotrin,
Acétate de potasse,
Fiel de bœuf épaissi,
Myrrhe, de chaque. . . une once.
Triturez ensemble dans un mortier
de verre; puis ajoutez,

Safran. . . . . une demi-once.
Alcool (0,90.). . . . . une livre.
Faites digérer pendant trois jours, en re-
muant de temps en temps, et filtrez. (su.)

℥ Poudre d'aloès socotrin,
—— de myrrhe, de chaque,
une once.
Bile de bœuf fraîche. . deux onces.

Mêlez bien ensemble, faites sécher
à une douce chaleur et pulvérisez ; ajou-
tez à la poudre
Acétate de potasse. . . une once.
Safran. . . . une demi-once.
Alcool. . . . . . douze onces.
Après deux jours de digestion, à une douce
chaleur, filtrez. (sp.)

℥ Safran. . . . . . une partie.
Acétate de potasse,
Aloès,
Bile épaissie,
Myrrhe, de chaque. . deux parties.
Eau-de-vie. . vingt-quatre parties.
Faites infuser le safran dans l'eau-de-vie
pendant deux jours, ajoutez la myrrhe pul-
vérisée, puis au bout de vingt-quatre heu-
res l'aloès, ensuite la bile, enfin le sel, et
après la dissolution de ce dernier, filtrez la
liqueur. (vm.)

Excitant, fondant, résolutif des engorgemens dans le bas-ventre. — Dose, une cuillerée à café.

ÉLIXIR DE DROGUE AMÈRE. (ca.)

℥ Aloès. . . . . . trois livres.
Myrrhe. . . . . . deux livres.
Encens. . . . . . une livre.
Safran. . . . . quatre onces.
Mastic. . . . . . deux onces.
Eau-de-vie. . . . . dix pintes.

Laissez macérer pendant un mois, en
remuant souvent ; distillez ensuite les
deux tiers du liquide, et ajoutez au produit
Sucre blanc. . quantité suffisante.

Excitant, tonique, à prendre après le repas. — Le résidu peut servir comme purgatif, pris à la dose de deux ou trois petits
verres, le matin à jeun.

VIN D'ALOÈS ALCALISÉ.

Vinum aloetico-alcalinum. (sw.)

℥ Aloès socotrin,
Safran,
Myrrhe, de chaque. . . une once.
Sous-carbonate de potasse, deux onces.
Vin blanc d'Espagne. . deux livres.
Mettez en digestion pendant dix jours et
passez.

Amer, tonique, excitant, qu'on a conseillé dans le pyrosis et la dyspepsie.—Dose, une once.

ÉLIXIR APÉRITIF DE CLAUDER.

Elixir proprietatis aquosum s. *aperitivum Clauderi.* (br. fu. o. pa. w. *hp. pid. sp.*)

℞ Sous-carbonate de potasse, une once.
Eau de fleurs de sureau ,
—— de cochléaria ,
——- de cresson, de chaque,
                 cinq onces.
Filtrez la solution , et versez-la sur
Aloès socotrin ,
Myrrhe, de chaque. . . une once.
Safran. . . . . une demi-once.
Faites digérer pendant trois jours et filtrez. (br. w. *sp.*)

pa. prescrit deux onces de sel et assez des trois eaux pour le couvrir de cinq travers de doigt.

℞ Sous-carbonate de potasse ,
Sel ammoniac , de chaque , une once.
Eau de cochléaria ,. vingt-trois onces.
Ajoutez à la solution
Aloès,
Myrrhe ,
Résine de gayac ,
Rhubarbe,
de chaque. . . une demi-once.
Safran. . . . . . . deux gros.
Après suffisante digestion , filtrez. (*hp.*)

℞ Safran . . . . . . deux gros.
Sous-carbonate de potasse, une once.
Eau de camomille. . . une livre.
Après suffisante digestion , passez en exprimant , et faites fondre dans la colature
Extrait aqueux d'aloès,
———— de myrrhe,
de chaque. . . une demi-once.
Filtrez. (o.)

℞ Sous-carbonate de potasse,
Sel ammoniac , de chaque, une once.
Eau de sureau. . une livre et demie.
Ajoutez à la solution
Extrait aqueux d'aloès,
——————— de myrrhe,
de chaque. . . . . une once.
Safran. . . . . . deux gros.
Faites digérer pendant vingt-quatre heures et filtrez. (*pid.*)

fu. prescrit une once de chacun des deux sels, douze onces d'eau de camomille, une demi-once de chacun des deux extraits et deux gros de safran.

Excitant, conseillé pour résoudre les obstructions des viscères du bas-ventre et provoquer l'écoulement des règles. On l'a recommandé aussi dans l'hypocondrie, le scorbut, la constipation, etc. — Dose, un demi-gros à un gros.

MIXTURE ALOÉTIQUE.

Mixtura aloetica. (au.)

℞ Extrait d'aloès ,
——— de myrrhe, de chaque, un gros.
Eau de menthe poivrée. . six onces.
Crème de tartre. . une demi-once.
Dose, une cuillerée matin et soir, pour provoquer les hémorrhoïdes.

DÉCOCTION D'ALOÈS COMPOSÉE.

Decoctum aloes compositum. (b*. lo. ca. e. vm.)

℞ Aloès socotrin ,
Myrrhe,
Safran, de chaque. . un scrupule.
Sous-carbonate de potasse,
             deux scrupules.
Suc de réglisse. . . une demi-once.
Eau . . . . . . une pinte.
Faites bouillir jusqu'à ce qu'il ne reste plus que douze onces de liquide; passez alors, et ajoutez à la colature
Teinture composée de cardamome ,
            quatre onces.
Stimulant, stomachique, évacuant, emménagogue, propre à rappeler les hémorrhoïdes. — Dose, depuis une demi-once jusqu'à deux onces.

INJECTION DÉTERSIVE.

Injectio detergens et roborans. (b.)

℞ Racine d'aristoloche ronde,
Herbe de scordium ,
·—·—— de menthe poivrée ,
de chaque. . . une demi-once.
Eau. . . . . quantité suffisante
pour obtenir deux livres de décoction ; ajoutez à la colature ,
Teinture d'aloès,
————de myrrhe ,
de chaque. . . une demi-once.
Dans la leucorrhée chronique.

LIQUEUR OPHTHALMIQUE.

Liquor ophthalmicus roborans. (pa.)

℞ Aloès socotrin ,
Myrrhe,
Macis, de chaque. . . deux gros.
Camphre ,
Safran, de chaque , deux scrupules.
Clous de girofle. . . . une once.
Sucre candi . . . une demi-once.
Tutie préparée , une once et demie.
Eau de chélidoine ,
——de fenouil ,

—d'euphraise,
——de rue, de chaque, deux onces.
——de rose. . . . . . une livre.
Vin d'Espagne. . . . deux livres.

Mettez au soleil pendant quinze jours dans une bouteille de verre bien bouchée, et remuez deux fois par jour.

FLEURS DE SOUFRE COMPOSÉES.

Flores sulphuris compositi. (br. w.)

♃ Fleurs de soufre. . . deux onces.
Aloès socotrin,
Myrrhe, de chaque. . . une once.
Safran . . . . . . un scrupule.

Faites une poudre très fine.

Purgatif, réputé aussi alexipharmaque.
— Dose, un scrupule.

POUDRE POUR EMBAUMEMENT. (b*. sp.)

1° *Pulvis ad condienda intranea et cavitates implendas.*

♃ Aloès,
Myrrhe, de chaque,
 deux cent cinquante-six onces.
Asphalte. . . cent soixante onces.
Sel marin décrépité,
 quatre-vingt-seize onces.
Racine d'angélique,
——— d'impératoire,
——— de roseau aromatique,
——— de cabaret,
——— d'iris de Florence,
——— de gingembre,
de chaque, quatre-vingt-huit onces.
Bois de sassafras,
——de santal citrin,
——de genévrier,
——de Rhodes,
——de sapin,
de chaque. . trente-deux onces.
Sommités de lavande,
——— de sabine,
——— de menthe,
——— de thym,
——— de romarin,
——— de sauge,
——— de stæchas,
——— d'absinthe,
de chaque. . . seize onces.

Mêlez et faites une poudre.

2° *Pulvis ad condiendas et infarciendas carnes.*

♃ Aloès,
Myrrhe,
de chaque. . quarante-huit onces.
Asphalte,
Benjoin,
Tacamahaca,
Ladanum,
Oliban,
Fleurs de lavande,
de chaque. . trente-deux onces.

Feuilles de laurier,
——— de marjolaine,
——— de thym,
de chaque. . . seize onces.
Cannelle,
Ecorce de Winter,
Cannelle giroflée,
Costus d'Arabie,
Petit cardamome,
Poivre noir,
Racine d'année,
——— d'iris de Florence,
——— de souchet long,
——— de roseau aromatique,
Clous de girofle,
Noix muscade, de chaque, huit onces.

Mêlez et faites une poudre.

3° *Pulvis ad condiendum cor.*

♃ Aloès,
Ladanum,
Benjoin,
Girofle,
Muscade, de chaque, quatre onces.
Myrrhe,
Cannelle, de chaque. . huit onces.

Mêlez et faites une poudre très fine.

BOLS EMMÉNAGOGUES.

Boli emmenagogi irritantes. (b.)

♃ Aloès socotrin. . . . dix grains.
Extrait aqueux de myrrhe,
 un scrupule.
——— de marrube. . un demi-gros.
Miel. . . . . quantité suffisante.

Faites huit bols.—Dose, un toutes les trois heures.

PILULES DE RUFUS.

Pilules d'aloès et de myrrhe; Pilulæ aloes cum myrrha s. Rufi s. communes s. aloes crocatæ. (am. ams. an. b. be. du. ed. f. g. li. lo. p. sa. su. w. wu. br. c. ca. sa. sp. sw. vm.)

♃ Espèces aromatiques giroflées,
 une once.
Myrrhe choisie,
Mastic, de chaque. . . trois gros.
Safran. . . . un gros et demi.
Extrait d'aloès. . . . deux onces.

Mêlez et faites une masse pilulaire. (w.)

♃ Aloès socotrin. . . deux parties.
Myrrhe,
Safran, de chaque. . . une once.
Sirop de sucre. . quantité suffisante pour faire une masse pilulaire. (li. lo. p. su. br.)

sw. prescrit de la teinture de myrrhe, au lieu de sirop; — g. du sirop de safran, au lieu de sirop de sucre.

b. et be. prescrivent quatre parties d'aloès,

une de myrrhe et une de safran; — am. ams.
an. du. ed. f. sa. c. *ca*. *sp*. et *vm*. quatre parties d'aloès, deux de myrrhe, et une de safran ;
mais *vm*. veut qu'on emploie, pour faire les
pilulés, du sirop de suc de citron; *sp*. du
suc de citron; ams. de l'alcool; f. et *ca*. du
sirop d'absinthe; sa. du vin et du miel, à
parties égales; am. ed. et c. du sirop de sucre; an. du miel dépuré; du. de l'huile essentielle de carvi (un demi-gros) et du sirop
de sucre.

♃ Aloés socotrin,
  Gomme ammoniaque,
    de chaque. . . . . une once.
  Myrrhe,
  Safran, de chaque, une demi-once.
  Suc de citron. . quantité suffisante
pour faire une masse pilulaire. (wu.)

On peut rapprocher de cette dernière formule, la suivante, donnée par *sa*., et qui diffère encore davantage de la vraie formule des
pilules de Rufus :

♃ Aloès socotrin. . . un demi-gros.
  Myrrhe,
  Gomme ammoniaque,
    de chaque. . . . un scrupule.
  Sulfate de potasse. . cinq grains.
  Huile de menthe. . . dix gouttes.
  Sirop de sucre. . quantité suffisante
pour faire une masse pilulaire.

Les pilules de Rufus étaient autrefois célèbres dans les obstructions du bas-ventre, et
même dans la peste. — Dose jusqu'à un demi-gros.

Sous le titre de *Pilulæ Emanuelis*, w. donne
une formule peu différente de celle des pilules de Rufus, et que voici :

♃ Aloès socotrin. . . . . une once.
  Myrrhe. . . . . . . deux gros.
  Safran. . . . . . , . un gros.
  Mithridate. . . quantité suffisante
pour faire une masse pilulaire. — La dose est
d'un demi-scrupule à un scrupule.

PILULES DE MACHIAVEL. (*pie.*)

♃ Aloès hépatique. . un gros et demi.
 · Safran,
  Myrrhe,
  Bétoine,
  Boucage, de chaque, un demi-gros.
Faites une masse pilulaire.

PILULES AMÈRES ET CATHARTIQUES.

*Pilules balsamiques, Pilules ecphractiques ;
Pilulæ amaro-catharticæ* s. *polychrestæ balsamicæ* s. *ecphracticæ*. (b*. br. han. li. o.
pa. w. *hp*. *pid*. *sp*. *sw*.)

♃ Aloès dépuré,
  Myrrhe,
  Gomme de lierre,
  Mastic, de chaque. . . deux onces.

Extrait d'absinthe ,
 · — — — de chardon bénit,
  — — — de cochléaria ,
  de chaque. . . une once et demie.
  — — — de fumeterre,
  — — — d'ellébore noir,
  Térébenthine cuite ,
  de chaque. . . . . une once.
Faites des pilules d'un grain. (w.)

br. prescrit une demi-once d'extrait aqueux
d'aloès et autant d'extrait aqueux de myrrhe,
deux gros d'extrait d'absinthe, autant d'extrait de chardon bénit, autant d'extrait de
cochléaria et autant d'extrait de fumeterre,
un gros de gomme de lierre , un gros de
sandaraque et un gros de mastic, un demi-gros de succin, et deux gros et demi de
térébenthine de Venise ; — b*. une once
d'extrait de fumeterre , d'absinthe, de chardon bénit et de cochléaria , une demi-once de
benjoin, de gomme hédérée et de sandaraque , deux onces de myrrhe et autant d'a-
loès, un gros de fleurs de soufre et autant
de térébenthine; — ailleurs , la même pharmacopée donne cette formule-ci : un gros
d'aloès, de myrrhe, de gomme hédérée, de
sandaraque, de mastic et d'extrait de petite
centaurée, rue, fumeterre, cochléaria , chardon bénit et absinthe, le tout à réduire en
pilules au moyen de l'essence de suie ; — *hp*.
une demi-once d'aloès, autant de myrrhe ,
autant de mastic, autant de gomme de lierre,
autant de gomme de gayac , une once d'extrait d'absinthe, autant d'extrait de millefeuille, autant d'extrait de fumeterre, autant
d'extrait de chardon bénit, autant d'extrait
d'ellébore noir, six gros de rhubarbe et deux
gros de térébenthine.

♃ Gomme de lierre ,
  Mastic, de chaque. . . cinq onces.
  Extrait aqueux d'aloès,
  — — — — de myrrhe ,
  de chaque. . . . quatre onces.
  — — — vineux d'absinthe,
  — — — — de chardon bénit ,
  — — — aqueux de cochléaria ,
  de chaque, trois onces et six gros.
  — — — vineux de fumeterre ,
  — — — aqueux d'ellébore noir,
  de chaque. . . . deux onces.
  — — — vineux de petite centaurée,
  — — — aqueux de rhubarbe ,
  de chaque. . . . . dix gros.
  Térébenthine cuite. . deux onces.
Faites une masse et des pilules d'un grain.
(pa.)

sp. prescrit deux onces d'extrait d'aloès ,
autant d'extrait de myrrhe à l'eau froide ,
une once et demie d'extrait d'absinthe, une
once d'extrait de petite centaurée, une once
et demie d'extrait de chardon bénit, une once
d'extrait de fumeterre, une once et demie

d'extrait de cochléaria, une once d'extrait
de rhubarbe et autant de térébenthine.

℞ Mastic,
Gomme de lierre,
de chaque, deux onces et demie.
Myrrhe,
Extrait aqueux d'aloès,
de chaque. . . . deux onces.
——— de trèfle d'eau,
——— d'absinthe,
——— de chardon bénit, |
de chaque. . . . quinze gros.
——— de fumeterre,
——— d'ellébore noir,
de chaque. . . . cinq gros.
Térébenthine de Venise. . une once.
Faites des pilules de quatre grains. (sw.)

℞ Extrait de chardon bénit,
——— de fumeterre,
——— d'absinthe,
de chaque. . . . six gros.
Poudre d'aloès,
——— de myrrhe,
de chaque. . . une demi-once.
——— de gomme hédérée, une once.
——— de mastic,
——— de sandaraque,
de chaque. . . . deux gros.
Faites une masse pilulaire. (han.)

℞ Extrait de camomille ordinaire,
une demi-once.
——— d'aloès,
——— de myrrhe,
Gomme ammoniaque dépurée,
de chaque. . . . deux gros.
Faites une masse pilulaire. (o.)

℞ Extrait d'alléluia,
——— de camomille,
——— de gentiane,
——— de marrube,
——— de myrrhe,
de chaque. . . . huit scrupules.
——— d'aloès. . . une demi-once.
Gomme ammoniaque, huit scrupules.
Faites une masse pilulaire. (pid.)

℞ Extrait de trèfle d'eau. . une once.
——— de myrrhe,
——— d'aloès,
Gomme ammoniaque,
de chaque. . . une demi-once.
Faites une masse pilulaire. (li.)

Excitant, stomachique, eccoprotique.
— Dose, une dizaine de grains, une ou deux
fois dans la journée.

PILULES EMMÉNAGOGUES.

Pilulæ ad menstrua. (pie.)

℞ Aloès. . . . . . une once.
Myrrhe,

Gentiane,
Aristoloche,
Dictame, de chaque, un demi-gros.
Garance,
Mithridate, de chaque. . un gros.
Sirop des cinq racines,
quantité suffisante
pour faire vingt pilules.

PILULES ALOÉTIQUES AMÈRES.

*Pilulæ aloes amaræ s. e gentiana crocatæ s.
stomachicæ.* (su. sa.)

℞ Masse de pilules de Rufus,
une once et demie.
Extrait de gentiane. . . une once.
Faites douze cents pilules. (su.)

℞ Espèces d'hiera picra,
Serpentaire de Virginie,
de chaque. . . . deux onces.
Extrait de gentiane, une demi-once.
Sirop de sucre. . quantité suffisante
pour faire une masse pilulaire. (sa.)

12° Par du quinquina.

PILULES STOMACHIQUES.

*Pilules d'aloès et de quinquina, Pilulæ ante
cibum.* (f. ff. ca.)

℞ Aloès socotrin. . . . six parties.
Extrait de quinquina. . trois parties.
Cannelle. . . . . une partie.
Sirop d'absinthe, quantité suffisante
pour faire une masse divisible en pilules de
quatre grains. (f. ff.)

℞ Aloès,
Sel essentiel de quinquina,
Résine de gayac,
de chaque. . . . huit grains.
Gomme ammoniaque. . . six grains.
Ethiops martial. . . quatre grains.
Savon médicinal, vingt-cinq grains.
Faites douze pilules. (ca.)
Dose, deux avant le repas.

ÉLIXIR TONIQUE.

℞ Aloès,
Myrrhe, de chaque. . . deux gros.
Sommités d'absinthe,
——— de petite centaurée,
Quinquina en poudre,
de chaque. . . une demi-once.
Écorce d'orange amère. . trois gros.
Safran. . . . . . . un gros.
Vin d'Espagne. . . deux livres.
Après vingt-quatre heures d'exposi-
tion au soleil, faites dissoudre dans la
liqueur
Sucre blanc. . . . . huit onces,
et filtrez-la.

Excitant, tonique, recommandé dans les

cas où l'on suppose qu'il y a asthénie de l'estomac. — Dose, deux ou trois cuillerées par jour.

13° Par de la rhubarbe.

TEINTURE SACRÉE.

Elixir sacré, Teinture d'aloès avec la rhu-barbe; Tinctura rhei et aloes. (am. b*. ed. bo. br. c. ca. vm.)

℞ Aloès socotrin. . . . . six gros.
Rhubarbe coupée. . . . dix gros.
Alcool étendu d'eau. . deux livres.
Après six jours de macération, filtrez. (br.)

℞ Aloès socotrin. . . . . six gros.
Rhubarbe. . . . . . . dix gros.
Petit cardamome. . . quatre gros.
Eau-de-vie. . . . . une pinte.
Après deux ou trois jours de macération, filtrez. (am. b*. ed. bo. c. ca.)

℞ Espèces d'hiera picra. . une partie.
Eau-de-vie. . . . . douze parties.
Filtrez après plusieurs jours de macération. (vm.)

Tonique, stomachique.—Dose, une once à une once et demie.

ÉLIXIR DE LONGUE VIE.

Tinctura longæ vitæ s. pro vita producenda, Elixir Succicum s. Jernitzii. (b*. f. ca. sw. vm.)

℞ Rhubarbe,
Zédoaire,
Gentiane,
Agaric blanc,
Safran,
Thériaque, de chaque. . . un gros.
Eau-de-vie. . . trente-deux onces.
Faites digérer pendant quelques jours, et ajoutez
Aloès socotrin. . . . . neuf gros.
Laissez dissoudre et filtrez. (b*. sw. vm.)

℞ Rhubarbe,
Gentiane,
Cannelle,
Agaric blanc,
Safran, de chaque. . . un gros.
Thériaque. . . . . deux gros.
Eau-de-vie, soixante-quatre onces.
Faites dissoudre dans l'infusion
Aloès socotrin. . . . neuf gros.
Filtrez et conservez. (vm.)

℞ Aloès socotrin. . . . neuf gros.
Gentiane,
Safran,
Rhubarbe,
Agaric blanc, de chaque. . un gros.
Alcool (22 degrés). . deux livres.

Faites digérer pendant quinze jours, puis versez sur le marc
Alcool (22 degrés). . deux livres.
Ajoutez
Sucre blanc. . . . . une once.
Cannelle. . . . . un gros.
Thériaque. . . . . deux gros.
Laissez digérer encore pendant quinze jours, et mêlez ensemble les deux colatures passées. (f. ca.)

sp. donne sous le nom d'*Élixir amer*, une préparation qui ne diffère guère de l'élixir de longue vie que sous le rapport des doses, et dont voici la formule :

℞ Aloès hépatique. . . une once.
Myrrhe,
Gentiane, de chaque, une demi-once.
Rhubarbe,
Thériaque, de chaque. . deux gros.
Agaric blanc . . . . un gros.
Safran. . . . un demi-gros.
Eau-de-vie. . . trente-six onces.
Faites macérer pendant quinze jours, au bain-marie, et filtrez.

Excitant célèbre, et devenu populaire, dont on prend une à trois cuillerées à café par jour, le matin. Son usage habituel, comme celui de tous les stimulans, émousse peu à peu l'excitabilité des organes digestifs, et oblige à forcer continuellement la dose, ce qui finit par conduire au résultat inévitable de l'abus des stimulans, la gastrite chronique, avec ses innombrables complications et conséquences. — Spielmann recommande aussi son élixir amer contre le tænia.

ÉLIXIR DE RADCLIFF. (b*. pa.)

℞ Aloès socotrin. . . . six gros.
Rhubarbe. . . . . un gros.
Cannelle,
Zédoaire,
Cochenille, de chaque, un demi-gros.
Sirop de nerprun. . deux onces.
Eau-de-vie. . . . une pinte.
—— pure. . . . cinq onces.

ÉLIXIR DE PROPRIÉTÉ AVEC LA RHUBARBE.

Elixir proprietatis rhabarbarinum s. cum rheo s. cum rhabarbaro. (fu. han. w. wu. br. sp.)

℞ Aloès socotrin. . . . six gros.
Rhubarbe. . . une demi-once.
Myrrhe. . . . deux gros.
Safran. . . . un gros et demi.
Vin de Madère. . . huit onces.
Acide hydrochlorique. . une once.
Laissez en digestion pendant huit jours, à une douce chaleur, dans un vase clos, puis filtrez. (han. w.)

♃ Aloès socotrin,
  Myrrhe, de chaque, une demi-once.
  Rhubarbe. . . . . . six gros.
  Safran,
  Sous-carbonate de potasse,
    de chaque. . . . . un gros.
  Vin d'Espagne. . . . une livre.

Filtrez après digestion suffisante. (*br.*)

sp. prescrit une once d'aloès, une de
myrrhe, une et demie de rhubarbe, deux
gros de safran, deux de sous-carbonate, et
douze onces de vin de Madère; — *fu.* une
once et demie de rhubarbe, six gros d'aloès,
autant de myrrhe, deux gros de safran, trois
gros de sous-carbonate, seize onces de vin
blanc et trois onces d'eau de cannelle
simple.

♃ Myrrhe choisie. . . . une once.
  Vin généreux. . . . une livre.
  Alcool. . . . . deux onces.

Après quelques jours de digestion,
ajoutez

  Poudre de rhubarbe,
  ——— d'aloès socotrin,
    de chaque. . . . . six gros.
  ——— de safran,
  ——— de sous-carbonate de po-
    tasse, de chaque. . deux gros.

Laissez encore digérer pendant quelques
jours et décantez. (wu.)

Excitant, stomachique, résolutif, émmé-
nagogue, vermifuge. — Dose, cinquante à
quatre-vingts gouttes.

GOUTTES D'IÉNA. (b*.)

♃ Aloès socotrin,
  Myrrhe, de chaque, une demi-once.
  Agaric blanc,
  Crème de tartre, de chaque, deux gros.
  Gentiane. . . . . un gros.
  Racine de rhubarbe,
  ——— de zédoaire,
  ——— de tormentille,
  ——— d'angélique,
    de chaque. . . . deux gros.
  Castoréum. . . un demi-grain.
  Sucre candi blanc, une once et demie.

La nature et la quantité de l'excipient
de cet arcane, célèbre en Allemagne, ne
sont point indiquées; mais, que ce soit le
vin, l'eau-de-vie ou l'alcool, les gouttes
elles-mêmes n'en sont pas moins une liqueur très-voisine de l'élixir de longue vie,
et à laquelle s'applique tout ce qui a été dit
de ce dernier.

ÉLIXIR DE STOUGHTON. (b*. f. ca. sa. sp. vm.)

♃ Aloès socotrin,
  Cascarille, de chaque. . un gros.
  Rhubarbe. . . . quatre gros.

Herbe d'absinthe,
——— de germandrée,
Écorce d'orange amère,
Gentiane, de chaque. . six gros.
Alcool (22 degrés), vingt-quatre onces. •

Après digestion suffisante, filtrez. (b*.
f. *sp.*)

vm. prescrit soixante-quatre onces d'eau-
de-vie; — *ca.* un gros d'aloès, un gros de
cascarille, une once d'absinthe, une once
de germandrée, une once de gentiane, une
once d'écorce d'orange, quatre gros de rhubarbe et douze onces d'alcool ; — *sa.* quatre
onces d'écorce d'orange amère, trois gros
de cochenille, deux gros de safran, deux
gros de gentiane, deux gros de racine de
bistorte, trois livres d'alcool, quinze jours
de digestion dans un lieu chaud, et, chose
digne de remarque, omet l'aloès et la rhubarbe.

Stimulant, tonique, stomachique, utile
dans les cas où il convient d'exciter l'estomac, mais dont l'usage habituel et surtout
l'abus entraînent de graves inconvéniens.
On peut en rapprocher, sinon pour la composition, du moins pour l'effet, le *Cordial
nervin de Brodum* (*pa.*) préparé avec les
teintures de gentiane, de columbo, de cardamome, de quinquina, l'esprit de lavande
composé, et le vin martial. — Dose, une
vingtaine de gouttes.

ÉLIXIR VERMIFUGE DE RÉGIMBEAU. (*bo.*)

♃ Aloès. . . . . . deux onces. .
  Racine de rhubarbe,
  ——— de gentiane,
  Myrrhe, de chaque, une demi-once.
  Racine de fougère mâle,
  Herbe de petite absinthe,
  Semen contra,
  Fiel de bœuf épaissi,
    de chaque. . . . deux gros.
  Sommités de petite centaurée,
                        un gros.
  Eau-de-vie (22 degrés), deux livres.

Faites macérer pendant huit jours et filtrez.

Excitant, tonique, vermifuge.—Dose, une
vingtaine de gouttes, dans une cuillerée de
vin, pour un enfant de deux ans. On continue trois jours de suite.

BAUME DE VIE DE LELIÈVRE.

Elixir de spina. (*ca.*)

♃ Aloès socotrin,
  Thériaque, de chaque. . une once.
  Gentiane. . . . une demi-once.
  Rhubarbe. . . . . six gros.
  Safran,
  Agaric,
  Zédoaire,
  Myrrhe, de chaque. . deux gros.

Sucre. . . . . quatre onces.
Eau-de-vie. . . . . deux livres.

Aux proportions près, cette formule est la même que celle de l'élixir de longue vie. Excitant, stomachique, carminatif, vermifuge. — Dose, une cuillerée à bouche deux fois par jour.

PILULES DE RHUBARBE COMPOSÉES.

Pilulæ rhei compositæ s. *aloeticæ* cum myrrha. (am b*. ed. *au. br. c.*)

♃ Rhubarbe. . . . . une once.
Aloès socotrin. . . . six gros.
Myrrhe. . . . une demi-once.
Huile essentielle de menthe poi-
vrée. . . . . un demi-gros.
Sirop d'écorce d'orange,
quantité suffisante.

Dose, un scrupule deux fois par jour. (am. b*. ed. *br. c.*)

♃ Extrait d'aloès,
——— de myrrhe,
——— de rhubarbe,
de chaque. . . . . un gros.

Faites des pilules de deux grains. — Dose, cinq matin et soir. (*au.*)

PILULES STOMACHIQUES. (*ca. ra. sa. sw.*)

♃ Extrait gommeux d'aloès,
——— de boucage,
Térébenthine de Venise,
de chaque. . . un demi-gros.
Rhubarbe. . . . deux scrupules.
Trochisques d'agaric,
un demi-scrupule.

Faites des pilules de deux grains. (*sa.*)

♃ Aloès socotrin,
Sagapenum,
Rhubarbe,
Poudre aromatique,
de chaque . . . . . un gros.
Huile essentielle de menthe verte,
——————— de girofle,
de chaque. . . . . dix gouttes.
Baume du Pérou, suffisante quantité.

Faites des pilules de quatre grains. (*ca. sw.*)

♃ Aloès socotrin. . . une demi-once.
Rhubarbe,
Savonule de potasse,
de chaque . . . . deux onces.
Sirop de chicorée composé,
quantité suffisante.

Faites des pilules de six grains. (*ra.*)

♃ Aloès socotrin,
Sous-carbonate de soude,
de chaque. . . . . un gros.
Rhubarbe. . . . un gros et demi.
Savon blanc. . . . deux gros.

Extrait de grande chélidoine,
suffisante quantité
pour faire des pilules de cinq grains. (*sw.*)
Dose, trois à six tous les soirs.

BOLS STOMACHIQUES. (*ca.*)

♃ Poudre d'aloès. . . . un scrupule.
Extrait de rhubarbe,
——— de quinquina,
de chaque . . . . un gros.
——— de gentiane. . . deux gros.
Sirop d'absinthe, quantité suffisante.

Faites quarante bols. — Dose, un ou deux, au moment du repas.

PILULES ANGÉLIQUES. (w. *sp.*)

♃ Aloès socotrin. . . . douze onces.
Suc de chicorée,
——— d'endive,
——— de fumeterre,
——— de roses de Damas,
de chaque. . . . douze onces.

Laissez la solution s'éclaircir par le repos, évaporez ensuite en consistance de sirop, et ajoutez,

Poudre de rhubarbe. . . une once.
——— d'agaric. . une demi-once.
——— de cannelle. . . deux gros.

Faites une masse pilulaire. — Dose, douze grains à un scrupule.

BOLS FONDANS.

Boli resolventes. (*b.*)

♃ Aloès socotrin. . un demi-scrupule.
Extrait de rhubarbe,
——— de myrrhe,
de chaque . . . . un scrupule.
Acétate de potasse,
Savon médicinal, de chaque, un gros.
Poudre de réglisse,
Oxymel scillitique,
de chaque. . quantité suffisante.

Faites vingt-quatre bols.

PILULES FONDANTES.

Pilulæ aperientes laxantes. (*ra. sw*.*)

♃ Aloès socotrin,
Sulfate de potasse,
Rhubarbe,
Savon blanc, de chaque, deux gros.
Extrait de gentiane, quantité suffisante
pour faire des pilules de cinq grains. — Dose, trois ou quatre matin et soir. (*sw*.*)

♃ Savon médicinal. . . . trois gros.
Gomme ammoniaque. . . un gros.
Aloès. . . . . . . dix grains.
Asa fœtida . . . . un demi-gros.
Rhubarbe. . . . . . un gros.
Safran. . . . . . un demi-gros.

Faites des pilules de trois grains. (*ra.*)

PILULES ANTI-ICTÉRIQUES. (*ca. e.*)

♃ Aloès socotrin ,
  Rhubarbe en poudre ,
  Savon médicinal , de chaque , un gros.
  Sirop de sucre , quantité suffisante.
Faites des pilules de six grains. — Dose ,
cinq à six par jour.

PILULES DE TRIBES. (sa.)

♃ Aloès socotrin ,
  Rhubarbe en poudre ,
  Trochisques d'agaric ,
  , de chaque. . . parties égales.
  Sirop de rhubarbe, quantité suffisante.
Mêmes usages que les précédentes.

PILULES ANTHELMINTIQUES. (*sw.*)

♃ Aloès socotrin ,
  Rhubarbe, de chaque. . deux gros.
  Semen contra ,
  Extrait de bile , de chaque , un gros.
  Eau d'absinthe. . un demi-scrupule.
  Extrait d'absinthe , quantité suffisante.
Faites des pilules de cinq grains.

♃ Aloès socotrin ,
  Rhubarbe, de chaque. . deux gros.
  Semen contra ,.
  Fécule sèche d'absinthe ,
  de chaque. . . . . . un gros.
  Extrait de brou de noix ,
      quantité suffisante.
Faites des pilules de cinq grains.
Dose, six à prendre le matin.

PILULES BALSAMIQUES. (*e. sa.*)

♃ Aloès purifié à l'eau de violette ,
      une once.
  Extrait de rhubarbe , une demi-once.
  Baume du Pérou sec ,
  Benjoin , de chaque. . . deux gros.
  Safran ,
  Myrrhe , de chaque. . . un gros.
  Extrait d'opium. . . un scrupule.
Délayez les extraits avec un peu d'alcool ,
et ajoutez-y les poudres. (*sa.*)

♃ Résine de gayac. . une demi-once.
  Aloès . . . . trente-six grains.
  Rhubarbe. . . . . deux gros.
  Baume du Canada , quantité suffisante.
Faites quarante-huit pilules. — Dose, une
toutes les quatre heures. (*e.*)

PILULES PURGATIVES.

Pilulæ majornæ. (ams. *bo. pie.*)

♃ Racine de chicorée ,
  Herbe de chardon bénit ,
  Sommités de petite centaurée ,
  de chaque. . . . . deux onces.

Eau. . . . . quantité suffisante
pour avoir quatre livres de décoction.
Ajoutez à la colature
  Feuilles de séné ,
  Rhubarbe , de chaque . . six gros.
Après une heure de digestion , faites
bouillir et réduire à huit onces. Ajoutez
  Extrait aqueux d'aloès , quatre onces.
Évaporez jusqu'à consistance requise,
en ajoutant sur la fin
  Huile essentielle de macis ,
      un demi-gros.
Et faites une masse pilulaire. (ams.)

♃ Rhubarbe. . . une once et demie.
  Aloès socotrin ,
  Savon blanc , de chaque , une once.
  Mercure doux. . . un gros et demi.
  Jalap . . . . . . quatre gros.
  Extrait de genièvre ,
      quantité suffisante.
Faites des pilules de quatre grains, et
roulez-les dans la magnésie. (*pie.*)

♃ Aloès socotrin ,
  Savon blanc ,
  de chaque. . . une demi-once.
  Rhubarbe. . . . . . six gros.
  Mercure doux. . . trente-cinq grains.
  Extrait de genièvre ,
      quantité suffisante.
Faites des pilules de quatre grains. (*bo.*)
Dose , deux à six , le matin à jeun.

EMPLATRE DE RHUBARBE COMPOSÉ.

Emplastrum rhei compositum. (ham.)

♃ Extrait de rhubarbe. . trois onces.
  Aloès ,
  Savon de jalap , de chaque , une once.
Ajoutez l'extrait et l'aloès au savon dissous dans de l'alcool , puis évaporez au
bain-marie , en remuant toujours , jusqu'à
consistance de masse pilulaire.

14° Par de la scammonée.

PILULES DE DUOBUS. (pa.)

♃ Extrait gommeux d'aloès ,
      une demi-once.
  Diagrède soufré. . . . deux gros.
Faites une masse pilulaire.
On ne préparait jadis cette masse que
comme ingrédient d'autres pilules purga-
tives.

PILULES SPLÉNÉTIQUES. (*vm.*)

♃ Aloès socotrin. . . . seize parties.
  Scammonée. . . . huit parties.
  Extrait de séné. . . trois parties.
  Semences d'anis. . . . une partie.
  Sirop de sucre , quantité suffisante.

PILULES PURGATIVES.

Pilulæ ecphracticæ s. *menagogæ catharticæ.*
(fe. sa. sw.)

℞ Aloès . . . . six onces.
Pulpe de casse . une once et demie.
Scammonée. . . . . une once.
Miel. . . . . quantité suffisante.
Faites une masse pilulaire. — Dose, dix
à vingt grains. (fe.)

℞ Aloès socotrin,
Extrait d'ellébore noir,
- Scammonée, de chaque. . un gros.
Huile essentielle de genièvre, `
cinq gouttes.
Sirop de nerprun, quantité suffisante.
Faites cinquante pilules. — Dose, une ou
deux, le soir, en se couchant. (*sa. sw.*)

PILULES DORÉES.

Pilulæ aureæ. (w.)

℞ Aloès socotrin,
Diagrède soufré, de chaque, dix gros.
Pétales de roses,
Semences d'ache,
———— de fenouil,
————d'anis,
de chaque. . . . . trois gros.
Mastic, .
Safran,
Trochisques alhandal,
de chaque. . . . . deux gros.
Alcool. . . . quantité suffisante
pour faire une masse pilulaire.

Purgatif, préconisé jadis pour conserver et
fortifier la vue. — Dose, depuis douze grains
jusqu'à un scrupule.

ALUMINIUM.

Métal dont l'existence n'a point encore
été démontrée parfaitement. Parmi les composés dont il fait la base, on emploie les
suivans en médecine :

OXIDE D'ALUMINIUM.

Alumine; Alumina, Òxydum Aluminii.

Ce corps est très répandu dans la nature,
où il se présente sous un nombre presque infini de formes, parmi lesquelles les suivantes
sont celles dont il est fait mention dans les
pharmacopées.

I. *Alumine naturelle.*

1° *Rubis, Corindon* rouge; *Rubinus, Car-
bunculus.*

Rubin (*Al.*); *rubi* (*E.*).
e. w. sp.

Pierre transparente, d'un beau rouge et
extrêmement dure.

2° *Saphir, Corindon bleu; Sapphirus.*

Sapphyr (*Al.*); *zafiro* (*E.*).
é. w. sp.

Pierre transparente, d'un beau bleu et
extrêmement dure.

3° *Emeril, Émeri, Corindon granuleux et
ferrifère,* B. et H.; *Smiris, Smyris.*

Smergel, Schmiergel (*Al.*).
br. w. g. sp.

Oxide d'aluminium impur, contenant
beaucoup de fer oxidulé, souvent même du
mica et du talc. Roche à texture grenue,
noirâtre, mêlée d'une nuance tantôt de
bleuâtre, tantôt de rougeâtre, et ne cédant
en dureté qu'au diamant.

4° *Bol d'Arménie, Alumine silicée ferrugineuse, Argile ocreuse rouge, Bol oriental,
Bol rouge, Terre bolaire; Argilla ferruginea
rubra, Bolus Armenia s. rubra s.* orientalis.

Armenischer Bolus, rother Bolus (*Al.*); *armenian bole* (*An.*);
hejr urmenie (*Ar.*); *armenisk bolus* (*D.*); *ghilarmenie*
(*Hi. Pe.*); *bolo* (*I.*); *gurnkatta* (*Sp.*); *rœdgul* (*Su.*); *simia
kavikuttu* (*Tam.*); *simie kuivrai* (*Tel.*).

ans. an. b. ba. be. br. d. e. f. fi. fu. g. han. li. o. p. po. pr.
su. w. wu. a. g. sp.

En masses d'un rouge vif, compactes, pesantes, grasses et douces au toucher, d'un
tissu terreux, à cassure conchoïde et mate,
qui happent à la langue.

5° *Sanguine, Craie rouge, Crayon rouge;
Sinopis, Synopis, Rubrica fabrilis.*

Rœthelstein, rothe Kreide (*Al.*).
br. w. g.

Rouge de brique vif, schisteuse, à texture
compacte, à cassure terreuse, laissant des
traces vives et durables sur les doigts et le
papier.

6° *Terre de Lemnos, Terre sigillée; Terra
Lemnia s. Lemniana s. sigillata.*

Siegelerde, Lemnische Erde (*Al.*); *tiera sellada* (*E.*).
br. e. f. g. p. w. g. sp.

En pains orbiculaires ou cylindriques et
plats, d'un blanc rosé, et portant la marque
d'un cachet quelconque.

7° *Bol blanc, Argile calcarifère; Bolus alba.*

ba. br. e. f. g. ham. hun. o. p. s. w. ww. sp.

Argile blanche, en pains longs de quelques pouces, moins larges et moins épais.

8° *Lithomarge, Moelle de pierre; Medulla
saxorum.*

w. sp.

En masses blanches, jaunâtres, rouges ou
brunes, à cassure terreuse, à grain fin, très
tendres, assez légères, douces et onctueuses
au toucher, qui happent à la langue.

II. *Alumine factice.*

Terra aluminis, Argilla pura, Terra bola-
ris s. *argillacea pura.* (sw.)

℞ Alun. . . . . à volonté.
Eau pure. . . quantité suffisante
pour dissoudre le sel. Versez peu à peu dans
la liqueur une dissolution de potasse caustique, jusqu'à ce qu'il ne se fasse plus de précipité, lavez bien celui-ci et faites-le sécher.

On attribuait jadis à toutes ces substances des propriétés imaginaires, et avec
d'autant plus de profusion, qu'elles étaient
elles-mêmes plus rares et plus dispendieu-
ses. Aujourd'hui on y a renoncé dans tous les
pays où la médecine a fait quelques progrès.
Tout au plus a-t-on conservé le bol d'Arménie, qu'on regarde comme légèrement astringent, et qui, du reste, n'est guère employé qu'à l'extérieur.

BOL ROUGE ARTIFICIEL. (vm.)

℞ Alun. . . . . . . huit parties.
Sulfate de fer. . . . une partie.

Faites dissoudre ces deux sels ensemble dans de l'eau, puis à part
Soude caustique fondue,
trois parties et demie.
Mêlez les deux liqueurs ensemble, en remuant bien, lavez et faites sécher le précipité.

POUDRE ASTRINGENTE.

Pulvis ad prolapsum s. *ad procidentiam*
ani. (sa. sw.)

℞ Bol d'Arménie,
Fleurs de grenadier sèches,
de chaque. . . . parties égales.

POUDRE ALEXIPHARMAQUE DE ROLLWAG.

Pulvis alexipharmacus s. *bezoardicus Roll-*
wagii. (w.)

℞ Bol d'Arménie,
Terre sigillée rouge,
Ongle d'élan préparé sans feu,
de chaque. . . une demi-once.
Régule médicinal d'antimoine,
Racine de contrayerva,
de chaque. . . . . six gros.
Cristal de roche préparé,
Corail préparé,
Nacre de perles préparée,
Yeux d'écrevisse préparés,
de chaque. . . . . . un gros.
Sucre. . . . . une demi-once.

Faites une poudre.

Cette préparation absurde était conseillée
dans diverses fièvres continues, la rougeole,
la variole et autres exanthèmes. — Dose, un
scrupule à un demi-gros.

POUDRE ALEXIPHARMAQUE.

℞ Bol d'Arménie,
Terre sigillée,
Racine de fraxinelle,
'———— de tormentille,
de chaque. . . une demi-once.
———— d'angélique,
———— de gentiane,
———— de pétasite,
———— de zédoaire,
de chaque. . . . deux gros.
Corne de cerf brûlée,
Râpure d'ivoire,
Corail rouge,
Écorce de citron,
de chaque. . . deux scrupules.

Un peu moins absurde que la précédente,
mais tout aussi peu propre qu'elle à remplir les indications qu'on lui attribuait; cette
poudre était vantée surtout dans la dysenterie épidémique. — Dose, un scrupule à un
demi-gros.

ONGUENT DÉFENSIF.

Unguentum de bolo s. *defensivum.* (sa.)

℞ Huile de myrte. . . deux livres.
Cire jaune. . . . . huit onces.
Poudre de bol d'Arménie, six onces.
———— de sang-dragon. . une once.

Mêlez les poudres, incorporez-les dans la
cire fondue avec l'huile, et remuez jusqu'au
parfait refroidissement.

PATE ASTRINGENTE. (bo.)

℞ Terre sigillée. . . . trois gros.
Bol d'Arménie. . . . . un gros.
Suc de plantain, quantité suffisante
pour réduire les deux poudres en consistance
d'électuaire.

On a préconisé cette pâte contre l'incontinence d'urine, appliquée sur le gland
au moyen d'un plumasseau, le soir avant
l'heure du coucher.

OPIAT DENTIFRICE. (sw*. vm.)

℞ Bol blanc. . . une once et demie.
Alun,
Crème de tartre, de chaque, un gros.
Laque. . . . . une demi-once.
Girofle. . . . . un demi-gros.
Sirop d'œillet. . quantité suffisante.

Mêlez. (sw*.)

℞ Bol blanc. . . une once et demie.
Laque. . . . : . une demi-once.
Cannelle. . . . un gros et demi.
Sirop d'œillet. . quantité suffisante.

Mêlez. (sw*.)

Bol blanc. . . . . deux onces.
Cannelle. . . . un gros et demi.

Crème de tartre,
Alun, de chaque. . . . un gros.
Sirop d'œillet. - quantité suffisante.
Mêlez. (*vm.*)

LIQUEUR ASTRINGENTE.

Liquor stypticus. (*sw*.*)

♃ Bol d'Arménie. . . . . six gros.
Alun. . . . . . un demi-gros.
Vinaigre,
Vin de Bourgogne,
de chaque.· . . une demi-once.
Mêlez. — On introduit cette liqueur dans les narines, pour arrêter l'épistaxis.

ÉMULSION ASTRINGENTE. (*sa.*)

♃ Semences de melon. . trois onces.
————— de coing. . . trois gros.
Faites une émulsion, et à la livre et demie de colature ajoutez
Bol d'Arménie . . . . une once.
Sirop de têtes de pavot, deux onces.

POTION ASTRINGENTE. (*sw.*)

♃ Bol d'Arménie . . . trois gros.
Sirop de roses rouges,
une once et demie.
Eau de fleurs d'oranger. . huit onces.
——- de cannelle. . . . une once.
——- de Rabel. . . . un demi-gros.

POUDRE HONGROISE.

Pulvis Pannonicus ruber. (**w.** *sp.*)

♃ Bol d'Arménie. . . . trois onces.
Terre de Lemnos. . . deux onces.
Corail blanc. . . . . . six gros.
——— rouge. . . . une demi-once.
Perles. . . . . . . cinq gros.
Hyacinthe,
Emeraude,
Rubis,
Saphir,
Corne de cerf préparée sans feu,
de chaque. . . une demi-once.
Râpure d'ivoire. . . . trois gros.
Ivoire calciné à blanc. . cinq gros.
Cannelle. . . . . . deux gros.
Girofle,
Safran, de chaque. . . un gros.
Semences d'oseille,
Santal rouge, de chaque, deux gros.
——- blanc,
Écorce de citron,
de chaque. . . un demi-gros.
Feuilles d'or coupées. . . n° 24.
Faites une pondre. (**w.** *sp.*)

En supprimant les perles, les pierres précieuses et les feuilles d'or, la poudre prend le nom de *Pulvis Pannonicus ruber incompletus.*

♃ Bol d'Arménie,
Terre de Lemnos, de chaque, une once.
Corail blanc,
——- rouge,
Spodium,
Corne de cerf préparée sans feu,
Râpure d'ivoire, de chaque, six gros.
Nacre de perles saturée de jus de
citron. . . . . · deux onces.
Racine de contrayerva. . . une once.
Safran d'Orient. . . . un gros.
Faites une poudre appelée *Pulvis Pannonicus ruber minus pretiosus.* (**w.**)

Pendant long-temps célèbre, et probablement inventée pour combattre la lièvre dite *de Hongrie,* cette poudre absurde a été conseillée aussi dans la variole et la rougeole. — Dose, depuis un scrupule jusqu'à un demi-gros.

POUDRE CONTRE LE DIABÈTE. (*pie.*)

♃ Gomme arabique,
Bol d'Arménie,
Balaustes,
Sumac,
Glands de chêne,
Amidon, de chaque. . . cinq gros.
Gomme adragant,
Semences de laitue,
——-—— de pompier,
de chaque. . . . trois gros.
Bois de santal blanc. . . . un gros.
Dose, trois gros dans du suc de grenade acide. — Cette formule, au moins bizarre, est tirée de la pharmacopée persane. On aurait aussi bien fait de l'y laisser dormir.

SILICI-PHTHORURE D'ALUMINIUM.

Topaze, Chrysolithe ; Topasius, Chrysolithus, Chrysoprasius.

Chrysolith (*Al.*); topacio (E.).
e. w. g. sp.

Solide transparent, jaune ou jaune verdâtre.

SILICATE D'ALUMINE ET DE FER.

Grenat ; Granatum.

Grenat (*Al.*); granato (E.).
e. w. g. sp.

En cristaux polyédriques, sphéroïdaux, plus ou moins granulaires, d'un rouge foncé, très durs, étincelans sous le briquet, à cassure vitreuse.

SILICATE D'ALUMINE ET DE GLUCINE.

Emeraude ; Smaragdus.

Smaragd (*Al.*); esmeralda (E.).
e. w. g. sp.

Substance vitriforme, fusible et verte, qui raie le quartz.

SILICATE D'ALUMINE ET DE SOUDE.

Lazuli, Pierre d'azur, Outre-mer; Lapis lazuli.

Lazurstein (Al.); piedra lazuli, lazulita (E.).

e. w. g. sp.

Pierre bleue, fusible, parsemée de points et de petites veines dorées.

SUR-SULFATE D'ALUMINE ET DE POTASSE.

Sur-sulfate d'oxide d'aluminium et de protoxide de potassium, Sulfate acide d'alumine et de potasse, Alun; Alumen, Sulphas acidulum aluminæ, Sulphas aluminæ, Sulphas aluminæ et potassæ acidulus, Sulphas acidus aluminæ et potassæ, Sulphas kalico-aluminicum, Hypersulphas aluminæ et potassæ, Supersulphas aluminæ et potassæ, Supersulphas argillæ alcalisatum, Argilla kali-sulphurica s. sulphurica alcalisata; στυπτηρία.

Alaun (Al.); alum (An.); schebb (Ar.); chinakarum (Cy.); allun (D. Su.); puttakarie (Duk. Hi.); alumbre (E.); atuin (Ho.); allume (I.); zaibelur (Pe.); halun (Po.); pedrahume (Por.); kwassu (R.); puttika, sputicca (Sa.); paddicarum (Tam.); paddicara (Tel.).

a. am. ams. an. b. ba. be. br. d. du. e. ed. f. fe. ff. fi. fu. g. ham. hun. he. li. lo. o. p. po. pp. r. s. su. w. wu. ww. a. br. c. g. pa. pid. sn. sp.

Sel cristallisable en octaèdres, quelquefois en cubes, transparent, légérement efflorescent, incolore, plus soluble dans l'eau à chaud qu'à froid, rougissant le tournesol, susceptible d'éprouver la fusion aqueuse, et doué d'une saveur astringente.

On le trouve dans le commerce sous deux formes différentes :

1° *Alun de Rome*, en masses transparentes, ou en petits fragmens légérement rosés à la surface; il contient toujours plus ou moins de sulfate de fer.

2° *Alun de roche; Alumen rupeum s. à Rocca s. Rupei*, qui est de l'alun auquel on a fait subir la fusion aqueuse, et qui tire son nom de Rocca, en Syrie, d'où l'art de le faire fut apporté en Italie, il y a trois siècles. Ce sel contient, avec de l'alumine, tantôt de la potasse, tantôt de l'ammoniaque, tantôt enfin l'un et l'autre aicali.

Astringent, irritant, vénéneux à haute dose, auquel on attribuait jadis une vertu antiseptique, et qu'on a surtout conseillé dans les flux attribués à l'atonie, tels que la diarrhée; les pollutions, les hémorrhagies dites passives etc. — La dose, d'après Cullen, est de quelques grains à un scrupule.

Il faut éviter de l'associer à l'acide gallique, à la potasse, à la magnésie, à la chaux et au sur-acétate de plomb.

Plusieurs pharmacopées (ba. e. f. sa. br.

vm.) prescrivent de le purifier, et indiquent à cet effet le procédé suivant :

℞ Alun du commerce. . une partie.
Eau bouillante. . . . trois parties.

Passez la dissolution, et laissez-la cristalliser; dissolvez de nouveau les cristaux dans l'eau, et faites encore cristalliser la liqueur.

ALUN CALCINÉ.

Alun brûlé; Alumen calcinatum s. exsiccatum s. ustum, Sulphas aluminæ fusus, Argilla sulphurica usta. (a. am. ams. an. b. ba. be. br. d. dd. du. e. ed. f. fe. ff. fi. fu. g. han. he. li. lo. o. p. pa. po. pr. r. s. sa. su. w. wu. br. c. pid. sp. sw. vm.)

℞ Alun cru. . . . . . à volenté.

Calcinez-le dans un vase de terre non vernissé, jusqu'à ce qu'il cesse de se boursoufler et qu'il soit converti en une masse légère et poreuse.

Astringent, très légérement cathérétique, qu'on emploie à l'extérieur, pour réprimer les chairs luxuriantes. On peut aussi le donner intérieurement jusqu'à la dose d'un demiscrupule.

POUDRE D'ALUN.

Pulvis aluminosus s. stypticus. (dd. g. han. au. b.)

℞ Alun,
Sucre, de chaque. . un scrupule.
Mêlez. (g. b.)

℞ Poudre d'alun cru. . deux grains.
———de sucre blanc,
———de gomme arabique,
de chaque. . . . . dix grains.
Mêlez. — Pour une seule dose. (dd. au.)

han. prescrit parties égales d'alun, de gomme arabique et de colophane.

℞ Alun,
Cascarille, de chaque. . dix grains.
Cannelle. . . . . . cinq grains.

A prendre trois ou quatre fois par jour. (au.)

ALUN DRAGONISÉ.

Poudre alumineuse d'Helvétius; Alumen draconisatum s. tinctum. (b*. wu. ca. pie. sp.)

℞ Alun. . . . . . deux onces.
Faites-le fondre dans une cuillère de fer, et ajoutez
Sang-dragon en poudre. . une once.
Mêlez en remuant, retirez du feu et pulvérisez. (wu.)

b*. ca. pie. et sp. prescrivent de faire promptement des pilules de trois grains avec la masse demi refroidie.

Helvétius donnait ces pilules dans les hémorrhagies dites passives, à la dose de six
jusqu'à trente-six grains par jour. Le dernier
rédacteur du Formulaire de Cadet dit que
« l'emploi de ces pilules est tout-à-fait empirique; elles ne doivent s'administrer qu'a-
vec les plus grandes précautions, et lorsque
les moyens rationnels ne réussissent pas. »
Cette phrase étrange ne renferme de bon
que le précepte de la circonspection. Comment appeler remèdes *empiriques* des corps,
tels que l'alun et le sang-dragon, dont le
mode d'action est si bien connu? Comment
refuser de les mettre au nombre des moyens
rationnels contre les hémorrhagies dites passives, quand, fidèle aux erremens d'une
théorie décréditée, on place les astringens
parmi les substances dont l'emploi est indiqué dans ces affections?

POUDRE ASTRINGENTE. (*e.*)

℞ Alun. . . . . . un demi-gros.
Opium. . . . . . . trois grains.

Faites six paquets. — Dose, un toutes les
trois ou quatre heures, dans la diarrhée.

BOLS ASTRINGENS.

Boli adstringentes. (*b. e.*)

℞ Alun,
Extrait de quinquina,
Muscade,
de chaque. . un demi-scrupule.
Sirop de sucre. . quantité suffisante.

Faites un seul bol. (*e.*)

℞ Alun. . . . . . . dix grains.
Cachou. . . . . . cinq grains.
Kino. . . . . . . six grains.
Conserve de roses, quantité suffisante.

Faites un seul bol. (*b.*)

On en prend trois ou quatre par jour, dans
la blennorrhée, la diarrhée, les hémorrhagies utérines et autres, la lienterie.

PILULES ASTRINGENTES. (sa. *ra.*)

℞ Alun cru. . . . une demi-once.
Cachou,
Sang-dragon, de chaque, deux gros.

Faites une poudre; ajoutez

Sirop de pavot blanc,
quantité suffisante
pour réduire en masse pilulaire. (sa.)

℞ Alun. . . . . . . six grains.
Extrait d'opium. . . . un grain.
Cachou. . . . vingt-quatre grains.

Faites six pilules, à prendre en vingt-quatre heures. (*ra.*)

Récamier prescrit ces dernières pilules
dans les hémorrhagies passives et les écoule-

mens muqueux dits atoniques, qui ont sur-
vécu à des phlegmasies.

POUDRE D'ALUN COMPOSÉE.

Pulvis aluminosus s. *aluminis compositus s.
kincsatas* s. *cum kino* s. *stypticus, Alumen
kinosatum.* (b*. dd. ed. fe. fu. li. p. su.
au. e. sa. sw.)

℞ Alun cru. . . une once et demie.
Kino. . . . . . . trois gros.

Mêlez en triturant. (p.)

b*. et ed. prescrivent quatre parties d'a-
lun et une de kino; — su. deux d'alun, une
de kino et une de poudre aromatique; — sw.
une d'alun et une de kino; — fe. une once
d'alun et six gros de kino; — e. un scrupule
d'alun et cinq grains de kino.

℞ Alun. . . . . . . deux onces.
Kino. . . . . . . une once.

Faites dissoudre dans suffisante quantité
d'eau, évaporez la liqueur jusqu'à pellicule;
laissez cristalliser, séchez et pulvérisez les
cristaux. (fu. li. *au.*)

℞ Alun,
Cachou, de chaque, parties égales.

Mêlez en triturant. (*sa.*)

au. prescrit deux parties d'alun et une de
cachou.

℞ Bol d'Arménie. . . . une once.
Alun. . . . . un gros et demi.
Cachou. . . . . . ; . un gros.

Réduisez en poudre très fine. (*sw*.)

℞ Alun cru,
Sulfate de zinc,
de chaque. . . parties égales.

Mêlez en triturant. (dd.)

On emploie ces poudres à l'intérieur et à
l'extérieur, contre les hémorrhagies; dans le
premier cas, à la dose de six grains jusqu'à
vingt; dans le second, après les avoir dé-
layées dans de l'alcool et étendues sur de la
charpie ou du linge.

POUDRE CATHÉRÉTIQUE.

Pulvis ad excrescentias (sy.)

℞ Poudre de sabine,
——— d'oxide de fer jaune,
——— d'alun calciné,
de chaque. . . . parties égales.

On en saupoudre les excroissances vénériennes.

ALUN SACCHARATÉ.

Alumen saccharinum. (br. pa. w. *sp. vm.*)

℞ Poudre d'alun cru. . . six onces.
——— de céruse. . . . six gros.

—— de sulfate de zinc , trois gros.
—— de sucre blanc ,
                une once et demie.
Blanc d'œuf,
Vinaigre distillé,
' de chaque. . . . parties égales,
et en quantité suffisante pour réduire les poudres en une pâte qu'on façonne ensuite sous
la forme de trochisques.

Cette préparation entre parfois dans les
collyres et les eaux réputées cosmétiques.

PIERRE MÉDICAMENTEUSE.

*Lapis medicamentosus, Sulphas aluminæ.
acetatus.* (e. br. sa. w. wu. sp.)

♃ Oxide de fer rouge. . . six onces.
   Litharge,
   Alun. . de chaque, quatre onces.
   Vinaigre fort. . une livre et demie.
Après trois jours de macération ; faites
évaporer jusqu'à siccité, et calcinez forte-
ment pendant une heure. (sa.)

♃ Oxide de fer rouge. . deux onces.
   Litharge,
   Bol d'Arménie,
   Alun, de chaque. . quatre onces.
   Vinaigre. . . quantité suffisante
pour couvrir de deux travers de doigt le
mélange des quatre poudres. Après
deux ou trois jours de macération, ajou-
tez
   Nitre. . . . . . huit onces.
   Sel ammoniac . . . deux onces.
Évaporez jusqu'à siccité , et calcinez vio-
lemment pendant une heure. (e. wu.)

♃ Sulfate de zinc. . . quatre onces.
   Sel ammoniac. . . une demi-once.
   Céruse,
   Bol d'Arménie, de chaque, une once.
   Vinaigre. . . . . une once.
Faites bouillir jusqu'à siccité, dans un vase
de faïence. (br. w.)

♃ Colcothar,
   Alun. . de chaque, douze onces.
   Nitre cru,
   Sel commun ,
   Sous - carbonate de potasse,
      de chaque. . . . trois onces.
   Vinaigre commun. , cent onces.
Après une demi - heure de coction,
ajoutez
   Céruse . . . . . huit onces.
   Bol d'Arménie. . . quatre onces.
Évaporez jusqu'à siccité , en remuant
toujours. (sp.)

♃ Limaille de fer,
   Hématite en poudre,
      de chaque. . . . trois onces.

Crème de tartre. . . six onces.
Eau-de-vie. '. . quantité suffisante
pour réduire les poudres en pâte. Faites
sécher celle - ci , ramollissez le résidu
avec de nouvelle eau-de-vie , répétez
l'opération plusieurs fois de suite, et enfin ajoutez à la masse pulvérisée
Poudre de mastic ,
—— de safran ,
      de chaque, une demi-once.
—— d'aloès ,
—— de myrrhe,
      de chaque. . une once.
Vin blanc. . quarante-quatre onces.
Après quelques jours de digestion , évaporez jusqu'à siccité , mêlez la poudre avec
de l'eau-de-vie, pour la réduire en pâte, et
façonnez celle-ci en boules. (sp.)

Préparation absurde , quoique célèbre jadis , qu'on faisait dissoudre dans l'eau ; la
liqueur filtrée était appliquée, avec des compresses, sur les ulcères sordides, ou injectée
avec une seringue dans les fistules rebelles.

PILULES ASTRINGENTES.

Pilulæ aluminis s. chinæ aluminatæ. (au.)

♃ Alun. . . . . . un gros.
   Extrait aqueux de quinquina. . . . . deux gros.
Faites trente-six pilules. — Dose , quatre ,
trois fois par jour, dans les hémorrhagies et
la diarrhée.

♃ Extrait de quinquina préparé à froid ,
   Hydrochlorate de fer et d'ammoniaque,
   Alun,
   Poudre aromatique,
   de chaque. . . un gros et demi.
   Huile essentielle de cannelle ,
            douze gouttes.
Faites des pilules de deux grains. — Dose,
cinq à six, matin et soir, dans les hémorrha-
gies et les flux muqueux.

SPÉCIFIQUE DE ZOBEL.

Specificum tartari pharyngicum. (w.)

♃ Alun cru ,
   Nitre. . de chaque , trois onces.
   Crème de tartre. . . quatre onces.
   Vinaigre distillé. , . quatre livres.
Faites dissoudre, et évaporez la solution
jusqu'à siccité.

Vantée dans l'angine surtout , sous forme
de collutoire ou de gargarisme. — Dose, une '
demi-once dans huit onces d'eau de plantain
ou de brunelle.

SULPHURETUM VINI. (br.)

♃ Alun ,
   Iris de Florence ,
   Soufre, de chaque, une once et demie.

Styrax. . . . . . une once.
Oliban,
Racine d'année,
Fleurs de souci,
——— de bleuet,
——·— de roses rouges,
de chaque. . . une demi-once.
Racine de zédoaire,
——— de gingembre blanc,
Mastic,
Genièvre,
Cannelle,
Girofle,
Muscade. . de chaque, trois gros.
Anis,
Coriandre,
Fleurs de sureau,
de chaque. . . . deux onces.
Coupez, écrasez et mêlez.

PÂTE CONTRE LES ENGELURES. (br. ca. pie.)

♃ Amandes amères pelées,
Miel blanc, de chaque, huit onces.
Alun calciné,
Oliban,
Benjoin. . . de chaque, trois gros.
Farine de moutarde. . . une once.
Camphre pulvérisé avec l'alcool,
cinq gros.
Jaunes d'œufs cuits dans l'eau, . n° 5.
Huile de bergamote. . . un gros.
Pilez les amandes, broyez la pâte sur une
pierre, incorporez peu à peu les jaunes
d'œufs, le miel et les poudres; puis, quand
la masse est bien homogène, ajoutez l'huile.
(br.)

♃ Amandes douces pelées et
pilées . . . . une demi-livre.
Miel pur. . . . six onces.
Alcool saturé de camphre,
Farine de moutarde,
de chaque . . . un demi-gros.
Alun calciné,
Oliban. . de chaque, deux gros.
Jaunes d'œufs. . . . . n° 8.
Mêlez bien. (ca.)

Ailleurs, où cette formule reparaît sous le
nom d'Onguent contre les engelures, Cadet
prescrit, d'après Swédiaur, huit onces d'a-
mandes amères, six onces de miel, deux
onces d'alun calciné, autant d'oliban, une
demi-once de moutarde, autant de camphre,
et trois jaunes d'œufs; — pie. quatre onces
d'amandes douces, trois onces de miel, deux
gros de camphre, autant de farine de moutarde, un gros d'alun calciné, autant d'oliban, et deux jaunes d'œufs.
On délaie cette pâte dans un peu d'eau,
et après s'en être frotté les pieds et les mains,
matin et soir, on les lave dans de l'eau qui
soit un peu moins que tiède, puis on les es-
suie avec un linge bien sec,

ÉLECTUAIRE CONTRE LE STOMACACÉ.
(b. br. fu. sp.)

♃ Poudre d'iris de Florence,
——— de sang-dragon,
de chaque . . . . trois gros.
——— d'alun cru. . . deux gros.
——— de myrrhe,
——— de mastic, de chaque, un gros.
Sirop balsamique. . . cinq onces.
Mêlez. (b. br. sp.)

♃ Poudre d'iris de Florence, trois gros.
——— d'alun composée (formule
de fu.). . . . . deux gros.
——— de myrrhe. . . un gros.
Miel rosat . . . . . trois onces.
Astringent, antiseptique, qu'on conseille
dans la laxité des gencives, lorsqu'on croit
qu'elle dépend de la faiblesse.

ÉLECTUAIRE ASTRINGENT DE DUHAUME.
(pie. sm.)

♃ Alun. . . . . . deux gros.
Sang-dragon,
Extrait de quinquina,
de chaque. . . . un gros.
Conserve de roses rouges, quatre gros.
Sirop de corail. . quantité suffisante
pour faire un électuaire. (pie.)

sm. prescrit un gros d'alun, deux gros de
cachou, autant d'extrait de quinquina, six
gros de conserve de roses rouges, et suffisante quantité de sirop de corail, de grenade, de coing ou de grande consoude.

Conseillé dans les hémorrhagies dites passives, la leucorrhée, la blennorrhée, la diarrhée chronique et tous les flux attribués à
l'atonie ou à des causes débilitantes.—Dose,
un gros, de quatre en quatre heures.

ONGUENT ASTRINGENT. (han.)

♃ Alun cru. . . . . . un gros.
Onguent pommadin . . une once.
Mêlez. —Contre les hémorrhoïdes.

EAU ALUMINÉE.

Solution aluminée, Aqua aluminosa s. sulphatis aluminæ, Potus ad perniones s. aluminosus. (e. sm. sp. sw.)

♃ Alun. . . . . . huit onces.
Eau commune, une pinte et demie.
Faites dissoudre. (sm.)

sw. prescrit une partie d'alun et cinq
d'eau.

♃ Alun. . . . . . un gros.
Eau de roses. . une livre et demie.
Faites dissoudre. (e.)

sp. prescrit trois gros d'alun, vingt-quatre onces d'eau de roses, et autant d'eau de plantain.

℞ Alun. .. . . . . deux gros.
    Vinaigre. . . . une demi-livre.
Ajoutez à la solution
   . Eau-de-vie. . . . une demi-livre.
Mêlez bien. (*sw.*)

Astringent, conseillé à l'éxtérieur, soit pour arrêter les hémorrhagies, soit pour procurer la résolution des engelures et des gonflemens articulaires.

EAU ALUMINEUSE DE FALLOPE. (*sp.*)

℞ Alun cru,
    Sublimé corrosif,
    de chaque. . . . deux gros.
    Eau distillée de roses,
    ——de scordium,
    de chaque. . . . douze onces.

Mauvaise préparation, dans laquelle le sublimé se convertit en mercure doux, qui reste au fond du vase, lorsqu'on ne remue pas la bouteille.—On la préconisait jadis pour le pansement des ulcères vénériens et sordides.

FOMENTATION ASTRINGENTE. (*ca.*)

℞ Alun. . . . . . . six gros:
    Alcool (32 degrés), une once et demie.
    Décoction de quinquina,
    ———— d'écorce de grenade,
    ———————— de chêne,
    de chaque. . . . une livre.

INJECTION ASTRINGENTE. (*uu. e. sm.*)

℞ Alun. . . . . . . quatre gros.
    Eau commune. . . deux livres.
    Essence de roses. . . deux gouttes.

Usitée dans les chutes ou descentes de matrice. (*sm.*)

℞ Alun. . . . . . . un gros.
    Kino. . . . . . . deux gros.
    Mucilage de gomme
    arabique. . . . . une once.
    Eau. . . . . . . une livre.

Dans la gonorrhée chronique. (e.)

℞ Acétate de plomb. . . six grains.
    Alun. . . . un gros et demi.
    Eau. . . . . . . six onces.
    Laudanum de Sydenham,
          un demi-gros.

Dans la gonorrhée chronique. (*au.*)

COLLYRE ALUMINEUX.

Eau ophthalmique, Liniment antiophthalmique, Collyre styptique, Collyre résolutif; Aqua ophthalmica aluminosa s. adstrigens,

Collyrium s. *Linimentum aluminosum.* (b*. ff. fu. ham. *au. br. ca. e. pid. pie. ra. sa. sm. sw. vm.*)

℞ Alun. . . . . . . une partie.
    Eau commune. . deux cents parties.
Faites dissoudre. (ff.)

b*. prescrit une partie d'alun et trente-deux d'eau ; — fa. une partie d'alun et quatre-vingt-seize d'eau.

℞ Alun. . . . . . un scrupule.
    Eau de roses. . . . deux onces.
Faites dissoudre. (ham.)

ra. prescrit un scrupule d'alun, deux onces d'eau ordinaire et deux onces d'eau de roses; — *sa.* un demi-scrupule d'alun et six onces d'eau de roses ; — *sw.* un scrupule d'alun et six onces d'eau de roses; — *e.* douze à vingt grains d'alun et quatre onces d'eau de roses.

℞ Alun. . . . . deux scrupules.
    Gomme arabique. . . . un gros.
    Eau de roses. . . . quatre onces.
Faites dissoudre. (*au.*)

℞ Blanc d'œuf. . . . . . . n° 1.
    Alun. . . . . . un demi-gros.
Battez bien ensemble. (e.)

au. prescrit une once d'alun et un demi-gros de blanc d'œuf.

℞ Blanc d'œuf. . . . . . . n° 1.
    Eau de roses. . . . quatre onces
Battez ensemble et ajoutez
    Alun en poudre. . . un demi-gros.
Mêlez bien. (*pie. sm.*)

b*. et br. prescrivent un gros d'alun, un blanc d'œuf, une once d'eau de roses et une once d'eau de fleurs de sureau;—*sw**. un gros d'alun, un blanc d'œuf et deux onces d'eau de roses ; — *pid.* deux scrupules d'alun, un blanc d'œuf et huit onces d'eau de roses ; —*ca.* et *vm.* un gros d'alun, un blanc d'œuf et une once de roses; — *au.* huit grains d'alun, un blanc d'œuf et une once d'eau de roses.

Cette dernière formule donne un produit souvent désigné sous le nom d'*Albumine alumineuse, Blanc d'œuf alumineux; Albumen aluminosum,* et qui porte aussi celui d'*Eau ophthalmique commune.*

℞ Alun,
    Sulfate de zinc,
    de chaque. . . . un demi-gros.
    Camphre,
    Vert de gris,
    de chaque. . . un demi-scrupule.
Triturez, en ajoutant peu à peu

Vin du Rhin,
Eau de roses, de chaque , trois onces.
Mêlez bien. (*sw*.)

LINIMENT ALUMINEUX.

Linimentum aluminosum. (*au.*)

♃ Alun. . . . . . une demi - once.
Blancs d'œufs. . . . . . n° 4.
Eau-de-vie camphrée. . deux onces.

Mêlez. — Pour appliquer sur les excoria-
tions produites par le coucher prolongé en
supination.

COLLUTOIRE ALUMINEUX.

*Lin*iment *antiaphtheux, Collutoire tonique;
Aqua ad gengivas, Collutorium aluminosum s. adstringens.* (*ca. pie; sp. sw.*)

♃ Alun. . . . . une demi - once.
Eau. . . . . . . une livre.

Ajoutez à la solution, s'il est besoin,

Alcool. . . . . quatre onces.

Mêlez bien. (*sw.*)

♃ Alun. . . . . . . un gros.
Suc de grande joubarbe ,
Miel, de chaque. . . une once.

Mêlez. (*ca.*)

sm. prescrit un gros d'alun , une once de
suc de joubarbe et cinq onces de miel.

♃ Alun. . . . . une demi - once.
Eau bouillante. . . trente onces.

A la solution refroidie ajoutez

Huile essentielle de cannelle ,
six gouttes.
——————— de girofle ,
deux gouttes.
——————— de citron, dix gouttes.
dissoutes dans
Alcool. . . . . . six onces.
Eau de fleurs d'oranger, une once.

Filtrez la liqueur. (*sp.*)

On enduit les aphthes , plusieurs fois par
jour , avec un peu de ces linimens , que le
malade doit bien se garder d'avaler.

♃ Alun calciné. . . . un scrupule.
Gomme laque. . un gros et demi.
Miel rosat. . . . . une once.

Mêlez. (*pie.*)

Cette espèce de pommade est conseillée
contre les gerçures et ulcérations de la bouche.

GARGARISME ASTRINGENT.

*Gargarisme alumineux, Gargarisme anti-
septique, Gargarisme tonique et hémastati-*
*que; Gargarisma adstringens s. alumino-
sum.* (dd. ff. fu. ham. li. au. e. pie. ra. sa.
sp. sw.)

♃ Alun. . . . . . deux gros.
Eau. . . . . . . dix onces.

Ajoutez à la solution

Teinture de boucage , une demi-once.
Miel despumé. . . . deux onces.

Mêlez bien. (fu. li)

♃ Alun en poudre. . une demi - once.
Eau d'orge. . . . une livre.

Ajoutez à la solution

Miel rosat. . . . . trois onces.

Mêlez avec soin. (ff. sa. sw.)

♃ Alun. . ' . . . . . un gros.
Décoction d'orge ,
Infusion de roses de Provins,
de chaque. . . . trois onces.

Ajoutez à la solution

Miel rosat. . . . . deux onces.

Mêlez bien. (*ra.*)

♃ Alun. . . . . . . un gros.
Infusion de roses de Provins,
huit onces.

Ajoutez à la solution

Miel commun. . une once et demie.

Mêlez. (*ra.*)

♃ Écorce de chêne. . . une once.
Eau. . . . une livre et demie.

Faites réduire à une livre par la cuisson. Ajoutez

Alun. . . . . . un demi-gros.
Eau-de-vie. . . . deux onces.

Mêlez bien. (*au. e.*)

♃ Alun . . . . . deux scrupules.
Infusion de sauge. . . huit onces.

Ajoutez à la solution

Miel cru. . . . . . une once.

Mêlez. (dd.)

ham. prescrit trois gros d'alun , douze onces d'infusion de sauge et deux onces de miel
rosat.

♃ Alun. . . . . . . un gros.
Infusion de contrayerva, huit onces.

Ajoutez à la solution

Vinaigre ,
Teinture de myrrhe,
de chaque. . . . une once.

Mêlez. (*su.*)

♃ Feuilles de sauge. . . une once.
Vin du Rhin. . . . huit onces.

Faites infuser à une douce chaleur, et
ajoutez à la colature

Alun. . . . . . . deux gros.
Miel rosat. . . . . une once.
Mêlez. (*sw.*)

♃ Écorce de grenade. . . une once.
Balaustes. . . . une demi-once.
Eau de fontaine, quantité suffisante
pour obtenir seize onces de liquide
après une demi-heure d'ébullition ;
ajoutez à la colature
Alun. . . . . . un demi-gros.
Sirop de roses pâles. . une once.
Mêlez. (*sp.*)

♃ Bois de lentisque. . une demi-once.
Roses rouges,
Balaustes,
de chaque. . une demi-poignée.
Eau. . . . . quantité suffisante
pour obtenir une livre de liquide après
suffisante ébullition. Ajoutez à la cola-
ture
Alun. . . . . . . trois gros.
Mêlez. (*pie.*)

POTION ALUMINEUSE.

Potion astringente, Potion hémastatique, Po-
tion anti-hémorrhagique, Julep astringent,
Mixture anti-hémoptysique; Aqua aluminis
vitriolata. (b*. wu. au. bo. e. pie. ra. sm. sp.)

♃ Alun. . . . . un gros et demi.
Eau de roses. . . . quatre onces.
Ajoutez à la solution
Sirop de sucre. . . . . une once.
Mêlez bien. (*ra.*)

A prendre par cuillerées, dans le cas d'hémorrhagie utérine.

♃ Alun. . . . . . . six grains.
Sang-dragon. . . . quinze grains.
Suc d'ortie blanche. . quatre onces.
A prendre par cuillerées, dans l'hémopty-
sie. (*pie.*)

♃ Alun. . . . . . douze grains.
Eau. . . . . . huit onces.
Ajoutez à la solution
Acide sulfurique. . . huit gouttes.
Sirop de grande consoude,
quatre onces,
A prendre par cuillerées, tous les quarts
d'heure, toutes les demi-heures, ou toutes
les heures, dans les pertes de sang dites
asthéniques. (*sm.*)

wu. prescrit d'instiller de l'acide sulfurique affaibli dans une solution concentrée
d'alun, jusqu'à ce que le mélange ait l'acidité agréable du suc de citron.

♃ Alun. . . . . . un demi-gros.
Gomme arabique. . une demi-once.

Eau de fleurs de coquelicot,
une demi-livre.
Sirop de têtes de pavot. . une once.
A prendre par cuillerées à bouche, dans
les hémorrhagies dites passives. (*ca.*)— Cette
formule est de Quarin.

♃ Alun cru. . . . . . un scrupule.
Eau de menthe. . . . six onces.
Teinture de cannelle,
Sirop d'opium, de chaque, une once.
A prendre, dans les pertes utérines atoniques et le flux hémorrhoïdal excessif, par
cuillerées doubles, d'abord toutes les heures,
ensuite toutes les deux heures. (b*.) — Cette
formule est de Plenk.

♃ Eau de plantain,
——de roses rouges,
de chaque. . . . trois onces.
Sang-dragon. . . vingt-cinq grains.
Alun. . . . . . quinze grains.
Sirop de roses rouges. . une once.
A prendre en deux fois, le matin et le soir,
dans toutes les hémorrhagies, quand les astringens sont indiqués. (*bo.*)

♃ Suc d'hypociste. . . . un gros.
Sang-dragon,
Alun. . de chaque, un demi-gros.
Tisane astringente. . quatre onces.
Sirop de myrte. . . . une once.
A prendre comme la précédente. (*sp.*)

♃ Extrait de quinquina, une demi-once.
Alun. . . . . . deux scrupules.
Eau de cannelle. . . cinq onces.
Sirop de limon. . . . une once.
A prendre par cuillerées, toutes les deux
heures. (*e.*)

♃ Alun. . . . . . un demi-gros.
Eau. . . . . . . six ouces.
Mucilage de gomme arabique,
une once et demie.
Sirop quelconque. . . une once.
Dose, deux cuillerées toutes les deux
heures. (*au.*)

♃ Alun. . . . . une demi-once.
Eau de cannelle. . . quatre onces.
Sirop d'écorce d'orange,
une demi-once.
Dose, une cuillerée toutes les heures. (*au.*)

♃ Alun,
Gomme arabique,
de chaque. . . . deux gros.
Eau de menthe poivrée, quatre onces.
Teinture d'opium. . . . un gros,
———de cannelle. . deux gros.
A prendre par cuillerées. (*au.*)

♃ Alun. . . . . . . un scrupule.
Eau de menthe. . . . six onces.

Teinture de cannelle,
Sirop d'opium, de chaque, une once.
Par cuillerées d'heure en heure. (*au.*)

℞ Alun. . . . . . quinze grains.
Eau de menthe crêpue, quatre onces.
Teinture de cannelle,
Sirop de pavot, de chaque, une once.
A prendre par cuillerées. (*au.*)

PETIT LAIT ALUMINEUX.

Serum lactis aluminosum s. aluminatum.
(b*. br. dd. fu. han. li. p. *au.* br. e. sm.)

℞ Lait de vache. . . . deux livres.
Faites-le bouillir, et ajoutez-y peu à
peu
  Alun en poudre. . . deux gros.
Séparez le caillot, retirez du feu et pas-
sez. (dd. *br.*)

br. prescrit quatre livres de lait et trois
gros d'alun; — p. deux livres de lait et une
demi-once d'alun; — sm. une pinte de lait
et un scrupule d'alun; — b* et e. une livre
de lait et un ou deux gros d'alun; — fu. une
livre et demie de lait bouillant et deux ou
trois gros d'alun; — li. trente-six parties de
lait et une d'alun.

℞ Lait de vache. . . . une livre.
Alun en poudre. . un gros et demi.
Faites coaguler, séparez le caillot et
ajoutez au petit lait
  Sucre blanc. . . . . une once.
Faites dissoudre. (*au.*)

Recommandé dans les pertes de sang dites asthéniques. — A boire par verrées froides. — On y ajoute à volonté du sucre, ou du
sirop de quinquina, de gomme arabique,
d'orgeat, de capillaire.

PETIT LAIT ALUMINEUX AVEC LA CANNELLE.

Serum lactis aluminosum cum cinnamomo.
(b*. *au.*)

℞ Poudre d'alun. . . . . . un gros.
Sucre de lait. . . . un demi-gros.
Cannelle en poudre, quinze grains.
Lait de vache. . une livre et demie.
Faites bouillir pendant quelque temps
et passez. (b*.)

au. prescrit une once d'alun, une once et
demie de sucre de lait, un demi-gros de cannelle, et une livre et demie de lait.
Osiander recommande ce petit lait, édulcoré avec du sucre, dans les hémorrhagies
utérines, quand le cas permet de recourir
aux astringens. — A boire froid, en deux prises, l'une le matin, l'autre le soir.
Ici, comme dans le cas précédent, une
partie de l'alun reste engagée dans le caillot,

et l'on ne sait jamais quelle est au juste
celle qui parvient dans l'estomac du malade;
les deux médicamens sont donc infidèles, et
doivent être rejetés.

ACÉTATE D'ALUMINE.

Acetas aluminæ. (*sw*. *vm.*)

℞ Aluu. . . . . . . à volonté.
Faites-le fondre dans de l'eau, précipitez la solution par l'ammoniaque liquide,
décantez, recueillez le précipité sur un filtre,
et avant qu'il soit sec, faites-le dissoudre
dans suffisante quantité d'acide acétique concentré; filtrez et conservez la liqueur.
On l'a conseillée, étendue d'eau, dans la gonorrhée chronique, et mêlée, tant avec le sirop de coquelicot qu'avec la teinture de
cannelle, dans l'hémoptysie légère.

AMADOUVIER.

Agaric des chirurgiens; Boletus igniarius,
L.

Eichenschwamm, Feuerschwamm, Zunderschwamm (Al.); touche
wood boletus (An.); agarikun (Ar.); dubuwa hauba, koterce
(B.); egeswamp, tonderrwamp (D.); boleto yesca (E.); tan-
telige zwam (Ho.); boleto esca (I.); guleka (Po.); boleto da
isca (Por.); faæske (Su.); garikun (Tam.).

a. ams. an. b. be. br. d. dd. ed. f. fe. ff. fu. ham. han. he.
li. o. po. pr. r. s. w wu. ww. a. be. br. c. m. sp. z.

Champignon (*Agaricus quernus s. chirur-
gorum s. Fungus quercinus*) commun dans
les grandes forêts de l'Europe. (*fig. OEd. Fl.
Dan.* t. 953.)
Sa substance est ferme, mais non ligneuse; son épiderme grisâtre, dur, solide, luisant, noir en dedans, et difficile à couper;
les pores sont petits et très réguliers.
On enlève l'écorce et les pores, on coupe
la substance médiane par tranches minces,
et on la bat jusqu'à ce qu'elle soit réduite en
plaques spongieuses et roussâtres, qui prennent le nom d'*Amadou.* Cette préparation ne
regarde pas le pharmacien, quoiqu'elle soit
indiquée par quelques dispensaires. (br. fe.
li. *sp.*)
L'amadou sert à l'extérieur, pour arrêter
les hémorrhagies. Il est ridicule de lui accor-
der place dans une pharmacopée, car ce
n'est jamais chez le pharmacien qu'on va
pour se le procurer.

AMANDIER.

Deux espèces de ce genre de plantes sont
mentionnées dans les pharmacopées.
1° *Amandier nain; Amygdalus nana,* L.
r.

Arbrisseau (icosandrie monogynie, L.;
rosacées, J.) de la Russie méridionale. (*fig.
Pall. Flor. ross.* l. p. 12. t. 6.)

On emploie ses semences, qui sont amères.

2° *Amandier commun* ; *Amygdalus communis*, **L.**

Mandel (Al. D. Su.); almond (An.); louz (Ar.); kataping (B.); walu luway (Cy.); almendro (E.); badamie farsie (Hi. Pe.); mandorlo (I.); kateping (Ja.); lowzan (Mal.); migdal (Po.); amendo (Por.); inghurdi (Sa.); parsie vadomcottuy (Tam.); parsi vadomvittulu (Tel.).

Arbre originaire de l'Asie et de l'Afrique septentrionale, d'où il s'est naturalisé dans tous les climats tempérés. (*fig. Flore médic.* I. 19.)

On emploie les semences, appelées *Amandes (Amygdalæ)*, qui sont ovales, aplaties et composées d'une pellicule rousse, couvrant une substance oléagineuse blanche. Elles sont distinguées, d'après leur saveur, en *Amandes douces; Amygdalæ dulces;*

Süsse Mandelu (An.). sladke mandle (B.); sode mandler (D.); almendra dulce (E.); migdaly slodkie (Po.); amendoas decas (Por.); sœtmandet (Su.).

a. am. ams. an. b. ba. be. br. d. da. e. ed. f. fe. ff. fi. fu. g. ham. han. he. li. lo. o. p. po. pp. pr. r. s. su. w. wu. ww. a. be. br. c. g. m. pa. pid. sp. z.

et *Amandes amères; Amygdalæ amaræ;*

Bittere Mandeln (Al.); horke mandle (B.); almandra amarga (E.); migdaly gorzkie (Po.); amendoas amargos (Por.); bitter-mandet (Su.).

a. ams. an. b. ba. be. br. d. e. f. fe. ff. fi. fu. ham. han. he. li. lo. o. p. po. pr. r. s. su. w. wu. a. be. br. c. g. m. pa. pid. sp. z.

On les débite, soit avec leur pellicule (*Knackmandeln, Krachmandeln* (Al.), soit dépouillées de cette enveloppe (*Amygdalæ excorticatæ; abgeschaelte Mandeln.* (Al.).

Les amandes contiennent, d'après Boullay et Vogel, de l'huile, de l'albumine ayant toutes les propriétés de l'albumine animale, du sucre liquide et de la gomme.

Il y a en outre de l'acide hydrocyanique dans les amandes amères, d'après les recherches de Bohm, Vauquelin, Bucholz, Ittner et surtout Sachs.

HUILE D'AMANDES.

Oleum amygdalarum s. *amygdalarum dulcium.* (a. am. ams. an. b. ba. be. br. d. du. e. ed. f. fe. fi. fu. g. han. he. li. lo. o. p. pa. po. pr. r. s. sa. su. w. wu. *br. c. pid. sw. vm.*)

℞ Amandes mondées. . . à volonté.

Secouez-les dans un sac, pour enlever la poussière qui les couvre; pilez-les ensuite dans un mortier de marbre, avec un pilon de bois; renfermez la pâte dans un sac de crin, exprimez à froid, entre des plaques d'étain, filtrez et laissez reposer.

On trouve ce procédé à peu près partout. Cependant lo. prescrit de laisser macérer les amandes pendant deux heures dans de l'eau froide avant de les piler; — br. d. he. li. pa. pr. su. et w. veulent qu'on échauffe les plaques d'étain par l'immersion dans

l'eau bouillante; — fu. recommande même de chauffer les amandes grossièrement écrasées, dans un plat de terre, sans toutefois les griller. Ces deux derniers procédés sont mauvais; ils fournissent une huile altérée.

On peut prendre indifféremment des amandes douces ou des amandes amères; mais l'huile que ces dernières donnent est moins abondante, et les amandes elles-mêmes sont plus rarement fraîches (*vm.*); fu. prétend que leur huile se rancit moins vite que celle des amandes douces.

L'huile d'amandes est adoucissante et laxative. On l'emploie contre la constipation et la colique vermineuse.—Dose, depuis un gros jusqu'à une demi-once, seule ou dans une potion; une once et demie à deux onces dans un lavement.

CONFECTION D'AMANDES.

Confectio amygdalarum. (lo. c. vm.)

℞ Gomme arabique. . . une partie.
Sucre blanc. . . deux parties.
Amandes douces pelées,
           quatre parties.

Pilez les amandes avec le sucre, et ajoutez la gomme pulvérisée, en broyant toujours. (*vm.*)

lo. et c. prescrivent une partie de gomme, quatre de sucre et huit d'amandes.

LINIMENT AMYGDALIN.

Linimentum amygdalinum. (au.)

℞ Amandes amères. . . neuf onces.
Pignons doux. . . . trois onces.
Pilez et ajoutez à la masse
Jaunes d'œufs. . . . . n° 6.
Cosmétique.

BEURRE D'AMANDES.

Butyrum amygdalarum dulcium, Pasta regia s. *amygdalina* s. *emulsiva.* (b*. fi. li. sa. su.)

℞ Huile d'amandes douces, deux onces.
Amandes douces pelées,
           une demi-once.
———amères pelées. . un gros.
Sucre candi. . . . trois gros.

Pilez les amandes avec le sucre, en versant l'huile peu à peu. Ajoutez
Eau de fleurs d'oranger,
           une demi-once.
Mêlez bien. (sa.)

℞ Amandes douces pelées, une livre.
———amères pelées,
           une demi-once.

Pilez dans un mortier de fer, en aspergeant assez d'eau de fleurs d'oranger pour qu'après avoir ajouté

Sucre blanc. · . . . . une livre.

la masse n'adhère plus aux doigts. (b*. fi. su.)

li. prescrit une livre d'amandes douces, une once d'amandes amères, de l'eau de fleurs d'oranger et une livre et demie de sucre.

Cette préparation et la précédénte remplacent avec avantage le sirop amygdalin, qui est sujet à se décomposer.

PATE D'AMANDES COSMÉTIQUE.

Pasta amygdalata cosmetica. (*sp.*)

♃ Amandes pelées,
Riz, de chaque. . . huit onces.
Farine de fèves. . . seize onces.
Myrrhe. . . . . deux onces.
Camphre. . . une once et demie.
Savon de Venise. . . vingt onces.

Pilez ensemble et incorporez.

POUDRE COSMÉTIQUE.

Pulvis manualis s. *cosmeticus ad manus.* (b*. br. han. w. *sp.*)

♃ Amandes amères pelées, huit livres.
Farine de riz,
cinq livres et quatre onces.
Poudre de racine d'iris de Florence,
Craie préparée,
de chaque. . . . quatre onces.
Farine de fèves. . . deux livres.
Sel de tartre. . . . deux onces.
Huile de jasmin. . . . une once.
———de bois de Rhodes. . un gros.

Mêlez. (b*. br. *sp.*)

♃ Amandes douces pelées, deux livres.
Riz,
Iris de Florence,
de chaque. . . . quatre onces.
Benjoin,
Sel de tartre,
Blanc de baleine,
de chaque. . . . une once.
Huile de bois de Rhodes,
—— de lavande,
—— de girofle,
de chaque. . . trente gouttes.

Faites une poudre. (*w. sp.*)

han. prescrit dix-huit onces d'amandes douces, autant de fèves, huit onces d'iris, une once et demie de blanc de baleine, une once de sous-carbonate de soude, six onces de savon d'Alicante, six gros d'huile de lavande et autant d'huile de bergamote.

LAIT D'AMANDES.

Émulsion d'amandes commune ou simple, *Potion émulsive; Decoctum hordeatum amygdalinum, Emulsio amygdali communis, s. amygdalarum* s. *amygdalina* s. *hordeata*

amygdalina, Lac amygdalæ s. *amygdalarum, Emulsio arabica* s. *acaciæ arabicæ* s. *gummi arabicæ, Mixtura amygdalarum.* (am. an. be. du. e. ed. f. fe. ff. fi. fu. ham. han. he. li. p. pp. s. su. *br. c. ra. sp. sw.* sy. *vm.*)

1° Avec de la gomme.

♃ Gomme arabique,
Sucre blanc,
de chaque. . . une demi-once.
Amandes douces pelées, deux gros.

Ajoutez peu à peu, en triturant,
Décoction d'orge. . deux pintes.

Passez l'émulsion. (du. *sw.*)

♃ Gomme arabique. . . une once.
Décoction d'orge. . . deux livres.
Semences de mauve,
Amandes douces pelées,
de chaque. . . une demi-once.

Faites une émulsion. (e.)

♃ Mucilage de gomme arabique,
deux onces.
Amandes pelées. . . une once.
Sucre. . . . . une demi-once.
Eau. . . . deux livres et demie.

Faites une émulsion. (ed.)

♃ Amandes douces. . . une once.
——— amères. . . . un gros.
Gomme arabique. . une demi-once.
Eau. . . . vingt-quatre onces.
Sirop de guimauve. . trois onces.

Faites une émulsion. (*sp.*)

2° Sans gomme.

♃ Amandes douces pelées, une once.
Pilez-les dans un mortier de marbre,
en versant peu à peu sur la pâte,
Eau pure. . . . . dix onces.

Passez en exprimant. (*br.*)

♃ Amandes douces pelées, une partie.
Pilez-les dans un mortier de pierre,
en versant dessus, peu à peu,
Eau pure. . . . . huit parties.

Ajoutez ensuite
Sucre blanc, une demi ou une partie.

Et passez. (s.)

fu. prescrit une partie d'amandes, dix d'eau et une demi de sucre; — ham. une d'amandes, dix d'eau et une de sucre; — p. pp. et r. une d'amandes, douze d'eau et une demi de sucre; — fi. et su. quatre d'amandes, vingt-quatre d'eau et une de sucre; — ed. une d'amandes, trente d'eau et une demi de sucre; — am. du. et c. une et demie d'amandes, trente d'eau et une demi de sucre; — he. une d'amandes, douze

d'eau et une demi de sucre ; — li. une partie d'amandes, six d'eau et une demi de
sucre.

℞ Amandes douces pelées, une partie.
Eau pure. . . . douze parties.
Pilez et ajoutez
Sirop de sucre. . une demi-partie.
Mêlez. (ww.)

ff. et *ra.* prescrivent une demi-partie d'a-
mandes, douze d'eau et une de sucre.

℞ Confection d'amandes, trois onces.
Eau distillée. . . . une pinte.
Broyez, en ajoutant l'eau peu à peu, et pas-
sez. (Io.)

℞ Amandes douces pelées, deux onces.
Sucre blanc. . . une demi-once.
Pilez, en versant sur la pâte
Eau bouillante. . . douze onces.
Passez et ajoutez
Eau de fleurs d'oranger, deux gros.
Mêlez. (be.)

f. prescrit une once d'amandes, une once
de sucre, une livre d'eau chaude (+ 40 degrés R.) et une demi-once d'eau de fleurs
d'oranger.

℞ Amandes douces pelées, deux onces.
Broyez dans un mortier, en ajoutant
peu à peu
Eau de fontaine. . . deux livres.
Eau de cannelle. . . deux onces.
Sucre blanc. . quantité suffisante.
Passez. (sy.)

℞ Amandes douces pelées, une once.
————— amères pelées, n° 3 ou 4.
Pilez dans un mortier, en ajoutant
peu à peu
Eau. . . . . . . dix onces.
Sucre blanc. . . une demi-once.
Passez. (sw.)

ban. prescrit deux onces d'amandes douces, un gros d'amères, quatre pintes d'eau
et deux onces de sucre ; — fe. une once d'a-
mandes douces, un scrupule d'amandes
amères, une livre d'eau et deux onces de
sucre.

℞ Semences de melon, une demi-once.
Amandes douces pelées. . . n° 4.
Pilez en ajoutant peu à peu
Eau, ... une livre.
Sirop de sucre. . . . une once.
Passez. (e.)

℞ Amandes douces pelées, une once.
Pilez-les, en ajoutant peu à peu

Eau d'orge. . vingt-quatre onces.
Versez dans la liqueur reposée
Sirop de sucre. . . . une once.
Eau de fleurs d'oranger, deux gros.
Mêlez. (vm.)

an. prescrit une once d'amandes douces,
une demi-once de sucre, une livre de décoction d'orge et une demi-once d'eau de
roses ; — sp. seize amandes, une demi-once
des quatre semences froides majeures, dix-
huit onces de tisane commune et une once
de sucre.
Rafraîchissant, tempérant.

ÉMULSION TEMPÉRANTE.

Emulsio leniens. (b. sm.)

℞ Amandes douces pelées,
Quatre semences froides,
de chaque. . . . deux gros.
Graine de lin,
Têtes de pavot blanc,
de chaque. . . . . un gros.
Broyez ensemble, en versant dessus
peu à peu
Eau de pourpier ou de laitue,
douze onces.
Passez et ajoutez
Sirop de nénuphar. . deux onces.
A prendre en quatre verrées, dans les go-
norrhées. (sm.)

℞ Émulsion de gomme arabique,
Lait d'amandes,
de chaque. . une livre et demie.
Mêlez. (b.)

TISANE ÉMULSIONNÉE. (sm.)

℞ Avoine pilée. . . . trois onces.
Amandes douces pelées. . une once.
Broyez dans un mortier, en versant
peu à peu dessus
Décoction d'orge, une pinte et demie.
Ajoutez ensuite
Sirop de violette. . . deux onces.
Eau de cannelle simple, quatre gros.
A prendre par verrées.

LAIT ARTIFICIEL. (pie.)

℞ Amandes douces pelées. . . n° 2.
Broyez-les, en versant dessus peu à
peu
Eau bouillante. . . quatre onces.
Lait. . . . . . . six onces.
Sucre fin . . . . . un gros.
Rosenstein le conseillait pour alimenter
les enfans qu'on est obligé de sevrer préma-
turément.

LAIT ANODIN. (*pie.*)

♃ Amandes douces pelées, quatre onces.
Semences de melon,
————— de courge,
de chaque. . . . . une once.
————— de laitue.
————— de pavot blanc,
de chaque. . . . . un gros.

Broyez, en versant peu à peu
Décoction d'orge, quantité suffisante.

Passez en exprimant.

A boire par verrées, dans chacune desquelles on fait fondre deux gros de sucre.

EAU COSMÉTIQUE. (*vm.*)

♃ Lait d'amandes saturé, neuf parties.
Esprit de savon. . . une partie.

Mêlez bien.

SIROP AMYGDALIN.

*Sirop d'amandes, Sirop émulsif, Sirop d'or-
geat; Syrupus amygdalium s. de amygdalis
s. emulsivus s. amygdalarum s. hordeatus.*
(h*. ba. d. f. fe. fi. fu. han. he. li. o. p. po.
pr. su. w. wu. *pid. sp. sw. vm.*)

♃ Amandes douces. . neuf parties.
————— amères. . . une partie.

Pilez dans un mortier de marbre,
avec un pilon de bois, en ajoutant
Sucre blanc. . . . dix parties,

et versant peu à peu
Eau commune,
quatre-vingt-quatre parties.

Faites fondre dans la colature, à quarante degrés au plus,
Sucre blanc. . cinquante parties.

Conservez. (ba.)

♃ Amandes douces pelées, huit onces.
————— amères pelées, une once.

Pilez pendant quelques heures, en
versant peu à peu
Eau commune. . . . une livre.

Exprimez fortement, dans un sac de
toile, et ajoutez à la liqueur
Sirop de sucre cuit à la plume,
seize onces.

Mêlez et conservez. (li. w.)

fu. prescrit neuf onces d'amandes douces,
une d'amandes amères, deux livres d'eau
et autant de sirop ;—fe. une livre d'amandes
douces, une once d'amandes amères, une
livre et demie d'eau, et quatre livres de sucre cuit à la plume, avec une once et demie
d'eau de fleurs d'oranger. — he. et *pid.* huit
onces d'amandes douces, deux d'amandes
amères, une livre d'eau, et un sirop cuit à
la plume, fait avec une livre de sucre et une

demi-livre d'eau ; — *sp.* dix onces d'amandes douces, six d'amandes amères, quarante-quatre d'eau, quatre-vingts de sucre,
et l'addition, au sirop cuit, de deux onces
d'eau de fleurs d'oranger.

♃ Amandes douces . . . une livre.
————— amères. . . . deux gros.

Pilez, en ajoutant peu à peu
Décoction d'orge. . . deux livres.

Faites fondre dans la colature
Sucre blanc en poudre,
quantité suffisante
pour obtenir la consistance sirupeuse. (p. su.)

♃ Amandes douces. . . . une livre.
————— amères. . . deux gros.

Pilez, en ajoutant peu à peu,
Eau de fontaine. . . . deux livres.
——de fleurs d'oranger, deux onces.

Passez en exprimant, et faites fondre
dans la colature
Sucre blanc pulvérisé,
quantité suffisante
pour obtenir la consistance sirupeuse. (fi.)

♃ Amandes douces. . . huit onces.
————— amères. . . deux onces.

Pilez, en ajoutant peu à peu
Eau commune. . . . deux livres.
——de fleurs d'oranger, deux onces.

Ajoutez à douze onces de colature
Sucre blanc. . . . . trois livres.

Et faites le sirop à une très douce chaleur.
(b*. han. o. pr.)

po. donne la même formule, et prescrit
seulement trois livres de sucre pour vingt
onces d'émulsion filtrée.

♃ Amandes douces. . . huit onces.
Eau de roses. . . . . deux livres.
——de fleurs d'oranger, une once.

Faites une émulsion, et à vingt onces
de colature ajoutez
Sucre blanc. . . . . trois livres.

Faites le sirop à une très douce chaleur.
(d.)

♃ Amandes douces. . . huit onces.
————— amères. . . . une once.

Eau de fontaine, quantité suffisante
pour faire une émulsion. Ajoutez sur la
fin
Eau de roses. . . . . deux onces.
——de fleurs d'oranger. . une once.

Faites fondre dans seize onces de colature
Sucre blanc. . . . . deux livres.

Conservez. (wu.)

℞ Amandes douces, deux livres et demie.
——————amères. . . . une livre.
Eau commune,
         neuf livres et quatre onces.

Faites une émulsion, échauffez-la doucement et faites-y foudre
   Sucre blanc, dix-huit livres et huit onces.

Après le refroidissement, ajoutez
   Eau de fleurs d'oranger, huit onces.

Conservez. (*sw.*)

℞ Amandes douces pelées. . une livre.
—————— amères pelées,
                     une demi-livre.
   Sucre blanc, une livre et douze onces.

Pilez pendant long-temps, en ajoutant peu à peu
   Eau commune. . . quatre onces.

Délayez la masse ainsi obtenue dans
   Eau commune,
         trois livres et douze onces.

Passez en exprimant. Ajoutez à la colature
   Sucre blanc. . . . . cinq livres.

Faites bouillir légèrement pendant dix
minutes, en remuant toujours, jusqu'à ce que
le sucre soit dissous; retirez du feu, et quand
le sirop est presque refroidi, ajoutez-y trois
onces d'eau de fleurs d'oranger et une demi-
once d'esprit d'écorce de citron. (f.)

℞ Amandes amères. . . seize parties.
—————— douces,
                cent vingt-huit parties.

Pilez et faites une pâte fine au moyen
d'un peu d'eau. Ajoutez
   Gomme arabique. . . huit parties.

Émulsionnez à deux reprises, chaque
fois avec
   Eau chaude,
         deux cent cinquante-six parties.

Réunissez les deux émulsions, et ajoutez-
y leur poids et demi de sucre, pour faire un
sirop. Au moment du refroidissement, ajoutez encore une partie d'eau de fleurs d'oranger. (*vm.*)

Oulès a proposé le procédé suivant :

℞ Amandes douces. . . deux livres.
————— amères. . . . une livre.
Eau filtrée. . . . . . six livres.
Sucre royal. . . . . . dix livres.
Eau distillée de fleurs d'oranger,
                     cinq onces.
Essence de citron. . . six gouttes.

Mondez les amandes, pilez-les avec le
quart du sucre, jusqu'à ce que l'huile surnage de beaucoup la masse; alors ajoutez l'eau
peu à peu, pour faire l'émulsion; mettez à la

presse, ajoutez le reste du sucre, chauffez de
trente-six à quarante degrés environ, passez,
laissez refroidir, enlevez l'albumine et aromatisez. (f*. f**.)

Henry pense que ce procédé doit altérer
l'huile assez pour la déterminer à se rancir,
et à donner, au bout de quelque temps, une
saveur désagréable au sirop. Plusieurs des
procédés précédens ne sont point à l'abri
de ce reproche.

Suivant Gruel, on doit monder les amandes douces (douze onces) et amères (quatre
onces) de leurs pellicules, les dessécher dans
une serviette, les laisser à l'air pendant plusieurs heures, pour enlever la plus grande
partie de leur humidité, les piler avec deux
livres de sucre (dans un mortier, ou mieux
sur une pierre à chocolat), délayer la pâte
dans vingt-deux onces d'eau, passer avec expression à travers une toile serrée, laver celle-ci avec douze onces d'eau, réunir les deux
liqueurs, y ajouter deux livres huit onces de
sucre concassé, faire fondre au bain-marie, à une très douce chaleur, laisser refroidir le sirop, enlever la pellicule cristalline,
la délayer dans un mortier avec une once
d'eau de fleurs d'oranger, et mêler ensuite le
tout au sirop.

LOOCH BLANC.

Looch amygdalin; Linctus albus s. *amygdali-
nus* s. *communis, Eclegma* s. *Looch album* s.
gummoso-oleosum. (an. b*. be. f. ca. ra. sp.
sw. vm.)

1° Avec de l'huile.

℞ Réglisse coupée menu, un scrupule.
   Eau de fontaine. . . quatre onces.

Après une heure d'infusion, émulsionnez la colature avec
   Amandes douces. . . . n° 20.

Passez et ajoutez
   Gomme adragant. . . seize grains.

Après le mélange parfait, ajoutez en-
core peu à peu, en remuant toujours;
   Sirop de pavot blanc,
   —— de guimauve,
         de chaque. . . une demi-once.
   Huile d'amandes douces, une once.
   Eau de fleurs d'oranger, deux gros.

Mêlez bien. (b*. sp.)

vm. prescrit un demi-scrupule de réglisse,
neuf onces d'eau, seize amandes douces, quatre amandes amères, et deux gros de gomme
adragant, deux onces d'huile d'amandes douces, autant de sirop de guimauve, une once
de sirop de pavot blanc, et une demi-once
d'eau de fleurs d'oranger.

℞ Amandes douces . . . . n° 12.
—————— amères . . . . n° 2.

Sucre blanc . . . quatre. gros.
Pilez dans un mortier de marbre,
avec un pilon de bois, en versant peu
à peu
    Eau commune . . . quatre onces.
Faites une émulsion. Ajoutez un mé-
lange de
    Gomme adragant . . seize grains.
    Huile d'amandes douces,
                  une demi-once.
    Sucre blanc . . . . . deux gros.
Versez enfin dans le liquide épais
    Eau de fleurs d'oranger. . deux gros.
Mêlez bien. (f.)

an. et be. prescrivent de prendre deux
onces d'une émulsion faite avec seize amandes douces, deux amandes amères et quatre
onces d'eau, de broyer avec un scrupule de
gomme adragant, et d'ajouter peu à peu
une once d'huile d'amandes douces, une
once de sucre, et deux gros d'eau de fleurs
d'oranger. — On trouve la même formule,
mais inexacte, dans *ca.*

2° Sans huile.

♃ Amandes douces. . . . n° 20.
  —— —— amères. . . . . n° 4.
Sucre blanc. . . . . une once.
Ajoutez peu à peu, en triturant,
    Eau. . . . . . . cinq onces.
Ajoutez encore à l'émulsion
    Gomme adragant, dix - huit grains.
    Eau de fleurs d'oranger. . trois gros.
Mêlez. (b*. sw.)

ra. prescrit quinze amandes douces, vingt
grains de gomme adragant, une once de sirop de sucre, deux onces d'eau de fleurs
d'oranger et quatre onces d'eau.

LOOCH HUILEUX.

*Looch simple, Looch pectoral; Linctus demul-
cens s. emolliens s. oleosus, Mucilago oleosa.*
(fi. fu. ham. li. su. bo. ra. sa. sm. sw.)

1° Sans jaune d'œuf.

♃ Huile d'amandes,
    Sirop de sucre,
    de chaque. . . parties égales.
Mêlez ensemble. (*sa.*)

♃ Huile d'amandes,
    Sirop de guimauve,
  —— de têtes de pavot
    de chaque. . . parties égales.
Mêlez par l'agitation. (*sw.*)

♃ Huile d'amandes. . . une once.
Sucre blanc. . . . . deux gros.

Broyez ensemble, ajoutez
    Sirop de guimauve. . . une once.
Mêlez bien. (*sw.*)

♃ Huile d'amandes,
    Sirop de guimauve,
    de chaque. . . . deux onces.
    Beurre de cacao. . . six grains.
Mêlez. (*ra.*)

2° Avec du jaune d'œuf.

♃ Huile d'amandes broyées avec du
    jaune d'œuf. . une once et demie.
Sirop de guimauve. . . une once.
Mêlez. (ham.)

♃ Huile d'amandes. . . . une once.
    Jaune d'œuf. . . . . . deux gros.
Sirop de guimauve,
             deux onces et demie.
Broyez ensemble. (li. *sa.*)

♃ Huile d'amandes, une once et demie.
Sirop de violette,
Miel blanc,
Jaune d'œuf, de chaque, quatre gros.
Mêlez et incorporez. (*bo. sm.*)

♃ Huile d'amandes. . . . six gros.
    Mucilage de gomme arabique,
                  une once.
    Jaune d'œuf. . . . . n.° 1.
Sirop d'orgeat. . . . une once.
Mêlez. (fu.)

♃ Gomme arabique. . . deux gros.
    Eau de merises. . une demi-once.
Faites un mucilage et ajoutez
    Huile d'amandes. . . . six gros.
    Sirop d'orgeat. . . une once.
Mêlez. (fi. su. *sw.*)

POTION HUILEUSE.

*Looch d'œuf, Looch rouge, Émulsion hui-
leuse, Mixture calmante, Potion pectorale,
Lait adoucissant; Potio s. Emulsio s. Mixtura leniens s. oleosa, Looch pectorale leniens.* (f. fu. g. li. s. b. bo. br. fp. pie. ra.
sm. sp. sw. vm.)

1° Avec de la gomme.

♃ Huile d'amandes. . . une partie.
  -Gomme arabique, une demi-partie.
Broyez, en ajoutant peu à peu
    Eau distillée. . . . six parties.
Passez l'émulsion. (s.)

li. prescrit deux parties d'huile, une de
mucilage de gomme arabique et six d'eau
pure; — fu. deux d'huile, deux de mucilage
et vingt de décoction de mauve; — vm. deux

d'huile, une et demie de mucilage et dix-neuf d'eau.

♃ Huile d'amandes. . . une once.
Gomme arabique, une demi-once.
Eau pure. . . . . . huit onces.
Sucre blanc. . . une demi-once.
Faites une émulsion. (pp.)

br. prescrit une demi-once de mucilage de gomme arabique, une once d'huile d'amandes, trois gros de sucre et dix onces d'eau ou de lait d'amandes.

♃ Huile d'amandes. . une demi-once.
Gomme adragant. . . . dix grains.
Eau. . . . . . vingt-six gros.
Sirop de sucre. . . . . une once.
Faites une émulsion. (*fp.*)

g. prescrit une once d'huile, une demi-once de gomme arabique, six onces d'eau et une once et demie de sirop de guimauve; — *ra.* une demi-once d'huile, deux gros de gomme arabique, quatre onces d'eau et une once de sirop de sucre; ou deux onces d'huile, cinq onces de solution de gomme arabique et deux onces de sirop de capillaire; — *b.* deux onces d'huile, une demi-once de mucilage de gomme arabique, une livre de lait d'amandes et une once de sirop de sucre; — *ra.* une once d'huile, deux gros de gomme arabique, quatre onces de tisane pectorale et une once de sirop de sucre; — *sw.* une once d'huile, quantité suffisante de mucilage de gomme arabique, six onces d'eau et une demi-once de sirop d'orgeat.

♃ Huile d'amandes. . . . une once.
Eau. . . . . . . six onces.
—— de fleurs d'oranger. . une once.
Mucilage de gomme arabique,
　　　　　　　　　deux gros.
Sirop d'orgeat. . une demi-once.
Mêlez par la trituration. (*sw.*)

♃ Huile d'amandes,
Sirop de pavot, de chaque, quatre gros.
—— de guimauve, une once et demie.
l'au pure. . . . . six onces.
—— de fleurs d'oranger . une once.
Faites une émulsion. (*bo.*)

♃ Huile d'amandes. . . une once.
Gomme arabique. . une demi-once.
Sirop de coquelicot,
　　　　　　　une once et demie.
Eau de roses. . . quatre onces.
Mêlez par la trituration. (*vm.*)

2° Sans gomme.

♃ Huile d'amandes,
Sirop de guimauve,
de chaque. . . . . une once.

Tisane pectorale. . . trois onces.
Mêlez. (*sp.*)

ra. prescrit parties égales d'huile, de sirop de sucre et d'eau; — ou deux parties d'huile, une de sirop de sucre et deux de tisane pectorale; — *pie.* deux d'huile, deux d'infusion pectorale et une de sirop de raisin.

♃ Huile d'amandes. . . deux onces.
Sirop de guimauve. . . une once.
Émulsion de semences de melon,
　　　　　　　　quatre onces.
Lait d'amandes. . . . huit onces.
Mêlez. (*b.*)

♃ Huile d'amandes, une once et demie.
Sirop de violette. . . . une once.
—— de capillaire, une demi-once.
Décoction pectorale. . trois onces.
Mêlez. (*b.*)

♃ Huile d'amandes,
Eau de plantain,
—— de roses,
Sirop de grenade,
de chaque. . . . . deux onces.
Mêlez. (*sm.*)

♃ Huile d'amandes. . . deux onces.
Eau de cannelle orgée,
—— de fleurs d'oranger,
de chaque. . . . . une once.
—— de menthe poivrée, quatre gros.
Mêlez. (sm.)

♃ Huile d'amandes,
Eau de cannelle, de chaque, une once.
Lait d'amandes . . . dix onces.
Sirop de pavot. . . deux onces.
Mêlez. (*sw.*)

♃ Huile d'amandes. . . . une once.
Sirop de pavot. . . . un gros.
Jaune d'œuf. . . . . . n° 1.
Infusion de mauve. . . six onces.
Broyez ensemble. (*pie.*)

♃ Huile d'amandes,
Décoction d'orge,
de chaque. . . . deux onces.
Jaune d'œuf. . . . . . n° 1.
Sirop d'orgeat. . . . une once.
Mêlez. (*pie.*)

♃ Huile d'amandes, une once et demie.
Jaune d'œuf frais. . une demi-once.
Sirop de guimauve. . . une once.
Eau de coquelicot. . . deux onces.
—— de fleurs d'oranger. . une once.
Broyez ensemble. (f.)
A boire par cuillerées ou par verrées, suivant l'abondance du véhicule.

ÉMULSION ADOUCISSANTE.

Emulsio gummosa. (au.sm.)

♃ Gomme arabique. . une demi-once.
Amandes douces pelées. . . n° 3.
Sucre blanc. . . . . deux gros.

Broyez ensemble; ajoutez assez d'huile
l'amandes pour faire une pâte, et dé-
ayez celle-ci dans

Eau. . . . . . douze onces.

Passez l'émulsion.

POTION ADOUCISSANTE.

Potio oleosa leniens. (b.)

♃ Huile d'amandes. . . deux onces.
—— de lin. . . . . une once.

Utile dans les catarrhes. — Bréra indique
aussi un *Clysma sedans et emolliens,* composé
les deux huiles unies ensemble à parties
égales. — On trouve également dans Saun-
iers un *Lavement émollient* préparé avec une
demi-livre d'eau d'orge, une once d'huile
d'amandes et autant de cassonade.

LINIMENT ÉMOLLIENT. (sw.)

♃ Gomme arabique. . . deux gros.
Eau de roses. . . . une once.

Ajoutez à la solution

Huile d'amandes, un gros et demi.
Baume du Pérou. . . . un gros.

CATAPLASME ÉMOLLIENT.

Cataplasma ad blennorrhagiam. (sy.)

♃ Huile d'amandes. . une demi-once.
Lait chaud. . . . . une livre.
Mie de pain. . . quantité suffisante

pour faire un cataplasme, auquel on ajoute,
en cas de besoin, deux gros de camphre
broyé avec l'huile.

AMBRE.

*Ambre gris; Ambra grisea s. vera s. ambro-
siaca, Ambarum cineritium.*

Grauer Amber (Al.); ambergris (An.); anbar (Ar. Mal.);
mustombra (Cy.); amber (D. Hi. Su.); ambergrys (Ho.); am-
bra°(I. Po. R.); schahbui (Pe.); ambar (Por.); ambara (Sa.);
xain umbir (Tam.).

ams. b. be. br. e. f. fe. fu. g ban. he. li. o. p. po. pr. r. s. su.
w. wu. ww. a. br. g. pid. sp.

En masses irrégulières, arrondies, à cassure écailleuse, se ramollissant et se fondant
au feu, d'un gris tacheté de jaune et de noir,
d'une odeur douce, suave et expansible, presque insipides.

Celte substance paraît être le produit d'une
altération de la sécrétion hépatique du cachalot, *Physeter macrocephalus,* L., et constituer une sorte de calcul biliaire.

Elle contient, d'après Bucholz, Pelletier
et Caventou, de la résine, de l'acide benzoï-

que, une substance charbonneuse et une
matière particulière, l'ambréine, qui se rapproche beaucoup de la cholestérine.

Quoiqu'elle soit considérée plutôt comme
un parfum que comme un médicament, cependant on profite quelquefois de l'action
excitante qu'elle exerce, et qui semble se
porter d'une manière spéciale sur le système
nerveux. La dose est de cinq grains, jusqu'à
un gros.

ESSENCE D'AMBRE SÈCHE.

Essentia ambræ sicca. (br. w.sp.)

♃ Ambre gris. . . . . un gros.
Sucre blanc. . . . . une once.

Triturez ensemble et faites une poudre.
(sp.)

♃ Ambre gris. . . . un gros.
Musc dissous dans l'esprit de roses,
un demi-scrupule.
Huile essentielle de cannelle,
cinq gouttes.
Sucre blanc. . . . deux onces.

Mêlez et conservez dans un flacon bien
bouché. (w.)

br. supprime l'huile de cannelle, et prescrit trois gros de sucre.

Excitant, conseillé jadis dans l'apoplexie
dite séreuse et autres maladies de la tête.
—Dose, depuis dix grains jusqu'à un scrupule.

TROCHISQUES D'AMBRE.

Trochisques odoriférans. (w. pie.)

♃ Ambre gris. . . un demi-scrupule.
Huile essentielle de cannelle,
six gouttes.
Musc. . . . . quatre grains.
Sucre blanc. . . seize onces.
Mucilage de gomme adragant,
quantité suffisante.

Faites de petits trochisques. (w.)

♃ Ambre gris. . . . quinze grains.
Musc. . . . . . sept grains.
Huile essentielle de cannelle,
cinq gouttes.
Storax purifié. . . un scrupule.
Sucre fin. . . . . une once.
Mucilage de gomme arabique,
quantité suffisante.

PILULES D'AMBRE.

Pilulæ ambræ. (au.)

♃ Extrait d'écorce d'orange,
—— de quinquina,
Ambre gris, de chaque. . un gros.
Opium. . . . . deux grains.

Faites des pilules de deux grains. — Dose,
cinq à quinze, toutes les trois heures.—Elles

sont regardées comme un puissant aphrodisiaque.

LIQUEUR TONIQUE. (*pie.*)

℞ Ambre gris.   .   .   .   . deux gros.
Musc.   .   .   .   . deux scrupules.
Aloès.   .   .   .   . un gros et demi.
Benjoin.   .   .   .   .   . trois gros.

Pilez ensemble, et versez sur la masse

Alcool.   .   .   . quantité suffisante
pour la couvrir de cinq travers de doigt; laissez en digestion sur le bain de sable, et distillez.

Dose, trois, quatre ou cinq gouttes, dans
du bouillon ou dans un sirop.

TEINTURE ALCOOLIQUE D'AMBRE GRIS.

Tinctura ambræ. (f.)

℞ Ambre gris.   .   .   .   . une partie.
Alcool (22 degrés).   . quatre parties.

Faites digérer pendant six jours, et passez.

Excitant, antispasmodique, nervin, conseillé surtout dans les affections dites nerveuses. — Dose, un scrupule à cinq gros.

TEINTURE ALCALINE D'AMBRE GRIS.

*Essence d'ambre d'Hoffmann; Essentia am-
bræ Hoffmanni.* (*sp.*)

℞ Ambre gris,
Sous-carbonate de potasse,
de chaque.   .   .   . deux gros.

Triturez bien ensemble et ajoutez

Esprit de roses tartarisé,   huit onces.

Faites bouillir jusqu'à ce que l'ambre soit
dissous.

Dose, trente gouttes.

TEINTURE D'AMBRE BALSAMIQUE DE DIPPEL.

Tinctura ambræ balsamica Dippelii. (b*. w.)

℞ Ambre gris,
Baume du Pérou,
de chaque.   .   .   . deux gros.
Sous-carbonate de potasse, six gros.

Triturez et mêlez exactement dans un
mortier de marbre, en ajoutant

Alcool concentré.   .   .   . neuf onces.

Faites digérer, en augmentant peu à peu
la chaleur jusqu'à ce que le liquide entre en
ébullition; laissez refroidir et reposer, puis
décantez et filtrez.

Excitant, antispasmodique, vanté surtout
dans le trisme des mâchoires, chez les enfans
nouveau-nés. — Dose, quinze à trente gouttes.

TEINTURE ROYALE.

Tinctura regia. (b*.)

℞ Ambre gris.   .   . deux scrupules.

Musc.   .   .   .   .   . un scrupule.
Civette.   .   .   .   .   . dix grains.

Alcool imprégné de l'odeur des fleurs
de rose et d'orange, quatre onces et demie.

Faites dissoudre l'ambre dans l'alcool,
par le moyen d'une légère ébullition, et ajoutez ensuite les deux autres substances.

Excitant, antispasmodique,   nervin. —
Dose, dix à trente gouttes, dans du vin. —
C'est aussi un parfum agréable.

ESSENCE D'AMBRE DE MINDERER.

Tinctura s. *Essentia ambræ Mindereri.* (pa.)

℞ Ambre gris.   .   .   .   . un scrupule.
Muse d'Orient.   .   . quatre grains.
Esprit de merises rectifié, une once.
Elixir de vie de Matthiole complet,
deux onces.

Faites infuser pendant quelques jours et
filtrez.

Dose, depuis quelques gouttes jusqu'à vingt
et au-delà.

TEINTURE ÉTHÉRÉE D'AMBRE GRIS.

Tinctura ambræ ætherea. (b*. f. s. vm.)

℞ Ambre gris.   .   .   .   . une partie.
Éther sulfurique (46 degrés),
quatre parties.

Faites macérer pendant deux jours, puis
décantez. (f.)

s. et *vm.* prescrivent une partie d'ambre,
seize d'éther et dix jours de macération.

b*. conseille, d'après Pfaff, trente grains
d'ambre et une once d'éther.

Dose, dix grains à deux scrupules, dans
quatre onces de véhicule.

ESSENCE D'AMBRE LIQUIDE.

Essentia s. *Tinctura ambræ liquida.*
(he. w. wu. au. pid.)

℞ Ambre gris.   .   .   . un scrupule.

Faites-le fondre dans une fiole, sur un
feu très doux, et versez dessus

Liqueur anodine minérale un peu
échauffée.   .   .   .   .   . deux onces.

Ajoutez ensuite

Musc d'Orient.   .   . quatre grains.

Conservez dans un flacon bien bouché. (he.
. pid.)

wu. prescrit un gros d'ambre, huit onces
d'éther sulfurique et un demi-gros de musc;
au. un gros d'ambre, autant de musc et trois
onces et demie d'éther.

Excitant, conseillé surtout comme aphrodisiaque et pour fortifier la mémoire.

Dose, vingt à quarante gouttes.

TEINTURE D'AMBRE BALSAMIQUE.

Tinctura ambræ moschata æthcrea. (b'.)

℞ Ambre gris. . . . . un gros.
Éther sulfurique. . une demi-once.

Faites digérer pendant douze heures,
en remuant souvent. Ajoutez ensuite

Muse. . . . . un gros.
Éther sulfurique. . . trois onces.

Excitant, vanté principalement dans le
trisme des mâchoires, chez les nouveau-
nés. — Dose, depuis six jusqu'à trente
grains.

AMBRETTE.

Graine de musc, *Guimauve veloutée*; *Hi-
biscus* Abelmoschus, *L.*

Bisamkugeln, Bisamsaamen (Al.): abelmosch (An.); kapu
kinaissa (Cy.); kalakusturi (Hi.); muscuszaad (Hv.); abel-
mosco (I.); cattu-gasturi (Mal.).

br. f fe. w. a. be. br. m. sp.

Plante ♄ (monadelphie polyandrie L.;
malvacées, J.), du Malabar et des Indes
occidentales. (*fig.* Rumph. *Amb.* IV. t. 15.)
On emploie la semence (*semen Abelmos-
chi* s. *Alceæ Ægyptiacæ* s. *Bamiæ moschatæ* s.
Ketmiæ Ægyptiacæ s. *Grana moschata*), qui
est petite, réniforme, un peu comprimée,
d'un brun grisâtre, de la grosseur d'une
lentille, striée et munie d'un hile noirâtre,
arrondi. Elle a une odeur agréable, ambrée
et musquée, quand on la frotte. Sa saveur
est amère et un peu aromatique.
Elle est réputée antispasmodique, et employée comme telle sous forme d'émulsion.

AMIANTE.

Amiante, *Asbeste*; *Alumen plumosum*,
Amianthus, *Asbestus*.

Bergflachs, Steinflachs, Bergwolle (Al.); amianto, asbesto
(I.).

e. w. g. sp.

Substance minérale en longs filamens déliés et très flexibles, qui ont l'aspect et le
brillant de la soie.
Jadis on s'en servait quelquefois pour irriter la peau, à la surface de laquelle on l'é-
tendait.

· AMIDON.

Fécule blanche, *Fécule amylacée*; *Amylum*;
ἄμυλον.

Stœrke, Stærkemehl (Al.); starch (An.); abgun (Ar.); kraft-
meel, stivilse (D.); almidon (E.); gihunkahir (Hi.): nerchaste
(Pe.); krochmal (Po.); starkelse (Su.).

ams. b. ba. be. br. d. dd. du. e. ed. f. fe. ff. fi. g. han. he. li.
lo. o. po. pr. r s. su. a.'be. br. c g. m. pa. pid. sp.

Substance blanche, pulvérulente, fade,
rude au toucher, inodore, insipide.
On l'extrait des recoupettes et gruaux de
blé, des blés gâtés, et surtout de l'orge.
Analeptique, adoucissant.

POUDRE D'HALY. (w. *ca. sp. vm.*)

℞ Amidon,
Gomme arabique,
——— adragant,
Réglisse,
Semences de pavot blanc,
de chaque . . . . deux gros.
———— de pourpier,
————de coing,
————de mauve,
————de coton,
Pois chiches,
Corne de cerf brûlée,
Râpure d'ivoire,
de chaque. . . un gros et demi.
Sucre candi. . . . deux onces.

Mêlez, et faites une poudre. (w.)

℞ Amidon. . . . six gros et demi.
Gomme arabique,
——— adragant,
Corne de cerf brûlée,
Suc de réglisse,
Ivoire brûlé, de chaque, trois gros.
Semences de mauve,
——— de pourpier,
——— de pois chiches,
de chaque. . . une demi-once.
——— de courge,
——— de concombre,
——— de citrouille,
———— de coing,
de chaque. . . . sept gros.
——— de pavot blanc, dix gros.

Faites une poudre. (sp.)

℞ Racine de réglisse. . . une partie.
Amidon,
Gomme arabique,
——— adragant,
Pepins de coing,
Semences de pavot blanc,
de chaque. . . . deux parties.
Amandes douces pelées,
quatre parties.
Sucre candi. . . . douze parties.

Faites une poudre. (*ca. vm.*)

Conseillée dans les crachemens de sang,
la diarrhée, la phthisie pulmonaire.—Dose,
un demi-gros à un gros et demi par jour.

TROCHISQUES BÉCHIQUES BLANCS.

Trochisques d'amidon, *Trochisques d'amidon
et de gomme*; *Trochisci bechici albi.* (br.
han. pa. w. wu. br. sm. *sp. vm.*)

℞ Amidon,
Gomme arabique,

de chaque. . . . deux onces.
Sucre fin. . . . . une livre.

Pulvérisez, faites une pâte homogène avec de l'eau de roses ou de fleurs d'oranger, et réduisez-la en trochisques. (br.)

℞ Amidon. . . . . . une once.
Gomme arabique. . . deux onces.
Sucre pur. . . . . une livre.
Fleurs de benjoin. . un demi-gros.

Faites une masse avec de l'eau de roses, et réduisez en trochisques. (wu.)

℞ Amidon. . . . . . une once.
Extrait de réglisse, une demi-once.
Sucre fin. . . . . . une livre.
Mucilage de gomme adragant,
                        quantité suffisante.

Faites des trochisques. (br.)

℞ Racine d'iris de Florence, six parties.
Amidon. . . . . dix parties.
Sucre blanc. . . vingt parties.
Mucilage de gomme adragant,
                        quantité suffisante.

Faites des trochisques. (sm.)

sp. prescrit deux parties d'iris, deux et demie d'amidon et vingt-quatre de sucre ; — br. ban. pa. et w. une et demie d'iris, deux et demie d'amidon et vingt de sucre ; — vm. trois d'iris, trois d'amidon, une de gomme arabique, trente-six de sucre candi et suffisante quantité d'eau de fleurs d'oranger.

Adoucissant.

MUCILAGE D'AMIDON. (du. ed. lo. c.)

℞ Amidon. . . . une demi-once.
Eau. . . . . une pinte.

Broyez, en ajoutant l'eau peu à peu, et faites cuire légèrement. (du. c.)

ed. et lo. ne prescrivent que trois gros d'amidon.

Adoucissant, qu'on emploie, sous forme de lavement, dans la diarrhée.

GELÉE D'AMIDON.

Gelatina amyli. (sa. sw.)

℞ Amidon . . . . . une once.
Eau de fontaine . . . une livre.

Faites cuire jusqu'à consistance d'empois et ajoutez

Teinture de cannelle. . deux onces.
Sucre blanc. . . . trois gros.

Mêlez. (sa.)

℞ Amidon,
Gomme arabique,
de chaque. . . une demi-once.
Eau de fontaine. . . une livre.

Faites cuire et ajoutez

Eau de cannelle simple. . une once.
Sucre blanc. . . une demi-once.

Laissez refroidir. (sw.)

℞ Amidon. . . . . . six onces.
Eau. . . . . . . six livres.

Faites cuire et réduire à trois livres de colature. Ajoutez

Vin blanc d'Espagne, quatre onces.
Suc de citron. . . . une once.
Sirop de sucre. . . deux onces.

Laissez refroidir. (sw.)

CATAPLASME D'AMIDON. (sw.)

℞ Amidon. . . . . . à volonté.
Décoction saturée de camomille ordinaire. . . quantité suffisante pour faire une pâte.

Émollient.

LAVEMENT D'AMIDON.

Enema amylaceum. (b*. e. ff. au. ra. sa. sw.)

℞ Amidon. . . . . . une once.
Eau. . . . . . . une livre.

Faites bouillir ensemble. (ff. ra.)

b*. ne prescrit qu'un gros et demi d'amidon, ce qui est assez.

℞ Décoction d'amidon. . cinq onces.
Huile de lin. . . . une once.

Mêlez ensemble. (ra.)

℞ Amidon. . . . . deux gros.
Eau. . . . . . . une livre.

Faites cuire, et ajoutez à la liqueur refroidie

Jaunes d'œufs. . . . . . n° 2.

Mêlez. (e.)

℞ Amidon. . . . un gros et demi.
Eau froide. . . . deux onces.

Triturez et ajoutez

Eau bouillante. . . . six onces.

Faites cuire pendant quelques minutes et ajoutez encore

Huile de lin. . . une demi-once.

Mêlez. (sw.)

℞ Gelée d'amidon. . . quatre onces.

Faites-la fondre sur un feu doux et ajoutez

Huile d'olive. . une demi-once.

On rend ce lavement anodin en y ajoutant de la teinture d'opium, quarante gouttes (sa, sw.), ou un dixième de l'amidon employé.

℞ Amidon. . . . une demi-once.
Eau. . . . . . . six onces.

Faites bouillir un peu et ajoutez
Mucilage de semences de coing,
                    quatre onces.
Mêlez bien. (au.)

AMMI.

Ammi des boutiques, *Sium Ammi*, L.

Cretischer ammey, Mohrenkümmel (Al.); small honewort
(An.); amus (Ar.); ammi (B.); ayinadavum (Can.); assamo-
dum (Cy.); ajawan (Duk.); nankhah (Pe.); ojamudum,
bruhmadarbha (Sa.); wonum (Tam. Tel.).

br. e. f. fe. w. a. be. br. g. m. sp. z.

Plante ☉ (pentandrie digynie, L.; ombellifères, J.), du midi de l'Europe. (*fig.*
Zorn, *Ic. pl.* t. 256.)
On emploie la semence (*semen Ammios
reri s. Cretici s. Fœniculi Lusitanici*), qui est
petite, ovalaire, profondément striée, fauve,
d'une odeur agréable, d'une saveur aromatique et amère.
Excitant, carminatif.

AMMONIAQUE.

*Alcali volatil; Alcali volatil fluor, Alcali vo-
latil caustique, Esprit de sel ammoniac, Hydrogène azoté; Alcali ammoniacum causticum
s. volatile causticum s. fluor s. purum, Ammonia caustica s. pura, Ammoniacum, Ammoniacum causticum, Spiritus salis ammoniaci
cum calce paratus s. urinosus s. volatilis s. Spiritus volatilis causticus.*

§ I. A L'ÉTAT GAZEUX.

COLLYRE SEC AMMONIACAL. (f*.)

℞ Sel ammoniac. . . . . . 0,454.
Chaux éteinte. . . . . . 6,43.
Cannelle en poudre. . . . 0,22.
Huile essentielle de girofle. . 0,1.

Faites plusieurs couches de ce mélange
dans le vase qui doit le contenir, et couvrez-
le avec une grande quantité de chaux, par
rapport au sel.
On débouche le flacon et on le place près
de l'œil malade, au-dessous duquel on le pro-
mène d'un côté à l'autre. Ce collyre est très
excitant.

SACHET RÉSOLUTIF. (sm.)

℞ Chaux éteinte. . . . six parties.
Sel ammoniac,
Quinquina pulvérisé,
de chaque. . . . . . une partie.

Mêlez. — Conseillé dans les engorgemens
froids du genou et des autres articulations.

§ II. DISSOUTE DANS L'EAU.

AMMONIAQUE LIQUIDE.

Alcali ammoniacum fluidum, Ammonia liqui-

*da s. caustica liquida s. pura liquida, Aqua
ammoniæ s. ammoniæ puræ s. causticæ,
Liquor ammoniæ puræ s. ammonii caustici
s. puri, Lixivium ammoniacale s. ammoniacale causticum, Spiritus salis ammoniaci
aquosus.* (a. am. ams. an. b. ha. be. br. d.
dd. du. e. ed. f. fe. ff. fi. fu. g. han. he. li.
lo. o. p. pa. po. pr. r. s. sa. su. w. wu. br.
c. pa. pid. sp. sw. vm.)

℞ Sel ammoniac en poudre, deux parties.
Chaux éteinte avec une partie
          d'eau. . . . . . cinq parties.

Mêlez le sel avec quatre parties de chaux,
introduisez le mélange dans une cornue, et
ajoutez ensuite le dernier cinquième de chaux,
afin de couvrir tout le reste; joignez à la cornue, par le moyen d'un tube de verre, avec un
appareil de Woulf, dont le premier flacon,
plus petit, contienne seulement le tiers d'eau
du sel ammoniac employé, tandis que les
deux suivans, plus grands, en contiennent
chacun un poids égal à celui de ce sel. L'appareil étant bien luté et garni des tubes de
sûreté nécessaires, chauffez la cornue sur un
bain de sable, par un feu d'abord doux, mais
graduellement augmenté; lorsqu'il ne passe
plus de gaz, laissez refroidir l'appareil, et
mettez à part chacun des trois flacons, qui
contiennent, le premier, de l'ammoniaque
salie par des impuretés; le second, une solution très pure et saturée; le troisième, une
liqueur également très pure, mais moins
chargée d'alcali. (b.)

f. et ff. prescrivent de distiller une partie
de sel ammoniac avec une de chaux éteinte,
et de recevoir le gaz dans un appareil de
Woulf composé de trois flacons contenant,
le premier, très peu d'eau, pour laver l'alcali,
et les deux suivans chacun une partie d'eau
distillée; — han. d'éteindre une livre et demie de chaux vive avec neuf onces d'eau, de
mêler les deux tiers de la poudre avec une
livre de sel ammoniac, d'introduire le mélange dans un vase distillatoire, de le couvrir avec l'autre tiers de chaux éteinte, et de
distiller dans un appareil de Woulf composé
de quatre flacons contenant, le premier, un
pouce d'eau de chaux, le second une livre
d'eau, le troisième une demi-livre d'eau, et
le dernier les trois cinquièmes environ de
sa hauteur de liquide. L'opération terminée, on pèse le troisième flacon, et l'on
ajoute assez de la liqueur contenue dans le
quatrième pour que le poids total soit de
trois livres; — sw. indique la distillation de
six livres de chaux, réduite en poudre par le
moyen de l'eau, avec quatre livres de sel
ammoniac, dans un appareil de Woulf.

℞ Chaux. . . . . . une partie.

Eteignez-la peu à peu avec trois parties d'eau, introduisez la poudre refroidie dans une cucurbite assez profondé-

8.

ment engagée dans un bain de sable, et
contenant déjà

 Sel ammoniac. . . . une partie.

Lutez le chapiteau, et adaptez-y un récipient contenant une partie et demie d'eau
distillée, au fond de laquelle plonge le tube
destiné à conduire le gaz; collez à la surface
du récipient une bandelette de papier indiquant la hauteur à laquelle s'y élèvent trois
parties d'eau; distillez alors, en rafraîchissant
toujours le récipient, et arrêtez l'opération
lorsque la liqueur s'est élevée jusqu'à la bandelette. (ba.)

fe. prescrit deux livres de chaux éteinte
et une livre de sel ammoniac.

♃ Chaux vive. . . . . seize onces.
 Eau. . . . . quantité suffisante
pour faire une pâte molle; introduisez
celle-ci dans une cucurbite de verre;
ajoutez

Sel ammoniac en poudre, seize onces.

Mêlez exactement, adaptez le chapiteau,
faites parvenir le gaz, par le moyen d'un tube
de verre, au fond d'un flacon contenant
vingt-quatre onces d'eau distillée, et sur la
surface duquel une bandelette de papier indique la hauteur à laquelle s'élèveraient quarante-huit onces d'eau; continuez la distillation jusqu'à ce que le liquide ait atteint cette
marque. (an. br.)

Chaux éteinte trois parties, sel ammoniac
deux parties, eau deux parties; distillez dans
un récipient contenant deux parties d'eau
(be.); – chaux deux livres, assez d'eau pour
la réduire en poudre, sel ammoniac deux livres, eau trois livres; distillez deux livres et
demie de liquide, dans un récipient contenant une demi-livre d'eau (d.); — une livre
de chaux, assez d'eau pour l'éteindre, une
livre de sel ammoniac, et assez d'eau pour
faire une pâte molle; distillez dans un récipient contenant vingt-quatre onces d'eau
(dd.); — une livre et demie de chaux éteinte,
une livre de sel ammoniac, et une livre et
demie d'eau; distillez dans un récipient contenant six onces d'eau, jusqu'à ce que vous
ayez obtenu dix à onze onces de liquide (e.);
— une livre et demie de chaux, neuf onces
d'eau pour la déliter, et une livre de sel ammoniac; distillez dans un flacon contenant
une livre d'eau distillée, qui le remplira à
moitié (ed.);—une livre de chaux, une livre
et demie d'eau pour l'éteindre, une livre de
sel ammoniac, et deux onces d'eau; distillez
dans un récipient contenant une livre d'eau
pure (fi.); — une livre et demie de chaux,
neuf onces d'eau chaude pour l'éteindre,
une livre de sel ammoniac et quatre livres
d'eau; distillez deux livres de liquide, dans
un récipient contenant une livre d'eau, afin
d'avoir trois pintes d'alcali. (po. pr. s.)

♃ Chaux vive. . . . . . six onces.

Versez dessus une pinte d'eau, pour
l'éteindre, couvrez le vase et laissez-le
en repos pendant vingt-quatre heures;
ajoutez alors

Sel ammoniac. . . . huit onces.
Eau bouillante. . . . trois pintes.

Couvrez de nouveau le vase, filtrez la liqueur refroidie , et tirez douze onces de
liquide par la distillation. (lo.)

du. et c. prescrivent d'éteindre deux livres de chaux avec une pinte d'eau, d'a-
jouter, après vingt-quatre heures, seize onces de sel et cinq pintes d'eau, et de distiller vingt onces de liqueur; — deux livres
de chaux, une de sel ammoniac et cinq
d'eau; distillez une livre et demie de liquide (ams.);— douze onces de chaux,
quatre de sel et deux d'eau; distillez huit
onces de liqueur (br. w.); — une livre de
chaux, assez d'eau pour l'éteindre, six onces
de sel ammoniac et trente-six onces d'eau;
distillez huit à douze onces (r.); — une livre
de chaux, une d'eau pour l'éteindre, quatre
onces de sel et quatre livres d'eau; distillez
huit onces (he. pid.); — une livre et demie
de chaux, neuf onces d'eau pour l'éteindre,
une livre de sel ammoniac et trois livres
d'eau; distillez deux livres et demie(o.);—
trois livres de chaux éteinte, une de sel
ammoniac et une d'eau. (p.)

♃ Chaux vive. . . . . . une livre.

Éteignez-la avec une livre et demie
d'eau, introduisez la poudre dans une
cornue, et ajoutez

Sel ammoniac. . . une demi-livre.

Distillez jusqu'à ce qu'il ne passe plus de
gaz. (g. wu.)

sa. prescrit quatre livres de chaux, une et
demie de sel ammoniac, et huit onces d'eau;
— sp. quarante onces de chaux éteinte, seize
de sel ammoniac, et trente d'eau à mêler
au produit.

♃ Sel ammoniac. . . . cinq parties.
 Chaux vive. . trois parties et demie.

Mêlez rapidement les deux substances
pulvérisées chacune à part, introduisez-les
dans une cornue, dont elles remplissent les
trois quarts; placez celle-ci sur un bain de
sable, faites-la communiquer, par une longue alonge, avec un récipient garni d'un
tube de sûreté et contenant quinze parties
d'eau; après avoir luté l'appareil, couvrez
la cornue de sable, puis d'un couvercle de
terre; faites un feu d'abord très doux, puis
poussé, vers la fin, jusqu'à l'incandescence;
et rafraîchissez le récipient avec des linges
trempés dans l'eau froide, ou en le plaçant
dans l'eau fraîche, qu'on doit renouveler
par parties à mesure qu'elle s'échauffe. Quand

il ne passe plus rien, laissez tomber la chaleur, enlevez le récipient, fermez-le avec un bouchon de liège, déposez-le dans un endroit frais, et transvasez la liqueur après le refroidissement. (*vm.*)

a. prescrit d'introduire un mélange de deux livres de chaux vive et d'une livre de sel ammoniac dans une cornue dont le fond contienne déjà environ une demi-livre de chaux vive, d'adapter un appareil de Woulf, dont le second et le troisième flacons renferment chacun une demi-livre d'eau distillée, et de continuer la distillation jusqu'à ce que le liquide ait augmenté en poids de trois onces; — su. veut qu'on distille ensemble trois parties de chaux vive et deux de sel ammoniac, et que l'on reçoive le gaz dans de l'eau distillée, jusqu'à ce qu'elle n'en absorbe plus.

℞ Sel ammoniac. . . . . une livre.
Sous-carbonate de potasse purifié,
une demi-livre.

Dissolvez chaque sel à part dans suffisante quantité d'eau; versez les deux solutions dans une cornue de verre tubulée, placée sur un bain de sable et contenant

Chaux vive éteinte depuis peu,
trois livres.

Distillez très doucement, jusqu'à ce qu'il ait passé environ huit à neuf onces de liquide. (fu.)

pa. prescrit deux livres de sel ammoniac, une demi-livre de sous-carbonate de potasse, et huit livres de lait de chaux vive.

℞ Chaux vive. . . . . . seize onces.
Éteignez-la avec six livres d'eau; après le refroidissement, introduisez la poudre dans une cucurbite, et ajoutez-y

Poudre de sel ammoniac, huit onces.
——— de sel commun,
une once et demie.

Remuez le mélange pendant quelque temps, et distillez doucement, sur le bain de sable, jusqu'à ce qu'il ait passé environ huit onces de liquide dans le récipient. (li.)

L'ammoniaque est dans le cas de tous les médicamens chimiques liquides. Son degré de concentration présente presque autant de différences qu'il y a de pharmacopées diverses, et parmi ces dernières, on ne compte que les suivantes qui indiquent avec précision la force qu'elle doit avoir : ba. lo. et han. lui assignent 16 degrés (pes. sp. 0,960); b. et be. 17 (pes. sp. 0,9054); ed. 18 (pes. sp. 0,939); an. et fi. 19 (pes. sp. 0,94); du. 20 (pes. sp. 0,936); f. et ff. 22 (pes. sp. 0,923) ; su. et o. 23 (pes. sp. 0,966); a. 24 (pes. sp. 0,910). On jugera facilement de la concentration de la liqueur en se rappelant que l'eau absorbe le tiers de son poids de gaz ammoniac, et que son volume augmente ainsi d'un tiers; que, dans la dissolution saturée, marquant 30 1/2 degrés (pes. sp. 0,895), une mesure d'eau en condense six cent soixante-dix de gaz ; ou, en d'autres termes, que trente-quatre parties d'eau en contiennent seize et demie de gaz, tandis que, dans l'ammoniaque liquide à 19 degrés, par exemple, il y a soixante-quatre parties d'eau, sur la même quantité de gaz. Il sera facile également d'obtenir le degré de concentration que l'on désirera, en ne perdant pas de vue que le sel ammoniac contient le tiers de son poids d'alcali, de sorte qu'il fournit un excellent guide pour régler la quantité d'eau à employer. Il ne faut pas oublier enfin qu'au degré de l'incandescence, l'eau du sel, dont le chlorure de calcium, formé pendant l'opération, s'était emparé, abandonne ce dernier, pour passer à la distillation, et qu'elle augmente ainsi la quantité du produit, dont elle diminue la force dans la même proportion.

Irritant des plus violens, qu'on emploie quelquefois à l'intérieur, comme stimulant, diaphorétique et alexipharmaque, à la dose de vingt à quarante gouttes dans cinq ou six onces de véhicule, à prendre par cuillerées, mais plus souvent à l'extérieur, soit comme irritant de quelques membranes muqueuses, la pituitaire et la conjonctive, soit surtout comme rubéfiant, soit enfin comme caustique et escarrifiant.

EAU D'AMMONIAQUE AFFAIBLIE.

Aqua ammoniæ diluta. (ed. c.)

℞ Ammoniaque liquide. . une partie.
Eau distillée. . . . deux parties.

Mêlez bien ensemble.

POTION CONTRE L'IVRESSE. (*pic.*)

℞ Ammoniaque liquide,
sept à huit gouttes.
Eau pure. . . . une demi-verrée.

Il s'en faut de beaucoup que l'effet de cette potion soit infaillible, comme l'a prétendu Girard. Elle échoue très souvent; et dans tous les cas ne doit être tentée qu'après le vomissement.

GARGARISME AMMONIACAL. (*sa. sp.*)

℞ Ammoniaque liquide. . une once.
Infusion aromatique quelconque,
une livre.

Mêlez ensemble. (*sa.*)

℞ Ammoniaque liquide, une demi-once.
Versez-la dans la colature d'une décoction préparée avec

Racine de guimauve,
Figues sèches, de chaque, six gros,
cuites dans seize onces de lait de vache,
jusqu'à ce que la liqueur soit réduite à douze
onces.

Pringle employait ce dernier gargarisme,
comme résolutif, dans certains cas d'angine.

POTION CONTRE L'ASTHME. (*sp.*)

℞ Cloportes vivans. . . . . n° 120.
Eau de pouliot. . . . huit onces.

A la liqueur passée en exprimant
avec force, ajoutez

Gomme ammoniaque. . trois gros.
Ammoniaque liquide. . deux gros.
Sirop balsamique. . . . une once.

Fuller préconisait cette potion dans
l'asthme humide. — Dose, quelques cuillerées par jour.

POTION CARMINATIVE.

Mixtura liquoris ammonii caustici. (*au.*)

℞ Ammoniaque liquide,
            un demi-gros à un gros.
Eau de menthe. . . huit onces.
Sirop d'écorce d'orange, une once.

Dose, une cuillerée toutes les heures ou
toutes les trois heures.

POTION ANTISPASMODIQUE. (*e.*)

℞ Ammoniaque liquide. . deux gros.
Teinture de castoréum,
———— d'asa,
de chaque. . . une demi-once.

Dose, une cuillerée à café.

POTION ABSORBANTE. (*e.*)

℞ Ammoniaque liquide,
Sous-carbonate de potasse,
de chaque. . . . . deux gros.
Eau de cannelle. . . quatre onces.

Mêlez avec soin.

℞ Ammoniaque liquide,
Magnésie calcinée, de chaque, un gros.
Esprit de cannelle. . . trois gros.
Eau. . . . cinq onces et demie.

Mêlez.

Dose, une cuillerée toutes les deux heures.

INJECTION EMMÉNAGOGUE.

Injectio vaginalis emmenagoga. (*b.*)

℞ Ammoniaque liquide,
            dix à douze gouttes.
Lait de vache. . . deux cuillerées.

On répète cette injection trois fois par
jour. Elle a été recommandée d'abord par
Lavagna. L'écoulement blanc qu'elle provoque en premier lieu est quelquefois suivi
de l'écoulement des règles. On peut, dans
les commencemens, la rendre moins active
en la modifiant comme il suit :

℞ Ammoniaque liquide,
            quarante gouttes.
Décoction d'orge. . . huit onces.
Mucilage de gomme arabique,
            un demi-gros.

Pour quatre injections, à cinq ou six
heures d'intervalle.

Il est facile de concevoir que ce remède
hasardeux ne doit être employé qu'avec la
plus grande circonspection; peut-être même
serait-il sage de le proscrire, quoiqu'il se
soit montré quelquefois utile.

SIROP DÉPURATIF DE MAJAULT.

Sirop d'ammoniaque composé. (*bo. ca. pie.*)

℞ Vin rouge. . . . . douze parties.
Racine de saponaire,
Feuilles d'arnica,
——— de trèfle d'eau,
——— de fumeterre,
de chaque. . . quatre onces.
Baies de genièvre,
Racine de câprier,
Squine,
Fleurs de sureau,
Bois de gayac,
—— de sassafras,
de chaque. . . deux onces.
Pied de veau. . . . une once.

Faites bouillir ensemble, ajoutez à la
colature

Cassonade blanche. . quinze livres.

Passez la solution, évaporez jusqu'à
consistance de sirop, et à chaque pinte
de celui-ci ajoutez

Ammoniaque liquide, un demi-gros.

Conseillé dans les maladies scrofuleuses,
vénériennes, psoriques et herpétiques. —
Dose, deux gros à une once et demie.

§ III. DISSOUTE DANS L'ALCOOL.

ALCOOL AMMONIACAL.

*Alcool ammonié, Esprit vineux de corne de
cerf, Esprit de sel ammoniac vineux ;
Alcali ammoniacum spirituosum , Alcohol
ammoniatum s. ammoniatus , Ammoniaca
alcoholisata , Liquor ammonii vinosus s. ammoniæ spirituosus , Lixivium ammoniacale
vinosum , Spiritus ammoniæ s. salis ammoniaci vinosus s. dulcis s. dulcificatus , Solutio subcarbonatis ammonici spirituosa.* (am.
ams. ba. br. d. du. èd. fi. fu. g. han. he. li.
lo. o. pa. po. pr. r. s. su. wu. br. c. pid. sp.
sw. vm.)

♃ Ammoniaque liquide (0,9166),
une partie.
Alcool (0,83). . . deux parties.
Mêlez. (ba. g. s.)

ams. prescrit une partie d'ammoniaque et
deux d'alcool (0,884) ; — pr. su. et wu., une
d'alcali et deux d'alcool ; — han. o. et po.,
une d'alcali (0,960) et deux d'alcool (0,82) ;
— vm. parties égales de l'une et de l'autre ;
— sw. trente-deux d'alcool (0,835) et quatre
d'alcali, ou deux d'alcool (0,815) et une d'alcali. — sp. veut qu'au produit de la distillation de seize onces de sel ammoniac avec
quarante-huit onces de sous-carbonate de
potasse, on ajoute seize onces d'eau distillée et trente-deux d'alcool.

♃ Sel ammoniac en poudre, cinq parties.
Introduisez-le dans une cornue, et
versez dessus
Eau-de-vie. . . trente parties.
tenant en dissolution
Potasse caustique sèche, cinq parties.
Placez la cornue sur un bain de sable,
adaptez un récipient pourvu d'un tube de
sûreté, et laissez réagir à froid pendant
quelque temps, puis administrez une chaleur légère, et distillez vingt-quatre parties. (vm.)

sw*. prescrit de distiller ensemble une
livre de sel ammoniac, une livre de potasse
caustique et cinq livres d'eau-de-vie ; on retire trois livres de liquide.

♃ Ammoniaque liquide. . une livre.
Eau-de-vie. . . . . trois livres.
Distillez environ les deux tiers. (vm.)

♃ Chaux vive. . . . . une livre.
Eau. . . . . six onces.
Versez l'eau peu à peu sur la chaux ;
lorsque celle-ci est éteinte et refroidie,
introduisez-la dans une cornue de verre
à laquelle s'adapte un récipient plongé
dans l'eau froide. Ajoutez
Sel ammoniac pulvérisé, onze onces.
Alcool. . . . . . deux pintes.
Distillez jusqu'à ce qu'il ait passé environ
une pinte et demie de liquide. (c.)

ed. prescrit d'éteindre seize onces de chaux
pilée avec six onces d'eau, d'ajouter huit
onces de sel ammoniac pulvérisé, de broyer
ces deux substances ensemble, d'introduire
le mélange dans une cornue de verre placée
sur un bain de sable, et de distiller en faisant parvenir le gaz au fond d'un flacon contenant trente-deux onces d'alcool (0,835),
mais assez grand pour en renfermer quarante-huit ; — br. de pulvériser, chacune a
part, seize onces de chaux et huit de sel
ammoniac, de mêler les deux poudres, de

les introduire dans une cornue de verre, d'a-
jouter trente-deux onces d'alcool, et de distiller jusqu'à siccité ; — sw. de distiller à
siccité un mélange d'une partie de sel ammoniac, deux de chaux vive et quatre d'alcool.

Le procédé suivant, comme celui de sp.
mentionné plus haut, donne un alcool dans
lequel l'ammoniaque se trouve combinée,
du moins en partie, avec de l'acide carbonique.

♃ Sel ammoniac en poudre,
une demi-livre.
Sous-carbonate de potasse, une livre.
Mêlez ensemble, introduisez dans une
cornue, et ajoutez
Alcool. . . . . . deux livres.
Distillez, sur un feu doux, environ une
livre de liquide. (he. r. pid.)

br. et pa. prescrivent de distiller une
demi-livre de sel ammoniac, une livre de
sous-carbonate de potasse, une livre d'alcool et une demi-livre d'eau, et de retirer
dix à onze onces de liquide ; — sw. de distiller ensemble une livre de sel ammoniac,
deux de sous-carbonate et six d'eau-de-vie,
et de tirer trois livres de produit ; — fu. de
distiller une livre de sel ammoniac, deux
de sous-carbonate et trois d'eau-de-vie, et
de tirer une livre et demie de liquide ; — sw.
de tirer quatre livres de produit d'un mélange d'une livre et demie de sous-carbonate, une livre de sel ammoniac, trois livres d'eau-de-vie et une livre et demie d'eau ;
— vm. de distiller cinq parties de sel ammoniac, six et demie de sous-carbonate
et quinze d'esprit de vin, et de tirer cinq
parties ; — lo. de distiller ensemble quatre
onces de sel ammoniac, six onces de sous-
carbonate et trois pintes d'alcool, et de tirer
une pinte et demie ; — du. de prendre les
mêmes proportions des deux sels, avec trois
pintes d'alcool (0,930), et de distiller deux
pintes.

Enfin, l'alcali est tout-à-fait carbonaté
dans la préparation suivante :

♃ Sous-carbonate d'ammoniaque,
une once et demie.
Eau distillée. . . . neuf onces.
Ajoutez à la solution
Alcool rectifié, une livre et demie.
Mêlez bien ensemble et conservez. (li.)

fu. donne, sous le nom de *Spiritus lumbricorum vinosus*, une formule qui doit
trouver place ici :

♃ Vers de terre écrasés. . six livres.
Laissez-les dans un vase couvert jusqu'à ce qu'ils exhalent une odeur uri-
neuse. Alors versez dessus

Eau-de-vie de grain. . six livres.
Distillez de suite la moitié.

Au milieu de toutes ces variations, la force de l'alcool ammoniacal en présente elle-même de très grandes, et dans toutes les formules qui contiennent du sous-carbonate, le sel, insoluble dans l'alcool, n'y est dissous que par l'eau qui accompagne ce dernier. Quoi qu'il en soit, la liqueur est toujours fortement excitante. On l'a conseillée, comme stimulante et nervine, dans une foule d'affections attribuées à l'atonie, telles que la paralysie, ou dans les maladies dites nerveuses, telles que la léthargie, l'épilepsie, l'hystérie, à la dose de dix, vingt ou quarante gouttes, selon la formule suivie pour sa préparation, dans un véhicule aqueux ou vineux.

ESPRIT DE SEL AMMONIAC ANISÉ.

Ammoniaque anisée, Alcool ammoniacal anisé; Alcohol ammoniæ anisatum , Liquor ammoniæ anisatus s. salis ammoniaci anisatus , Alcali volatilis anisatus , Lixivium ammoniacale anisatum , Spiritus ammoniæ anisatus s. ammoniato-anisatus s. salis armoniaei anisatus. (ba. be. br. han. he., li. o. pa. po. pr. s. w. wu. *ca. pid. vm.*)

♃ Alcool ammoniacal, . . trois onces.
Huile essentielle d'anis,
　　　　　　　　un gros et demi.
Faites dissoudre. (pa.)

he. et *pid.* prescrivent une livre d'alcool ammoniacal et une once d'esprit d'anis.

♃ Alcool. . . vingt-quatre parties.
Huile essentielle d'anis. . une partie.
Faites dissoudre, et ajoutez peu à peu, en remuant toujours,
Alcool ammoniacal. . . six parties.
Conservez. (*vm.*)

♃ Alcool (0,840), vingt-quatre parties.
Huile essentielle d'anis, une partie.
Faites dissoudre, et ajoutez
Ammoniaque liquide (0,960),
　　　　　　　　　　six parties.
Conservez. La liqueur doit peser 0,890. (ba.)

be. han. o. po. pr. et s. prescrivent une livre d'alcool, une demi-once d'huile d'anis et trois onces d'ammoniaque;—li. une partie d'huile, seize d'alcool et quarante-huit d'alcali ; — *ca.* une partie d'huile, trente-deux d'alcool et six d'alcali.

♃ Sel ammoniac en poudre, une livre.
Sous-carbonate de potasse, deux livres.
Semences d'anis écrasées, huit onces.
Eau-de-vie. . . . quatre livres.

Distillez deux livres et demie de liquide. (br.)

wu. donne les mêmes proportions, à cela près seulement qu'il indique quatre livres d'eau et autant d'alcool, pour distiller cinq livres ; — w. prescrit une demi-livre de sel ammoniac , une livre de sous-carbonate, trois onces d'anis et quatre livres d'eau-de-vie ; on distille deux livres et demie de liqueur.

♃ Chaux vive en poudre, trois parties.
Sel ammoniac pulvérisé, cinq parties.

Mêlez ensemble, en triturant pendant très peu de temps; introduisez dans une cornue de verre, remplissez celle-ci aux trois quarts, et adaptez-y un récipient qui contienne
Esprit d'anis. . . quinze parties.

Distillez à un feu d'abord très doux, puis augmentez très lentement, jusqu'à ce qu'il ne passe plus de gaz; conservez le liquide contenu dans le récipient. (*vm.*)

Cette liqueur, plus agréable que la précédente, est applicable aux mêmes usages.

ALCOOL AMMONIACAL CAMPHRÉ.

Linimentum camphoræ compositum. (lo. c.)

♃ Ammoniaque liquide. . six onces.
Esprit de lavande. . . une pinte.
Distillez doucement une pinte, et faites dissoudre dans le produit
Camphre. . . . . deux onces.

EAU POUR LA MIGRAINE.

Alcool serpylli compositum. (ca. pie. sw.)

♃ Ammoniaque liquide, quatre onces.
Alcool. . . . . . une livre.
Camphre. . . . deux onces.
Huile essentielle d'anis ,
　　　　　　　　une demi-once.

On fait respirer cette eau, et on en imbibe des compresses, qu'on applique sur le front. (*ca. pic.*)

♃ Ammoniaque liquide ,
Esprit de serpolet,
Eau-de-vie camphrée ,
de chaque. . . . parties égales.
Mêlez. (*sw.*)

LOTION CONTRE LES ENGELURES. (*sp.*)

♃ Esprit de sel ammoniac, une once.
Eau-de-vie camphrée. . trois onces.
Pétrole noir. . une once et demie.
Mêlez.

EAU ANODINE. (*sp.*)

♃ Alcool ammoniacal. . . six onces.
Essence de safran. . . une once.

Huile essentielle de lavande ,
une demi-once.
Employée en fomentations dans les dou-
eurs rhumatismales chroniques.

ESPRIT AMMONIACAL TÉRÉBENTHINÉ. (b*.)

♃ Ammoniaque liquide. . . un gros.
Alcool. . . . . . une once.
Essence de térébenthine, deux gros.
Mêlez en agitant.
Weikard le recommandait en frictions
dans l'œdème.

ESPRIT AMMONIACAL CANTHARIDÉ. (b*.)

♃ Ammoniaque liquide,
un gros et demi.
Essence de térébenthine, trois gros.
Teinture de cantharides , une once.
Recommandé, comme diurétique, dans
'hydropisie, en frictions sur le périnée et la
égion des reins.

EMBROCATION AMMONIACALE. (sa.)

Ammoniaque liquide,
Teinture thébaïque,
de chaque. : . . . une once.
Alcool camphré. . . . six onces.
Mêlez bien ensemble.

LIQUEUR ANODINE DE VICAT. (sp).

♃ Alcool ammoniacal, une demi-once.
Eau-de-vie. . . . . une once.
Opium. . . . . deux scrupules.
Camphre. . . . un scrupule.
Faites digérer à froid, pendant trois jours,
en remuant souvent ; passez ensuite la liqueur.
On en imbibe du coton, pour remplir la
cavité des dents cariées ; on s'en frotte aussi
avec quatre ou cinq gouttes les mains , que
l'on place ensuite devant le nez, ce qui sou-
lage, dit-on , le mal de tête.

TEINTURE STOMACHIQUE.

Tinctura stomachica Lipsiensis. (w.)

♃ Alcool ammoniacal . . deux onces.
—— concentré. . . . une once.
Huile essentielle d'absinthe, trois gros.
Après suffisante digestion , ajoutez
Teinture de bois de santal rouge,
une once.
Dose, vingt à trente gouttes.

TEINTURE AROMATIQUE AMMONIACÉE.

Esprit de sel volatil huileux, Esprit aromatique
ammoniacal, Alcool aromatique ammoniacal;
Alcohol ammoniacatum aromatisatum , Alcohol aromaticus ammoniatus, Liquoro leosus
Sylvii, Lixivium ammoniacale aromaticum,

Sal volatile oleosum Sylvii, Spiritus ammoniæ aromaticus s. compositus, Spiritus salinus aromaticus , Spiritus aromaticus ammoniacalis Spiritus volatilis aromaticus s.
oleosus , Spiritus oleosus aromaticus Sylvii
s. salis volatilis oleosi Sylvii , Tinctura ammoniata aromatica. (am. ams. an. b. be.
br. du. ed. f. g. han. li. lo. p. pa. sa. w.
wu. c. sp. sw. vm.)

♃ Sous-carbonate d'ammoniaque ,
six onces.
Alcool (0,835). . . . deux livres.
Ajoutez à la solution
Huile essentielle de noix muscade,
——————— d'écorce de citron ,
de chaque. . deux gros et demi.
Ammoniaque liquide ,
une once et demie.
Conservez. (sw.)

♃ Sous-carbonate d'ammoniaque , ,
deux onces.
Alcool aromatique de Sylvius ,
une livre et demie.
Mêlez bien. (an.)

♃ Alcool ammoniacal, une demi-pinte.
Huile essentielle de romarin ,
un gros et demi.
——————— de sassafras, un gros.
Faites dissoudre les huiles dans l'alcool.
(am. c.)

♃ Alcool ammoniacal. . . neuf onces.
Huile essentielle d'anis ,
——————— de girofle ,
——————— de cannelle ,
de chaque. . . . un demi-gros.
——————— de macis, un scrupule.
——————— de zédoaire ,
——————— de succin. ,
de chaque. . un demi-scrupule.
Faites digérer dans un vase couvert, et
conservez. (han. w.)

pa. prescrit un scrupule d'huile de macis,
autant d'huile de cannelle, autant d'huile
de girofle, et trois onces d'alcool ammoniacal ; — ed. un gros et demi d'huile de
romarin , un gros d'huile d'écorce de citron
et huit onces d'alcool ammoniacal ; — sp.
un demi-gros d'huile odorante quelconque
et une once d'alcool ammoniacal ; — wu.
un ou deux gros d'une huile essentielle quelconque et une demi - livre d'alcool ammoniacal ; — g. deux gros d'huile de poivre de
la Jamaïque et une livre d'alcool ammoniacal ; — li. un gros d'huile de romarin , un
demi-gros d'huile de girofle, un demi-gros
d'huile de cannelle, un demi-gros d'huile de
bergamote et huit onces d'alcool ammoniacal.

p. indique deux livres d'ammoniaque li-

quide, mx gros d'huile de muscade et autant d'île de bergamote. C'est la seule
pharmapée qui supprime l'alcool de cette
préparon.

♃ Sc.mmoniac en poudre,
  Sor-carbonate de potasse,
    dehaque. . . . . une livre.
  Hue essentielle de cannelle,
  ————— de genièvre,
  ————— de macis,
    cchaque. . . . un demi-gros.
  Alcol. . . . . . . six onces.

Trituz les sels avec les huiles, dans un
mortiede pierre; introduisez le tout dans
un mats à long col, distillez au bain de
sable, cueillez le sel et l'esprit qui passent
tous dex. (sa.)

sp. rescrit de faire digérer. pendant
trois jos, un demi-gros d'huile d'anis, autant d'ile de girofle et autant d'huile de
cannell, un scrupule d'huile de macis, un
demi-supule d'huile de zédoaire et autant
d'huilee succin, avec six onces de sous-car-
bonatee potasse et dix-huit onces d'eau-de-
vie, djouter ensuite six onces de sel am-
moniat et de soumettre à la distillation,
pour ter dix onces de liqueur; — br. de
distillepresqu'à siccité, sur un feu doux, un
mélam d'un demi-gros d'huile de girofle,
deux ps d'huile de muscade, deux gros
d'huilde citron et deux livres d'alcool am-
moniad; — du. de faire digérer, pendant
trois jrs, dans un vase clos, en remuant
de teos en temps, deux gros d'huile de citron etne demi-once de noix muscade pilée,
avec dix pintes d'alcool amr   cal puis
de disler une livre et dem   ide.

♃ Eorce fraîche de ci'
                    mie.

  Canelle,
  Nx muscade,
  Cus de girofle
  S ammoniac   ix gros.
  Ss-carbon?   ne once.

  lu-de-vie   eux on
             deux li

Aps deux   ction,
quatœe on

♃ Force
    de
    n

♃ Cannelle contuse,
  Clous de girofle écrasés,
    de chaque. . . . . deux gros.
  Écorce de citron. . . quatre onces.
  Sous-carbonate de potasse,
              une demi-livre.
  Sel ammoniac. . . . cinq onces.
  Alcool. . . . . . quatre pintes.
  Eau. . . . . . . huit pintes.

Distillez six pintes d'esprit. (lo.)

♃ Écorce d'orange,
  ——— de citron,
    de chaque. . vingt-quatre parties.
  Vanille. . . . . huit parties.
  Clous de girofle. . . deux parties.
  Cannelle. . . . quatre parties.
  Sel ammoniac,
  Eau distillée de cannelle,
  Alcool (22 degrés),
  Sous-carbonate de potasse,
    de chaque, cent vingt-huit parties.

Distillez cent vingt-huit parties. (f.)

♃ Semences de carvi,
  Petit cardamome,
    de chaque. . . . . deux gros.
  Lavande. . . . . trois gros.
  Clous de girofle. . une demi-once.
  Marjolaine,
  Menthe crépue,
  Sauge, de chaque. . . cinq gros.
  Macis,
  Noix r   chaque, six gros.
  Caur   ne once et demir
  Éc   itron,
  —   ange,
         . trois
        cent ving'
     x cent cinquar
    à ce que la liq'
    anchir, puis re'

    moniac en po'
    carbonate de r'

    rez. (em'
    aarin
    abine
    Absint'
    Lava'
    Sco'
    Se'

                    st
                    .ent

                  onces.

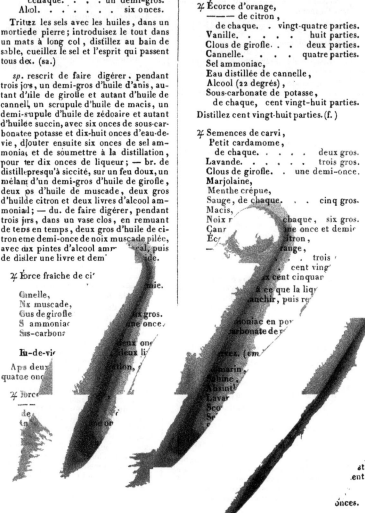

Clous de girofle,
Noix muscade,
Macis,
Écorce fraîche d'orange,
de chaque. . . . . une once.
Sous-carbonate de potasse,
seize onces.
Eau-de-vie. . . . trois livres.
Après douze heures de digestion,
ajoutez
Sel ammoniac. . . . huit onces.
Dissous dans suffisante quantité d'eau, et
distillez environ dix onces. (pa.)

℞ Cannelle. . . . . deux onces.
Macis,
Clous de girofle,
Petit cardamome,
de chaque. . . une demi-once.
Cubèbes,
Semences d'anis, de chaque, deux gros,
Écorce fraîche de citron, une once.
Sous-carbonate de potasse, une livre,
Sel ammoniac. . une demi-livre,
Alcool,
Eau commune, de chaque, trois livres.
Après quelques jours de macération, dis-
tillez la moitié. (br.)

℞ Cannelle. . . . . . une once,
Macis,
Noix muscade, de chaque, six gros,
Clous de girofle, deux gros et demi,
Écorce fraîche de citron,
———— d'orange,
de chaque. . . deux onces.
Petit cardamome,
Cubèbes, de chaque. . deux gros,
Alcool. . . . . trois livres.
Après trois jours de digestion, ajou-
tez
Poudre de sel ammoniac,
quatre onces.
———— de sous-carbonate de po-
tasse. . . . . six onces.
Eau de fontaine. . . une livre.
Distillez jusqu'à ce qu'il ne reste plus
une livre et demie de liquide. (w.)

℞ Racine d'angélique,
———— de galanga,
Sommités de marjolaine,
———— de romarin,
Écorce de citron,
———— d'orange,
Cannelle, de chaque. . . six gros.
Noix muscade,
Clous de girofle,
Macis, de chaque. . . trois gros,
Eau-de-vie. . . . trois livres.
Après trois jours de digestion, ajoutez
Sous-carbonate de potasse,

Sel ammoniac,
de chaque. . . . quatre onces.
Distillez la moitié. (w.)

La plupart de ces formules donnent un
alcool chargé à la fois d'ammoniaque et de
sous-carbonate d'ammoniaque, dont second est dissous dans la partie acide.
L'esprit de sel ammoniac anisé remplace
parfaitement cette préparation, qui n'agit
pas d'une autre manière que lui.

§ IV. DISSOUTE DANS L'ÉTHER.

ÉTHER AMMONIACAL. (f**. fe, fi, su, ve.)

℞ Sel ammoniac purifié,
Eau distillée, de chaque, une partie,
Opérez la dissolution dans une cor-
nue, ajoutez ensuite
Chaux vive,
Éther sulfurique,
de chaque. . . . . une partie.
Distillez dans un grand récipient, douze
de glace ou d'eau très froide. (f*, su.)

rem. prescrit d'éteindre trois parties de
chaux, de mêler la poudre avec quatre parties de sel ammoniac, de verser sur le
mélange trois parties d'éther sulfurique,
puis trois parties d'eau, et de distiller à feu
très doux.

℞ Ammoniaque caustique,
Éther sulfurique,
de chaque. . . parties égales.
Mêlez bien, (fe.)

MIXTURE EXCITANTE. (sp.)

℞ Valériane . . . . une demi-once.
Angélique,
Fleurs d'arnica, de chaque, des gros,
Eau bouillante, . quantité suffisante
pour obtenir huit onces de colature après
une demi-heure d'infusion ; ajoutez
Esprit de sel ammoniac anisé,
Éther sulfurique, de chaque, gros
Sirop de sucre, . . . une demi-once.

§ V. COMBINÉE AVEC DES CORPS GRAS.

POTION VERMIFUGE. (e.)

℞ Teinture aromatique ammonia-
cée. . . . . . . deux gros.
Huile d'olive. . . . huit onces.
Dose, trois cuillerées matin et soir.

POMMADE DE GONDRET.

Caustique ammoniacal, Pommade épispastique ammoniacale. (f*, f**, ff, ca. s.)

℞ Suif de mouton,
Huile d'olive, de chaque, une partie.

quide, deux gros d'huile de muscade et autant d'huile de bergamote. C'est la seule
pharmacopée qui supprime l'alcool de cette
préparation.

♃ Sel ammoniac en poudre,
 Sous-carbonate de potasse,
 de chaque. . . . . une livre.
Huile essentielle de cannelle,
———————— de genièvre,   ⸙
———————— de macis,
 de chaque. . . . un demi-gros.
Alcool. . . . . . . six onces.

Triturez les sels avec les huiles, dans un
mortier de pierre ; introduisez le tout dans
un matras à long col, distillez au bain de
sable, recueillez le sel et l'esprit qui passent
tous deux. (sa.)

sp. prescrit de faire digérer, pendant
trois jours, un demi-gros d'huile d'auis, autant d'huile de girofle et autant d'huile de
cannelle, un scrupule d'huile de macis, un
demi-scrupule d'huile de zédoaire et autant
d'huile de succin, avec six onces de sous-carbonate de potasse et dix-huit onces d'eau-de-
vie, d'ajouter ensuite six onces de sel ammoniac, et de soumettre à la distillation,
pour tirer dix onces de liqueur ; — hr. de
distiller presqu'à siccité, sur un feu doux, un
mélange d'un demi-gros d'huile de girofle,
deux gros d'huile de muscade, deux gros
d'huile de citron et deux livres d'alcool ammoniacal ; — du. de faire digérer, pendant
trois jours, dans un vase clos, en remuant
de temps en temps, deux gros d'huile de citron et une demi-once de noix muscade pilée,
avec deux pintes d'alcool ammoniacal, puis
de distiller une livre et demie de liquide.

♃ Écorce fraîche de citron,
                une once et demie.
 Cannelle,
 Noix muscade,
 Clous de girofle, de chaque, deux gros.
 Sel ammoniac. . . . une once.
 Sous-carbonate de potasse ,
                          deux onces.
 Eau-de-vie (20 degrés), deux livres.

Après deux jours de macération, distillez
quatorze onces. (b. be.)

♃ Écorce fraîche d'orange,
 ——— de citron ,
 de chaque. . . . deux onces.
 Cannelle. . . une once et demie.
 Macis ,
 Noix muscade, de chaque, six gros.
 Clous de girofle. . . deux gros.
 Sel ammoniac. . . trois onces.
 Sous-carbonate de potasse, six onces.
 Eau-de-vie. . . . . six livres.

Après deux jours de macération, distillez trois livres et demie de liquide. (ams.)

♃ Cannelle contuse,
 Clous de girofle écrasés ,
 de chaque. . . . . deux gros.
 Écorce de citron. . . quatre onces.
 Sous-carbonate de potasse ,
                     une demi-livre.
 Sel ammoniac. . . . cinq onces.
 Alcool. . . . . . quatre pintes.
 Eau. . . . . . . huit pintes.

Distillez six pintes d'esprit. (lo.)

♃ Écorce d'orange,
 ——— de citron ,
 de chaque. . vingt-quatre parties.
 Vanille. . . . . huit parties.
 Clous de girofle. . . deux parties.
 Cannelle. . . . quatre parties.
 Sel ammoniac,
 Eau distillée de cannelle ,
 Alcool (22 degrés) ,
 Sous-carbonate de potasse ,
 de chaque, cent vingt-huit parties.

Distillez cent vingt-huit parties.(f.)

♃ Semences de carvi ,
 Petit cardamome ,
 de chaque. . . . . deux gros.
 Lavande. . . . . trois gros.
 Clous de girofle. . une demi-once.
 Marjolaine,
 Menthe crépue,
 Sauge, de chaque. . , cinq gros.
 Macis,
 Noix muscade, de chaque, six gros.
 Cannelle. . . une once et demie.
 Écorce fraîche de citron ,
 ———————— d'orange ,
 de chaque. . . . trois onces.
 Eau-de-vie. . . cent vingt onces.
 —— pure, deux cent cinquante onces.

Distillez jusqu'à ce que la liqueur
commence à blanchir, puis rectifiez le
produit avec

 Sel ammoniac en poudre, cinq onces.
 Sous-carbonate de potasse pulvérisé ,
                      six onces et demie.

Conservez. (*vm.*)

♃ Romarin ,
 Sabine , de chaque. . . deux gros.
 Absinthe,
 Lavande,
 Scordium, de chaque. . . une once.
 Sel ammoniac. . . . cinq onces.
 Sous-carbonate de potasse ,
                    six onces et demie.
 Eau-de-vie. . soixante-douze onces.
 —— pure. . . . . douze onces.

Distillez jusqu'à ce que tout le sel qui s'est
condensé dans la cucurbite et le récipient
soit redissous. (*vm.*)

♃ Cannelle. . . . . deux onces.

Clous de girofle,
Noix muscade,
Macis,
Écorce fraîche d'orange,
de chaque. . . . . une once.
Sous-carbonate de potasse,
seize onces.
Eau-de-vie. . . . . trois livres.

Après douze heures de digestion,
ajoutez

Sel ammoniac. . . . huit onces.

Dissous dans suffisante quantité d'eau, et distillez environ dix onces. (pa.)

♃ Cannelle. . . . . deux onces.
Macis,
Clous de girofle,
Petit cardamome,
de chaque. . . une demi-once.
Cubèbes,
Semences d'anis, de chaque, deux gros.
Écorce fraîche de citron, une once.
Sous-carbonate de potasse, une livre.
Sel ammoniac. . une demi-livre.
Alcool,
Eau commune, de chaque, trois livres.

Après quelques jours de macération, distillez la moitié. (br.)

♃ Cannelle. . . . . . une once.
Macis,
Noix muscade, de chaque, six gros.
Clous de girofle, deux gros et demi.
Écorce fraîche de citron,
———————— d'orange,
de chaque. . . . deux onces.
Petit cardamome,
Cubèbes, de chaque. . deux gros.
Alcool. . . . . . . trois livres.

Après trois jours de digestion, ajoutez

Poudre de sel ammoniac,
quatre onces.
——— de sous-carbonate de potasse. . . . . . . six onces.
Eau de fontaine. . . . une livre.

Distillez jusqu'à ce qu'il ne reste plus qu'une livre et demie de liquide. (w.)

♃ Racine d'angélique,
——— de galanga,
Sommités de marjolaine,
——— de romarin,
Écorce de citron,
——— d'orange,
Cannelle, de chaque. . . six gros.
Noix muscade,
Clous de girofle,
Macis, de chaque. . . trois gros.
Eau-de-vie. . . . trois livres.

Après trois jours de digestion, ajoutez

Sous-carbonate de potasse,

Sel ammoniac,
de chaque. . . . quatre onces.

Distillez la moitié. (w.)

La plupart de ces formules donnent un alcool chargé à la fois d'ammoniaque et de sous-carbonate d'ammoniaque, dont le second est dissous dans la partie aqueuse. L'esprit de sel ammoniac anisé remplace parfaitement cette préparation, qui n'agit pas d'une autre manière que lui.

§ IV. DISSOUTE DANS L'ÉTHER.

ÉTHER AMMONIACAL. (f**. fe. fi. su. vm.)

♃ Sel ammoniac purifié,
Eau distillée, de chaque, une partie.

Opérez la dissolution dans une cornue, ajoutez ensuite

Chaux vive,
Éther sulfurique,
de chaque. - . . . une partie.

Distillez dans un grand récipient entouré de glace ou d'eau très froide. (f**. fi su.)

vm. prescrit d'éteindre trois parties de chaux, de mêler la poudre avec quatre parties de sel ammoniac, de verser sur le mélange trois parties d'éther sulfurique, puis trois parties d'eau, et de distiller à feu très doux.

♃ Ammoniaque caustique,
Éther sulfurique,
de chaque. . . . parties égales.

Mêlez bien. (fe.)

MIXTURE EXCITANTE. (hp.)

♃ Valériane . . . . une demi-once.
Angélique,
Fleurs d'arnica, de chaque, deux gros.
Eau bouillante. . quantité suffisante pour obtenir huit onces de colature après une demi-heure d'infusion ; ajoutez

Esprit de sel ammoniac anisé,
Éther sulfurique, de chaque, un gros.
Sirop de sucre. . . une demi-once.

§ V. COMBINÉE AVEC DES CORPS GRAS.

POTION VERMIFUGE. (e.)

♃ Teinture aromatique ammoniacée. . . . . . deux gros.
Huile d'olive. . . . huit onces.

Dose, trois cuillerées matin et soir.

POMMADE DE GONDRET.

Caustique ammoniacal, Pommade épispastique ammoniacale. (f*. f**. ff. ca. pie.)

♃ Suif de mouton,
Huile d'olive, de chaque, une partie.

Faites fondre ces deux substances à une douce chaleur, coulez-les dans un flacon de verre, et versez dessus

Ammoniaque liquide, deux parties.

Agitez jusqu'à ce que le mélange soit devenu concret. (f*. ff.)

ca. et *pic.* indiquent parties égales d'huile et d'axonge.

Caustique, employé pour cautériser la peau d'une manière lente et douloureuse, dans certaines affections cérébrales.

Van Mons indique, sous le nom de *Pommade ammoniacale savonneuse*, une préparation analogue, que l'on obtient en faisant fondre une partie de moelle de bœuf au bain-marie tiède, et y ajoutant peu à peu, en remuant toujours, et bouchant le flacon après chaque introduction, une égale quantité d'ammoniaque liquide concentrée.

LINIMENT AMMONIACAL.

Liniment volatil, Liniment excitant, Huile ammoniacale, Gouttes acoustiques, Savon ammoniacal; Linimentum ammoniatum s. ammonicum s. ammonitum s. ammoniæ s. ammoniacæ s. volatile s. Anglicanum, Oleum ammoniatum, Sapo ammoniæ s. ammoniæoleaceus, Unguentum album resolvens. (am'. ams. an. b. ba. be. d. dd. du. e. ed. f. fe. ff. fi. g. han. li. lo. o. p. po. pp. pr. r. s. su, wu. *br. c. e. fp. pic. ra. sa. sp. sw. sy. vm.*)

♃ Ammoniaque liquide (22 degrés),   une partie.
Huile d'amandes douces, huit parties.

Mêlez, en agitant dans une fiole bien bouchée. (e. f. *ra. vm.*)

wu. prescrit une partie d'alcali et deux d'huile d'amandes douces; — *sa.* et *pic.* une partie d'alcali et huit d'huile; — *fe.* et *pic.* une partie d'alcali et quatre d'huile.

am. *c. e.* et *fp.* parties égales d'alcali et d'huile d'olive; — ams. b. lo. su. *c. sw.* et sy. une partie d'alcali et deux d'huile; — ams. an. b. ba. fi. han. li. o. pp. pr. s. et wu. une d'alcali et quatre d'huile; — bc. d. g. r. w. *fp. ra.* et *sp.* une d'alcali et quatre d'huile; — ff. une d'alcali et six d'huile; — du. ed. et c. une d'alcali et huit d'huile; — *br.* trois d'alcali et huit d'huile.

p. une d'alcali et trois d'huile de navette; — dd. une d'alcali et quatre d'huile.

po. une d'alcali et trois d'huile d'œillette. —*pie.* une d'alcali et quatre d'huile de lin ou de camomille.

an. une d'alcali et quatre d'axonge de porc.

Irritant, qu'on n'emploie qu'en frictions.

Linimentum petrolei ammoniatum. (*au.*)

♃ Ammoniaque liquide. . deux onces.
Pétrole. . . . . . . une once.

Conseillé dans les inflammations dites asthéniques, les spasmes et la colique.

LINIMENT AMMONIACAL CAMPHRÉ.

Liniment volatil camphré; Linimentum volatile camphoratum s. cum camphora. (d. dd. ff. fu. han. pp. s. ww. *au. b. ca. pid. ra. sa. sw. vm.*)

♃ Ammoniaque liquide. . une partie.
Huile d'olive. . . . trois parties.

Mêlez bien ensemble, et à chaque once ajoutez

Camphre. . . . . . . un gros.

Conservez. (han. s. ww.)

dd. prescrit une partie d'ammoniaque, quatre d'huile et un demi-gros de camphre par once de mélange; — *ra.* une partie d'alcali, une de camphre et seize d'huile, ou une d'alcali, deux de camphre et soixante-quatre d'huile; — d. quatre d'alcali, une de camphre et seize d'huile; — ff. cinq d'alcali, deux de camphre et trente d'huile; — pp. deux d'alcali, une de camphre et six d'huile; — fu. et he. deux d'alcali, une de camphre et huit d'huile; — *bo. ca.* et *pid.* deux d'alcali, une de camphre et seize d'huile d'amandes douces; — *b.* six d'alcali, une de camphre et quarante-huit d'huile.

♃ Huile de pieds de bœuf, quatre parties.
Alcool camphré,
Ammoniaque liquide,
    de chaque. . . . . une partie.

Mêlez. (*sa.*)

sw. prescrit une partie d'alcool camphré, une d'alcali et quatre d'huile de palme.

♃ Ammoniaque liquide, huit parties.
Savon de moelle. . . une partie.

Incorporez peu à peu dans la solution

Huile camphrée, trente-deux parties.

Placez au bain-marie tiède, dans un flacon bouché, puis décantez la liqueur reposée. (*vm.*)

♃ Liniment ammoniacal. . une once.
Camphre. . . . . . un gros.

Mêlez. (*au.*)

Ce liniment se rapproche beaucoup du baume opodeldoch, et convient dans les mêmes cas.

LINIMENT CAMPHRÉ.

Linimentum camphoratum s camphoræ compositum. (b*. lo. p.)

℞ Camphre. . . . . . deux onces.
Ammoniaque liquide. . six onces.
Esprit de lavande. . . seize onces.

Mêlez ensemble l'alcali et l'esprit, distillez seize onces du mélange, et faites-y dissoudre le camphre.

LINIMENT RÉSOLUTIF. (sm.)

℞ Ammoniaque liquide. . . deux gros.
Huile d'olive. . . . deux onces.
Camphre. . . . . un scrupule.
Eau thériacale. . . . un gros.

Conseillé par Fuller dans les rhumatismes chroniques et les engorgemens laiteux récens.

LINIMENT ANTIARTHRITIQUE.

Linimentum terebenthino-ammoniatum. (b*. au. ca. e.)

℞ Ammoniaque liquide. . deux gros.
Laudanum liquide,
Eau thériacale,
Huile d'olive, de chaque, une once.

Mêlez. (ca.)

℞ Ammoniaque liquide,
Alcool camphré,
de chaque. . . . . une partie.
Essence de térébenthine,
quatre parties.

Mêlez. (b*. au.)

℞ Liniment ammoniacal,
une once et demie.
Essence de térébenthine,
une demi-once.

Mêlez. (e.)
Recommandé dans la goutte dite asthénique.

LINIMENT ANODIN.

Liniment ammoniacal opiacé; Linimentum anodynum s. antispasticum, Oleum hyoscyami ammoniato-camphoratum, Linimentum ammonii opiatum. (ff. li. au. ra.)

℞ Ammoniaque liquide, cinq parties.
Teinture d'opium. . quatre parties.
Huile d'olive. . . trente parties.

Agitez ensemble dans une fiole bouchée. (ff.)

℞ Ammoniaque liquide. . . un gros.
Baume de Fioraventi,
Huile d'olive, de chaque, deux onces.
Eau-de-vie camphrée. . une once.

Mêlez. (ra.)

℞ Huile de jusquiame par infusion,
—— de fève de Saint-Ignace par coction, de chaque. . une once.
Ammoniaque liquide, un gros et demi.
Extrait aqueux d'opium, deux grains.

Mêlez. (au.)

℞ Huile de jusquiame par infusion,
—— d'olive, de chaque, six parties.
Ammoniaque liquide, deux parties.
Laudanum liquide de Sydenham,
une partie.

Broyez ensemble. (li.)

℞ Huile de jusquiame, une once et demie.
Ammoniaque liquide, une demi-once.
Camphre,
Teinture d'opium,
de chaque. . . . deux gros.

Mêlez. (au.)

On l'a conseillé pour apaiser les douleurs dans les spasmes et les inflammations dites asthéniques, par exemple dans la fièvre puerpérale.

LINIMENT AMMONIACAL COMPOSÉ. (sw.)

℞ Liniment volatil,
Acétate d'ammoniaque,
de chaque. . . . une once.

LINIMENT CONTRE LA TEIGNE. (bo.)

℞ Ammoniaque liquide. . une once.
Camphre. . . . . un demi-gros.
Sulfure de potasse. . . quatre gros.
Huile d'olive. . . . . six onces.

LINIMENT AMMONIACAL FÉTIDE.

Linimentum ammonii fœtidum. (au.)

℞ Ammoniaque liquide,
une once et demie.
Huile animale de Dippel,
une demi-once.
—— de camomille par coction,
trois onces et demie.

Conseillé dans les maladies spasmodiques douloureuses dites asthéniques.

LINIMENT SAVONNEUX AMMONIACAL.

Linimentum saponato-ammoniatum. (b*. ff.)

℞ Ammoniaque liquide. . une partie.
Savon. . . . . . cinq parties.
Alcool (33 degrés), quinze parties.

Mêlez. (ff.)

b*. prescrit de faire dissoudre six onces de savon dans neuf livres d'eau, et d'ajouter à la solution six livres huit onces d'eau-de-vie de grain et cinq livres quatre onces d'ammoniaque.

Ce liniment remplace très bien le baume

opodeldoch, surtout quand à la formule de ff. on ajoute une partie de camphre.

BAUME OPODELDOCH.

Savon de moelle de bœuf ammoniacal et camphré, Savon ammoniacal camphré ; Balsamum saponis, Linimentum saponaceum s. *saponato-camphoratum* s. *saponis compositum* s. *saponaceum compositum* s. *saponis camphoratum, Sapo aromaticus* s. *ammoniaco-camphoratus* s. *alcoholico-ammoniatus, Tinctura saponis camphorata, Unguentum opodeldoch.* (a. b*. ba. be.f. fe. fu. han. o. pa. po. pp. pr. s. *bo. ca. sw. vm.*)

℞ Savon médicinal. . . deux onces.
   Alcool rectifié. . . . douze onces.
   Eau distillée,
   Camphre, de chaque. . deux onces.
Faites fondre au bain-marie, filtrez la liqueur encore chaude, et quand elle est refroidie un peu , ajoutez-y
   Huile essentielle de romarin ,
                          huit scrupules.
   ———————— de thym ,
                          deux scrupules.
   Ammoniaque liquide. . deux gros.
Mêlez bien. (*bo. ca.*)

℞ Savon de moelle de bœuf coupé ,
                  soixante-quatre parties.
   Alcool (26 degrés),
             trois cent soixante-seize parties.
   Eau distillée de thym ,
                  soixante-quatre parties.
   Camphre. . . vingt-quatre parties.
Faites fondre, au bain-marie, dans un matras bouché par une vessie percée de trous, passez la liqueur encore chaude, et ajoutez-y , quand elle est un peu refroidie,
   Huile essentielle de romarin ,
                          six parties.
   ———————— de thym ,
                          deux parties.
   Ammoniaque camphrée , huit parties.
Mêlez bien. (f. f**. *ca.*)

℞ Savon commun râpé ,
                  une once et demie.
   Alcool concentré, cinq onces et demie.
   Eau pure. . . . . . une once.
   Camphre. . . . . . un gros.
Faites dissoudre , dans un vase clos, à une chaleur douce, et ajoutez
   Ammoniaque liquide. . . un gros.
   Huile essentielle de romarin,
                          cinquante gouttes.
Conservez après le refroidissement. (pp.)
b*. han. et pr. donnent la même formule, mais indiquent trente gouttes d'huile de romarin et huit d'huile de thym ; — b*. et pa.

prescrivent deux onces de savon d'Alicante, huit onces d'alcool, trois onces et demie de camphre, six gros d'ammoniaque, un demi-gros d'huile de romarin, et un gros d'huile d'origan.

℞ Savon sec. . . . . deux onces.
   Alcool. . . . . . douze onces.
Faites dissoudre au bain-marie, laissez reposer, décantez et ajoutez
   Camphre. . . . . une once.
   Huile de romarin. . . un gros.
   Ammoniaque liquide. . une once.
Versez la liqueur encore chaude dans des vases de la capacité d'une once, couverts d'une vessie humide. (po.)

a. prescrit trois parties de savon, douze d'alcool (0,850), une demi de camphre, autant d'huile de romarin, et deux d'ammoniaque.

℞ Savon commun. . . deux parties.
   Alcool concentré. . . douze parties.
   Camphre. . . une partie et demie.
   Ammoniaque liquide, une demi-partie.
A la dissolution faite dans un vase clos, sur le bain-marie , ajoutez
   Huile de romarin ,
   —— de bergamote ,
   de chaque , un sixième de partie.
Conservez après le refroidissement. (s.)

℞ Savon. . . . . . . six parties.
   Camphre. . . . . une partie.
   Alcool étendu d'eau ,
                  vingt-quatre parties.
Filtrez la solution encore chaude et ajoutez
   Ammoniaque liquide. . six parties.
   Huile de romarin. . . une partie.
Mêlez en remuant , et jetez la masse dans de l'eau froide, pour qu'elle se solidifie tout-à-coup. (ba.)

℞ Savon de moelle coupé , une once.
   Esprit de romarin ,
   —— de thym ,
   de chaque. . deux onces et demie.
   Ammoniaque liquide. . deux gros.
Faites fondre au bain-marie et ajoutez
   Camphre. . . . . . un gros.
Passez la solution encore chaude à travers une flanelle. (vm.)

sw. prescrit une once de savon de moelle, quatre onces d'esprit de romarin, une once d'esprit de thym, et un gros de camphre broyé avec deux gros d'alcool ammoniacal.

℞ Savon blanc. . deux onces et demie.
   Esprit de romarin. . . une livre.
   Ammoniaque liquide,

Camphre, de chaque. . . deux gros.
Faites fondre au bain-marie. (be.)

♃ Savon médicinal. . . deux onces.
Alcool (25 degrés), cinq onces et demie.
Eau. . . . . . . une once.
Camphre . . . . . un gros.

Ajoutez à la solution

Ammoniaque liquide. . , un gros.
Huile essentielle de citron,
deux scrupules.

Conservez. (fe.)

♃ Camphre. . . . . . une once.
Alcool étendu d'eau. . . une livre.

Faites dissoudre, puis versez peu à
peu la solution, en broyant, sur

Savon officinal mou. . quatre onces.

Ajoutez ensuite

Ammoniaque. . . . huit onces.
Acétate d'ammoniaque, seize onces.

Mêlez en remuant bien. (sw.)

♃ Savon médicinal ratissé, deux onces.
Camphre broyé. . . . . un gros.
Alcool ammoniacal, une once et demie.
Huile de romarin , soixante gouttes.

Faites fondre sur le bain de sable, dans un
vase clos. (b*. o. ca.)

Cette formule fort simple est de Hopf.

♃ Solution alcoolique filtrée de savon,
six onces.

Étendez-la d'eau bouillante, et ajoutez

Camphre. . . . . . un gros.

dissous dans

Alcool ammoniacal. . . deux gros.
Huile de romarin, un gros et demi.
—— de thym. . . douze grains.

Mêlez bien. (b*.)

Cette formule est donnée d'après Roloff.

♃ Savon d'Alicante. . . . trois gros.
Esprit de vers de terre (alcool ammoniacal). . . . trois onces.

Ajoutez à la solution

Camphre. . . - . . . un gros.

Conservez. (fu.)

BAUME ACOUSTIQUE. (vm.) ·

♃ Baume opodeldoch ,
Huile d'amandes ,
de chaque. . . . . une partie.
Teinture de castoréum ,
Laudanum liquide ,
de chaque. . . une demi-partie.

EAU DE LUCE.

Alcool ammoniacal succiné, Ammoniaque alcoolique succinée, Ammoniaque succinée,

Mixture d'ammoniaque et d'huile volatile de
succin, Epyrèle de succin ammoniacale ;
Ammoniacum succinatum, Aqua Luciæ, Liquor ex ammonia et oleo succini , Liquor excitans, Spiritus ammoniæ cum succino s.
salis ammoniaci lactescens s. lacteus. (br. f.
fe. fu. li. lo. p. r. s. su. wu. br. c. sp. sw.
vm.)

1° Sans savon :

♃ Alcool ammoniacal. . douze parties.
Huile de succin rectifiée deux fois,
une partie.

Mêlez peu à peu les deux liqueurs ensemble, agitez le mélange, et si, après un peu de
repos, il ne s'éclaircit pas, faites-le chauffer
légèrement au bain-marie tiède; filtrez au
bout de quelques jours. (vm.)

r. prescrit soixante gouttes d'huile de succin et douze onces d'alcool ammoniacal.

♃ Alcool concentré (0,83), une once.
Huile de succin rectifiée, un scrupule.

Filtrez la solution, et ajoutez à la
colature

Ammoniaque caustique (0,9166),
quatre onces.

Conservez. (su.)

sp. prescrit de dissoudre huit grains d'huile
de succin dans une demi-once d'alcool, et
d'ajouter quatre onces d'ammoniaque.

♃ Ammoniaque liquide. . six onces.
Huile de succin rectifiée,
trente et un grains.

Remuez bien le mélange, ajoutez-y quelques grains de mastic en poudre, et conservez dans un flacon bien bouché. (br.) ·

♃ Huile de succin rectifiée, douze parties.
Baume de la Mecque. . huit parties.
Alcool (36 degrés), cinquante parties.

Après quatre jours de digestion, versez goutte à goutte une partie de la teinture dans

Ammoniaque liquide (20 degrés),
seize parties.

Mêlez exactement et conservez. (f.)

♃ Mastic. . . . . . trois gros.
Alcool. . . . . . neuf gros.

Faites macérer. Ajoutez à la solution
décantée

Huile de lavande. . quatorze grains.
——— de succin. . . quatre grains.
Ammoniaque liquide. . dix onces.

Mêlez par l'agitation. (lo. c.)

2° Avec du savon:

♃ Sous-carbonate de soude, trois gros.
Huile de succin. . un gros et demi.

Triturez, ensemble dans un mortier
de verre, en ajoutant goutte à goutte

Alcool. . . . . quatre onces.

Introduisez le mélange dans une fiole in-
complétement bouchée, laissez en digestion
sur des cendres chaudes, pendant un quart
d'heure, décantez ensuite le liquide qui surnage, et mêlez-le avec de l'ammoniaque
caustique, dans la proportion de soixante
gouttes du premier sur une once et demie
de la seconde. (*vm.*)

br. prescrit d'incorporer trois onces d'huile
de succin rectifiée avec deux onces de potasse caustique dissoute dans l'alcool, d'a-
jouter au mélange trois onces d'alcool, de
mettre le tout en digestion au bain-marie,
de filtrer ensuite la liqueur, et de la bien mêler par l'agitation avec une livre d'ammoniaque caustique liquide.

℞ Savon d'Espagne. . . dix grains.
Huile de succin rectifiée, un scrupule.

Faites macérer dans

Alcool. . . . . . une once.

Ajoutez à la solution

Ammoniaque liquide, quatre onces.

Mêlez bien, en remuant, dans une fiole
bouchée. (p. *br.*)

vm. prescrit un scrupule de savon, un gros
d'huile de succin, trois onces d'alcool, et
douze onces d'ammoniaque; — *sw.* douze
grains de savon, deux gros d'huile de succin,
quatre onces d'alcool, et seize onces d'alcali;
— *fe.* deux grains de savon, un scrupule
d'huile de succin, une once d'alcool, et quatre
onces d'ammoniaque; — *br.* quatre grains de
savon, deux scrupules d'huile de succin,
deux onces d'alcool, et huit onces d'ammoniaque; — s. une partie de savon, une d'huile
de succin, vingt-quatre d'alcool, et quatre-
vingt-seize d'alcali; — wu. dix grains de savon, un gros d'huile de succin, quatre onces
d'alcool, et vingt onces d'alcali; — fu. six
grains de savon, un gros d'huile de succin,
deux onces d'alcool, et assez d'alcali pour
que la liqueur devienne lactescente; — li.
trois grains de savon un demi-gros d'huile
de succin, une once d'alcool, et quatre onces d'ammoniaque.

Le mastic, employé par quelques pharmaciens au lieu du savon, et généralement à
dose double de celle de ce dernier, a suivant
eux l'avantage de rendre la densité et la lac-
tescence de l'eau de Luce plus permanentes.

Ce savonule aromatique jouit des mêmes
propriétés que le précédent, c'est-à-dire
qu'il est stimulant, irritant, rubéfiant. On
l'emploie à l'extérieur dans les paralysies et
les rhumatismes. On le fait aussi respirer
avec précaution dans la syncope. Un hasard
célèbre lui a fait attribuer, et par suite à
l'ammoniaque, des propriétés alexipharma-

ques ou antivénéneuses, qui n'ont pas plus
résisté à l'épreuve du temps et de l'observation réfléchie, que toutes les vertus spécifiques attribuées à mille autres agens pharmaceutiques.

POTION ANTITÉTANIQUE. (*ca. pie.*)

℞ Eau de Luce. . . . deux gros.
Camphre,
Musc, de chaque. . . . un gros.
Infusion d'arnica. . quatre onces.

A prendre par cuillerées d'heure en heure.

ONGUENT NERVIN.

Unguentum *nervinum.* (*hp.*)

℞ Onguent d'althæa. . quatre onces.
Ammoniaque liquide. . une once.
Camphre,
Pétrole,
Essence de térébenthine,
de chaque. . . une demi-once.
Huile de romarin. . . deux gros.
——— de bergamote. . . un gros.

BAUME AROMATIQUE. (*au.*)

℞ Mixture oléoso-balsamique, une once.
Ammoniaque liquide. . . un gros.
Huile essentielle de camomille,
vingt gouttes.
Alcool rectifié. . . une demi-once.

Lœbel de Lœbenstein le vante dans la faiblesse de la vue, en frictions sur les paupières et le front.

LINIMENT AMMONIACAL ÉTHÉRÉ.

Linimentum *ammoniato-æthereum.* (*au.*)

℞ Huile d'amandes douces,
une once et demie.
Éther sulfurique,
Ammoniaque caustique,
Teinture de cantharides,
de chaque. . . un gros et demi.

Recommandé dans la sciatique.

LINIMENT IRRITANT.

Linimentum *ammoniato-aromaticum.* (*au.*)

℞ Liniment ammoniacal. . une once.
Teinture aromatique,
——— de cantharides,
de chaque. . . . . un gros.

Vanté dans les douleurs et les rhumatismes réputés asthéniques. On l'a conseillé
aussi contre l'hydrophobie, combiné avec
l'opium, à l'intérieur et à l'extérieur.

On a également conseillé dans la paralysie
et dans l'hypocondrie le mélange suivant:

℞ Liniment ammoniacal. . une once.
Camphre. . . . . un gros.

Teinture de cantharides,
Esprit de fourmis,
de chaque. . . . . cinq gros.
Mêlez bien.

♃ Emplâtre de galbanum;
—————— diachylon gommé,
Gomme ammoniaque,
Safran, de chaque, une demi-once.
Ammoniaque. . . . . une once.
Camphre. . . . . deux onces.
Opium. . . . . . quinze grains.

Mêlez.— On met une couche épaisse de cet emplâtre sur un linge n'ayant que l'étendue nécessaire pour couvrir le cor, sans quoi il se forme des ampoules à l'entour, chez les personnes dont la peau est délicate.

SOUS-CARBONATE D'AMMONIAQUE.

Carbonate d'ammoniaque ; Carbonate ammoniacal , Carbonate, alcalinolo d'ammoniaque; Alcali volatile aeratum s. ammoniacale s. volatile ex sale ammoniaco , Ammoniacum volatile mite, Ammonia præparata, Ammonium carbonicum s. subcarboneum , Carbonas ammoniæ alcalinus s. incompletus s. superammoniacus s. ammoniacæ s. ammoniæ, Hypocarbonas ammoniæ; Sub-carbonas ammoniæ s. ammonicum.

§ I. A L'ÉTAT DE PURETÉ.

1° A l'état solide.

Alcali volatil concret ; Alcali volatile concretum , Carbonas ammoniæ solidus s. crystallisatus , Flores salis ammoniaci volatiles , Sal ammoniacus volatilis , Sal volatile salis ammoniaci, Sal urinosus purissimus. a. am. ams. an. b. ba. be. br. d. du. e. ed. f. fe. ff. fi. g. han. lo. o. p. pa. po. pr. r. s. sa. su. w. wu. c. sw. vm.)

♃ Sel ammoniac. . . quatre parties.
Craie bien sèche. . ' cinq parties.

Pulvérisez les deux sels, mêlez les poudres, remplissez-en aux trois quarts une cornue qui communique avec un petit récipicot par une grande alonge, et distillez, en augmentant le feu par degrés et ménageant une issue aux gaz. (fu. wu. vm.)

a. an. b. ba. be. d. ed. fe. g. o. p. r. s. et *sw.* prescrivent une partie de sel et deux de craie; — am. fi. lo. et c. une de sel et une et demie de craie; —e. une de sel et quatre de craie; —sw*. deux et demie de sel et quatre de craie; — han. po. et pr. deux de sel et trois de craie; — f. et ff. six de sel et cinq de craie.

Henry fait observer qu'il faut préalablement bien dessécher la craie, à une chaleur

de 120 degrés, et qu'on ne doit pas trop pousser le feu, dans la crainte de fondre le résidu de la cornue, c'est-à-dire de transformer l'hydrochlorate de chaux en chlorure de calcium, ce qui donnerait lieu à la production d'une certaine quantité d'eau et à l'humectation du sel ammoniacal obtenu. (f*.)

♃ Sous-carbonate de soude desséché,
Sel ammoniac en poudre et bien
sec, de chaque. . parties égales.

Mêlez bien ensemble; introduisez dans une cornue de grès, et sublimez, à l'aide d'un feu graduellement augmenté, dans un récipient rafraîchi par des linges imbibés d'eau froide. (du.)

♃ Sous-carbonate de potasse purifié,
deux livres et demie.
Sel ammoniac. . . . une livre.

Pulvérisez les deux sels, chacun à part; mêlez les poudres ensemble, et sublimez à un feu augmenté par degré. (ams.)

pa. et sa. prescrivent parties égales des deux sels; — vm. 6, 7 du premier et 6 du second ; — f. 5 du premier et 6 du second.

♃ Sous-carbonate de potasse pur,
deux onces.
Sel ammoniac. . . . six onces.

Pulvérisez à part ; introduisez le mélange dans une cucurbite de verre ; ajoutez

Huile essentielle de lavande, trois gros.
Alcool concentré. . . . une once.

Adaptez le chapiteau, et sublimez à un feu très doux. (w.)

br. prescrit douze onces de sous-carbonate, six de sel ammoniac et une d'alcool.

2° Extemporané.

Sel volatil d'Angleterre, Alexitère ammoniacal ; Sal volatile Anglicanum , Sal ammoniacum Anglicanum. (b*. br. fu. w. wu. pid. sp. sw. vm.)

♃ Sel ammoniac. . . . deux gros.
Sous-carbonate de potasse, six gros.

Broyez rapidement, et enfermez de suite le mélange dans un flacon bien bouché. (sp.)

b*. br. fu. et pid. prescrivent un gros de sel ammoniac et deux de sous-carbonate ; — sw. trois parties du premier et quatre du second ; — vm. cinq du premier et six et demie du second ; —wu. parties égales de l'un et de l'autre ; — w. deux parties du premier et une du second , plus quelques gouttes d'huile de lavande ou de toute autre huile odorante.

1.

9

3° A l'état liquide.

Carbonate d'ammoniaque liquide, Esprit de sel ammoniac par le sel de tartre ; Alcali volatil aquosum , Aqua ammoniæ s. carbonatis ammoniæ, Carbonas ammoniacæ alcalinus solutus s. liquidus, Carbonas superammoniacus aquosus , Hypocarbonas ammoniæ liquidum , Liquor carbonatis ammoniæ s. ammoniæ subcarbonicæ s. ammonii carbonici aquosus s. subcarbonici aquosus, Spiritus salis ammoniaci simplex s. salis ammoniaci tartarisatus s. aquosus s. cum cineribus clavellatis. (a. am. ams. an. b. ba. be. d. dd. du. ed. fe. fi. han. he. lo. o. p. po. pr. r. s. su. c. sp. sw. vm.)

℞ Sel ammoniac,
  Sous-carbonate de soude effleuri,
     de chaque. . . . parties égales.

Dissolvez le premier dans trois fois, et le second dans deux fois son poids d'eau ; mêlez les solutions dans une cornue ; distillez jusqu'à ce qu'il ne reste plus dans celle-ci qu'un huitième environ de liquide; alors cessez le feu, et, après le refroidissement, conservez le liquide qui a passé dans le récipient. (vm.)

du. prescrit une livre de sel ammoniac, vingt-huit onces de sous-carbonate et trois pintes d'eau ; distillez, à un feu augmenté par degrés, deux pintes de liquide, dont la pesanteur spécifique soit de 1,095.

℞ Sel ammoniac. . . . une partie.
  Sous-carbonate de potasse,
         une partie et demie.
  Eau. . . . . . deux parties.

Mêlez ensemble les sels pulvérisés à part ; introduisez le tout dans une cornue de verre ; ajoutez l'eau, et, sur le bain de sable, distillez jusqu'à siccité, en augmentant le feu par degrés (an. b. su.); — am. p. et c. prescrivent une partie de sel ammoniac, une de sous-carbonate et deux d'eau ; distillez à siccité ; — br. une partie de sel ammoniac, une et demie de sous-carbonate et une d'eau ; distillez à siccité ; — fi. une partie de sel ammoniac, neuf onces de sous-carbonate et une livre d'eau ; distillez à siccité ; — d. et dd. une partie de sel ammoniac, une et demie de sous-carbonate et huit d'eau ; distillez quatre livres de liquide ; — ams. une partie de sel ammoniac, deux et demie de sous-carbonate et quatre d'eau ; distillez deux livres de liquide ; — sp. seize onces de sel ammoniac et quarante-huit de sons-carbonate ; distillez ensemble, et ajoutez quarante-huit onces d'eau au produit ; — sw. une partie de sel ammoniac, deux de sous-carbonate et cinq d'eau ; distillez à siccité ; — sw*. deux parties de sel ammoniac, trois de sous-carbonate et huit d'eau ; distillez sept parties de liquide ; — he. et r. une de-

mi-partie de sel ammoniac, une de sous-carbonate et cinq d'eau ; — o. une partie de sel ammoniac, une et demie de sous-carbonate et quatre d'eau.

Ces trois dernières pharmacopées prescrivent de pousser la distillation jusqu'à ce que l'esprit qui passe ait dissous tout le sel déposé d'abord dans le col de la cornue.

℞ Sous-carbonate d'ammoniaque
    concret. . . . . une partie.
  Eau. . . . . . sept parties.
Conservez la dissolution. (vm.)

ba. be. ed. lo. et s. prescrivent une partie de sel et quatre d'eau ; — han. et c. une partie de sel et cinq d'eau ; — a. et po. une partie de sel et trois d'eau ; — a. dit que la liqueur doit peser 1,100, et marquer 12 degrés à l'aréomètre de Baumé ; — ba. lui assigne 1,075 de pesanteur spécifique : — dd. prescrit une partie de sel et huit d'eau distillée ; — pr. une de sel et cinq d'eau ; — fe. une partie et demie de sel et huit d'eau.

§. II. A L'ÉTAT IMPUR.

1° A l'état solide.

Sous-carbonate d'ammoniaque huileux concret , Sel de corne de cerf, Sel volatil d'urine ou de tartre , Carbonate d'ammoniaque pyro-huileux ; Ammonium carbonicum s. subcarbonicum pyro - oleosum , Carbonas ammoniæ pyro-animale s. alcalinus pyroanimalis , Carbonas ammoniaci cornu cervi s. viperarum s. lumbricorum crystallisatus s. Carbonas superammonicus pyro - oleosus , Hypo-carbonas ammoniæ pyro-animale , Sal cornu cervi depuratum s. volatile, Subcarbonas ammoniæ pyro-oleosum s. animale s. ammonicum empyreumaticum. (an. b. ba. be. br. d. e. f. fe. fi. fu. han. he. li. o. pa. po. pr. s. sa. w. c. pid. sp. vm.)

℞ Tournure de corne de cerf, à volonté.

Remplissez-en aux trois quarts une cornue garnie d'une alonge qui la fait communiquer avec un récipient ; placez cette cornue sur un feu nu, et chauffez-la peu à peu, de manière qu'elle finisse par rougir ; continuez ainsi jusqu'à ce qu'il ne passe plus rien. Les produits de l'opération sont une eau ammoniacale brunie par de l'huile empyreumatique, une huile empyreumatique brunâtre et du sel de corne de cerf. (ams. br. d. f. fi. fu. li. o. pa. sa. w. pid. sp. vm.)

po. prescrit des os dégraissés ; — pr. des os dégraissés ou des fragmens de corne de cerf.

e. prescrit en outre des vers de terre, ou une vipère écorchée et dépouillée de ses entrailles. — fu. du sang sec ; — pa. de l'ongle d'élan ; — sa. et w. une vipère ; — br. pa. et

w. des vers de terre ; — sa. du crâne humain ; — br. pa. et w. de l'urine d'enfant ou de jeune homme bien portant ; — w. du marc de raisin.

Toute substance animale contenant de l'azote est susceptible de fournir à la distillation du sous-carbonate d'ammoniaque sali par une huile fétide. Le produit est identique dans tous les cas, et ne varie pas suivant la substance qui le fournit, comme on le pensait autrefois.

Le sous-carbonate obtenu ainsi étant très impur, plusieurs pharmacopées prescrivent de le purifier. Des procédés différens ont été conseillés pour remplir cet objet.

℞ Sel volatil de corne de cerf,
huit livres.
Poudre de charbon végétal pur,
une livre.

Mêlez bien ; introduisez le mélange dans une cornue de verre garnie d'un récipient ; lutez l'appareil, sublimez au moyen d'un feu doux, et conservez le produit. (b. ba. be.)

fi. et su. élèvent la quantité de charbon au quart du sel employé.

d. e. o. po. et pr. veulent qu'on mêle le sel avec le double de craie sèche; — w. qu'on y ajoute quatre fois son poids de craie pulvérisée ; — fu. qu'on le mêle avec un tiers de craie ; — f. et vm. qu'on le distille seul, dans une cornue de verre à large col ; — he. et pid. qu'on le soumette, également seul, à une seconde sublimation ; — sp. qu'on le fasse fondre dans l'eau, qu'on filtre la liqueur, et qu'on l'évapore à une douce chaleur.

On a aussi proposé plusieurs procédés pour faire ce sel de toutes pièces, c'est-à-dire autrement que par la distillation des matières animales :

℞ Craie pulvérisée. . quatorze onces.
Sel ammoniac. . . . . six onces.

Pulvérisez ces deux substances à part, et mêlez-les exactement avec

Huile empyreumatique dépurée,
un gros.

Introduisez le mélange dans une cornue de verre à col court, lutée avec un petit récipient ; faites un feu d'abord doux, puis augmenté par degrés, jusqu'à ce qu'il ne s'élève plus de sel ; après le refroidissement retirez ce qui s'est attaché au col de la cornue et aux parois du récipient. (an. b.)

vm. prescrit une partie de craie, une de sel ammoniac et une quantité d'huile empyreumatique équivalente au soixantième du poids du mélange.

℞ Sel ammoniac sec et en poudre,
quatre onces.

Sous-carbonate de potasse, huit onces.
Huile de corne de cerf. . . un gros.

Distillez ensemble. (pa. w.)

℞ Sous-carbonate d'ammoniaque pur,
trente-deux parties.
Huile animale très pure, une partie.

Sublimez ensemble. (s.)

han. prescrit huit onces de sel et deux gros d'huile ; — be. quatre onces de sel et deux gros d'huile.

2° A l'état liquide.

Sous-carbonate d'ammoniaque liquide huileux, Carbonate d'ammoniaque pyro-huileux liquide, Esprit de corne de cerf, d'ivoire, de vipère, de lombrics ; Carbonas ammoniæ pyro-animalé liquidum, Carbonas superammonicus pyro-oleoso-aquosus, Hypocarbonas ammoniæ pyro-animale liquidum, Liquor cornu cervi alcalinus s. ammonii pyró-oleosi s. volatilis cornu cervi, Spiritus cornu cervi s. eboris s. viperarum s. ungulæ alcis s. lumbricorum, Subcarbonas ammoniæ pyro-animale liquidum. (a. an. b. ba. be. d. du. f. fe. fi. fu. han. he. li. o. po. s. su. c. pid. sp. vm.)

Tantôt on prépare cet esprit de toutes pièces, par le procédé suivant :

℞ Sous-carbonate d'ammoniaque solide et imprégné d'huile empyreumatique. . . . une partie.
Eau pure. . . . . quatre parties.

Faites dissoudre, filtrez et conservez la liqueur. (an. b. be. po.)

Tantôt on purifie l'esprit volatil de corne de cerf, ainsi qu'il suit :

℞ Esprit de corne de cerf, huit parties.
Charbon végétal. . . une partie.

Introduisez dans une cucurbite de verre, et mêlez bien ensemble ; adaptez un chapiteau, puis un récipient, lutez l'appareil, et distillez à une douce chaleur, tant que la liqueur jaunâtre qui passe exhale l'odeur d'ammoniaque, ou jusqu'à ce qu'il ait passé près de la moitié du liquide employé. (b. be.)

s. prescrit un seizième de charbon ; — o. la moitié ; — li. un douzième de craie ; — du. veut qu'on distille l'esprit jusqu'à ce qu'il passe limpide comme de l'eau, en séparant par la filtration l'huile et le sel après chaque distillation, et ajoutant, après chaque opération, la première exceptée, un sixième en poids environ de charbon végétal pulvérisé. — f. prescrit seulement de distiller les trois quarts de l'esprit, sur un feu doux ; — han. he. et pid. d'en distiller la moitié ; — ba. de le distiller jusqu'à ce que le produit pèse 1,070 ; — d. et fu. de le rectifier à une douce chaleur ; — vm. de le mê-

ler avec parties égales d'eau, et de distiller les trois quarts; — a. fi. su. et *sp.* de le
filtrer à travers un papier mouillé et de le
conserver ensuite; — a. lui assigne alors une
pesanteur spécifique de 1,080.

Il est bon de faire remarquer que les produits de ces deux procédés ne se ressemblent pas parfaitement. Le premier ne donne
en effet qu'une solution aqueuse de sous-
carbonate imprégné d'huile, tandis que
l'esprit de corne de cerf, même rectifié, est
un mélange d'eau, de sous-carbonate d'ammoniaque uni à une petite quantité d'huile
empyreumatique, d'acétate et probablement aussi d'hydrocyanate d'ammoniaque.

Le sous-carbonate d'ammoniaque est excitant, stimulant. Sec, on le donne à la dose
de deux à dix grains, une ou plusieurs fois
dans la journée; liquide, à celle de dix
à soixante gouttes, dans une boisson appropriée. Sa volatilité fait qu'on ne doit le mé-
langer qu'avec des liqueurs froides. Le sel
de corne de cerf jouit des mêmes propriétés;
seulement il passe pour être un peu antispasmodique; la dose est de cinq à six grains.
On peut en dire autant de l'esprit de corne
de cerf, auquel toutefois la présence d'une
certaine quantité d'acide hydro-cyanique
procure une action plus marquée sur le système nerveux.

Il ne faut mettre aucune de ces préparations en contact ni avec la chaux, ni avec
la potasse pure, solide ou liquide, ni avec
la magnésie.

SEL VOLATIL AROMATIQUE. (fe.)

℞ Sous-carbonate d'ammoniaque,
        deux onces.
  Écorce fraîche d'orange,
  ————— de citron,
  de chaque. . . . . six gros.
  Vanille,
  Macis, de chaque. . . deux gros.
  Cannelle. . . . . . un gros.
  Girofle . . . . . un demi-gros.
Sublimez le mélange et recueillez le pro-
duit.

POUDRE AMMONIACALE.

Pulvis ammonii. (au.)

℞ Sel de corne de cerf,
       douze à vingt grains.
  Extrait de jusquiame noire, un grain.
  Poudre aromatique, quarante grains.
Faites quatre paquets. — Diaphorétique,
antispasmodique.

POUDRE AMMONIACALE CAMPHRÉE.

Pulvis ammoniaco-camphoratus. (dd.)

℞ Sous-carbonate d'ammoniaque,
      quatre grains.

Camphre pulvérisé. . deux grains.
Sucre blanc en poudre,
      vingt-quatre grains.
Mêlez exactement.—Pour une seule dose.

PILULES ANTIARTHRITIQUES. (bo.)

℞ Sous-carbonate d'ammoniaque,
         six gros.
  Savon médicinal. . . quatre onces.
  Extrait d'opium. . . un gros.
  Scille pulvérisée. . . . trois gros.
  Sirop de sucre. . suffisante quantité.
Faites des pilules de quatre grains.
Dose, deux à quatre, tous les jours, entre
les accès.

POMMADE CONTRE LE LUMBAGO. (sa.)

℞ Sous-carbonate d'ammoniaque,
       un demi-gros.
  Poudre de semences de cumin,
  ——— de fleurs de camomille,
  de chaque. . . . deux gros.
  Camphre dissous dans l'huile de
  térébenthine. . . un scrupule.
  Rob de sureau. . . . quatre onces.
  Savon noir. . . . . une once.
En frictions le soir.

CÉRAT DE RÉCHOUX. (ca.)

℞ Sous-carbonate d'ammoniaque,
       un gros.
  Cérat de Galien sans eau, une once.
Triturez bien, dans un mortier de marbre.
En frictions sur le cou, à la dose d'un
gros, de quatre en quatre heures, dans le
croup.

SOLUTION DE THACHER. (b*.)

℞ Sous-carbonate d'ammoniaque,
       un gros.
  Gomme arabique. . . deux gros.
  Sucre blanc. . . . . un gros.
  Eau de fontaine. . quatre onces.
A prendre par cuillerées, dans les cas
où il paraît utile de stimuler le tube alimen-
taire.

POTION DIAPHORÉTIQUE.

Potio ammoniata. (au.)

℞ Esprit de corne de cerf,
       cinquante gouttes.
  Eau. . . . . une once et demie.
Pour une seule dose.

GARGARISME AMMONIACAL. (sw.)

℞ Sous-carbonate d'ammoniaque li-
  quide. . . une demi à une once.
  Décoction d'orge. . . une livre.
Mêlez ensemble. — En substituant de

'eau de cannelle ou une infusion aromatique uelconque à la décoction d'orge ou de guinauve, on obtient le *Gargarisme stimulant* [u même auteur, qui exerce effectivement [ne action plus marquée sur les tissus vi-ans.

POTION AMMONIACALE DE PEYRILHE. (b*.)

♃ Sous-carbonate d'ammoniaque,
      un gros et demi.
Sucre blanc. . . . quatre onces.

Faites fondre ces deux substances dans nze onces d'une infusion préparée avec

Follicules de séné. . une demi-once.
Feuilles de mélisse. . quatre onces.

A prendre, par trois ou quatre onces à la 'ois, le matin, à jeun, et le soir. — Peyrilhe, ui a recommandé cette potion dans le traitement des maladies vénériennes, prescriait en même temps de boire, chaque jour, eux à quatre pintes d'une infusion de deux nces de mélisse dans trois pintes d'eau.

IXTURE ANTIASTHMATIQUE DE VAN SWIETEN.
(sm.)

♃ Sous-carbonate d'ammoniaque ,
       un gros.
Eau de rue. . . . . huit onces.

Ajoutez à solution

Sirop diacode. . . . deux onces.

Dose, une cuillerée à bouche tous les demi-quarts d'heure, pendant les paroxysmes de l'asthme convulsif, jusqu'à ce qu'on ait obtenu un calme parfait. — Sainte-Marie substitue le succinate d'ammoniaque au sous-carbonate.

SOLUTION ALCOOLIQUE DE SOUS-CARBONATE D'AM-MONIAQUE. (dd.)

♃ Sous-carbonate d'ammoniaque liquide. . . . . une demi-once.
Alcool concentré. . . une once.

Cette mixture est proposée en remplacement de l'alcool ammoniacal, qui, préparé d'après quelques-unes des formules que nous avons citées, s'en rapproche effectivement beaucoup. — Dose, soixante gouttes.

Le sous-carbonate liquide de d d. est composé d'une partie de sel et de huit d'eau, ce qui explique pourquoi l'alcool concentré n'y fait pas naître de précipité, comme il arrive dans l'*Offa alba* de Van Helmont, car ce sel est insoluble dans l'alcool pur, tandis qu'il se dissout dans un mélange d'une partie d'alcool et de deux parties d'eau.

Quant à l'*Offa alba*, appelée aussi *Sapo chymicus*, préparation jadis célèbre comme fondante ou désobstruante, et qu'on faisait prendre à la dose d'un scrupule, dans un verre d'eau, elle se préparait comme il suit :

♃ Sous-carbonate d'ammoniaque liquide et concentré. . à volonté.

Versez peu à peu

Alcool très concentré,
     quantité suffisante
pour que, du mélange des deux liquides résulte un épais magma blanc. (br. sa. sp.)

EMBROCATION AMMONIACALE. (sw.)

♃ Sous-carbonate d'ammoniaque,
       une once.
Alcool. . . . . . . six onces.
Eau. . . . . une à deux livres.

Mêlez. — Au besoin on remplace l'alcool par de l'eau-de-vie camphrée..

FOMENTATION AMMONIACALE CAMPHRÉE.

Fomentum ammoniacale camphoratum. (au.)-

♃ Sous-carbonate d'ammoniaque liquide. . . . . une demi-once.
Eau-de-vie camphrée,
      une once et demie.

Résolutif, utile dans le cas d'ecchymose.

GOUTTES ANGLAISES CÉPHALIQUES.

Guttæ Anglicanæ cephalicæ. (f. w. sp.)

♃ Esprit de soie. . . . quatre onces.
Huile essentielle de lavande, un gros.
Alcool. . . . . . . une once.

Faites digérer pendant quelques jours, et distillez jusqu'à ce qu'il nage quelques parcelles d'huile sur le produit. (w. sp.)

♃ Sous-carbonate d'ammoniaque impur et liquide, cent vingt-huit parties.
Huile de lavande. . quatre parties.
Alcool (32 degrés.)... seize parties.

Distillez. (f.)

Dose, quarante gouttes.

ÉMULSION AMMONIACALE.

Emulsio oleosa volatilis. Mixtura ammonii carbonici pyro-oleosa camphorata.(g. au. s.)

♃ Sous-carbonate d'ammoniaque,
       un gros.
Gomme arabique. . une demi-once.
Sirop de guimauve. . . une once.
Huile d'amandes; une once et demie.
Eau. . . . . . . sept onces.

A prendre par cuillerées. (g.)

♃ Sel volatil de corne de cerf,.
Camphre, de chaque. . . un gros.
Eau de cannelle. . . . huit onces.
Mucilage de gomme arabique,
     quantité suffisante.
Sirop d'orgeat. . . . . une once.

Dose, une demi-cuillerée à une cuillerée toutes les heures. (au.)

♃ Sous-carbonate d'ammoniaque,
un scrupule.
Sucre blanc. . . une once et demie.
Eau distillée. . . . . cinq onces.
——alexitère spiritueuse, une once.
Huile d'amandes. . . deux onces.
Dose, quatre cuillerées trois fois par jour.

MIXTURE ANTISPASMODIQUE. (*pie.*)

♃ Esprit de corne de cerf, vingt gouttes.
Huile d'amandes douces, deux onces.
Sirop de pavot. . . . . six gros.
A prendre le soir, en se couchant.

POTION STIMULANTE. (*e.*)

♃ Sous-carbonate d'ammoniaque,
quinze grains.
Poudre de valériane. . un scrupule.
Eau de cannelle. . . deux onces.
A répéter toutes les quatre heures.

♃ Sous-carbonate d'ammoniaque,
huit grains.
Poudre de gingembre, quinze grains.
Esprit de cannelle. . . deux gros.
Eau. . . . . une once et demie.
Mêlez.

♃ Sous-carbonate d'ammoniaque,
Sucre blanc,
Gomme arabique,
de chaque. . . un gros et demi.
Esprit de lavande composé, deux gros.
Eau de menthe. . . quatre onces.
Une cuillerée toutes les heures ou toutes les deux heures.

POTION CARDIAQUE.

Potio cardiaca s. *ammoniacalis.* (g. *sp.*)

♃ Sous-carbonate d'ammoniaque,
un demi-gros.
Eau pure. . . . . . six onces.
——— de poivre de la Jamaïque,
une once.
Sirop de safran. . . une demi-once.
Mêlez. (g.)

♃ Sous-carbonate d'ammoniaque,
quinze grains.
Eau commune. . une once et demie.
Ajoutez à la solution
Sucre blanc. . . . . un gros.
Teinture de poivre de la Jamaïque,
deux gros.
Mêlez. (*sp.*)
Excitant, réputé sudorifique.— A prendre trois fois par jour.

POTION ANTISCROFULEUSE. (*ra.*)

♃ Sous-carbonate d'ammoniaque,
un demi-gros.

Teinture de gentiane. . . une once.
Elle était plus employée jadis qu'elle ne l'est aujourd'hui, à l'Hôtel-Dieu, dans le traitement des scrofules.

ESPRIT NERVIN DE RIEMER. (*vm.*)

♃ Esprit de corne de cerf rectifié,
quatre parties.
Versez-le peu à peu, en remuant toujours, dans une bouteille contenant
Alcool rectifié. . . seize parties,
auquel on a préalablement ajouté une dissolution de
Camphre. . . une partie et demie
dans
Huile de genièvre. . . une partie.

MIXTURE DIAPHORÉTIQUE. (*sw.*)

♃ Sous-carbonate d'ammoniaque,
un gros.
Sucre blanc. . . . un gros et demi.
Triturez ensemble, et ajoutez
Eau distillée. . . . cinq onces.
Teinture de cannelle. . . une once.
On peut remplacer le sous-carbonate par de l'acétate ou du nitrate d'ammoniaque.
Conseillée dans les catarrhes et autres maladies attribuées à la suppression de la transpiration. — Dose, trois à quatre cuillerées trois ou quatre fois par jour.

MIXTURE ANTIÉPILEPTIQUE. (*sm.*)

♃ Sous-carbonate d'ammoniaque,
Teinture de castoréum,
——·—— de succin,
——·—— d'assa-fœtida,
de chaque. . . . . trois gros.
Conseillée par de Haen.—Dose, soixante gouttes, dans un verre d'eau, trois fois par jour.

LINIMENT SPIRITUEUX.

Liquor aromaticus saponato-ammoniatus.
(b*. *au.*)

♃ Sous-carbonate d'ammoniaque
liquide. . . . une demi-once.
Esprit de savon,
——·—— de serpolet,
Eau-de-vie camphrée,
de chaque. ·. . . . une once.
Utile dans la paralysie.

EAU D'HIRONDELLES SIMPLE. (w. *sp.*)

♃ Jeunes hirondelles hachées menu,
n° 30.
Gui de chêne,
Racine de pivoine,
de chaque. . une once et demie.

Graines de pivoine. . . une once.
Fleurs de muguet. . quatre onces.
—·—— de sureau , une once et demie.
Eau de fontaine. . . . dix livres.
Distillez la moitié du liquide.
Stimulant, réputé antihystérique.—Dose,
six gros.

EAU DE CORNE DE CERF COMPOSÉE.

Aqua tenellorum cornu cervi s. typhorum cervi composita. (*sp.*)

℞ Cornes de cerf nouvellement
poussées. . . . . dix onces.
Quatre fleurs cordiales ,
Racine de scorzonère ,
———— de zédoaire ,
de chaque. . . . . une once.
Cannelle ,
Fleurs de lavande ,
Macis ,
Noix muscade ,
de chaque. . . une demi-once.
Bois de santal rouge , un gros et demi.
——d'aloès ,
Cassia lignea , de chaque , un gros.
Vin de Madère sec. . soixante onces.
Eau-de-vie. . . trente-six onces.
Après suffisante macération, distillez et
conservez l'esprit.
Stimulant. — Dose, deux gros.

LIQUEUR ANODINE DE TRILLER.

Liquor anodynus topicus. (*sp.*)

℞ Esprit de sel ammoniac , deux gros.
Eau d'Anhalt. . . . deux onces.
Essence de safran ,
—·——— de castoréum ,
de chaque. . . . . deux gros.
Huile essentielle de noix muscade ,
trente gouttes.
Cette mixture était employée chaude par
Triller, en fomentations, dans les douleurs
rhumatismales invétérées. L'auteur en donne
une autre formule, que nous plaçons ici à
cause de l'analogie, quoique l'ammoniaque
y soit à l'état d'acétate.

℞ Esprit de vers de terre ,
———— de fourmis , de chaque , un gros.
Eau d'Anhalt. . . . cinq onces.
Essence de succin ,
———— de castoréum ,
de chaque. . . . . trois gros.
——·——— anodine. . . deux gros.
Cette dernière préparation se rapproche
un peu de quelques unes d'entre celles qui
sont décrites, à l'article opium, sous le nom
d'élixir parégorique.

EAU ACOUSTIQUE.

Aqua acustica. (w. *sp.*)

℞ Racine de livèche ,

———— de valériane ,
Herbe de romarin ,
Fleurs de lavande ,
de chaque. . . . une demi-once.
Baies de laurier,
Castoréum ,
Camphre, de chaque. . . deux gros.
Esprit de genièvre. . douze onces.
Faites macérer pendant quatre jours ,
et ajoutez
Esprit de sel ammoniac ,
une demi-once.
Huile de genièvre. . un demi-gros.
Conservez. (*sp.*)

℞ Racine de souchet rond ,
—·——— d'iris de Florence ,
———— de livèche ,
———— de valériane ,
de chaque. . . une demi-once.
Herbe fraîche de marjolaine ,
—·———·——— d'origan ,
—·———·——— de romarin ,
—·———·——— de rue ,
—·———·——— de sauge ,
—·———·——— de serpolet ,
Fleurs de lavande ,
———— de sureau , de chaque, trois gros.
Coriandre ,
Fenouil ,
Semences , de rue ,
Genièvre ,
Baies de laurier ,
de chaque. . . . un demi-gros.
Ognons coupés, deux onces et demie.
Castoréum. . . . deux gros.
Eau épileptique de Lange ,
Esprit de genièvre ,
de chaque. . . . quinze onces.
Suc de raifort. . une livre et demie.
Après deux jours de digestion ,
ajoutez
Sous-carbonate de potasse, quatre gros.
Sel ammoniac. . . . deux gros.
Camphre. . . . . . un gros.
Eau de fontaine , quantité suffisante
pour prévenir l'empyreume ; distillez seize
onces de liquide. (w.)
On en introduit quelques gouttes dans l'o-
reille, sur du coton.

CATAPLASME AMMONIACAL. (*au.*)

℞ Sous-carbonate d'ammoniaque
liquide ,
Elatérium , de chaque. . deux gros.
Huile d'amandes douces ,
une demi-once.
Pulpe de casse. . . . . une once.
On le dit utile dans l'angine qui accompa-
gne la scarlatine.

Linimentum ammoniacatum mixtum, s. am-
moniæ subcarbonatis (lo. wu. c. pie. sw.
sy.)

♃ Sous-carbonate d'ammoniaque liquide,
　　　　　　　　　　　une partie.
　Huile d'olives. . . . trois parties.
Mêlez en agitant ensemble. (lo. c.)

sw. prescrit un à trois gros de sel et une
once d'huile d'olives; — sy. trois à quatre
gros de sel et deux onces d'huile d'olive ; —
pie. une partie de sel et trois d'huile d'amandes douces, d'après Sydenham ; ou une de
sel et deux d'huile de lin, d'après Barthez;
— wu. de l'esprit de corne de cerf et de
l'huile, l'un et l'autre à volonté.

Excitant, qu'on emploie en frictions.

LINIMENT AMMONIACAL CAMPHRÉ. (sy.)

♃ Sous-carbonate d'ammoniaque liqui de.
　　　　　　　　　trois à quatre gros.
　Huile d'olives. . . . deux onces.
　Alcool camphré . . . trois gros.

LINIMENT RÉSOLUTIF.

Linimentum resolvens. (au. sw. sy.)

♃ Sous-carbonate de potasse liquide.
　　　　　　　　　　　une once.
—————— d'ammoniaque
　liquide. . . . . deux gros.
　Alcool. ; . . . . huit onces.
Mêlez. (sy.)

♃ Extrait alcoolique de bile,
　Savon blanc, de chaque, trois gros.
　Camphre. . . . . un gros.
　Sous-carbonate d'ammoniaque,
　　　　　　　　　　　un demi-gros.
Broyez ensemble, et ajoutez
　Onguent d'althæa. . . une once.
　Huile de pétrole rectifiée, deux gros.
Mêlez. (sw.)

♃ Onguent d'althæa. . . une once.
　Savon blanc,
　Fiel de bœuf, de chaque, deux gros.
　Camphre. . . . . . un gros.
　Sel volatil de corne de cerf,
　　　　　　　　　　　un demi-scrupule.
Mêlez. (au.)
Conseillé dans les engorgemens scrofuleux.

LINIMENT ANTIARTHRITIQUE. (au.)

♃ Sous-carbonate d'ammoniaque ,
　　　　　　　　　　　deux gros.
　Huile animale de Dippel. . un gros.
　——— d'olives. . . . trois onces.
Mêlez avec soin.

♃ Sous-carbonate d'ammoniaque ,
　　　　　　　　　　　un gros.
　Teinture de cantharides, deux gros.
　Huile de ricin. . une once et demie.
Mêlez bien.

BAUME AROMATIQUE. (au.)

♃ Huile de muscade. . . deux gros.
　Castoréum. . . . deux scrupules.
　Sel de corne de cerf, un demi-scrupule.
　Huile de rue. . . . . six gouttes.
On en frotte les tempes dans l'hystérie.

ÉPITHÈME RUBÉFIANT. (e.)

♃ Sous carbonate d'ammoniaque
　liquide. . . . une demi-once.
　Eau-de-vie camphrée, quatre onces.
　Huile de genièvre,
　——— de succin, de chaque, deux gros.
Utile dans la paralysie.

ONGUENT AMMONIACAL.

Unguentum ammoniatum. (au.)

♃ Sel volatil de corne de cerf, un gros.
　Onguent rosat. . . . . une once.
　Huile de jasmin. . quatre gouttes.
Dans les engorgemens des mamelles. —
En frictions, trois ou quatre fois par jour.

EMPLATRE RÉSOLUTIF.

Emplastrum resolvens ammoniacatum. (sw.)

♃ Sous-carbonate d'ammoniaque ,
　　　　　　　　　　　deux gros.
　Emplâtre diachylon gommé, une once.
　Pétrole,
　Camphre, de chaque, deux scrupules.
Mêlez.

EMPLATRE VOLATIL. (sa.)

♃ Sous-carbonate d'ammoniaque ,
　　　　　　　　　　　un gros.
　Camphre pulvérisé. . . deux gros.
　Térébenthine de Venise ,
　　　　　　　　　quantité suffisante.

EMPLATRE AMMONIACAL CAMPHRÉ.

Emplastrum ammonii cum camphora. (b*.)

♃ Sous-carbonate d'ammoniaque ,
　　　　　　　　　　　un gros.
　Camphre. . . . . un demi-gros,
　Emplâtre de ciguë ,
　——— de savon ,
　de chaque. . . une demi-once.
Mêlez.

PHOSPHATE D'AMMONIAQUE.

Phosphas ammoniæ. (b*. vm.)

♃ Surphosphate de chaux figé,
　　　　　　　　　　　à volonté.

Ajoutez-y, pour le rendre liquide, le
moins d'eau possible ; décomposez-le
u y versant peu à peu

Ammoniaque liquide concentrée,
quantité suffisante
pour saturer parfaitement l'acide ; filtrez,
avez le marc avec un peu d'eau bouillante,
oncentrez à une douce chaleur et faites
ristalliser. (*vm.*)

b*. conseille de saturer de l'acide phos-
horique avec du sous-carbonate d'ammo-
iaque, et de conserver la liqueur.

On peut aussi broyer ensemble huit parties
e phosphate de chaux et six parties et un
uart de sulfate d'ammoniaque, en ajou-
ant peu à peu quatre parties d'eau bouil-
nte, laisser en repos pendant deux jours,
écanter, concentrer légèrement, laisser en-
ore en repos, continuer ainsi jusqu'à ce qu'il
e se précipite plus de sulfate de potasse,
puis chauffer, filtrer et laisser refroidir lentement. (*vm.*)

On peut également rapprocher davantage
le liquide de la première décantation, confondre ainsi les cristaux des deux sels, pulvériser le mélange, et le traiter par quatre
parties d'eau froide, qui enlève le phosphate,
sans toucher au sulfate ; on fait ensuite cristalliser la liqueur. (*vm.*)

Excitant, diaphorétique discussif, à peu
près inusité. — Dose, trente à quarante gouttes, quand il est à l'état liquide.

SULFATE D'AMMONIAQUE.

Sulphas ammoniacæ, Ammonium sulphuri-
cum, Sal ammoniacum secretum Glauberi.
br. sw. vm.)

1°. A l'état liquide ; *Liquor enixus.* (br.)

℞ Esprit de corne de cerf rectifié,
trois onces.

Versez-y goutte à goutte

Acide sulfurique, quantité suffisante
pour saturer parfaitement, et conserver pour
l'usage.

2°. A l'état solide.

℞ Acide sulfurique étendu d'eau,
à volonté.

Faites-le chauffer, et saturez-le peu à
peu avec

Sous - carbonate d'ammoniaque.
suffisante quantité.
Filtrez et faites cristalliser. (b*. sw. vm.)

℞ Sulfate de magnésie,
Sel ammoniac,
de chaque. . . . parties égales.
Eau chaude. . quantité suffisante
pour dissoudre le mélange, mais rien de

plus ; mettez sur le feu pendant un quart-
d'heure ; filtrez la liqueur et laissez-la cristalliser, lavez les cristaux avec une petite quan-
tite d'eau froide, dissolvez-les dans de l'eau
chaude, et faites-les cristalliser de nouveau
(*sw*. vm.)

Excitant, apéritif, presque inusité aujour-
d'hui. — Dose, depuis un scrupule jusqu'à
un demi-gros ; on donne soixante gouttes de
celui qui est liquide.

NITRATE D'AMMONIAQUE.

Nitras ammoniacæ, Nitrum flammans, Sal
ammoniacum nitrosum, Alcali volatile ni-
tratum. (b. br. br. sw*.)

℞ Acide nitrique. . . . à volonté.
Solution de sous-carbonate d'ammoniaque. . quantité suffisante
pour saturer parfaitement l'acide ; coneen-
trez le liquide à une douce chaleur, et faites-
le cristalliser dans un lieu frais. (br.br.)

℞ Sel ammoniac,
Nitre purifié, de chaque, deux parties.

Pulvérisez ces deux sels et mêlez-les,
en les battant bien, avec

Alcool. . . . . . huit parties.

Faites bouillir la liqueur, passez-la encore
bouillante, et laissez-la dans un lieu frais,
pour qu'elle cristallise. (b*.)

sw*. veut qu'on fasse dissoudre parties
égales des deux sels dans suffisante quantité
d'eau, qu'on décante la liqueur après son
refroidissement, qu'on l'évapore jusqu'à ce
qu'il ne se dépose plus d'hydrochlorate de
potasse, qu'on la décante encore une fois, et
qu'on la laisse en repos, pour qu'elle cristallise.

Ce sel, manifestement excitant, n'en a pas
moins été rangé parmi les rafraîchissans, et
par suite dans la classe des diurétiques, propriété qu'il possède en effet, comme tous les
stimulans, dans certaines circonstances. On
l'a surtout employé dans les fièvres et les catarrhes aigus. — Dose, un à deux scrupules.

HYDROCHLORATE D'AMMONIAQUE.

Muriate d'ammoniaque, Sel ammoniac, Sel
armoniac ; Ammonia muriatica, Ammonium
muriatum, Hydrochloras ammoniæ, Murias
ammoniæ, Sal ammoniacum s. armonia-
cum.

§. I. TEL QU'IL EST FOURNI PAR LE
COMMERCE.

a. am. ams. aq. b. ba. be. br. d. dd. du. e. ed. f. fe. ff. fi. fu.
bam.ham. hf. li. lo. o. p. po. pp. pr. r. s. su. w. wu. c. pa.
pid. ip.

§. II. PURIFICATION DE CELUI DU COMMERCE.

Sel ammoniac purifié; Sal ammoniacum depuratum, Ammonium muriaticum depuratum.

a ams. au. b., ba. be. br. d. fe. fi. g. han o. pa. po. pr. r. sa. w. wu. *br. pid. vm.*

℞ Sel ammoniac du commerce,
　　　　　　　　　une partie.
Eau bouillante. . . deux parties.

Filtrez la solution, évaporez ensuite jusqu'à pellicule, et faites cristalliser dans un endroit frais. (a. ams. an. b. ba. be. br. d. fe. fi. g, han. o. pa. po. pr. r. sa. w. wu. *br. pid. vm.*)

Ou peut aussi sublimer le sel du commerce. Alors on obtient les *Fleurs de sel ammoniac, Flores salis armoraciæ.* (w. *br.*)—sa. prescrit de faire cette sublimation avec parties égales de sel marin décrépité.

§. III. FABRICATION DE TOUTES PIÈCES.

sw. vm.

℞ Sous-carbonnate d'ammoniaque,
　　　　　　　　　à volonté.
Acide hydrochlorique,
　　　　　　　quantité suffisante
pour obtenir une saturation parfaite; faites ensuite évaporer doucement jusqu'à siccité. *(sw.)*

℞ Sulfate d'ammoniaque, deux livres.
Eau distillée . . quantité suffisante
pour dissoudre le sel. Ajoutez à la liqueur
Solution aqueuse de sel marin,
　　　　　　　　　deux livres.

Évaporez, sur un feu doux, jusqu'à ce qu'il commence à se former des cristaux, et faites cristalliser dans un endroit frais. *(sw.)*

℞ Sulfate d'ammoniaque,
　　　　　six parties et demie.
Sel commun, cinq parties et demie.

Séchez bien les deux sels, mêlez-les dans un vase approprié, soumettez à la distillation, et recueillez le produit. *(vm.)*

Stimulant, fondant, résolutif et diurétique, le sel ammoniac est employé tant à l'extérieur, sous forme de lotions ou de fomentations, qu'intérieurement, à la dose de dix à trente grains, surtout dans les hydropisies, les affections attribuées aux vers, et les maladies dites pituiteuses.

Les acides sulfurique et nitrique, le sous-acétate de plomb, la potasse, la chaux, la soude, les carbonates de potasse et de soude, telles sont les substances qu'on doit éviter de lui associer, parce qu'elles le décomposent.

Species cephalicæ s. *fotus discutientis et nervini.* (fu.)

℞ Sel ammoniac, deux onces et demie.
Baies de genièvre,
Feuilles de menthe,
———— de rue,
———— de romarin,
———— de sauge,
———— de laurier,
Fleurs d'arnica,
———de camomille,
de chaque.. . . . . six onces.

Coupez, écrasez et mêlez.

SACHET RÉSOLUTIF. (b*. r. bo. ca.)

℞ Sel ammoniac,
— de cuisine décrépité,
Éponge brûlée,
de chaque. . . . parties égales.

Faites du tout une poudre grossière, et renfermez-la dans un sac de toile fine. (b*. bo. ca.)

℞ Sel ammoniac,
Sulfate de fer,
———— de chaux,
de chaque. . . . parties égales.
Mêlez bien ensemble. (r.)

POUDRE PECTORALE. (b*.)

℞ Sel ammoniac dépuré,
Suc de réglisse, de chaque, deux gros.
Oléo-sucre de fenouil, trois gros.
Sucre de lait. . . . . cinq gros.

POUDRE FÉBRIFUGE.

Pulvis ammonii muriatici. (au. ca.)

℞ Sel ammoniac. . . un demi-gros.
Yeux d'écrevisse. . . . un gros.
Myrrhe. . . . . . un scrupule.

Partagez en trois paquets. A prendre en trois fois; le premier, deux heures avant le paroxysme; le second, le lendemain à la même heure; et le troisième, le surlendemain. (ca.)

℞ Sel ammoniac. . . . . une once.
Soufre doré d'antimoine,
　　　　　　　　un demi-gros.
Oléo-sucre de camomille, cinq gros.
Racine de réglisse,
———de roseau aromatique,
de chaque. . . . . deux gros.

Dose, une cuillerée à café. (au.)

POUDRE SIALAGOGUE.

Pulvis sialagogus s. *angelicæ compositus.* (au.)

℞ Racine d'angélique,
Sel ammoniac,

Oléo-sucre de cannelle,
de chaque. . . . parties égales.

On en tient une pétite quantité dans la
ıouche.

PILULES FONDANTES. (*sm.*)

℞ Sel ammoniac,
Sous-carbonate d'ammoniaque,
de chaque. . . . . deux gros.
Farine de graine de lin, une once.
Savon blanc. . . . . deux onces.
Miel de Narbonne, quantité suffisante.

Faites des pilules de six grains.

EAU OPHTHALMIQUE. (b*.)

℞ Sel ammoniac. . . une demi-gros.
Eau commune. . . . . une once.

Faites dissoudre.

MIXTURE PECTORALE.

Mixtura pectoralis s. ex ammonio muriatico:
(**vw.**)

℞ Sel ammoniac. . . . . un gros.
Décoction de racine de guimauve,
six onces.
Ajoutez à la solution
Infusion de réglisse. . deux onces.

Dose, deux cuillerées à bouche toutes les
heures.

On trouve dans ham. une potion analogue,
sous le nom de *Mixtura demulcens ammoniacalis*.

℞ Sel ammoniac, un gros et demi.
Potion gommeuse. . . cinq onces.
Infusion de rhubarbe. . une once.

La dose est la même que pour la précédente.

Il faut encore en rapprocher la *Mixtura
ammoniacalis salina* de la même pharmacopée :

℞ Sel ammoniac. . . . deux gros.
Eau distillée. . . . . six onces.
Suc de réglisse. . . . . un gros.

Enfin on ne peut pas en éloigner le *Decoctum althææ cum ammonio muriatico* d'*au.*

℞ Racine de guimauve. . . une once.
Eau. . . . . quantité suffisante
pour avoir douze onces de décoction.

Ajoutez à la colature

Sel ammoniac. . . . deux gros.
Suc de réglisse. . . . . six gros.

GARGARISME RÉSOLUTIF. (ham.)

℞ Espèces émollientes, une démi-once.
Eau de fontaine, quantité suffisante
pour obtenir après l'ébullition huit onces
de colature; faites fondre dans celle-ci

Sel ammoniac. . . . deux gros.
Miel rosat. . . . . . deux onces.

GARGARISME ANTISEPTIQUE. (*ra.*)

℞ Sel ammoniac. . . douze grains.
Camphre. . . . . vingt grains.
Décoction de quinquina, six onces.

Recommandé autrefois, bien plus souvent
qu'aujourd'hui, dans l'angine gangreneuse.

POTION SODORIFIQUE. (*bo. pie.*)

℞ Sel ammoniac,
Gomme arabique,
de chaque. . . . . vingt grains.
Résine de gayac. . . deux gros.
Savon d'Alicante, quarante grains.
Sirop de capillaire. . quatre gros.
Eau commune. . . . . six onces.

A prendre par cuillerées.

COLLYRE RÉSOLUTIF. (*sp.*)

℞ Sel ammoniac,
Acétate de plomb,
de chaque. . . . trois grains.
Eau de fontaine. . . douze onces.

Faites dissoudre.

Préparation contraire aux principes de la
chimie, mais qui n'en produit pas moins le
même effet que si elle était régulièrement
faite, puisqu'elle contient toujours un sel de
plomb et un autre d'ammoniaque.

BAIN RÉSOLUTIF. (*sm.*)

℞ Sel ammoniac. . . . quatre gros.
Soude. . . . . . trois gros.
Foie d'antimoine. . . six gros.
Sel commun. . . . . une once.
Eau. . . . . . . six pintes.

Faites bouillir ensemble.

Mauvaise préparation, conseillée dans les
tumeurs indolentes et scrofuleuses, les œdè-
mes durs et rénitens. On y trempe la partie
malade, deux ou trois fois par jour, pendant
une heure, et on laisse ensuite sur elle des
linges imbibés de la même liqueur.

LIQUEUR CONTRE LA GANGRÈNE. (br. pa. w.)

℞ Sel ammoniac. . . . deux onces.
Vinaigre,
Vin généreux, de chaque, une livre.
Eau. . . . . une livre et demie.

Faites dissoudre. (pa. w.)

br. remplace l'eau par une livre d'infusion
de scordium.

Recommandée en fomentations chaudes
sur les parties gangrenées, lorsqu'on croyait
les excitans propres à arrêter les progrès de
la gangrène.

GARGARISME ACÉTEUX. (*ra.*)

℞ Sel ammoniac. . . . . un gros.
  Miel. . . . . .uue once et demie.

Faites fondre dans   :
  Vinaigre. . . . . . · deux gros.
  Eau. . . . . . . douze onces.

Employé dans l'angine et les inflammations
aphtheuses de la bouche.

MIXTURE RÉSOLUTIVE. (pp. *ca.*)

℞ Sel ammoniac ;
  Vin émétique, de chaque, deux gros.
  Oxymel simple. . . . deux onces.
  Eau de camomille. . . dix onces.

Mêlez. (*ca.*)

pp. prescrit deux gros de sel, autant de suc
de réglisse, une demi-once de vin stibié, et
dix onces d'eau pure.

Conseillée par Selle dans les obstructions
du bas-ventre.—Dose, une demi-tasse toutes
les heures.

DOUCHE AROMATIQUE.

Stillicidium aromaticum. (*au.*)

℞ Espèces aromatiques. . six onces.
  Baies de laurier,
  Genièvre, de chaque. . deux onces.
  Eau. . . . . . . trois pintes.

Faites bouillir pendant un quart
d'heure ; et ajoutez à la colature
  Sel ammoniac. . . quatre onces.
  Esprit de genièvre. . . une livre.

Recommandée par Plenk dans la paralysie.

FOMENTATION RÉSOLUTIVE.

Fotus discutiens. (*sw.*)

℞ Sel ammoniac. . . . une once.
  Alcool de romarin. . . une livre.,

Conseillée, dans l'engorgement des mamelles attribué à la stase du lait. On enveloppe le sein de linges trempés dans cette
liqueur.

EAU-DE-VIE AMMONIACÉE. (*ra.*)

℞ Sel ammoniac. . . une demi-once.
  Eau-de-vie. . . . . · une livre.

Résolutif. — En frictions ou lotions.

SOLUTION RÉSOLUTIVE DE VOGLER. (b*.)

℞ Sel ammoniac. . quatre à six gros.
  Eau commune. . . . vingt onces.

Ajoutez à la solution
  Alcool. . . . . . deux onces.

En fomentations dans les contusions et
les gonflemens inflammatoires des articulations.

SOLUTION RÉSOLUTIVE DE NIEMANN. (b*.)

℞ Sel ammoniac. . . . deux gros.
  Eau de fleurs de sureau. . six onces.

Ajoutez à la solution
  Esprit de lavande ,
  —— de romarin,
    de chaque. . une once et demie.
  Vinaigre. . . . . trois onces.

Cette liqueur remplace avantageusement
la précédente ; on l'emploie, comme elle ,
en fomentations.

ESPRIT RÉSOLUTIF DE SCHMUCKER. (b*. wu.)

℞ Sel ammoniac. . . . . une once.
  Camphre. . . . une demi-once.
  Savon d'Espagne. . . . six gros.
  Alcool. . . . . . deux livres.

Filtrez après suffisante digestion. (b*.)

wu. prescrit six gros de sel ammoniac,
deux gros de camphre, trois gros de savon
de Venise et une livre d'esprit de romarin.

En fomentations, dans les contusions. — Il
faut souvent y ajouter de l'alcool, parceque
la dose du sel ammoniac est trop considérable.

EMPLATRE SAVONNEUX AMMONIACAL.

*Emplâtre fondant ; Emplastrum saponis am-
    monici.* (su. vm.)

℞ Sel ammoniac en poudre,
  Savon de potasse dur,
    de chaque. . . . parties égales.

Mêlez bien ensemble.

FOMENTATION DIURÉTIQUE. (pa.)

℞ Espèces diurétiques (formule de pa.) ,
  Eau. . . . . . . six livres.

Faites bouillir jusqu'à ce qu'il ne reste
plus que quatre livres de colature, et
faites dissoudre dans celle-ci
  Sel ammoniac. . . une demi-once.
  Savon commun, une once et demie.

Conseillée contre les paroxysmes de la gra
velle et la suppression d'urine.

HYDROSULFATE D'AMMONIAQUE.

*Hydrosulfure d'ammoniaque : Hydrosulphure-
tum s. Hydrosulphas ammoniæ.* (am. be.
du. ed. su. br. c. sw. vm.)

℞ Ammoniaque liquide ,
  Sulfate de fer,
    de chaque. . . . quatre onces.
  Acide hydrochlorique. . huit onces.
  Eau. . . . deux livres et demie.

Mêlez l'acide avec l'eau, versez le mélange sur le sulfure pulvérisé, et faites passer
le gaz qui se dégage à travers l'ammoniaque ; quand celle-ci n'en absorbe plus, on

onserve la liqueur dans un flacon bien bou-
;hé.

Si l'on voulait obtenir le sel cristallisé, il
'audrait faire arriver dans un ballon entouré
le glace du gaz ammoniaque et du gaz acide
ıydrosulfurique ; le sel serait parfaitement
ɔur, si l'on remplissait préalablement le bal-
on de gaz hydrogène, en ayant soin d'ailleurs
'empêcher le contact de l'air.

HYDROSULFATE SULFURÉ D'AMMONIAQUE.

*ulfure hydrogéné d'ammoniaque, Foie de
soufre volatil, Liqueur fumante de Boyle,
Hydrosulfurosulfure hydrogéné d'ammoniaque liquide; Hepar sulphuris volatile, Spiritus Beguini s. fumans Beguini, Sulphuretum
ammoniæ s. ammoniacæ, Spiritus salis ammoniaci sulphuratus, Liquor ammonii hydro-
thiodis s. sulphureti, Aqua sulphureti ammoniæ, Hydrosulphuretum ammoniæ s. ammonicum s. ammoniacale aquosum, Hydrogeno-
sulphuretum ammoniacæ liquidum, Spiritus sulphuris volatilis.* (a. am. an. b. be. du.
f. fi. han. po. pr. s. br. c. hp. sp. vm.)

♃ Chaux vive,
  Sel ammoniac en poudre,
   de chaque. . . . quatre onces.
Fleurs de soufre,
  Eau, de chaque. . . deux onces.

Arrosez la chaux avec l'eau, dans un vase
couvert, jusqu'à ce qu'elle tombe en déli-
tescence ; mêlez la poudre refroidie, par trituration, avec les deux autres; introduisez le
mélange dans une cornue, et distillez rapidement à une chaleur suffisante. Conservez
le produit liquide. (am. du. f. c.)

an. prescrit six onces de chaux, une de
soufre , deux de sel ammoniac et quatre
d'eau; — a. dix-huit onces de chaux, trois de
soufre et six de sel ammoniac ; — sp. douze
onces de chaux, quatre de soufre et huit de
sel ammoniac; — b. et be. six onces de
chaux, une de soufre et deux de sel ammoniac ; — br. quatre parties de chaux, une
demi de soufre et deux de sel ammoniac ;
— fi. han. po. pr. et sw*. trois parties de
chaux, une de soufre, deux de sel ammoniac
et quatre d'eau ; — sw*. quatre de chaux ,
deux de soufre, deux de sel ammoniac et
deux d'eau ; — s. quatre de chaux, une de
soufre, deux de sel ammoniac et deux d'eau;
— vm. quatre et demie de chaux, deux et
demie de soufre et cinq de sel ammoniac ;
— hp. huit de chaux, deux de soufre, quatre de sel ammoniac et quatre d'eau.

vm. propose encore : 1°. de décomposer
une solution concentrée de sulfate d'ammoniaque par de la teinture de foie de soufre, et de décanter clair le liquide ;
2°. d'ajouter du soufre à de l'hydrosulfate
d'ammoniaque liquide, et de l'y faire dissoudre. Trommsdorf avait déjà conseillé de

faire passer un courant d'acide hydrosulfurique gazeux dans un mélange de cinq parties d'ammoniaque liquide et d'une partie et
demie de soufre pulvérisé.

♃ Chaux,
  Soufre, de chaque. . trois parties.

Broyez ensemble, en ajoutant assez
d'eau pour former une pâte; incorporez

Sulfate d'ammoniaque, sept parties,
dissous dans l'eau ; laissez reposer, décantez,
lessivez le résidu en le broyant avec peu d'eau
à la fois, filtrez rapidement les liqueurs réunies, dont le poids doit s'élever à environ
vingt - quatre parties , et conservez-les.
(vm.)

Six parties et un quart de sulfate d'ammoniaque suffisent, lorsqu'on emploie ce
sel effleuri.

L'hydrosulfate sulfuré d'ammoniaque,
violent excitant, a été conseillé dans les
maladies attribuées à l'abus du mercure, dans
la phthisie pulmonaire et dans le diabète. —
Dose, trois à quatre gouttes, d'abord , en
augmentant peu à peu jusqu'à ce que le malade éprouve de légers vertiges.

SIROP SULFURÉTIQUE.

Syrupus sulphureticus. (sw*.)

♃ Hydrosulfate sulfuré d'ammoniaque,
                  trois gros.
Sulfure de soude antimonié , un gros.
Sirop de sucre, une once et demie.

Faites dissoudre.

Recommandé dans le croup. — Dose, une
cuillerée à café toutes les heures.

ACÉTATE D'AMMONIAQUE.

*Acétate ammoniacal, Acétate d'ammoniaque
liquide, Esprit de Mindérérus ; Alcali ammoniacum acetatum , Alcali volatile acc-
tatum, Acetas ammoniæ, Aqua ammoniæ
acetatæ, Acetas ammoniæ liquidum , s.
solutum, Acetas ammoniæ liquidus s. solutus s. aquosus s. dilutus; Liquor cornu cervi
terebinthinatus s. ammonii acetici s. alcali
volatilis acetici s. ammoniacalis cum aceto-
to s. Mindereri, Mixtura salina volatilis,
Spiritus Mindereri s. ophthalmicus Mindereri, Sal acetosus ammoniacalis, Salsilago
ammoniacalis s. ammoniacalis acetosa.* (a.
am. ams. an b. ba. be. br. d. dd. dn. e. ed.
f. fe. ff. fi. fu. g. han. he. li. lo. o. p. po.
pp. pr. r. s. sa. su. w. wu. br. c. pid. sa.
sp. sw. vm.)

1° ♃ Acide acétique pur (3 degrés).
            quarante-huit parties.
Sous-carbonate d'ammoniaque concret. . . . . . trois parties
environ, ou assez pour saturer complètement

l'acide, préalablement échauffé au bain-marie, et dans lequel on le projette par petites portions ; passez la liqueur, et conservez la dans des flacons bien bouchés. Elle doit marquer 5 degrés à l'aréomètre, et avoir une pesanteur spécifique de 1,036. (f. fe. ff.)

a. prescrit du vinaigre pesant 1,030, afin que la pesanteur du produit soit de 1,067 ; — an. du vinaigre réduit de moitié par la congélation, de sorte que l'acétate marque 3 degrés à l'aréomètre de Baumé pour les sels ; — ba. emploie de l'acide acétique concentré en excès, c'est-à-dire environ trois parties et demie pour une. de sous-carbonate, et veut que l'acétate ait une pesanteur spécifique de 1,070, mais prescrit en même temps un mélange de ce dernier avec parties égales d'eau, pesant 1,040 ; — s. suit le même procédé que f., mais veut qu'outre le produit désigné sous le nom d'*Acetas fortior*, on en prépare encore un autre appelé *Acetas tenuior*, en mêlant ensemble parties égales de ce dernier et d'eau distillée ; — ams. be. br. du. w. br. et c. prescrivent du vinaigre distillé ; ed. de l'acide acétique étendu d'eau ; lo. de l'acide acétique ; *vm.* du vinaigre de bois rectifié ; b. dd. g. pp. sa. *sp.* et *sw*. du vinaigre commun ; — *br.* veut que, deux jours après la préparation du sel, on l'examine encore, afin de s'assurer s'il est saturé, et de le corriger au besoin ; — du. et quelques autres pharmacopées qu'on ne l'enferme qu'après s'être assuré de son degré de saturation par les couleurs bleues végétales.

℞ Vinaigre commun . . onze onces.
Sous-carbonate d'ammoniaque sec,
trois onces,
ou assez pour saturer l'acide ; ajoutez

Eau distillée. . quantité suffisante pour faire vingt-quatre onces de liquide. (d. fi. o. po. pr.)

han. veut qu'on ajoute la quantité d'eau nécessaire pour que la totalité du liquide s'élève à quarante-huit onces.

fi. pa. et pr. préparent un acétate plus faible, sous le nom spécial d'*Esprit de Mindérérus*, en ajoutant à ces vingt-quatre onces de liqueur saline, vingt-quatre onces d'eau distillée.

℞ Vinaigre distillé de térébenthine,
Sous-carbonate d'ammoniaque,
à volonté, et
quantité suffisante
pour saturer l'acide. Faites évaporer aux trois-quarts environ, dans le bain-marie, et filtrez. (*sp. sw*.)

Cette formule donne le produit qu'on a appelé improprement *Liqueur de corne de cerf térébenthinée.*

℞ Vinaigre très fort. . . à volonté.

Esprit de corne de cerf,
quantité suffisante
pour saturer l'esprit. (fu. he. *pid.*)

Cette formule est, à proprement parler, la seule qui donne le véritable *Esprit de Mindérérus*, lequel résulte effectivement d'une association d'acétate et de savonule ammoniacal, dont le dernier est dû à la réaction de l'alcali sur l'huile empyreumatique contenue dans l'esprit de corne de cerf. Chevallier et Idt disent qu'il possède des vertus toniques et diaphorétiques dont ne jouit pas l'acétate préparé avec du sous-carbonate pur. C'est une assertion gratuite, excusable sans doute de la part de pharmaciens, mais que démentent le raisonnement et l'expérience journalière. L'un et l'autre sels sont également stimulans lorsqu'ils ont le même degré de concentration, et qu'on les donne aux mêmes doses, dans la réunion des mêmes conditions organiques. Quoi qu'il en soit, dans toutes les autres pharmacopées, ce qu'on y appelle *Esprit de Mindérérus* est l'acétate pur, soit préparé avec le vinaigre ou l'acide acétique affaibli, soit étendu d'une plus ou moins grande quantité d'eau, quand il a été fait avec l'acide concentré. Peu de pharmacopées fixent la densité que doit avoir la liqueur. Cette fixation est même plus facile à prescrire qu'à obtenir, avec les procédés qui viennent d'être décrits, parce que, comme l'a fait voir Martius, la quantité variable d'acide carbonique qui existe dans le sous-carbonate d'ammoniaque du commerce, ne permet pas d'arriver, en les suivant, à un acétate de concentration constante. Ce médicament, si employé et si célèbre depuis Boerhaave, qui l'a mis le premier en crédit, est donc un des plus variables que l'on connaisse, à l'égard des rapports existant entre le sel et la quantité d'eau qui le tient en dissolution. Il l'est en outre dans sa composition intime elle-même ; car, suivant l'importante remarque de f., l'extrême volatilité de l'ammoniaque fait qu'il arrive le plus souvent que l'acétate de cet alcali devient acide dans les pharmacies, de sorte qu'avant de l'employer, on doit toujours l'essayer par les teintures bleues végétales, et s'il en altère la couleur, le saturer immédiatement avec de l'ammoniaque caustique. Celui qu'on a préparé avec le sous-carbonate imprégné d'huile empyreumatique a de plus l'inconvénient d'éprouver une autre sorte de décomposition, qui fait qu'il laisse précipiter une matière noire et pulvérulente, ayant l'apparence du charbon. Il est donc, quoi qu'on ait dit, le moins approprié, sous tous les rapports, aux usages médicinaux. Quoique la réaction vitale excitée par l'impression que font les médicamens soit la seule et unique source des effets thérapeutiques qu'ils produisent, et que cette réaction se trouve

ous la dépendance immédiate des conditions inhérentes à l'organisme lui-même, la
constance et la fixité n'en sont pas moins
les qualités qu'on doit rechercher dans les
préparations pharmaceutiques, soit pour
rendre plus facile l'appréciation compara-
tive de leur action sur les divers organismes
individuels, soit pour ne pas ajouter une
difficulté de plus à un problème déjà si
compliqué par lui-même.

2° ♃ Acétate d'ammoniaque solide,
                          une partie.
Eau. . . . . . . huit parties.
Faites dissoudre. (li. w.)

Van Mons dit qu'on se procure aisément
le l'acétate neutre cristallisé, en saturant de
l'acide acétique concentré par du sous-carbonate d'ammoniaque et rapprochant la
liqueur dans le vide de Leslie.

D'après les réflexions qui précèdent, ce
second procédé serait préférable à tous les
autres; il réduit l'esprit. de Mindérérus à ne
plus être qu'une préparation extemporanée.

♃ Vinaigre radical. . . . . à volonté.
Instillez-y peu à peu
Ammoniaque liquide,
                  quantité suffisante
pour le saturer complètement. (sa. wu.)

e. prescrit l'inverse, c'est-à-dire d'instiller l'acide dans l'alcali; — p. et su. prescri-
ent du vinaigre ordinaire.

Martius, convaincu de la nécessité de
procurer enfin aux médecins un acétate
d'ammoniaque constant, indique, pour arri-
er à ce résultat, la saturation de l'acide acétique, à un degré connu, par de l'ammoniaque dont le degré soit également déterminé, c'est-à-dire qu'il prescrit, le degré de
l'acétate d'ammoniaque étant une fois bien
établi, de saturer exactement l'acide acétique, soit par l'ammoniaque pure, soit par
le sous-carbonate, et d'amener le produit
saturé à la densité prescrite par le code na-
tional, par exemple, de 1,036 pour la
France, soit en le concentrant à l'étuve, si la
densité du sel est moindre, soit en étendant
la dissolution d'eau, si sa densité est plus
considérable.

Il est manifeste que le moyen précédemment indiqué est beaucoup plus simple.

3° ♃ Sous-carbonate de potasse,
                          quatre onces.
Vinaigre distillé, quantité suffisante
pour saturer parfaitement l'alcali. Eva-
porez à siccité, et faites dissoudre le résidu dans

Eau distillée. . . . huit onces.
Ajoutez à cette liqueur
Sel ammoniac purifié et pulvérisé,
                          deux onces.

Distillez au bain de sable, sur un feu doux,
jusqu'à siccité, en prenant garde que le produit ne brûle. Etendez ce dernier avec seize
onces d'eau distillée, et filtrez-le à travers
la poudre de charbon. (r.)

Thénard donne pour précepte de distiller
ensemble parties égales d'acétate de potasse
et d'hydrochlorate d'ammoniaque, de recueillir les cristaux de suracétate d'ammoniaque qui se subliment en grande quantité,
de les dissoudre dans l'eau, et de saturer la
liqueur au moyen du sous-carbonate. Ce
procédé mérite également de fixer l'attention.

♃ Craie préparée. . . . une livre.
Vinaigre concentré,
                  quantité suffisante
pour saturer la chaux et même se trouver
en léger excès; évaporez la solution jusqu'à siccité; pulvérisez le résidu dans un
mortier de verre, avec parties égales de sel
ammoniac; introduisez le tout dans une
cornue de verre, et distillez au bain-marie;
jetez la liqueur qui passe d'abord, puis augmentez le feu par degrés; quand la sublimation est achevée, laissez refroidir l'appareil, enlevez les cristaux du récipient et de
la partie supérieure de la cornue, et conservez-les dans un flacon bien bouché. (li. w.)

On peut encore se procurer l'acétate d'ammoniaque liquide en précipitant de l'acétate de chaux dissous par du sous-carbonate
d'ammoniaque, également dissous, l'un et
l'autre d'une concentration connue. (vm.)

Un procédé voisin de celui-là a été proposé par Destouches. Il consiste à faire dissondre, d'une part, trois onces d'acétate de
potasse dans une once et demie d'eau distillée, de l'autre, deux onces de sulfate d'ammoniaque dans quatre onces d'eau; à mé-
langer les deux liqueurs, à laisser refroidir,
à filtrer, puis à laver le filtre avec deux onces
d'eau froide, et à réunir le liquide filtré
avec celui du lavage, le tout pesant huit
onces.

L'acétate obtenu de cette manière est
complètement saturé; mais il doit contenir
un peu de sulfate de potasse, qui ne s'est
pas précipité.

Aux réflexions déjà faites sur l'action de
ce sel, nous ajouterons qu'il est reçu parmi
les médecins de dire que cette action, toujours stimulante, paraît se porter principalement vers la peau, ce qui n'a pas empêché toutefois de le ranger aussi, et avec autant de droit, parmi les diurétiques. Les maladies dites rhumatismales et les affections
attribuées à l'ataxie, à l'atonie, à l'asthénie, sont celles dans lesquelles on l'a plus
particulièrement recommandé.

La plupart des acides et les sels mercuriels, qui le décomposent, doivent ne lui être jamais associés.

§. I. DISSOUS DANS L'EAU.

COLLYRE DE NEWMANN. (*ca.*)

♃ Vinaigre distillé bouillant, une livre.
Fleurs d'arnica. . . . une once.

Après quatre heures de digestion, neutralisez l'acide au moyen de sous-carbonate d'ammoniaque en quantité suffisante.

On l'a conseillé dans l'amaurose, de concert avec l'infusion d'arnica.

sa. indique un collyre analogue, préparé avec deux onces d'acétate liquide et deux onces d'eau de roses, auquel on peut ajouter; en cas de besoin, soit deux onces d'eau camphrée, soit quatre grains d'acétate de plomb, soit enfin quarante gouttes de teinture sédative.

On en trouve aussi un semblable dans b*. et rr., qui prescrivent de le faire avec parties égales d'eau de fontaine et d'acétate liquide.

FOMENTATION RÉSOLUTIVE.

Fomentum belladonnæ ammoniatum. (*au.*)

♃ Sous-carbonate d'ammoniaque,
                            une demi-once.
Vinaigre de belladonne,
                    quantité suffisante,
pour saturer l'alcali; ajoutez
Eau. . . . . . : . cinq onces.
On l'applique sur les tumeurs froides.

GARGARISME ASTRINGENT.

Gargarisma salitum. (*au. pie.*)

♃ Esprit de Mindérérus. . deux gros.
Eau commune. . . . six onces.
Ajoutez à la solution
Sirop de mûres. . . . une once.
Recommandé par Barthez. (*pic.*)

au. prescrit une once d'esprit de Mindérérus et un gros de sel ammoniac.

MIXTURE SUDORIFIQUE.

Mixture ou *Potion diaphorétique.* (fu. ww. b. ra.)

♃ Acétate d'ammoniaque,
Rob de sureau, de chaque, une once.
Faites dissoudre dans
Décoction d'orge. . . six onces.
On en donne deux cuillerées à bouche toutes les deux heures. (ww.)

♃ Infusion de fleurs de sureau, une livre.
Esprit de Mindérérus, quatre onces.
Miel déspumé, une once et demie.
Mêlez. (*b.*)

♃ Rob de sureau noir. . . . six gros.
Eau distillée. . . . huit onces.
Ajoutez à la solution
Esprit de Mindérérus, quatre gros.
Oxymel simple. . . . une once.
Mêlez bien. (fu.)

Comme la précédente, cette potion passe pour être diaphorétique et fondante.

♃ Acétate d'ammoniaque, deux gros.
Sirop simple. . . . . une once.
Eau de fleurs d'oranger, quatre gros.
Infusion de fleurs de sureau,
                            quatre onces.
Mêlez avec soin. (*ra.*)

Conseillée pour exciter ou entretenir la transpiration.

POTION BÉCHIQUE. (*ra.*)

♃ Acétate d'ammoniaque. . deux gros.
Julep béchique. . . quatre onces.
Récamier la préconise pour faciliter l'expectoration.

JULEP SUDORIFIQUE.

Haustus incitans diaphoreticus, Mixtura ammonii acetici. (ham. au. b. ca. e. pie.)

♃ Esprit de Mindérérus, quinze gouttes.
Kermès minéral. . . un grain.
Nitre. . . . vingt grains.
Rob de sureau. . . . deux gros.

A prendre dans une tasse d'infusion de coquelicot. (*pie.*)

♃ Infusion de fleurs de sureau, six onces.
Tartre stibié. . . . un grain.
Esprit de Mindérérus. . trois onces.
Miel glycyrrhizé. . . . une once.
Mêlez. (ham.)

♃ Esprit de Mindérérus, quatre onces.
Eau de fleurs de sureau,
                        une demi-once.
Antimoine diaphorétique lavé,
                            deux gros.

Selle faisait prendre, toutes les heures, une demi-tasse de cette dernière potion, dans les fièvres aiguës, lorsqu'il avait dessein de provoquer la transpiration. (*ca.*)

♃ Acétate d'ammoniaque liquide,
                            deux onces.
Eau de cannelle. . . . une once.
Vin antimonial. . . . un gros.
Eau. . . . . . deux onces.
Une cuillerée toutes les deux ou trois heures. (*e.*)

♃ Mixture camphrée,
Acétate d'ammoniaque liquide,
de chaque. . . une demi-once.

Vin antimonial. . . quarante gouttes.
Teinture d'opium. . vingt gouttes.

Mêlez. (e.)

♃ Infusion de fleurs de sureau,
                          quatre onces.
Esprit de Mindérérus. . trois onces.
Camphre. . . . . un demi-gros.
Oxymel simple. . . . une once.

A prendre par cuillerées. (b.)

♃ Infusion de fleurs de sureau, six onces.
Esprit de Mindérérus. . deux onces.
Vin antimonial. . . . . une once.
Miel despumé. . . une demi-once.

A prendre par cuillerées. (b.)

♃ Esprit de Mindérérus. . trois gros.
Eau de fleurs de sureau, trois onces.
Vin antimonial. . un gros et demi.
Sirop de framboises, une demi-once.

A prendre par cuillerées. (au.)

♃ Esprit de Mindérérus,
Eau, de chaque. . . quatre onces.
Rob de sureau. . . . . une once.
Teinture aromatique. . . deux gros.

A prendre par cuillerées. (au.)

POTION DIURÉTIQUE. (e.)

♃ Acétate d'ammoniaque liquide,
                          deux onces.
——— de potasse. . . deux gros.

Dose, une cuillerée toutes les trois heu-

POTION EXPECTORANTE.

tio asthmatica. (b*. dd. fu. su. au. ca. o.)

♃ Asa fœtida. . . . . un demi-gros.
Esprit de Mindérérus,
Eau de menthe, de chaque, deux onces.

Dose, une cuillerée à café pour un enfant,
bouche pour un adulte, dans l'asthme de
llar. (e.)

au. prescrit deux gros d'asa, une once
sprit de Mindérérus et trois onces d'eau
menthe; — dd. deux gros d'asa, une
ce d'esprit de Mindérérus et cinq onces
fusion de menthe poivrée; — b*. fu. su.
ca. deux gros d'asa, une once d'esprit de
ndérérus et trois onces d'eau d'hysope.

POTION ANTILYSSIQUE. (ca.)

Esprit de Mindérérus, une demi-livre.
Thériaque. . . . une demi-once.
Sous-carbonate d'ammoniaque,
                          deux gros.
Camphre. . . . . . un gros.
Meloe proscarabœus. . n° 3 à 6.

elle la prescrivait par cuillerées dans
drophobie et dans les cas où il croyait

avantageux de provoquer la diaphorèse ou
la diurèse.

POTION ANTIASTHMATIQUE.

Potio antiasthmatica, Mixtura liquoris ammonii acetici. (au.)

♃ Eau de menthe poivrée,
——de raifort sauvage,
de chaque. . . . . trois onces.
Esprit de Mindérérus. . deux gros.
Sucre blanc. . . . . une demi-once.
Acide succinique. . . un scrupule.

Dose, deux ou trois cuillerées par jour.

POTION EXCITANTE.

Mixtura excitans mitis s. vulneraria acida,
Tinctura ipecacuanhæ opiata. (au. hp.)

♃ Racine de valériane, une demi-once.
Eau. . . . . quantité suffisante
pour avoir, au bout d'une demi-heure,
huit onces d'infusion. Ajoutez à la colature

Acétate d'ammoniaque. . six gros.
Éther nitrique. . . . un scrupule.
Sirop de sucre. . . une demi-once.

A prendre par cuillerées. (hp.)

♃ Laudanum liquide. . quinze gouttes.
Teinture d'ipécacuanha,
                          quarante gouttes.
Acétate d'ammoniaque,
                          une demi-once.
Eau de roses. . . . . une once.
Sucre blanc. . . . deux scrupules.

Dose, une cuillerée à café. (au.)

EMBROCATION RÉSOLUTIVE.(sw.)

♃ Espèces aromatiques. . . six livres.
Eau. . . . . quantité suffisante.

Faites cuire, pendant un quart d'heure, dans un vase clos, et aux vingt-quatre livres de colature ajoutez

Acétate d'ammoniaque, quatre onces.
Esprit de genièvre. . . deux livres.

POTION ANTISEPTIQUE. (f. ra.)

♃ Serpentaire de Virginie, deux gros.
Eau bouillante. . . quatre onces.

Faites infuser pendant un quart d'heure, puis ajoutez successivement

Sirop de quinquina. . . une once.
Teinture de quinquina,
Camphre, de chaque, . douze grains.
Acétate d'ammoniaque liquide,
                          une once.

Mêlez. (f.)

♃ Acétate d'ammoniaque, deux gros.
Décoction de quinquina, quatre onces.
Teinture de cannelle. . . un gros.

10

Camphre. . . . . . dix grains.
Sirop de sucre. . . . . une once.
Mêlez. (ra.)

♃ Acétate d'ammoniaque ,
Teinture de cannelle ,
de chaque. . . . . deux gros.
Quinquina gris. . . . . un gros
Sirop d'œillet. . . . . une once.
Eau. . . . . . . quatre onces.
Mêlez. (ra.)
A prendre par cuillerées.

ESSENCE DE SUIE.

Infusion de suie, Eau de suie; Essentia s. Tinc-
tura fuliginis Clauderi , Tinctura fuliginis
alcalina, Essentia hemato-cathartica et alexi-
pharmaca Clauderi. (b*. br. fu. hc. li. pa.
s. su. w. ca. pid. sp. vm.)

♃ Sel ammoniac. . . . une partie.
Suie. . . . . . trois parties.
Broyez ensemble, et introduisez le
mélange dans une cruche de grès contenant

Eau. . . soixante-quatre parties.
Sous-carbonate de potasse ,
une partie et demie.
Bouchez bien ; exposez à une douce chaleur pendant plusieurs jours et filtrez. (vm.)

♃ Sous-carbonate de potasse , six onces.
Sel ammoniac. . . . une once.
Dissolvez chaque sel à part, savoir : le
premier dans deux livres, et le second
dans une livre d'eau; filtrez les liqueurs,
mêlez-les ensemble, et jetez dessus

Suie de cheminée en poudre ,
deux onces.
Faites digérer pendant quelques jours
dans un flacon bien bouché , et conservez.
(b*. br. fu. li. pa. su. w. sp.)

s. prescrit une partie de suie, neuf de
sous-carbonate liquide, une demi de sel
ammoniac, douze d'eau, et quatorze heures
de digestion à une douce chaleur.

♃ Sous-carbonate de potasse ,
une demi-livre.
Eau de sureau. . . . trois livres.
Faites dissoudre, et ajoutez à la liqueur

Sel ammoniac. . . . une once.
Suie pulvérisée. . . . deux onces.
Au bout de quelques jours , filtrez. (b*.
he. ca. pid.)

Excitant, réputé emménagogue, incisif,
désobstruant , et qu'on prescrit aussi pour
rappeler à la peau une éruption supprimée.
— Dose, un gros dans une once de bon
vin , deux ou trois fois par jour.

§ II. DISSOUS DANS LE VIN.

POTION SUDORIFIQUE. (ca. ra.)

♃ Acétate d'ammoniaque. . trois gros.
Vin rouge. . . . . cinq onces.
Teinture de cannelle. . deux gros.
Sirop de sucre. . . . . une once.
A prendre par cuillerées. (ra.)

♃ Acétate d'ammoniaque liquide ,
une once
Sirop de capillaire. . . deux gros
Laudanum liquide de Sydenham ,
Vin émétique ,
de chaque. . . . vingt gouttes
A prendre par cuillerées à café toutes l
heures. (ca.)

POTION ASTRINGENTE. (ra.)

♃ Acétate d'ammoniaque. . deux gros
Vin rouge. . . . . quatre onces
Sirop de sucre. . . . une once
Conseillée dans les cas où l'on croit co
venable de diminuer des évacuations qu'(
suppose entretenues par un état de faibles
générale.

§ III. DISSOUS DANS L'ALCOOL.

EMBROCATION RÉSOLUTIVE. (sa.)

♃ Esprit de Mindérérus. . six once
Alcool. . . . . . . trois once
Mêlez.

FOMENTATION RÉSOLUTIVE. (ca. sw.)

♃ Acétate d'ammoniaque, quatre once
Alcool,
Eau, de chaque. . . quatre once
Mêlez. (sw.)

ca. prescrit une once de sel et une li
d'esprit de romarin. — Justamond la reco
mandait dans l'engorgement laiteux des i
melles, au début de la maladie.

POTION TONIQUE. (ra.)

♃ Acétate d'ammoniaque ,
une demi-onc
Éther. . . . . un demi-gr
Teinture de quinquina. . deux gr
Eau de cannelle ,
—— éthérée camphrée ,
de chaque. . . . deux onc
Sirop d'œillet. . . . une on
A prendre par cuillerées.

POTION ANTIDIARRHÉIQUE. (pie.)

♃ Racine de grande consoude, une on
——— de serpentaire de Virginie ,
une demi-on
Cannelle. . . . . . deux gr

Eau. . . . . quantité suffisante
pour obtenir quatre onces de décoc-
on. Ajoutez à la colature
Esprit de Mindérérus. . deux gros.
Elixir de Garns. . . . une once.
Sirop de quinquina. . . deux gros.
Dose, trois cuillerées à bouche, dans la
diarrhée chronique.

OXALATE D'AMMONIAQUE.

Oxalas ammoniæ. (ba.)

1° A l'état solide.

℞ Acide oxalique. . . . une partie.
Eau distillée bouillante, quatre parties.
Instillez dans la solution
Ammoniaque liquide,
quantité suffisante
pour saturer parfaitement l'acide; évaporez
ensuite à une douce chaleur, et faites cristal-
ser.

2° A l'état liquide.

℞ Oxalate d'ammoniaque cristallisé,
une partie.
Eau distillée. . . . neuf parties.
Faites dissoudre.
C'est moins une préparation pharmaceu-
que qu'un réactif chimique.

SUCCINATE D'AMMONIAQUE.

uccinas ammoniæ, Sal cornu cervi succina-
tus, Alcali ammoniacum succinatum. (ains.
an. b*. ba. be. br. d. e. fe. fi. fu. han. he.
li. o. pa. po. pr. s. sa su. w. wu. br. pid.
sp. sw. vm.)

1° A l'état solide.

℞ Sous-carbonate d'ammoniaque imprégné d'huile empyreumatique,
à volonté.
Saturez-le avec de l'acide succinique dissous dans trois parties d'eau bouillante; fil-
ez la liqueur, faites-la évaporer jusqu'au
oint de cristallisation, et conservez les
istaux lorsqu'ils sont secs. (ba.)

2° A l'état liquide.

queur de corne de cerf succinée; Liquor am-
monii pyro-oleosi succinici s. ammonii succi-
nici, Salsilago cornu cervi succinata, Spi-
ritus cornu cervi succinatus s. succinatus
ammonici s. ammoniæ, Succinas ammoniæ
pyro-animale liquidum s. pyroleoso-aquo-
sus.

℞ Succinate d'ammoniaque cristal-
lisé. . . . . . une partie.
Eau distillée. . . quatre parties.
Faites dissoudre. (ba.)

℞ Acide succinique. . . à volonté.
Ammoniaque liquide,
suffisante quantité
pour saturer l'acide; filtrez la liqueur. (sw.)

℞ Esprit de corne de cerf. . à volonté.
Acide succinique, quantité suffisante
pour saturer parfaitement la liqueur; laissez
en digestion pendant quelques jours, dans un
vase bouché, filtrez et conservez. (ba. br.
d. e. fe. fi. he. o. pa. su. w. wu. pid. sp.)
ba. prescrit d'amener la liqueur à 1,110 de
pesanteur spécifique.

℞ Esprit de corne de cerf,
Eau distillée, de chaque, parties égales.
Acide succinique, quantité suffisante
pour opérer une saturation parfaite. (po.)

℞ Esprit de succin. . . à volonté.
———de corne de cerf,
quantité suffisante
pour saturer l'acide; filtrez la liqueur après
l'avoir laissée déposer. (sw.)

℞ Acide succinique. . . à volonté.
Broyez-le dans un mortier de marbre, en
y ajoutant peu à peu de l'esprit de corne de
cerf rectifié, jusqu'à ce qu'il ne se fasse plus
d'effervescence; filtrez ensuite et conservez
la liqueur. (fu.)

℞ Acide succinique. . . à volonté.
Sel de corne de cerf purifié,
suffisante quantité.
Faites fondre l'acide dans huit parties
d'eau tiède, et saturez la solution avec le sel
broyé légèrement; filtrez la liqueur. (an.
be. han. vm.)

vm. prescrit d'amener la liqueur à 8 degrés B.

℞ Sel de corne de cerf. . à volonté.
Faites-le dissoudre dans six parties
d'eau tiède, et saturez la liqueur avec
Acide succinique, quantité suffisante.
Filtrez et conservez. (ams. b*. pr. s.)

li. prescrit six gros de sel, quatre onces
d'eau et suffisante quantité d'acide.

℞ Sel de corne de cerf dissous dans
deux onces d'eau distillée de
framboises,
Sel de succin dissous dans deux
onces d'eau distillée de fleurs de
tilleul, de chaque. . . deux gros.
Mêlez les deux liqueurs l'une avec l'autre.
(fu.)

℞ Acide succinique,
Sel de corné de cerf,
de chaque. . . . deux gros.

10.

Eau de sauge. . une once et demie.

Conservez la liqueur. (sa.)

w. indique, sous le nom de *Liqueur de corne de cerf succinée blanche*, une préparation qui se rapproche beaucoup de la précédente, et dont voici la formule :

♃ Sel de corne de cerf,
Acide succinique,
de chaque. . . . . une once

ou quantité suffisante pour opérer la saturation réciproque ; faites dissoudre dans

Eau de merises.. . . . huit onces.

Filtrez et conservez.

Stimulant, qu'on a rangé parmi les antispasmodiques, et conseillé dans les affections hystériques et typhodes, lorsqu'il paraît avantageux de provoquer la transpiration.

Dose, dix à trente gouttes, plusieurs fois par jour, dans de l'eau ou dans un véhicule approprié.

LINIMENT CONTRE L'ANGINE. (*sm.*)

♃ Esprit de corne de cerf succiné,
une once.
Huile camphrée. . . deux onces.

Pringle le vantait beaucoup. On l'applique sur la partie antérieure du cou, au moyen d'un morceau de flanelle, qu'on en imbibe toutes les quatre ou six heures. Le praticien prudent rejettera ce moyen, qu'on doit rapporter à la méthode perturbatrice, plutôt qu'à la révulsive.

LIQUEUR ANTISPASMODIQUE. (*sa.*)

♃ Liqueur de corne de cerf succinée,
un gros.
——— de terre foliée de tartre,
trois gros.

Mêlez bien.

MIXTURE ANTISPASMODIQUE. (*sa.*)

♃ Liqueur de corne de cerf succinée.
une demi-once.
Essence alexipharmaque de Stahl,
une once et demie.

Mêlez avec soin.

POTION ANTISPASMODIQUE. (b*.)

♃ Liqueur de corne de cerf succinée,
quatre scrupules.
Castoréum. . . . deux scrupules.
Baume de Pérou. . . deux gros.
Alcool. . . . . . deux onces.

Conseillée dans le tétanos. — A prendre dans les vingt-quatre heures, par demi-cuillerées.

POTION ANTIHYSTÉRIQUE. (*pie.*)

♃ Eau impériale spiritueuse, une once.
—— de mélisse,
——de fleurs d'oranger,
——de matricaire,
de chaque. . . . trois onces.
Acide succinique. . . vingt grains.
Teinture de castoréum,
quarante gouttes.
——— anodine de Sydenham,
quinze gouttes.
Esprit volatil de sel ammoniac,
vingt gouttes.
Thériaque. . . . un demi-gros.
Sirop d'armoise. . . . une once.

Vantée dans les affections dites vaporeuses. — Dose, une ou deux cuillerées, de demi-heure en demi-heure, ou de deux en deux heures.

POTION ALEXIPHARMAQUE.

Potio alexipharmaca, Vinum ammoniatum cum tincturis analepticis. (*au.*)

♃ Teinture d'angélique,
——— ammoniacée de valériane,
Eau de-vie camphrée,
Succinate d'ammoniaque liquide,
de chaque. . . . . un gros.
Vin. . . . . six onces.

Dose, une cuillerée toutes les heures.

ESPRIT BEZOARDIQUE DE BUSSIUS.

Spiritus bezoardicus Bussii, Liquor alcali volatilis compositus. (b*. br. li. pa. w. wu. *pid. sp. vm.*)

♃ Esprit d'ongle d'élan,
—— de corne de cerf,
de chaque. . . . une livre.
—— de baies de genièvre, deux livres.
Huile de succin. . . une once.
Sel volatil de corne de cerf,
——— de succin,
de chaque. . . une demi-once.

Mêlez et distillez. (pa.)

♃ Esprit volatil de corne de cerf,
deux onces.
Sel ammoniac. . . quatre onces.
Sous-carbonate de potasse,
douze onces.
Succin jaune pulvérisé, six onces.
Huile essentielle de citron, deux gros.

Mêlez le sel ammoniac avec le succin et l'huile, ajoutez le sous-carbonate dissous dans trois livres d'alcool étendues d'une livre d'eau, enfin l'esprit de corne de cerf, et distillez au bain de sable. (b*. br. w.)

♃ Écorce fraîche de citron. . un gros.
Alcool ammoniacal. . . huit onces.

Laissez digérer à froid pendant trois
ours, filtrez et ajoutez
 Liqueur de corne de cerf succinée,
        six gros.
Mêlez bien. (*vm.*)

℞ Esprit d'ivoire._ . . . deux onces.
 —— de sel ammoniac succiné,
       douze onces.
 Alcool rectifié. . . trente-six onces.
 Huile de citron. . . . deux gros.
Mêlez bien. (*sp.*)

℞ Alcool ammoniacal. . huit onces.
 Liqueur de corne de cerf succinée,
        six gros.
 Huile de citron. . . . dix gouttes.
Mêlez. (li. ᴡu. *pid.*)
Excitant.—Dose, trente à cinquante gout-
es.

MIXTURE VOLATILE. (*sa.*)

℞ Acide succinique. . . deux gros.
 Sel volatil de corne de cerf, un gros.
Mêlez ensemble, et faites dissoudre
dans
 Eau de fleurs de sureau. . six onces.
Ajoutez à la solution
 Extrait de pissenlit. . . deux gros.
Dose, quarante à soixante gouttes.

LIQUEUR AMMONIACO-STIBIÉE.

Liquor ammoniato-stibiatus. (*au.*)

℞ Succinate d'ammoniaque liquide,
 Elixir de réglisse,
 de chaque. . . . deux parties.
 Laudanum liquide de Sydenham,
 Vin antimonial,
 de chaque. . . . une partie.
Vantée dans la coqueluche.—Dose, vingt
à quarante gouttes, toutes les deux heures.

LIQUEUR ANTIARTHRITIQUE D'ELLER.

Gouttes antispasmodiques d'Eller; Liquor ar-
thriticus Elleri, Guttæ ad arthrodyniam.
(b*. ban. ᴡu. *au. ca. pie. sm. sw.*)

℞ Liqueur de corne de cerf succinée,
 Éther sulfurique,
 de chaque. . . . parties égales.
Mêlez exactement.
Cette mixture excitante jouit d'une grande
célébité dans les douleurs arthritiques et rhumatismales anciennes.—Dose, vingt à quarante gouttes, dans un verre d'eau sucrée froide, deux ou trois fois par jour.

LIQUEUR ANTISPASMODIQUE DE GRIMAUD. (*bo.*)

℞ Liqueur de corne de cerf succinée,
 Éther sulfurique, de chaque, une once.

Huile essentielle de camomille, un gros.
Mixture excitante, réputée antispasmodique.—Dose, vingt à trente gouttes, le soir,
dans une tasse d'infusion de coquelicot
froide.

LIQUEUR ANTIARTHRITIQUE DE SAINTE-MARIE. (*sm.*)

℞ Liqueur de corne de cerf succinée,
 Éther sulfurique,
 Laudanum liquide de Sydenham,
 Teinture d'ipécacuanha,
 de chaque. . . parties égales.
Cette mixture, qui peut remplacer celle
d'Eller, excite, comme elle, des sueurs co-
pieuses, lorsque le malade fait usage d'une
abondante boisson chaude. — Dose, vingt-
quatre gouttes, trois fois par jour, dans un
verre d'eau.

TARTRATE D'AMMONIAQUE.

Liquor tartratis ammonici s. ammonii tartarici
s. cornu cervi tartarisatus, Tartras ammo-
niacæ pyroleoso-aquosus. (fi. pr. su. *sw*.)

℞ Acide tartrique. . . à volonté.
 Dissolution de sous-carbonate d'ammoniaque. . quantité suffisante
pour saturer parfaitement l'acide; filtrez la
liqueur. (*sw*.)

℞ Solution de sous-carbonate d'ammoniaque. . . une demi-livre.
 Acide tartrique, quantité suffisante
pour neutraliser le sel. Ajoutez à la liqueur
 Huile empyreumatique de succin,
       un gros.
Mêlez les deux liquides, en les battant ensemble, et passez au bout de vingt-quatre
heures. (fi. su.)

pr. prescrit seulement de saturer l'acide
tartrique avec l'esprit de corne de cerf.
Ce sel peut très bien remplacer et le suc-
einate et même l'acétate.

CITRATE D'AMMONIAQUE.

Ce sel n'est indiqué que comme principe
constituant de la préparation suivante :

POTION DIAPHORÉTIQUE. (*e.*)

℞ Suc de citron. . . . une once.
 Sous-carbonate d'ammoniaque,
     quantité suffisante
pour saturer l'acide. Ajoutez
 Sucre. . . . . . un gros.
 Eau de menthe. . . quatre onces.
Dose, une cuillerée toutes les deux ou
trois heures.

AMOME.

Amome faux; Sison Amomum. L.

Deutsches Amomum (*Al.*); *field honewort* (*An.*); *wssecko korenj* (B.).

f. w. wu. sp. z.

Plante ♂ (pentandrie digynie, L.; ombellifères, J.) d'Europe. (*fig.* Blackw. *Herb.* t. 442.

On emploie la semence (*semen Sisonis Amomi*), qui est petite, grise, carénée, douce, d'une odeur et d'une saveur aromatiques.

Excitant, regardé comme diurétique.

ANACARDIER.

Fève de Maluc, Anacardium longifolium, LMK.

Orientalische Anakardie, Malakkanuss, ostindische Elephantenlaus (*Al.*).

br. e. f. w. be. g. m. sp.

Arbre (pentandric trigynie, L.; térébinthacées, J.) des îles Philippines. (*fig.* Roxb. *Cor.* 1. t. 12.)

On emploie le fruit, espèce de noix ovoïde, un peu aplatie sur les côtés, imitant assez bien la forme d'un cœur, qui renferme une amande oléagineuse, sous une écorce lisse, luisante, brune, celluleuse, imprégnée d'un suc mucilagineux noirâtre, et qui adhère à la base du calice, laquelle est devenue charnue en s'épaississant, et prend une forme turbinée par la dessiccation. La saveur de ce réceptacle tient de celle de la châtaigne et de celle de la pistache. L'écorce du fruit donne une huile extrêmement âcre. L'amande est douce.

ANCOLIE.

Ancolie des jardins; Aquilegia vulgaris. L.

Agley (*Al.*); *columbine* (*An.*); *akeley* (*Ho.*); *paxarilla* (*E.*); *aquilegia* (*I.*).

br. e. f. g. w. be. m. sp.

Plante ♃ (polyandrie pentagynie, L.; renonculacées, J.) d'Europe. (*fig.* *Flore médic.* I. 24.)

On emploie la racine, l'herbe, les fleurs et la semence.

La racine (*radix Aquilegiæ*) est fibreuse, rameuse, blanchâtre, amère.

L'herbe se compose d'une tige grêle, rameuse, et de grandes feuilles pétiolées, composées, trois fois ternées, à folioles arrondies, trilobées, crénelées, d'un vert foncé en-dessus, glauques en-dessous, dont les supérieures sont simplement ternées ou trilobées. L'odeur est stupéfiante, la saveur amère et nauséeuse.

Les fleurs sont bleues et portées sur de longs pédoncules.

La semence est ovale, noire, brillante, petite, d'odeur forte et tenace.

Le mode d'action de cette plante n'est pas encore bien connu.

SIROP D'ANCOLIE.

Syrupus aquilegiæ. (br.)

♃ Fleurs fraîches d'ancolie, deux livres.
Eau bouillante. . . quatre livres.

Après douze heures de digestion, passez la liqueur, en exprimant légèrement, et faites-y infuser deux autres fois encore de nouvelles fleurs fraîches, en même quantité chaque fois. Ajoutez à la troisième colature

Sucre blanc. . . . quatre livres.

Clarifiez et faites cuire à consistance sirupeuse.

TEINTURE D'ANCOLIE.

Tinctura florum aquilegiæ. (br. w.)

♃ Fleurs d'ancolie. . une demi-once.
Acide sulfurique. . . . un gros.
Eau de fleurs d'ancolie, quatre onces.

Faites digérer pendant vingt-quatre heures, exprimez et filtrez.

Calmant, tempérant. — Dose, une demi-once à une once.

ANDROSEME.

Toute-saine; Hypericum Androsæmum. L.

Conradskraut (*Al.*); *common tutsan* (*An.*); *mannsbloed* (*Ho.*). r.

Plante ♃ (polyadelphie polyandrie, L.; hypéricées, J.) du midi de l'Europe. (*fig.* *Flor. Lond.* t. 206.)

On emploie l'herbe (*herba Sicilianæ* s. *Totæ-sanæ*), qui se compose d'une tige ligneuse et légèrement anguleuse, chargée de feuilles ovoïdes, sessiles, glabres. Elle a une odeur et une saveur résineuses.

Elle est diurétique et anthelmintique, suivant Dale.

ANEMONE.

Trois espèces de ce genre de plantes sont mentionnées dans les pharmacopées :

1° *Anémone des bois, Sylvie; Anemone nemorosa.* L.

Buschanemone, Waldanemone (*Al.*); *wood anemone* (*An.*); *huidweed* (*D.*); *anemone des bosques* (*E. Por.*); *boschminnende anemone* (*Ho.*); *huitsippa* (*Su.*).

f. r. su.

Plante ♃ (polyandrie polygynie, L.; renouculacées J.) qui croît dans toute l'Europe. (*fig.* Zorn, *Ic. pl.* t. 317.)

On emploie l'herbe et les fleurs.

L'herbe (*herba Ranunculi albi* s. *nemorosi*) se compose d'une tige simple, arrondie, pubescente, garnie à son milieu de feuilles pétiolées, trois fois ternées, lisses, à folioles lancéolées, trifides, deutées. Elle est inodore; sa saveur est âcre et brûlante.

Les fleurs sont blanches ou rosées.

2° *Coquelourde; Anemone Pulsatilla.* L.

Küchenschelle (*Al.*); pasque flower (*An.*); koebilde (*D.*); pulsatilla (*E. I. Por.*); sasanka (*Po.*); backsippa (*Sa.*).

m. e. f. fe. w.

Plante ℔, qu'on trouve dans presque toute l'Europe. (*fig.* Zorn, *Ic. pl.* t. 76.)

On emploie la racine, les feuilles et les fleurs.

La racine (*radix Pulsatillæ vulgaris* s. *cœruleœ* s. *Herbæ ventis* s. *Nolæ culinariæ*) est épaisse, longue, souvent partagée en plusieurs têtes et noire. Elle a une saveur amarescente et mordicante.

Les feuilles sont ailées et finement découpées.

Les fleurs sont d'un violet pourpre, ou d'un bleu clair, et parfois blanches.

Toute la plante est très âcre; la racine l'est moins que les autres parties.

3° *Anémone des prés; Anemone pratensis,* L.

Wiesenküchenschelle, Kürchenschellewindblume, schwarze Küchenschelle (*Al.*); meadow anemone, dark flowered anemone (*An.*); short koebiele (*D.*); anemone praderosa (*E.*); weide anemone, keukenschelle (*Ho.*); anemone de' prati (*I.*); ozarne ziele (*Po.*); fæltsippa (*Su.*).

- ams. b. ba. be. br. d. f. fu. g. ham. ban. li. r. s. w. wu. be. m. sp.

Plante ℔, qui croît dans le nord de l'Europe. (*fig. Flore médic.* I. 25.)

On emploie l'herbe fleurie (*herba Pulsatillæ nigricantis* s. *minoris*), qui se compose d'une tige cylindrique, velue, portant une leur d'un rouge brun, collerettée, et de feuilles radicales pétiolées, deux fois ailées, multifides, à découpures très menues. Presque inodore, elle a une saveur très âcre et brûlante.

Cette plante contient, d'après Heyer et Robert, un principe particulier, l'*Anémonine*, *Anemoneum*, intermédiaire entre le camphre et les alcaloïdes.

Excitant, poison, vanté beaucoup par Stœrk, mais peu employé depuis lui. Stœrk avait surtout recommandé dans l'amaurose. Edrmann dit que les Russes en font journellement usage dans l'hydropisie, la goutte et les hémorrhoïdes.

EXTRAIT AQUEUX DE PULSATILLE.

Extractum pulsatillæ aquosum. (a. an. br. e. fu. han. he. li. r. s. br. vm.)

♃ Herbe d'anémone des prés, une livre.

Eau de fontaine. . . . six livres.

Faites digérer pendant quatre jours, dans un endroit chaud, puis bouillir un peu; passez en exprimant, et évaporez jusqu'en consistance d'extrait. (br. li.)

♃ Herbe fraîche d'anémone des bois,
à volonté.

Pilez dans un mortier de marbre, exprimez le suc, laissez dépurer par le repos, et évaporez au bain-marie. (e.)

♃ Herbe fraîche d'anémone des prés,
à volonté.

Eau. . . . . suffisante quantité.

Épuisez l'herbe par plusieurs ébullitions successives, réunissez les liqueurs, et après la décantation, faites évaporer au bain-marie. (a.)

♃ Herbe d'anémone des prés, une livre.
Eau de fontaine. . . six livres.

Faites bouillir pendant une heure, passez en exprimant, et évaporez, sur un feu doux, la colature décantée après vingt-quatre heures de repos. (fu. he.)

♃ Herbe d'anémone des prés, à volonté.

Pilez dans un mortier, avec un peu d'eau, et passez à travers une étamine; laissez reposer, décantez, faites coaguler au feu, et passez de nouveau; évaporez jusqu'à consistance de masse pilulaire, retirez du feu, incorporez la fécule mise à part, et évaporez encore jusqu'au degré requis. (an. s. vm.)

♃ Herbe d'anémone des prés, à volonté.

Pilez dans un mortier de pierre, en arrosant avec un peu d'eau, exprimez le suc, et de suite faites-le évaporer au bain-marie, en remuant toujours sur le feu, avec une spatule. (han. r. br.)

EXTRAIT ALCOOLIQUE DE PULSATILLE.

Extractum pulsatillæ alcoholicum. (wu.)

♃ Herbe d'anémone des prés,
Alcool,
de chaque. . . . . huit livres.

Faites digérer pendant trois jours, à une douce chaleur, passez en exprimant, laissez reposer et décantez la liqueur; tirez l'alcool par la distillation, et faites évaporer le résidu.

POUDRE D'EXTRAIT DE PULSATILLE. (b*.)

♃ Extrait de pulsatille,
sept à quinze grains.
Sucre blanc. . . . . . un gros.
Broyez ensemble.

Dose, vingt grains, trois fois par jour, de manière à consommer un à trois gros de poudre journellement.

POUDRE CONT' LA GOUTTE-SEREINE. (sm.)

℞ Extrait de sabatille . . seize grains.
  Valeriane sauvage,
               une once et demie.

Faites une poudre, et partagez en trente-

Dose, deux paquets chaque jour, dans de
l'eau. — On peut, au bout de quelques jours,
aller jusqu'à un.

      INFUSÉ D'ANÉMONE.

    Infusum pulsatillæ (b°.)

℞ Herbe d'anémone des prés,
            un à quatre gros.
  Eau bouillante. . quantité suffisante.

Au bout d'un quart-d'heure d'infusion,
ajoutez une once de sucre à la livre
de colature. — Dose, trois à quatre onces,
trois fois par jour.

      EAU D'ANÉMONE.

Esprit mauvais; Aqua anemones s. *ranunculi albi* s. *pulsatillæ nigricantis.* (br. li.
sa. wu. vm.

℞ Herbe d'anémone des prés,
           une partie.
  Eau. . . . . . deux parties.

Après vingt-quatre heures de maceration,
distillez doucement une livre de liquide.

vm. prescrit de cohober le produit sur de
nouvelle

Cet . . . . a, fort usitée dans
l'int . . . . . . : cependant la phar-
ma . . . . pas mention. Elle
ca . . . . sées et des vomisse-
m . . . . s à une demi-once,
d . . . . .

. . . . btient, en distillant l'a-
. . . . de l'eau, un acide par-
. . *Acide anémonique.*

ANETH.

Fenouil puant; Anethum

. . . . (Ar.); *huge zahreduy*
. . . . . nar (Duk.); *enelde* (E . ; *ana*
. . . *wangei* (Jan.); *kapr* Pol.;
. . . . . *anleya* (Sr.); *saddacuppei*

. . . fi. ba. fi. sa. sm. w. wu. e. ba.

. . . *dria digynia,* L.; ombel-
. . . . dans le midi de l'Eu-
. . . . . L. 56.)
. . . . be, les fleurs et les se-

. . . (*anethi hortensis*), se com-

---

pose d'une tige cylindrique, glabre, striée,
peu rameuse, et de feuilles alternes, presque trois fois ailées, à découpures menues,
à pétioles membraneux et amplexicaules
vers la base.
  Les fleurs sont jaunes.
  La graine est ovale, lisse, d'un brun clair,
convexe et cannelée d'un côté, aplatie de
l'autre, entourée d'un petit rebord. Elle a
une odeur forte et balsamique, une saveur
piquante et aromatique.
  Cette plante contient une huile essentielle.
  Stimulant, carminatif. — Dose de la poudre, vingt à trente grains.

      HUILE ESSENTIELLE D'ANETH.

*Oleum anethi æthereum, Ætheroleum ane-
thi.* (an. br. han. pa. sa. w. wu. *pid.*)

℞ Semences d'aneth. . . six parties.
  Eau commune. . vingt parties.

Distillez. (an.)

han. prescrit une partie de graine et huit
d'eau.

℞ Semences d'aneth. . quatre parties.
  Eau. . . . . . seize parties.
  Sel commun. . . . . une partie.

Distillez après trois jours de digestion.
(br. pa. sa. w. *pid.*)

℞ Aneth. . . . . . . à volonté.
  Eau distillée d'aneth,
           quantité suffisante.

Laissez digérer pendant douze heures, et
distillez. (wu.)

Dose, cinq à dix gouttes.

      EAU D'ANETH. (lo. su. *pid.*)

℞ Semences d'aneth. . . une partie.
  Eau. . . . . . seize parties.

Après vingt-quatre heures d'infusion,
distillez six parties.

      HUILE D'ANETH.

Oleum anethi coctum. (br. fu. pa. sa. w. wu.)

℞ Herbe fraîche d'aneth. . une partie.
  Huile d'olive. . . deux parties.

Laissez en digestion pendant trois jours,
sur un feu doux, faites cuire ensuite jusqu'à
consomption de toute l'humidité, exprimez
et laissez reposer. (fu. sa. wu.)

br. pa. et w. prescrivent parties égales
d'herbe et d'huile.

Carminatif, anodin, qu'on emploie en lavemens et en frictions sur le bas-ventre,
chez les enfans.

ANGÉLIQUE.

On emploie en médecine deux plantes de ce nom.

1° *Angélique des jardins , Racine du Saint-Esprit ; Angelica Archangelica.* L.

Brustwurz, Angelikwurzel , Gartenangelik , Erzengelwurzel , Heiligengeistwurzel (Al.); garden angelica (An. ; angelika , archangelik (B.); angelik , fednobusk , quanne , nlobe , nlobe , fadnoerdel , fednoerdel (D.); anjelica (E.); tanna engelwortel (Ho.); angelica , I. Por.); dziegiel ogrodai (Po.); djaginak (Il.); angelak (S.)

a. sm. sms. an. b. ba. be. br. d. r. ed. t. fr. E. fi. fu. g. ham. han. li. lo. o. p. po. pp. pr. r. s. u. va. vw. br. br. r. g. m. pid. sp. s.

Plante ♂ (pentandrie monogynie , L. ; ombelliferes, J.), qui croit dans toute l'Europe, et qu'on y cultive eu beaucoup d'endroits. *(fig. Flore médic.* I. 27.)

On emploie les tiges, les graines, mais plus souvent la racine (*radix Angelicæ sativæ s. hortensis*), qui est grosse, charnue, fusiforme , ridée longitudinalement , rameuse , garnie d'un grand nombre de fibres , brune ou d'un jaune rougeâtre en dehors, blanche et ponctuee de jaune en dedans. Elle a une odeur particulière , aromatique et agréable. Sa saveur est d'abord douceâtre , puis chaude, et enfin d'une amertume qui ne déplaît pas.

2° *Angélique sauvage , Angelica sylvestris.* L.

Waldangelik (Al.); wild engelik (An.).

f. fe. g. w. br. g. m.

Plante ♃, qui croit dans toute l'Europe. (*fig.* Rivin. *Pent.* t. 19.)

On emploie la racine (*radix Angelicæ sylvestris*), qui est très épaisse, rameuse et charnue. Elle a les mêmes qualités et propriétés que la précédente, mais à un degré fort inférieur.

L'angélique contient, d'après John , de la résine, une huile volatile, de l'inuline et une matière extractive.

Excitant, stomachique. — Dose de la poudre, une demi-once à une once et demie.

§ I. PRÉPARATIONS QUI CONTIENNENT L'ANGÉLIQUE EN SUBSTANCE.

CONSERVE D'ANGÉLIQUE. (f. sa. vm.)

♃ Feuilles et tiges d'angélique,
une partie.

Faites-en une pulpe homogène. Ajoutez

Sucre blanc. . . . deux parties.

Broyez ensemble, et chauffez au bain-marie, dans un vase convert. (*vm.*)

♃ Racine d'angélique fraiche, une livre.
Eau. . . . . huit livres.

Faites macérer pendant quelques jours, puis ramollir par la cuisson; faites clarifier dans la décoction

Sucre blanc. . . une evre et demie.

Faites cuire dans le sirop racine qui y a déjà infusé pendant trois jrs , et conservez-la dedans, ou retirez pour la faire sécher à l'étuve. (sa.)

♃ Pulpe de racine d'angique préparée par l'ebullitio, une partie.

Sucre cuit en consistance d'électuaire solide, dans une decoction de racine d'angéliquequatre parties.

Mélez ensemble. (f.)

TIGES D'ANGÉLIQUE CONFTS. (f.)

♃ Tiges tendres d'angélie, à volonté.

Enlevez l'epiderme , coupz en morceaux longs de trois ou quatre ons , faites blanchir dans l'eau bouillante , issez egoutter sur un tamis , plongez dans u sirop de sucre (36 degrés) , faites bouir jusqu'a consomption de toute l'humite , et laissez secher à l'étuve , sur une cla de bois.

§ II. PRÉPARATIONS QU'NE CONTIENNENT QUE LE PRINCIPE ;TIF DE L'ANGÉLIQUE.

A. *Extraction par la distillation.*

HUILE ESSENTIELLE D'ANGÉLIQUE(pa. sa. su. w.)

♃ Racine d'angélique, vin cinq parties.
Eau. . . soixante - nze parties.
Sel commun. . . rois parties.

Distillez, et séparez l'huile l'eau qu'elle surnage. (sa.)

pa. et w. prescrivent qure parties de racine, seize d'eau et une e sel; — su. supprime le sel, et laisse rbitraires les quantités de racine et d'eau

EAU D'ANG   sa.)

♃ Racine d'a   ne partie.
Eau. .   parties.

Distillez neu   )

sa. prescrit de   issé macérer pendant q   ie de racine dans six d'

BRBIN CONTRE

♃ Eau d'angélique,
—— de roses,
—— de fleurs d'orang
de chaque.

ESPRIT D'ANGÉLIQUE. (

♃ Semenees d'angélique. une
Eau-de-vie. . . uit
Eau pure. . . . . ize p

Distillez six parties d'espr. (vm.)

w. prescrit quatre onces de racine, d livres d'eau-de-vie et une liv d'eau.

POUDRE CONTRE LA GOUTTE-SEREINE. (sm.)

♃ Extrait de pulsatille. . seize grains.
Valériane sauvage,
                une once et demie.
Faites une poudre, et partagez en trente-
deux paquets.

Dose, deux paquets chaque jour, dans de
l'eau. — On peut, au bout de quelques jours,
aller jusqu'à trois.

INFUSION D'ANÉMONE.

Infusum pulsatillæ (b*.)

♃ Herbe d'anémone des prés,
                un à quatre gros.
Eau bouillante. . quantité suffisante.

Au bout d'un quart-d'heure d'infusion,
ajoutez une demi-once de sucre à la livre
de colature. — Dose, trois à quatre onces,
trois fois par jour.

EAU D'ANÉMONE.

Esprit masyrique; Aqua anemones s. ranunculi albi s. pulsatillæ nigricantis. (br. li.
su. wu. vm.)

♃ Herbe d'anémone des prés,
                une partie.
Eau. . . . . . . deux parties.

Après vingt-quatre heures de macération,
distillez doucement une livre de liquide.

vm. prescrit de cohober le produit sur de
nouvelle herbe fleurie.

Cette eau est, dit-on, fort usitée dans
l'intérieur de la Russie; cependant la pharmacopée russe n'en fait pas mention. Elle
cause parfois des nausées et des vomissemens. — Dose, deux gros à une demi-once,
deux fois par jour.

Schwartz dit avoir obtenu, en distillant l'a-
némone des bois avec de l'eau, un acide particulier, qu'il appelle Acide anémonique.

ANETH.

Aneth odorant, Fenouil puant; Anethum
graveolens. L.

Dill (Al. Su.); dille (An.); buzralschibbet (Ar.): kopr zahradny
(B.); sattacuppa (Cy.); dil (D.); soie (Duk.); eneldo (E); suva
(Guz.); soma (Hi.); oneto (I.); mungsi (Jav.); kopr (Po.);
endro (Por.); misreva, sitasioa, saleya (Sa.); saddacuppei
(Tam); suddapa (Tel.).

an. b. be. br. e. f. fe. g. han. li. lo. r. s. su. w. wu. a. be.
br. c. g. m. pa. pid. sp. z.

Plante ♂ (pentandrie digynie, L.; ombellifères, J.), qui croît dans le midi de l'Europe. (fig. Flore médic. I. 26.)
On emploie l'herbe, les fleurs et les semenees.

L'herbe (herba Anethi hortensis), se com-

pose d'une tige cylindrique, glabre, striée,
peu rameuse, et de feuilles alternes, presque trois fois ailées, à découpures menues,
à pétioles membraneux et amplexicaules
vers la base.
Les fleurs sont jaunes.
La graine est ovale, lisse, d'un brun clair,
convexe et cannelée d'un côté, aplatie de
l'autre, entourée d'un petit rebord. Elle a
une odeur forte et balsamique, une saveur
piquante et aromatique.
Cette plante contient une huile essentielle.
Stimulant, carminatif. — Dose de la poudre, vingt à trente grains.

HUILE ESSENTIELLE D'ANETH.

Oleum anethi æthereum, Ætheroleum anethi. (an. br. han. pa. sa. w. wu. pid.)

♃ Semences d'aneth. . . six parties.
Eau commune. . . vingt parties.

Distillez. (an.)

han. prescrit une partie de graine et huit
d'eau.

♃ Semences d'aneth. . quatre parties.
Eau. . . . . . . seize parties.
Sel commun. . . . une partie.

Distillez après trois jours de digestion.
(br. pa. sa. w. pid.)

♃ Aneth. . . . . . à volonté.
Eau distillée d'aneth,
                quantité suffisante.

Laissez digérer pendant douze heures, et
distillez. (wu.)

Dose, cinq à dix gouttes.

EAU D'ANETH. (lo. su. pid.)

♃ Semences d'aneth. . . une partie.
Eau. . . . . . seize parties.

Après vingt-quatre heures d'infusion,
distillez six parties.

HUILE D'ANETH.

Oleum anethi coctum. (br. fu. pa. sa. w. wu.)

♃ Herbe fraîche d'aneth. . une partie.
Huile d'olive. . . . deux parties.

Laissez en digestion pendant trois jours,
sur un feu doux, faites cuire ensuite jusqu'à
consomption de toute l'humidité, exprimez
et laissez reposer. (fu. sa. wu.)

br. pa. et w. prescrivent parties égales
d'herbe et d'huile.

Carminatif, anodin, qu'on emploie en lavemens et en frictions sur le bas-ventre,
chez les enfans.

ANGÉLIQUE.

On emploie en médecine deux plantes de ce nom.

1° *Angélique des jardins , Racine du Saint-Esprit ; Angelica Archangelica.* L.

Brustwurz, Angelikwurzel , Gartenangelik , Erzangelwurzel , Heiligengristwurzel (Al.); garden angelica (An.); angelika, archangelika (B.); angelik , fadnubusk , qvanne , stoke , sloike , fadnovetas , fadnoransse (D.); anjelica (E.); tamne engelwortel (Ho.); angelica (I. Por.); dziegiel agrodni (Po.); djagilnik (R.); angelik (Su.).

n. am. ams. an. b. ba. be. br. d. e. ed. f. fe. ff. fl. fu. g. ham. han. li. lo. o. p. po. pp. pr. r. s. w. wu. ww. be. br. c. g. m. pid. sp. z.

Plante ♂ (pentandrie monogynie , L. ; ombellifères, J.), qui croit dans toute l'Europe, et qu'on y cultive en beaucoup d'endroits. (*fig. Flore médic.* I. 27.)

On emploie les tiges, les graines, mais plus souvent la racine (*radix Angelicæ sativæ s. hortensis*) , qui est grosse, charnue, fusiforme , ridée longitudinalement , rameuse, garnie d'un grand nombre de fibres , brune ou d'un jaune rougeâtre en dehors, blanche et ponctuée de jaune en dedans. Elle a une odeur particulière, aromatique et agréable. Sa saveur est d'abord douceâtre , puis chaude , et enfin d'une amertume qui ne déplaît pas.

2° *Angélique sauvage, Angelica sylvestris.* L.

Waldangelik (Al.); wild angelik (An.).

f. fe. g. w. he. g. w.

Plante ♃, qui croît dans toute l'Europe. (*fig.* Rivin. *Pent.* t. 19.)

On emploie la racine (*radix Angelicæ sylvestris*), qui est très épaisse, rameuse et charnue. Elle a les mêmes qualités et propriétés que la précédente, mais à un degré fort inférieur.

L'angélique contient, d'après John , de la résine , une huile volatile, de l'inuline et une matière extractive.

Excitant, stomachique.— Dose de la poudre , une demi-once à une once et demie.

§ I. PRÉPARATIONS QUI CONTIENNENT L'ANGÉLIQUE EN SUBSTANCE.

CONSERVE D'ANGÉLIQUE. (f. sa. *vm.*)

♃ Feuilles et tiges d'angélique,
une partie.

Faites-en une pulpe homogène. Ajoutez

Sucre blanc. . . . deux parties.

Broyez ensemble, et chauffez au bain-marie, dans un vase couvert. (*vm.*)

♃ Racine d'angélique fraîche, une livre.
Eau. . . . . . . huit livres.

Faites macérer pendant quelques jours, puis ramollir par la cuisson ; faites clarifier dans la décoction

Sucre blanc. . . une livre et demie.

Faites cuire dans le sirop la racine qui y a déjà infusé pendant trois jours , et conservez-la dedans , ou retirez-la pour la faire sécher à l'étuve. (sa.)

♃ Pulpe de racine d'angélique préparée par l'ébullition, une partie.

Sucre cuit en consistance d'électuaire solide, dans une décoction de racine d'angéliqne, quatre parties.

Mêlez ensemble. (f.)

TIOES D'ANGÉLIQUE CONFITES. (f.)

♃ Tiges tendres d'angélique, à volonté.

Enlevez l'épiderme , coupez en morceaux longs de trois ou quatre onces , faites blanchir dans l'eau bouillante, laissez égoutter sur un tamis , plongez dans du sirop de sucre (36 degrés) , faites bouillir jusqu'à consomption de toute l'humidité , et laissez sécher à l'étuve , sur une claie de bois.

§ II. PRÉPARATIONS QUI NE CONTIENNENT QUE LE PRINCIPE ACTIF DE L'ANGÉLIQUE.

A. Extraction par la distillation.

HUILE ESSENTIELLE D'ANGÉLIQUE. (pa. sa. su. w.)

♃ Racine d'angélique, vingt-cinq parties.
Eau. . . soixante - quinze parties.
Sel commun. . . . trois parties.

Distillez , et séparez l'huile de l'eau qu'elle surnage. (sa.)

pa. et w. prescrivent quatre parties de racine , seize d'eau et une de sel ; — su. supprime le sel, et laisse arbitraires les quantités de racine et d'eau.

EAU D'ANGÉLIQUE. (f. sa.)

♃ Racine d'angélique. . . une partie.
Eau. . . . . . quinze parties.

Distillez neuf parties de liquide. (f.)

sa. prescrit de distiller, après avoir laissé macérer pendant quelques jours, une partie de racine dans six d'eau.

ERRHIN CONTRE L'OZÈNE. (*pie.*)

♃ Eau d'angélique ,
—— de roses ,
—— de fleurs d'oranger ,
de chaque. . . parties égales.

ESPRIT D'ANGÉLIQUE. (w. *vm.*)

♃ Semences d'angélique. . une partie.
Eau-de-vie. . . . huit parties.
Eau pure. . . . . seize parties.

Distillez six parties d'esprit. (*vm.*)

w. prescrit quatre onces de racine, deux livres d'eau-de-vie et une livre d'eau.

Alexipharmaque, carminatif. — Dose, un à deux gros.

EAU ALEXITÈRE.

Aqua alexiteria simplex. (b*. br. *b. sp.*)

℞ Feuilles fraîches d'angélique,
　Sommités d'absinthe maritime ,
　　de chaque. . . . . une livre.
　Feuilles fraîches de menthe crépue,
　　　　　une livre et demie.
　Eau. . . . . quantité suffisante
pour éviter l'empyreume. Distillez huit
pintes de liquide. (b*.)

b. et *sp.* prescrivent deux onces de racine
d'angélique, autant de sommités de petite
absinthe, deux onces et demie de menthe
crépue et soixante-dix onces d'eau.

℞ Feuilles fraîches d'angélique,
　　　　　　　　deux livres.
　Fleurs de sureau à demi-sèches,
　　　　　　　　trois livres.
　Eau de fontaine. . quarante livres.
Distillez trente livres de liquide. (br.)

EAU ALEXITÈRE SPIRITUEUSE. (b*. *b. sp.*)

℞ Feuilles fraîches d'angélique,
　Sommités d'absinthe maritime,
　　de chaque. . . . quatre onces.
　Feuilles de menthe crépue,
　　　　　　une demi-livre.
　Eau-de-vie. . . . . huit pintes.
　Eau. . . . . suffisante quantité.
Distillez huit pintes. (b*.)

b. et *sp.* prescrivent d'ajouter, avant de
distiller l'eau alexitère simple, trente-deux
onces d'alcool.

EAU ALEXITÈRE VINAIGRÉE. (*sp.*)

℞ Eau alexitère spiritueuse, seize onces.
　Vinaigre. . . . . . deux onces.
　Mêlez.

Cette eau et les deux précédentes passaient jadis pour alexipharmaques et sudorifiques. On les donnait par cuillerées.

ESPRIT D'ANGÉLIQUE COMPOSÉ.

*Esprit thériacal, Teinture thériacale; Essen-
tia s, Tinctura theriacalis, Alcohol angelicæ
compositum , Spiritus angelicæ compositus
s. aromaticus camphoratus.* (b*. br. f. han.
o. pa. pr. sa. w. *hp. sw. vm.*)

1° Préparé sans thériaque.

℞ Racine d'angélique. . . une livre.
　Herbe de scordium , une demi-livre.
　Racine de valériane,
　Genièvre, de chaque. . . trois onces.
　Alcool. . . . . . six livres.
　Eau. . . . . . . trois livres.
Distillez trois livres de liquide. Ajou-
tez à celui-ci

Camphre. . . une once et demie.
Faites dissoudre.(b*. han. o. po. pr. *sw.*)

s. prescrit deux parties d'angélique, une
de scordium, une demi de genièvre, autant
de valériane , douze d'alcool , et quantité
suffisante d'eau pour obtenir douze parties
d'esprit , dans lequel on fait dissoudre un
cinquante-deuxième de camphre ; — *hp.* une
livre d'angélique, une demi-livre de scor-
diom , autant de menthe poivrée , trois
onces de valériane, autant de genièvre, et
six livres d'eau-de-vie de grain , pour obtenir six livres d'esprit, dans lequel on fait
dissoudre une once et demie de camphre.
— f. deux onces d'angélique, deux de zédoaire , deux de serpentaire, trois de scor-
diom , une d'écorce de citron, quatre livres
d'alcool et une livre d'eau ; après trois jours
de digestion , distillez quatre livres.

℞ Genièvre,
　Valériane, de chaque. . . une partie.
　Scordium. . . . . deux parties.
　Racine d'angélique. . quatre parties.
　Eau-de-vie. . . . trente parties.
　——pure. . . . soixante parties.
Distillez vingt-quatre parties, et ajou-
tez

Camphre. . . . une demi-partie.

Faites dissoudre. (*vm.*)

Telle est la formule que Van Mons donne
sous le nom d'*Esprit d'angélique composé.*
Sous celui d'*Esprit thériacal réformé*, on
trouve la suivante : Camphre, une partie,
genièvre et valériane, de chaque, deux parties, scordium, quatre parties, angélique,
huit parties, eau-de-vie, soixante-quatre
parties, eau , cent quatre-vingt-douze parties ; distillez quarante-huit parties. La plupart des pharmacopées sont remplies de ces
doubles emplois.

℞ Racine d'angélique,
　—— d'impératoire,
　—— de serpentaire de Virginie ,
　—— de zédoaire,
　Écorce de citron, de chaque, une once.
　Safran. . . . . . . un gros.
　Alcool . . . . . quatre onces.

Faites digérer pendant quelques jours
dans un vase couvert, et distillez. (wu.)

2° Préparé avec de la thériaque.

℞ Racine d'angélique,
　—— d'impératoire ,
　—— de serpentaire de Virginie ,
　—— de zédoaire,
　　de chaque. . . . une once.
　Herbe de scordium. . deux onces.
　Écorce de citron ,
　Genièvre,
　Myrrhe, de chaque. . . une once.
　Safran. . . . . une demi-once.

Thériaque d'Andromaque,
une demi-livre.
Eau-de-vie. . . . . sept livres.

Après trois jours de digestion dans un vase clos, distillez quatre livres d'esprit, et ajoutez à chaque once de celui-ci un scrupule de camphre. (br. sa. w.)

Ces trois pharmacopées distinguent l'esprit thériacal en camphré et non camphré, suivant qu'on y fait ou non dissoudre du camphre.

La préparation qu'on obtient en suivant leur formule se rapproche de l'eau thériacale composée, et n'en diffère guère que par la présence de l'alcool.

Stimulant, diurétique, sudorifique, antispasmodique.—Dose, trente à quatre-vingts gouttes.

EAU THÉRIACALE CHAUDE. (sa.)

♃ Racine d'angélique,
—— de contrayerva,
—— de serpentaire de Virginie,
—— de zédoaire,
de chaque. . . . . une once.
Thériaque d'Andromaque, six onces.
Eau de scordium,
Alcool, de chaque. . quatre livres.

Après trois jours de digestion, distillez au bain-marie presque jusqu'à siccité.

Cette eau spiritueuse ne diffère guère de la précédente que par le nom.

TEINTURE AMMONIACÉE D'ANGÉLIQUE.

Sal volatile oleosum angelicæ Boerhavii. (w.)

♃ Racine d'angélique fraîche,
deux onces.
Sel ammoniac. . . . . une once.
Sous-carbonate de potasse, trois gros.
Eau-de-vie. . . . . deux livres.
Distillez sur un feu doux. Ajoutez au produit
Racine d'angélique. . . une once.
Distillez de nouveau, et conservez le produit.

Excitant, cardiaque, stomachique, sudorifique, diurétique, antispasmodique. — Dose, vingt-quatre, trente ou quarante gouttes, dans un véhicule aqueux.

ESPRIT CARMINATIF DE SYLVIUS.

Spiritus carminativus Sylvii. (ams. an. br. f. sa. w. sp. vm.)

♃ Semences d'angélique,
—— d'anis,
—— de coriandre,
de chaque. . . une demi-once.
Cannelle. . . . . six gros.
Herbe sèche de menthe poivrée,
—— de marjolaine,

—— de romarin,
de chaque. . . . . deux gros.
Noix muscade,
Macis,
Racine d'angélique,
—— de petit galanga,
—— d'impératoire,
—— de gingembre,
Clous de girofle,
de chaque. . un gros et demi.
Eau-de-vie. . . . . quatre livres.
—— pure. . . une livre et demie.

Après deux jours de macération, distillez deux livres et demie. (ams.)

♃ Écorce d'orange,
Clous de girofle, de chaque, une partie.
Petit galanga,
Gingembre,
Macis,
Noix muscade,
de chaque. . une partie et demie.
Racine fraîche d'angélique,
—— d'impératoire,
de chaque. . . deux parties.
Baies de laurier,
Basilic,
Marjolaine,
Romarin,
Rue, de chaque. . . trois parties.
Semences d'anis,
—— d'angélique,
—— de livèche,
de chaque. . . . quatre parties.
Cannelle. . . . . . six parties.
Eau-de-vie, trois cent vingt parties.
Eau. . . neuf cent soixante parties.

Distillez jusqu'à ce que le produit commence à blanchir. (vm.)

♃ Racine d'angélique. . quatre parties.
—— d'impératoire,
—— de galanga,
de chaque. . . . . six parties.
Fleurs de romarin,
—— de marjolaine,
—— de rue,
—— de basilic,
de chaque, quarante-huit parties.
Baies de laurier. . . douze parties.
Semences d'angélique,
—— de livèche,
—— d'anis,
de chaque. . . seize parties.
Gingembre,
Noix muscade,
de chaque. . . . . six parties.
Clous de girofle,
Écorce de citron,
de chaque. . quatre parties.
Alcool. . quinze cents parties.

Faites macérer pendant deux jours, et distillez mille parties au bain-marie. (f.)

℣ Racine d'angélique. . . un gros.
———— d'impératoire,
—·—— de galanga,
· de chaque. . . un gros et demi.
Feuilles de basilic,
——— de marjolaine,
——— de romarin,
——— de rue,
——— de petite centaurée,
de chaque. . une demi-poignée.
Baies de laurier. . . . trois gros.
Semences d'angélique,
——— d'anis,
———— de livèche,
de chaque. . . une demi-once.
Macis,
Noix muscade,
Gingembre,
de chaque. . . un gros et demi.
Cannelle. .|. . . . . . six gros.
Clous de girofle,
Écorce d'orange, de chaque, un gros.
Vin blanc. . . . . quatre livres.
Eau-de-vie. . . . . une livre.

Après deux jours de digestion, distillez
la moitié au bain-marie. (br. sa. w. sp.)

℣ Racine d'angélique. . quatre onces.
Coriandre. . . . . une once.
Clous de girofle,
Muscade,
Cannelle,
Marjolaine,
de chaque. . . une demi-once.
Herbe de scordium. . deux onces.
Écorce de citron,
Genièvre,
Myrrhe, de chaque. . . une once.
Safran. . . . une demi-once.
Alcool (20 degrés),
quarante-deux onces.
Eau. . . . . . . six onces.

Distillez, au bout de deux jours, jusqu'à
ce que le produit marque 28 degrés. (an.)

Préparation jadis célèbre, aujourd'hui
inusitée, quoiqu'elle ne soit pas plus mauvaise que d'autres qui ont conservé un grand
crédit. — Dose, une demi-once.

EAU ÉPIDÉMIQUE.

Aqua epidemica Londinensis. (w.)

℣ Racine d'angélique,
——— de tormentille,
——— de gentiane,
——— de zédoaire,
——— de réglisse,
Herbe de grande chélidoine,
——— de romarin,
——— de rue,
——— de sauge,
——— d'armoise,
——— d'absinthe,
——— de mouron rouge,

——— de scabieuse,
——·— d'estragon,
——— d'aigremoine,
——— de mélisse,
——— de scordium,
— —— de petite centaurée,
——— de chardon-bénit,
——·— de bétoine,
— ·—— de rossolis,
de chaque. . . . une once.
Vin blanc. . . · . douze livres.

Après suffisante macération, distillez la
moitié.

Jadis célèbre, en Angleterre, dans les
fièvres malignes.—Dose, une à deux onces.

EAU PROPHYLACTIQUE.

*Aqua prophylactica, Acetum bezoardicum
Sylvii.* (w.)

℣ Racine d'angélique,
——— de zédoaire,
de chaque. . . . une once.
——— de pétasite. . deux onces.
Citron frais coupé. . . une livre.
Feuilles de rue. . . quatre onces.
——— de mélisse,
——— de scabieuse,
Fleurs de souci,
de chaque. . . . deux onces.
Noix vertes coupées. . deux livres.
Vinaigre. . . . . . douze livres.

Laissez en digestion pendant une nuit, et le
matin distillez jusqu'à siccité, sur un feu doux.

Ce vinaigre ressemble un peu à celui des
quatre voleurs. Sylvius le prescrivait, dans
les fièvres continues surtout, pour provoquer
la sueur, diminuer la soif, arrêter le vomissement, etc.— Dose, depuis une demi-once
jusqu'à une once et demie.— On ne doit plus
le considérer que comme parfum.

B. Extraction par l'eau.

INFUSION D'ANGÉLIQUE. (pp. wu.)

℣ Racine d'angélique, une once et demie.
Eau bouillante, une livre et demie.

Faites infuser pendant une demi-heure
dans un vase couvert, et passez.

TISANE ANGÉLIQUE. (ra.)

℣ Racine d'angélique. . . un gros.
Alcool,
Sirop de sucre, de chaque, deux onces.
Eau. . . . . . deux livres.

C. Extraction par l'alcool.

EXTRAIT D'ANGÉLIQUE.

Extractum angelicæ. (a. ba. han. o. pa. po.
s. sa. w. wu.)

℣ Racine sèche d'angélique, une livre.

Alcool. . . . cinq ou six livres.

Après suffisante digestion, passez en exprimant, filtrez et mettez la teinture à part ;
faites ensuite digérer la racine dans trois
livres d'eau, puis exprimez après deux ou
trois bouillons ; clarifiez la décoction avec
le blanc d'œuf ; mêlez-la avec la teinture,
et faites évaporer le tout sur un feu doux,
dans un alambic, pour recueillir l'alcool.
(pa. w.)

♃ Racine d'angélique. . deux livres.
Eau. . . . . . . neuf livres.
Alcool. . . . . deux livres.

Faites digérer pendant douze heures à
une douce chaleur, et passez en exprimant ;
tirez l'alcool par la distillation, et faites évaporer le reste jusqu'à consistance convenable. (po.)

a. han. o. pr. et s. prescrivent de faire digérer au bain-marie deux livres de racine
dans un mélange de trois livres d'alcool
(o,910) et neuf livres d'eau ; — ba. de faire
digérer quatre parties de racine dans un
mélange de huit parties d'alcool et dix-huit
d'eau, pendant deux jours.

♃ Racine d'angélique. . . à volonté.
Alcool. . . . quantité suffisante
pour la couvrir de quatre travers de doigt ;
laissez en digestion dans un endroit chaud
et décantez ; faites bouillir le résidu avec de
l'eau pendant une heure, et passez en exprimant ; évaporez la colature au bain-marie
jusqu'à consistance de miel, en ajoutant la
teinture sur la fin, et remuant toujours,
pour que la masse soit homogène et non
grumelée. (wu.)

♃ Racine d'angélique sèche, une livre.
Vin blanc généreux, cinq à six livres.

Faites digérer sur le bain de sable pendant trois jours, et passez en exprimant
avec force ; faites bouillir le résidu sur un
feu doux, avec suffisante quantité de vin,
et réduisez à moitié par la coction ; réunissez les deux liqueurs, et évaporez convenablement sur un feu doux. (sa.)

On l'ajoute aux pilules anticatarrhales, ou
bien on le donne, mêlé au laudanum, dans
la colique. Il passe pour anodin, carminatif, alexipharmaque et pectoral. — Dose,
douze à vingt grains.

EXTRAIT DÉZOARDIQUE.

Extractum bezoardicum Camerarii. (w.)

♃ Extrait d'espèces pour l'élixir de
vie. . . . . . quatre onces.
———— de bois d'aloès,
———— d'angélique,
de chaque. . . . . une once.
———— de mélisse,
———— de sauge,
———— de tormentille,

———— d'opium,
de chaque. . . une demi-once.
———— de coquelicot,
———— de castoréum,
de chaque. . . . deux gros.
Cinq pierres précieuses préparées,
Succin blanc préparé,
de chaque. . . quatre scrupules.
Licorne de mer,
Bézoard oriental,
———·— occidental,
de chaque. . . deux scrupules.
(onfection alkermès complète,
————— d'hyacinthe,
. de chaque. . . . deux gros.

Faites dissoudre les extraits dans de l'eau
de menthe, et ajoutez les poudres.

Mélange informe, réputé jadis alexipharmaque et sudorifique, mais plus sûrement
un peu anodin, puisqu'il contient environ
trois grains d'opium par gros, ou un grain
par scrupule. — Dose, huit à quinze grains
chez les adultes.

TEINTURE D'ANGÉLIQUE.

*Essence d'angélique ; Essentia s. Tinctura an-
gelicæ.* (a. b*. fu. li. pa. s. w. vm.)

♃ Racine sèche d'angélique, une partie.
Alcool (o,910). . . . six parties.

Laissez digérer jusqu'à parfaite extraction,
et filtrez. (a.)

b*. han. pa. et w. prescrivent une partie
de racine et cinq d'alcool ; — fu. li. et s. une
de racine et quatre d'alcool.

♃ Feuilles et tiges fraîches d'angélique,
Racine fraiche d'angélique,
de chaque. . . . . une partie.
Esprit de semences d'angélique,
huit parties.

Faites infuser à froid pendant plusieurs
jours et filtrez. (vm.)

Excitant, carminatif, diaphorétique, alexipharmaque. — Dose, quarante à soixante
gouttes. — La formule de Van Mons donne un
produit incomparablement plus actif que
celui des précédentes.

ÉLIXIR STOMACHIQUE. (vm.)

♃ Racine d'angélique,
———— d'année,
———— de zédoaire,
de chaque. . . une demi-once.
Écorce d'orange amère,
Feuilles d'absinthe,
——·—— de scordium,
Sommités de petite centaurée,
de chaque. . . . . trois g.
Eau-de-vie. . . . trente-six o.

Après suffisante digestion, filtrez.

ESSENCE BÉZOARDIQUE DE HALLE. (*sp.*)

℞ Racine d'angélique,
—— — d'année,
— —— de boucage,
— —— de carline,
— —— de contrayerva,
— —— de dompte-venin,
— —— de fraxinelle,
— —— d'impératoire,
— —— de valériane
de chaque.   .   .   .   une once.
Alcool.   .   .   .   .   .   vingt onces.

Après trois jours d'infusion, passez en exprimant et filtrez.

Excitant. — Dose, quarante gouttes.

TEINTURE BÉZOARDIQUE DE LUDWIG. (w.)

℞ Racine d'angélique,
— —— d'aunée.
— —— de carline,
— —— de fraxinelle,
de chaque.   .   .   .   une once.
Myrrhe.   .   .   .   .   .   six gros.
Safran.   .   .   .   .   .   deux gros.
Alcool.   .   .   .   quarante onces.

Après suffisante extraction, passez en exprimant, et faites dissoudre dans la colature

Opium.   .   .   .   un gros et demi.

Filtrez.

Excitant, anodin, sudorifique. — Dose, quarante à cinquante gouttes. Une once contient plus de deux grains d'opium. — Cette préparation se rapproche beaucoup de l'essence thériacale.

D. *Extraction par l'éther.*

TEINTURE FÉBRIFUGE DE CLUTTON.

Tinctura febrifuga Cluttoni. (b*. f**. *ca. sw. vm.*)

℞ Acide sulfureux,
— —— sulfurique,
Sel commun, de chaque, deux onces.
Alcool.   .   .   .   .   .   trois onces.

Faites digérer pendant un mois, puis distillez jusqu'à siccité, et ajoutez au produit

Racine d'angélique,
— —— de serpentaire de Virginie,
Petit cardamome,
de chaque.   .   .   un gros et demi.

Après huit jours de digestion, passez. (*ca. sw.*)

b*. et f**. remplacent le sel marin par l'acide hydrochlorique, comme dans la formule suivante, qui diffère à cet égard de la formule primitive de Clutton :

℞ Alcool rectifié.   .   .   dix-huit parties.
Acide sulfurique concentré,
trois parties.

Instillez peu à peu l'acide dans l'alcool, laissez refroidir le mélange, et versez-y peu à peu, en remuant toujours,

Acide hydrochlorique,
une partie et demie.

Après quelques jours de réaction, distillez pour avoir un poids égal de produit à celui de l'alcool employé, et faites digérer dedans, d'abord à froid, puis à une douce chaleur,

Racine d'angélique,
— —— de serpentaire de Virginie,
Petit cardamome,
de chaque.   .   .   .   une partie.

Exprimez et filtrez. (*vm.*)

Excitant.—On fait boire cette teinture dans de l'eau pure, à laquelle on en ajoute assez pour que la boisson ait une saveur agréable. Administrée ainsi, elle est fort souvent diurétique et sudorifique.

E. *Extraction par le vinaigre.*

VINAIGRE D'ANGÉLIQUE COMPOSÉ.

Vinaigre aromatique ou bézoardique ; Acetum antisepticum s. *aromaticum* s. *bezoardicum* s. *medicatum* s. *prophylacticum.* (a. ams. b. be. f**. fu. li. pa. r. su. w. ca. pid. *sp.*)

1° Avec de l'ail.

℞ Racine d'angélique.   .   .   une livre.
Sommités d'absinthe,
une once et demie.
Ail.   .   .   .   .   une demi-once.
Vinaigre.   .   .   .   .   .   huit livres.

Faites digérer à une douce chaleur pendant huit jours, passez en exprimant, et ajoutez à la colature une demi-once de camphre dissous dans de l'alcool concentré. (f**. su.)

℞ Racine d'angélique,
— —— d'impératoire,
de chaque.   .   une once et demie.
Herbe d'absinthe,
— —— de rue,
— —— de menthe,
— —— de sauge,
— —— de romarin,
Fleurs de lavande,
de chaque.   .   .   .   deux onces.
Ail.   .   .   .   .   .   deux gros.
Vinaigre.   .   .   .   .   huit livres.

Faites digérer dans un vase couvert, pendant douze jours, à la température ordinaire, et pendant trois sur le bain de sable ; passez ensuite en exprimant avec force et filtrez ; ajoutez au besoin une demi-once de camphre dissous dans l'alcool. (r.)

℞ Racine d'angélique,
—— — d'année,
—— — de livèche,
—— — de roseau aromatique,
Ail frais, de chaque. . . deux gros.
Herbe d'absinthe,
—— — d'aurone,
—— — de menthe crépue,
—— — de romarin,
—· — de sauge,
de chaque. . une once et demie.
Fleurs de lavande. . . deux onces.
Vinaigre. . . . . . huit livres.

Faites macérer pendant trois jours dans une bouteille bien bouchée ; passez en exprimant avec force, filtrez, et ajoutez à la colature six gros de camphre. (a.)

Ces trois formules, la dernière surtout, donnent un produit qui ne diffère pas sensiblement du vinaigre des quatre voleurs.

2° Sans ail.

℞ Racine d'angélique. . . une once.
Herbe de rue,
—— — de menthe crépue,
Feuilles de romarin,
Fleurs de lavande,
de chaque. . . une demi-once.
Vinaigre. . . . . . trois livres.

Après quatre jours de macération, passez en exprimant, filtrez, et ajoutez une once et demie d'alcool à la colature. (li.)

℞ Racine d'angélique,
—— — d'impératoire,
de chaque. . une once et demie.
Herbe sèche de menthe crépue,
—— — — — de romarin,
—·—— — — de rue,
—— — — — de sauge,
de chaque. . . . . deux onces.
Fleurs sèches de lavande, trois onces.
Vinaigre. . . . . . sept livres.

Faites macérer pendant six jours, dans un vase couvert, en remuant souvent ; exprimez et passez. (ams.)

℞ Racine d'angélique,
—— — de valériane,
Feuilles de sauge,
Herbe de menthe crépue,
Baies de genièvre,
de chaque. . . . . une once.
Vinaigre. . . . . . quatre livres.

Laissez digérer pendant trois jours, à une douce chaleur ; filtrez, et ajoutez
Alcool. . . . . . . deux onces.
Mêlez. (fu.)

℞ Racine d'angélique,
—— — de valériane,
Herbe de menthe,

Fleurs de camomille,
Genièvre,
Baies de laurier,
de chaque. . . une demi-once.
Safran,
Camphre, de chaque. . . un gros.
Vinaigre blanc. . . . . six livres.
Faites digérer et passez. (ca.)

℞ Racine d'angélique,
—— — de pétasite,
de chaque. . . . . trois onces.
Herbe de scordium,
—— — de rue,
de chaque. . une once et demie.
Écorce de citron. . . quatre onces.
Myrrhe. . . . . . . six gros.
Vinaigre. . . . . . sept livres.

Après suffisante digestion, passez en exprimant, et ajoutez une demi-once de camphre broyé avec du mucilage de gomme arabique. (pid.)

℞ Racine d'angélique,
—— — de roseau aromatique,
de chaque. . . . . six gros.
Sommités de grande absinthe,
deux onces et demie.
Feuilles de sauge, trois onces et demie.
Herbe de rue. . . . deux onces.
Macis. . . . . . . deux gros.
Vinaigre. . . . . . huit livres.

Faites macérer pendant quelques jours à une douce chaleur ; passez en exprimant avec force, filtrez, et ajoutez à la colature une demi-once d'alcool camphré. (b. be.)

℞ Racine d'angélique,
—— — d'année,
—— — d'impératoire,
—— — de dompte-venin,
—— — de zédoaire,
Écorce de citron, de chaque, six gros.
Herbe de scordium,
—— — de rue,
—— —de sauge, de chaque, une once.
Genièvre. . . . une demi-once.
Vinaigre. . . . . . trois livres.

Après quelques jours de digestion, passez en exprimant et filtrez. (b*. w. sp.)

℞ Racine d'angélique,
—— — de livèche,
de chaque. . . . trois onces.
Herbe de mélisse,
—·—— —de rne,
—·—— —de scordium,
de chaque. . . . une once.
Écorce sèche de citron, deux onces.
Genièvre. . . . quatre onces.
Vinaigre. . . . quantité suffisante
pour couvrir le tout de trois ou quatre doigts. Après suffisante digestion, distillez et faites infuser dans le produit

Racine d'angélique,
——— de contrayerva,
——— d'année,
——— de scabieuse,
———— de zédoaire,
Écorce de citron,
de chaque. . . un gros et demi.
Herbe de rue,
———de scordium,
Myrrhe,
Genièvre, de chaque. . une once.
Safran. . . . . . . deux gros.
Au bout de huit jours, passez et filtrez. (pa.)

Tous ces vinaigres, qu'on regardait jadis comme antiseptiques, alexipharmaques, sudorifiques, etc., à la dose d'un ou de deux gros, ne sont plus employés que comme parfums. Sous ce rapport ils nuisent, dans les épidémies, en inspirant une fausse sécurité, car tout en masquant l'odeur des effluves délétères, ils ne peuvent les empêcher d'agir sur l'organisme. On ferait donc bien de les réserver pour la toilette, et partant de les abandonner aux parfumeurs.

ANGUSTURE.

Écorce d'angusture; Angustura s. cortex angusturæ.

Angusturarinde (Al.); angustura bark (An.); angustura (E.); kora angustura (Po.).

Deux écorces différentes portent ce nom.

Fausse Angusture, Angusture ferrugineuse; Angustura spuria s. 'ferruginea, Pseudo-angustura.

an. ba. f. fr. be. r. c. g.

Cette écorce est épaisse, compacte, grise à l'intérieur, couverte d'un épiderme tantôt peu épais, d'un gris jaunâtre, et marqué de points proéminens, tantôt fongueux et de couleur de rouille. Elle n'a presque pas d'odeur; sa saveur est très amère et persistante; sa poudre, d'un blanc légèrement jaunâtre.
Elle a été attribuée au *Brucea ferruginea*, L'hér., arbrisseau d'Abyssinie, de la famille des térébinthacées; mais on regarde aujourd'hui comme certain qu'elle appartient à quelque espèce de strychnos.
Les propriétés vénéneuses qu'elle possède à un haut degré sont dues, d'après Pelletier et Caventou, à un alcaloïde improprement appelé *Brucine; Brucium, Brucia.*

2° Angusture vraie, Cusparé; Angustura vera.

am. ams. an. b. ba. be. d. du. ed. f. fe. fi. g. ham. he. li. o. po. pr. s. su. w. ww. br. c. g. m. pa.

Cette écorce se présente sous trois formes; tantôt en morceaux courts, plats, minces, couverts d'un épiderme gris-jaunâtre, et peu rugueux, d'un jaune fauve, souvent rosé à sa face interne, et dont la cassure est d'un brun jaunâtre, nette, compacte, résineuse; tantôt en morceaux longs de six à quinze pouces, roulés, couverts d'un épiderme fongueux et blanc, sous lequel on trouve une substance brune, dure, compacte et cassant net; quelquefois en morceaux qui tiennent le milieu entre ceux-ci pour la longueur et l'épaisseur, dont l'épiderme est gris, peu épais et peu fongueux. L'odeur est désagréable; la saveur fort amère, la poudre très jaune.
Elle appartient au *Galipea Cusparia.* Cand., arbre (heptandrie monogynie L.; rutacées, J.) de l'Amérique méridionale. (*fig. Flore medic.* I. 287.)
Brande dit y avoir trouvé de la circhonine. Pfaff y a rencontré un nouvel alcaloïde non encore déterminé. Son analyse chimique a besoin d'être refaite.
Tonique, stimulant, fébrifuge, prôné pendant quelque temps avec emphase, et maintenant presque abandonné.—Dose, de la poudre, dix grains à un demi-gros.

EXTRAIT D'ANGUSTURE. (ams. an. b. be. fe. li.)

♃ Écorce d'angusture grossièrement
pulvérisée. . . . . une livre.
Eau. . . . . huit livres.

Faites digérer à chaud pendant vingt-quatre heures, puis bouillir pendant un quart d'heure, et passez; faites encore cuire le résidu pendant un quart d'heure, avec quatre livres d'eau, et passez; mêlez les deux liqueurs; laissez reposer, décantez, et évaporez jusqu'à consistance d'extrait. (an. fe.)

b. et be. portent la quantité d'eau à dix livres la première fois et huit la seconde; — ams. prescrit vingt livres d'eau la première fois, quinze la seconde, et chaque fois la réduction jusqu'à moitié.

♃ Écorce d'angusture. . . une partie.
Eau bouillante. . . . huit parties.

Après vingt-quatre heures de digestion à une très douce chaleur, faites bouillir légèrement, décantez le liquide, exprimez le marc, mêlez les deux liqueurs ensemble, laissez-les reposer, et après les avoir passées à la chausse, évaporez-les, en remuant toujours, jusqu'à consistance de miel. (li.)

INFUSION D'ANGUSTURE.

Infusum angusturæ s. bruceæ s. cuspariæ. (am. b*. lo. au. c. sw.)

♃ Écorce d'angusture. . . deux gros.
Eau bouillante. . une demi-pinte.

Faites macérer pendant vingt-quatre heures, dans un vase imparfaitement couvert, et passez. (am. b*. lo. c. sw.)

au. prescrit une once d'écorce et assez d'eau pour obtenir dix onces de colature.

Fébrifuge, antidysentérique.—Dose, une once et demie, trois à quatre fois par jour.

DÉCOCTION D'ANGUSTURE. (*e.*)

℞ Écorce d'angusture. . . une once.
Eau. . . . . une pinte et demie.
Faites bouillir pendant quinze ou vingt minutes et passez. — Dose, une verrée toutes les deux heures.

POTION TONIQUE. (*ra.*)

℞ Décoction d'angusture préparée
  avec une demi-once d'écorce et
  vingt onces d'eau. . . six onces.
Eau de cannelle. . une demi-once.
Teinture d'opium. . vingt gouttes.

Dose, trois cuillerées par jour.

TEINTURE D'ANGUSTURE.

Essentia s. *Tinctura angusturæ* s. *bruceæ* s. *bonplandiæ trifoliatæ.* (am. ams. b. du. ed. han. c. sw. vm.)

℞ Écorce d'angusture grossièrement
  pulvérisée. . . . . une partie.
Alcool (0,907). . . huit parties.
Faites digérer pendant huit jours, à une douce chaleur, et filtrez. (ams.)

b. prescrit une partie d'écorce, huit d'alcool (20 degrés) et six jours de digestion à chaud; — am. du. et c. une once d'écorce, une pinte d'alcool (0,930) et huit jours de digestion; — ed. deux onces d'écorce, deux livres et demie d'alcool (0,935) et huit jours de digestion; — sw. une once d'écorce, une livre d'alcool (0,930) et huit jours de digestion; — vm. une partie d'écorce, six d'eau-de-vie et douze heures de digestion au bain-marie.

℞ Écorce d'angusture. . . une once.
Alcool (20 degrés). . quatre onces.
Faites digérer au bain-marie tiède, pendant quatre jours; passez et versez sur le résidu

Alcool (20 degrés). . . deux onces.
Laissez encore en digestion, mêlez et filtrez les deux colatures. (an.)

Excitant, stomachique.—Dose, un gros à deux.

ÉLECTUAIRE ANTIDYSENTÉRIQUE. (*ca.*)

℞ Angusture. . . . une demi-once.
Cannelle. . . . . un demi-gros.
Miel blanc. . . quantité suffisante.
Mêlez.

Fortifiant.—Dose, un gros, matin et soir.

ANIMÉ.

Gomme animé, Résine animé; Gummi s. *Resina Anime, Cancanum.*

Kourbarillharz, Flussharz, Animegummi (Al.); anyme (D.); goma anime (E.); gom anime (Ho.); gomma anime (I.).
br. e. f. fu. g. w. wu. be. br. g. m. pid. sp. z.

Résine en morceaux oblongs, durs, d'un blanc jaunâtre, ou d'un jaune citrin, transparens à l'intérieur, revêtus d'une sorte de farine à la surface, cassans, à cassure brillante, d'une odeur aromatique et douce, d'une saveur peu marquée, médiocrement résineuse et astringente.

Elle découle du tronc et surtout des racines de l'*Hymenæa Courbaril,* L., grand arbre (décandrie monogynic, L.; légumineuses, J.) de l'Amérique méridionale. (*fig. Flore médic.* III. 137.)

Excitant, qu'on employait jadis en fumigations, contre le rhumatisme.

ANIS.

Anis cultivé; Pimpinella Anisum, L.

Anis (Al. D. E. Su.); anise (An.); anison (Ar.); anyz (B. Po.); kadis manis (Bo.); sonf (Duk.); anisu (Guz.); anys (Ho.); mungfi, adis manis (Jav.); jera manis (Ma.); razyaneh rumie (Pe.); herba doce (Por.); sataphaspha (Sa.); sombu (Tam.); sompu (Tel.).
a. am. ams. an. b. be. br. d. du. e. ed. f. fe. fl. fi. fu. g. ham. han. he. li lu. o. p. po. pp. pr. r. s. su. w. wu. ww. a. be. br. c. g. m. pa. pid. sp. z.

Plante ♂, originaire du Levant, et cultivée en Europe. (*fig.* Zorn, *Ic. pl.* t. 128.)

On emploie la graine (*semen Anisi vulgaris*), qui est alongée, ovalaire, un peu pédiculée, plate d'un côté, ventrue et sillonnée de l'autre, d'un jaune verdâtre. Elle a une odeur aromatique et agréable, une saveur sucrée et aromatique.

Elle contient une huile essentielle.

Stimulant, carminatif. — Dose de la poudre, quinze grains à un demi-gros.

OLÉO-SUCRE D'ANIS.

Oleo-saccharum anisi. (a. br. d. f. han. o. pa. po. pr. w. sw.)

℞ Huile essentielle d'anis, une goutte.
Sucre blanc. . . . . un gros.
Triturez pendant long-temps. (br. d. f. pa. w.)

a. am. ams. an. b. be. br. d. du. e. ed. f. fe. fl. fi. fu. g. ham.
a. han. o. po. et pr. prescrivent un gros de sucre et trois gouttes d'huile. — sw. un gros de sucre et deux gouttes d'huile.

POUDRE OPHTHALMIQUE.

Tragea ophthalmica. (br. sp.)

℞ Semences d'anis,
——— de fenouil,
Cloportes préparés,
de chaque. . . une demi-once.

Racine de valériane sauvage,
　　　　　　　　　deux gros.
Cannelle,
Cubèbes,
de chaque. . . . . . un gros.
Sucre blanc. . . . deux onces.
Faites une poudre très fine.

Cette poudre ressemble beaucoup à une autre du même nom, indiquée à l'article *euphraise*.

ESPÈCES DIANISI. (w.)

24 Racine de pyrètre. . . deux gros.
——— de gingembre,
——— de galanga,
de chaque. . . . . cinq gros.
Nard des Indes . . un gros et demi.
Réglisse grattée. . . . une once.
Calament. . . . . un demi-gros.
Semences d'anis, deux onces et demie.
——— de carvi,
——— de fenouil,
de chaque. . . . . cinq gros.
Petit cardamome,
Clous de girofle,
Cubèbes,
de chaque. . . un gros et demi.
Poivre blanc,
——— noir,
——— de la Jamaïque,
de chaque. . . . . deux gros.
Cannelle. . . . . . cinq gros.
Cassia lignea. . . . . deux gros.
Macis. . . . . . . cinq gros.
Safran. . . . un gros et demi.
Mastic. . . . . . une once.
Faites une poudre. — Dose, deux scrupules à un gros.

POUDRE CARMINATIVE.

Pulvis ad flatus. (pa. w. sp.)

24 Semences d'anis,
——— de carvi,
——— de coriandre,
——— de fenouil,
de chaque. . . . . une once.
Écorce d'orange,
Gingembre,
de chaque. . . . . . six gros.
Yeux d'écrevisse préparés,
　　　　　　　　　une demi-once.
Macis . . . . . . un gros.
Sucre blanc . . . . six onces.
Faites une poudre. (pa. w.)

24 Semences d'anis,
——— de carvi,
——— de cumin,
de chaque. . . . . trois onces.
Gingembre. . . . . six gros.
Macis. . . . . . . trois gros.
Safran. . . . . . . un gros.

Faites une poudre. (*sp.*)
Dose, un scrupule à un gros.

POUDRE DIGESTIVE. (*pie.*)

24 Anis,
Genièvre,
de chaque. . . . . trois gros.
Racine de roseau aromatique,
——— d'année,
——— d'iris de Florence,
de chaque. . . . . deux gros.
Ambre gris. . . . . . un gros.
Sucre candi. . . . . . six gros.
Huile de cannelle. . trente gouttes.
Faites une poudre. — Dose, un scrupule à un demi-gros.—On peut en faire un bol avec du sirop de capillaire.

POUDRE STOMACHIQUE. (*sm.*)

24 Anis,
Cannelle,
Gingembre,
de chaque. . . quatre scrupules.
Sucre de lait. . . . quatre onces.
Faites une poudre. — Dose, une cuillerée à café, trois fois par jour, avec de l'eau sucrée.

BOLS CARMINATIFS. (*ca.*)

24 Anis. . . . . seize gros.
Gentiane,
Angélique,
de chaque. . . . douze grains.
Castoréum. . . . . . six grains.
Huile essentielle d'anis, douze gouttes.
——————— de cannelle,
　　　　　　　　　quatre gouttes.
Extrait de petite centaurée,
Thériaque,
de chaque. . . trente-cinq grains.
Sirop de menthe, quantité suffisante.
Faites trente bols. — Dose, trois, de quatre en quatre heures.

TABLETTES DE SPITZLAY. (f*.)

24 Poudre d'anis. . . . trois parties.
Sucre. . . . . cinq cents parties.
Extrait gommeux d'opium,
　　　　　　　　　une demi-partie.
Gomme arabique,
　　　　　　　　　soixante-quatre parties.
——— adragant,
Suc de réglisse,
de chaque. . . . huit parties.

ÉPITHÈME ANTIHYSTÉRIQUE.

24 Anis vert en poudre. . deux gros.
Thériaque. . . . . . deux onces.
Huile de girofle. . . huit gouttes.
Eau-de-vie camphrée,
　　　　　　　　　suffisante quantité.
Conseillé par Zimermann.

LOOCH PECTORAL.

Looch anisé; Looch pulmonale s. *de pulmone vulpis.* (han. w. *ra. sp.*)

℞ Poudre d'anis,
——— de fenouil,
——— de suc de réglisse,
——— de capillaire du Canada,
——— de poumons de renard,
de chaque. . . . . une once.
Sucre clarifié. . . quinze onces.

Mêlez. (w. *sp.*)

℞ Poudre d'anis,
——— de fenouil,
——— de suc de réglisse,
de chaque. . . . . une once.
Sirop de guimauve. . douze onces.

Mêlez. (han.)

℞ Poudre d'anis. . . un demi-gros.
Eau. . . . . . quatre onces.
Sucre . . . . . . deux gros.

Mêlez. (ra.)

Les deux premières formules donnent un médicament jadis fort célèbre dans la toux et la phthisie pulmonaire, et qu'on administrait à la dose de deux gros jusqu'à trois. Il résulte de la dernière un looch carminatif, qui convient surtout aux enfans, et qu'on leur fait prendre par cuillerées à café plus ou moins rapprochées.

HUILE D'ANIS.

Oleum anisi. (e. f.)

℞ Anis mondé et écrasé. . à volonté.

Laissez-le exposé pendant huit minutes à la vapeur de l'eau bouillante, sur un tamis renversé, mettez-le dans un sac de toile, et exprimez. (f.)

e. prescrit de piler la graine dans un mortier de marbre échauffé, et de l'exprimer ensuite.

HUILE ESSENTIELLE D'ANIS.

Oleum anisi æthereum, Ætheroleum anisi. (a. am. ams. an. b. ba. be. br. d. du. e. ed. f. fi. fu. han. he. lo. o. pa. po. pr. r. s. sa. w. wu. *br. c. pid. sw. vm.*)

℞ Semences d'anis. . . à volonté.
Eau pure. . . quantité suffisante.

Distillez et recueillez l'huile qui surnage le produit. (am. ams. b. be. du. ed. fi. lo. r. c.)

am. et *br.* prescrivent une partie d'anis et trois d'eau; — fu. et *sw.* une d'anis et quatre d'eau; — d. et *vm.* une d'anis et six d'eau; — e. une d'anis et sept d'eau; — han. o. po. pr. et s. une d'anis et huit d'eau; — ba. une d'anis et neuf d'eau; — f. cinq d'anis et sept d'eau.

℞ Semences d'anis. . quatre parties.
Eau . . . . . . seize parties.
Sel commun. . . . une partie.

Distillez. (br. he. pa. sa. w. *pid.*)

℞ Semences d'anis. *l.* . à volonté.
Eau distillée d'anis,
quantité suffisante.

Après douze heures d'infusion, distillez. (wu.)

℞ Semences d'anis. . . une partie.
Eau. . . . . . douze parties.

Faites macérer pendant douze heures, et distillez, à constante ébullition, jusqu'à ce que l'eau passe insipide; redistillez celle-ci avec une égale quantité de nouvelle graine, en ajoutant de l'eau de fontaine, jusqu'à ce que la quantité d'huile désirée soit obtenue. (a.)

Dose, cinq à dix gouttes.

EAU D'ANIS.

Aqua anisi. (ba. br. d. e. f. fu. he. s. sa. *pid. sw. vm.*)

℞ Anis écrasé. . . . . une partie.
Eau . . . . neuf parties.

Faites macérer pendant douze heures, et distillez six parties. (d.)

br. prescrit de faire macérer pendant quelques jours une partie d'anis dans six d'eau, et de distiller trois parties; — ba. de faire macérer pendant vingt-quatre heures une partie d'anis dans dix d'eau, et de distiller six parties; — wu. une partie d'anis, huit d'eau et vingt-quatre heures de macération; — sa. une partie d'anis, six d'eau salée et quelques jours de macération; — f. de faire macérer deux parties d'anis dans quinze d'eau et de distiller quatre parties; — he. de faire macérer, pendant vingt-quatre heures, une partie d'anis dans dix d'eau, et de distiller six parties; — pid. de faire macérer pendant vingt-quatre heures une partie d'anis dans seize d'eau, et de distiller six parties; — s. de faire macérer, pendant douze heures, une partie d'anis dans vingt-deux d'eau, et de distiller les deux tiers de celle-ci; — sw. de distiller une partie d'anis avec assez d'eau pour obtenir vingt parties de produit.

℞ Anis écrasé. . . . . une livre.
Sous-carbonate de potasse purifié,
. . . . . . trois onces.
Eau commune. . . . dix livres.

Distillez doucement la moitié, et séparez l'huile de l'eau. (fu.)

℞ Anis. . . . . . . trois livres.
Eau. . . . . six livres.
Alcool. . . . . . quatre onces.

Après deux jours de macération, distillez au bain-marie trois livres. (e.)

Dose, une à deux onces.

♃ Oléo-sucre d'anis . . . une partie.
Eau distillée. . trente-deux parties.
Faites dissoudre. (ba.)

ESPRIT D'ANIS.

Alcool anisé; Alcohol s. *Spiritus anisi.* (a. an. br. fu. hé. lo. pa. w. wu. *br. c. pid.*)

♃ Anis écrasé. . . . . une partie.
Alcool (20 degrés). . neuf parties.

Distillez jusqu'à ce que le produit marque 28 degrés. (an. br. pa. w.)

wu. prescrit une partie d'anis et huit d'alcool;—fu. he. *br.* et *pid.* une d'anis et douze d'alcool.

♃ Anis. . . . . une demi-livre.
Alcool (0,930). . . huit pintes.
Eau. . . . quantité suffisante
pour éviter l'empyreume. Après vingt-quatre heures de digestion, distillez doucement huit pintes. (lo. c.)

a. prescrit une livre d'anis, six livres et demie d'alcool (0,910), six livres d'eau, vingt-quatre heures de digestion, et la distillation au bain-marie de six livres d'esprit pesant 0,910.

Dose, soixante à cent vingt gouttes.

ESPRIT D'ANIS COMPOSÉ.

Alcohol anisi compositum, Spiritus anisi compositus. (b*. du. g. lo. c. sw.)

♃ Semences d'anis,
———— d'angélique,
de chaque. . . une demi-livre.
Alcool (0,930),
Eau, de chaque. . . huit pintes.

Distillez huit pintes. (b*. du. lo. c. sw.)

g. prescrit trois onces d'anis, autant de graines d'angélique, trois livres d'eau-de-vie, et assez d'eau pour éviter l'empyreume. Distillez trois livres.

Carminatif, stomachique. — Dose, un demi-gros à quatre gros, dans de l'eau ou du vin.

EAU PHYSAGOGUE. (pa. w.)

♃ Semences d'anis. . . . une livre.
———— de siler,
une once et demie.
Cannelle. . . . . deux onces.
Noix muscade,
Galanga,
Macis,
Girofle, de chaque, une demi-once.
Vin blanc généreux. . seize livres.
Alcool. . . . . deux livres.

Distillez doucement la moitié. (w.)

pa. prescrit deux livres d'anis, remplace le siler par une once de graines de carotte, et réduit les quatre dernières substances à deux gros chacune.

Stomachique, carminatif. — Dose, une demi-once à une once.

TEINTURE DE PROPRIÉTÉ DE MYNSICHT.

Tinctura proprietatis Mynsichti. (w.)

♃ Confection alkermès, une demi-once.
Fleurs d'œillet rouge. . . un gros.
Esprit d'anis. . . . . seize onces.
Elixir de propriété. . . une once.

Laissez en digestion jusqu'à ce que la liqueur soit bien colorée, et filtrez.

Excitant, réputé stomachique, carminatif et pectoral. — Dose, depuis un gros jusqu'à un gros et demi.

INFUSION D'ANIS. (ra.)

♃ Anis. . . . . une demi-once.
Eau bouillante. . . . deux livres.

Passez, après suffisante digestion.

Stimulant, tonique, stomachique.

MIXTURE CARMINATIVE. (pie.)

♃ Racine de guimauve. . deux onces.
Eau. . . . . . deux livres.

Faites réduire à moitié par l'ébullition. Ajoutez

Semences d'anis,
———— de fenouil,
———— de coriandre,
de chaque. . deux gros et demi.
Eau de rue,
——de pouliot,
de chaque. . . quatre onces.

Laissez macérer pendant quatre heures dans un vase couvert, et ajoutez

Sirop de têtes de pavot, quatre onces.
Laudanum liquide de Sydenham,
quarante gouttes.

LAVEMENT CARMINATIF. (sp.)

♃ Semences d'anis,
————de cumin,
Genièvre, de chaque. . deux gros.
Eau. . . . . . . seize onces.

Faites réduire à douze onces par l'ébullition, et dissoudre dans la colature

Savon de Venise. . une demi-once.

ELIXIR AROMATIQUE.

Claretum aromaticum. (au.)

♃ Semences d'anis,
———— d'aneth,
———— de fenouil,
———— de coriandre,

———— de carvi,
de chaque. . . une demi-once.
Eau-de-vie. . . . neuf livres.
Après un mois d'infusion, ajoutez
Sucre,
Eau, de chaque. . . vingt onces.
Dose, une à deux cuillerées, dans la
dyspepsie.

ANSERINE.

Deux plantes de ce nom servent en médecine :

1° *Ansérine vulgaire; Potentilla Anserina,*
L.

Ganserick, Fingerkraut, Silberkraut (Al.); silverwood (An.).
br. f. w. be, m. sp.

Plante ♃ (icosandrie polygynie, L.; rosacées, J.), qui croit dans toute l'Europe.
(*fig.* Zorn , *Ic. pl.* t. 15.)

On emploie la racine et l'herbe.

La racine (*radix Anserinæ* s. *Argentinæ* s.
Argentariæ) est fibreuse et noirâtre. Elle a
une saveur douceâtre.

L'herbe se compose d'une tige très-dé-
liée, garnie de feuilles pinnées, à folioles
dentées, velues, brillantes et argentées en
dessous. Elle est inodore. Sa saveur est
acerbe et un peu styptique.

Astringent peu énergique.

2° *Ansérine vermifuge; Chenopodium anthelminticum,* L.

Wurmtreibender gænsefuss (Al.); jerusalem's oak (An.);
wormdryvend ganzervoot (Ho.).

am. f. be. (. g. m.

Plante ♃ (pentandrie monogynie, L. ;
atriplicées, J.), des deux Amériques. (*fig.*
Desc. *Flore Ant.* l. 57.)

On emploie la semence (*semen Chenopodii
anthelmintici*), qui est petite, arrondie, un
peu aplatie, brune et brillante. Elle a une
odeur désagréable et une saveur amère.

Anthelmintique.—On fait prendre le suc
de la plante fraîche, à la dose d'une cuillerée pour les enfans d'un et de deux ans. La
semence sert à faire un électuaire, qu'on
donne à celle d'une cuillerée le matin. On
tire aussi de cette graine, par la distillation, une huile essentielle, dont on administre quelques gouttes sur du sucre.

HUILE D'ANSÉRINE VERMIFUGE.

Oleum chenopodii anthelmintici æthereum,
Æthcroleum chenopodii anthelmintici. (am.
c.)

♃ Graines d'ansérine vermifuge, à volonté.
Eau. . . . . quantité suffisante

pour couvrir la semence ; après suffisante
infusion, distillez.

POTION VERMIFUGE. (*e.*)

♃ Huile d'ansérine. . . . un gros.
Sucre ,
Gomme arabique,
de chaque. . . un gros et demi.
Eau de menthe, deux onces et demie.

Dose, une cuillerée à café, deux fois par
jour.

ANTIMOINE.

Antimonium, Stibium.

Spiessglanz (Al.) ; antimony (An.) ; ismud (Ar.) ; spidsglands
(D.) ; surmeh (Hi. Pe.) ; antimonio (E. I. Por.); spiesglas
(Ho.); sourma (Mah.); szpieglanc , antymonu (Po.); sauvira
(Sa.); spelsglans (Su.); anjana kallou (Tam.); lanjanum
(Tel.).

Métal d'un blanc grisâtre, jouissant d'un
grand éclat, d'une texture lamelleuse, cristallisable en octaèdres, doué d'une odeur et
d'une saveur sensibles, très cassant, facile à
pulvériser, fusible à + 432 degrés C., et
volatilisable ensuite. Sa pesanteur spécifique est de 6,712, selon Hatchett.

§ I. TEL QU'ON LE TROUVE DANS LE
COMMERCE.

On trouve ce métal dans le commerce sous
la forme de pains présentant à leur surface
une cristallisation que les anciens chimistes
comparaient, pour la forme, à des feuilles
de fougère.

Six pharmacopées seulement (ams. ba. f.
ff. wu. et sp.) permettent de le prendre dans
le commerce; quelques unes n'en parlent pas
du tout ; toutes les autres veulent qu'il soit
préparé par le pharmacien, précaution
sage, puisque l'antimoine du commerce contient toujours un peu de soufre, dont on
le débarrasse en le pulvérisant et le chauffant
doucement et long-temps avec un grand
excès d'acide hydrochlorique concentré, lequel dissout tout le sulfure.

§ II. PRÉPARÉ DE TOUTES PIÈCES. ₁

*Régule d'antimoine ; Regulus antimonii s.
stibii s. antimonii stellatus, Stibium purum.*

ams. an. b'. br. d. e. f. fe. fu. han. li. o. pa. pr. s. sa. w. wu. sd.
sw. vm.

1° *Régule d'antimoine simple ; Regulus antimonii simplex.*

♃ Poudre d'antimoine cru, huit parties.
———— de tartre cru. . six parties.
———— de nitre. . . trois parties.

Mêlez ces poudres ensemble par une longue trituration, et introduisez le mélange ,
par cuillerées, dans un creuset rougi au feu:

après la déflagration, couvrez le creuset, et augmentez le feu jusqu'à ce que la masse soit entrée en fusion; versez alors dans une lingotière échauffée et enduite de cire ou d'huile; frappez de temps en temps quelques petits coups sur le moule; après le refroidissement, enlevez le lingot et séparez-le des scories. (an. f. fe. sa. *vm*.)

br. w. et wu. prescrivent deux parties d'antimoine cru, une et demie de tartre et une de nitre; —*sp*. huit d'antimoine, cinq de tartre et deux et demie de nitre; — e. deux d'antimoine, une et demie de tartre et une et demie de nitre.

℞ Poudre d'antimoine cru, seize onces.
— — — de nitre. . . vingt onces.

Projetez le mélange dans un creuset rouge, pulvérisez et lavez à l'eau chaude la masse qui reste; après l'avoir fait sécher, mêlez-la avec

Tartre cru en poudre. . seize onces,

et faites-la chauffer fortement dans un creuset, pour qu'elle entre en fusion ; versez-la alors dans une lingotière, et agissez comme ci-dessus. (fu.)

2° *Régule d'antimoine martial; Regulus ammonii martialis.*

℞ Tournure de fer pur. . . six onces.

Faites-la rougir dans un creuset, à un feu violent, et ajoutez

Antimoine cru en poudre,
dix-huit onces.
Après la fusion, ajoutez encore
Nitre cru bien sec. . quatre onces.

Quand la masse est bien liquide, coulez-la dans une lingotière, et frappez légèrement sur les parois du moule, afin que tout le métal réduit tombe au fond ; après le refroidissement, séparez le lingot des scories, réduisez-le en poudre, mêlez celle-ci avec un huitième de nitre bien sec, faites fondre sur un feu très fort, et versez dans la lingotière. La masse étant refroidie, retirez le lingot, et conservez-le, après l'avoir séparé des scories. (b*. han. o. pr. sw. vm.)

sa. et w. prescrivent huit onces de fer, seize de sulfure et trois de nitre;—fu. huit onces de fer, seize de sulfure et quatre de nitre;—br. quatre onces de fer, neuf d'antimoine et deux cuillerées de nitre,—li. quatre onces de fer, seize de sulfure et quatre de nitre ;—pa. une livre de fer, deux d'antimoine et une demi-livre de nitre;—s. trois parties de fer, neuf de sulfure et une de nitre.

La formule de d. porte huit onces de fer, vingt-quatre de sulfure et trois de sous-carbonate de potasse ; —celle de *sp*. douze onces de fer, seize d'antimoine et deux de sous-carbonate.

vm. regarde comme plus avantageux, après avoir introduit tout le sulfure, d'ajouter à la masse, au lieu de nitre ou de sous-carbonate, un sixième de son poids de flux noir.

Les véritables proportions à employer, en supposant le sulfure sans mélange, seraient 55,5 de ce dernier et 25 de fer; mais il vaut mieux, pour éviter que de l'alliage ne se forme, mettre un léger excès de sulfure, qui se mêle avec les scories. On est alors dispensé de faire refondre le lingot. Les deux ou trois fusions successives que les anciens recommandaient, et qu'on trouve encore prescrites dans pa. et w., avaient pour but, non pas tant la purification proprement dite du métal, qui en était cependant la suite immédiate, que la formation, sur la surface du lingot, d'une cristallisation étoilée, à laquelle la superstition et l'empirisme faisaient attacher une grande importance.

3° *Régule d'antimoine médicinal; Antimonium diaphoreticum rubrum, Febrifugum s. Specificum Craanii, Magnesia opalina, Regulus antimonii medicinalis.*

℞ Antimoine cru. . . . cinq onces.
Sel commun décrépité, quatre onces.
Sous-carbonate de potasse purifié,
une once.

Pulvérisez et mêlez ces trois substances, introduisez-les dans un creuset, et après la fusion, versez dans une lingotière; séparez ensuite le métal des scories. (ams. br. w.)

sp. prescrit seulement dix onces d'antimoine et deux de sous-carbonate ; — pa. veut qu'on introduise dans le creuset un mélange d'une livre et demie d'antimoine et d'une once de charbon pilé, puis qu'on ajoute à la masse fondue une livre du produit de la déflagration du tartre avec le nitre, et qu'on coule ensuite dans une lingotière.

vm. propose de faire fondre du sulfure d'antimoine dans un creuset, de projeter du nitre par petites portions dans la fonte, d'ajouter ensuite un huitième environ de la masse totale de sel marin, et d'augmenter le feu jusqu'à parfaite fusion. — On trouve ce procédé, à peu de chose près, dans fu., qui prescrit de faire fondre quatre onces d'antimoine cru dans un creuset, d'ajouter ensuite peu à peu à la fonte une once de nitre, de laisser encore en fusion pendant un quart d'heure, de pulvériser la masse refroidie, et de bien laver la poudre avec de l'eau bouillante.

Un autre procédé consiste à mêler dix parties de tartre avec cinq et demie de sulfure d'antimoine, à introduire le mélange par parties dans un creuset rouge, ou à l'échauffer, dans un creuset froid, jusqu'à la fusion, puis à couler dans une lingotière. (*vm*.)

L'antimoine métallique n'est maintenant

d'ancun usage en médecine ; depuis long-temps on a renoncé au moyen infidèle des gobelets d'un alliage de ce métal et d'étain pour préparer le vin antimonial, et au moyen, aussi ridicule que dégoûtant, des *Pilules per-pétuelles*, balles antimoniales qu'on faisait avaler aux malades pour les purger.

PROTOXIDE D'ANTIMOINE.

Oxide mineur d'antimoine, Fleurs argentines d'antimoine; Oxydulum stibii per acidum muriaticum s. *stibii griseum, Protoxy-dum stibii griseum, Stibium oxydulatum.* (an. b. be. f. han. lo. sa. br. c. sw.)

§ I. À L'ÉTAT DE PURETÉ.

♃ Beurre d'antimoine liquide, une partie.

Eau distillée bouillante, seize parties, ou jusqu'à ce qu'il ne se fasse plus de pré-cipité ; séparez celui-ci par la filtration, lavez-le bien, et faites-le sécher à une douce chaleur. Alors jetez huit parties de la pou-dre dans six parties d'eau distillée contenant en dissolution une partie de sous-carbonate de potasse, et faites bouillir pendant une heure ou une heure et demie, en ajoutant de nouvelle eau, pour remplacer celle qui s'é-vapore. Après le refroidissement, décantez la liqueur, et lavez le sédiment avec de l'eau distillée, jusqu'à ce que l'eau ne brunisse plus le papier de curcuma, ou ne trouble plus la dissolution de nitrate d'argent; ensuite fai-tes-le sécher. (han.)

an. prescrit de faire dissoudre une once d'antimoine pulvérisé dans suffisante quan-tité d'acide hydrochlorique, d'étendre en-suite la liqueur d'eau, aussi long-temps que celle-ci y détermine la formation d'un pré-cipité, de laver le sédiment avec de l'eau froide, de le faire bouillir avec de l'eau chargée d'un peu de sous-carbonate de po-tasse, puis de le laver encore une fois, et de le faire sécher dans du papier.

♃ Safran des métaux. . . une partie.
Acide sulfurique. . . deux parties.
Sel commun décrépité, trois parties.
Eau commune. . . quatre parties.

Faites digérer le mélange, au bain-marie, pendant douze heures, en remuant toujours; filtrez après le refroidissement ; jetez la li-queur dans une grande quantité d'eau chaude, environ quarante parties pour une ; recueillez le précipité qui se forme, faites-le digérer avec une solution chaude et très éten-due de sous-carbonate alcalin; ensuite la-vez-le bien et faites-le sécher. (b. be.)

Ces deux pharmacopées donnent à tort le nom de *Poudre d'Algaroth* au produit.

♃ Beurre d'antimoine liquide,
cinq parties.

Eau. . . . . . . dix parties.

Versez de la dissolution de sous-carbonate de potasse dans le mélange, jusqu'à ce qu'il ne se fasse plus de précipité ; lavez bien, fai-tes sécher et calcinez ce dernier. (sw*.)

♃ Tartre stibié. . . . . une partie.

Faites-le dissoudre dans suffisante quantité d'eau chaude.

Sous-carbonate d'ammoniaque,
une partie.

Faites-le fondre également dans de l'eau chaude ; mêlez les deux liqueurs ensemble, faites-les bouillir, recueillez, lavez et dessé-chez le précipité. (b*. lo. sw*.)

c. prescrit huit parties d'émétique et deux seulement de sous-carbonate d'ammonia-que.

♃ Antimoine métallique. . à volonté.

Mettez-le dans un plat de terre non ver-nissé, placé sur un fourneau, et auquel se trouve adapté un creuset renversé, soutenu par un trépied ; donnez un coup de feu, et recueillez ce qui se sublime dans le creuset. (f*. sa. br. sw.)

Ce dernier procédé donne un oxide blanc argentin, tandis que celui qu'on obtient par les autres, quoique de même nature, est grisâtre.

Peu usité en médecine, le protoxide d'an-timoine est irritant à un haut degré, éméti-que, sudorifique, vénéneux. On l'a con-seillé dans la coqueluche et les affections causées par quelque exanthème répercuté.— Dose, depuis un dixième de grain jusqu'à quatre grains, trituré avec du sucre.

§ II. À L'ÉTAT D'IMPURETÉ.

1° *Chaux d'antimoine, Oxide d'antimoine sulfuré gris, Sous-sulfate d'antimoine; Calx antimonii.*

f. ff o. wu. vm.

o. et wu. désignent sous le nom de *Chaux d'antimoine* une substance obtenue en calci-nant le sulfure natif jusqu'à ce qu'il soit converti en une poudre grise. C'est un mé-lange de protoxide et de sous-sulfate, très voisin de la préparation appelée *Sous-sulfate d'antimoine* par f. ff. et vm., et dont voici la formule :

♃ Antimoine. . . cinquante parties.
Acide sulfurique (66 degrés),
soixante et quinze parties.

Faites chauffer dans un vase de terre, en remuant de temps en temps ; laissez le mé-lange sur le feu, jusqu'à ce qu'il ait pris une teinte d'un blanc grisâtre ; alors, lavez avec soin la matière, pour enlever l'acide superflu, et faites sécher la poudre.

℞ Verre d'antimoine en poudre,
                          quatre onces.
Introduisez-le dans une cornue, et
versez dessus peu à peu
    Acide sulfurique. . . douze onces.

Distillez ; lavez le résidu jusqu'à ce
qu'il ait perdu toute âcreté ; faites-le
sécher, puis pulvérisez-le avec
    Sulfate de soude. . . . poids égal.
    ——-— de potasse. . poids double.

Mettez le mélange dans un creuset, laissez
la masse en fusion pendant un quart d'heure,
puis pulvérisez-la ; lavez ensuite et faites
sécher.

Dose, depuis un grain jusqu'à un demi-
scrupule.

℞ Antimoine cathartique de Wilson,
                          deux grains.
    Tartre stibié. . . . . un grain.

Triturez bien ensemble dans un mortier
de verre.

Pour une seule prise. — On a beaucoup
vanté cette poudre cathartique, quoique, de
même que la préparation précédente, elle
soit fort peu recommandable.

2° *Verre d'antimoine ; Vitrum antimonii
s. stibii, Oxydum stibii sulphuratum vitreum,
Stibium oxydatum sulphuratum vitrificatum,
Antimonii vitrum hyacinthinum, Antimonii
vitrificatum, Oxydulum stibii vitreum, Oxydum antimonii cum sulphure vitrificatum,
Antimonii oxydum vitrificatum, Oxydulum
stibii vitreatum.*

am. ams. an. b. ba. br. d. fe. fu. g. he. li. o. p. pa. r. su. w.
wu. br. c. pid. sp. su. vm.

℞ Antimoine cru. . . . à volonté.

Grillez-le dans un plat de terre, en le
remuant toujours, jusqu'à ce qu'il ne fume
plus, et qu'il soit converti en une poudre
d'un gris roussâtre ; jetez ensuite celle-ci
dans un creuset rouge et couvert, faites fondre rapidement, et coulez sur une pierre
légèrement enduite de graisse.

On trouve ce procédé dans toutes les pharmacopées, à l'exception de an., qui donne
le suivant :

℞ Sous-chlorure d'antimoine, huit onces.
    Antimoine cru. . . . . une once.

Pulvérisez, faites fondre dans un creuset,
et versez sur une plaque de cuivre échauffée.

ba. place le verre d'antimoine dans la
matière médicale.

Vitrum antimonii ceratum. (am. b*. fu. li.
    r. wu. c. pid. sp. vm.)

℞ Cire jaune. . . . . . un gros.
Faites-la fondre dans un vase de fer,
et jetez-y ensuite peu à peu
    Verre d'antimoine en poudre ,
                          une once.

Tenez le mélange sur un feu doux, pendant une demi-heure, en le remuant toujours.
Versez ensuite la masse dans des formes de
papier, et pulvérisez-la après le refroidissement, ou conservez-la en tablettes.

Émétique, purgatif, qui fut vanté pendant
quelque temps dans la dysenterie. — Dose,
dix à vingt grains.

℞ Verre d'antimoine. . . une once.
    Crème de tartre. . . . deux gros.
    Ambre gris,
    Myrrhe,
    de chaque. . . . trente grains.

Introduisez ces quatre substances pulvérisées dans un matras, et versez dessus
    Acide sulfurique. . . douze gros.

Fermez le matras avec une vessie mouillée, mettez en digestion pendant deux ou
trois jours sur le bain de sable, et filtrez
après le refroidissement.

Vomitif. — Dose, huit à vingt gouttes, dans
trois cuillerées de vin.

DEUTOXIDE D'ANTIMOINE.

*Acide antimonieux, Oxide d'antimoine ma-
jeur, par le nitre, ou blanc lavé, Antimoine
diaphorétique lavé, Magistère d'antimoine
diaphorétique, Bezoard minéral, Matière
perlée de Kerkring, Céruse d'antimoine ;
Antimonium diaphoreticum lotum, Cerussa
antimonii, Calx antimonii elota, Oxodes
stibii album, Oxydum stibiosum, Pulvis febrifugus antimonialis, Stibiis potassæ, Stibium oxydatum album ablutum, Supersti-
biis kalica, Calx antimonii nitrata.* (ams,
an. b. ba. br. e. f. fu. g. han. li. o. pa.
po. s. sa. su. w. wu. ca. sa. sp. vm.)

℞ Antimoine pulvérisé. . une partie.
    Acide nitrique concentré ,
                  une partie et demie.

Faites chauffer légèrement ; après que
toute action a cessé, laissez refroidir ; lavez
en triturant dans un mortier de verre,
avec de l'eau froide, et faites sécher. (vm.)

vm. dit aussi qu'on peut verser de l'acide
nitrique sur du beurre d'antimoine, jusqu'à

ce qu'il ne se dégage plus aucune vapeur, chauffer ensuite légèrement le mélange, et laver comme ci-dessus.

Ce procédé donnant plutôt du sous-proto-nitrate d'antimoine que du deutoxide, il faut suivre celui qu'indiquent Thomson. et Thenard, et qui consiste à verser de l'acide nitrique étendu d'eau sur de l'antimoine en poudre, à chauffer un peu la liqueur, à la remplacer ensuite par de l'acide nitrique concentré, à l'évaporer jusqu'à siccité, et enfin à calciner le résidu jusqu'au rouge.

♃ Mercure de vie. . . . une partie.
Nitre cru. . . . . trois parties.

Mêlez, faites détoner le mélange dans un creuset rouge, en l'y projetant peu à peu, jetez ensuite la masse dans de l'eau, lavez bien le précipité qui se forme, et faites-le sécher à une douce chaleur. (br. pa. w. sp.)

♃ Antimoine pulvérisé,
Nitre en poudre,
de chaque. . . . parties égales.

Projetez le mélange par portions dans un creuset, laissez au feu pendant une demi-heure environ après la déflagration, puis jetez la masse demi-fluide dans de l'eau, et lavez la poudre qui se sépare, à plusieurs reprises, jusqu'à ce que le liquide n'ait plus aucune saveur. (f. fe. sw.)

br. g. sa. et sp. indiquent une partie d'antimoine et trois de nitre; — vm. quatre d'antimoine et trois et demie de nitre ou trois de nitrate de soude; — Thenard, une partie d'antimoine et six de nitre; — sa. quatre parties de sulfure et sept de nitre.

Le produit est, selon Berzelius, un tritoxide d'antimoine, qui, ne pouvant se maintenir qu'à l'état d'hydrate, devient deutoxide par la dessiccation. Il est plus abondant lorsqu'on décompose par un acide l'antimoniate de potasse que les lavages entraînent, dans le procédé qui vient d'être décrit.

♃ Antimoine cru pulvérisé, une partie.
Nitre. . . . . . . trois parties.

Après la déflagration, calcinez pendant une demi-heure, pulvérisez et lavez avec de l'eau distillée. (ba. br. o. pa. sa. su. w.)

sp. prescrit une partie de sulfure et deux de nitre; — vm. cinq et demie de sulfure et quatorze de nitre; — li. quatre parties de sulfure et dix de nitre; — fu. quatre parties de sulfure et dix-huit de nitre.

A ce procédé se rattache celui que br. w. et ca. donnent pour la préparation de leur *Antimoine diaphorétique martial*, ou *diaphorétique de Keup*, et dont voici la formule:

♃ Limaille de fer pure,
Antimoine cru, de chaque, huit onces.

Introduisez le mélange dans un creuset rouge, et remuez-le, avec une baguette, jusqu'à ce qu'il semble être converti en scories; triturez-le alors, et mêlez-le avec le triple de nitre cru; faites détoner par portions dans un creuset rouge, et après une légère calcination, jetez la masse dans de l'eau tiède, pour recueillir et faire sécher à une douce chaleur la poudre qui se précipite.

Un mélange à parties égales de limaille de fer et d'antimoine cru détoné avec le sextuple de nitre, et bien lavé ensuite, donne pour produit ce qu'on appelait jadis *Bezcardicum martiale*, *Pulvis cachecticus Ludovici*, *Specificum stomachicum Poterii*. (w. sp.)

♃ Antimoine diaphorétique non lavé. . . . . . . une partie.
Eau bouillante. . . . dix parties.

Versez dans la solution de l'acide sulfurique, jusqu'à ce qu'il ne se précipite plus rien, et lavez le sédiment avec de l'eau, jusqu'à ce que celle-ci sorte insipide. (b.)

w. remplace l'acide sulfurique par le vinaigre.

ams. an. han. o. po. s. et wu. ne prescrivent qu'un lavage simple à l'eau bouillante, sans addition d'acide, procédé qui donne beaucoup moins de deutoxide que l'autre.

Excitant, moins actif que le deutoxide et peu usité.

POUDRE DE JAMES.

Poudre stibiée, *Poudre antimoniale*, *Oxide d'antimoine avec le phosphate de chaux*; *Phosphas calcis stibiatus s. calcicum stibiatum*, *Pulvis antimonialis s. Jamesii s. stibiatus*. (am. an. b*. du. ed. f. fe. lo. p. su. b. br. c. ca. sw. sy. vm.)

Suivant Donald Monro, la formule de cette poudre célèbre déposée par James à la chancellerie royale, et signée de lui, était celle-ci:

♃ Sulfure d'antimoine. . . à volonté.

Calcinez-le dans un creuset, en ajoutant une petite quantité de nitrate de soude et quelques gouttes d'huile animale de Dippel, jusqu'à ce que la matière soit devenue blanche; mêlez-y alors un peu de nitre, et faites fondre; retirez du feu, lavez à l'eau chaude, et faites sécher le résidu. Alors faites un amalgame avec parties égales de mercure, d'argent et de régule d'antimoine martial, en ajoutant suffisante quantité de sel ammoniac; versez-le sur une nouvelle quantité d'argent, d'antimoine et de sel, et répétez cette opération huit à neuf fois; mettez-le enfin dans l'acide nitrique pur, pour le dissoudre, décantez avec soin ; faites évapo-rer, calcinez le résidu jusqu'à ce qu'il ait ac-quis une couleur d'or, et lavez-le dans de l'alcool ; prenez alors un grain de ce produit, et mêlez-le avec trente grains de celui de la calcination du sulfure. (b*. f**.).

Voici maintenant la formule à peu près raisonnable que donnent diverses pharma-copées :

℞ Poudre de sulfure d'antimoine,
    Râpure de corne de cerf,
      de chaque. . . . parties égales.

Jetez le mélange dans une poêle de fer chauffée jusqu'au rouge, et remuez-le jus-qu'à ce qu'il ait acquis une teinte grise. Après le refroidissement, introduisez la masse pulvérisée dans un creuset brasqué, recouvert d'un autre creuset renversé et percé d'un petit trou; calcinez pendant deux heures, en faisant rougir la masse; laissez ensuite refroidir, et réduisez en poudre. (du. ed. f. p. su. *br.* c. sy. *vm.*)

b*. et lo. prescrivent une partie de sulfure et deux de corne de cerf ; — *sw.* parties éga-les de l'un et de l'autre, mais de la corne de cerf dépouillée de sa gélatine par l'ébulli-tion dans l'eau.

On trouve encore trois autres formules, savoir :

1° ℞ Sulfure d'antimoine, quatre parties.
    Phosphate de chaux. . trois parties.
    Nitre. . . . . . huit parties.

Pulvérisez ces trois substances, introdui-sez le mélange des poudres dans un creuset couvert, calcinez fortement jusqu'à ce que la masse soit devenue blanche, et pulvé-risez après le refroidissement. (an. *ca.*)

2° ℞ Phosphate de chaux dissous dans
     suffisante quantité d'acide hy-
     drochlorique. . une demi-livre.
    Chlorure d'antimoine. . deux livres.
    Eau distillée. . . . . deux livres.

Versez peu à peu dans le mélange
    Ammoniaque caustique liquide,
       une livre.

Recueillez et lavez bien le précipité.(*sw*.)

3° ℞ Corne de cerf calcinée à blanc,
       quatre parties.
    Antimoine diaphorétique lavé,
       une partie.

Mêlez bien. (*sw.*)

Ailleurs, *sw.* indique une partie d'anti-moine et deux seulement de phosphate.

Cette dernière formule serait évidemment la meilleure de toutes si l'on voulait conser-ver la poudre de James ; mais malgré la célébrité dont cette poudre, réputée sudo-rifique, a joui, comme tous les remèdes proclamés par l'ignorance ou le charlata-nisme, elle ne diffère du deutoxide d'anti-moine, déjà peu actif par lui-même, que par l'addition d'une poudre inerte, à laquelle vingt autres substances pourraient être sub-stituées indifféremment. La dose varie en raison de la quantité proportionnelle de phosphate calcaire. La préparation suivante a de l'analogie avec la poudre de James ; mais elle ne fit pas autant de bruit, faute d'avoir été prônée par quelque charlatan.

Il est singulier que fe. et *b.* donnent, sous le nom de *Poudre de James,* un mélange de dix grains d'antimoine diaphorétique et un grain de mercure doux.

POUDRE BÉZOARDIQUE ANGLAISE.

Pulvis bezoardicus Anglicus s. Kentianus. (li. pa. w. *sp.*)

℞ Antimoine diaphorétique,
    Poudre d'extrémités noires des pin-
     ces d'écrevisse de mer,
    —— de racine de contrayerva,
      de chaque. . . deux onces.
    Perles préparées,
    Corail rouge préparé,
    —— blanc préparé,
    Yeux d'écrevisse préparés,
    Corne de cerf calcinée,
      de chaque. . . . une once.
    Bézoard oriental,
    Terre de Lemnos,
      de chaque. . une demi-once.

Faites du tout une poudre très fine, après avoir saturé la corne de cerf, les yeux d'é-crevisse, les pinces de cancre et les perles avec du suc de citron, puis les avoir fait sé-cher. (pa. w.)

Indépendamment de cette poudre, appe-lée *completus,* w. en donne une autre, sous le nom d'*incompletus,* qui ne diffère que par l'absence du bézoard.

℞ Antimoine diaphorétique,
    Poudre de pinces de cancre,
      de chaque. . . . . deux onces.
    —— de perles,
    —— de corail rouge,
    —— d'yeux d'écrevisse,
    —— de corne de cerf calcinée,
      de chaque. . . . une once.
    Bézoard d'Orient,
    Terre de Lemnos,
      de chaque. . . une demi-once.
    Ambre gris pulvérisé avec un peu
     de sucre. . . . un gros et demi.

Mêlez avec soin. (*sp.*)

℞ Antimoine diaphorétique lavé,
    Poudre de contrayerva,
      de chaque. . . . deux gros.

Yeux d'écrevisse préparés , une once.
Cinabre préparé. . deux scrupules.
Mêlez bien. (li.)

Jadis usitée dans toutes les maladies graves, où l'on supposait alors les absorbans utiles, elle est tombée aujourd'hui dans un oubli mérité. — Dose, depuis un scrupule jusqu'à un demi-gros.

pa. et w. donnent sous le nom de *Pulvis præcipitans Stahlii*, et comme convenable pour absorber les acides des premières voies, la poudre suivante, qui diffère à peine de celles dont on vient de lire la formule :

℞ Antimoine diaphorétique, un gros.
Poudre d'écailles d'huître ,
— — — de nacre de perle ,
— — — de corne de cerf calcinée,
de chaque. . . une demi-once.
— — — de cinabre. . un demi-gros.
Mêlez avec soin.

POUDRE ABSORBANTE. (w. sm.)

℞ Antimoine diaphorétique, deux onces.
Écailles d'huître préparées ,
Yeux d'écrevisse, de chaque, une once.
Mêlez bien ensemble. (w.)

℞ Antimoine diaphorétique ,
Corail rouge ,
Yeux d'écrevisse ,
de chaque. . . . deux gros.
Sulfate de fer. . . un scrupule.
Extrait d'opium. . . dix grains.
Faites une poudre. (sm.)

POUDRE BÉZOARDIQUE DE HALLE.

Pulvis bezoardicus Halensis s. diaphoreticus s. stibiatus. (han. pr. w. sw. vm.)

℞ Antimoine diaphorétique ,
Nitrate de potasse ,
Sulfate de potasse ,
Yeux d'écrevisse préparés ,
de chaque. . . . . une once.
Cinabre. . . . un gros et demi.
Faites une poudre du tout. (w.)

℞ Poudre de James ,
Sous-carbonate de chaux ,
Sulfate de potasse ,
Nitrate de potasse ,
de chaque. . . . . une once.
Kermès minéral. . un gros et demi.
Mêlez bien. (sw.)

℞ Antimoine diaphorétique lavé ,
une partie.
Sulfate de potasse ,
Nitrate de potasse ,
de chaque. . . . deux parties.
Mêlez par la trituration. (pr. vm.)

℞ Antimoine diaphorétique lavé ,
une partie.
Sulfate de potasse. . deux parties.
Pulvérisez et mêlez. (han.)

Conseillée au début des fièvres produites par la suppression de la transpiration, et regardée aussi comme tempérante.

POUDRE FÉBRIFUGE.

Pulvis febrifugus Mortoni s. chamomillæ cum antimonio. (au.)

℞ Fleurs de camomille. . un scrupule.
Deutoxide d'antimoine ,
Sous-carbonate de potasse ,
de chaque. . un demi-scrupule.

Les vertus de cette poudre, célébrées par Morton, n'ont pas été confirmées par les modernes.

POUDRE PECTORALE. (pie.)

℞ Antimoine diaphorétique ,
Cristal minéral , de chaque , un gros.
Yeux d'écrevisse ,
Soufre préparé ,
Racine d'aunée, de chaque, deux gros.
Kermès minéral. . . six grains.

Partagez en trente-six paquets, dont on prend trois par jour.

POUDRE INCISIVE DE STAHL.

Pulvis resolvens Stahlii. (w. sp.)

℞ Antimoine diaphorétique ,
Nitrate de potasse ,
Écailles d'huître préparées ,
de chaque. . . . une once.
Mêlez par la trituration.

Regardée comme incisive, fondante et résolutive, elle était prescrite jadis dans la plupart des maladies graves.

POUDRE INCISIVE COMPOSÉE.

Pulvis resolvens compositus. (w.)

℞ Poudre incisive de Stahl, trois onces,.
— — — d'extrait de cascarille ,
une once.
Mêlez ensemble.

Conseillée dans les maladies de poitrine , la diarrhée et la dysenterie. — Dose, depuis un scrupule jusqu'à un demi-gros et au-delà.

POUDRE VERMIFUGE. (sm.)

℞ Antimoine diaphorétique lavé ,
Sous-carbonate de potasse ,
de chaque , quinze à vingt grains.
Sel ammoniac ,
un demi-gros à deux scrupules.
Broyez ensemble pendant quelque temps.

POUDRE CORNACHINE.

Poudre du comte de Warwick, Poudre catholique, Poudre de tribus ; Pulvis Cornachini s. oxydi stibii compositus s. scamonii antimonialis s. comitis Warwick, Cerberus triceps. (an. br. e. f. g. pa. sa. w. ca. sp. vm.)

♃ Antimoine diaphorétique lavé,
Scammonée d'Alep,
Crème de tartre,
de chaque. . . parties égales.
Mêlez bien. (an. e. f. g. pa. sa. sp. vm.)

♃ Antimoine diaphorétique,
                deux parties.
Scammonée. . . . trois parties.
Crème de tartre. . . une partie.
Mêlez bien. (vm.)

br. w. et ca. prescrivent une partie et demie d'oxide, deux de scammonée et une de crème de tartre.

Purgatif, assez rarement employé aujourd'hui. — Dose, un à deux scrupules.

BOLS DIAPHORÉTIQUES.

Boli diaphoretici. (b.)

Poudre de James. . . un grain.
Extrait d'aconit. . . deux grains.
Faites un bol. — Dans les rhumatismes, la goutte et la syphilis.

PILULES DE JAMES.

Pilulæ diaphoreticæ stibiatæ s. analepticæ s. ad morbos deploratos. (br*. sw.)

♃ Poudre de James,
Masse de pilules aromatiques (lo.),
———————de Rufus,
de chaque. . . . . une once.
Broyez dans un mortier de marbre avec
Sirop de guimauve,
            suffisante quantité,
et faites des pilules de quatre grains, dont on donne deux ou trois par jour, après chaque repas. (br*.)

♃ Poudre de James,
Résine de gayac,
Masse de pilules de Rufus,
de chaque. . . . deux gros.
Sirop de sucre, quantité suffisante.

Faites des pilules de cinq grains, dont on fait prendre quatre, tous les soirs ou tous les deux jours. (sw.)

Célèbres en Angleterre et dans le Nord, comme étant propres à ranimer les forces digestives et rappeler l'embonpoint, ces pilules ont été conseillées aussi dans les maladies attribuées à la suppression de la transpiration et dans celles qui sont causées par la rétrocession des exanthèmes.

♃ Antimoine diaphorétique lavé,
            un demi-gros.
Safran de mars apéritif,
            quarante grains.
Poudre de scille. . . vingt grains.
Gomme ammoniaque. . deux gros.
Extrait de douce-amère,
            une demi-once.
——— de genièvre, suffisante quantité.

Faites des pilules de cinq grains.

Dumas prescrivait ces pilules dans l'hydropisie.

PILULES D'ALOÈS, DE MYRRHE ET DE GAYAC. (am. c.)

♃ Oxide d'antimoine,
Aloès soccotrin,
Résine de gayac,
de chaque. . . une demi-once.
Safran,
Myrrhe, de chaque. . deux gros.
Baume de Copahu, quantité suffisante pour faire une masse pilulaire.

On peut rapprocher de ces pilules, si étrangement dénommées, celles qui ont été décrites, dans le Bulletin de pharmacie, sous le titre de *Pilules de Stahl,* et dont voici la formule :

♃ Aloés soccotrin. . . . six onces.
Suc de roses,
———de violettes, de chaque, trois onces.

Faites évaporer la solution à consistance d'extrait. Alors

♃ De cet extrait,
Extrait de chicorée,
——— de pissenlit,
——— de fumeterre,
——— de mélisse,
——— de petite centaurée,
——— de matricaire,
Térébenthine de Venise,
Antimoine diaphorétique,
de chaque. . . . deux onces.
Extrait d'ellébore noir. . une once.
Poudre de succin,
——— de myrrhe,
——— de sandaraque,
——— de gomme hédérée,
de chaque. . . . trois onces.
Versez sur le mélange
Eau de cochléaria,
——- de matricaire,
de chaque. . . . quatre onces.
Évaporez au bain-marie, dans un vase d'étain. Ajoutez
Essence balsamique. . cinq onces.

Faites évaporer en consistance de masse pilulaire, malaxez fortement cette masse entre les mains huilées, et faites des pilules de sept grains.

OPIAT ANTIPÉRIODIQUE ET TONIQUE. (*pie.*)

♃ Antimoine diaphorétique, . . un gros.
   Cassia lignea. . . un demi-gros.
   Extrait de genièvre. . . deux gros.
   ——— de quinquina. . . un gros.
   Conserve d'année,
   ———— de cynorrhodon,
   de chaque. . . . trois gros.
   Sirop de chicorée composé,
        suffisante quantité
pour six doses, à prendre pendant l'apyrexie.

POTION DIAPHORÉTIQUE. (*pie.*)

♃ Antimoine diaphorétique,
   Thériaque, de chaque. .. un gros.
   Extrait de chardon-bénit,
   ——— de chicorée,
   de chaque. . . . trois onces.
A prendre par cuillerées.

POTION ANTIPLEURÉTIQUE. (*pie.*)

♃ Antimoine diaphorétique,
        un demi-gros.
   Nitrate de potasse. . . . un gros.
   Tisane pectorale. . quatre onces.
   Sirop de coquelicot. . . une once.
A prendre par cuillerées.

POTION DIAPHORÉTIQUE ET BÉCHIQUE. (*pie.*)

♃ Antimoine diaphorétique lavé,
   Poudre de cloportes,
   ——— de corail rouge,
   de chaque. . . . dix grains.
   Confection d'hyacinthe,
        un demi-gros.
   Eau de pavot,
   ——de lis, de chaque, une once.
   Suc de bourrache dépuré,
        une cuillerée.
A prendre par cuillerées.

POTION ANTISPASMODIQUE. (*pie.*)

♃ Antimoine diaphorétique lavé,
        un scrupule et demi.
   Sous-carbonate de potasse li-
    quide. . . quarante gouttes.
   Poudre de cassia lignea, un scrupule.
   Eau de menthe,
   ——de fleurs d'oranger,
   de chaque. . . . trois onces.
   Sirop d'absinthe. . . une once.
   Huile essentielle d'anis, huit gouttes.
A prendre par cuillerées.

TRITOXIDE D'ANTIMOINE.

Acide antimonique; Acidum antimonicum.

Cet oxide, qu'on ne peut isoler qu'à l'état d'hydrate, est inusité sous cette forme, en médecine, où on ne l'emploie que sous les deux suivantes :

1° *Antimoine diaphorétique non lavé*, *Fondant de* Rotrou, *Oxide d'antimoine non lavé*, *ou par la potasse; Oxydum stibii cum potassa* s. *potasseum non ablutum* s. *stibii non ablutum*, *Stibium oxydatum album non ablutum*, *Antimonium diaphoreticum non ablutum* s. *nitratum*, *Antimonium ustum* s. *calcinatum cum nitro*, *Sulphuretum lixiviæ stibiatum*, *Calix antimonii nitrata.* (a. am. ams. an. b. ba. be. br. e. ed. f. fe. fu. han. li. o. p. pa. po. pr. r. s. sa. w. wu. *br. c. sp. sm. vm.*)

♃ Antimoine cru,
        cinq parties et demie.
   Nitre. . . . . quatorze parties.

Pulvérisez le sulfure; broyez-le ensuite avec le nitre, et projetez le mélange, par petites portions, dans un creuset d'argile rougi au feu, en attendant que la déflagration soit terminée pour ajouter une nouvelle portion ; maintenez ensuite rouge pendant un quart d'heure, en évitant que la matière n'entre en fusion; retirez alors du creuset, pulvérisez et conservez. (*vm.*)

Cette formule présente de nombreuses différences, quant aux proportions respectives des deux ingrédiens ; — quatre parties de sulfure et dix de nitre (h. o.); — deux de sulfure et trois de nitre (ams. ba. be. ed.); — quatre de sulfure et dix-huit de nitre (fu.); — une de sulfure et trois de nitre (br. fe. p. sa. wu.); — une de sulfure et deux de nitre (an.); — une de sulfure et deux et demie de nitre (b. s.); — parties égales de l'un et de l'autre (a. am. br. e. fi. han. li. o. pa. po. pr. r. s. sa. w. wu. br. c. *sp. sw. vm.*); — 4, 8, de nitre et 5, 5 de sulfure. (*vm.*)

Les produits de la mise à exécution de ces diverses formules présentent de grandes différences. Dans celle de *vm.* citée pour modèle, on obtient un mélange de sulfate et d'antimoniate de potasse. Lorsque le sulfure métallique est plus abondant, il paraît ne pas être décomposé en entier, de sorte qu'outre ces deux sels, le produit contient encore un sulfure antimonial plus ou moins rapproché du kermès ou du soufre doré. C'est ce qui arrive surtout lorsque l'on emploie parties égales d'antimoine cru et de nitre. Le résidu de la déflagration, dans ce dernier cas, portait autrefois le nom de *Foie d'antimoine, Hepar antimonii ;* on l'appelait aussi *Oxydulum stibii sulphuratum semi-vitreum.* Quelques pharmacopées, li. entre autres, lui consacrent une formule, indépendamment de celle qui est destinée à l'antimoine diaphorétique non lavé. Après qu'il a été lavé, le résidu insoluble, qui est plus ou moins rougeâtre, quoique fi. le donne à tort pour de l'acide antimonieux, sous la dénomination d'*Oxydum stibiosum*, portait autrefois et reçoit encore aujourd'hui, dans quelques pharmacopées, celle de *Safran des métaux* ou *d'antimoine*, *Crocus antimonii* s. *metallorum*, *Stibium oxydatum fuscum*. On trouve ce dernier produit indiqué dans a. an. br. fi. han. o. pa. po. pr. r. s. sa. w. wu. *sp.vm.*

2° *Nitre antimonié de Stahl*, *Fondant de Ruhland*; *Nitrum antimoniatum*. (br. fu. ii. pa. s. sa. w. wu.)

On l'obtient en filtrant les eaux de lavage de l'antimoine diaphorétique, et les faisant évaporer, soit à siccité (pa. w.), soit jusqu'à formation d'une pellicule, et les laissant cristalliser dans un endroit frais. (br. fu. li. s. sa. wu.)

C'est un mélange d'antimoniate, de sulfate et de nitrate de potasse, ou de ces deux derniers sels seulement, si l'on a précipité l'acide métallique par l'acide sulfurique, ou de sulfate, de nitrate et d'acétate de potasse, si l'on a employé du vinaigre pour opérer la précipitation.

Cette variabilité de l'antimoine diaphorétique non lavé et du nitre antimonié, dans les proportions respectives et même la nature de leurs principes constituans, doivent les faire sévèrement bannir de la matière médicale, où d'ailleurs ils n'ont jamais joué un rôle fort important.

POUDRE PECTORALE.

℞ Nitre antimonié,
Fleurs d'arnica,
de chaque. . . . une once.
Opium. . . . . quatre grains.
Camphre. . . . dix grains.

Selle employait cette poudre au début de la phthisie pulmonaire dite pituiteuse; quand elle provoquait le vomissement, il y joignait de la poudre de racine de réglisse.

POUDRE PECTORALE ET DIAPHORÉTIQUE. (*bo.*)

℞ Antimoine diaphorétique non lavé,
un gros.
Blanc de baleine,
Oliban, de chaque. . un demi-gros.
Fleurs de soufre. . . deux gros.

Mêlez et divisez en douze paquets.

Dose, un paquet toutes les heures, dans une cuillerée de tisane.

PILULES FONDANTES ET PURGATIVES. (*pie.*)

℞ Antimoine diaphorétique non lavé,
Tartrate de potasse et de fer,
de chaque. . . quinze grains.
Rhubarbe,

Cloportes,
de chaque. . . dix-huit grains.
Aloés soccotrin. . . quatre grains.
Mucilage de gomme adragant,
suffisante quantité.

pic. donne une seconde fois cette formule sous le nom de *Pilules toniques*. Elle est de Grateloup.

CONSERVE PECTORALE.

Conserva depectorans. (*sa.*)

℞ Antimoine diaphorétique non lavé. . . . un gros et demi.
Kermès minéral. . quinze grains.
Faites une poudre, et ajoutez
Conserve de fumeterre,
——————de cresson,
————de beccabunga,
de chaque. . . . deux onces.
Mêlez bien.

POTION PECTORALE. (*sa.*)

℞ Antimoine diaphorétique non lavé,
un demi-gros.
Oxymel scillitique. . . une once.
—— simple,
Sirop de guimauve,
—— de têtes de pavot,
de chaque. . . . deux onces.
Mêlez bien.

℞ Antimoine diaphorétique non lavé,
un gros.
Oxymel simple. . . trois onces.
Sirop de coquelicot. . une once.
Mêlez.

SULFURE D'ANTIMOINE.

§ I. *Sulfure noir ou natif d'antimoine*, *Proto-sulfure d'antimoine*, *Antimoine sulfuré*, *Antimoine cru*; *Antimonii minera cum sulphure mineralisata*, *Antimonium crudum* s. *nativum*, *Sulphuretum stibii nativum* s. *venale*, *Stibium striatum* s. *sulphuratum nigrum*.

am. ams. b. ba. be. br. d. du. e. ed. f. fe. ff. fi. fu. g. ham. han be. li. lo. o. p. po. pp. pr. r. s. su.w. wu. ww. c. pa. pid. sp.

Admis dans la matière médicale de toutes les pharmacopées, ce composé n'est appliqué aux usages pharmaceutiques qu'après avoir subi quelques préparations préliminaires. On l'appelle alors *Antimoine préparé*, *Poudre de sulfure d'antimoine*; *Stibium sulphuratum nigrum alcoholisatum* s. *lævigatum*, *Antimonium crudum præparatum*, *Sulphuretum stibii præparatum*. Ces préparations ont pour but de le débarrasser des substances étrangères qui pourraient y être mêlées, et surtout de le réduire en poudre impalpable. Elles consistent tantôt à le piler dans un mortier de fer, à le porphyriser et à le mêler avec beaucoup d'eau, dont on laisse reposer lentement la partie trouble, après avoir permis aux molécules les plus grossières de se précipiter (am. ams. br. du. e. ed. f. fi. p. su. wu. *br.* c. *sp. vm.*); tantôt à le porphyriser seulement avec un peu d'eau, après l'avoir pilé, et à le faire sécher ensuite (b*. d. fu. g. han. li. o. pr. r. s. *pid.*); tantôt enfin à le faire fondre dans un creuset, à le couler dans une lingotière, et, après qu'il est refroidi, à séparer la masse cristalline des scories.

Sudorifique, qu'on emploie dans les maladies de la peau et dans la dyspepsie.— Dose, un demi-gros à un gros, une ou deux fois par jour.

POUDRE ANTIMONIALE.

Pulvis antimonialis s. *purificans Kaempfii.* (fu. ham. *au. pid.*)

♃ Antimoine cru préparé,
　　　　　　　　　une demi-once.
Sous-carbonate de magnésie,
　　　　　　　　　trois gros.
Écorce d'orange sèche. 　. 　un gros.
Mêlez en triturant. (fu. han.)

au. prescrit un gros d'antimoine, un gros de magnésie et un demi-gros d'écorce d'orange.

♃ Antimoine cru préparé,
　　　　　　　　　une demi-once.
Sous-carbonate de magnésie, un gros.
Sucre blanc. 　. 　. 　. 　cinq gros.
Cannelle. 　. 　. 　. 　un demi-gros.
Faites une poudre très fine. (*pid.*)
Dose, vingt à trente grains.

BOL STIBIÉ.

Bol antimonial; *Bolus stibiatus.* (ff. *sw.* sy.)

♃ Antimoine cru préparé, deux parties.
Cannelle en poudre. 　. 　une partie.
Conserve de roses, quantité suffisante
pour faire un bol. (ff.)

♃ Antimoine cru préparé,
　　　　　　　　　un demi-gros.
Conserve de cochléaria, un scrupule.
Sirop de sucre, quantité suffisante.
Mêlez bien ensemble. (*sw.* sy.)

PILULES STIBIÉES.

Pilulæ stibiatæ. (*au.*)

♃ Antimoine cru,
Extrait de douce-amère,
　de chaque. 　. 　. 　. parties égales.
Faites des pilules de deux grains. — Dose, cinq à quinze, trois fois par jour, dans la goutte et les maladies cutanées.

Trochisques d'antimoine, Tablettes de sulfure d'antimoine; Morsuli antimoniales s. *stibii* s. *restaurantes Kunkelii, Morsuli stibiati, Trochisci stibiati.* (b*. br. f. fu. he. li. s. su. w. wu. *pid. sp. sw.*)

♃ Sucre blanc. 　. 　. 　. une demi-livre.
Eau de fontaine 　. quantité suffisante.

Faites cuire jusqu'à consistance nécessaire pour faire des tablettes, et ajoutez

Antimoine cru préparé, une once.
Cannelle grossièrement pulvérisée,
　　　　　　　　　un gros.

Versez, en remuant toujours avec une spatule de bois, dans des formes appropriées, et après le refroidissement partagez en tablettes de deux gros. (he. *pid.*)

s. prescrit six parties de sucre, quatre d'eau, une de sulfure, et un sixième de partie de cannelle, pour faire autant de tablettes qu'on emploie de scrupules ou de demi-gros d'antimoine; — br. huit onces de sucre cuit convenablement avec de l'eau de roses, une demi-once de sulfure, un demi-gros de petit cardamome, deux gros de cannelle et des tablettes d'une demi-once; — fu. six onces de sucre, quatre onces d'eau, une once de sulfure, quatre scrupules de cannelle, et la division en seize tablettes; — li. une demi-once de sulfure, une once de sucre, douze gouttes d'huile de cannelle, autant d'huile de citron, et suffisante quantité de mucilage de gomme adragant pour faire quarante-huit trochisques.

♃ Amandes douces pelées. 　. une once.
Sucre en poudre. 　. une demi-livre.
Pilez dans un mortier de marbre.
Ajoutez

Semences de petit cardamome
　broyées avec un peu de sucre,
Antimoine cru préparé,
　de chaque. 　. 　. une demi-once.
Cannelle en poudre. 　. deux gros.
Gomme adragant, quantité suffisante
pour faire des tablettes de douze grains, dont chacune contient un demi-grain de sulfure. (f.)

w. et *sp.* prescrivent une once d'amandes, deux gros de cannelle, un demi-gros de cardamome, une demi-once d'antimoine cru, et sept onces de sucre cuit à l'eau de roses; — su. donne la même formule, mais supprime le cardamome; — b*. prescrit une demi-once d'amandes, autant de sulfure, deux gros d'écorce d'orange confite, et assez de sucre pour faire huit tablettes; — wu. une once d'amandes, autant de sulfure, quatre scrupules de cannelle, et huit onces de sucre cuit avec cinq onces d'eau,

pour faire des tablettes de deux gros ; — *sw.*
une demi-once d'amandes, trois gros de
sulfure, un gros d'oléo-sucre de citron, et
trois onces et demie de sucre cuit dans l'eau
de cannelle, pour faire des trochisques d'un
gros.

La dose varie selon la formule, et doit
être réglée d'après la quantité de sulfure
contenue dans chaque trochisque.

PILULES ANTIARTHRITIQUES.

Pilulæ stibiatæ cum opio et laxantibus resi-
nosis s. *guaiaci cum hydrargyro, stibio, et
extractis narcoticis.* (*au.*)

℞ Antimoine cru,
　Résine de gayac,
　A$_s$a fœtida,
　Savon de jalap, de chaque, un gros.
　Opium. . . . . . . six grains.
　Rhubarbe. . . . . un demi-gros.
　Sirop de sucre, quantité suffisante.

Faites des pilules de trois grains. — Dose,
cinq, deux ou trois fois par jour, dans la
goutte chronique.

℞ Antimoine cru. . . . un scrupule.
　Oxide de mercure noir, dix grains.
　Résine de gayac. . . . un gros.
　Opium,
　Extrait de ciguë,
　de chaque. . . . cinq grains.
　Baume de Copahu,
　　　　　　quantité suffisante.

Faites des pilules d'un grain. — Dose,
deux à quatre, toutes les deux heures.

POUDRE DÉPURATIVE DE JASSER. (*sm.*)

℞ Antimoine cru,
　Fleurs de soufre,
　Nitre purifié,
　Racine d'iris de Florence,
　de chaque. . . . . six grains.

Faites une poudre fine.

Conseillée dans les maladies impétigi-
neuses. — A prendre matin et soir, pendant
long-temps, dans une demi-verrée d'eau
sucrée.

PILULES ANTIMONIALES.

Pilulæ antimoniales Kleinii. (br. fu. ham. *sp.*)

℞ Antimoine cru préparé. . une once.
　Résine de gayac. . . . deux gros.
　Extrait de fumeterre,
　　　　　quantité suffisante
pour faire des pilules de deux grains. (br.
fu. *sp.*)

ham. substitue l'extrait de douce-amère
à celui de fumeterre.

Pulvis equorum. (br. *vm.*)

℞ Antimoine cru,
　Soufre,
　Baies de genièvre,
　— — de laurier,
　Feuilles de sabine,
　Racine de roseau aromatique,
　— — — d'aristoloche,
　— — — d'impératoire,
　— — — de carline,
　— — — de gentiane,
　Semences d'anis,
　　de chaque. . . . . une livre.
　— — — de fenu-grec,
　Bol rouge,
　— — blanc, de chaque, deux livres.

Mêlez, et faites une poudre. (br.)

℞ Antimoine cru préparé, une partie.
　Fleurs de soufre,
　Poudre de réglisse,
　de chaque. . une partie et demie.
　— — — de semences d'anis,
　— — — de baies de laurier,
　— — — de semences de cumin,
　— — — — — — de fenu-grec,
　de chaque. . . . trois parties.

Mêlez avec soin. (*vm.*)

§ II. *Kermès minéral, Proto-sulfure d'antimoine, Sous-proto-hydrosulfate d'antimoine,.
Sous-deutoxysulfure d'antimoine, Oxide
d'antimoine hydrosulfuré rouge, Oxide d'antimoine hydrosulfuré brun, Sulfure hydrogéné de sous-oxide d'antimoine, Poudre des
Chartreux; Hydrosulphuratum oxydi stibii
rubrum s. fuscum, Hydrosulfuretum antimonii rubrum s. oxyduli stibii s. stibiosum
s. rubrum stibii sulphurati, Kermes minerale, Oxydum antimonii s. stibii sulphuratum rubrum s. stibii hydrosulphuratum
rubro-fuscum, Pulvis Carthusianorum,
Sulphur antimoniatum fuscum s. tartarisatum s. stibiatum rubrum s. rubrum s. antimonii præcipitatum, Sulphur rubrum.*

a. ams. an. b. ba. be. br. d. e. f. fe. ff. fu. g. han. he. li pa.
po. pr. r. s. sa. w. wu. br. pid. sw. vm.

℞ Eau de pluie bouillie,
　　　deux cent quatre-vingts parties.
　Sous-carbonate de soude,
　　　cent vingt-huit parties.
　Sulfure d'antimoine pulvérisé,
　　　six parties.

Faites bouillir ce dernier dans la solution
du sel, pendant une demi-heure, en remuant
de temps en temps; filtrez la liqueur bouillante dans un vase contenant de l'eau tiède,
préalablement privée d'air par l'ébullition;
décantez cette eau après le refroidissement;

lavez le précipité qui s'est formé, d'abord avec de l'eau froide, puis avec de l'eau chaude jusqu'à ce que celle-ci sorte tout-à-fait insipide; enfin exprimez, et faites sécher à l'ombre. (f.)

ff. prescrit deux cent trente parties d'eau, vingt-deux de sous-carbonate et une de sulfure; — an. deux cent cinquante d'eau, vingt-deux et demie de sous-carbonate et une de sulfure; — a. deux cent quarante d'eau, vingt-quatre de sous-carbonate et une de sulfure; — s. six à huit d'eau, une de sous-carbonate et deux de sulfure.

♃ Antimoine cru, cinq parties et demie.
Sous-carbonate de potasse cristallisé et calciné. . . treize parties.

Dissolvez ce dernier dans
Eau pure. . . . vingt-six parties.

Faites chauffer l'antimoine pulvérisé dans la solution pendant un quart d'heure, et ajoutez
Eau. . . . quarante-six parties.

Laissez bouillir pendant trois quarts d'heure, puis reposer un instant, et décantez sur un filtre de papier soutenu par une toile; laissez refroidir, décantez le liquide qui surnage le dépôt, lavez avec une petite quantité d'eau, et, après la précipitation, réunissez celle-ci au liquide de la première décantation; versez les deux eaux sur le résidu, joignez-y ce qui reste sur le filtre, et remettez au feu; pendant ce temps, lavez à grande eau, et plusieurs fois, la poudre obtenue; au bout d'une demi-heure d'ébullition, passez de nouveau, et répétez la même opération, qui peut être réitérée encore une fois, si celle-ci donne une quantité notable de kermès; enfin lavez encore la poudre obtenue ces deux ou trois fois, et faites-la sécher à l'ombre, dans un lieu chaud, mais loin du feu. (vm.)

e. prescrit quatre onces d'antimoine, quatre livres de sous-carbonate et vingt-deux livres d'eau; — br. une livre de sulfure, deux de sel et dix d'eau; — ams. quatre onces de sulfure, seize de sel et quantité suffisante d'eau; — r. une partie de sulfure, quatre de sel et seize d'eau; — br. pa. et w. deux et demie d'antimoine, trois de sous-carbonate et quinze d'eau; — sa. quatre d'antimoine, une de sous-carbonate et huit d'eau; — g. et wu. une d'antimoine, quatre de sel et suffisante quantité d'eau; — fe. deux de sulfure, une de potasse et trente d'eau.

♃ Potasse liquide. . . . six livres.

Faites - la évaporer jusqu'à moitié, dans un vase de fer, en y versant de temps en temps un peu d'eau chaude. Ajoutez alors

Antimoine cru préparé, dix onces.

Faites bouillir sur un feu doux, en remuant toujours, jusqu'à ce qu'il ne reste plus que deux livres de liquide; filtrez celui-ci bouillant; lavez bien et faites sécher la poudre qui se précipite par le refroidissement. (he.)

pid. prescrit trois parties de potasse caustique liquide et une de sulfure; — li. une et demie de sulfure, une de potasse liquide et une d'eau; — sw. six parties de sulfure, à dissoudre dans vingt livres d'eau bouillante, à laquelle on ajoute, en sulfure, le vingtième de l'alcali, et qu'on fait bouillir pendant une demi-heure; — br. ne désigne aucune quantité, et dit seulement qu'on doit ajouter à la solution d'alcali caustique autant de sulfure qu'elle peut en dissoudre.

♃ Sous-carbonate de soude du commerce. . . . . . à volonté.
Eau. . . . . quantité suffisante
pour dissoudre le sel; rendez la lessive caustique en la faisant bouillir avec de la chaux, jusqu'à ce que les acides n'y excitent plus d'effervescence; filtrez, lavez le résidu, faites bouillir dans les liqueurs réunies du sulfure d'antimoine pulvérisé, en ne mettant d'abord que 2,75 de cette substance pour 5 du sous-carbonate employé, et en ajoutant ensuite d'autre, par faibles portions, jusqu'à ce que rien ne soit plus dissous; filtrez, laissez en repos, décantez le liquide dans un vase large et profond, dont il ne remplisse que le tiers; faites tomber à sa surface l'acide carbonique dégagé d'un mélange de craie et d'acide sulfurique affaibli. En se répandant sur le liquide, le gaz détermine une précipitation générale. Agitez souvent, pour que la liqueur présente de nouvelles surfaces. Quand il ne se précipite plus rien, laissez déposer le kermès, et lavez-le bien. (vm.)

br. prescrit de faire dissoudre une partie d'antimoine cru dans deux de potasse liquide bouillante, de filtrer la solution, de verser dans celle-ci dix fois son volume d'eau acidulée avec l'acide carbonique, de filtrer et de laver le précipité.

♃ Antimoine cru. . . . deux livres.
Sous-carbonate de potasse sec, une livre.

Pulvérisez ces deux substances à part, et faites-les fondre ensemble, dans un creuset couvert, à une chaleur modérée; pulvérisez la masse restante, après son refroidissement; faites-la bouillir pendant un quart d'heure dans de l'eau, en remuant de temps en temps avec une spatule; filtrez la liqueur bouillante; après le refroidissement, séparez, par le moyen du filtre, le précipité qui s'est formé de lui-même; lavez-le avec de l'eau tiède,

et faites-le sécher à une douce chaleur. (po.
pr.)

han. et o. indiquent le même procédé,
mais substituent le sous-carbonate de soude
à celui de potasse.

♃ Soufre sublimé. . . . une partie.
Antimoine cru pulvérisé,
quatre parties.
Sous-carbonate de potasse en
poudre. . . . . six parties.

Mêlez exactement, remplissez aux trois
quarts, de ce mélange, un creuset couvert,
et faites-le fondre à un feu graduellement
augmenté, en remuant souvent avec une spatule de fer; versez dans un mortier de fer, et
pulvérisez après le refroidissement; faites
bouillir doucement cette poudre avec trente-
six parties d'eau bouillante, jusqu'à ce que le
liquide soit réduit à moitié; passez la liqueur
à travers un filtre de papier soutenu par un
morceau de toile tendu sur un vase contenant
deux cents parties d'eau chaude préalablement privée d'air par l'ébullition; laissez
la lessive dans un endroit frais pendant quarante-huit heures, en la remuant souvent
avec un morceau de bois; décantez alors, et
lavez le précipité à plusieurs reprises, d'a-
bord dans de l'eau bouillante, puis dans de
l'eau froide; exprimez-le légèrement, et faites-le sécher à une douce chaleur, pour le
pulvériser ensuite. (ba.)

Cette formule présente quelques variantes:
—faites fondre ensemble trois parties de soufre, seize de sulfure d'antimoine et vingt-
quatre de sous-carbonate de potasse, puis
bouillir la masse pulvérisée avec vingt-huit
parties d'eau, et tomber le liquide filtré dans
cent cinquante-six parties d'eau tiède (br.);
—faites fondre trois onces de soufre, une livre d'antimoine cru une livre et demie de
sous-carbonate, puis bouillir le produit dans
huit livres d'eau, et recevez la liqueur filtrée
dans seize livres d'eau (d.); — faites fondre
ensemble une partie de soufre, quatre d'antimoine et six de sous-carbonate, puis bouillir le produit pulvérisé avec cinquante parties d'eau, et lavez bien le précipité qui se
forme dans la liqueur refroidie (be.). — La
formule de b. est la même que celle de be.,
si ce n'est que le sous-carbonate et le sulfure
sont prescrits tous deux à parties égales,
c'est-à-dire quatre de chacun. — sw. prescrit deux livres d'antimoine, une livre de
sous-carbonate de potasse ou de soude, et
une once de soufre, qu'on fait fondre ensemble, et qu'on jette, après la pulvérisation,
dans vingt livres d'eau bouillante.

♃ Sous-carbonate de potasse pu-
rifié. . . . . 200.
Antimoine métallique en poudre, 250.
Soufre lavé. . . , ... 125.

Eau. . . . . 5,000.

Mêlez avec soin l'antimoine et le soufre;
ajoutez le mélange par portions à l'eau tenant le sel en dissolution; faites bouillir pendant quelque temps, en remplaçant par de
nouvelle eau celle qui s'évapore; filtrez et
laissez refroidir; recueillez, lavez et séchez
le précipité. (f*.)

♃ Antimoine cru porphyrisé,
une partie.
Tartre cru, en poudre,
trois ou quatre parties.

Introduisez le mélange dans un creuset;
faites rougir ce dernier jusqu'à ce qu'il ne
s'en dégage plus de fumée; alors laissez-le
refroidir; pulvérisez la matière qu'il contient, projetez-la dans de l'eau bouillante,
filtrez et recueillez le précipité qui se forme
par le refroidissement; faites-le sécher, après
l'avoir bien lavé.

Ce procédé est dû à Fabroni. C'est à tort
que Fée dit (f**.) qu'il appartient à la pharmacopée polonaise.

♃ Antimoine cru. . . . deux livres.
Chaux vive. . . . . . une livre.
Eau. . . . quantité suffisante.

Faites bouillir pendant une heure, filtrez,
précipitez par le moyen du chlorure d'antimoine, filtrez encore la liqueur, lavez et desséchez le précipité. (sw.*)

♃ Scories du régule d'antimoine
simple. . . . . une partie.

Pilez-les tandis qu'elles sont encore
chaudes, et après les avoir renfermées
dans un sac de toile, versez dessus

Eau bouillante. . . . seize parties.

Faites bouillir jusqu'à ce qu'une goutte
du liquide, jetée sur un corps froid, se remplisse de flocons brunâtres; passez alors la liqueur dans un vase en partie rempli d'eau
bouillante, laissez refroidir, recueillez le
précipité qui se forme, et faites-le bouillir
dans de l'eau, jusqu'à ce que celle-ci sorte
complètement insipide. (fu.)

Regardé autrefois comme un hydrosulfate,
le kermès minéral l'est aujourd'hui, par
Berzelius, comme un sulfure hydraté d'antimoine correspondant au protoxide de ce
métal; mais il ne devient tel qu'après avoir
été lavé, parce qu'au moment de sa précipitation, il
paraît être un composé de sulfure, uni
avec une certaine quantité d'antimonite et
de sous-hydrosulfate de potasse. Les lavages
ont pour but d'enlever ces deux derniers
sels.

Stimulant, émétique, diaphorétique, altérant, béchique, expectorant. — Dose, un
grain à quatre.

POUDRE EXPECTORANTE.

Pulvis expectorans s. *hermesinus*. (g. *sa*.)

℞ Kermès minéral. . . quatre grains.
Sucre de lait. . . une demi-once.

Partagez en douze paquets. (g.)

℞ Kermès minéral. . . quinze grains.
Sucre blanc. . . . . une once.

Mêlez avec soin, et divisez en quinze paquets. (*sa*.)

TABLETTES DE KERMÈS. (*vm*.)

℞ Kermès minéral. . . un demi-gros.
Sucre. . . . . . quinze onces.

Triturez le kermès avec deux gros de sucre, cuisez le reste de celui-ci à la plume, et avant le refroidissement du liquide, incorporez la poudre, puis faites des tablettes, et roulez-les dans de l'amidon.

POUDRE KERMÉSINE.

Pulvis gummosus stibiatus, *Pulvis hermesinus*. (su. *sa*.)

℞ Kermès minéral. . . . un grain.
Gomme arabique. . . . six grains.
Sucre blanc. . un demi-scrupule.

Pour une seule prise. (*sa*.)

℞ Kermès minéral. . . . une partie.
Sucre blanc. . . . . sept parties.

Pulvérisez ensemble; ajoutez

Poudre gommeuse (deux parties de gomme arabique, deux de sucre et une de guimauve),
　　　　　　trente-deux parties.
Mêlez bien. (su.)

PASTILLES DE KERMÈS. (f*.)

℞ Kermès minéral. . quarante parties.
Sucre. . . . douze cents parties.
Gomme adragant. . . huit parties.

Faites des pastilles. (s. *a*.)

POUDRE PECTORALE.

Pulvis pectoralis s. *ex sulphure stibiato rubro* s. *e hermes minerali* s. *expectorans*. (dd. wu.)

℞ Kermès minéral. . un demi-grain.
Poudre de sucre,
——— d'amidon,
de chaque. . . . dix grains.
Mêlez bien. (dd.)

℞ Kermès minéral. . . un scrupule.
Poudre de racine de réglisse,
　　　　　　une demi-once.
——— d'yeux d'écrevisse, deux gros.
Mêlez en broyant dans un mortier de verre. (wu.)

POUDRE ANTICATARRHALE. (*pie*.)

℞ Kermès minéral,
Fleurs de soufre,
Poudre de racine de réglisse,
de chaque. . . . parties égales.

Mêlez avec soin. — Barthez la faisait prendre trois fois par jour dans les rhumes, après la période inflammatoire.

POUDRE DE QUARIN. (*ca*.)

℞ Kermès minéral, deux à quatre grains.
Gomme arabique,
——— adragant,
de chaque. . . un demi-gros.
Fleurs de soufre. . . un gros.
Extrait de réglisse,
Sucre blanc, de chaque, deux gros.

Préconisée contre la toux convulsive. — Dose, un demi-gros, toutes les quatre heures.

POUDRE KERMÉSINE CAMPHRÉE.

Pulvis e sulphure stibiato rubro cum camphora s. *hermesinus cum camphora*. (dd. *sa*.)

℞ Kermès minéral. . un demi-grain.
Poudre de camphre. . . un grain.
——— de sucre blanc, un scrupule.
Mêlez bien. (dd.)

℞ Kermès minéral. . . deux grains.
Poudre de camphre. . douze grains.
——— de nitre,
——— d'antimoine diaphorétique lavé, de chaque. . . un gros.
Mêlez soigneusement. (*sa*.)

POUDRE INCISIVE. (*bo*.)

Kermès minéral. . . . quatre grains.
Gomme ammoniaque,
Poudre de racine d'iris de Florence,
de chaque. . . . un demi-gros.

A partager en six doses égales, dont le malade prend une toutes les quatre heures, dans une cuillerée de tisane pectorale.

POUDRE DE KERMÈS ET D'IPÉCACUANHA.

Poudre contre la coqueluche. (bo. sm.)

℞ Kermès minéral. . . . une partie.
Ipécacuanha. . . . deux parties.
Mêlez exactement. (*bo*.)

℞ Kermès minéral. . un demi-grain.
Ipécacuanha. . . . . un grain.
Yeux d'écrevisse,
Gomme arabique,
de chaque. . . . douze grains.
Mêlez par la trituration. (*sm*.)

Cette dernière formule est pour un enfant d'un à deux ans. On partage la poudre en

12.

trois doses pour vingt-quatre heures; chacune
doit être délayée dans une ou deux cuillerées
de thé. — Quant à la première, on en donne
deux grains, toutes les quatre heures, dans
une cuillerée de tisane pectorale.

POUDRE TONIQUE ET INCISIVE. (ca.)

℞ Kermès minéral. . . deux grains.
Ipécacuanha. . . quatre grains.
Éthiops martial,
Sous-carbonate de soude,
de chaque. . . . douze grains.
Poudre de cachou,
—— de cannelle,
—— de racine d'iris,
de chaque. . . . un scrupule.
—— de réglisse. . . . un gros.

Partagez en trente paquets.

Conseillée dans les embarras gastriques. —
Dose, trois paquets, à un quart d'heure de
distance, une ou deux heures avant les repas,
dans une cuillerée d'eau ou dans de l'hos-
tie mouillée.

POUDRE ANTISPASMODIQUE. (ba.)

℞ Kermès minéral. . . une partie.
Nitre,
Sulfate de potasse,
de chaque. . . . . dix parties.

Mêlez avec soin.

Telle est la formule que ba. donne de la
Poudre tempérante de Stahl, dans laquelle
toutes les autres pharmacopées font entrer
du cinabre, au lieu de kermès.

TABLETTES ANTICATARRHALES DE TRONCHIN. (b*.
ca. pic. vm.)

℞ Gomme arabique en poudre,
huit onces.
Kermès minéral,
Semences d'anis,
de chaque. . . quatre scrupules.
Suc de réglisse. . . . deux onces.
Sucre blanc. . . . . deux livres.
Extrait gommeux d'opium,
douze grains.
Mucilage de gomme adragant,
quantité suffisante
pour faire des tablettes de six grains. (b*.
ca. pie.)

℞ Huile d'anis. . . . . six gouttes.
Extrait d'opium fait à froid,
douze grains.
Kermès minéral. . . . . un gros.
Extrait de réglisse. . . deux onces.
Gomme arabique. . . huit onces.
Sucre blanc. . . trente-deux onces.

Broyez ensemble; ajoutez

Sirop de sucre étendu d'eau,
quantité suffisante

pour faire une pâte, qu'on saupoudre d'a-
midou et qu'on coupe. (vm.)

Dose, six à huit par jour, pour provoquer
l'expectoration.

PASTILLES PECTORALES. (ca.)

℞ Kermès minéral,
soixante-deux grains.
Scille sèche, soixante-quatre grains.
Opium gommeux. . . . un gros.
Ipécacuanha. . . . . deux gros.
Sucre blanc. . . . trois onces.
Mucilage de gomme adragant,
quantité suffisante
pour faire quatre cents pastilles.
Dose, une toutes les heures.

PILULES CALMANTES.

Pilulæ diaphoretico-sedativæ. (b. ra.)

℞ Kermès minéral,
Extrait d'opium,
de chaque. . . deux grains.
Nitre. . . . . . . quatre grains.

Conseillées dans les affections rhumatismales, comme moyen propre à diminuer les
douleurs et favoriser la diaphorèse. Leur
manière d'agir les rapproche un peu de la
poudre de Dower. (ra.)

℞ Kermès minéral. . . huit grains.
Poudre de Dower. . douze grains.
Rob de sureau, quantité suffisante
pour faire six pilules. — Dose, une toutes les
deux heures, dans les douleurs arthritiques
et rhumatismales. (b.)

BOLS RÉSOLUTIFS.

Boli resolventes diaphoretici. (b. pie.)

℞ Kermès minéral. . . . un grain.
Mercure doux. . . . . cinq grains.
Extrait de fumeterre,
suffisante quantité.

Conseillés par Barthez dans les engorgemens des viscères du bas-ventre. La dose est
pour une seule prise, tous les trois jours, à
l'heure du coucher. (pie.)

℞ Kermès minéral. . . . six grains.
Mercure doux. . . . huit grains.
Ipécacuanha. . . . . sept grains.
Rob de sureau, quantité suffisante.

Faites six bols — Dose, un toutes les trois
heures, dans les exanthèmes répercutés et
les fièvres catarrhales. (b.)

PILULES KERMÉSINES.[1]

Pilulæ kermesinæ. (g. sa.)

℞ Kermès minéral. . . . un gros.
Conserve de cynorrhodon,
quantité suffisante
pour faire soixante-douze pilules.

PILULES SUDORIFIQUES CALMANTES. (*ca.*)

℞ Kermès minéral,
Soufre doré d'antimoine,
de chaque. . . dix-huit grains.
Extrait gommeux d'opium,
douze grains.
———— de jusquiame. . deux gros.
Faites soixante pilules.

Conseillées par Duméril dans la toux opiniâtre dite nerveuse. — Dose, deux à quatre dans la journée.

BOLS EXPECTORANS.

Boli hermetico - ammoniacales s. *incitantes necnon diaphoretici et expectorantes.* (*b.*)

℞ Kermès minéral. . . huit grains.
Gomme ammoniaque broyée avec
du jaune d'œuf. . un scrupule.
Oxymel scillitique. . un demi-gros.
Poudre de réglisse, quantité suffisante.
Faites huit bols. — Dose, un toutes les deux heures.

℞ Camphre. . . . . un scrupule.
Nitre. . . . . deux scrupules.
Kermès minéral. . . . six grains.
Miel despumé.
Poudre de réglisse,
de chaque . . quantité suffisante.
Faites six bols. — Dose, un toutes les deux heures.

BOLS DIAPHORÉTIQUES.

Boli diaphoretici nauseantes. (*b.*)

℞ Kermès minéral . . quatre grains.
Poudre d'ipécacuanha, deux grains.
Rob de sureau, quantité suffisante.
Faites quatre bols. — Dose, un toutes les deux heures.

POMMADE ANTIHERPÉTIQUE. (*pic.*)

℞ Kermès minéral. . . ، un gros.
Axonge de porc. . une demi-once.
Pulpe de racine de patience,
une once.
On en frotte les dartres, le soir en se couchant.

POTION KERMÉTISÉE.

Looch hermétisé. (ff. *pie. ra.*)

℞ Gomme adragant. . . dix grains.
Faites dissoudre dans
Eau commune. . ، quatre onces.
Ajoutez à la solution
Kermès minéral. . . . un grain.
Mêlez bien. (ff.)

℞ Kermès minéral. . . deux grains.
Gomme arabique. . . . un gros.

Infusion béchique. . quatre onces.
Sirop de raisin. . . . une once.
Mêlez. (*pie.*)

℞ Kermès minéral. . un à trois grains.
Gomme adragant. . . six grains.
Potion gommeuse, quatre onces.
Mêlez. (*ra.*)

Par cuillerées, à la fin des affections catarrhales, lorsque l'expectoration se fait difficilement.

ÉMULSION KERMÉTISÉE.

Emulsio hermetica. (*b.*)

℞ Kermès minéral. . quatre grains.
Miel despumé. . . une once.
Émulsion simple. . . une livre.
A prendre par cuillerées.

MIXTURE KERMÉTISÉE. (*sa.*)

℞ Kermès minéral. ، . douze grains.
Antimoine diaphorétique non lavé,
un gros.
Laudanum liquide de Sydenham,
vingt gouttes.
Oxymel scillitique. . deux onces.
Eau d'hysope. . . . une livre.
Mêlez soigneusement.

LOOCH EXPECTORANT. (*pie.*)

℞ Kermès minéral. . . deux grains.
Eau de bourrache. . deux onces.
Sirop de bugle,
———— de lierre terrestre,
de chaque. . une once et demie.

POTION ÉMÉTIQUE. (*bo.*)

℞ Kermès minéral. . . deux grains.
Oxymel scillitique. . une once.
Eau commune. . . quatre onces.
A prendre par cuillerées.

ÉMULSION ÉMÉTIQUE. (*bo.*)

℞ Kermès minéral. . . . un grain.
Oxymel scillitique. . quatre gros.
Huile d'amandes douces,
Sirop d'ipécacuanha,
de chaque. . . . une once.
Eau commune. . . deux onces.
Faites une émulsion.

A prendre par cuillerées, jusqu'à ce que le vomissement survienne.

POTION PURGATIVE. (*bo. pie.*)

℞ Kermès minéral. . . . un grain.
Délayez-le dans
Infusion de bourrache, quatorze onces,
préalablement mise en digestion sur
Semences d'anis. . . une pincée,

et contenant en dissolution

Manue. . . deux onces et demie.

MIXTURE ÉMÉTO-ANODINE. (*ra.*)

℞ Kermès minéral. . . deux grains.
Éther sulfurique,
Laudanum liquide de Sydenham ,
   de chaque. . . . . un scrupule.
Sirop de sucre. . . . . une once.
Eau commune. . . quatre onces.

Conseillée comme calmante et expectorante.

MARMELADE EXPECTORANTE.

Marmelade de Zanetti. (*ca. sm.*)

℞ Manne en larmes. . . trois onces.
'Sirop scillitique. . . . une once.
Suc exprimé de cloportes. . n° 100.
Kermès minéral, quatre à six grains.

Mêlez ensemble et ajoutez

Essence d'anis. . une à deux gouttes.

Incorporez bien. (sm.)

℞ Manne en larmes. . . . six onces.
Huile d'amandes douces ,
Sirop scillitique,
——— de polygala ,
   de chaque. . . . . deux gros.
Kermès minéral, quatre à six grains.

Mêlez ensemble. (sm.)

℞ Manue en larmes. . . deux onces.
Sirop de guimauve, une once et demie.
Casse cuite,
Huile d'amandes douces,
   de chaque. . . . . une once.
Beurre de cacao. . . . . six gros.
Eau de fleurs d'oranger,une demi-once.
Kermès minéral. . . quatre grains.

Mêlez bien. (*ca.*)

Conseillée pour favoriser l'expectoration et
entretenir le ventre libre. — Dose, une cuillerée à café toutes les deux heures.

§ III. *Soufre doré d'antimoine, Deuto-sulfure
d'antimoine, Oxide d'antimoine hydro-sul-
furé orangé, Hydrosulfure jaune d'oxide
d'antimoine sulfuré, Hydrosulfate sulfuré
d'antimoine , Surhydrosulfurosurhyposul-
fite d'oxide d'antimoine , Soufre d'antimoine, Soufre hydrogéné d'antimoine, Oxyde
d'antimoine sulfuré orangé, Perdeutoxisul-
fure d'antimoine; Hydrosulphuretum luteum
oxydi stibii sulphuratum s. oxyduli stibii
sulphuratum s. stibiosum cum sulphure,
Oxodes stibii sulphuratum, Oxydulum antimonii hydrosulphuratum auranciacum ,
Oxydum stibii hydrosulphuratum, Oxydam
auratum antimonii . Sulphur stibiatum au-
rantiacum s. auratum antimonii , Sulphuretum stibii oxydulati s. stibii hydrogenatum*

*s. oxyduli stibii hydrogenatum s. antimoni
præcipitatum.*

a. ams. an. b. a. be. br. d. f. fe. ff. fl. g. bau. he. o. po pr. r. s.
sa. su. w. wu. br.·pid. sp. sw. vm.

A. A l'état de pureté.

1° ℞ Liqueur qui reste après la précipitation du kermès minéral, à volonté.

Versez-y peu à peu

Acide acétique (3 degrés) ,
         quantité suffisante ,
c'est-à-diré jusqu'à ce qu'il ne se fasse plus
de précipité; lavez bien celui-ci à l'eau
froide, et faites-le sécher. (an. f. fe. ff. su.
br. pid. vm.)

an. *br.* et *pid.* substituent l'acide sulfurique étendu d'eau au vinaigre.

℞ Scories du régule d'antimoine simple, ou résidu de la teinture d'antimoine tartarisé. . . à volonté.
Eau. . . . . quantité suffisante
pour opérer la solution ; filtrez la liqueur,
laissez en repos pendant quelques jours ,
décantez ensuite le liquide limpide , et versez-y du vinaigre : recueillez sur un filtre le
précipité qui se forme ; versez de nouveau
vinaigre dans la liqueur, et recueillez encore
le précipité ; ajoutez une dernière fois du
vinaigre au liquide, et conservez , après
l'avoir fait sécher , le précipité , sous le nom
de soufre d'antimoine de la troisième précipitation. (br. sa. w.)

Autrefois on réservait ce dernier pour
les enfans, et le second pour les adultes.
Quant au premier, fortement émétique ,
on en faisait peu d'usage.

wu. et *sp.* indiquent le même procédé,
mais prescrivent d'agir sur les eaux de lavage de l'antimoine diaphorétique.

Le produit obtenu par ce procédé ressemble beaucoup à celui qui sera décrit
plus loin, sous le nom de sulfure précipité.

℞ Sous-carbonate de potasse,
         trois parties.
Eau bouillante. . . trente parties.

Faites dissoudre , et ajoutez à la solution

Chaux en poudre, une partie et demie.

Faites bouillir pendant une demi-heure ,
dans une chaudière de fer, en remuant souvent ; passez ensuite la liqueur ; lavez le résidu avec une partie d'eau chaude , décantez le liquide clair, et faites-le bouillir dans
une chaudière de fer, puis ajoutez-y une
partie d'antimoine cru porphyrisé et autant
de fleurs de soufre ; continuez l'ébullition
jusqu'à ce qu'il ne reste plus qu'environ
quinze parties de liquide ; passez encore celui-ci bouillant, ajoutez-y une quantité d'eau

bouillie égale à la sienne, laissez en repos pendant vingt-quatre heures, ajoutez six parties d'eau à la lessive, et instillez-y de l'acide sulfurique étendu, jusqu'à ce qu'il cesse de s'y faire un précipité ; après le repos, décantez et lavez avec de l'eau bouillante, exprimez, faites sécher à une douce chaleur, et pulvérisez. (ba.)

a. prescrit sous-carbonate de potasse, trois livres, chaux vive, cinq livres, eau, suffisante quantité; faites bouillir sept onces d'antimoine cru et onze onces de soufre dans la liqueur de potasse caustique, et instillez de l'acide sulfurique ; — li. vingt onces de chaux, dix livres d'eau, quinze onces de sous-carbonate de soude dissous dans deux livres d'eau, deux onces de sulfure, trois onces de soufre, et l'instillation de l'acide sulfurique dans la décoction ; — ams. b. be. d. fi. r. w. et sw. deux parties d'antimoine cru, trois de soufre et suffisante quantité de potasse caustique, puis l'instillation de l'acide sulfurique étendu dans la liqueur ; — g. han. he. o. po. pr. et s. parties égales de soufre et d'antimoine cru, et suffisante quantité de potasse caustique liquide ; — fu. quatre onces de sulfure, douze onces de sous-carbonate de potasse, trois onces de soufre, vingt livres d'eau, et neuf onces d'acide sulfurique étendu dans vingt livres d'eau.

℞ Sulfure d'antimoine. . deux livres.
Chaux vive. . . . . . une livre.
Fleurs de soufre. . . . trois onces.
Eau. . . . . quantité suffisante.

Faites bouillir pendant une heure ; filtrez et précipitez au moyen de chlorure d'antimoine ; lavez bien et faites sécher le précipité. (f*. sw*.)

Le soufre doré, considéré naguère encore, d'après Robiquet, comme un sous-hydrosulfate sulfuré d'antimoine, est regardé par Berzelius comme un sulfure hydraté avec excès de soufre, correspondant à l'acide antimonieux ou deutoxide d'antimoine.

Excitant, altérant, diaphorétique, diurétique, fondant, émétique, laxatif. — Dose, trois à vingt grains.

POUDRE ANTIRHUMATISMALE.

Pulvis stibiatus. (au.)

℞ Soufre doré d'antimoine, un grain.
Poudre de réglisse. . . dix grains.

A prendre en une seule dose.

POUDRE PECTORALE FONDANTE.

Pulvis pectoralis resolvens s. *gummosus cum liquiritia et sulphure stibiato.* (fu. ham. au.)

℞ Soufre doré d'antimoine,
un demi-gros.

Poudre de sucre de lait. . . six gros.
———————— de racine de réglisse,
trois gros.
—————————— d'iris de Florence,
un gros.
Mêlez avec soin. (fu.)

℞ Soufre doré d'antimoine,
deux scrupules.
Extrait d'opium. . . . trois grains.
Poudre de sucre de lait,
une demi-once.
——— de racine de réglisse,
deux gros.
——— de polygala. . . trois gros.
Mêlez bien. (ham.) — Dose, un à deux scrupules.

℞ Sucre de lait. . . une demi-once.
Gomme arabique,
Anis,
Réglisse,
Sulfate de potasse,
de chaque. . . . . deux gros.
Soufre doré d'antimoine, un scrupule.

Dose, une cuillerée à café de temps en temps, dans l'asthme. (au.)

POUDRE FÉBRIFUGE.

Pulvis ex sulphure stibiato s. *febrifugus Unzeri.* (au. ea.)

℞ Soufre doré d'antimoine,
Sous-carbonate de magnésie,
Sulfate de potasse,
de chaque. . . . un demi-gros.
Mêlez. (ea.)

au. prescrit parties égales de soufre doré, de sulfate de potasse et d'écailles d'huître préparées.

A partager en quatre paquets, qu'on prend à des distances égales, pendant l'apyrexie des fièvres intermittentes, contre lesquelles cette poudre a été préconisée.

PILULES PECTORALES.

Pilulæ ex ammoniaco cum sulphure stibiato. (br. ham. au.)

℞ Soufre doré d'antimoine,
un demi-gros.
Gomme ammoniaque,
Suc de réglisse,
de chaque. . . une demi-once.
Faites des pilules de deux grains. (br.)

au. prescrit douze grains de soufre doré, deux gros de gomme et autant de suc de réglisse.

℞ Soufre doré d'antimoine,
un demi-gros.
Gomme ammoniaque,

Extrait de polygala,
de chaque. . . . . trois gros.
Poudre de polygala, un gros et demi.
Faites des pilules de deux grains. (ham.)
Dose, dix, deux fois par jour.

PILULES ANTIARTHRITIQUES. (sa.)

℞ Soufre doré d'antimoine,
douze grains.
Extrait d'aconit. . . . . un gros.
Poudre de réglisse,
quantité suffisante
pour faire trente-six pilules.

PILULES ANODINES, (sm.)

℞ Soufre doré d'antimoine,
Extrait d'aconit,
de chaque. . . . . un gros.
Sirop d'œillet. . quantité suffisante.

Faites des pilules de deux grains.

Conseillées par Stoll contre les douleurs
rhumatismales. — Dose, deux pilules, trois
fois par jour; on en supprime une, quand
elles excitent le vomissement.

PILULES DÉPURATIVES.

*Pilulæ ad morbos cutaneos s. sulphurato-sti-
biatæ cum cicuta s. cum arnica et camphora. (au. sw.)*

℞ Soufre doré d'antimoine,
Extrait de brou de noix,
de chaque. . . une demi-once.
——— d'opium. . . trente grains.
Teinture de gayac, quantité suffisante
pour faire des pilules de quatre grains.

Dose, trois à quatre, matin et soir. (sw.)

℞ Soufre doré d'antimoine, un scrupule.
Fleurs de soufre. . une demi-once.
Résine de gayac,
Extrait de ciguë. . . . deux gros.
Sirop de guimauve,
quantité suffisante.

Faites des pilules d'un grain.—Dose, quatre
à dix, trois fois par jour. (au.)

On les a surtout vantées dans les affections
consécutives à la variole.

℞ Soufre doré d'antimoine, un scrupule.
Fleurs de soufre. . . . deux gros.
Camphre. . . . quinze grains.
Extrait d'arnica. . . . . un gros.

Faites des pilules de trois grains. —
Dose, trois à quinze par jour.

LOOCH PECTORAL.

Linctus s. potio expectorans. (dd. fu. ham.)

℞ Soufre doré d'antimoine,
trente grains.
Oxymel scillitique. . . . une once.

Extrait de marrube blanc, deux gros.
Sirop de guimauve. . . deux onces.

Mêlez bien. (fu.)

℞ Soufre doré d'antimoine,
quatre grains.
Mucilage de gomme arabique,
Miel cru,
de chaque. . . . une once.

Mêlez exactement. (dd.)

℞ Soufre doré d'antimoine, un scrupule.
Extrait de polygala. . . deux gros.
Oxymel scillitique. . . , une once.
Sirop de guimauve. . deux onces.

Mêlez avec soin. (ham.)

B. A l'état impur.

SAVON ANTIMONIAL.

*Savon stibié ; Sapo antimonialis s. antimonii
s. stibiatus, Sulphur auratum saponatum,
Sapo hydrosulphureti oxyduli stibii sulphurati.* (an. b*. be. d. fu. ham. han. he.
li, o, po, pr. s. w. *pid. sw. vm.*)

℞ Soufre doré d'antimoine, deux onces.
Sonde caustique sèche. . trois onces.
Eau distillée. . une livre et demie.

Faites cuire dans une marmite de fer,
en remuant souvent, jusqu'à ce que le
soufre doré soit parfaitement dissous et
qu'il ne reste plus qu'une livre de lessive. Ajoutez alors

Huile de ben ou d'amandes douces,
dix onces,
et faites cuire doucement, en remuant toujours, jusqu'à ce que le mélange ait acquis
la consistance de savon. (li.)

℞ Sulfure d'antimoine,
cinq parties et trois quarts.
Soude caustique fondue,
sept parties et demie.
Eau. . . . . quantité suffisante.

Après la solution, ajoutez

Soufre. . . une partie et demie;
et, quand il est dissous,

Huile d'olive. , quantité suffisante
pour saturer l'excès d'alcali ; évaporez jusqu'à consistance pilulaire. (vm.)

℞ Liqueur de laquelle s'est précipité
le kermès minéral. . . . . une livre.
Huile d'amandes douces, trois livres.

Faites bouillir, en versant de la potasse
caustique, goutte à goutte, dans la liqueur,
jusqu'à ce qu'elle acquière la consistance
d'un savon. (he. *pid. sw.*)

fu. donne le même procédé, substituant à la liqueur du kermès la lessive des
scories du régule d'antimoine, dont il pres-

crit de faire cuire seize parties avec quatre
d'huile d'amandes douces, en instillant peu à
peu de la potasse caustique dans la liqueur
bouillante.

℞ Foie d'antimoine. . une demi-once.
Eau bouillante. . . . . une livre.

Faites cuire la colature jusqu'à ce
qu'un œuf puisse y surnager, et ajoutez-y ⁻

Huile d'amandes douces,
une demi-livre.

Faites cuire encore, en remuant toujours,
puis jetez le reste de la lessive, évaporez
jusqu'à consistance de savon, dissolvez le
produit dans l'alcool, et distillez la solution.
(ham.)

℞ Soufre doré d'antimoine, une partie.

Faites-le digérer dans suffisante quantité de potasse caustique liquide étendue
de trois fois son poids d'eau distillée.
Quand il est dissous, faites fondre dans
la liqueur

Savon blanc ratissé. . six parties.

Évaporez doucement jusqu'à consistance
de masse pilulaire. (b*. be. d. han. o. po.
pr. s. sw. vm.)

℞ Sous-carbonate de potasse,
six onces.
Chaux vive. . . . . dix onces.
Eau commune. . . . trois livres.

Faites cuire ensemble dans une chaudière de fer, passez à travers un linge,
réduisez la lessive à moitié par l'évaporation, et ajoutez-y

Poudre d'antimoine cru, deux onces.
——— de soufre. . . une once.

Faites cuire sur un feu doux pendant une demi-heure, en remuant toujours, filtrez et ajoutez

Savon d'Alicante ratissé, six onces.
Évaporez jusqu'à consistance de savon.(w.)

℞ Poudre d'antimoine cru, deux parties.
——— de soufre. . . trois parties.

Jetez le mélange par parties dans

Soude liquide bouillante,
quantité suffisante
pour le dissoudre complétement; étendez la liqueur d'eau chaude, et filtrez
après le refroidissement. Cherchez alors
combien une partie de lessive contient
de sulfure d'antimoine, et ajoutez pour
chaque partie de ce composé

Savon blanc. . . . . six parties.
Eau distillée. . quantité suffisante
pour dissoudre le savon; évaporez jusqu'à
consistance convenable. (an.)

vm. prescrit cinq parties et demie d'an-

timoine cru, une et demie de soufre, assez
de soude caustique liquide pour les dissoudre, et quarante-deux parties de savon
blanc.

℞ Soufre doré d'antimoine encore humide de sa préparation, une partie.
Soude caustique liquide,
quantité suffisante.

Faites dissoudre à chaud, et ajoutez

Savon blanc ratissé. . six parties.

Après la solution, passez, puis évaporez doucement jusqu'à consistance pilulaire. (vm.)

Excitant, regardé comme un puissant résolutif, diaphorétique, diurétique, incisif,
expectorant et dépuratif. On l'a préconisé
particulièrement dans les rhumatismes,
l'asthme et les maladies appelées lymphatiques et pituiteuses. — Dose, depuis deux
grains jusqu'à six et douze, deux ou trois fois
par jour, en pilules.

SOUFRE DORÉ LIQUIDE.

*Liqueur de savon stibié; Sulphur auratum
liquidum, Tinctura antimonii saponata, Liquor saponis stibiati.* (b*. d. fu. han. he. li.
o. po. pr. s. wu. hp. pid. vm.)

℞ Savon antimonial,
Alcool rectifié,
de chaque. . . . une once.

Laissez en digestion pendant trois jours,
puis filtrez et distillez la moitié du liquide.
Alors versez sur la quantité prescrite de
savon stibié assez de teinture alcaline pour
le couvrir de trois doigts; triturez pendant
deux heures dans un mortier de pierre,
puis mettez en digestion dans un matras
pendant vingt-quatre heures, afin que la
dissolution se fasse parfaitement. (fu. he.
li. o. po. wu. pid.)

℞ Savon antimonial. . . huit onces.
Teinture alcaline,
Eau de cannelle,
de chaque. . . . douze onces.

Faites digérer à une douce chaleur. (d.
han. vm.)

b*. prescrit trois parties de savon stibié,
quatre de teinture alcaline et quatre d'eau
distillée.

℞ Soufre doré d'antimoine, une partie.
Lessive des savonniers,
quantité suffisante.

Après quelque temps de digestion,
ajoutez

Savon médicinal. . . trois parties.
Alcool concentré,
Eau distillée, de chaque, six parties.

Laissez digérer, à une douce chaleur, en
remuant souvent, et passez. (pr. s. hp.)

♃ Savon antimonial. . . une partie.
Teinture de potasse caustique ,
Eau, de chaque, une partie et demie.

Faites dissoudre au bain-marie tiède, et filtrez. (vm.)

Excitant, résolutif, fondant, diurétique, diaphorétique. — Dose, cinquante à soixante-dix gouttes.

PILULES ANTIARTHRITIQUES.

Pilulæ stibiatæ cum opio et laxantibus resinosis s. guaiaci cum stibio. (au.)

♃ Savon stibié ,
—–— de jalap ,
Asa fœtida, de chaque. . un gros.
Extrait d'opium. . . cinq grains.
Poudre de valériane, un demi-gros.

Faites des pilules de trois grains. — Dose, cinq, trois fois par jour, dans la goutte chronique.

♃ Savon stibié ,
Résine de gayac,
de chaque. . . . . un gros.
Extrait d'aconit. . . six grains.

Faites des pilules de deux grains. — Dose, douze, deux fois par jour.

TEINTURE D'ASA FŒTIDA ANTIMONIÉE.

Tinctura asæ fœtidæ stibiata. (au.)

♃ Teinture d'asa fœtida. . . six gros.
Soufre doré liquide,
deux gros et demi.
Essence de térébenthine, deux gros.

Dose, trente gouttes, toutes les quatre heures, dans l'ictère.

§ IV. *Sulfure d'antimoine précipité ; Sulphuretum antimonii præcipitatum, Sulphur antimoniatum fuscum.* (am. du. ed. lo. p. c. vm.)

♃ Sulfure d'antimoine préparé ,
Sous-carbonate de potasse,
de chaque. . . . . une once.

Mêlez ensemble , et faites fondre le mélange dans un creuset ; pulvérisez la masse après son refroidissement , mettez la poudre dans un matras, avec quatre pintes d'eau , et faites bouillir pendant un quart d'heure ; retirez le vaisseau du feu, et couvrez-le ; laissez reposer un peu, et aussitôt que la liqueur est devenue limpide, décantez-la avec précaution de dessus le sédiment : le sulfure se sépare en partie après le refroidissement ; ajoutez assez d'acide sulfurique étendu pour le précipiter en entier, agitez le mélange, puis laissez reposer ; décantez la liqueur et lavez le sédiment à l'eau froide, jusqu'à ce que celle-ci n'altère plus la couleur du tournesol ; faites ensuite sécher sur du papier joseph. (du. vm.)

♃ Eau de potasse. . quatre parties.
— — pure. . . . trois parties.
Antimoine cru. . . deux parties.

Faites bouillir dans une marmite de fer couverte, sur un feu doux, pendant trois heures, en ajoutant de l'eau à mesure qu'elle s'évapore, et remuant fréquemment avec une spatule de fer ; passez la liqueur encore chaude à travers une toile double, et ajoutez-y autant d'acide sulfurique étendu qu'il est nécessaire pour obtenir un précipité complet ; lavez bien celui-ci avec de l'eau chaude. (am. ed. lo. c. vm.)

p. donne la même formule, mais substitne la lessive de soude à celle de potasse ; — vm. dit qu'on devrait prendre cinq parties et demie de sulfure d'antimoine en poudre et quinze parties de sous-carbonate de potasse, les faire bouillir pendant deux heures dans de l'eau, filtrer rapidement la liqueur bouillante, au-dessus d'une terrine contenant dix parties d'acide sulfurique affaibli avec soixante fois son poids d'eau, décanter la liqueur, laver, exprimer et faire sécher le précipité.

♃ Tartre stibié, onze parties et demie.

Faites-le dissoudre dans l'eau ; filtrez la liqueur, et, à l'aide d'un appareil convenable, faites-la traverser par un courant de gaz acide hydro-sulfurique, jusqu'à ce qu'il ne se forme plus de précipité ; lavez bien celui-ci, et faites-le sécher à l'ombre, sur du papier, dans le voisinage du feu. (vm.)

Le sulfure d'antimoine précipité est un mélange de kermès et de soufre doré.

SULFURE D'ANTIMOINE ET DE CHAUX.

Hydrosulfure ou *Hydrosulfate de chaux antimonié, Chaux d'antimoine sulfurée, Sulfure de chaux stibié ou antimonié, Chaux sulfurée antimoniée ; Calcaria sulfurato-stibiata, Calx antimonii Hoffmanni s. cum sulphure, Sulphuretum calcis stibiatum, Sulphuretum calcariæ et stibii, Calx antimonii sulphurata, Calx stibii cum sulphure.* (b. ba. be. han. he. o. po. pr. r. s. w. hp. sw. vm.)

♃ Soufre doré d'antimoine, une partie.
Chaux vive. . . . trois parties.

Triturez ensemble, et versez sur le mélange

Eau chaude. . vingt-quatre parties.

Faites sécher à une douce chaleur, dans un vase de porcelaine, en remuant toujours, et conservez la poudre dans un flacon bouché. (b. han. he. o. po. pr. s. sw.)

♃ Antimoine cru,
Fleurs de soufre, de chaque, une partie.
Hydrate de chaux. . quatre parties.

Calcinez ensemble dans un creuset, pendant un quart d'heure, et renfermez la masse dès qu'elle est refroidie. (ba. be. r. w.)

hp. prescrit dix gros de chaux, une demi-once de soufre, et trois gros d'antimoine cru.

♃ Soufre doré d'antimoine , à volonté.
Hydrosulfate de chaux liquide
saturé. . . quantité suffisante.

Versez peu à peu l'hydrosulfate sur le sulfure, en plongeant le vase dans l'eau chaude, jusqu'à ce que ce dernier soit totalement dissous ; filtrez, évaporez et faites cristalliser. (*vm.*)

Hoffmann, l'inventeur de ce composé, le préparait avec dix parties d'écailles d'huître calcinées, quatre d'antimoine cru et trois de soufre, calcinées ensemble pendant une heure.—Il est doué de vertus excitantes, résolutives et émétiques. On l'a vanté dans les rhumatismes, la goutte, les scrofules et les obstructions des viscères du bas-ventre. — Dose, un à six grains.— On peut l'employer aussi à l'extérieur, en bains et en fomentations, à la dose de deux onces.

Les acides et les sels métalliques le décomposent.

SOLUTION DE SULFURE D'ANTIMOINE ET DE CHAUX.

Solutio s. Aqua calcariæ sulphurato-stibiatæ, Decoctum sulphureti calcis Hoffmanni. (b*. han. pr. au. hp. vm.*)

♃ Sulfure d'antimoine et de chaux ,
un gros.
Eau distillée. . . . cinq livres.
Faire bouillir jusqu'à ce qu'il ne reste plus que quatre livres de liquide.

Dose, une demi-livre à quatre livres, avec du lait ou du bouillon.

PILULES DE SULFURE D'ANTIMOINE ET DE CHAUX.

Pilulæ calcariæ sulphurato-stibiatæ. (b*. au.*)

♃ Sulfure d'antimoine et de chaux,
un demi-gros.
Mucilage de gomme adragant , un gros.
Fa ites soixante pilules.— Dose, cinq, trois fois par jour. (b*.*)

♃ Sulfure d'antimoine et de chaux,
un scrupule et demi.
Mucilage de gomme adragant,
un gros.
Faites soixante pilules. —Dose, cinq, deux fois par jour. (*au.*)

SULFURE D'ANTIMOINE ET DE POTASSE.

Kali sulphurato-stibiatum , Hepar antimonii. (d.)

♃ Antimoine cru ,
Nitre sec , de chaque , parties égales.
Pulvérisez les deux substances , projetez le mélange par portions dans un creuset rouge ; après la déflagration , augmentez peu à peu le feu, pour faire fondre la masse , et conservez-la ensuite lorsqu'elle est refroidie.

SOUS-CHLORURE D'ANTIMOINE.

Mercure de vie, Oxide blanc d'antimoine , Poudre d'Algaroth, Sous-hydrochlorate d'antimoine , Sous-muriate d'antimoine ; Mercurius vitæ s. mortis, Oxydum antimonii nitro-muriaticum s. stibii acido muriatico oxygenato paratum , Pulvis angelicus s. Algarothi. (br. du. f. fe. pa. w. br. c. sp. sw.*)

♃ Beurre d'antimoine liquide, à volonté.
Eau distillée. . quantité suffisante.

Mêlez en agitant ; lavez le précipité qui se forme avec de l'eau froide, et faites-le sécher à une douce chaleur. (br. f. fe. pa. w. *br. sp. sw.*)

vm. prescrit de verser cinquante parties d'eau dans une de beurre d'antimoine.

♃ Sulfure d'antimoine préparé,
deux onces.
Acide hydrochlorique. . onze onces.
—— nitrique. . . . . un gros.

Mêlez les deux acides ensemble, dans un vase de verre , ajoutez peu à peu le sulfure au mélange, et faites digérer à une douce chaleur, augmentée par degrés , jusqu'à ce que l'effervescence cesse , puis bouillir pendant une heure ; filtrez la liqueur après le refroidissement, et recevez-la dans huit pintes d'eau ; lavez à plusieurs reprises le précipité qui se forme, jusqu'à ce que l'eau de lavage soit parfaitement dépouillée d'acide, puis faites-le sécher sur du papier joseph. (du. c.)

Violent émétique, d'un effet incertain, ce qui l'a fait à peu près abandonner. — Dose, deux à quatre grains.

CHLORURE D'ANTIMOINE.

Beurre d'antimoine, Muriate d'antimoine , Muriate sur-oxigéné d'antimoine, Deuto-muriate ou Deuto-hydrochlorate d'antimoine ; Antimonium salitum s. muriatum , Butyrum antimonii s. stibii , Causticum antimoniale, Deuto-murias stibii , Murias oxyduli stibii s. stibii s. stibiosus s. stibiosum s. oxygenatus, Oleum antimonii. (am. ams. au. b. ba. be. br. d. e. f. fe. ff. fi. fu. he. li. p. pa. pr. r. sa. su. w. wu. br. pid. sp. sw. vm.*)

1° A l'état liquide.

♃ Safran des métaux. . . deux onces.
Sel commun décrépité. . six onces.

Mêlez, introduisez dans une cornue de verre, et versez sur le mélange

Acide sulfurique. . quatre onces.

préalablement étendu de

Eau distillée. . . . deux onces.

Distillez au bain de sable, en augmentant le feu sur la fin, et conservez la liqueur qui passe dans le récipient. (pr.)

b. prescrit deux parties de safran, quatre de sel, six d'acide et quatre d'eau; — fi. et su. une de safran, deux de sel et une d'acide; — he. deux de safran, huit de sel, six d'acide et quatre d'eau; — sw. six de safran, douze de sel, autant d'acide et autant d'eau: — d. cinq de safran, seize de sel, onze d'acide et six d'eau; — wu. huit d'antimoine cru, douze de sel et six d'acide; — ba. les mêmes proportions que pr., mais du verre d'antimoine au lieu de safran; — p. une partie de verre, deux de sel et une d'acide; — fu. et li. une de verre, quatre de sel et trois d'acide; — he. et r. huit de verre, seize de sel, six d'acide et quatre d'eau; — pid. huit de verre, seize de sel, six d'acide et une d'eau; — ams. quatre de verre, seize de sel, huit d'acide et autant d'eau; — w. quatre de verre, seize de sel, douze d'acide et huit d'eau; — fe. deux de verre, quatre de sel, deux d'acide et une d'eau; — am. une partie de tritoxide d'antimoine, une d'acide sulfurique et deux de sel commun.

♃ Verre d'antimoine pulvérisé, une livre.
Acide hydrochlorique concentré,
dix onces.

Agitez le mélange, faites-le chauffer jusqu'à ce qu'il ne se dégage plus de gaz acide hydrosulfurique, laissez éclaircir la liqueur, et conservez-la après l'avoir décantée. (br.)

2° A l'état solide.

♃ Antimoine pulvérisé. . trois parties.
Sublimé corrosif. . . huit parties.

Triturez promptement ensemble ces deux substances pulvérisées chacune à part; introduisez le mélange dans une cornue à col large et court, adaptez un ballon, et distillez au bain de sable, en augmentant le feu par degrés; on fait couler dans le récipient le chlorure qui s'attache au col de la cornue, en chauffant celui-ci avec un charbon ardent. (ff.)

f. prescrit dix-huit parties d'antimoine et quarante-huit de sublimé; — an. et br. une d'antimoine et deux de sublimé; — pa. parties égales de ces deux substances; — e. une partie d'antimoine et trois de sublimé; —

Idt et Chevallier trente-six parties de métal et quatre-vingt-seize de sublimé; — vm. quarante parties et demie de métal et cent vingt-sept de sublimé. Ces dernières proportions et celles d'e., qui s'en rapprochent beaucoup, sont les meilleures.

A l'antimoine métallique on peut substituer le sulfure de ce métal, sans que du reste le procédé change. Alors on trouve : sulfure cinq parties et sublimé douze (w.); — parties égales de l'un et de l'autre (sa.); — six parties de sulfure et quinze de sublimé (sp.); — une partie de sulfure et deux de sublimé (sw.); — douze parties de sulfure et trente-deux de sublimé (sw*.); — 5,5 de sulfure et 12,7 de sublimé. (vm.)

Robiquet a décrit un autre procédé, qui mérite la préférence, et que voici :

♃ Acide nitrique. . . . une partie.
—— hydrochlorique, trois parties.

Introduisez le mélange dans un ballon, et ajoutez-y peu à peu de l'antimoine en grenailles; lorsqu'il ne se dégage plus de vapeurs, laissez déposer, décantez, évaporez le liquide jusqu'à ce qu'il se prenne en masse; introduisez-le alors dans une cornue, au moyen d'un entonnoir à long bec, adaptez un récipient, et chauffez au bain de sable, en augmentant le feu sur la fin; séparez le premier produit, qui est liquide, du second, qui est concret.

Caustique, dont on ne se sert qu'à l'extérieur, pour réprimer des fongosités, et surtout pour cautériser les plaies envenimées, dans toutes les sinuosités desquelles il s'introduit facilement.

PROTO-TARTRATE D'ANTIMOINE.

Tartras stibii. (sw.)

♃ Protoxide d'antimoine. . à volonté.
Acide tartrique, quantité suffisante pour saturer l'oxide. Évaporez au bain-marie jusqu'à siccité, pulvérisez et conservez dans un flacon bien bouché.

Swediaur prétend que ce sel mériterait la préférence sur le suivant, ou du moins pourrait lui être substitué extemporanément, en y ajoutant un peu de potasse.

PROTO-TARTRATE D'ANTIMOINE ET DE POTASSIUM.

§ I. A L'ÉTAT SOLIDE ET PUR.

Émétique, Tartre stibié, Tartre émétique, Tartre antimonié, Tartrite ou Tartrate de potasse antimonié; Tartarum antimoniatum, Tartarus emeticus s. antimonialis, Antimonium tartarisatum, Tartras potassæ stibiosus s. stibialis; Tartris lixiviæ stibiatus s.

stibii cum potassa s. potassœ acidulus stibia-
tus. (a. am. ams. an. b. ba. be. br. d. du.
e. ed. f. fe. ff. fi. fu..g. han. he. li. lo. o. p.
pa. po. pr. r. s. sa. su. w. wu. *br. c. pa. pid.*
sp. sw. vm.)

♃ Régule d'antimoine en poudre,
huit onces
Crème de tartre. • . seize onces.

Faites une pâte avec suffisante quantité
d'eau, laissez sécher, pulvérisez, et répétez
l'opération huit fois de suite, ou même plus;
faites ensuite bouillir la masse avec huit livres d'eau pendant une heure, filtrez la liqueur, évaporez et faites cristalliser. (fe.)

♃ Protoxide d'antimoine impur,
(sous-sulfate d'antimoine),
Crème de tartre,
de chaque. . . . parties égales.

Faites dissoudre la crème de tartre avec
suffisante quantité d'eau bouillante, dans
une chaudière de fonte ou une bassine d'argent ; ajoutez le sous-sulfate pulvérisé, par
parties; faites chauffer jusqu'à ce que la liqueur marque 20 degrés à l'aréomètre , ou
que sa densité soit de 1,161 ; passez, laissez
refroidir lentement, et recueillez les cristaux.
L'eau-mère évaporée donne encore des cristaux, qu'il faut purifier en les faisant dissoudre dans l'eau. (ff. *vm.*)

vm. pense qu'il serait plus avantageux
de dissoudre dans cinq parties d'acide sulfurique étendu de son poids d'eau, cinq
parties et demie de sous-chlorure d'antimoine, d'ajouter vingt-trois parties de tartrate
neutre de potasse, de verser sur le produit
assez d'eau bouillante pour dissoudre le tartre stibié, e'est-à-dire environ le double de
son poids, de décanter aussitôt , d'ajouter
assez d'eau pour que le liquide fasse huit fois
le poids du tartre stibié , de chauffer, de filtrer et de faire cristalliser.

3° ♃ Sulfure d'antimoine en poudre,
deux onces.
Nitre. . . . . . . une once.
Crème de tartre,
Acide sulfurique,
de chaque. . . . . deux onces.
Eau distillée. . une pinte et demie.

Mêlez l'acide avec l'eau, dans un vase de
verre; faites chauffer au bain de sable; quand
la liqueur est modérément chaude, ajoutez-y
peu à peu le sulfure et le nitre mêlés ensemble; filtrez ensuite, faites bouillir jusqu'à siccité, lavez le résidu avec de l'eau jusqu'à ce
qu'il soit insipide, et tandis qu'il est encore
humide, mélangez-le avec la crème de tartre,
puis jetez le tout dans une pinte d'eau distillée; faites alors bouillir , et laissez ensuite
cristalliser en repos. (lo. *sw*. *vm.*)

♃ Verre d'antimoine porphyrisé ,
deux parties.
Crème de tartre. . . trois parties.

Mêlez ensemble dans un vase d'argent , et versez dessus
Eau pure. . . quantité suffisante.

Faites bouillir pendant une demi-heure, en
ajoutant de temps en temps de l'eau bouillante ; passez la liqueur tiède, faites-la évaporer jusqu'à siccité, dans une capsule de porcelaine ; dissolvez le résidu dans l'eau bouillante, et faites évaporer encore jusqu'à ce
que la liqueur marque 20 degrés à l'aréomètre; laissez-la reposer, et recueillez les cristaux qu'elle donne, pour les pulvériser. (f.)

Ce procédé présente, pour les proportions
et les accessoires, autant de variantes qu'il y
a de pharmacopées qui le décrivent:—faites
bouillir quatre onces de verre et une livre de
crème de tartre dans huit livres d'eau, pendant un quart d'heure, passez la liqueur encore bouillante, et évaporez-la assez pour
qu'elle puisse cristalliser (p.):—faites bouillir trois onces de verre et une demi-livre de
tartre dans six livres d'eau pure, pendant
douze heures, en ajoutant de l'eau chaude à
mesure que le liquide s'évapore ; filtrez la
liqueur bouillante, évaporez à siccité, pulvérisez après le refroidissement et conservez
(ams.);—suivez le même procédé, mais en
opérant sur quatre onces de verre, huit onces
de tartre et vingt-quatre livres d'eau (fu.) ;
sur deux onces de verre, quatre onces de
tartre et six livres d'eau (r.); sur une partie
de verre, deux de tartre et vingt - quatre
d'eau (li.) , sur quatre onces de verre,
huit onces de tartre et seize livres d'eau
(he.);—faites bouillir une once de verre et
une livre de crème de tartre dans quatre livres d'eau, jusqu'à ce qu'il se forme une pellicule mince à la surface, et mettez à la cave
pour que les cristaux puissent se former (*pid*);
—mettez une once et demie de verre et deux
onces de crème de tartre dans suffisante quantité d'eau pour faire une bouillie; placez le
mélange dans un lieu chaud, pendant trois
semaines, en l'agitant de temps en temps
avec une spatule de fer et ajoutant peu à
peu de l'eau à la place de celle qui s'évapore; ensuite étendez d'eau chaude, filtrez,
lavez le résidu, évaporez les liqueurs réunies,
faites cristalliser , et pulvérisez les cristaux
(d.);—faites bouillir six onces de crème de
tartre et autant de verre dans six livres d'eau,
en remuant toujours; filtrez la liqueur, évaporez à siccité, sur un feu doux, redissolvez
le produit dans le moins possible d'eau bouillante, filtrez et faites cristalliser (e.); — faites
bouillir huit onces de verre et autant de crème de tartre dans douze livres d'eau, en remuant de temps en temps; filtrez, évaporez,
faites cristalliser et pulvérisez les cristaux
(han. o. po.);—broyez ensemble sept parties

de verre et dix-neuf de crème de tartre, versez sur le mélange cent cinquante-deux parties d'eau, donnez quelques bouillons, filtrez et faites cristalliser lentement (*vm.*); — faites bouillir trois parties de verre et quatre de crème de tartre dans huit d'eau, en renouvelant celle-ci à mesure qu'elle s'évapore, jusqu'à ce qu'une partie de la liqueur, étendue de quatorze parties d'eau froide, ne laisse plus déposer de sédiment blanc; versez alors dans un vase contenant vingt-quatre parties d'eau bouillante; après une courte ébullition, filtrez la liqueur et lavez le résidu avec une partie d'eau distillée bouillante; faites cristalliser, et purifiez les cristaux par une nouvelle cristallisation (ba.); — faites dissoudre une quantité quelconque de crème de tartre dans de l'eau bouillante; après le refroidissement, séparez, par la décantation, la liqueur des cristaux qui s'y sont formés, et faites-la chauffer jusqu'à l'ébullition; ajoutez alors peu à peu du verre d'antimoine en poudre, jusqu'à ce qu'il ne se fasse plus d'effervescence; faites bouillir pendant une heure, ajoutez le double d'eau bouillante, filtrez et faites cristalliser. (g.)

Ce procédé n'est plus guère suivi aujourd'hui, parcequ'il exige des purifications répétées, pour débarrasser l'émétique tant du tartrate de fer que du tartrate de chaux.

℞ Safran des métaux,
Crème de tartre, de chaque, huit onces.
Eau commune. . . . douze livres.

Faites bouillir pendant une heure et plus, sur un bain de sable, en remuant de temps en temps; filtrez la liqueur bouillante, laissez en repos toute une nuit, et pulvérisez, après les avoir fait sécher, les cristaux qui s'y forment. (pr.)

Faites bouillir trois onces de safran des métaux et autant de crème de tartre avec quatre livres d'eau, jusqu'à solution du sel, passez la liqueur bouillante, et faites-la cristalliser (fi. s.); — six onces de safran, autant de crème de tartre et deux livres et demie d'eau (pa.); — huit onces de safran, autant de crème de tartre et douze livres d'eau à faire bouillir pendant une demi-heure, après trois jours de digestion (a.); — six onces de safran, autant de crème de tartre et quatre livres d'eau (br. w.); — quatre onces de safran, autant de crème de tartre et trois livres d'eau (wu.); — quatre onces de safran, huit de crème de tartre et dix livres d'eau, à tenir en digestion pendant deux jours, sur des cendres chaudes, puis à faire bouillir pendant huit heures, en ajoutant de temps en temps de l'eau chaude; filtrez et évaporez jusqu'à siccité (sa.); — une partie de safran, une de crème de tartre et huit d'eau (su.); — parties égales de safran et de crème de tartre; triturez ensemble, faites bouillir pendant une heure,

dans le quadruple d'eau distillée, filtrez et évaporez jusqu'au point de cristallisation. (ed.)

℞ Sous-chlorure d'antimoine,
deux onces.
Crème de tartre en poudre,
deux onces et demie.
Eau distillée. . . . dix-huit onces.

Faites bouillir l'eau, jetez-y peu à peu le sous-chlorure et la crème de tartre mêlés ensemble, faites bouillir pendant une demi-heure, filtrez et laissez cristalliser par un refroidissement lent. (am. du. c.)

an. prescrit deux onces de sous-chlorure, cinq onces de crème de tartre et suffisante quantité d'eau ; — b. et be. neuf gros de sous-chlorure, deux onces et demie de sel et cinq livres d'eau; — *br.* deux onces et demie de sous-chlorure, cinq de crème de tartre et douze livres d'eau; — *sp.* quatre onces et demie de sous-chlorure, dix de crème de tartre et cent d'eau; — *sw.* deux onces de sous-chlorure, cinq de crème de tartre et vingt-quatre d'eau.

Henry a reconnu que cette méthode était celle qui méritait la préférence, comme donnant un produit toujours pur dès la première opération. Voici son procédé :

℞ Eau pure. . . . dix mille parties.

Faites-la bouillir dans une marmite de fonte, et ajoutez un mélange de
Crème de tartre, mille quatre cent
quatre-vingt-six parties.
Sous-chlorure d'antimoine chaud,
mille trois cent trente parties.

Agitez le tout, et faites évaporer promptement jusqu'à 25° B.; filtrez et laissez cristalliser. (f*.)

℞ Chlorure d'antimoine, 7,25 parties.
Tartrate de potasse. . . 23 parties.

Faites dissoudre le tartrate dans l'eau, ajoutez au chlorure assez d'alcool pour le rendre liquide, et mêlez les deux liqueurs en les remuant; laissez ensuite en repos, décantez le liquide, lavez le précipité avec un peu d'eau froide, dissolvez-le dans de l'eau tiède, filtrez et faites cristalliser lentement, dans un lieu chaud. (vm.)

On peut aussi unir les deux substances à l'état solide, et ajouter la quantité d'eau nécessaire pour enlever à froid l'hydrochlorate de potasse du produit comminué par la trituration. (vm.)

Irritant, vomitif, purgatif, rubéfiant, vénéneux. — On s'en sert pour provoquer le vomissement, à la dose d'un à quatre grains, dans un à deux verres d'eau; pour exciter les selles, à celle d'un à deux grains par pinte de liquide; comme dérivatif des inflammations de poitrine, à celle de six à vingt grains et plus, dans une potion ou un véhicule aqueux; enfin comme rubéfiant, en applications sur le tissu cutané.

Il se dissout dans quinze parties d'eau froide et deux d'eau bouillante.

On doit éviter de l'associer avec les acides concentrés, les alcalis, leurs carbonates, sulfures, hydrosulfates et oléo-margarates, l'acide gallique, et toutes les substances végétales amères ou astringentes, telles que la rhubarbe et le quinquina.

§ II. A L'ÉTAT LIQUIDE ET IMPUR.

Vin émétique, Vin stibié, Vin antimonié, Vin antimonial d'Huxham, Vin de tartrate de potasse et d'antimoine : Aqua benedicta Rulandi, Essentia antimonii s. stibii, Liquor antimonii tartarisata, Vinum antimonii, Vinum antimoniale s. antimoniatum Huxhami, Vinum emeticum s. oxydi antimonii s. tartratis antimonii s. ex tartrate antimonii. (am. ams. b. ba. be. br. d. e. ed. f. fi. fu, g. han. he. li. lo. o. p. po. pp. pr. r. s. sa. su. w. wu. br. c. ca. pid. sa. sp. sw. vm.)

℞ Verre d'antimoine pulvérisé, une once.
  Vin d'Espagne . . . deux livres.

Faites digérer pendant quinze jours, en remuant de temps en temps, puis laissez reposer; décantez avec précaution et filtrez. (ams. be. br. he. o. p. po. r. w. wu. pid. sp.)

sw. prescrit une once de verre, vingt-quatre de vin de Madère, dix jours de digestion et la filtration ensuite; — g. une once de verre, une livre et demie de vin blanc, trois jours de digestion et la filtration ensuite; — vm. une partie de verre, cent vingt-huit de vin du Rhin, un mois de macération et la filtration ensuite; — e. trois onces de verre, deux livres de bon vin blanc, et pas de filtration; — sa. quatre onces de safran des métaux, quatre livres de vin blanc, trois jours de digestion et la filtration; — b*. six gros de safran, vingt-quatre onces de vin blanc, un jour de digestion et la filtration; — br. une once de safran, trente de vin, quelques jours de digestion et la filtration.

Préparé ainsi, le vin antimonial est un médicament très variable dans sa composition et fort inconstant dans ses effets. La quantité d'antimoine qu'il renferme, c'est-à-dire celle de tartrate d'antimoine et de potasse qui se forme, varie selon la qualité du vin et le temps que dure la digestion. On a calculé que, dans une heure de macération, une once de vin d'Autriche dissolvait quatre grains de verre d'antimoine; une de vin d'Italie, trois et un quart; une de vin du Rhin, trois et demi; une de vin de la Moselle, trois; et une de vin de Bourgogne ou d'Espagne, un et demi; tandis que, dans l'espace de

huit jours, une once de vin d'Autriche en dissolvait vingt-un grains et demi; une de vin d'Italie, vingt-un; une de vin du Rhin, vingt; une de vin de la Moselle, dix-neuf; et une de vin d'Espagne, quatre. Il est donc prudent de renoncer à une préparation si infidèle, ou d'imiter au moins la pharmacopée d'Espagne, qui la réserve pour les lavemens, sous le nom de *Vinum emeticum turbidum.*

La dose est d'une cuillerée, jusqu'à ce que l'effet vomitif soit produit; vingt à quarante gouttes suffisent pour les enfans de deux et trois ans; un gros pour ceux de quatre à six. Au reste, on voit, d'après ce qui précède, qu'on ne peut saisir la dose justement requise qu'en tâtonnant.

On a proposé de substituer à la poudre de Dover dix à vingt grains d'une mixture préparée avec trois parties de vin antimonial et une de laudanum liquide.

Les anciennes pharmacopées indiquent, sous le nom de *Sapa vomitoria Sylvii*, un composé analogue au vin émétique, et qu'on préparait en laissant digérer deux onces de verre d'antimoine dans six gros de moût de raisin ou de suc de coings, puis évaporant au bain-marie jusqu'à consistance d'un extrait, dont on donnait trois à quatre gouttes.

La préparation suivante, qui se fait extemporanément, a sur le vin antimonial d'Huxham l'avantage d'offrir un médicament bien dosé, et avec lequel on n'agit par conséquent point en aveugle.

℞ Tartre stibié . vingt-quatre grains.
  Vin d'Espagne. . . . . une livre.

Faites dissoudre. (be. e. ed. fi. han. o. pr.)

d. prescrit vingt-six grains d'émétique par livre de vin; — pp. et su. deux grains par once; — ba. s. et ca. un grain par once; — f. un demi-gros pour deux livres.

℞ Tartre stibié . . . deux scrupules.
  Faites-le fondre dans
    Eau bouillante . . . deux onces.
  Ajoutez à la solution
    Vin d'Espagne . . . huit onces.
  Mêlez bien. (sa.)

sw. prescrit un gros d'émétique, deux onces d'eau et six onces de vin; — br. deux scrupules d'émétique, deux onces d'eau et neuf de vin; — am. lo et c. un scrupule d'émétique, quatre onces d'eau et six de vin.

Les proportions respectives de vin et d'émétique, ou de vin, d'eau et d'émétique, peuvent varier infiniment, au gré du médecin.

A. Préparations dans lesquelles l'action du tartre stibié n'est pas modifiée, d'une manière sensible au moins, par des substances étrangères.

POTION ÉMÉTIQUE.

Potion stibiée, Potion émétisée, Potion vomitive stibiée, Eau émétique, Eau bénite, Potion vomitive; Aqua emetica s. stibiata, Haustus emeticus, Potio stibiata, Liquor tartari stibiati s. antimonii tartarisati. (b*. ba. dd. f. ff. g. ham. lo. pp. ww. *au. bo. e. fp. pie. ra. sp. sw.*)

♃ Tartre stibié . . . . trois grains.
　Eau distillée simple. . neuf onces.

Faites dissoudre. (f. ff.)

Pour prendre en trois doses, à un quart d'heure d'intervalle environ. Cette dose est très forte : deux grains et même un seul suffisent le plus souvent.

pp. et ww. prescrivent une solution d'un grain d'émétique par once d'eau, à prendre par cuillerées de quart en quart d'heure ; — dd. trois grains d'émétique et deux onces et demie d'eau ; — b*. et ham. quatre grains d'émétique et trois onces d'eau, à prendre par deux cuillerées à la fois tous les quarts d'heure ; — sw. une solution de deux grains par once d'eau, à prendre par cuillerées tous les quarts d'heure ; — sp. une solution de quatre grains de sel dans seize onces d'eau, là prendre par quatre onces à la fois, d'heure en heure, jusqu'à ce que l'effet soit produit; — fp. trois grains de sel et douze onces d'eau, à boire en trois fois ; — bo. deux grains de sel et douze onces d'eau, à prendre en trois fois, de quart d'heure en quart d'heure; — ra. deux grains de sel et quatre onces d'eau, ou six grains d'émétique et huit onces d'eau. Cette dernière potion est *l'Eau bénite* de la Charité, usitée dans la colique de plomb, et dont l'emploi demande beaucoup de circonspection.

ba. indique, mais seulement comme réactif chimique, une solution d'une partie d'émétique dans dix-neuf d'eau.

pic. désigne sous le nom de *Solution épispastique* une liqueur composée de vingt grains d'émétique et d'une pinte d'eau, qu'on emploie avec succès, dit-on, en frictions, dans la gale, sur la fin du traitement. — Goodwyn avait déjà recommandé, pour l'usage externe, une solution d'un gros d'émétique dans une livre d'eau chaude, avec addition d'une demi-once d'eau-de-vie camphrée. (b*.)

La force et le mode d'administration à l'intérieur de l'eau émétisée varient au gré du médecin et suivant l'exigence des cas. Une pharmacopée légale ne devrait rien prescrire à cet égard, par la raison fort simple qu'il faut s'abstenir de toute loi inexécutable. Quant aux formules consignées dans les formulaires et dispensaires, ce sont plutôt des modèles que des préceptes. Indépendamment de celles qui viennent d'être citées, on y trouve encore les suivantes :

♃ Tartré stibié . . . . deux grains.
　Eau de chardon-bénit, quatre onces.

Sylva faisait prendre cette potion par cuillerées. (pie.)

♃ Émétique . . . . . trois grains.
　Eau commune . . . quatre onces.
　Sirop de miel . . . une demi-once.

A prendre en quatre fois, de trois en trois quarts d'heure. ou par cuillerées plus ou moins rapprochées. (ra.)

♃ Tartre stibié. . . . . six grains.
　Sucre blanc. . . . . . un gros.
　Eau. . . . . . . quatre onces.

· A prendre par cuillerées toutes les dix ou quinze minutes.

♃ Émétique. . . . . deux grains.
　Sirop de capillaire . . trois onces.

Grimaud donnait cette potion en quatre fois, de demi-heure en demi-heure. (pie.)

♃ Vin stibié
　Eau distillée, de chaque, une demi-once.

A prendre par cuillerées tous les quarts d'heure. (sw.)

♃ Émétique . . . . . un scrupule.
　Eau bouillante . . . quatre onces.
　Vin . . . . six onces.

Faites dissoudre le sel dans l'eau, et ajoutez le vin. (lo.)

♃ Tartre stibié. . . . deux grains.
　Eau de fenouil. . . une demi-livre.
　Oxymel scillitique. . deux onces.

Mêlez. (g.)

♃ Tartre stibié. . . . trois grains.
　Eau pure. . deux onces et demie.
　Oxymel scillitique, une demi-once.

On avale une moitié de suite, et l'autre par cuillerées, de quart en quart d'heure. (au.)

LAVEMENT PURGATIF. (e.)

♃ Tartre stibié, un à deux scrupules.
　Solution de gomme arabique,
　　　　　　　　　　　une pinte.

Préconisé par Chapman.

POTION SUDORIFIQUE.

Potus antiphlogisticus diaphoreticus et leviter laxans. (b. e.)

♃ Infusion de sureau. . deux livres.

Tartre stibié. . . . . six grains.
Miel despumé. . . . une demi-once.
A boire peu à peu, dans les affections rhumatismales et goutteuses. (*b.*)

℞ Résine de gayac. . . . deux gros.
Nitre. . . . . un gros et demi.
Gomme arabique. . . . un gros.
Tartre stibié. . un grain et demi.
Réglisse. . . . . . un scrupule.
Eau de menthe. . huit onces.

Dose, une cuillerée, trois ou quatre fois par jour. (*e.*)

℞ Teinture de baume de Tolu, cinq gros.
Gomme arabique. . . trois gros.
Sucre blanc. . . . . . un gros.
Vin antimonial. . . une demi-once.
Eau de cannelle. . . . six onces.

Dose, une cuillerée, trois ou quatre fois par jour. (*e.*)

℞ Suc de citron. . une once et demie.
Sous-carbonate de potasse,
quantité suffisante pour saturer l'acide. Ajoutez
Sucre. . . . . un à deux gros.
Tartre stibié. . . . un grain.
Eau de menthe. . . trois onces.

Dose, une cuillerée toutes les heures. (*e.*)

℞ Vin antimonial. . . . deux gros.
Éther nitrique. . . . une once.

Dose, une cuillerée à café d'heure en heure. (*e.*)

POTION PECTORALE.

Potio expectorans. (han. *au. pie.*)

℞ Vin antimonial. . . . deux gros.
Oxymel scillitique. . . une once.
Miel glycyrrhizé. . . deux onces.

Mêlez. (han.)

pie. donne une préparation analogue sous le nom de *Potion antisoporeuse.*

℞ Vin antimonial. . . . une once.
Oxymel scillitique,
Eau de cannelle orgée,
de chaque. . . une demi-once.

On doit également rapporter ici celle qu'*au.* indique sous le titre d'*Infusum sambuci cum tartaro stibiato* :

℞ Fleurs de sureau. . . . une once.
Eau. . . . quantité suffisante pour obtenir six onces d'infusion. Ajoutez à la colature
Oxymel simple,
——— scillitique,
de chaque. . . . une once.
Tartre stibié. . . . deux grains.

Dose, une cuillerée toutes les heures.

Vinum stibiatum cum extractis narcoticis. (*au.*)

℞ Vin antimonial. . . . une once.
Extrait de ciguë. . . . un gros.
——— d'aconit. . . un demi-gros.

Dose, seize gouttes toutes les trois heures.

LOTION EXCITANTE.

Lotio tartari stibiati. (*au.*)

℞ Tartre stibié. . . . . . un gros.
Eau bouillante. . . . . une livre.
——de-vie camphrée, une demi-once.

Goodwin prétend que cette liqueur, appliquée sur les parois thoraciques, a guéri l'angine de poitrine. On a aussi conseillé dans la même vue le liniment suivant :

℞ Tartre stibié. . . . . un gros.
Esprit de savon. . une demi-once.
Eau. . . . . . quatre onces.

La lotion suivante, indiquée par Ellis, d'après Hannay, se rapproche de celle-là :

℞ Émétique. . . . . un gros.
Sublimé corrosif. . . cinq grains.
Eau. . . . . . . une once.
Esprit de lavande composé, un gros.

On en frotte pendant cinq à dix minutes la partie qu'on veut rubéfier.

POTION ALTÉRANTE.

Mixtura alterans. (*sa.*)

℞ Tartre stibié. . . . . un grain.
Eau de fleurs de sureau. . trois onces.
Rob de sureau. . . . une once.

A prendre par cuillerées.

LIMONADE ÉMÉTISÉE.

Potus citri stibiatus s. antiphlogisticus leviter laxans. (*b. sw*.*)

℞ Tartre stibié. . . . deux grains.
Sucre. . . . . un demi-gros.
Limonade commune. . deux livres.

Émétique, cathartico-sudorifique. — Dose, une demi-verrée à une verrée toutes les demi-heures.

MIXTURE ANTIDYSENTÉRIQUE. (*sw*.*)

℞ Émétique. . . . . un grain.
Gomme arabique, quatre scrupules.
Sirop de têtes de pavot. . une once.
Eau de camomille. . . six onces.

On assure qu'elle réussit quelquefois, au début de la dysenterie. — Dose, une demi-cuillerée à une cuillerée tous les quarts d'heure.

13

COLLYRE FORTIFIANT. (*sp.*)

℞ Vin émétique.   .   .   une demi-once.
   Eau de roses.   .   .   .   quatre onces.
   Baume de Fioraventi.   .   deux gros.
Conseillé dans l'ophthalmie chronique.

POTION ÉMÉTIQUE CORDIALE. (*pie.*)

℞ Émétique.   .   .   .   .   douze grains.
   Eau de bétoine,
   — — de lavande,
   — — de cannelle orgée,
   de chaque.   .   .   .   .   deux onces.
   Confection alkermès.   .   .   un gros.
   Essence de lilium.   .   trente gouttes.
   Sirop d'œillet.   .   .   .   une once.
Dose, une ou deux cuillerées à la fois, de
demi-heure en demi-heure, jusqu'à ce que
l'effet soit produit.

SIROP ÉMÉTIQUE.

Syrupus emeticus. (br. pa. w. wu. *sp.*)

℞ Verre d'antimoine pulvérisé,
                         deux gros.
   Vin blanc du Rhin.   .   douze onces.
Faites digérer à une douce chaleur
pendant trois jours; filtrez et ajoutez
   Sucre blanc.   .   trente-deux onces.
Faites jeter un seul bouillon.

On peut rapprocher de ce sirop, sinon
pour la composition chimique, du moins
pour les effets, les deux suivans :

1° Le *Sirop émétique d'Ange Sala.* (w.)

℞ Verre d'antimoine en poudre,
                         une once.
   Cannelle,
   Zédoaire,
   Semences d'angélique,
   de chaque.   .   .   .   deux gros.
   Bois de santal rouge, une demi-once.
   Safran d'Orient.   .   un demi-gros.
   Vinaigre rosat.   .   .   vingt onces.
Faites macérer pendant vingt-quatre
heures; passez, filtrez, et faites fondre
dans la liqueur
   Sucre blanc.   .   .   .   vingt onces.

2° L'*Oxisucre vomitif, Sirop de vinaigre
antimonié; Oxysaccharum emeticum.* (*sp.
vm.*)

℞ Verre d'antimoine en poudre,
                         une once.
   Vinaigre.   .   .   .   .   douze onces.
Faites infuser pendant vingt heures,
filtrez, et ajoutez à la colature
   Sucre blanc.   .   .   .   huit onces.

Faites cuire jusqu'en consistance de sirop.
(*sp.*)

vm. prescrit une partie de verre, douze
de vinaigre, deux jours de macération au
bain-marie, et vingt-deux parties de sucre.

Ces deux derniers sirops renferment de
l'acétate et du tartrate d'antimoine. Ils ne
constituent pas plus que celui qui les précède un médicament sur lequel on puisse
compter, car leur composition varie à l'infini, et l'on ne sait même pas au juste quelle
elle est. Si donc on croyait avoir intérêt à
introduire en médecine un sirop de tartre
stibié, il serait infiniment préférable de le
préparer d'une manière directe avec la solution d'émétique et du sirop de sucre, ayant
la précaution de le teindre en rouge, par le
moyen de la cochenille, pour éviter toute
erreur.

Le *Sirop émétique de Glauber, Syrupus
emeticus Glauberi,* quoique moins certain
que celui qui vient d'être proposé, mérite
toutefois d'être préféré aux précédens. En
voici la formule :

℞ Fleurs de sel ammoniac martiales,
                         une once.
   Crème de tartre.   .   .   deux onces.
   Sucre.   .   .   .   .   six onces.
   Eau de fontaine, quatre-vingts onces.
Faites cuire pendant six heures, fil-
trez et évaporez jusqu'à siccité. Ajoutez
   Alcool.   .   .   .   .   seize onces.
Laissez en digestion pendant dix heures,
puis faites évaporer sur un feu doux, jus-
qu'à consistance de sirop. (*sp.*)
Dose, quelques gouttes dans de l'eau,
toutes les demi-heures, jusqu'à ce que l'ef-
fet soit produit.

POUDRE STIBIÉE.

Pulvis stibiatus. (*sw.*)

℞ Tartre stibié.   .   .   .   un grain.
   Phosphate de chaux,
                      trente-deux grains.
Mêlez avec soin.

A prendre en quatre paquets, un chaque
soir, dans la dysurie urétrale chronique produite par la suppression de la transpiration.

MAGNÉSIE STIBIÉE. (ham.)

℞ Tartre stibié.   .   .   .   quatre grains.
   Magnésie.   .   .   .   une demi-once.
Mêlez, et faites une poudre.

SOUFRE STIBIÉ. (*vm.*)

℞ Tartre stibié.   .   .   .   trois grains.
   Soufre précipité.   quatre scrupules.
Mêlez, et faites une poudre.

POUDRE VOMITIVE COMPOSÉE.

Pulvis emeticus compositus. (sw.)

℞ Tartre stibié . vingt-quatre grains.
Amidon. . . . trente-six grains.
Sucre blanc. . . . . sept gros.
Mêlez soigneusement.

On administre de la même manière que l'émétique simple ce mélange, qui est plus facile à diviser et à peser, et dont cinq grains contiennent un quart de grain de sel antimonial.

POUDRE INCISIVE. (*ca.*)

℞ Tartre stibié. . . . . un grain.
Kermès minéral. . . deux grains.
Iris de Florence. . . un scrupule.
Gomme arabique,
Sucre,
de chaque. . . . . un gros.

A diviser en vingt-quatre paquets, dont on prescrit un de demi-heure en demi-heure, vers la fin des affections catarrhales.

POMMADE D'AUTENRIETH.

Pommade stibiée; Unguentum tartari stibiati s. emetici, Unguentum e tartaro stibiato, Adeps tartaro stibii medicatus, Unguentum tartratis potassæ stibiati. (b*. f. fe. han. po. pr. s. au. b. bo. br*. ca. e. hp. pie. ra. vm.)

℞ Tartre stibié. . . . . cinq parties.
Axonge de porc préparée,
seize parties.

Pilez d'abord le sel à part, et triturez-le ensuite soigneusement avec la graisse. (f. e. bo. br*.)

e. et ra. prescrivent une partie de sel et huit de graisse ; — *au.* et *pie.* une partie de sel et seize de graisse ; — *po.* et *hp.* une partie de sel et douze de graisse ; — *han. fr. et s.* une de sel et deux de graisse ; — *vm.* une de sel et trois de graisse ; — b*. deux et demie de sel et huit de cérat simple ; — *b.* parties égales de sel et d'axonge, ou deux parties de graisse et une de sel.

L'emploi du cérat est très désavantageux, parceque le sel, en s'unissant à l'eau, dispose ce mélange à se désunir. (f*.) On ne saurait donc approuver la préparation suivante, dite *Pommade de Jenner,* dans laquelle Parry prétend que le sucre a pour effet d'empêcher la composition de se rancir.

℞ Émétique en poudre. . . deux gros.
Cérat de blanc de baleine, neuf gros.
Sucre en poudre. . . un scrupule.
Cinabre. . . . . . cinq grains.

On emploie la pommade stibiée, à la dose d'un demi-gros, en frictions sur l'épigastre et la poitrine, dans la coqueluche et le ca-

tarrhe chronique. Elle fait naître, en deux ou trois jours, des pustules semblables à celles de la variole, et peut même, si on l'applique inconsidérément, produire des escarres. On en frotte aussi le derrière des oreilles dans l'otorrhée, l'ophthalmie scrofuleuse, et même le cuir chevelu, après l'avoir rasé, dans la stupeur des facultés intellectuelles qui persiste quelquefois à la suite du typhus.

EMPLÂTRE D'ÉMÉTIQUE.

Emplastrum stibiatum. (b*. au.)

℞ Emplâtre de résine. . . une once.
Poix-résine. . . . . quatre gros.
Térébenthine de Venise, trois gros.

Faites fondre ensemble, à une douce chaleur, et ajoutez

Tartre stibié en poudre. . un gros.

Faites fondre le cérat, la poix et la térébenthine ensemble; ajoutez le sel au mélange demi-refroidi.

On l'applique à la nuque, dans la scarlatine, chez les enfans. On dit l'avoir employé avec succès, mêlé d'opium, dans les douleurs rhumatismales articulaires, en l'étendant sur les parties malades.

EMPLÂTRE CONTRE LE GOÎTRE. (b*.)

℞ Émétique. . . . . dix grains.
Mercure doux. . . . . un gros.
Emplâtre d'oxide de plomb savonneux,
une demi-once.

On l'applique sur la tumeur.

B. Préparations dans lesquelles l'action de l'émétique est plus ou moins modifiée par des substances étrangères.

1° Par de l'ammoniaque.

LINIMENT AMMONIACAL STIBIÉ.

Linimentum ammoniæ et antimonii tartarisati. (am. c. e.)

℞ Liniment ammoniacal (parties égales d'huile et d'alcali). . . . une once.
Tartre stibié . . . . un gros.

Mêlez ensemble. — Mauvaise préparation, dans laquelle l'émétique est décomposé.

2° Par du camphre.

ÉMULSION ANTIMONIALE CAMPHRÉE. (fu. vm.)

℞ Tartre stibié. . . . cinq grains.
Émulsion camphrée . . dix onces.

Faites dissoudre. (fu.)

℞ Émétique. . . . . cinq grains.
Camphre. . . . . un demi-gros.
Amandes douces pelées,

Sirop de sucre ,
de chaque. . . . . une once.

Émulsionnez les amandes avec onze onces d'eau, pour avoir dix onces de colature; incorporez dans celle-ci le camphre broyé avec un peu d'alcool, faites-y dissoudre le sel et ajoutez enfin le sirop.

Vomitif et fondant.—Dose, à prendre par cuillerées ou par verrées, selon l'effet qu'on veut produire.

3° Par du cuivre.

POUDRE ÉMÉTIQUE DE MARRYAT. (b*.)

℞ Tartre stibié,
Sulfate de cuivre,
de chaque. . . . huit grains.

Mêlez, faites une poudre, et partagez en trois paquets. — Dose, un paquet délayé dans un peu d'eau ; on boit par dessus une infusion de camomille.

4° Par de la douce-amère.

ÉLECTUAIRE ANTIDARTREUX. (pie.)

℞ Tartre stibié. . . . . dix grains.
Extrait de douce-amère, un demi-gros.

On augmente la dose progressivement. Fages l'a portée jusqu'à faire prendre en deux fois trente-deux grains de sel et trente-deux gros d'extrait. Le malade fait usage en même temps des bains, et d'une tisane de douce-amère, employée aussi en lotions sur les dartres.

5° Par de l'hydrochlorate d'ammoniaque.

POMMADE DE FABRE. (ca.)

℞ Tartre stibié . . . un demi-gros.
Sel ammoniac. . . . . un gros.
Camphre. . . . vingt-cinq grains.
Musc. . . . . . . dix grains.
Axonge. . . . . . une once.

Mêlez en broyant avec soin.

Cette pommade se rapproche beaucoup de celle d'Autenrieth. --On l'a conseillée dans les obstructions des viscères du bas-ventre, en frictions, d'un quart de gros d'abord, dont on augmente graduellement la force, d'après la sensibilité de la peau.

POTION FONDANTE. (ham.)

℞ Tartre stibié. . . . . deux grains.
Sel ammoniac. . . . deux gros.
Eau distillée. . . . . sept onces.

Ajoutez à la solution
Miel glycyrrhizé . . . une once.

A prendre par cuillerées.

MIXTURE APÉRITIVE. (fu.)

℞ Sel ammoniac. . quatre scrupules.
Eau de camomille. . . dix onces.

Ajoutez à la solution
Vin antimonial. . . . un gros.
Oxymel simple. . . . deux onces.

Stimulant, altérant, fondant.—A boire par verrées.

SIROP RÉSOLUTIF. (ca.)

℞ Vin émétique ,
Sel ammoniac ,
Gomme ammoniaque,
de chaque. . . . deux gros.
Oxymel scillitique. . . une once.
Sirop de guimauve, une demi-livre.

Selle conseillait ce sirop dans la phthisie pulmonaire, pour faciliter l'expectoration et relâcher le ventre. — Dose, une cuillerée toutes les heures.

6° Par de l'ipécacuanha.

POUDRE VOMITIVE.

Pulvis emeticus s. ipecacuanhæ cum tartaro stibiato. (dd. pp. ww. ι. sa. sw. vm.)

℞ Tartre stibié. . . . une partie.
Ipécacuanha en poudre,
soixante parties.

Mêlez bien. (dd. pp. ww.)

e. et *sw.* prescrivent une partie d'émétique et vingt d'ipécacuanha ; — *sa.* une de sel et quinze de racine ; — *vm.* une d'émétique et deux d'ipécacuanha. Cette dernière préparation porte le nom de *Poudre vomitive de Scherf.*

Comme l'eau stibiée, cette poudre doit être livrée entièrement à l'arbitraire du médecin.

POUDRE VOMITIVE D'HELVÉTIUS. (ca. pie.)

℞ Tartre stibié. . . . une once.
Ipécacuanha. . . une demi-once.
Crème de tartre. . . . huit onces.

Pulvérisez et passez au tamis de soie.

Dose, dix-huit grains.—Très souvent elle agit comme purgatif.

TABLETTES ÉMÉTIQUES. (bo. pie.)

℞ Tartre stibié. . . trente-six grains.
Ipécacuanha. . . . . deux gros.
Sucre blanc. . . . trois onces.
Mucilage de gomme adragant préparé avec l'eau de fleurs d'oranger. . . . quantité suffisante
pour faire cent quarante-quatre tablettes, dont chacune contient un quart de grain d'émétique et un grain d'ipécacuanha.

Dose, une, de quart en quart d'heure.

POTION VOMITIVE. (dd. *b. e. ra. sw.*)

♃ Tartre stibié. . . . . un grain.
Eau pure. . . une once et demie.

Ajoutez à la solution
Ipécacuanha en poudre, un scrupule.

Mêlez bien. — A prendre en trois ou quatre fois. (dd.)

b. prescrit trois grains d'émétique, vingt grains d'ipécacuanha et trois onces d'eau, à prendre en deux doses, si la seconde est nécessaire.

♃ Tartre stibié. . . . . un grain.
Teinture d'ipécacuanha,
une demi-once.

Faites dissoudre. (*sw.*)

A prendre par cuillerées tous les quarts d'heure.

♃ Tartre stibié. . . . deux grains.
Eau de camomille. . . six onces.

Ajoutez à la solution
Eau de fleurs d'oranger, trois gros.
Sirop d'ipécacuanha. . . une once.

A prendre tiède en deux doses, à une demi-heure d'intervalle. (*ra.*)

♃ Tartre stibié . . . . un grain.
Vin d'ipécacuanha. . . une once.

Faites dissoudre. — A prendre par cuillerées à café, toutes les dix ou quinze minutes. (*e.*)

POTION ANTICROUPALE. (*ra.*)

♃ Tartre stibié. . un grain et demi.
Infusion de polygala, quatre onces.

Ajoutez à la solution
Oxymel scillitique. . trois gros.
Sirop d'ipécacuanha. . une once.

On la dit propre à favoriser l'expulsion des fausses membranes. — Dose, par cuillerées.

LOOCH VOMITIF.

Linctus emeticus. (*hp.*)

♃ Tartre stibié. . . . . un grain.
Eau. . . . . . . une once.
Oxymel scillitique,
Sirop de sucre,
de chaque. . . une demi-once.
Ipécacuanha. . . . un scrupule.

Dose, une cuillerée tous les quarts d'heure.

7° Par de l'opium.

POUDRE STIBIO-OPIACÉE.

Pulvis stibiato-opiatus s. *rheumaticus anodynus.* (*au.*)

♃ Tartre stibié. . . . . un grain.

Opium. . . . . quatre grains.
Racine de valériane. . deux gros.

Faites six paquets. — Dose, un toutes les trois heures.

EAU OPHTHALMIQUE RÉSOLUTIVE. (ham.)

♃ Tartre stibié. . . . . un grain.
Eau de fleurs de sureau ,
une demi-once.

Ajoutez à la solution
Teinture thébaïque. . . un gros.

TEINTURE OPHTHALMIQUE. (ham.)

♃ Vin antimonial d'Huxham, trois gros.
Teinture thébaïque, une demi-once.

Mêlez.

POTION STIBIO-OPIACÉE. (*ra.*)

♃ Tartre stibié. . . . . un grain.
Gomme adragant. . . un scrupule.
Eau commune. . . . huit onces.

Ajoutez à la solution
Sirop de têtes de pavot. . une once.
ou Extrait aqueux d'opium, un grain.
ou Laudanum liquide, dix-huit gouttes.

Cette potion a été vantée par Peysson contre les fièvres intermittentes. — On donne, entre les accès, 1°, quand le malade peut manger, une cuillerée la première heure, deux la seconde et trois la troisième, jusqu'au repas, puis, deux heures après celui-ci, deux cuillerées, qu'on augmente par degrés d'heure en heure ; 2°, lorsque le malade ne mange pas, par cuillerées, selon la méthode ordinaire, en rapprochant celles-ci jusqu'à ce que le malade en prenne une tous les quarts d'heure, ou au moins toutes les demi-heures. On cesse pendant l'accès.

POTION DIAPHORÉTIQUE. (*e.*)

♃ Teinture thébaïque ,
vingt-cinq gouttes.
Éther nitrique. . . . . un gros.
Vin antimonial. . quarante gouttes.
Eau. . . . . une demi-once.

Pour une dose.

POTION PECTORALE.

Mixtura ammoniaci et antimonii. (am. c. c.)

♃ Lait ammoniacal,
Vin antimonial,
de chaque. . . quatre onces.
Sirop de baume de Tolu, une once.
Teinture de camphre opiacée,
quatre onces.

Mêlez. (am. c.)

♃ Extrait de réglisse ,
Gomme arabique ,
de chaque. . . . deux gros.

Eau bouillante. . . quatre onces.
Éther nitrique,
Vin antimonial, de chaque, deux gros.
Teinture d'opium,
                quarante à soixante gouttes.

Dose, une cuillerée. (e.)

POTION HYDRAGOGUE.

Mixtura tartari stibiati et boraxati junipe-
rina. (au.)

♃ Tartre stibié. . . . . un grain.
—— boraté. . . une demi-once.
Infusion de genièvre. . huit onces.
Liqueur d'Hoffmann. . trois gros.
Laudanum de Sydenham,
                trente à soixante gouttes.

Dose, une cuillerée toutes les heures,
dans l'hydropisie.

PILULES ANODINES ET SUDORIFIQUES. (sw*.)

♃ Tartre stibié. . . . un scrupule.
Opium. . . . . deux scrupules.
Amidon. . . . . . . un gros.
Extrait de chiendent,
                quantité suffisante
pour faire trois cent soixante pilules.

Conseillées dans les affections catarrhales.
— Dose, une, deux ou trois, quatre fois
par jour.

PILULES STIBIÉES. (pie.)

♃ Tartre émétique. . douze grains.
Opium. . . . . dix grains.
Mie de pain,
Gomme arabique,
de chaque. . suffisante quantité.

Faites des pilules d'un demi-grain.

Conseillées par Broussonnet dans les rhumatismes chroniques. — Dose, une pendant
long-temps, puis deux et ensuite trois,
mais jamais plus.

ESPÈCES CATHARTIQUES ET SUDORIFIQUES. (sw.*)

♃ Tartre stibié. . . . . un grain.
Opium. . . . . . deux grains.
Bois de sassafras,
Racine de réglisse,
de chaque. . . . trois gros.
Feuille de menthe crépue,
Fleurs de sureau,
de chaque. . une demi-poignée.

Coupez et mêlez.

Dans les catarrhes et la goutte, en infusion théiforme. — Dose, une demi-tasse
toutes les deux heures.

8° Par des substances purgatives.

POUDRE PURGATIVE. (e.)

♃ Tartre stibié. . . . . un grain.
Sulfate de magnésie. . . une once.

A prendre en une seule dose, dans six
onces d'eau.

POUDRE RÉSOLUTIVE.

Pulvis relaxans s. salino-stibiatus. (g. au. sm.)

♃ Tartre stibié. . . . . un grain.
Crème de tartre. . . quatre gros.

Mêlez exactement, et partagez en six paquets. — Conseillée dans les fièvres dites bilieuses et les embarras gastriques. — On sé-.
pare les doses par de grands intervalles, afin
qu'elles agissent par les selles. (sm.)

au. prescrit une partie de tartre stibié, et
trois de crème de tartre ; — g. une partie de
tartre stibié, une de crème de tartre et
vingt-deux de sucre.

MIXTURE FONDANTE.

Mixtura o kali sulphurico s. solvens. (ww.)

♃ Tartre stibié. . . . . un grain.
Sulfate de potasse, une demi-once.
Eau pure. . . . . huit onces.

Ajoutez à la solution

Miel despumé. . . une demi-once.

Dose, une ou deux cuillerées à bouche
toutes les deux heures.

POUDRE DIGESTIVE. (fu.)

♃ Tartre stibié. . . . . un grain.
Nitre antimonié. . . . un gros.
Tartrate de potasse neutre, trois gros.

Mêlez.

Excitant, fondant, résolutif. — Dose, un
demi-gros à un gros.

PILULES FONDANTES DE RICHTER.

Pilulæ desobstruentes. (ca. sw.)

♃ Émétique dissous dans l'eau,
                dix-huit grains.
Fleurs d'arnica,
Racine de valériane,
Savon médicinal,
Gomme ammoniaque,
Asa fœtida, de chaque, deux gros.

Faites des pilules de quatre grains.

Dose, huit à dix, trois ou quatre fois par
jour.

PILULES FONDANTES DE SCHMUCKER.

Pilulæ resolventes. (b*. sm. sp.)

♃ Tartre stibié dissous dans l'eau,
                quinze grains.
Rhubarbe. . . un gros et demi.
Suc de réglisse,
Sagapenum,
Galbanum,
Savon de Venise, de chaque, un gros.

Faites des pilules d'un grain.

Ces pilules ressemblent beaucoup aux précédentes, et conviennent dans les mêmes eas. — Dose, quinze le matin et autant le soir, en continuant ainsi pendant un mois ou six semaines. — Elles ont été vantées surtout contre l'amaurose.

PILULES ANTIARTHRITIQUES. (ham.)

℞ Tartre stibié. . . . trois grains.
Extrait d'aconit. . . . un gros.
Résine de gayac,
Savon d'Espagne,
   de chaque. . . . deux gros.
Faites des pilules de deux grains.

POTION ÉMÉTO-CATHARTIQUE.

Potion purgative, Potion saline purgative, Potion cathartico-diaphorétique; Potio antiphlogisticus laxans s. emetico-laxans. (b. fp. pie. ra. sw.)

℞ Tartre stibié. . . . . un grain.
Sulfate de soude. . une demi-once.
Eau. . . . . . quatre onces.
Faites dissoudre. (ra.)

fp. prescrit trois grains d'émétique, trois gros de sulfate de soude et douze onces d'eau : à boire en trois verrées.

℞ Tartre stibié. . . . deux grains.
Sulfate de soude. . une demi-once.
Bouillon de veau. . . deux livres.
Faites dissoudre. (ra.)
A prendre chaude par verrées, à une demi-heure d'intervalle.

℞ Émétique. . . . un demi-grain.
Sulfate de soude, une once et demie.
Manne de Calabre. . . une once.
Eau. . . . . . . neuf onces.
Faites dissoudre. (sw*.) — Dose, deux cuillerées toutes les deux heures.

℞ Tartre stibié. . . . . un grain.
Tartrate de potasse et de soude,
                six gros.
Sirop de miel. . . . une once.
Eau de fleurs d'oranger, deux gros.
——commune. . . . deux onces.
A prendre par cuillerées plus ou moins rapprochées. (ra.)

℞ Pulpe de tamarins . . deux onces.
Eau bouillante. . . huit onces.
Émétique. . . . . deux grains.
Mêlez. (b.)

℞ Décoction de chiendent, deux livres.
Tartre stibié. . . . trois grains.
Crème de tartre. . . . une once.
Sucre. . . . . une demi-once.
Mêlez. (b.)

℞ Vin stibié. . . . . . un gros.
Manne,
Sirop de chicorée,
   de chaque. . . . une once.
Eau de lis. . . . . trois onces.
Pour un enfant de quatre ou cinq ans. (pie.)

LAVEMENT PURGATIF.

Lavement antimonié; Clysma vini antimonialis irritans s. ad soporosos affectus. (e. pie. sp.)

℞ Émétique. . . . . un grain.
Faites-le dissoudre dans
   Décoction de deux à trois gros
   de séné. . . . . douze onces.
Ajoutez à la solution
   Catholicon double. . . une once.
Et mêlez bien. (pie.)

e. prescrit de mêler quatre onces de vin antimonial avec huit onces d'eau; — sp. de verser deux onces de vin émétique trouble dans douze onces d'une décoction de demi-once de séné et d'autant de sel marin avec seize onces d'eau.

JULEP HYDRAGOGUE. (sa.)

℞ Tartre stibié. . un demi-scrupule.
Julep commun, sans sucre, six onces.
Ajoutez à la solution
   Sirop de nerprun. . . deux onces.
A prendre par cuillerées, d'heure en heure.

9° Par du quinquina.

POTION PURGATIVE. (sm.)

℞ Tartre stibié. . trois à quatre grains.
Sirop de quinquina. . quatre onces.
Triturez ensemble, puis ajoutez
   Eau de lis. . . . . trois onces.
   —- de cannelle orgée. . une once.
Conseillée dans l'apoplexie. — A prendre par cuillerées tous les quarts d'heure, les demi-heures ou les heures. — Préparation peu recommandable, à cause de la réaction du quinquina sur le tartre stibié.

10° Par du sumac vénéneux.

ÉLECTUAIRE ANTIDARTREUX. (bo. pie.)

℞ Tartre stibié. . . . . un grain.
Extrait de sumac vénéneux,
              cinq grains.
Conseillé dans les dartres et les autres maladies de peau invétérées. — Le mode d'administration est le même que pour celui dans lequel entre la douce-amère.

APALACHINE.

Thé de la mer du Sud; Ilex vomitoria, Ait.

br. f. w. c. sp.

Plante ♄ (tétrandrie tétragynie, L; rhamnées, J.), de la Floride. (*fig. Hort. Kew.* I., p. 170.)

On emploie les feuilles, qui sont elliptiques ou lancéolées, obtuses, dentées en scie, glabres et luisantes.

Vomitif très énergique et diurétique.

APOCIN.

Apocin gobe-mouche; Apocynum androsæmifolium, L.

Fliegeafalle, Mückenwürger (Al.); dog's bane (An.).

am. c.

Plante ♃ (pentandrie digynie, L.; apocinées, J.), qui croît dans l'Amérique septentrionale. (*fig.* Big. *Med. bot.*, t. 36.)

La racine est employée par les Américains comme vomitif. — Dose, trente grains.

ARAIGNEE.

Spinne (Al.); spider (An.); arana (E.).

e. c. sp.

Plusieurs aranéides mal déterminées, entre autres l'*Araignée domestique, Aranea domestica,* L., ont été conseillées à l'intérieur contre les fièvres intermittentes, quartes surtout.

On a aussi employé, soit dans les mêmes vues à l'intérieur, soit comme astringent à l'extérieur, les toiles que fabriquent plusieurs animaux de cette famille, en particulier l'*Araignée de cave, Segestria cellaria,* Lat.

ARALIE.

On trouve deux plantes désignées sous ce nom:

1° *Aralie à tige nue; Aralia nudicaulis,* L.

False Sarsaparilla (Al.).

am. c. g.

Plante ♄ (pentandrie monogynie, L.; araliacées, J.), qui habite l'Amérique du nord. (*fig.* Pluk. *Alm.* 98. t. 138.)

On emploie la racine, qui est amarescente, stimulante et diurétique. Mease l'a recommandée pour remplacer la salsepareille.

2° *Aralie épineuse, Angélique épineuse; Aralia spinosa,* L.

Angelikatree, prickly ash, tooth-achetree (An.).

am. c.

Plante ♄, de la Virginie. (*fig. Comm. Hort. Amst.* I. p. 89, t. 47.)

On se sert de la racine, qui est excitante, et passe pour sudorifique.

DÉCOCTION D'ARALIE A TIGE NUE.

Decoctum araliæ nudicaulis. (am. c.)

♃ Racine d'aralie à tige nue, six onces.
Eau. . . . . . huit pintes.

Mettez en digestion pendant quatre heures, puis faites réduire de moitié par l'ébullition, et passez.

ARGENT.

Argentum.

Silber (Al.); silver (An.); fazzeh (Ar.); yin (C.); peddie (Cy.); solu (D.); plata (E.); rupah (Hi.); silver (Ho.); argento (I.); perak (Mal.); nokra (Pe.); szebro (Po.); prata (Por.); rajata, rupya (Sa.); silfwer (Su.); vellie (Tam.); vendie (Tel.).

a. am. ams. an. b. ba. be. br. d. du. e. ed. f. fe. ff. fi. fu. g. han. he. li. lo. o. po. pr. r. s. su. w. wu. ww. a. c. g. pid. sp.

Métal solide, blanc, très brillant, très malléable, très ductile, peu dur, doué d'une grande ténacité, fusible un peu au-dessus du rouge cerise, inaltérable à l'eau, vaporisable, brûlant avec une flamme jaune, et qui cristallise en pyramides quadrangulaires. Sa pesanteur spécifique est de 10,4743.

ARGENT COUPELLÉ. (vm.)

♃ Argent dont on suspecte la pureté,
　　　　　　　　　　　　　une partie.
Plomb. . . cinq à douze parties,
suivant la nature de l'alliage. Battez l'argent en une plaque mince, entourez-le de feuilles de plomb, placez le tout sur une coupelle, dans un moufle, puis, au feu de réverbère, chauffez jusqu'à ce que l'argent, resté seul, ait perdu tout mouvement, pris la forme d'un bouton rond et brillant, et jeté un éclair.

ARGENT PUR. (a. fi. han. su. vm.)

♃ Argent coupellé. . . . à volonté.

Dissolvez-le dans suffisante quantité d'acide nitrique, décantez la partie limpide de la liqueur, et versez-y peu à peu du sel marin dissous dans le triple d'eau distillée, jusqu'à ce qu'il ne se fasse plus de précipité; lavez celui-ci, mêlez-le avec trois parties de sous-carbonate de potasse, projetez le mélange par petites portions dans un creuset rougi à blanc, et, après la décomposition, chauffez jusqu'à ce que l'argent entre en fusion.

NITRATE D'ARGENT.

Nitras argenti, Argentum nitricum s. *nitratum.*

1° **Cristallisé.** *Crystalli lunæ, Argentum nitricum crystallisatum, Nitras argenti crystallinus, Nitrum lunare, Hydragogum Boylei.*

a. b. ba. be. br. f. fe. ff. fi. han. li. o. pa. eu. w. br. sw. vm.

♃ Argent pur. . . . . une partie.
Acide nitrique (33 degrés), deux parties.

Faites dissoudre dans un vase de verre, évaporez la liqueur jusqu'au quart, et laissez-la cristalliser.

2° **Fondu.** *Pierre infernale; Lapis infernalis, Causticum lunare, Argentum nitricum fusum, Nitras argenti fusus.*

a. am. ams. an. b. ba. be. br. d. dd. du. e. ed. f. fe. ff. fi. fu. g. han. he. li. lo. o. p. pa. po. pr. r. s. sa. su. w. wu. br. c. g. pid. sp. sw. vm.

♃ Argent pur. . . . . . à volonté.

Acide nitrique, quantité suffisante pour dissoudre le métal; évaporez la solution presque jusqu'à siccité, versez-la alors dans un creuset d'argent, chauffez-la d'abord doucement, puis plus fort, jusqu'à ce que la matière coule tranquillement comme de l'huile, et versez-la dans des moules en fer graissés. (a. am. ams. d. dd. du. e. ed. fu. g. he. li. lo. p. r. s. sa. wu. c. *pid. sp.*)

♃ Nitrate d'argent sec. . . à volonté.

Chauffez le doucement dans un grand creuset d'argent; lorsqu'il ne se boursoufle plus, poussez le feu, pour qu'il entre en fusion; versez-le alors dans une lingotière échauffée et graissée avec du suif. (an. b. ba. be. br. f. ff. fi. han. o. pa. po. su. w. br. vm.)

Irritant violent, vénéneux à l'intérieur, caustique à l'extérieur. C'est surtout à raison de cette dernière propriété qu'on en fait un fréquent usage après qu'il a été fondu. Intérieurement, il a été préconisé contre l'hydropisie, les maladies vermineuses et l'épilepsie. On a remarqué que son usage prolongé colorait la peau en noir. — Dose, depuis un seizième jusqu'à un huitième de grain.

SOLUTION DE NITRATE D'ARGENT.

Solutio nitratis argenti (a. b*. ba. au. sw. sy.)

♃ Argent pur. . . . . une partie.
Acide nitrique. . . . deux parties.

Faites dissoudre le métal, puis cristalliser la liqueur, et dissolvez les cristaux dans le double d'eau distillée, en sorte que la pesanteur spécifique du liquide soit de 1,245.

♃ Nitrate d'argent cristallisé, une partie.
Eau distillée. . . . dix-neuf parties.

Faites dissoudre. (ba.)

Cette liqueur n'est guère employée que comme réactif chimique. Cependant, on trouve indiquée dans sw. une solution d'un scrupule de nitrate d'argent dans une demi-once d'eau distillée, dont l'usage est préconisé contre les ulcères rebelles et de mauvais aspect. Une autre solution, d'un grain de sel dans une once d'ean, a parfois été administrée contre l'hydropisie, à la dose de trente à soixante gouttes, trois ou quatre fois par jour. (b*.) Une autre, de quatre grains de nitrate dans quatre onces d'eau de menthe, a été préconisée dans les maladies convulsives, à la dose d'une cuillerée à café, toutes les deux heures; peut-être serait-il plus prudent de donner le sel sous cette forme, que sous celle de pilules. (au.) Peck a recommandé, pour déterger la surface des ulcères sanieux, de les panser avec de la charpie imbibée d'une dissolution de deux grains de nitrate dans une once d'eau et deux gros, de teinture d'opium. (au.) Enfin une dissolution d'un grain de nitrate dans six onces d'eau, conseillée dans la blennorrhée, a été employée, aussi sous forme de collutoire, dans les ulcères de la bouche causés par le mercure. (sw. sy.)

POUDRE DE NITRATE D'ARGENT.

Pulvis lunaris. (sw*.)

♃ Nitrate d'argent. . . un demi-gros.
Biscuit. . . . . un gros et demi.

Partagez en quarante-cinq prises. — Dose, deux à six prises par jour; dans du sirop de sucre. — Cette poudre a été vantée dans l'épilepsie, l'angine de poitrine et les maladies vermineuses. — La dose prescrite par Van Mons est effrayante.

PILULES ANTIÉPILEPTIQUES.

Pilules lunaires, excitantes ou antispasmodiques; Pilulæ systema nervosum summopere *vellicantes.* (b*. su. an. b. bo. ca. e. pie. ra. sw. vm.)

♃ Nitrate d'argent. . . . un grain.
Mie de pain. . . . . un gros.

Faites vingt pilules. (ca.)

au. prescrit quatre grains de nitrate et assez de mie de pain pour faire quatre-vingt-quatre pilules du poids de deux grains; — *pie.* quatre grains de nitrate et suffisante quantité de mie de pain pour faire quarante pilules, qui contiennent le double de sel des précédentes; — *vm.* une partie de nitrate d'argent, deux de sucre, cinq de mie de pain, et quantité suffisante de sirop de sucre pour faire des pilules qui sont dignes de figurer à côté de la poudre précédente; — *sw.* un demi-scrupule de nitrate, un gros de sucre, trois gros de mie de pain, et assez de sirop pour faire cent pilules.

♃ Nitrate d'argent. . . . un grain.
Rob de sureau. . . . un scrupule.
Mie de pain. . quantité suffisante.
Faites seize pilules. (*b.*)

♃ Nitrate d'argent. . . une partie.
Cannelle. . . . . six parties.
Extrait de gentiane, douze parties.
Faites une masse pilulaire. (*vm.*)

♃ Nitrate d'argent cristallisé, un grain.
Poudre de racine de belladonne,
                    dix-huit grains.
Extrait gommeux d'opium,
                    neuf grains.
Faites dix-huit pilules. (*bo.*)

♃ Nitrate d'argent fondu, dix grains.
Opium pur. . . . quatre grains.
Extrait de gentiane,
Suc de réglisse,
de chaque. . . un gros et demi.
Faites des pilules d'un grain, dont on
prend une à quatre, trois fois par jour. (b*.)

au. prescrit dix grains de nitrate, cinq
d'extrait d'opium, un gros d'extrait de gentiane et deux gros de suc de réglisse.

♃ Nitrate d'argent fondu, six grains.
Extrait gommeux d'opium, un gros.
Musc. . . . . deux scrupules.
Camphre. . . . quatre scrupules.
Faites quatre-vingt-seize pilules. (*ca. ra.*)

♃ Nitrate d'argent. . . trois grains.
Opium. . . . . un demi-gros.
Camphre,
Muscade, de chaque. . un scrupule.
Mucilage de gomme arabique,
                    quantité suffisante.
Faites quarante-cinq pilules. (*e.*)

♃ Nitrate d'argent. . . un scrupule.
Musc. . . . . . deux gros.
Opium. . . . . . trois gros.
Camphre. . . . une demi-once.
Extrait de narcisse des prés,
                    quantité suffisante
pour faire deux cent quatre-vingt-huit pi-
lules. (*sw*.)

♃ Nitrate d'argent, un demi-scrupule.
Eau distillée. . quantité suffisante
pour dissoudre le sel. Ajoutez à la solution
Extrait de gentiane. . . deux gros.
Quinquina en poudre,
                    , quantité suffisante
pour faire une masse de soixante pilules. (su.)

NITRATE D'ARGENT AMMONIACAL. (*vm.*)

♃ Nitrate d'argent cristallisé, une partie.
Eau. . . . . . huit parties.

Filtrez la solution, et versez-y peu à peu
de l'ammoniaque liquide jusqu'à ce que le
précipité qui s'était formé d'abord soit
redissous.

Réactif pour reconnaître l'arsenic, qu'il
précipite en jaune, quand il est pur, et en
noir, lorsqu'il contient du cuivre.

SULFATE D'ARGENT.

Sulphas argenti. (ba.)

♃ Nitrate d'argent cristallisé, une partie.
Eau distillée. . . quatre parties.

Versez peu à peu dans la liqueur une
partie de sulfate de soude et trois d'eau
distillée, jusqu'à ce qu'il ne se fasse plus de
précipité; décantez alors le liquide, lavez
la poudre avec deux à quatre parties d'eau
froide, et faites-la sécher.

SOLUTION DE SULFATE D'ARGENT.

Sulphas argenti liquidus. (ba.)

♃ Sulfate d'argent. . . une partie.
Eau distillée. . . . cent parties.
Faites dissoudre.

Réactif pour reconnaître la présence de
l'acide hydrochlorique, des hydrochlorates
et du plomb.

HYDROCHLORATE D'ARGENT ET D'AMMONIAQUE.

Liquor argenti muriatico-ammoniati. (b*.)

♃ Nitrate d'argent fondu, dix grains.
Eau distillée. . . . deux onces.

Filtrez la liqueur, et versez-y peu à
peu de la dissolution de sel marin, jusqu'à ce qu'il ne se forme plus de précipité; lavez bien celui-ci, et faites-le dissoudre dans
Ammoniaque liquide,
                    une once et demie.
Ajoutez
Acide hydrochlorique. . trois gros.
La quantité de liqueur doit être de deux
onces et demie.

Conseillée contre l'épilepsie. — Dose,
dix gouttes.

ARISTOLOCHE.

Parmi les nombreuses espèces de ce genre
de plantes, les pharmacopées indiquent les
suivantes :

1° *Aristoloche crénelée*, *Aristolochia Pisto-
lochia*, L.

Netzblatthohlwurzel (d.).
e. w. g.

Plante ♃ (gynandrie hexandrie, L.; aris-

tolochiées, J.),,du midi de l'Europe et de la Suisse.

On emploie la racine (*radix Pistolochiæ* s · *Aristolochiæ polyrrhizæ*), qui est composée d'un grand nombre de fibrilles minces, fasciculées, longues d'environ six pouces, d'un gris jaunâtre, et provenant d'une petite tète. Elle a une odeur aromatique et agréable, une saveur âcre et amère.

2° *Aristoloche des vignes*, *Clématite*; *Aristolochia Clematitis* , L.

Waldrebeosterluzey, *Waldrebenhohlwurzel* (*Al.*); *podrazcè dtauly* (*B.,*.

br. f. fe. fu. g. r. w. wu. g. m. sp. z.

Plante ♃, qui croit dans les régions tempérées et chaudes de l'Europe. (*fig.* Blackw. *Herb.* t. 255.)

On emploie la racine (*radix Aristolochiæ vulgaris* s. *Creticæ* s. *tenuis*), qui est longue, cylindrique, simple, peu fibreuse, tortueuse, plus mince que le petit doigt, lisse, d'un brun rougeâtre ou d'un jaune brunâtre en dehors, blanchâtre ou jaunâtre en dedans. Elle a une odeur faible et un peu désagréable. Sa saveur est âcre, très amère, astringente et persistante.

3° *Aristoloche longue*; *Aristolochia longa*, L.

Langosterluzey, *Langhohlwurzel* (*Al.*); *long birthwort* (*An.*) ; *aristoloquia longa* (*Por.*).

ams. br. e. f. li. p. w. wu. be. br. g. m. sp.

Plante ♃, du midi de l'Europe. (*fig.*, *Flore médic.* I. 56.)

On emploie la racine (*radix Aristolochiæ longæ veræ*), qui a quelquefois la longueur d'un pied et le volume du doigt. Elle est ridée et d'un brun clair en dehors, jaunâtre en dedans. Son odeur est très faible ; sa saveur amère, âcre et nauséeuse.

4° *Aristoloche ronde*, *Aristolochia rotunda*, L.

Runde Osterluzey, *Rundhohlwurzel*, *Gebærmutterwurzel* (*Al.*); *round birthwort* (*An.*); *podrazec okrauhly* (*B.*); *kuulurt* (*D.*); *aristoloquia* (*E. Por.*); *osterlucy* (*Ho.*); *aristolochia* (*I.*); *kohornak* (*Po*); *rundhotz* (*Su.*);

ums. b. br. e. f. fe. han. li. o. pr. su. w. wu. be. br. g. m. pid. sp. z.

Plante ♃, de l'Europe méridionale. (*fig.* Zorn, *Ic. pl.* t. 125.)

On emploie la racine (*radix Aristolochiæ rotundæ veræ*), qui est presque globuleuse, pesante, compacte, tubéreuse, brunâtre et un peu ridée en dehors, jaunâtre en dedans. Elle a une odeur forte et désagréable dans l'état frais, mais elle est presque inodore après la dessiccation. Fraîche, elle a une saveur âcre, amère et persistante, qui, après la dessiccation, devient faible et nauséeuse.

5° *Serpentaire de Virginie*, *Aristolochia Serpentaria*, L.

Schlangenosterluzey, *Virginienosterluzey*, *Virginische Schlan-*

genwurzel (*Al.*); *virginian snakeroot* (*An.*); *hadj koren*, *hegicy koren* (*B*)*; slangwurt* (*D.*) ; *serpentaria de Virginia* (*E. Por.*); *virginische schlangenwortel* (*Ho.*); *serpentaria di Virginia* (*I.*); *wezownik Wirginianski* (*Po.*); *ormort* (*Su.*).

a. am. ams. an. b. ba. be. br. d. du. e. ed. f. ff. fi. g. ham. han. he. li. lo. o. p. po. pr. r. s su. w. ww. be. br. c. g. m. pa. pid. sa. sp. z.

Plante ♃, de l'Amérique septentrionale. (*fig. Flore médic.* VI. 325.)

On emploie la racine (*radix Serpentariæ virginianæ* s. *virginicæ* s. *Viperinæ* s. *Colubrinæ* s. *Contrayervæ virginianæ*), qui est une petite tête longue et menue, d'où partent des fibres grêles, longues de quelques pouces, rameuses, flexueuses, entremêlées les unes avec les autres, brunâtres en dehors, jaunes ou blanches en dedans. Elle a une odeur forte, pénétrante et camphrée. Sa saveur est un peu amère, aromatique, chaude et piquante.

Elle contient, d'après Chevallier, une huile essentielle, un principe amer, une résine, de la gomme, de l'albumine, de l'amidon et divers sels.

Toutes ces racines sont excitantes. On regarde la Serpentaire comme plus énergique que les autres. Cette prééminence ne repose sur aucun fait positif, et on pourrait la contester. Au reste, la proscription de toutes les aristoloches ne causerait pas une lacune bien sensible dans la matière médicale. — Dose de la poudre - dix grains à un demi-scrupule. Il faut, pour l'infusion, un demi-gros à trois gros, par livre d'eau ou de vin.

6° *Aristoloche trilobée*, *Aristolochia trilobata*, L.

Dreylapphohlwurz (*Al.*).

r. be. m.

Plante ♃, de Surinam et de la Jamaïque. (*fig.* Jacq. *Spec.* 8. t. 3.)

On emploie les tiges (*stipites Aristolochiæ trilobatæ*), improprement appelées racines, qui sont longues, anguleuses, cannelées, fragiles, d'un brun plus ou moins foncé, et de la grosseur d'une paille. Elles ont une odeur forte et un peu camphrée, une saveur forte, très amère et aromatique, mais désagréable.

Cette plante, assure-t-on, jouit de propriétés supérieures à celles de la Serpentaire de Virginie. — Dose, cinq à vingt grains.

ESPÈCES ANTHELMINTIQUES. (*pa.*)

♃ Racine d'aristoloche ronde, une once.
Herbe d'absinthe,
———d'aurone,
———de tanaisie,
Sommités de sabine,
    de chaque. . . . une poignée.
Ellébore. . . une demi-poignée.
Pulpe de coloquinte,
Aloès, de chaque. . . . un gros.

Coupez, conservez et mêlez.

BOULES BÉZOARDIQUES. (pa. w.)

℞ Pinces de cancre. . quatre onces.
Yeux d'écrevisse,
Corail rouge,
Perles d'Orient, de chaque, une once.
Succin blanc,
Racine de serpentaire de Virginie,
—— — de contrayerva,
de chaque. . . . . six gros.
Bézoard oriental. . . trois gros.
Os de cœur de cerf, quatre scrupules.
Safran. . . . . deux scrupules.
Trochisques de vipère. . une once.
Réduisez en poudre; mêlez celle-ci
avec
Gelée de corne de cerf,
quantité suffisante.
Faites des boules d'un à deux gros, qu'on
dore quand elles sont sèches. Préparation
absurde, justement oubliée.

POUDRE ALEXITÈRE. (sa.)

℞ Pinces de cancre préparées,
un scrupule.
Poudre de racine de contrayerva,
six grains.
——————de serpentaire
de Virginie. . . quatre grains.
Mêlez.

EXTRAIT D'ARISTOLOCHE. (hr. w.)

℞ Racine d'aristoloche. . une livre.
Alcool. . . . cinq à six livres.
Après suffisante extraction, passez en
exprimant; faites digérer puis bouillir un
peu le résidu avec trois parties d'eau : clarifiez la décoction avec du blanc d'œuf,
mêlez les deux liqueurs, retirez l'alcool par
la distillation, et évaporez le reste jusqu'à
consistance d'extrait.

FOMENTATION ANTHELMINTIQUE. (pa.)

℞ Espèces anthelmintiques. (pa.)
Eau. . . . . . . trois livres.
Faites réduire à deux livres par l'ébulli-
tion, et passez.
On l'applique sur le bas-ventre, avec de
la flanelle.

DÉCOCTION DE SERPENTAIRE DE VIRGINIE.
(ra.)

℞ Racine de serpentaire de Virginie,
une once.
Eau. . . . . . deux livres.
Tonique usité dans le traitement des fièvres graves, mais qui est contre-indiqué toutes les fois que les voies digestives sont sur-
excitées.

Infusum radicis serpentariæ Virginianæ.
(am. b*. ww. c. sa.)

℞ Serpentaire de Virginie,
deux à quatre gros.
Eau bouillante. . quantité suffisante
pour obtenir six onces de colature. (b*.)

ww. prescrit une once et demie de racine et une livre et demie d'eau ; — am. et c.
une demi-once de racine, une demi-pinte
d'eau bouillante et deux heures de macération.
Toutes les heures une ou deux cuillerées.

INFUSION CARDIAQUE.

Infusum cardiacum s. *alexiterium.* (sa. sw.)

℞ Racine de serpentaire de Virginie,
—— — de contrayerva,
de chaque . . . . deux gros.
Eau bouillante . . . douze onces.
Faites macérer pendant deux heures,
et ajoutez à la colature
Alcool de poivre de la Jamaïque,
quatre onces.
Excitant, conseillé dans les exanthèmes
rentrés et atoniques. — Dose, quatre cuillerées, toutes les six heures.

INFUSION CARDIAQUE VINAIGRÉE.

Infusum cardiacum acetatum. (sw.)

℞ Infusion cardiaque . . . une livre.
Vinaigre . . . . . deux onces.
Mêlez bien.
Conseillée dans le typhus pétéchial. —
Dose, quatre cuillerées, de six en six heures.

TEINTURE DE SERPENTAIRE DE VIRGINIE.

Tinctura s. *Essentia serpentariæ virginianæ* s.
aristolochiæ serpentariæ. (am. ams. b. be.
du. ed. han. lo. o. s. w. c. vm.)

℞ Racine de serpentaire de Virginie,
une partie.
Alcool (15 degrés) . . six parties.
Faites digérer pendant plusieurs jours, et
filtrez. (b. be. vm.)

ams. prescrit une partie de racine et huit
d'alcool (0,907); — du. ed. lo. et c. trois
onces de racine et deux pintes d'alcool
(0,930); — s. une partie de racine et quatre
d'esprit rectifié; — han. cinq onces de racine et deux livres d'alcool;—o. trois onces
de racine et deux pintes d'eau-de-vie ; — w.
deux onces et demie de racine et une livre
d'alcool;—am. deux onces de racine et trois
pintes d'alcool.

♃ Racine de serpentaire . deux onces.
Cochenille . . . . . . un gros.
Alcool (0,935), deux livres et demie.
Laissez en digestion pendant huit jours et
filtrez. (ed.)

Excitant, réputé alexipharmaque, stomachique, sudorifique et diurétique. — Dose,
trente à cinquante gouttes et plus.

ÉLECTUAIRE FÉBRIFUGE. (ca.)

♃ Gingembre confit . . . six onces.
Confection alkermès . . . un gros.
Racine de contrayerva
——— de serpentaire de Virginie,
de chaque. . . . . . un gros.
Sirop des cinq racines apéritives,
quantité suffisante.

Dose, un demi-gros, toutes les quatre
heures.

ARMOISE.

Deux plantes de ce nom sont désignées
dans les pharmacopées :

1° Armoise de la Chine ; Artemisia Chinen-
sis , L.

Khi-ngai, gaetsaou (C.); nelampula (Malab.).
f. a. he. g.

Plante ♃ (syngénésie polygamie superflue,
L. ; synanthérées , Cass.) , originaire de la
Chine.
On emploie l'herbe, qui se compose de tiges
garnies de feuilles simples et cotonneuses,
dont les inférieures sont coniques et trilobées, les supérieures lancéolées et obtuses.
C'est avec la tige sèche de cette plante,
battue et réduite en une sorte de duvet, que
les Chinois préparent leur moxa.

2° Armoise commune ; Artemisia vulgaris, L.

Gemeiner Beyfuss (Al.) ; wegwood (An.) ; czernobyl (B.) ;
gemeene byvoet (Ho.); artemisia (Por.).

ams. an. br. e. f. fe. g. p. w. be. br. g. m. sp. z.

Plante ♃, d'Europe. (fig. Zorn, Ic. pl.
t. 222.)
On emploie l'herbe et les sommités (herba
et summitates Artemisiæ s. Artemisiæ rubræ
et albæ), qui se composent d'une tige cannelée, portant des feuilles pinnatifides, à découpures presque linéaires, vertes en dessus,
blanchâtres et duvetées en dessous, et des
fleurs sessiles, en épis axillaires, latéraux,
formant de longues grappes au bout des rameaux. L'odeur est aromatique et la saveur
un peu amère.

Amer, tonique, emménagogue, dont Bur-

dach a depuis peu préconisé la poudre, avec
du sucre, contre l'épilepsie.

HUILE ESSENTIELLE D'ARMOISE.

Oleum artemisiæ æthereum. (w.)

♃ Herbe fraîche d'armoise,
vingt-cinq parties.
Eau . . soixante et quinze parties.
Sel commun . . . . trois parties.
Après trois jours de macération, distillez,
et recueillez l'huile qui surnage le produit.

EAU D'ARMOISE. (pa. sa. vm.)

♃ Herbe fraîche d'armoise, dix parties.
Eau . . . . cent soixante parties.
——— de-vie. . . . une demi-partie.
Distillez quarante parties, soutirez l'huile,
et conservez l'eau. (vm.)

pa. prescrit de distiller deux parties d'un
mélange d'une partie d'herbe et quatre
d'eau ; — sa. de distiller les deux tiers d'un
mélange d'une partie d'herbe et deux
d'eau.

EXTRAIT D'ARMOISE. (pa. w.).

♃ Sommités d'armoise . . une livre.
Eau de fontaine . . . . six livres.
Faites digérer pendant quatre jours, dans
un endroit chaud, puis bouillir légèrement ;
passez en exprimant, et évaporez la colature
jusqu'en consistance d'extrait.

SIROP D'ARMOISE.

Syrupus artemisiæ s. de artemisia. (e. f. vm.)

♃ Feuilles sèches d'armoise, deux onces.
Eau bouillante . . . deux livres.
Faites infuser, et ajoutez à la colature
Sucre blanc . . . . quatre livres.
Passez le sirop. (e.)

f. prescrit de faire infuser trois onces d'armoise dans trois livres d'eau bouillante, pendant six heures, et de faire dissoudre dans
la liqueur le double de sucre blanc.

♃ Feuilles fraîches d'armoise, à volonté.
Pilez-les, sans les laver, exprimez le suc,
faites-le coaguler au feu, et ajoutez neuf
parties de sucre blanc à cinq de colature.
(vm.)

SIROP D'ARMOISE COMPOSÉ.

*Sirop aromatique ; Syrupus de artemisia com-
positus s. aromaticus.* (f. w. vm.)

♃ Sommités fleuries d'armoise, six onces.
Racine d'anée,
——— de livèche,

—-—— de fenouil,
de chaque, . . une demi-once.
Herbe de pouliot,
—-— de cataire,
Fleurs de sabine, de chaque, six onces.
—— de marjolaine,
—— d'hysope,
—— de matricaire,
—-— de rue,
. —— de basilic,
de chaque. . trois onces et demie.
Semences d'anis. .
Cannelle, de chaque. . neuf gros.

Après avoir pilé ces substances, faites-
les macérer pendant trois jours dans

Hydromel. . . . dix-huit livres.

Distillez ensuite au bain-marie, pour
obtenir

Liqueur aromatique, une demi-livre.

Ajoutez à celle-ci

Sucre blanc. . . . . une livre.

Et faites un sirop dans un vase fermé.

· D'autre part prenez la liqueur qui est
restée dans la cucurbite, passez-la, en
exprimant légèrement, et faites-la cuire
avec

Sucre. . . . . . quatre livres.

Ajoutez ce sirop au premier, lorsqu'il sera
refroidi à moitié. (f.)

Henry propose de mêler la liqueur aromatique avec trois fois son poids de sirop commun, préalablement cuit au boulet. (f*.)

♃ Racines de garance,
- —— de fragon,
de chaque. . . . . deux onces.
Herbe d'armoise. . . . une once.
—-— de pouliot,
—-— de mélisse,   ⸱
—-— de dictame de Crète,
—— de sabine, de chaque, trois gros.
Fleurs de millepertuis. . deux gros.
Semences de nigelle, une demi-once.
Cassia lignea. . . . . une once.

Coupez les racines, et faites-les infuser
pendant une nuit dans

Eau de fontaine. . . . trois livres. '

Faites bouillir légèrement le matin,
et passez. Faites ensuite infuser les autres ingrédiens coupés menu dans les
deux livres de colature qui restent. Au
bout de vingt-quatre heures, filtrez.
Ajoutez alors à neuf onces de colature

Sucre blanc. . . . . seize onces.

Passez et conservez pour l'usage. (w.)

♃ Feuilles fraîches de basilic,
—-———— de marjolaine,
—-————— de matricaire,

—-—-—-—-— de rue,
—-————— d'hysope,
de chaque.˙ . . . quatre parties.
—-———— de cataire,
—-———— de pouliot,
—-———— de sabine,
—-——-—— d'armoise,
de chaque. . . . huit parties.

Pilez, exprimez ensuite avec force, et
faites coaguler le suc. Réunissez la fécule
au marc de l'expression et avec

Semences d'anis. . . . une partie.
Cannelle. . . . . deux parties.
Eau. . . . . cent vingt parties.

Distillez vingt parties.

Mêlez le produit avec le suc dépuré,
et à quatre parties de ce liquide ajoutez

Sucre blanc. . sept parties et demie.

Faites fondre à une chaleur très modérée,
dans un vase fermé. (vm.)

ÉLIXIR ANTIARTHRITIQUE. (sp.)

♃ Racine d'armoise. . . deux onces.
—-— de rhubarbe,
—-—— d'aristoloche ronde,
de chaque. . . . . une once.
Herbe de germandrée,
Sommités de petite centaurée,
—-——— de millepertuis,
de chaque. . . cinq gros.
Semences de persil de Macédoine,
six gros.
Alcool. . . . vingt-quatre onces.

Faites digérer pendant quelques jours,
puis filtrez la teinture, et concentrez-la, en
tirant une livre d'alcool par la distillation.

˙Amer, tonique. — Dose, une ou deux
cuillerées le matin.

ARNICA.

Tabac ou Bétoine des Savoyards, Tabac de
montagne, Doronic d'Allemagne, Tabac des
Vosges ; Arnica montana, L.

Engelstrankwurzel , Mutterwurz , Wohlverleih , Fallkraut,
Luzianskraut, Engelkraut (Al.); montain arnica, leopard's
bane (An.); angeisly trank (B.) ; volverley, galdblomme,
nestelblomme , gionsoekblomme , hestsoloie , stockswolve ,
olkonge (D.); volkruid (Ho.); arnica (E. I. Por.); pomor.
nakow, tranku gornego (Po); hæstfibler (Su.).

a. am. ams. an. b. ba. be. br. d. dd. du. e. ed. f. fe. ff fi. fu. g.
ham. han. he. li. o. p. po. pp. pr. r. s. su. w. wu. ww. be. br,
c. g. m. pid. sp. z.

Plante ♃ (syngénésie polygamie superflue, L.; synanthérées, CASS.), des montagnes du nord de l'Europe et de l'Amérique.
(*fig. Flore méd.* I. 38.)

˙ On emploie la racine, les feuilles et les
fleurs.

La racine (*radix Arnicæ s. Arnicæ Plauen-*
sis s. Doronici germanici, Panacea lapsorum,

radix Ptarmicæ montanæ s. *Calthæ* s. *Calen-dulæ alpinæ* s. *Nardæ celticæ* alterius *s. Doronici plantaginis folio.*) est irrégulière, annelée, brune ou rougeâtre en dehors, d'un blanc sale en dedans, garnie de nombreuses fibres, d'une odeur forte, d'une saveur amère, âcre et aromatique.

Les feuilles radicales sont ovales, entières, longues de deux à trois pouces: les caulinaires, lancéolées, plus petites. Elles n'ont pas d'odeur. Leur saveur est un peu âcre et amère.

Les fleurs sont des calathides radiées, d'un beau jaune d'or, d'une odeur désagréable, d'une saveur âcre, très amère et un peu brûlante. On ne fait usage que des corollules.

Ces dernières contiennent, d'après Lassaigne et Chevallier, une résine odorante, une matière amère, analogue à la cytisine, de l'acide gallique, une matière colorante jaune, de l'albumine, de la gomme et des sels à base de potasse et de chaux.

L'arnica est un stimulant très énergique, dont l'action sur l'estomac met presque toujours en jeu les sympathies de ce viscère. On l'emploie dans les rhumatismes chroniques et les paralysies; on l'a même regardé comme fébrifuge. Les fleurs sont aussi un violent sternutatoire.—Dose de la poudre des fleurs, dix grains à un demi-gros; de celle de la racine, un gros à trois, en vingt-quatre heures.

On ne doit point associer cette plante aux sulfates de fer et de zinc, à l'acétate de plomb, ni aux acides minéraux.

POUDRE D'ARNICA COMPOSÉE.

Pulvis arnicæ compositus. (*au.*)

℞ Racine d'arnica ,
——— de serpentaire de Virginie,
Oléo-sucre de menthe poivrée,
de chaque. . . . . deux gros.

Partagez en seize paquets. — Dose, un paquet toutes les deux heures, dans la diarrhée qui complique les fièvres putrides.

POUDRE PECTORALE.

Pulvis pectoralis s. *arnicæ opiatus.* (*au.*)

℞ Fleurs d'arnica,
Tartre stibié, de chaque, une once.
Opium. . . . . quatre grains.
Camphre. . . . . dix grains.

Dose, une cuillerée à café, plusieurs fois par jour, dans la phthisie commençante.

VULNÉRAIRE SUISSE.

Species herbarum pro infuso analeptico. (*au.*)

℞ Fleurs de primevère ,
——— d'oreille d'ours,
——— de bouillon blanc ,
——— de mélilot ,
de chaque. . . une demi-livre.
——— de millepertuis, quatre onces.
——— de pied-de-chat, dix onces.
Feuilles d'aspérule odorante,
une livre.
Fleurs d'arnica. . . deux onces.
——— de merisier à grappes,
deux gros.
——— de roses rouges. . un gros.
Sommités de thym des Alpes,
une demi-livre.
——— de serpolet. . quatre onces.

BOLS STIMULANS ET TONIQUES.

(*ca. pie.* sm.)

℞ Fleurs d'arnica en poudre,
Camphre, de chaque, quatre grains.
Thériaque. . . quantité suffisante
pour un bol.

ÉLECTUAIRE D'ARNICA.

Electuarium florum arnicæ. (*au.*)

℞ Fleurs d'arnica. . . . trois gros.
Poudre de quinquina, une demi-once.
Racine de serpentaire de Virginie,
trois gros.
Sirop d'écorce d'orange, six onces.

Dose, une cuillerée à café, toutes les heures.

INFUSION D'ARNICA.

Infusum florum arnicæ. (b*. ff. pp. ww. au. ra. sa.*)

℞ Fleurs d'arnica coupées ,
une demi-once.
Eau bouillante. . . douze onces.

Après le refroidissement, passez. (ff. pp. ww.)

b.* prescrit un à quatre gros d'arnica et une livre d'eau bouillante ; — *ra.* un gros d'arnica et deux livres d'eau bouillante.

℞ Fleurs d'arnica. . une demi-once.
Faites infuser pendant une demi-heure, puis bouillir autant dans
Eau. . . . . quantité suffisante
pour obtenir deux livres de colature.
Ajoutez à célle-ci
Sirop de capillaire. . deux onces.

Mêlez bien. (*sa.*)

℞ Racine d'arnica. . une demi-once.
Eau bouillante. . . . six onces.

Après un quart d'heure d'infusion, passez, et dissolvez un gros de gomme arabique dans la colature. (*au.*)

Dose, deux cuillerées, souvent répétées.

TISANE VULNÉRAIRE. (*ca.*)

♃ Fleurs d'arnica. . . . deux gros.
Eau bouillante. . . . deux livres.

Faites infuser pendant dix minutes,
passez et ajoutez

Sirop de fleurs d'oranger, deux onces.

A boire par verrées.—C'est un remède populaire, mais au moins inutile, à la suite
des chutes, coups et commotions.

INFUSION DE FLEURS D'ARNICA COMPOSÉE.

Infusum florum arnicæ compositum. (dd.)

♃ Fleurs d'arnica. . . . un gros.
——-- de camomille ordinaire,
une demi-once.
Herbe de menthe poivrée, deux gros.
Eau bouillante. . . neuf onces.

Après suffisante digestion, passez.

Dose, une once.

LAVEMENT ASTRINGENT ET TONIQUE. (*bo.*)

♃ Fleurs d'arnica. . une demi-once.
Feuilles de salicaire, une poignée.
Eau bouillante, quantité suffisante.

Faites infuser, et ajoutez à la colature

Teinture aqueuse de vingt grains
d'ipécacuanha. . quatre onces.

DÉCOCTION DE FLEURS D'ARNICA.

Decoctum florum arnicæ. (*sw.*)

♃ Fleurs d'arnica. . . . une once.
Eau. . . . . trois livres.

Faites réduire d'un tiers par l'ébullition. Ajoutez à la colature

Sirop de gingembre. . deux onces.

Excitant, conseillé dans la paralysie, l'aphonie, le rhumatisme articulaire, l'ischurie par
paralysie de la vessie, les contusions et ecchymoses.—Dose, trois onces, toutes les deux
heures.

DÉCOCTION ANTISEPTIQUE.

♃ Herbe d'arnica. . . quatre onces.
Eau. . . . . quantité suffisante
pour obtenir deux livres de colature,
après trois quarts d'heure d'ébullition
dans un vase couvert. Ajoutez

Sirop de groseilles. . quatre onces.
Mêlez bien.

APOZÈME APÉRITIF. (*pie.*)

♃ Fleurs d'arnica. . . quinze grains.
Racine de saponaire,
——— de garance,
——— de fumeterre,
——— d'asperge,
——— de chicorée,
de chaque. . . . . . un gros.

Eau. . . . . quantité suffisante.
Ajoutez à la décoction

Terre foliée de tartre,
un scrupule à deux gros.

A prendre tous les matins.

EXTRAIT AQUEUX D'ARNICA. (a. an. br. fu. li. p.
w. *vm.*)

♃ Fleurs d'arnica,
Eau froide, de chaque, une partie.

Faites macérer pendant douze heures,
puis ajoutez

Eau bouillante. . . . . le double
du poids de la masse totale ; passez après le
refroidissement, clarifiez avec le blanc d'œuf,
mettez sur le feu, et quand la liqueur commence à s'épaissir, passez-la à travers une
étamine, puis faites-la évaporer convenablement, en remuant toujours. (*vm.*)

♃ Fleurs d'arnica. . . une livre.
Eau de fontaine. . . . six livres.

Faites macérer pendant quatre jours, dans
un endroit chaud, puis bouillir un peu; passez en exprimant, et évaporez la colature
jusqu'à consistance d'extrait. (br. u. li. w.)

♃ Fleurs d'arnica. . . deux livres.
Eau de fontaine. . . . dix livres.

Faites bouillir pendant un quart d'heure ;
passez, décantez la liqueur, et évaporez jusqu'à consistance requise. (an.)

p. prescrit une livre d'arnica et six d'eau.

♃ Fleurs d'arnica. . . à volonté.
Eau. . . . . suffisante quantité.

Épuisez les fleurs par plusieurs ébullitions
successives, passez en exprimant, mêlez les
liqueurs, et après la décantation, faites-les
évaporer au bain-marie. (a.)

Dose, douze grains à un scrupule.

TEINTURE ALCOOLIQUE D'ARNICA.

Tinctura arnicæ. (b*. han. po. pr. sw. vm.)

♃ Racine d'arnica. . . deux onces.
Alcool (0,930). . . . une livre.

Laissez en digestion, exprimez et filtrez.
(*sw.*)

♃ Fleurs d'arnica. . une once et demie.
Alcool (0,930). . . . . une livre.

Faites digérer, exprimez et filtrez. (b*.
han. po. pr.)

vm. prescrit une partie de fleurs et huit
d'eau-de-vie.

Excitant.—Dose, trente gouttes, plusieurs
fois dans la journée.—On l'emploie aussi à
l'extérieur.

INFUSION VINEUSE D'ARNICA.

Infusum florum arnicæ vinosum. (au.)

℞ Fleurs d'arnica. . une demi-once.
Eau,
Vin blanc, de chaque. . six onces.
Faites digérer à une douce chaleur,
et ajoutez à la colature
Sirop d'écorce d'orange, une demi-once.
Dose, une demi-verrée, toutes les heures.

EXTRAIT ALCOOLIQUE D'ARNICA.

(a. han. o. po. pr. s. wu.)

℞ Fleurs d'arnica. . . . une livre.
Eau commune. . . . huit livres.
Alcool. . . . . . une livre.
Faites digérer pendant trois jours à une
douce température; passez en exprimant,
laissez reposer, puis décantez la liqueur; tirez
l'alcool par la distillation, et évaporez le résidu jusqu'à consistance d'extrait. (wu.)

po. prescrit deux livres de fleurs, autant
d'alcool, neuf livres d'eau et douze heures
seulement de digestion; — a. han. o. pr. et s.
deux parties d'arnica, trois d'alcool (0,910)
et neuf d'eau.
La dose est la même que pour l'extrait
aqueux.

TEINTURE ÉTHÉRÉE D'ARNICA.

Tinctura œtherea arnicæ. (f.)

℞ Racine d'arnica. . . une partie.
Éther sulfurique (46 degrés),
quatre parties.
Décantez après deux jours de macération.

INFUSION NERVINE ÉTHÉRÉE.

Infusio nervina œtherea. (b.)

℞ Racine d'arnica. . . . deux gros.
Eau bouillante. . quantité suffisante
pour obtenir six onces d'infusion. Ajou-
tez à la colature
Éther sulfurique. . deux scrupules.
A prendre par cuillerées.

INFUSION NERVINE MARTIALE.

Infusio nervina martialis. (b.)

℞ Fleurs d'arnica. . . . deux gros.
Eau de fontaine, quantité suffisante
pour obtenir sept onces d'infusion.
Ajoutez à la colature
Elixir acide de Haller. . . un gros.
Teinture de malate de fer,
un demi-gros.
A prendre par cuillerées.

I.

POTION EXCITANTE NERVINE.

Mixtura incitans nervina. (b.)

℞ Racine de serpentaire de Virginie,
Fleurs d'arnica, de chaque, deux gros.
Décoction saturée de quinquina,
quantité suffisante
pour obtenir huit onces d'infusion.
Ajoutez à la colature
Éther sulfurique. . . un demi-gros.
Sirop de sucre. . . . une once.
Dose, deux cuillerées toutes les deux
heures.

MIXTURE FONDANTE NERVINE.

Mixtura nervina et resolvens. (b.)

℞ Fleurs d'arnica. . . . . un gros.
Eau bouillante. . quantité suffisante
pour obtenir une livre d'infusion.
Ajoutez à la colature
Sous-carbonate de potasse, deux gros.
Sirop de sucre. . . . . une once.
Dans les engorgemens des viscères du bas-
ventre, et dans les affections squirrheuses
accompagnées de troubles nerveux.

ARROCHE.

Arroche des jardins, Bonne-dame ; *Atriplex
hortensis,* L.

Gartenmelde (*Al.*); gardenorache (*An.*); hofmelde (*Ho.*).
br. f. w. b. m. sp.

Plante ⊙ (polygamie monoécie, L.; atriplicées, J.), originaire d'Asie et commune
dans les potagers. (*fig.* Blackw., *Herb.* t. 99
et 553.)
On emploie l'herbe et les semences.
L'herbe (*herba Atriplicis sativæ*) se compose
d'une tige cannelée et de feuilles pétiolées,
lisses, pâles, triangulaires, pointues. Elle
n'a pas d'odeur; sa saveur est herbacée.
La semence est ovalaire, lisse et entourée
d'une aile membraneuse.
Au rapport de Mattioli, une infusion d'un
gros à deux d'arroche dans de l'eau tiède provoque le vomissement. Gray attribue aussi
la propriété vomitive à la graine de l'*Atriplex
angustifolia.* Decandolle dit, au contraire,
que l'infusion vineuse de l'*Atriplex glauca*
calme la colique. Toutes ces assertions vagues ont besoin d'être vérifiées.

ARROWROOT.

Salep des Indes occidentales ; *Fecula arrow-
root s. marantæ.*

Kuaka neshasteh (*Duk.*); tikhur (*Hi.*); kua, kughei (*Malab.*);
kuamau (*Tam.*).
am. a. c. g.

Fécule moins blanche, plus fine et plus

14

douce au toucher que l'amidon, également inodore et insipide.

On la retire, en Amérique, des tubercules de la racine du *Maranta arundinacea*, L., plante ⊙ (monandrie monogynie, L.; amomées, J.), de la Jamaïque (*fig. Flor. Jam.* 22 n° 4, t. 149 f. 2), et aux Indes orientales, de celles du *Curcuma angustifolia*, Roxb. plante ♃ (monandric monogynic L.; scitaminées, J.), du Malabar.

Analeptique, dont la mode a introduit l'usage depuis quelques années, mais qui, sous le rapport alimentaire, ne l'emporte pas sur la fécule de pomme de terre, ni, sous le point de vue médical, sur l'amidon.

ARSENIC.

Le métal que les chimistes appellent ainsi n'est d'aucun usage en médecine ; mais on emploie plusieurs de ses combinaisons, parmi lesquelles on doit remarquer qu'il en est une, l'*Acide arsénieux*, à laquelle un long usage fait appliquer improprement le nom d'*Arsenic*, dans le langage populaire. La grande analogie, sinon même l'identité d'action, de tous ces composés, obligeant à les rapprocher les uns des autres, ne permet pas de conserver ici le plan suivi dans les autres articles de cet ouvrage.

SULFURE D'ARSENIC.

On trouve ce composé dans la nature et le commerce sous deux aspects différens ;

1° *Orpiment*, *Orpin*, *Arsenic sulfuré jaune*, H. ; *Sulfure jaune d'arsenic*, B. ; *Auripigmentum*, *Sulphuretum arsenici flavum*, *Arsenicum flavum*, *Pyrites arsenicalis micaceus*.

Orpement, gelbes Arsenik, Goldgelb (Al.); orpiment, yellow orpiment (An.,; ursanikun (Ar.); oropimente (E.); hurtal (Hi.); orpimento (I.); zirneik zird (Pe.); haritalaka (Sa.); opermont (Su.); aridarum, yelliekud pashanum (Tam.).

ba. br. e. f. ff. fu. g. pu. s. su. w. wu. ww. a. g. sp.

En masses, d'un jaune d'or, composées de lames demi-transparentes, tendres, flexibles, fusibles, volatiles, insipides, inodores.

2° *Réalgar*, *Arsenic sulfuré rouge*, H. ; *Sulfure rouge d'arsenic*, B. ; *Arsenicum rubrum*, *Sandaraca*; σανδαράχη.

Rother Arsenik, rothes Rauschgelb (Al.): red orpiment, realger (An.); lal sumbul (Duk.); zirneik zird (Pe.); mansil (Hi.); manahsila (Sa.); kudiraypal pashanum (Tam.).

br. e. f. w. a. g. sp.

Le réalgar ne diffère de l'orpiment que par sa couleur d'un rouge orangé.

Une seule pharmacopée, celle de Van Mons, indique la manière de préparer ce sulfure :

♃ Arsenic blanc,
　Soufre, de chaque. . parties égales.

Mêlez exactement ces deux substances ensemble, remplissez du mélange un creuset aux deux tiers, lutez sur celui-ci un autre creuset renversé et percé d'un petit trou à son fond, puis chauffez lentement et progressivement, jusqu'à sublimation.

Irritant, vénéneux, très rarement employé à l'intérieur, quoiqu'on l'ait conseillé contre les fièvres intermittentes.

POUDRE D'ORPIMENT FACTICE. (b*.)

♃ Sulfure d'arsenic. . un demi-grain.
　Sucre blanc. . . un demi-scrupule.
　Huile essentielle d'anis, une goutte.

Hecker prescrivait cette poudre, d'heure en heure, dans l'apyrexie des fièvres intermittentes.

COLLYRE DE LANFRANC.

Mixture ou Solution cathérétique, *Solution cupro-arséniée*; *Collyrium Lanfranci*. (f. ff. ca. sp. sw. vm.)

♃ Orpiment. . . . . huit parties.
　Vert-de-gris. . . . quatre parties.
　Myrrhe,
　Aloès,
　　de chaque, deux parties et demie.
　Eau de plantain,
　—— de roses,
　　de chaque, quatre-vingt-seize parties.
　Vin blanc. . . cinq cents parties.

Triturez pendant long-temps dans un mortier de verre. (f.)

ca. et sp. prescrivent six parties d'orpiment, trois de vert-de-gris, deux de myrrhe, deux d'aloès, quarante-huit d'eau de plantain, autant d'eau de roses, et trois cent quatre-vingt-quatre de vin blanc.

♃ Orpiment. . . . . deux gros.
　Vert-de-gris,
　Aloès soccotrin,
　Myrrhe, de chaque. . un demi-gros.
　Eau de roses. . . . trois onces.
　Vin blanc. . . . . six onces.

Broyez les quatre poudres avec un peu de vin, puis délayez dans le reste de ce liquide et dans l'eau de roses. (sw. vm.)

♃ Orpiment. . . . quatre parties.
　Vert-de-gris. . . deux parties.
　Myrrhe,
　Aloès, de chaque. . une partie.
　Vin blanc,
　　trois cent quarante-six parties.

Broyez ensemble. (ff.)

Excitant, qu'on applique sur les ulcères fongueux et les aphthes. Il est imprudent de s'en servir dans ce dernier cas, parceque le malade peut en avaler, et que mille autres excitans moins dangereux le remplaceraient facilement.

LINIMENT ÉPILATOIRE. (*pie.,*)

♃ Orpiment. . . . une demi-once.
Chaux vive. . . . . deux onces.

Faites bouillir, dans une forte lessive, jusqu'à ce que l'extrémité d'une plume qu'on y plonge se dépouille de ses barbes.

PÂTE ÉPILATOIRE.

Pasta epilatoria. (*au. ca. sp.*)

♃ Orpiment. . . . . une once.
Chaux vive. . . . . une livre.
Amidon. . . . . . dix onces.
Eau. . . . quantité suffisante
pour faire une pâte molle, dont on oint la partie qu'on veut épiler, et qu'on enlève avec de l'eau, dès qu'elle commence à se sécher.

LIQUEUR PROBATOIRE DE MOEGLING.

Sulfure de chaux et d'arsenic ; Liquor probatorius Wirtembergicus, Sulphuretum calcis et arsenici. (ams. br. w. *br. sp.*)

♃ Orpiment. . . . . une once.
Chaux vive. . . . . deux onces.

Eau de fontaine, suffisante quantité pour pouvoir, après un quart d'heure d'ébullition, décanter et filtrer deux onces de liquide.

Cette liqueur est un réactif employé pour découvrir le plomb dans le vin et autres liquides. On verse quelques gouttes dans le vin suspect, après l'avoir étendu d'eau distillée, et l'on conclut qu'il y avait du plomb, lorsque le sédiment qui se forme est d'un brun noir, car, dans le cas contraire, il doit être d'un jaune rouge plus ou moins foncé.

AIMANT ARSENICAL.

Magnes arsenicalis. (br. w. *sp.*)

♃ Poudre d'arsenic blanc,
——— d'antimoine cru,
——— de soufre,
de chaque. . . . parties égales.

Faites foudre ensemble dans un creuset, et pulvérisez.

Cette préparation était appelée ainsi parcequ'on la supposait douée, pour attirer les humeurs malignes des bubons, d'un pouvoir égal à celui de l'aimant pour attirer le fer. Elle ne servait que pour confectionner l'emplâtre suivant.

EMPLÂTRE MAGNÉTIQUE. (br. *sp.*)

♃ Galbanum,
Gomme ammoniaque,
Cire, de chaque. . . . . trois onces.
Térébenthine, de chaque, cinq onces.
Faites fondre ensemble, et ajoutez

Sagapenum,
Aimant arsenical,
de chaque. . . . . trois onces.
Colcothar de vitriol,
Huile essentielle de succin,
de chaque. . . . une once.
Mêlez exactement.

Vanté autrefois, par Ange Sala, pour la cure des bubons pestilentiels.

ACIDE ARSÉNIEUX

Arsenic blanc, Oxide arsenical blanc, Oxide blanc d'arsenic; Acidum arsenicosum, Arsenicum crudum s. album, Calx arsenici alba, Oxydum arsenici album.

Arsenik (*Al. Hu.*); *white arsenic, white oxide of arsenic, arsenious acid (An.); turab ul halic (Ar.); rottekrudt (D.); suffaid sumbul (Du.); sumbulkhar (Hi.); arsenico, termossido d'arsenico (I.); wrongon (Mal.); sum ulfar (Pe.) ; arszenik biala (Po.); müsohjak (R.); sana'hya (Sa.); arsenik, rottgift (Su.); vullay pashanum (Tam.); tela pashanum (Tel.).*

a. am. ams. an. b. be. br. d. du. e. ed. f. fe. fi. fu. g. ham. hun. he. *li.* lo. o. po. pp. pr. r. s. su. w. wu. ww. *a. br. e. g. pa. sp. um.*

En masses compactes, pesantes, opaques, blanches, cassantes, à cassure brillante. Cet acide est volatilisable, au-dessous de la chaleur rouge cerise, en une fumée blanche, qui répand une forte odeur d'ail. Il cristallise en tétraèdres. Sa saveur est âcre et nauséeuse.

br. indique brièvement le procédé suivi dans les arts pour obtenir cet acide. VanMons donne le suivant :

♃ Orpiment. . trois parties et demie.
Oxide de mercure. . . dix parties.

Broyez pendant long-temps ensemble, et sublimez.

Poison redoutable, irritant au plus haut degré, cathérétique, corrosif.

ACIDE ARSÉNIEUX LIQUIDE.

Solutio arsenici. (b*. ba. *br. sw.*)

♃ Acide arsénieux pulvérisé, une partie.
Eau distillée. . . . cent parties.

Faites bouillir ensemble, et filtrez après le refroidissement. (ba.)

b*. br. et sw. prescrivent quatre grains d'acide et deux livres d'eau.

L'acide arsénieux est soluble dans quatre-vingts parties d'eau à + 10 degrés, et dans soixante-quinze d'eau bouillante.

On dissout la solution à la dose d'une cuillerée le matin, avec autant de lait et un peu de sirop, en augmentant par degrés, jusqu'à six cuillerées par jour. Elle a été vantée comme fébrifuge.

POUDRE FÉBRIFUGE. (*au.*)

♃ Arsenic blanc,
Myrrhe choisie,

14.

Poivre long,
Bol d'Arménie,
de chaque. . . . . deux gros.
Soufre. , ... une demi-once.
Poudre aromatique. . . . un gros.

Dose, six à huit grains, deux heures avant
le paroxysme, avec de l'infusion de camomille.

POUDRE ARSENICALE. (b*. au.)

♃ Arsenic blanc. . . quarante grains.
Cinabre. . . . . . . deux gros.
Porphyrisez.

Cette poudre peut très bien remplacer
celle du Frère Côme.

POUDRE ARSENICALE DE JUSTAMOND.

Causticum arsenicale, *Arsenicum antimonia-*
tum, Oxydum arsenici *album* cum *sulphu-*
reto stibii, Sulphuretum stibii arsenicatum.
(*ca. sw.*)

♃ Antimoine cru. . . . . une once.
♦ Arsenic blanc. . . une demi-once.

Faites fondre ensemble dans un creuset, pulvérisez la masse refroidie, et a-
joutez

Extrait. d'opium. . un à trois gros.

On en saupoudre les excroissances, les ulcères fongueux et rebelles. L'opium n'est
ajouté que quand il y a de très vives douleurs.

POUDRE ARSENICALE DE ROUSSELOT.
(b*. f. au. ca. pie. ra.)

♃ Arsenic blanc . . . un demi-gros.
Cinabre. . . . . . . une once.
Sang-dragon. . . une demi-once.

On la répand sur les ulcères cancéreux, ou
mieux encore, au moment de l'appliquer, on
en fait une pâte, soit avec de la salive, soit
avec de l'eau légèrement gommée.

L'ancienne formule (*Pulvis Cosmii s. Ber-*
nhardi) portait deux gros de cinabre, huit
grains de cendre de semelle brûlée, douze
grains de sang-dragon, et quarante d'arsenic
blanc. (b*. ca. pie. sw.)

Van Mons donne la suivante:

♃ Poudre de charbon animal,
quatre scrupules.
Sang-dragon. . . . . deux gros.
Arsenic blanc. . . . . . six gros.
Cinabre. . . . . . . trois onces.

Faites une poudre. (sw*.)

On trouve aussi celle qui suit dans Augustin :

♃ Arsenic blanc. . . deux scrupules.
Cinabre. . . . . . . deux gros.
Sang-dragon. . . . douze grains.
Corne de cerf calcinée, huit grains.

Faites une poudre.ᵧ (au.)

Ici doit se ranger la *Pommade d'Hellmund*,
composée comme il suit :

♃ Cinabre factice. . . un demi-gros.
Cendre de vieilles semelles,
Sang-dragon,
de chaque. . . . quatre grains.
Arsenic blanc. . un demi-scrupule.

Faites une poudre, et incorporez environ un grain et demi de celle-ci dans
un gros d'un onguent préparé avec·

Baume du Pérou,
Extrait de ciguë, de chaque, un gros.
Acétate de plomb. . un scrupule.
Laudanum. . . un demi-scrupule.
Onguent de cire. . . deux onces.

Cette pommade, débitée contre les chan-
cres et cancers de la face, par un douanier
d'Oldendorf, dont elle porte le nom, a joui
d'une assez grande célébrité pour que le gou-,
vernement prussien se soit décidé dernièrement à en acheter le secret. Aujourd'hui qu'il
est connu, l'arcane perdra sa renommée; car,
à part même l'absurdité de sa composition,
et les inconvéniens communs à toutes les pâ-
tes arsenicales, c'est une grossière imitation
de la pâte du Frère Côme et de l'ancien remède anticancéreux de Davidson, qui unis-
sait ensemble, comme on sait, la ciguë et
l'arsenic. Voilà ce qu'auraient dù dire les
folliculaires qui semblent s'estimer heureux
lorsqu'ils parviennent à remplir les colonnes
de leurs feuilles de formules bonnes ou mauvaises, et qui les recommandent avec em-
pressement, sans rechercher si l'expérience
n'a pas déjà fourni plus de données qu'il n'en
faut pour les juger.

POUDRE ARSENICALE DE PLUKKET. (b*. ca. sw.)

♃ Arsenic blanc. . . . . deux gros.
Fleurs de soufre. . . . un gros.
—— de camomille puante,
une demi-once.
Feuilles de renoncule. . une once.

Faites une poudre. (*ca. sw.*)

b*. prescrit trois poignées de renoncule,
une poignée de camomille, trois gros d'arsenio et un gros de soufre.

Au moment d'employer cette poudre, on
la délaie dans du blanc d'œuf, et on applique le mélange sur l'ulcère qu'on veut détruire.

POUDRE ARSENICALE DE PLENCIZ. (b*.)

♃ Arsenic blanc,
Myrrhe,
Poivre long,
Terre sigillée rouge,
de chaque. . . . deux grains.
Fleurs de soufre. . une demi-once.
Bézoard minéral. . . . un gros.

On en fait prendre six ou huit grains dans

une infusion de fleurs de sureau ou de camomille, une ou deux heures avant l'accès d'une fièvre intermittente.

POUDRE ARSÉNICALE DE BAUMANN. (*vm.*)

♃ Noir de fumée. . . . une partie.
Nitre,
Arsenic blanc,
Racine de pied de veau,
Sous-carbonate de potasse,
de chaque. . . . deux parties.
Mêlez en triturant.

POUDRE DE FONTANEILLES. (*pie.*)

♃ Arsenic blanc. . . . deux grains.
Mercure doux. . . . seize grains.
Opium brut. . . . . deux grains.
Gomme arabique,
Sucre, de chaque. . . . un gros.
Pour seize prises.

CATAPLASME ANTICANCÉREUX.

Puls arsenicalis. (*au. sw*.*)

♃ Arsenic blanc. . . une demi-once.
Camphre. . . . . . une once.
Vinaigre. . . . . . une livre.
Suc de carottes. . . . deux livres.
Mêlez exactement, et ajoutez
Poudre de grande ciguë,
quantité suffisante
pour faire un cataplasme. (*sw*.*)

♃ Suc de carottes. . . . une livre.
Acétate de plomb,
Arsenic blanc, dissous dans du vinaigre, de chaque, une demi-once.
Laudanum de Sydenham,
un gros et demi.
Poudre de ciguë, quantité suffisante
pour faire une pâte molle. (*au.*)

LINIMENT ARSENICAL. (*sw.*)

♃ Arsenic blanc. . un à deux grains.
Ajoutez peu à peu, en broyant
Huile d'olive. . . . . une once.
On l'a conseillé dans les ulcères carcinomateux, phagédéniques et de mauvais aspect, les maladies de peau rebelles, la paralysie.

CÉRAT ARSENICAL. (am. b*. c.)

♃ Cérat simple. . . . . une once.
Faites-le ramollir sur le feu, et ajoutez-y
Arsenic blanc en poudre, un scrupule.

POMMADE ESCARROTIQUE.

Onguent arsenical ; Unguentum arsenici.
(b*. *au. br. e.*)

♃ Arsenic blanc. . . . quatre grains.

Beurre frais. . . . . . . six gros.
Cire blanche. . . . . deux gros.
Mêlez exactement. (b*. *au.*)

e. prescrit un gros d'arsenic blanc, six gros de graisse, et autant de cérat au blanc de baleine.

♃ Arsenic blanc,
Soufre, de chaque. . . . un gros.
Vinaigre distillé,
Onguent de céruse,
de chaque. . . . une once.
Mêlez. (*br.*)

au. prescrit un gros d'arsenic, autant de soufre, une demi-once de vinaigre, et une once d'onguent de céruse.

♃ Arsenic blanc. . . . trois grains.
Eau distillée. . . . . trois gros.
Ajoutez à la solution
Extrait de saturne,
——— de ciguë,
——— de quinquina,
de chaque. . . une demi-once.
Mêlez. (*au.*)

PILULES ASIATIQUES. (f*. f**. *ra. sw.*)

♃ Arsenic blanc, soixante-six grains.
Poivre noir,
onze onces et soixante-huit grains.
Broyez dans un mortier de fer pendant quatre jours, et par intervalles, puis, avec suffisante quantité d'eau et de gomme arabique, faites huit cents pilules. (f*. f**.)

ra. prescrit quatre grains d'arsenic et neuf de poivre; — *sw*.* une partie d'arsenic, six de poivre et neuf de mucilage de gomme arabique.

Employées dans l'Inde contre la lèpre tuberculeuse. — Dose, une par jour.

PILULES ARSENICALES. (am. b*. *e. vm.*)

♃ Arsenic blanc. . . . deux grains.
Opium en poudre. . . huit grains.
Savon médicinal, vingt-deux grains.
Faites trente-deux pilules.
La formule est de Barton. — Van Mons, qui donne bizarrement à ces pilules l'épithète de *sédatives,* prescrit de les faire ainsi :

♃ Arsenic blanc. . . . une partie.
Opium. . . . . . dix parties.
Savon blanc. . . quarante parties.
Sirop de sucre, quantité suffisante.
Broyez pendant long-temps. (*vm.*)

♃ Arsenio blanc. . . . six grains.
Opium. . . . . . huit grains.
Sel ammoniac. . . un demi-gros.
Sirop de sucre, quantité suffisante.

Faites trente-deux pilules. — Dose, une trois fois par jour. (*e.*)

Dans les fièvres intermittentes.

ACIDE ARSENIQUE.

Acide arsenical; Acidum arsenicale. (f*.)

♃ Arsenic blanc. . . . quatre onces.
Eau régale. . . . . . une livre.

Faites chauffer dans une cornue de grès, et évaporez le résidu à siccité.

PÂTE ARSENICALE. (*pié.*)

♃ Eau-forte. . . . . . une once.
Sublimé corrosif. . . quatre onces.
Sel ammoniac. . . . deux onces.
Arsenic blanc. . . . un gros.

Distillez à siccité, ajoutez à la poudre qui reste pareille quantité de vinaigre distillé, et distillez de nouveau jusqu'à consistance de pâte.

Après avoir lavé avec du vin chaud l'ulcère qu'on veut détruire, on étend cette pâte sur un plumasseau plus petit que lui, et on la laisse en place pendant vingt-quatre heures.

ARSÉNITE DE POTASSE.

On ne trouve ce sel indiqué qu'à l'état liquide ; *Solutio arsenicata s. arsenitis halicæ, Liquor potassæ arseniatis, Arsenis potassæ liquidus, Arsenis potassæ aquosus.*

ba. fi. su. sw.

♃ Arsenic blanc. . . une partie.
Sous-carbonate de potasse,
une demi-partie.
Eau distillée. . . cent parties.

Faites bouillir jusqu'à parfaite solution de l'arsenic, et ajoutez ensuite assez d'eau pour que le poids total soit celui de cent parties. (ba.)

su. prescrit vingt-quatre grains d'arsenic, autant de sous-carbonate, quatre onces et demie d'eau, et, après la cuisson, assez d'eau pour que le tout pèse une livre; —, fi. et *sw.* seize grains d'arsenic, autant de sous-carbonate, quatre onces d'ean, et, après la cuisson, l'addition d'assez d'eau pour faire quatre onces de liquide.

Cette solution simple est peu employée; le plus ordinairement on y ajoute quelque accessoire, comme dans les préparations suivantes :

SOLUTION ARSENICALE DE JACOB. (b*.)

♃ Arsenic blanc. . . . une partie.
Potasse. . . . . . douze parties.
Eau distillée, cent soixante-huit parties.

Faites bouillir jusqu'à ce que la moitié de l'eau soit évaporée; à la solution refroidie,

ajoutez l'eau qui s'est évaporée, avec un peu d'alcool.

On peut en rapprocher la solution arsenicale d'am., dont voici la formule :

♃ Arsenic blanc,
Sous-carbonate de potasse,
de chaque, soixante-quatre grains.
Eau. . . . . . . une pinte.

Faites bouillir jusqu'à solution de l'arsenic; versez la liqueur refroidie dans une pinte, et ajoutez-y

Alcool. . . . . . quatre gros.
Eau distillée. . quantité suffisante
pour compléter la pinte.

Dose, trente gouttes aux adultes, et six à seize aux enfans, dans une cuillerée d'eau. On fait prendre cette liqueur durant l'apyrexie des fièvres intermittentes, quatre fois dans la journée.

SOLUTION ARSENICALE DE BRÉRA. (b*. *au.*)

♃ Arsenic blanc. . . un demi-gros.
Eau distillée. . . . six onces.

Ajoutez à la solution

Eau de cannelle simple, deux onces, tenant en dissolution

Sous-carbonate de potasse,
un demi-gros.

Huit onces de cette liqueur donnent quatre mille six à quatre mille huit cents gouttes, dont soixante-seize contiennent un grain d'arsénite de potasse. — Dose, six à quinze gouttes, dans de l'eau distillée.

SOLUTION ARSENICALE DE HEIN. (b*.)

♃ Arsenic blanc,
Sous-carbonate de potasse,
de chaque. . . . : un gros.
Eau distillée. . . une demi-livre.

Faites dissoudre au moyen de l'ébullition ; ajoutez à la liqueur refroidie

Esprit d'angélique composé, une once.
Eau distillée. . . suffisante quantité
pour produire une livre de liquide.

Dose, cinq à seize gouttes, dans de l'eau, toutes les deux heures.

SOLUTION ARSENICALE AMÈRE. (su. *vm.*)

♃ Arsenic blanc,
Sous-carbonate de potasse,
de chaque. . vingt-quatre grains.
Eau. . . . quatre onces et demie.

Faites dissoudre sur le feu, et ajoutez à la solution

Teinture d'absinthe composée (formule de fu.), une once et demie.
Eau. . . . . quantité suffisante
pour que le tout fasse une livre.

Sòlutio arsenicalis s. *mineralis Fowl*eri. (am.
an. b*. be. ed. f. han. lo. *au. br. e. ra.*)

♃ Arsenic blanc,
　Sous-carbonate de potasse,
　　de chaque, soixante-quatre grains.
　Eau distillée. . . . . huit onces.

Faites bouillir sur le bain de sable;
ajoutez à la solution refroidie

　Esprit de lavande composé,
　　　　　　une demi-once.
　Eau distillée. . quantité suffisante
pour faire seize onces de liqueur. (an. b*.
be. ed. f. han. lo. *au. ra.*)

♃ Arsenic blanc,
　Sous-carbonate de potasse,
　　de chaque. . . . cinq parties.
　Eau distillée. . . cinq cents parties.

Faites bouillir jusqu'à ce que l'arsenic soit dissous. Ajoutez à la liqueur refroidie

　Eau de mélisse composée,
　　　　　　seize parties.
　Eau. . . . . quantité suffisante
pour que le poids du tout soit de cinq cents
parties. (f.)

Dose, deux gouttes, deux fois par jour,
aux enfans de deux ans; dix à douze, répétées de même, aux adultes.

♃ Solution de Fowler, soixante gouttes.
　Teinture d'opium. . trente gouttes.
　Esprit de lavande composé, un gros.
　Eau de cannelle. . . . trois onces.

Dose, une cuillerée à bouche pour les
adultes, à café pour les enfans, toutes les
deux heures, dans l'apyrexie.

ARSÉNITE DE SOUDE.

Arsenis sodæ.

sw*. vm.

Ce sel n'est indiqué qu'à l'état liquide,
sous le nom d'*Arsénite de soude liquide, Solution arsenicale simple ou de Prusse ; Arsenidum
sodæ liquidum, Solutio arsenicalis borussica.*
(ca. sw*. vm.)

En voici la formule :

♃ Arsenic blanc,
　Sous-carbonate de soude,
　　de chaque, soixante-quatre grains.
　Eau distillée. . . . douze onces.

Laissez digérer pendant plusieurs jours,
sur le bain de sable tiède, et filtrez.

Chaque gros de liqueur contient deux
tiers de grain d'acide arsénieux. On ne doit
donner à la fois qu'un vingtième de grain de

ce dernier. C'est dans du sirop de sucre
qu'on fait prendre la solution.

Van Mons indique encore un *Arsénite de
soude liquide composé*, que l'on obtient en
ajoutant une demi-once d'esprit d'angélique
composé à la préparation précédente, après
l'avoir filtrée.

♃ Arsenic blanc. . . un demi-gros.
　Eau distillée. . . . . . six onces.

Après six heures de digestion au bain-
marie, ajoutez

　Eau de cannelle. . . deux onces,
tenant en dissolution

　Sous-carbonate de soude,
　　　　　　un demi-gros.

Faites digérer à une douce chaleur, pendant quelques heures.

Dose, quatre à six gouttes, dans de l'eau
d'orge, toutes les trois ou quatre heures.

ARSÉNIATE DE SOUDE.

Arsenias sodæ. (b*. vm.)

♃ Arsenic blanc, quatre parties et demie.
　Nitrate de soude effleuri, huit parties.

Broyez ensemble, introduisez le mélange
dans une fiole placée sur le bain de sable,
chauffez jusqu'à ce que tout l'acide nitrique
soit dissipé, et conservez le résidu. (b*. vm.)

♃ Sous-carbonate de soude, à volonté.
　Acide arsénique, quantité suffisante
pour saturer l'alcali, évaporez jusqu'à siccité,
et dissolvez dans l'eau. (vm.)

♃ Arséniate de potasse, quatre-vingt-
　　　　　dix-neuf parties et demie.
　Sulfate de soude,
　　　　　cent cinquante-deux parties.

Faites dissoudre dans l'eau bouillante,
filtrez la solution, et rapprochez-la jusqu'à
ce qu'elle ne donne plus de sulfate de potasse. (vm.)

Un grain de sel cristallisé dissous dans une
once d'eau constitue la *Solution de Pearson.*
(f**. ra.)

On a employé cette dernière dans les fièvres intermittentes et plusieurs maladies de
peau, et on la dit même plus facile à ma-
nier, mais d'une action moins marquée,
que la solution de Fowler. — Dose, depuis
un scrupule jusqu'à un demi-gros, à diviser
en deux prises si l'individu est faible.

♃ Arséniate de soude. . . six grains.
　Eau de menthe poivrée,
　　　　　deux onces et demie.

Ajoutez à la solution

Eau de cannelle vineuse,
une demi-once.
Teinture d'opium. . . . un gros.
Dose, quarante à cinquante gouttes, quatre fois par jour.

ARSÉNIATE D'AMMONIAQUE.

Arsenias ammoniæ. (f*.)

℞ Acide arsénique. . . . une partie.

Faites dissoudre dans l'eau, et ajoutez assez d'ammoniaque pure ou carbonatée pour saturer l'acide; évaporez et faites cristalliser.

SOLUTION D'ARSÉNIATE D'AMMONIAQUE. (*ra.*)

℞ Arséniate d'ammoniaque, huit grains.
Eau distillée. . . . une demi-livre.
Ajoutez à la solution
Esprit d'angélique. . une demi-once.

Excitant, qu'on a conseillé dans les dartres peu enflammées; on en fait prendre jusqu'à ce que tous les signes de l'irritation gastrique se manifestent. — Dose, depuis un scrupule jusqu'à un demi-gros par jour, en une ou deux prises.

ARSÉNIATE DE POTASSE.

Arsenias kali. (du. f*. fe. c. *vm.*)

℞ Arsenic blanc . . . cinq parties.
Nitre. . . neuf parties et demie.

Broyez ensemble, introduisez dans un matras, et chauffez graduellement, sur un bain de sable, jusqu'à ce qu'il ne se dégage plus de vapeurs nitreuses; faites dissoudre le résidu dans quatre parties d'eau, filtrez, évaporez légèrement et laissez cristalliser. (*vm.*)

du. f*. et *c.* prescrivent une once d'arsenic, une once de nitre et quatre livres d'eau pour lessiver le résidu; — fe. parties égales d'arsenic et de nitre.

Dose, depuis un seizième jusqu'à un huitième de grain, réduit en pilules avec de la mie de pain.

POTION FÉBRIFUGE. (*ra.*)

℞ Arséniate de potasse,
un cinquième de grain.
Eau de menthe. . . . trois onces.
Sirop de sucre . . une demi-once.

ARSÉNIATE DE FER.

Aucune pharmacopée n'indique la manière de préparer ce sel.

PILULES D'ARSÉNIATE DE FER. (*ra.*)

℞ Proto-arséniate de fer. . trois grains.
Extrait de houblon . . deux gros.
Poudre de guimauve, un demi-gros.

Sirop de fleurs d'oranger,
quantité suffisante.
Faites quarante-huit pilules.

Conseillées, d'après les Anglais, dans les affections cancéreuses et les dartres ulcérées. — Dose, une pilule par jour.

ARTICHAUT.

Artichaut cultivé ; Cynara Scolymus, L.

Artischoke (Al.); artichoke (An.); hirsehuf (Ar.); artisko (D.); kunghir (Pa.); alcachosa (Por.); artisjok (Su.).

d. e. f. a. be. m.

Plante ℞ (syngénésie polygamie égale, L.; synanthérées, Cas.), qu'on cultive dans les potagers. (*fig.* Blackw. *Herb.*, t. 458.)

On emploie les fleurs, qui sont des corolles flosculeuses d'un bleu pourpré.

ASA.

Asa fœtida, Assa fœtida ; Asa s. *Assa fœtida, Gummi assæ fœtidæ, Stercus diaboli;* σίλφιον μηδικὸν.

Teufelsdreck, stinkender Asand (Al.); stinking assa (An.); killit (Ar.); czertowo howno (B.); hingu (Ba.); kinghu (Cy.); dyoelsdreck (D.); hing (Duk. Hi.); asa-fetida (E.); duivelsdreck (Ho.); assa fœtida (I. Por.); ingu (Ja.); angu (Mal.); unguzek (Pe.); czarcie layno, asafeta (Po.); hinga, hingu. (Sa.); dyfuelstræck (Su.); perungyum (Tam.); inguva (Tel.).

a. am. ams. an. b. ba. be. br. d. dd. du. e. f. fe. ff. fi. fu. g. ham. han. he. li. lo. o. p. po. pp. pr. r. s. su. w. wu. ww. a. be. br. c. g. m. p. pa. pid. sa. sp. z.)

Gomme-résine en larmes détachées, ou plus souvent en grosses masses irrégulières et agglutinées, d'un blanc jaunâtre ou d'un fauve roussâtre, renfermant des parcelles blanches, demi-transparentes, et souvent aussi des parties violâtres, friable à froid, mais se ramollissant par la chaleur ; d'une odeur forte, pénétrante, vireuse et alliacée; d'une saveur âcre, mordicante, nauséeuse et long-temps persistante.

Analysée par Neumann, Trommsdorf et Pelletier, elle contient, d'après ce dernier, une résine particulière, de la gomme, de la bassorine, de l'huile volatile et du surmalate de chaux.

Elle est produite par la dessiccation d'un suc laiteux qui découle de sections transversales successives faites au sommet de la racine du *Ferula Asa fœtida*, L., plante (pentandrie digynie, L. ; ombellifères, J.), de la Perse. (*fig. Flore médic.*, I. 42.)

Considérée sous le point de vue médical, c'est un excitant fort énergique, dont on suppose que l'influence s'exerce de préférence sur le système nerveux, de manière que c'est principalement comme antispasmodique qu'elle est administrée, et qu'à ce titre on la prescrit dans l'hystérie, l'hypocondrie, l'asthme et les coliques dites nerveuses. On l'a cependant aussi rangée parmi les vermifuges et les emménagogues.

§ I. PRÉPARATIONS QUI CONTIENNENT L'ASA FŒTIDA ENTIÈRE ET SOUS FORME SÈCHE.

POUDRE CONTRE LA CARIE. (*sm.*)

⁊ Asa fœtida. . . . quatre gros.
Écailles d'huître,
Sucre, de chaque. . . deux gros.
Camphre. . . . . un scrupule.

Mêlez exactement, et partagez en paquets d'un scrupule.

Dose, deux paquets par jour, un le matin et l'autre le soir, que la carie provienne d'une cause externe ou d'une cause interne. Cette poudre communique en peu de jours une odeur infecte à l'haleine des malades.

PILULES D'ASA FŒTIDA SIMPLES.

Pilules de savon composées ; Pilulæ ex asa fœtida s. asæ fœtidæ soponatæ. (am. b*. dd. pp. ww. *au.* c. *e.*)

⁊ Asa fœtida. . . . . à volonté.
Miel. . . . quantité suffisante.

Faites une masse pilulaire. (b*.)

Dose, un scrupule chez l'adulte.

⁊ Asa fœtida. . . . . trois parties.
Savon d'Alicante. . . . une partie.

Faites une masse pilulaire (am.) et des pilules de deux grains. (dd.)

e. prescrit un gros d'asa, dix grains de savon et assez d'eau pour faire dix pilules.

⁊ Asa fœtida. . . . . deux gros.
Savon. . . . . . un gros.
Huile de fenouil. . . . six gouttes.

Faites des pilules de deux grains. (pp. ww. *au.*)

Dose, vingt à trente.

⁊ Savon blanc. . . . . trois gros.
Asa fœtida,
Rhubarbe en poudre,
de chaque. . . . . . un gros.

Faites des pilules de deux grains. (dd.)
Dose, dix par jour.

⁊ Fiel de bœuf épaissi,
Asa fœtida, de chaque, à volonté.

Faites une masse pilulaire. (b*.)

Richter en prescrivait un scrupule, trois fois par jour, dans les dérangemens de la menstruation.

PILULES D'ASA FŒTIDA COMPOSÉES.

Pilules antispasmodiques, fétides, antihystériques ou emménagogues ; Pilulæ antispasticæ s. fœtidæ s. gummosæ s. antihyste-

ricæ s. myrrhæ compositæ s. *ferulaceæ cum ammonio* s. *valerianæ ferulaceæ.* (ams. b*. br. d. du. ed. fe. fi. fu. ham. p. pa. su. wu. *au. bo. br.* c. *ca. pid. pie. sa. sm. sp. sw.*)

⁊ Asa fœtida,
Extrait de valériane,
de chaque. . . . . deux gros.

Faites des pilules de deux grains. (b*.)
Dose, dix à vingt grains pour un adulte.

fu. donne la même formule, et prescrit seulement de faire les pilules avec la teinture de galbanum.

⁊ Asa fœtida
Extrait de valériane,
de chaque. . . . . deux gros.
Castoréum. . . deux scrupules.

Faites des pilules de deux grains. — Dose, six à huit, trois fois par jour. (*au.*)

⁊ Asa fœtida,
Racine de valériane,
de chaque. . . . . trois gros.
Camphre. . . . . un demi-gros.
Teinture de valériane ammoniacée,
quantité suffisante.

Faites des pilules de deux grains. — Dose, dix à quinze. (*au.*)

⁊ Asa fœtida,
Castoréum,
de chaque. . . un gros et demi.
Sel volatil de corne de cerf,
un demi-gros.
Huile animale de Dippel,
vingt gouttes.
Teinture de myrrhe,
quantité suffisante.

Faites des pilules de deux grains. — Dose, six à quinze. (*au.*)

⁊ Asa fœtida. . . . . deux gros.
Extrait de jusquiame, deux scrupules.
Poudre de jusquiame, quinze grains.
———— d'ipécacuanha. . cinq grains.

Faites des pilules de deux grains. (ham.)
Même dose que pour les précédentes.

⁊ Asa fœtida. . . . . deux gros.
Camphre,
Musc, de chaque. . . . un gros.
Ambre gris. . . . un demi-gros.

Faites cent pilules. (*sm.*)

Dose, six par jour, en trois fois. — Elles furent, dit-on, employées avec succès dans un cas d'angine de poitrine.

⁊ Asa fœtida. . . . . deux gros.
Camphre. . . . . . un gros.
Opium. . . . . dix grains.

Faites des pilules de deux grains. (*pic.*)
Même dose que pour les précédentes.

♃ Asa fœtida. . . un demi-scrupule.
  Gomme ammoniaque,
  Extrait de millefeuille,
    de chaque. . . . . un gros.
  ——— d'opium. . . . six grains.
Faites des pilules de deux grains. (*sa.*)
Dose, un peu plus forte que pour les pré-
cédentes.

♃ Asa fœtida. . . un gros et demi.
  Camphre. . . . un demi-gros.
  Castoréum. . . un gros et demi.
  Huile animale de Dippel,
              vingt-quatre gouttes.
  Teinture ammoniacale d'asa fœtida,
              quantité suffisante.
Faites des pilules de deux grains. (*sw.*)

br. et d. donnent la même formule, en
supprimant la teinture.

Dose, dix à douze, deux ou trois fois par
jour.

♃ Extrait de fleurs de camomille,
              une once.
  Asa fœtida. . . . une demi-once.
  Acide succinique. . . un scrupule.
  Huile empyreumatique de corne de
    cerf. . . . quantité suffisante.
Faites une masse pilulaire. (*fu.*)
Dose, dix à vingt grains.

♃ Asa fœtida,
  Castoréum,
    de chaque. . . . un gros et demi.
  Acide succinique. . un demi-gros.
  Huile empyreumatique de corne de
    cerf. . . . un demi-scrupule.
  Teinture de myrrhe,
              quantité suffisante.
Faites cent dix pilules. (fi. fu. *ca. pid.*
sw.)
Dose, quatre à huit grains, toutes les trois
heures.

♃ Asa fœtida,
  Galbanum,
  Myrrhe, de chaque. . . un gros.
  Castoréum,
  Camphre,
  Acide succinique,
    de chaque. . . un demi-gros.
  Baume du Pérou, quantité suffisante.
Faites des pilules d'un grain. (b*.)
Dose vingt grains.

♃ Asa fœtida,
  Galbanum,
  Myrrhe, de chaque. . . une once.

  Sirop de sucre, quantité suffisante.
Faites une masse pilulaire. (p.)

♃ Asa fœtida,
  Galbanum,
  Myrrhe, de chaque, une demi-once.
  Huile de succin rectifiée,
              un demi-gros.
  Sirop de menthe, quantité suffisante
pour faire une masse pilulaire. (ams. b*. du.
ed. wu. *br. c.*)
Dose, un demi-scrupule, ou un scrupule,
et même davantage.

♃ Asa fœtida,
  Succin, de chaque. . . deux gros.
  Mastic. . . . . un gros et demi.
  Myrrhe. . . . . . un gros.
  Teinture de castoréum,
              quantité suffisante.
Faites des pilules de trois grains. (*sm.*)

Dose, douze par jour, en trois fois, avec
une infusion de safran sucrée.—Elles passent
pour être éminemment emménagogues.

♃ Asa fœtida. . . . un scrupule.
  Galbanum,
  Myrrhe, de chaque, un gros et demi.
  Castoréum. . . . quinze grains.
  Baume du Pérou, quantité suffisante.
Faites des pilules de cinq grains. (pa.
sm.)
Dose, trois dans la soirée.

♃ Asa fœtida,
  Galbanum,
  Myrrhe, de chaque. . . deux gros.
  Castoréum,
  Valériane, de chaque, un scrupule.
  Baume du Pérou, quantité suffisante.
Faites des pilules de trois grains. (*bo.*)
Dose, deux par jour, en augmentant gra-
duellement jusqu'à six.

♃ Quinquina,
  Racine de valériane,
              de chaque, trois gros.
  Asa fœtida,
  Cannelle,
  Castoréum,
    de chaque. . . deux scrupules
  Ambre gris. . . . quatre grains.
  Sirop d'absinthe, quantité suffisante
pour faire une masse pilulaire. (*pie.*)

Dose, un demi-gros à un gros.

♃ Asa fœtida,
  Castoréum,
    de chaque. . une once et demie.
  Huile de succin. . . quatre gros.
  Musc. . . . . . un scrupule.
  Diascordium. . quantité suffisante.
Dose, dix à quinze grains. (fe.)

♃ Asa fœtida,
Galbanum,
Extrait d'angélique,
de chaque. . . une demi-once.
Castoréum,
Safran, de chaque. . . . un gros.
Opium. . . . . un demi-gros.
Essence de castoréum,
quantité suffisante.
Faites des pilules de deux grains. (b*. ca.)
Dose, cinq à huit.

♃ Thériaque d'Andromaque,
Extrait de camomille,
——— de millefeuille,
de chaque. . . . . . un gros.
Sagapenum,
Opopanax,
Safran,
Castoréum,
de chaque. . . . un demi-gros.
Asa fœtida,
Camphre, de chaque, quinze grains.
Faites des pilules d'un grain. (b*.)
Dose, vingt pour un adulte.

♃ Asa fœtida,
Extrait gommeux d'aloès,
Gomme ammoniaque,
de chaque. . . . . deux gros.
Faites des pilules de trois grains. (sm.)
Dose, douze par jour, en trois fois, avec une forte infusion de mélisse sucrée.

♃ Opopanax. . . . . une once.
Gomme ammoniaque,
Galbanum,
Sagapenum,
de chaque. . . une demi-once.
Myrrhe. . . . . deux gros.
Asa fœtida,
Castoréum, de chaque. . trois gros.
Huile de succin. . . un scrupule.
Mithridate. . quantité suffisante.
Faites une masse pilulaire. (sp.) — Dose, un demi-gros.

C'est principalement dans les accidens nerveux réunis sous le nom d'hystérie qu'on a conseillé ces diverses pilules, dont plusieurs portent les noms de Sydenham, Hoffmann, Selle, Astruc, Fuller, Tronchin, Piderit et Plenciz. Elles passent pour être, et sont en effet, selon les circonstances, stimulantes, nervines, anthelmintiques, antispasmodiques et emménagogues. A forte dose, elles produisent la purgation.

BOLS ANTISPASMODIQUES.

Boli antispasmodici et anticonvulsivi s. antihysterici. (b. ca. pie.)

♃ Asa fœtida,
Camphre. . de chaque, dix grains.

Serpentaire de Virginie. . un gros.
Extrait gommeux d'opium, dix grains.
Rob de sureau, quantité suffisante.
Faites vingt-quatre bols. (ca.)
Dose, cinq à six, de six en six heures.

♃ Poudre d'asa fœtida,
——— de castoréum,
——— de valériane,
——— de succin,
de chaque. . . une demi-once.
Camphre. . . . . un scrupule.
Sirop de karabé, quantité suffisante.
Faites des bols de six grains. (ca. pic.)
Ces bols ont été conseillés dans les affections hystériques, les névroses, les névralgies et les vertiges appelés nerveux.

♃ Asa fœtida,
Castoréum, de chaque, un scrupule.
Extrait de valériane. . . un gros.
Faites quatre bols, à prendre en vingt-quatre heures, dans la céphalée nerveuse, le tic douloureux de la face, la gastrodynie, l'épilepsie, etc. (b.)

♃ Asa fœtida,
Castoréum, de chaque, un scrupule.
Faites six bols, à prendre, un de temps en temps, dans la gastrodynie et la colique spasmodique. (b.)

BOLS NERVINS.

Boli nervini. (b.)

♃ Asa fœtida. . . . un scrupule.
Extrait de valériane, deux scrupules.
Miel despumé,
Poudre de réglisse,
de chaque. . quantité suffisante.
Faites huit bols. — Dose, deux toutes les deux heures.

BOLS ANTISEPTIQUES.

Boli tonico-antiseptici. (b.)

♃ Asa fœtida. . . . un scrupule.
Extrait de quinquina, un gros et demi.
Poudre de roses, quantité suffisante.
Faites huit bols. — Dose, un toutes les deux heures.

PILULES CONTRE L'AMAUROSE.

Pilulæ ferulaceæ cum arnica et tartaro stibiato. (au.)

♃ Gomme ammoniaque,
Asa fœtida,
Savon médicinal,
Racine de valériane,
Fleurs d'arnica,
de chaque. . . deux gros.
Tartre stibié. . . dix-huit grains.

Faites des pilules de deux grains. — Dose, quinze, trois fois par jour.

PILULES EMMÉNAGOGUES.

Pilulæ ferulaceæ camphoratæ s. *asæ fœtidæ helleboratæ.* (*au.*)

℞ Galbanum,
  Asa fœtida,
  Extrait de myrrhe,
    de chaque. . . un demi-gros.
  Castoréum,
  Camphre,
  Sel de corne de cerf,
    de chaque. . . un gros et demi.
  Huile de cajeput. . . six gouttes.
  Baume du Pérou, quantité suffisante.

Faites des pilules d'un grain. — Dose, douze à quatorze, matin et soir.

℞ Extrait d'ellébore noir,
  Asa fœtida,
  Gomme ammoniaque,
  Savon médicinal,
    de chaque. . . . deux gros.
  Poudre de rhubarbe,
         quantité suffisante.

Faites des pilules de deux grains. — Dose, dix à douze, matin et soir.

PILULES FÉTIDES MARTIALES.

Pilulæ asæ fœtidæ martiatæ. (*wu. au. sp. vm.*)

℞ Asa fœtida. . . . . trois gros.
  Aloès,
  Sulfate de fer. . de chaque, un gros.

Faites une masse pilulaire. (*sp.*)

vm. prescrit une partie d'aloès, une de sulfate, une et demie d'asa et du sirop de sucre.

℞ Asa fœtida,
  Fleurs de sel ammoniac martiales,
    de chaque. . . . deux gros.
  Huile de succin rectifiée, dix gouttes.
  Baume du Pérou, quantité suffisante.

Faites une masse pilulaire. (*wu.*)

La première formule est de Whytt. — Dose, deux scrupules, deux ou trois fois par jour, dans l'hypocondrie et l'hystérie.

℞ Asa fœtida. . . . . deux gros.
  Aloès soccotrin,
  Sulfate de fer,
  Gingembre, de chaque. . un gros.
  Elixir de propriété, quantité suffisante.

Faites des pilules de quatre grains. (*au. bo. ca. pie.*)

Cette formule appartient à Barthez, qui l'a manifestement copiée d'après celle de Whytt, et qui l'a donnée sous le nom de

Pilules carminatives. — Dose, quatre ou cinq, tous les soirs.

PILULES HYDRAGOGUES.

Pilulæ asæ fœtidæ scilliticæ. (*au.*)

℞ Asa fœtida. . . . deux gros.
  Savon médicinal. . . . un gros.
  Camphre. . . . un demi-gros.
  Scille en poudre. . douze grains.
  Huile de genièvre. . vingt gouttes.

Faites des pilules de deux grains. — Dose, dix, matin et soir.

℞ Asa fœtida,
  Extrait de valériane,
    de chaque. . . deux gros.
  Scille en poudre,
  Opium, de chaque. . dix grains.

Faites des pilules de deux grains. — Dose, dix, deux fois par jour.

TROCHISQUES DE MYRRHE.

Trochisci de myrrha. s. *myrrhæ compositi.* (*e.* sa. w.)

℞ Myrrhe. . . . . . trois gros.
  Asa fœtida,
  Sagapenum,
  Opopanax,
  Garance,
  Feuilles de rue,
  ——— de menthe verte,
  Semences de cumin,
  ———— de lupin,
    de chaque. . . . deux gros.

Humectez la myrrhe, l'asa, le sagapenum et l'opopanax avec du vin, ajoutez les autres substances pulvérisées, et faites une masse divisible en trochisques. (*w.*)

℞ Myrrhe. . . . . une demi-once.
  Asa fœtida,
  Sagapenum,
  Opopanax,
  Feuilles de rue,
  ——— de pouliot,
  ——— de menthe verte,
  Racine de garance,
  Semences de persil,
    de chaque. . . . deux gros.
  Décoction d'armoise,
         quantité suffisante.

Faites des trochisques. (*e.*)

℞ Myrrhe,
  Feuilles de calament de montagne,
  ——— de rue,
  ——— de dictame de Crète,
  ——— de sabine,
  Asa fœtida, de chaque, parties égales.
  Solution de gomme arabique dans le suc de marrube blanc,
         quantité suffisante.

Faites des trochisques. (sa.)

Jadis on les croyait propres à rétablir les règles, faciliter la sortie du fœtus mort, et accélérer l'apparition des lochies. — Dose, depuis un demi-gros jusqu'à un gros.

§ II. PRÉPARATIONS QUI CONTIENNENT L'ASA FŒTIDA EN SUSPENSION DANS UN VÉHICULE AQUEUX.

LAIT D'ASA FŒTIDA.

Mixture d'asa fœtida, Émulsion antihystérique ; Lac asæ fœtidæ, Mixtura asæ fœtidæ, Emulsio antihysterica. (am. b*. du. g. lo. bo. c. pie. sa.)

℞ Asa fœtida. . . . deux gros.
Eau de fontaine. . une demi-pinte.
Broyez l'asa, en ajoutant l'eau par degrés, de manière à former une émulsion.

A prendre par cuillerées.

JULEP FÉTIDE. (*bo.*)

℞ Asa fœtida. . . . . . . un gros.
Sucre blanc. . . . . six gros.
Eau de rue. . . . . cinq onces.
Liqueur minérale d'Hoffmann,
trente gouttes.

Barthez le donnait dans les accès de maladies convulsives, d'asthme surtout. — A prendre par cuillerées.

LAVEMENT ANTISPASMODIQUE.

Lavement fétide, Lavement d'asa fœtida ; Mixtura asæ fœtidæ pro clysmate, Clysma tonicum et antispasmodicum s. incitans et sedans, Enema fœtidum s. camphoratum chinæ cum asa fœtida s. tanaceti. (dd. du. au. b. c. e. ra. sa. sw.)

℞ Asa fœtida. . . . . un gros.
Eau chaude ou décoction de racine
de guimauve. . . deux onces.
Mêlez ensemble par la trituration. (dd.)

sw. veut qu'on fasse bouillir pendant un quart d'heure deux gros d'asa dans une livre d'eau ; — *e.* qu'on émulsionne deux gros d'asa avec dix à douze onces de décoction d'avoine.

℞ Asa fœtida. . . . . un gros.
Jaune d'œuf. . . . . n° 1.
Broyez ensemble, et ajoutez peu à peu
Eau . . . . six onces,
pour faire une émulsion. (*ra.*)

℞ Asa fœtida. . . . . un gros.
Térébenthine commune, un demi-gros.
Jaune d'œuf. . quantité suffisante.
Broyez ensemble, et ajoutez peu à peu
Décoction de gruau d'avoine,
neuf onces.
Mêlez bien. (*sa.*)

℞ Feuilles de rue,
——— de sabine,
de chaque. . . une demi-once.
Eau de fontaine, quantité suffisante.
Faites cuire ensemble et réduire à
une livre. Ajoutez à la colature
Asa fœtida. . . . . deux gros.
Huile d'olive. . . . une once.
——— de succin. . . un demi-gros.
Mêlez. (*sa.*)

℞ Manne. . . . . une once.
Décoction de camomille, dix onces.
Huile d'olive. . . . une once.
Sulfate de magnésie, une demi-once.
Teinture d'asa. . . . deux gros.
Mêlez. (du. c.)

℞ Décoction de quinquina, quatre onces.
Asa fœtida. . . . . un gros.
Camphre broyé avec du jaune
d'œuf. . . . . un scrupule.
Laudanum de Sydenham,
un demi-gros.
Mêlez. (*au.*)

℞ Infusion de camomille, quatre onces.
Lait d'asa fœtida. . . deux onces.
Opium. . . . . deux grains.
Mêlez. (*b.*)

℞ Asa fœtida broyée avec du jaune
d'œuf. . . . . un scrupule.
Infusion de camomille, quatre onces.
Quinquina en poudre, une demi-once.
Mêlez. (*b.*)

℞ Herbe de tanaisie,
Racine de valériane,
de chaque. . . . trois gros.
Eau bouillante. . . huit onces.
Faites infuser, puis dissoudre dans
la colature
Asa fœtida broyée avec du jaune
d'œuf. . . . . un demi-gros.
Huile de tanaisie. . . . un gros.
Mêlez bien. (*au.*)

Ces divers lavemens, qui sont évidemment excitans, ont été conseillés dans un assez grand nombre d'affections nerveuses, et même dans le traitement des fièvres graves rapportées aujourd'hui aux inflammations du canal alimentaire.

POTION TONIQUE.

Mixtura tonico-antiseptica. (*b.*)

℞ Asa fœtida broyée avec du jaune
d'œuf. . . . . une once.
Eau de menthe poivrée, quatre onces.
Dose, deux cuillerées toutes les deux heures.

POTION CALMANTE. (*e.*)

♃ Asa fœtida. . . . . . un gros.
Eau de menthe poivrée,
　　　　　une once et demie.
Teinture de valériane ammoniacée,
　　　　　　　　deux gros.
────── de castoréum. . trois gros.
Éther sulfurique. ∗ . . un gros.
Dose, une cuillerée toutes les deux heures.

POTION EXPECTORANTE. (*e.*)

♃ Asa fœtida. . . . . . un gros.
Eau. . . . . quatre onces.
Teinture de baume de Tolu,
　　　　　　　une demi-once. ·
────── d'opium,
　　　　quarante à cinquante gouttes.
Dose, une cuillerée à café toutes les deux
heures, dans la coqueluche.

FOMENTATION ANTISEPTIQUE.

Fomentum tonico-antisepticum. (*b.*)

♃ Asa fœtida. . . . une demi-once.
Décoction de quinquina, quatre onces.
Infusion de camomille. . six onces.
Eau-de-vie. . . . une demi-once.
Employée dans le cas de tendance à la
gangrène.

OXYMEL ANTISPASMODIQUE. (*pie.*)

♃ Asa fœtida. . . . . vingt grains.
Digitale pourprée. . . . six grains.
Oxymel scillitique. . . deux onces.
Eau distillée de tilleul, quatre onces.
Employé avec succès dans la toux sèche
produite par les aberrations des règles, sur-
tout à l'époque du retour.

§ III. PRÉPARATIONS QUI NE CONTIEN-
NENT QU'UNE PARTIE DES PRINCIPES
CONSTITUANS DE L'ASA.

A. Extraction par la distillation.

ESPRIT ANTIHYSTÉRIQUE. (fu.)

♃ Asa fœtida. . . . . deux onces.
Castoréum. . . . . . une once.
Herbe de camomille puante,
────── de rue, de chaque, trois onces.
Vin blanc. . . . . . huit livres.
Après vingt-quatre heures de digestion,
distillez quatre livres d'esprit.

Excitant, antispasmodique, carminatif,
antiépileptique, antihystérique. — Dose,
quarante à quatre-vingts gouttes. On l'emploie aussi à l'extérieur.

TEINTURE AMMONIACÉE D'ASA FŒTIDA.

*Esprit fétide d'ammoniaque, Teinture fétide,
Alcool ammoniacal fétide; Spiritus ammo-*

*niæ fœtidus s. volatilis fœtidus, Tinc-
tura asæ fœtidæammoniata, Alcohol ammoniatum fœtidum.* (du. ed. g. han. lo. wu.
c. vm.)

♃ Asa fœtida. . . . . une partie.
Alcool ammoniacal. . seize parties.

Laissez en digestion pendant douze à
vingt-quatre heures, dans un vase fermé,
et distillez ensuite seize parties, à la chaleur de l'eau bouillante. (ed. c. vm.)

du. prescrit de laisser digérer pendant
trois jours une once et un quart d'asa dans
deux pintes d'alcool ammoniacal, de décanter ensuite le liquide clair, et d'en tirer
une pinte et demie de liqueur par la distillation ; — lo. de faire macérer pendant douze
heures deux onces d'asa dans deux pintes
d'alcool ammoniacal, puis de distiller une
pinte et demie de liquide sûr un feu doux,
dans un récipient tenu froid; — g. et vm. de
faire digérer une demi-once d'asa dans huit
onces d'alcool ammoniacal, et de distiller
ensuite au bain-marie; — han, de faire digérer à froid, dans un vase clos, pendant
huit jours quatre onces d'asa dans seize
d'alcool ammoniacal.

Cette dernière formule diffère beaucoup
de toutes les autres, par l'absence de la
distillation. Au reste, celle-ci est parfaitement inutile, et le produit serait meilleur
sans elle.

Excitant, antihystérique. — Dose, cinq
à soixante gouttes au plus.

MIXTURE FÉTIDE. (*sw.*)

♃ Teinture ammoniacée d'asa fœtida,
　　　　　　　une once.
Eau de menthe poivrée, sept onces.

Dose, deux cuillerées à soupe.—On la prescrit dans la syncope, chez les femmes
hystériques.

EAU FÉTIDE.

Eau de Prague; Aqua fœtida s. Pragensis.
(b*.s.sp.)

♃ Racine de pivoine,
　────── de livèche,
　　　de chaque. . une demi-once.
　──·── de zédoaire. . trois gros.
　────── de fraxinelle. . deux gros.
Herbe de rue. . . deux poignées.
　────── de matricaire,
　────── de menthe,
　────── d'armoise,
　　　de chaque. . . une poignée.
Fleurs de camomille,
　────── de sureau,
　────── de romarin,
　────── de muguet,
　────── de primevère,
　　　de chaque. . . deux poignées. ·

Semences de pivoine,
——— de siler,
de chaque. . . . une demi-once.
Cannelle. . . . . trois gros.
Petit galanga. . . . trois onces.
Cubèbes,
Macis, de chaque. . . deux gros.
Castoréum. . . . . deux onces.
Galbanum,
Asa fœtida, de chaque, trois onces.
Myrrhe. . . . . une demi-once.
Vin blanc généreux, cent vingt onces.
Eau de matricaire,
          vingt-quatre onces.
Faites infuser ; distillez ensuite au bain-
marie, et conservez le produit. (b⁺. sp.)

♃ Galbanum,
Asa fœtida,
Castoréum,
Racine de valériane,
de chaque. . . . trois parties.
Myrrhe,
Cubèbes,
Camphre,
Petit galanga,
Cascarille,
Cannelle,
Fleurs de sureau,
——— de romarin,
de chaque. . . une demi-partie.
——— de camomille ordinaire,
Herbe de menthe crépue,
——— de rue,
——— de millefeuille,
de chaque. . . . . une partie.
Eau de fontaine, deux cents parties.
Après suffisante macération, distillez cent
quarante-quatre parties. (b⁺. s.)

♃ Asa fœtida,
Galbanum, de chaque, deux onces.
Opopanax,
Myrrhe, de chaque, une once et demie.
Castoréum,
Racine de livèche,
——— de galanga,
——— de pivoine,
de chaque. . . . une once.
——— de fraxinelle,
——— de zédoaire,
de chaque. . . . six gros.
Cumin,
Macis,
Matricaire,
Mélisse,
Menthe,
Rue, de chaque. . . deux onces.
Alcool. . . . . . deux livres.
Eau. . . . . . . dix livres.
Après suffisante digestion, distillez six
livres. (b⁺.)
Cette préparation a joui d'une grande

célébrité contre l'hystérie. — Dose, une
cuillerée et plus.

B. *Extraction par l'éther.*

TEINTURE ÉTHÉRÉE D'ASA FŒTIDA.

Tinctura s. Essentia asæ fœtidæ ætherea. (f.)

♃ Asa fœtida. . . . . une partie.
Éther sulfurique (46 degrés),
          quatre parties.
Après deux jours de macération à froid,
transvasez.
Excitant. — Dose, quinze grains à un de-
mi-gros.

C. *Extraction par l'alcool.*

TEINTURE ALCOOLIQUE D'ASA FŒTIDA.

*Essence d'asa fœtida; Essentia s. Tinctura
asæ fœtidæ.* (a. am. ams. an. b. ba. be. d.
dd. du. e. ed. f. fi. han. he. li. lo. po. pp. s.
br. c. pid. sw. vm.)

♃ Asa fœtida grossièrement pulvérisé. . . . . . . une partie.
Alcool (22 degrés), quatre parties.
Faites digérer pendant trois jours, et
passez. (f.)

a. prescrit deux onces d'asa, et une livre
d'alcool (0,850) ; — ams. une partie d'asa et
huit d'alcool (0,884) ; — an. une partie
d'asa et huit d'alcool (30 degrés) ; — b. et
be. une partie d'asa et huit d'alcool (20 degrés) ; — ba. une partie d'asa et six d'alcool
(0,900) ; — am. et lo. quatre onces d'asa
et deux pintes d'alcool (0,930) ; — ed.
quatre onces d'asa et deux pintes et demie
d'alcool (0,930) ; — s. une partie d'asa et cinq
d'esprit rectifié ; — d. dd. fi. han. he. li. po.
pp. pid. et sw. une partie d'asa et six d'alcool ; — br. quatre onces d'asa et deux livres d'alcool ; — e. une partie d'asa et douze
d'alcool.

♃ Asa fœtida coupée en morceaux,
          une partie.
Alcool. . . . . . huit parties.
Faites digérer, d'abord à froid pendant
deux jours, puis à chaud, au bain-marie,
pendant deux heures ; laissez refroidir, exprimez et filtrez. (vm.)

♃ Asa fœtida. . . . quatre onces.
Alcool (0,840). . . deux pintes.
Eau. . . . . . . huit pintes.
Faites digérer d'abord l'asa dans l'eau,
puis ajoutez l'alcool, et filtrez au bout de
huit jours. (du. c.)
Excitant, réputé antispasmodique et an-
thelmintique.
Dose, un demi-gros à un gros et demi.

TEINTURE ALCALINE D'ASA FŒTIDA.

Tinctura s. *Essentia asæ fœtidæ halica.* (br.
w..)

♃ Asa fœtida ,
Sous-carbonate de potasse ,
de chaque. . . .   deux onces.
Eau-de-vie. . . . . . une livre.

Faites digérer pendant trois jours, à une
douce chaleur, et filtrez.

Excitant , réputé antihystérique et nervin.
— Dose , vingt gouttes.

TEINTURE DE SUIE FÉTIDE.

Tinctura s. *Solutio fuliginis fœtida.* (b*. g. su.
wu. au. ca.)

♃ Suie de cheminée. . . deux onces.
Asa fœtida. . . . .   une once.
Eau-de-vie. . . . .   deux livres.

Après suffisante digestion , filtrez. (b*.
au.)

wu. et *ca.* prescrivent moitié moins d'alcool ; — g. une livre et demie d'alcool.

♃ Asa fœtida. . . . . .   six gros.
Solution alcaline de suie ,   six onces.
Passez la solution. (su.)

Excitant, qu'on a vanté dans l'hystérie ,
les flatuosités et les convulsions causées par
le travail de la dentition. — Dose , quinze à
trente gouttes , dans une boisson appropriée.

TEINTURE ANTISPASMODIQUE. (sm.)

♃ Asa fœtida. . . . . un scrupule.
Liqueur de corne de cerf succinée,
    une once.

Mêlez et opérez une solution parfaite.

Dose , dix , quinze ou vingt gouttes dans
un verre d'eau froide, trois fois par jour.

TEINTURE FÉTIDE. (vm.)

♃ Asa fœtida. . . . .   six parties.
Alcool ammoniacal ,
    cent vingt-huit parties.

Faites infuser à froid, pendant quelques
jours, et ajoutez

Huile de corne de cerf,
—— de succin ,
de chaque. . . . . une partie.

Filtrez le lendemain.

La dose est la même que pour la précédente.

GOUTTES ANTIHYSTÉRIQUES. (ham.)

♃ Teinture d'asa fœtida. . deux gros.
———— de castoréum ,
    un gros et demi.
——— d'opium. . un demi-gros.

Mêlez.

ESSENCE ANTIHYSTÉRIQUE.

Essentia antihysterica , Tinctura alcoholica
myrrhæ uterina. (e.)

♃ Asa fœtida,
Myrrhe,
Safran ,
Castoréum , .
de chaque. . . . . un gros et demi.
Camphre. . . . . . . un gros.
Sous-carbonate d'ammoniaque cris-
tallisé. . . . . . deux gros.
Huile de succin. . . un demi-gros.
Alcool. . . . . . huit onces.

Après suffisante digestion , filtrez.

Dose , douze à vingt gouttes.

ÉLIXIR UTÉRIN.

Gouttes utérines; Elixir uterinum. (b*. pie.)

♃ Asa fœtida. . . . . deux gros.
Opium ,
Sel volatil de corne de cerf,
de chaque. . . . un demi-gros.
Teinture de castoréum.   trois onces.

Après suffisante digestion , passez. (b*.)

pie. donne une formule inexacte , sous
le nom travesti de *Gouttes de la mère.*

Excitant , regardé aussi comme antispasmodique , antihystérique , et préconisé dans
les affections tant vaporeuses qu'asthéniques.
— Dose , trente à quarante gouttes, dans un
peu de vin.

ASARET.

Les pharmacopées désignent deux espèces
de ce genre de plantes :

1° *Asaret du Canada ; Asarum Canadense.*

Wild ginger, Canada snake root, colt's foot (An.).
am. c.

Plante *u* (dodécandrie monogynie, L. ;
aristolochiées , J.), qui croît dans l'Amérique du nord.

On emploie la racine , qui a une odeur
aromatique et agréable ; elle est géniculée
et fibreuse.

Elle contient , d'après Bigelow , une huile
volatile âcre , une résine , une fécule amère ,
de l'amidon et de la gomme.

Barton prétend qu'elle est émétique ;
Thacher la dit seulement sudorifique. Peut-
être est-elle l'un et l'autre, selon la dose.

2° *Asaret d'Europe , Cabaret ; Asarum*
Europæum, L.

Wilder nardus, Haselwurzel, Haselkraut, Brechhaselkraut ,
Weihrauchkraut (Al.); asarabacca (An.); asarun (Ar.Duk.);
kopytnjk (B.); hasseluri (D.); asaro (E. I. Por.); tuckir (Hi.);
kopytnik (Po.); upana (Sa.); hasselart (Su.); matricunjayuie
(Tam.); cheppu tataku (Tel.).

Plante ♃, qui croît dans toute l'Europe. (*fig. Flore médic.* I. 43.)
On emploie la racine et les feuilles.

La racine (*radix Asari* s. *Azari* s. *Nardi rusticæ* s. *sylvestris*) est géniculée, tuberculeuse, noueuse, dense et comme ligneuse, d'un brun grisâtre en dehors, jaunâtre en dedans, de la grosseur d'une plume à écrire. Elle a une odeur forte, pénétrante et aromatique, une saveur âcre, amère et nauséeuse.

Les feuilles, portées sur de longs pétioles, sont réniformes, coriaces, vertes et lisses en dessus, un peu velues en dessous. Elles ont une odeur faiblement aromatique quand on les froisse; leur saveur est aromatique aussi, mais un peu plus faible.

Excitant puissant, violent émétique, anthelmintique, sternutatoire. — Dose, un demi-gros à un gros.

POUDRE STERNUTATOIRE.

Poudre de Saint-Ange; Pulvis sternutatorius s. errhinus s. capitalis Sancti-Angeli s. asari compositus. (ams. b. be. du. ed. f. fu. g. li. su. c. ca. pie. sa. sp. sw. vm.)

♃ Poudre de feuilles d'asaret,
———— de racine d'ellébore blanc,
de chaque. . . . parties égales.
Mêlez. (*sa. sw.*)

vm. prescrit une partie d'ellébore et vingt-quatre d'asaret; — f*. et f**. 13 d'ellébore et 32,5 d'asaret.

♃ Feuilles d'asaret sèches. . une once.
Fleurs de lavande sèches, deux gros.
Pulvérisez ensemble. (du.)

♃ Poudre de feuilles d'asaret, une once.
————————— de marjolaine,
une demi-once.
Mêlez. (li.)

g. prescrit trois parties de feuilles d'asaret et une de marjolaine.

♃ Feuilles sèches d'asaret, trois parties.
————————— de marjolaine,
Fleurs sèches de lavande,
de chaque. . . . une partie.
Pilez ensemble. (ed. c.)

b. prescrit parties égales des trois substances.

♃ Feuilles d'asaret, une once et demie.
———— de marjolaine, une demi-once.
———— de marum. . . deux gros.
Pulvérisez. (fu.)

♃ Racine d'asaret,
Herbe de bétoine,

Fleurs de muguet,
de chaque. . . parties égales.
Faites une poudre. (b*.)

♃ Herbe d'asaret. . une demi-once.
———— de bétoine,
———— de marjolaine,
Fleurs de muguet,
de chaque. . . . . une once.
Pulvérisez et mêlez. (*sp.*)

f. prescrit parties égales des quatre substances.

♃ Feuilles sèches d'asaret,
————— de marjolaine,
————— de marum,
Fleurs sèches de lavande,
de chaque. . . parties égales.
Pulvérisez le tout ensemble. (ams. sw.)

be. donne la même formule, mais supprime le marum.

♃ Feuilles de cabaret. . six parties.
Herbe de marum,
Fleurs de lavande,
de chaque. . . deux parties.
———— de muguet. . . une partie.
Faites une poudre très fine, et aromatisez, au besoin, avec quatre gouttes d'huile de lavande pour chaque once. (su.)

♃ Feuilles de bétoine,
———— de marjolaine,
———— de marum,
———— de cabaret,
Fleurs de lavande,
de chaque. . . parties égales.
Faites une poudre. (pie.)

♃ Feuilles d'asaret,
———— de marjolaine,
de chaque. . . . deux gros.
Fleurs de lavande,
Iris de Florence, de chaque, un gros.
Huile de girofle. . . sept gouttes.
Faites une poudre. (ca.)

♃ Herbe d'asaret. . . un gros.
———— de marjolaine,
———— de bétoine,
———— de pouliot,
———— de basilic,
———— de marum,
de chaque. . . deux gros.
Fleurs de muguet,
———— d'œillet,
———— de lavande,
———— de romarin,
———— de roses rouges,
de chaque. . . . un gros.
Castoréum. . . . trois gros.
Sucre blanc. . . . une once.
Faites une poudre très fine. (sp.)

♃ Ellébore blanc: . . un demi-gros.
Cannelle,
Piment, de chaque. . . un gros.
Iris de Florence. . . deux gros.
Fleurs de lavande, une demi-once.
Feuilles d'asaret,
———— de basilic,
————— de marjolaine,
————— de romarin,
de chaque. . . . une once.
Pulvérisez, tamisez et ajoutez
Huile de girofle. . quatre scrupules.
Mêlez bien. (vm.)

Parmi ces formules, il n'y a que la première qui donne la poudre de Saint-Ange,
laquelle est plus énergique que toutes les
autres.

POTION ÉMÉTIQUE. (bo.)

♃ Suc d'asaret. . . . . . six gros.
Oxymel scillitique. . une demi-once.
Eau de chardon-bénit. . deux onces.
Mêlez. — A prendre en une seule fois.

EXTRAIT D'ASARET. (sa. w.)

♃ Racine d'asaret. . . . une livre.
Vin blanc généreux, cinq à six livres.

Faites digérer pendant trois jours, sur le
bain de sable, et passez en exprimant avec
force ; faites bouillir le résidu avec suffisante
quantité de nouveau vin, et réduire à moitié ; évaporez les deux liqueurs réunies jusqu'à consistance convenable. (sa.)

♃ Racine d'asaret. . . . une livre.
Alcool. . . . . cinq à six livres.

Après suffisante digestion, passez en exprimant ; faites digérer, puis bouillir un peu
le résidu avec trois livres d'eau ; clarifiez la
décoction avec du blanc d'œuf, réunissez les deux liqueurs, retirez l'alcool par la
distillation, et évaporez le reste jusqu'à consistance d'extrait. (w.)

DÉCOCTION VOMITIVE. (pie.)

♃ Racine ou graines de cabaret,
quatre onces.
Eau. . . . suffisante quantité.
Faites bouillir et passez.

TEINTURE D'ASARET.

Tinctura asari. (f.)

♃ Feuilles de cabaret. . une partie.
Alcool (32 degrés), quatre parties.
Faites digérer pendant six jours et filtrez.
Excitant, vomitif. . .

ASCLÉPIADE.

On trouve indiquées, dans les pharmacopées, trois espèces de ce genre de plantes.:
1° Asclépiade à la houate ; Asclepias sy-
riaca, L.

Seidenpflanze (Al.); common silkweed, nil weed (An.).

am. c.

Plante ♃ (pentandrie digynie, L. : apocinées, J.), qui croît en Syrie. (fig. Blackw.
Herb. t. 521.)

L'écorce de la racine jouit de la propriété
excitante, selon Richardson, qui dit l'avoir
administrée avec avantage dans l'asthme,
soit en poudre, à la dose d'un gros par jour,
soit en infusion.

2° Asclépiade incarnate ; Asclepias incarnata,
Jacq.

Flesh coloured asclepias (An.).

am. c.

Plante ♃, de l'Amérique septentrionale.
(fig. Jacq. Hort. t. 107.)
On emploie la racine.

3° Asclépiade tubéreuse ; Asclepias tuberosa, Dill. ;

Butterfly weed, pleurisy root, flux root (An.).

am. c.

Plante ♃, de l'Amérique septentrionale.
(fig. Big. Med. bot. ll. 26.)
On emploie la racine, qui est striée, brune
en dehors et blanche en dedans.

Elle a été célébre pendant long-temps,
dans la Caroline et la Virginie, comme un
remède souverain contre la pleurésie et les
maladies du poumon en général. Elle agit
comme expectorant, diaphorétique, purgatif et fébrifuge, selon les circonstances.

ASPERGE.

Asperge cultivée, ἀσπαραγὸς ; Asparagus
officinalis, L.

Spargel (Al.); sperage (An.); yeramya (Ar.); hromowe korenj
(B.); esparrago (E.); nakdun (Hi.); spargie (Ho.); mar-
giah (Pe.); sparog (Po.).

ams. an. br. e. f. fe. ff. g. pa. w. o. be. br. g. m. sp. z.

Plante ♃ (hexandrie monogynie, L. ; asparaginées, J.), qu'on cultive dans toute l'Europe. (fig. Flore médic. l. 45.)

On emploie la racine (radix Asparagi sativi s. hortensis s. Alticis), qui se compose d'un
faisceau de fibres charnues, de la grosseur
d'une plume d'oie, jaunâtres ou cendrées en
dehors, blanches en dedans, fixées à un ca-
pitule transversal, épais et dur. Elle est
inodore ; sa saveur est douceâtre et muqueuse.

L'asperge contient une matière sucrée,
analogue à la manne, et une substance cris-

tallisable particulière, appelée *Asparagine* (*Asparaginum*). Suivant Dulong, ni l'une ni l'autre n'existe dans la racine, qui contient de l'albumine végétale, de la gomme, une matière particulière, une résine, une substance sucrée particulière, un peu de fer, et divers sels à base de potasse et de chaux.

L'asperge est un excitant faible, qu'on regarde comme diurétique, parce qu'on suppose, d'après l'odeur désagréable que l'urine contracte après son usage, qu'elle active le sécrétion de ce liquide.

ESPÈCES DIURÉTIQUES. (f. ff. *ca.*)

℞ Racine sèche de fenouil,
――――― de petit-houx,
――――― d'arrête-bœuf,
――――― d'asperge,
――――― de persil,
de chaque, . . . parties égales.
Coupez et mêlez. (f. *ca.*)

℞ Racines d'arrête-bœuf,
――――― d'asperge,
――――― de fenouil,
――――― de persil,
――――― de petit-houx,
――――― de chausse-trape,
――――― de livèche,
――――― de fraisier,
Coupez et mêlez. (ff.)

DÉCOCTION D'ASPERGE. (*ra.*)

℞ Racine d'asperge. . . une once.
Eau. . . . . . deux livres.
Faites bouillir et passez.

Excitant, réputé diurétique, et usité, en boisson ordinaire, dans les hydropisies. On y ajoute communément du vin blanc et du nitre ou de la terre foliée de tartre.

DÉCOCTION APÉRITIVE. (ff.)

℞ Espèces apéritives. . trois parties.
Eau. . . . . quantité suffisante.
Faites bouillir pendant un quart d'heure, en ajoutant sur la fin
Réglisse grattée. . . une partie.
Faites infuser pendant quelques minutes, et passez.

En ajoutant dix grains de nitre, on a la *Décoction apéritive nitrée.*

APOZÈME DÉPURANT ET DIURÉTIQUE. (*pic.*)

℞ Racine d'asperge,
――――― de persil,
――――― de petit-houx,
――――― de bryone,
de chaque. . . . . une once.
Écorce de racine de câprier,
――――― moyenne de tamaris,
de chaque. . . une demi-once.

Feuilles d'aigremoine,
――――― de doradille,
――――― de capillaire,
――――― d'armoise,
――――― de matricaire,
de chaque. . . . une poignée.
Trochisques d'agaric. . deux gros.
Gingembre,
Clous de girofle,
de chaque. . . deux scrupules.
Sirop de chicorée composé, avec la rhubarbe. . . . trois onces.

A prendre en trois fois, le matin, à jeun.

APOZÈME APÉRITIF. (*bo. pie.*)

℞ Racine de petit-houx,
――――― d'asperge,
de chaque. . . une demi-once.
Cloportes écrasés. . . . n° 40.
Feuilles de chicorée,
――――― de scolopendre,
de chaque. . . une demi-poignée.
Sulfate de soude. . . un demi-gros.
Sirop de roses pâles. . . une once.
Oxymel scillitique, une demi-once.

Le matin à jeun, pendant dix ou douze jours, dans la fièvre quarte. (*bo.*)

℞ Racine de petit-houx,
――――― d'asperge,
de chaque. . . une demi-once.
Écorce de sureau,
――――― de frêne, de chaque, deux gros.
Feuilles de chicorée,
――――― de pimprenelle,
――――― de scolopendre,
――――― d'aigremoine,
de chaque. . une demi-poignée.
Sommités d'asperge,
――――― de houblon,
de chaque. . . . une pincée.
Eau de fontaine, quantité suffisante pour obtenir, après l'ébullition, huit onces de colature. Ajoutez à celle-ci

Sirop des cinq racines. . . six gros.
Sous-carbonate de potasse,
douze grains.
Clarifiez et aromatisez avec
Cannelle. . . . . un scrupule.

A prendre tous les matins, à jeun, pendant six jours, à la suite d'un purgatif, qu'on répète le quatrième et le septième jour. (*bo. pic.*)

APOZÈME DES CINQ RACINES. (f. *ca.*)

℞ Racine d'asperge,
――――― de petit-houx,
――――― de panicaut,
de chaque. . . une demi-once.
Eau commune. . . . deux livres.

15.

Faites bouillir pendant un quart d'heure, en ajoutant sur la fin

Racine de persil,
— — — de fenouil,
de chaque. . . . . deux gros.

Après quelques minutes d'infusion, passez et ajoutez à la colature

Sirop des cinq racines. . une once.
Nitre. . . . . . vingt grains.

Mêlez bien. (f.)

ca. substitue une demi-once d'oxymel scillitique au nitre.

A prendre par verrées, dans la journée.

Diurétique, conseillé dans les hydropisies et les obstructions des viscères du bas-ventre.

BOUILLON APÉRITIF. (*pie.*)

♃ Collet de mouton. . . . six onces.
Racine d'asperge,
— — — de petit-houx,
de chaque. . . une demi-once.
Cloportes écrasés vivans. . . n° 40.
Feuilles de chicorée,
— — — — de turquette,
de chaque. . une demi-poignée.
Eau. . . . . suffisante quantité.

Faites bouillir, passez et ajoutez à la colature

Tartre chalibé. . . . . un scrupule.

BOUILLON DIURÉTIQUE. (*pie.*)

♃ Collet de mouton. . . . six onces.
Racine d'asperge,
— — — de petit-houx,
de chaque. . . une demi-once.
Feuilles d'aigremoine,
— — — — de pimprenelle,
— — — — de chicorée,
— — — — de capillaire,
de chaque. . une demi-poignée.
Rhubarbe, dans un nouet,
un demi-gros.
Limaille de fer rouillée, dans un nouet. . . . . deux gros.
Fleurs de souci. . . . une pincée.
Eau. . . . . suffisante quantité.

Faites bouillir et passez.

ASPERULE.

Aspérule odorante, Hépatique étoilée, Petit muguet; Asperula odorata, L.

Waldmeister, Megarkraut, Sternleberkraut (Al.); sweetscented woodroof (An.); asperula cheirosa (E.); welriekend rowkruid (Ho.); asperula eiorosa (I.); asperula odorosa (Por.).

br. f. w. he. m. sp.

Plante ♃ (tétrandrie monogynie, L.; rubiacées, J.), du nord de l'Europe. (*fig.* Zorn, *Ic. pl. t.* 8 .)

On emploie l'herbe (*herba Matrisylvæ s. Hepaticæ stellatæ*), qui se compose de feuilles lancéolées, verticillées par six, et d'une odeur agréable, dans l'état frais.

Excitant, qu'on a conseillé contre la rage, mais qui n'a pas plus résisté à l'épreuve du temps, que toutes les autres panacées du même genre.

ASPHALTE.

Bitume de Judée; Asphaltus, Asphaltum, Bitumen judaïcum.

Iudenpech , schlackiges Erdpech , Asphalt (Al.); jews pitch (An.); jodeberg (D.); asfalto (E. I.); jodelym (Ho.); judebeck (Su.).

d. e. f. fe. fu. han. he. li. o. pr. s. su. w. g. sp.

Bitume solide, noir, friable, à cassure conchoïde et luisante, ou raboteuse et terne, opaque, un peu plus pesant que l'eau, qui répand une odeur désagréable en brûlant.

On doit en rapprocher les *Momies d'Égypte; Mumiæ; Mumien* (Al.) (e. w. *sp.*), dont l'efficacité prétendue se rattache uniquement au bitume qui les imprègne.

HUILE D'ASPHALTE.

Oleum asphalti. (br. han. li. w.)

♃ Asphalte en poudre. . . six onces.
Sel marin décrépité,
Sable lavé, de chaque, neuf onces.

Distillez, recueillez et rectifiez l'huile qui passe. (li.)

han. et w. prescrivent une livre d'asphalte et une livre et demie de sable; — br. une livre d'asphalte, six onces de sel décrépité et dix-huit onces de sable.

Excitant, conseillé dans la phthisie pulmonaire. — Dose, cinq à dix gouttes, sur du sucre.

ASPHODELE.

Asphodèle rameux; Asphodelus ramosus, L.

Kœnigsscepter, Peitschenstock, Affodilwurzel, Goldwurzel (Al.); brandy asphodel (An.); wille affodil (Ho.)

br. pa. w. m.

Plante ♃ (hexandrie monogynie, L.; asphodélées, J.), qui croît dans le midi de l'Europe. (*fig.* Zorn, *Ic. pl.* t. 549.)

On emploie la racine (*radix Asphodeli albi s. maris s. ramosi s. Hastulæ regis*), qui se compose d'un grand nombre de fibres épaisses et charnues, à chacune desquelles pend un tubercule oblong, brunâtre en dehors, et d'un jaune sale en dedans. Sa saveur est âcre, un peu amère et désagréable.

ASPLÉNION.

Sauve-vie, Rue des murailles; Asplenium Ruta muraria, L.

Mauertreifffarren, Mauerrautenfilzfarren, Mauerraute (Al.).

an. br. f. fe. w. be. g. m. sp.

Plante ♃ (cryptogamie, L. ; fougères, J.), qui croît dans toute l'Europe. (*fig.* Bull., *Herb.* t. 195.)

On emploie l'herbe (*herba Rutæ murariæ* s. *Paronychiæ* s. *Adianti albi.*), qui se compose de feuilles trois fois pinnées, dont la première subdivision est trifoliée, la foliole supérieure trilobée et rhomboïdale, et l'extrémité des folioles crénelée. Elle est inodore ; sa saveur est douceâtre et âpre.

Léger astringent, considéré comme héchique, et usité dans la toux catarrhale.

ASTRAGALE.

Astragale à gousses velues; Astragalus exscapus, L.

Schaffloser Tragantstrauch, Zwergbælsdorn (Al.); haisy podded milk vatch (An.).

ba. f. fe. li. r. w. m. sy.

Plante ♃ (diadelphie décandrie, L. ; légumineuses, J.), qui croit en diverses contrées de l'Europe. (*fig.* Jacq. *Ic. rar.* 11. t. 17.)

On emploie la racine (*radix Astragali exscapi*), qui est simple, ronde, de la grosseur du petit doigt, munie d'un épiderme brun foncé, couvrant une écorce blanche, poreuse et fibreuse, au-dessous de laquelle se trouve un axe ligneux jaunâtre. L'odeur est nulle ; la saveur très légèrement styptique, amarescente et mucilagineuse.

Cette racine a fait du bruit pendant quelques années, comme antisyphilitique ; le temps l'a replongée dans l'oubli. Cependant elle est manifestement stimulante, et elle excite souvent, selon les idiosyncrasies, la diarrhée, un flux abondant d'urine, ou des sueurs.

INFUSION D'ASTRAGALE A GOUSSES VELUES.

Infusum astragali exscapi (b⁺.)

♃ Racine d'astragale à gousses
velues. . . . . . une once.
Eau de fontaine. . . douze onces.

Faites infuser et passez.

Antivénérien, dit-on. — Dose, une demi-verrée, plusieurs fois par jour.

DÉCOCTION D'ASTRAGALE A GOUSSES VELUES.

Decoctum astragali exscapi. (sy.)

♃ Racine d'astragale à gousses
velues. . . . une demi-once.
Eau de fontaine, une livre et demie.

Réduisez par l'ébullition jusqu'au point de n'avoir plus qu'une livre de colature.

Recommandée par Crichton, comme un spécifique assuré contre les maladies vénériennes.

Dose, une demi-verrée plusieurs fois par jour.

ASTRANCE.

Astrance à larges feuilles; Astrantia major, L.

Schwarze Meisterwurz (Al.); great black masterwort (An.); groot sterrekruid (Ho.).

f. sp.

Plante ♃ (pentandrie digynie, L.; umbellifères. J.), qui croît dans les Alpes et les Pyrénées. (*fig.* Blackw. *Herb.* t. 470.)

On emploie la racine (*radix Astrantiæ majoris*), qui est articulée, fibreuse, rameuse, d'un jaune noirâtre en dehors, blanche en dedans, douée d'une odeur et d'une saveur particulières.

Elle est souvent confondue avec celle de l'ellébore noir ; mais, quoique âcre aussi, elle a une action plus faible.

ATHAMANTE.

Athamante de Crète; Athamanta Cretensis, L.

Cretischer Mohrenkümmel (Al.); kandische baerwortel (Ho.).

br. e. f. w. be. br. m. sp.

Plante ♃ (pentandrie digynie, L.; umbellifères, J.), du midi de l'Europe. (*fig.* Jacq. *Fl. Austr.* t. 62.)

On emploie la semence (*semen Dauci cretici* s. *candiani* s. *Myrrhidis annuæ*), qui est alongée, cylindrique, rude, presque velue, d'un gris jaunâtre, d'une odeur agréable, d'une saveur âcre et aromatique.

Excitant, qui passe pour être diurétique et antihystérique.

AUBÉPINE.

Épine blanche; Mespilus Oxyacantha, CAND.

Weissdorn (Al.); white howtorn (An.); hagetorn (D.); espino majuolo (E.); hungdurn (Ho.); bianco spino (I.); boldak (Po.); espinheiro alvar (Por.); hagtorn (Su.).

e. f. sp.

Arbrisseau (icosandrie digynie, L. ; rosacées, J.) commun dans toute l'Europe. (*fig.* Jacq. *Fl. Austr.* 111, t. 292. f.)

On emploie les fleurs (*flores Oxyacanthæ* s. *Spinæ albæ*), qui sont blanches, larges et disposées en bouquets. Elles ont une odeur agréable, que la dessication enlève presque entièrement. Leur saveur est faiblement styptique.

Infusées dans l'eau tiède, elles constituent un remède domestique usité quelquefois contre la toux. On peut, sans dommage, les bannir de la matière médicale.

AUBERGINE.

Mélongène ; Solanum Melongena, **L.**

Eierfrucht *(Al.)*; *eygplant (An.)*; *berinjela* (E.); *eijerdragende nagtschade (Ho.)*; *melanzana* (I.); *beringela (Por.).*

e. be.

Plante ☉ (pentandrie monogynie, **L.** ; solanées, **J.**), qu'un cultive dans le midi de l'Europe.
On emploie le fruit (*pomum Melongenæ* s. *Mala insana*), qui est une baie de forme et de couleur très variables, tantôt blanche et ayant exactement la forme d'un œuf, tantôt alongée et violette.
Alimentaire, adoucissant.—On l'applique sur les hémorroïdes douloureuses.

AUNE.

Aune commun ; Alnus glutinosa, **Gaertn.**

Erle *(Al.)*; *olderstree (An.)*; *eiletræ (D.)*; *aliso* (E.); *elzeboem (Ho.)*; *aino (I.)*; *olssa (Po.)*; *alemo (Por.)*; *ahl (Su.).*

f. r. w. wu. m. sp.

Arbre (monoécie tétrandrie , **L.** ; amentacées , **J.**) qui croît dans toute l'Europe. (*fig.* Zann. *Ist.* p. 8, t. 277.)
On emploie l'écorce et les feuilles.
L'écorce (*cortex Betulæ Alni*), d'abord d'un gris cendré, devient noirâtre et fendillée avec l'âge ; elle est rouge à sa face interne, et dépourvue d'odeur. Sa saveur est légèrement styptique et amère.
Les feuilles sont presque rondes, cunéiformes, obtuses et un peu velues.
On s'est surtout servi de ces dernières, qu'on appliquait sur les mamelles des femmes nouvellement accouchées, pour dissiper le lait.

AUNÉE.

Deux espèces de ce genre de plantes sont mentionnées dans les pharmacopées :

1° *Aunée antidysentérique, Herbe de saint Roch ; Inula dysenterica*, L.

Dürrwurz, Ruhralant *(Al.)*; *niddle size . fleabeane (An.)*; *roo loops alant (Ho.).*

br. f. m. sp.

Plante ♃ (syngénésie polygamie superflue, L.; synanthérées, Cass.), commune en Europe , dans les lieux humides. (*fig.* Zorn , *Ic. pl.* t. 272.)
On emploie l'herbe (*herba Conyzæ mediæ* s. *Arnicæ spuriæ* s. *suedensis*) , qui se compose d'une tige arrondie, tomenteuse, garnie de feuilles amplexicaules, en cœur alongé , dentées en scie , ondulées, ridées, subtomenteuses. Dépourvue d'odeur, elle a une saveur âcre, un peu aromatique et astringente.

2° *Aunée commune ; Inula Helenium*, L.

Alant, *Alantwurzel, Alantwurz, Brustaland, Oland, Helenenkraut (Al.)*; *elecampane (An.)*; *usulultrasun (Ar.)*; *women (B.)*; *oland Sanct Ellensron (D.)*; *enula campana (E. Por.)*; *aiautswortel (Ho.)*; *enula campana , elenio (I.)*; *bekhizanjabilischami (Pe.)*; *omanowy (Po.)*; *aland (Su.).*

e. am. ams. an. b. ba. be. br. d. du. e. f. fœ. ff. fi. fu. g. ham. han. he. li. o. p. po. pr. r. s. su. w. wu. be. br. c. g. m. pid. sp. z.

Plante ♃ (syngénésie polygamie superflue, L.; synanthérées, Cass.), qui croît dans toute l'Europe. (*fig.* Flore médic., I. 48.)
On emploie la racine (*radix Enulæ* s. *Enulæ campanæ* s. *Helenii*), qui est fusiforme, grosse comme le pouce, charnue, rameuse, peu garnie de fibrilles, fauve ou brune en dehors, blanche en dedans. Fraîche, elle a une odeur forte et pénétrante, qui, par la dessiccation, devient analogue à celle de la violette. Sa saveur est particulière, amarescente, aromatique et piquante.
Elle contient une huile volatile, une espèce de fécule appelée *Inuline*, une substance amère et une matière résineuse.
Tonique, diurétique, sudorifique, expectorant, anthelmintique, emménagogue. — Dose de la poudre, un demi-gros à deux gros.

§ I. **PRÉPARATIONS QUI CONTIENNENT L'AUNÉE EN SUBSTANCE.**

CONSERVE D'AUNÉE.

♃ Racine fraîche et mondée d'année,   une livre.
Eau commune. . . . huit livres.
Faites macérer pendant quelques jours, puis ramollir la racine par l'ébullition, et clarifiez dans la décoction
Sucre blanc. . . une demi-livre.
Faites digérer la racine dans le sirop pendant trois jours, puis cuire jusqu'à ce que celui-ci soit très épais, et conservez-la dedans, ou séchez-la à l'étuve. (sa.)

♃ Racine d'année. . . . à volonté.
Faites-la cuire dans suffisante quantité d'eau, jusqu'à ce qu'elle s'écrase entre les doigts ; pilez dans un mortier de marbre, passez la pulpe au tamis de soie, et ajoutez-y le double de son poids de sirop cuit à la plume. (sa.)

f. prescrit une partie de pulpe et quatre de sucre cuit à consistance d'électuaire so-

lide dans la décoction de la racine ; — *vm.*
une partie de pulpe et trois de sucre blanc.

POUDRE D'AUNÉE AROMATISÉE. (*sa.*)

♃ Poudre de racine d'année, six parties.
——— d'angélique. . une partie.
Mêlez.

POUDRE ANTILYSSIQUE.

Pulvis antilyssicus Ormskirkianus. (b*.)

♃ Poudre de racine d'aunée, un gros.
——— de craie. . une demi-once.
——— de bol d'Arménie, trois gros.
——— d'alumine. . . dix grains.
Huile essentielle d'anis, cinq gouttes.

Célèbre autrefois, cette poudre, comme
toutes celles du même genre, a vu ses
vertus disparaître, dès qu'elle est tombée
entre les mains d'observateurs éclairés.

ONGUENT D'AUNÉE.

Unguentum inulæ s. helenii s. enulatum.
(b*. br. e. w. au. hp. sp. sw.)

♃ Racine d'année. . une demi-livre.
Eau de fontaine,
cent vingt-huit onces.
Faites cuire, réduisez en pulpe et
ajoutez à celle-ci
Beurre frais. . . . quatre onces.
Mêlez. (b*.)

sw. prescrit de faire cuire une demi-livre
d'année dans une livre d'eau, et d'ajouter à
la pulpe trois onces de beurre ; — *au.* et *hp.*
de faire cuire la racine dans assez d'eau
pour la réduire en pulpe, et de broyer celle-
ci avec suffisante quantité d'axonge de
porc.

♃ Racine d'année. . . . une livre.
Axonge de porc. . une demi-livre.
Huile d'olive. . . quatre onces.
Broyez dans un mortier de pierre ;
faites cuire sur un feu doux, jusqu'à
consommation de l'humidité, exprimez,
passez, et ajoutez à la colature
Cire jaune,
Térébenthine pure,
de chaque. . . . . une once.
Mêlez bien. (br. w. *sp.*)

♃ Huile d'aunée composée,
quatre livres.
Cire jaune. . . . . une livre.
Axonge de porc. . . quatre onces.
Faites fondre ensemble, et ajoutez à
la masse demi-refroidie
Styrax liquide. . . onze gros.
Mastic en poudre. . . six gros.
Remuez jusqu'au refroidissement. (e.)
On l'a recommandé contre la gale.

♃ Poudre d'année. . . deux onces.
——— de zédoaire,
——— de myrrhe,
——— d'aristoloche ronde,
——— d'angélique,
de chaque. . une once et demie.
Rob de genièvre . . . six onces.
Miel dépuré,
Sirop de têtes de pavot,
de chaque. . . . huit onces.
Mêlez bien.
Dose, depuis un gros jusqu'à une demi-
once.

PASTILLES D'AUNÉE. (*bo. ca.*)

♃ Poudre d'année. . une demi-once.
——— d'iris de Florence, un gros.
Mucilage de gomme adragant,
quantité suffisante.
On les a conseillées dans le scorbut, les
hydropisies et la chlorose, à la dose d'une
demi-once par jour.

§ II. PRÉPARATIONS QUI NE CONTIEN-
NENT QU'UNE PARTIE DES PRINCIPES
CONSTITUANS DE L'AUNÉE.

A. Extraction par la distillation.

EAU D'AUNÉE. (f.)

♃ Racine fraîche d'année, une partie.
Eau commune. . . cinq parties.
Distillez deux parties.

EAU ANTI-ASTHMATIQUE. (br. pa. w. *sp.*)

♃ Racine d'année,
——— de réglisse,
——— d'iris de Florence,
de chaque. . . . deux onces.
Herbe de lierre terrestre,
——— de pas d'âne,
——— de botrys,
de chaque. . . une demi-livre.
——— d'hysope,
——— de marrube blanc,
——— de pouliot,
——— de sauge,
de chaque. . . . trois onces.
Anis,
Fenouil, de chaque. . . une once.
Alcool. . . . . . une livre.
Eau de fontaine. . . . dix livres.
Après trois jours de digestion, distillez
six ou sept livres. (w.)

♃ Racine d'aunée. . . deux onces.
——— de boucage,
——— d'iris de Florence,
de chaque . . une once et demie.
Herbe d'hysope,

———de marrube blanc ,
——— de sauge ,
de chaque. . . . deux onces.
Anis ,
Fenouil ,
Genièvre ,
Baies de laurier, de chaque, une once.
Petit cardamome ,
Cannelle ,
Gingembre ,
de chaque. . . une demi-once.
Storax calamite. . . . . six gros.
Alcool. . . . . douze livres.
Eau d'acacia. . . . . huit livres.

Après trois jours de digestion , distillez douze livres , et ajoutez au produit

Julep rosat. . . . . deux livres.
Eau de fenouil. . . . huit livres.

Mêlez. (br.)

♃ Racine d'aunée ,
——— de réglisse ,
——— d'iris de Florence ,
de chaque. . . . . une once.
——— d'angélique ,
——— de boucage ,
de chaque. . . . . . six gros.
Herbe de capillaire ,
——— d'hysope , '
——— de pulmonaire ,
——— de lierre terrestre ,
——— de sauge ,
——— de pas d'âne ,
Semences d'anis ,
———— de fenouil ,
———— d'ortie ,
de chaque. . . une demi-once.
Safran. . . . . deux scrupules.
Alcool. . . . . . une livre.
Eau de scabieuse ,
——— de marrube ,
——— de véronique ,
de chaque. . . une demi-livre.

Après trois jours de digestion, distillez au
bain-marie. (pa.)

♃ Racine d'année. . . deux onces.
——— d'iris de Florence ,
une once et demie.
Herbe d'hysope ,
——— de romarin ,
——— de sauge, de chaque, une once.
Anis ,
Fenouil ,
Cannelle, de chaque, une demi-once.
Petit cardamome. . . deux gros.
Safran. . . . . . deux scrupules.
Alcool. . . . . . . douze onces.
Eau d'hysope. . vingt-quatre onces.

Faites digérer pendant trois jours et distillez. (sp.)

Conseillée dans la toux humide des vieillards.—Dose , une ou deux onces, le matin.

B. Extraction par des moyens mé-caniques.

SIROP D'AUNÉE.

Syrupus Enulæ. (w.)

♃ Suc dépuré de racine d'aunée ,
une livre et demie.
Sucre blanc. . deux livres et demie.
Faites fondre et passez.

Pectoral , béchique.

C. Extraction par l'eau.

TISANE D'AUNÉE. (f.)

♃ Racine d'aunée. . . . une once.
Eau bouillante. . . . deux livres.
Faites infuser , passez et ajoutez
Miel ou Sirop de capillaire , une once.

EXTRAIT AQUEUX D'AUNÉE. (a. ams. an. b. br. e. f. g. li. pa. su. vm.)

♃ Racine fraîche d'année , à volonté.

Lavez-la bien , râpez-la et exprimez le
suc ; broyez le marc avec un peu d'eau et
exprimez de nouveau ; passez le suc à la
chausse et faites évaporer à une douce chaleur , jusqu'à consistance d'extrait. (g. vm.)

♃ Racine d'aunée. . . . une livre.
Eau de fontaine. . . . six livres.

Faites macérer pendant quatre jours ,
dans un endroit chaud, puis bouillir un peu ;
passez en exprimant, et évaporez la colature.
(br. li. pa.)

♃ Racine d'année. . . . une livre.
Eau froide. . . . . quatre livres.

Faites macérer dans un vase couvert , en
remuant de temps en temps , et passez ; versez de nouvelle eau sur le résidu , et faites
macérer de même , puis passez en exprimant légèrement ; mêlez les deux liqueurs,
passez et évaporez au bain-marie. (f.)

♃ Racine d'année. . . une partie.
Eau bouillante. . . . huit parties.

Faites digérer pendant vingt-quatre heures, puis bouillir pendant un quart d'heure,
et passez ; faites bouillir le résidu, pendant
un autre quart d'heure , avec quatre parties
de nouvelle eau, et passez ; mêlez les deux
liqueurs , laissez reposer , décantez et évaporez. (an.)

b. prescrit vingt-quatre heures de digestion et deux heures d'ébullition avec dix
parties d'eau , puis une seconde ébullition
de deux heures avec huit autres parties d'eau ;
— ams. la coction d'abord avec vingt , puis
avec quinze parties d'eau , réduites chaque
fois à moitié ; — c. vingt-quatre heures de

ligestion et deux heures d'ébullition dans
lix parties d'eau, puis une seconde ébullition
avec une nouvelle quantité d'eau réduite à
moitié.

℞ Racine d'année. . . . à volonté.
Eau. . . . . quantité suffisante.

Épuisez la racine par plusieurs ébullitions
successives, mêlez les liqueurs, et après la
décantation, faites évaporer. (a. su.)

Dose, depuis un scrupule jusqu'à un demi-
gros.

MIXTURE PECTORALE. (ca.)

℞ Extrait d'année. . deux scrupules.
Gomme arabique. . . deux gros.
Eau d'hysope. . . une demi-once.
Oxymel scillitique ,
Sirop d'hysope,
de chaque. . une once et demie.

A prendre par cuillerées.

MIXTURE ANTI-ASTHMATIQUE. (sp.)

℞ Extrait d'aunée ,
—— de cascarille ,
de chaque. . . . un scrupule.
Essence de boucage,
——— de réglisse, de chaque, un gros.
Élixir pectoral de Wedel, deux gros.
Oxymel scillitique , une demi-once.
Eau de tussilage ,
——de pulmonaire,
——d'hysope ,
——de fenouil,
——de véronique,
Sirop de guimauve, de chaque, une once.

A prendre par cuillerées.

DÉCOCTION D'AUNÉE.

Decoctum helenii. (b*.)

℞ Racine d'année. . une demi-once.
Eau de fontaine , quantité suffisante
pour obtenir, après l'ébullition, six onces de
colature.

Dose, une cuillerée ou deux, toutes les
deux heures.

DÉCOCTION D'AUNÉE COMPOSÉE.

Hydromel composé. (ra.)

℞ Racine d'année. . . . une once.
Sommités d'hysope,
Feuilles de lierre terrestre,
de chaque. . . deux gros.
Eau. . . . . quantité suffisante.

Faites bouillir , et ajoutez à la colature
Sirop de miel. . . . deux onces.

Léger stimulant , conseillé dans les catarrhes chroniques, l'asthme et les anévrismes
du cœur.

POTION CORDIALE DIURÉTIQUE.

Potion d'aunée composée. (ra.)

℞ Décoction d'année. . quatre onces.
Teinture de digitale , une demi-once.
——de potasse, dix-huit gouttes.
Sirop des cinq racines. . une once.

Excitant , diurétique. — A prendre par
cuillerées.

BOUILLON DÉPURATIF. (pie.)

℞ Collet de mouton. . quatre onces.
Racine d'année. . . un demi-gros.
——— de patience sauvage, un gros.
Écrevisses écrasées. . . . . n° 2.
Feuilles de chicorée amère,
——— de fumeterre ,
——— de cresson,
de chaque. . . . une poignée.

Faites bouillir dans suffisante quantité
d'eau.

OXYMEL PECTORAL. (br. ca. sp.)

℞ Racine d'année. . . . une once.
——— d'iris de Florence ,
une demi-once.
Eau de fontaine. . trente-six onces.

Faites bouillir jusqu'à ce qu'il ne reste
plus que vingt-quatre onces de liquide;
passez, laissez reposer et ajoutez à la
colature

Miel blanc. . . . . seize onces.
Gomme ammoniaque. . une once,

dissoute dans

Vinaigre blanc. . . . huit onces.

Faites cuire jusqu'en consistance de miel.

Conseillé dans la toux et l'asthme humide.
— A prendre par cuillerées, de temps en
temps.

D. Extraction par le vinaigre.

VINAIGRE THÉRIACAL.

Acetum theriacale. (pa.)

℞ Racine d'année ,
——— d'angélique ,
——— de souchet ,
——— de zédoaire ,
——— de benoite, .
——— de contrayerva ,
——— d'impératoire ,
——— de valériane sauvage ,
——— de vipérine ,
de chaque . . . une demi-once.
Écorce fraîche d'orange,
———— de citron,
Clous de girofle ,
Cannelle ,
Galanga ,

Baies de genièvre ,
—— de laurier ,
Sommités de sauge.
—— de romarin ,
—— de rue,
de chaque. . . . . deux gros.
Vinaigre. . . . . . sept livres.

Faites macérer pendant un mois ,
dans un endroit chaud, passez en exprimant avec force et ajoutez

Thériaque. . . . . sept onces.

Après un mois de macération , filtrez.

Recommandé intérieurement , à la dose
d'une demi-cuillerée jusqu'à une cuillerée,
comme sudorifique et moyen propre à préserver de la contagion : employé aussi en
frictions, à l'extérieur, comme fortifiant.

E. *Extraction par le vin.*

VIN D'AUNÉE.

Vinum enulæ s. enulatum. (b*. ff. sa. rm.)

℞ Racine d'aunée fraîche. . une partie.
Vin blanc. . . . . seize parties.

Faites digérer à froid , pendant plusieurs
jours, passez en exprimant et filtrez. (rm.)

sa. prescrit deux onces de racine sèche,
quatre livres de vin blanc et vingt-quatre
heures de macération.

℞ Teinture d'année. . . une partie.
Vin rouge. . . dix ou vingt parties.
Mêlez bien. (ff.)

℞ Essence d'année. . . . un gros.
Vin blanc. . . . . six onces.
Sirop simple. . . . six gros.
Mêlez. (b*.)—C'est la formule d'Ernesting.

F. *Extraction par l'alcool.*

TEINTURE D'AUNÉE.

Tinctura helenii. (a. ams. an. b. pa.)

℞ Racine d'année. . . . une partie.
Alcool (15 degrés). . . six parties.

Après trois jours de digestion, à une douce
chaleur, filtrez. (b.)

a. prescrit une partie de racine et six d'alcool (0,910); — ams. une partie de racine
et six d'alcool (0,917); — pa. et w. une partie de racine et quatre d'alcool.

℞ Racine d'année. . . . une once.
Alcool (20 degrés). . quatre onces.

Faites infuser au bain-marie tiède
pendant quatre jours ; passez et versez
sur le résidu

Alcool (20 degrés). . . deux onces.

Laissez encore en macération pendant

deux jours. Passez, mêlez les deux colatures
et filtrez.

Excitant, carminatif, diaphorétique. — On
l'a conseillée surtout dans les affections de
poitrine. — Dose, six gouttes à un gros.

EXTRAIT ALCOOLIQUE D'AUNÉE. (ba. fu. han. o. po. s. w. wu.)

℞ Racine d'année ,
Alcool, de chaque. . . deux livres.
Eau commune. . . . neuf livres.

Faites digérer pendant douze heures, passez en exprimant, tirez l'alcool par la distillation, et faites évaporer convenablement le
résidu. (po.)

ba. han. o. pr. et s. prescrivent deux parties de racine, trois d'alcool et neuf d'eau. —
fu. une de racine, six d'alcool et trois d'eau.

℞ Racine d'année. . . . une livre.
Alcool. . . . cinq ou six livres.

Après suffisante extraction, passez en exprimant avec force : faites digérer , puis
bouillir un peu le résidu avec trois livres
d'eau , clarifiez la décoction avec du blanc
d'œuf, mêlez ensemble les deux liqueurs ,
retirez l'alcool par la distillation, et faites
évaporer le reste jusqu'à consistance d'extrait. (w.)

℞ Racine d'année. . . . à volonté.
Alcool. . . . quantité suffisante
pour la couvrir de quatre travers de doigt ;
laissez digérer dans un endroit chaud , et
décantez ; faites bouillir pendant une heure
avec de l'eau , passez en exprimant, et évaporez la colature jusqu'à consistance de
miel, en ajoutant la teinture sur la fin, et
remuant toujours, pour que la masse soit
homogène et non grumelée. (w.)

Même dose que pour l'extrait aqueux.

ÉLIXIR ANTIHYSTÉRIQUE. (ca. sm.)

℞ Racine d'asaret. . . trois parties.
—— d'iris de Florence, cinq parties.
—— d'aunée ,
—— de roseau aromatique ,
de chaque. . . . . dix parties.
—— de réglisse , quinze parties.
Semences d'anis. . . cinq parties.
Eau-de-vie. . quatre-vingts parties.

Faites infuser à froid pendant plusieurs jours. Ajoutez à la colature

Camphre. . . . . une partie.

Faites dissoudre. (rm.)

ca. prescrit un gros et demi de réglisse, un
gros de roseau , un gros d'année , un demi-gros d'iris, autant d'anis, dix huit grains
de racine d'asaret, six grains de camphre
et une demi-livre d'alcool.

Excitant, conseillé surtout dans l'asthme

Baies de genièvre ,
—— de laurier ,
Sommités de sauge ,
——— de romarin ,
———— de rue ,
de chaque. . . . . deux gros.
Vinaigre. . . . . . sept livres.

Faites macérer pendant un mois , dans un endroit chaud, passez en exprimant avec force et ajoutez

Thériaque. . . . . sept onces.

Après un mois de macération , filtrez.

Recommandé intérieurement , à la dose d'une demi-cuillerée jusqu'à une cuillerée, comme sudorifique et moyen propre à préserver de la contagion ; employé aussi en frictions, à l'extérieur, comme fortifiant.

E. Extraction par le vin.

VIN D'AUNÉE.

Vinum enulæ s. cnulatum. (b*. ff. sa. vm.)

℣ Racine d'année fraîche. . une partie.
Vin blanc. . . . seize parties.

Faites digérer à froid , pendant plusieurs jours, passez en exprimant et filtrez. (vm.)

sa. prescrit deux onces de racine sèche, quatre livres de vin blanc et vingt-quatre heures de macération.

℣ Teinture d'année. . . une partie.
Vin rouge. . . dix ou vingt parties.
Mêlez bien. (ff.)

℣ Essence d'année. . . . un gros.
Vin blanc. . . . . . six onces.
Sirop simple. . . . . six gros.

Mêlez. (b*.)—C'est la formule d'Ernsting.

F. Extraction par l'alcool.

TEINTURE D'AUNÉE.

Tinctura helenii. (a. ams. an. b. pa.)

℣ Racine d'année. . . . une partie.
Alcool (15 degrés). . . six parties.

Après trois jours de digestion, à une douce chaleur , filtrez. (b.)

a. prescrit une partie de racine et six d'alcool (0,910); — ams. une partie de racine et six d'alcool (0,917); —pa. et w. une partie de racine et quatre d'alcool.

℣ Racine d'année. . . . une once.
Alcool (20 degrés). . quatre onces.

Faites infuser au bain-marie tiède pendant quatre jours ; passez et versez sur le résidu

Alcool (20 degrés). . . deux onces.

Laissez encore en macération pendant

deux jours. Passez, mêlez les deux colatures et filtrez.

Excitant, carminatif, diaphorétique. — On l'a conseillée surtout dans les affections de poitrine. — Dose, six gouttes à un gros.

EXTRAIT ALCOOLIQUE D'AUNÉE. (ba. fu. han. o. po. s. w. wu.)

℣ Racine d'aunée ,
Alcool , de chaque. . ., deux livres.
Eau commune. . . . neuf livres.

Faites digérer pendant douze heures, passez en exprimant , tirez l'alcool par la distillation , et faites évaporer convenablement le résidu. (po.)

ba. han. o. pr. et s. prescrivent deux parties de racine, trois d'alcool et neuf d'eau. — fu. une de racine, six d'alcool et trois d'eau.

℣ Racine d'année. . . . une livre.
Alcool. . . . . cinq ou six livres.

Après suffisante extraction, passez en exprimant avec force ; faites digérer, puis bouillir un peu le résidu avec trois livres d'eau, clarifiez la décoction avec du blanc d'œuf, mêlez ensemble les deux liqueurs, retirez l'alcool par la distillation, et faites évaporer le reste jusqu'à consistance d'extrait. (w.)

℣ Racine d'année. . . . à volonté.
Alcool. . . . quantité suffisante

pour la couvrir de quatre travers de doigt ; laissez digérer dans un endroit chaud , et décantez ; faites bouillir pendant une heure avec de l'eau , passez en exprimant, et évaporez la colature jusqu'à consistance de miel , en ajoutant la teinture sur la fin, et remuant toujours , pour que la masse soit homogène et non grumelée. (w.)

Même dose que pour l'extrait aqueux.

ÉLIXIR ANTIHYSTÉRIQUE. (ca. vm.)

℣ Racine d'asaret. . . trois parties.
—— d'iris de Florence, cinq parties.
—— d'année ,
——— de roseau aromatique ,
de chaque. . .. dix parties.
——— de réglisse , quinze parties.
Semences d'anis. . . cinq parties.
Eau-de-vie. . quatre-vingts parties.

Faites infuser à froid pendant plusieurs jours. Ajoutez à la colature

Camphre. . . . . . une partie.

Faites dissoudre. (vm.)

ca. prescrit un gros et demi de réglisse, un gros de roseau , un gros d'année , un demi-gros d'iris, autant d'anis, dix huit grams de racine d'asaret , six grains de camphre et une demi-livre d'alcool.

Excitant, conseillé surtout dans l'asthme

humide. — Dose, depuis dix gouttes jusqu'à trente, dans une tasse de thé ou d'une infusion légère quelconque.

ÉLIXIR PECTORAL D'ELSNER. (*vm.*)

24 Racine de réglisse,
Safran,
Anis étoilé, de chaque, quatre parties.
Racine d'année,
——— d'iris de Florence,
de chaque. . . . huit parties.
Esprit d'hysope,
quatre-vingt-seize parties.
Faites infuser au bain-marie, puis filtrez, et ajoutez à la colature
Baume du Pérou. . . . une partie.
Miel de Narbonne. . . seize parties.
Laissez reposer pendant quelque temps, et filtrez.

ÉLIXIR AMÉRICAIN DE COURCELLES. (b*. *ca.*)

24 Alcool (32 degrés),
Eau-de-vie (21 degrés),
de chaque. . . . huit litres.
Racine d'année. . . quatre livres.
——— de canne à sucre,
——— d'aristoloche ronde,
de chaque. . . . . trois livres.
——— d'arundo donax,
Feuilles d'avocatier,
de chaque. . . . deux livres.
Fleurs de millepertuis. . une livre.
———de sureau. . une demi-livre.
Écorce de bois de fer. . six onces.
Feuilles d'oranger,
Croton balsamiferum,
de chaque. . . . quatre onces.
Genièvre. . . . . . trois onces.
Opium purifié, deux onces et demie.
Justicia assurgens,
Fleurs d'oranger,
——— de tilleul,
Sommités de romarin,
de chaque. . . . deux onces.
Racine d'asaret,
——— de palmiste,
Calebasse, de chaque. . une once.
Faites macérer, puis passez; brûlez le résidu, faites infuser les cendres dans la liqueur, avec
Fleurs de coquelicot. . six onces.
Garance. . . . . . trois onces.
Filtrez.

Cadet a réformé cette formule de la manière suivante:

24 Alcool. . . cent vingt parties.
Racine d'année. . . seize livres.
Fleurs de millepertuis. . huit livres.
Feuilles d'oranger. . . six livres.
Fleurs de sureau. . . cinq livres.

Feuilles de baume. . . quatre livres.
Fleurs de tilleul, deux livres et demie.
Racine de canne de Provence,
Genièvre,
Fleurs de romarin,
Opium, de chaque. . . deux livres.
Racine d'asaret. . . . une livre.
Eau. . . . . quantité suffisante pour que la liqueur marque 24 degrés. Colorez avec le coquelicot.

Excitant très estimé en Amérique, dans une foule d'affections attribuées soit à des spasmes nerveux, soit à la faiblesse, et regardé presque comme une panacée universelle. — Dose, une forte cuillerée, seule ou dans une boisson appropriée; on peut répéter cette dose deux ou trois fois par jour.

G. Extraction par l'huile.

HUILE D'AUNÉE COMPOSÉE.

Oleum inulæ compositum. (*e.*)

24 Racine d'aunée,
——— de valériane,
——— de bardane,
Sommités de millepertuis,
——— d'aurone,
——— d'absinthe,
——— de basilic,
——— de calament,
——— de balsamite,
——— de marjolaine,
——— de menthe à feuilles rondes,
——— de sabine,
Feuilles de sauge,
Fleurs de sureau,
de chaque. . . . trois onces.
Sommités fleuries de camomille,
——— de mélilot,
——— de stæchas,
de chaque. . . . deux onces.
Feuilles fraîches de laurier,
——— d'yèble,
——— de romarin,
——— de rue,
de chaque. . . . six onces.
Semences de cumin,
——— de fenu-grec,
——— d'ortie, de chaque, une once.
Huile d'olive. . . . douze livres.
Faites macérer pendant quatre jours, puis cuire jusqu'à consomption de l'humidité, et laissez dépurer par le repos.

AURONE.

Deux plantes de ce nom sont indiquées dans les pharmacopées:
1° *Aurone sauvage; Artemisia campestris,* L.
Feldbeyfuss (Al.).
f.

Plante ♍ (syngénésie polygamie superflue, L.; synanthérées, Cass.), commune
dans toute l'Europe. (*fig.* OEd., *Flor. Dan.*
t. 1175.)

Amer, tonique, excitant.

2° *Aurone des jardins*, *Citronnelle*, *Garde-
robe* ; *Artemisia Abrotanum*, L.

Gartwurz, Gartwurz, Eberreiskraut, Stabwurzel, Eberraute
(*Al.*); *southernwood* (*An.*); *brotan* (B.); *abrod* (D.); *abrotano*
(E. I. Por.); *averoon* (Ho.); *boze drzwakko* (Po.); *æbrodd*
(Su.).

a. ams. an. b. bã. be. br. d. du. e. f. fe. fu. g. han. li. o. po.
pr. r. t. su. w. wu. be. br. g. m. sp. t.

Plante ♄ du midi de l'Europe et du Levant. (*fig.* Blackw., *Herb.* t. 555.)

On emploie l'herbe et les sommités (*herba
et summitates Abrotani maris*. hortensis), qui
se composent de rameaux portant des feuilles pétiolées, verdâtres, découpées en plusieurs folioles linéaires et sétacées, et de
grappes, menues et terminales, de fleurs jaunâtres, presque sessiles. L'odeur est aromatique et pénétrante, la saveur aromatique
et fort amère.

Amer, tonique, excitant, stomachique,
nervin, anthelmintique. — Dose de la poudre, depuis un scrupule jusqu'à un gros,
plusieurs fois par jour.—On fait prendre l'infusion de six gros d'herbe dans dix onces
d'eau aux femmes hystériques ou tourmen-
tées par les accidens de l'aménorrhée.

AVOINE.

Les pharmacopées font mention de trois
espèces de ce genre de plantes :

1° *Avoine cultivée* ; *Avena sativa*, L.

Hafer (*Al.*); *oat* (*An.*); *owes* (B.); *havre* (D.); *avena* (I.); *haver*
(Ho.); *avea* (Por.); *hafra* (Su.).

am. ams. an. b. ba. br. e. ed. f. fe. fu. g. ham. he. lo. p. r. su.
be. br. c. m. pid. sp. t.

Plante ⊙ (triandrie digynie, L. ; graminées, J.), originaire, dit-on, de l'île de
Jean Fernandez, et cultivée dans toute
l'Europe. (*fig.* Zorn, *Ic. pl.* t. 521.)

On emploie la semence (*Avena*), qui est
alongée, aiguë, noire, blanche ou grise, et
marquée d'un sillon longitudinal médian
sur une de ses faces. Elle n'a pas d'odeur; sa
saveur est farineuse.

Elle ne sert en médecine qu'après avoir
été dépouillée de sa pellicule et moulue
grossièrement, état dans lequel elle porte le
nom de *Gruau* (*Avena excorticata*, *Grutum* ;
geschælter Hafer, *Hafergrütze* (*Al.*); *gruel*
(*An.*); *hafergryn* (Su.).

2° *Avoine nue* ; *Avena nuda*, L.

Nakter, tatarischer Grützhafer (*Al.*).

ba. fe.

Plante ⊙ , qu'on cultive partout, avec la

précédente. (*fig.* Moris. *Hist.* 3. § 8. t. 7.
s. 4.)

3° *Avoine d'Orient*, *Avena Orientalis*,
Wild.

ba.

ESPÈCES POUR LA DÉCOCTION D'AVOINE.

*Species avenaceæ s. pro decocto s. bromio ave-
næ*. (pa. w. wu.)

♃ Avoine lavée et séchée, six onces.
Bois de santal rouge. . . une once.
Racine de chicorée sauvage,
une demi-once.

Coupez, incorporez et mêlez. (pa. w.

♃ Avoine lavée et séchée. . six once
Racine de chicorée,
——— de laîche des sables,
——— de saponaire,
——— de pissenlit,
de chaque. . . . . une once.

Coupez et mêlez. (wu.)

DÉCOCTION D'AVOINE.

Decoctum avenaceum Lowerianum. (b*. br.
pa. w. sp.)

♃ Avoine mondée. . . trois onces.
Bois de santal rouge. . . deux gros.
Eau de fontaine. . . . six livres.

Faites bouillir jusqu'à réduction de
moitié, passez et ajoutez à la colature

Nitre. . . . . . deux gros.
Sucre blanc. . . . . une once.

Passez de nouveau. (b*. sp.)

♃ Avoine blanche choisie, six onces.
Bois de santal rouge. . . une once.
Racine de chicorée sauvage,
une once et demie.
Eau de fontaine. . . douze livres.

Faites bouillir jusqu'à consomption
du tiers, et ajoutez à la colature

Nitré. . . . . une demi-once.
Sucre blanc. . . . . deux onces.

Passez. (br. pa. w.)'

Conseillée dans la goutte, l'hypochondrie,
la néphrite, la fièvre hectique. — Dose, six
ou huit onces, chaque jour, matin et soir,
pendant quelques semaines. On la boit
chaude ou tiède, à volonté.

AYA-PANA.

Eupatoire Aya-pana; *Eupatorium Aya-pana*,
Vent.

fe. br. c. g.

Plante ♍ (syngénésie polygamie égale,
L.; synanthérées, Cass.), du Brésil. (*fig.*
Vent. *Jard. Malm.*)

On emploie la racine, les rameaux et les feuilles.

La racine est fine, abondamment garnie de chevelu, fibreuse, d'un jaune clair en dehors, et blanche en dedans.

Les rameaux sont sarmenteux, noueux ou articulés.

Les feuilles sont fragiles, minces, étroites, lancéolées et d'un vert foncé.

L'odeur est aromatique; la saveur l'est aussi, mais mêlée d'une légère astringence.

INFUSION D'AYA-PANA. (br.)

℥ Feuilles d'aya-pana. . . . . . n° 6.
Eau bouillante. . . . deux livres.

Faites infuser et décantez.

Conseillée par Alibert dans les affections scorbutiques légères.

AZEDARACH.

Azédarach commun; *Melia Azedarach*, L.

Glatter zidrack (Al.); bead tree (An.); azadarac (E. I.); velsch vygenboom (Ho.).

am. fe. r. sp.

Grand et bel arbre (hexandrie monogynie, L.; méliacées, J.), des Indes orientales, d'où il a été transporté dans le midi de l'Europe et en Amérique. (*fig. Flore médic.* I. 5o.)

On emploie, outre l'écorce de la racine, les feuilles et les fruits.

Les feuilles sont larges, deux fois ailées, à folioles ovales, pointues, dentées et glabres.

Les fruits sont des noix globuleuses, charnues, dont le brou est assez épais, et le noyau sillonné, à cinq loges monospermes. L'amande est oléagineuse.

Anthelmintique, légèrement narcotique. Au rapport de Thacher, on fait avec la pulpe du fruit et de la graisse, un onguent vanté contre la teigne. Les fruits, que Persoon dit à tort vénéneux, sont impunément mangés en Amérique, par les enfans, contre les vers.

Decoctum corticis azedarach. (b*.)

℥ Écorce d'azédarach. . quatre onces.
Eau de fontaine. . . . une pinte.

Faites bouillir et passez.

Excitant, anthelmintique. — Dose, une once, toutes les heures.

AZOTE.

Alcaligène, Nitrogène; Gaz azoticum.
fe. br. sw.

℥ Fibrine du sang lavée et fraîche,
une once.
Mettez-la dans un matras, et versez dessus
Acide nitrique faible. . deux onces.

Adaptez au matras un tube recourbé, faites chauffer, et recevez le gaz dans un appareil hydro-pneumatique. (*br. sw.*)

fe. prescrit de renfermer du sulfure de fer sous une cloche de verre, et de recueillir, au bout de quelque temps, le gaz qui reste dans la cloche.

Quelques médecins en ont conseillé l'inspiration dans les maladies chroniques de poitrine.

GAZ OXIDE D'AZOTE.

Gaz azoticum oxygenatum. (*br. sw.*)

℥ Nitrate d'ammoniaque en poudre,
six onces.

Mettez dans un matras auquel est adapté un tube qui se rend dans une vessie; chauffez le fond du matras à la flamme d'une lampe à esprit de vin, et recueillez le gaz, jusqu'à ce qu'il paraisse des vapeurs blanches ou rouges.

D'après quelques essais, dans lesquels l'inspiration de ce gaz a produit une sorte de délire passager, avec une grande propension au mouvement musculaire, on en a conseillé l'usage dans la paralysie. — Dose, six bouteilles dans l'espace de six minutes.

B

BADIANE.

Anis étoilé; Illicium anisatum, L.

Sternanis (Al.); indian anise (An.); badiane huttaie (Ar.); badian (B.); pa-cu-hu huei-hiam (C.); stierneanyi (D.); anas pul (Duk.); anis de la China (E.; sternanys (Ho.); anice stellato (I.); skimmi, somo (Jap.); gwiazdkowy (Po.); unis estellado (Por.); badyan, anyz (R.); stjernanis (Su.); anasi-pu (Tam.).

ams. an. b. ba. be. br. d. e. f. fe. fi. fu. g. bam. bao. be. li. o. p. po. pr. r. s. su. w. wu. a. be. br. g. m. pid. sp. z.

Arbrisseau (polyandrie polygynie, L.;

Magnoliées, J.) de la Chine et du Japon. (*fig. Flore médic.* I. 3o.)

On emploie le fruit (*Anisum stellatum.* s. *sinense, Semen anisi stellati, Capsulæ seminales anisi sinensis*), qui se compose de plusieurs capsules ovales, comprimées, bivaves, disposées en étoile orbiculaire, renfermant chacune un petit noyau lenticulaire, lisse, d'un gris roussâtre, composé d'une coque mince et fragile, qui couvre une amande blanchâtre. L'odeur est pénétrante, aromatique, trés agréable et analogue à celle de l'anis, ainsi que la saveur.

Excitant, stomachique. — Dose de la poudre, vingt grains à un scrupule. Il en faut un à deux gros, sur une livre d'eau, pour l'infusion simple.

BOISSON ANTICATARRHALE. (*pie. sm.*)

℞ Miel blanc. . . . quatre onces.
Eau. . . . . . . une pinte.

Faites cuire pendant un quart d'heure, retirez du feu et ajoutez

Anis étoilé. . . . . deux gros.
Racine d'année. . . un scrupule.

Passez après le refroidissement. — A boire par verrées.

BAGUENAUDIER.

Faux séné; Colutea arborescens, L.

Blasenstrauch (*Al.*); bladder senna (*An.*); schaap linseboom (*Ho.*); espantalobos (*E.*); ves.icaria (*I.*).

f. g. g.

Arbrisseau (diadelphie décandrie, L. ; légumineuses, J.) de l'Europe tempérée et méridionale. (*fig. Flore médic.* I. 51.)

On emploie les feuilles, qui sont ailées avec impaire et composées de neuf à onze folioles arrondies, un peu échancrées au sommet, vertes et glabres en dessus, d'un vert glauque en dessous.

Elles jouissent d'une propriété légèrement purgative. On les trouve quelquefois mêlées au séné d'Alexandrie.

BALSAMINE.

Pomme de merveille; Momordica Balsamina, L.

Balsamapfel (*Al.*); balmappel (*An.*); balsamæple (*D.*); momordica (*E. I.*); balsam appel (*Ho.*).

br. f. fe. br. sp

Plante ♃ (monoécie monadelphie, L. ; cucurbitacées, J.), des Indes orientales. (*fig.* Zorn , *Ic. pl.* t. 45.)

On emploie le fruit (*fructus Momordicæ s. Pomum hierosolymitanum*), qui est une sorte de baie, à peu près grosse comme un œuf de pigeon, d'une couleur orangée ou écarlate.

Jadis il passait pour vulnéraire; on ne s'en sert plus aujourd'hui.

BALSAMIER.

Balsamier de la Mecque; Amyris Opobalsamum, L.

Mecca'schaer Balsamstrauch (*Al.*).

br. e. f. w. br. m.

Arbuste (octandrie monogynie, L. ; térébinthacées, J.) d'Égypte et d'Arabie. (*fig.* Gled. *Act. soc. nat. Berol.* 3. p. 12. t. 3. f. 2.)

On emploie le bois et les fruits.

Le bois (*Xylobalsamum; Balsamholz*, Al.) se compose de petites branches cassantes, minces, grêles, arquées, noueuses, de la grosseur du doigt, couvertes d'une écorce ridée et d'un gris rouge, ayant une odeur et une saveur peu sensibles, mais développant une odeur agréable par la combustion.

Les fruits (*Carpobalsamum; Balsamfrucht, Balsamkœrner*, Al.) sont des drupes secs, arrondis, oblongs, pesans, plus petits que des pois, d'un brun rougeâtre, pourvus d'un petit pédicule, ridés, marqués de quatre lignes, oléagineux, et contenant une amande blanche. Ils ont une odeur et une saveur faiblement balsamiques.

Ce bois et ces fruits sont des excitans réputés nervins, vulnéraires et diurétiques. On ne s'en sert plus : autrefois ils entraient dans plusieurs préparations officinales.

BALSAMITE.

Coq des jardins; Balsamita odorata, DESF.

Balsamkraut, Frauenmünz (*Al.*); astmary (*An.*); hofbalsam (*Ho.*).

br. e. f. fe. g. w. wu. be. g. m. pid. sp.

Plante ♃ (syngénésie polygamie superflue, L. ; synanthérées, Cass.), qu'on trouve dans toute l'Europe. (*fig.* Zorn , *Ic. pl.* t. 458.)

On emploie l'herbe (*herba Balsamitæ maris s. Menthæ saracenicæ s. romanæ s. Costi hortorum s. Tanaceti hortensis*), qui se compose d'une tige velue, blanchâtre, portant des feuilles elliptiques, entières, dentées en scie, lisses et d'un vert grisâtre. Elle a une odeur très agréable et pénétrante, une saveur aromatique et légèrement amère.

Excitant, peu usité maintenant, qu'on a regardé comme stomachique et emménagogue.

BARDANE.

Glouteron, Herbe aux teigneux; Arctium Lappa, L.

Klette, Hopfenklette, Klettenkraut, Klettendistel, Klepps (*Al.*); bur, burdock, clot-burr (*An.*); lupenwetssj, lupenhorky, repji wetssi, repjk horki (B.); agerbœrre, agerskreppe, storskreppe, tordenskleppe (D.); bardana, lapa, lampazo (E.); kladden, klisse, klit, dokkebladen (Ho.); bardena, arsio, lappa, lopposa (I.); lupian (Po.1; lappa (Por.); lapuschnik (R.); karborre (Su.).

a. ams. an. b. ba. be. br. d. dd. du. e. ed. f. fe. ff. fi. fu. g. ham. han. he. li o. p. po. pr. r. s. su. w. wu. ww. be. br. c. g. m. pid. sp. sy. z.

Plante ♂ (syngénésie polygamie égale, L.; synanthérées, Cass.), qui croît dans toute l'Europe. (*fig. Flore médic.* I. 57.)

On emploie la racine (*radix Bardanæ* s. *Lappæ majoris* s. *Personalæ*), qui est fusiforme, simple, de la grosseur du pouce, noirâtre en dehors, blanche en dedans et inodore. Elle a une saveur douceâtre, un peu amère et astringente.

Elle contient des sels de potasse, entre autres du nitrate, et une grande quantité d'inuline.

Excitant, réputé diaphorétique et diurétique, qu'on emploie dans le traitement des maladies cutanées, de la goutte, des rhumatismes et des affections vénériennes. — Dose de la poudre, depuis un scrupule jusqu'à un gros. On prescrit quelquefois, deux à trois onces du suc des feuilles. Celles-ci, pilées en cataplasme, conviennent, dit-on, dans les ulcères anciens et la teigne muqueuse.

ESPÈCES SUDORIFIQUES. (o. r.)

♃ Bois de genévrier,
Racine de bardane,
de chaque. . . .   six parties.
——— de chiendent,
Baies de genévrier,
de chaque. . .   trois parties.
Racine de réglisse.   . deux parties.

Mêlez. (r.)

♃ Bois de sassafras,
Tiges de douce-amère,
de chaque. . . .   deux parties.
Racine de réglisse. . . une partie.
Racine de bardane. . six parties. (o.)

EXTRAIT DE BARDANE.

Extractum bardânæ. (b. be. sa. vm.)

♃ Racine de bardane sèche, une livre.
Eau bouillante. . . . . six livres.

Faites digérer pendant trois jours, puis bouillir jusqu'à consomption du tiers, passez en exprimant, et évaporez jusqu'à consistance d'extrait. (sa.)

♃ Racine de bardane. . .   une livre.
Eau bouillante. . . . . dix livres.

Après vingt-quatre heures de digestion, faites bouillir pendant deux heures et passez; faites encore bouillir le résidu, pendant le même laps de temps, avec huit livres d'eau et passez; mêlez les deux liqueurs, et évaporez jusqu'à consistance d'extrait. (b. be.)

♃ Racine fraîche de bardane, à volonté.

Pilez-la et broyez-la ensuite avec suffisante quantité d'eau; exprimez le suc, clarifiez-le avec du blanc d'œuf, et faites-le évaporer convenablement. (vm.)

Dose, depuis quinze grains jusqu'à un gros.

DÉCOCTION DE BARDANE.

Decoctum bardanæ. (b*. ff. br. ra. sy.)

♃ Racine sèche de bardane, une once.
Eau. . . . . . . deux livres.
Faites bouillir. (ra.)

sy. prescrit de faire cuire trois onces de racine dans trois livres d'eau, et de réduire celle-ci d'un tiers; — br. de faire bouillir une once de racine dans deux livres d'eau, et de réduire d'un quart.

♃ Racine de bardane,
une once et demie à deux onces.
Eau de fontaine. . . . une livre.
Faites bouillir jusqu'à ce qu'il ne reste plus que huit onces de colature et ajoutez
Miel. . . . . . une demi-once.
Passez. (b*.)

♃ Racine sèche de bardane, une once.
Eau. . . . . quantité suffisante pour obtenir, après un quart d'heure d'ébullition, un litre de colature; ajoutez sur la fin
Réglisse grattée. . . . deux gros.
Faites infuser pendant quelques minutes et passez. (ff.)
A prendre dans la journée.

TISANE SUDORIFIQUE. (ra.)

♃ Racine de bardane. . . une once.
Semences d'orge. . une demi-once.
——— de fenouil. . . trois gros.
Eau. . . . deux livres et demie.
Faites réduire à deux livres par l'ébullition, et ajoutez à la colature
Sirop de Cuisinier. . . deux onces.

BOUILLON DÉPURATIF. (pie.)

♃ Collet de mouton. . . . six onces.
Racine de bardane. . . une once.
——— de saponaire, une demi-once.
——— de squine . . . deux gros.
Feuilles de chicorée,
——— de cresson,
——— de fumeterre,
de chaque. . une demi-poignée.
Eau. . . . . quantité suffisante.

BARIUM.

Métal inusité, dont on emploie en médecine les composés suivants :

SULFURE DE BARIUM. (vm.)

♃ Sulfate de baryte. . . onze parties.
Charbon. . . . . . une partie.

Essence de térébenthine ,
            quantité suffisante.

` Broyez le sel avec le charbon , humectez le mélange àvec l'essence , et chauffez-le peu à peu dans un creuset , jusqu'à l'inoandescence ; laissez refroidir et enfermez dans un bocal.

CHLORURE DE BARIUM.

Muriate de baryte; Terra ponderosa salita s. *muriata, Sal muriaticum baroticum, Barytes s. Barotes salitus, Baryta muriatica, Murias baryticum.*

1° A l'état solide.

a. am. an. b. ba. be. d. e. ed. f. fe. fi. ham. he. li. o. po. pr. r. s. su. w. *br. c. sw. vm.*

℞ Poudre de sulfate de baryte , à volonté.
'——— de sous-carbonate de potasse ,
            le double.

Mêlez les deux poudres, introduisez le mélange dans un grand creuset de terre placé entre des charbons ardens , remuez la masse à mesure qu'elle s'échauffe, et poussez le feu pendant une heure , sans faire fondre. Après le refroidissement, lavez avec une grande quantité d'eau, faites sécher le résidu , et traitez-le par l'acide hydrochlorique, jusqu'à ce qu'il n'y ait plus d'effervescence ; laissez reposer, décantez, évaporez à siccité , faites rougir dans un creuset de terre, dissolvez dans l'eau pure, passez la solution, évaporez jusqu'à pellicule , et laissez cristalliser. (b. be. d. fe. han. he. **w.** *vm.*)

pr. r. s. *br.* et *vm.* donnent le même procédé , mais par la voix humide, c'est-à-dire prescrivent de faire bouillir le sulfate de baryte et le sous-carbonate de potasse avec une certaine quantité d'eau, qu'on renouvelle à mesure qu'elle s'évapore, savoir : — pr. et s. une partie de sulfate, deux de sous-carbonate et quatre d'eau ; — *br.* une de sulfate, deux de carbonate et cinq d'eau ; — r. deux de sulfate, trois de carbonate et quatre d'eau ; — *vm.* onze de sulfate, six et demie de carbonate et une quantité d'eau double de celle du mélange.

℞ Sulfate de baryte en poudre ,
            quatre parties.
Charbon de bois pulvérisé, une partie.

Calcinez le mélange dans un creuset pendant deux heures , à un feu violent ; faites dissoudre le résidu dans de l'eau distillée chaude ; passez, et versez peu à peu de l'acide hydrochlorique dans la liqueur , jusqu'à ce qu'il ne se fasse plus d'effervescence ; laissez reposer, passez, évaporez jusqu'à pellicule et faites cristalliser. (a. am. ed. f. po. *br. c. vm.*)

fi. et sw. donnent le même procédé , mais substituent la farine d'orge au charbon.

℞ Sulfate de baryte. . quatre parties.
Sel de cuisine. . . . une partie.
Charbon de bois , une demi-partie.

Calcinez fortement le mélange pendant une heure et demie ; après le refroidissement, pulvérisez la masse , faites-la bouillir un peu avec seize parties d'eau, filtrez la liqueur , et traitez-la , comme ci-dessus, par l'acide hydrochlorique. (*br.*)

℞ Chlorure de calcium ,
Sulfate de baryte ,
            de chaque. .' . . parties égales.

Pulvérisez les deux substances, projetez le mélange à plusieurs reprises dans un creuset rouge , versez la masse fondue sur un marbre chaud , réduisez-la en poudre après le refroidissement ; faites bouillir celle-ci avec six parties d'eau , filtrez la liqueur , évaporez jusqu'à pellicule , et laissez cristalliser. (an. ba. *br. sw**. *vm.*)

f. prescrit quatre parties de sulfate , quatre de chlorure et une de charbon.

℞ Carbonate de baryte ,
Acide hydrochlorique ,
            de chaque. . . . . une partie.

Étendez l'acide de trois parties d'eau, et jetez-y peu à peu le carbonate cassé en morceaux ; après l'effervescence, passez la liqueur , et faites-la évaporer, pour qu'elle cristallise. (e. ed. o. c. *sw.*)

℞ Baryte pure. . . . . à volonté.
Acide hydrochlorique,
            quantité suffisante
pour saturer l'alcali ; filtrez et faites cristalliser la liqueur. (li. *sw.*)

2° A l'état liquide.

Hydrochlorate de baryte, Liqueur antiserofuleuse; Solutio muriatis barytæ s.' barytæ muriaticæ, Liquor terræ ponderosæ salitæ, Aqua barytica.

b*. ba. d. ed. f. au. pie. sw.

℞ Chlorure de barium. . une partie.
Eau distillée. . . . . cinq parties.

Passez et conservez la solution. (f.)

b*. et ed. prescrivent une partie de chlorure et trois d'eau ; — b*. d. *au.* et *pie.*, d'après Hufeland , une de chlorure et seize d'eau ; — ba. une de chlorure et neuf d'eau ; — b*. une de chlorure et quarante-huit d'eau ; — b*. deux ou trois grains de chlorure par once d'eau ; — sw. douze grains de chlorure par livre d'eau.

Excitant, irritant, poison, qu'on a conseillé dans les maladies scrofuleuses et vermineuses, dans les engorgemens des viscères, les affections squirrheuses et les hydropisies. Dose de la solution , d'après la formule de

Hufeland, dix à vingt gouttes pour les enfans, quarante à soixante pour les adultes,
dans de l'eau distillée. A l'extérieur, cette
solution a été indiquée en lotions sur les
ulcères et les dartres, ou pour combattre les
taches de la cornée. La liqueur de Hufeland
unie avec la teinture safranée d'opium, à
parties égales, constitue, dit-on, un excellent sudorifique ; dose, quarante à soixante
gouttes.

SOLUTION ANTISCORBUTIQUE. (*pie.*)

℥ Solution de chlorure de barium,
    d'après Hufeland. . deux gouttes.
Eau de cannelle orgée. . un gros.

On augmente de temps en temps d'une
goutte, jusqu'à ce que la liqueur procure
des nausées.

GOUTTES RÉSOLUTIVES.

Liquor baryticus. (ham. *au.*)

℥ Chlorure de barium. . . un gros.
Eau de laurier-cerise. . une once.
Eau distillée. . quantité suffisante.
Mêlez. (ham.)

au. prescrit de dissoudre un demi-scrupule de chlorure de barium dans deux onces
d'eau de laurier-cerise.

Quelques gouttes de cette liqueur, instil-
lées dans l'œil, sont propres, dit-on, à faire
disparaître les taches de la cornée.

SOLUTION ANTISCROFULEUSE.

Solutio ferri muriatici cum baryta muriatica.
(*au.*)

℥ Hydrochlorate de fer,
Chlorure de barium,
    de chaque. . . . demi-gros.
Eau distillée. . . . . une once.
Dose, vingt à soixante gouttes.

MIXTURE FONDANTE.

Mixtura resolvens. (*b.*)

℥ Chlorure de barium, quatre grains.
Eau distillée. . . . deux onces.
Extrait de ciguë. . quatre grains
Émulsion commune. . . une livre.
Sirop de sucre. . . . une once.

A prendre peu à peu, dans les scrofules
et la phthisie pulmonaire scrofuleuse.

PILULES ANTISCROFULEUSES.

Pilulæ resolventes in scrophulis. (*b.*)

℥ Chlorure de barium. . . un grain.
Extrait de ciguë. . . deux grains.
Rob de sureau, quantité suffisante.

Faites quatre pilules. — Dose, une toutes
les six heures.

BOLS SÉDATIFS.

Boli tonici sedativi cum muriate barytæ. (*b.*)

℥ Résine de quinquina, deux scrupules.
Chlorure de barium. . deux grains.
Extrait d'opium. . . trois grains.
Miel despumé, quantité suffisante.

Faites huit bols. — Dose, un toutes les
trois heures, dans les scrofules douloureuses.

PILULES ANTIHERPÉTIQUES. (*sw*.)

℥ Chlorure de barium, une demi-once.
Extrait de douce-amère. . une once.
——— de sumac vénéneux,
               deux onces.
Poudre de sumac vénéneux,
         quantité suffisante.

Faites des pilules de cinq grains. — Dose,
deux, trois ou quatre par jour.

POUDRE CONTRE LA TEIGNE. (*sw*.)

℥ Chlorure de barium. . . deux gros.
Mercure doux. . . . dix grains.
Sulfure d'antimoine. . six grains.

Partagez en quarante-huit prises. — Dose,
deux prises par jour, dans deux gros de sirop.

PILULES CONTRE LE TÉNIA. (*pie.*)

℥ Chlorure de barium. . . un gros.
Résine de gayac. . . une demi-once.
Conserve de fumeterre,
        suffisante quantité.

A prendre matin et soir, une d'abord, ensuite deux.

PROTOXIDE DE BARIUM.

*Baryte, Terre pesante ; Baryta, Terra ponde-
rosa pura.* (ba. *sw. vm.*)

℥ Nitrate de baryte. . . à volonté.

Calcinez-le fortement dans un creuset
d'argent, traitez le résidu par l'eau bouillante, filtrez et faites cristalliser la liqueur.
(ba. *vm.*)

On peut aussi obtenir la baryte pure en
calcinant le sous-carbonate pendant une
demi-heure. (*sw.*)

BARYTE FONDUE. (*vm.*)

℥ Baryte pure. . . . . deux onces.

Faites-la fondre dans un creuset d'argent,
et coulez le liquide dans une lingotière
chaude, légèrement enduite de cire.

Cette préparation peut remplacer la pierre
à cautère.

EAU DE BARYTE.

Aqua barytæ. (ba. fe. sw. vm.)

℞ Nitrate de baryte. . . . $\overset{\cdot}{\cdot}$ à volonté.

Calcinez-le par degrés dans un creuset de terre, et dissolvez le résidu dans vingt-quatre parties d'eau distillée. (ba. fe.)

℞ Baryte pure. . . . . une partie.
Eau distillée. . vingt-quatre parties.
Conservez la solution. (sw. vm.)
Réactif chimique.

LINIMENT DABYTIQUE. (sw. vm.)

℞ Eau de baryte saturée. . une partie.
Huile d'olive . . . . six parties.
Broyez ensemble, à l'abri du contact de l'air.
Conseillé à l'extérieur, dans les dartres.

SOUS - PROTOCARBONATE DE BARIUM.

Carbonate de baryte, Baryte carbonatée, Craie barotique ou pesante, Méphite barotique, Sous-carbonate de baryte ou de protoxide de barium; Baryta carbonica, Terra ponderosa ærata-s. carbonica, Carbonas baryticus.

1° Tel qu'on le trouve dans la nature.

ed. c.

En masses arrondies, rayonnées dans leur intérieur, tuberculeuses à l'extérieur, translucides, avec une teinte de gris jaunâtre, à cassure onduleuse, quelquefois écailleuse et ayant l'aspect un peu gras.

2° Fabriqué de toutes pièces.

li. o. sw. vm.

℞ Sulfate de baryte. . dix-huit onces.
Sous-carbonate de potasse ,
              vingt-quatre onces.
Broyez dans un mortier de pierre, en ajoutant peu à peu assez d'eau pour faire une pâte ; mettez sur le feu, en remuant ; ajoutez une certaine quantité d'eau, lavez bien et faites sécher le résidu. (li. o. sw. vm.)

℞ Nitrate de baryte , ou Chlorure de barium, dissous dans l'eau. . à volonté.
Versez-y peu à peu
Sous-carbonate de potasse liquide ,
            quantité suffisante,
c'est-à-dire jusqu'à ce qu'il ne se fasse plus de précipité ; lavez et faites sécher celui-ci. (sw.)

℞ Baryte pure, dissoute dans l'eau , .
             à volonté.
Faites-y passer un courant d'acide carbonique jusqu'à ce qu'il ne se forme plus de précipité ; recueillez et séchez celui - ci. (sw.)

PROTOSULFATE DE BARIUM.

Sulfate de baryte, Baryte sulfatée, Spath pesant, Vitriol pesant, Sulfate de protoxide de barium; Spathum ponderosum, Sulphas barytæ.

a. ams. an. b. ba. be. d. e. ed. f. fe. fi. han. he. li. o. pr. r. s. su. w. ww. c, g. sw.

Blanc, pesant, à structure lamelleuse, cristallisant en prismes droits à bases rhombes, fusible en émail blanc, inodore et insipide.

PROTONITRATE DE BARIUM.

Nitrate de Baryte, Nitre barotique, Nitre de terre pesante; Nitras barytæ. (ba. vm.)

1.° A l'état solide.

℞ Sulfate de baryte. . . sept parties.
Charbon de bois. . . une partie.
Pulvérisez, réduisez en pâte avec de l'huile de lin, et faites rougir pendant deux heures dans un creuset ; traitez le résidu par huit fois son poids d'eau bouillante; versez de l'acide nitrique dans la liqueur jusqu'à ce qu'il ne se dégage plus de gaz hydrosulfuré ; filtrez et laissez cristalliser en repos.

℞ Sous-carbonate de baryte, à volonté.
Acide nitrique étendu d'eau ,
            quantité suffisante
pour saturer. Filtrez la liqueur, évaporez un peu et faites cristalliser.

2.° A l'état liquide.

℞ Nitrate de baryte. . . une partie.
Eau distillée. . . dix-neuf parties.
Réactif chimique.

PROTOACÉTATE DE BARIUM.

Acétate de baryte; Acetas barytæ, Terra ponderosa acetata. (b*. ba. br. sw.)

1° A l'état solide.

℞ Chlorure de barium dissous dans
   douze parties d'eau distillée,
            une partie.
Instillez-y du sous-carbonate d'ammoniaque liquide jusqu'à ce qu'il ne se fasse plus de précipité ; lavez bien celui-ci, faites-le dissoudre dans de l'acide acétique étendu d'un poids d'eau distillée égal au sien , évaporez la liqueur et laissez-la cristalliser. (ba.)

℞ Sous-carbonate de baryte, à volonté.
Acide acétique , quantité suffisante
pour saturer l'alcali ; filtrez et faites cristalliser. (b*.)

2° A l'état liquide.

ba. br. sw. vm.

℞ Sous-carbonate de baryte, à volonté.

Acide acétique , quantité suffisante pour saturer. Conservez la liqueur. (*sw. vm.*)

℞ Baryte pure. . . . une demi-once.
　　Acide acétique. . . . huit onces.

Faites dissoudre , et conservez dans un flacon bien bouché. (*br.*)

℞ Acétate de baryte cristallisé,
　　　　　　　　　　　 une partie.
　Eau distillée. . . . neuf parties.
Faites dissoudre. (ba.)
Ce sel est principalement employé comme réactif.

BASILIC.

Deux espèces de ce genre de plantes sont signalées dans les pharmacopées :

1° *Basilic* commun , *Grand basilic ; Ocymum Basilicum*, L.

Basilienkraut, Kœnigskraut, Herrnkraut (Al.); common sweet basil (An.); busilic (D.); subzekebinge (Duk.); albahaca (E.); kali tulsi (Hi.); balsemkruid (Ho.); basilico (I.); deban schab (Pe.); bazylico (Po.); alsavaca (Por.); manjirika (Sa.); basi-lika (Su.); tirnul patchie verie (Tam.) ; vepudipatsa villilu (Tel.).

ams. an. b. ba. be. br. e. f. fu. han. li. o. po. pr. w. wu. *be. g. m. pid. sp.*

Plante ☉ (didynamic gymnospermie, L.; labiées , J.), originaire des Indes. (*fig.* Zorn, *Ic. pl.* t. 226.)

On emploie l'herbe , les fleurs et la graine. L'herbe (*herba Basilici majoris* s. *citrati s. Ocymi vulgatioris* s. *medii s. magni*) se compose d'une tige légèrement velue et de feuilles pétiolées, ovales, lancéolées, un peu ciliées sur les bords , à dentelures rares. Elle a une odeur très agréable et une saveur aromatique.

Les fleurs sont blanches et disposées en verticilles peu garnis.

La graine est petite , oblongue et noire. Elle a une odeur aromatique, et n'a point de saveur.

Excitant. — Dose , deux gros à une demi-once, en infusion dans deux livres d'eau bouillante.

2° *Basilic à petites feuilles ; Ocymum minimum*, L.

ba.

Plante ☉ , des Indes orientales, qu'on cultive chez nous. (*fig.* Sehk. *Bot. Hand.* t. 166.)

On emploie l'herbe (*herba Basilici minimi*), qui se compose d'une tige rameuse, garnie d'un grand nombre de feuilles aiguës, obtuses ou arrondies, un peu épaisses, vertes ou rougeâtres, d'une odeur forte et agréable, d'une saveur très aromatique.

HUILE ESSENTIELLE DE BASILIC. (f.)

℞ Herbe fleurie de basilic , cinq parties.

Eau. . . . . . sept parties.

Distillez , et séparez l'huile qui surnage le produit.

On emploie plus souvent l'eau distillée, à la dose d'une à deux onces.

BAUME DU CANADA.

Résine fluide du Canada, Térébenthine du Canada, Faux baume de Gilead ; Balsamus Canadensis, Balsamum Canadense, Terebinthina Canadensis, Resina liquida pini balsamei , Resina fluida Canadensis, Terebinthina balsamea.

Canadensischer Balsam (Al.); balsam of Canada (An.); kana-disk terpentin (D).

ams. d. du. ed. f. fu. lo. w. be. c. g. pa. sa. sp.

Résine liquide, tantôt transparente, presque incolore et d'une odeur très suave , tantôt un peu colorée, diaphane , épaisse, glutineuse , d'une odeur plus forte, quoique toujours agréable, et d'une saveur âcre, mêlée d'un goût de rance.

Cette térébenthine, la plus pure de toutes , s'obtient, soit en crevant les utricules qui se forment à la surface du tronc et des principales branches de l'*Abies balsamea*, Mill., arbre (monoécie monadelphie , L. ; conifères, J.) du Canada (*fig.* Lamb. p. 48. t. 31), soit en pratiquant des incisions au tronc de ce végétal.

Une résine analogue découle du *Pinus Canadensis*, L. , arbre du nord de l'Amérique.

Le baume du Canada diffère peu de celui de Copahu, quant à l'action sur l'économie animale. On le dit diurétique. Il est bien certainement excitant. — Dose, trente à cinquante gouttes.

LOOCU BALSAMIQUE. (*bo.*)

℞ Baume du Canada. . un demi-gros.
　Jaune d'œuf. . . . . . n° 1.
　Miel rosat. . . . . . deux onces.

Dose, deux à trois cuillerées par jour.—On pourrait l'essayer dans la blennorrhée, en augmentant par degrés la quantité du baume.

TEINTURE DE BAUME DU CANADA.

Teinture balsamique composée ; Tinctura s. Essentia balsami Canadensis roborans, Tinctura balsamica composita. (fu. au. pid. sw.)

℞ Baume du Canada. . . trois onces.
　Résine de gayac. . . une demi-once.
　Alcool. . . . . . . une livre.

Faites digérer pendant trois jours, à une douce chaleur ; filtrez, et ajoutez à la colature

Huile essentielle de menthe
　poivrée. . . . . . deux gros.

Mêlez. (*pid.*)

16.

℞ Teinture de benjoin composée,
———.— de gayac,
de chaque. . . . . six onces.
Baume du Canada. . deux onces.

Faites digérer à une douce chaleur,
en remuant souvent le vase ; filtrez et
ajoutez
Huile essentielle de menthe poivrée. . . . . un gros et demi.
Conservez. (sw.)

℞ Baume du Canada. . . deux onces.
Résine de gayac. . . . une once.
Alcool. . . . . . douze onces.

Après trois jours de digestion, passez
et ajoutez à la colature
Huile, essentielle de menthe poivrée. . . . . un gros.
Mêlez. (fu.)

au. prescrit deux onces de baume du Canada, une demi-once de résine de gayac,
une livre d'alcool, et deux gros d'huile de
menthe.

Excitant, réputé nervin, diurétique et diaphorétique, qu'on a conseillé dans la goutte,
la gonorrhée et la leucorrhée. — Dose, une
cuillerée à café, deux ou trois fois par jour,
dans une tasse d'eau ou de vin.

PILULES BALSAMIQUES. (*au.*)

℞ Baume du Canada. . . deux onces.
Kino. . . . . . une demi-once.
Racine de tormentille,
quantité suffisante.

Faites des pilules de cinq grains. — Dose,
quatre, matin et soir, dans la gonorrhée
chronique et le diabète.

BAUME
DES CARPUTHES.

*Baume de Hongrie; Balsamum Hungaricum
s. Carpathicum nativum Oleum Carpathicum.*

*Ungarisches Balsam, carpathischer Balsam, Krumbholzœl
(Al.); carpatian balsam (An.).*

f. c. m.

Résine liquide, incolore, transparente,
d'une odeur forte et analogue à celle du genièvre, d'une saveur chaude et balsamique.

Cette térébenthine coule par des incisions
faites aux branches du *Pinus Mughos,* Scop.,
arbre (monœcie monadelphie, L. ; conifé-
res, J.) des montagnes d'Allemagne et de
Hongrie. (*fig.* Jacq. *Ic. rar.* t. 193.)

Excitant peu usité.

BAUME DE COPAHU.

*Résine de Copahu, Térébenthine de Copahu,
Baume du Brésil, Résine liquide de la Nouvelle-
Espagne; Copaivæ balsamum, Balsamum Copai-
bæ, Balsamum Brasiliense, Oleo-resina Copahu.*

*Copahubalsam, Kopaibalsam, Copaivabalsam (Al.); copaiba,
copaiva, capevi balsam (An.); kopaysky balsam (Ba.); copaiva balsam(D.); balsamo de copayva (É.); balsem Capayve
(Ho.); Copaiva, Copaiba (I.); balsam Copachu (Po.); balsamo,
oleo de Cupaiva (Por.).*

am. ams. an. b. ba. be. br. d. dd. e. ed. f. fe. ff. fi. fu. g.
ham. hau. he. li. lo. o. p. po. pr. r. s. su. w. wu. ww. bc.
br. c. g. m. pa. pid. sn. sp. z.

Liquide incolore ou légèrement ambré,
transparent, d'une odeur agréable, d'une saveur aromatique, un peu amère, chaude, légèrement âcre et très désagréable.

Cette térébenthine découle d'incisions profondes faites au tronc du *Copaifera officinalis,* L., arbre (décandrie monogynie, L. ;
légumineuses, J.) du Brésil. (*fig. Flore médic.*
III. 132.)

Il vient des Antilles, où l'arbre a été transporté, une autre résine de Copahu, trouble,
ayant la consistance du miel, et une odeur
analogue à celle de la térébenthine ordinaire,
qu'on paraît obtenir par la décoction de l'é-
corce et des branches du végétal.

Excitant, irritant, qu'on a présenté, dans
ces derniers temps, comme exerçant une action spéciale sur les voies urinaires. On l'emploie surtout dans l'urétrite, soit chronique,
soit même aiguë. La dose était naguère de dix
à soixante gouttes seulement, et Niemann dit
à cet égard : *Majorem dosin facile damnum
illaturam esse, elucet.* Cependant, l'opinion
vaguement émise par Bell, et un fait hasardeux rapporté par Swediaur, ont déterminé
Ansiaux et Ribes à donner depuis trois gros
jusqu'à une once, et même deux onces, dans
l'espace de vingt-quatre heures, pendant
plusieurs jours de suite. Cette pratique aven-
tureuse a trouvé des partisans, des secta-
teurs fanatiques parmi ceux qui croient
qu'on peut se jouer impunément de la santé,
de la vie même des hommes, et qui laissent
de côté tous les cas où leur médicament fa-
vori échoue ou nuit, pour ne compter que
les succès.

ESPRIT DE BAUME DE COPAHU. (*vm.*)

℞ Baume de Copahu. . . une partie.
Alcool. . . . . . deux parties.

Distillez jusqu'à ce qu'il ne passe plus que
de l'huile, sans alcool.

TEINTURE ALCOOLIQUE DE BAUME DE COPAHU.

Tinctura Copaivæ balsami. (f. fu.)

℞ Baume de Copahu. . . une partie.
Alcool (26 degrés). . quatre parties.

Faites digérer pendant six jours, en remuant de temps en temps, puis décantez et passez, après quelque temps de repos.

Excitant, nervin, diurétique. — Dose, trente à soixante gouttes.

TEINTURE ALCALINE DE BAUME DE COPAHU.

Essentia balsami Copaivæ kalica. (br.)

♃ Baume de Copahu . . . une once.
Sous-carbonate de potasse, un gros.
Alcool concentré. . . quatre onces.

Faites digérer convenablement.

Mêmes usages que la précédente.

TEINTURE BALSAMIQUE COMPOSÉE. (wu. sw.)

♃ Baume de Copahu, une once et demie.
——— du Pérou. . . . une once.
Safran. . . . . un gros.'
Alcool. . . . . . . une livre.

Faites digérer à une douce chaleur, pendant trois jours, en remuant souvent, et filtrez. (sw.)

wu. prescrit une once et demie de baume de Copahu, une demi-once de baume du Pérou, deux gros de safran, un gros et demi de sous-carbonate de potasse et seize onces d'alcool.

Excitant, qu'on a recommandé dans la blennorrhée, la leucorrhée, la phthisie pulmonaire. — Dose, deux cuillerées à café, deux à trois fois par jour, dans de l'eau et du vin.

ÉLIXIR ANTIVÉNÉRIEN. (ca. pie. sp.)

♃ Baume de Copahu. . . une once.
Résine de gayac. . . deux gros.
Huile essentielle de sassafras,
un demi-gros.
Alcool. . . quatre onces et demie.

Faites infuser à une douce chaleur et filtrez. (ca. pie.)

♃ Baume de Copahu. . . une once.
——— du Pérou, une demi-once.
Résine de gayac. . . deux gros.
Huile essentielle de sassafras,
un demi-gros.
Sous-carbonate de potasse, deux gros.
Alcool concentré. . . six onces.

Faites dissoudre et filtre. (sp.)

Excitant, conseillé dans la gonorrhée, surtout chronique. — Dose, un gros dans une infusion quelconque, ou sur du sucre en poudre.

SIROP DE BAUME DE COPAHU.

Syrupus copaivicus s. *balsamicus.* (fu. li. sw*.)

♃ Gomme arabique en poudre,
trois gros.
Eau. . . . . quantité suffisante
pour faire un mucilage, avec lequel on incorpore

Baume de Copahu, une once et demie.
Puis on ajoute peu à peu, en remuant toujours,
Sirop commun. . . dix-huit onces.
Mêlez. (li. sw*.)

♃ Teinture de baume de Copahu,
un gros.
Sirop de sucre encore chaud,
trois onces.
Mêlez en battant. (fu.)

Conseillé dans les maladies chroniques de poitrine, la blennorrhée opiniâtre et la leucorrhée. — Dose, une cuillerée à café, quatre fois par jour.

VIN ASTRINGENT. (sw.)

♃ Baume de Copahu, deux scrupules.
Vinaigre des quatre voleurs,
deux gros.

Laissez-les tomber goutte à goutte sur six blancs d'œufs frais; battez le tout ensemble, puis délayez le mélange dans

Vin blanc nouveau. . . seize onces.

Conseillé dans les gonorrhées chroniques. — A prendre tous les jours, en quatre petits verres, deux le matin et deux le soir, pendant une quinzaine de jours.

INJECTION BALSAMIQUE. (sp.)

♃ Baume de Copahu, une demi-once.
Jaune d'œuf. . quantité suffisante pour dissoudre le baume. Ajoutez à la solution

Eau de chaux. . . . . . six onces.
Miel rosat. . . . . trois onces.

Conseillée par Plenk pour la guérison des ulcères fistuleux.

POTION ANTIGONORRHÉIQUE.

Potion astringente, blanche, balsamique, Capivi ou de Copahu composé, Émulsion de Cadet, Mixture antiblennorrhagique, antigonorrhéique, astringente ou balsamique; Emulsio balsami Copaivæ, Guttæ ad blennorrhæam, Haustus ad blennorrhagiam s. *terebenthinatus, Potus ad blennorrhæam, Mixtura resinæ Copaybæ.* (b*. e. au. b. bc. ca. e. pie. ra. sa. sw. sy.)

♃ Baume de Copahu,
trente à quarante gouttes.
Eau commune. . . une once.
A prendre en une seule dose. (au. sy.)

♃ Baume de Copahu. . . un gros.
Mucilage de gomme arabique,
quantité suffisante.
Eau de fleurs de camomille,
cinq onces.

Faites une émulsion (b*.) — Dose, une cuillerée toutes les deux heures.

℞ Émulsion de gomme arabique,
  Eau de plantain,
  de chaque. . . . . trois onces.
  Baume de Copahu, un gros et demi.
  Sirop de guimauve. . . une once.

A prendre peu à peu. (*b.*)

℞ Baume de Copahu,
  Teinture balsamique,
  de chaque. . . . . deux gros.
  Sirop balsamique. . . deux onces.
  Eau de cannelle. ... . six gros.

A prendre comme la précédente. (*sa.*)

℞ Baume de Copahu. . . trois onces.
  Eau commune. . . . six onces.
  Alcool,
  Sirop de guimauve,
  de chaque. . . . . une once.
  Huile essentielle de genièvre,
              trente gouttes.
  Mucilage de gomme arabique,
           suffisante quantité.

Dose, deux cuillerées deux fois par jour. (*ca.*) — Cette formule est de Willis.

℞ Baume de Copahu. . . . un gros.
  Sel d'absinthe. . . trente grains.
  Gomme arabique. . . dix grains.
  Sirop de sucre. . . . une once.
  Eau de menthe,
  —— de fleurs d'oranger,
  de chaque. . . . deux onces.

A prendre comme la précédente. (*pie.*) Cette formule est de Broussonnet.

℞ Eau de menthe,
  ——- de fleurs d'oranger,
  Sirop de limon,
  Baume de Copahu,
  de chaque. . . . . une once.
  Acide sulfurique. ,. . . un gros.
  Gomme adragant,
          suffisante quantité.

Dose, une cuillerée à bouche matin et soir. (*bo.*) — Quand la potion pèse sur l'estomac et cause des évacuations, on ajoute huit à quinze gouttes de laudanum liquide de Sydenham. — Cette formule est de Delpech.

℞ Baume de Copahu,
  Térébenthine,
  Huile de succin rectifiée,
  de chaque. . . . . deux gros.

Dose, depuis six jusqu'à trente gouttes, dans une cuillerée à bouche de sucre en poudre. (*bo. pie.*)—Cette formule est de Lallemand.

℞ Baume de Copahu, un demi-gros.
  Jaune d'œuf. . . . . la moitié.

Ajoutez à la solution
  Gomme arabique. . . . un gros.
  Eau. . . . . . quatre onces.

Pour une seule dose. (*sy.*)

℞ Baume de Copahu. . . trois gros.
  Jaune d'œuf. . . un gros et demi.

Broyez ensemble, et ajoutez peu à peu
  Eau de cannelle. . . . six onces.
  Sirop balsamique, une once et demie.

Dose, une cuillerée à bouche, matin et soir. (*sw*.*)

e. prescrit baume de Copahu une demi-once, jaunes d'œufs nº 2, vin blanc huit onces, sirop de sucre deux onces ; — *pie.* baume de Copahu deux onces ; jaunes d'œufs nº 2 ; vin blanc quatre onces, sirop de baume de Tolu deux onces ; — *ca.* baume de Copahu trois gros, jaune d'œuf une demi-once, sirop de baume de Tolu une once et demie, eau de cannelle ou vin blanc six onces.

Cette formule est de Fuller.— La potion a été préconisée aussi contre la toux catarrhale chronique et la phthisie pituiteuse.

℞ Baume de Copahu. . . . deux gros.
  Jaunes d'œufs. . . . . nº 2.
  Eau aromatique. . . trois onces.

Dose, une cuillerée à café toutes les heures ou toutes les deux heures. (*au.*)

℞ Baume de Copahu. . un demi-gros.
  Jaune d'œuf. . . . . nº 1, 2.
  Gomme arabique. . . . un gros.
  Eau. . . . . . quatre onces.

A boire matin et soir. (*au.*)

℞ Baume de Copahu. . un demi-gros.
  Jaune d'œuf. . quantité suffisante.

Broyez ensemble et ajoutez
  Alcool de poivre de la Jamaïque,
  Sirop de guimauve,
  de chaque. . . . . deux gros.
  Eau pure. . . . . une once.

Mêlez. (*sw.*)

sa. prescrit un demi-gros de baume, assez de jaune d'œuf pour le dissoudre, deux gros de sirop de sucre, autant d'alcool de poivre de la Jamaïque et une once d'eau alexitère simple.

A prendre le matin et le soir.

℞ Décoction de tormentille,
          quatre onces.
  Sirop d'airelle. . . . une once.
  Baume de Copahu, un gros et demi.
  Kino. . . . . . un scrupule.
  Eau de Rabel. . . quinze gouttes.

Délayez le baume et le kino dans un peu de jaune d'œuf, et ajoutez les autres substances. (*ca.*)

Cette potion a été conseillée aussi dans les hémorrhagies et la lienterie.

♃ Baume de Copahu, une once et demie.
Gomme arabique, une demi-once.
Sirop de capillaire. . deux onces.
Éther sulfurique. . . deux gros.
Eau de roses,
—— de plantain,
de chaque. . . . quatre onces.

Dose, une ou deux cuillerées matin et soir. (*bo. pie.*) — Cette formule est de Fabre.

♃ Baume de Copahu,
Sirop de capillaire,
Alcool,
Eau distillée de menthe,
de chaque. . . . deux onces.
———————— de fleurs d'oranger,
Acide nitrique alcoolisé,
de chaque. . . . . . un gros.

Mêlez. (*bo. ca. pie.*)

ra. prescrit une demi-once de baume, autant d'eau de menthe, autant d'alcool, autant de sirop de sucre, autant d'eau de fleurs d'oranger, et dix-huit gouttes d'acide nitrique alcoolisé.

C'est la célèbre potion de Chopart.—Dose, deux cuillerées à bouche le matin, une à midi et une le soir, pendant quinze jours.

♃ Eau de menthe,
—— de fleurs d'oranger,
Sirop de guimauve,
Baume de Copahu,
de chaque. . . . deux onces.
Gomme arabique,
Acide nitrique alcoolisé,
de chaque. . . . . un gros.

A prendre par doses rapprochées. (*ra.*)

♃ Eau de roses. . . . . six onces.
Baume de Copahu,
Sirop de baume de Tolu,
Gomme arabique,
de chaque. . . . . une once.
Esprit de nitre dulcifié. . un gros.

A prendre en deux fois dans la journée, pendant cinq à six jours. (*ca.*)

Baume de Copahu. . . . une once.
Acide nitrique alcoolisé. . un gros.

Dose, trente à quarante gouttes, dans une cuillerée d'eau pure ou d'eau de poivre de la Jamaïque, matin et soir. (*sw.*)

♃ Baume de Copahu,
Éther nitrique,
de chaque. . . une demi-once.

Gomme arabique,
Sucre blanc, de chaque. . un gros.
Esprit de lavande composé, deux gros.
Teinture thébaïque. . . un gros.
Eau de fontaine. . . quatre onces.

Dose, une cuillerée trois fois par jour. (*e.*)

POTION CONTRE LE TÉNIA. (*pie.*)

♃ Baume de Copahu. . . . un gros.
Sel d'absinthe. . . trente grains.
Résine de quinquina, vingt grains.
Aloès pur. . . . deux grains.
Gomme arabique. . douze grains.
Sirop de capillaire. . deux onces.
Eau de menthe,
——de cannelle,
de chaque. . . . trois onces.

MIXTURE ANTHELMINTIQUE. (*e.*)

♃ Baume de Copahu. . . deux gros.
Sous-carbonate de soude. . un gros.
Teinture d'opium, soixante gouttes.
Émulsion commune, quatre onces.

Dose, une cuillerée.

OPIAT PECTORAL. (*pie.*)

♃ Conserve liquide d'aunée, une once.
Fleurs de soufre. . . deux gros.
Poudre de safran. . deux scrupules.
—— de quinquina. . . six gros.
Baume de Copahu, une demi-once.
Sirop de capillaire, quantité suffisante.

Dose, un gros et demi tous les matins.

OPIAT ANTIGONORRHÉIQUE.

Opiat astringent. (*bo..br*. ca. pie. sm. sw*.*)

Baume de Copahu. . . deux onces.
Os de sèche. . . . trois gros.
Yeux d'écrevisse,
Corail rouge préparé,
de chaque. . . . deux gros.
Conserve d'année, quantité suffisante.

Dose, un gros matin et soir. (*sm.*)

♃ Électuaire lénitif. . . deux onces.
Crème de tartre,
Poudre de rhubarbe,
de chaque. . . une demi-once.
Baume de Copahu, une once et demie.
Sirop de roses. . quantité suffisante.

Dose, un gros matin et soir. (*bo.*)

♃ Gomme arabique, une once et demie.
Eau. . . . . quantité suffisante
pour faire un mucilage. Ajoutez

Baume de Copahu. . . six gros.
Sucre blanc. . . . . six onces.
Sirop de sucre, quantité suffisante.

Dose, depuis deux cuillerées à café jusqu'à quatre, deux fois par jour. (*sw*.*)

br*. prescrit une demi-once de baume, une once et demie de gomme, et six onces de sucre, avec suffisante quantité d'eau de menthe ;—*ca.* six onces de baume, autant de sucre, une once et demie de gomme, un gros de laque carminée, et suffisante quantité d'eau de menthe poivrée.

Cette formule est de Larrey.

℞ Eau de roses. . . . . deux gros.
Sulfate de zinc. . . vingt grains.
Baume de Copahu,
Sucre blanc, de chaque, quatre onces.
Essence d'anis,
Fleurs de roses rouges porphyrisées,
                suffisante quantité.
Dose, un gros matin et soir. (*pie.*)

BOLS ANTIGONORRHÉIQUES.

Bols astringens ou fortifians. (ff. ca. pie. ra.)

℞ Baume de Copahu. . . deux gros.
Gomme arabique. . . une once.
Poudre de réglisse, quantité suffisante pour faire une masse molle. (*ra.*)

℞ Baume de Copahu,
Conserve de roses, de chaque, un gros.
Poudre de réglisse, quantité suffisante pour faire une masse molle. (ff.)

℞ Savon amygdalin. . . une once.
Baume de Copahu. . . cinq gros.
Cachou préparé, quantité suffisante pour faire soixante et douze bols. (*pie.*)

℞ Poudre de quinquina. . deux gros.
——— d'écorce de grenade, un gros.
Baume de Copahu, quantité suffisante pour faire des bols de douze grains. (*ra.*)

℞ Baume de Copahu. . . deux gros.
Poudre de gentiane,
——— de zédoaire,
——— de safran,
  de chaque. . . . douze grains.
Élixir de propriété. . vingt gouttes.
Sirop de menthe, quantité suffisante pour faire vingt-quatre bols. (*ca.*)

PILULES ANTIGONORRHÉIQUES. (f*. au. pie.)

℞ Baume de Copahu,
Magnésie calcinée,
de chaque. . . . parties égales.
Faites une masse pilulaire. (f*.)

℞ Baume de Copahu,
Amidon, de chaque. . une once.
Gomme arabique, une demi-once.
Eau de fontaine, suffisante quantité.
Faites des pilules de dix grains. (*pie.*)

℞ Gomme arabique,
Poudre de rhubarbe,
de chaque. . . . . une once.

Baume de Copahu, quantité suffisante pour faire des pilules de quatre grains. (*au.*)
Dose, quatre à six matin et soir.

BAUME
DE LA MECQUE.

Résine liquide de la Mecque, Baume de Judée, Baume d'Égypte, Baume de Constantinople, Baume du Grand-Caire, Baume de Gilead, Baume blanc ; Resina Meccanensis fluida, Balsamum de Mecca, Meccanense balsamum, Balsamus verus, Balsamus gileadensis, Balsamus Judaïcus, Balsamus Ægypticus, s. Syriacus s. Orientalis, Opobalsamum verum, Oleo-resina de Mecca.

Meccabalsam (*Al.*); balsam von Mecha, balsam of Gileed (*An.*); opobalsamo (*E. I.*).

br. e. f. fe. g. w. wu. be. br. c. g. m. sa. sp. z.

Liquide blanc citrin, transparent, devenant avec le temps d'un jaune doré et plus ou moins consistant, même solide, d'une odeur suave, qui se rapproche de celle du citron, d'une saveur un peu amère et légèrement astringente.

Cette térébenthine s'obtient, soit en pratiquant des incisions au tronc et aux branches, soit en faisant bouillir dans l'eau les rameaux et les feuilles de l'*Amyris Gileadensis* (fig. Vahl. *Symb.*, I, p. 28, t. 11) et de l'*Amyris Opobalsamum*, L. (*fig. Enc. méth. pl.* 303, f. 2), arbrisseaux (octandrie monogynie, L.; térébinthacées, J.) de l'Égypte et de l'Arabie.

Excitant, qui ne diffère pas de la térébenthine, sous le rapport thérapeutique.

TEINTURE DE BAUME DE LA MECQUE.

Tinctura balsami de Mecqua. (f.)

℞ Baume de la Mecque. . une partie.
Alcool (26 degrés). . quatre parties.

Faites digérer pendant six jours, en remuant de temps en temps, puis laissez reposer et passez.

PILULES ASTRINGENTES. (*sm.*)

℞ Baume de la Mecque, huit gouttes.
Opium. . . . . . un grain.
Térébenthine cuite,
              quantité suffisante.

Pour faire deux pilules, à prendre une le matin et l'autre le soir, pendant quinze jours, dans la leucorrhée et la blennorrhée.

CATAPLASME DE PRADIER. (b*. au.)

℞ Baume de la Mecque. . . six gros.
Quinquina rouge. . . une once.
Safran . . . . . une demi-once.
Herbe de sauge,
Salsepareille, de chaque, une once.

Alcool. . . . . . . huit livres.

Dissolvez le baume dans le tiers de l'alcool, faites digérer les végétaux dans le reste pendant quatre jours , réunissez les liqueurs filtrées, mêlez une partie du tout avec deux d'eau de chaux, et faites un cataplasme avec suffisante quantité de farine de graine de lin.

Conseillé dans la goutte et le rhumatisme.

BAUME DU PEROU.

Baume des Indes ; Peruvianum balsamum, Balsamum indicum.

Peruvianischer Balsam (Al.); peruvian balsam, balsam of Peru (An.) ; peruviansk balsom (D.) ; balsamo negro (E.) ; peruviaansche balsem (Ho.); balsam indyiski (Po.); balsamo peruviano (Por.); perubalsam (Su.).

am. ams. an. b. ba. be. br. d. dd. du. e. ed. f. fe. ff. G. fu. g. ham. han. he.li. lo. o. p. po. pr. r. s. su.w. wu. ww. be. br. c. g. m. pa. sp. z.

On en distingue deux sortes :

1° *Baume du Pérou blanc* , *mou* ou *en coque* , *Balsamum Peruvianum* s. *Indicum album* : d'un jaune pâle , liquide et transparent. Avec le temps, il brunit et devient pâteux. Desséché lentement , il constitue le *Baume du Pérou sec* , *Balsamum Peruvianum* s. *Indicum siccum , Opobalsamum siccum* , qui est jaunâtre ou roussâtre et cassant.

2° *Baume du Pérou noir ; Balsamum Peruvianum* s. *Indicum nigrum* ; ayant la consistance et la couleur d'un sirop épais- et un peu brûlé , une odeur forte et agréable , une saveur âcre et amère.

Ce baume provient du *Myroxylum peruiferum*, L.; petit arbre (décandrie monogynie , L.; légumineuses, J.) de l'Amérique méridionale et du Mexique. (fig. Hern. Mex. p. 51.)

Il est composé d'une résine et d'acide benzoïque. — Excitant, stimulant, plus souvent employé à l'extérieur qu'à l'intérieur.

TEINTURE DE BAUME DU PÉROU.

Tinctura s. *Essentia balsami Peruviani, Alcohol cum balsamo peruviano , Linimentum balsami peruviani s. antarthriticum.* (an. b*. br. fe. han. p. pa. s. w. au. br. sw.)

♃Baume du Pérou. . . une partie.
Alcool (30 degrés). . six parties.

Faites digérer pendant quatre jours, à une douce chaleur, et filtrez. (an. b*.)

han. et *sw.* prescrivent une once et demie de baume ét une livre d'alcool concentré ; — p. et au. une partie de baume et trois d'alcool ; — s. une de baume et cinq d'alcool;—br. pa. et w. une de baume et six d'alcool ; — br. une partie de baume et douze d'alcool ; — fe. une de baume et huit d'alcool.

Excitant , réputé astringent , balsamique , stomachique et dépuratif. — Dose , depuis trente gouttes jusqu'à cinquante. La teinture de *br.* , qui est beaucoup moins forte, peut être donnée depuis un demi-scrupule jusqu'à un gros.—Autrefois on l'employait aussi à l'extérieur comme détersif dans les ulcérations fétides et gangréneuses.

ÉMULSION COSMÉTIQUE. (b*.)

♃ Teinture de baume du Pérou ,
une cuillerée.
Eau. . . . . . . douze onces.
Mêlez.

ÉLIXIR PECTORAL. (wu.)

♃ Asa fœtida. . . . . deux gros.
Fleurs de benjoin ,
Opium purifié ,
Camphre,
Safran ,
Scille ,
Huile d'anis,
de chaque. . . deux scrupules.
Baume du Pérou. . une demi-once.
Alcool concentré,
deux livres et demie.

Faites digérer et filtrez.

Cette préparation se rapproche de l'élixir pectoral de Wedel, et convient dans les mêmes circonstances.

ÉLIXIR STOMACHIQUE. (bo.)

♃ Thériaque. . . . . deux gros.
Baume du Pérou. . . un gros.
Teinture de castoréum ,
Alcool d'angélique ,
de chaque. . . une demi-once.
Élixir de propriété. . deux onces.

Faites digérer et filtrez.

Excitant, cordial, antispasmodique , anodin.

Dose, vingt gouttes , dans une cuillerée de vin, quatre fois par jour.

ESPRIT DE BAUME DU PÉROU.

Spiritus balsami peruviani. (w. *sp.*)

♃ Baume du Pérou. . . trois onces.
Sous-carbonate de potasse sec,
une once.

Broyez ensemble et versez sur la poudre,

Alcool concentré. . . quinze onces.

Après trois jours de digestion , distillez doucement au bain-marie. (w.)

sp. prescrit deux onces de baume , une de sel et douze d'esprit de roses.

Excitant, sudorifique et diurétique.

SIROP BALSAMIQUE.

Syrupus balsamicus. (w. sp.)

♃ Julep rosat. . . . . . douze onces.
  Esprit de baume du Pérou, trois gros.
Mêlez.
Hoffmann le conseillait dans la phthisie
pulmonaire.

SIROP DE BAUME DU PÉROU.

Syrupus balsamicus s. *balsami peruviani.* (b*.
  br. han. p. pa. po. pr. w. vm.)

♃ Baume du Pérou. . . . une once.
  Eau bouillante . . . . une livre.
Faites infuser dans un vase couvert.
Décantez après le refroidissement, et
faites dissoudre dans dix onces de la li-
queur
    Sucre blanc . . une livre et demie.
Conservez le sirop. (b*. han. po. pr.)

♃ Teinture de baume du Pérou,
                        une once.
  Sirop commun tiède. .. deux livres.
Mêlez peu à peu les deux liqueurs ensemble, et faites évaporer l'alcool au bain-marie. (p.)

♃ Julep rosat. . . . douze onces.
  Teinture de baume du Pérou,
                        quatre gros.
Mêlez ensemble. (br. w.)

♃ Gomme arabique. . . une partie.
  Eau. . . . . quantité suffisante
pour faire un mucilage; émulsionnez
celui-ci, par la trituration, avec
  Baume du Pérou. . deux parties.
Incorporez lentement l'émulsion
dans
  Sirop commun,
            cent vingt-huit parties.
Conservez par l'usage. (vm.)

♃ Racine d'iris de Florence.
  —— de réglisse,
  de chaque. . . . . une once.
  Mastic,
  Oliban,
  Benjoin,
  Styrax, de chaque, une demi-once.
  Galbanum. . . . . . une once.
  Vin du Rhin. . quantité suffisante.
Faites bouillir, et ajoutez à la colature
d'une livre et demie
  Sucre blanc. . . . . troislivres.
Incorporez dans le sirop
  Teinture de baume du Pérou,
                unc demi-once.
Mêlez exactement. (pa.)

ESPRIT OPHTHALMIQUE.

Spiritus ophthalmicus Himlyi. (b*.)

♃ Huile essentielle de lavande,
  —— - ——— de girofle,
  ————————— de succin,
  de chaque . . . quatre gouttes.
  Baume du Pérou. . . six gouttes.
  Alcool. . . . . une demi-once.
Filtrez la solution à travers du coton.
Modification du baume de vie d'Hoffmann, qu'on a conseillée en frictions autour
de l'œil, dans les maladies attribuées à la faiblesse de cet organe.

MIXTURE CONTRE LES ENGELURES. (ra.)

♃ Baume du Pérou. . une demi-once.
  Alcool. . . . . . quatre onces.
Ajoutez à la solution,
  Acide hydrochlorique. . un gros.
  Teinture de benjoin, une demi-once.
En frictions sur la partie malade.

EMPLÂTRE BALSAMIQUE.

Emplastrum peruvianum. (au.)

♃ Baume du Pérou. . . . deux gros.
  Opium. . . . . . un scrupule.
  Emplâtre diachylon gommé,
                quantité suffisante.
Mêlez avec soin.

♃ Emplâtre opiacé, une once et demie.
  Camphre. . . . . un scrupule.
  Baume du Pérou, quantité suffisante.
Usité dans le rhumatisme chronique et la
cardialgie.

LINIMENT APHRODISIAQUE. (pie.)

♃ Baume du Pérou. . une demi-once.
  Huile de laurier. . . . une once.
  —·— de camomille. . deux onces.
  Teinture de myrrhe,
  ————d'aloès,
  Ambre gris,
  de chaque. . quantité suffisante.
En frictions sur le périnée et le pubis, le
soir en se couchant.

LINIMENT MAMILLAIRE.

Linimentum gummoso-balsamicum. (b*. au.)

♃ Baume du Pérou. . . . un gros.
  Gomme arabique en poudre,
                        deux gros.
  Huile d'amandes douces,
                un gros et demi.
  Eau de roses. . . . . une once.
Conseillé en illitions, cinq ou six fois par
jour, sur les mamelons excoriés par l'enfant.
(b*. au.)

♃ Myrrhe. . . . . un gros.
Jaune d'œuf. . quantité suffisante.
Eau de roses . . . . . une once.
Gomme arabique. . deux scrupules.
Baume du Pérou. . . un scrupule.

Mêlez. (*au.*)

♃ Beurre de cacao. . . . deux gros.
Acétate de plomb. . un demi-gros.
Baume du Pérou. . quinze gouttes.

Mêlez. (*au.*)

BAUME ACOUSTIQUE. (*pa.*)

♃ Baume du Pérou . un demi-gros.
Baume tranquille,
Suc d'ognon blanc,
de chaque. . . ' . . une once.

On en introduit, deux ou trois fois par jour, quelques gouttes, sur du coton, dans l'oreille frappée de surdité accidentelle, sans inflammation ni douleurs vives.

INJECTION ACOUSTIQUE.

Liqueur auriculaire. (b*. sm. sw.)

♃ Baume du Pérou. . . . un gros.
Fiel de bœuf. . . . trois gros.

Mêlez. (b*. sw.)

♃ Baume du Pérou. . . deux gros.
Teinture de musc. . quatre gouttes.
Essence de roses. . . une goutte.
Décoction légère de millepertuis,
vingt onces.

Mêlez. (*sm.*)

Conseillée dans l'otorrhée, pour corriger la mauvaise odeur. On commence par injecter de l'eau de savon.

BAUME RÉSOLUTIF.

Linimentum resolvens. (*sw*. vm.)

♃ Baume du Pérou. . . six parties.
Acide nitrique (34 degrés),
une partie.

Mêlez peu à peu dans une bouteille, en secouant. (*vm.*)

sw. prescrit deux parties de baume et une d'acide.

Conseillé contre les engelures.

LOOCH BALSAMIQUE.

Looch balsamicus, Potio peruviana. (wu. *sa.*)

♃ Blanc de baleine. . . . deux gros.
Baume du Pérou. . . . . un gros.
Jaune d'œuf. . quantité suffisante.

Triturez ensemble ; ajoutez ensuite

Sirop de guimauve. . deux onces.

Mêlez bien. (wu.)

♃ Baume du Pérou broyé avec du
jaune d'œuf. . . . un scrupule.
Eau pure. . . . . . une once.
Alcool,
Sirop de guimauve,
de chaque. . . . . deux gros.

Mêlez. (*sa.*)

POTION PECTORALE. (*é. pie.* sm.)

♃ Baume du Pérou. . un demi-gros.
Mucilage de gomme arabique,
deux gros.

Eau de cannelle,
—— pure,
de chaque. . . une demi-once.

Mêlez. (*e.*)

♃ Baume du Pérou. . . deux gros.
Jaune d'œuf. . . . . . . nº 1.

Ajoutez à la solution

Extrait mou de quinquina, six gros.
Miel rosat. . trois onces et demie.

Mêlez. (*pie.*)

sm. prescrit deux onces de baume du Pérou, deux jaunes d'œufs, quatre gros d'extrait de quinquina et six onces de miel rosat.

Dose, une cuillerée à bouche deux ou trois fois par jour.—Cette formule est de Werlhof.

POTION DIURÉTIQUE. (*sm.*)

♃ Baume du Pérou. . un gros et demi.
Jaunes d'œufs. . . . . . nº 2.
Sirop de réglisse. . . trois onces.

Dose, une cuillerée à café toutes les trois heures.

TABLETTES PECTORALES.

♃ Sucre blanc. . . . . une livre.
Givre de vanille. . dix-huit grains.
Teinture d'ambre. . huit gouttes.
Acide tartrique. . dix-huit grains.
Baume du Pérou sec. . . un gros.
Eau de roses,
Gomme adragant,
de chaque. . quantité suffisante.

Triturez le baume avec un peu de sucre et suffisante quantité d'eau de roses, faites chauffer légèrement et filtrez ; réduisez la gomme en mucilage avec cette liqueur, et ajoutez les autres substances avec le reste du sucre.

Ces tablettes ont été indiquées par Boudet, dans le *Bulletin de pharmacie.*

BAUME RAKASIRA.

Balsamus rakasira.

br. w. be. m. sp.

Substance d'un jaune brun ou d'un rouge brunâtre, demi-transparente, cassante, se ramollissant et devenant filante par la chaleur, inodore à froid, exhalant une odeur très agréable quand on la chauffe, et possédant une saveur balsamique, un peu amère.

Cette résine vient d'Amérique : on ignore quel végétal la fournit.

Excitant, qu'on a préconisé jadis dans la gonorrhée et les maladies des voies urinaires.

BAUME DE TOLU.

Baume de Carthagène ; Balsamum Tolutanum.

Tolubalsam (Al. Su.); balsam of Tolu (An.); balsamo de Tolu (E. Por.).

am. ams. an b. be. br. du. e. ed. f. fe. g. li. o. p. r. s. su. wu. be. br. c. g. m. pa. sa. sp.

Ce baume est tantôt liquide, d'un blanc jaunâtre, d'une odeur agréable, d'une saveur douce et aromatique ; tantôt à peine demi-fluide, filant entre les doigts, solide à froid et se desséchant en une résine cassante, jaunâtre ; tantôt, enfin, solide et d'un brun verdâtre ou jaunâtre.

Il provient du *Mirospermum toluiferum*, Br., arbre (décandrie monogynic, L. ; térébinthacées, J.) de l'Amérique méridionale.

Une résine et de l'acide benzoïque entrent dans sa composition.

Excitant, jadis regardé comme diurétique, et surtout comme un puissant sudorifique, qu'on emploie quelquefois, mais rarement, dans les catarrhes chroniques du poumon et de l'urètre. — Dose, six à vingt grains, en pilules ou en électuaire.

PASTILLES DE BAUME DE TOLU. (f*.)

℞ Baume de Tolu, vingt-quatre parties.
Sucre blanc. . deux mille parties.
Eau de roses. . trois cents parties.
Sel d'oseille. . . . huit parties.
Teinture de vanille. . deux parties.
Gomme adragant . . huit parties.

Faites avec le baume, trituré avec un peu de sucre, une décoction pour préparer le mucilage, puis agissez comme à l'ordinaire.

ÉMULSION BALSAMIQUE.

Emulsio balsamica, Haustus balsamicus. (b*. sp. sw.)

℞ Baume de Tolu délayé dans un
jaune d'œuf. . . vingt grains.
Eau. . . . . . . une once.

Mêlez. — Au besoin, on ajoute deux gros d'eau-de-vie et autant de sirop de guimauve. (sw.)

℞ Baume de Tolu. . . . trois gros.
——— de la Mecque, huit gouttes.
Amandes douces pelées,
une demi-once.

Pilez ensemble. Ajoutez ensuite

Décoction d'orge. . dix-huit onces.
Sucre blanc . . . . . six gros.
Mêlez. (sp.)

℞ Baume de Tolu. . . . un gros.
Gomme arabique, un gros et demi.
Eau distillée. . . . quatre onces.
Sirop d'opium . . une demi-once.

Faites une émulsion. (b*.)

INHALATION BALSAMIQUE. (o.)

℞ Baume de Tolu . . . une once.
Eau bouillante. . . . une pinte.

On a conseillé de respirer les vapeurs de ce mélange dans les maladies attribuées à la faiblesse du poumon.

SIROP DE BAUME DE TOLU.

Syrupus balsamicus s. balsamicus de Tolu s. tolutanus s. balsami tolutani s. toluiferæ balsami. (am. an. be. ed. f. fe. g. lo. wu. br*. c. sp. sw. vm.)

℞ Baume de Tolu concassé,
une demi-livre.
Eau commune. . . . deux livres.

Faites digérer au bain-marie pendant douze heures, dans un vase couvert, en remuant de temps en temps. Décantez ensuite et filtrez la liqueur. Ajoutez-y

Sucre blanc. . . . . le double.
Faites un sirop dans un vase couvert. (f. g.)

Henry conseille, au lieu de filtrer le liquide, de le passer seulement, encore chaud, à travers un linge serré. (f*.)

Desaybats veut qu'on triture le baume sec avec une partie du sucre prescrit, qu'on fasse digérer le mélange dans de l'eau, qu'on filtre la liqueur, qu'on ajoute le reste du sucre nécessaire, et qu'on termine le sirop au bain-marie.

℞ Baume de Tolu . . . une once.
Eau bouillante. . . . une pinte.

Faites bouillir pendant une demi-heure dans un vase couvert, en remuant de temps en temps ; passez le liquide refroidi et ajoutez

Sucre blanc. . . . deux livres.

Faites fondre au bain-marie. (lo.)

♃ Alcool (56°) saturé de baume
de Tolu, douze onces et deux gros.

Introduisez dans un matras et versez
u à peu dessus, en remuant toujours,

Eau pure à dix degrés. . seize onces.

Laissez reposer pendant vingt-quatre
ures et filtrez. D'autre part, faites
ire à la grande plume, avec le moins
eau possible,

Sucre blanc. . trente-deux onces.

Ajoutez l'eau balsamique au sirop, remuez
mélange pendant un instant, pour que
lcool se volatilise, et laissez ensuite refroi-
r dans un vase couvert. (an. *br*.)

♃ Teinture de baume de Tolu, une once.
Sirop commun récemment prépa-
ré et à peine refroidi, deux livres.

Versez peu à peu la teinture dans le sirop,
n remuant toujours. (am. ed. *c. sw.*)

wu. prescrit une once de teinture pour
ne livre de sirop.

♃ Baume de Tolu. . . . . un gros.
Alcool. . . . . une once.

Filtrez la solution. Ajoutez-y

Sucre blanc. . . . . deux livres.
Faites un sirop. (fe.)

Henry conseille, d'après Frémy, de faire
issoudre six gros de baume dans suffisante
quantité d'alcool à 30 degrés, de triturer la
iqueur avec une livre de sucre et huit onces
d'eau albumineuse, de faire bouillir un moment et de passer. (f*.)

♃ Sucre blanc. . . trente-deux onces.
Eau de fontaine. . . vingt onces.

Faites un sirop, et quand il est à moitié
efroidi, ajoutez y, en remuant toujours,

Baume de Tolu trituré avec une once
et demie de sucre blanc, six gros.

Mêlez bien. (*sp.*)

♃ Baume de Tolu, une once et demie.
Gomme arabique, une demi - once.

Triturez ensemble et ajoutez

Eau. . . . . quantité suffisante
our faire une émulsion épaisse. Mêlez
elle-ci avec

Sirop commun, vingt-quatre onces,
n l'y versant peu à peu. (*sw*.)

be. prescrit une partie de baume, une de-
ni-partie de gomme, une partie d'eau et
oixante-quatre parties de sirop.

Dose, un à trois gros.

<h3 style="text-align:center">JULEP ÉCOSSAIS. (*ca.*)</h3>

♃ Eau de pouliot. . . . trois onces.
Sirop de guimauve,

Sirop de baume de Tolu,
de chaque. . . . . une once.

A prendre, dans le croup, par cuillerées,
de quart d'heure en quart d'heure.

<h3 style="text-align:center">CRÈME PECTORALE. (*pie.*)</h3>

♃ Sucre blanc,
Sirop de baume de Tolu,
——— de capillaire du Canada,
de chaque. . . . . une once.
Eau . . . . quantité suffisante.

Conseillée dans les maladies inflammatoires et spasmodiques de la poitrine.

<h3 style="text-align:center">MIXTURE BALSAMIQUE.</h3>

Mixturá mucilaginoso-balsamica. (*b.*)

♃ Émulsion de gomme arabique,
huit onces.
Huile d'amandes douces,
une once et demie.
Sirop de baume de Tolu, une once.

A prendre le soir, en plusieurs fois, dans le
catarrhe chronique, la leucorrhée, la blennorrhée.

<h3 style="text-align:center">TEINTURE ALCOOLIQUE DE BAUME DE TOLU.</h3>

Tinctura balsamica s. *tolutana* s. *toluiferæ
balsami.* (am. ams. an. b. du. ed. f. fe. su.
wu. sw.)

♃ Baume de Tolu, une once et demie.
Alcool (0,835). . . . une pinte.

Laissez en digestion jusqu'à ce que le baume soit dissous. (am. ed. su. wu. c. sw.)

f. prescrit une partie de baume et quatre
d'alcool (26 degrés); — b. et fe. une partie
de baume et huit d'alcool (20 degrés); —
am. une partie de baume et six d'alcool (30
degrés); — du. une once de baume et une
pinte d'alcool (0,8 0).

Excitant. — Dose, un à deux gros, dans
quatre onces d'un véhicule approprié.

<h3 style="text-align:center">ÉLIXIR BALSAMIQUE PECTORAL DE TOLU. (w.
sp. vm.)</h3>

♃ Baume de Tolu. . . . deux onces.
——— du Pérou. . . une once.
Fleurs de benjoin,
Safran, de chaque, une demi-once.
Alcool. . . . vingt-quatre onces.

Faites digérer pendant trois jours et filtrez. (*sp.*)

♃ Baume de Tolu,
Storax calamite,
Benjoin,
Myrrhe, de chaque. . . trois gros.
Safran. . . . . . . deux gros.
Alcool. . . . . . vingt onces.

Après suffisante digestion, filtrez. (w.)

♃ Baume de Tolu,
  Benjoin ,
  Myrrhe ,
  Safran ,
  Storax calamite,
    de chaque. .   une partie et demie.
  Eau-de-vie.   .   quatre-vingts parties.
Faites infuser , conservez sur le marc , et
filtrez à mesure qu'il faut s'en servir. (*vm.*)
  Excitant. — Dose , trente à quarante gout-
tes.—On a aussi conseillé cet élixir à l'exté-
rieur.

SIROP BALSAMIQUE PECTORAL. (*ca.*)

♃ Infusion de coquelicot ,
           une livre et deux onces.
  Vin rouge de Bourgogne. . une livre.
  Infusion alcoolique de baume de Tolu ,
               trois gros.
  Ipécacuanha concassé ,
           deux gros et demi.
Faites macérer ensemble , et ajoutez
à la colature
  Sucre concassé. . . . deux livres.
  Extrait d'opium. . . vingt grains.
Recommandé par Pierquin dans les toux
opiniâtres , la coqueluche et les catarrhes
aigus.—Dose , une once à une once et demie,
dans une tasse d'infusion pectorale.

TEINTURE ÉTHÉRÉE DE BAUME DE TOLU.

Tinctura tolutana æthcræa. (f. *ca. pie.*)

♃ Baume de Tolu. . . . une partie.
  Éther sulfurique (46 degrés) ,
          quatre parties.
Faites macérer pendant deux jours , puis
transvasez. (f.)

  ca. et *pie.* prescrivent une partie de baume
et deux d'éther.

  Excitant , principalement employé sous
forme de vapeur, au moyen d'un vase de
figure particulière , dans les affections chroniques de poitrine.

BDELLIUM.

Bdellium , Gummi bdellii.

Bdelliumgummi (*Al.D.*); aflatun (*Ar.*); gugula (*Cy.*); bedelio
(*It.*); gugul (*Hi.*); mukul (*Pe.*); bdellio (*Por.*); kukul (*Tam.*);
gugulu (*Tel.*).

br. d. e. f. fe. p. w. wu. a. be. br. g. m. pid. sp. z.

  Gomme-résine en masses arrondies, rougeâtres ou verdâtres , à cassure terne et cireuse. L'odeur est aromatique , la saveur
amère et âcre.
  Elle est produite par un arbre encore in-
connu des Indes orientales et de l'Arabie ,
qu'on présume être soit le *Borassus flabelli-*

formis , soit le *Chamærops humilis* , soit une
espèce d'*Amyris.*
  Cette substance contient , d'après Pelletier , de la résine , de la gomme , de la bassorine et de l'huile volatile.
  Excitant peu usité.

BEC-DE-GRUE.

  Les pharmacopées indiquent six plantes
de ce nom.

  1° *Bec-de-grue à feuilles rondes, Geranium
rotundifolium* , L.

f.

  Plante ⊙ , (monadelphie décandrie , L.;
géraniacées , J.), d'Europe. (*fig.* Cav. *Diss.*
4. p. 214. t. 93. *fig.* 2.)
  L'herbe (*herba Pedis columbi*) se compose
d'une tige rameuse , garnie de feuilles légèrement pétiolées , arrondies et à demi-
partagées en cinq lobes obtus. Sa saveur est
salée.
  Excitant.

  2° *Bec-de-grue musqué ; Erodium moschatum* , Willd.

Bisamstorchschnabel (*Al.*).

f.

  Plante ⊙ , du midi de l'Europe.(*fig.* Zorn,
Ic. pl. t. 443.)
  L'herbe (*herba Geranii moschati*) se compose d'une tige pubescente, garnie de feuilles
ailées , à folioles alternes , ovales , oblongues, incisées, dentées, et munies de grandes
stipules membraneuses et transparentes.
Elle exhale une odeur de musc très prononcée.
  Excitant , diaphorétique.

  3° *Bec-de-grue des prés ; Geranium pra-
tense* , L.

f.

  Plante ♃ , d'Europe. (*fig.* Cav. *Diss.* 4. p.
210. t. 87. f. 1.)
  L'herbe (*herba Geranii batrachioides*) se
compose d'une tige rameuse , velue , et garnie de grandes feuilles opposées , poilues ,
profondément partagées en cinq ou sept
divisions pinnatifides.
  Excitant.

  4° *Bec-de-grue robertin , Herbe à Robert ;
Geranium Robertianum* , L.

Rupertskraut (*Al.*); herb Robert (*An.*); robertskruid (*Ho.*).

br. f. g. w. m. pid. sp.

  Plante ⊙ ou ♂ , d'Europe. (*fig.* Cav. *Diss.*
4. p. 215. t. 86. f. 1.)
  L'herbe (*herba Rupertis. Geranii Roberti-
ni*) se compose d'une tige rameuse , pubescente, garnie de feuilles opposées , à trois ou
cinq lobes, découpés eux-mêmes en plusieurs
divisions. Elle a une odeur forte et désagréa-

le, une saveur âpre, salée et légèrement yptique.

Léger astringent.

5° *Bec-de-grue sanguin*; *Geranium sanuineum*, L.

Plante ☉, commune en France. (*fig.* Dill. *Elth.* t. 136. f. 163.)
On emploie la racine et l'herbe.
La racine (*radix Sanguinariæ s. Geronii anguinei*) est dure, un peu ligneuse, et d'un ouge brunâtre.
L'herbe se compose d'une tige rameuse, arnie de feuilles opposées, pétiolées, arrondies, à cinq ou à sept divisions trifides.
Léger astringent.

6° *Bec-de-grue tacheté*, *Herbe à Becquet*; *Geranium maculatum*, L.

Geflechter Storchsschnabel (Al.); cranes bill, spotted geranium (An.).

im. c.

Plante ♃, qui croît dans l'Amérique du nord. (*fig.* Cav. *Diss.* 4. t. 86. f. 2.)
On emploie la racine, qui est fort astringente.

BECCABUNGA.

Il est fait mention dans les pharmacopées de deux plantes qui portent ce nom :

1° *Grand beccabunga*, *Véronique cressonée*; *Veronica Beccabunga*, L.

Bachbungen, Bachbohnen, Wasserbungen (Al.); brooklime (An.); temmike, ledmye, bekbung (D.); beccabunga (E.); bækebom (H.); berabunga (I.); potocznik (Po.); beccabunga (Por.); backabunga (Su.).

ams. an. b. ba. he. br. d. du. e. f. fe. fu. g. w. be. br. c. g. m. pid. sp. z.

Plante ♃ (diandrie monogynie, L.; rhinantées, J.), qui croît en Europe, sur le bord des ruisseaux. (*fig. Flore méd.* II. 60.)
L'herbe (*herba Beccabungæ*) se compose d'une tige cylindrique, rougeâtre inférieurement, verte supérieurement, succulente, garnie de feuilles opposées, à courts pétioles, ovales, glabres, un peu charnues et denticulées. On ne l'emploie que fraîche.

Excitant, antiscorbutique.

2° *Petit Beccabunga*, *Veronica Anagallis*, L.

Wasserliebendes Ehrenpreis (Al.) : long leav'd brooklime (An.).

e. f.

Plante ♃, d'Europe. (*fig.* OEd. *Fl. dan.* t. 903.)
On emploie l'herbe fleurie (*herba Anagallidis aquaticæ*), qui se compose d'une tige droite, à feuilles lancéolées, pointues, dentées, avec des grappes latérales de fleurs bleues. Elle est inodore et douée d'une saveur amère, âcre.

Excitant.
On donne ces deux plantes en infusion, à la dose d'une à deux poignées par pinte d'eau.

CONSERVE DE BECCABUNGA. (W.)

♃ Herbe fleurie de beccabunga, une partie.
Sucre blanc en poudre, deux parties.
Pilez bien ensemble.

SUC DE BECCABUNGA.

Succus beccabungæ. (wu.)

♃ Herbe de beccabunga. . à volonté.

Pilez dans un mortier de pierre, exprimez avec force, laissez reposer le suc, décantez, et conservez dans des bouteilles, en ajoutant un gros d'alcool par livre de liqueur.

Dose, deux à quatre onces.

EXTRAIT DE BECCABUNGA. (SA.)

♃ Herbe fraîche de beccabunga, à volonté.

Pilez dans un mortier, exprimez le suc et faites-le évaporer au bain-marie, jusqu'à consistance d'extrait.

Dose, depuis un scrupule jusqu'à un gros.

EAU DE BECCABUNGA. (A. SA.)

♃ Herbe écrasée de beccabunga, une partie.
Eau. . . . . . deux parties.
Distillez les deux tiers. (sa.)

♃ Suc dépuré de beccabunga, à volonté.
Distillez-le presque à siccité. (a.)
Dose, deux à quatre onces.

BEDEGUAR.

Pomme mousseuse; Éponge d'églantier; Fungus bedeguar s. rosarum s. cynosbati, Spongia cynosbati.

Schlafapfel, Rosenschwamm, Hahnebuttenschwamm (Al.).

g. w. be. m. sp.

Production morbide dont le volume varie depuis celui d'une noix jusqu'à celui d'une pomme, couverte de longs filamens pinnés, offrant une couleur mêlée de rouge et de vert, et creusée intérieurement d'une foule de petites cavités. Sa saveur est astringente.
Elle se développe sur la tige de l'églantier, *Rosa canina*, et doit naissance à la piqûre d'un insecte (*Cynips rosæ*, L.; *fig.* Réaum. t. 3. *Mém.* II. pl. 46. fig. 58 et pl. 47. fig. 1-4), qui dépose ses œufs dans la plaie faite par son aiguillon. Des larves nombreuses sont réunies dans la

tumeur qui se ferme bientôt ; elles y habitent
des espèces de côtes arrondies, dans lesquelles elles passent l'hiver, sous la forme de
nymphes.

Astringent, presque inusité.

BÉHEN.

Trois plantes différentes portent ce nom,
savoir :

1° *Béhen blanc (Centaurea Behen*, L.

W..... Behen . Behienthdistan . Chardenia heruriel (Al.),
be.........

Plante ℤ syngénésie polygamie frustranée,
L. ; synanthérée(Cass.), qui croît dans l'A-
.... mineure. (*Rauw. lim.* t. 288.)

On emploie la racine (*radix Behen s. Behen
albi*), qui est longue, grosse comme le doigt,
ridée, d'un gris cendré en dehors, blanche
en dedans. Elle exhale une odeur agréable ;
sa saveur est âcre et aromatique.

2° *Béhen commun, Silene Behen*, Cand.

W..... Inferendum, aggravell minusef Al.,
..

Plante ℤ 'décandrie trigynie, L.; caryophyllées, J., commune en Europe. (*fig. Œd.
Pl. dan.* t. 857.)

On emploie la racine (*radix Behen nos-
tralis*, qui est longue, articulée et blanche.

Ces deux racines sont légèrement astringentes, mais peu usitées.

3° *Béhen rouge, Statice Limonium*, L.

Behen Behen . Limonium . Meerstrandgras (Al.), *n.....
..... mare ...... mare thrift* (An...)

b be........

Plante — (pentandrie pentagynie, L. ;
plumbaginées J., qui croît dans le nord
des deux continents, sur les bords de la mer.
(*fig. Œd. Pl. d.* t. 315.)

On emploie sa racine *radix Behen rubri s.
Limonii*, qui se trouve dans les officines, en
morceaux arrondis, ridés, arqués, solides,
bruns à l'extérieur, rougeâtres en dedans. Son
odeur est faible et sa saveur astringente.

Une espèce donne, le *Statice caroliniana*
(*in Walter, M. Car.* 118), est indiquée, par
..... et c.

BELLADONE.

Morelle furieuse. Atropa Belladona, L.

Tallheart, W......... W..... He..........

Plante ℤ (pentandrie monogynie, L. ; solanées, J.), commune dans les climats chauds
et tempérés. (*fig. Flore médic.* II. 61.)

On emploie la racine et les feuilles.

La racine (*radix Belladonæ s. Solani lethalis
s. furiosi*) est épaisse, longue, rameuse, jaune
ou d'un brun rouge en dehors, blanchâtre en
dedans, d'une odeur désagréable et narcotique, d'une saveur nauséeuse et un peu styptique.

Les feuilles sont grandes, ovales, entières,
d'un vert sombre. Elles ont une odeur très
faible, une saveur âcre et un peu styptique.

Cette plante contient, d'après Brandes,
un alcaloïde particulier, l'*Atropine* (*Atropina,
Atropia*), source de son activité.

Irritant, narcotique, poison, qu'on a vanté
dans l'ictère, l'hydropisie, la coqueluche, la
toux convulsive et les autres maladies nerveuses. La propriété attribuée à la belladone,
de préserver de la scarlatine, est loin encore
de pouvoir être considérée comme réelle.
Cette plante exerce sur l'iris une action particulière, de laquelle résulte la dilatation
de la pupille.—Dose, de la poudre, depuis
un grain jusqu'à un scrupule, progressivement.

POUDRE DE BELLADONE.

Poudre calmante, Poudre sédative. (ham. pp.
au. ca.)

℞ Poudre de racine de belladone ,
trois grains.
Sucre blanc. . . dix-sept grains.

Mêlez. (pp.)

Suc ou poudre de réglisse ,
quatre scrupules.
Poudre de racine de belladone ,
un scrupule.

Mêlez. (ca.)

℞ Poudre de racine de belladone ,
trois grains.
———— de réglisse. . un scrupule.
———— de sucre. . . . . un gros.

Mêlez. (ca.)

℞ Poudre de feuilles de belladone ,
seize grains.
———— de rhubarbe, deux scrupules.
———— de fenouil , huit scrupules.

Partagez en huit paquets. (ham.)

℞ Feuilles de belladone. . un grain.
Rhubarbe. . . . quinze grains.

Mêlez. (au.)

℞ Feuilles de belladone ,
un à trois grains.

Musc ,
Camphre, de chaque, cinq grains.

Sucre blanc. . . . dix grains.
Faites une poudre. (*au.*)

℞ Racine de belladone ,
            trois à cinq grains.
—— de réglisse ,
Sucre , de chaque. . . trois grains.
Poudre d'ipécacuanha composée,
            douze grains.
Soufre pulvérisé ,
         vingt à vingt-cinq grains.
Huile d'anis ,
—— de succin ,
de chaque , deux à trois gouttes.
Dose, dix grains, toutes les deux heures.
(*au.*)

FÉCULE DE BELLADONE. (rm.)

℞ Feuilles fraiches de belladone ,
            à volonté.

Pilez dans un mortier de pierre , avec un pilon de bois, et exprimez le suc; pilez encore le résidu avec un peu d'eau, et exprimez de nouveau; mêlez les deux liqueurs, laissez reposer, décantez, mettez sur le feu, pour coaguler la fécule , retirez de suite , passez , lavez bien la fécule, faites-la sécher à une douce chaleur, et pulvérisez-la.

EXTRAIT DE BELLADONE.

Extractum belladonæ. (a. am. an. b. be. br. ed. f. f. fe. ff. fu. g. han. he. li. lo. o. po. pr. s. w. wu. br. c. vm.)

℞ Feuilles de belladone , à volonté.
Eau. . . . suffisante quantité.

Épuisez l'herbe par plusieurs ébullitions successives, mêlez les liqueurs, et, après la décantation, faites évaporer au bain-marie. (a.)

℞ Feuilles fraiches de belladone ,
            à volonté.

Pilez avec un peu d'eau et passez à travers une étamine ; laissez reposer , décantez, faites coaguler au feu, et passez de nouveau ; évaporez jusqu'à consistance de masse pilulaire, retirez du feu, incorporez la fécule mise en réserve, et évaporez encore jusqu'au degré convenable. (an. f. ff. s. vm.)

℞ Herbe fraîche de belladone , à volonté.

Pilez dans un mortier de pierre , en arrosant avec un peu d'eau , exprimez le suc , et faites-le évaporer de suite au bain-marie, en remuant toujours avec une spatule, sur la fin. (am. br. d. ed. fu. g. ban. he. li. lo. o. p. pr. w. wu. br. c. sw.)

℞ Feuilles fraiches de belladone ,
            à volonté.

Pilez-les, et exprimez le suc; faites évaporer ce dernier , sans enlever l'écume, jusqu'à ce qu'il suffise d'y ajouter un quart de

poudre d'herbe sèche de belladone pour lui donner la consistance d'extrait. (b. be. fe.
Dose , depuis un demi-grain jusqu'à trois.

PILULES DE BELLADONE. (ff. h.)

℞ Extrait de belladone, à volonté.
Poudre de réglisse, quantité suffisante.
Faites des pilules d'un demi-grain. (ff.)

℞ Feuilles de belladone, deux grains
Rob de sureau. . quantité suffisant
pour faire huit bols, dont on prend un toutes
les deux heures , dans la coqueluche et la
scarlatine. (h.)

PILULES ANTI-ICTÉRIQUES. (ca.)

℞ Extrait de belladone,
       vingt-quatre grains.
Poudre de feuilles de belladone,
       douze grains.
Faites des pilules d'un demi-grain.

SOLUTION DE BELLADONE. (e.)

℞ Extrait de belladone, un scrupule
Eau. . . . . . trois onces.

Employée dans la cataracte pour procurer la dilatation de la pupille.

SOLUTION PROPHYLACTIQUE CONTRE LA SCARLATINE. (pie.)

℞ Extrait de belladone, deux grains.
Eau distillée. . . . une once.

Conseillée par Hahnemann. Dose, une à cinq gouttes, quatre fois par jour, aux enfans de dix ans et au-dessous, à dix gouttes aux plus âgés.

POMMADE DE BELLADONE. (ra.)

℞ Extrait de belladone. deux gros.
Eau distillée. deux onces.
Triturez la solution
Cérat ou Axonge deux onces.

Conseillée pour le relâchement
plique à l'aide
canule, assez l
doigt, se rempli
de , qu'on étend
piston.

INFUSION DE BELLADONE.
Infusum belladonæ.

℞ Feuilles de belladone,
Eau de rivière.
Faites macérer pendant
deux et passez.

LAVEMENT DE BELLADONE.

℞ Feuilles sèches de belladone,

tumeur qui se forme bientôt; elles y habitent des espèces de cellules arrondies, dans lesquelles elles passent l'hiver, sous la forme de nymphes.

Astringent, presque inusité.

BEHEN.

Trois plantes différentes portent ce nom, savoir :

1° *Béhen blanc; Centaurea Behen*, L.

Weisser Behen, Behenflockenblum, Gliedweichwurzel (Al.). br. f. pa. w. g. m. sp.

Plante ♃ (syngénésie polygamie frustranée, L.; synanthérées, Cass.), qui croît dans l'Asie mineure. (*fig.* Rauw. *Itin.* t. 288.)

On emploie la racine (*radix Behen* s. *Behen albi*), qui est longue, grosse comme le doigt, ridée, d'un gris cendré en dehors, blanche en dedans. Elle exhale une odeur agréable; sa saveur est âcre et aromatique.

2° *Béhen commun, Silene Behen*, CAND.

Wildes Seifenkraut, Junggesell enknopf (Al.). f. g.

Plante ♃ (décandrie trigynie, L.; caryophyllées, J.), commune en Europe. (*fig.* OEd. *Fl. dan.* t. 857.)

On emploie la racine (*radix Behen nostratis*), qui est longue, articulée et blanche.

Ces deux racines sont légèrement astringentes, mais peu usitées.

3° *Behen rouge, Statice Limonium*, L.

Rother Behen, Limonienkraut, Maernelkengras (Al.); sea lavander, marsh rosemary, lavender thrift (An.). b. br. f. g. pa. w. be. g. m. sp.

Plante ♃ (pentandrie pentagynie, L. ; plombaginées , J.), qui croît dans le nord des deux continens, sur les bords de la mer. (*fig.* OEd. *Fl. dan.* t. 315.)

On emploie la racine (*radix Behen rubri* s. *Limonii*), qui se trouve dans les officines, en morceaux arrondis, ridés, arqués, solides, bruns à l'extérieur, rougeâtres en dedans. Son odeur est faible, et sa saveur astringente.

Une espèce voisine, le *Statice caroliniana* (*fig.* Walter, *Flor. Car.* 118), est indiquée, par am. et c.

BELLADONE.

Morelle furieuse ; Atropa Belladona, L.

Tollkraut, Wolfskirsche Waldnachtschatten, Tollkirsche, Tollbeere, Dolikraut (Al.) ; Deadly nightsnade, dwale (An.) ; inubas saleb (Ar.) ; lilek blaznowy (B.); natskade (D.); Belladonna (E. I. Por.); sag-unggor (Hi.) ; doodkruid (Ho.) ; rubah turbut (Pe.) ; wilcza wisnia, tesak, psinki (Po.); wargbaer (Su.). a. am. ams. an. b. ba. be. br. d. du. e. ed. f. fe. fl. fi. fu. g. han. he. li. lo. o. pp. pr. r s. su. w. wu. ww. a. be. br. c g. m. pn. pid. sp. z.

Plante ♃ (pentandrie monogynie, L. ; solanées, J.), commune dans les climats chauds et tempérés. (*fig.* Flore médic. II. 61.)

On emploie la racine et les feuilles.

La racine (*radix Belladonæ* s. *Solani lethalis* s. *furiosi*) est épaisse, longue, rameuse, jaune ou d'un brun rouge en dehors, blanchâtre en dedans, d'une odeur désagréable et narcotique, d'une saveur nauséeuse et un peu styptique.

Les feuilles sont grandes, ovales, entières, d'un vert sombre. Elles ont une odeur très faible, une saveur âcre et un peu styptique.

Cette plante contient, d'après Brandes, un alcaloïde particulier, l'*Atropine* (*Atropina, Atropia*), source de son activité.

Irritant, narcotique, poison, qu'on a vanté dans l'ictère, l'hydropisie, la coqueluche, la toux convulsive et les autres maladies nerveuses. La propriété attribuée à la belladone, de préserver de la scarlatine, est loin encore de pouvoir être considérée comme réelle. Cette plante exerce sur l'iris une action particulière, de laquelle résulte la dilatation de la pupille.—Dose, de la poudre, depuis un grain jusqu'à un scrupule, progressivement.

POUDRE DE BELLADONE.

Poudre calmante, Poudre sédative. (ham. pp. au. ca.)

♃ Poudre de racine de belladone, trois grains.
Sucre blanc. . . dix-sept grains.
Mêlez. (pp.)

Suc ou poudre de réglisse, quatre scrupules.
Poudre de racine de belladone, un scrupule.
Mêlez. (ca.)

♃ Poudre de racine de bell adone, trois grains.
——— de réglisse. . un scrupule.
——— de sucre. . . . . un gros.
Mêlez. (ca.)

♃ Poudre de feuilles de belladone, seize grains.
——— de rhubarbe, deux scrupules.
——— de fenouil, huit scrupules.
Partagez en huit paquets. (ham.)

♃ Feuilles de belladone. . un grain.
Rhubarbe. . . . quinze grains.
Mêlez. (au.)

♃ Feuilles de belladone, un à trois grains.
Musc,
Camphre, de chaque, cinq grains.

Sucre blanc. . . . . dix grains.
Faites une poudre. (au.)

♃ Racine de belladone,
     trois à cinq grains.
——— de réglisse,
Sucre, de chaque. . . trois grains.
Poudre d'ipécacuanha composée,
     douze grains.
Soufre pulvérisé,
     vingt à vingt-cinq grains.
Huile d'anis,
—— de succin,
de chaque,   deux à trois gouttes.
Dose, dix grains, toutes les deux heures.
(au.)

FÉCULE DE BELLADONE. (vm.)

♃ Feuilles fraîches de belladone,
     à volonté.

Pilez dans un mortier de pierre, avec un
pilon de bois, et exprimez le suc; pilez encore
le résidu avec un peu d'eau, et exprimez de
nouveau; mêlez les deux liqueurs, laissez reposer, décantez, mettez sur le feu, pour coaguler la fécule, retirez de suite, passez, lavez bien la fécule, faites-la sécher à une douce chaleur, et pulvérisez-la.

EXTRAIT DE BELLADONE.

Extractum belladonæ. (a. am. an. b. be. br.
ed. f. fe. ff. fu. g. han. he. li. lo. o. po. pr.
s. w. wu. *br.* c. *vm.*)

♃ Feuilles de belladone,   à volonté.
Eau. . . .   suffisante quantité.
Épuisez l'herbe par plusieurs ébullitions
successives, mêlez les liqueurs, et, après la
décantation, faites évaporer au bain-marie.
(a.)

♃ Feuilles fraîches de belladone,
     à volonté.

Pilez avec un peu d'eau et passez à travers
une étamine; laissez reposer, décantez, faites coaguler au feu, et passez de nouveau;
évaporez jusqu'à consistance de masse pilulaire, retirez du feu, incorporez la fécule
mise en réserve, et évaporez encore jusqu'au
degré convenable. (an. f. ff. s. *vm.*)

♃ Herbe fraîche de belladone, à volonté.

Pilez dans un mortier de pierre, en arrosant avec un peu d'eau, exprimez le suc, et
faites-le évaporer de suite au bain-marie, en
remuant toujours avec une spatule, sur la fin.
(am. br. d. ed. fu. g. han. he. li. lo. o. p. pr. w.
wu. *br.* c. *sw.*)

♃ Feuilles fraîches de belladone,
     à volonté.

Pilez-les, et exprimez le suc; faites évaporer ce dernier, sans enlever l'écume, jusqu'à ce qu'il suffise d'y ajouter un quart de

poudre d'herbe sèche de belladone pour lui
donner la consistance d'extrait. (b. be. fe.)
Dose, depuis un demi-gros jusqu'à trois.

PILULES DE BELLADONE. (ff. *b.*)

♃ Extrait de belladone. . . à volonté.
Poudre de réglisse, quantité suffisante.
Faites des pilules d'un demi-grain. (ff.),

♃ Feuilles de belladone, deux grains.
Rob de sureau. . quantité suffisante
pour faire huit bols, dont on prend un toutes
les deux heures, dans la coqueluche et la
scarlatine. (*b.*)

PILULES ANTI-ICTÉRIQUES. (ca.)

♃ Extrait de belladone,
     vingt-quatre grains.
Poudre de feuilles de belladone,
     quinze grains.
Faites des pilules d'un demi-grain.

SOLUTION DE BELLADONE. (e.)

♃ Extrait de belladone, un scrupule.
Eau. . . . . . trois onces.
Employée dans la cataracte, pour procu-
rer la dilatation de la pupille.

SOLUTION PROPHYLACTIQUE CONTRE LA SCARLA-TINE. (pie.)

♃ Extrait de belladone, deux grains.
Eau distillée. . . . . une once.
Conseillée par Hahnemann.—Dose, une à
cinq gouttes, quatre fois par jour, aux enfans de dix ans et au-dessous; six à dix gouttes aux plus âgés.

POMMADE DE BELLADONE. (ra.)

♃ Extrait de belladone. . deux gros.
Eau distillée. . . . deux onces.
Triturez la solution avec
Cérat ou Axonge. . . deux onces.
Conseillée par Chaussier pour obtenir le
relâchement du col de la matrice. On l'applique à l'aide d'une petite seringue, dont la
canule, assez large pour admettre le bout du
doigt, se remplit de deux gros de pommade, qu'on étend sur l'organe en poussant le
piston.

INFUSION DE BELLADONE.

Infusum belladonæ. (su.)

♃ Feuilles de belladone en poudre,
     dix grains.
Eau de rivière. . . deux onces.
Faites macérer pendant une heure ou
deux et passez.

LAVEMENT DE BELLADONE. (ra.)

♃ Feuilles sèches de belladone,
     douze grains.

Eau bouillante. . . . six onces.

Employé, dit-on, avec succès, lorsque le cathétérisme est rendu impossible par l'effet du spasme.

TEINTURE DE BELLADONE.

Tinctura s. *Essentia belladonæ.* (s.)

♃ Suc récemment exprimé de feuilles de belladone ,
Esprit de vin rectifié ,
de chaque. . . . poids égal.
Faites digérer à froid pendant quelques jours, puis laissez en repos, décantez et filtrez.

SIROP DE BELLADONE.

Syrupus belladonæ. (au.)

♃ Feuilles de belladone. . deux gros.
Racine de belladone. . . un gros.
Sucre blanc. . . . une livre.
Eau. . . . . quantité suffisante
pour obtenir une livre de décoction.
Recommandé dans la coqueluche.

VINAIGRE DE BELLADONE.

Acetum belladonæ. (wu. au. vm.)

♃ Feuilles fraîches de belladone ,
Eau-de-vie, de chaque, une partie.
Broyez ensemble et faites macérer à froid, pendant huit jours, dans
Vinaigre. . . . . huit parties.
Exprimez légèrement et filtrez. (vm.)

♃ Racine fraîche de belladone, coupée par tranches. . une once et demie.
Bon vinaigre. . . . . une livre.
Après quinze jours de macération, passez en exprimant légèrement ; et ajoutez
Alcool. . . . . . une once.
Au bout de quelques jours , décantez. (wu.)

au. donne la même formule, mais sans parler de l'alcool.

OXYMEL DE BELLADONE.

Oxymel belladonæ. (wu. au.)

♃ Vinaigre de belladone, une partie.
Miel blanc. . . . deux parties.
Faites cuire, sur un feu doux , jusqu'en consistance de sirop.

POTION CALMANTE.

Aqua lauro-cerasi cum belladona. (au.)

♃ Extrait de belladone, trois grains.
Eau de laurier - cerise , deux gros.
Dose, cinq à dix gouttes, en augmentant peu à peu, dans le vomissement chronique.

♃ Extrait de belladone. . dix grains.
—— de gratiole. . deux grains.
Eau de laurier-cerise. . une once.
Dose, vingt-cinq gouttes, trois fois par jour, dans la mélancolie.

EMPLÂTRE DE BELLADONE. (br. w. sp. sw. vm.)

♃ Suc récemment exprimé de feuilles de belladone,
Huile de lin, de chaque, neuf onces.
Faites cuire jusqu'à consomption de l'humidité, et ajoutez
Cire jaune. . . . . six onces.
Térébenthine de Venise. . six gros.
Après la fonte , ajoutez encore
Poudre de feuilles de belladone ,
deux onces.
Mêlez bien. (br. w. sp. sw.)

♃ Huile d'olive. . . dix-huit parties.
Cire jaune. . . . . douze parties.
Poix-résine . . . . trois parties.
Faites fondre ensemble et ajoutez
Fécule de belladone, douze parties.
Après la consomption de toute l'humidité, ajoutez encore
Térébenthine, une partie et demie.
Mêlez. (vn.)
Émollient, sédatif. On l'applique sur les tumeurs dures du sein et des testicules.

BEN.

Ben oléifère ; Moringa oleifera , Lmk.

br. f. fu. li. w. g. sp.

Arbre (hexandric monogynic, L.; légumineuses, J.) du Malabar. (*fig. Flore médic.* III. 63.)
On emploie la racine et la semence.
La racine (*radix Moringa*) est en morceaux de diverses épaisseurs, jaunâtres, à cassure résineuse, d'une odeur et d'une saveur aromatiques.
C'est avec doute qu'on la rapporte à ce végétal.
Anthelmintique presque inusité.
La semence appelée *noix de Ben* (*nux Ben* s. *Been* , *Balanus myrepsica* , *Glans unguentaria*), est une noix ovoïde , garnie de trois ailes membraneuses, et contenant, sous une écorce dure et cartilagineuse, une amande blanchâtre, oléagineuse.

HUILE DE BEN.

Oleum been s. *balatinum.* (f. fu. li. br.)

♃ Noix de ben pelées. . . à volonté.
Pilez-les dans un mortier de marbre, avec un pilon de bois, renfermez la pâte dans

un sac de toile, exprimez à froid , et passez l'huile. (f. fu. *br.*)

li. prescrit de suspendre le sac contenant la pâte sur de l'eau bouillante, pour l'imbiber de vapeur aqueuse , avant de le soumettre à la presse.

Émollient, rubéfiant, antispasmodique, vermifuge, peu usité.

BENJOIN.

Benzoë, Gummi benzves, Asa dulcis, Benzoinum , Benzoïnum gummi, Belzoïnum , Benzoïn.

Benzoe , Benzoeharz , süsser Asand , wohlriechender Asand (*Al.*); benzoïn (*An. Ho.*); liban (*Ar.*); manian (*Ba.*); caluwell , turalla (*Cy.*); benzoë (*D. Su.*); lubanie ud (*Duk.*); benjui (*E.*); luban (*Hi.*); belzuino (*I.*) ; menian (*Ja.*); comiayan (*Mal.*) ; kaminian (*Palembang.*) ; benzoes (*Po.*); boijoïm (*Por*); devadhupa (*Sa.*); sambrenie (*Tam. Tel.*),

a. am. ams. au. b. ba. be. br. d. du. e. ed. f. fe. fi. fu. g. ham. han. he. li. lo. o. p. po. pr. r. s. su. w. wu. be. br. c. g. m. pa. pid. sa. sp. z.

Baume dont on distingue deux sortes dans le commerce.

1° *Benjoïn amygdaloïde, Benzoe amygdaloïdes ;* en masses fragiles de larmes blanches, réunies par une pâte brunâtre, à cassure nette et brillante.

2° *Benjoïn en sorte, Benzoe in sortis;* d'un brun rougeâtre ou noirâtre.

L'odeur est aromatique et agréable; la saveur douce et chaude.

Le benjoin découle par des incisions faites au *Styrax Benzoïn,* Dryand. ; arbre (décandrie monogynic, L. ; ébénacées, J.) des Indes orientales. (*fig.* Dryand. *Act. angl.* 77. p. 3o8. t. 10.)

Il contient, d'après Bucholz, de la résine, de l'acide benzoïque, une substance analogue au baume du Pérou, et un principe aromatique particulier.

Stimulant, qu'on emploie surtout dans les catarrhes chroniques, et dont on s'est servi avec succès pour guérir peu à peu les fièvres intermittentes. — Dose de la poudre, six à dix grains. — On l'administre aussi sous forme de vapeurs.

POUDRE PECTORALE. (*pie.*)

℞ Benjoin ,
Sucre candi, de chaque, quatre onces.

Conseillée dans l'asthme et les catarrhes chroniques. — Dose, dix à trente grains, dans une infusion camphrée.

SIROP DE BENJOIN.

Syrupus de benzoe. (f.)

℞ Benjoin. . . . . une demi-livre.
Eau commune. . . . deux livres.

Faites digérer au bain-marie, pendant douze heures, dans un vase clos et en remuant de temps en temps. Décantez et filtrez la liqueur, puis ajoutez-y

Sucre blanc. . . . . le double.

Faites le sirop dans un vase clos.

Henry recommande de ne point filtrer, et de passer la liqueur encore chaude à travers un linge serré.

Dose, depuis deux gros jusqu'à une once et plus.

TEINTURE ALCOOLIQUE DE BENJOIN.

Tinctura s. Essentia benzoïnis. (a. ams. an. b. ba. be. d. e. f. fe. fu. han. li. o. pa. s. sa. w. br. vm.)

℞ Benjoin en poudre. . . une partie.
Alcool (26 degrés). . quatre parties.

Faites digérer pendant six jours, en remuant de temps en temps, puis laissez en repos et passez. (f.)

a. prescrit trois onces de benjoin et deux livres d'alcool (0,910) ; — ams. une once et demie de benjoin et seize onces d'alcool (0,884); — b. be. f. et fe. une partie de benjoin et huit d'alcool (20 degrés); — an. une partie de benjoin et huit d'alcool (3o degrés); — ba. d. fu. han. li. o. sa. et vm. une partie d'alcool et six de benjoin ; — pa. du benjoin à volonté et quantité suffisante d'alcool; — br. trois onces de benjoin et une livre d'alcool ; — e. une partie de benjoin et douze d'alcool ; — s. une partie de benjoin et cinq d'alcool ; — w. trois gros de benjoin et trois onces d'esprit d'anis.

Excitant, réputé pectoral, stomachique, carminatif et alexitère. — Dose, dix à vingt gouttes et plus.

En mêlant un gros de cette teinture avec quatre onces d'eau, on obtient le *Lait virginal, Lac virginis, Aqua cosmetica,* cosmétique fort employé par les femmes, qui le supposent gratuitement propre à conserver la fraicheur de la peau.

EAU COSMÉTIQUE.

Aqua benzoïca. (au.)

℞ Teinture de benjoin. . . trois gros.
Sous-carbonate de potasse liquide,
deux gros.
Eau de roses. . . . . huit onces.

En lotions, contre la couperose.

RÉSINE DE BENJOIN.

Resina benzoïca. (br.)

℞ Teinture de benjoin. . . à volonté.

Versez-y autant d'eau qu'il en faut pour séparer toute la résine, recueillez celle-ci sur un filtre, et faites-la sécher.

Très rarement employée en médecine, et usitée au plus comme parfum ou comme

cosmétique, mais, dans ce dernier cas, à l'état
humide et au moment même de sa précipitation, formant ce qu'on appelle le *lait virginal.*

TEINTURE COSMÉTIQUE.

Tinctura s. *Essentia cosmetica.* (*sw.*)

24 Benjoin. . . . . . . une once.
 Baume du Pérou. . . . un gros.
 Alcool. . . . . '. . huit onces.

Faites digérer pendant huit jours, sur le
bain de sable, en remuant souvent, et passez.

Excitant, qu'on emploie en lotions.
Dose, une demi-once dans une livre d'eau
de roses.

TEINTURE DE BENJOIN COMPOSÉE.

*Teinture ou Essence balsamique, ou balsa-
mique* composée, *Baume traumatique ou du
Commandeur de Perne; Tinctura benzoes
s. benzoini composita* s. *balsamica, Balsamum Commendatoris* s. *catholicum* s. *e benzoe* s. *traumaticum* s. *vulnerarium* s. *persi-
cům, Élixir traumaticum.* (ams. b*. br.
d. du. ed. f. fu. g. han. he. li. lo. p. po.
pr. s. su. w. wu. br. c. pid. sp. sw. vm.

24 Benjoin. . . . . . trois onces.
 Storax calamite. . . . . une once.
 Esprit de vin rectifié. . deux livres.

Faites digérer pendant quelques jours et
filtrez. (wu.)

24 Benjoin. . . . . une once.
 Storax calamite. . une demi-once.
 Baume du Pérou. . . un scrupule.
 Alcool concentré. . . huit onces.

Après suffisante digestion, filtrez. (br. w.)

24 Benjoin. . . . . . trois onces.
 Baume du Pérou. . . deux onces.
 Aloès soccotrin. . . une demi-once.
 Alcool (o,855). . . . deux livres.

Laissez en digestion pendant huit jours,
et filtrez. (ed. fu. p. su. wu.)

ams. donne la même formule, mais indique de l'alcool à o,884; — a. han. pa. et pr.
prescrivent quatre onces et demie de benjoin, une demi-once d'aloès, une once de
baume du Pérou et trois livres d'alcool concentré;—g. une demi-once d'aloès, deux onces de baume du Pérou, trois onces de benjoin, et une livre et demie d'alcool.

24 Benjoin. . . . . . trois onces.
 Storax en grains, une once et demie.
 Aloès soccotrin. . . . . une once.
 Esprit de vin rectifié. . trois livres.

Filtrez, après trois jours de digestion.
(b*.d.)

24 Benjoin. . . . . . trois onces.
 Storax en grains. . . deux onces.

Baume de Tolu. . . . une once.
Aloès socotrin. . . une demi-once.
Alcool (o,830). . . . deux pintes.

Faites digérer pendant huit à quinze jours,
et filtrez. (du. lo. c. sw.)

24 Benjoin. . . . . . . six parties.
 Storax en larmes. . . trois parties.
 Baume du Pérou. . . deux parties.
 Aloès soccotrin,
 soixante-douze parties.

Faites macérer à froid pendant plusieurs
jours, et filtrez. (vm.)

24 Benjoin. . . . . . trois parties.
 Storax calamite. . . deux parties.
 Baume du Pérou. . . une partie.
 Aloès soccotrin,
 Myrrhe,
 Oliban, de chaque, une demi-partie.
 Alcool. . . . trente-six parties.

Faites digérer à une douce chaleur, pendant trois jours, puis tenez sur le marc pendant six, et filtrez. (br.)

24 Aloès soccotrin,
 Myrrhe,
 Oliban, de chaque. . une partie.
 Baume du Pérou. . deux parties.
 Storax calamite. . quatre parties.
 Benjoin. . . . . . six parties.
 Esprit d'angélique,
 soixante-douze parties.

Faites digérer pendant deux jours, au
bain-marie, puis laissez reposer pendant
huit, et filtrez. (vm.)

24 Fleurs fraîches, mais un peu sèches,
 de millepertuis. . . dix onces.
 Alcool rectifié. . . . trois livres.

Après deux jours de macération,
passez en exprimant, et ajoutez à la colature

 Résine élémi,
 Oliban ou Mastic,
 Myrrhe choisie,
 de chaque. . . . deux onces.
 Aloès soccotrin. . . deux gros.
 Baume du Pérou. . . une once.

Laissez en digestion pendant deux jours,
et filtrez. (he. pid.)

24 Fleurs fraîches, mais un peu sèches,
 de millepertuis. . . cinq onces.
 Alcool. . . . une livre et demie.

Après deux jours de digestion, passez
en exprimant, et ajoutez à la colature

 Benjoin,
 Myrrhe, de chaque, une once et demie.
 Aloès soccotrin. . une demi-once.
 Baume du Pérou. . . une once.

Laissez en digestion pendant trois jours et
filtrez. (li.)

♃ Feuilles de millepertuis, cinq onces.
Alcool concentré, une livre et demie.

Après deux jours de digestion, à une douce chaleur, exprimez et ajoutez

Benjoin,
Myrrhe, de chaque, une once et demie.
Aloès. . . . . . une demi-once.
Baume du Pérou. . . . une once.

Filtrez après trois jours de nouvelle digestion. (li.)

♃ Racine sèche d'angélique,
une demi-once.
Feuilles sèches de millepertuis,
une once.
Alcool (22 degrés). . quatre onces.

Laissez en digestion pendant quinze jours, à une douce chaleur, dans un vase couvert, en remuant de temps en temps; filtrez et ajoutez à la colature

Myrrhe,
Oliban, de chaque, une demi-once.

Faites digérer, puis mettez en digestion dans la teinture

Storax calamite,
Benjoin, de chaque. . trois onces.
Aloès soccotrin. . une demi-once.
Ambre gris. . . . . six grains.

Faites macérer pendant quarante jours au soleil, et filtrez. (f.)

br. prescrit de faire digérer au soleil, pendant quarante jours, six grains d'ambre gris, une demi-once d'aloès, une once de baume de Tolu, trois onces de benjoin, deux onces de storax, une demi-once d'oliban, et autant de myrrhe, dans une teinture préparée avec une demi-once de racine d'angélique, une once de fleurs de millepertuis et deux livres quatre onces d'alcool; — w. et sp. de faire dissoudre une once de baume du Pérou, deux onces de storax, trois onces de benjoin, et une demi-once d'oliban dans quinze onces d'alcool, puis d'ajouter à cette liqueur une teinture préparée avec une demi-once de racine d'angélique, autant d'herbe de millefeuille, autant d'aloès, autant de myrrhe et dix onces d'alcool.

Cette dernière formule donne le véritable *Baume du Commandeur*, tel qu'il est décrit par Pomet, et dont les préparations qui précèdent ne sont que des simplifications diverses. — Sous le nom de *Baume vulnéraire Burrhus*, b*. indique la teinture suivante, qui est presque identique :

♃ Racine d'angélique,
Aloés soccotrin,
Nard des Indes,
Fleurs de millepertuis,
de chaque. . . une demi-once.
Alcool. . . . . . deux livres.

Faites digérer pendant trois jours,

passez en exprimant, et ajoutez à la colature

Baume du Pérou, une once et demie.
Storax calamite
Oliban
Myrrhe,
Laque en grains,
Benjoin, de chaque. . une once.

Après quelques jours de digestion, passez en exprimant, et filtrez.

Excitant, autrefois fort célèbre, réputé cordial, stomachique, anti-catarrhal, anti-gonorrhéique et vulnéraire. — Dose, depuis quinze gouttes jusqu'à un et deux gros, dans de l'eau sucrée ou une émulsion. — En frictions dans les rhumatismes articulaires et les tumeurs appelées froides.

ÉLECTUAIRE TRAUMATIQUE. (fu.)

♃ Baume du Commandeur, une once.
Conserve de roses rouges, deux onces.
Sirop balsamique, quantité suffisante.

Mêlez. — Dose, un demi-gros à un gros.

HUILE DE BENJOIN. (w. sw.)

♃ Benjoin en poudre. . . à volonté.

Introduisez-le dans une cornue communiquant avec un récipient qui contient quelques onces d'eau; distillez au bain de sable, et mettez à part l'huile qui passe dans le récipient.

sw. prescrit de rectifier cette huile, en la redistillant avec le double d'eau.

Stimulant, résolutif, antispasmodique, conseillé à l'extérieur, en frictions; dans l'arthrodynie et le paralysie.

ESPÈCES POUR FUMIGATION.

Species fumales s. ad suffiendum s. pro fumo s. pro suffitu, Pulvis fumalis. (ams. b. br. d. ham. han. pa. po. pr. r. sa. w. sp. rm.)

♃ Benjoin,
Mastic,
Genièvre, de chaque, une demi-once.
Oliban. . . . . . deux onces.
Râpure de succin. . . trois onces.

Faites une poudre. (ham.)

♃ Benjoin,
Oliban,
Mastic,
Succin, de chaque. . . une livre.
Cascarille. . . . . une once.

Coupez et écrasez. (b. pu.)

♃ Genièvre,
Benjoin,
Oliban,
Succin, de chaque. . une demi-livre.
Cascarille,
Fleurs de lavande,

Pétales de roses rouges,
de chaque. . . . deux onces.

Coupez et écrasez. (b*. han. pr. sa.)

♃ Clous de girofle. . . . six onces.
Benjoin . . . . . deux onces.
Storax ordinaire. . . quatre onces.
Cascarille. . . . . . deux onces.
Oliban. . . . . . . sept onces.

Faites une poudre grossière. (b*.)

♃ Benjoin,
Storax, de chaque . . deux onces.
Oliban,
Succin blanc, de chaque, une once.
Huile essentielle de citron,
————————— de lavande,
de chaque. . . . . dix gouttes.

Faites une poudre grossière. (d.)

♃ Benjoin,
Succin,
Mastic, de chaque . . . six gros.
Storax calamite . . une demi-once.
Cannelle. . . . . . deux gros.
Clous de girofle . . . . un gros.

Faites une poudre grossière. (ams.)

♃ Benjoin,
Nitre,
Storax calamite ,
Succin, de chaque. . . une partie.
Oliban. . . . . . quatre parties.

Faites une poudre. (vm.)

♃ Mastic,
Oliban,
Myrrhe,
Succin, de chaque. . trois parties.
Storax calamite. . . . deux parties.
Benjoin,
Ladanum, de chaque. . une partie.

Faites une poudre grossière. (r.)

r. donne, sous le nom de *Pulvis fumalis
nobilis*, la même formule, sans oliban ni succin. On peut ajouter une partie de fleurs de
lavande et autant de roses rouges.

♃ Bois de Rhodes. . . . deux onces.
Racine d'iris de Florence, vingt onces.
Cassia lignea,
Cannelle, de chaque, quatre onces.
Benjoin. . . . . deux livres.
Storax calamite . . . douze onces.
Succin jaune. . . . . une livre.
Oliban,
Mastic, de chaque. . . deux livres.
Pétales de roses rouges,
Fleurs de lavande,
de chaque. . . . . six onces.

Coupez et pilez. (d.)

♃ Feuilles de tabac. . . seize onces.
——— de marjolaine,

. Feuilles de basilic,
de chaque. . . une demi-once.
Fleurs de roses,
——— de lavande,
Fleurs de muguet,
de chaque. . . . . deux gros.
Semences d'anis. . . quatre onces.
——— de fenouil . . une once.
Storax calamite ,
Benjoin, de chaque. . . cinq gros.
Bois de Rhodes,
Santal citrin,
Clous de girofle ,
Cubèbes, de chaque . . trois gros.

Coupez et écrasez. (br. w.)

♃ Storax calamite,
Mastic ,
Benjoin,
Succin, de chaque, une demi-once.
Oliban,
Semences de fenouil,
———d'anis, de chaque, deux gros.
Cubèbes,
Clous de girofle,
de chaque . . . trois gros.
Feuilles de tabac. . . huit onces.
——— de marjolaine. . une once.
Fleurs de souci,
———de bluet ,
———de roses rouges,
————— de Damas,
———de lavande ,
de chaque. . . une demi-once.
———de muguet. . . deux gros.

Coupez et écrasez. (w. *sp*.)

♃ Fleurs de lavande,
——— de roses rouges ,
de chaque. . . . deux gros.
Clous de girofle. . . . une once.
Benjoin. . . . . deux onces.
Storax. . . . . quatre onces.
Succin. . . . . six onces.
Oliban. . . . . huit onces.
Mastic. . . . . vingt onces.

Faites une poudre grossière. (pa. w.)

♃ Mastic,
Oliban, de chaque, quatorze onces.
Succin jaune. . . . huit onces.
Ladanum, trois onces et demie.
Sandaraque,
Storax calamite ,
Benjoin, de chaque. . sept onces.
Bois de santal citrin,
——— de Rhodes,
Cannelle giroflée ,
de chaque, deux onces et demie.
Fleurs de roses rouges ,
——— de lavande,
de chaque. . . . quatre onces.
Cascarille. . . . deux onces.

Faites une poudre grossière. (br. *sp*.)

♃ Racine de souchet rond,
——-- d'iris de Florence,
Herbe de romarin,
 de chaque. . . quatre onces.
Fleurs de roses rouges. . six onces.
——-- de lavande. . . deux onces.
Coriandre. . . . . . six gros.
Genièvre . . . . . deux livres.
Bois d'aloès. . une once et demie.
—— de santal citrin, quatre onces.
—— de genévrier. . . deux livres.
Écorce de styrax officinal, quatre onces.
Noix muscade,
Clous de girofle,
Cannelle, de chaque. . une once.
Benjoin,
Storax, de chaque, quatre onces.
Oliban. . . . . une demi-livre.
Mastic. . . . . . . une livre.
Râpure de succin. . . deux livres.
Élémi,
Sandaraque,
Ladanum, de chaque. . trois gros.

Pulvérisez grossièrement. (w.)

PASTILLES ODORIFÉRANTES.

Trochisci s. *Candelæ fumales*, *Massa ad fornacem* s. *pro fornace odorifera.* (b*. br. f. w. *pie.* *sp.* *wm.*)

♃ Poudre de benjoin,
 ——— de baume du Pérou sec ,
 de chaque. . . . seize parties.
——— de santal citrin, quatre parties.
——— de ladanum. . une partie.
——— de charbon de tilleul,
  quatre-vingt-seize parties.
——— de nitre. . . deux parties.
Mucilage de gomme adragant,
  quantité suffisante
pour faire une masse à réduire en pastilles
coniques. (f.)

♃ Benjoin. . . . . . un gros.
Cascarille. . . un demi-gros.
Myrrhe. . . . . . un scrupule.
Huile de noix muscade,
——- de girofle,
 de chaque. . . dix grains.
Nitre. . . . . un demi-gros.
Charbon de bois. . . six gros.
Mucilage de gomme adragant,
  quantité suffisante
pour faire une masse. (b*.)

♃ Benjoin,
Storax calamite,
 de chaque. . . quatre onces.
Ladanum. . . . . deux gros.
Santal citrin. . . . une once.
Charbon de tilleul, une livre et demie.
Mucilage de gomme adragant,
  quantité suffisante.

Faites des pastilles coniques. (*pie.*)

Benjoin. . . . . huit onces.
Storax calamite, une once et demie.
Ladanum,
Oliban,
Mastic.
Clous de girofle,
 de chaque. . . un gros et demi.
Charbon de tilleul, trente-six onces.
Mucilage de gomme adragant,
  quantité suffisante. .

Faites des pastilles coniques. (*sp.*)

♃ Poudre de benjoin,
 ——— de storax calamite,
 de chaque. . . quatre onces.
——— de ladanum. . une once.
Huile essentielle de cannelle,
  dix gouttes.
—— —— ——-de bois de Rhodes,
  vingt gouttes.
Baume du Pérou. . . trois gros.

Broyez ensemble dans un mortier chaud ,
et réduisez la masse en bâtons. (*sp.*)

♃ Myrrhe. . . . . . une partie.
Benjoin,
Nitre,
Storax calamite,
 de chaque. . . deux parties.
Oliban. . . . . seize parties.
Braise. . . quarante-huit parties.
Mucilage de gomme adragant,
  quantité suffisante.

Faites des pastilles coniques. (*vm.*)

♃ Clous de girofle,
Cannelle, de chaque. . une partie.
Nitre. . . . . trois parties.
Storax calamite. . quatre parties.
——— en larmes. . . six parties.
Benjoin. . . . . douze parties.
Braise. . . . trente-six parties.
Mucilage de gomme adragant,
  quantité suffisante.

Faites des pastilles coniques. (*vm.*)

♃ Pétales de roses rouges, une once.
Bois de Rhodes. . . . six gros.
Clous de girofle. . . deux gros.
Benjoin. . . . . seize onces.
Storax. . . . . . sept onces.
Sucre. . . . . huit onces.
Mucilage de gomme adragant,
  quantité suffisante.

Faites des pastilles coniques. (*sp.*)

♃ Storax calamite, une once et demie.
Benjoin,
Mastic,
Clous de girofle,
Sucre blanc, de chaque. . six gros.
Charbon de tilleul, quinze onces.

Mucilage de gomme adragant ,
quantité suffisante.
Faites des pastilles coniques. (pa.)

♃ Benjoin ,
Storax calamite ,
de chaque. . . . quatre onces.
Ladanum. . . . . une once.
Huile essentielle de cannelle ,
dix gouttes.
—————— de bois de Rhodes ,
vingt gouttes.
Baume du Pérou , quantité suffisante.
Musc. . . . . . quinze grains.
Faites du tout une masse , et roulez-la
en cylindres. (pa.)

♃ Storax calamite , une once et demie.
Benjoin ,
Mastic ,
Clous de girofle ,
Sucre blanc , de chaque. . six gros.
Huile essentielle de girofle ,
———— ———— de bois de Rhodes ,
————————— de lavande ,
de chaque. . . . un scrupule.
Baume du Pérou , une demi-once.
Charbon de tilleul. . quinze onces.
Mucilage de gomme adragant ,
quantité suffisante.
Faites une masse à rouler en cylindres.
(br. w.)

♃ Benjoin. . . . . . six onces.
Storax calamite. . . cinq onces.
Ladanum. . . . . six gros.
Térébenthine. . une demi-once.
Faites fondre au bain-marie ; ajoutez
Huile essentielle de girofle ,
— —— —— —— de bois de Rhodes ,
————————— de cannelle ,
de chaque. . . . un scrupule.
Baume du Pérou noir ,
un gros et demi.
Ivoire brûlé à noir. . deux grains.
Mêlez et roulez la masse en cylindres.
(br. w.)

BENOITE.

Deux espèces de ce genre de plantes servent en médecine ;
1° *Benoite commune ; Geum urbanum* , L.

Benediktenkraut , Benediktenwurzel , Saramundenkraut , Nel-
kenwurzel , Benediktennaegleinwurz (Al) ; avens (An.) ;
benedykt , benedyktowi koren (B.) ; hellikerod (D.) ; cario-
filato. (E.) ; nagelwortel. (Ho.) ; gariofillata. (I. Por.) ;
zarzyeka (Pp.) ; neglikerot , (Su.).

ams. an. b. ba. be. br. d. du e. f. fe. fi. fu. g. ham. han. he.
li. lo. o. po. pr. r. s. su. w. ww. be. br. c. g. m. sp. z.

Plante ♃ (icosandrie polygynie , L. ; rosacées , J.), qui croit dans toute l'Europe.
(*fig*, *Flore médic.* t. 64.)

On emploie la racine (*radix Caryophyllatæ* s. *Gei.* s. *Sanamundæ* s. *Lagophthal-
mi*) , qui est oblongue , épaisse , couverte
d'écailles brunes , minces et sèches. Elle
est d'un blanc jaunâtre , tirant sur le rougeâtre en dedans , et ordinairement pourvue d'un noyau rouge. Son odeur est aromatique , analogue à celle du girofle , mais
beaucoup plus faible ; sa saveur est très
aromatique , un peu styptique et amarescente.
Elle contient de l'adraganthine , de la
gomme , une huile essentielle plus pesante
que l'eau , et un principe résinoïde analogue à celui du quinquina.
Astringent , tonique. — Dose de la poudre , depuis un scrupule jusqu'à deux gros.

2° *Benoite des ruisseaux ; Geum rivale* , L.

Wasserbenedicktwurtz , Sumpfmaerzwurtz , Wiesengaraffel
(Al.) ; water avens (An.) ; beekig nagelwortel (Ho.)

am. br. fu. r. w. he. c. m. sy.)

Plante ♃ qui croît dans toute l'Europe ,
sur le bord des ruisseaux. (*fig.* Zorn , *Ic. pl.*
t. 175.)
On emploie la racine (*radix Caryophyllatæ aquaticæ* s. *Benedictæ* sylvestris) , qui est
de la grosseur d'un tuyau de plume , quelquefois rameuse à sa partie supérieure , terminée inférieurement par de nombreuses
fibrilles , brune ou d'un rouge brun à l'extérieur , blanche en dedans.
Mêmes propriétés que la précédente.

POUDRE DE BENOITE. (dd.)

♃ Poudre de racine de benoite ,
——— de gomme arabique ,
de chaque. . . une demi-once.
Dose , un demi-gros.

POUDRE DE BENOITE ET DE RUCBARBE. (dd.)

♃ Poudre de racine de benoite ,
——— de gomme arabique ,
de chaque. . . une demi-once.
——— de rhubarbe. . . un gros.
Dose , un scrupule.

POUDRE FÉBRIFUGE.

Pulvis febrifugus pauperum. (fu.)

♃ Poudre de racine de benoite , six gros.
——— de sel ammoniac , deux gros.
Dose , depuis un demi-gros jusqu'à deux
scrupules.

TEINTURE DE BENOITE.

Tinctura s. *Essentia caryophyllatæ* s. *gei*
urbani. (d. o. s.)

♃ Racine de benoite. . . une once.
Esprit de vin rectifié , une demi-livre.
Faites digérer à froid , dans un vase fermé ,
en remuant souvent. (o.)

s. prescrit une partie de racine, quatre d'alcool, et huit jours de digestion, à une douce chaleur ; — d. une partie de racine, cinq d'alcool, et quatre jours de digestion.

Excitant. — Dose, une demi-once, trois fois par jour.

EXTRAIT DE BENOITE.

Extractum caryophyllatæ. (s.)

♃ Racine de benoite. . . une partie.
Eau commune. . . . huit parties.

Faites macérer pendant vingt-quatre heures, puis cuire pendant un quart d'heure, et passez en exprimant avec force ; faites encore cuire le résidu avec quatre parties d'eau, mêlez les deux liqueurs, et après vingt-quatre heures de repos, faites évaporer jusqu'à consistance convenable.

DÉCOCTION DE BENOITE.

Decoctum radicis caryophyllatæ. (b*.)

♃ Racine de benoite. . . une once.
Eau de fontaine, une livre et demie.

Faites réduire d'un tiers par l'ébullition, et ajoutez à la colature

Sirop d'écorce d'orange ,
une demi-once.

Astringent, nervin. — A boire par verrées.

DÉCOCTION ÉTHÉRÉE DE BENOITE.

Decoctum radicis caryophyllatæ s. gei urbani. (dd.)

♃ Racine de benoite coupée, une once.
Eau pure. . . . . douze onces.

Faites bouillir jusqu'à ce qu'il ne reste plus que huit onces de liquide ; passez en exprimant, et ajoutez à la colature refroidie

Éther sulfurique. . . . deux gros.
Mêlez bien.

Dose, une once à la fois.

DÉCOCTION ÉTHÉRÉE DE BENOITE AVEC LA CAS-CARILLE.

Decoctum radicis caryophyllatæ cum cascarilla. (dd.)

♃ Racine de benoite. . . une once.
Cascarille. . . . . deux gros.
Eau pure. . . . . douze onces.

Faites bouillir jusqu'à ce qu'il ne reste plus que huit onces de liquide ; passez en exprimant, et ajoutez à la colature refroidie

Éther sulfurique. . . . deux gros.
Mêlez bien.

Dose, une demi-once.

DÉCOCTION ÉTHÉRÉE DE BENOITE AVEC LA RHUBARBE.

Decoctum radicis caryophyllatæ cum rheo. (dd.)

♃ Décoction éthérée de racine de benoite. . . . . . . huit onces.
Teinture aqueuse de rhubarbe ,
une demi-once.

Mêlez bien.

Dose, une demi-once.

BERCE.

Fausse acanthe; Heracleum Sphondylium, L.

Unæchte Bærenklau (Al.); cok parnnip (An.) ; esfondilio (E.); beerenklaw (Ho.) ; spondilio (I.); parszoz porstinaski (Po.) ; canabraz (Por.).

am. f. w. c. m.

Plante ♂ (pentandrie digynie, L. ; ombellifères, J.), qui croit en Europe et dans l'Amérique du nord. (*fig.* Blackw. *Herb.* t. 540.)

On emploie la racine et l'herbe.

La racine (*radix Brancæ ursinæ s. Ursi s. Sphondylii s. Germanicæ*) est longue, grosse, rameuse, blanche ; elle a une saveur âcre et caustique.

L'herbe se compose d'une tige sillonnée, garnie de feuilles ailées, rudes, blanchâtres en-dessous, à folioles crénelées et lobées. Elle a une saveur agréable et douceâtre.

Orne recommande la poudre de la racine contre l'épilepsie, à la dose de deux gros ; il prescrit en même temps l'infusion des feuilles. Mann en a donné la décoction avec succès dans la dyspepsie.

BERLE.

On emploie en médecine quatre espèces de ce genre de plantes.

1° Berle à feuilles étroites, *Sium angustifolium,* L.

Schmalblaettriger Merk (Al.) ; narrow leav'd, water parsnip (An.); berrera de hoja angusta (E.) ; smalbladiger wate reppe (Ho.).

f.

Plante ♃ (pentandrie monogynie, L. ; ombellifères, J.), d'Europe. (*fig.* Jacq. *Flore Austr.* t. 67.)

On emploie l'herbe, qui se compose d'une tige creuse, garnie de folioles incisées, presque auriculées à la base. Elle a une odeur bitumineuse et une saveur amère, un peu âcre.

Excitant, diurétique.

2° Berle à larges feuilles ; *Sium latifolium,* L.

Breitblaettiger Merk (Al.).

f.

Plante ♃, d'Europe. (*fig.* Moris. *Hist.* II. 9. t. 5. f. 1.)

On emploie l'herbe, qui se compose d'une tige creuse, garnie de feuilles ailées, à folioles lancéolées, dentées en scie.

Cette plante est presque toujours substituée à la précédente.

3° *Berle nodiflore*, *Sium nodiflorum*, L.

Knotenblümigermerk, *kleiner Eppich.* (*Al.*); *creeping water parsnip.* (*An.*).

du. c.

Plante ♃, d'Europe. (*fig.* Moris. *Hist.* II. 9. t. 5. f. 3.)

On emploie l'herbe, qui présente une tige fistuleuse, à feuilles simplement ailées, à folioles lancéolées et dentées.

Diurétique.— Suivant Morison, le suc exprimé est utile dans diverses maladies de la peau. Withering en donnait aux adultes trois ou quatre onces le matin, et aux jeunes gens trois cuillerées deux fois par jour.

4° *Berle Chervi*, *Sium Sisarum*, L.

Zuckerwurzelmerk, *Zuckerwurzel* (*Al.*); *sisaro*, *chirivia de quaresma* (*E.*).

c.

Plante ♃ (pentandrie digynie, L.; ombellifères, J.), originaire, dit-on, de la Chine. (*fig.* Moris. *Hist.* 3. II. 9. t. 4. f. 8.)

La racine est composée de plusieurs tubérosités oblongues, ridées et réunies faisceau.

La semence est ovoïde, glabre et striée.

On dit cette plante spécifique contre les affections produites par l'abus du mercure.

BÉTEL.

Poivre des Indes; Piper Betel, L.

Tâmhul (*Ar.*); *pan* (*Duk. Hi.*) ; *barg tamhul* (*Pe.*) ; *tambuli* (*Sa.*); *vettilei* (*Tam.*); *tamalapaku* (*Tel.*).

f. a.

Arbuste sarmenteux (driandrie trigynie, L.; urticées, J.), des Indes orientales. (*fig.* *Flore médic.* II. 68.)

On emploie les feuilles. qui sont assez grandes, subcordiformes, acuminées, glabres et munies de sept nervures- d'inégale longueur.

Excitant, irritant, qu'on regarde aux Indes comme fébrifuge.

BÉTOINE.

Bétoine officinale; Betonica officinalis, L.

Zehrkraut, *Betonic* (*Al.*); *wood betony* (*An.*); *bukwice* (*B.*); *betonica* (*E.*); *betonic* (*Ho.*); *bettonica* (*I.*); *burwika* (*Po.*).

ams. an. e. f. fe. g. w. wu. be. br. g. m. sp. z.

Plante ♃ (didynamic gymnospermie, L.;

labiées, J.), commune dans toute l'Europe. (*fig. Flore médic.* II. 69.)

On emploie l'herbe et les fleurs.

L'herbe (*herba Betonicæ s. Veronicæ purpureæ*) se compose d'une tige carrée, simple, légèrement velue, et de feuilles opposées, en cœur, oblongues, ridées, crénelées, pétiolées.

Les fleurs sont purpurines, disposées en épis terminaux.

L'odeur est faible, un peu stupéfiante ; la saveur un peu amère, balsamique et styptique.

Excitant très énergique. La racine passe pour être émétique et purgative. Les feuilles et les fleurs sont sternutatoires, à la dose d'une pincée ; on les donne intérieurement à celle d'un scrupule jusqu'à un demi-gros, soit en poudre, soit en infusion.

POUDRE STERNUTATOIRE. (b*. *pie.*)

♃ Herbe de sauge,
—— de bétoine,
—— de marjolaine,
    de chaque. . . . une poignée.
Racine d'iris de Florence, une once.

Faites une poudre. (*pie.*)

♃ Herbe de bétoine,
—— de marjolaine,
    de chaque. . . . . une once.
Fleurs de lavande,
Racine d'iris de Florence,
    de chaque. . . une demi-once.
Clous de girofle,
Cubèbes, de chaque . . sept gros.
Huile de bois de Rhodes, seize gouttes.
—— de lavande. . vingt gouttes.
Racine de curcuma. . une once.
Indigo. . . . . . deux gros.
Faites une poudre. (b*.)

CONSERVE DE BÉTOINE. (w.)

♃ Fleurs de bétoine. . . une partie.
Sucre blanc. . . . deux parties.
Broyez ensemble avec soin.

POUDRE CÉPHALIQUE. (*vm.*)

♃ Feuilles de bétoine,
—— de basilic,
—— de marjolaine,
Fleurs de lavande,
    de chaque. . . quatre parties.
Feuilles de romarin,
—— de menthe crépue,
Cannelle, de chaque, deux parties.
Indigo,
Camomille romaine,
Curcuma,
    de chaque. . une partie et demie.
Cubèbes. . . . . une partie.
Huile d'amandes douces,
          une demi-partie.

Broyez le curcuma et l'indigo avec l'huile, ajoutez les poudres, tamisez, et triturez pendant quelque temps.

SIROP DE BÉTOINE.

Syrupus betonicæ. (sa. w.)

℞ Herbe de bétoine. .   quatre onces.
Eau distillée de bétoine.   . une livre.
Après suffisante macération, exprimez, et faites dissoudre dans neuf onces de colature
Sucre blanc.   .   .   . seize onces.
Faites jeter un bouillon et passez. (w.)

℞ Infusion de bétoine.   . deux parties.
Sucre blanc.   .   .   . une partie.
Faites fondre, clarifiez la liqueur au blanc-d'œuf, faites cuire à consistance de sirop et passez. (sa.)

℞ Suc dépuré de bétoine,
Sirop commun,
de chaque.   .   .   . deux livres.
Faites un sirop. (sa.)

EMPLÂTRE DE BÉTOINE.

Cérat de bétoine; Emplastrum s. Ceratum betonicæ. (br. pa. sa. w. sp. vm.)

℞ Suc de bétoine,
—— de plantain,
—— d'ache, de chaque,   deux livres.
Feuilles de bétoine,
———— de plantain,
——— de morelle,
— —— de millefeuille,
——— de verveine,
de chaque .   .   . deux poignées.
Térébenthine.   .   .   . six livres.
Cire jaune.   .   .   . quatre livres.
Poix résine.   .   .   . une livre.
Élémi.   .   .   .   .   . huit onces.
Pilez les feuilles avec les sucs, laissez macérer pendant huit jours avec la térébenthine, faites bouillir ensuite jusqu'à consommation de l'humidité, exprimez à la presse, ajoutez successivement la cire, la résine et l'élémi. (sa.)

℞ Cire jaune,
Poix-résine,
Térébenthine, de chaque, deux onces.
Faites fondre la cire et la résine ensemble, ajoutez au mélange un peu refroidi, d'abord la térébenthine, puis
Poudre de bétoine.   .   . une once.
——— de mastic,
——— de momie,
——— d'encens,
de chaque.   .   .   . deux gros.
Mêlez. (pa. w.)

sp. prescrit une once de chacune des quatre poudres; — br. supprime la momie, et indique trois gros d'encens et autant de mastic.

℞ Cire jaune,
Poix-résine,
Térébenthine,
de chaque.   .   . quatre parties.
Faites fondre ensemble et ajoutez
Fécule verte de bétoine, quatre parties.
Après la vaporisation de l'eau, et au moment du refroidissement, ajoutez encore
Poudre de mastic,
——— d'oliban,
de chaque.   . une demi-partie.
Mêlez. (vm.)
Conseillé jadis dans les contusions et plaies de tête, la céphalalgie et le catarrhe. On l'applique sur le vertex et les tempes, après avoir rasé les cheveux.

BETTE.

Les pharmacopées indiquent deux espèces de ce genre de plantes :

1° *Bette blanche, Poirée; Beta cycla,* L.

Weisser Mangold (Al.).

an. f. w. be. sp.

Plante ♂ (pentandrie digynie, L.; atriplicées, J.), qui, dit-on, croît naturellement en Portugal.
On emploie la racine et l'herbe.
La racine (*radix Betæ cyclæ*) est blanche; elle a une saveur douce.
L'herbe se compose de feuilles blanchâtres, ovales et lancéolées.
Ce n'est qu'une variété de la suivante.

2° *Bette commune, Beta vulgaris,* L.

Mangold (Al.); beet (An.); bete (Ho.); czerne biale (Po.).

a. e. f. g. w. be. m. sp.

Plante ♂ du midi de l'Europe, naturalisée partout. (*fig. Flore médic.* II. 70.)
On emploie la racine et l'herbe.
La racine (*radix Betæ rubræ* s. *Rapi rubri*) est dure, d'un blanc grisâtre, grosse comme le pouce, et garnie de chevelu. L'une des nombreuses variétés qu'elle a produites par la culture, la *betterave,* contient beaucoup de sucre.
L'herbe se compose d'un bouquet de grandes feuilles ovales, entières, lisses et portées sur d'épais pétioles.
Émollient.

BIDENT.

Bident penché; Bidens cernua, **L.**

wu.

Plante ☉ (syngénésie polygamie égale,
L.; synanthérées, Cass.), d'Europe. (*fig.*
Œd. *Fl. dan.* t. 841.)

On emploie l'herbe et les fleurs.

L'herbe (*herba et flores Bidentis* s. *Verbe-
sinæ*) se compose d'une tige garnie de feuilles
opposées, amplexicaules, lancéolées, dentées en scie.

Les fleurs sont des calathides jaunes, garnies de bractées plus longues que le calice.

Léger astringent, peu usité.

BIERE.

Cerevisia.

Bier (Al.); cervegia (I.); cerbeza (E.).
ed. lo. m. sp.

Liqueur fermentée, qu'on prépare avec la
décoction des graines céréales, ou des racines et tiges de quelques végétaux.

Elle sert d'excipient à un assez grand nombre de médicamens.

BILE.

Bile de bœuf; Fel bovinum.

Ochsengalle, Rindsgalle (Al.); oxgall (An.); oxegalde (D.);
stiere gal (Ho.); fiele di bue (I.); zolc wolowa (Po.); oxgalla
(Su.).

a. ams. an. b. ba br. d. f. fe. fi. fu. ham. han. he. li. o. po.
pp. pr. s. su. wu. ww. br. g. sp.

Liquide jaune - verdâtre, plus ou moins
épais et visqueux, d'une odeur nauséabonde,
particulière, et d'une saveur amère repoussante.

Il contient, d'après Tiedemann et Gmelin, un principe odorant, de la cholestérine,
de la résine biliaire, de l'asparagine biliaire,
du picromel, une matière colorante, quatre
autres matières animales indéterminées, du
mucus, du bicarbonate d'ammoniaque, des
margarate, oléate, acétate, cholate, bicarbonate, phosphate et sulfate de soude, du
chlorure de sodium et du phosphate de
chaux.

Amer, stomachique, vermifuge. — Dose
de la bile fraîche, une demi-once, plusieurs
fois par jour. On peut la dissoudre dans du
vin de Madère, ou, comme Reil le prescrivait, en mêler une demi-once avec trois onces et demie d'eau de cannelle simple.

FIEL DE BŒUF ÉPAISSI.

Fel tauri inspissatum, Extractum bilis s. *fellis.* (a. ams. b*. ba. d. e. f. fe. fu. han.
he. li. o. po. pr. s. wu. sw. vm.)

℞ Bile de bœuf. . . . à volonté.

Etendez-la d'une quantité égale d'eau commune ; faites bouillir, écumez, passez à travers un linge épais, puis évaporez au bain-
marie jusqu'à consistance d'extrait. (f.)

vm. prescrit la clarification préalable avec
du blanc d'œuf ; — les autres pharmacopées
ne parlent ni d'écumer, ni de clarifier, et
veulent qu'on procède immédiatement à
l'évaporation.

Amer, stomachique, digestif, antiacide.
— Dose, un demi-scrupule —On l'emploie
aussi, dissous dans l'eau, contre les taches
de la cornée et le ptérygion.

EXTRAIT DE FIEL DE BŒUF. (*vm.*)

℞ Fiel de bœuf. . . . . une partie.

Faites évaporer à une très douce chaleur, jusqu'à consistance d'extrait solide, puis macérer celui-ci, pendant plusieurs jours, dans

Alcool. . . . . . trois parties.

Filtrez et évaporez la liqueur jusqu'à consistance d'extrait mou.

POUDRE PURGATIVE.

Pulvis saponis compositus. (*au.*)

℞ Fiel de bœuf épaissi. . . un grain.
Savon médicinal,
Racine de pied de veau,
   de chaque. . . trois grains.

Pour une dose, chez un enfant nouveau-
né.

PILULES ABSORBANTES.

Pilulæ fellis tauri amaræ. (*au.*)

℞ Fiel de bœuf épaissi,
Extrait de gentiane,
Rhubarbe, de chaque. . trois gros.
Fer. . . . . un gros.

Faites des pilules de deux grains.—Dose,
huit à douze avant et après le dîner.

PILULES CARMINATIVES.

Globuli carminativi, Pilulæ bilis. (pa. w. sp.
sw.)

℞ Savon de Venise. . . deux onces.
Fiel de bœuf,
Cumin,
Sucre blanc, de chaque, une once.
Nitre. . . . . une demi-once.

Faites des bols de dix grains. (w.)

sp. prescrit quatre onces de savon, une et
demie de fiel, une demi de nitre et deux de
cassonade.

℞ Sous-carbonate de soude,
Rhubarbe, de chaque. . un gros.
Extrait de bile. . . deux gros.

Faites des pilules de quatre grains. (pa.)

INJECTION EXCITANTE.

Injectio fellea. (b*. au.)

℞ Fiel de bœuf. . . . . un gros.
Infusion de saponaire. . trois onces.
Gomme ammoniaque. . dix grains.

Mêlez en triturant.
Pour déterger le conduit auditif externe.

EAU COSMÉTIQUE. (pie. sm.)

℞ Fiel de bœuf. . . . quatre onces.
Sous-carbonate de potasse liquide,
quatre gros.
Eau commune. . . . deux livres.
Essence de roses, deux à trois gouttes.

On se lave le visage, soir et matin, avec
un peu de cette eau.

GOUTTES AMÈRES. (ham.)

℞ Fiel de bœuf. . . . . deux gros.
Eau de menthe poivrée,
Élixir stomachique de Whytt,
de chaque. . . . . une once.

LINIMENT RÉSOLUTIF.

*Linimentum ex felle tauri, Unguentum fellis
bovini compositum.* (an. b*. ham. au. b.
bo. ca. sm.)

℞ Fiel de bœuf. . . . huit onces.
Sel de cuisine. . une once et demie.
Huile de noix. . . . deux onces.

Exposez pendant quelque temps à une
douce chaleur. (ca. sm.)

b*. et *au.* prescrivent huit onces de fiel,
trois onces de sel et autant d'huile de noix;
—b. huit onces de fiel, une cuillerée de sel et
deux onces d'huile;—bo. et *pie.* quatre onces
de fiel, trois onces d'huile et sept gros d'ammoniaque;—an. treize onces de fiel, trois
de sel et quatorze d'huile.

℞ Onguent d'althæa. . . une once.
Fiel de bœuf,
Savon blanc, de chaque, trois gros.
Huile de pétrole. . . deux gros.
Camphre. . . . . . . un gros.
Sous-carbonate d'ammoniaque,
un demi-gros.

Mêlez. (ca. sm.)

℞ Fiel de bœuf épaissi,
Extrait de digitale,
de chaque. . . une demi-once.
Eau de laurier-cerise. . . six gros.

Mêlez. (ham.)
Ce liniment a été conseillé pour résoudre
les tumeurs scrofuleuses.

BAUME ACOUSTIQUE. (ca.)

℞ Fiel de bœuf. . . . . deux gros.

Huile d'amandes douces. . un gros.
Baume de Fioraventi, un demi-gros.

Mêlez.

ONGUENT OPHTHALMIQUE.

*Unguentum juglandinum cum felle tauri s. ad
maculas corneæ.* (au.)

℞ Huile de noix. . . . deux gros.
Fiel de bœuf épaissi, un demi-gros.
Sel volatil de corne de cerf,
deux grains.

Mêlez.

CATAPLASME RÉSOLUTIF. (ca. pie. sm.)

℞ Pulpe de pommes-de-terre cuites
dans l'eau. . . . une poignée.
Vinaigre. . . . . . huit onces.
Fiel de bœuf, deux cuillerées à bouche.

Faites cuire jusqu'à consistance convenable.
On l'applique sur les tumeurs indolentes.

BISMUTH.

*Étain gris, Étain de glace ; Bismuthum,
Wismutum, Marcasita.*

Wismuth, Markasit (Al.); tinglass, bismuth (An.); viamuth
(D.); bismuto (I.); bizmut (Po.).

a. am. b. ba. be. br. d. e. f. fe. fi. g. he. li. o. po. pr. s. su.
w. wu. c. sp.

Métal solide, d'un blanc jaunâtre, très
cassant, facile à pulvériser, d'un tissu lamelleux, cristallisable en cubes disposés en
pyramides quadrangulaires renversées, dont
les faces représentent des escaliers, fusible à
environ 256 degrés, non volatil, légèrement
altérable par l'air humide, qui le ternit. Il
brûle avec une faible lumière bleuâtre. Sa
pesanteur spécifique est de 9,822.

SOUS-PROTO-CARBONATE DE BIS-
MUTH.

*Sous-carbonate de bismuth ; Subcarbonas bis-
muthicum.* (su. vm.)

℞ Acide nitrique fumant, une partie.
Eau pure. . . . quatre parties.

Jetez du bismuth dans le mélange jusqu'à
ce qu'il ne s'en dissolve plus, ajoutez à la
solution dix parties d'eau, avec assez d'acide nitrique fumant pour la rendre limpide ;
faites-la chauffer, versez-y peu à peu une solution chaude de sous-carbonate de potasse,
lavez à l'eau chaude et faites sécher le précipite.
Conseillé en place du sous-nitrate.

SOUS-PROTO-NITRATE DE BISMUTH.

*Sous-nitrate de bismuth , Nitrate de bismuth
avec excès de base, Oxide blanc de bismuth,*

Magistère de bismuth, Blanc de fard, Blanc
de perle ; Subnitras bismuthi s. bismuthi-
cum, Bismuthum nitricum s. subnitricum,
Nitras subbismuthicum, Magisterium bismuthi s. marcasitæ, Nitras bismuthi; Calx vis-
muthi, Bismuthum oxydulatum album. (a.
am. an. b. ba. be. br. f. fe. fi. han. li. lo. o.
po. pr. s. su. w. br. c. sp. sw. vm.)

℞ Bismuth. . . . . . une partie.
   Acide nitrique (32 degrés),
                          trois parties.
Faites dissoudre le métal dans l'acide;
mêlez la dissolution avec
   Eau distillée. . . . quatre parties.
Versez la liqueur dans un vase de verre
très ample, lavez la poudre qui se dépose,
et faites-la sécher dans un endroit chaud, à
l'abri des rayons du soleil.

Henry fait observer qu'il faut mêler le liquide salin avec quinze ou vingt fois son
poids d'eau. C'est en effet cette quantité, et
même plus, que prescrivent la plupart des
autres pharmacopées. Du reste, le procédé
opératoire est le même partout.

Excitant, réputé antispasmodique, qui
excite le vomissement, à haute dose.—Dose,
un à douze grains.

POUDRE CALMANTE. (au. b. ca. ra.)

℞ Magistère de bismuth,
                    trois à dix grains.
   Gomme adragant. . . un scrupule.
Faites une poudre. (ca.)—Cette formule est
de Robert Thomas. — On répète la dose trois
fois par jour, dans la gastrodynie.

℞ Magistère de bismuth. . . un grain.
   Magnésie calcinée,
   Sucre, de chaque. . . . dix gros.
Faites une poudre. (ca. ra.)—Cette formule
est d'Odier. On donne vingt grains toutes les
trois heures, dans la gastrodynie et la dyspepsie.

b. prescrit un grain de sel, un scrupule de
magnésie et autant de gomme arabique, pour
faire quatre paquets: au. prescrit deux grains
de sel et dix de sous-carbonate de magnésie, pour une seule dose.

℞ Magistère de bismuth,
   Musc, de chaque. . . un grain.
   Extrait de jusquiame, un demi-grain.
   Sous-carbonate de magnésie,
                          cinq grains.
Pour une seule dose, à répéter toutes les
trois heures. (au.)
Cette formule est de Marcus.

℞ Magistère de bismuth, quatre grains.
   Sucre. . . . . quatre scrupules.
Partagez en quatre paquets. (b.)

BOLS ANTISPASMODIQUES.

Boli anticonvulsivi. (b.)

℞ Magistère de bismuth,
   Castoréum, de chaque. . un grain.
   Miel despumé,
   Poudre de réglisse,
      de chaque. . quantité suffisante.
Faites un bol.—A répéter six fois en vingt-
quatre heures, dans l'épilepsie, l'hypocondrie
et l'hystérie.

PILULES TONIQUES. (e.)

℞ Magistère de bismuth. . deux gros.
   Mucilage de gomme arabique,
                    quantité suffisante.
Faites trente pilules.—Dose, une toutes
les deux heures, dans la dyspepsie.

BISTORTE.

BISTORTE commune; Polygonum Bistorta. L.

Natterknœterich , Wiesenknœterich , Natterwursknœterich
(Al.); snake weed (An.); slangeurt (D.); bistorta (E. I.
Por.); naterwortel, slangenwortel, hartstongue (Ho.); we-
zownik (Po.); ormrot (Su.).

ams. b. be. br. du. e. ed. f. fe. ff. fi. g. han. he. li. lo. p. r. s. wu.
be. br. c. g. m. pa. pid. sp.

Plante ♃ (octandrie trigynie, L.; polygonées, J.), qui croît dans presque toute
l'Europe. (fig. Flore médic. II, 71.)
On emploie la racine (radix Bistortæ s.
Colubrinæ s. Serpentariæ vulgaris s. rubræ),
qui est à peu près longue comme le doigt,
dure, subcylindrique, deux ou trois fois
torse, marquée d'intersections annulaires,
garnie de nombreuses fibrilles, d'un brun
noirâtre en dehors, et rougeâtre ou rosée
en dedans. Son odeur est nulle, ou à peine
sensible ; sa saveur austère et très astringente, surtout dans l'état frais.

Elle contient beaucoup de tannin et d'a-
midou, de l'acide gallique et de l'acide oxalique.

Astringent puissant. — Dose de la poudre,
un demi-gros à un gros ; du suc, deux à trois
onces.

EXTRAIT DE BISTORTE.

Extractum bistortæ. (e. pa. sa.)

℞ Racine de bistorte coupée, une livre.
   Eau bouillante. . . . six livres.
Après trois jours de digestion, faites bouillir légèrement, passez en exprimant, puis
évaporez la liqueur jusqu'à consistance d'extrait. (pa.)
   sa. prescrit de faire réduire l'infusion d'un
tiers avant de la passer et de l'évaporer.

℞ Racine de bistorte coupée, .
                          deux livres.

Eau. . . . . . .) vingt livres.

Faites infuser pendant vingt-quatre heu-res dans un lieu chaud, puis bouillir pendant deux, et passez ; faites encore bouillir le résidu avec une nouvelle quantité d'eau réduite à huit livres, et passez ; réunissez, laissez reposer et décantez les colatures, puis évaporez d'abord sur un feu doux, ensuite au bain-marie. (e.)

Dose, depuis un scrupule jusqu'à un gros.

DÉCOCTION DE BISTORTE. (ra.)

℞ Racine de bistorte. . . une once.
Eau. . . . . . . deux livres.

Après suffisante ébullition, passez.

Astringent, usité quelquefois dans les hémorrhagies internes regardées comme passives.

LAVEMENT ASTRINGENT. (ra.)

℞ Racine de bistorte. . . une once.
Têtes de pavot. . une demi-once.
Eau. . . . . . . deux livres.

Dans la diarrhée et la dysenterie chroniques.

POTION STOMACHIQUE. (ra.)

℞ Bistorte. . . . . . . un gros.
Rob de sureau. . . . trois gros.
Sirop de sucre. . . une once.
Eau . . . . . quatre onces.

POTION ASTRINGENTE. (ra.)

℞ Racine de bistorte. . . deux gros.
Sirop de coings. . . une once.
Teinture de cachou. . deux gros.
Eau. . . . . . quatre onces.

BLANC DE BALEINE.

Adipocire, Cétine; Sperma ceti, Cetaceum, Adipocera cetosa.

Wallrath (Al.); sperma ceti (An.); hvalroff (D.): esperma de balena (E.); walschot (Ho.); bianco di balena (I.); wairaf (su.).

a. am. aus. an. b. bâ. be. br. d. du. e. ed. f. fe. fi. ham. bau. he. li. lo. o. p. po. pr. r. s su. w. ww. br. c. g. pa. pid. sa. sp.

Substance grasse, en masses translucides, d'un blanc éclatant, brillantes, nacrées, onctueuses au toucher, un peu flexibles sous le doigt, qui se divisent par la pression en lames minces et micacées.

Elle se sépare d'une huile grasse qui entoure le cerveau du cachalot, *Physeter macrocephalus*. L.

CÉRAT DE BLANC DE BALEINE.

Onguent blanc, Liniment blanc, Emplâtre de blanc de baleine, Emplâtre émollient de blanc de baleine ; Ceratum spermatis ceti s.

simplex s. album s. ceti s; album simplex s. cetacei, Emplastrum spermatis ceti s. cetacei, Unguentum ceti s. cetacei album, Unguentum album s. spermatis ceti s. adipocerœ cetorum, Linimentum album. (am. ams. b. ba. du. e. ed. fe. fi. han. he. li. lo. o. p. po. pr. s. sa. su. c. ca. pid. ra. sp. sw. vm.)

℞ Blanc de baleine. . . une partie.
Cire blanche. . . quatre parties.
Huile d'olive. . . . huit parties.

Faites fondre ensemble, et remuez jusqu'au refroidissement. (lo. p. sw. sw.)

am. ed. et c. prescrivent une partie de blanc, trois de cire blanche et six d'huile d'olive ; — ams. et b. deux de blanc, une de cire et deux d'huile ; — fi, et su. trois de blanc, deux et demie de cire et six d'huile ; — he et *pid.* une de blanc, deux de cire et cinq d'huile ; — *ba.* deux de blanc, une de cire et quatre d'huile ; — *vm.* une de blanc, une de cire et une d'huile ; — wu. trois de blanc, une de cire et huit d'huile ; — et ailleurs, une de blanc, une de cire et deux d'huile ; — *sp.* une et demie de blanc, une de cire et douze d'huile ; — *ra.* six de blanc, une de cire et quatre d'huile ; — sw. six de blanc, deux de cire et trois d'huile ; — lo. six de blanc, deux de cire et vingt-quatre d'huile.

li. trois parties de blanc, deux et demie de cire et six d'huile de ben ; — *ca.* deux de blanc, quatre de cire et une demi d'huile des quatre semences froides.

℞ Cire blanche,
Blanc de baleine,
de chaque, . . . un demi-gros.
Huile d'amandes. . . une once.
Eau. . . . . . six gros.

Faites fondre au bain-marie. (fe.)

℞ Blanc de baleine. . . une partie.
Cire blanche. . une demi-partie.
Axonge préparée. . trois parties.

Faites fondre ensemble. (du. c.)

℞ Blanc de baleine. . . trois parties.
Cire blanche,
Suif de mouton,
de chaque. . . . six parties.

Faites fondre ensemble. (b*. han. o. po. pr. s.)

℞ Blanc de baleine,
Cire blanche,
de chaque, . . une demi-once.
Huile d'amandes douces, trois onces.
Graisse de cerf. . . . une once.

Faites fondre ensemble. (sa.)

℞ Cire blanche. . . . quatre onces.
Blanc de baleine,

Diachylon simple,
de chaque. . . . deux onces.
Huile d'amandes douces,
une demi-once.

Faites fondre et passez. (e.)

C'est uniquement d'après le degré de
consistance que cette préparation prend,
dans les diverses pharmacopées, les noms
de cérat, emplâtre, liniment et onguent.
Il n'y a que la dernière formule qui donne
un véritable emplâtre.

POMMADE COSMÉTIQUE.

Crème cosmétique, Liniment rafraîchissant;
Ceratum cosmeticum, Pomatum albissi-
mum. (p. *br. pie. sp. vm.*)

℥ Blanc de baleine,
Cire blanche,
de chaque. . . un demi-gros.
Huile d'amandes douces, une once.

Faites fondre au bain-marie, versez
dans un mortier de pierre, et triturez,
en ajoutant peu à peu
Eau de roses. . . . . six gros.
jusqu'à ce que la masse ait pris l'apparence d'une crème. (p.)

sp. prescrit une demi-once de blanc, autant de cire, une once d'huile d'amandes et
six gros d'eau de roses; — *br.* trois onces
de blanc, deux de cire, huit d'huile d'a-
mandes douces, autant d'huile d'olive et
une et demie d'eau distillée; — *vm.* une partie de blanc, une de cire, seize d'huile d'a-
mandes douces et douze d'eau froide.

℥ Cire blanche,
Blanc de baleine,
de chaque. . . un demi-gros.
Huile d'amandes douces, une once.
Céruse,
Litharge, de chaque. . vingt grains.
Laque. . . . quantité suffisante.

Mêlez. (*pie.*)

La présence du plomb dans cette dernière
formule doit la faire proscrire.

CÉRAT LABIAL.

Ceratum ad labia s. *labiale* s. *cetacei rubrum,*
Cera ad labia. (b*. br. d. fi. han. he. r.
su. *sp.*)

℥ Blanc de baleine, une once et demie.
Cire blanche. . . . une livre.
Huile d'amandes douces,
dix-huit onces.
—— de lavande. . un demi-gros.

Faites fondre le blanc, la cire et l'huile,
puis bouillir avec un peu d'orcanette, et
ajoutez l'huile de lavande. (r.)

fi. et su. prescrivent trois onces de blanc,

---

deux onces et demie de cire, et une demi-
livre d'huile d'olive, sans huile essentielle;
— han. un gros de blanc, une once de cire,
une once et demie d'huile d'amandes douces, douze gouttes d'huile de citron et autant d'huile de bergamote; — he. une once
de blanc, deux onces de cire, une demi-
livre de beurre frais et vingt gouttes d'huile
de girofle; — d. trois gros de blanc, deux
gros de cire, six gros d'huile d'amandes
douces, un gros et demi d'orcanette, et
trente gouttes d'huile de lavande.

℥ Blanc de baleine. . une demi-once.

Faites-le fondre, sur un feu doux,
dans un mortier de marbre, et ajoutez
Huile d'amandes douces, une once.
—— de lavande. . . vingt gouttes.
—— de bergamote. . dix gouttes.
—— de girofle. . . deux gouttes.

Mêlez. (b*.)

℥ Blanc de baleine,
Cire blanche,
de chaque, deux onces et demie.
Onguent pommadin. . . cinq onces.
Huile de bois de Rhodes,
douze parties.
—— de citron. . . vingt gouttes.
Laque. . . . . . . deux gros.

Mêlez. (br.)

℥ Blanc de baleine . . . une once.
Cire blanche,
Huile d'amandes douces,
de chaque. . . une demi-once.
Suif de bouc. . . . quatre onces.
Racine d'orcanette. . . deux gros.

Faites fondre sur un feu doux, et ajoutez à la colature
Huile de girofle. . . un demi-gros.

Mêlez. (b*.) — Cette formule est de
Trommsdorf.

℥ Suc de raisin,
— de pomme,
de chaque. . . . douze onces.
Beurre frais. . . trente-deux onces.

Faites cuire doucement, jusqu'à consomption de l'humidité, passez à travers un linge,
et ajoutez
Cire blanche . . . . seize onces.
Blanc de baleine. . . . une once.

Faites liquéfier sur un feu doux, en
remuant toujours jusqu'au refroidissement, ajoutez alors
Huile de lavande. . . . un gros.

Mêlez. (*sp.*)

CÉRAT MONDIFICATIF ET BALSAMIQUE. (b*.)

℥ Blanc de baleine. . . . une once.
Beurre de cacao. . . deux onces.

Huile d'amandes douces, quatre onces.
Baume du Pérou. . . . un gros.
Faites fondre à une douce chaleur, en-
remuant tonjours, et ajoutez
Eau de fleurs d'oranger, deux onces.

POMMADE A LA SULTANE. (ca.)

♃ Huile d'amandes douces, deux onces.
Blanc de baleine. . . . une once.
Cire blanche. . . . . trois gros.
Faites fondre ensemble, versez dans
un mortier de marbre, et ajoutez
Baume de la Mecque, douze gouttes.
Lait virginal. . . soixante gouttes.
Battez jusqu'à ce que la pommade soit
devenue très blanche.

POMMADE CAMPHRÉE. (ra.)

♃ Beurre frais. . . . . trois gros.
Blanc de baleine . . . deux gros.
Cire blanche. . . . . trois onces.
Faites fondre, et ajoutez en triturant
Camphre en poudre,
Oxide de zinc,
de chaque. . . . trois grains.
Employée surtout dans les maladies des
paupières, sur le bord desquelles on l'ap-
plique avec des bandelettes de linge fin.

EMPLÂTRE POUR LES SEINS. (au.)

Emplastrum mamillare s. *ad mamillas.* (sa.
w. wu. au.)

♃ Semences de coings,
————— d'herbe aux puces,
de chaque. . . . . un gros.
Eau. . . . . quantité suffisante
pour faire un mucilage. Ajoutez
Blanc de baleine . . un demi-gros.
Jaune d'œuf. . un demi-scrupule.
Mêlez bien. (au.)

♃ Blanc de baleine. . . deux parties.
Cire blanche. . . quatre parties.
Galbanum,
Térébenthine,
de chaque. . . . . une partie.
Faites fondre ensemble. (w.)

sa. diminue de moitié la dose du galbanum et de la térébenthine. — Au besoin on
ajoute une once de camphre par demi-livre
d'emplâtre.

♃ Blanc de baleine. . . deux onces.
Emplâtre de grenouilles,
une once et demie.
Huile de camomille par coction,
six gros.
Faites fondre doucement et ajoutez

Huile de carvi. . . . deux gros.
Camphre. . . . . . . un gros.
Poudre de carvi. . . . une once.
Mêlez. (w.)

♃ Blanc de baleine,
Térébenthine claire,
————————— cuite,
de chaque. . . . . une partie.
Cire blanche. . . . trois parties.
Faites fondre, et étendez sur du papier
collé.

LOOCH ADOUCISSANT.

Linctus cetacei. (au. bo.)

♃ Blanc de baleine,
Gomme arabique,
de chaque. . . . . deux gros.
Eau de roses. . . . quatre onces.
Sucre blanc. . . . . six gros.
Dose, une cuillerée à bouche toutes les
heures. (bo.)

♃ Blanc de baleine . . . deux gros.
Conserve de roses. . une demi-once.
Huile d'amandes,
Sirop de violettes,
de chaque. . une once et demie.
Dose, une cuillerée toutes les deux heu-
res. (au.)

LOOCH COMMUN.

Linctus communis. (sa.)

♃ Blanc de baleine. . . . deux gros.
Huile d'amandes douces,
Sirop de capillaire,
de chaque. . . . . une once.
Même dose que pour le précédent.

POTION ADOUCISSANTE. (sw.)

♃ Blanc de baleine fondu sur un feu
doux. . . . . . deux gros.
Jaune d'œuf. . quantité suffisante.
Broyez dans un mortier échauffé, et
ajoutez
Eau de menthe. . . quatre onces.
Nitre. . . . . . . un gros.
Dose, deux cuillerées, trois ou quatre
fois par jour.

LAIT PECTORAL. (vm.)

♃ Blanc de baleine. . . . un gros.
Gomme arabique. . . . deux gros.
Huile d'amandes douces, une once.
Sirop de sucre. . . . deux onces.
Eau de fenouil. . . . quatre onces.
Faites un mucilage avec la gomme et
moitié de l'eau de fenouil, incorporez l'huile

18

tenant le blanc en dissolution, ajoutez le sirop, et émulsionnez avec le reste de l'eau.

BLUET.

Bluet des moissons, *Barbeau*, *Aubifoin*, *Casse-lunettes ; Cyanus segetum* , Cᴀss.

Blaue Kornblume (*Al.*); *blue bottle* (*An.*); *cyano* (*E.*); *korn-bluem* (*Ho.*); *ciano* (*I.*).

ams. br. e. f. w. wu. be. g. m. z.

Plante ☉ (syngénésie polygamie super-flue, L. ; synanthérées, Cass.), commune dans toute l'Europe. (*fig.* Zorn, *Ic. pl.* t. 443.)

On emploie les fleurs (*flores Cyani* s. *Baptiseculæ*) , qui sont des corolles flosculeuses, d'un beau bleu, presque dépourvues d'odeur et de saveur.

Autrefois on les employait dans l'ophthalmie.

EAU DE BLUET.

Eau de casse-lunettes. (f. pa.)

♃ Fleurs de bluet, cinq mille parties. Eau, douze mille cinq cents parties.

Distillez dix mille parties ; reversez le produit sur une pareille quantité de fleurs fraîches, ajoutez dix mille parties d'eau , redistillez dix mille parties de liquide , et répétez l'opération une troisième fois encore. (f.)

pa. prescrit de distiller une partie et demie d'un mélange d'une partie de fleurs et deux d'eau.

BOIS D'AIGLE.

Lignum aspalathi s. aquilæ

Adlerholz (*Al.*).

br. w. be. g.

Ce bois est d'un jaune sale , peu résineux, fibreux , quelquefois spongieux, et difficile à diviser sous la dent. Sa saveur est aromatique et nullement amère. Il a une odeur faible et comme musquée.

On l'attribue à l'*Aquilaria ovata* , Cav. , arbre (décandrie monogynie L.) qui croît aux Indes orientales. (*fig.* Cav. *Diss. bot.* 7. p. 377. tab. 224.)

Excitant peu usité.

BOIS D'ALOES.

Bois de Calambac, *Bois de Calambouc* ; *Lignum agallochum* , *Xyloaloes*, *Lignum Agallochi* veri.

Aloeholz , *Paradiesholz* (*Al.*); *calumbuk* , *agha luchie* (*Ar.*); *aggur* , *agor* (Beng. Hi.); *sukkiang* (*C.*); *chin hiam* (*Co.*); *aghir* (*Duk.*); *udhindi* (*Pe.*); *pao de aloes* (*Por.*); *aguru* (*Sa.*).

br. e. fe. w. a. g. m. sp.

Ce bois est noueux, très pesant, compacte, onctueux, et presque entièrement composé de résine ; d'un brun rougeâtre uniforme à l'extérieur, il offre une coupe plus grise et marquée de taches noires. Il a une forte odeur balsamique et une saveur amère. Il brûle en répandant un parfum très agréable.

On l'attribue à l'*Excœcaria Agallocha*, L.; arbre (dioécie triandrie , L. ; euphorbiacées , J.) de la Cochinchine. (*fig.* Rumph. *Amb.* II. t. 79. f. 80.)

Tonique, excitant.

ESPÈCES CORDIALES.

Species cordiales temperatæ. (w.)

♃ Soie écrue brûlée ,
  Ivoire brûlé à blanc ,
  Corail rouge ,
  ——— blanc ,
    de chaque, . . . une demi-once.
Perles préparées, une once et demie.
Racines de doronic ,
  ——— de béhen blanc ,
  ——————— rouge ,
    de chaque. . . . . trois gros.
Bois d'aloès. . . une demi-once.
Cannelle ,
Clous de girofle ,
Os de cœur de cerf ,
  de chaque. . . . . trois gros.
Hyacinthe ,
Émerande ,
Saphir , de chaque. . . . un gros.
Safran. . . . . deux scrupules.
Faites une poudre. Ajoutez
Feuilles d'or ,
  ——— d'argent ,
  de chaque. . . . . à volonté.

Préparation absurde, qu'on donnait jadis, à la dose d'un demi-scrupule jusqu'à un demi-gros, dans les fièvres malignes, les palpitations de cœur, et les défaillances causées par la peur.

EXTRAIT DE BOIS D'ALOÈS.

Extractum ligni aloes. (br. pa. w.)

♃ Bois d'aloès. . . . . à volonté. Alcool concentré, quantité suffisante pour épuiser complètement le bois; évaporez la teinture au bain-marie, et conservez ce qui reste après l'expulsion de l'alcool.

On ajoutait jadis cet extrait aux poudres et pilules céphaliques. — Dose, un à deux grains.

TEINTURE DE BOIS D'ALOÈS.

Tinctura s. Essentia ligni aloes. (br. e. w.)

♃ Râpure de bois d'aloès ,
  une once et demie.

Alcool concentré. . une demi-livre.

Filtrez après suffisante macération. (br. w.)

e. prescrit une partie de bois et douze d'alcool.

Excitant, réputé stomachique, utérin, céphalique et analeptique. — Dose, vingt à quarante gouttes.

BOIS DE BRESIL.

*Bois de Fernambouc; Lig*num *Brasiliense* s. *Brasilianum ru*brum s. *Fernambuci.*

Brasilienholz (Al.); ibirapitanga (Bres.).

br. f. li. g.

Ce bois est pesant, dur, inodore, d'une saveur peu sensible, et d'un rouge qui présente différentes nuances.

Il appartient au *Brésillet, Cæsalpinia echinata,* Link, arbre (décandrie monogynie, L.; légumineuses, J.) du Brésil. (*fig.* Piso. *Bras.* p. 164. *ic.*)

Astringent, jadis usité dans la diarrhée, et abandonné aujourd'hui.

BOIS DE CAMPECHE.

*Lig*num *Campechianum* s. *Campechiense* s. *Campescanum* s. *Brasilianum ru*brum *s. Sappan* s. *cæruleum.*

Campecheholz, Blauholz (Al.); logwood (An.); Campesketraet (D.); palo de Campeche (E.); Campechehout (Ho.); legno di Campeggio (I.); niebieskie drzewo (Po.); pao de Campeche (Por.); Campechetraed (Su.).

ams. an. b. be. br. d. du. e. ed. f. fe. fi. fu. g. ham. han. li. lo. po. pr. r. s. su. w. wu. fe br. c. g. m. pa.

Ce bois, qui nous arrive dépourvu d'écorce et d'aubier, est dur, assez solide, pesant, et d'un brun grisâtre à l'extérieur. Fraîchement coupé, il a une couleur rouge-foncé, tirant sur le jaunâtre, avec des veines longitudinales noirâtres. Scié en travers, il présente de petits anneaux onduleux d'un rouge foncé. Sa saveur est douceâtre, astringente, ensuite un peu amère. Il teint la salive en rouge bleuâtre.

Il appartient à l'*Hæmatoxylum Campechianum,* L., arbre (décandrie monogynie, L.; légumineuses, J.) de l'Amérique méridionale. (*fig.* Desc. *Fl. Ant.* l. 73.)

Chevreul y a trouvé un principe colorant particulier, *Hématine; Hæmatinum, Hæmatoxylinum.*

Astringent, tonique.

DÉCOCTION DE BOIS DE CAMPÊCHE.

*Decoc*tum *hæmatoxyli* s. *ligni Campechiani* s. *Campechensis.* (b*. e. fu. wu. e. sa. sw.)

℞ Bois de Campêche. . . une once.
Eau. . . . . quatre livres.

Faites digérer d'abord, puis bouillir jusqu'à réduction de moitié et passez. (e.)

b*. et *e.* prescrivent deux à quatre gros de bois, une livre d'eau, et la réduction à six onces de colature;—*sa.* une once de bois et assez d'eau pour avoir une livre de colature. —*sw.* une once de bois râpé, une livre d'eau, la réduction à moitié, et l'addition, au besoin, d'une once de teinture de quinquina et de trente gouttes de teinture sédative;—fu. une once de bois, deux livres d'eau, et la réduction à moitié.

℞ Râpure de bois de Campêche,
                              deux onces.
Eau de fontaine. . . quatre livres.

Faites réduire, par la coction, à deux livres et demie, et ajoutez

Alcool. . . . . . quatre onces.
Cannelle. . . . quatre scrupules.

Passez la liqueur, après qu'elle a jeté un ou deux bouillons. (wu.)

Astringent, conseillé dans la diarrhée, la dysenterie chronique, le flux cœliaque, les hémorrhagies. — Dose, deux onces, toutes les quatre heures et plus souvent.

EXTRAIT DE BOIS DE CAMPÊCHE. (am. du. ed. fu. han. lo. po. pr. s. wu. c.)

℞ Bois de Campêche. . . une partie.
Eau commune. . . . huit parties.

Faites macérer pendant vingt-quatre heures, puis bouillir pendant un quart d'heure, et passez en exprimant avec force; faites encore bouillir le résidu avec quatre parties d'eau; mêlez les deux liqueurs, et après vingt-quatre heures de repos, faites évaporer jusqu'à consistance convenable. (s.)

℞ Râpure de bois de Campêche,
                              une partie.
Eau de fontaine. . . huit parties.

Faites réduire celle-ci à moitié par l'ébullition, passez en exprimant, puis évaporez la liqueur jusqu'à consistance de masse pilulaire. (am. du. ed. lo. c.)

℞ Bois de Campêche. . . une partie.
Eau bouillante. . . . huit parties.

Faites bouillir légèrement pendant un quart d'heure, et passez en exprimant; faites encore bouillir le résidu avec quatre parties d'eau, et passez en exprimant; mêlez les deux liqueurs, décantez après repos suffisant, et faites évaporer, à une douce chaleur, jusqu'à consistance d'extrait. (pr.)

han. prescrit de faire bouillir deux ou trois fois de suite une partie de bois dans six d'eau, et d'évaporer les colatures réunies; —po. de la faire bouillir à quatre reprises différentes, pendant un quart d'heure, et avec huit parties d'eau chaque fois.

18.

♃ Râpure de bois de Campêche ,
                                   à volonté.
Alcool. . . . . suffisante quantité
pour couvrir le bois de quatre travers de
doigt ; laissez en digestion à une douce chaleur, et décantez ; faites bouillir le résidu,
pendant une heure, avec de l'eau, passez en
exprimant, et évaporez la colature au bain-
marie , jusqu'à consistance de miel, en
ajoutant peu à peu la teinture, et remuant
toujours, pour obtenir une masse homogène
et non grumelée. (fu. wu.)

Dose, un gros à deux, dans un véhicule
convenable.

POTION ASTRINGENTE. (c.)

♃ Extrait de bois de Campêche,
                              trois gros.
Eau. . . . . . .   sept onces.

Teinture de cachou. .   deux gros.

Dose, deux cuillerées, toutes les trois ou
quatre heures, dans la diarrhée et la dysenterie.

ÉLIXIR ASTRINGENT. (ham. au.)

♃ Extrait de bois de Campêche,
                               deux gros.
Eau distillée. . . .   quatre onces.
Élixir acide de Haller. . . un gros.

Mêlez exactement. (ham.)

♃ Extrait de bois de Campêche ,
                            une demi-once.
Vin rouge. . . . .   deux onces.

Dose, soixante gouttes toutes les deux heures. (au.)

MIXTURE ASTRINGENTE. (sw.)

♃ Extrait de bois de Campêche ,
                              trois gros.
Eau de cannelle spiritueuse ,
                          une once et demie.

Broyez ensemble et ajoutez
Eau. . . . .   sept onces.
Teinture de kino. . . .   deux gros.

Dose, deux cuillerées toutes les quatre ou
cinq heures.

BOIS DE COULEUVRE.

Strychnos colubrina, L.

Schlangenholz (Al.); *Snakewood* (An.); *kuchila-luta* (Beng.);
mahapenala (Cy.) ; *widero-puit-* (Jav.); *modira raniram*
(Malab.).

r. v. f. pa. w. a. br. g. m. sp.

Arbre (pentandrie monogynie, L.); apo-
cynées, J.) qui croît aux Moluques. (*fig.*
Rumph. *Amb.* 2. c. 46. t. 57.)
On emploie la racine (*Lignum colubrinum*),

qui a une grande amertume, quand elle est
vieille. Elle est en morceaux pesans, d'un
blanc légèrement jaunâtre, couverte d'une
écorce brunâtre, rugueuse et tuberculeuse.
Elle n'a point d'odeur.
Pelletier et Caventou y ont trouvé de la
strychnine.
Réputé spécifique contre la morsure des
animaux venimeux, ce bois, s'il n'était à peu
près tombé dans l'oubli, ne devrait être employé qu'avec circonspection. Boerhaave l'a
vanté contre les fièvres intermittentes.

BOIS D'EBENE.

Lignum ebenum.

w. g. sp.

Bois dense, très pesant, noir, et d'une saveur piquante.
Il provient du *Diospyros Ebenum*, L. , gros
arbre (polygamie dioécie, L.; ébénacées, J.)
des Indes orientales. (*fig.* Rumph. *Amb.* p. 15.
t. 6.)
Jadis on le croyait sudorifique à l'égal du
bois de gayac.

BOIS-GENTIL.

Plusieurs espèces de ce genre de plantes
sont désignées dans les pharmacopées.

1° *Mézéréon* ; Daphne *Mezereum*, L.

Bergpfeffer , Kellerhals , Seidelbast (Al.); *common spurge-
olive* (An.); *kielderhels , tisbast , kinsbast* (D.); *mezereo* (I.);
wylcze łyko (Po.); *mezereao* (Por.); *tibast* (Su.).

a. am. ams. b. ba. be. br. d. du. e. ed. f. fe. ff. fi. fu. g.
ham. han. he. li. lo. o. p. po. pp. pr. r. s. su. w. wu. ww.
be. br. c. g. m. pa. pid. sp. z.

Arbrisseau (octandrie monogynie, L. ;
thymélées, J.) du nord de l'Europe. (*fig.*
Zorn, *Ic. pl.* t. 3.)
On emploie l'écorce et les fruits.
L'écorce (*cortex Mezerei*) de la racine est
mince, d'un rouge brunâtre en dehors,
avec un épiderme mince et verdâtre, blanche en dedans, fibreuse et inodore. Elle a
une saveur âcre et brûlante.
Les fruits (*baccæ* s. semen *Coccognidii ,
grana Cnidia* s. cocci *Cnidii*) sont des baies
rondes, lisses, de la grosseur d'un pois,
qui, sous une pellicule brune et cassante,
renferment un noyau oléagineux, jaune et
extrêmement âcre.

2° *Thymélée* ; Daphne *Thymelea*, L.

br. e. be.

Arbrisseau du midi de l'Europe. (*fig.*
Pluch. *Alm.* 366. t. 229. f. 2.)
Son écorce peut très bien remplacer la
précédente.
On l'a vantée à l'intérieur, dans les affec-
tions du tissu osseux qui sont regardées

comme des conséquences des maladies vé-
•nériennes. Les graines sont un purgatif drastique, dont on ne se sert plus.

L'écorce de ces végétaux, appliquée sur
la peau, agit comme rubéfiant et vésicant.
On emploie encore le *Garou*, *Daphne Gni-
dium*, L. (br. e. f. fe. ff. g. m.), et la *Lauréole*, *Daphne Laureola*, L. (an. ba. c. fe.
han. su. *br.*), arbrisseau du midi de l'Europe, qui jouissent des mêmes propriétés.

DÉCOCTION DE BOIS-GENTIL.

Decoctum mezerei s. *daphnes mezerei* s. *corticis mezerei.* (am, b*. ed. g. pp. su. *br. c. sa.*
sw. sy.)

℞ Écorce fraîche de bois-gentil,
deux gros.
Eau. . . . . . . trois livres.

Faites bouillir et réduire d'un tiers,
en ajoutant sur la fin
Réglisse grattée. . une demi-once.

Passez. (am. ed. su. c. *sw.*)

su. indique, avec l'épithète de *fortius*,
une autre décoction, qui se prépare de la
même manière, mais avec quatre onces d'é-
corce.

b*. prescrit une once d'écorce, douze livres d'eau, une once de réglisse, et la réduction à huit onces; — pp. deux gros d'é-
corce, deux livres d'eau, une demi-once de
réglisse, et la réduction à dix-huit onces; —
sy. six gros d'écorce, six livres d'eau, une
once de réglisse, et la réduction à quatre
livres; — *br.* une demi-livre d'écorce, quatre
livres d'eau, une demi-once de réglisse, et
la réduction à trois livres; — *sa.* deux gros
d'écorce, autant de réglisse, trois livres
d'eau, et la réduction à deux livres; — g.
deux gros d'écorce, deux livres et demie
d'eau, réduites à une et demie, et une demi-
once de réglisse.

Excitant, recommandé dans les maladies
rebelles du tissu osseux et de la peau réputées syphilitiques. — Dose, une demi-livre
par jour, à prendre par verrées.

GARGARISME STIMULANT. (*au.*)

℞ Écorce de garou. . . . deux gros.
Eau. . . . . quantité suffisante
pour obtenir dix onces de décoction.
Ajoutez à la colature
Miel. . . . . . . deux onces.
Ammoniaque caustique, un demi-gros.

DÉCOCTION DE BOIS-GENTIL COMPOSÉE.

Decoctum mezerei compositum. (au. sw*. vm.)

℞ Écorce de bois-gentil. . deux gros.
Tiges de douce-amère, une demi-once.
Racine de bardane. . deux onces.
Eau. . . . . . . quatre livres.

Faites cuire et réduire à trois livres;
ajoutez en retirant du feu
Réglisse grattée. . . . deux gros.
Passez. (*sw*. vm.*)

℞ Bois de sassafras,
— — de gayac, de chaque, trois onces.
Écorce de garou,
Réglisse, de chaque. . . une once.
Coriandre. . . . . . un gros.
Eau. . . . . . . vingt livres.

Faites réduire à dix livres par la cuisson.
(*au.*)

Excitant, conseillé dans les douleurs arthritiques et ostéocopes attribuées aux maladies vénériennes, ainsi que dans les maladies causées par l'abus du mercure.

Dose, une demi-tasse toutes les quatre
heures.

POMMADE ÉPISPASTIQUE.

Onguent au garou ou rubéfiant, *Pommade de
garou*; *Unguentum mezerei* s. *epispasticum* s. *rubefaciens.* (be. f. fe. po. s. ca. pie.
sw*. vm.*)

℞ Écorce de garou,
cent vingt-deux parties.

Humectez-la un peu, et faites-la bouillir, jusqu'à consomption de l'humidité,
dans un mélange fondu de
Axonge de porc,
trois cent vingt parties.
Cire. . . . . trente-huit parties.

Passez, laissez refroidir et broyez la
pommade. (be. f. fe. s. ca. pie.)

℞ Écorce de bois-gentil. . une livre.
Axonge de porc. . . deux livres.

Faites cuire jusqu'à consomption de
l'humidité, exprimez et ajoutez
Cire jaune. . . . . deux onces.
Huile essentielle de citron, deux gros.
Conservez. (po.)

℞ Écorce de garou,
Feuilles de lierre,
Clématite des bois,
de chaque. . . . une partie.
Huile d'olive. . . . dix parties.

Après vingt-quatre heures de digestion sur le bain de sable, passez en exprimant, et ajoutez
Cire blanche. . . quatre parties.

Passez encore la masse fondue. (sw*. vm.)

Lartigue a proposé le procédé suivant,
qu'on trouve indiqué aussi dans be :

℞ Écorce sèche de garou. . cinq livres.

Hachez et concassez dans un mortier
de marbre, en ajoutant un peu d'eau;
mettez ensuite dans une bassine, avec

trois ou quatre livres d'eau, sur un feu
doux, pendant une heure; pilez de nouveau; remettez dans la bassine, et versez
  Huile d'olive. . . . . dix livres.

Chauffez jusqu'à faire bouillir l'eau ;
remuez souvent pendant douze heures
au moins, et quand la plus grande partie
de l'eau est volatilisée, passez en exprimant avec force. Alors

 24 De cette huile. . . . huit onces.
  Cire blanche. . . . . trois livres.
Faites fondre à une douce chaleur, et
chauffez sans 'discontinuer dans le vase,
qu'il faut laisser se refroidir lentement.

On peut rapporter ici la *Pommade de résine verte de garou* de Coldefy-Dorly, dont
voici la formule :

 24 Axonge fraîche. . . . dix onces.
  Cire blanche lavée à l'eau bouillante. . . . . . . une once.
  Résine verte de garou, un demi-gros.
Faites fondre l'axonge et la cire à une
douce chaleur, puis dissoudre la résine dans
le mélange.

C'est un rubéfiant fort énergique. Quand
on veut l'employer en friction, on incorpore ensemble deux onces d'axonge, deux
gros de cire blanche et vingt-quatre grains
de résine verte. Chaque friction exige douze
à vingt-quatre et trente-six grains de cette
pommade, selon l'étendue de la partie sur
laquelle on veut l'étendre.

Quant à la *Résine verte de garou,* Coldefy-
Dorly la prépare comme il suit :

 24 Écorce de garou hachée, trois livres.
Pilez-la dans un mortier de fer, en humectant avec de l'alcool jusqu'à ce qu'elle
représente une masse soyeuse, sans apparence d'écorce. Mettez celle-ci au bain-marie, avec six livres et demie d'alcool (36 degrés), chauffez presque jusqu'à l'ébullition, puis laissez presque refroidir, et exprimez avec force; répétez la macération
une seconde et même une troisième fois,
avec de nouvel alcool, en diminuant chaque
fois d'un litre ; réunissez et filtrez les teintures; distillez les trois quarts de l'alcool au
bain-marie ; retirez du feu, laissez refroidir
un instant, filtrez et mettez le produit à
part; réduisez la colature des trois quarts
environ par l'ébullition, puis laissez refroidir, décantez et jetez le liquide; mettez le
précipité dans un flacon, avec deux ou trois
onces d'éther sulfurique, et agitez; traitez de
même la résine demeurée sur le filtre; réité-
rez le lavage jusqu'à ce que l'éther ne se teigne plus en vert ; réunissez les teintures, et
évaporez-les doucement au bain-marie.

On prépare avec cette résine une *Teinture de résine de garou :*

 24 Résine verte de garou,
       vingt-quatre grains.
 Éther sulfurique. . une demi-once.
 Alcool (36 degrés), une once et demie.

Faites dissoudre. — Cette teinture sert,
seule ou associée à d'autres substances, dans
les linimens.

Coldefy-Dorly prépare aussi avec la résine un *Taffetas de résine de garou :*

 24 Teinture de cantharides, une demi-once.
  Sandaraque en poudre, un demi-gros.
  Huile essentielle de citron, six gouttes.

Ajoutez à la solution
  Résine verte de garou,
      quarante-huit grains.

Étendez, avec un pinceau, quatre couches
de cette liqueur sur une toile cirée verte.

Ce taffetas est vésicant. Avant de l'appliquer on frotte la partie avec de l'eau-de-vie.
Il produit son effet en huit à douze heures.

Enfin le même pharmacien a proposé un
Papier vésicant, dont voici le mode de préparation :

 24 Axonge fraîche. . . quatre onces.
  Cire blanche lavée à l'eau bouil-
  lante. . . . . . . six gros.
  Blanc de baleine. . . quatre gros.

Ajoutez au mélange fondu
  Résine verte de garou,
      vingt-quatre grains.

Étendez une couche de cette pommade
un peu chaude sur du papier serpente,
présentez le papier au feu pour qu'il s'imbibe, appliquez de même deux autres couches, ne présentant la dernière fois le
papier au feu qu'en glissant, pour que, la
surface seule fondant, il acquière un luisant indicatif du côté par lequel on doit
l'appliquer.

Coldefy-Dorly prépare deux papiers vé-
sicans cotés l'un n° 1, l'autre n° 2 : le premier
avec vingt-quatre grains de résine, et le second avec dix-huit grains seulement.

BOIS NÉPHRÉTIQUE.

Lignum nephreticum.

Griessholz (Al.); palo nefritico (E.).

br. e. f. fe. w. be. g. m. sp.

Ce bois est très pesant, inodore, formé
d'un aubier blanchâtre, assez compacte, et
d'un cœur rougeâtre, très dur ; son écorce
est légère, fibreuse à l'intérieur, fongueuse
et crevassée à l'extérieur. Il a une saveur
peu sensible et légèrement poivrée.

On l'attribue soit au *Guilandina Moringa,*
L., soit au *Mimosa unguis cati,* L., soit en-

fin, d'après Virey, à un *Cissampelos*. Il vient de la Nouvelle-Espagne.

Jadis on lui attribuait de puissantes vertus diurétiques. On s'en sert peu aujourd'hui.

BOIS DE RHODES.

Bois de rose, *Bois de Chypre*; *Lignum Rhodii.*

Rosenholz, *Rhodiserholz (Al.)*.

ams. b. br. e. fe. s. su. w. be. br. g. m. sp.

Ce bois est dur, pesant, d'un jaune fauve plus foncé au centre qu'à la circonférence, et formé de couches concentriques très serrées. Sa saveur est un peu amère ; son odeur fortement rosée, surtout quand on le râpe.

Il provient de la racine et quelquefois de l'extrémité inférieure d'une plante qu'on regarde généralement comme étant le *Convolvulus scoparius*, L., grand arbrisseau (pentandrie monogynie, L. ; convolvulacées, J.) des îles Canaries. Certains auteurs pensent qu'il appartient au *Genista Canariensis*, L. Cette opinion est moins probable que l'autre.

Excitant, peu usité.

HUILE ESSENTIELLE DE BOIS DE RHODES. (br. f. fu. pa. w.)

♃ Râpure de bois de Rhodes, dix parties.
Sel commun. . . . . une partie.
Eau pure. . . . . vingt parties.

Après douze heures de macération, distillez, et recueillez l'huile qui se rassemble au fond du produit. (f.)

hr. et w. prescrivent six parties de bois, une de sel et trente-six d'eau ; — fu. une de bois, quatre d'eau, pas de sel, et quatre jours de digestion ; — pa. une de bois, six d'eau et cinq ou six jours de digestion.

Cette huile est plutôt usitée comme cosmétique que comme médicament.

EAU DISTILLÉE DE BOIS DE RHODES. (f.)

♃ Bois de Rhodes râpé. . deux parties.
Eau commune. . . . seize parties.

Après douze heures d'infusion, distillez huit parties.

BOLET.

Bolet odorant ; *Dædalea suaveolens*, Pers.

Wohlriechender Lœcherschwamm (Al.).

f. o. w. m.

Champignon (*Boletus salicis*) qui croit sur les troncs des vieux saules. (*fig. Bull. Herb.* t. 310.)

Il est subéreux, sessile et glabre ; sa chair, d'abord d'un blanc de neige, prend ensuite une teinte de suie et zonée ; ses pores sont roussâtres, très longs et irréguliers. Il a une odeur d'anis, très pénétrante et agréable.

On l'a conseillé dans la phthisie pulmonaire, en poudre, à la dose d'un scrupule, quatre fois par jour. Il peut être administré aussi sous la forme d'électuaire.

ÉLECTUAIRE DE BOLET ODORANT.

Electuarium boleti suaveolentis. (au.)

♃ Bolet odorant. . . une demi-once.
Sirop de sucre. . quantité suffisante.

Dose, telle que le malade prenne, chaque jour, depuis un scrupule jusqu'à un gros de bolet.

BON-HENRI.

Épinard sauvage ; *Chenopodium bonus Henricus*, L.

Smerbel, *Dorngænsefuss*, *guter Heinrich (Al.)*; *good king Henry (An.)*; *algoeda (E.)*; *ganzewoet (Ho.)*; *ancyna (Po.)*.

br. e. f. g. w. be. g. m. sp.

Plante ♈ (pentandrie digynie, L. ; atriplicées, J.), commune dans toute l'Europe. (*fig.* Zorn, *Ic. pl.* t. 50.)

On emploie l'herbe fleurie (*herba Boni Henrici* s. *Chenopodii* s. *Lapathi unctuosi*), qui se compose de tiges portant en bas des feuilles sagittées, farineuses en-dessous, garnies sur leur bord de quelques dents obtuses, écartées, et à son sommet d'une pyramide de fleurs en grappes groupées. Sa saveur est herbacée et mucilagineuse.

Émollient.

BOTRYS.

Botrys commun ; *Chenopodium Botrys*, L.

Traubenkraut (Al. ; oack of Jerusalem (An.); *hroznowa bylina*, *hrosnjack (B.)*; *botrys (E.)*; *druivenkruid (Ho.)*.

br. e. g. r. w. wu. be. br. g. m. pid. sp. z.

Plante ☉ (pentandrie digynie, L. ; atriplicées, J.), commune dans toute l'Europe. (*fig.* Zorn. *Ic. pl.* t. 225.)

On emploie l'herbe fleurie (*herba Botryos ambrosioïdis* s. *Atriplicis odoratæ*), qui offre une tige rameuse, garnie de feuilles oblongues, profondément sinuées, et portant, vers le sommet, de petites grappes de fleurs axillaires. Son odeur est agréable et balsamique ; sa saveur aromatique et amère.

Excitant peu usité.

CONSERVE DE BOTRYS. (vm.)

♃ Botrys mondé. . . . une partie.
Sucre blanc. . . . trois parties.

Pilez ensemble.

Sirop pectoral. (*pie.*)

℞ Herbe de botrys. . . six parties.
———— de capillaire. . trois parties.
Raisins de Corinthe, une demi-livre.
Réglisse. . . . . . trois onces.
Eau de botrys. . quantité suffisante.
Faites bouillir. Ajoutez à la colature
Suc de botrys. . . quatre onces.
— de lierre terrestre. . deux onces.
Sucre fin. . . quantité suffisante.

Dose, une once matin et soir, dans une
infusion de botrys.

BOUCAGE.

Deux espèces de ce genre de plantes sont
mentionnées dans les pharmacopées :

1° *Boucage à feuilles de pimprenelle; Pimpinella Saxifraga,* **L.**

Rossbibernelle, Steinbibernelle, Beckspeterlein (Al.); small barnett saxifrage (An.); hedznjk (B.); steenbrekke, qvœseurt, biergroed, pimpinelle (D.); pimpinella blanca (E.); kleine bevernell (Ha.); pimpinella bianco (I.); biedrzyniec (Po.); pimpinella branca (Por.); backrot (Su.).

a. ams. an. br. d. f. fi. fu. g. han. he. li. o. po. pp. pr. s. sa. w. wu. ww. be. m. pid. sp.

Plante ♅ (pentandrie digynie, **L.**; ombellifères, **J.**), qui croît dans toute l'Europe. (*fig.* Jacq. *Austr.* **IV.** t. 595.)
On emploie sa racine (*radix Pimpinellæ albæ* s. *nostratis* s. *umbelliferæ* s. *hircinæ* s. *Tragoselini*), qui est longue, cylindrique, subfusiforme, un peu fibreuse, striée annulairement, d'un gris jaunâtre à l'extérieur, et blanche en dedans. Elle a une odeur forte et hircine, qui provoque l'éternuement; sa saveur est amère, âcre et brûlante.

2° *Boucage élevé; Pimpinella magna,* **L.**

Schwarze Bibernell, blau Wurzel (Al.).

f. w. be. m. sp.

Plante ♀, qui croît dans toute l'Europe. (*fig.* Jacq. *Austr.* **IV.** t. 596.)
On emploie la racine (*radix Pimpinellæ nigræ* s. *Tragoselini majoris* s. *Dauci cyanopi*), qui est longue, grosse comme le doigt, rameuse à l'extrémité, presque noire en dehors, et bleuâtre en dedans. Elle a une odeur forte, aromatique et agréable, une saveur âcre, chaude et aromatique.
Ces deux plantes jouissent des mêmes propriétés : elles sont excitantes, diaphorétiques et fondantes. — Dose de la poudre, dix à vingt grains.

INFUSION DE BOUCAGE. (pp.)

℞ Racine de boucage, une once et demie.
Eau bouillante, une livre et demie
Faites infuser pendant un quart d'heure, dans un vase couvert, et passez.

Extractum pimpinellæ albæ. (pa. po. pr. **w.**)

℞ Racine de boucage. . . une livre.
Eau bouillante. . . . . six livres.
Faites macérer pendant trois jours, puis bouillir légèrement; passez en exprimant, et évaporez convenablement la liqueur. (pa.)

℞ Racine de boucage,
Alcool, de chaque. . . deux livres.
Eau commune. . . . neuf livres.
Faites digérer pendant douze heures, passez en exprimant, tirez l'alcool par la distillation, et faites évaporer le reste jusqu'en consistance d'extrait. (po.)

pr. et s. prescrivent deux parties de racine, trois d'alcool et neuf d'eau.

℞ Racine de boucage. . . une livre.
Alcool. . . . . cinq à six livres.
Après suffisante extraction, passez en exprimant; faites digérer, puis bouillir un peu le résidu avec trois livres d'eau; clarifiez la décoction avec du blanc d'œuf, mêlez les deux liqueurs ensemble, retirez l'alcool par la distillation, et évaporez le reste jusqu'à consistance d'extrait. (**w.**)

TEINTURE DE BOUCAGE.

Tinctura s. *Essentia pimpinellæ albæ.* (a. b*. br. d. fu. han. li. o. pa. po. pr. s. su. **w.** sw.)

℞ Racine de boucage blanc coupée,
　　　　　　　　　cinq onces.
Esprit de vin rectifié. . deux livres.
Après suffisante extraction, exprimez et filtrez. (b*. han. o. po. pr.)

a. et su. prescrivent deux onces de racine et une livre d'alcool (0,910); — br. d. pa. et **w.** une partie de racine et cinq d'alcool; — sw. deux et demie de racine et six d'alcool; — fu. li. et s. une de racine et quatre d'alcool.

Excitant, réputé diaphorétique, alexipharmaque, diurétique, incisif, dépuratif, et recommandé surtout dans les affections catarrhales de l'arrière-gorge. — Dose, trente à quarante gouttes, et beaucoup plus.

TEINTURE ALCALINE DE BOUCAGE.

Tinctura s. *Essentia pimpinellæ albæ kalica.* (he. *pid.*)

℞ Racine de grand boucage, trois onces.
Sous-carbonate de potasse, un gros.
Esprit de vin rectifié. . une livre.
Après suffisante digestion, exprimez et filtrez.

Excitant, réputé sudorifique, diurétique

et incisif. — Dose, vingt à soixante gouttes.

Tinctura pimpinellæ composita, Mixtura resolvens. (*sw.*)

♃ Teinture de boucage,
——— d'antimoine alcalisée,
de chaque. . . . quatre onces.

Faites digérer pendant quelques jours, en remuant souvent ; passez et ajoutez à la colature

Teinture éthérée de succin,
deux onces.
Savon médicinal. . . . une once.

Faites dissoudre.

Excitant, préconisé dans les catarrhes chroniques, la néphrite calculeuse, les rhumatismes articulaires, la goutte et certaines maladies de peau. — Dose, depuis vingt gouttes jusqu'à un gros, deux ou trois fois par jour, dans un véhicule convenable.

ESPÈCES VULNÉRAIRES.

Species pro decocto vulnerario. (pa. w. *sp.*)

♃ Racine de boucage,
——— de pied de veau,
de chaque. . . . une once.
Herbe de sanicle,
——— de pyrole,
——— de lierre terrestre,
——— de véronique,
Sommités de petite centaurée,
de chaque. . . une demi-once.

Coupez et mêlez. (w.)

♃ Herbe de pied de lion,
——— d'aigremoine,
——— de bugle,
——— de grande consoude,
——— de millepertuis avec les fleurs,
——— de buplèvre,
——— de boucage,
——— de plantain,
——— de pulmonaire des arbres,
——— de verge d'or,
——— d'ortie, de chaque, une once.
Racine de grande consoude,
——— de rhapontic,
——— de tormentille,
de chaque. . . . une livre.

Coupez et mêlez. (pa.)

♃ Racine d'aunée,
——— de grande consoude,
——— de tormentille,
——— de dompte-venin,
de chaque. . . une demi-once.
——— de réglisse. . . . six gros.
Herbe de pied de lion,
——— de sanicle,

——— de plantain,
——— d'oreille de souris,
——— de millepertuis,
——— d'aigremoine,
——— de boucage,
——— de bugle,
——— de verge d'or,
Fleurs de paquerette,
de chaque. . . une demi-once.
Semences de fenouil. . six gros.

Coupez et écrasez. (w. *sp.*)

BOUILLON.

Deux plantes de ce nom sont usitées en médecine :

1° *Bouillon blanc ; Verbascum Thapsus,* L.

Wollkraut, Kœnigskerzenkraut (*Al.*); *great mullein* (*An.*); *diwisna* (*B.*); *kongelys* (*D.*); *gordolobo* (*E.*); *wollekruid* (*Ho.*); *verbasco* (*I.*); *dziewanna ziele* (*Po.*); *verbasco branco* (*Por.*); *kungslys* (*Su.*).

a. ams. an. b. ba. be. br. d. e. f. fe. ff. fu. g. han. he. li. o. po. pr. r. s. su. w. wu. ww. be. br. g. m. pid. sp. ².

Plante ♂ (pentandrie monogynie, L. ; solanées, J.), commune en Europe. (*fig.* Zorn, *Ic. pl. t.* 197.)

On emploie les feuilles et les fleurs.

Les feuilles (*folia s. herba Verbasci albi*) sont lancéolées, très cotonneuses des deux côtés, dentées, molles. Elles ont une odeur agréable, une saveur mucilagineuse, amarescente et légèrement styptique.

Les fleurs sont jaunes, assez grandes, d'odeur agréable, de saveur douce et mucilagineuse.

Émollient.

On peut lui substituer la *Molène phlomoïde, Verbascum phlomoïdes,* L. (f.), plante d'Europe (*fig.* Lob. *Ic.* 560, 561), dont les feuilles sont ovales, oblongues, pointues, les inférieures rétrécies en pétiole ailé, les supérieures échancrées en cœur, et qui a des fleurs jaunes ou blanches.

Analysées par Morin, les fleurs ont donné une huile volatile jaunâtre, une matière grasse, voisine de l'acide oléique, de l'acide phosphorique, de l'acide malique, de sucre incristallisable, de la gomme, de la chlorophylle, de la résine jaune et des sels.

2° *Bouillon noir, Verbascum nigrum,* L.

Schwarze kœnigskerze (*Al.*).

f. m.

Plante ♃, qui croit dans toute l'Europe. (*fig.* Zorn, *Ic. pl.* t. 25.)

On emploie la racine et les fleurs.

La racine (*radix Verbasci nigri*) est rameuse, peu chevelue, d'un brun clair en dehors et d'un brun jaunâtre en dedans.

Les fleurs sont jaunes, assez petites, inodores, et d'une saveur mucilagineuse.

Émollient.

Extractum verbasci. (wu.)

℞ Fleurs sèches de bouillon blanc,
                              à volonté.
Alcool.   . . .   quantité suffisante.

Faites digérer à une douce chaleur, dans
un vase couvert, et décantez la liqueur; renouvelez l'alcool jusqu'à ce qu'il ne se colore plus; réunissez les teintures, distillez
les deux tiers au bain-marie, et évaporez le
reste jusqu'à consistance de miel.

Decoctum verbasci anodynum, Fotus anodynus.

℞ Feuilles de bouillon blanc,
  ———- de mauve,
  de chaque. . une once et demie.
Graines de lin. . . . deux onces.
Têtes de pavot blanc, un scrupule.
Eau. . . . . . . quatre livres.

Faites bouillir pendant un quart d'heure.
Employée surtout à l'extérieur, en lotions.

Oleum verbasci. (br. w. wu.)

℞ Fleurs de bouillon blanc, une partie.
  Huile d'olive. . . . deux parties.

Faites digérer pendant trois jours, sur un
feu doux, puis cuire jusqu'à consomption de
l'humidité, et passez en exprimant. (fu.wu.)

hr, et w. prescrivent parties égales de
fleurs et d'huile, et huit jours de digestion.

Adoucissant, anodin, conseillé dans les
cas d'hémorroïdes et d'engelures.

BOULEAU.

Bouleau blanc, Betula alba, L.

*Birke (Al.); birch (An.); birk (D.); abedul (E.); berk (Hu.);
betalla (I. Por.); brzoza (Po.); hjærk (Su.).*

a. b. br. d. e. f. fe. g.wu. be. m. pid.

On emploie l'écorce et les feuilles.
L'écorce (*cortex Betulæ*) est rougeâtre et
couverte d'un épiderme blanc, facile à enlever. Elle a une odeur un peu balsamique,
et une saveur aromatique, légèrement astringente.
Les feuilles sont petites, deltoïdes, dentées en scie, d'une odeur agréable et d'une
saveur amère.
On les a recommandées en infusion contre
la goutte.

℞ Feuilles de bouleau blanc, une partie.
  Eau. . . . . . deux parties.

Faites bouillir un peu sur un feu doux, et

passez en exprimant; faites encore cuire le
résidu avec de nouvelle eau, et évaporez les
deux liqueurs réunies, au bain-marie, jusqu'à consistance d'extrait. (su.)

Syrupus betulæ albæ. (a. vm.)

Sève de bouleau, récemment ex-
  traite, au printemps. . à volonté.

Faites-la évaporer en consistance de sirop,
dans un bassin de cuivre étamé, en écumant
avec soin; laissez le sirop se dépurer par
le repos; filtrez et conservez.

vm. prescrit de clarifier la liqueur avec le
blanc d'œuf.

BOURGENE.

Rhamnus Frangula, L.

*Faulbaum (Al.); blackaldertree (An.); tœrsttræ (D.); arraclan
(E.); vuilboom (Ho.); frangula (J.); kruszyna (Po.); frangu-
lina (Por.); brakwæd (Su.).*

f. ff. g. w. wu. be. m. so. sp.

Arbrisseau (pentandrie monogynie, L.;
rhamnées, J.) du nord de l'Europe. (*fig.
Nouv. Duh.* III. t. 15.)
On emploie l'écorce (*cortex Frangulæ* s.
Alni nigræ bacciferæ), qui est d'un vert
foncé, ponctuée de blanc. Elle paraît jaune
quand on enlève l'épiderme, et d'un rouge
brun après la dessiccation. Dénuée d'odeur,
elle a une saveur un peu amère.
Elle est laxative. — Les baies jouissent de
la même propriété.

BOURRACHE.

Borrago officinalis, L.

*Borretsch, Boretsch (Al.); borage (An.); borraxa (E.); bar-
nagie (Ho.); borragine (I.); borak (Po.).*

ams. an. br. e. f. fe. ff. fu. g. li. s. w. be. br. g. m. sp.

Plante ☉ (pentandrie monogynie, L.;
borraginées, J.), du Levant, et cultivée dans
toute l'Europe. (*fig. Flore médic.* II. 96.)
On emploie l'herbe et les fleurs.
L'herbe (*herba Borraginis* s. *Buglossi latifolii* s. *veri.* s. *urbani*) se compose d'une
tige rameuse, succulente, cylindrique, creuse, à poils courts et piquans, et de feuilles
alternes, ridées, vertes, hérissées de poils
rudes; les inférieures pétiolées, larges et ovales; les supérieures étroites, sessiles et amplexicaules.
Les fleurs sont purpurines ou bleues, quelquefois blanches.
L'odeur est nulle et la saveur aqueuse.

℞ Fleurs fraîches de bourrache,
                              une partie.

Sucre. . . . . . deux parties.
Broyez ensemble. (pa. w.)

♃ Fleurs de bourrache, mondées des
calices . . . . . à volonté.
Faites-en une pulpe très fine, avec un peu
de sucre, ajoutez le triple de sucre clarifié,
et faites jeter un bouillon. (sa.)

♃ Fleurs sèches de bourrache en pou-
dre. . . . . . une partie.
Sucre pulvérisé. . quatre parties.
Eau. . . . . quantité suffisante
pour faire une pâte. (ca.)
Dose, depuis un scrupule jusqu'à un gros.

SUC DE BOURRACHE.

Succus borraginis. (f. sa.)

♃ Feuilles de bourrache mondées,
seize parties.
Pilez-les dans un mortier de marbre,
en ajoutant peu à peu
Eau commune. . . . une partie.
Exprimez le suc, laissez-le reposer, et filtrez à froid, à travers du papier gris. (f.)

sa. prescrit aussi un suc de fleurs de bourrache, et ajoute un peu d'alcool au liquide.

Dose, deux à quatre onces.

EAU DE BOURRACHE. (f. pa. sa.)

♃ Herbe de bourrache écrasée,
une partie.
Eau. . . . . . deux parties.
Distillez-les deux tiers. (sa.)

pa. prescrit de distiller la moitié d'un mélange d'une partie d'herbe écrasée et de trois
d'eau.

♃ Herbe fraîche de bourrache,
cinq mille parties.
Eau commune,
douze cent cinquante parties.
Distillez, à une chaleur modérée, environ
dix mille parties de liquide; reversez celui-
ci sur pareille quantité d'herbe fraiche, en
ajoutant dix mille parties d'eau; distillez dix
mille parties de liquide, et recommencez de
même l'opération une troisième fois. (f.)

Dose, deux à quatre onces.

DÉCOCTION DE BOURRACHE. (ra.)

♃ Fleurs de bourrache. . deux gros.
Eau . . . . . . deux livres.
Faites bouillir légèrement et passez.

Diaphorétique, usité dans les affections
rhumatismales et les exanthèmes aigus, qui
passe aussi pour être un peu diurétique. On
fait boire cette décoction chaude, et en
abondance, après l'avoir édulcorée avec du

sucre, ou acidulée soit avec oximel, soit
avec le sirop tartrique.

INFUSION DE BOURRACHE.

Infusum florum borraginis. (f. sa. fp.)

♃ Fleurs de bourrache. . deux livres.
Eau bouillante . . . huit livres.
Faites infuser pendant huit heures, et
passez en exprimant légèrement. Répétez
l'opération deux autres fois, avec de nouvelles fleurs. (sa.)

♃ Fleurs de bourrache. . . une once.
Eau bouillante. . . . deux livres.
Après suffisante infusion, passez et ajou-
tez à la colature
Sirop de capillaire ou de miel, une once.
Mêlez. (f.)

♃ Feuilles fraîches de bourrache,
une once.
Eau bouillante. . . . une pinte.
Faites infuser. (fp.)

SIROP DE BOURRACHE.

Syrupus borraginis. (e. w.)

♃ Fleurs fraîches de bourrache,
une demi-livre.
Eau de fontaine bouillante, une livre.
Faites digérer pendant une nuit; pas-
sez en exprimant, clarifiez, et à neuf
onces de la liqueur, ajoutez
Sucre blanc. . . . scize onces.
Conservez le sirop. (w.)

♃ Suc de bourrache,
Sucre blanc, de chaque, quatre livres.
Eau. . . . . . quantité suffisante.
Clarifiez et faites cuire en consistance de
sirop. (e.)

EXTRAIT DE BOURRACHE.

Extractum borraginis. (e. f.)

♃ Feuilles fraîches de bourrache,
à volonté.
Exprimez et clarifiez le suc, puis faites-le
évaporer au bain-marie jusqu'à consistance
d'extrait. (f.)

♃ Feuilles fraiches de bourrache,
à volonté.
Faites-les bouillir dans suffisante quantité
d'eau, passez la liqueur, puis évaporez d'a-
bord sur un feu doux, et sur la fin au bain-
marie, en remuant toujours avec une spatule. (v.)

Dose, depuis un scrupule jusqu'à un
gros.

MIXTURE ANTIBLENNORRHAGIQUE. (sm.)

♃ Extrait de bourrache,
———— de buglosse,
    de chaque. . . . . une once.
——— de réglisse,
———— de chiendent,
    de chaque. . . . . deux gros.
Mêlez.

BOURSE.

Bourse à pasteur; Thlaspi Bursa pastoris, L.

Tæschelkraut, Taschenkraut, Hirtentasche, Hirtentæschel-kraut (Al.); thepherd's purse (An.); bolsa de pastor (E.); bearsjes kruid (Ho.).

br. c. f. g. w. be. m. sp.

Plante ⊙ (tétradynamie siliculeuse, L. ; crucifères, J.), commune dans toute l'Europe. (*fig.* Zorn , *Ic.* pl. t. 158.)
On emploie l'herbe *(herba Bursæ pastoris* s. *Cancri* s. *Sanguinariæ),* qui offre un assemblage de feuilles radicales pinnatifides. Elle a une odeur fade, qui rappelle un peu celle du chou, et une saveur âcre, astringente. Astringent très léger et presque inusité.

BRUCINE.

Brucium, Brucina. (f. *ma.*)

f. ma.

♃ Écorce de fausse angusture, à volonté.

Épuisez-la par l'éther, traitez-la ensuite, à plusieurs reprises, par l'alcool (32 degrés), dissolvez l'extrait alcoolique dans l'eau , versez de l'acétate de plomb dans la liqueur, débarrassez-la du plomb qui peut y être demeuré, en y faisant passer un courant de gaz acide hydro-sulfurique, mettez-la en contact à chaud avec un excès de magnésie pure, traitez le précipité par l'alcool bouillant, évaporez celui-ci aux deux tiers, laissez-le cristalliser, et recueillez les cristaux.
Irritant, poison.— Son action se rapproche de celle de la strychnine, mais est inférieure, à peu près dans la proportion de 1 : 12 selon Magendie, 1 : 24 selon Andral fils. — Dose, depuis un demi-grain jusqu'à cinq. — Utile, dit-on, dans la paralysie.

PILULES DE BRUCINE. (*ma.*)

♃ Brucine. . . . . . douze grains.
Conserve de roses. . . un demi-gros.
Faites vingt-quatre pilules argentées.

POTION STIMULANTE. (*ma.*)

♃ Brucine. . . . . . . six grains.
Eau distillée. . . . deux onces.
Sucre blanc. . . . . . deux gros.

Dose, une cuillerée à bouche matin et soir.

ALCOOL DE BRUCINE. (*ma.*)

♃ Brucine. . . . . dix-huit grains.
Alcool. . . . . une once.
Dose, depuis six jusqu'à vingt-quatre gouttes, dans des potions ou des boissons.

BRUYERE.

Bruyère commune ; Calluna vulgaris, PERS.

Heidekraut (Al.); heath (An.); lyng (D.); brezo (E.); erico (I.); wros (Po.); urze (Por.); liung (Su.).

f. w. sp..

Petit arbuste (octandrie monogynie, L. ; éricinées, J.), commun dans toute l'Europe. (*fig.* Œd. *Flor. dan.* t. 677.)
On emploie l'herbe fleurie (*herba Ericæ*), qui présente des tiges rameuses, munies de feuilles opposées, disposées quatre par quatre, imbriquées, et de fleurs axillaires, d'un rouge violacé, qui en garnissent l'extrémité. Inodore, elle a une saveur faiblement amère et styptique.
Astringent très peu énergique.

BRYONE.

Couleuvrée, Vigne blanche; Bryonia alba, L.

Gichtrübe, Zaunrebe, Gichtwurzzaunrebe, Zaunwinde. Stick-wurz, Hundskürbsenwurzel, weisser Enzian (Al.); bryony (An.); posed (B.); galdebær, hundebær (D.); brionia nueza (E.); wilde wyngaard (Ho.); brionia, fescera, rorosteo (I.); przestan (Po.); borça branca (Por.); hundsrofva (Su.).

ams. an. b. be. br. d. e. f. fe. fu. g. han. li. o. po. pr. w. wü. be. br. g. m. pid. sa. sp. ..

Plante ♃ (monoécie syngénésie, L. ; cucurbitacées, J.), commune dans presque toute l'Europe. (*fig. Flore méd.* II. 77.)
On emploie la racine (*radix Bryoniæ*), qui est fusiforme, souvent rameuse, grosse, longue, charnue, compacte, d'un gris jaunâtre en dehors, blanche en dedans, marquée de stries transversales superficielles. Elle a une odeur vireuse dans l'état frais, et n'en a qu'une très faible après avoir été desséchée. Sa saveur, nauséabonde, très âcre, amère et un peu astringente quand elle est fraîche, devient un peu plus douce après la dessication.
Elle contient, d'après Dulong, beaucoup d'amidon, une matière amère particulière, qui est drastique et vénéneuse, un peu d'huile concrète verte, un peu de résine, de l'albumine végétale, de la gomme et des sels.
Fraîche, elle détermine à l'extérieur la rubéfaction, à l'intérieur des vomissemens et des déjections alvines. Sèche, elle n'a presque plus d'action. — Dose, de la pou-

drc, depuis dix grains jusqu'à un scrupule. Sydenham en a donné jusqu'à un gros, dans quatre onces de lait.

SUC DE BRYONE.

Succus bryoniæ. (e.)

℞ Racine de bryone fraîche, à volonté.

Pulpez avec une râpe, exprimez le suc, laissez-le en repos pendant quelque temps, décantez et conservez la partie limpide.

Dose, deux à quatre gros.

TOPIQUE RÉSOLUTIF. (pie.)

℞ Suc de racine de bryone,
Mie de pain,
de chaque. . suffisante quantité.

Excellent topique, conseillé par Barthez, pour résoudre les engorgemens glandulaires du cou. Il faut le renouveler souvent.

SIROP DE BRYONE.

Syrupus bryoniæ. (w.)

℞ Suc clarifié de racine de bryone,
une livre et demie.
Sucre blanc. . . trente-deux onces.

Faites un sirop.

EXTRAIT DE BRYONE. (br. w. wu.)

℞ Racine de bryone. . . une livre.
Eau de fontaine. . . . six livres.

Faites digérer pendant quatre jours, dans un endroit chaud, puis bouillir un peu; passez en exprimant, et évaporez la colature jusqu'à consistance d'extrait. (br. w.)

℞ Racine de bryone. . . . à volonté.

Faites bouillir pendant une heure dans suffisante quantité d'eau, passez en exprimant, laissez reposer et décantez la liqueur, évaporez ensuite jusqu'à consistance de miel épais. (wu.)

Dose, cinq à quinze grains.

FÉCULE DE BRYONE. (b*. f. g. pa. w.)

℞ Racine fraîche de bryone, à volonté.

Râpez-la, puis renfermez la pulpe dans un sac de toile, pour la soumettre à la presse; versez le suc, mêlé avec un peu d'eau, sur un tamis peu serré, et recevez la liqueur dans un vase de faïence; laissez reposer, décantez le liquide qui surnage, coupez la fécule en petits morceaux, faites-la sécher à l'ombre, dans du papier gris, à une douce chaleur et pulvérisez-la ensuite.

Aliment.

DÉCOCTION DE BRYONE.

Decoctum bryoniæ, Fotus ex bryonia. (b*. sw.)

℞ Racine de bryone. . . . une once.
Eau de fontaine. . . quatre livres.

Faites bouillir, et passez, puis ajoutez à la colature une quantité de vinaigre égale à la sienne, et autant de sel commun qu'elle peut en dissoudre.

sw. prescrit deux onces de bryone, pour la même quantité d'eau.

Cette décoction a été vantée par Trampel, dans les gonflemens articulaires avec rigidité; on la fait chauffer, et on en imbibe des linges ou de la flanelle, qu'on applique sur les parties malades.

ESPÈCES DE BRYONE.

Species de bryonia. (wu.)

℞ Racine de bryone. . . trois onces.
Herbe de ciguë. . . . deux onces.
Fleurs de sureau. . . une once.
Gomme ammoniaque, une demi-once.
Sel ammoniac. . . . deux gros.
Mêlez.

ESPÈCES EMMÉNAGOGUES.

Species pro fotu emmenagogo. (pa.)

℞ Racine de bryone. . quatre onces.
——— d'aristoloche ronde,
deux onces.
——— de zédoaire,
Baies de laurier,
de chaque. . . . une once.
Herbe de matricaire,
——— d'armoise,
Sommités de sabine,
Fleurs de camomille,
de chaque. . . deux poignées.

FOMENTATION EMMÉNAGOGUE. (pa.)

℞ Espèces emménagogues. (formule de pa.)
Eau. . . . . . . huit livres.

Faites réduire à cinq par l'ébullition, et ajoutez à la colature

Eau-de-vie. . . . . . une livre.

On l'applique chaude sur l'abdomen et le pubis.

EMPLÂTRE SUPPURATIF. (fu.)

℞ Emplâtre de gomme ammoniaque,
trois onces.
Poudre de racine de bryone, une once.
Huile d'olive rance. . . six gros.

Faites cuire jusqu'à consomption de l'humidité, et ajoutez à la masse un peu refroidie

Camphre broyé avec l'alcool,
deux gros.

BOUSE DE VACHE.

Appliquée sous forme de cataplasme, elle constitue un remède empirique, quelquefois usité parmi le peuple, contre les hémorroïdes. En pharmacie, elle fournit la préparation suivante.

EAU DE MILLEFLEURS.

Aqua florum omnium. (w. sp.)

♃ Bouse de vache fraîche et recueillie
au mois de juin. . une partie.
Eau. . . . . . trois parties.

Enfermez la bouse dans un sac de toile, et distillez-la de manière à retirer une livre et demie d'eau pour chaque livre de matière stercorale.

Conseillée à l'extérieur, comme cosmétique; à l'intérieur dans la goutte, la colique, les calculs urinaires et la suppression d'urine.

BUGLE.

Les pharmacopées indiquent trois espèces de ce genre de plantes :

1° *Bugle de Genève; Ajuga Genevensis.* L. t.

Plante ♂ (didynamic gymnospermie, L. ; labiées, J.), qui croît dans le midi de l'Europe.

Ce n'est qu'une simple variété, inconstante même, de la suivante.

2° *Bugle pyramidale, Ajuga pyramidalis,* L.

Guldengünsel , Bergginsel (Al.); montain bugle (An.); pieramidal senegreen (Ho.).

br. w. be. m.

Plante ♂, commune dans toute l'Europe. (fig. Zorn, Ic. pl. t. 101.)

On emploie l'herbe (*herba Consolidæ mediæ s. Bugulæ*), qui se compose d'une tige non rameuse, couverte de poils blancs, presque cotonneuse, et garnie de feuilles bordées de dents grossières, quelquefois presque trilobées au sommet. Son odeur est nulle; sa saveur amère et légèrement astringente.

3° *Bugle rampante, Ajuga reptans,* L.

Kriechender Ginzel, Wiesengünzel (Al.); common bugle (An.); bugula (E).

e. f g. g. sp.

Plante ♃, commune dans toute l'Europe. (fig. Zorn, Ic. pl. t. 11.)

On emploie l'herbe (*herba Bugulæ*), qui offre des tiges rameuses, dont les feuilles sont opposées, ovales, garnies de quelques dents, et presque glabres. Dépourvue

d'odeur, elle a une saveur douceâtre et ensuite amère.

Ces trois plantes sont de légers astringens, dont on se sert peu.

BUGLOSSE.

Anchusa officinalis , L.

Ochsenzunge (Al.); Oxtungue (An); winkel of setong (Ho.).

ams. br. e. f. g. be. m. sp.

Plante ♃ (pentandrie monogynie, L. ; borraginées, J.), d'Europe. (fig. Flore méd. II, 79.)

On emploie la racine, l'herbe et les fleurs.

La racine (*radix Buglossi s. Anchusæ s. Linguæ bovis*), de la grosseur du doigt, est oblongue, rameuse, brune ou roussâtre, succulente et inodore. Elle a une saveur un peu mucilagineuse.

L'herbe se compose d'une tige couverte de poils rudes et épars, et de feuilles alternes, ovales, aiguës, hérissées de poils écartés. Elle est inodore.

Les fleurs sont rouges ou bléues.

Émollient.

CONSERVE DE BUGLOSSE. (pa. sa. w.)

♃ Fleurs de buglosse. . une partie.
Sucre en poudre. . . deux parties.

Broyez ensemble. (pa. w.)

sa. prescrit de piler les corolles avec un peu de sucre, et de faire bouillir un peu la pulpe avec le triple de sucre clarifié.

SUC DE BUGLOSSE.

Succus buglossæ. (f. sa.)

♃ Fleurs de buglosse mondées,
seize parties.

Pilez-les dans un mortier de marbre, en ajoutant peu à peu

Eau commune. . . une partie.

Exprimez le suc, laissez-le reposer et filtrez à froid, à travers du papier gris. (f.)

sa. prescrit aussi un suc de fleurs, et ajoute un peu d'alcool au liquide.

EAU DE BUGLOSSE. (f. pa. sa.)

♃ Herbe de buglosse écrasée,
une partie.
Eau. . . deux parties.

Distillez les deux tiers. (sa.)

pa. prescrit de mêler une partie d'herbe et trois d'eau, et de distiller la moitié; — f. de prendre cinq mille parties d'herbe et douze mille cinq cents d'eau, de distiller mille parties, d'ajouter au produit autant d'eau et cinq mille parties de nouvelle herbe, de distiller encore dix mille parties, et de répéter l'opération une troisième fois.

Infusum buglossi. (f. sa.)

♃ Fleurs de buglosse.   .   deux livres.
Eau bouillante. . . .   huit livres.

Faites infuser pendant huit jours, et passez en exprimant légèrement. Répétez l'opération deux autres fois, avec de nouvelles
fleurs. (sa.)

♃ Fleurs fraîches et mondées, une once.
Eau bouillante. . . deux livres.

Faites infuser, passez, et ajoutez à la
colature

Sirop de capillaire ou de miel,
           une once.

Mêlez. (f.)

Syrupus buglossi. (w.)

♃ Fleurs fraîches de buglosse,
           une demi-livre.
Eau bouillante. . . . une livre.

Après douze heures de digestion,
passez en exprimant, clarifiez et ajoutez à neuf onces de liqueur

Sucre blanc. . . . seize onces.

BUGRANE.

Arrête-bœuf; Resta bovis.

Deux espèces de ce genre de plantes sont
indiquées dans les pharmacopées :

1° *Bugrane des champs, Ononis arvensis,* L.

Ackerhauhechel (Al.).

an. br. f. wu.

Plante ♄ (diadelphie décandrie, L.; légumineuses, J.), qui croît dans toute l'Europe. (*fig.* All. *Flor. Pedem.* I, p. t. 317,
t. 41, f. 1.)

On emploie la racine, qui ressemble à
celle de l'espèce suivante.

2° *Bugrane épineuse, Ononis spinosa,* L.

*Stachliche Hauhechel, Ochsenbrechhauhechel, Ochsenbrech-
wurzel (Al.); thorned'rest harrow (An.); ossenbrecke (Ho.);
wilzyny (Po.).*

a. ams. d. e. f. fe. ff. g. han. li. po. pr. s. w. br. g. m. sp.

Plante ♄, qui croît dans toute l'Europe.
(*fig.* Zorn, *Ic. pl.*, t. 132.)

On emploie la racine (*radix Ononidis* s.
Restæ bovis), qui est grosse comme le petit
doigt et plus, ronde, très visqueuse, d'un
brun foncé en dehors, blanchâtre en dedans, inodore et d'une saveur mucilagineuse.

Ces deux racines sont regardées comme
diurétiques.

Aqua ononidis. (sa.)

♃ Herbe fraîche écrasée de bugrane,
           une partie.
Eau. . . . . . deux parties.

Distillez les deux tiers.

♃ Racine d'arrête-bœuf. . une once.
——— de panicaut. une demi-once.
Cascarille. . . . un demi-gros.
Feuilles de chicorée,
——— de pissenlit,
de chaque. . une demi-poignée.
Eau. . . . quantité suffisante
pour obtenir, après l'ébullition, un
verre de colature. Ajoutez à celle-ci

Sulfate de soude. . . . un gros.
Sel ammoniac. . . quinze grains.
Sirop de chicorée composé,
           une once.
Tartre chalybé. . . un scrupule.

Mêlez bien. (bo.)

pie. omet le tartre chalybé et le sel ammoniac.

Dans la fièvre quarte, le matin à jeun,
pendant dix ou douze jours.

BUIS.

Buxus sempervirens, L.

*Buxbaum (Al.); box tree (An.); box (E.); buxboom (Ho.);
busso (I.); bacho (Por.).*

br. e. f. fe. g. w. be. br. g. m. sp. z.

Arbuste ou arbre (monoécie tétrandrie,
L. ; euphorbiacées, J.) du midi de l'Europe. (*fig.* Zorn, *Ic. pl.* t. 181.)

On emploie le bois et les feuilles.

Le bois (*lignum Buxi*) est dur, pesant et
d'un jaune pâle. Réputé sudorifique, il entrait jadis dans la composition des tisanes
usitées contre les maladies vénériennes.

Les feuilles sont ovales, oblongues, lisses,
coriaces, à une seule nervure, inodores,
d'une saveur désagréable, amère et styptique. On les a employées dans les mêmes circonstances que le bois.

Excitant, regardé comme sudorifique.

♃ Râpure de bois de buis, à volonté.

Distillez dans une cornue, séparez l'huile
de l'esprit acide et rectifiez-la.

Conseillée à l'intérieur, dans la gonorrhée. — Dose, quatre à cinq gouttes.

BUSSEROLE.

Raisin d'ours ; Arbutus Uva ursi, L.

Bœrentraube (*Al.*); trailing bearberry (*An.*); miœlnebœs, mealbœr-rüs (*D.*); gayuba, uba de orso (*E.*); beerendruif (*Ho.*); uva d'orzo (*I.*); niedzwiedzego, grona, borowkôwo (*Po.*); uba de urso (*Pe.*); miœ-onris (*Su.*).

a. am. ams. an. b. ba. be. br. d. du. e. ed. f. fe. fi. fu. g. ham. han. he. li. lo. o. p. po. pr. r. s. su. w. wu. be. br. c. g. m. pa. pid. sp z.

Arbuste (décandrie monogynie, L. ; érycinées, J.) d'Europe (*fig.* OEd. *Fl. dan.*, *pl.* 33.)

On emploie les feuilles (*folia* s. *herba Uvæ ursi*), qui sont garnies de courts pétioles, ovales, oblongues, obtuses, entières, lisses, coriaces. Elles ont une faible odeur balsamique, et une saveur amère, agréable.

Excitant, réputé diurétique, dont les propriétés médicinales ont été singulièrement exagérées. — Dose de la poudre, un à deux scrupules, et même jusqu'à un gros, trois ou quatre fois par jour.

POUDRE ANTICALCULEUSE. (b*.)

℞ Huile essentielle d'écorce d'orange,
　　　　　　　　　　six gouttes.
Sucre blanc. . . une demi-once.
Faites un oléo-sucre, et ajoutez
Poudre de busserole, une demi-once.
——— de gomme arabique,
　　　　　　　　　　deux gros.
——— de jalap. . . . un gros.
Dose, un gros, tous les jours ou tous les deux jours. — Conseillée, par Quarin, dans la colique néphrétique.

POUDRE DIURÉTIQUE.

Pulvis uvæ ursi. (*au.*)

℞ Herbe de busserole, un scrupule.
Oléo-sucre de fenouil. . cinq grains.
Partagez en douze paquets. — Dose, trois ou quatre par jour.

POUDRE LITHONTRIPTIQUE. (c.)

℞ Herbe de busserole,
Quinquina, de chaque, deux gros.
Opium. . . . . . trois grains.
Faites six paquets. — Dose, un, trois ou quatre fois par jour, suivi de deux onces d'eau de chaux.

DÉCOCTION DE FEUILLES DE BUSSEROLE.

Decoctum foliorum uvæ ursi. (b*. *au.*)

℞ Feuilles de busserole, une demi-once.
Eau de fontaine. . . dix onces.
Faites réduire à huit onces par l'ébullition.
Dose, toutes les deux heures, deux cuillerées. (b*.)

℞ Feuilles de busserole, une demi-once.
— —- de thé. . . . un gros.
Gomme du Sénégal. . une once.
Eau. . . . : . . . six onces.
Faites bouillir, et ajoutez à la colature
Miel. . . . . . . six gros.
Dose, une cuillerée, quatre à six fois par jour.

C

CAAPEBA.

Cissampelos Caapeba, L.

Grieswurzel (*Al.*); touwdruif (*Ho.*); acipo das cobras (*Por.*).

w. sp.

Plante ♄ (dioécie monadelphie, L. ; ménispermées, Cand.), qui croit dans l'Amérique méridionale. (*fig.* Plum. t. 67. f. 2.)

On emploie la racine, qui est grosse comme une plume d'oie, fibreuse, un peu tordue, striée, très dure, un peu tuberculeuse et noire. Elle a une saveur amarescente, aromatique et âcre.

Excitant, réputé diurétique.

CACAOYER.

Cacaoyer des îles ; Theobroma Cacao, L.

a. ams. an. b. ba. be. br. d. e. f. fr. fi. fu. g. ham. han. he. li. o. p. po. pr. r. s. su. w. wu. a. be. br. g. m. pid. sp. z.

Arbre (polyadelphie pentandrie, L. ; malvacées, J.) de l'Amérique méridionale. (*fig. Flore médic.* II. 83.)

On emploie la semence, appelée *Cacao, fructus* s. *nuces* s. *nuclei Cacao*, qui est ovoïde, de la grosseur d'une aveline, charnue, violacée, d'une saveur huileuse et amarescente.

POUDRE RESTAURANTE. (ham.)

℞ Poudre de cacao torréfié, huit onces.
——— de riz,
——— de sucre blanc,
de chaque. . quatre onces.
——— de cannelle. . . un gros.

PÂTE DE CACAO.

Pasta cacaotina. (b*. he. li. s. *pid.*)

℞ Cacao. . . . . . à volonté.
Détachez les pellicules par une légère

torréfaction, ou par l'immersion dans l'eau bouillante, séchez ensuite les amandes, pulvérisez-les grossièrement, et réduisez-les en pâte, en les pilant dans un mortier échauffé.

Cette pâte nous vient aussi d'Amérique, où on la prépare avec du cacao de qualité inférieure.

CHOCOLAT DE SANTÉ.

Chocolata medica s. *simplex, Cacao tabulata* s. *præparata, Pasta cacaotina saccharata.* (b*. f. fu. s.)

℞ Pâte de cacao,
Sucre blanc, de chaque, parties égales.

Broyez ensemble, et réduisez en tablettes (b*. s.)

℞ Cacao Caraque torréfié et mondé,
mille sept cent cinquante-huit parties.
Cacao des îles, préparé de même,
trois mille parties.
Sucre blanc. . cinq mille parties.
Cannelle en poudre, quarante parties.

Pilez le cacao dans un mortier de fer échauffé, avec le quart du sucre, broyez ensuite par parties, avec un rouleau de fer, sur une pierre polie et échauffée, ajoutez la cannelle et le reste du sucre, broyez encore pendant un demi-quart d'heure, et faites sécher dans des moules de fer-blanc. (f.)

fu. prescrit une livre de cacao et huit onces de sucre, sans cannelle.

Ce chocolat ne mérite guère l'épithète qu'on lui donne, car il est plus difficile à digérer que le suivant.

CHOCOLAT A LA VANILLE. (b*. f. w. *sp.*)

℞ Cacao Caraque légèrement torréfié,
seize onces.

Pulvérisez-le, puis réduisez-le en pâte, dans un mortier de fer échauffé, en ajoutant

Sucre en poudre. . . douze onces.

Lorsqu'il n'y a plus de grumeaux, ajoutez encore

Vanille triturée avec trois gros de sucre. . . . . . un gros.

Mettez en moules. (*sp.*)

Le *Chocolat à une vanille* est celui qui contient un scrupule de vanille par livre; le *Chocolat à deux vanilles* en contient deux.

w. prescrit une livre de cacao torréfié, autant de sucre, et quatre vanilles pulvérisées ; — f. quarante parties de vanille, à ajouter aux proportions indiquées dans le paragraphe précédent.

Suivant w. on ajoute quelquefois deux gros de cannelle et autant de girofle; parfois aussi quelques gouttes de baume du

Pérou; — b*. indique, d'après Wiegleb, sous le nom de *Chocolata aromatica* : cacao, seize onces; sucre, seize onces; cannelle, une demi-once ; clous de girofle, deux gros; petit cardamome, un gros; vanille pulvérisée avec du sucre, un gros.

En général, une once de chocolat suffit pour quatre à six onces d'eau, qu'on peut remplacer en partie par du lait.

BEURRE DE CACAO.

Huile de cacao, Huile concrète de cacao; Butyrum s. *Oleum cacao, Oleum cacao spissatum* s. *theobromæ cacao expressum* s. *fructus cacao.* (a. ams. an. b. ba. be. br. d. e. f. fe. fi. fu. han. he. o. p. pa. po. pr. s. sa. su. w. wu. br. pid. sp. sw. vm.)

℞ Amandes de cacao. . . à volonté.

Enlevez la pellicule d'un coup de marteau, vannez, pulvérisez, passez à travers un tamis de crin, pilez dans un mortier échauffé, renfermez la pâte dans un sac de coutil, pressez-la entre deux plaques d'étain échauffées, faites fondre l'huile dans l'eau chaude, laissez déposer, passez et coulez dans des formes de papier. (vm.)

℞ Cacao légèrement torréfié, à volonté.

Enlevez l'écorce, écrasez l'amande, chauffez légèrement la pâte, renfermez-la dans un sac, exprimez avec une presse d'étain chauffée par l'immersion dans l'eau chaude, faites digérer l'huile au bain de sable, avec le double d'eau, et conservez-la après le refroidissement. (an. d. e. o. su. wu. br. sp. sw. vm.)

℞ Cacao mondé. . . . . à volonté.

Torréfiez-le légèrement, enlevez l'écorce, pilez l'amande, mettez la pâte dans un sac de toile, exposez celui-ci à la vapeur de l'eau bouillante, et quand il en est bien imprégné, soumettez-le à l'action d'une presse échauffée. (b. be. fe. fi. han. he. li. po. pr. s. br. pid. vm.)

℞ Cacao mondé. . . . . à volonté.

Torréfiez légèrement, pilez dans un mortier, broyez ensuite sur une pierre chaude, humectez la pâte avec suffisante quantité d'eau ; renfermez-la dans un sac, exprimez entre deux plaques échauffées, faites fondre l'huile au bain-marie, filtrez à travers du papier, et conservez après le refroidissement. (f.)

℞ Cacao mondé. . . . . à volonté.

Torréfiez légèrement dans une poêle de fer, pilez dans un mortier, broyez sur une pierre chaude, faites bouillir dans de l'eau, jusqu'à ce que l'huile surnage, laissez celle-ci se figer, faites-la fondre ensuite au bain-marie, passez-la chaude à travers un filtre

BUSSEROLE.

Raisin d'os ; Arbutus Uva ursi, **L.**

Bærentraube (Al. tralling bearberry (An.); miælnobær, mealbær-rüs (D gayuba , uba de orso (E.); beerendruif (Ho.); uva d'os (I.); niedzwiedzego , grona, borowkówe (Po.): uva de u (Pe.); miæ onris (Su.).

a. aun. ams. an. ba. be. br. d. du. e. ed. f. fe. fi. fu. g. hans. han. he. lo. o. p. po. pr. r. s. su. w. wu. be. br. c. g. m. pa. pidp z.

Arbuste (candrie monogynie , **L.** ; érycinées, **J.**) 'Europe (*fig.* Œd. *Fl. dan.*, *pl.* 33.)

On emple les feuilles (*folia* s. *herba Uvæ ursi*), ti sont garnies de courts pétioles, oval, oblongues, obtuses, entières, lisses , oriaces. Elles ont une faible odeur balsaique, et une saveur amère, agréable.

Excitant réputé diurétique, dont les propriétés édicinales ont été singulièrement exagées. — Dose de la poudre, un à deux scrujles , et même jusqu'à un gros, trois ou quae fois par jour.

POUDE ANTICALCULEUSE. (b*.)

℞ Huile eentielle d'écorce d'orange,
          six gouttes.
Sucre anc. . . une demi-once.

Faites un léo-sucre , et ajoutez

Poudre busserole , une demi-once.
— — e gomme arabique ,
          deux gros.
— — e jalap. . . . un gros.

Dose , un gros , tous les jours ou tous les deux jours.- Conseillée, par Quarin, dans la colique phrétique.

POUDRE DIURÉTIQUE.

Pulvis uvæ ursi. (*au.*)

℞ Herbe de busserole, un scrupule.
Oléo-sucre de fenouil. . cinq grains.

Partagez en douze paquets. — Dose, trois ou quatre par jour.

POUDRE LITHONTRIPTIQUE. (c.)

℞ Herbe de busserole,
Quinquina, de chaque, deux gros.
Opium. . . . . . trois grains.

Faites six paquets. — Dose, un , trois ou quatre fois par jour, suivi de deux onces d'eau de chaux.

DÉCOCTION DE FEUILLES DE BUSSEROLE.

Decoctum foliorum uvæ ursi. (b*. au.)

℞ Feuilles de busserole , une demi-once.
Eau de fontaine. . . dix onces.

Faites réduire à huit onces par l'ébullition.

Dose, toutes les deux heures, deux cuillerées. (b*.)

℞ Feuilles de busserole, une demi-once.
— — de thé. . . . un gros.
Gomme du Sénégal. . une once.
Eau. . . . . . . six onces.

Faites bouillir, et ajoutez à la colature

Miel. . . . . . . six gros.

Dose, une cuillerée, quatre à six fois par jour.

C

CAAPEBA.

Cissampes Caapeba, **L.**

Grieswurzel (Altouwdruif (Ho.); acipo das cobras (Por.).

w. sr.

Plante bdioécie monadelphie, **L.** ; ménispermée Cand.), qui croit dans l'Amérique méridonale. (*fig.* Plum. t. 67. f. 2.)

On emple la racine, qui est grosse comme une plume 'oie , fibreuse , un peu tordue , striée, trèsure , un peu tuberculeuse et noire. Elle une saveur amarescente , aromatique etere.

Excitant réputé diurétique.

CACAOYER.

Cacaoyeres iles ; Theobroma Cacao , **L.**

a. ams. an. b. l be. br. d. e. f. fe. fi. fu. g. ham. han. he. li. o. p. po. pr. s. su. w. wu. a. be. br. g. m. pid. sp. z.

Arbre (polyadelphie pentandrie , **L.** ; malvacées , **J.**) de l'Amérique méridionale. (*fig. Flore médic.* II. 83.)

On emploie la semence, appelée *Cacao*, *fructus* s. *nuces* s. nuclei *Cacao*, qui est ovoïde , de la grosseur d'une aveline , charnue, violacée, d'une saveur huileuse et amarescente.

POUDRE RESTAURANTE. (ham.)

℞ Poudre de cacao torréfié, huit onc
— — — de riz,
— — — de sucre blanc,
   de chaque. . .
— — — de cannelle

     rire ne

Pasta cacaotina.

℞ Cacao. . .

Détachez les

torréfaction, ou par l'immersion dans l'eau bouillante, séchez ensuite les amandes, pulvérisez-les grossièrement, et réduisez-les en pâte, en les pilant dans un mortier échauffé.

Cette pâte nous vient aussi d'Amérique, où on la prépare avec du cacao de qualité inférieure.

CHOCOLAT DE SANTÉ.

Chocolata medica s. *simplex*, *Cacao tabulata* s. *præparata*, *Pasta cacaotina saccharata*. (b*. f. fu. s.)

℞ Pâte de cacao,
Sucre blanc, de chaque, parties égales.

Broyez ensemble, et réduisez en tablettes* (b*. s.)

℞ Cacao Caraque torréfié et mondé, mille sept cent cinquante-huit parties.
Cacao des îles, préparé de même, trois mille parties.
Sucre blanc. . cinq mille parties.
Cannelle en poudre, quarante parties.

Pilez le cacao dans un mortier de fer échauffé, avec le quart du sucre, broyez ensuite par parties, avec un rouleau de fer, sur une pierre polie et échauffée, ajoutez la cannelle et le reste du sucre, broyez encore pendant un demi-quart d'heure, et faites sécher dans des moules de fer-blanc. (f.)

fu. prescrit une livre de cacao et huit onces de sucre, sans cannelle.

Ce chocolat ne mérite guère l'épithète qu'on lui donne, car il est plus difficile à digérer que le suivant.

CHOCOLAT A LA VANILLE. (b*. f. w. *sp*.)

℞ Cacao Caraque légèrement torréfié, seize onces.

Pulvérisez-le, puis réduisez-le en pâte, dans un mortier de fer échauffé, en ajoutant

Sucre en poudre. . . douze onces.

Lorsqu'il n'y a plus de grumeaux, ajoutez encore

Vanille triturée avec trois gros de sucre. . , ... un gr

Mettez en moules. (*sp*.)

Le *Chocolat à une vanille* est celui qui contient un scrupule de vanille par livre *Chocolat à deux vanilles* en contient d

w. prescrit une livre de cacao autant de sucre, et quatre ᵣ risées ; — f. quarante part* ajouter aux proportion*

Pérou ; — b*. indique, d'après Wiegleb, sous le nom de *Chocolata amatica* : cacao, seize onces; sucre, seize onces; cannelle, une demi-once ; clous de girofle, deux gros; petit cardamome, un gros; anille pulvérisée avec du sucre, un gros.

En général, une once de chocolat suffit pour quatre à six onces d'u, qu'on peut remplacer en partie par du lait.

BEURRE DE CACAO.

Huile de cacao, *Huile concrète de cacao*; *Butyrum* s. *Oleum cacao*, *Oleum cacao spissatum* s. *theobromæ cacao expressum* s. *fructus cacao*. { a. ams. an. b. b be. br. d. e. f. fe. ß. fu. han. he. o. p. pa.o. pr. s. sa. su. w. wu. br. pid. sp. sw. vm.

℞ Amandes de cacao. . . à volonté.

Enlevez la pellicule d'un coup de marteau, vannez, pulvérisez, passez à travers un tamis de crin, pilez dans un mortier échauffé, renfermez la pâte dans un sac de coutil, pressez-la entre deux plaques d'étain échauffées, faites fondre l'huile dans l'eau chaude, laissez déposer, passez et coulez dans des formes de papier. (vm.)

℞ Cacao légèrement torréfié, à volonté.

Enlevez l'écorce, écrasez l'amande, chauffez légèrement la pâte renfermez-la dans un sac, exprimez avec une presse d'étain chauffée par l'immersion dans l'eau chaude, faites digérer l'huile au bain de sable, avec le double d'eau, et conservez-la après le refroidissement. (aml. e. o. su. wu. br. sp. sw. vm.)

℞ Cacao mondé. . . . . à volonté.

Torréfiez-le légèrement, écrasez l'écorce, pilez l'amande, mettez la pâte dans un sac de toile, exposez celui-ci à la vapeur de l'eau bouillante, et quand elle est bien imprégnée, soumettez-le à l'action d'une presse échauffée. (b. be. fe. fi. han.e. li. po. pr. s. br. pid. vm.)

℞ Cacao mondé. . . . . à volonté.

Torréfiez légèrement, pil r- tier, h
hr .é
.nez
.ondre
.avers du
refroidisse-

.ans
.ier

de papier, et conservez-la après le refroidissement. (a. ams. ba. br. fu. p. pa. sa. w.
br. pid. sw. vm.)

Adoucissant, aliment.—Lentin en prescrivait, trois fois par jour, un gros, avec du
jaune d'œuf ou du bouillon gras, dans la
cardialgie attribuée à l'excoriation de l'estomac.

PILULES DE BEURRE DE CACAO. (f*.).

♃ Beurre de cacao. . . . deux gros.
Poudre de racine de guimauve,
                 quantité suffisante
pour faire une masse pilulaire.

CRÈME PECTORALE. (ca. pie.)

♃ Beurre de cacao. . . . deux onces.
Sirop de baume de Tolu,
—— de capillaire,
de chaque. . . . . . une once.
Sucre blanc. . . une demi-once.

A prendre par cuillerées. (ca. pie.) — Cette
formule est de Tronchin.

♃ Beurre de cacao,
Sirop de coquelicot,
Eau de fleurs d'oranger,
Huile d'amandes douces,
de chaque. . . . . une once.

A prendre par cuillerées. (ca.)

SUPPOSITOIRE ÉMOLLIENT. (ca.)

♃ Beurre de cacao,
Cérat solide,
de chaque. . . . parties egales.
Faites une bougie conique.

CÉRAT COSMÉTIQUE. (vm.)

♃ Cire blanche. . . . . une partie.
Faites fondre et ajoutez
Huile d'amandes douces, deux parties.
Beurre de cacao. . . une partie.
Remuez jusqu'à parfait refroidissement.

CÉRAT LABIAL.

Cérat pour les lèvres. (vm.)

♃ Cire blanche. . . . . une partie.
Huile d'amandes douces, trois parties.
Beurre de cacao, une partie et demie.
Orcanette pilée. . une demi-partie.

Après un quart d'heure de macération, passez en exprimant, et quand la
masse commence à se figer, ajoutez

Essence de bergamote,
           une demi-partie.

CACHIBOU.

Chibou, Résine de Gomart.
f. g.

Résine solide à l'extérieur, encore un peu
molle au centre, à cassure vitreuse, transparente, d'un jaune pâle, d'une odeur de
térébhenthine fine quand on l'écrase, d'une
saveur douce, parfumée et nullement
amère.

Elle transsude du tronc du *Bursera gum-
mifera*, L. , arbre (hexandrie monogynie,
L. ; térébinthacées, J.) des Antilles. (*fig.*
Desc. *Flor. Ant.* t. 97.)

Excitant.

CACHOU.

*Terre du Japon ; Catechu, Terra Japonica,
Succus Japonicus.*

*Katechusaft, japonische Erde, Catechu (Al.); cashoo, japan
earth (An.); cutt (Can. Hi.); japonisk jord (D.); catecu (E.);
sok katechowy (Po.); catch (Por.).*

am. ams. an. b. ba. be. br. d. du. e. ed. f. ff. fi. fu. g. ham.
han. he li. lo. o. p. po. pr. r. s. su. w. wu. be. br. c. g.
m. pa. pid. so. sp. z.

On distingue trois sortes de cachou:

1° *Cachou terne et rougeâtre;* en pains de
trois ou quatre onces, à cassure terne, rougeâtre, ondulée et souvent marbrée, friables
sous la dent, d'une saveur astringente, sans
amertume, et suivie d'un goût sucré très
agréable.

2° *Cachou brun et plat;* en pains ronds,
aplatis, pesant deux à trois onces, plus pesans, plus durs, plus bruns et moins friables
que les précédens, rarement marbrés, à cassure luisante, d'une saveur astringente et
amère, à peine suivie d'un goût douceâtre.

3° *Cachou en masses;* en fragmens de trois
à quatre onces, d'un brun rougeâtre ou noirâtre uniforme, luisans, d'une saveur astringente, amère et suivie d'un arrière-goût
agréable.

On obtient le cachou en faisant évaporer
à siccité la décoction dans l'eau du bois ou
des fruits du *Mimosa Catechu*, L. (polygamie monœcie, L.; -légumineuses, J.),
arbre des Indes orientales. (*fig.* Pluck. *Alm.*
t. 329. f. 2.)

D'autres végétaux en fournissent sans
doute aussi.

Astringent.—Dose, de la poudre, depuis
un scrupule jusqu'à un demi-gros.

CACHOU DÉPURÉ. (sa. vm.)

♃ Cachou. . . . . . . à volonté.

Pulvérisez-le dans un mortier de marbre,
en ajoutant de temps en temps un peu d'eau;
enlevez celle-ci à mesure qu'elle se sature;
répétez de même jusqu'à ce qu'il ne reste plus
que des impuretés; réunissez les liqueurs,
laissez-les reposer, et évaporez au bain-marie, jusqu'à consistance d'extrait.

POUDRE DE CACHOU COMPOSÉE.

Pulvis catechu compositus. (au.)

♃ Cachou,
Cascarille,
Gomme arabique,
Poudre aromatique,
de chaque. . . . parties égales.

Dose, un scrupule toutes les deux heures, dans la diarrhée chronique.

EXTRAIT DE CACHOU.

Extractum catechu. (f. vm.)

♃ Cachou pulvérisé. . . . une livre.
Eau chaude. . . . quatre livres.

Faites dissoudre, passez à travers un tamis de crin, laissez reposer, et évaporez au bain-marie, jusqu'à siccité. (f.)

Cette préparation ne diffère pas de la précédente. Il n'en est pas de même de celle qui suit :

♃ Cachou cassé en gros morceaux,
une livre.
Eau froide. . . . . deux livres.

Faites macérer pendant trois jours, décantez sans remuer, filtrez la liqueur, et évaporez jusqu'à consistance d'extrait. (vm.)

PILULES ASTRINGENTES. (ca. pie. sm.)

♃ Cire jaune. . . . une demi-once.
Blanc de baleine,
Cachou, de chaque. . . un gros.
Huile essentielle de cannelle,
douze gouttes.

Faites des pilules de six grains. (ca. pie.) — Dose, trois ou quatre par jour, dans la dysenterie chronique.

♃ Cachou. . . . . . douze grains.
Alun. . . . . . . six grains.
Opium. . . . . . deux grains.

♃ Faites des pilules de cinq grains. (ca.) — Dose, une ou deux par jour, vers la fin des gonorrhées. — Cette formule est de Capuron.

♃ Gomme arabique. . . quatre gros.
Cachou. . . . . . deux gros.
Mercure doux. . . . un scrupule.
Térébenthine cuite, quantité suffisante.

Faites cent soixante pilules. (sm.) — Dose, quatre le matin, à midi et le soir, vers la fin des gonorrhées. — Cette formule est de Quarin, mais modifiée.

♃ Gomme arabique,
Extrait de réglisse,
de chaque. . . . deux gros.
Cachou. . . . . un demi-gros.
Mastic. . . . . . un gros.
Sirop de guimauve, quantité suffisante.

Faites des pilules de trois grains. (sm.) —

Dose, quatre, trois fois par jour, dans les catarrhes chroniques. — Cette formule est de Tronchin.

♃ Mercure doux. . . . un scrupule.
Cachou,
Baume de Copahu,
de chaque. . . . . trois gros.
Sirop de grande consoude,
quantité suffisante.

Faites cent cinquante pilules. (sm.) — Dose, quatre, trois fois par jour, dans la leucorrhée et la blennorrhée.

♃ Yeux d'écrevisse. . deux scrupules.
Cachou. . . . . . un scrupule.
Mercure doux. . . . huit grains.
Baume de Copahu, un demi-scrupule.
Sirop de grande consoude,
quantité suffisante.

Faites des pilules de quatre grains. (sm.) — Dose, trois par jour, en augmentant peu à peu jusqu'à six, dans les flux muqueux réputés atoniques.

TABLETTES DE CACHOU.

Pastilles de cachou; Trochisci catechu, Tabellæ de terra catechu. (ams. be. e. f. sa. w. sp. vm.)

1° Sans aromates.

♃ Extrait de cachou en poudre,
une partie.
Sucre blanc. . . quatre parties.
Mucilage de gomme adragant,
quantité suffisante.

Faites des pastilles de douze grains. (f.)

♃ Cachou,
Gomme arabique,
de chaque. . . . trois onces.
Sucre blanc. . . . dix onces.

Pilez ensemble, avec
Eau de roses. . suffisante quantité.

Faites une masse divisible en trochisques. (e.)

ams. prescrit deux onces de cachou, autant de gomme, huit onces de sucre et de l'eau de roses ; — be. deux onces de cachou, trois de gomme, douze de sucre et de l'eau de roses.

♃ Extrait de cachou. . . une partie.
Sucre blanc. . . . seize parties.

Faites fondre le sucre à sec, incorporez l'extrait, coulez sur une pierre chaude huilée, et partagez en tablettes. (vm.)

♃ Cachou en poudre. . . une once.
Suc de réglisse. . . trois onces.
Espèces diatragacanthes,
une demi-once.

Faites des trochisques. (w.)

19.

2° Avec des aromates.

℞ Cachou. . . . . . deux gros.
　Sucre candi. . . . . une once.
Mucilage de gomme adragant,
　　　　　　quantité suffisante.
Huile essentielle de cannelle,
　　　　　deux à trois gouttes.
Faites des tablettes. (sa.)

℞ Cachou. . . . . . une once.
　Sucre. . . . . . une demi-once.
　Girofle. . . . . . un scrupule.
Essence de citron, un demi-scrupule.
Mucilage de gomme adragant,
　　　　　quantité suffisante.
Faites des trochisques. (sp.)

℞ Sucre blanc. . . trente-six parties.
Faites-le foudre à feu doux, et ajoutez-y
Extrait de cachou . . trois parties.
Cannelle. . . . une demi-partie.
Réduisez la masse en pastilles. (vm.)

TABLETTES DE CACHOU ODORANTES.

Trochisci ad fœtorem oris s. catechu cum am-
　bra. (br. f. fu. w. au.)

℞ Masse de tablettes de cachou sim-
　ples (formule de f.), une demi-livre.
　Teinture d'ambre. . seize gouttes.
Mêlez avec soin, et faites des tablettes. (f.)

℞ Cachou. . . . . . une once.
　Sucre candi. . . . . deux onces.
　Ambre gris,
　Musc d'Orient,
　de chaque. . un demi-scrupule.
Mucilage de gomme adragant,
　　　　　quantité suffisante.
Faites des trochisques. (br. w.)

℞ Poudre de sucre blanc,
———— de cachou,
　de chaque. . . . une once.
——— de racine d'iris de Florence,
　　　　　　trente grains.
——— d'ambre gris. . cinq grains.
Faites des trochisques. (fu.)

℞ Cachou. . . . . . une once.
　Racine d'iris de Florence,
　　　　　un demi-gros.
　Ambre gris. . . . cinq grains.
　Sucre blanc. . . . . une once.
Mucilage de gomme adragant,
　　　　　quantité suffisante.
Faites des trochisques d'un gros. (au.)

TABLETTES DE CACHOU ET DE MAGNÉSIE. (f.)

℞ Poudre de cachou. . . . six gros.
——— de magnésie pure,
　　　　　　quatre onces.
——— de cannelle. . . trois gros.

——— de sucre blanc, une demi-livre.
——— de gomme adragant,
　　　　　douze grains.
Eau de cannelle, quantité suffisante.
Faites des tablettes de douze grains.

ÉLECTUAIRE GINGIVAL.

Électuaire de myrrhe composé; Electuarium s.
　Linimentum gingivale, Electuarium myr-
　rhœ compositum, Linimentum gingivale ro-
　borans, Mixtura pro gingivis roborandis.
　(b. fu. li. su. w. wu. vm.)

℞ Cachou,
　Kino, de chaque. . . . un gros.
　Esprit de cochléaria. . . une once.
Faites digérer à une chaleur douce, et
ajoutez à la solution
　Miel rosat. . . . . une once.
Mêlez bien. (b*. fu.)

℞ Cachou,
　Sang-dragon,
　de chaque. . . une demi-once.
　Esprit de cochléaria,
　　　　　quantité suffisante
pour dissoudre, à l'aide d'une douce chaleur.
(wu.)

℞ Gomme arabique, une demi-partie.
　Kino,
　Myrrhe,
　de chaque, une partie et demie.
　Cannelle,
　Extrait de cachou,
　de chaque. . . deux parties.
　Savon blanc. . . quatre parties.
　Miel blanc. . . . seize parties.
Mêlez avec soin. (vm.)

℞ Poudre de cachou,
——— de myrrhe,
——— de sang-dragon,
　de chaque. . . . trois gros.
——— de girofle,
　Savon blanc, de chaque, une once.
Broyez ensemble, en ajoutant peu à
peu
　Miel blanc. . . . quatre onces.
Mêlez bien. (su. vm.)

℞ Cachou,
　Racine de roseau aromatique,
　de chaque. . . . . un gros.
　Myrrhe. . . . . un demi-gros.
　Huile essentielle de girofle,
　　　　　douze gouttes.
　Miel rosat. . . une once et demie.
Mêlez par la trituration. (li.)

℞ Laque en grains. . . deux onces.
　Cachou,
　Mastic,

Myrrhe choisie,
Clous de girofle,
Alun brûlé,
Tabac d'Espagne,
Semences de cochléaria,
de chaque. . . . . deux gros.
Sel ammoniac. . . . . un gros.
Baume du Pérou. . deux scrupules.
Miel rosat. . . . . . huit onces.

Mêlez avec soin. (w.)

On s'en frotte les gencives, matin et soir, pour les nettoyer et les raffermir, et on les lave ensuite avec de l'eau.

ÉLECTUAIRE ANTIFLATUEUX. (pie. sm.)

℞ Conserve de romarin, quatre onces.
Succin préparé,
Cachou, de chaque. . . deux gros.
Sirop de stœchas, quantité suffisante.

Conseillé par Tronchin dans la colique venteuse, les spasmes et névroses des organes digestifs, et au début des dégénérescences squirrheuses de l'estomac.—Dose, la grosseur d'une muscade, trois fois par jour, pendant un mois et plus.

ÉLECTUAIRE ANTIDIARRHÉIQUE. (sm.)

℞ Conserve de roses rouges, trois onces.
Thériaque. . . . . . trois gros.
Cachou. . . . . . . deux gros.
Ipécacuanha. . . . quinze grains.
Sirop de grenade, quantité suffisante.

Dose, la grosseur d'une noisette, quatre fois par jour.

ÉLECTUAIRE ASTRINGENT.

Opiat astringent; *Electuarium adstringens*. (b. sm. sp.)

℞ Succin,
Camphre,
Cachou, de chaque. . . un gros.
Conserve de roses rouges, deux onces.

Mêlez bien. (sm.)

℞ Cachou,
Cascarille, de chaque. . une once.
Écorce de grenade,
Noix de cyprès,
de chaque. . . une demi-once.
Rob de genièvre. . . quatre onces.

Mêlez avec soin. (sp.)

℞ Quinquina. . . . . une once.
Baume de Tolu,
Cachou, de chaque. . . un gros.
Sirop de roses. . quantité suffisante.

Mêlez. (b.)

Dose, un gros matin et soir, dans la leucorrhée et la gonorrhée.

EMPLÂTRE CONSOLIDANT VÉGÉTAL.

Emplastrum consolidans vegetabile. (fu.)

℞ Cachou dissous dans du vin blanc,
Huile d'olive, de chaque, une livre.
Évaporez jusqu'à consomption de l'humidité, et ajoutez
Cire jaune. . . . une demi-livre.

Jadis on le croyait propre à hâter la cicatrisation.

ONGUENT DE CACHOU. (b*.)

℞ Cachou. . . . . quatre onces.
Alun. . . . . . . neuf gros.
Foix-résine. . . . . quatre onces.
Huile d'olive. . . . . dix onces.
Eau. . . . . quantité suffisante.

Suivant Thomson, il est en grande renommée aux Indes, pour la cure des ulcères.

LAVEMENT ASTRINGENT. (e.)

℞ Électuaire de cachou, une demi-once.
Eau de chaux. . . . dix onces.

En deux fois, dans la diarrhée.

MIXTURE ASTRINGENTE.

Mixtura adstringens. (b. ca.)

℞ Chenevis. . . . . une once.
Eau. . . . . quantité suffisante
pour avoir une livre de décoction.
Ajoutez à la colature
Extrait d'arnica . . . . un gros.
Cachou. . . . . . un scrupule.
Sirop d'écorce d'orange,
—— de guimauve,
de chaque . . . une once.

Mêlez. (b*.)—A prendre peu à peu, dans l'hématurie.

℞ Eau de mélisse . . une demi-livre.
Sirop de kermès. . . une once.
Cachou. . . . . . trois gros.
Camphre . . . . . huit grains.

Dans la dysenterie. (ca.)

INJECTION ASTRINGENTE.

Injectio catechu. (au.)

℞ Cachou,
Myrrhe, de chaque. . . un gros.
Eau de chaux. . . quatre onces.

Dans la gonorrhée et la leucorrhée chroniques.

INFUSION DE CACHOU.

Infusum acaciæ catechu s. japonicum s. catechu compositum. (am. b*. ed. lo. br. c. sw*.)

℞ Cachou en poudre, deux gros et demi.
Cannelle. . . . . un demi-gros.

Eau bouillante.   ·.   six à sept onces.

Après deux heures de macération,
passez et ajoutez

Sirop simple.   .   .   .   .   une once.

Mêlez bien. (am. b*. ed. lo. br. c.)

♃ Cachou.   .   .   .   .   une demi-once.
Cannelle   .   .   .   .   .   un gros.
Eau bouillante .   quantité suffisante
pour obtenir douze onces d'infusion;
passez et ajoutez à la colature

Gomme arabique.   .   .   deux gros.
Sucre   .   .   .   .   .   une demi-once.

Laissez reposer et décantez. (sw*.)

Astringent, usité dans les maladies attribuées à l'atonie du canal alimentaire. —
Dose ordinaire, deux cuillerées à bouche.

SIROP DE CACHOU. (ca. pie.)

♃ Extrait de cachou   .   .   .   une once.
Eau tiède.   .   .   .   .   .   une livre.

Faites fondre dans la solution

Sucre.   .   .   .   .   .   .   deux livres.

Clarifiez avec le blanc d'œuf, et réduisez,
par la coction, à consistance de sirop.

Dose, une cuillerée à bouche, deux fois par
jour.

LOOCH ASTRINGENT.

Looch d'amidon; Looch japonicum, Linctus
subadstringens. (ca. sp. sw*.)

♃ Cachou.   .   .   .   .   .   .   deux gros.
Eau de cannelle   .   .   .   quatre onces.

Dissolvez à froid, et faites une
émulsion avec

Salep.   .   .   .   .   un gros et demi.
Sirop de coquelicot.   .   deux onces.

Mêlez bien. (sw*.) — Dose, une cuillerée,
toutes les deux heures, dans la dysenterie.

♃ Cachou   .   .   .   .   ·.   .   deux gros.
Blanc d'œuf battu.   .   .   .   six gros.
Sirop de grande consoude, une once.

Mêlez. (sp.) — Recommandé surtout dans
l'hémoptysie.

♃ Blanc d'œuf battu dans un peu
d'eau,
Sirop de baume de Tolu,
de chaque.   .   .   .   .   une once.
Amidon   .   .   .   .   .   .   deux gros.
Cachou.   .   .   .   .   .   un gros.

Mêlez. (ca.) — Dans les diarrhées rebelles.

POTION ANTIÉMÉTIQUE ET ASTRINGENTE. (pie.)

♃ Racine de columbo.   .   trente grains.
Cachou préparé.   .   .   .   un gros.
Écorce de Winter .   .   vingt grains.
Eau.   .   .   .   .   .   .   quatre onces.

Faites infuser pendant huit heures,

sur des cendres chaudes, passez, et
ajoutez à la colature

Sirop de roses rouges.   .   une once.

A prendre par cuillerées, dans les diarrhées
asthéniques unies aux vomituritions, et dans
le choléra-morbus.

DÉCOCTION DE CACHOU.

Decoctum catechu. (g. p. wu. ra.)

♃ Cachou.   .   .   .   .   .   deux gros.
Eau de fontaine.   .   .   .   deux livres.

Faites bouillir pendant un quart d'heure,
et édulcorez avec un sirop quelconque.
(ra.)

g. prescrit trois gros de cachou, deux livres d'eau réduites à une, et trois onces de
sirop de coing.

♃ Cachou .   .   .   .   .   deux gros.
Eau de fontaine.   .   .   .   seize onces.

Faites bouillir jusqu'à ce qu'il ne reste
qu'une livre de liquide; quand celui-ci est
refroidi, ajoutez-y

Alcool de cannelle.   .   .   deux onces.

Mêlez. (p.)

♃ Cachou.   .   .   .   .   une demi-once.
Eau de fontaine, quantité suffisante.

Faites bouillir, et ajoutez sur la fin

Feuilles de sauge.   .   une demi-once.

Aux deux livres de colature, ajoutez
encore

Eau de cannelle vineuse,
Sirop diacode, ·
de chaque.   .   une once et demie.

Astringent, usité dans les diarrhées chroniques et opiniâtres.

TISANE ASTRINGENTE. (bo. pie.)

♃ Racine de grande consoude, une once.
Pétales de roses rouges, une pincée.
Baies de cynorrhodon.   .   .   n° 12.
Cachou.   .   .   .   .   .   un scrupule.
Eau.   .   .   .   .   .   .   une pinte.

Faites cuire pendant une demi-heure. (pie.)

On l'édulcore avec deux onces de sirop de
coing, de groseille ou de vinaigre.

GARGARISME ANTIAPHTHEUX. (fu.)

♃ Cachou.   .   .   .   .   .   trois gros.
Eau de chaux.   .   .   .   .   une livre.

Faites réduire par l'ébullition à dix
onces de colature, et ajoutez

Sous-acétate de plomb liquide,
un scrupule.
Miel despumé.   .   .   .   deux onces.

Tinctura s. *Essentia catechu* s. terræ *catechu.*
(ams. b. be. br. f. ff. han. o. po. pr. r. s.
w. *br. vm.*)

℞ Cachou. . . . . . . une once.
Alcool (15 degrés). . . six onces.

Faites digérer pendant trois jours, et filtrez. (b. be.)

f. et ff. prescrivent une partie de cachou,
quatre d'alcool (22 degrés), et quatre jours
de macération ; — ams. et r. une partie de
cachou et six d'alcool (0,917) ; — han. o. po.
et pr. cinq onces de cachou et deux livres
d'alcool ; — *vm.* une partie de cachou et six
d'eau-de-vie ; — *br.* une de cachou et seize
d'eau-de-vie ; — s. une de cachou et cinq
d'alcool.

℞ Cachou. . . . . . une partie.
Esprit de coing. . . quatre parties.

Filtrez après suffisante digestion.

Astringent, tonique. — Dose, trente à
quarante gouttes.

Vin astringent ; *Vinum catechu.* (ff.)

℞ Teinture de cachou . . une partie.
Vin rouge . . . . vingt parties.
Mêlez bien.

℞ Teinture de cachou . . une partie.
Miel rosat. . . . . cinq parties.
Mêlez bien.

Tinctura catechu aromatica. (am. du. ed. li.
lo. *c. sw. vm.*)

℞ Cachou. . . . . trois onces.
Cannelle en poudre . . deux onces.
Alcool (0,83). . . deux parties.

Filtrez après quinze jours de macération.
(am. du. ed. li. lo. c. sw.)

vm. prescrit de préparer une teinture avec
0,25 de cannelle et 6 d'eau-de-vie, puis d'y
faire dissoudre 1 de cachou.

Astringent. — Dose, deux ou trois cuillerées à café, dans du vin ou tout autre véhicule.

*Teinture japonaise, gingivale ou gingivale
balsamique* ; *Tinctura catechu composita* s.
japonica s. *gingivalis* s. *gingivalis balsamica.* (b*. he. p. po. w. sa. sw.)

℞ Cachou,
Myrrhe, de chaque, une demi-once.

Baume du Pérou . . . . un gros.
Esprit de cochléaria. . huit onces.

Faites digérer à une douce chaleur, pendant deux jours, et filtrez. (po.)

℞ Cachou,
Myrrhe, de chaque. . . une once.
Baume du Pérou. . . . un gros.
Esprit de cochléaria ,
Alcool, de chaque . . trois onces.

Filtrez après suffisante digestion. (b*. w..
sw.)

he. prescrit une once de cachou, autant
de myrrhe, deux gros de baume du Pérou,
trois onces d'alcool et autant d'extrait de
cochléaria ; — p. une once de cachou, autant de myrrhe, un gros de teinture de baume du Pérou, quatre onces d'alcool et autant
d'esprit de cochléaria ; — *sw.* une once de
myrrhe, pas de cachou (sans doute par omis-
sion), un gros de baume du Pérou et huit
onces d'esprit de cochléaria.

℞ Cachou. . . . . . une once.
Quinquina ,
Balaustes, de chaque, une demi-once.
Alcool. . . . . . une livre.

Faites digérer. (*sa.*)

Excitant, recommandé jadis dans le soor-
but de la bouche et les affections des gencives attribuées à l'atonie de leur tissu. — On
l'employait ordinairement mélangé, en quantité variable, avec du miel rosat.

Guttæ stomachicæ. (*sw.*)

℞ Teinture de cachou,
———— de cannelle ,
de chaque. . . . deux onces.
———— de poivre de la Jamaïque,
une demi-once.

Mêlez. — Dose, soixante gouttes, dans de
l'eau, en augmentant jusqu'à deux cuillerées à café, trois fois par jour.

℞ Teinture de cachou. . . une once.
———— d'opium, soixante gouttes.
Gomme arabique. . . deux gros.
Eau de cannelle. . . . six onces.

Dose, une cuillerée toutes les heures, dans
la diarrhée.

CADMIUM.

Kadmium, Zincum Silesiacum.

Métal fort rare, et découvert depuis quelques années seulement. Parmi ses composés,
on a proposé d'employer en médecine les
suivans :

OXIDE DE CADMIUM.

Oxydum kadmii. (b*.)

♃ Zinc de Silésie. . . . à volonté.
Acide sulfurique faible ,
quantité suffisante
pour dissoudre à chaud la mine ; faites passer un courant de gaz acide hydrosulfurique
à travers la liqueur refroidie et filtrée ; recueillez et lavez le précipité ; traitez-le par
l'acide hydrochlorique liquide chaud ; évaporez la solution presque jusqu'à siccité ;
ajoutez de l'eau au résidu, et versez-y de
l'ammoniaque caustique ; lavez et faites
sécher le précipité.

On ne connaît pas bien l'action de cet
oxide, non plus que celle du sel suivant, Il
paraît seulement, d'après quelques faits trop
peu nombreux, jouir de propriétés irritantes et être même vénéneux à assez faible
dose.

SULFATE DE CADMIUM.

Sulphas kadmii. (b*.)

♃ Oxide de cadmium. . . à volonté.
Acide sulfurique, quantité suffisante
pour le dissoudre. Évaporez, et faites cristalliser la liqueur.

EAU OPHTHALMIQUE. (b*.)

♃ Sulfate de cadmium, deux à huit grains.
Eau distillée. . . . . une once.
Conseillée à l'extérieur, dans l'ophthalmie
chronique , par Græfe.

CAFE.

Coffea Arabica, L.

*Coffee (Al. An.); bun (Ar.); copi cotta (Cy.); bund (Duk.);
unfe (E.); elive (Eg.); koffy (Ho.); kawa (Mal.); tochem
keweh (Pe.); kawe (Po); capie cottuy (Tam.); chaabe. (Tel.)*

an. br, e. f. fc. w. a. be, br. c, g. m. sp.

Arbrisseau (pentandrie monogynie, L. ;
rubiacées, J.) originaire d'Arabie et cultivé
en Amérique. (*fig. Flore médic.* II. 85.)
On emploie la semence, qui est cartilagineuse ou calleuse, grise, jaune ou verdâtre,
hémisphérique ou ovale, convexe d'un côté,
aplatie et marquée d'un sillon longitudinal
de l'autre. Elle a l'odeur du foin et la saveur
du seigle.

Elle contient, d'après Pelletier et Robiquet, une substance particulière, la *Caféine*,
matière très azotée, qui, sous ce rapport, ne
le cède qu'à l'urée.

Excitant.

POTION FÉBRIFUGE. (b*.)

♃ Café brûlé en poudre. . . - six gros.
Eau. . . . . . . trois onces.

Faites réduire à moitié par l'ébullition, et ajoutez à la colature
Suc de citron. . . . deux onces.
A prendre chaude, à jeun, dans l'apyrexie. — On a même donné un gros de café
brûlé, toutes les deux heures, contre les
fièvres intermittentes.

TISANE FÉBRIFUGE. (b*.)

♃ Café cru. . . . . . une once.
Eau de fontaine. . . . trois livres.
Faites réduire à une livre par la coction.
Dose, une demi-verrée toutes les deux
heures.

VINAIGRE DE CAFÉ.

Boisson antinarcotique; *A*cetum *coffeanum
extemporaneum.* (*ca. pie. sw*.)

♃ Café torréfié. . . . . trois onces.
Vinaigre. . . . . . douze onces.
Faites chauffer presque jusqu'au degré de l'ébullition, passez, et ajoutez
à la colature
Sucre blanc. . une once et demie.
Recommandé comme un spécifique presque assuré dans l'empoisonnement par l'o-
pium.—Dose, deux cuillerées tous les quarts
d'heure. — On donne ce vinaigre chaud.

CAILLE-LAIT.

Deux plantes de ce nom sont mentionnées dans les pharmacopées :

1° *Caille-lait blanc ; Gallium mollugo*, L.

*Weisses Labkraut (Al.); great ladies bedstraw (An.); zagt-
blcadig walstrow (Ho.); mollugem (Por.).*

f. m.

Plante ♃ (tétrandrie monogynie, L. ; rubiacées , J.), commune dans toute l'Europe.
(*fig.* Blackw. *Herb.* t. 168.)
On emploie l'herbe fleurie (*herba et flores
Gallii albi*), qui présente une tige tétragone,
lisse, faible, rameuse, garnie de feuilles
oblongues, légèrement dentées, mucronées,
verticillées par huit, et de fleurs blanches,
formant des panicules rameuses et étalées.
Elle a une odeur faible, mais agréable, et
une saveur acidule.

Autrefois on prescrivait le suc des fleurs
dans l'épilepsie.

2° *Caille-lait jaune ; Gallium verum*. L.

*Meyerkraut , gelbes Labkraut (Al.); yellow ladies bedstraw
(An.); guaja leche, galio (E.); gazlio giallo (I.).*

br. e. f. fu. g. s. w. wu. bc. m. sp.

Plante ♃, commune en Europe. (*fig.* Zorn,
Ic. pl. t. 338.)
On emploie l'herbe fleurie (*herba et flores
Gallii lutei*), qui offre une tige grêle, ra-

meuse, courte, garnie de feuilles linéaires, glabres, verticillées par six ou huit, et de petites fleurs jaunes, disposées en bouquets le long de sa partie supérieure, où elles forment ensemble une panicule alongée et étroite. Son odeur est agréable; sa saveur âcre et styptique.

Léger astringent.

POTION ANTIÉPILEPTIQUE. (*bo. pie. sm.*)

♃ Suc exprimé de caille-lait blanc,
six onces.
Vin blanc. . . une à deux onces.
Mêlez. (*sm.*)

♃ Teinture de castoréum, vingt gouttes.
Vinaigre de rue. . . deux onces.
Eau distillée de caille-lait jaune,
trois onces.
Mêlez. (pie.)

♃ Eau distillée de caille-lait,
———————— de tilleul,
de chaque. . . . . trois onces.
Vinaigre de rue. . . . deux gros.
Teinture de castoréum, vingt gouttes.
Sirop de stœchas. . . . une once.

A prendre en une seule fois, lorsque l'on sent les avant-coureurs de l'accès.

INFUSION DE CAILLE-LAIT JAUNE. (*ra.*)

♃ Fleurs de caille-lait jaune, deux gros.
Eau bouillante. . . . deux livres.
Après suffisante digestion, passez.

Conseillée par Chaussier, comme calmant et antispasmodique, dans les affections cérébrales.—A prendre tiède et par verrées.

CALAGUALA.

Aspidium coriaceum, Sw.

e. f. fe. w. br.g. m.

Plante ♃ (cryptogamic, L.; fougères, J.), qui croît au Pérou. (*fig. Flore médic.* II. 86.)

On emploie la souche, improprement appelée racine, qui est cylindroïde, écailleuse, roussâtre, flexueuse et garnie de fibrilles grêles dans toute son étendue. Elle renferme une moelle spongieuse dans son centre; elle a une odeur huileuse et rance, une saveur douce, bientôt convertie en amertume.

Elle contient, d'après Vauquelin, une huile essentielle très âcre, du mucilage, de l'amidon, une matière colorante rouge, un peu de sucre, etc.

Les éloges prodigués à cette racine, dans la pleurésie et autres maladies, n'ont même pas pu lui procurer une vogue passagère.

CALAMENT.

Deux plantes différentes portent ce nom dans les pharmacopées :

1° *Calament de montagne; Melissa Calamintha*, L.

Bergmünze (*Al.*); *montain balm* (*An.*); *plana mata, poleg, natkowe korenj, marulka hornj* (B.); *berg calaminth* (*Ho.*).

br. e. f. fe. g. w. wu. br. g. m. sp. z.

Plante ♃ (didynamie gymnospermie, L.; labiées, J.), de l'Europe méridionale. (*fig.* Zorn, *Ic. pl.* t. 111.)

On emploie l'herbe (*herba Calaminthæ* s. *Calaminthæ montanæ* s. *Calmontanæ*), qui se compose d'une tige pubescente, garnie de feuilles ovales, également pubescentes, presqu'en cœur à la base, et bordées de dents égales, à peu près obtuses. Elle a une odeur forte et aromatique, qui diminue beaucoup par la dessiccation, et une saveur âcre, aromatique.

Excitant, nervin.

2° *Calament des champs, petit Calament; Melissa Nepeta*, L.

Poleyartige Kalamint (*Al.*); *field balm* (*An.*); *veldkalaminth* (*Ho.*).

f. wu.

Plante ♃, répandue dans toute l'Europe. (*fig.* Blackw. *Herb.* t. 167.)

On emploie l'herbe (*herba Nepetæ* s. *Calaminthæ pulegii odore* s. *Calaminthæ agrestis*), qui présente une tige un peu velue, garnie de feuilles presque arrondies et glabres, que bordent de chaque côté deux ou trois dents inégales. Elle a une odeur et une saveur aromatiques. Excitant, nervin.

CALCIUM.

Métal inusité, à peine connu même, mais dont quelques unes des nombreux composés servent en médecine.

PROTOXIDE DE CALCIUM.

Chaux, Chaux vive; Calx, Calx viva, Calcaria pura, Terra calcarea pura, Calx usta, Oxydum calcii.

Kalk (*Al. Su.*); *quicklime* (*An.*); *ahuck* (*Ar.*); *cal* (*E.*); *chunna* (*Hi.*); *calce* (*I.*); *wapno* (*Po.*); *calviva* (*Su.*).

La plupart des pharmacopées placent la chaux dans leur matière médicale, c'est-à-dire prescrivent de la prendre dans le commerce. Telles sont a. am. ams. an. b. ba. be. br. d. dd. du. e. ed. f. ff. fi. fu. g. ham. han. he. li. o. p. po. pp. pr. r. s. su. wu. ww. c. sp. Quelques unes (lo. br. sw. vm.) font un devoir au pharmacien de la préparer toujours lui-même. D'autres enfin (h. f. fi. fu.)

lui permettent de l'acheter ou de la faire. Voici quel est le mode de préparation :

℞ Marbre blanc concassé.   . une livre.

Calcinez-le fortement dans un creuset, pendant une heure, jusqu'à ce qu'en laissant tomber dessus une goutte d'acide acétique, il ne se dégage plus aucune bulle de gaz ; alors laissez refroidir, et renfermez de suite dans un bocal bien bouché. (b. f. lo. br. sw. vm.)

b. f. et fu. permettent de préparer aussi la chaux avec les écailles d'huître bien mondées ; — f. fait observer que la chaux obtenue par la calcination soit des écailles d'huître, soit des coquilles d'œuf, n'est pas pure, et qu'elle contient du phosphate de chaux, avec du phosphate de magnésie. On doit donc préférer toujours le beau marbre blanc.

Il faut rapporter ici le *Spécifique antifébrile de Croll, Specificum antifebrile Crollii* (w.), qu'on donnait à la dose d'un scrupule jusqu'à un demi-gros, avant l'accès des fièvres intermittentes, tant pour absorber les acides dans les premières voies, que pour exciter les urines et les sueurs, mais à l'égard duquel on avait observé que, donné à des doses plus fortes, il produisait souvent la cardialgie, ce qui doit peu surprendre. Voici la formule de ce médicament, jadis célèbre, qui n'est que de la chaux à peu près pure :

℞ Coquilles de moule d'étang, à volonté.

Faites-les macérer dans du fort vinaigre pour les bien nettoyer, puis lavez-les à l'eau de fontaine, et faites-les sécher. Réduisez en poudre très fine, et calcinez fortement.

HYDRATE DE CHAUX.

Chaux éteinte ; Calx extincta, Hydras calcariæ. (ba.)

℞ Chaux pure.   . . . .   une partie.
  Eau commune.   . une demi-partie.

Versez l'eau peu à peu sur l'oxide, et, après le refroidissement de la masse délitée, renfermez-la dans un flacon.

EAU DE CHAUX.

Aqua calcis, s. calcis vivæ, Calcaria pura liquida, Aqua calcariæ ustæ. (a. am. ams. an. b. ba. be. br. d. dd. du. e. ed. f. fe. ff. fi. fu. g. ban. he. li. lo. o. p. po. pp. pr. r. s. sa. su. w. wu. br. . pid. sp. sw. sy. vm.)

℞ Chaux.   . . . . .   à volonté.

Arrosez-la d'eau pour l'éteindre ; quand elle est réduite eu poudre, délayez celle-ci dans de nouvelle eau, décantez le liquide lorsqu'il est devenu clair, et jetez-le ; versez de nouvelle eau sur le résidu, procédez de même que la première fois, et conservez la liqueur redevenue limpide. (f. fe. br.)

Ces trois pharmacopées gardent le silence sur la quantité d'eau qu'on doit employer. Les autres ne suivent pas leur exemple. En effet, fu. et li. prescrivent six parties d'eau ; — d. he. p. su. wu. *pid. sw.* et sy. huit ; — br. w. et *sp.* dix ; — am. du. e. ed. lo. et c. douze ; — an. b. g. et r. quinze ; — ams. et su. seize ; — ff. et *sw.* vingt ; — a. be. dd. ban. o. p. po. pp. et s. trente ; — ba. cinquante ; — fi. cinquante-six.

La seule chose qu'il importe de savoir sous ce rapport, c'est qu'une partie de chaux en exige environ quatre cents d'eau pour se dissoudre. Mais il est plus essentiel de savoir :

1° Que, suivant l'observation de Descroizilles, la chaux vive retient six ou sept pour cent de potasse provenant du combustible employé pour sa calcination, que cette potasse est plus soluble, et que par conséquent elle passe tout entière dans le premier liquide mis en contact avec l'oxide. Aussi l'eau de chaux première est-elle plus active que la seconde, dont l'anche a proposé de la distinguer par l'épithète d'*Eau de chaux potassée*. La pharmacopée sarde est la seule qui prescrive de préparer une *Eau de chaux première* et une *Eau de chaux seconde*, celle-là en traitant la chaux par huit parties d'eau, celle-ci en traitant le résidu par sept parties de nouvelle eau.

2° Que l'eau de chaux ayant une très grande affinité pour l'acide carbonique, elle est fort sujette à perdre son oxide, et de sorte que, pour la maintenir toujours au même degré de saturation, il conviendrait, comme le prescrivent ams. lo. et *vm.*, de laisser au fond du vase une certaine quantité d'hydrate de chaux, sauf à filtrer, ou seulement à décanter avec soin la liqueur, chaque fois qu'on s'en servirait.

Fortement astringente, excitante même, et surtout très avide de se combiner avec les acides, l'eau de chaux a été conseillée dans toutes les maladies attribuées soit à l'atonie des solides, soit à l'acidité des liquides, telles que la diarrhée, le diabète, les scrofules, la leucorrhée, le scorbut, les vers, les calculs urinaires. Quant aux propriétés lithontriptiques qui lui ont été attribuées, il faudrait, pour les admettre, qu'il fût démontré que la chaux vive passe de l'estomac dans la vessie, et qu'elle s'y introduit en quantité suffisante pour dissoudre un calcul formé d'acide urique, acide dont, suivant la remarque de Laugier, la chaux augmente effectivement la solubilité, en se combinant avec lui ; mais, puisque le problème a été posé ainsi d'une manière chimique, il resterait encore, pour en obtenir une solution complète, 1° à trouver les moyens de s'assurer qu'un calcul est formé en entier d'acide urique, 2° à inventer un procédé susceptible de faire connaître combien un calcul formé de cette seule substance en contient réellement. Ces deux données trouvées, il faudrait demander à la chimie quelle est la capacité de la chaux pour saturer l'acide urique, ou, en d'autres termes, quelle est la constitution stœchiométrique de l'urate de chaux. Sachant d'autre part que la chaux passe pure dans l'urine, et combien il en passe dans telle ou telle des mille et une circonstances qui peuvent se présenter, on déterminerait au juste combien il faudrait qu'un individu avalât d'eau de chaux pour se débarrasser d'un calcul d'acide urique de telle pesanteur. L'estomac le plus robuste ne supporterait pas le déluge de boisson irritante qu'il faudrait prendre pour faire ainsi disparaître une concrétion que Civiale broierait en une ou deux séances. — La dose commune de l'eau de chaux est de deux à quatre onces, contenant environ deux grains et demi à cinq ou six grains d'oxide. On la fait prendre seule ou dans du lait. Répétée trop souvent, elle irrite, ou, comme on disait naguère encore, elle affaiblit les organes digestifs. On l'emploie aussi à l'extérieur, en injections, dans l'urétrite chronique, en lotions dans les ulcères qui ont besoin d'être stimulés, en fomentations dans le cancer, la gale, la teigne et autres maladies de peau.

MIXTURE ABSORBANTE. (bo. e.)

℞ Eau de chaux,
Lait de vache, de chaque, une once.

A prendre en une seule dose, toutes les deux heures.

LOTION CONTRE LA TEIGNE. (sp.)

℞ Chaux vive. . . . douze onces.
Poix navale. . . . huit onces.
Eau de fontaine,
soixante-douze onces.

Faites cuire ensemble, et réduisez le liquide à moitié par l'ébullition.

INJECTION EXCITANTE.

Injectio ad fistulas, Lotio alcoholisata. (sw.)

℞ Eau de chaux,
Alcool, de chaque. . huit onces.

On trouve dans le même auteur une autre formule portant huit onces d'eau de chaux et quatre d'alcool.

ÉLIXIR ANTIACIDE. (ham.)

℞ Extrait de quassia. . . . un gros.
Eau de chaux . . . . huit onces.
Mêlez bien ensemble.

EAU DE CHAUX AVEC LE QUINQUINA. (sw.)

℞ Eau de chaux. . . . . . une livre.
Infusion de quinquina. . une once.

Mauvaise préparation, proposée pour le pansement des ulcères et des aphthes.

FOMENTATION ASTRINGENTE.

Fomentum calcarium cum myrrha. (au.)

℞ Chaux vive. . . . . deux gros.
Myrrhe . . . . . . une once.
Eau bouillante. . . . une livre.

Faites digérer pendant quelques jours, et passez.

LINIMENT CALCAIRE.

Savon calcaire, Liniment oléo-calcaire, Onguent de chaux vive; Linimentum calcis s. calcicum s. ad. ambustiones s. ex aqua calcis. (am. an. b*. dd. du. f. fe. lo. sa. su. ww. br. c. ca. e. sw. vm.)

℞ Eau de chaux. . . . trois parties.
Huile d'olive. . . . . une partie.

Battez ensemble, et garantissez du contact de l'air. (vm.)

sa. ww. et e. prescrivent une partie d'huile et deux d'eau de chaux; — f. et fe. une d'huile et huit d'eau de chaux; — vm. une d'huile de lin et deux d'eau de chaux; — b*. du. et ca. parties égales d'eau et d'huile d'olive; — am. dd. lo. su et c. parties égales d'eau et d'huile de lin; — sw. parties égales d'eau et d'huile de lin, ou moitié d'huile, à volonté.

℞ Chaux vive. . . . . une once.
Huile de lin. . . . . trois onces.
Mucilage de semences de coing,
deux onces.

Mêlez avec soin. (b*.)

Sorte de savon ou d'oléo-margarate de chaux, qu'on vante dans les brûlures, et qu'on a employé aussi avec succès dans certaines dartres rebelles.

LINIMENT CALCAIRE OPIACÉ.

Linimentum ad ambustiones cum opio s. calcicum cum opio. (dd. f. fe. su. au.)

℞ Huile d'amandes douces,
Eau de chaux,
de chaque. . . une demi livre.
Laudanum liquide de Sydenham,
deux gros.

Mêlez. (f. fe.)

℞ Eau de chaux,
Huile de lin,
Teinture d'opium,
de chaque. . . . parties égales.

Mêlez. (au.)

℞ Eau de chaux,
  Huile de lin, de chaque. . une once.
  Teinture alcoolique d'opium, un gros.
  Essence de térébenthine, deux gros.

Mêlez. (dd. su.)

Sibergandi a proposé, comme étant très
avantageux contre les gerçures des seins,
le liniment suivant :

℞ Extrait aqueux d'opium,   un grain.
  Eau de chaux,
  Huile d'amandes douces,
    de chaque . . . . trois gros.

On recouvre les seins avec de la charpie
trempée dans ce mélange, et on met par-
dessus des mamelons artificiels, percés de
petits trous, pour laisser une issue à l'huile.

LINIMENT ANTIPSORIQUE. (fe. *pie.*)

℞ Chaux vive,
  Soufre natif, de chaque, deux onces.
  Huile d'olive, suffisante quantité.

Mêlez. (*pic.*)

℞ Huile d'olive. . . . deux livres.
  Axonge de porc . . . . une livre.
  Soufre,
  Chaux, de chaque. . deux onces.
  Sel de cuisine. . . . une once.

Faites un onguent. (fe.)

POMMADE ANTIDARTREUSE. (*ra.*)

℞ Chaux éteinte. . . . . un gros.
  Sous-carbonate de soude, deux gros.
  Extrait aqueux d'opium, dix grains.
  Axonge de porc. . . deux onces.

Employée à l'hôpital Saint-Louis, contre
les diverses espèces de prurigo.

CATAPLASME CONTRE LA SCIATIQUE. (*pie. sm.*)

℞ Miel. . . . . huit onces.
  Saupoudrez-le avec
    Chaux vive. . . quantité suffisante.

Astruc le faisait appliquer sur l'endroit
douloureux, non seulement dans la sciatique, mais encore dans toutes les affections
rhumatismales.

PÂTE CONTRE LES TACHES DE NAISSANCE.

Pasta ad nœvos. (*sp.*)

℞ Savon de Venise,
  Chaux vive, de chaque, parties égales.

Triturez ensemble. — Plenk appliquait cet
onguent sur la tache, au moyen d'un emplâtre fenêtré qui garantissait les parties voi-
sines de l'action du caustique, et il l'enlevait
au bout de douze heures, après la formation
de l'escarre.

PILULES SAVONNEUSES.

Pilulæ saponaceæ. (wu.)

℞ Savon d'Alicante. . . . huit onces.
  Chaux vive pulvérisée. . une once.
  Sous-carbonate de potasse, un gros.

Mêlez et faites une masse pilulaire.

PROTOXIPHOSPHURE DE CALCIUM.

Phosphure de chaux, Sous-phosphure de chaux, Chaux phosphorée. (*vm.*)

℞ Chaux anhydre. . . . six parties.
  Phosphore. . . une partie et demie.

Faites rougir la chaux dans un matras à
long col, et introduisez le phosphore par
fragmens, éloignez ensuite du feu, et après
le refroidissement, mettez le produit dans un
bocal bien bouché.

PROTOXISULFURE DE CALCIUM.

Sulfure de protoxide de calcium, Sulfure de chaux, Foie de soufre calcaire; Calcaria sulphurata, Hepar sulphuris calcareum, Sulphuretum calcis. (a. ams. an. b. ba. be. d. f. fe. fi. hc. li. o. pr. s. ca. sw. vm.)

℞ Chaux vive. . . . . une partie.
  Soufre purifié, une partie et demie.

Calcinez ensemble, pendant cinq à six
minutes, dans un creuset couvert; retirez
du feu, et renfermez la masse encore
chaude dans un flacon qui bouche bien.
(an. b. f**.)

a. et fe. prescrivent deux parties de chaux
et une de soufre; — he. trois de chaux
et une de soufre; — *vm.* quatre de chaux et
une de soufre; — sw. et *vm.* parties égales
de l'un et de l'autre; — *ca.* dix de chaux et
une de soufre.

℞ Chaux vive en poudre, deux onces.
  Soufre. . . . . . une once.
Ajoutez peu à peu au mélange
  Eau chaude. . . . . une livre.

Faites bouillir doucement, et évaporez
jusqu'à siccité, en remuant souvent. (d. f**.
o. sw.)

ba. prescrit parties égales de soufre et
d'hydrate de chaux.

℞ Sous-carbonate de chaux pur,
  Soufre purifié, de chaque, une partie.

Faites rougir ensemble pendant un quart
d'heure. (ams. b. fi. li. pr.)

f. et s. prescrivent une partie de soufre
et deux de craie; — *vm.* une et demie de
soufre et dix de craie.

Chevallier et Idt prescrivent une heure

et demie de calcination. Ils indiquent encore le procédé suivant, d'après Henry :

♃ Sulfate de chaux en poudre,
trois parties.
Noir de fumée. . . une partie.

Chauffez pendant une heure et demie dans un creuset de Hesse, et conservez le produit, après son refroidissement.

Ce procédé donne toujours du sulfure mêlé de charbon.

Le sulfure de chaux, qui est excitant, passe pour être absorbant et diaphorétique. On l'a conseillé dans les affections arthritiques, les maladies de peau, et les empoisonnemens par les substances métalliques. Des exemples déplorables ont constaté qu'il jouit de qualités vénéneuses.—Dose,deux grains à dix.— Son peu de valeur devrait le faire préférer aux autres sulfures pour la préparation des bains.

Les acides et les sels métalliques le décomposent.

POUDRE ANTIPHTHISIQUE.

Pulvis calcariæ sulphuratæ cum aconito. (b*. au.)

♃ Sulfure de chaux. . . deux gros.
Suc de réglisse . . . . un gros.
Feuilles d'aconit. . . un demi-gros.

Faites une poudre. — Conseillée dans la phthisie pulmonaire — Dose, toutes les deux heures, ce qu'on peut en prendre avec la pointe d'un couteau.

SULFURE DE CHAUX LIQUIDE. (fe.)

♃ Soufre,
Chaux vive, de chaque, quatre onces.
Eau. . . . quantité suffisante pour réduire le tout en pâte; faites bouillir celle-ci dans quatre livres d'eau, jusqu'à consomption d'un tiers, et passez le reste.

Pour un bain d'environ cinq cents livres d'eau.

LINIMENT DE SULFURE DE CHAUX.

Arcanum Archideti, Linimentum calcariæ sulphuratæ. (b*. au.)

♃ Sulfure de chaux. : . une once.
Huile de genièvre. . . deux gros.
—— animale de Dippel, dix gouttes.
Mêlez bien ensemble.— Contre la goutte.

PROTOXICHLORURE DE CALCIUM.

Oxichlorure de chaux, Chlorure d'oxide de calcium, Bichlorure de chaux, Oximuriate de chaux, Muriate suroxigéné ou oxigéné de chaux, Chlorate ou Sous-chlorate de chaux, Poudre de blanchiment, Poudre de Tennant. (b*. f*. f**. su. vm.)

♃ Sel commun. . . quatre parties.
Oxide noir de manganèse,
une partie et demie.
Acide sulfurique. . . trois parties.
Eau de fontaine. . . six parties.

Distillez le mélange dans une cornue de verre, sur un bain de sable ; recevez le gaz dans un flacon contenant soixante-deux parties d'eau et deux de chaux vive, passez la solution et conservez-la dans des flacons bouchés à l'émeril. (b*. su. vm.)

La liqueur ainsi obtenue porte le nom de *Solution oxigénée de chaux, Solutio oxymuriatis calcici.*

♃ Chaux éteinte. . . deux parties.
Acide hydrochlorique (22 degrés),
quatre parties.
Oxide noir de manganèse,
une partie et demie.

Faites passer le chlore qui se dégage dans un peu d'eau, pour le débarrasser de l'acide hydrochlorique, puis faites-le arriver au fond d'un entonnoir de verre renversé et placé dans un vase rempli de chaux tamisée et légèrement humectée ; conservez le produit dans des flacons. (f*. f**.)

Chevallier a indiqué le procédé suivant : Introduire de la chaux éteinte dans un cylindre de plomb, à l'un des bouts duquel est adapté un bouchon de même métal recevant un tube de plomb, tandis que l'autre est fermé par un couvercle auquel s'adapte un tube allant plonger dans de l'eau de chaux. On met le premier tube en communication avec une tonrille de grès à deux tubulures, contenant cinq cents parties de sel marin décrépité, cent vingt-cinq d'oxide de manganèse, cinq cents d'acide sulfurique (66 degrés), et deux cent cinquante d'eau, ou simplement deux cent vingt parties d'acide hydrochlorique et cent d'oxide de manganèse.

LIQUEUR DÉSINFECTANTE DE LABARRAQUE. (f*. f**. pic.)

♃ Chlorure de chaux solide, une partie.

Divisez-le dans un mortier, en ajoutant peu à peu

Eau pure. . . . . dix parties.

Laissez déposer et filtrez. (f*. f**.)

pic. prescrit vingt à trente parties d'eau.

Les Suédois préparent une liqueur analogue, en étendant leur solution d'oximuriate d'une plus ou moins grande quantité d'eau, et ils la recommandent en lotions dans les ulcères vénériens. Labarraque a fait récemment une application utile à la désinfection des lieux remplis d'émanations putrides et insalubres. On l'a également essayée dans les ulcères sordides et fétides.

Elle corrige très bien la mauvaise odeur, et, sous ce rapport, peut être fort utile pour les pansemens, aux armées·surtout, où les hôpitaux de première ligne, toujours encombrés après les batailles, deviennent d'horribles foyers d'infection et de mortalité. Mais ses propriétés excitantes ne doivent pas être perdues de vue quand on l'applique sur les tissus malades eux-mêmes.

POUDRE DE KNOX. (b*. ca.)

℞ Sel commun pulvérisé, huit parties.
Protoxichlorure de calcium,
              trois parties.

En· versant un grand verre d'eau sur une once ou deux de cette poudre, on obtient une liqueur analogue à la précédente, que les Anglais considèrent comme un préservatif contre les affections vénériennes, et qu'ils emploient en lotions, avant et après le coït.

POMMADE ANTIDARTREUSE DE CHEVALLIER.

℞ Chlorure de chaux. . . trois gros.
   Turbith minéral. . . . deux gros.
   Huile d'amandes douces. . six gros.
   Axonge de porc. . . deux onces.
Incorporez les deux poudres dans le mélange d'huile et de graisse.

LINIMENT RÉSOLUTIF. (sw*.)

℞ Chlorure de chaux. . . une once.
   Fiél de bœuf réduit au quart,
              trois onces.
Dissolvez.

COLLUTOIRE ANTISCORBUTIQUE.

Looch contre le stomacace; Linctus ad stomacacen s. oxymuriatis calcici. (su. vm.)

℞ Solution de chlorure de chaux,
              un demi-gros.
   Eau de fontaine,
   Miel. de chaque. . . . six gros.
Mêlez. (su.)

vm. prescrit d'ajouter douze parties de miel à une solution d'une partie de chlorure de chaux dans douze d'eau.

SOUS - PROTOCARBONATE DE CALCIUM.

Sous-carbonate de protoxide de calcium, Sous-carbonate de chaux, Carbonate de chaux, Carbonate calcaire, Spath calcaire, Terre calcaire, Méphite; Carbonas calcis s. calcareus.

§ I. TEL QU'ON LE TROUVE DANS LA NATURE.

A. Dans le règne minéral.

1° Craie, Craie blanche, Chaux carbonatée,

H.; Carbonate de chaux, B.; Terra calcarata, Carbonas calcis nativum pulverulentum, Subcarbonas calcariæ cretaceus, Calcarea carbonica, Creta, Creta alba.

Weisse Kreide (Al.); white chalk (An.); tyn·abyaz (Ar.); ratta hunu (Cy.); kride (D.); velaitie chunna (Duk.); greda (E. Por.); khurrie muttie (Hi.); wite krijt (Ho.); creta (I.); capur engris (Mal.); gil sifid (Pe.); mjel (R.); krita (Su.); siinie chunambu (Tam.); sima sunum (Te.).

a. am. ams. an. b. ba. be. d. da. e. éd. f. fe. ff. h. fu. g. ham. li. lo. o. r. s. su. w. ww. a. c. g. pa. sf.

En masses blanches, tendres, friables, d'une texture lâche, d'un aspect mat et terreux, d'un grain très fin et impalpable, qui happent à la langue, et laissent une trace blanche sur les corps, quand on les y passe avec légèreté. Préparée en pains ou en cylindres, la craie constitue le Blanc d'Espagne.

2° Lait de montagne, Farine fossile, Agaric minéral; Lac lunæ; Agaric. mineralis, Calcareus lactiformis.

Breymehl, Mondmilch (Al.).

w. sp.

Dépôt crayeux contenant un peu d'oxide de fer, très léger et très friable, que laissent dans les fissures des montagnes les eaux chargées de carbonate calcaire qui y filtrent.

3° Marbre blanc salin, calcaire ou saccharoïde; Marmor album.

Marble (An.); marmol (E.); marmor (Su.).

be. e. ed. lo. su. c. g.

D'un blanc pur, assez dur, et d'un tissu souvent très homogène.

4° Ostéocolle; Osteocolla.

Beinbruch, Bruchstein (Al.).

w. sp

Concrétion cylindroïde, creusée d'une cavité longitudinale que remplit ordinairement un calcaire plus grossier que celui des parois.

5° Pierre de porc; Lapis suillus s. porcinus, Carbonas calcicum bituminatum.

Schweinstein (Al.); orsten (Su.).

su.

Pierre d'une texture compacte, ordinairement grise ou noirâtre, qui répand, quand on la frotte, une odeur d'acide hydrosulfurique.—Une espèce de bézoard porte aussi ce nom.

B. Dans le règne animal.

1° Blatte byzantine; Blatta byzantina, Anguis odoratus.

Wohlriechende Muschelschaalen (Al.).

w. sp.

C'est l'opercule du Strombus lentiginosus, L., coquillage des Grandes Indes. (fig. Martini, *Conch.* III. l. 8. t. 825.)—Réputé jadis antispasmodique.

2° *Coquilles ou Écailles d'huître; Conchæ ostrearum, Ostrearum testæ.*

Austerschaolen (Al.); oysterschell (An.); oosterschulp (Ho.); skorugy ostrzyzowa (Po.), concha de ostra (Por.); ostronskal (Su.).

be. br. e. f. fe. fi. fu. han. he. li. lo. o. p. pp. pr. s. su. wu. a. bn c. g.

L'huitre commune, *Ostrea edulis,* L. (*h us-tura* (*Ar.*); *mow-le* (*Ch.*); *cavatie* (*Cy.*); *Puttirho scipie* (*Duk.*); *tirim* (*Mal.*); *muru* (*Malab.*); *afie* (*Tam.*), mollusque conchifère patulipallę (mésomyones ostracés, Lat.), commun sur nos côtes (*fig. Enc. méth.*, t. 181. fig. 7 et 8), a la coquille ovale, ar-rondie, marquée de lames d'accroissement imbriquées et ondulées. On n'emploie que la valve inférieure.

3° *Coquille de limaçon; Testa cochleæ.*

Schneckernüslein (Al.).

e. w. sp.

. Elle est roussâtre, avec des bandes plus foncées de la même couleur.

4° *Coquille d'œuf; Ovorum testa.*

Eyerschaolen (Al.).

On trouve indiquées les coquilles d'œufs de poule (an. br. e. w. pa. sp.), d'autruche (e. w. sp.) et de paon (e.).

5° *Corail blanc; Corallium album.*

br. e. a. g. sp.

Axe pierreux du *Madrepora oculata* L., polype brachiostome (alvéolaires lamelli-fères, Lat.), commun dans nos mers (*fig.* Blackw. *Herb.* t. 342 et 343). On le débite en petits fragmens blancs, pierreux, quel-quefois rameux, et percés de nombreux trous en forme d'étoiles.

6° *Corail rouge; Corallium rubrum.*

Corail (An. Por.); besed (Ar.); bubalo (Cy.); gullie (Duk.); kora-len (Dut.); munga (Hi.); poalum (Mal.); merjan (Pe.); vi-druma prabola (Sa.); puvalum (Tam.); paghadum (Tei.).

ams. an. br. e. f. fe. g. su. w. wu. o. ör. g. sp.

Axe pierreux et rameux du *Corallium ru-brum,* Lmk., polype brachiostome (alvéo-laires corticifères, Lat.), qui paraît n'exis-ter que dans la Méditerranée et la mer Rouge (*fig.* Esp. *Die Pflanzenth.* VII). On ne prend que celui qui est d'un rouge foncé.

Composé en grande partie de carbonate calcaire, il contient aussi, d'après Vogel, un peu de magnésie et d'oxide de fer.

7° *Dentales; Dentalia, Syringites, Den-tales.*

Zahnpurpurschnerken (Al.).

w. sp.

On appelle ainsi des espèces de coquilles marines (*Dentalium Dentalis,* L.), longues de deux ou trois pouces, rouges ou d'un gris pâle, obtuses aux deux bouts, un peu cour-bées, et marquées de vingt stries, qui ap-partiennent probablement à quelque animal chétopode. (*fig.* Gualt. *Test.* tab. 41. fig. 6.)

8° *Entales; Entalia.*

Zahnschnecken (Al.).

w. sp.

Les productions de ce genre sont peut-être le *Dentalium Entalis,* L., qu'on trouve dans la Méditerranée, ou plus probablement des épines d'oursin.

9° *Nacre de perles; Nacra perlarum, Mater perlarum s. margaritarum.*

Perlenmutter (Al.); madre de perlas, nacar (E.).

br. e. w. br. g. sp.

Couche interne d'un assez grand nombre de coquilles univalves et surtout bivalves, notamment du *Mytilus margaritiferus,* L., qui, par la disposition des molécules calcai-res, réfléchit la lumière avec un éclat parti-culier, en la décomposant ou non.

10° *Ombilic marin, Nombril marin; Umbi-licus marinus, Belliculus marinus, Faba ma-rina.*

Meerbohnen, Nabelstein (Al.).

w. sp.

C'est l'opercule de quelques coquilles du genre *Turbo,* qu'on trouve sur les bords de la mer Adriatique. — Il passait pour aphro-disiaque.

11° *Opercule ou Couvercle d'escargot; Oper-cula s. Folia cochlearum.*

Schnekendeckelein (Al.).

w.

Lame foliacée produite par une matière calcaire blanche au moyen de laquelle le co-limaçon des vignes ferme sa coquille en hi-ver, et qui se solidifie à l'air.

12° *Os de sèche; Os sepiæ.*

Weisses Fischbein (Al.); cutle fish bon (An.).

br. e. f. su. w. wu. g. sp.

Pièce ovale, lamelleuse, blanche, bom-bée sur ses deux faces, et terminée en arrière par une portion un peu recourbée, avec un sommet médian, qu'on trouve dans le dos et qui soutient le corps de la sèche, *Se-pia officinalis,* L., mollusque céphalopode. (*fig. Enc. méth.* pl. 6. f. 5. 6. 7.)

Cet os est composé, d'après John, de car-bonate calcaire, avec un peu de phosphate, et d'une matière animale.

13° *Perles; Margaritæ, Perlæ, Uniones.*

e. w. g. sp.

Corps de volume et de forme très varia-bles, composés de nombreuses couches, serrées les unes contre les autres, de la substance nacrée qui revêt l'intérieur de la coquille de la moule perlière, *Avicula margaritifera*, Brug.

On n'emploie que les très petites perles, qui portent le nom de *Semences de perles*, ou *Perles à l'once; Perlæ textiles; Saatperlen, Lothperlen* (*Al.*).

14° *Pierres de carpe; Carpionum lapides.*

Karpfenstein (*Al.*).
w. sp.

C'est l'os basilaire de la carpe, qui est triangulaire, et qui a la couleur et la consistance de la corne.

15° *Pierres d'éponge; Lapides spongiorum.*

Schwammsteinen (*Al.*).
w.

Corps d'un gris blanchâtre et friables, qu'on trouve dans l'intérieur des éponges communes : ce sont des fragmens de divers polypiers.

16° *Pierre judaïque; Lapis judaïcus, Phœnicites, Tecolithes.*

Iudenstein (*Al.*); *piedra judaica* (*E.*).
e. w. sp.

On donne ce nom à des pointes d'oursins fossiles qu'on trouve en Palestine.

17° *Pierre de lynx; Lapis lyncis, Ceraunius, Dactylus idæus.*

Katzenstein, Lachstein, Donnerstein, Druydenstein, Alpschoss (*Al.*).
w.

On appelle ainsi la bélemnite, coquille d'un mollusque céphalopode polythalame, qui n'est connu qu'à l'état fossile.

18° *Pierres de perche; Percarum lapides.*

Kaulpersichsteine, Bergsingsteine (*Al.*).
w. sp.

Ce sont les pierres auditives de la perche, *Perca fluviatilis*, L.

19° *Pinces de cancre*, ou *Pattes d'écrevisse de mer ; Chelæ* s. *Ungulæ cancrorum.*

Krebsscheeren (*Al.*); *clawofacrobe* (*An.*); *anas de cangrejos* (*E.*); *kieeftschaaren* (*Ho.*); *kræftklov* (*Su.*).
an. b. br. du. e. ed. g. su. w. r. sa. sp.

C'est l'extrémité des pinces du tourteau, *Cancer Pagurus*, L., crustacé maxillaire décapode (brachyures arqués, Lat.), commun dans les mers d'Europe (*fig.* Herbst, *Canc.* tab. 9. f. 59.), qui a les serres unies, avec les doigts noirs.

20° *Yeux d'écrevisse, Pierres d'écrevisse; Cancrorum lapides s. oculi s. lapilli, Concrementa astaci fluviatilis.*

Krebsaugen, Krebsteine (*Al.*); *crabs eyes* (*An.*); *krebstene* (*D.*); *ojos de cangrejos* (*E.*); *krabbsteen* (*Ho.*); *occhi di granchio* (*I.*); *kumiene nacie* (*Po.*); *kræftstenar* (*Su.*).
a. ams. an. b. ba. be. br. d. du. e. ed. f. fe. fu. g. ham. han. he. li. o. po. pr. s. w. wu. a. br. c. g. pid. sp.

Ce sont deux pierres dures, blanches, dont la grosseur varie depuis celle d'un pois jusqu'à celle d'une lentille, et même d'une fève, comprimées d'un côté, convexes de l'autre, et d'une structure lamelleuse, qu'on trouve, un peu avant la mue, dans l'épaisseur des membranes de l'estomac de l'écrevisse ordinaire, *Astacus fluviatilis*.

21° La *Cendre* d'animaux brûlés. A la vérité, le carbonate calcaire y est fort impur, et mêlé à un grand nombre d'autres sels, mais il n'est pas pur non plus dans les produits précédens du règne animal. La plupart de ces mélanges, introduits par l'empirisme le plus aveugle, sont abandonnés aujourd'hui, même chez les peuples qui les font encore figurer dans leur matière médicale. Parmi les cendres animales, on trouve citées :

A. La *Cendre du hérisson* (*Erinaceus europæus*, L.), *Erinaceus combustus*.
e. w. sp.

B. La *Cendre de l'hirondelle* (*Hirundo rustica*, L.). On se servait (e. w.) des nids (*Hirundinum nidi*) de cet oiseau, brûlés, soit avec les petits, soit peu de temps après le départ de ceux-ci, aux excrémens desquels se rattachaient les vertus qu'on leur attribuait.

C. La *Cendre du lièvre* (*Lepus timidus*, L.), brûlé jeune.
w.

D. La *Cendre du roitelet* (*Motacilla troglodytes*, L.), *Reguli usti.*
w. sp.

E. La *Cendre de la taupe* (*Talpa europæa*, L.), *Talpæ combustæ.*
w. sp.

§ II. PRÉPARÉ DE TOUTES PIÈCES.

Craie précipitée; Creta præcipitata. (du. w. c. *vm.*)

♃ Chlorure de calcium,
Sous-carbonate de potasse,
de chaque. . . . à volonté.
Faites dissoudre les deux sels dans un grand excès d'eau; mêlez-les en remuant bien, laissez déposer, décantez, lavez le précipité avec de l'eau froide; faites-le égoutter sur un filtre de toile, et réduisez-le en trochisques.

♃ Poudre de corail, de nacre de perles ou d'yeux d'écrevisse, à volonté.
Vinaigre distillé, quantité suffisante pour couvrir la poudre de quelques doigts; faites dissoudre dans un endroit chaud, filtrez la solution, et instillez-y de l'huile de tartre par défaillance ; lavez à l'eau de fontaine, et faites sécher le précipité. (w.)

Cette formule donne ce qu'on appelait

jadis *Magistère de corail, de nacre de perles ou d'yeux d'écrevisse; Magisterium coralliorum s. matris perlarum s. oculorum cancri.*

SOUS-CARBONATE DE CHAUX PRÉPARÉ.

Aujourd'hui la préparation du sous-carbonate de chaux a pour but, non seulement de lui donner une forme qui le rende plus approprié aux usages pharmaceutiques, mais encore de le débarrasser autant que possible de toutes substances étrangères. Jadis, à part le soin qu'on prenait de nettoyer les ordures adhérentes à la surface, cette préparation ne tendait qu'à atténuer et diviser le sel. Elle était appliquée à toutes les matières dont l'énumération vient d'être faite. Ainsi on trouve dans les pharmacopées la préparation des *Écailles d'huître* (br. du. fu. he. li. lo. p. pa. w. c. sp. sw. vm.); des *Coquilles d'œuf* (c. sw.); des *Coraux* (e. p. pa. sa. w. c. vm.); de la *Craie* (a. am. an. b. be. du. ed. li. lo. s. c.); de la *Licorne fossile* (pa. sa.); des *Mâchoires de brochet* (w.); de la *Nacre de perles* (e. pa.); de l'*ostéocolle* (pa.); des *Perles* (pa. sa. w.); des *Pierres d'éponge* (p.); de la *Pierre judaïque* (e.); de la *Pierre de porc* (pa.); des *Pinces de cancre* (br. c.), et des *Yeux d'écrevisse* (ba. br. f. fu. he. li. o. pa. sa. w. c. pid. sp. sw. vm.). Il serait aussi long que fastidieux de rapporter toutes les nuances que présente le procédé indiqué pour cette opération. Les plus importantes à connaître se trouvent dans les trois formules suivantes:

♃ Yeux d'écrevisse. . . . à volonté.

Lavez-les dans de l'eau tiède, renouvelez le liquide plusieurs fois par jour, jusqu'à ce qu'il ne prenne plus ni odeur ni saveur; faites sécher les pierres, pilez-les dans un mortier de fer, porphyrisez la poudre, en ajoutant de l'eau goutte à goutte, pour la réduire en une pâte légère, et faites avec celle-ci des trochisques, qu'il faut sécher à l'ombre. (f.)

♃ Craie. . . . . . . une livre. .

Ajoutez-y un peu d'eau, et réduisez-la par le broiement en une poudre très fine; jetez celle-ci dans un grand vase rempli d'eau, et remuez bien le mélange. Au bout de quelques minutes, décantez la liqueur trouble qui surnage, et laissez-la déposer tranquillement dans un vase à part; faites couler ensuite l'eau, et sécher la poudre qu'elle surnageait. (fe. lo.)

♃ Écailles d'huître mondées, à volonté.

Faites-les bouillir pendant deux heures avec un trente-deuxième de potasse, un seizième de chaux, et assez d'eau pour les couvrir; lavez-les bien ensuite, et faites-les bouillir de nouveau avec une quantité double d'eau pure; nettoyez-les avec une brosse, lavez à l'eau froide, faites sécher, pilez et porphyrisez. (vm.)

Le sous-carbonate de chaux, dénué de toute action sur l'économie, autre que celle qui peut résulter mécaniquement de sa présence, a été conseillé pour absorber les acides de l'estomac, lorsqu'on attribuait des maladies à la présence de ces menstrues qu'on sait aujourd'hui être indispensables à l'accomplissement de la digestion. Mais, même sous ce rapport, il a joui d'une vogue moins étendue que le sous-carbonate de magnésium. Si les anciens l'employaient sous tant de formes diverses, c'est que, guidés par l'astrologie et par la ridicule doctrine des signatures, ils attachaient moins d'importance à sa nature intime qu'à sa configuration et à son mode d'origine. Aujourd'hui on ne voit plus en lui qu'une substance inerte, qu'il n'y aurait aucun inconvénient à bannir de la matière médicale.

TABLETTES D'YEUX D'ÉCREVISSE. (f.)

♃ Yeux d'écrevisse préparés, une once.
Sucre blanc. . . . quatre onces.
Mucilage de gomme adragant fait
avec l'eau de fleurs d'oranger,
quantité suffisante
pour faire des tablettes.

POUDRE DE SOUS-CARBONATE DE CHAUX.

Pulvis antacidus s. terrestris s. e chelis cancrorum compositus s. pretiosus. (ams. b. pa. w.)

♃ Yeux d'écrevisse préparés, deux onces.
Sous-carbonate de magnésie,
une once.
Mêlez bien ensemble. (b.)

♃ Pinces de cancre préparées,
deux onces.
Corail rouge préparé. . une once.
Magnésie blanche, une demi-once.
Mêlez. (ams.)

♃ Nacre de perles préparée,
Yeux d'écrevisse préparés,
Corail rouge préparé,
Sucre blanc,
Corne de cerf préparée sans feu,
de chaque. . . une demi-once.
Pinces de cancre préparées,
deux onces et demie.
Mêlez, et faites une poudre. (w.)

♃ Corne de cerf préparée sans feu,
six gros.
Corail rouge,
Bézoard d'Orient,
Perles préparées,
Yeux d'écrevisse,

Succin blanc,
Terre sigillée blanche,
de chaque. . quatre scrupules.
Os de cœur de cerf,
Hyacinthe préparée,
Saphir préparé,
Rubis préparé,
Émeraude préparée,
de chaque. . . deux scrupules.
Feuilles d'or. . . . . . nᵉ 12.

Faites une poudre très fine. (w.)

Cette préparation absurde, appelée *Pulvis bezoardicus Sennerti*, prenait l'épithète d'*incompleta* lorsqu'elle ne contenait pas de bézoard.

♃ Bézoard d'Orient,
Perles d'Orient, .
Corail rouge,
Succin blanc,
Corne de cerf préparée sans feu,
Yeux d'écrevisse,
de chaque. . une demi-once.
Pinces de cancre. . . trois onces.

Faites une poudre très fine. (pa. w.)

Absorbant. — Dose : depuis un scrupule jusqu'à un demi-gros. — Toutes ces poudres doivent être abandonnées. La dernière passait jadis pour être utile dans les maladies aiguës, les fièvres malignes, la variole et la rougeole. De pareilles idées n'ont plus besoin d'être réfutées.

POUDRE DE CRAIE COMPOSÉE.

Espèces diacrètes; Species diacretæ, Pulvis cretæ s. carbonatis calcis compositus. (am. b*. ed. lo. pa. w. au. ca. sp. vm.)

♃ Yeux d'écrevisse. . . quinze grains.
Oléo-sucre de menthe. . dix grains.

Faites une poudre. (au.)

♃ Écailles d'huître préparées,
deux gros.
Sous-carbonate de magnésie, un gros.
Cannelle. . . . . un scrupule.

Faites une poudre. (au.)

♃ Yeux d'écrevisse. . . deux gros.
Écorce d'orange. . un demi-gros.
Oléo-sucre de citron. . un scrupule.

Faites une poudre. (au.)

♃ Craie préparée. . . quatre onces.
Muscade. . . . . un demi-gros.

Faites une poudre. (au.)

♃ Craie préparée. . . quatre onces.
Cannelle. . . . un gros et demi.
Noix muscade. . . un demi-gros.

Faites une poudre. (am. b*. ed. c.)

vm. prescrit une partie de muscade, une

et demie de cannelle et soixante-quatre de craie.

♃ Craie préparée. . une demi-livre.
Cannelle. . . . . quatre onces.
Racine de tormentille,
Gomme arabique,
de chaque. . . trois onces.
Poivre long. . . une demi-once.

Pulvérisez ces diverses substances à part, et mêlez les poudres ensemble. (lo.)

ca. rapporte cette formule, mais donne les doses inexactement.

♃ Yeux d'écrevisse préparés,
seize parties.
Poudre de cannelle. . quatre parties.
——— de petit cardamome,
une partie.

Mêlez. (vm.)

♃ Craie blanche préparée à l'eau de
rose. . . une once et demie.
Noix muscade. . . . six gros.
Réglisse,
Semences de coing,
de chaque. . . une demi-once.
Bol d'Arménie préparé,
Corail rouge préparé,
de chaque. . . . deux gros.
Pierres de carpe,
Macis,
Mastic choisi,
Safran d'Orient,
de chaque. . quatre scrupules.
Sucre blanc. . . quatre onces.

Faites une poudre très fine. (pa. w. sp.)

sp. prescrit seize onces de sucre.

♃ Craie d'Angleterre préparée,
Noix muscade,
de chaque. . une once et demie.
Yeux d'écrevisse,
Réglisse,
Semences de coing,
de chaque. . . . une once.
Bol d'Arménie,
Corail rouge préparé,
de chaque. . . une demi-once.
Pierres de carpe,
Macis,
Mastic, de chaque, huit scrupules.
Sucre blanc. . vingt-quatre onces.

Faites une poudre. (w.)

Dose, six à douze grains, trois fois par jour.—Cette alliance d'un corps qui ne peut agir que d'une manière mécanique, ou en se combinant chimiquement, avec d'autres exerçant une action directe très puissante sur les tissus vivans, est fort peu rationnelle. L'ingrédient principal s'y trouve masqué, et pour ainsi dire mis de côté, par les accessoires. Aussi la poudre dont il s'agit est-elle bien plutôt un tonique, même un excitant, qu'un absorbant.

POUDRE ANTISTRUMEUSE. (*sm.*)

♃ Coquilles d'œufs calcinées, deux onces.
Oléo-sucre d'anis. . quatre gros.
Mêlez, et partagez en paquets d'un gros ou de quatre scrupules. — Dose, deux paquets chaque jour, un le matin et l'autre le soir, dans une verrée d'eau sucrée.

TROCHISQUES DE CARBONATE DE CHAUX.

Trochisci calcis carbonatis, Tabellæ ad ardorem ventriculi s. ad sodam. (am. ed. w. c.)

♃ Craie préparée. . . quatre onces.
Gomme arabique. . . une once.
Noix muscade. . . . un gros.
Sucre. . . . . . six onces.
Eau. . . . . quantité suffisante
pour faire, avec les poudres, une masse à réduire en trochisques. (am. ed. c.)

♃ Craie préparée,
Corne de cerf calcinée,
Yeux d'écrevisse,
de chaque. . . . trois gros.
Bol d'Arménie,
Corail rouge, de chaque, deux gros.
Noix muscade. . . . . un gros.
Sucre dissous dans l'eau de cerises
et cuit à la plume. . douze onces.
Faites des tablettes. (w.)

POUDRE POUR LES ENFANS. (wu.)

♃ Yeux d'écrevisse, une demi-once.
Savon amygdalin,
Rhubarbe, de chaque. . un gros.
Huile de fenouil. . . six gouttes.
Sucre. . . . . . deux gros.
Mêlez en triturant pendant long-temps.

POUDRE CONTRE L'INTERTRIGO.

Pulvis in excoriatione ægri. (*sa.*)

♃ Craie préparée. . . une once.
Alun. . . . . . . un gros.
Camphre. . . . un scrupule.
Mêlez bien ensemble.

POUDRE DENTIFRICE. (fe. au. pie. sm.)

♃ Yeux d'écrevisse,
Roseau aromatique,
de chaque. . . . une once.
Cachou. . . . quatre gros.
Huile de girofle. . . douze gouttes.
Mêlez ensemble. (*sm.*)

♃ Corail rouge préparé,
Magnésie calcinée,

Quinquina,
de chaque. . . une demi-once.
Cannelle. . . . . un scrupule.
Mêlez avec soin. (*pie.*)

♃ Os de sèche,
Quinquina,
Myrrhe,
de chaque. . . parties égales.
Faites une poudre très fine. (fe.)

♃ Os de sèche. . . . trois onces.
Crème de tartre,
Racine d'iris de Florence,
de chaque. . une once et demie.
Laque. . . . quantité suffisante
pour colorer la poudre. (fe.)

♃ Os de sèche,
Crème de tartre,
de chaque. . . . . une once.
Iris de Florence, une once et demie.
Yeux d'écrevisse,
Corail rouge,
Cachou, de chaque. . . deux gros.
Sucre blanc. . . . . trois gros.
Laque. . . . une demi-once.
Myrrhe. . . . . . une once.
Huile de bergamote,
quarante gouttes.
—— de girofle. . . dix gouttes.
Faites une poudre. (*au.*)

POUDRE ROUGE ANGLAISE.

Pulvis purpureus anglicus. (w.)

♃ Yeux d'écrevisse,
Pinces de cancre,
de chaque. . . . deux onces.
Corail rouge,
Nacre de perles,
Succin blanc,
Corne de cerf préparée sans feu,
de chaque. . . . une once.
Cochenille. . . deux scrupules.
Safran. . . . . un scrupule.
Triturez ces deux dernières substances avec le suc de citron ou du vinaigre, et mêlez-les avec les autres.

Vantée autrefois dans la variole et la rougeole. — Dose, depuis un scrupule jusqu'à un demi-gros.

POUDRE ANTILYSSIQUE DU COMTE D'ISEMBOURG. (*sp.*)

♃ Corail rouge. . . . deux gros.
Perles d'Orient. . . . un gros.
Succin blanc préparé, un demi-gros.
Corne de cerf calcinée, une once.
Feuilles d'or. . . . . n° 5.
——— d'argent. . . . . n° 2.
Préparation absurde sous le rapport et de

sa composition et du but dans lequel elle a été proposée.

Pulvis ad aquam confortativam. (pa.)

♃ Perles d'Orient. . deux scrupules.
 Corail blanc. . . . . un gros.
Corne de cerf préparée sans feu ,
                     quatre scrupules.
Sucre perlé. . . . cinq onces.

Cette poudre est dans le cas de la précédente.

♃ Corail rouge préparé, quatre onces.
 Os de sèche pulvérisé ,
 Poudre de cannelle,
    de chaque. . . . une once.
    ——— de cachou, une demi-once.
Miel de Narbonne. . . dix onces.
Alun en poudre. . . un demi-gros.

Triturez pendant long-temps le cachou et l'alun avec un peu d'eau, jusqu'à ce que la masse ait acquis une belle couleur rouge; ajoutez alors peu à peu-le miel et les poudres , puis aromatisez avec une goutte d'huile essentielle par gros. (f.)

♃ Corail rouge ,
 Os de sèche,
 Sang-dragon, de chaque, un gros.
 Cannelle. . . . un demi-gros.
 Laque. . . . . . huit grains.
 Huile de girofle. . douze gouttes.
 Miel de Narbonne, quantité suffisante.

Mêlez ensemble. (pa.)

Mucilago cretica, Mixtura cretæ s. *cretacea, Potio cretacea* s. *carbonatis calcis.* (am. du. ed. ham. lo. su. au. c. sp.)

♃ Craie préparée. . . . une once.
 Sucre. . . . . . une demi-once.
 Mucilage de gomme arabique,
                     deux onces.

Triturez ensemble, en ajoutant peu à peu

    Eau. . . . deux livres et demie.
    Esprit de cannelle. . . deux onces.

Mêlez bien. (am. ed. c.)

ham. prescrit un gros de craie , un gros de gomme, deux gros de sucre, une once et demie d'eau et une demi-once d'eau de cannelle; — du. lo. et su. une demi-once de craie , trois gros de sucre, une demi-once de gomme, et une pinte d'eau, sans aromate; — *sp.* une once de craie, une once de gomme, une demi-once de sucre, vingt-quatre onces d'eau et deux onces d'eau de muscade; — *au.* une demi-once de craie , deux l'autre, et d'un jaune pâle ou d'un brun verdâtre, qui sont les mâchoires fossiles d'un poisson, le *Loup marin, Anarrichus Lupus,* L.

3° *Corne* ou *Bois de cerf; Cornu Cervi.*

Hirschhorn (Al.); hartshorn (An.); hiortetakke (D.); cuerno di ciervo (E.); hertshoorn (Ho.); corno del cervo (I.); rog ieleni (Po.); corno de veado (Por.); hjorthorn. (Sa.).

am. ams. an. b. ba. be. br. d. du. e. ed. f. ff. fi. fu. g. ham. han. he. li. lo. o. pa. po. pr. r. s. su. w. wu. br. e. g. pa. pid. sp.

Fournie par le *Cervus Elaphus,* L., mammifère ruminant. On l'emploie en fragmens, ou râpée, *Raspatura* s. *Rasura cornu cervi, Cornu cervi raspatum; geraspeltes Hirschhorn (Al.).*

4° *Corne d'Élan; Alcis cornu.*

Elendshorn (Al.).

w.

5° *Crâne humain; Cranium humanum.*

e. w. sp.

Les os pariétaux d'un homme qui a péri de mort violente.

On en donnait la poudre, dans l'épilepsie, à la dose d'un gros. Quelques personnes ne croyaient jadis, en ce genre, qu'à l'efficacité de l'os appelé tri*q*uetrum.

6° *Dents d'Hippopotame* ou *de Cheval marin; Hippopotamis* s. *Equi marini dentes.*

Wallrosszæhne, Seepferdszæhne (Al.).

w. sp.

Ce sont probablement plutôt des dents de morse.

7° *Dents de Licorne; Unicornu marinum* s. *verum; Monoceros.*

Einhorn (Al.); unicornio marino (E.).

e. w. sp.

Ce sont des fragmens de la défense du *Narwhal, Monodon monoceros,* L.

Ces ossemens passaient pour jouir du pouvoir de suspendre l'action des poisons.

Les trois mêmes pharmacopées mentionnent, sous le nom d'*Unicorne* seulement, la *Corne de Rhinocéros; Rhinoceros cornu, Unicornu; Nasenhornhorn* (Al.); *Cuerno di rinoceronte* (E.), excroissance conique, noire en dedans, solide, dense et pesante, qui se développe sur le nez du Rhinocéros des Indes, *Rhinoceros indicus,* Cuv. On lui attribuait des vertus alexitères, à la dose d'un gros en poudre.

8° Dents de San*g*lier; *Dentes Apri.*

Wilde Schweinszæhne (Al.); jaboli (E.).

e.

Ce sont les canines du Sanglier, *Sus Scrofa,* L.

9° *Ivoire; Ebur.*

Elfenbein, Helfenbein (Al.); marfil (E.).
br. e. f. w. wu. br. g. sp.

10° *Ivoire fossile, Unicorne minéral; Ebur s. Unicornu fossile.*

Gegrabenes Einhorn (Al.).

w. sp.

Le même que le précédent, mais à l'état fossile.

11° *Mâchoires de brochet; Lucii piscis mandibulæ.*

Hechts kiefer (Al.); pikes jaw bone (An.); mandibulas del pez lucio (E.).

e. w.

On choisit de préférence la mâchoire inférieure du brochet, *Esox lucius,* L.

Cet os, en poudre, était recommandé dans la leucorrhée et pour faciliter l'accouchement. — Dose, un à deux gros.

12° *Os de cœur de cerf; Ossa de cordibus cervi.*

Hirschkreutz, Hirschherzbein (Al.); huesos del corazon de ciervo (E.).

e. w.

Os plan, blanc et irrégulier, souvent cruciforme, qu'on trouve assez souvent dans le cœur du cerf, et qu'on rencontre même aussi dans celui du bœuf.

On le supposait cardiaque et propre à prévenir l'avortement, à la dose d'un gros et demi, matin et soir, en poudre.

13° *Pierre de vache marine; Manati lapis, Auris ceti.*

Seekuhestein (Al.).

w. sp.

Os blanc et éburné, qui se trouve, dit-on, près de l'oreille de morse, *Trichecus Manatus,* L., et qui serait alors le rocher. Peut-être n'est-ce qu'une portion de dent molaire.

14° *Rachis de murène; Mustelæ piscis spinæ dorsi* s. *vertebræ.*

Aalrippengræten (Al.).

w. sp.

C'est l'épine du dos du *Gadus Lota,* L., dépouillée des chairs.

B. *Album græcum, Stercus caninum album.*

Weisses Enzian, weisser Hundskoth (Al.).

e. w. g. sp.

Ce sont les excrémens de chiens nourris exclusivement avec des os.

§ II. PRÉPARÉ POUR LES USAGES PHARMACEUTIQUES.

On pourrait, en suivant le conseil de *vm.*, précipiter de l'hydrochlorate de chaux par du phosphate de soude, laver le précipité et le faire sécher, ou utiliser les liquides d'extraction du charbon animal et de la gélatine des os par l'acide hydrochlorique, les filtrer, les précipiter par la potasse, et sécher le précipité, après l'avoir bien lavé;

mais en préfère presque le sel tout formé
les os des animaux, et le débarrasser
de la matière animale qui s'y accompagne,
la proportion étant vingt-sept pour cent.
Deux méthodes conduisent à cet effet :

1° ℞ Fragmens d'os quelconques,
à volonté.

Disposez-les dans fourneau à vent, par
couches alternées avec du charbon, remplissez les intervalles à veine la sciure de bois, et
mettez le feu. (rm.)

am. ama. an. b. bjn. du. c. ff. ff. b. fa. g.
b. x. m. m. w. wu. os. etc... poursuivent de
calciner les os dans ... avant, jusqu'à ce
qu'ils soient devenus parfaitement blancs,
puis, lorsqu'ils ..., de les plier
dans un mortier de ..., de passer la poudre
à travers un tamis ..., de la porphyriser
avec quantité suffisante d'eau, et de la réduire en trochisques.

De la réunie ce qu'on appelle communément Corne de cerf brûlée ou préparée par le
feu, Cornu cervi ustum, ustum præparatum,

Lorsqu'on a employé de l'ivoire, au lieu
d'os, le produit ... le même, prend
un autre nom, celui Ivoire brûlé à blanc,
Spodium s. Ebur s os album. (br. m. w. sp.)

1° ℞ Corne de cerf coupée en gros
morceaux ... à volonté.
Eau de ... quantité suffisante.

Faites ... que la corne
soit ... moelle et
l'arome ... à sécher le
reste ... très fine.
(fu.)

... obtenu reste ... quantité de gé... Corne de cerf ... sans feu; Cornu
... præparatum.

... procédé suivant :
... à volonté.

... quantité
... délayée
... d'eau, pré... lavez le pré... réduisez-le en trochisques.

... aussi
... vivant. Corne ... de ces antiques
... avant, fait
... modernes le ou
... jusqu'à ... ou
... aujourd'hui, la préparation...

---

vent dans le rachitisme, en poudre, à la
dose de dix à vingt grains.

POUDRE ANTIPLEURÉTIQUE.

Pulvis pleuriticus. (pa. w.)

℞ Mâchoires de brochet en poudre,
Dents de sanglier pulvérisées,
Pierres de perche,
Talons de lièvre,
de chaque. . . une demi-once.
Yeux d'écrevisse préparés, une once.
Semences de chardon-béni, deux gros.

Mêlez et faites une poudre. (w.)

pa. ajoute deux gros de pétales de coque-

On doit rapprocher de cette poudre les
deux suivantes, qui en diffèrent à peine :

1° La Poudre bézardique de Ludwig : Pulvis bezoardicus albus Ladovici. (w. sp.)

℞ Corne de cerf préparée sans feu,
trois onces.
Terre sigillée blanche,
Licorne fossile,
de chaque. . une once et demie.

2° La Poudre de Camerarius; Pulvis cerinas Camerarii. (w.)

℞ Os de cerf, cinq onces et trois gros.
Corne de cerf préparée sans feu,
deux onces et un gros.
——————— calcinée,
une once deux gros et demi.

Toutes ces préparations empiriques sont
justement oubliées aujourd'hui.

POUDRE DENTIFRICE.

Pulvis sanguinis draconis dentifricius. (e. vm.)

℞ Phosphate de chaux pur,
dix-huit parties.
Bol blanc préparé,
Laque, de chaque, douze parties.
Cannelle . . . . une partie.
Myrrhe. . . . . . deux parties.
Mêlez par la trituration. (vm.)

℞ Crème de tartre,
Sang-dragon,
Corne de cerf brûlée,
de chaque. une demi-once.
Racine d'iris de Florence, deux gros.
Girofle. . . . un gros.
Cochenille. . . en demi-scrupule.
Faites une poudre très fine. (e.)

OPIAT DENTIFRICE. (vm.)

℞ Phosphate de chaux
deux onces et demie.
Laque . . . . une once.

Cannelle. . . . . en gros et demi
Girofle. . . . . un scrupule.
Sirop de suc de citron ,

            quantité suffisante

pour faire un électuaire mou.

Ce dentifrice doit être proscrit ,
tous ceux dans lesquels il entre des

SUR-PROTOPHOSPHATE DE
CALCIUM.

*Protophosphate acide de calcium , Phosphate
acide de protoxide de calcium ou de chaux ,
Oxiphosphate de chaux , Sur-phosphate de
chaux. (EM.)*

    ⅍ Os calcinés. . . . . neuf parties.
    Acide sulfurique concentré ,

    Pulverisez les os ,
quatre parties d'eau

laisez sur le feu pendant vingt-quatre heures ;
abandonnez-le au repos , décantez le liquide ,
lavez le dépôt , renouvez les liqueurs , passez
les à travers un linge , et faites-les évaporer
jusqu'à ce qu'elles se figent par le refroidissement , en ayant soin d'enlever le sulfate
de chaux qui se dépose jusqu'à la fin.

    Ce produit est un mélange de surphos-
phate de chaux et d'acide phosphorique ,
mais comme on ne l'emploie qu'à la préparation du phosphore , loin que sa présence
de l'acide soit un défaut, il ne saurait, au
contraire , **jamais y en avoir trop.**

PROTO-SULFATE DE CALCIUM.

*Sulfate de protoxide de calcium, Sulfate
chaux ; Sulphas calcareus s. calcis , Calx s.
Calcaria sulphurica.*

    Plusieurs pharmacopées donnent place
à ce sel dans leur matière médicale, quoiqu'il ne soit d'aucun usage en médecine , et
elles l'indiquent sous les deux états suivans,
dans lesquels la nature l'offre fréquemment :

    1° *Pierre spéculaire , Miroir d'âne , Talc
transparent , Chaux sulfatée lenticulaire ,
H.; Hydrosulfate de chaux lenticulaire, B.;
Alumen scissile , Glacies Mariæ vulgaris,
Lapis specularis , Natrum glaciale ; gemmi-
nes Frauencis , Federwciss , Frauenglas , Ma-
ricaglas (Al.).* (br. e. f. w. g. sp.)

    En cristaux lamelleux , faciles et lenticu-
laires , produits par des rhombes dont les
arêtes et les angles sont émoussés , à l'exception des angles culminans.

    2° *Albâtre , Albâtre gypseux , Chaux sul-
fatée compacte , H.; Hydrosulfate de chaux
compacte , B.; Alabastrites , Alabastrum ,
Alabaster (Al.); Alabastro , Yeso compacto
(E.).* (br. e. sp.)

    En masses blanches et compactes.

    ⅍ Miroir d'âne.
    Pierre lenticulaire.

Calcinez dans un creuset
rendre et lavez-le à petite eau , pour le réduire en poudre très fine.

Il est probable que cette
cette poudre de gypse , à la dose d'un
scrupule, comme dessicatif , en espérant que
l'action du feu aura chassé l'acide au sulfate , et l'aurait ainsi rendu à terre calcaire. Cependant elle la représente sans
comme propre à calmer seul, en diminuant
la chaleur dans les fibres.

PROTO-HYDROSULFATE
CALCIUM.

*Hydrosulfate de protoxide de calcium,
sulfite de chaux ; Sulfure de chaux
b°. br. pol. sm.)*

    ⅍ Protosulfure d'antimoine , deux
    Eau chaude.

Filtrez la solution

on précipite du sulfure le sulfure dans
moins d'eau froide

    ⅍ Soufre. . . . . une partie.
    Chaux. . . . . huit parties
    Eau.

Après quelque temps de digestion , décantez le liquide , laissez le cristalliser.
Les cristaux ne s'obtiennent qu'à la longue et
par un repos parfait.

10°. prenez une livre de soufre , deux
de chaux , que vous mêlez un quart d'heure
d'ébullition. —— Boullay propose de stratifier,
dans une terrine , une par lot de soufre avec une partie de chaux vive,
d'arroser avec un peu d'eau , pour faciliter
l'extinction de la chaux , et à , ci et
quatre parties d'eau.

    ⅍ Soufre
    Eau de chaux

Faites bouillir pendant quelques minutes

Le *Lait antérieur*
quant au mode
de Van Mons :

    ⅍ Soufre en poudre
    Chaux vive
    Eau de fontaine

Faites bouillir au
temps de repos , filtrez
chaude. (br.)

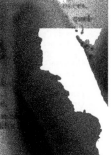

mais on préfère prendre le sel tout formé dans les os des animaux, et le débarrasser de la matière animale qui l'y accompagne, dans la proportion de vingt-sept pour cent. Deux méthodes sont décrites à cet effet :

1° ♃ Fragmens d'os quelconques,
à volonté.

Disposez-les dans un fourneau à vent, par couches alternées avec du charbon, remplissez les intervalles avec de la sciure de bois, et mettez le feu. (*vm.*)

am. ams. an. b. be. br. du. e. f. ff. fi. fu. g. lo. s. sa. su. w. wu. c. *sp.* et *vm.* prescrivent de calciner les os dans un creuset, jusqu'à ce qu'ils soient devenus parfaitement blancs, puis, lorsqu'ils sont refroidis, de les piler dans un mortier de fer, de passer la poudre à travers un tamis serré, de la porphyriser avec quantité suffisante d'eau, et de la réduire en trochisques.

De là résulte ce qu'on appelle communément *Corne de cerf calcinée* ou *préparée par le feu; Cornu cervi ustum* s. *ustum præparatum*, *Ossa usta præparata.*

Lorsqu'on a employé de l'ivoire, au lieu d'os, le produit, quoique le même, prend un autre nom, celui d'*Ivoire brûlé à blanc ; Spodium* s. *Ebur ustum album.* (br. sa. w. *sp.*)

On calcine également l'os de sèche avant de le pulvériser. (sa.)

2° ♃ Corne de cerf coupée en gros
morceaux. . . . . à volonté.
Eau de fontaine, quantité suffisante.

Faites bouillir jusqu'à ce que la corne soit ramollie, enlevez alors la moelle et l'écorce avec un couteau, faites sécher le reste, et réduisez-le en poudre très fine. (br. d. pa. sa. w. *sp. vm.*)

Le phosphate de chaux ainsi obtenu retient toujours une certaine quantité de gélatine. On l'appelait autrefois *Corne de cerf préparée philosophique*ment ou *sans feu ; Cornu cervi philosophice* s. *sine igne præparatum.*

vm. propose encore le procédé suivant :

♃ Os calcinés. . . . . à volonté.
Acide hydrochlorique,
suffisante quantité
pour dissoudre la poudre dos os délayée dans de l'eau ; filtrez, étendez d'eau, précipitez par la potasse liquide ; lavez le précipité à grande eau, et réduisez-le en trochisques.

Le phosphate de chaux n'exerce aucune action sensible sur les tissus vivans. Cependant, par suite d'une de ces antiques erreurs que la médecine abjure avec tant de peine, quelques auteurs modernes le regardent encore comme propre à nourrir ou restaurer les os, et, comme tel, le prescri-

vent dans le rachitisme, en poudre, à la dose de dix à vingt grains.

POUDRE ANTIPLEURÉTIQUE.

Pulvis pleureticus. (pa. w.)

♃ Mâchoires de brochet en poudre,
Dents de sanglier pulvérisées,
Pierres de perche,
Talons de lièvre,
de chaque. . . une demi-once.
Yeux d'écrevisse préparés, une once.
Semences de chardon-bénit, deux gros.

Mêlez et faites une poudre. (w.)

pa. ajoute deux gros de pétales de coquelicot.

On doit rapprocher de cette poudre les deux suivantes, qui en diffèrent à peine :

1° La *Poudre bézoardique de Ludwig ; Pulvis bezoardicus albus Ludovici.* (w.*sp.*)

♃ Corne de cerf préparée sans feu,
trois onces.
Terre sigillée blanche,
Licorne fossile,
de chaque. . une once et demie.

2° La *Poudre de Camerarius ; Pulvis cervinus Camerarii.* (w.)

♃ Os de cerf, cinq onces et trois gros.
Corne de cerf préparée sans feu,
deux onces et un gros.
———————— calcinée,
une once deux gros et demi.

Toutes ces préparations empiriques sont justement oubliées aujourd'hui.

POUDRE DENTIFRICE.

Pulvis sanguinis draconis dentifricius. (e. *vm.*)

♃ Phosphate de chaux pur,
dix-huit parties.
Bol blanc préparé,
Laque, de chaque, douze parties.
Cannelle. . . . . une partie.
Myrrhe. . . . . deux parties.
Mêlez par la trituration. (*vm.*)

♃ Crème de tartre,
Sang-dragon,
Corne de cerf brûlée,
de chaque. . . une demi-once.
Racine d'iris de Florence, deux gros.
Girofle. . . . . . un gros.
Cochenille. . . un demi-scrupule.
Faites une poudre très fine. (e.)

OPIAT DENTIFRICE. (*vm.*)

♃ Phosphate de chaux,
deux onces et demie.
Laque. . . . . . une once.

Cannelle. . . . un gros et demi.
Girofle. . . . . . un scrupule.
Sirop de suc de citron ,
     quantité suffisante
pour faire un électuaire mou.

Ce dentifrice doit être proscrit, comme tous ceux dans lesquels il entre des acides.

SUR - PROTOPHOSPHATE DE CALCIUM.

Protophosphate acide de calcium, Phosphate acide de protoxide de calcium ou de chaux, Oxiphosphate de chaux, Sur-phosphate de chaux. (vm.)

♃ Os calcinés. . . . neuf parties.
  Acide sulfurique concentré ,
     douze parties.

Pulvérisez les os, délayez-les dans cinquante parties d'eau bouillante, et ajoutez l'acide, en remuant vivement; tenez le mélange sur le feu pendant vingt-quatre heures; alors laissez-le en repos, décantez le liquide, lavez le dépôt, réunissez les liqueurs, passez-les à travers un linge, et faites-les évaporer jusqu'à ce qu'elles se figent par le refroidissement, en ayant soin d'enlever le sulfate de chaux qui se dépose jusqu'à la fin.

Ce produit est un mélange de surphosphate de chaux et d'acide phosphorique ; mais comme on ne l'emploie qu'à la préparation du phosphore , loin que la présence de l'acide soit un défaut, il ne saurait, au contraire, jamais y en avoir trop.

PROTO-SULFATE DE CALCIUM.

Sulfate de protoxide de calcium, Sulfate de chaux; Sulphas calcicum s. *calcis, Calx* s. *Calcaria sulphurica.*

Plusieurs pharmacopées donnent place à ce sel dans leur matière médicale, quoiqu'il ne soit d'aucun usage en médecine , et elles l'indiquent sous les deux états suivans, dans lesquels la nature l'offre fréquemment :

1° *Pierre spéculaire, Miroir d'âne, Talc transparent , Chaux sulfatée lenticulaire,* H. ; *Hydrosulfate de chaux lenticulaire ,* B. ; *Alumen scissile, Glacies Mariæ vulgaris, Lapis specularis , Natrum glaciale; genuines Fraueneiss, Federweiss, Frauenglas, Marienglas (Al.).* (br. e. f. w. g. sp.)
En cristaux lamelleux, fissiles et lenticulaires, produits par des rhombes dont les arêtes et les angles sont émoussés, à l'exception des angles culminans.

2° *Albátre, Albátre gypseux , Chaux sulfatée* compacte *,* H. ; *Hydrosulfate de chaux compacte ,* B. ; *Alabastrites , Alabastrum , Alabaster (Al.)* ; *Alabastro, Yeso* compacto (E.). (br. e. sp.)
En masses blanches et compactes.

Pulvis Viennensis alb_{us} virgineus s. *diaphoreticus.* (w.)

♃ Miroir d'âne. . . . . une livre.
  Pierre lenticulaire. . deux livres.

Calcinez dans un creuset , porphyrisez le résidu et lavez-le à grande eau, pour le réduire en poudre très fine.

Il est probable que ceux qui prescrivaient cette poudre de plâtre, à la dose d'un scrupule, comme absorbant, croyaient que l'action du feu avait enlevé l'acide au sulfate, et l'avait converti ainsi en terre calcaire. Cependant elle a été représentée aussi comme propre à calmer la soif, en diminuant la chaleur dans les fièvres.

PROTO - HYDROSULFATE DE CALCIUM.

Hydrosulfate de protoxide de calcium , Hydrosulfate de chaux , Sulfure de chaux liquide. (b*. br. pie. vm.)

♃ Protoxisulfure de calcium , deux gros.
  Eau chaude. . . . quatre onces.
Filtrez la solution. (b*.)

vm. prescrit de dissoudre le sulfure dans le moins d'eau possible.

♃ Soufre. . . . . . une partie.
  Chaux. . . . . . huit parties.
  Eau. . . . quarante-huit parties.
Après quelques jours de digestion, décantez le liquide, et laissez-le cristalliser. Les cristaux ne s'y forment qu'à la longue et par un repos parfait. (vm.)

br*. prescrit une partie de soufre , deux de chaux , quinze d'eau , et un quart d'heure d'ébullition.—Boullay a proposé de stratifier, dans une terrine de grès , une partie de soufre avec une partie et demie de chaux vive, d'arroser avec un peu d'eau , pour faciliter l'extinction de la chaux , et d'ajouter vingt-quatre parties d'eau bouillante.

♃ Soufre en poudre. . . deux gros.
  Eau de chaux. . . . quatre onces.
Faites bouillir ensemble, pendant quelques minutes, et filtrez la liqueur. (br.)

Le *Lait antipsorique* de *pie.* ressemble, quant au mode de préparation, à la formule de Van Mons :

♃ Soufre en poudre. . . une livre.
  Chaux vive. . . . . deux livres.
  Eau de fontaine. . . douze pintes.
Faites bouillir ensemble, et après quelque temps de repos, filtrez la liqueur encore chaude. (br.)

Hahnemann et Paping ont conseillé ce sel dans le salivation mercurielle. On l'a aussi préconisé dans les empoisonnemens produits par les sels de mercure, d'antimoine, d'argent et d'arsenic. La dose de la solution placée en tête de l'article est d'une cuillerée à café ou d'une cuillerée à soupe, seule ou dans une boisson aqueuse.

PROTO - HYDROCHLORATE DE CALCIUM.

Muriate de chaux, Sel marin de chaux, Eau mère du sel marin ; Calcaria muriatica , Calx salita, Murias calcicum s. *calcis , Sal ammoniacum fixum, Oleum calcis, Lixivium mater salis marini.* (an. b. ba. be. e. f. fe. fi. han. lo. o. po. pr. su. *br. sw*. vm.*)

℞ Carbonate de chaux pur, à volonté.
Acide hydrochlorique,
                quantité suffisante
pour opérer une dissolution complète ; passez la liqueur, et faites-la évaporer à siccité; introduisez le résidu encore chaud dans des flacons , qu'il faut bien boucher. (be. e. f. han. o. po. pr. *sw*. vm.*)

an. prescrit de faire cristalliser la liqueur ; —f. et *vm.* laissent le choix entre l'exsiccation et la cristallisation.

℞ Acide hydrochlorique. . à volonté.
Chaux pulvérisée, quantité suffisante pour saturer parfaitement l'acide ; filtrez la liqueur, faites-la évaporer, et laissez-la cristalliser. (*br.*)

℞ Résidu de la préparation du souscarbonate d'ammoniaque, à volonté.

Faites-le dissoudre dans suffisante quantité d'eau, saturez la liqueur avec de l'acide hydrochlorique, ou de l'acide carbonique, filtrez-la et faites-la évaporer à siccité ou cristalliser. (b. ba. be. f. fe. fi. lo. o. su. *vm.*)

Le chlorure de calcium est excitant et stimulaut. A haute dose, il devient émétique. On l'a beaucoup vanté dans les scrofules. On a tué un chien en lui en faisant avaler trois gros et demi; la membrane muqueuse de l'estomac fut trouvée gorgée de sang , noire par places et convertie en un mucus gélatiniforme.

L'acide sulfurique, la potasse, la soude , le borax, l'acétate de plomb, l'alun , le sulfate de magnésie et celui de fer, sont les substances qu'on doit éviter d'y associer.

Parfaitement privé d'eau, ce sel devient du *Chlorure de calcium.*

LIQUEUR DE CHAUX MURIATÉE.

Liquor s. *Solutio calcis muriatis.* (am. du. ed. fe. lo. c. sw.)

℞ Chlorure de calcium. . deux onces.

Eau distillée. . . . . trois onces.
Filtrez la solution. (lo.)

sw. prescrit une once de chlorure et une livre d'eau.

℞ Marbre blanc concassé, neuf onces.
Acide hydrochlorique. . seize onces.
Eau. . . . . huit onces.
Mêlez l'acide avec l'eau, et ajoutez peu à peu le marbre; après que l'effervescence est terminée, laissez en digestion pendant une heure, décantez le liquide, faites-le évaporer à siccité, dissolvez le résidu dans une fois et demie son poids d'eau, et filtrez la solution. (am. ed. c.)

du. prescrit une once de craie, deux onces d'acide, et la filtration de la liqueur quand l'effervescence a cessé.

℞ Chlorure de calcium. . deux onces.
Alcool. . . . . . . dix onces.
Eau. . . . . six onces.
Filtrez après trois jours de digestion. (fe.)
Dose, trente gouttes chez les eufaus , un gros, répété deux ou trois fois par jour, chez les adultes.

LIQUEUR ANTISCROFULEUSE DE NIEMANN. (b*.)

℞ Chlorure de calcium. . . un gros.
Teinture de roseau aromatique,
                une once.
Faites dissoudre.
Dose, trente ou quarante gouttes, chez les enfans.

CATAPLASME D'EAU DE MER. (sw.)

℞ Chlorure de calcium ,
Muriate de soude ,
   de chaque. . . une demi-once.
Eau. . . . . . une demi-livre.
Farine quelconque, quantité suffisante pour faire un cataplasme.

Conseillé dans les scrofules et les tumeurs blanches des articulations.

BOLS EMMÉNAGOGUES.

Boli emmenagogi resolventes. (b.)

℞ Chlorure de calcium ,
          quatre à huit grains.
Extrait de myrrhe,
——— d'aloès , de chaque, un gros.
Miel,
Poudre de réglisse,
   de chaque. . quantité suffisante.
Faites six bols.—Dose, un toutes les deux heures.

PROTO-ACÉTATE DE CALCIUM.

Acétate de protoxide de calcium, Acétate de chaux; Acetas calcis, Calx acetata, Lapides cancrorum acetati, Sal coralliorum s. margaritarum s. matris perlarum s. oculorum cancrorum. (br. pa. w. vm.)

℞ Corail, perles, nacre de perles ou yeux d'écrevisse. . . à volonté.
Vinaigre. . . . quantité suffisante pour opérer la dissolution. Évaporez la liqueur jusqu'à siccité, lavez le résidu avec de l'eau, et faites-le sécher doucement.

Excitant, incisif, fondant, diurétique, qu'on a conseillé dans les scrofules, le carreau et l'orchiocèle.

TEINTURE DE CORAIL.

Tinctura coralliorum s. *matris perlarum* s. *oculorum cancrorum.* (pa. sa. w. *sp.*)

℞ Sel de corail. . . . . une once.
Eau de cannelle cydoniée, trois onces.
Ajoutez à la solution
Alcool. . . . une once et demie.
Teinture de succin, une demi-once.

Après quelques jours de digestion, filtrez. (w.)

℞ Corail rouge. . . . deux onces.
Vinaigre. . . . quantité suffisante pour le dissoudre. Faites épaissir le liquide à une douce chaleur, et versez dessus
Eau-de-vie. . . . . . six onces.
Laissez en digestion pendant quelques jours et filtrez. (*sp.*)

sa. prescrit de laisser digérer pendant trois jours deux onces de corail rouge en poudre dans une livre de vinaigre distillé, puis de faire bouillir la liqueur, de la filtrer, de l'évaporer au bain-marie, jusqu'à consistance de miel, de verser une livre d'alcool sur le résidu, et de filtrer au bout de quelques jours; — pa. de verser de l'esprit de miel aigre sur du corail en poudre, de cuire la dissolution sur un feu doux, de traiter le résidu par l'alcool concentré, et de filtrer la liqueur.

Dose, une à deux onces, une ou plusieurs fois par jour.

MIXTURE ABSORBANTE. (*sm.*)

℞ Yeux d'écrevisse. . . . deux gros.
Vin du Rhin. . . . . six onces.
Zédoaire en poudre, un demi-gros.

Dans cette mixture empirique, le carbonate se convertit en acétate et tartrate de chaux. Elle ne peut donc remplir que fort incomplètement le rôle d'absorbant que Dehaen lui attribuait. On dit cependant l'avoir employée avec succès contre les rapports aigres auxquels sont sujets les goutteux et rhumatisans. On peut y joindre huit ou dix gouttes de laudanum liquide de Sydenham. — Dose, une cuillerée toutes les deux heures.

PROTO-CITRATE DE CALCIUM.

Citrate de protoxide de calcium, Citrate de chaux; Citras calcis, Calx citrata, Conchæ citratæ, Lapides cancrorum citrati, Citras calcariæ animalis. (b. br. fu. pa. w. *sp. sw.*)

℞ Écailles d'huître ou yeux d'écrevisse en poudre. . . à volonté.
Versez dessus peu à peu du suc de citron, jusqu'à ce qu'il ne se fasse plus d'effervescence, épanchez le liquide qui surnage, lavez la poudre avec un peu d'eau froide, et faites-la sécher à une douce chaleur.

On attribue à ce sel les mêmes propriétés qu'à l'acétate. — Dose, un demi-gros à un gros, deux fois par jour.

POUDRE INCISIVE.

Pulvis nephreticus pretiosus. (w.)

℞ Yeux d'écrevisse saturés de suc de citron. . . . . . . une once.
Racine de pied de veau préparée, deux onces.

Mêlez et faites une poudre.

Stahl la croyait propre à faciliter la digestion et l'expectoration. — Dose, depuis un scrupule jusqu'à un demi-gros.

POUDRE ANTINÉPHRÉTIQUE.

Pulvis incidens Stahlii. (w.)

℞ Yeux d'écrevisse saturés de suc de citron,
Pierre judaïque préparée, de chaque. . . . . une once.
————de lynx préparée,
Perles d'Orient préparées,
Opercules de limaçon. de chaque. . . . . un gros.

Mêlez et faites une poudre très fine.

Ce mélange de carbonate et de citrate de chaux passait jadis pour un remède souverain dans la néphrite et contre les calculs. C'est sans contredit une des plus bizarres formules que l'empirisme ait pu imaginer. — Dose, un scrupule.

SIROP DE CORAIL.

Syrupus coralliorum s. *corallii rubri* (b*. br. e. pa. sa. w. *sp.*)

℞ Corail rouge pulvérisé, une demi-livre.
Suc dépuré de fruits mûrs d'épinevinette. . . quantité suffisante pour recouvrir la poudre de trois doigts; faites digérer au bain-marie; quand il ne se dégage plus de bulles, décantez la liqueur, et versez de nouveau suc, jus-

qu'à ce que tout le corail soit dissous.
Alors

℞ de ce suc. . . . . . deux livres.
. Sucre blanc. . . . . une livre.

Faites un sirop au bain-marie. (br. pa. w.)

sa. prescrit le suc d'épine-vinette ou le vinaigre distillé, et veut qu'on mêle le suc
avec le double de sirop commun, puis qu'on
fasse évaporer jusqu'à consistance de sirop.

b*. et sp. prescrivent deux onces de corail en poudre, douze onces de suc d'épine-
vinette, quelques jours de digestion, et vingt
onces de sucre blanc.

℞ Corail rouge porphyrisé, quatre onces.
Suc de grenade aigre, récemment
exprimé. . . . . deux livres.

Faites digérer pendant quatre jours,
en remuant de temps en temps, et décantez. Alors

℞ Têtes sèches de pavot, débarrassées
de leurs graines. . . deux onces.
Grains de kermès. . . six gros.
Eau. . . . . . trois livres.

Faites cuire jusqu'à ce qu'il ne reste
que la moitié du liquide. Passez en exprimant avec force. Ajoutez

Sucre blanc. . . . . six livres.
Eau. . . . quantité suffisante.

Faites cuire de nouveau jusqu'à cousistance sirupeuse, en ajoutant sur la fin la
teinture de corail passée à la chausse ou filtrée. (e.)

CALCULS.

On employait jadis en médecine un assez
grand nombre de ces produits morbides
de l'économie animale. Les suivans sont encore admis, dans quelques contrées, parmi
les objets dont se compose la matière médicale :

1° *Bézoard ; Bezoar.*

*Bezoarstein (Al.); bezoar (An.) ; faduj (Ar.) ; visagul (Cy.);
zeher morah (Duk. Hi.); piedra bezoar (E.) ; bezoarstoen
(Ho.); gotcha (Mal.); padzehr kanie (Pe.); gorochana (Sa.);
vischik kullu, koroschanum (Tam.).*

ams. b. br. e. w. a. g. sp.

On donne ce nom à des calculs intestinaux pleins, solides et formés de couches
concentriques. Il y en a de trois sortes :

1° Le *Bézoard de Coromandel*, qu'on dit
provenir d'un morse, *Trichecus Manatus*, L.

2° Le *Bézoard occidental*, qui se trouve
dans les intestins du lama et de la vigogne.

3° Le *Bézoard oriental*, qu'on rencontre
dans ceux de la chèvre sauvage, *Capra Æga-
grus*, L.

Autrefois on leur accordait la propriété
de garantir des maladies contagieuses. Cette

vertu chimérique ne leur est plus attribuée
que par les Orientaux, quoique l'habitude
les ait encore maintenus dans quelques pharmacopées, où ils ne figurent que pour mé-
moïre.

2° *Egagropile, Bézoard d'Allemagne; Æga-
gropilus, Pilœ damarum* s. *rupicaprarum.*

Gemsenkugel (Al.).

w. sp.

Concrétion principalement formée de
poils entremêlés et feutrés, qu'on trouve
dans les intestins de plusieurs mammifères domestiques.

3° *Pierre de porc; Lapis porcinus.*

Piedra porcina (E.).

c.

Concrétion calculeuse qu'on trouve dans
la vésicule biliaire du porc-épic, *Histrix
cristatus*, L.

CAMOMILLE.

Ce nom appartient à quatre plantes différentes :

1° *Camomille commune; Matricaria Cha-
momilla*, L.

*Gemeine Chamille (Al.); common camomile (An.); camelblom-
ster, camerlblom, munke krone (D.); manzanilla (E.); mar-
cella galega (Por.); manillbloummer, sœtkuller (Su.).*

a. ams. an. b. be. br. d. dd. f. fe. fi. fu. g. ham. ban. he. li.
o. p. po. pr. r. s. su. w. wu. ww. be. br. g. m. pid. sp.

Plante ☉ (syngénésie polygamie superflue, L. ; synanthérées, Cass.), commune
dans toute l'Europe. (*fig.* Zorn, *Ic. pl.* t. 139.)

On emploie les fleurs (*flores Chamomillœ
vulgaris* s. *nostratis* s. *Chamæmeli vulgaris*),
qui sont des calathides radiées, jaunes au
disque et blanches à la circonférence. Elles
ont une odeur forte, non désagréable. Leur
saveur est un peu balsamique.

2° *Camomille romaine; Anthemis nobilis*,
L. ; ανθεμις.

*Rœmische Chamille (Al.); roman camomile (An.); ehdaklmirzin
(Ar.); romeske cameelblomster (D.); babune ka phul (Duk.);
manzanilla romana (E.) ; roqmschekam ill (Ho.); camomilla
odorata (I.); bahuneh gaw (Pe.); rumian wloski (Po.); mar-
cella romana (Por.); romerska kamillenblummer (Su.);
schamaindu pu (Tam.).*

a. au. ams. an. b. ba. be. br. d. du. e. ed. f. fn. ff. fu. g. ham.
han. he. li. lo. o. p. po. pr. r. s. su. w. wu. a. be. br. c.
g. m. pa. pid. sa. sp.

Plante ♃ (syngénésie polygamie superflue, L. ; synanthérées, Cass.), du midi de
l'Europe, qu'on cultive dans beaucoup d'endroits. (*fig.* Zorn, *Ic. pl.* t. 161.)

On emploie les fleurs (*flores Chamomillœ
romanœ* s. *nobilis* s. *Chamœmeli romani* s.
nobilis s. *Leucanthemi odorati*), qui sont des calathides remplies de fleurons jaunes au centre et de demi-fleurons blancs à la circonférence, le plus souvent pleines, et alors com-

posées uniquement de demi-fleurons blancs. Elles ont une odeur pénétrante, fort agréable, balsamique, et une saveur aromatique très amère.

Cette plante et la précédente jouissent des mêmes propriétés. On les regarde, comme nervines et antispasmodiques. Elles sont bien certainement excitantes, irritantes même, puisque leur infusion concentrée est très sujette à exciter des nausées. Autrefois, on en faisait grand usage dans les fièvres intermittentes. — Dose de la poudre, depuis un scrupule jusqu'à un gros.

C'est à ces deux espèces exclusivement que se rapportent les formules placées à la suite de cet article.

3° *Camomille puante, Maroute ; Anthemis cotula, L.*

Hundskamille (Al.); stinkind camomile. An.) ; manzanilla fetida (E.); camomilla fetida (I.); rumienic smindzacy (Po.); contusa bastarda (Por.).

br. f. fu. be. c. g. m.

Plante ⊙ (syngénésie polygamie superflue, L.; synanthérées, Cass.), qui croît dans toute l'Europe. (*fig.* Zorn, *Ic.pl.* t. 457.)

On emploie l'herbe et les fleurs.

L'herbe (*herba Cotulæ fœtidæ* s. *Chamomillæ fœtidæ*) se compose d'une tige très rameuse, garnie de feuilles glabres, bipinnées, à folioles pointues et divisées en trois.

Les fleurs sont des calathides radiées, blanches à la circonférence, et jaunes au disque, qui est conique.

L'odeur en est extrêmement désagréable, la saveur chaude et un peu amère.

Antispasmodique, fébrifuge, anthelmintique.

4° *Camomille des teinturiers, OEil de bœuf ; Anthemis tinctoria, L.*

Færberchamille (Al.).

f.

Plante ♇, d'Europe. (*fig.* OEd. *Fl. dan.* t. 741.)

On emploie l'herbe et les fleurs.

L'herbe (*herba Buphthalmi*) se compose d'une tige droite, rameuse vers le sommet, et de feuilles velues et blanchâtres en dessous, trois fois pinnatifides, à découpures fines, étroites et aiguës.

Les fleurs sont des calathides radiées, assez grandes et jaunes.

L'odeur est aromatique ; la saveur amère et un peu astringente.

Excitant, réputé vulnéraire.

§ I. PRÉPARATIONS QUI CONTIENNENT LA CAMOMILLE EN NATURE.

CONSERVE DE CAMOMILLE.

Conserva florum chamæmeli. (sa.)

♃ Fleurs de camomille sans calices,
une partie.

Sucre cuit à la plume, trois parties.
Conservez dans un endroit un peu chaud.

ÉLECTUAIRE AROMATIQUE.

Electuarium e chamæmelo. (g.)

♃ Fleurs de camomille en poudre,
une once.
Sirop de sucre. . quantité suffisante
pour faire un électuaire.

MARMELADE FÉBRIFUGE. (sw*.)

♃ Poudre de fleurs de camomille romaine,
Sulfate de potasse,
de chaque. . . . . une once.
Sirop d'absinthe, quantité suffisante.

Dose, une cuillerée à café toutes les deux heures, avec de l'eau distillée d'amandes amères.

CATAPLASME MATURATIF.

Cataplasma maturans s. resolvens. (b. ra. sw.)

♃ Fleurs de camomille,
Vinaigre, de chaque. . quatre onces.
Faites cuire légèrement. (*ra.*)

♃ Farine de graine de lin, douze onces.
Poudre de fleurs de camomille ordinaire,
——————— de sureau,
de chaque. . . . . trois onces.
——— de semences de fenu-grec,
une once et demie.
Eau. . . . . quantité suffisante.
Faites jeter un seul bouillon. (*sw.*)

♃ Farine de fèves,
——— de lupins, de chaque, une livre.
Fleurs de camomille,
——— de fenu-grec,
de chaque. . une demi-livre.
Eau. . . . . quantité suffisante.
Faites une pâte molle. (*b.*)

BOL STOMACHIQUE. (sa. sw.)

♃ Fleurs de camomille en poudre,
un demi-gros.
Sirop de sucre, quantité suffisante.

Au besoin, on ajoute dix grains de gingembre, ou cinq grains de rhubarbe, ou la même quantité de sel ammoniac.

ESPÈCES ÉMOLLIENTES. (fu.)

♃ Fleurs de camomille,
——— de mélilot,
Graine de lin, de chaque, quatre onces,

Réduisez en poudre grossière, et faites un cataplasme avec suffisante quantité d'eau.

*Espèces résolutives ; Species pro fotu ad coli-
cam.* (b*. dd. fu. he. pa. *pid. sp. vm.*)

♃ Sommités de millefeuille,
Herbe d'aurone,
—— de menthe crêpue,
Fleurs de camomille,
de chaque. . . . quatre onces.
Semences d'aneth,
———— de carvi,
de chaque. . . . . une once.

Coupez et mêlez. — Pour des lavemens.
(fu.)

♃ Fleurs de camomille,
Herbe de marrube blanc,
Herbe et racine de pissenlit ,
———————— de valériane,
———————— de chiendent ,
de chaque. . . . parties égales.
Coupez et mêlez. (b*.)— Pour lavement.

♃ Fleurs de camomille,
Graine de lin ,
de chaque. . . . quatre onces.
Racine de pissenlit,
—— de saponaire,
de chaque. . . . . deux onces.
—— de valériane ,
—— de garance,
Herbe de petite centaurée,
——de marrube blanc ,
de chaque. . une once et demie.
Coupez et écrasez. (he.)—Pour lavement.

♃ Fleurs de camomille,
—— d'arnica,
—— de sureau,
Herbe de marrube,
—— de mercuriale,
—— de ciguë ,
—— de pariétaire,
de chaque. . . . parties égales.
Coupez et mêlez. (*vm.*) — Pour fomentation.

♃ Racine de guimauve,
—— de bryone,
Fleurs de camomille ,
—— de sureau ,
de chaque. . . . . trois onces.
Graine de lin. . . . . . deux onces.
Coupez et écrasez. (*pid.*) — Pour gargarisme.

♃ Fleurs de camomille, deux onces.
Baies de genévrier ,
——— de laurier, de chaque, une once.
Sel ammoniac. . . une demi-once.
Coupez et mêlez. (pa.)—Pour fomentation
sur le bas-ventre, dans la colique.

♃ Fleurs de camomille. . deux onces.
Baies de genévrier,
——— de laurier, de chaque, une once.
Semences d'anis ,
———— de fenouil ,
———— de carvi,
———— de cumin ,
Sel ammoniac,
de chaque. . . . une demi-once.
Faites une poudre grossière.— (*sp.*) Pour
fomentation sur le bas-ventre, dans la colique.

♃ Herbe d'absinthe,
——— de menthe poivrée,
Fleurs de camomille,
——— de sureau,
de chaque. . une once et demie.
Coupez et mêlez. (dd.) — Pour lotions et
fomentations.

§ II. PRÉPARATIONS QUI CONTIENNENT
LE PRINCIPE ACTIF DE LA CAMOMILLE
EXTRAIT PAR LA DISTILLATION.

HUILE ESSENTIELLE DE CAMOMILLE.

*Oleum chamœmeli œthœreum , Ætheroleum
chamœmeli.* (a. an. be. br. e. ed. f. fu. g.
han. he. lo. o. pa. po. pr. s. sa. su. w. wu.
c. *pid.*)

♃ Fleurs de camomille. . une partie.
Eau de fontaine. . . . huit parties.
Distillez , et recueillez l'huile qui surnage
le produit. (e. han.)

fu. prescrit une partie de fleurs et trois
d'eau ; — ed. lo. et c. une de fleurs et sept
d'eau ; — po. une de fleurs et huit d'eau ; —
a. une de fleurs et douze d'eau ; — an. trois
de fleurs et dix d'eau ; — f. cinq de fleurs et
sept d'eau ; — be. g. et sa. une quantité arbitraire de fleurs et suffisante quantité d'eau.

♃ Fleurs de camomille,
vingt-cinq parties.
Eau. . . soixante-quinze parties.
Sel de cuisine. . . trois parties.
Distillez selon l'art. (br. he. pa. sa. w. *pid.*)

♃ Fleurs de camomille, soixante livres.
Huile de citron. . . . une once.
Eau de fontaine, quantité suffisante.
Distillez. (o. pr. s.)

♃ Fleurs de camomille. . à volonté.
Eau distillée de camomille,
quantité suffisante.
Distillez. (wu.)

Dose, une à trois gouttes.

OLÉO-SUCRE DE CAMOMILLE.

Elæosaccharum chamæmeli. (han. pr.)

♃ Sucre blanc. . . . . une once.
Huile essentielle de camomille,
vingt-quatre gouttes.
Mêlez par la trituration.

HUILE ESSENTIELLE DE CAMOMILLE COMPOSÉE.

Oleum cæruleum chamæmeli compositum.
(sa.)

♃ Fleurs fraîches de camomille,
vingt livres.
Eau commune, qu ᵃtre- vingts livres.
Pétrole. . . . . . une livre.
Faites macérer pendant douze jours dans
un vase clos, et distillez.

HUILE CARMINATIVE ÉTHÉRÉE. (*ca. sp.*)

♃ Huile essentielle de camomille,
——————— de menthe
poivrée, de chaque, deux onces.
——————— de carvi,
——————— de cumin,
——————— de fenouil,
de chaque. . . un demi-gros.
Mêlez. (*sp.*)

ca. ajoute un demi-gros d'huile d'anis.

En frictions sur le ventre, dans la colique
venteuse. — Dose, à l'intérieur, six à huit
gouttes, sur du sucre ou dans un jaune d'œuf.

EAU DE CAMOMILLE.

Aqua chamomillæ s. *chamæmeli* s. *anthemidis
destillata.* (a. an. b. ba. be. f. fe. fu. he.
li. o. pa. po. pr. s. sa. wu. *pid.*)

♃ Fleurs de camomille. . une partie.
Eau. . . . . . quatre parties.
Après quelques heures de macération,
distillez deux parties. (f. sa.)

pa. prescrit une partie de fleurs et trois
d'eau; distillez une partie et demie;—ba. une
de fleurs et neuf d'eau; distillez quatre parties;—wu. une de fleurs et six d'eau; - o. po.
et pr. une de fleurs et quinze d'eau ; distillez dix parties; — an. b. et be. une de fleurs
et cinq d'eau; distillez quatre parties; —
sw. deux de fleurs et suffisante quantité
d'eau; distillez vingt; — a. une de fleurs et
douze d'eau; distillez quatre; — he. s. et
pid. une de fleurs et huit d'eau; distillez
quatre ; — fe. trois de fleurs et seize d'eau ;
distillez huit.

♃ Fleurs de camomille. . une partie.
Renfermez-les dans un sac de toile,
et suspendez-les dans une cucurbite
contenant

Eau. . . . . quatre parties,
de manière qu'elles ne touchent point au liquide, et qu'elles en reçoivent seulement les
vapeurs ; distillez six parties. (fu. li.)

EAU DE CAMOMILLE VINEUSE.

Aqua florum chamomillæ vinosa. (fu. *sw. vm.*)

♃ Fleurs de camomille fraîches,
une partie.
Vin blanc . . . . quatre parties.
Après vingt-quatre heures de macération,
distillez deux parties. (fa.)

sw. prescrit de distiller quatre parties d'un
mélange de vingt-quatre parties de fleurs,
une d'eau-de-vie et huit d'eau ; — vm. de
distiller trois parties d'un mélange d'une
partie de fleurs, une d'eau-de-vie et douze
d'eau ; ou quarante d'un mélange de dix parties de fleurs, une demi d'eau-de-vie et cent
soixante d'eau.

SIROP PECTORAL ADOUCISSANT. (*ca.*)

♃ Eau distillée de camomille, deux livres.
Sirop de guimauve, une demi-livre.
Suc de réglisse. . . . une once. ·
Conseillé par Selle dans la phthisie pul-
monaire.

POTION CONTRE LES TRANCHÉES DES ENFANS. (*ca.*)

♃ Eau distillée de camomille,
———— de menthe crêpue,
de chaque. . . . deux onces.
Sirop de têtes de pavot,
—— de camomille,
de chaque. . . une demi-once.
A prendre par cuillerées, tous les quarts
d'heure.

EAU CARMINATIVE SIMPLE. (a. br. sa. w. *sp.*)

♃ Fleurs de camomille, une demi-livre,
Écorce d'orange,
—— de citron,
Herbe d'aurone,
——— de menthe crêpue,
Semences de carvi,
——— de coriandre,
——— de fenouil,
de chaque. . une once et demie.
Eau de fontaine. . . seize livres.
Après vingt-quatre heures de macération,
distillez la moitié. (a.)

sp. ajoute une once et demie d'aneth et autant d'anis.

♃ Fleurs de camomille. . . six onces.
Écorce d'orange, une once et demie.
Herbe de petite absinthe,
——— de mélisse,
——— de pouliot,
——— d'origan, de chaque, deux gros.

Semences d'aneth.   .   quatré onces.
———— d'anis,
— ———— de fenouil,
de chaque ,   deux onces et demie.
———— de carvi, une once et demie.
Eau de camomille. . . seize livres.

Après huit jours de digestion, distillez la moitié. (br.)

♃ Fleurs de camomille. .   trois livres.
Herbe d'absinthe. . une demi-once.
——— de petite centaurée,
——— de pouliot,
——— d'origan, de chaque, deux gros.
Semences d'aneth. . . deux onces.
———— d'anis,
———— de fenouil,
de chaque. . . . . une once.
———— de carvi, une demi-once.
Écorce d'orange. . . deux onces.
Eau. . . . . . . douze livres.

Après quatre jours de digestion, distillez les deux tiers. . sa. w.)

Dose, une demi-once à une once.

EAU CARMINATIVE SPIRITUEUSE. (w. sp. vm.)

♃ Anis étoilé. . . . . une partie.
Fenouil . . . . . deux parties.
Fleurs de camomille. . trois parties.
Écorce d'orange. . . six parties.
Eau-de-vie. . vingt-quatre parties.
Eau. . . . . cent soixante parties.

Distillez quarante-huit parties. (vm.)

♃ Fleurs de camomille, dix-huit onces.
Eau de camomille,
cent quarante onces.

Après huit jours d'infusion, exprimez avec force, et ajoutez à la liqueur

Herbe de petite absinthe,
——— de pouliot,
——— d'origan,
Sommités de petite centaurée,
de chaque. . . . . deux gros.
Semences d'aneth. . . deux onces.
———— d'anis,
———— de fenouil,
de chaque. . . . . une once.
———— de carvi, une demi-once.
Baies de genévrier,
——— de laurier,
Roseau aromatique,
Zédoaire, de chaque. . deux gros.
Cannelle. . . . une demi-once.

Alcool, cent quatre-vingt-douze onces.
Faites infuser, et distillez. (sp.)

♃ Racine de roseau aromatique,
Herbe de menthe crépue,
——— fleurie de serpolet,
de chaque . . . . deux onces.
Fleurs de camomille, une demi-livre.

Semences d'anis,
———— de fenouil,
de chaque, deux onces et demie.
Cannelle. . . . . . trois onces.
Noix muscade,
Baies de laurier,
——— de genévrier,
dé chaque. . . une demi-once,
Écorce fraîche d'orange, deux onces.
Alcool. . . . . . . neuf livres.
Eau de fontaine. . . . cinq livres.

Après trois jours de digestion, distillez dix livres. (w.)

Dose, jusqu'à une once.

EAU DE CAMOMILLE ANISÉE. (w.)

♃ Fleurs fraîches de camomille,
quatre livres.
Semences d'anis. . . deux livres.
Vin blanc. . . . vingt-huit livres.

Laissez en digestion pendant quelques jours, et distillez ensuite la moitié.

Carminatif. — Dose, une demi-once à une once.

EAU HYSTÉRIQUE. (br. w. vm.)

♃ Racine de pivoine,
——— de zédoaire,
——— de livèche,
——— d'impératoire,
de chaque. . . . une once.
Herbe de mélisse,
——— de matricaire,
——— de menthe,
Fleurs de camomille,
de chaque. . une once et demie.
Semences de carvi,
———— de siler,
———— de fenouil,
Écorce de citron,
de chaque. . . . une once.
Alcool. . . . une demi-livre.
Eau de fontaine. . . sept livres.

Après deux jours de digestion, distillez doucement quatre livres. (br. w.)

♃ Écorce fraîche de citron, une partie.
Feuilles de mélisse,
Fleurs de camomille,
de chaque. . . deux parties.
Cumin. . . . . trois parties.
Racine d'angélique, quatre parties.
Eau-de-vie. . . douze parties.
——— de fontaine,
cent quarante-quatre parties.

Distillez quarante-huit parties. (vm.)

Dose, depuis une once jusqu'à une once et demie.

§ III. Préparations qui contiennent le principe actif de la camomille extrait par infusion ou décoction, mais sans le véhicule employé pour l'extraire.

EXTRAIT DE CAMOMILLE.

Extractum chamomillæ s. *anthemidis* s. *cha-mæmeli.* (a. am. ams. an. b. be. d. du. ed. fe. fi. fu. han. he. li. lo. o. po. pr. s. sa. su. w. wu. c. *pid. vm.*)

♃ Fleurs de camomille. . . une livre.
Eau pure. . . . . . . dix livres.

Faites cuire pendant deux heures, passez en exprimant, laissez reposer la liqueur, passez à la chausse, et évaporez jusqu'à ce que la masse ne s'attache plus aux doigts. (am. fe.)

ed. et du. prescrivent de faire cuire une partie de camomille dans huit d'eau, de réduire celle-ci à moitié, de passer en exprimant, et d'évaporer la colature; — he. et *pid.* de faire cuire une partie de fleurs dans six d'eau, de passer en exprimant, et d'évaporer la liqueur décantée après vingt-quatre heures de repos; — an. et ba. de faire bouillir deux livres d'herbe fleurie dans dix livres d'eau pendant un quart d'heure, de passer en exprimant, et d'évaporer la liqueur décantée; — am. lo. et *c.* de faire bouillir une livre de fleurs dans huit pintes d'eau réduites à quatre, et d'évaporer la colature.

♃ Fleurs de camomille. . une livre.
Eau de fontaine. . . . six livres.

Faites digérer pendant quatre heures, dans un endroit chaud, puis bouillir un peu; passez en exprimant, et évaporez la colature jusqu'à consistance convenable. (w.)

♃ Fleurs de camomille. . deux livres.
Eau bouillante. . . . . dix livres.

Faites digérer pendant vingt-quatre heures dans un vase couvert, puis bouillir pendant une; décantez après le refroidissement, exprimez ensuite les fleurs, réunissez les deux liqueurs, et après qu'elles se sont dépurées par le repos, faites-les évaporer jusqu'à consistance convenable. (b. be. li.)

s. prescrit de faire macérer pendant vingt-quatre heures, puis bouillir un quart d'heure, une partie de fleurs dans huit d'eau, et de cuire encore le résidu avec quatre parties de nouvelle eau.

♃ Fleurs de camomille. . une partie.
Eau bouillante. . . huit parties.

Faites bouillir légèrement pendant un quart d'heure, et passez en exprimant; faites encore bouillir le résidu avec quatre parties d'eau, et passez en exprimant; mêlez les deux liqueurs; décantez après repos suffisant, et faites évaporer à une douce chaleur, jusqu'à consistance d'extrait. (d. han. o. pr.)

sa. prescrit de faire bouillir un peu les fleurs avec le double d'eau, d'exprimer, de faire encore bouillir le résidu avec de nouvelle eau, et d'évaporer les deux liqueurs réunies, au bain-marie; — fi. de suivre le même procédé, en continuant la première ébullition pendant un quart d'heure.

♃ Fleurs de camomille,
Eau froide, de chaque, une partie.

Faites macérer pendant douze heures, puis ajoutez

Eau bouillante. . . . le double du poids de la masse totale; passez après le refroidissement, clarifiez avec le blanc d'œuf, mettez sur le feu, et quand la liqueur commence à s'épaissir, passez-la à travers une étamine, puis faites-la évaporer convenablement, en remuant toujours. (*vm.*)

♃ Fleurs de camomille. . . une livre.
Eau froide. . . . . douze livres.

Faites macérer pendant quarante-huit heures, en remuant de temps en temps, passez, réduisez la liqueur à environ deux livres, par l'évaporation, filtrez-la après le refroidissement, puis évaporez au bain-marie, jusqu'à consistance requise. (han.)

♃ Fleurs de camomille. . une livre.
Eau commune. . . huit livres.
Alcool. . . . . . une livre.

Faites digérer pendant trois jours, à une douce température; passez en exprimant, laissez reposer, et décantez la liqueur; tirez l'alcool par la distillation, et faites évaporer le résidu jusqu'à consistance convenable. (fu. wu.)

po. prescrit deux livres de fleurs, deux d'alcool, neuf d'eau, et douze heures seulement de macération; — a. deux parties de fleurs, trois d'alcool (0,910) et neuf d'eau.

♃ Fleurs de camomille. . huit livres.

Faites macérer pendant trois jours dans un alambic, puis tirez deux onces d'eau environ par la distillation au bain-marie; versez alors le triple d'eau sur le résidu, et après six heures de digestion, faites réduire des deux tiers par la coction; exprimez les fleurs, clarifiez et passez la liqueur, évaporez jusqu'à consistance d'électuaire, et ajoutez l'eau distillée à celui-ci, quand il n'est plus que tiède. (sa.)

Excitant, qu'on donne intérieurement,

la dose de six ou huit cuillerées de la dissolution de trois gros d'extrait dans six
onces d'eau de camomille. — On applique
aussi à l'extérieur des linges imbibés de
cette solution.

§ II. PRÉPARATIONS QUI CONTIENNENT
LE PRINCIPE ACTIF DE LA CAMOMILLE
EXTRAIT PAR INFUSION OU DÉCOCTION,
AVEC LE VÉHICULE EMPLOYÉ POUR L'EX-
TRAIRE.

A. Extraction par l'alcool.

TEINTURE DE CAMOMILLE.

Tinctura chamomillæ s. *chamæmeli.* (a. an.
sw*. vm.)

♃ Fleurs sèches de camomille ,
                                deux onces.
Alcool (0,910). . . . . une livre.
Après suffisante extraction, filtrez.
Excitant , réputé stomachique et anodin.
— Dose, une demi-once à une once.

B. Extraction par l'éther.

INFUSION DE CAMOMILLE.

Infusum chamomillæ s. *anthemidis.* (am. an.
b*. ed. f. ff. ham. lo. pp. ww. c. e. fp. ra.
sw.)

♃ Fleurs de camomille. . deux gros..
Eau bouillante. . . . huit onces.
Après dix minutes de macération , passez.
(am. b*. ed. lo. c. fp.)

ra. prescrit deux onces de camomille et
deux livres d'eau;—ham. une once de camomille et assez d'eau pour obtenir huit onces
de colature;—f. et ff. deux gros de camomille
et assez d'eau pour obtenir un litre de colature ;— ww. et pp. une once et demie de
camomille et une livre et demie d'eau.

♃ Fleurs de camomille. . une once.
Eau. . . . . . . une livre.
Faites infuser dans un vase couvert, pendant une heure, en augmentant peu à peu
le feu jusqu'au degré de l'ébullition ; passez
et décantez après quelque temps de repos.
(an.)

♃ Fleurs de camomille. . une once.
Écorce d'orange. . une demi-once.
Eau froide. . . . trois livres.
Faites infuser pendant vingt - quatre
heures. (e.)

♃ Fleurs de camomille. . trois onces.
Eau bouillante. . . une demi-livre.
Après une heure de macération , ajou-
tez à la colature

Sous-carbonate de potasse, un gros.
Alcool de muscade, une à deux onces.
Mêlez bien. (sw.)
Excitant. — Dose , deux onces, toutes les
six heures, pour la troisième décoction ;
quant aux deux autres, on les prescrit par
verrées ; souvent même on les fait tellement
faibles , qu'il ne doit guère être tenu compte
que de l'eau avalée par le malade. Elles constituent alors une boisson fort agréable , que
l'addition du sucre ou d'un sirop rend encore plus flatteuse.

SIROP DE CAMOMILLE.

Syrupus chamomillæ s. *chamæmeli* s. *anthemidis.* (an. fu. ban. o. pa. w. wu.)

♃ Fleurs de camomille ,
Eau de fontaine bouillante ,
de chaque. . . . une livre.
Faites infuser pendant douze heures
dans un vase clos; passez avec expression ; faites de nouveau infuser dans la
colature
Fleurs de camomille. . une livre.
Passez en exprimant , laissez dépurer
l'infusion par repos ; dissolvez dans neuf
onces du liquide
Sucre blanc. . . . seize onces.
Et faites un sirop. (pa. w.)
han. prescrit une seule infusion de huit
onces de fleurs dans trois livres d'eau bouillante, pendant quelques heures, et quatre
livres de sucre pour vingt onces de liqueur ;
— o. indique une livre de fleurs, deux livres d'eau bouillante , douze heures de macération . et trois livres de sucre pour vingt
onces de colature ; — fu. six onces de fleurs,
douze onces d'eau bouillante, douze heures
de digestion au bain-marie, une nouvelle
macération de douze heures avec six onces
de fleurs, et douze onces de sucre cuit à la
grande plume.

♃ Fleurs de camomille, quatre onces.
Eau. . . . . . trois.livres.
Faites infuser pendant douze heures
dans un vase clos ; passez en exprimant
légèrement , laissez déposer , décantez
et filtrez la liqueur , puis ajoutez
Sucre blanc. . . quatre livres.
Clarifiez et évaporez à consistance si-
rupeuse. Au sirop presque refroidi ajou-
tez-en un autre préparé à froid avec
Eau de camomille romaine, une livre.
Sucre.blanc. . . . vingt onces.
Mêlez exactement. (an.)

LAVEMENT ANTISPASMODIQUE.

Clysma antispasmodicum. (b.)

♃ Infusion de camomille ,

Huile de camomille,
de chaque. . . . quatre onces.

Dans la colique spasmodique, l'hystérie
et l'hypochondrie.

FOMENTATION RÉSOLUTIVE.

Fomentum resolvens. (dd.)

℞ Espèces résolutives (formule de dd.),
deux onces.
Eau bouillante. . . . seize onces.

Laissez en macération pendant une heure,
et exprimez avec force.

BOISSON ANTISPASMODIQUE. (*ca.*)

℞ Fleurs de camomille,
——— de chèvrefeuille,
——— de tilleul,
de chaque. . . une forte pincée.
Eau bouillante. . . une chopine.

INFUSION CARMINATIVE.

Infusum carminans. (sa.)

℞ Fleurs de camomille,
——— de mélilot,
de chaque. . . . une poignée.
Semences de carvi,
——— de fenouil,
de chaque. . . . une once.
Eau bouillante. . . quatre livres.

Faites macérer dans un vase couvert, et
passez après le refroidissement.

A boire par verrées.

INFUSION DE CAMOMILLE COMPOSÉE. (*sw*.)

℞ Fleurs de camomille,
Feuilles de menthe poivrée,
de chaque. . une demi-poignée.
Eau. . . . quantité suffisante
pour obtenir dix onces d'infusion.
Ajoutez à la colature

Tartre stibié,
Opium, de chaque, un demi-grain.

Excitant, qu'on a conseillé dans le choléra-
morbus. — Dose, une cuillerée, toutes les
deux heures.

INFUSION CATHARTICO-ANODINE.

Infusum cathartico-anodinum. (*sw*.)

℞ Infusion de fleurs de camomille or-
dinaire. . . . . douze onces.
Sulfate de soude,
Manne, de chaque. . deux onces.
Teinture thébaïque. . . un gros.
Mêlez bien.

Conseillée dans l'iléus et la colique stercorale, conjointement avec les bains, les lavemens et les frictions d'huile de jusquiame
sur le bas-ventre.

Dose, quatre cuillerées, toutes les heures.

L.

LAVEMENT DE CAMOMILLE.

Enema chamomillæ. (au. ra.)

℞ Fleurs de camomille. . deux gros.
Eau. . . . . . . une livre.
Faites bouillir. (*ra.*)

au. prescrit de faire cuire six gros de camomille et une once de graine de lin dans
assez de lait pour obtenir sept onces de colature, et d'ajouter à celle-ci une once d'huile
de lin.

LAVEMENT RÉSOLUTIF. (*sa.*)

℞ Fleurs de camomille. . une once.
Eau. . . . . quantité suffisante
pour obtenir neuf onces de colature,
après un quart d'heure d'ébullition.
Ajoutez

Huile de lin. . . . . deux onces.
Miel commun. . . . . une once.
Nitre. . . . . . . un gros.

FOMENTATION RÉSOLUTIVE.

Fotus discutiens. (*sw.*)

℞ Fleurs de camomille,
Racine de bryone fraîche,
de chaque. . . . une once.
Feuilles de mauve, une demi-once.
Eau. . . . . . quatre livres.

Faites réduire d'un quart par l'ébullition.

FOMENTATION CONTRE LA COLIQUE. (pa.)

℞ Espèces carminatives (formule de pa.).
Eau commune. . . . . six livres.

Faites cuire jusqu'à ce qu'il ne reste
plus que quatre livres de liquide, en
ajoutant sur la fin

Semences de fenouil,
——— de carvi,
——— de cumin,
de chaque. . . une demi-livre,

et mêlant avec la colature

Eau-de-vie. . . . . . une livre.

Recommandée dans la colique venteuse
et bilieuse, quand les douleurs sont vives et
la constipation opiniâtre.

DÉCOCTION DE CAMOMILLE.

Decoctum chamæmeli compositum. (b*. du.
ed. c.)

℞ Fleurs sèches de camomille romaine,
une once.
Semences de carvi écrasées,
une demi-once.
Eau. . . . . . . cinq livres.

Après un quart d'heure de coction, passez.
(b*. ed.)

du. prescrit une demi-once de camomille,
deux gros d'anis et une pinte d'eau.

21

♃ Grande absinthe,
   Petite absinthe,
   Fleurs de camomille,
      de chaque. . . . . une once.
   Feuilles de laurier, une demi-once.
   Eau. . . . . six pintes.
Faites bouillir légèrement et passez. (c.)

Excitant.—Employée surtout en fomentations.

C. Extraction par l' huile.

HUILE DE CAMOMILLE PAR COCTION.

Oleum chamæmelinum. (ams. b. be. br. d.
e. f. fu. han. li. o. pa. po. pr. s. sa. w.
wu. sw.)

♃ Fleurs de camomille. . une partie.
   Huile d'olive. . . . . trois parties.

Après quelques jours de macération, dans
un endroit chaud, faites cuire jusqu'à consomption de l'humidité, et passez en exprimant. (ams. d. e. sw.)

han. prescrit une partie de fleurs et huit
d'huile; — br. pa. et w. parties égales de
fleurs et d'huile; — wu. une partie de fleurs
et deux d'huile.

♃ Fleurs de camomille. . une partie.
   Huile d'olive . . . . trois parties.

Faites digérer pendant quatre jours dans
un endroit chaud, et passez en exprimant;
renouvelez la digestion une ou deux fois avec
de nouvelles fleurs, et filtrez à travers du
papier joseph. (o. po.)

sa. prescrit une partie et demie de fleurs
et trois d'huile chaque fois; — f. une de
fleurs, quatre d'huile, et trois macérations,
dont la dernière dure quatre mois.

♃ Fleurs de camomille. . une partie.
   Huile d'olive. . . . . huit parties.

Faites digérer pendant quelques heures
au bain-marie, et passez en exprimant. (sa.)

b. et be. prescrivent une partie de fleurs
et six d'huile; — fu. une de fleurs et deux
d'huile; — li. une de fleurs et quatre d'huile
de ben.

Excitant, carminatif, anodin. — On l'emploie en lavemens dans la colique, en frictions sur le bas-ventre dans le même cas, et
en frictions sur l'épine du dos dans les
fièvres intermittentes.

HUILE CARMINATIVE.

Oleum carminativum s. ad tormina ventri.
(br. sa. w. sp. sw.)

♃ Herbe fraiche d'absinthe,
   —————— d'aneth,
   —————— de menthe,
   —————— de pouliot,

Fleurs de camomille,
   de chaque. . . . quatre onces.
Huile d'olive, vingt-quatre onces.

Faites cuire jusqu'à consomption de
l'humidité, passez en exprimant, et
ajoutez
   Huile de laurier. . . . trois onces.
Laissez reposer et décantez. (sp.)

♃ Huile de camomille par coction,
   —— essentielle de menthe,
      de chaque. . . . deux onces.
   ——————— de carvi,
   ——————— de cumin,
   ——————— de fenouil,
      de chaque. . . . un demi-gros.

En frictions sur le bas-ventre, chez les enfans tourmentés par la colique.

HUILE DES SEPT FLEURS.

Oleum septem florum. (w.)

♃ Fleurs fraiches de violette,
   ——————— de sureau,
   ——————— de roses,
   ——————— de camomille,
   ——————— de lis,
   ——————— de bouillon-blanc,
   ——————— de rose trémière,
      de chaque. . . une demi-livre.
   Huile d'olive. . . . . six livres.

Faites cuire doucement jusqu'à consomption de l'humidité, et passez en exprimant.

Parégorique, émollient. — Conseillée en
frictions dans les contractures.

ONGUENT STOMACHIQUE. (pa.)

♃ Herbe d'absinthe,
   —— de marjolaine,
   —— de menthe,
   Fleurs de camomille,
      de chaque. . . quatre onces.
   Axonge de porc. . . quatre livres.

Faites cuire jusqu'à consomption de
l'humidité, et ajoutez à la colature
   Poudre de girofle,
   —— de noix muscade,
      de chaque. . . . une once.
   —— de mastic. . une demi-once.

En frictions sur le bas-ventre.

ONGUENT CARMINATIF. (br. w. sp.)

♃ Fleurs de camomille. . trois onces.
   —— de mélilot,
   Herbe d'aurone,
   —— de rue,
   —— de menthe crépue,
   —— de tanaisie,
      de chaque. . . . une once.
   Huile d'olive,
   Axonge de porc, de chaque, une livre.

Après quelques jours de macération, faites cuire doucement jusqu'à consomption de l'humidité, passez en exprimant, et ajoutez à la colature

Cire jaune. . . . . deux onces.
Huile essentielle d'anis,
——————— de carvi,
——————— de menthe,
de chaque. . . . . . un gros.
——————— de laurier,
par expression. . . deux onces.

Mêlez. (br. w.)

♃ Sommités fraîches d'aurone,
——————— de lierre terrestre,
——————— de menthe crépue,
——————— de tanaisie,
Fleurs fraîches de mélilot,
de chaque. . . . une poignée.
——————— de camomille,
deux poignées.
Baies de laurier. . une demi-once.
Semences de cumin,
——— de livèche,
de chaque. . . . . deux gros.
Huile de camomille. . douze onces.
——— de rue,
——— d'aneth,
de chaque. . . une demi-once.
Axonge de porc. . . douze onces.

Faites infuser pendant quinze jours, puis cuire jusqu'à consomption de l'humidité ; faites fondre ensuite dans la colature

Cire. . . . . . . deux onces.

Ajoutez à la masse demi-refroidie

Huile essentielle d'anis,
——————— de menthe,
——————— de carvi,
de chaque. . . . une once.

Mêlez bien. (sp.)
En frictions sur le bas-ventre.

CAMPHRE.

Camphora.

Kampfer (Al.); camphor (An.); kafur (Ar. Pe.); kapur (Ba.); capura (Cy.); canfor (E.); kupur (Hi.); kamfer(Ho.); camfora (I.); kufur (Mal.); kamfora (Po.); alcanfor (Por.); camphora (R.); cafura (Sa.); kampfert (Su.); carpurum, sudun (Tam.).

a. am. ams. an. b. ba. be. br. d. dd. du. e. ed. f. fe. ff. fi. fu. g. ham. ban. he. li. lo. o. p. po. pp. pr. r. s. su. w. wu. ww. a. be. br. c. g. m. pa. pid. sa. sp. z.

Substance en grands pains ronds, convexes en dessus, plans en dessous, d'un blanc cristallin, un peu flexibles, et fragiles. Elle est transparente , plus légère que l'eau, et cristallisable en octaèdres provenant d'un prisme rhomboïdal. Son odeur est forte et pénétrante ; sa saveur chaude et un peu amère. Elle est volatilisable, même à une basse température, très inflammable, et

remarquable par le mouvement giratoire que ses molécules exécutent sur l'eau.

On retire le camphre du *Laurus Camphora*, L., arbre (ennéandrie monogynie, L. ; laurinées, J.) du Japon et des Indes (*fig.* Kaempf. *Amœn. exot.*, t. 771), et du *Dryobalanops Camphora*, Col., autre arbre (polyandrie monogynic, L. ; guttifères, J.) de Sumatra et de Bornéo. (*fig. Asiat. Res.*, V. 12.)

Le camphre exerce, sans aucun doute, une action stimulante sur les parties qui sont mises immédiatement en contact avec lui. On est moins d'accord sur ce qu'on est convenu d'appeler son action générale, c'est-à-dire, sur les phénomènes qui, après son administration, se manifestent dans des organes autres que ceux avec lesquels il a été mis en rapport. Cependant , même sous ce point de vue, quoiqu'il paraisse quelquefois être sédatif, attendu qu'il calme les douleurs, apaise les spasmes et dispose au sommeil, on peut établir qu'il agit toujours en irritant, mais alors d'une manière révulsive, puisqu'à haute dose il détermine tous les accidens d'un véritable empoisonnement, avec des symptômes évidens d'irritation, même dans le système nerveux. Il est d'ailleurs assez singulier qu'on l'ait vanté à la fois comme antispasmodique et comme aphrodisiaque. — La dose est d'un grain à un scrupule.

POUDRE CAMPHRÉE.

Pulvis camphoratus. (dd. pp. ww. au. sa.)

♃ Camphre broyé avec de la gomme arabique. . . . . un grain.
Sucre blanc. . . . un scrupule.
Pour une seule dose. (au.)

♃ Camphre pulvérisé avec un peu d'alcool. . . . . un grain.
Poudre de sucre blanc, un scrupule.
——— d'amidon. . . dix grains.
Mêlez. (dd.)

♃ Camphre. . . . . deux grains.
Gomme arabique. . . six grains.
Sucre blanc. . . . douze grains.
Faites une poudre. (pp.)

ww. prescrit deux grains de camphre, quinze de gomme et dix de sucre.

♃ Camphre. . . . . trois grains.
Nitre. . . . . . six grains.
Sucre blanc. . . . un scrupule.
Pulvérisez et mêlez. (sa.)

♃ Camphre,
Acide benzoïque,
de chaque. . . . six grains.
Sucre blanc. . . . . un gros.
Faites quatre paquets. (sa.)

21.

POUDRE DESSICCATIVE.

Pulvis exsiccans et incitans. (*b.*)

♃ Fleurs de camomille,
Farine de seigle,
de chaque. . . . trois onces.
Camphre. . . . . un scrupule.

PILULES CAMPHRÉES.

Pilulæ camphoratæ. (ham. *au.*)

♃ Camphre. . . . deux scrupules.
Sucre blanc. . . . un scrupule.
Mie de pain. . . quantité suffisante.

Faites quarante-huit pilules. (ham.)

au. prescrit un scrupule de camphre, autant de sucre, autant d'amidon, et autant de mie de pain, pour faire vingt pilules, à couvrir de poudre de cannelle.

BOLS CALMANS. (*sm.*)

♃ Camphre. . . . deux scrupules.
Pulpe de casse. . . quatre gros.

Faites douze bols.

BOLS CAMPHRÉS. (*sa. sw.*)

♃ Camphre
en poudre. . un demi-scrupule.
Conserve de cynorrhodon,
un scrupule.

Mêlez ensemble. (*sa.*)

sw. prescrit cinq à dix grains de camphre par scrupule de conserve.

BOLS EXCITANS.

Boli excitantes. (*b.*)

♃ Camphre. . . . . seize grains.
Extrait de valériane. . . un gros.

Faites six bols. — Dose, un toutes les deux heures.

PILULES ANTISEPTIQUES. (*ra.*)

♃ Camphre,
Nitre,
Poudre de gomme arabique,
de chaque. . . . un scrupule.
Eau. . . . . suffisante quantité.

Faites des pilules de quatre grains.

Dose, quatre à huit. — On a proposé ces pilules dans les cas où il se manifeste de la tendance à la gangrène.

BOLS CAMPHRÉS ET NITRÉS.

Bols tempérans. (ff. *fp. pie. ra.*)

♃ Camphre,
Nitre, de chaque. . parties égales.
Conserve de rose, suffisante quantité.

Mêlez bien.

fp. pie. et *ra.* prescrivent aussi parties égales de camphre et de nitre, mais remplacent la conserve par de l'amidon et du sirop ; — *ra.* donne en outre la formule suivante : camphre, huit grains ; nitre, six grains ; jaune d'œuf, quantité suffisante.

BOLS ANTISPASMODIQUES. (*pie.*)

♃ Camphre. . . . . six grains.
Nitre. . . . . un demi-grain.
Conserve de valériane,
suffisante quantité.

On ajoute, en cas de besoin, six grains de musc et un demi-grain d'opium.

♃ Poudre tempérante de Stahl,
quinze à vingt grains.
Camphre. . . . quatre grains.
Nitre. . . . . . six grains.
Conserve de tilleul,
Sirop de stœchas,
de chaque. . suffisante quantité.

PILULES ANTILAITEUSES. (*bo.*)

♃ Camphre, un gros et quarante grains.
Nitre. . . deux gros et demi.
Cloportes, un gros et trente grains.
Sirop de sucre, quantité suffisante
pour faire cinquante pilules.

Dose, une le matin et le soir, en augmentant d'une tous les cinq jours.

BOLS TONIQUES ET DIAPHORÉTIQUES.

Boli tonico-diaphoretici. (*b.*)

♃ Camphre. . . deux scrupules.
Extrait vineux de quinquina,
trois gros.
Poudre de zédoaire. . un scrupule.
Rob de sureau. . . . un gros.
Poudre de roses, quantité suffisante.

Faites douze bols, à prendre dans la journée.

PILULES ANTISPASMODIQUES ET TONIQUES. (*pie.*)

♃ Camphre,
Nitre,
Digitale pourprée,
de chaque. . un demi-gros.
Quinquina jaune. . . un gros.
Extrait de gentiane. . deux gros.

Faites cinquante-quatre pilules.

BOL CAMPHRÉ ET KERMÉTISÉ. (*b. ra.*)

♃ Camphre. . . . . six grains.
Kermès minéral, un quart de grain.
Crème de tartre. . . quatre grains.
Jaune d'œuf. . quantité suffisante.

Faites un bol. (*ra.*)

♃ Camphre. . . . . un scrupule.
Nitre. . . . . deux scrupules.

Kermès minéral. . . . six grains.
Miel despumé,
Poudre de réglisse,
de chaque. . quantité suffisante.
Faites six bols. — Dose, un toutes les
deux heures. (*b.*)

PILULES CONTRE LA GONORRHÉE. (*ca.*)

♃ Camphre,
Nitre, de chaque. . une demi-once.
Savon médicinal. . . une once.
Extrait aqueux d'opium. . un gros.
Sirop de nénuphar, suffisante quantité.
Faites des pilules de quatre grains.
Dose, deux à six par jour.

LINIMENT RÉSOLUTIF. (*au.*)

♃ Camphre. . . . . . un gros.
Sous-carbonate de potasse, deux gros.
Miel. . . . . quantité suffisante.
Recommandé par Frank, pour résoudre
les ecchymoses.

MUCILAGE CAMPHRÉ. (*sw.*)

♃ Camphre. . . . . une once.
Mucilage quelconque, une demi-livre.
Mêlez.
Conseillé dans les ulcères putrides, gan-
gréneux et douloureux.

EAU ACIDULE CAMPHRÉE.

*Acide carbonique liquide camphré; Aqua acidi
carbonici camphorata.* (e. br. sw.)

♃ Camphre. . . . . . un gros.
Eau saturée d'acide carbonique,
une livre.
Faites dissoudre. (*br. sw.*)
e. ne prescrit que trois grains de camphre
par livre d'eau acidulée.
Cette solution est plus chargée et par
conséquent plus active que la suivante :

EAU CAMPHRÉE.

Aqua camphoræ, Solutio camphoræ aquosa.
(f. *au. br. sw. sy. vm.*)

♃ Camphre précipité de l'eau-de-vie
camphrée par l'eau,
vingt-quatre grains.
Eau distillée. . une livre et demie.
Agitez ensemble dans une bouteille, et
passez. (f. *br.*)
vm. prescrit un grain de camphre par
once d'eau.

♃ Camphre. . . . . . un gros.
Alcool. . . . quantité suffisante
pour le dissoudre ; ajoutez
Eau bouillante . . . deux livres.
Mêlez bien et passez. (*sw. sy.*)

♃ Camphre,
Myrrhe, de chaque. . . un gros.
Broyez, en ajoutant peu à peu
Eau bouillante. . . . une livre.
Passez après le refroidissement. (*sw.*)

♃ Camphre. . . . un demi-gros.
Sucre blanc. . . . . six gros.
Eau pure. . . . quatre onces.
Broyez et faites dissoudre. (*au.*)
Employée principalement en injections.

LOOCH CAMPHRÉ.

Linctus camphoraceus. (b*. sa.)

♃ Camphre. . . un demi-scrupule.
Gomme arabique. . . un gros.
Sirop de guimauve. . deux onces.
Broyez ensemble. (b*.)
sa. prescrit deux gros à une demi-once de
camphre, trois onces de mucilage et une
once et demie de sirop de guimauve.

JULEP CAMPHRÉ.

*Mixture camphrée; Mixtura camphorata, Ju-
lapium e camphora s. camphoratum.*. (am.
b*. dd. du. e. ham. han. lo. p.pp. pr. su. *au.
br. c. e. sa. sw*. vm.*)

♃ Camphre. . . un demi-gros.
Alcool. . . . . dix gouttes.
Triturez ensemble, puis ajoutez peu
à peu
Eau. . . . . . une pinte.
Passez. (lo.)

♃ Camphre. . . . . . un gros.
Broyez-le dans un mortier de verre,
avec un peu d'alcool, et ajoutez
Sucre fin. . . une demi-once.
Versez peu à peu sur le mélange
Eau. . . . . quatre livres,
en continuant toujours de remuer. (*br.*)

am. du et c. prescrivent un scrupule de
camphre, dix gouttes d'alcool, une demi-
once de sucre et une pinte d'eau; — han. et
pr. un gros de camphre, un peu d'alcool,
une demi-once de sucre blanc et dix onces
d'eau chaude.

♃ Camphre. . . . . six grains.
Miel de sureau, une once et demie.
Broyez ensemble. Ajoutez
Eau de mélisse. . . . six onces.
Mêlez bien. (e.)

♃ Camphre. . . . un scrupule.
Mucilage de gomme arabique,
deux gros.

Broyez ensemble ; ajoutez peu à peu —
Eau de fontaine , une livre et demie.
Mêlez bien. (su.)

♃ Camphre pulvérisé avec l'alcool ,
                              un gros.
Mucilage de gomme arabique ,
Sucre , de chaque , une demi-once.
Triturez , en ajoutant peu à peu
Eau chaude. . . . seize onces.
Mêlez bien. (p.)

br. prescrit un demi-gros de camphre ,
deux gros de mucilage , une demi-once de
sucre et deux livres d'eau bouillante.

♃ Camphre. . . . . . deux gros.
Broyez-le avec un peu d'alcool , puis
avec
    Gomme arabique en poudre, une once.
Ajoutez peu à peu
    Eau bouillante. . . . douze onces.
    Sucre blanc. . . . . . six gros.
Mêlez bien. (pp.)

ham. prescrit un demi-gros de camphre ,
quatre scrupules de gomme, sept onces d'eau
et une once de sirop de guimauve ; — b*. un
demi-gros de camphre, deux gros de gomme,
quatre onces d'eau et une demi-once de sirop
de sucre ;—*sa.* un scrupule de camphre, suffisante quantité de gomme , six onces d'eau
et une once de sirop de menthe.

♃ Camphre. . . . . . . un gros.
Myrrhe. . . . . . un demi-gros.
Sucre. . . . . . . deux gros.
Eau. . . . . six onces.
Mêlez. (e.)

♃ Camphre. . . . . . . un gros.
Sous-carbonate de magnésie, deux gros.
Eau. . . . . une pinte.
Mêlez. (e.)

♃ Camphre en poudre , un demi-gros.
Gomme arabique ,
Sucre blanc , de chaque , deux gros.
Broyez ensemble, en ajoutant peu à peu
    Décoction de racine de guimauve ,
                              six onces.
Mêlez bien. (dd.)

♃ Camphre pulvérisé. . un scrupule.
Gomme arabique. . un demi-gros.
Broyez, en versant peu à peu
    Eau de sauge. . . . . six onces.
Ajoutez
    Sirop de sucre. . . . . une once.
Mêlez avec soin. (vm.)

siv. prescrit un demi-gros de camphre ,

autant de gomme , huit onces d'eau de sauge
et une once de sirop.

♃ Camphre. . . . . . dix grains.
Mucilage de gomme arabique, un gros.
Triturez dans un mortier de verre, en
ajoutant
    Sirop de coquelicot, une once et demie.
    Eau de fleurs de sureau , deux livres.
    Nitre antimonié. . . un demi-gros.
Mêlez. (*sa.*)

♃ Eau. . . . . . . cinq onces.
Poudre gommeuse , un gros et demi.
Camphre. . . . un demi-gros.
Sirop d'opium. . . . une once.
Mêlez. (*au.*)

♃ Camphre. . . . . . un gros.
Gomme arabique ,
Sucre , de chaque , un gros et demi.
Teinture d'opium , quarante gouttes.
Eau de menthe. . . quatre onces.
Mêlez. (*e.*)

POTION EMMÉNAGOGUE. (*e.*)

♃ Camphre pulvérisé. . un scrupule.
Gomme arabique. . . un gros.
Sucre. . . . quantité suffisante.
Eau de cannelle. . . . une once.

Quoique cette potion ne diffère pas sensiblement des précédentes, nous avons cru
devoir la mettre à part , à cause de l'usage
particulier qu'en fait Dewees. Il la prescrit,
en deux prises, dans la dysménorrhée. Nous
l'avons employée plusieurs fois avec succès.

JULEP CAMPHRÉ ACIDULE.

Julapium s. Mixtura e camphora cum aceto.
            (dd. o. p. pa. w.)

♃ Camphre broyé avec quelques
        gouttes d'alcool. . . . un gros.
Gomme arabique ,
Eau , de chaque. . . . deux gros.
Triturez ensemble, en ajoutant peu à
peu
    Vinaigre. . . . . . seize onces.
Faites fondre dans la liqueur
    Sucre. . . . . . une demi-once.
Mêlez bien. (o. pa. w.)

♃ Camphre. . . . . . un demi-gros.
Alcool. . . . . . huit gouttes.
Triturez ensemble, et ajoutez par por-
tions
    Poudre de gomme arabique, deux gros.
    ——— de sucre. . . . trois gros.
Versez peu à peu sur le mélange, en
broyant toujours ,
    Vinaigre. . . . . , une demi-once.

Eau pure. . . . . . . six onces.
Mêlez bien. (dd.)

p. prépare ce julep acidule de même
que le simple, mais en substituant du vinaigre à l'eau.

ÉMULSION CAMPHRÉE.

Emulsio camphorata s. *camphoræ.* (b*. ed. fe.
ff. fu. li. p. *sa.* sm. *sp. sw.*)

♃ Camphre. . . . . un scrupule.
Amandes pelées,
Sucre, de chaque. . une demi-once.
Broyez ensemble, et ajoutez peu à peu
Eau. . . . . une livre et demie.
Passez l'émulsion. (ed.)

♃ Camphre. . . . . seize grains.
Amandes douces. . une demi-once.
Eau de fleurs de sureau, six onces.
Faites une émulsion. (au.)

♃ Camphre. . . . . seize grains.
Amandes douces, une demi-once.
Eau de fleurs de sureau, six onces.
Faites une émulsion. (au.)

♃ Camphre. . dix à quatorze grains.
Amandes douces pelées, trois onces.
Broyez, et versez peu à peu sur la masse
Eau. . . . . . . dix onces.
Passez et ajoutez
Sirop de pavot blanc. . une once.
Mêlez bien. (sm.)

sa. et *sw.* prescrivent un scrupule de camphre, six amandes douces, six onces d'eau
et une demi-once de sucre.

♃ Camphre,
Gomme arabique,
de chaque. . . . un demi-gros.
Amandes amères pelées,
un gros et demi.
Eau. . . . . quantité suffisante
pour faire une émulsion. Ajoutez
Sucre blanc. . . . . deux gros.
Eau de petit cardamome, six onces.
Mêlez bien. (sw*.)

♃ Camphre. . . . . un demi-gros.
Mucilage de gomme arabique,
trois gros.
Sirop de sucre. . . une demi-once.
Eau. . . . . . . une livre.
Faites une émulsion. (fe.)

b*. prescrit d'ajouter un gros de camphre
et trois gros de gomme arabique à douze
onces d'émulsion simple; —ff. et li. trois
grains de camphre broyé avec du mucilage,
à une once d'émulsion simple;—p. un demi-

gros de camphre broyé avec trois gros de mucilage, à huit onces d'émulsion; —ff. et sp.
deux grains de camphre à six onces d'émulsion ; — fe. un demi-gros de camphre broyé
avec un peu de sirop, à huit onces d'émulsion;
—fu. désigne sous le nom d'émulsion camphrée, un simple mélange d'un demi-gros de
camphre dans dix onces d'eau.

TISANE CAMPHRÉE. (bo.)

♃ Camphre. . . . quarante grains.
Miel blanc. . . . . . une once.
Broyez pendant long-temps, et délayez
ensuite dans
Eau bouillante. . . . deux livres.
A prendre par verrées.

LAVEMENT CAMPHRÉ.

*Lavement antispasmodique; Clysma incitans..
(au. b. pie. ra.)*

♃ Camphre. . . . . . deux gros.
Jaune d'œuf. . . . . . . n° 1.
Broyez ensemble, et délayez dans
Décoction émolliente. . deux livres.
Mêlez. (ra.)

pie. prescrit parties égales de décoction de
camomille et de mélilot.

♃ Décoction de quinquina ,
Infusion d'arnica ,
de chaque. . . . . deux onces.
Camphre broyé avec du jaune
d'œuf. . . . . un demi-gros.
Mêlez ensemble. (b.)

♃ Décoction de quinquina , six onces.
Camphre broyé avec du jaune
d'œuf. . . . . un scrupule.
Laudanum liquide de Sydenham ,
un demi-gros.
Mêlez. (au.)

GARGARISME ASTRINGENT. (pie.)

♃ Camphre. . . . . . . un grain.
Miel rosat. . . . . . une once.
Broyez, en ajoutant peu à peu une infusion
d'une once de feuilles de ronce et d'autant
d'herbe de camphrée dans quatre onces
d'eau.

ÉMULSION CAMPHRÉE ET NITRÉE.

*Émulsion de camphre, Potion camphrée. (ra.
sa.)*

♃ Camphre,
Nitre, de chaque. . quinze grains.
Jaune d'œuf. . quantité suffisante.
Broyez ensemble, et ajoutez peu à
peu
Eau de tilleul. . . . trois onces.
Faites une émulsion. (sa.)

♃ Camphre,
   Nitre, de chaque. . . un scrupule.
   Gomme arabique. . . . un gros.
   Infusion pectorale. . . cinq onces.
   Sirop de capillaire.` . . une once.
Faites une émulsion. (ra.)
A prendre par cuillerées.

JULEP ANTIARTHRITIQUE. (pie.)

♃ Julep camphré. . . . une once.
   Éther sulfurique. . . une cuillerée.
Eau de menthe poivrée,
               une demi-once.
On le dit utile pour déplacer ce qu'on appelle la goutte fixée à l'estomac.

JULEP CALMANT. (pie.)

♃ Camphre. . . . . six grains.
   Éther sulfurique, dix à quinze gouttes.
   Nitre. . . . . . dix grains.
   Sirop de nénuphar. . . six gros.
Eau de fleurs d'oranger,
——de tilleul, de chaque, une once.

§ III. PRÉPARATIONS QUI CONTIENNENT LE CAMPHRE DISSOUS DANS L'ÉTHER.

TEINTURE ÉTHÉRÉE CAMPHRÉE.

Liqueur nervine de Bang; Solutio camphoræ ætherea, Tinctura ætherea camphorata, Liquor nervinus Bangii, Spiritus sulphurico-æthereus camphoratus, Naphtha vitrioli camphorata. (b*. d. dd. ham. han. li. su. au. sw.)

♃ Camphre. . . . . une partie.
   Éther sulfurique. . . deux parties.
Faites dissoudre. (b*. dd. su.)

ham. et han. prescrivent une partie de camphre et quatre d'éther; —li. une de camphre et six d'éther; —d. et sw*. une de camphre et huit d'éther; — au. et sw. une de camphre et douze d'éther.

Excitant, usité surtout dans le Danemarck, et conseillé dans les maladies dites atoniques, la cardialgie arthritique, les spasmes. —Dose, vingt à trente gouttes, dans du vin blanc.

EAU ÉTHÉRÉE CAMPHRÉE.

Éther sulphuricus camphoratus aquosus. (br. ca. sw. vm.)

♃ Camphre. . . . . une partie.
   Éther sulfurique. . . trois parties.
Faites dissoudre, ajoutez à la colature
   Eau, ' . . . cinquante-six parties.
Mêlez bien, en remuant. (vm.)

sw. prescrit une partie de camphre, trois d'éther et vingt-quatre d'eau; — br. et ca. une partie de camphre, une d'éther et cinquante-six d'eau.

On introduit la solution de camphre dans un flacon contenant l'eau dont on veut l'étendre; ce flacon est garni à sa base d'une tubulure et d'un robinet, et à son goulot d'un tube fermé par un bouchon de liège. Pour en retirer le liquide, on débouche le tube et on ouvre le robinet..
Conseillée dans les affections dites nerveuses. —A prendre, par cuillerées, pure ou mêlée avec du sirop.

GARGARISME CAMPHRÉ. (fe.)

♃ Camphre. . . . . . un gros.
   Éther sulfurique. . . un scrupule.
   Sirop de sucre. . . une once.
   Eau chaude. . . . . deux livres.

LINIMENT EXCITANT.

Linimentum incitans. (b.)

♃ Éther sulfurique. . une demi-once.
   Camphre,
   Noix muscade, de chaque, un gros.
En frictions sur la colonne vertébrale, dans la paralysie.

POTION ÉTHÉRÉE CAMPHRÉE.

Mixtura camphorata ætherea, Haustus incitans nervinus. (au. b.)

♃ Camphre. . . . . un scrupule.
   Éther sulfurique. . . . deux gros.
   Eau de cannelle. . . . six onces.
   Laudanum liquide de Sydenham,
              vingt gouttes.
Dose, une cuillerée, toutes les trois ou quatre heures. (au.)

♃ Décoction saturée de quinquina
   avec la serpentaire. . six onces.
   Camphre. . . . deux scrupules.
   Éther sulfurique. . . trente gouttes.
A prendre peu à peu dans la journée. (b.)

FRONTAL ANTICÉPHALALGIQUE. (pie.)

♃ Camphre. . . . . . un gros.
   Éther sulfurique. . . . deux gros.
Versez la solution dans un mélange
Bien battu de
   Vinaigre rosat. . . une demi-once.
   Eau de roses,
   ——de sureau, de chaque, deux onces.
   Blancs d'œufs. . . . . . n° 2.

§ IV. PRÉPARATIONS QUI CONTIENNENT LE CAMPHRE DISSOUS DANS L'ALCOOL.

ALCOOL CAMPHRÉ.

Eau-de-vie camphrée; Tinctura camphoræ, Alcohol camphoratum, Spiritus camphoræ s. camphoratus. (a. am. ams. an. ba. be. br. d. dd. du. e. ed. f. fe. ff. fi. fu. han. he. li.

o. p. pa. po. pr. r. s. sa. su. w. wu. *br. c.*
ca. pid. sp. sw.)

℞ Camphre. . . . . . une partie.
Alcool (0,900). . . douze parties.

Faites dissoudre à froid. (am. ba. be.
dd. ed. han. he. o. p. po. pp. pr. s. sa. wu.
sw.)

a. ams. an. d. et *br.* prescrivent une partie de camphre et six d'alcool; — pa. r. et
pid. une partie et demie de camphre et
douze d'alcool; — br. fe. fi. fu. li. su. w. et
sp. une de camphre et seize d'alcool; — e.
une de camphre et vingt-quatre d'alcool;
— *ca.* une de camphre et trente-huit d'alcool; — f. et ff. une de camphre et cinquante
d'alcool.

Excitant, fortifiant, stimulant, résolutif,
discussif. — On ne l'emploie qu'à l'extérieur.

ALCOOL SUR-CAMPHRÉ. (*vm.*)

℞ Alcool rectifié. . . . . à volonté.
Camphre. . . quantité suffisante
pour saturer complétement l'alcool; suspendez dans la liqueur, à un fil traversant le
bouchon, un morceau de chlorure de calcium calciné et fondu; après la dissolution
du sel, décantez pour recueillir les cristaux
qui se sont formés; suspendez un nouveau
morceau dans la liqueur, et continuez de
même, jusqu'à ce qu'il ne se produise plus
de cristaux.

Les pharmaciens feraient bien de s'en tenir à cette préparation. Elle a sur la précédente l'avantage de la fixité, et peut être facilement dosée pour préparer des eaux et
eaux-de-vie camphrées de tous les degrés de
concentration. — Il faut se rappeler que douze
onces d'alcool en dissolvent à peu près huit
de camphre.

ALCOOL CAMPHRÉ SAFRANÉ.

Alcohol crocatum s. *camphoratum crocatum,*
Aqua pestilentialis, Spiritus vini campho-
ratus crocatus. (br. he. wu. *pid. sp.*)

℞ Alcool camphré. . . huit parties.
Teinture de safran. . . une partie.

Mêlez. (br. he. *pid.*)

wu. prescrit douze parties d'alcool camphré et une de teinture de safran; — *sp.* deux
cent quatre-vingt-huit parties du premier
et une de la seconde.

Excitant, anodin, qu'on applique à l'extérieur, en lotions ou fomentations.

VIN CAMPHRÉ.

Vinum camphoratum. (*au.*)

℞ Camphre. . . . . . deux gros.
Alcool. . . . . quelques gouttes.

Suc de citron. . . . . . . n° 1.
Vin. . . . . une livre.

VIN AROMATIQUE CAMPHRÉ. (ff.)

℞ Vinaigre. . . . . mille parties.
Teinture aromatique,
cinquante parties.
Eau-de-vie camphrée,
soixante parties.

FOMENTATION EXCITANTE. (e.)

℞ Alcool camphré. . . trois onces.
Vinaigre. . . . . une once.

Mêlez.

POTION ALCOOLIQUE CAMPHRÉE.

Mixtura camphorato - spirituosa. (*au.*)

℞ Camphre. . . deux gros et demi.
Alcool. . . . . . trois gros.
Gomme arabique,
Sucre blanc, de chaque, deux gros.
Eau bouillante. . . dix-huit onces.

Dose, deux à trois cuillerées.

§ V. PRÉPARATIONS QUI CONTIENNENT LE
CAMPHRE DISSOUS DANS L'ACIDE ACÉ-
TIQUE.

VINAIGRE CAMPHRÉ.

Acide acétique camphré, Fomentation acéteuse
camphrée; Acetum camphoratum, Acetum
vini camphoratum. (b*. ba. du. ed. ff. fu.
han. he. li. pp. s. wu. *au. c. ca. sp. sw. vm.*)

℞ Camphre. . . . . une partie.
Bon vinaigre. . . . cent parties.

Faites dissoudre. (ff.)

℞ Camphre pulvérisé avec un peu
d'alcool. . . . . une partie.
Vinaigre (1,070). . . douze parties.

Faites dissoudre. (du. ed. *br. c.*)

sw. prescrit une partie de camphre et dix
ou seize de vinaigre; — ba. une de camphre
et cinquante de vinaigre; — fu. he. li. et
vm. une de camphre et quatre-vingt-seize
de vinaigre.

℞ Camphre pulvérisé. . une partie.
Sucre blanc. . . . seize parties.
Vinaigre de bonne qualité,
quatre-vingts parties.

Faites dissoudre. (wu. *ca. sp.*)

b*. prescrit une partie de camphre, seize
de sucre et quarante-huit de vinaigre.

℞ Camphre pulvérisé. . une partie.
Mucilage de gomme arabique,
six parties.

Broyez ensemble, en ajoutant peu à
peu

Vinaigre. . . . . . seize parties.
Conservez la solution. (s.)

ham. prescrit une partie de camphre,
quatre de mucilage et quatre-vingts de vinaigre.

℞ Camphre. .   . . . une partie.
Sucre,
Gomme arabique,
de chaque. . ; . huit parties.
Vinaigre. . cent vingt-huit parties.

Faites dissoudre. (pp.)

ham. prescrit une partie de camphre, deux
de gomme, quatre de sucre et quatre-vingt-
seize de vinaigre.

℞ Camphre. . . . . . . un gros.
Alcool. . . . . . vingt gouttes.

Broyez et ajoutez

Sucre blanc. . . . . deux onces.
Vinaigre distillé. . . . dix onces.

Faites dissoudre. (au.)

Excitant, antiseptique, sudorifique, discussif, résolutif. — Intérieurement, on en
donne depuis deux gros jusqu'à quatre.

LAVEMENT CAMPHRÉ.

Enema camphoratum. (au.)

℞ Infusion de valériane, quatre onces.
Vinaigre camphré. . deux onces.
Mêlez.

FOMENTATION CAMPHRÉE.

Fomentum camphoratum. (au.)

℞ Camphre. . . . une demi-once.
Acide acétique. . . . deux onces.
Vinaigre. . . . . . dix onces.

On l'emploie dans la gaugrène imminente.

§ VI. PRÉPARATIONS QUI CONTIENNENT LE CAMPHRE DISSOUS DANS L'ACIDE NITRIQUE.

HUILE DE CAMPHRE.

*Oleum camphoræ, Oleum camphoræ nitrica-
tum.* (f**. sa. sp. sw*. vm.)

℞ Acide nitrique. . . . à volonté.
Camphre. . . quantité suffisante
pour saturer parfaitement l'acide; décantez
et conservez dans un flacon bouché à l'éméril.
(sp. sw*. vm.)

f**. sa. et sw*. prescrivent une partie d'a-
cide (37 degrés) et deux de camphre. Van
Mons dit que trois parties d'acide nitrique
anhydre en dissolvent dix de camphre.

Conseillée dans la pleurésie chronique,
broyée avec du sucre, ou étendue dans un
sirop. — Dose, dix gouttes, toutes les deux heu-

res. — C'est un excitant fort énergique. — A
l'extérieur, on l'a employée dans la paralysie,
l'arthrodynie, le rhumatisme musculaire, les
ulcères fongueux et carcinomateux.

Il ne faut pas la confondre avec une *Huile
de camphre* (br. w. sw.), que l'on obtient en
distillant doucement ensemble une demi-
livre de camphre et deux livres d'argile
sèche en poudre. Cette dernière était usitée
autrefois, contre les douleurs de dents surtout.

TEINTURE D'HUILE DE CAMPHRE.

Alcool nitrique de camphre. (vm.)

℞ Huile de camphre. . . une partie.
Alcool rectifié. . . . trois parties.

Mêlez peu à peu, puis, dans un flacon
bien bouché, exposez pendant trois jours à
une température de trente à quarante degrés R.

ÉTHER ANTIODONTALGIQUE.

Alcohol odontalgicum. (sw*.)

℞ Huile de camphre. . . une partie.
Éther nitrique. . . deux parties.

On en imbibe un peu de coton, qu'on introduit dans la dent cariée.

MIXTURE CAMPHORIQUE. (vm.)

℞ Huile de camphre. . un demi-gros.
Nitre. . . . . . deux gros.
Sucre blanc. . . une demi-once.
Miel blanc. . . . . une once.
Eau de fenouil. . . huit onces.

A prendre par cuillerées.

§ VII. PRÉPARATIONS QUI CONTIENNENT LE CAMPHRE DISSOUS DANS DES CORPS GRAS.

LINIMENT CAMPHRÉ.

*Huile camphrée; Linimentum s. Oleum cam-
phoratum, Solutio camphoræ oleosa.* (am.
d. dd. du. ed. f. fe. ff. fi. fu. ham. han.
li. lo. p. su. w. au. br. c. ra. sa. sw. sy.)

℞ Camphre. . . . . . une partie.
Huile d'olive,
huit à trente-deux parties.

Mêlez en triturant bien. (f.)

ff. prescrit une partie de camphre et
quinze d'huile d'olive; — ra. une de
camphre et seize, huit ou quatre d'huile d'o-
live; — fu. et wu. une de camphre et huit
d'huile d'olive; — am. d. du. ed. ham. han.
lo. au. br. c. et sw. une de camphre et quatre d'huile d'olive; — fi. p. et su. une de
camphre et deux d'huile de lin; — dd. une
de camphre et une d'huile de navette; — li.
une de camphre et douze d'huile de lin; —

sw. et sy. une de camphre et huit d'huile de palme;—fu. une de camphre et huit d'huile de ben.

Cette dernière formule donne un médicament qu'on a recommandé à l'intérieur, comme fondant, diaphorétique et alexipharmaque. — Dose, trois à six gouttes.— Toutes les autres ne fournissent que des produits employés extérieurement, à titre d'excitans, ou quelquefois de calmans.

LINIMENT CALMANT. (*au.*)

℞ Camphre. . . . . . . deux gros.
Huile essentielle de camomille ,
              une demi-once.
————— de térébenthine,
              une once.

En frictions sur l'épigastre, dans le vomissement spasmodique, et sur le pubis , dans l'ischurie.

LINIMENT CAMPHRÉ SAVONNEUX. (*au.*)

℞ Camphre. . . . . . deux gros.
Onguent basilicum. . . une once.
Savon noir. . . . une demi-once.

Recommandé dans le lumbago.

LINIMENT CAMPHRÉ OPIACÉ. (*au.*)

℞ Camphre. . . . . . . un gros.
Huile essentielle de camomille ,
Laudanum de Sydenham ,
de chaque. . . . deux gros.
Huile de jusquiame. . . une once.

HUILE BÉZOARDIQUE DE WEDEL. (b*. br. pa. *sp.*)

℞ Huile d'amandes douces, deux onces.
Camphre. . . . . . deux gros.

Faites dissoudre par une lente digestion, colorez la solution avec un peu d'orcanette, et ajoutez

   Essence de bergamote, un demi-gros.

Mêlez bien.

Trés célèbre autrefois en Allemagne, cette huile y était employée dans les maladies inflammatoires et malignes. Elle convient dans les gerçures des lèvres. On ne s'en sert plus aujourd'hui.

CÉRAT CAMPHRÉ. (ff.)

℞ Camphre. . . . . . une partie.
Cérat de Galien. . . . dix parties.
Broyez ensemble.

LAVEMENT VERMIFUGE. (*e.*)

℞ Camphre. . . . . . . un gros.
Huile d'olive. . . . deux onces.

Utile contre les ascarides.

ONGUENT RÉFRIGÉRANT. (*pie.*)

℞ Huile de nénuphar ,

————— de pavot,
de chaque. . . . . deux onces.
Semences de laitue,
————— de pavot blanc,
de chaque. . . . . . un gros.
————— d'herbe aux puces ,
             deux gros.
Camphre. . . . . un scrupule.
Cérat. . . . quantité suffisante.

ONGUENT CONTRE LES ENGELURES.

Unguentum ad perniones. (pa. *sa. sp.*)

℞ Graisse de chat sauvage ,
Suif de cerf,
Huile de laurier ,
Cire, de chaque. . une demi-once.
Camphre. . . . . . un gros.

Broyez le camphre avec deux gros d'alcool , et incorporez dans les autres substances liquéfiées ensemble. (**pa.**)

sp. donne la même formule, mais substitue l'axonge de porc à la graisse de chat.

℞ Camphre. . . . . un demi-gros.
Pétrole. . . . . deux scrupules.
Onguent de mucilage. . six onces.

Mêlez bien. (*sa.*)

POMMADE CALMANTE. (*pie.*)

℞ Camphre. . . . . . . un gros.
Fleurs de romarin ,
————— de millepertuis ,
de chaque. . . deux scrupules.
Bois de santal rouge ,
————— blanc ,
Racine d'iris de Florence,
de chaque. . . . deux gros.
Semences d'agnus castus ,
          un gros et demi.
Huile de mastic ,
——— de lentisque ,
——— de nénuphar ,
——— de coing,
de chaque. . . . deux onces.
Cire. . . . . quantité suffisante.

Conseillée contre le priapisme, en frictions, le soir, sur le scrotum , le pubis, les fesses , les lombes, les aines et l'occiput.

CAMPHRÉE.

Camphrée de Montpellier ; Camphorosma Monspeliaca , L.

Kampferkraut (Al.); *kampf.rkruid* (Ho.).

f. g. be. g. m. sp.

Plante ♃ (tétrandrie monogynie, L. ; atriplicées, J.), du midi de l'Europe. (*fig. Enc. méth.* t. 86.)

On emploie l'herbe (*herba Camphorosmæ*), qui se compose d'une tige rameuse et touffue, garnie de petites feuilles linéaires et légèrement velues. *Elle* exhale une faible odeur de camphre, quand on la froisse. Sa saveur est âcre et un peu camphrée.

On nous l'envoie sous la forme de très petits épis d'un vert blanchâtre.

Excitant, nervin.

CANCHALAGUA.

Cachen laguen, *Cachin lagua*, *Chance lagua*; *Erythræa Chilensis*, Pers.

e.

Plante (pentandrie monogynie, L.; gentianées, J.) du Chili.

On emploie l'herbe, qui est très amère. Elle passe pour être apéritive, sudorifique, stomachique, vermifuge et fébrifuge. On la prend en infusion théiforme.

CANNEFICIER.

Arbre à casse; *Cassia fistula*, L.

Rœhrencassie (Al.); *purging cassie* (An.); *khyar schember* (Ar.); *kassya* (B.); *sonuli* (Be.); *cakay* (Ca.); *ahilla* (Cy.); *amultas* (Duk. Hi.); *cassierær* (D. Su.); *cuna fistola* (E.); *pypkassie* (Ho.); *cassia fistola* (I.); *dranguli, tung-guli* (Ja.); *cana fistula* (Por.); *suvarnaka* (Sa.); *konnekai, sarakonnekai* (Tam.); *rayla-kaia* (Tel.).

au. ams. an. b. ba. be. br. d. du. e. ed. f. fe. g. lo. o. p. s. su. w. wu. a. be. c. g. m. pa. pid. sa. sp. z.

Grand et bel arbre (décandrie monogynie, L.; légumineuses, J.) des Indes, d'où il a été transplanté en Amérique. (*fig. Flore médic.* II. 104.)

On emploie le fruit, appelé *Casse, Casse en bâtons, Cassia, Cassia fistula* s. *fistularis*, qui est une gousse noirâtre, cylindrique, droite, plus grosse que le pouce, longue d'un pied et demi, composée de deux valves réunies par une suture plane d'un côté et saillante de l'autre, divisée intérieurement, par des cloisons minces, transversales et parallèles, en un grand nombre de loges, dont chacune, enduite d'une pulpe noirâtre, contient une graine subcordiforme, aplatie, dure et roussâtre. Cette pulpe a une saveur douce, mucilagineuse et un peu nauséeuse.

PULPE DE CASSE.

Pulpa cassiæ s. *cassiæ fistulæ*. (ams. au. b. ba. be. br. d. ed. f. fe. g. lo. o. p. pa. s. w. wu. c. pid. sp. sw. vm.)

♃ Casse en bâtons. . . . à volonté.

Ouvrez les gousses, en les frappant doucement, le long de leur bord concave, avec un pilou de fer, sur le revers d'un mortier métallique; puis, avec la pointe ronde d'un couteau, faites sauter les cloisons, ainsi que la pulpe qui y adhère; mouillez avec un peu d'eau, pour ramollir la pulpe, et broyez avec une cuillère de bois, jusqu'à ce que celle-ci soit uniformément délayée; versez sur le re-

vers d'un tamis de crin; forcez la pulpe de traverser, en la promenant en tous sens et la comprimant avec le dos de la cuillère de bois; enlevez-la ensuite avec une spatule d'argent, et mettez-la dans un pot couvert d'un carton. (ams. an. be. g. vm.)

f. prescrit de faire épaissir la pulpe tamisée, jusqu'à consistance convenable.

♃ Casse en bâtons. . . . . à volonté.

Cassez les gousses, retirez tout ce qu'elles contiennent, réduisez-le en pulpe en le triturant dans un mortier, avec de l'eau bouillante; enlevez les graines et les cloisons, en passant à travers un tamis, et, au besoin, faites évaporer jusqu'à consistance d'extrait mou. (b. ed. lo. p. c.)

♃ Pulpe de casse. . .. . une partie.
Eau bouillante. . . deux parties.

Tamisez au bout d'une heure; traitez de même le résidu avec une partie d'eau; réunissez les deux liqueurs, et faites épaissir le mélange, en y ajoutant une demi-partie de sucre. (ba. br. pid.)

pa. et w. prescrivent parties égales de sucre et de suc; — d. et wu. trois parties de suc et une de sucre; — sp. quatre de suc et une de sucre; — o. s. et sw. six de suc et une de sucre.

PULPE DE CASSE POUR LAVÉMENS.

Pulpa cassiæ s. *Cassia pro clysteribus*. (pa. sp.)

♃ Feuilles de bette,
——— de mauve,
——— de mercuriale,
——— de pariétaire,
——— de violette,
Fleurs de violette,
de chaque. . . . une poignée.
Eau. . . . . . . trente onces.

Faites réduire à vingt onces par l'ébullition, puis cuire la colature avec

Pulpe de casse. . quantité suffisante

pour procurer à la liqueur la consistance de miel. Ajoutez alors à chaque douze onces

Cassonade. . . . dix-huit onces.

Et faites cuire en consistance d'électuaire.

DÉCOCTION DE CASSE.

Decoctum cassiæ fistulæ. (f.)

♃ Pulpe de casse . . . deux onces.
Eau . . . . deux livres.

Faites bouillir pendant quelques minutes, passez sans exprimer, et ajoutez

Sirop de violettes. . . une once.
Manne pure. . . . deux onces.

Laxatif.

ra. indique un *Lavement laxatif adoucissant*,

préparé avec une once de casse par livre d'eau.

INFUSION DE CASSE. (ca.)

℞ Pulpe de casse . . . deux onces.
Eau bouillante . . . deux livres.

Faites infuser pendant dix minutes, et passez sans exprimer.

Laxatif faible, usité dans les fièvres dites bilieuses.

EXTRAIT DE CASSE.

Extractum cassiæ s. cassiæ fistulæ. (f. fe.)

℞ Pulpe de casse mondée. . une livre.
Eau froide . . . . quatre livres.

Dissolvez en remuant, passez à la chausse, et faites évaporer, sur un feu doux, jusqu'à consistance d'extrait.

CONSERVE DE CASSE. (p.)

℞ Pulpe de casse. . . . une partie.
Sucre blanc en poudre, deux parties.

Mêlez exactement.

MARMELADE DE DEHAEN. (sm.)

℞ Pulpe de casse,
Huile de lin fraîche,
de chaque. . . . deux onces.

Conseillée contre la cardialgie. — Dose, une cuillerée à café, trois fois dans la matinée.

MARMELADE DE TRONCHIN.

Linctus laxans. (b*. f*. ca. pie.)

℞ Pulpe de casse,
Manne en larmes, de chaque, une once.
Huile d'amandes douces,
Sirop de violettes,
de chaque. . . une demi-once.
Eau de fleurs d'oranger . deux gros.

A prendre en deux matinées, par cuillerées, d'heure en heure. (f*. ca. pie.)

b*. prescrit deux onces d'huile, autant de sirop de capillaire, autant de manne, autant de casse, seize grains de gomme adragant, et deux gros d'eau de fleurs d'oranger.

ÉLECTUAIRE DE CASSE.

Pulpe de casse composée, Casse cuite ; Electuarium laxativum, Confectio cassiæ s. fistulæ s. cassiæ fistulæ, Conserva cassiæ, Electuarium cassiæ tamarindatum s. lenitivum. (am. du. e. ed. f. fe. g. lo. p. sa. c. ra. sw*.)

℞ Extrait de casse, cent soixante parties.
Sirop de violettes, cent vingt parties.
Sucre en poudre. . trente parties.

Évaporez au bain-marie, en remuant

toujours, jusqu'à consistance d'extrait mou, et ajoutez après le refroidissement .
Huile essentielle de fleurs d'oranger,
un centième de partie.

Mêlez. (f.)

℞ Réglisse grattée. . . trois onces.
Feuilles de mauve, trois poignées.
Eau. . . . . . quatre livres.

Faites une décoction ; ajoutez à la colature

Sucre cuit à la plume. . trois livres.
Pulpe de tamarins, une demi-livre.
——— de casse, deux livres et demie.
Semences de melon pilées,
quatre onces.

Évaporez sur un feu doux, en remuant toujours ; ajoutez sur la fin

Cannelle en poudre, une demi-once.

Mêlez bien. (sa.)

℞ Manne,
Pulpe de tamarins,
de chaque. . . . une once.
——— de casse . . . deux onces.

Pilez la manne, en ajoutant peu à peu les pulpes. (sw*.)

℞ Pulpe de casse. . une demi-livre.
——— de tamarins, une once et demie.
Manne . . . . . deux onces.
Sirop de sucre . . . . six onces.

Broyez la manne avec le sirop, ajoutez les pulpes, et évaporez doucement jusqu'à consistance requise. (p.)

am. du. lo. et c. prescrivent une demi-livre de pulpe de casse, autant de sirop d'orange, deux onces de manne, et une once de pulpe de tamarins ; — ed. quatre onces de pulpe de casse, autant de sirop de roses, une partie de manne, et une de pulpe de tamarins.

℞ Pulpe de casse. . . . six onces.
——— de tamarins. . . une once.
Manne . . . . . deux onces.
Sirop de roses . . . . six onces.

Mêlez. (fe.)

e. prescrit huit onces de pulpe de casse, une de pulpe de tamarins, deux onces de manne, et huit onces de sirop de roses pâles.

℞ Pulpe de casse,
Manne,
Huile d'amandes douces,
de chaque . . . . deux onces.
Eau de fleurs d'oranger, deux gros.

Mêlez. (ra.)

Cette dernière formule diffère à peine de celle de la marmelade de Tronchin ; — g., qui la donne aussi, supprime l'eau de fleurs d'oranger.

POTION PURGATIVE. (*pie. sm.*)

℞ Pulpe de casse,
Sirop de chicorée composé,
de chaque. . . . . une once.
Décoction légère d'un demi-gros
de têtes de pavot blanc, huit onces.
Mêlez. (*pie. sm.*) — Formule d'Astruc.

℞ Pulpe de casse. . . . un scrupule.
Rhubarbe. . . . . deux grains.
Sirop de fleurs de pêcher,
quantité suffisante.
Mêlez. (*sm.*) — Conseillée par Boerhaave
pour évacuer le méconium.— On en prend
un peu au bout du doigt, qu'on introduit
dans la bouche de l'enfant.

℞ Pulpe de casse,.
Tamarins, de chaque. . une once.
Petit-lait clarifié. . . seize onces.
Faites réduire à douze onces par l'é-
bullition, et ajoutez à la colature
Suc de citron, ... une once.
Mêlez bien. (*sm.*)

℞ Rhubarbe. . . . un gros et demi.
Cannelle . . . . . sept grains.
Eau d'endive. . . . quatre onces.
Après suffisante macération, passez
en exprimant. Ajoutez à la colature
Pulpe de casse. . . . . six gros.
Sirop de roses solutif,
une once et demie.
Mêlez bien. (*pie.*)

℞ Feuilles de laitue,
——— de pourpier,
——— de plantain,
——— de mauve,
de chaque. . une demi-poignée.
Tamarins. . . . . une demi-once.
Mirobolans citrins. . . . un gros.
Eau. . . . . quantité suffisante.
Faites bouillir et réduire à six onces
de colature. Ajoutez à celle-ci
Pulpe de casse. . . . . une once.
Infusion de rhubarbe et de santal
citrin dans l'eau de laitue,
un gros et demi.
Manne,
Sirop de roses, de chaque, une once.
Mêlez. (*pie.*)

CANNEBERGE.

On emploie en médecine deux plantes de
ce nom :

1° *Canneberge des* marais ; *Vaccinium Oxycoccos*, L.

Moosbeere (*Al.*); *cranberry* (*An.*); *tranbær* (*D.*); *vacernia la-
ganusa* (*E.*); *veen bessen* (*Ho.*); *ossicocco* (*I.*); *canaberga*
(*Por.*).

d. f. fl. r.·su. w. *be. m. sp.*

Petit arbrisseau (octandrie monogynie,
L.; éryginées, J.) du nord de l'Europe.
(*fig.* OEd. *Fl. dan.* t. 80.)
On emploie les fruits (*baccæ Oxycocci*), qui
sont des baies ovoïdes, rouges, parsemées
de points pourpres, remplies d'un suc
rouge, et douées d'une saveur fort acide.
Rafraîchissant, antiscorbutique.

2° *Canneberge* ponctuée ; *Vaccinium Vitis
Idœa*, L.

Prisselbeere, *Mehlbeere*, *rothe Bernitzbeere* (*Al.*); *red bilberry*
(*An.*); *tyttebær* (*D.*); *arandona de fruto encarnado* (*E.*);
vossebessen (*Ho.*); *vite del monte Ida* (*I.*); *lingon* (*Su.*).

d. f. fu. li. r. su. *be. g.*

Petit arbrisseau du nord de l'Europe et
des Alpes. (*fig.* Zorn, *Ic. pl.* t. 87.)
On emploie les fruits (*baccæ Vitis Idœæ*),
qui sont des baies rondes, d'un beau rouge,
d'une saveur acide et un peu amère.
Les feuilles ont passé pendant long-temps
pour un lithontriptique, et elles figurent
même encore aujourd'hui parmi les diurétiques. Elles jouissent d'une légère astringence.

SUC DE CANNEBERGE DES MARAIS. (b*. su.)

℞ Baies de canneberge des marais,
à volonté.

Exprimez le suc, faites-lui jeter un bouillon, et après l'avoir passé, renfermez-le encore chaud dans des bouteilles bien bouchées.

SIROP DE CANNEBERGE DES MARAIS. (b*. su.)

℞ Suc de canneberge des marais,
une livre.
Sucre blanc. . . . . deux livres.
Faites le sirop à une douce chaleur.

ROB DE CANNEBERGE DES MARAIS.

Rob oxycoccos s. vaccinii oxycocci. (r. *sw.*)

℞ Baies de canneberge des marais,
à volonté.

Pilez dans un mortier, laissez en repos
pendant trois jours, exprimez le suc, et
faites-le cuire sur un feu doux, jusqu'à consistance de miel, avec un quart de sucre.
(*sw.*)

r. prescrit une livre de sucre pour six de
suc.

Acidule, rafraîchissant, qui remplace le
rob de mûres dans le nord de l'Europe.

ROB DE CANNEBERGE PONCTUÉE.

Rob vitis Idœæ s. baccarum vitis Idœæ. (fu. li.
s. *sw.*)

℞ Baies de canneberge ponctuée,
à volonté.

Pilez dans un mortier, laissez en repos

pendant trois jours, exprimez le suc, laissez-le reposer, et, après l'avoir décanté, faites-le cuire jusqu'à consistance de miel, sur un feu doux, avec un quart de miel. (fu. li. sw.)

s. prescrit une partie de sucre sur seize de suc.

Acidule, rafraîchissant, qui remplace aussi le rob de mûres dans le nord de l'Europe.

CANNELLE.

Quatre végétaux différens, et principalement quatre écorces, sont désignés sous ce nom dans les pharmacopées :

1° *Cannelle blanche*, *Costus doux*, *Fausse écorce de Winter*; *Cannella alba*, Mun.

Weisser Zimmt (*Al.*); *white canel* (*An.*); *bjla skorice* (*B.*); *hvid kaneel* (*D.*); *canella blanca* (*E.*); *canella bianca* (*I.*); *bialy cynamiom* (*Po.*); *hwit kanel* (*Su.*).

a. am. ams. b. ba. le. br. d. du. e. ed. f. fe. fi. fu. g. han. lo. li. po. pr. s. su. w. br. c. g. m. pa. pid. sa. sp. z.

Arbre (dodécandrie monogynie, L.; méliacées, J.) de la Jamaïque. (*fig.* Blackw. *Herb.* t. 206.)

On emploie l'écorce intérieure (*Cannella alba s. Costus corticosus s. cortex Winteranus spurius*), débarrassée de son épiderme mince, rude et gris, avec des taches blanches. Elle est en tuyaux roulés, quelquefois seulement courbés, longs de trois pouces et plus, épais d'une demi-ligne à une ligne, larges de trois à huit lignes, extérieurement d'un blanc jaunâtre ou d'un gris pâle, avec de petites lignes transversales rouges, et blanche à sa face interne. Elle a une odeur fort agréable, une saveur amère, aromatique et piquante. Sa cassure est grenue, blanchâtre et comme marbrée; sa poudre blanche.

Elle contient, d'après Pétroz et Robinet, une substance sucrée particulière, la *Cannelline*; une matière amère, également particulière; de la résine, une huile essentielle très âcre et de la gomme.

Excitant, peu usité.

2° *Cannelle de Ceylan*; *Cinnamomum*, *Cannella*, Κίνναμον; *Laurus Cinnamomum*, L.

Zimmt, Zimmet (*Al.*); *cinnamom* (*An.*); *darsini* (*Ar.*); *skorice* (*B.*); *kurundu* (*Cy.*); *caneel* (*D.*); *kulnie darchinie* (*Duk.*); *canella* (*E. I. Por.*); *darchinie* (*Hi. Pe.*); *kaneel* (*Ho.*); *kaimanis* (*Mal.*); *cynamon prawdziwy* (*Po.*); *darasita* (*Sa.*); *kanel* (*Su.*); *karruwa puttay* (*Tam.*); *sanalinga-putta* (*Tel.*).

a. am. ams. an. b. ba. be. br. d. du. e. ed. f. fe. ff. fi. g. han. han. he. li. lo. o. p. po. r. r. s. su. w. wu. a. be. br. c. g. m. pa. sp. z.

Arbre (ennéandrie monogynie, L.; laurinées, J.) originaire de Ceylan. (*fig.* Flore *médic.* II. 92.)

On emploie l'écorce (*cortex Cinnamomi veri s. acuti s. Cannella Zeylanica*), qui est mince, flexible, papyracée, roulée en longs tuyaux, gros comme le doigt, qui en ren-

ferment d'autres plus petits, ligneuse, lisse, d'un jaune rougeâtre, quelquefois fauve. Sa cassure est esquilleuse, son odeur fort agréable, sa saveur aromatique, un peu âcre, douce et mêlée d'une légère astriction.

Elle contient une huile volatile très âcre, beaucoup de tannin, une matière colorante azotée, un acide, du mucilage et de la fécule.

Excitant puissant.—Dose de la poudre, depuis dix grains jusqu'à un scrupule.

3° *Cannelle de la Chine, des Indes, du Malabar ou de Coromandel, Casse en bois, Casse odorante; Laurus Cassia*, L.

Zimmtcassie, Zimmtkassie, Zimmtsorte, Mutterzimmt, Kassienrinde, sinesischer, englischer, indianischer Zimmt (*Al.*); *selikeh* (*Ar.*); *koya-manis* (*Ba.*); *mukalla* (*Cy.*); *darchinie, mota darchinie* (*Duk.*); *tuj* (*Hi.*); *canellina, canella del Coromandel* (*I.*); *koyu-tegi* (*Mal.*); *ilavanga* (*Mulab.*); *sing roula* (*N.*); *lawanga puttay* (*Tam.*).

ams. an. ba. br. du. e. ed. f. fe. fu. han. li. o. pp. pr. r. s. w. wu. ww. a. be. c. g. m. sp. z.

Arbre (ennéandrie monogynic, L.; laurinées, J.) des Indes orientales. (*fig.* Burm. *Zeyl.* p. 63. t. 28.)

On emploie l'écorce et les feuilles.

L'écorce (*Cassia cinnamomea, Cinnamomum indicum s. sinense, Cassia lignea, Xylocassia, Cannella malabarica*) est en morceaux longs d'un pouce et demi, sur trois lignes à un pouce de large, et trois à six lignes d'épaisseur, roulés ou seulement arqués, lisses et d'un brun rougeâtre clair. Plus épaisse, plus rouge et beaucoup moins aromatique que la cannelle de Ceylan, elle a une saveur fade, et, quand on la mâche pendant long-temps, elle laisse dans la bouche un mucilage qui se dissout dans la salive. Sa cassure n'est pas esquilleuse.

Excitant, tonique, nervin, antispasmodique.

Les feuilles (*Malabathrum*) sont longues de cinq ou six pouces, lancéolées, aiguës à leurs deux extrémités, rougeâtres ou pourprées en dessous, à trois nervures longitudinales, et peu aromatiques.

Léger excitant peu usité.

4° *Cannelle giroflée; Calyptranthes caryophyllata*, Pers·

Nelkenrinde, Nægeleinrinde, Nelkenzimmt (*Al.*); *nagel kaneel* (*Ho.*).

br. f. fe. w. be. g. m. sp.

Arbre (icosandrie monogynie, L.; myrtées, J.) originaire de Ceylan, et cultivé dans l'Amérique du sud. (*fig.* Jacq. *Obs.* II. t. 25.)

On emploie l'écorce (*Cortex caryophyllata s. Cassia caryophyllata s. Cannella Cubana*), qui est un peu roulée, cassante, en morceaux longs de quelques pouces, épais d'une demi-ligne environ, cendrés en dehors, d'un brun rougeâtre en dedans. Elle a une odeur

qui se rapproche de celle du girofle, une
saveur aromatique et un peu amère.

Excitant peu usité.

§ I. PRÉPARATIONS QUI CONTIENNENT LA
CANNELLE EN SUBSTANCE.

POUDRE CONTENT. (b*. *sp. vm.*)

℞ Vanille. . . . . . une partie.
Clous de girofle. *·*. . deux parties.
Cannelle. . . . . quatre parties.
Riz. . . . soixante-quatre parties.
Sucre blanc, quatre-vingt-seize parties.

Pulvérisez chaque substance à part, et
mêlez les poudres. (*vm.*)

b*. et *sp.* prescrivent une partie de girofle,
deux de vanille, vingt-quatre de cannelle,
cent vingt-huit de riz, et cent quatre-vingt-
douze de sucre.

On prend cette poudre en guise de chocolat.

POUDRE AROMATIQUE.

Pulvis aromaticus s. cinnamomi compositus,
Pulvis s. Species imperatoris, Pulvis vitæ im-
peratoris, Pulvis diaromaton, Species aro-
maticæ. s. diacinnamomi s. diambræ s. læ-
tifiantes Rhazis, Tragea aromatica, Species
aromaticæ rosatæ. (am. b. ba. be. br.,du.
ed. fu. g. han. lo. p. pa. po. pr. sa. w. *br.* c.
ca. hp. pid. sp. sw. vm.)

℞ Cannelle ,
Petit cardamome ,
Gingembre ,
de chaque. . . . parties égales.

Faites une poudre très fine. (am. b. be.
ed. *c.*)

ba. prescrit deux parties de cannelle, une
de cardamome et une de gingembre.

℞ Cannelle blanche ,
Gingembre ,
de chaque. . une once et demie.
Noix muscade. . . . . une once.

Faites une poudre. (fu.)

℞ Cannelle. . . . . une partie.
Fève pichurim ,
Petit cardamome ,
de chaque. . . . . deux parties.

Faites une poudre. (p.)

℞ Cannelle ,
Petit cardamome ,
de chaque. . . . . deux onces.
Gingembre ,
Girofle, de chaque,   une demi-once.

Faites une poudre. (po.)

℞ Cannelle. . . . . . deux onces.
Cardamome ,

Gingembre ,
Muscade, de chaque. . . une once.

Faites une poudre. (*ca. sw.*) — C'est cette
formule qui porte le titre de *Pulvis diaromaton.*

ams. prescrit parties égales des quatre
substances.

℞ Cannelle. . . . . quatre parties.
Petit cardamome. . . trois parties.
Gingembre. . . . deux parties.
Poivre long. . . . . une partie.

Pulvérisez et mêlez les poudres. (lo.*br.vm.*)

du. g. han. pr. et *br.* prescrivent deux parties de cannelle et une partie de chacune des
trois autres substances.

℞ Racine d'aunée ,
——— de roseau aromatique ,
——— de gingembre ,
Anis ,
Écorce d'orange ,
Poivre noir, de chaque ,   une once.
Girofle ,
Cannelle, de chaque, une demi-once.

Faites une poudre. (*hp.*)

℞ Cannelle. . . . . dix gros.
Gingembre ,
Clous de girofle ,
de chaque. . . une demi-once.
Galanga ,
Macis ,
Muscade, de chaque. . deux gros.

Faites une poudre. (br. pa. sa. w. *sp.*) —
C'est cette formule qui porte le titre de *Pul-*
vis s. Species imperatoris.

pid. prescrit une once de galanga, dix gros
de cannelle, une demi-once de cardamome,
autant de girofle et deux gros de macis.

On peut rapprocher de cette formule les
trois suivantes, qui porte le nom de *Species*
aromaticæ rosatæ :

℞ Réglisse. . . . . . sept gros.
Galanga. . . . . . . un gros.
Bois d'aloès ,
——de santal citrin ,
de chaque. . . . deux gros.
Cannelle. . . . . . six gros.
Girofle ,
Macis, de chaque, deux gros et demi.
Muscade ,
Petit cardamome, de chaque, un gros.
Pétales de roses. . . . deux onces.

Faites une poudre. (pa.)

℞ Cannelle. . . . . . une once.
Girofle ,
Gingembre ,
Muscade, de chaque. .   trois gros.
Macis. . . . . . . deux gros.
Santal rouge. . . . . une once.

Sucre blanc. . . . trente onces.

Faites une poudre. (pa. *w.*)

On les appelle *complètes, completæ,* quand on ajoute, sur deux onces,

Ambre gris. . . . . huit grains.
Musc. . . . . . trois grains.

♃ Fleurs de roses rouges. . une once.
Racine de réglisse, une demi-once.
—— de galanga. . un demi-gros.
Bois d'aloès,
—— de santal citrin,
de chaque. . . un gros et demi.
Cannelle. . . deux gros et demi.
Clous de girofle,
Macis,
Gomme arabique,
———— adragant,
de chaque. . quatre scrupules.
Noix muscade,
Petit cardamome,
de chaque. . . un demi-gros.
Nard des Indes, un demi-scrupule.

Faites une poudre. (*sp.*)

w. prescrit aussi un gros de cannelle, un demi-gros de gingembre, quinze grains de girofle, autant de galanga, autant de graines de paradis, autant de macis, autant de muscade, un demi-gros de santal blanc, autant de santal rouge et huit onces de sucre blanc;— *sp.* deux gros de cannelle, un gros de gingembre, un demi-gros de girofle, autant de petit galanga, autant de graines de paradis, autant de macis, autant de muscade, six gros de santal rouge et seize onces de sucre.

A cette formule appartient le titre de *Pulvis s. tragea aromatica;* la seconde de w. porte celui de *Tragea aromatica Gabelchoveri.*

♃ Racine d'année. . une demi-once.
—— de galanga. . . une once.
—— de gingembre,
Clous de girofle,
Petit cardamome,
Poivre long,
Macis,
Noix muscade,
Bois d'aloès, de chaque. . trois gros.
Safran. . . . . . un gros.
Cassia lignea. . . . une demi-once.
Cannelle. . . . . deux onces.

Faites une poudre (w.).— Cette poudre est appelée *Species diacinnamomi.*

♃ Racine de doronic,
—— de galanga,
—— de gingembre,
de chaque. . un gros et demi.
Nard des Indes. . . . un gros.
Bois d'aloès,
—— de santal citrin,
Poivre long, de chaque, deux gros.
Clous de girofle,

Noix muscade,
Macis, de chaque. . . trois gros.
Petit cardamome,
Grand cardamome,
de chaque. . . . . un gros.
Cannelle. . . . . trois gros.

Faites une poudre (br. w.)

Cette formule donne les espèces appelées *Species diambræ,* qu'on dit *complètes, completæ,* lorsqu'on y ajoute un demi-gros de musc et un gros d'ambre gris;— *sp.* indique la même formule, mais supprime le grand cardamome, double la dose du petit, ajoute trois gros de malabathrum, et prescrit de triturer l'ambre et le musc avec un peu de sucre.

La formule suivante donne les *Species aromaticæ caryophillatæ;*

♃ Racine de réglisse. . . deux gros.
— —— de zédoaire,
———— de galanga,
Bois d'aloès,
—— de santal citrin,
Cannelle,
Macis,
Poivre long,
Cardamome, de chaque, un gros.
Cubèbes. . . . deux scrupules.
Fleurs de roses. . . une demi-once.
Clous de girofle. . . . une once.

Faites une poudre. (w.)

On dit ces espèces *complètes, completæ,* quand on y ajoute, sur une once,

Ambre gris. . . . . huit grains.
Musc. . . . . un demi-grain.

♃ Racine de béhen blanc,
————— rouge,
—— de zédoaire,
—— de doronio,
Herbe de mélisse,
Semences de basilic,
———— de pivoine,
Safran,
Clous de girofle,
Petit cardamome,
Cannelle,
Écorce de citron,
Mastic, de chaque, une demi-once.

Faites une poudre. (w.)—Ce sont les espèces dites *Species lætificantes* de Rhazès, qu'on appelle *complètes, completæ,* quand on y ajoute une demi-once de muscade et un scrupule de musc.

♃ Racine de zédoaire,
———— d'année,
———— de roseau aromatique,
———— de boucage,
———— de galanga,
———— de benoite,

22

— — — de réglisse,
de chaque. . . . . deux gros.
Herbe de scolopendre,
— — — de véronique,
— — —de chardon béni,
Sommités de petite centaurée,
de chaque. . . . . un gros.
Feuilles de séné, une once et demie.
Semences d'anis,
— — — de fenouil,
— — — — de carvi,
— — — de persil.
de chaque. . . un gros et demi.
Baies de genévrier. . . trois gros.
Cannelle. . . . . . . un gros.
Cubèbes,
Petit cardamome,
de chaque. . . quatre scrupules.
Macis,
Corne de cerf brûlée,
de chaque. . . . . deux gros.
Rhapontic. . . . une demi-once.
Rhubarbe choisie ,. un gros et demi.
Crème de tartre. . . . trois gros.
Sucre candi, quatre onces et demie.

Faites une poudre. (w.)

La formule de pa. est la même, jusques et compris le genièvre, après lequel on trouve un gros de gingembre, autant de cardamome, deux scrupules de cannelle, autant de cubèbes, deux gros de macis, autant de crème de tartre, autant de corne de cerf brûlée, un gros et demi de rhubarbe, une demi-once de rhapontic ; et quatre onces et demie de sucre candi blanc.

Cette dernière formule, désignée sous le nom de *Pulvis vitæ imperatoris*, aurait dû être placée à l'article de la rhubarbe, sans l'analogie évidente que, par des transitions insensibles, les formules qui la précèdent établissent entre elle et celles dont la cannelle est manifestement l'ingrédient principal.

En général, la dose des premières poudres est de cinq à quinze grains. Pour les dernières, qui sont beaucoup moins excitantes, et du reste inusitées aujourd'hui, on pourrait aller jusqu'à un gros et même deux.

TABLETTES AROMATIQUES.

Pastilles aromatiques; Morsuli s. *Trochisci aromatici* s. *stomachici* s. *Imperatoris* s. *aromatico-stomachici*. (b*. br. fi. fu. li. pa. s. su. w. *pid. sp. sw. vm.*)

℞ Sucre blanc. . . . . seize onces.
Eau pure . . . . quatre onces.
Faites cuire à la grande plume. Ajoutez un mélange de
Amandes douces coupées menu ,
deux onces.

Écorce de citron hachée .
une demi-once.
Poudre de cannelle,
— — — de muscade,
— — — de gingembre,
— — — de cardamome,
— — — de galanga,
— — — de girofle, de chaque, un gros.

Faites des tablettes. (b*. li.)

℞ Amandes douces. . . deux onces.
— — — — amères,
Oléosucre de citron,
— — — — d'orange,
de chaque. . . . une once.
Poudre de cannelle. . . .un gros.
— — — de girofle,
— — — de gingembre,
— — — de muscade,
de chaque. . . . un demi-gros.
Mucilage de gomme arabique,
quantité suffisante.

Faites des trochisques de deux gros. (sw.)

℞ Amandes douces mondées et hachées menu. . . . huit parties.
Écorce de citron coupée menu,
deux parties.
Poudre de cannelle,
— — — de gingembre,
de chaque. . . . une partie.
Sucre cuit à la plume,
trente-deux parties.

Mêlez. (s.)

b*. prescrit une livre de sucre cuit à la plume avec une demi-livre d'eau de roses, une once d'amandes, autant d'écorce de citron, autant de cannelle et deux gros de gingembre; — su. une livre de sucre, assez d'eau pour le cuire à la plume, une once d'amandes, autant d'écorce d'orange, une demi-once de cannelle et un scrupule de gingembre; — fi. une demi-livre de sucre, une once et demie d'amandes, six gros d'écorce d'orange, une demi-once de cannelle et un scrupule de gingembre.

℞ Écorce confite d'orange,
— — — — — — de citron,
Pulpe confite de citron ,
de chaque. . . . . une once.
Amandes douces pelées,
une once et demie.
Poudre aromatique (formule de br. pa. sa. w. et *sp*.). . une once.
Sucre à la rose et cuit à la grande plume. . . . . seize onces.

Faites des tablettes. (*sp.*)

℞ Cannelle. . . . . . deux gros.
Poudre aromatique (formule de br. pa. sa. w. et *sp*.). . . six gros.
Écorce confite d'orange,

Écorce confite de citron ,
Pulpe de citron confite ,
de chaque. . . . . une once.
Amandes douces mondées,
une once et demie.
Sucre rosat cuit à la plume ,
seize onces.
Faites des tablettes. (br. w.)

pid. prescrit seize onces de sucre cuit dans huit d'eau de fontaine, une once et demie de suc de citron , deux onces d'amandes, une once d'écorce d'orange fraîche, autant d'écorce de citron confite , et trois gros de poudre aromatique (formule de br. pa. sa. w. et *sp.*)

♃ Pignons mondés ,
Pistaches mondées ,
Amandes douces ,
de chaque. . . uue demi-once.
Poudre aromatique (formule de br.
pa. sa. w. et *sp.*). . . trois gros.
Cannelle . . . . . un gros.
Conserve de roses de Damas,
une demi-once.
Sucre dissous dans l'eau de rose ,.
huit onces.
Faites des tablettes. (pa.)

♃ Sucre blanc. . . . . seize onces.
Eau pure. . . . huit onces.
Faites cuire à la grande plume, et ajoutez
Amandes douces coupées, deux onces.
Écorce de citron coupée ,
Petit galanga,
de chaque. . . une demi-once.
Faites des tablettes. (fu.)

♃ Cannelle en poudre ,
Écorce confite de citron ,
————— d'orange ,
de chaque. . . . . une partie.
Amandes douces pelées , deux parties.
Sucre blanc fondu sur un feu doux ,
douze parties.
Faites des pastilles. (*vm.*)

ÉLECTUAIRE AROMATIQUE.

Confection aromatique; Electuarium aromaticum s. cardiacum, Confectio aromatica s. cordialis. (am. du. ed. lo. p. br. c. sw. *vm.*)

♃ Poudre aromatique (formule de
am. b. be. ed. et *c.*). . une partie.
Sirop d'écorce d'orange, deux parties.
Mêlez. (am. ed. c.)

♃ Poudre aromatique (formule de p.),
deux parties.
Conserve d'écorce d'orange ,
trois parties.

Sirop d'écorce d'orange,
quantité suffisante.
Mêlez. (p.)

♃ Conserve d'écorce d'orange ,
trois onces.
————— de muscade ,
une once et demie.
——— de gingembre. . six gros.
Cannelle en poudre , une demi-once.
Sirop d'écorce d'orange ,
quantité suffisante.
Mêlez. (*sw.*)

♃ Conserve d'écorce d'orange ,
trois onces.
Cannelle ,
Muscade , de chaque ,
une demi-once.
Safran ,
Gingembre , de chaque , deux gros.
Sucre fin. . . . . une once.
Sirop d'écorce d'orange ,
quantité suffisante.
Mêlez. (*br.*)

♃ Cannelle ,
Muscade , de chaque , deux onces.
Girofle. . . . . . une once.
Petit cardamome , une demi-once.
Safran. . . . . deux onces.
Coquilles d'huîtres préparées ,
seize onces.
Sucre en poudre. . . deux livres.
Eau. . . . . . une pinte.
Mêlez. (lo.)

du. prescrit une demi-once de cannelle , autant de muscade , une once de safran , autant de sucre , deux gros de cardamome , autant de girofle , deux onces de craie préparée , et quantité suffisante de sirop d'écorce d'orange ; — *vm.* une partie de cardamome , deux de girofle , quatre de cannelle , autant de muscade , autant de safran , trente-deux de craie préparée , autant de sucre blanc , et quantité suffisante de sirop de sucre.

Dose, une vingtaine de grains. — Cet électuaire sert le plus souvent de véhicule à d'autres substances plus actives.

CONFECTION COMMUNE.

Confectio communis. (g.)

♃ Terre sigillée ,
Yeux d'écrevisse ,
de chaque. . . . trois onces.
Cannelle. . . . . une once.
Dictame de Crète ,
Santal citrin ,
de chaque. . . une demi-once.
Myrrhe. . . . . . deux gros.
Safran. . . . . une demi-once.

Sirop de citron. . . . deux onces.
Miel. . . . deux onces et demie.
Mêlez.

EMPLATRE AROMATIQUE.

Emplastrum aromaticum. (b*. du. *c.*)

℞ Encens. . . . . . trois onces.
Cire jaune. . . . une demi-once.
Cannelle en poudre. . . six gros.
Huile essentielle de poivre de la
  Jamaïque,
  —————— de citron,
  de chaque. . . . . deux gros.

Faites fondre ensemble la cire et l'encens, et quand la masse, passée à travers un linge commence à se refroidir, ajoutez-y la cannelle broyée avec les huiles.

§. II. PRÉPARATIONS QUI CONTIENNENT LE PRINCIPE ACTIF DE LA CANNELLE EXTRAIT PAR LA DISTILLATION.

HUILE ESSENTIELLE DE CANNELLE.

*Oleum cinnamomi æthereum, Ætheroleum
    cinnamomi.*

1° Telle qu'on la trouve dans le commerce. (lo. o.)

2° Préparée de toutes pièces. (a. an. ba. br. d. e. f. fi. fu. han. he. li. p. pa. po. pr. r. s. sa. su. w. *pid. sw.*)

℞ Cannelle en poudre grossière,
  à volonté.
  Eau. . . . quantité suffisante.

Distillez, et recueillez l'huile qui se rassemble au fond du récipient. (fi. p. r. su.)

wu. et *sw.* prescrivent une partie de cannelle et quatre d'eau ; — d. fu. et s. une de cannelle et six d'eau ; — a. han. po. et pr. une de cannelle et huit d'eau ; — ba. une de cannelle et neuf d'eau ; — an. trois de cannelle et dix d'eau ; — e. une de cannelle et quarante d'eau.

℞ Cannelle concassée. . dix parties.
  Sel de cuisine. . . . une partie.
  Eau. . . . . . vingt parties.

Après douze heures de macération, distillez. (f.)

br. he. pa. w. et *pid.* prescrivent deux livres de cannelle, quatre onces de sel et seize livres d'eau ; — sa. une livre de cannelle, trois onces de sel et huit livres d'eau.

℞ Cannelle grossièrement pulvérisée,
  deux livres.
  Alcool. . . . . . . huit onces.

Après deux jours de macération, ajoutez
  Sel de cuisine. . . . . une livre.

Eau. . . . . . . douze livres.
Distillez. (h.)
Excitant, nervin. — Dose, une à deux gouttes.

OLÉOSUCRE DE CANNELLE.

Eleosaccharum cinnamomi.

(a. br. d. f. fi. han. o. pa. pr. su. w. *sw.*)

℞ Sucre blanc. . . . . une once.
  Huile essentielle de cannelle,
  huit gouttes.

Triturez ensemble. (d.)

han. o. et pr. prescrivent une once de sucre et vingt-quatre gouttes d'huile ; — a. un gros de sucre et trois grains d'huile ; — *sw.* un gros de sucre et une ou deux gouttes d'huile ; — f. deux gros de sucre et deux gouttes d'huile ; — w. br. fi. et su. une once de sucre et seize gouttes d'huile.

℞ Sucre blanc. . . . . une once.
  Sulfure de mercure rouge, deux gros.
  Huile essentielle de cannelle.
  quinze gouttes.

Mêlez en triturant. (pa.)

BAUME DE CANNELLE.

Balsamum cinnamomi. (w. *sp.*)

℞ Huile essentielle de cannelle, un gros.
  Huile exprimée de muscade,
  deux gros et demi.

Mêlez et colorez avec le bol d'Arménie. (w.)

sp. prescrit une partie d'huile de cannelle et cinq d'huile de muscade.

CONFECTION AROMATIQUE.

Confectio cinnamomi regia. (*sp.*)

℞ Chocolat. . . . quatre onces.
  Noix des Indes confites. . . n° 3.

Broyez ensemble et ajoutez
  Confection alkermès. . une once.
  Huile essentielle de cannelle.
  un demi-gros.
  Sirop de cannelle. . . six onces.

Stomachique. — Dose, un gros.

MIXTURE CARDIAQUE. (*sw.*)

℞ Huile essentielle de cannelle,
  trois gouttes.
  Sucre blanc. . . une demi-once.

Broyez ensemble, et ajoutez, toujours en triturant,
  Jaunes d'œufs. . . . . n° 2.
  Vin blanc généreux. . six onces.

Dose, deux à trois cuillerées toutes les six heures.

BAUME DE VIF.

Mixtura oleoso-balsamica. (b*. br. han. pa. po. pr. w. *sp.*)

♃ Huile essentielle de cannelle,
—————— de lavande,
—————— de marjolaine,
—————— de girofle,
—————— de citron,
—————— de macis,
de chaque. . . un scrupule.
—————— de rue,
—————— de succin,
Ambre gris,
Baume du Pérou,
de chaque. . . un demi-scrupule.
Alcool. . . . . . dix onces.
Faites dissoudre. (br. pa. w.)

♃ Essence de citron, quatre scrupules.
——- de bergamotte,
douze gouttes.
Huile essentielle de cannelle,
——————— de menthe,
de chaque. . . dix-huit gouttes.
—————— de cardamome,
—————— de girofle,
—————— de moldavique,
—————— de macis,
—————— de romarin,
—————— de lavande ;
de chaque. . . douze gouttes.
—————— de rne,
—————— de sauge,
de chaque. . . quinze gouttes.
Alcool concentré. . . six onces.
Colorez avec l'orcanette, et ajoutez à la liqueur filtrée
Essence d'ambre. . un demi-gros.
Mêlez bien. (*sp.*)
Dose, jusqu'à vingt gouttes.

EAU DE CANNELLE SIMPLE.

Aqua cinnamomi simplex s. sine vino. (a. am. ams. an. b. ba. be. br. d. du. ed. f. fe. fu. g. han. he. li. lo. o. p. po. pr. r. s. sa. w. *br.* c. *pid. sp. sw. vm.*)

♃ Cannelle contuse. . . une partie.
Eau commune. . . douze parties.
Après trois jours de digestion, distillez les deux tiers. (br. fe. r.)

Une livre de cannelle et assez d'eau pour éviter l'empyreume ; faites digérer pendant vingt-quatre heures, et distillez huit pintes (am. du.); — une livre de cannelle et assez d'eau pour éviter l'empyreume; distillez neuf livres (pr.) ; — une livre de cannelle, assez d'eau pour éviter l'empyreume et vingt-quatre heures de macération; distillez dix livres (ams. b. he. sw.); — une demi-livre de cannelle, huit livres d'eau et vingt-quatre heures de macération; distillez quatre

livres (an.) ; — deux onces de cannelle, une livre d'eau et trois jours de macération; distillez jusqu'à ce que la liqueur commence à blanchir (sa); — une livre de cannelle et quantité d'eau suffisante ; distillez neuf livres (han. o. po.) ; — quatre onces de cannelle, quarante-huit d'eau et trois jours de macération; distillez trente-six onces (*sp.*) ; — neuf onces de cannelle, six livres d'eau et vingt-quatre heures de digestion; distillez trois livres (fu.) ; — une livre de cannelle, une pinte d'eau et vingt-quatre heures de macération ; ajoutez suffisante quantité d'eau et distillez huit pintes (lo.) ; — une partie de cannelle, suffisante quantité d'eau et vingt-quatre heures de macération, distillez six parties (a. he. li. *pid.*); — une livre de cannelle et quantité suffisante d'eau; distillez quatre livres (s) ; — une partie de cannelle et six d'eau; distillez les deux tiers (*br.*); — une partie de cannelle, neuf d'eau et un ou deux jours de macération ; distillez six parties (d); — une partie de cannelle, seize d'eau et vingt-quatre heures de macération; distillez huit parties (ba.); — une partie de cannelle, douze d'eau et vingt-quatre heures de macération; distillez neuf parties (s) ; — une partie de cannelle, douze d'eau et vingt-quatre heures de macération; distillez huit parties (p.); — deux parties de cannelle, seize d'eau et douze heures de macération; distillez huit parties (f.) ; — une partie de cannelle et vingt-quatre d'eau ; distillez huit parties (*vm.*)

♃ Cannelle. . . . . . une partie.
Eau. . . quantité suffisante pour éviter l'empyreume; distillez dix parties, et ajoutez au produit
Alcool (0,935.) . . . cinq onces.
Mêlez. (ed. *c.*)

♃ Cannelle. . . . . . huit onces.
Eau de merises. . . douze livres.
Au bout de trois jours, distillez les deux tiers. (w. *sp.*)

♃ Cannelle. . . . . quatre onces.
Décoction d'orge,
quarante-huit onces.
Au bout de trois jours, distillez trente-six onces. (*sp.*)
Cette formule donne l'*Eau de cannelle orgée, Aqua cinnamomi hordeata.*

♃ Cannelle. . . . . . huit onces.
Eau des quatre fleurs cordiales,
douze livres.
Après trois jours de macération, distillez les deux tiers. (w. *sp.*)
Le produit porte le nom d'*Eau de cannelle cordiale, Aqua cinnamomi cordialis.*

♃ Cannelle. . . . . quatre onces.
Eau de buglosse. . . trois livres.

Après trois jours de macération, distillez les deux tiers. (w. *sp.*)

♃ Cannelle. . . . . . une livre.
Racine de buglosse,
Feuilles de bourrache,
——— de mélisse,
de chaque. . . . une once.
Eau de buglosse. . . six livres.
—— de roses,
——-de violette,
de chaque. . . . deux livres.

Après suffisante digestion, distillez au bain-marie. (pa.)

Cette formule et la précédente donnent l'*Eau de cannelle buglossée, Aqua cinnamomi buglossata.*

Dose, une à deux onces et plus.

♃ Cannelle. . deux onces et demie.
Écorce fraîche de citron. . n° 8.
Bois de santal citrin,
Eau de buglosse,
—— d'oseille, de chaque, une livre.
—— de merises,
——- de roses,
—— - de framboises,
de chaque. . une livre et demie.

Distillez les deux tiers.

Dose, une à deux onces.

Aqua confortativa. (pa.)

♃ Eau de cannelle buglossée,
une once et demie.
—— de violette,
—— de roses rouges,
—— de bourrache,
—— de merises, de chaque, six onces.

Mêlez. — Excitant, cordial, qu'on administre par cuillerées.

♃ Racine d'iris de Florence,
——- de réglisse,
Herbe d'hysope,
——— de capillaire de Montpellier,
——— de calament de montagne,
de chaque. . . . deux onces.
Semences d'anis,
——— de fenouil,
de chaque. . . . une once.
Cannelle. . . . . deux onces.
Eau de fontaine. . . . dix livres.

Après trois jours de digestion, distillez

jusqu'à ce qu'il ne reste que quatre livres dans l'alambic.

Dose, une once et demie à deux onces.

Aqua cinnamomi vinosa s. *spirituosa, Spiritus cinnamomi.* (ams. an. b. ba. br. d. du. e. ed. fi. fu. han. he. li. lo. o. p. pa. po. pr. r. s. sa. su. w. wu. *c. pid. sp. vm.*)

♃ Cannelle contuse. . quatre onces.
Vin blanc généreux. . . six livres.

Après trois jours de digestion dans un vase clos, distillez la moitié. (sa.).

Une partie de cannelle, huit d'eau et deux jours de macération (wu.); — une partie de cannelle, trois d'eau et quelques jours de macération (*sp.*); — une partie de cannelle, six d'eau et trois jours de macération; distillez deux parties (e.); — neuf onces de cannelle et douze livres d'eau; distillez la moitié (pa. w.)

♃ Cannelle. . . . . . six onces.
Vin blanc. . . . . une livre.
Eau de rivière. . . . cinq livres.

Après vingt-quatre heures de macération, distillez la moitié. (r.)

Seize onces de cannelle, douze livres de vin blanc et deux livres et demie d'alcool; distillez dix livres, après deux jours de macération. (br.)

♃ Cannelle. . . . . une partie.
Alcool. . . . . . six parties.

Distillez, et redistillez le produit sur une partie de cannelle. (wu.)

♃ Cannelle. . . . . . six onces.
Alcool. . . . . . . six livres.

Après vingt-quatre heures de macération, ajoutez

Eau pure. . . . . six livres.

Distillez six livres. (li.)

e. prescrit de faire macérer, pendant un jour, huit onces de cannelle dans trois livres d'eau et trois onces d'alcool, d'ajouter ensuite une livre d'eau, et de distiller trois livres; — f**. han. o. po. pr. et s. de faire macérer une partie de cannelle dans seize d'eau et deux d'alcool, et de distiller neuf parties; — fi. de faire macérer une partie de cannelle dans deux d'alcool et suffisante quantité d'eau, et de distiller six parties; — *vm.* de faire macérer une partie de cannelle dans quatre d'eau-de-vie et vingt d'eau, et de distiller huit parties; — ba. de faire macérer pendant vingt-quatre heures une partie de cannelle dans seize d'eau et deux d'alcool (0,910), et de distiller huit parties; — ams. et b. de faire macérer pendant trois jours une partie et demie de cannelle dans

huit d'eau-de-vie, et de distiller la moitié ;
— p. de faire macérer une partie de cannelle
dans dix d'eau-de-vie, pendant dix jours,
d'ajouter ensuite quatre parties d'eau et de
distiller dix parties ; — du. lo et su. de faire
macérer pendant vingt-quatre heures une
livre de cannelle dans huit pintes d'alcool
(0,930), ou suffisante quantité d'eau pour
éviter l'empyreume, et de distiller huit
pintes.

2ξ Cannelle. . . . . . une livre.
  Alcool,
  Eau de mélisse,
    de chaque. . . . quatre livres.
Au bout de deux jours, distillez (sa.)

2ξ Cannelle. . . . . . une livre.
  Eau-de-vie. . . . . deux livres.
  —-- commune, quantité suffisante.
Distilléz six livres, et ajoutez au produit
  Sucre. . . . une once et demie.
Faites fondre. (su.)

he. et pid. prescrivent une livre de cannelle, deux livres d'eau-de-vie et deux d'eau ; distillez six livres, puis ajoutez au produit deux livres d'eau et deux onces de sucre.

2ξ Cannelle. . . . . quatre onces.
  Suc de coings devenu vineux par
    la fermentation. . . trois livres.
Après trois jours d'infusion, distillez les deux tiers. (w. sp.)

br. prescrit six onces d'écorce et trois de suc ; — pa. deux onces d'écorce et trois livres de suc. Le produit porte le nom d'*Eau de cannelle cydoniée*, *Aqua cinnamomi cydoniata.*

2ξ Eau de cannelle simple ,
  Alcool, de chaque. . parties égales.
Mêlez. (d.)

2ξ Eau de cannelle simple, deux parties.
  Teinture de cannelle. . une partie.
Mêlez. (li.)

Au milieu des variations sans nombre que présente le mode préparatoire de cet alcoolat, on ne peut assigner aucune dose générale ; elle varie presque à chaque formule. L'eau vineuse de cannelle devrait être rejetée pour cette raison, et parce que la teinture la remplace fort bien dans les potions.

POTION VINEUSE. (ra.)

2ξ Eau de cannelle spiritueuse, deux gros.
  Vin rouge. . . . . quatre onces.
  Sirop d'œillet. . . . . une once.
Excitant, stomachique, cordial.

ESPRIT AROMATIQUE.

Eau aromatique; Aqua aromatica, Spiritus aromaticus s. alexiterius, Alcohol, aromaticum. (ba. be. d. han. o. pa. pr. s. pid. sp. sw.)

2ξ Cannelle ,
  Girofle , de chaque. . . une partie.
  Noix muscade ,
  Coriandre , de chaque, deux parties.
  Écorce fraîche de citron ,
    quatre parties.
  Feuilles sèches de mélisse, six parties.
  Alcool (0,900), soixante-douze parties.
  Eau. . . . . trente-six parties.
Après trois jours de macération, distillez soixante - douze parties, et redistillez-en soixante du produit, pour le rectifier. (ba.)

2ξ Cannelle ,
  Muscade ,
  Girofle ,
  Marjolaine ,
    de chaque. . . une demi-once.
  Coriandre. . . . . . une once.
  Eau-de-vie. . . trente-deux onces.
  Eau. . . . . . . six onces.
Après deux jours de macération, distillez vingt onces. (be.)

2ξ Cannelle. . . . . . deux onces.
  Écorce de citron ,
  Fenouil, de chaque. . . une once.
  Macis. . . . . une demi-once.
  Menthe poivrée. . . trois onces.
  Eau-de-vie. . . . douze livres.
Distillez huit livres. (d.)

sp. remplace le fenouil par les semences d'angélique.

2ξ Cannelle. . . . . . deux onces.
  Écorce fraîche de citron , une once.
  Girofle. . . . . une demi-once.
  Poivre de la Jamaïque, deux gros.
  Alcool,
  Eau de fontaine, de chaque, huit livres.
Après deux jours de macération, distillez huit livres d'esprit, étendez-le de quatre livres d'eau, et ajoutez huit onces de sucre blanc. (pid.)

2ξ Cannelle ,
  Oranges vertes ,
  Herbe de menthe poivrée ,
  Feuilles de romarin ,
  Fleurs de lavande ,
    de chaque. . . deux parties.
  Petit galanga ,
  Roseau aromatique ,
  Fenouil , de chaque. . une partie.
  Girofle. . . . . une demi-partie.
  Alcool ,

Eau commune,
de chaque, cinquante-deux parties.
Après trois jours de macération, distillez
la moitié du tout. (s.)

♃ Herbe de sauge. . . . huit onces.
—--— de romarin,
—--— de menthe poivrée,
Fleurs de lavande ,
de chaque. . . . quatre onces.
Fenouil ,
Cannelle, de chaque. . deux onces.
Alcool. . . . . . quatre livres.
Eau. . . . . quantité suffisante.
Après vingt-quatre heures de macération,
distillez douze livres. (han. o. po. pr. sw.)

EAU CATARRHALE. (vm.)

♃ Cannelle ,
Feuilles de romarin,
—--— de sauge ,
Fleurs de lavande ,
Clous de girofle ,
Noix muscade, de chaque, deux onces.
Eau-de-vie. . . . . . six livres.
—— commune. . . douze livres.
Distillez jusqu'à ce que le produit com-
mence à blanchir.

EAU-DE-VIE DES FEMMES.

Aqua vitæ mulierum Bœcleri. (sp.)

♃ Racine d'iris de Florence ,
—--— de zédoaire ,
—--— de roseau aromatique ,
de chaque. . . . . trois gros.
Clous de girofle ,
Cannelle ,
Graines de paradis ,
de chaque. . . . . une once.
Semences d'anis. . . seize onces.
—--— de fenouil ,
—--— de pavot blanc ,
—--— de cumin ,
de chaque. . . une demi-once.
Eau-de-vie. . soixante-douze onces.
Après huit jours de digestion , distillez, et ajoutez au produit
Sucre blanc. . . . quatre onces.
Conseillée dans la plupart des maladies de
l'utérus. — Dose, quelques gros.

EAU CORDIALE TEMPÉRÉE. (w.)

♃ Cannelle , trois onces et deux gros.
Écorce de citron. . . . une once.
Santal citrin. . . une demi-once.
Galanga ,
Girofle ,
Macis ,
Noix muscade ,
de chaque. . . un gros et demi.
Petit-cardamome. . . trois gros.

Fleurs de lavande. . . . six gros.
—--—de bourrache. . . une once.
—--— de roses, deux onces et demie.
Vin blanc généreux ,
Suc de pommes de reinette ,
—- de framboises ,
de chaque. . . . . une livre.
Eau de bourrache ,
—— de buglosse.
de chaque. . une livre et demie.
—— de roses, deux livres et demie.
—— de framboises ,
—— de merises ,
de chaque. . . . deux livres.
Après quatre jours de digestion , distillez
six livres.

Dose, une demi-once à une once.

EAU CÉPHALIQUE DE CHARLES-QUINT. (pa. w.)

♃ Sommités de marjolaine ,
—--— de mélisse ,
—--— d'origan ,
Fleurs de romarin ,
——de lavande ,
—--—de roses rouges ,
——de sauge ,
de chaque. . . . deux onces.
Girofle ,
Cardamome ,
Cannelle ,
Graines de paradis ,
Macis ,
Noix muscade ,
de chaque. . . une demi-once.
Eau-de-vie. . . . . . six livres.
Après six jours de digestion , distillez.
(pa.)

w. prescrit deux onces des sept premières substances, plus, autant de fleurs de muguet, autant de girofle et autant de muscade,
une demi-once de cardamome, autant de
cannelle, autant de cubèbes, autant de
graines de paradis, et autant de macis, huit
livres d'eau de-vie, l'addition d'une livre et
demie d'eau, après six jours de digestion,
et l'addition, arbitraire toutefois, au produit,
de quelques grains d'ambre gris et de musc.

Dose, depuis deux à six gros jusqu'à une
once.

ELIXIR DE VIE.

Elixir vitæ Matthioli. (pa. w. ca. sp.)

♃ Racine de galanga ,
—--— de gingembre ,
—--— de zédoaire ,
de chaque. . . . une once.
—--— de roseau aromatique ,
Feuilles de marjolaine ,
—--—de menthe ,
—--— de thym ,
—--—de serpolet ,

— ·— de sauge.

——·— de romarin,

Pétales de roses pâles,

de chaque. . . . une demi-once.

Semences d'anis,

——·—— de fenouil,

de chaque. . . . . deux gros.

Cannelle. . . . . . trois onces.

Girofle,

Muscade,

Macis, de chaque. . . une once.

Cubèbes,

Bois d'aloès,

——de santal citrin,

Petit cardamome,

de chaque. . . une demi-once.

Écorce fraîche d'orange, trois onces.

Alcool. . . . . douze livres.

Faites macérer pendant trois jours, puis ajoutez

Eau de fontaine. . . quatre livres.

Distillez lentement, au bain-marie, environ treize livres. Pour avoir l'élixir complet, on ajoute deux scrupules d'ambre gris et autant de musc. On peut, à volonté, colorer avec du safran et édulcorer avec du sucre. (pa. w. sp.)

♃ Écorce fraîche de citron,

une once et demie.

Cannelle. . . . . . . une once.

Galanga,

Gingembre,

Zédoaire,

Girofle,

Muscade,

Macis, de chaque. . une demi-once.

Roseau aromatique,

Marjolaine,

Menthe,

Thym,

Serpolet,

Sauge,

Romarin,

Roses de Provins,

Cubèbes,

Bois d'aloès,

Santal citrin,

Petit cardamome,

de chaque. . . . . deux gros.

Anis,

Fenouil, de chaque. . . un gros.

Alcool (20 degrés). . . six livres.

Distillez. (ca.)

Dose, depuis un gros jusqu'à une demi-once. — On l'emploie aussi en frictions.

TEINTURE ROYALE.

Tinctura regia s. aromatica. (au.)

♃ Fleurs d'oranger,

———de giroflée jaune,

———de lavande,

——— de roses,

Noix muscade,

Girofle,

Cannelle, de chaque. . ✓ trois gros.

Alcool. . . . . . une livre.

Après trois jours de digestion, filtrez, distillez les deux tiers, et faites infuser dans le produit·

Musc. . . . . . un demi-gros.

Safran. . . . . . un scrupule.

Baume du Pérou. . . vingt gouttes.

Huile de girofle,

——— de cannelle,

de chaque. . . . huit gouttes.

Filtrez au bout de trois jours.

Dose, vingt à trente gouttes.

EAU CONTRE LE CHARBON.

Aqua carbunculi. (br. pa. w. sp.)

♃ Fleurs de romarin,

——— de muguet,

——— de violette,

——— de bourrache,

de chaque. . . trois onces.

——— de lavande. . . . une once.

Herbe de marjolaine,

——— de sauge,

Noix muscade,

Macis,

Gingembre,

Girofle,

Cannelle,

Galanga,

Baies de genévrier,

Gui de chêne,

Semences de pivoine,

de chaque. . . une demi-once.

Cardamome. . . . une once.

Vin de Madère,

Eau de roses,

——— de fraises,

——— de lavande,

de chaque. . . . trois livres.

Après trois jours de digestion, distillez, et ajoutez quelques feuilles d'or au produit (pa.)

♃ Herbe de marjolaine,

——— de sauge,

de chaque. . une once et demie.

Fleurs de lavande. . quatre onces.

——— de muguet,

——— de roses,

——— de romarin,

Cannelle,

Petit cardamome,

de chaque. . . . . une once.

Noix muscade,

Macis,

Girofle, de chaque, une demi-once.

Gingembre,

Galanga,

Genièvre, de chaque.   .   trois gros.
Alcool.   .   .   .   une livre et demie.
Eau de framboises,
—-- de lavande, de chaque, trois livres.

Après huit jours de digestion, distillez la moitié. (br. w. *sp.*)

Jadis on appliquait cette eau sur le cœur et le pouls, dans la syncope, ou bien on la faisait prendre à l'intérieur, pour empêcher les charbons et bubons pestilentiels de rentrer, pour faciliter leur apparition. Nos ancêtres avaient multiplié à l'infini ces liqueurs spiritueuses et aromatiques, dont chacune passait pour un spécifique assuré contre les maladies graves, même contre toutes les maladies. De tout ce farrago, il ne nous reste guère plus aujourd'hui que l'eau des Carmes, l'eau de Cologne et le vinaigre des quatre voleurs, dont les prétendues vertus prophylactiques et curatives sont tellement accréditées parmi les personnes étrangères à la médecine, surtout parmi le peuple, qu'il serait impossible de les supprimer, comme on a fait pour la plupart des préparations analogues à celle qui nous suggère ces réflexions.

§ III. PRÉPARATIONS QUI CONTIENNENT LE PRINCIPE ACTIF DE LA CANNELLE, EXTRAIT PAR INFUSION.

A. Extraction par la bière

BIÈRE AROMATIQUE. (*vm.*)

♃ Cannelle,
Gingembre,
Girofle,
Muscade, de chaque.   .   une partie.
Bière forte.   soixante - quatre parties.

Faites macérer pendant plusieurs jours et passez.

B. Extraction par l'eau.

INFUSION DE CANNELLE. (*ra.*)

♃ Cannelle.   .   .   .   une demi-once.
Eau bouillante .   .   .   deux livres.

Excitant, recommandé dans la dyspepsie attribuée à l'inertie de l'estomac, et dans les coliques dites nerveuses. Le malade doit boire la liqueur très chaude.

SIROP DE CANNELLE AQUEUX (ams. b. be. f. sw*. vm.)

♃ Cannelle en poudre.   .   quatre onces.
Eau .   .   .   .   une livre et demie.

Laissez en digestion pendant trois jours, dans un vase couvert, passez en exprimant, laissez reposer, décantez et ajoutez

Eau de cannelle simple,
                une livre et demie.

Sucre blanc.   .   .   .   trois livres.
Faites le sirop à une douce chaleur. (b. be.)

♃ Eau de cannelle simple,   une partie.
Sucre blanc.   .   .   deux parties.

Faites dissoudre à une douce chaleur, dans un vase clos. (f.)

ams. et sw*. prescrivent huit parties d'eau et quinze de sucre; — *vm.* cinq d'eau et neuf de sucre.

Henry propose d'ajouter une partie d'eau à trois de sirop de sucre préalablement cuit au boulet. (f**.)

Dose, depuis deux gros jusqu'à deux onces.

C. Extraction par le vin.

VIN HIPPOCRATIQUE.

Vin cordial, Hippocras; Vinum cinnamoni s. calidum s. hippocraticum. (b*. wu. au. sp.)

♃ Cannelle.   .   .   .   quatre onces.
Vin de France.   .   .   six livres.
Sucre.   .   .   quantité suffisante pour édulcorer. Faites infuser à froid pendant vingt-quatre heures, et passez. (wu.)

♃ Cannelle.   .   trois onces et demie.
Gingembre.   .   une demi-once.
Girofle,
Petit cardamome,
Noix muscade, de chaque, deux gros.
Vin rouge .   .   .   trente livres.

Après suffisante digestion, passez à la chausse, et faites fondre dans la colature

Sucre blanc .   .   .   huit livres.

Passez encore. (*sp.*)

au. prescrit de faire bouillir un demi-gros de cannelle, autant de girofle, autant de macis et autant de cardamome dans deux pintes de vin, et d'ajouter dix onces de sucre à la colature.

♃ Amandes douces pelées, quatre onces.
Cannelle.   .   .   une once et demie.
Sucre blanc.   .   deux livres et demie.
Eau-de-vie .   .   .   une livre.
Vin de Madère.   .   .   deux livres.

Faites digérer à froid pendant quelques jours, et ajoutez à la colature

Musc,
Ambre gris,
de chaque.   .   un grain et demi.

Passez. (b*.)

SIROP DE CANNELLE VINEUX. (ba. he. li. pid. vm.)

♃ Cannelle grossièrement pilée,
                deux onces.
Vin blanc généreux.   .   vingt onces.

Faites digérer pendant vingt-quatre

heures, à une douce chaleur ; filtrez, et ajoutez à la colature

Sucre blanc cuit à la plume,
             deux livres.

Faites un sirop. (he. *pid.*)

li. prescrit deux onces de cannelle, une livre et demie de vin et autant de sucre cuit à la plume.

♃ Cannelle en poudre ,
   Sucre, de chaque. . . une partie.
   Vin acidule. . . . douze parties.

Faites digérer pendant douze heures, à une chaleur de 30 à 40 degrés, et ajoutez à une partie de colature

Sucre blanc. . une partie et demie.
Faites dissoudre. (ba.)

♃ Cannelle en poudre. . une partie.
   Vin rouge . . vingt-quatre parties.

Faites digérer à une douce chaleur, pendant un jour ou plus ; passez en exprimant, filtrez et ajoutez

Sucré. . . . quarante-six parties.
Faites dissoudre. (*vm.*)

SIROP CARDIAQUE. (w. *ca.*)

♃ Cannelle. . . . . . trois gros.
   Clous de girofle. . . . . un gros.
   Gingembre . . . . un demi-gros.
   Eau de roses. . deux onces et demie.
   Vin généreux. . . . . huit onces.

Après suffisante digestion, exprimez, et faites fondre dans la colature

Sucre . . . . . . seize onces.

G. *Extraction par l'alcool.*

TEINTURE DE CANNELLE.

Tinctura s. *Essentia* cinnamomi. (a. am. ams. an. b. ba. be. br. d. du. ed. f. ff. fu. han. he. li. lo. o. po. pp. pr. s. *br. c.* sw. vm.)

♃ Cannelle en poudre. . une partie.
   Alcool (22 degrés). . quatre parties.

Faites digérer pendant six jours, et passez. (am. f. ff. fu. he. li. lo. c.)

ams. prescrit une partie de cannelle et huit d'alcool (0.907) ; — a. une de cannelle et six d'alcool (0,850) ; — ba. une de cannelle et six d'alcool (0,900) ; — b. et be. une de cannelle et huit d'alcool (20 degrés) ; — du. trois onces et demie de cannelle et deux pintes d'alcool (0,930) ; — ed. *br.* et *sw.* trois onces de cannelle et deux livres et demie d'alcool (0,935) ; — han. o. po. pp. et pr. cinq onces de cannelle et deux livres d'alcool ; — br. f. et *vm.* une once de cannelle et six d'eau-de-vie ; — d. et s. une partie de cannelle et cinq d'alcool.

♃ Cannelle en poudre. . . une once.
   Alcool (20 degrés) . . quatre onces.

Laissez en digestion, au bain-marie tiède, pendant quatre jours, et passez ; versez sur le résidu

Alcool (20 degrés). . . deux onces.

Après deux autres jours d'infusion, passez ; mêlez les deux colatures et filtrez. (an.)

Excitant, un peu astringent, considéré comme nervin. — Dose, deux gros à une once.

ams. indique aussi une *Teinture de cannelle blanche, Tinctura* s. *Essentia cannellæ albæ*, que l'on prépare en faisant digérer pendant huit jours une partie d'écorce dans huit d'alcool (0,907) ; et une *Teinture de cassia lignea, Tinctura cassiæ ligneæ*, dont la préparation est la même.

SIROP DE CANNELLE ALCOOLIQUE. (br. han. o. pa. po. pr. r. sa. w. wu. sw. vm.)

♃ Teinture de cannelle. . une once.
   Sirop de sucre. . . . une livre.

Mêlez en remuant bien. (sw.)

♃ Cannelle contuse. . . deux onces.
   Eau de cannelle vineuse,
             quatorze onces.

Faites infuser, et ajoutez aux onze onces de colature

Sucre blanc. . une livre et demie.

Faites dissoudre. (po.)

r. prescrit cinq onces de cannelle, deux livres d'eau de cannelle vineuse, vingt-quatre heures de macération, et trois livres quatre onces de sucre blanc clarifié, pour mêler avec la colature.

♃ Cannelle pulvérisée. . une partie.
   Eau de cannelle vineuse, dix parties.
   Sucre blanc. . . . quinze parties.

Humectez la cannelle avec le tiers de l'eau ; douze heures après, introduisez-la dans un matras, avec le reste de la liqueur, faites infuser pendant douze heures, au bain-marie ; après le refroidissement, passez en exprimant, filtrez, et faites fondre le sucre dans la colature. (vm.)

♃ Cannelle grossièrement contuse,
             cinq onces.
   Eau de cannelle vineuse, une livre.
   —— de roses. . . . deux onces.

Faites digérer pendant vingt-quatre heures, à une douce chaleur ; filtrez et ajoutez à la colature

Sucre cuit à la plume,
       trois livres et quatre onces.

Faites un sirop. (br. han. pa. sa. w.)

o. pr. et wu. prescrivent de faire digérer

pendant douze heures deux onces de cannelle vineuse et deux onces d'eau, et de faire
fondre ensuite, à une douce chaleur, une
livre et demie de sucre dans onze onces de
colature.

POTION TONIQUE.

Vin cordial. (f. ff. ra.)

♃ Teinture de cannelle. . une partie.
Vin rouge. . dix ou vingt parties.
Mêlez. (ff.)

♃ Teinture de cannelle. . deux gros.
Vin rouge . . . . . cinq onces.
Sirop de sucre. . . . une once.
Mêlez. (ra.)

♃ Teinture de cannelle,
Alcool de mélisse,
    de chaque. . . . cinq parties.
Vin rouge. . . . . cent parties.
Sirop de sucre. . trente parties.
Mêlez. (ff.)

MIXTURE CARDIAQUE. (sw.)

♃ Teinture de cannelle,
Sirop de cannelle,
    de chaque. . . . une once.
Électuaire cardiaque. . deux gros.
Eau de menthe poivrée, cinq onces.
Dose, deux à trois cuillerées.

TEINTURE FORTIFIANTE.

Tinctura roborans. (sw.)

♃ Teinture de cannelle. . deux onces.
———de kino. . . . une once.
Acide acétique. . . . deux gros.
Dose, un à deux gros.

TEINTURE DE CANNELLE COMPOSÉE.

*Élixir, Essence ou Teinture aromatique, Eau
de Bonferme ou d'Armagnac ; Tinctura s.
Essentia aromatica s. cinnamomi composita,
Alcohol cum aromatibus compositus.* (an.
b*. ba. d. dd. du. ed. f. fi. fu. g. han. li.
lo. o. p. po. pr. s. su. w. wu. ca. hp. sw.
rm.)

♃ Poudre aromatique (formule de fu.),
                douze onces.
Alcool. . . . . . deux onces.
Après trois jours de digestion, filtrez. (fu.)

♃ Cannelle. . . . deux onces.
Petit cardamome,
Clous de girofle,
Galanga,
Gingembre,
    de chaque. . . une demi-once.
Alcool. . . . . . deux livres.
Faites infuser, et filtrez (d. han. o. po.
pr. s.)

vm. prescrit une partie de cardamome,
une de gingembre, une de girofle, une de
galanga, quatre de cannelle, et trente-six
d'eau-de-vie.

♃ Cannelle. . . . . . six gros.
Petit cardamome. . . trois gros.
Poivre long,
Gingembre, de chaque, deux gros.
Alcool (0,930). . . . deux pintes.
Faites digérer pendant huit à quinze
jours, et filtrez. (b*. du. g. lo. w. wu. c. sw.)

ed. prescrit une once de cannelle, autant de cardamome, deux gros de poivre
long, autant de gingembre, et deux livres
et demie d'alcool (0,935).

♃ Cannelle,
Petit cardamome,
Clous de girofle,
Gingembre,
    de chaque. . . une demi-once.
Alcool. . . . . . deux livres.
Faites digérer pendant six jours, et pas-
sez. (sw.)

ba. prescrit quatre parties de cannelle,
une de cardamome, une de girofle, une de
galanga, et quarante-huit d'alcool (0,900) ;
— fi. et su. une demi-once de cannelle
blanche, autant de cannelle de Ceylan, autant de galanga, deux gros de cardamome,
et une livre d'alcool étendu d'eau.

♃ Cannelle. . . . . deux onces.
Clous de girofle,
Galanga,
Gingembre,
    de chaque. . . . une demi-once.
Racine de valériane sauvage,
                deux onces.
Alcool. . . . vingt-quatre onces.
Faites infuser et filtrez. (dd.)

♃ Poudre aromatique (formule de p.),
                une once et demie.
Racine d'angélique, une demi-once.
Poivre de la Jamaïque. . deux gros.
Eau-de-vie. . deux livres et demie.
Après huit jours de macération, passez.
(p.)

♃ Noix muscade,
Clous de girofle,
Cannelle, de chaque, deux onces.
Fleurs de grenadier,
                deux onces et demie.
Alcool (22 degrés). . deux livres.
Faites macérer pendant quinze jours,
passez en exprimant, et versez sur le
résidu
Alcool (22 degrés). . deux livres.
Après quinze jours de macération, pas-
sez ; mêlez et filtrez les deux liqueurs. (f. ca.)

♃ Cannelle. . . . . . une once.
Petit cardamome,
Clous de girofle,
Gingembre, de chaque, deux gros.
Alcool (20 degrés). . huit onces.

Faites macérer pendant huit jours, en remuant de temps en temps ; passez et versez sur le résidu
Alcool (20 degrés). . quatre onces.

Faites digérer pendant deux jours et passez ; mêlez et filtrez les deux colatures. (an.)

♃ Cannelle,
Racine de roseau aromatique,
——— de petit galanga,
de chaque. . . . . une once.
Herbe de menthe poivrée,
Écorce fraîche de citron,
de chaque. . une once et demie.
Petit cardamome,
Gingembre, de chaque, deux gros.
Alcool. . . . . trente onces.

Après quatre jours de digestion, exprimez et filtrez. (li.)

♃ Racine de roseau aromatique,
——— d'angélique,
——— de gingembre,
— — d'année,
Menthe poivrée,
Anis, de chaque. . . une once.
Girofle,
Cannelle,
de chaque. . . une demi-once.
Poivre noir. . . . trois gros.
Alcool. . . . . deux livres.

Faites infuser. Ajoutez à la colature
Huile essentielle d'anis. . trois gros.
Mêlez. (hp.)

Excitant, stomachique, carminatif. —
Dose, cinquante à soixante gouttes.

ESSENCE CARMINATIVE. (fu.)

♃ Cannelle blanche. . . une once.
Petit galanga,
Zédoaire, de chaque. . . six gros.
Petit cardamome. . . trois gros.
Alcool. . . . . douze onces.

Filtrez, après trois jours de digestion. —
Dose, vingt à soixante gouttes.

ÉLIXIR ALKERMÈS.

Alkermès liquide. (fe. ca.)

♃ Cannelle,
Macis,
Clous de girofle,
Noix muscade, de chaque, deux gros.
Alcool. . . . . quatre pintes.

Faites macérer pendant sept à huit jours.

Ajoutez ensuite quatre livres de sucre dissoutes dans quatre pintes d'eau, et colorez le tout avec le sirop d'alkermès, ou avec un mélange d'un gros et demi d'alun et d'un gros de cochenille.

En augmentant d'un quart la proportion du sucre, et distillant d'abord l'infusion alcoolique, on obtient un élixir plus agréable. (ca.)

♃ Girofle,
Cannelle, de chaque. . trois gros.
Vanille. . . . . deux gros.
Alcool. . . . . trois livres.

Après vingt-quatre heures d'infusion, ajoutez une teinture préparée avec
Cochenille. . . . quatre gros.
Alun. . . . . . un scrupule.
Alcool. . . . . . six onces.

Laissez en digestion pendant trois jours, et ajoutez encore
Eau distillée de cannelle, deux livres.
Sucre. . . . . cinq livres.

Filtrez. (fe.)

Excitant, stomachique, carminatif. —
Dose, un petit verre.

TEINTURE STOMACHIQUE AROMATIQUE. (w.)

♃ Cannelle. . . . . une once.
Clous de girofle,
Noix muscade,
Safran, de chaque, une demi-once.
Racine de roseau aromatique, six gros.
Macis. . . . . deux gros.
Écorce fraîche de citron. . n° 2.
——————— d'orange. . n° 1.
Alcool. . . une livre et demie.

Faites digérer, exprimez et filtrez.

Dose, cinquante à quatre-vingts gouttes.

ÉLIXIR ANTIAPOPLECTIQUE DES JACOBINS DE ROUEN. (ca.)

♃ Cannelle. . une once et cinq gros.
Semences d'anis,
Genièvre,
Macis,
Réglisse,
Galanga,
Impératoire,
Clous de girofle, de chaque, une once.
Bois de santal rouge. . . six gros.
——— blanc,
——— citrin,
Racine de contrayerva,
Poudre de vipère,
Semences d'angélique,
de chaque. . . . cinq gros.
Alcool. . . . . . sept livres.

Faites digérer pendant un mois et filtrez.

Exitant, aromatique.

E. Extraction par l'éther.

Élixir acide aromatique, Élixir vitriolique de Mynsicht, Élixir vitriolique acide, Teinture aromatique avec l'acide sulfurique; Elixir vitrioli s. *vitrioli* aromaticum s. *vitrioli Mynsichti* s. *vitrioli Edimburgensium* s. *vitrioli cum tinctura aromatica* s. *vitrioli dulce* s. *acido-aromaticum, Tinctura acida aromatica, Alcohol cum aromatibus sulphuricatus, Tinctura aromatica sulphurica, Elixir aromaticum acidum, Ether sulphuricus cum alcohole aromaticus, Acidum vitrioli aromaticum* s. *cum alcohole aromatico, Alcohol aromaticum sulphuricum, Tinctura acidi sulphurici.* (am. ams. an. b. ba. be. br. dd. e. ed. f. fu. g. han. he. li. lo. o. p. pa. po. pr. s. su. w. wu. *br. c. ca. hp. pid. sa. sp. sw. vm.*)

♃ Teinture aromatique. . six parties.
Acide sulfurique. . . . une partie.

Mêlez ensemble peu à peu, et filtrez après quelques jours de réaction. (*vm.*)

ba. d. dd. fi. han. o. po. pr. s. su. et *sw.* prescrivent vingt-quatre parties de teinture et une d'acide;—sa. parties égales de l'une et de l'autre; —*hp.* trente-huit parties de teinture et une d'acide.

♃ Teinture aromatique (formule
de li.). . . . . . . huit parties.
Élixir acide. . . . . une partie.

Mêlez ensemble (li.)

♃ Alcool. . . . . . deux livres.
Instillez-y peu à peu
Acide sulfurique. . . . six onces.

Laissez digérer au bain-marie pendant trois jours, à une douce chaleur, et ajoutez ensuite

Cannelle. . . . une once et demie.
Gingembre. . . . . . une once.
Feuilles sèches de menthe poivrée.
une demi-once.

Faites encore digérer pendant trois jours, à la même chaleur, et filtrez. (br. g. w. *sp.*)

ams. donne la même formule, mais omet la menthe;—*sw.* prescrit une once et demie de cannelle, une once de gingembre, une demi-once de feuilles de menthe, vingt-quatre onces d'alcool, et, après six heures d'infusion, l'instillation de six onces d'acide sulfurique dans la colature.

♃ Alcool. . . . une livre et demie.
Acide sulfurique. . . . trois onces.

Laissez réagir l'un sur l'autre pendant deux jours, sur le bain de sable, à + 35 degrés R; ajoutez

Feuilles de menthe poivrée.

Feuilles de menthe crêpue,
de chaque. . . une demi-once.
Cannelle,
Clous de girofle,
Gingembre, de chaque. trois gros.

Après cinq jours d'infusion, à la température ordinaire, passez en exprimant et filtrez. (*br. ca.*)

♃ Alcool concentré. . . seize onces.
Versez-y goutte à goutte
Acide sulfurique. . . trois onces.

Après trois jours de digestion, à une douce chaleur, ajoutez

Poudre de cannelle. . . . six gros.
——— de racine de colombo,
——— de gingembre,
de chaque. . . . une demi-once.
———de feuilles de menthe poivrée. . . . . . deux gros.

Laissez infuser pendant trois jours et passez. (wu.)

fu. prescrit seize onces d'alcool, deux onces d'acide sulfurique, huit gros de cannelle, six gros de colombo et une demi-once de menthe poivrée; — vm. six gros de cannelle, autant de gingembre, autant de girofle, une once et demie d'alcool, trois jours d'infusion à froid, l'instillation de vingt-quatre onces d'eau de Rabel dans la colature, et la filtration de la liqueur après trois autres jours de réaction; — am. ed. p. et. *c.* deux livres d'alcool, six onces d'acide sulfurique, trois jours de réaction à une douce chaleur, et la digestion, pendant six jours, d'une once et demie de cannelle et d'une once de gingembre dans la liqueur.

♃ Écorce fraîche de citron,
Noix muscade,
Cubèbes, de chaque. . . deux gros.
Cannelle,
Gingembre,
Girofle, de chaque. . . trois gros.
Feuilles de menthe crêpue,
——— de sauge, de chaque.
une demi-once.
Racine de roseau aromatique,
——— de petit galanga,
de chaque. . une once et demie.
Sucre blanc. . . . deux onces.
Acide sulfurique concentré, trois onces.
Eau-de-vie. . . trente-deux onces.

Mêlez l'acide avec deux onces d'eau-de-vie, et ajoutez le sucre; faites infuser les six premiers ingrédiens avec le reste de l'eau-de-vie, puis ajoutez les autres; après suffisante extraction, exprimez; ajoutez l'acide, et filtrez au bout de quelques jours. (*vm.*)

♃ Herbe de menthe poivrée,
———de sauge,
de chaque. . une once et demie.

Racine de roseau aromatique,
—— de petit galanga,
Cannelle, de chaque. . une once.
Petit cardamome. . . trois gros.
Écorce d'orange. . une demi-once.
Alcool rectifié. . . trente onces.

Laissez digérer pendant trois jours, filtrez, et ajoutez à la colature
Acide sulfurique étendu d'eau
une demi-livre.

Conservez. (he. pid.)

♃ Acide sulfurique (66 degrés),
deux onces.
Alcool (38 degrés). . douze onces.

Laissez en réaction pendant trois jours, dans un vase couvert, à une température de 5 à 50 degrés en remuant souvent. Ajoutez ensuite
Racine de petit galanga. . six gros.
—— de roseau aromatique,
une demi-once.
Clous de girofle,
Cannelle,
Gingembre,
de chaque. . . un gros et demi.
Écorce de citron,
Noix muscade,
Cubèbes, de chaque. . . un gros.
Sucre blanc. . . . . une once.

Faites macérer pendant douze jours dans neuf onces d'alcool, mis lui-même en digestion avec l'acide sulfurique ; passez, puis faites infuser le marc, pendant trois jours, dans le reste de l'alcool ; passez en exprimant ; mêlez les deux liqueurs ensemble et filtrez. (an.)

♃ Acide sulfurique. . . trois onces.
Eau-de-vie. . vingt-quatre onces.
Racine de petit galanga,
une once et demie.
—— de roseau aromatique,
une once.
Herbe de menthe crêpue,
——de sauge,
de chaque. . . une demi-once.
Cannelle,
Clous de girofle,
Gingembre, de chaque, trois gros.
Noix muscade,
Cubèbes,
Écorce de citron,
de chaque. . . . . deux gros.

Après huit jours d'infusion, faites dissoudre dans la colature
Sucre blanc. . . . quatre onces.
Filtrez la liqueur. (sp.)

♃ Alcool. . . . . . trois livres.
Acide sulfurique. . quatre onces.
Racine de roseau aromatique,

Racine de petit galanga,
de chaque. . . . deux onces.
Gingembre. . . . . six gros.
Feuilles de menthe,
—— de sauge,
de chaque. . . . . une once.
Cubèbes,
Noix muscade,
Écorce d'orange amère,
de chaque. . . une demi-once.
Sucre blanc. . . . trois onces.

Faites infuser pendant trois jours, sur le bain de sable, et filtrez. (pie.)

♃ Racine de roseau aromatique,
une once.
—— de petit galanga,
une once et demie.
Gingembre blanc. . . trois gros.
Herbe de menthe crêpue,
——de sauge,
de chaque. . . une demi-once.
Clous de girofle,
Cannelle choisie, de chaque, trois gros.
Cubèbes,
Noix muscade, de chaque, deux gros.
Bois d'aloès,
Écorce de citron, de chaque, un gros.
Alcool. . . . une livre et demie.

Faites macérer pendant quinze jours, puis ajoutez
Acide sulfurique. . . deux onces.

Laissez digérer pendant six jours, passez en exprimant et filtrez. Versez sur le marc
Alcool. . . . . . six onces.

Laissez infuser pendant quelque temps, réunissez la teinture à la colature précédente, puis ajoutez
Sucre blanc un peu caramélé,
quatre onces.

Après une digestion suffisante, décantez et conservez. (br. pa. w.)

♃ Racine de roseau aromatique,
—— de petit galanga,
de chaque. . . une demi-once.
Fleurs de camomille romaine,
Feuilles de sauge,
——de petite absinthe,
——- de menthe crêpue,
de chaque. . . . deux gros.
Clous de girofle,
Cannelle,
Cubèbes,
Noix muscade,
Gingembre,
de chaque. . . un gros et demi.
Bois d'aloès,
Écorce de citron,
de chaque. . . . un demi-gros.
Sucre blanc. . une livre et demie.

Alcool (22 degrés). . trois onces.
Au bout de six heures, ajoutez
Acide sulfurique (66 degrés)
                    deux onces.
Puis, après vingt heures
Alcool (12 degrés). . neuf onces.
Laissez en digestion pendant quatre jours,
passez en exprimant et filtrez. (f. ca.)

♃ Ether sulfurique acide, quatre onces.
Alcool (20 degrés). . huit onces.
Cannelle,
Gingembre, de chaque, une demi-once.
Faites digérer pendant huit jours, dans
un flacon bouché, et filtrez. (b. be.)

e. prescrit huit onces de cannelle, autant
d'écorce d'orange, deux onces de gentiane,
une livre d'éther sulfurique alcoolisé, et
quatre-jours de digestion; — ca. trois gros
de cannelle, un gros et demi de petit cardamome, un gros de poivre long, un gros
de gingembre, et quatre jours de macération
dans un mélange d'une partie d'éther sulfurique et deux d'alcool ; — b*. et sw. six
gros de cannelle, une once de petit cardamome, deux gros de poivre long, trois gros
de semences d'angélique, deux livres et demie d'éther sulfurique alcoolisé, et huit jours
de digestion ; — lo. trois gros de cannelle,
un gros et demi de petit cardamome, un
gros de gingembre, un gros de poivre long,
une pinte d'éther sulfurique alcoolisé, et
quinze jours de macération ; — ed. et c.
une once du cannelle une once de petit
cardamome, deux gros de poivre long ,
deux livres et demie d'éther sulfurique
alcoolisé, et huit jours de digestion ; — sp.
et vm. six gros de cannelle, une once
de petit cardamome, trois gros de semences d'angélique, deux gros de poivre
long, et dix à douze jours de macération;
— ams. trois gros de cannelle, une demi-
once de cardamome, un gros et demi de
racine d'angélique, un gros de poivre long,
cinq onces d'éther sulfurique, dix onces
d'alcool (0,835), et sept jours de macération; — an. trois gros de cannelle, une
demi-once de cardamome, un gros et demi
de racine d'angélique, un gros de poivre
long, huit onces d'éther sulfurique alcoolisé,
six jours de macération, suivis de la macération du marc pendant trois jours, avec quatre onces d'éther, et du mélange des deux
colatures.

♃ Huile essentielle de cannelle,
—— —————— d'écorce de ci-
tron, de chaque. . un demi-gros.
——— ————— de menthe, un gros.
Éther sulfurique alcoolisé, huit onces.

Faites digérer à une douce chaleur. (wu.)
Excitant, célèbre autrefois comme stoma-

chique, recommandé aussi dans les maladies attribuées à l'asthénie et dans les hémorragies réputées passives.— Dose, trente
à cinquante gouttes, dans du vin ou tout autre
liquide approprié. La formule magistrale
mise à la fin de cet article, peut très bien
remplacer toutes les autres ; elle leur est
même préférable, en ce qu'elle permet au
médecin de varier la composition de l'é-
lixir, suivant l'exigence des cas.

MIXTURE AROMATIQUE.

Mixtura piperita. (g.)

♃ Elixir vitriolique. . . deux gros.
Sirop de gingembre. . deux onces.
Eau de menthe poivrée, huit onces.
Mêlez.

ESSENCE ANTISCORBUTIQUE.

Essentia antiscorbutica. (br. w.)

♃ Écorce de Winter. . deux onces.
Sous-carbonate de potasse,
                une once et demie.
Feuilles de trèfle d'eau,
Racine de gouet,
——— de patience,
Écorce de frêne,
——— de sassafras, .
Myrrhe, de chaque. . . une once.
Herbe de vermiculaire brûlante,
Sommités de petite centaurée,
Semences de patience,
de chaque. . . . . six gros.
Esprit de cochléaria. . trois livres.
Après quelques jours de digestion,
passez en exprimant, et ajoutez à la co-
lature

Essence de succin. . . trois onces.
Liqueur anodine minérale,
               une once et demie.
Faites digérer et filtrez.

Excitant, réputé antiscorbutique, incisif, atténuant, résolutif, diurétique, stomachique. — Dose, trente à cinquante
gouttes.

CANTHARIDES.

*Mouches, Mouches d'Espagne; Cantharides,
Muscæ hispanicæ ; Κανθαρίδες.*

Spanische Fliegen (Al.); cantharides (An.); zararikh (Ar.);
spanske fluer (D.); cantharidas (E.); Spaansche Vliegen
(Ho.) ; cantarella (I.); muchy hiszpanskie (Po.).

a. am. ams. an. b. ba. be. br. d. dd. du. e. ed. f. fe. ff. fi. fu. g.
ham. han. he. li. lo. o. p. po. pp. pr. r s. su. w. wu. ww. a.
br. c g. pa. pid. sp.

Deux insectes de ce nom sont cités dans
les pharmacopées :

1° La *Cantharide tachetée ; Cantharis vit-
tata*, OLIV.

Elle a les élytres noires, avec une bordure

et une tache jaunes. Les Anglais l'appellent *potato-flee*. Elle n'est indiquée que par am. et c.

2° La *Cantharide des boutiques*, *Cantharis vesicatoria*, L., insecte coléoptère hétéromère (trachélides cantharidées, Latr.), très commun en Europe. (*fig.* Oliv. Col. III. 46. t. 1. a. b. c.)
Elle est longue de huit à dix lignes, et d'un vert doré, avec les tarses et les antennes noirs, les élytres molles et flexibles.

La cantharide contient une huile verte, une matière noire insoluble dans l'eau, une matière jaune soluble dans l'eau, de l'acide urique, de l'acide acétique, de l'osmazome, et surtout un principe particulier, découvert par Robiquet, qui est la source de son action vésicante, et qui a reçu le nom de *Cantharidine*. Cette dernière substance est moins abondante dans les élytres et dans la tête que dans les autres parties, de sorte que, suivant la remarque de Farines, les cantharides vermoulues ont perdu une grande partie de leur propriété vésicante, les divers *acarus*, l'*anthrenus muscorum* et la larve de la *tinea flavifrontella* dévorant de préférence les parties molles, c'est-à-dire celles qui sont plus particulièrement imprégnées de ce principe. Le même pharmacien conseille, pour préserver les cantharides de la vermoulure, de les imprégner, non de vinaigre, comme c'est l'usage, mais d'acide pyro-acétique.

Les cantharides sont un des plus violens irritans que l'on connaisse. A l'extérieur, elles produisent la rubéfaction, la vésication, la gangrène; à l'intérieur, elles déterminent la stimulation, la phlogose, l'empoisonnement. Leur action ne se borne presque jamais à l'organe sur lequel on les applique; généralement elle s'étend à d'autres parties, surtout à l'appareil génito-urinaire. On les emploie plus particulièrement à titre de vésicatoire, mais quelquefois aussi comme simple stimulant. Sous ce dernier rapport, leur administration, du moins à l'intérieur, demande la plus grande prudence. Il est à désirer que l'usage de la cantharidine s'introduise en médecine, parcequ'elle fournira des médicamens plus sûrs et moins sujets à varier.

§ I. PRÉPARATIONS QUI NE CONTIENNENT QUE LE PRINCIPE ACTIF DES CANTHARIDES, SANS LE VÉHICULE EMPLOYÉ POUR L'EXTRAIRE.

EXTRAIT DE CANTHARIDES. (f.)

℣ Teinture de cantharides, à volonté.

Faites réduire un quart par la distillation, et évaporez le reste au bain-marie, jusqu'à consistance d'extrait.

ONGUENT D'INFUSION DE CANTHARIDES.

Unguentum infusi cantharidis vesicatoriæ s. *epispasticum*. (am. ed. ham. lo. p. wu. c. sw.)

℣ Cantharides pulvérisées, une partie.
Eau bouillante. . . quatre parties.
Aprés douze heures d'infusion, exprimez avec force; faites chauffer la colature avec

Axonge de porc. . . deux parties, jusqu'à consomption de l'humidité.
Ajoutez

Cire jaune,
Poix-résine, de chaque, une partie.
Retirez du feu, et ajoutez encore
Térébenthine de Venise, deux parties.
Mêlez bien. (ed. wu. c. sw.)

℣ Cantharides. . . une demi-once.
Eau. . . . . . quatre onces.
Faites bouillir jusqu'à ce qu'il ne reste plus que deux onces de colature.
Ajoutez à celle-ci

Onguent basilicum. . deux onces.
Et faites cuire jusqu'à consomption de l'humidité. (ham.)

am. lo. p. c. et sw. prescrivent le même procédé, mais indiquent d'autres proportions; deux onces de cantharides, huit onces d'eau, et huit onces de digestif.

Cet onguent est mal nommé: c'est l'extrait aqueux de cantharides qu'il contient.

ONGUENT DE CANTHARIDES OPIACÉ.

℣ Cantharides. . . . huit parties.
Vinaigre,
cent quatre-vingt-douze parties.
Faites bouillir, évaporez jusqu'à consistance d'extrait, mêlez celui-ci avec
Opium purifié. . . une partie.
Incorporez ensuite le tout dans un mélange fondu de
Styrax liquide, trente-deux parties.
Beurre frais, soixante-quatre parties.
Ajoutez enfin
Camphre broyé avec un peu d'huile, quatre parties.

POMMADE ÉPISPASTIQUE CAMPHRÉE. (ra.)

℣ Cantharides. . . . . deux onces.
Eau. . . . . une livre et demie.
Faites bouillir pendant une demiheure, passez et faites bouillir une seconde fois; réunissez les deux liqueurs, évaporez jusqu'à ce qu'il ne reste que douze onces de liquide, et ajoutez

Axonge préparée. . . douze onces.

23

Huile d'olive,
Cire blanche, de chaque, huit onces.

Faites cuire jusqu'à consomption de l'humidité, laissez refroidir et reposer, puis ajoutez
Camphre pulvérisé, une demi-once.

LINIMENT STIMULANT. (e.)

♃ Camphre. . . . . trois gros.
Décoction de cantharides,
une demi-once.

Ajoutez à la solution
Onguent mercuriel,
——— simple,
de chaque. . . . . une once.
Mêlez exactement.

ONGUENT RÉSOLUTIF. (sa. sw.)

♃ Cantharides en poudre. . un gros.
Opium purifié. . . quinze grains.
Eau. . . . deux onces et demie.
Faites bouillir. Ajoutez aux deux onces de colature
Baume d'Arcæus. . . deux onces.
Faites cuire jusqu'à consomption de l'humidité, et ajoutez à la masse refroidie
Camphre broyé avec quelques gouttes d'huile. . . . . un gros.

TAFFETAS VÉSICATOIRE. (ca.)

♃ Teinture alcoolique de cantharides,
à volonté.

Faites-la chauffer dans une cornue, et quand elle est très concentrée, étendez-la, encore chaude, avec un pinceau, sur du taffetas noir tendu au moyen d'un châssis. Appliquez ainsi deux ou trois couches l'une sur l'autre.

♃ Éther acétique. . . . deux onces.
Cantharides en poudre,
un gros et demi.
Faites infuser pendant huit jours, décantez et ajoutez
Colophane. . . . . . deux gros.
Étendez ensuite sur du taffetas gommé.

TAFFETAS ÉPISPASTIQUE DE CUILBERT. (f. ca.)

♃ Écorce de garou, vingt-quatre parties.
Eau commune, quinze cents parties.
Faites bouillir, passez au tamis, et ajoutez
Poudre de cantharides,
——— de myrrhe,
——— d'euphorbe,
de chaque. . vingt-quatre parties.
Faites chauffer jusqu'à l'ébullition, passez à travers une toile pliée en deux, et

faites évaporer jusqu'à ce que la liqueur soit assez dense pour permettre de l'étendre avec un pinceau sur du taffetas déjà enduit de cire.

§ II. PRÉPARATIONS QUI CONTIENNENT LE PRINCIPE ACTIF DES CANTHARIDES AVEC LE VÉHICULE EMPLOYÉ POUR L'EXTRAIRE.

A. Extraction par l'eau.

INFUSION DE CANTHARIDES. (ham.)

♃ Cantharides en poudre, un scrupule.
Eau bouillante, quantité suffisante pour obtenir, après une demi-heure de macération, trois onces de colature.

ÉMULSION DIURÉTIQUE. (ham.)

♃ Infusion de cantharides,
Émulsion commune,
de chaque. . . . . trois onces.
Mêlez.

B. Extraction par le vin.

VIN EXCITANT. (pie.)

♃ Cantharides en poudre,
quatorze grains.
Vin blanc. . . . . une livre.
Après suffisante digestion, filtrez.
A prendre par cuillerées.

C. Extraction par l'alcool.

TEINTURE DE CANTHARIDES.

Teinture rubéfiante; Essentia s. Tinctura cantharidis s. cantharidis vesicatoriæ s. cantharidum s. lyttæ vesicatoriæ. (a. am. ams. an. b. ba. be. d. dd. du. ed. f. fe. ff. fi. fu. g. ham. han. li. lo. o. p. po. pp. pr. r. s. su. w. wu. br. c.pic. sw. sy. vm.)

♃ Cantharides grossièrement pilées,
une partie.
Alcool (22 degrés). . huit parties.
Passez après quatre jours de digestion. (f. ff.)

a. prescrit une partie de cantharides, six d'alcool (0,910) et trois jours de digestion; — am. lo. et c. trois gros de cantharides, deux pintes d'alcool (0,930) et dix ou quinze jours de digestion; — ams. une partie de cantharides, huit d'alcool (0,884) et huit jours de digestion; — b. et be. une partie de cantharides, huit d'alcool (20 degrés) et six jours de digestion; — ba. une partie de cantharides, six d'alcool (0,900) et trois jours de digestion; — d. un gros de cantharides, quatre onces d'alcool rectifié et deux jours de digestion; — dd. un gros de cantharides, trois onces d'esprit rectifié et trois jours de digestion; — ed. un gros de cantharides, une livre d'alcool (0,935) et huit jours de digestion; — fi. une demi-once de cantharides, une livre d'esprit rectifié et huit jours de digestion ; — ham. une once de cantharides, quatre d'esprit rectifié et deux jours de digestion, pour la teinture destinée à l'usage externe ; une demi-once de cantharides, une livre d'esprit rectifié et trois jours de digestion, pour celle qu'on emploie à l'intérieur ; — han. o. po. pp. et pr. donnent aussi cette dernière formule ; — p. trois gros de cantharides, deux livres d'eau-de-vie et trois jours de digestion ; — pie. une demi-once de cantharides, une pinte d'eau-de-vie et trois jours de digestion au soleil; — r. une once de cantharides, une livre d'esprit de vin et trois jours de digestion ; — s. et vm. une partie de cantharides, vingt-quatre d'esprit rectifié et trois jours de digestion; — su. un gros et demi de cantharides, seize onces d'eau-de-vie et huit jours de digestion : — w. deux gros de cantharides, une demi-livre d'alcool et quatre jours de macération; — br. une once de cantharides, deux livres d'alcool (0,935) et quatre jours de digestion; — sy. deux gros de cantharides, une livre d'alcool et huit jours de digestion.

℞ Cantharides en poudre,
une demi-once.
Alcool (20 degrés). . . huit onces.

Faites digérer pendant deux jours, en remuant souvent, puis laissez reposer, décantez et versez sur le sédiment

Alcool (20 degrés). . quatre onces.

Après vingt-quatre heures, décantez; mêlez les deux liqueurs et filtrez. (au.)

℞ Cantharides en poudre, deux gros.
Eau distillée. . . . deux onces.

Faites digérer pendant douze heures dans un vase couvert, à une douce chaleur, et ajoutez ensuite

Alcool rectifié. . . . . six onces.

Continuez la digestion pendant quatre jours, et filtrez. (fu. li.)

℞ Cantharides en poudre. . deux gros.
Cochenille. . . . un demi-gros.
Eau-de-vie. . . . une demi-livre.

Faites macérer pendant quatre jours, et décantez. (g.)

du. prescrit deux gros de cantharides, un demi-gros de cochenille, une pinte et demie d'alcool (0,930) et huit jours de digestion; — bo. deux onces de cantharides, une once et demie de kermès végétal et une livre et demie d'alcool ; — fe. une once de cantharides, deux scrupules de cochenille, une livre d'alcool et huit jours de digestion.

℞ Cantharides. . . . . deux gros
Esprit de vin rectifié,
une livre et demie.

Après quatre jours de macération, filtrez et ajoutez à la colature

Cochenille. . . . . deux gros.
Baume du Pérou. . . . une once.

Faites digérer pendant quatre jours sur le bain de sable, et passez. (wu.)

Coldefy-Dorly a proposé de faire macérer pendant deux ou trois heures deux onces de cantharides grossièrement pulvérisées dans un quart de litre d'alcool à 22 degrés, de passer en exprimant, de répéter la macération avec la même quantité de pareil alcool, et d'exprimer encore, de remuer et filtrer les deux teintures, de les réduire à moitié par l'évaporation, de filtrer le résidu aprés son refroidissement, de l'évaporer ensuite jusqu'à consistance d'extrait, de traiter celui-ci à chaud avec deux onces et demie d'alcool à 36 degrés, enfin de filtrer, pour avoir deux onces de teinture.

Pour apprécier ces nombreuses formules, dont les différences sont si grandes, il faut se rappeler que l'alcool faible dissout la matière vésicante des cantharides en plus grande proportion que celui qui est concentré. Dans la formule française, la proportion des matières dissoutes est à celle de l'alcool : : 1 : 55,86. Ces matières sont la cantharidine, l'huile grasse jaune, l'huile verte, et probablement aussi l'osmazome, des acides et de la matière noire.

A l'extérieur, la teinture de cantharides est stimulante et rubéfiante. On l'emploie assez souvent en frictions; mais fréquemment son action dépasse la peau, et se porte aussi sur les reins. On l'a administrée à l'intérieur, principalement comme diurétique. Outre l'impossibilité de fixer aucune dose à cet égard, au milieu des énormes différences de concentration que présentent les liqueurs fournies par les procédés qui viennent d'être indiqués, il ne faut pas oublier que la plus grande circonspection est commandée impérieusement lorsqu'on met une substance si énergique en contact avec les voies alimentaires, et que, quand on s'y décide, on ne peut le faire qu'en tâtonnant, c'est-à-dire, en commençant par des doses très faibles, et observant avec soin les effets qu'elles produisent. On a conseillé cette teinture dans certains cas d'ischurie, l'anaphrodisie, la paralysie, la gonorrhée, même aiguë, le rhumatisme chronique, etc.

MUCILAGE CANTHARIDÉ.

Mucilago cantharidum. (au.)

℞ Teinture de cantharides,
quatre gouttes.

Mucilage de gomme arabique,
quatre onces.

Dose, une cuillerée toutes les trois heures,
dans la gonorrhée et la leucorrhée chroniques.

INJECTION EXCITANTE.

Injectio ad fistulas. (*sw.*)

℞ Teinture de cantharides,
trois à quatre gros.
Eau. . . . . . . une livre.

TEINTURE DE CANTHARIDES COMPOSÉE.

Tinctura cantharidum composita. (am. e. c.)

℞ Cantharides. . . . . dix gros.
Poivre de Cayenne. . . un gros.
Eau-de-vie. . . . . une pinte.
Filtrez après dix jours de digestion.
(am. c.)

℞ Cantharides. . . une demi-once.
Cochenille. . . . . un gros.
Alcool. . . . . . trois livres.
Faites digérer pendant huit jours, en
remuant de temps en temps. Ajoutez à
la colature
Ambre gris. . . . un demi-gros.
Teinture de cannelle. . trois onces.
Filtrez après trois jours de nouvelle di-
gestion. (e.)

LITHONTRIPTIQUE DE TULP. (*sp.*)

℞ Poudre de cantharides,
Petit cardamome,
de chaque. . . . . . un gros.
Alcool. . . . . . . une once.
Acide nitrique. . une demi-once.
Faites infuser à froid pendant six jours, et
filtrez.—Dose, quinze gouttes, dans un verre
d'eau.

TEINTURE EXCITANTE. (*c.*)

℞ Rhubarbe. . . . un gros et demi.
Résine de gayac,
quarante-cinq grains.
Laque. . . . . un demi-gros.
Cantharides. . . . . un gros.
Alcool. . . . . . douze onces.
Faites infuser et passez. — Dose, qua-
rante à cinquante gouttes, matin et soir, dans
la gonorrhée chronique.

POTION EMMÉNAGOGUE. (*e.*)

℞ Teinture de cantharides, deux gros.
———— d'ellébore noir,
une demi-once.
———— de myrrhe. . une once.
Dose, trente gouttes, trois fois par jour,
dans de l'eau sucrée.

POTION DIURÉTIQUE. (*e.*)

℞ Teinture de cantharides,
Éther nitrique,
de chaque. . . soixante gouttes.
Sucre blanc. . . . . un gros.
Eau de menthe. . . deux onces.
Dose, une cuillerée à café, toutes les trois
ou quatre heures.

TEINTURE DE CANTHARIDES CAMPHRÉE.

*Tinctura alcoholica cantharidum campho-
rata.* (ham. au. e. sm. vm.)

℞ Cantharides en poudre. . une once.
Alcool. . . . . quatre onces.
Après deux jours de digestion, passez
et ajoutez à la colature
Camphre. . . . . deux gros.
Faites dissoudre. (ham.)

e. prescrit un gros de cantharides, quatre
onces d'alcool, deux jours de digestion et
une demi-once de camphre.

℞ Teinture de cantharides, quatre gros.
Camphre. . . . . deux gros.
Faites dissoudre. (ham. au.)

℞ Cantharides pulvérisées, une partie.
Huile de camphre. . trois parties.
Alcool. . . cinquante-six parties.
Faites digérer à froid pendant plusieurs
jours, passez en exprimant et filtrez. (vm.)

TEINTURE DE CANTHARIDES OPIACÉE.

Tinctura cantharidum opiata. (au.)

℞ Teinture de cantharides. . un gros.
———— de quinquina,
une once et demie.
Élixir parégorique, une demi-once.
Dans la coqueluche. — Dose, vingt à cinquante gouttes.

LINIMENT AMMONIACAL CANTHARIDÉ.

Linimentum irritans. (au. b.)

℞ Teinture de cantharides,
quinze gouttes.
Camphre. . . un gros et demi.
Liniment volatil, une once et demie.
Mêlez. (b.)

℞ Teinture de cantharides,
Esprit de fourmis,
de chaque. . . cinq grains.
Camphre. . . . . un gros.
Liniment volatil. . . une once.
Mêlez. (au.)

LINIMENT EXCITANT ÉTHÉRÉ.

Linimentum ammoniato-œthereum. (au.)

♃ Huile d'amandes douces,
          une once et demie.
  Éther sulfurique,
  Ammoniaque liquide,
  Teinture de cantharides,
   de chaque. . . un gros et demi.

LINIMENT EXCITANT AROMATIQUE.

Linimentum ammoniato - aromaticum.
        (au. sw.)

♃ Liniment ammoniacal. . une once.
  Teinture de cantharides,
  ———- aromatique,
    de chaque. . . . . un gros.
Mêlez. (*au.*)

♃ Teinture de cantharides,
  Huile essentielle de serpolet,
  Ammoniaque liquide,
    de chaque. . . parties égales.
Mêlez bien. (*sw.*)

LINIMENT EXCITANT TÉRÉBENTHINÉ.

Tinctura cantharidum terebinthinata. (*au.*)

♃ Teinture de cantharides, trois gros.
  Essence de térébenthine, une once.
  Ammoniaque liquide, un gros et demi.

LINIMENT EXCITANT CAMPHRÉ.

Liqueur exutoire; Liniment rubéfiant.
    (*pie. ra. vm.*)

♃ Teinture de cantharides,
  Eau-de-vie camphrée,
    de chaque. . . . une once.
Mêlez. (*ra.*)

♃ Teinture de cantharides,
        une demi-once.
  Alcool. . . . . . deux onces.
  Camphre. . . . . trois gros.
Mêlez. (*pie.*)

vm. prescrit quatre parties de cantharides, seize d'alcool et une de camphre.

LINIMENT IRRITANT SAVONNEUX. (b*. f. ff.)

♃ Teinture de cantharides,
        quatre parties.
  Savon. . . . huit parties.
Faites dissoudre et versez dans la solution, en broyant toujours
  Huile d'olive. . . trente parties.

Mêlez bien. (ff.)—On peut ajouter cinq parties de camphre, en triturant celui-ci avec l'huile.

♃ Teinture de cantharides,
        une demi-once.
  Savon amygdalin. . . une once.
  Huile d'amandes douces,
        quatre onces.
  Camphre. . . . un demi-gros.
Broyez ensemble la dissolution du savon dans la teinture et celle du camphre dans l'huile. (f.)

♃ Teinture de cantharides,
        une demi-once.
  Ammoniaque liquide, une once et demie.
  Savon de térébenthine, deux onces.
  Essence de térébenthine, une once.
  Eau-de-vie camphrée, huit onces.
Ajoutez la teinture et l'alcali à la dissolution de l'essence et du savon dans l'eau-de-vie. (b*.)

BAUME DE LIBOSCHITZ. (b*.)

♃ Alcool. . . . . . dix onces.
  Poix de Bourgogne,
        quantité suffisante.
Faites, à une douce chaleur, une dissolution saturée et de consistance sirupeuse. Ajoutez
  Baume de vie d'Hoffmann,
  Térébenthine de Venise,
    de chaque. . . . . six gros.
  Camphre. . . . une demi-once.
  Teinture de cantharides. . six gros.
On l'applique en frictions dans les douleurs rhumatismales.

ONGUENT EXCITANT.

Unguentum cantharidum. (au.)

♃ Teinture de cantharides, deux gros.
  Camphre. . . . . . un gros.
  Huile de laurier. . . une once.
  ——- d'olive, quantité suffisante.
Millar le vantait dans l'asthme.

D. *Extraction par l'éther.*

TEINTURE ÉTHÉRÉE DE CANTHARIDES.

Éther acétique cantharidé; Tinctura lyttœ vesicatoriœ s. cantharidum œtherea. (*br. ca. pie. sw*.)

♃ Cantharides en poudre. . six gros.
  Éther acétique rectifié. deux onces.
Laissez en digestion, pendant deux jours, dans un flacon bien bouché, et filtrez ensuite à une basse température.

Cette teinture est employée extérieurement, en frictions, à la dose de deux gros, dans les paralysies, les engorgemens chroniques du tissu cellulaire, et les rhumatismes chroniques, sans inflammation évidente, à

titre de stimulant et de rubéfiant. C'est un
moyen fort énergique et d'une action très
prompte.

TEINTURE ÉTHÉRÉE CAMPHRÉE DE CANTHARIDES.
(br. he. *pid. sw**.)

♃ Cantharides,
Camphre, de chaque.   deux gros.

Triturez ensemble, au moyen d'un
peu d'alcool, et faites digérer au bain-
marie, dans un mélange de

Alcool concentré. .   quatorze onces.
Acide nitrique. . . .   une once.

Au bout de quelques jours, filtrez.

Violent irritant, qu'on a conseillé à l'intérieur; dans les hydropisies.—Dose, dix à vingt
gouttes, avec du vin blanc, deux ou trois
fois par jour.

TEINTURE ÉTHÉRÉE COMPOSÉE DE CANTHARIDES.
(b *. sw *.)

♃ Vinaigre blanc très fort, vingt parties.
Oxide noir de manganèse porphyrisé . . . .   deux parties.

Faites digérer, pendant dix jours, à
une douce chaleur, dans un vase de
verre; ajoutez ensuite

Alcool (36 degrés). . seize parties.

Continuez la digestion pendant quelques jours, en remuant de temps en
temps, distillez ensuite dans une cornue
de verre, jusqu'à siccité, en augmentant le feu peu à peu. Alors

♃ Produit de cette distillation. . . . . .   seize parties.
Cantharides grossière-
ment pulvérisées. . deux parties.
Euphorbe en poudre,
Camphre pulvérisé,
de chaque, un huitième de partie.

Passez après suffisante digestion, et colorez avec la cochenille. (sw*.)

b *. donne le même procédé, mais omet
la préparation de l'éther.

Cette teinture a été recommandée pour
l'usage externe.

E. *Extraction par des corps gras.*

HUILE DE CANTHARIDES. (f. fe. e. sw*.
vm.)

♃ Cantharides en poudre,   une partie.
Huile d'olive. . . .   huit parties.

Faites infuser pendant trois jours, dans
un vase couvert, sur le bain de sable, passez
en exprimant et filtrez.

On l'a donnée à l'intérieur, en émulsion.

ÉMULSION CANTHARIDÉE.

Emulsio cantharidum. (sw*.)

♃ Mucilage épais de gomme ara-
bique. . . . . .   trois gros.
Huile de cantharides, un gros et demi.
Triturez ensemble et ajoutez
Jaune d'œuf. . . . . .   n° 1.
Miel blanc. . . . .   une once.
Eau de genièvre. . . .   six onces.
Dose, deux gros, quatre à six fois par jour.

LINIMENT CANTHARIDÉ. (am. c.)

♃ Cantharides en poudre,   une partie.
Essence de térébenthine, huit parties.
Après trois heures de digestion, filtrez.

LIQUEUR EXUTOIRE.

Liquor exutorius. (sw *.)

♃ Cantharides en poudre gros-
sière. . . . . .   une partie.
Essence de térébenthine,
trois parties et demie.
Huile de lin. . .   une demi-partie.
Faites infuser à une douce chaleur,
pendant quelques jours, passez en ex-
primant avec force et ajoutez
Camphre. . .   un quart de partie.
En frictions.

POMMADE ÉPISPASTIQUE.

*Ceratum cantharidis, Unguentum cantharidis
cereum.* (ba. han. he. o. po. pr. su. *bo.
ra. sw. vm.*)

♃ Cantharides en poudre, deux parties.
Huile d'olive. . . .   huit parties.

Faites digérer au bain-marie, pendant
vingt-quatre heures, en remuant souvent. Ajoutez à la colature
Cire jaune. . . .   quatre parties.
Mêlez par la fusion. (han. he. o. po. pr.
sw. vm.)

♃ Cantharides pilées. . dix-huit gros.
Axonge de porc. . .   seize onces.
Faites digérer pendant trois jours, dans
un vase couvert, en remuant toujours, et
passez en exprimant. (an.)

bo. prescrit une once de cantharides et
une livre d'axonge.

♃ Cantharides entières,
quatre onces et demie.
Axonge de porc. . .   deux livres.
Faites digérer pendant trois jours, à
une douce chaleur, en remuant de temps
en temps. Ajoutez

Cire jaune fondue. . quatre onces.
Passez le mélange encore chaud. (su.)

ra. prescrit une once de cantharides, une
livre d'axonge, douze heures de digestion,
et une once et demie de cire jaune.

♃ Cantharides en poudre. . une partie.
  Alcool (0,900) . . deux parties.

Faites digérer pendant vingt-quatre
heures, à une douce chaleur, et ajoutez

  Huile d'amandes douces,
                quatre parties.

Faites bouillir jusqu'à consomption
de tout l'alcool, passez chaud, et ajoutez

  Cire blanche . une partie et demie.

Mêlez bien. (ba.)

♃ Cire blanche. . . . . deux gros.
  Huile d'olive . . . . une once.

Faites fondre ensemble, et ajoutez

  Teinture de cantharides,
                un gros et demi.

Mêlez avec soin. (*bo.*)

POMMADE DE CANTHARIDES. (f.)

♃ Cantharides grossièrement pilées,
                cent vingt parties.
  Axonge de porc,
                seize cent vingt parties.
  Eau. . deux cent cinquante parties.

Faites fondre la graisse, délayez-y
les cantharides, en ajoutant de l'eau;
laissez la masse sur un feu doux, pendant deux heures, en la remuant toujours, et y ajoutant de temps en temps
un peu d'eau, pour remplacer celle
qui s'évapore; passez en exprimant,
faites fondre au bain-marie; ajoutez

  Curcuma en poudre,
                deux cent cinquante parties.

Filtrez à travers du papier gris,
laissez refroidir, séparez l'eau superflue, faites fondre de nouveau et
ajoutez

  Cire jaune,
                deux cent cinquante parties.
  Huile essentielle de citron,
                huit parties.

Mêlez bien.

EMPLÂTRE ÉPISPASTIQUE CAMPHRÉ. (*vm.*)

♃ Cire jaune. . . . douze parties.

Faites-la fondre, et ajoutez-y

  Huile d'olive,
  Térébenthine,
  de chaque. . . . trois parties.
  Cantharides en poudre, quatre parties.

Laissez pendant deux jours en fusion, à une douce chaleur; passez en

exprimant, décantez, et avant le refroidissement incorporez

  Camphre broyé avec un peu .
  d'huile d'olive. . . une partie.

Remuez jusqu'à l'entier refroidissement.

§ III. PRÉPARATIONS QUI CONTIENNENT
LES CANTHARIDES EN SUBSTANCE.

CATAPLASME CANTHARIDÉ.

*Vésicatoire magistral; Cataplasma canthari-
dum.* (fe. p. *bo.*)

♃ Cantharides en poudre,
  Farine de froment,
  de chaque. . . une demi-once.
  Vinaigre. . . quantité suffisante
pour faire une pâte molle. (p.)

♃ Levain. . . . . une once.
  Vinaigre . . . une demi-once.

Faites une pâte, et ajoutez

  Cantharides en poudre. . trois gros.

Une moitié dans la pâte et l'autre dessus.
(*bo.*)

fe. prescrit une once de cantharides, une
once et demie de levain, et assez de vinaigre
scillitique pour faire une pâte ferme.

EMPLÂTRE DE CANTHARIDES.

*Emplâtre vésicatoire ou épispastique; Emplas-
trum irritans s. rubefians s. vesicatorium s.
cantharidum s. epispasticum s. lyttæ vesicatoriæ s. cantharidis s. cantharidis vesicatoriæ s. resinosum cantharidum.* (a. am. ams.
an. b. ba. be. br. d. dd. du. e. ed. f. fe.
ff. fi. fu. g. han. li. lo. o. p. po. pr. sa. su.
wu. *br. c. ca. pic. sw. vm.*)

1° Avec des résines seulement.

♃ Élémi,
  Mastic,
  Tacamahaca,
  de chaque. . . une demi-once.
  Styrax liquide . . . . trois gros.
  Poudre de cantharides,
                deux gros et demi.

Mêlez et faites un emplâtre. (br.)

2° Avec des résines et de la cire.

♃ Cire jaune, cent vingt-cinq parties.
  Poix blanche,
                deux cent quarante parties.
  Térébenthine pure,
                quatre-vingts parties.

Faites fondre ensemble; passez à
travers un linge serré, et après avoir
retiré du feu, ajoutez

  Cantharides en poudre,
                cent vingt-cinq parties.

Mêlez avec soin. (f.)

sa. prescrit de faire fondre ensemble une once et demie de cire jaune, autant de colophane, autant de térébenthine, et d'ajouter deux onces de cantharides en poudre ; — vm. de faire fondre ensemble une partie de cire jaune et une de poix noire, d'ajouter deux parties de cantharides en poudre, et d'incorporer le mélange, à chaud, dans une partie et demie de térébenthine en hiver, une partie seulement en été ; — an. de faire fondre ensemble quatre onces de cire jaune, autant de poix-résine et six onces de térébenthine, puis d'ajouter huit onces de cantharides pulvérisées ; —g. d'incorporer deux onces de cantharides pulvérisées dans un mélange fondu d'une once de térébenthine, deux gros de mastic, deux onces de cire jaune et deux onces de poix de Bourgogne.

3° Avec des résines, de la cire et de l'huile.

℞ Cire jaune,
 Poix-résine,
 Huile d'olive,
  de chaque. . . . deux parties.
Faites fondre ensemble. Ajoutez
 Cantharides en poudre, trois parties.
Remuez jusqu'au refroidissement. (ams. b*. c.)

℞ Cire jaune. . . . quatre parties.
 Huile d'olive. . . . une partie.
Faites fondre ensemble ; ajoutez au mélange demi-refroidi
 Térébenthine. . . . une partie.
Jetez-y ensuite
 Cantharides en poudre grossière,
            deux parties.
Mêlez bien. (ba.)

br. prescrit six parties de cire, deux d'huile, deux de térébenthine et trois de cantharides ; — d. fi. et su. dix parties de cire, trois d'huile, trois de térébenthine et six de cantharides ; — li. dix de cire, trois d'huile, trois de térébenthine et huit de cantharides ; — o. et pr. douze de cire, trois d'huile, trois de térébenthine et six de cantharides ; — fe. six de cire, six de térébenthine, quatre de colophane et douze de cantharides. Cette pharmacopée propose aussi un Emplâtre vésicatoire extemporané, qui consiste à mêler ensemble quatre onces de cire, deux onces de térébenthine, autant de colophane, et une once et demie de snif de mouton ; puis, au moment du besoin, à étendre cet emplâtre sur de la peau, et à le saupoudrer avec des cantharides.

℞ Cire jaune . . . . huit parties.
 Térébenthine de Venise, trois parties.
 Huile d'olive . . . cinq parties.
 Mastic . . . . . deux parties.

Faites fondre ensemble, sur un feu doux, et ajoutez
 Poudre de cantharides, douze parties.
Mêlez bien. (sw.)

wu. prescrit seize parties de cire jaune, six de térébenthine, cinq d'huile de roses, une de mastic et douze de cantharides.

℞ Cire jaune,
 Colophane,
 Térébenthine,
  de chaque. . . . deux parties.
 Huile d'euphorbe . . . une partie.
Faites fondre ensemble ; ajoutez
 Poudre de cantharides, trois parties.
Et mêlez bien. (e.)

4° Avec de la résine, de la cire et de la graisse.

℞ Cire jaune. . . . huit onces.
 Axonge de porc,
 Térébenthine, de chaque, deux onces.
Ajoutez au mélange fondu et un peu refroidi
 Cantharides en poudre. . six onces.
Mêlez bien. (a.)

han. et po. prescrivent une livre de cire, trois onces d'axonge, autant de térébenthine et une demi-livre de cantharides.

℞ Cire jaune,
 Poix blanche,
 Suif de mouton,
  de chaque. . . . une partie.
Faites fondre ensemble, retirez du feu et ajoutez
 Poudre de cantharides. . une partie.
Remuez jusqu'au parfait refroidissement. (am. ed. c.)

du. prescrit une livre de cire jaune, une de suif de mouton, quatre onces de poix-résine et une livre de cantharides.

℞ Cire jaune. . . . deux livres.
 Poix-résine,
 Axonge de porc, de chaque, une livre.
 Huile. . . . . . huit onces.
 Cantharides en poudre,
            une livre et demie.
Broyez les cantharides avec l'huile, et incorporez le mélange dans celui des autres substances fondues ensemble sur un feu doux, en remuant sans cesse jusqu'au refroidissement. (p.)

℞ Cire jaune . . . . huit onces.
 Colophane,
 Poix-résine, de chaque, quatre onces.
 Axonge de porc. . . trois onces.
Faites fondre ensemble et ajoutez

Cantharides en poudre, huit onces.
Mêlez avec soin. (ams. b. be.)

℞ Poix blanche. . . . . sept onces.
Térébenthine . . . . deux onces,
Cire jaune. . . . . . cinq onces.
Axonge de porc. . une demi-once.
Ajoutez au mélange liquéfié
Poudre de cantharides, quatre onces.
Mêlez bien. (pie.)

ca. donne la même formule, mais en la mutilant.

5° Avec des emplâtres ou onguens.

℞ Cérat citrin,
Poix blanche,
Térébenthine, de chaque, une partie.
Faites fondre ensemble et ajoutez
Cantharides pulvérisées, cinq parties.
Mêlez bien. (pie.)

℞ Onguent basilicum,
Cantharides en poudre,
de chaque. . . . . deux onces.
Cire jaune . . . une once et demie.
Poix de Bourgogne. . . une once.
Térébenthine. . . une demi-once.
Poix-résine . . . . . trois gros.
Eau de lavande, quantité suffisante
pour aromatiser le mélange. (ca.)

℞ Cire jaune,
Suif de mouton,
de chaque. . . . trois parties.
Poix blanche. . . . . une partie.
Graisse de porc. . . sept parties.
Faites fondre le tout et passez. Ajou-
tez, au moyen d'un tamis,
Poudre de cantharides, sept parties.
Mêlez avec soin. (ff.)

℞ Emplâtre simple . . deux livres.
Axonge de porc. . une demi-livre.
Faites fondre ensemble, et ajoutez peu à
peu, en remuant toujours,
Cantharides pulvérisées. . une livre.
Mêlez bien. (sw.)

f. prescrit parties égales d'emplâtre commun, d'axonge et de cantharides.

℞ Emplâtre citrin (formule de lo.),
une partie et demie.
Axonge de porc. . . . une partie.
Faites fondre ensemble, retirez du
feu, et ajoutez à la masse, un peu avant
qu'elle se fige,
Poudre de cantharides, une partie.
Mêlez avec soin. (lo.)

℞ Emplâtre de mélilot. . deux onces.

Faites-le fondre sur un feu doux, et
ajoutez
Cantharides broyées avec un
demi-gros d'alcool. . . six gros.
Mêlez bien. (fu.)

dd. prescrit d'étendre extemporanément
des cantharides en poudre à la surface de
l'emplâtre de mélilot étalé sur du linge, et,
au besoin, de remplacer l'emplâtre par du
levain.

ONGUENT ÉPISPASTIQUE.

Onguent vésicatoire ou exutoire; Unguentum
vesicatorium s. irritans s. ad vesicata. (dd.
e. ed. ff. fi. su. c. ca.hp. pie.)

℞ Emplâtre de cantharides,
Axonge de porc,
de chaque. . . . . une partie.
Faites fondre ensemble, à une douce chaleur. (fu. s. sw.)

℞ Onguent basilicum. . huit parties.
Cantharides écrasées. . une partie.
Faites fondre l'onguent, ajoutez-y la poudre, au moyen d'un tamis, et remuez jusqu'au refroidissement. (dd. ff. li.)

ed. et c. prescrivent sept parties d'onguent
et une de cantharides; — fi. et su. quatre
d'onguent et une de cantharides, à cuire
doucement ensemble, pendant une heure,
dans un vase couvert.

℞ Cantharides. . . . . une partie.
Graisse. . . . . . huit parties.
Mêlez par la trituration. (hp.)

℞ Onguent basilicum. . trois onces.
Cire jaune. . . . une demi-once.
Faites fondre ensemble et ajoutez
Poudre de cantharides,
une once et demie.

Mêlez, en remuant bien. (e.)

℞ Onguent basilicum,
————populéum,
de chaque. . . . une once.
Poudre de cantharides,
dix-huit grains.

Mêlez. (ca.)

pie. prescrit une once à une once et demie de basilicum, une once de populéum
et quatre scrupules de cantharides; ou deux
onces de basilicum, une once de populéum
et une demi-once de cantharides en poudre;
— ca. dans une autre formule, sous le nom
de Pommade de Grandjean : onguent populéum, une livre et demie; huile d'olive, une
livre; cire jaune, neuf onces; cantharides,
un gros et demi.

CÉRAT CANTHARIDÉ. (b. be. du. lo. s. vm.)

♃ Cérat simple. . . . huit parties.
Cantharides . . . . . une partie.

Broyez les cantharides dans un mortier entouré d'eau chaude, avec un huitième de cérat, et ajoutez peu à peu le reste du cérat. (vm.)

b. be. du. et lo. prescrivent une partie de cantharides et six de cérat ; — s. une de cantharides et trois de cérat.

EMPLÂTRE ODONTALGIQUE. (vm.)

♃ Poix noire,
—,— résine, de chaque. . une partie.

Faites fondre ensemble et ajoutez

Styrax liquide,
Poudre de cantharides,
de chaque. . . . deux parties.

LINIMENT RÉSOLUTIF. (sm.)

♃ Emplâtre de cantharides,
Onguent d'althæa,
de chaque. . . . . une once.
Huile de lin. . quantité suffisante pour faire un liniment. Ajoutez
Teinture de cantharides, un scrupule.

SPARADRAP VÉSICANT. (vm.)

♃ Cérat cantharidé (formule de vm.),
Poix-résine, de chaque, parties égales.

Faites fondre, puis étendez sur des bandes de toile.

EMPLÂTRE RUBÉFIANT.

Emplastrum calefaciens. (du. c. vm.)

♃ Emplâtre de cantharides (formule de du.) . . . . . une partie.
Poix de Bourgogne. . sept parties.

Faites fondre ensemble , à une chaleur modérée.

LINIMENT EXCITANT.

Linimentum ad arthrodyniam. (ca. sw.)

♃ Onguent épispastique (formule de sw.) . . . . . . une once.
Essence de térébenthine,
une demi-once.
Camphre. . . . . trois gros.

Mêlez. — Préconisé dans les rhumatismes articulaires.

EMPLÂTRE DE CANTHARIDES CAMPHRÉ.
(br. fu. he. pa. w. sp. vm.)

♃ Cire jaune. . . . une livre.
Térébenthine. . . quatre onces.

Faites fondre ensemble. Ajoutez
Camphre. . . . . trois gros.

Dissous dans
Huile d'olive. . . . deux onces.

Mêlez bien. (vm.)

br. pa. et w. prescrivent dix onces de cire, deux et demie de térébenthine, autant d'huile de roses, quatre de cantharides et trois gros de camphre ; — *pid.* neuf onces de cire, trois et demie de térébenthine, quatre de cantharides et une demi-once de camphre dissous dans trois onces d'huile d'olive.

Emplâtre de mélilot. . deux onces.

Faites-le fondre sur un feu doux.
Ajoutez

Cantharides en poudre ,
une demi-once.
Camphre broyé avec de l'alcool. . . un demi-gros.

Mêlez bien. (he.)

sp. prescrit trois onces d'emplâtre, une once et demie de cantharides et deux gros de camphre ; — fu. deux onces d'emplâtre, six gros de cantharides et un demi-gros de camphre.

ONGUENT ÉPISPASTIQUE CAMPHRÉ. (sw. vm.)

♃ Onguent basilicum. . une demi-livre.
Poudre de cantharides. . trois onces.
Camphre broyé avec de l'alcool. . . . . . . un gros.

Mêlez en triturant. (sw.)

♃ Onguent d'althæa. . une demi-once.
—,— de la mère. . . une once.

Faites fondre ensemble. Ajoutez, au moment du refroidissement,

Cantharides pulvérisées,
quarante-cinq grains.
Camphre broyé avec un peu d'huile. . . . . un demi-gros.

Mêlez avec soin. (vm.)

CÉRAT CANTHARIDÉ CAMPHRÉ. (s.)

♃ Cérat citrin . . . . trois parties.
Cantharides en poudre. . une partie.
Camphre. . un vingtième de partie.

Mêlez par la triticuration.

POMMADE ÉPISPASTIQUE. (ra.)

♃ Onguent populéum,
Cire blanche, de chaque, une once.
Cantharides en poudre,
Écorce de garou,
de chaque . . . douze grains.

EMPLÂTRE DE CANTHARIDES ET D'EUPHORBE.

Emplâtre de Janin , Vésicatoire perpétuel d Janin, Onguent perpétuel; Emplastrum can

*tharidum cum euphorbio, s. cantharidis re-
sinosum s. perpetuum , s. vesicatorium perpetuum s. cantharidum perpetuum. (ba.
d. fu. han. he. o. po. pr. s. su. w. br. ca.
sw. vm.)*

♃ Poudre de cantharides, deux parties.
　—— — d'euphorbe. . une partie.
Mêlez ensemble, et faites tomber
peu à peu dans un mélange liquéfié à
une douce chaleur,

　　Mastic ,
　　Térébenthine, de chaque, six parties.
Remuez jusqu'au refroidissement. (ba.
han. o. pr. s.)

po. substitue la colophane au mastic, mais
indique d'ailleurs les mêmes doses respectives; — d. su. et sw. prescrivent une partie
et demie de cantharides, une d'euphorbe,
six de mastic et autant de térébenthine ; —
w. une et demie de cantharides, une d'euphorbe, quatre de mastic et autant de térébenthine ; — ca. et vm. une et demie de cantharides, une d'euphorbe, deux de mastic
et autant de térébenthine ; — fu. et br. une
de cantharides, une demi d'euphorbe, trois
de mastic et autant de térébenthine.

♃ Cantharides pulvérisées. . dix gros.
　　Euphorbe. . . 　un demi-gros.
　　Suif de mouton. . . une once.
　　Mastic ,
　　Térébenthine, de chaque, trois onces.
Faites fondre sur un feu doux le mas-
tic et la térébenthine ; ajoutez le suif,
puis les poudres. (he.)

♃ Cire jaune. . . . douze onces.
Faites fondre, et ajoutez
　　Térébenthine ,
　　Cantharides tamisées ,
　　　de chaque. . . . . six onces.
　　Euphorbe. . . , . . six gros.
Aromatisez à volonté avec un mélange
d'huiles de lavande et de bergamote. (ca.)

ca. donne cette formule sous le titre de
Vésicatoire de Lecomte.

EMPLÂTRE VÉSICATOIRE DE MÉJEAN.

Emplâtre vésicatoire de Montpellier. (bo. pie.)

♃ Moutarde ,
　Euphorbe,
　Poivre long , de chaque. . six gros.
　Staphisaigre,
　Pyrèthre , de chaque. . . une once.
　Gomme ammoniaque ,
　Galbanum ,
　Bdellium ,
　Sagapenum , .
　　de chaque. . une once et demie.
　Cantharides. . deux onces et demie.

Poix noire ,
—— résine ,
Cire, de chaque. . . trois onces.
Térébenthine. . quantité suffisante.

ONGUENT ÉPISPASTIQUE VERT.

*Emplastrum cantharidis vesicatorium compo-
situm , Unguentum ad fonticulos Bergii,
s. cantharidum colatum. (b*. du. ed. f. fi.
c. vm.)*

♃ Poix-résine. . . . douze parties.
　Cire jaune. . . quatre parties.
Faites fondre ensemble. Ajoutez
　Térébenthine de Ve-
　　nise. . . . . dix-huit parties,
et après la fonte de celle-ci,
　Poudre de cantharides, douze parties.
　—— — de sous-acétate de
　　cuivre. . . . . deux parties.
　—— — de moutarde blanche,
　—— — de poivre noir,
　　de chaque. . . . une partie.
Remuez jusqu'au refroidissement. (b*. du.
ed. c. vm.)

fi. prescrit d'ajouter à chaque livre d'onguent de cantharides passé chaud encore,
à travers un linge, trois gros de vert-de-gris
en poudre, broyé avec une égale quantité
d'huile d'olive.

♃ Onguent populéum,
　　　　seize cent soixante parties.
　Cire blanche ,
　　deux cent cinquante-six parties.
Faites fondre ensemble. Ajoutez à la
masse non encore refroidie
　Poudre de cantharides,
　　　　soixante-quatre parties.
　—— — d'oxide de cuivre,
　—— — d'extrait d'opium,
　　de chaque. . vingt-quatre parties.
Porphyrisez ensuite, en ajoutant un peu
d'eau, jusqu'à ce que le mélange soit parfait. (f.)

POUDRE EMMÉNAGOGUE. (e.)

♃ Poudre de cantharides, deux grains.
　—— — de sabine. . . deux gros.
Partagez en quatre paquets. — Dose, un
tous les soirs.

POUDRE DIURÉTIQUE.

*Pulvis diureticus s. cantharidum camphoratus.
(au.)*

♃ Cantharides. . . . quatre grains.
　Camphre. . . . . huit grains.
　Sucre de lait. . . . . trois gros.
Partagez en six paquets.

PILULES DE CANTHARIDES. (b*.)

♃ Cantharides en poudre. . six grains.
Sucre blanc. . quarante-sept grains.
Cannelle. . . . . douze grains.
Sirop de roses, quantité suffisante.
. Faites trente pilules.

Conseillées contre l'hydropisie. — Dose ,
une toutes les deux heures , chez les enfans
d'un an , deux chez ceux de quatre, et six
chez les adultes.

PILULES DE CANTHARIDES OPIACÉES. (b*. e.)

♃ Cantharides. . . . un demi-grain.
.Opium pur. . . . . . un grain.
Mucilage de gomme adragant ,
quantité suffisante.
Dose , une matin et soir, dans l'hydropi-
sie. (b*.)

♃ Cantharides. . . . dix-huit grains.
Opium ,
Camphre, de chaque, trente-six grains.
Conserve de roses, quantité suffisante
pour faire trente-six pilules. — Dose , une
ou deux tous les soirs. (e.)

PILULES DE CANTHARIDES MERCURIELLES. (b*.)

♃ Cantharides en poudre. . un grain.
Mercure doux ou Turbith minéral,
un demi-grain.
Mucilage de gomme adragant ,
quantité suffisante.

Werlhof faisait prendre cette dose chaque soir, pendant plusieurs semaines, aux
personnes mordues par des animaux enra-
gés , après avoir scarifié la plaie , qu'il pan-
sait avec l'onguent mercuriel.

MIXTURE ANTIHYDROPIQUE. (sm.)

♃ Suc dépuré de cerfeuil , huit onces.
Sirop vineux de polygala de Virginie ,
— — scillitique, de chaque, une once.
Cantharides en poudre ,
un demi à un grain.

ÉMULSION CANTHARIDÉE.

Emulsio cantharidum. (b*. au.)

♃ Amandes douces pelées, une once.
Cantharides. . . . . dix grains.
Sucre blanc. . . une demi-once.
Triturez dans un mortier de marbre,
en ajoutant peu à peu
Eau chaude. . . . . dix onces.
Passez l'émulsion sans exprimer.— Dose,
une cuillerée toutes les deux heures.

CAOUTCHOUC.

*Gomme élastique, Résine élastique, Résine de
Cayenne ; Resina elastica , Gummi elasti-
cum , Resina Cayennensis , Cahuchu.*

*Kaoutschok , Federharz, elastiches Harz (Al.); elastisk harpix
(D.); kautschuk (Su.).*

d. f. fe. s. su. w. be. br. g. m. pid. sp.

En morceaux épais comme du cuir, solides , très élastiques, bruns ou roux , inodores et insipides.

Cette substance , qui diffère des résines
proprement dites en ce qu'il entre de l'a-
zote dans sa composition, existe dans un
grand nombre de végétaux et de produits du
règne végétal ; mais elle est fournie principalement par le suc coagulé de *Siphonia Cahuchu,* Schreb., arbre (monoécie monadelphie, L. ; euphorbiacées, J.) du Brésil et
de la Guiane. (*fig. Flore médic.* II. 93.)

EMPLÂTRE DE CAOUTCHOUC.

Emplastrum e resina elastica. (co. sw.)

♃ Caoutchouc. . . . quatre onces.
Essence de térébenthine, une livre.
Faites digérer pendant huit jours ,
à une chaleur modérée, dans un vase
clos , puis cuire sur un feu doux ; laissez déposer , décantez et ajoutez
Huile d'olive,
Cire blanche, de chaque, deux onces.
Faites bouillir doucement , jusqu'à ce
que l'essence soit évaporée , et conservez la
masse après le refroidissement.

Employé pour faire des bandelettes agglu-
tinatives.

CAPILLAIRE.

Cinq plantes de ce nom sont employées
en médecine :

1° *Capillaire blanc ; Aspidium Rhæticum,*
Sw.

Guldhaar (Al.).

f.

Plante ♃ (cryptogamie, L. ; fougères, J.),
d'Europe.

On emploie l'herbe (*herba Adianti albi*),
qui se compose de feuilles bipinnées , à folioles écartées, lancéolées, dentelées.

Elle est à peu près dénuée de vertus médicinales.

2° *Capillaire du Canada ; Adiantum pe-
datum,* L.

*Fussfœrmige Frauenhaar, Fussfrauenhaar (Al.) ; canadian
maidenhair (An.).*

f. be. g. sp.

Plante ♃ (cryptogamie, L. ; fougères ,

J.), de l'Amérique septentrionale. (*fig.*
Pluk. *Alm.* 10. t. 124. f. 2.)

On emploie l'herbe (*herba Adianti* s.
Adianti canadensis s. *Capilli Veneris cana-*
densis) , qui se compose de feuilles dont les
pétioles sont divisés, vers le sommet, en sept
à huit pétioles secondaires, très déliés, sou-
tenant deux rangs de folioles triangulaires,
arrondies et profondément crénelées au
sommet. Elle a une saveur amère, agréable
et un peu styptique.

On la conseille dans la toux et la phthisie
pulmonaire.

3° *Capillaire de Montpellier, ou* commun ;
Adiantum Capillus Veneris, L.

Frauenhaarkrutfarren , Frauenhaarenfarren , Frauenhaar ,
Venushaar (Al.); ladie's hair (An.); zensky wlas (B.); ve-
nushair (Ho.).

ams. an. br. e. f. fe. ff. g. han. w. wu. be. br. g. m. sp. z.

Plante ♃ , d'Europe. (*fig.* Zorn, *Ic. pl.*
t. 332.)

On emploie l'herbe (*herba Capilli veneris*),
qui offre des feuilles tripinnées, à pétioles
secondaires et tertiaires capillaires, noirs, à
folioles triangulaires, lobées au sommet.
Elle a une odeur faible et un peu aromatique, une saveur douceâtre, styptique et légèrement amère.

Ses usages sont les mêmes que ceux du
précédent.

4° *Capillaire noir ; Asplenium Adiantum*
nigrum, L.

Frauenhaarstreiffarren , schwarzes Frauenhaar (Al.); black
maidenhair (An.); sorte haaruti (D.); zwart venushair (Ho.);
sort jungfruhœr (Su.).

f. g. sp.

Plante ♃ (cryptogamie, L. ; fougères,
J.), d'Europe. (*fig.* Œd. *Fl. dan.* t. 250.)

On emploie l'herbe (*herba Adianti nigri*),
qui se compose de feuilles pinnées, à folioles demi-pinnées, à lobes ovales, dentés en-
scie.

Léger astringent.

5° *Capillaire rouge ; Asplenium Trichoma-*
nes, L.

Steinfarren , rothe Streiffdrren (Al.).

f. be. g. sp.

Plante ♃ , d'Europe (*fig.* Œd. *Fl. dan.*
t. 119.)

On emploie l'herbe (*herba Trichomanis* s.
Adianti rubri), qui présente des feuilles
pinnées et des folioles suborbiculaires, crénelées, sessiles.

Léger astringent.

CONSERVE DE CAPILLAIRE.

Conserva capilli veneris. (e.)

♃ Feuilles fraîches de capillaire de
Montpellier pilées avec un peu

d'eau. . . . . . . une partie.
Sucre blanc en poudre, deux parties.

Mêlez exactement.

INFUSION DE CAPILLAIRE.

Infusum capilli veneris. (ff.)

♃ Feuilles de capillaire. . deux onces.
Réglisse grattée. . . . un gros.
Eau. . . . . quantité suffisante
pour obtenir un litre d'infusion.

Léger excitant, regardé comme béchique.

SIROP DE CAPILLAIRE DE MONTPELLIER.

Syrupus capilli veneris s. *capillorum veneris*
s. *de adianto monspeliaco* s. *adianti capilli*
veneris. (an. br. e. f. han. pa. w. vm.)

♃ Feuilles de capillaire de Montpellier. . . . . deux onces.
Eau bouillante. . . deux livres.

Faites infuser, et ajoutez à la colature

Sucre blanc. . . . quatre livres.

Passez le sirop quand il est fait. (e.)

♃ Capillaire de Montpellier, trois onces.
Eau de fontaine bouillante,
trois livres et demie.

Laissez en digestion pendant une
nuit ; le matin, faites bouillir doucement, jusqu'à consomption d'un septième ; clarifiez le reste avec du blanc
d'œuf, et faites un sirop avec

Sucre blanc. . . trois livres.

Ajoutez à volonté

Eau de roses ou de fleurs d'oranger,
une ou deux onces.

Mêlez bien. (hr. w.)

pa. prescrit six onces de capillaire et trois
livres d'eau.

ha. indique cinq livres de sucre et deux
onces d'eau de fleurs d'oranger.

♃ Capillaire de Montpellier, deux onces.
Eau. . . . . . deux livres.

Faites infuser pendant douze heures ;
passez en exprimant légèrement ; laissez reposer la liqueur , décantez , filtrez
et ajoutez

Sucre blanc. . . vingt-huit onces.

Clarifiez, évaporez à consistance requise , et au sirop tiède ajoutez-en un
autre préparé avec

Eau de fleurs d'oranger, deux onces.
Sucre blanc. . trois onces et demie.

Mêlez bien. (an.)

♃ Feuilles de capillaire du Canada,
                              quatre onces.
Eau bouillante. . . . six livres.

Faites infuser pendant deux heures ;
passez la liqueur, et faites-y fondre

Sucre blanc. . . . quatre livres.

Faites cuire en consistance de sirop,
et versez le liquide bouillant sur

Feuilles de capillaire. . deux onces.

Passez, après deux heures d'infusion dans
un vase clos, et ajoutez à volonté de l'eau
de fleurs d'oranger pour aromatiser. (f.)

Henry pense que trois livres d'eau suffiraient. Il propose de faire le sirop en mêlant une partie d'infusion avec trois parties
de sirop commun préalablement cuit au
boulet, et de verser le mélange bouillant
sur une partie des feuilles de la plante. (f*.)

C'est un sirop de fleurs d'oranger que ba.
et vm. donnent sons le nom de sirop de capillaire.

Dose, une once à deux.

SIROP DE CAPILLAIRE COMPOSÉ.

Syrupus capillorum veneris compositus. (w.)

♃ Capillaire de Montpellier, cinq onces.
Langue de cerf. . une demi-once.
Mauve. . . . . . deux gros.
Racine d'asperge. . . une once.
——— de réglisse. . . deux onces.
Eau de fontaine. . . deux livres.

Faites digérer pendant une nuit,
dans un lien chaud; le matin, faites cuire
jusqu'à consommation d'environ six onces; exprimez le reste, clarifiez avec du
blanc d'œuf ; ajoutez

Sucre blanc. . . trente-deux-onces.

Et faites un sirop.

CAPRIER.

Capparis spinosa, L.

Kappernstrauch (Al.); caperbush (An.); kappary (B.); alca-
parro (E.); kappers (Ho.); cappero (I.); kebir (Pe.).

aus. br. e. f. fe. w. a. bz. br. m. sp. z.

Arbrisseau (polyandrie polygamie, L.;
capparidées, J.) originaire d'Asie, et cultivé dans le midi de l'Europe. (*fig. Flore*
médic. II. 95.)

On emploie la racine et les fleurs.

La racine (*radix Capparidis*) est grande,
ligneuse et rameuse. Son écorce, seule employée, est épaisse, en morceaux plus ou
moins longs, roulés, visqueux, rugueux,
d'un gris blanchâtre, inodores. Elle a une
saveur amarescente, âcre et astringente.
On la regardait jadis comme un apéritif.

Les boutons de fleurs, confits au vinaigre, et appelés *Câpres* (*flores conditæ* s.

gemmæ conditæ sapparidis), sont ronds,
anguleux, pédiculés, verts, formés de pétales roulés sur eux-mêmes et renfermant
des rudimens d'anthères. Ils ont une odeur
faible et une saveur légèrement piquante.
L'art culinaire se les est appropriés exclusivement.

ESPÈCES ANODINES. (pa.)

♃ Racine de câprier. . deux onces.
Graine de lin. . . . une once.
Herbe de jusquiame,
——— de linaire,
———de millefeuille,
———de bouillon-blanc,
de chaque. . deux poignées.

Coupez et écrasez. — Pour fomentation
contre les douleurs hémorrhoïdales.

VIN APÉRITIF ET TONIQUE DE BARTHEZ. (bo.)

♃ Écorce de racine de câprier,
                              quatre onces.
——— de frêne,
——— de tamarisc,
Sommités fleuries de millepertuis,
de chaque. . . . deux onces.
Vin de Bordeaux rouge. . six livres.

Après huit jours de macération, filtrez.

Tonique, excitant, conseillé dans la
dysurie par atonie. — Dose, une once, en
l'élevant peu à peu jusqu'à deux, deux ou
trois fois par jour.

HUILE DE CÂPRIER.

Oleum capparum s. *de capparibus*. (e. pa. sa.
w. *sp.*)

♃ Câpres confites,
Écorce de racine de câprier,
de chaque, quatre onces et demie.
Huile d'olive. . une once et demie.
Vinaigre. . . . . six onces.
Faites cuire jusqu'à l'évaporation de
l'humidité, et passez. (sa.)

♃ Câpres confites. . . huit onces.
Écorce de racine de câprier,
                              deux onces.
Racine de souchet long. . une once.
Feuilles fraîches de rue, deux onces.
Huile d'olive. . . . trois livres.
Vin blanc. . . . . six onces.

Après trois jours de digestion, faites cuire
jusqu'à consommation de l'humidité, et passez. (e.)

♃ Écorce de racine de câprier, une once.
——— de tamarisc,
——— de souchet,
de chaque. , . . . deux gros.
Herbe de doradille,
———de rue, de chaque, un gros.
Semences de attilier. . deux gros.

Vin blanc. . . . . . six onces.
Après deux jours d'infusion , ajoutez .
Huile d'olive. . . . douze onces.

Faites cuire jusqu'à consomption de l'humidité, et passez en exprimant. (*sp.*)

℞ Écorce de racine de câprier,
        trois onces.
 — — de tamarisc,
Feuilles de tamarisc,
Semences de gattilier,
Doradille,
Souchet rond , de chaque, six gros.
Arrosez avec du vinaigre , et ajoutez
Huile d'olive. . . . trois livres.

Faites cuire jusqu'à consomption de l'humidité et passez. (pa.)

℞ Écorce de racine de câprier, une once.
 — — de tamaris,
Doradille,
Rue, de chaque. . . . un gros.
Graines de gattilier. . . deux gros.
Vin. . . . . . une demi-once.
Après deux jours d'infusion, ajoutez
Huile d'olive. . . . . une livre.

Faites cuire jusqu'à consomption de l'humidité , et passez en exprimant. (w.)

Excitant , résolutif, conseillé surtout jadis dans les affections de la rate , et oublié depuis qu'on a vainement cherché les signes distinctifs de ces affections.

CAPUCINE.

Cresson des Indes, Cresson du Mexique ; Tropæolum majus, L.

Indianische Kresse, Capucinerkresse (*Al.*); indian cress (*An.*); indiansk korse (*D.*); capuchinos (*E.*) ; spaensche kers (*Ho.*); capucino (*I.*) ; mustracco da Paro (Por.) ; indianisk kresse (*Su.*).

br. f. w. be. m. sp.

Plant ☉ (octandrie monogynie, L. ; tropéolées , CAND.), de l'Amérique méridionale. (*fig. Flore médic.* II. 96.)

On emploie l'herbe et les fleurs.

L'herbe (*herba Nasturtii Indici s. Cardami majoris*) se compose d'une tige cylindrique , glabre, et de feuilles alternes, planes , arrondies , à cinq lobes superficiels, peltées et portées sur de longs pétioles.

Les fleurs présentent cinq pétales d'un jaune orangé, ou d'un ponceau écarlate.

La saveur et l'odeur sont fortes et analogues à celles du cresson.

Excitant, réputé antiscorbutique.

CARANNE.

Caragne, Caraigne, Gomme ou Résine caragne ; Caranna , Gummi s. Resina caranna.

br. c. f. w. he. g. m. sp.

En fragmens comme granulés , ou en morceaux de la grosseur d'une noix , durs , fragiles, opaques, d'un noir verdâtre, d'une odeur aromatique assez forte, d'une saveur amère et faiblement résineuse.

On ignore quel est le végétal qui fournit cette résine. Peut-être provient-elle de l'*Icica Caranna*, Cand., arbre (octandrie monogynie, L. ; térébinthacées, J.) d'Amérique.

Excitant , inusité.

CARDAMOME.

Kardamomen (Al.); cardamom (An.); ebil, hilbuya (Ar.); kardamomum (B.); ensal (Cy.); kardamommer (D.); iluchie (Duk.); cardamomo (E. I. Por.); gujurati elachi (Hi.); kardomom (Ho.); kapol (Ja.); eapulaga (Ma.); elettari (Malab.); kakeleh seghar (Pe.); kardamom (Po.); kazdemumma (Su.); yay dersle (Tam.); yaylukulu (Tel.).

a. am. aus. an. b. ba. be. br. d. du. e. ed. f. fe. fi. fu. g. ham. hon. he. li. lo. o. p. po. pr. r. s. su. w. wu. a. be. br. c. g. m. pa. pid. sp z.

On distingue quatre sortes de cardamome :

1° Le petit *Cardamome (Cardamomum minus s. fructus cardamomi minoris*), qui se compose de capsules longues de six lignes , larges de trois à quatre , blanches ou d'un jaunâtre pâle, triangulaires, légèrement striées , obtuses à un bout, rétrécies à l'autre en une sorte de petit pédoncule, triloculaires, présentant dans chaque loge deux rangées de graines anguleuses, ridées, brunâtres en dehors, blanches en dedans, qui ont une odeur forte, très agréable, et une saveur aromatique, âcre, brûlante.

Il provient du *Matonia Cardamomum*, Sm., plante ♃ (monandrie monogynie, L. ; amomées , J.), des Indes orientales. (*fig. Zorn, Ic. pl.* t. 856.

2° Le *Cardamome long (Cardamomum longum s. fructus cardamomi longi*), qui est composé de capsules ayant presque un pouce à dix-huit lignes de long, triangulaires , pointues, striées longitudinalement, difficiles à briser et grêles. Elles contiennent de grosses graines d'un brun clair, d'une odeur et d'une saveur agréables et aromatiques, mais moins pénétrantes que celles du petit cardamome.

Cette sorte vient de la Perse et des Indes, où elle est fournie, suivant quelques auteurs, par l'*Amomum repens*, L.

3° Le *grand Cardamome (Cardamomum majus s. fructus cardamomi majoris*), qui est composé de capsules ayant quelques pouces de long, contournées, minces, triangulaires, difficiles à écraser entre les doigts, en forme de figues, légèrement ombiliquées, grisâtres, striées de rouge, contenant des graines anguleuses, de saveur et d'odeur aromatiques et camphrées.

On le regarde comme une simple variété du petit cardamome.

4° Le *Cardamome* rond ou moyen (*Cardamomum medium s. rotundum, fructus cardamomi rotundi s. medii s. Javanici*), qui est composé de capsules ayant presque la forme et la grosseur d'une noisette, mais présentant trois angles mousses, faciles à briser, brunâtres, anguleuses d'un côté, arrondies de l'autre, jaunâtres, d'une odeur et d'une saveur très fortes, pénétrantes, plus désagréables et plus camphrées que celles du petit cardamome.

Il provient de l'*Amomum racemosum*, L.

Cette espèce et le petit cardamome sont à peu près les seules qu'on trouve citées dans les formules. L'une et l'autre sont excitantes, stomachiques, carminatives, et, dit-on aussi, anthelmintiques.

Excitant, stomachique, carminatif. — Dose de la poudre, depuis cinq grains jusqu'à un scrupule et plus.

TEINTURE DE CARDAMOME.

Tinctura s. Essentia cardamomi s. amomi repentis. (am. ams. br. du. ed. han. he. lo. s. w. c. pid. sw. vm.)

♃ Petit cardamome écrasé, quatre onces.
Alcool (0,935), deux livres et demie.

Faites digérer pendant sept jours, et filtrez. (am. ed. c.)

lo. prescrit trois onces de cardamome, deux pintes d'alcool (0,930) et quinze jours de digestion ; — du. les mêmes doses, mais huit jours seulement de digestion ; — sw. six onces de cardamome, deux livres et demie d'alcool (0,930) et huit jours d'infusion ; — ams. une partie de cardamome, huit d'alcool (0,907) et huit jours de digestion ; — vm. une partie de cardamome et six d'eau-de-vie ; — han. cinq onces de cardamome et deux livres d'alcool ; — s. une partie de cardamome et six d'alcool ; — br. et w. trois parties de cardamome et seize d'alcool ; — he. et pid. une de cardamome et cinq d'alcool.

Excitant, réputé stomachique, céphalique, carminatif, diurétique. — Dose, un demi-gros à un gros, dans un véhicule approprié.

TEINTURE DE CARDAMOME COMPOSÉE.

Tinctura cardamomi composita. (b*. du. lo. c. ca.)

♃ Petit cardamome écrasé,
Cochenille en poudre,
Semences de carvi écrasées,
        de chaque. . . . deux gros.
Cannelle contuse. . une demi-once.
Alcool (0,930). . . . deux pintes.

Filtrez après quinze jours d'infusion. (b*. du. c.)

♃ Petit cardamome,
Semences de carvi,

Safran, de chaque. . . deux gros.
Cannelle. . . . une demi-once.
Raisins secs sans pepins, quatre onces.
Alcool (0,930). . . . deux pintes.

Faites macérer pendant quinze jours, et filtrez. (lo. ca.)

Excitant, stomachique, carminatif. — Dose, une cuillerée à bouche, dans un véhicule convenable.

HUILE ESSENTIELLE DE CARDAMOME.

Oleum cardamomi seminis æthereum, Æther oleum cardamomi. (br. fu. han. pa. w.)

♃ Petit cardamome. . quatre parties.
Eau. . . . . . seize parties.
Sel de cuisine. . . . une partie.

Après trois jours de macération, distillez, et séparez l'huile qui gagne le fond du récipient. (pa.)

br. et w. prescrivent deux livres de cardamome, seize d'eau et quatre onces de sel ; — han. une partie de cardamome et huit d'eau ; — fu. une de cardamome et six d'eau.

Excitant. — Dose, une à trois gouttes.

CARDÈRE.

Les pharmacopées parlent de deux espèces de ce genre de plantes :

1° *Cardère cultivée, Chardon à foulon, Chardon à bonnetier ; Dipsacus fullonum*, L.

Bubendistel, Weberkarden (Al.); wollers korden (Ho.).

f. w. sp.

Plante ☉ (tétrandrie monogynie, L. ; dipsacées, J.), qu'on cultive en beaucoup d'endroits. (*fig.* Blackw. *Herb.* t. 50.)

On emploie l'herbe et les fleurs.

L'herbe (*herba Cardui veneris*) se compose d'une tige garnie de feuilles ovales, lancéolées, épineuses sur leur nervure principale en dessous, réunies par le bas en une espèce de cuvette profonde.

Les fleurs sont réunies en grosses têtes ovales et coniques ; les paillettes du réceptacle sont fermes et réfléchies à leur sommet.

2° *Cardère sauvage ; Dipsacus sylvestris*, L.

f.

On emploie l'herbe et les fleurs.

L'herbe diffère de la précédente en ce que la tige est moins forte et la cuvette des feuilles moins profonde.

Les fleurs ont des paillettes droites et longues, terminées par une pointe subulée.

Ces deux plantes passent pour être stomachiques.

CARDINALE.

Cardinale bleue; Lobelia syphilitica , L.

Gemeine Lobelie , blaue Cardinalsblume (*Al.*); blue lobelio (*An.*); pokkige lobelia (*Ho.*).

ams. br. fu. he. li. r. s. w. wu. m. sy.

Plante ♃ (pentandrie monogynic, L.; lobéliacées, J.), du nord de l'Amérique. (*fig.* Zorn , *Ic. pl.* t. 368.)

On emploie la racine (*radix Lobeliæ*), qui se compose de fibres minces, blanches et longues de plusieurs doigts. Elle a une odeur désagréable et vireuse. Sa saveur est' trés âcre, quand elle est fraiche, mais moins après la dessication, devient alors semblable à celle du tabac, et persiste longtemps.

Excitant, émétique et purgatif, qu'on a classé parmi les antisyphilitiques.

Aux États-Unis, on emploie les feuilles du *Lobelia inflata*, Willd., comme émétique et sudorifique, à la dose de dix à vingt grains, en poudre. (am. *c*.) Les deux mêmes pharmacopées indiquent une *Teinture de lobelia inflata*, préparée avec deux onces d'herbe sèche, mises en digestion pendant dix jours dans une pinte d'eau-de-vie, et qu'on donne à la dose d'une cuillerée à café.

DÉCOCTION DE CARDINALE BLEUE.

Decoctum Lobeliæ syphiliticæ. (b*. sy.)

♃ Racine sèche de cardinale bleue ,
　　　　　　　　une demi-once.
　　Eau de fontaine. ‥ douze livres.
Faites réduire d'un tiers par l'ébullition, et passez.

A boire par verrées.

CARDON.

Cardon d'Espagne; Cynara Cardunculus, L.

be.

Plante ♃ (syngénésie polygamie égale, L.; synanthérées, Cass.), originaire de l'île de Crète et de la Barbarie , qu'on cultive dans les potagers. (*fig.* Moris. *Hist.* 3. S. 7. t. 33. f. 7.)

On emploie les fleurs , qui se composent de corolles flosculeuses, d'un bleu pourpré.

CARLINE.

Deux plantes de ce nom sont mentionnées dans les pharmacopées :

1° *Carline à tige; Carlina vulgaris*, L.

oodeberwurzel , Dreydistel (*Al.*).

Plante ♂ (syngénésie polygamie égale, L.;

synanthérées , Cass.) , qui croît en Europe. (*fig.* Œd. *Fl. dan.* t. 1174.)

On emploie la racine (*radix Hcracanthæ*), qui ressemble beaucoup à la suivante , à laquelle on la substitue quelquefois.

2° *Carline sans tige, Caméléon blanc ; Carlina acaulis ,* L.

Ebertswurzel , stammlose Eberwurz , Zwergeberwurz (*Al.*); dwarf Caroline, Caroline thistle (*An.*); oongestengend eberwortel (*Ho.*); carlina (*I.*); korten driewiecsila (*Po.*).

ba. br. e. f. fe. g. han. li. o. po. pr. s. w. be. br. m. sp.

Plante ♃ , qui croît dans toute l'Europe. (*fig. Flore médic.* II. 98.)

On emploie la racine (*radix Carlinæ s. Cardopatiæ s. Chamæleontis albi s. Cardopatii s. Carlinæ humilis*), qui est alongée , épaisse, ligneuse, garnie de fibres éparses, rousse en dehors, d'un blanc jaunâtre en dedans. Elle a une odeur aromatique, une saveur piquante, amère et non désagréable.

Excitant, diaphorétique.

CARMANTINE.

Carmantine pectorale, Herbe aux charpentiers; Justicia pectoralis, L.

f.

Plante ♃ (diandrie monogynie, L.; acanthacées, J.) , des Antilles. (*fig.* Jacq. *Austr.* III. tab. 3.)

On emploie l'herbe, qui se compose de tiges tétragones, noueuses, glabres, garnies de feuilles opposées, linéaires, lancéolées , pointues, entières et glabres. Elle est légèrement astringente.

CAROTTE.

En médecine, on emploie deux plantes de ce nom :

1° *Carotte commune ; Daucus Carotta*, L.

Mohrrübe (*Al.*); carrot (*An.*); olessnjk (*B.*); gulerod (*D.*); zanahoria (*E.*); gujer (*Hi.*); karout (*Ho.*); carota (*I.*); marohew (*Po.*); cenoira (*Por.*); garjara (*Sa.*); morot (*Su.*).

a. ams.an. b. ba. br. d.du.e.ed. f. fe. fu. g. ham. han. he. li. lo. o. po. pr. r. s. w. be. br. c. m. pid. sp. z.

Plante ♂ (pentandrie digynie , L. ; ombellifères, J.), qu'on cultive en Europe, où elle a produit plusieurs variétés. (*fig.* Blackw. *Herb.* t. 546.)

On emploie la racine et la semence.

La racine (*radix Dauci vulgaris s. sativi*) est droite, conique, charnue, tendre, jaune, blanche ou rouge , de diverses nuances. Elle a une odeur particulière et aromatique, une saveur douce et un peu mucilagineuse.

La semence (*semen Dauci sylvestris*) est petite, plate d'un côté , renflée de l'autre, grise, et garnie de côtes armées de soies. Elle a une odeur et une saveur un peu aromatiques.

I.

24

La racine passe pour être adoucissante, vermifuge et anti-ictérique à l'intérieur, émolliente et antiseptique à l'extérieur.

Les graines sont excitantes, carminatives et diurétiques.

2° *Carotte de montagne*, *Persil de montagne*; *Selinum Cervaria*, Ro.

Hirschwurz, *Hirschheil*, *Hirschpetersilje*, *Bergpetersilje* (*Al.*); *broad leav'd spignel* (*An.*); *gekruiste beerwortel* (*Ho.*).

w. sp.

Plante ♃ (pentandrie digynie, L. ; ombellifères, J.), qui croît sur les montagnes de l'Europe. (*fig.* Jacq. *Austr.* I. t. 69.

On emploie la raeme (*radix Cervariæ nigræ s. Gentianæ nigræ*), qui est longue, épaisse, annelée, noirâtre en dehors, blanche en dedans. Elle a une odeur agréable et forte, une saveur aromatique et piquante.

CATAPLASME DE CAROTTE. (f.)

♃ Carotte râpée. . . . à volonté.
Décoction de ciguë, quantité suffisante pour faire un cataplasme.

SUC DE CAROTTE.

Succus carottæ. (f.)

♃ Racine de carotte grattée,
                 seize parties.
Pulpez avec une râpe, et délayez la pulpe avec

     Eau commune. . . deux parties.
Exprimez le suc et clarifiez-le.

EXTRAIT DE CAROTTE.

Rob de Carotte; *Extractum s. Rob dauci s. dauci carottæ s. dauci radicis*, *Succus dauci inspissatus.* (an. be. fu. han. li. o. po. pr. s. sw.)

♃ Racine de carotte grattée, deux livres.
Eau bouillante. . . . dix livres.

Faites digérer pendant vingt-quatre heures dans un vase couvert, puis bouillir pendant une; décantez après le refroidissement; exprimez ensuite la racine, réunissez les deux liqueurs, et après qu'elles se sont dépurées par le repos, faites-les évaporer jusqu'à consistance convenable. (be.)

♃ Carottes lavées, grattées et coupées. . . . . . à volonté.
Eau. . . . . suffisante quantité,
c'est-à-dire, environ la moitié; faites cuire jusqu'à ce que la racine soit ramollie, mettez dans un sac, et exprimez avec force, passez le suc à la chausse, et faites-le évaporer, sur un feu très doux, en l'écumant, jusqu'à consistance de miel. (fu. li. s.)

han. o. po. pr. et sw. prescrivent de clarifier le suc, en lui faisant jeter quelques bouillons, avant de l'évaporer.

♃ Suc dépuré de carotte, neuf livres.
Sucre blanc. . . . . une livre.
Faites cuire, en remuant toujours, jusqu'à consistance de miel. (an.)

Adoucissant, béchique. — On le vante, à l'extérieur, comme étant propre à adoucir les douleurs du cancer ulcéré.

CAROUBIER.

Caroubier à siliques; *Ceratonia siliqua*, L.

Johannisbrod, *Soodbrod* (*Al.*); *Johnsbread* (*An.*); *kirnub nubti* (*Ar.*); *Jahannisbrœd* (*D.*); *algaroba de Valencia* (*E.*); *Janebrood* (*Ho.*); *pane de Giannbattista* (*I.*); *swieto-janski chleb* (*Po.*); *alfarrota* (*Por.*).

ba. br. e. f. fe. han. po. pr. r. s. w. wu. a. be. br. m. sp.

Arbre (polygamie trioécie, L. ; légumineuses, J.) des contrées méridionales de l'Europe et du Levant. (*fig.* Zorn, *Ic. pl.* t. 59.)

On emploie le fruit (*Siliqua dulcis s. fructus Ceratoniæ*), appelé *Carouge*. C'est une gousse épaisse, coriace, alongée, comprimée, plus ou moins aiguë, longue de quatre à cinq pouces, sur un de large environ, d'un brun foncé, contenant une pulpe épaisse, molle, d'un brun clair, douée d'une saveur très douce, dans laquelle se trouvent des semences rondes, plates, d'un jaune brunâtre et fort dures.

Doux laxatif.

EXTRAIT DE CAROUGE.

Extractum siliquæ dulcis. (e.)

♃ Carouges. . . . . quatre livres.
Eau bouillante. . . . douze livres.

Faites infuser pendant deux ou trois jours, puis cuire jusqu'au ramollissement des fruits; passez en exprimant, laissez reposer la liqueur, et évaporez au bain-marie, jusqu'à consistance d'extrait.

CARTHAME.

Il est fait mention, dans les pharmacopées, de deux plantes qui portent ce nom :
   1° *Carthame laineux*; *Centaurea lanata*, Cand.

Distaff-thistle (*An.*).

f. sp.

Plante ☉ (syngénésie polygamie égale, L.; synanthérées, Cass.), d'Europe.

On emploie les sommités fleuries (*herba s. summitates Carthami lanati*), qui se composent d'une tige rameuse, laineuse, garnie de fleurs embrassantes, lancéolées, incisées, finement dentées, épineuses, pubescentes, et terminée par de grandes fleurs d'un jaune safrané.

2° *Carthame des teinturiers, Safran bâtard, Safran d'Allemagne, Safranum ; Carthamus tinctorius*, L.

Saflor (Al.); safflower (An.); alazor (E.); soffloer (Ho.); car-tamo (I.).

am. b. e. f. fe. w. be. br. c. g. m. sp.

Plante ♃ (syngénésie polygamie égale, L. ; synanthérées, Cass.), originaire de l'Orient, et naturalisée dans le midi de l'Europe. (*fig. Flore médic.* II. 101.)

On emploie les fleurs et les fruits.

Les fleurs (*flores Carthami* s. *Carthami sativi*) sont des calathides flosculeuses, dont on n'emploie que les corolles. Celles-ci ont une couleur d'un beau rouge-orangé, une saveur amarescente, et une odeur assez forte, qui n'est pas désagréable.

Elles contiennent une matière colorante rouge, appelée d'abord *Carthamite*, et à laquelle Doebereiner a donné depuis le nom d'*Acide carthamique.*

Les fruits, appelés *Graine de perroquet*, sont oblongs, plus gros à un bout qu'à l'autre, quadrangulaires et blancs. Ils purgent, à la dose de deux à quatre gros.

SIROP DE CARTHAME SOLUTIF.

Syrupus carthami solutivus. (e.)

♃ Semences de carthame contuses, quatre onces.
Eau. . . . . . . six livres.

Faites réduire à quatre livres, par la cuisson, en ajoutant sur la fin

Feuilles de séné d'Espagne, quatre onces.
Semences d'anis. . une demi-once.

Faites fondre dans la colature

Sucre blanc. . . . . deux livres.

Clarifiez, et faites cuire en consistance de sirop.

CARVI.

Cumin des prés; Carum Carvi, L.

Mottenkümmel, Feldkümmel (Al.); caraway (An.); kmjn lauenj (B.); kummen (D.); alcaravea (E.); veldkomyn (Ho.); carvi (I.); skarotsk (Po.); alcaravia (Por.); tmin (R.); brœåkum-min (Su.).

a. am. ams. an. b. ba. be. br. d. du. e. ed. f. fe. fi. fu. g. bam. ban. he. li. lo. o. po. pp. pr. r. s. su. w. wu. be. br. c. g. m. pid. sa. sp. z.

Plante ♂ (pentandrie digynie, L. ; ombellifères, J.), qui croît dans toute l'Europe. (*fig.* Jacq. *Austr.* t. 593.)

On emploie la semence (*semen Carvi*), qui est ovale, striée, un peu arquée, d'un brun foncé ou d'un gris brunâtre. Elle a une odeur agréable et forte, une saveur aromatique et un peu amère.

Excitant, carminatif, galactopoiétique. — Dose de la poudre, un scrupule.

Species carminativæ s. *pro decocto carminativo.* (br. f he. pa. w. wu. *pid. sp. vm.*)

♃ Semences d'anis,
———— de carotte,
———— de cumin,
———— de carvi,
———— de fenouil,
de chaque. . . . deux onces.
Réglisse,
Fleurs de camomille ordinaire,
de chaque. . . . . six gros.
Raisins secs. . . . . six onces.

Coupez et mêlez. (w. *sp.*)

pa. prescrit trois gros de chaque semence, une poignée de camomille, une demi-once de réglisse, et une once et demie de raisins.

♃ Semences d'anis,
———— de carvi,
de chaque. . . . une once.
Fleurs de camomille ordinaire, quatre onces.
Herbe de menthe crépue,
——— de mélisse,
——— de sauge,
de chaque. . . . deux onces.

Coupez et mêlez. (br.)

♃ Semences de carvi. . trois onces.
Fleurs de camomille, une demi-livre.
Herbe de menthe poivrée,
Racine de valériane,
de chaque. . . . deux onces.

Coupez et écrasez. (he.)

♃ Racine de valériane,
Herbe de menthe poivrée,
de chaque. . . . deux onces.
Feuilles de camomille,
——— de sureau,
de chaque. . . . trois onces.
Semences de carvi,
——— d'aneth,
de chaque. . . . . une once.

Coupez et écrasez. (*pid.*)

wu. prescrit une once de valériane et autant de menthe, une once et demie de camomille et autant de sureau, trois gros d'anis et autant de fenouil.

♃ Semences d'anis,
——— de carvi,
——— de coriandre,
——— de fenouil,
de chaque. . . . une partie.
Racine d'angélique,
Feuilles de livèche,
de chaque. . une partie et demie.

Coupez, écrasez et mêlez. (*vm.*)

f. donne la même formule, en supprimant l'angélique et la livèche.

24.

HUILE DE CARVI. (f.)

♃ Carvi écrasé. . . . . à volonté.

Exposez-le pendant huit minutes , sur un tamis renversé , à la vapeur de l'eau bouillante , et après l'avoir renfermé dans un sac de toile , soumettez-le à la presse.

HUILE ESSENTIELLE DE CARVI.

Oleum carvi æthereum , Ætheroleum Carvi. (a. b. ba. be. br. d. du. e. ff. fu. han. li. lo. o. pa. po. pr. r. s. sa. su. w. wu. c. sw. vm.)

♃ Semences de carvi. . . à volonté.
Eau. . . . . quantité suffisante.

Après quelque temps de macération , distillez , et séparez l'huile qui surnage le produit. (b. be. du. fi. lo. r. su. c.)

d. et *vm.* prescrivent une partie de carvi et six d'eau : — han. o. po. pr. et s. une de carvi et huit d'eau ; — ba. une de carvi et neuf d'eau ; — a. une de carvi et douze d'eau ; — fu. li. et sw. une de carvi et quatre d'eau ; — e. trois de carvi et vingt d'eau.

♃ Carvi. . . . . . quatre parties.
Eau. . . . . . . seize parties.
Sel de cuisine. . . . une partie.

Distillez après trois jours de macération. (br. pa. sa. w.)

♃ Carvi. . . . . à volonté.
Eau distillée de carvi,
            quantité suffisante.

Faites infuser pendant douze heures et distillez. (wu.)

Dose, une à deux gouttes.

EAU DISTILLÉE DE CARVI.

Aqua destillata seminis carvi. (a. li. lo. s. sa. su. pid.)

♃ Semences de carvi. . . une partie.
Eau . . . . six parties.

Après quelques jours de macération , distillez , et séparez le produit aqueux de l'huile qui surnage. (sa.)

lo. et su. prescrivent une livre de carvi et assez d'eau pour retirer huit pintes de liquide ; — a. une partie de carvi et dix d'eau ; distillez six parties ; — li. une partie de carvi et douze d'eau ; distillez six parties ; — pid. une partie de carvi et seize d'eau ; distillez six parties ; — s. une partie de carvi et vingt-deux d'eau ; distillez les deux tiers du liquide.

ESPRIT DE CARVI.

Spiritus carvi. (be. du. ed. lo. br. c. pid. sw.)

♃ Semences de carvi. . . une partie.

Alcool. . . . . . douze parties.

Après vingt-quatre heures de macération , distillez. (pid.)

du. ed. et c. prescrivent une demi-livre de carvi , huit pintes d'eau-de-vie et assez d'eau pour éviter l'empyreume ; distillez huit pintes ; — lo. le même procédé , mais seulement une livre et demie de carvi ; — br. six parties de carvi et huit d'alcool ; distillez trois quarts de partie : — be. une demi-partie de carvi et huit d'alcool (10 degrés) ; distillez un esprit marquant 19 degrés.

♃ Herbe fraîche de carvi , douze parties.
Alcool. . . . . . . six parties.
Eau. . . . . . deux parties.

Distillez six parties , reversez le produit sur douze de nouvelle herbe , ajoutez deux parties d'eau , et distillez encore six parties.

CASCARILLE.

Croton Cascarilla , L.

Cascarillrinde , Schacarille (Al.) ; cascarille (An.) ; kaskarilla (B.) ; kaskarille (D.) ; chacarilla, quina aromatica (E.) ; kaskarilla (Ho.) ; cascariglia (I.) ; szokarila (Po.) ; cascaritha (Por.) ; kaskarill (Su.).

ams. an. b. ba. be. br. d. du e. ed. f. fe. fi. g. ham. han. he. lo. o. p. po. pp. pr. r. s. su. w. wu. ww. be. br. c. g. m. pa. pid. sa. sp. z.

Arbuste (monoécie monadelphie , L. ; euphorbiacées , J.) des deux Amériques , la méridionale surtout. (*fig. Flore médic.* II. 100.)

On emploie l'écorce (*cortex Cascarillæ* s. *Chacarillæ* s. *Gascarillæ* s. *Eleutheriæ*), qui est en fragments roulés , tubuleux , longs de quelques pouces , épais d'une demi-ligne à une ligne , compactes , pesans , cassans , à cassure résineuse , lisse et un peu brillante , couverts d'un épiderme gris-cendré , rugueux et sillonné de lignes transverses , au-dessous duquel se trouve l'écorce proprement dite , qui s'y montre couleur de rouille , aussi bien qu'à sa face interne. Son odeur , faiblement aromatique , se développe surtout par la combustion. Sa saveur est amère , un peu âcre et aromatique.

Quelques auteurs l'attribuent au *Croton Eleutheria ,* Wr. , arbrisseau du Pérou et du Paraguay. (*fig. Hort. Cliff.* t. 486.)

Elle contient de la résine , une huile essentielle , un principe amer et du mucilage.

Excitant, tonique, qu'on associe souvent au quinquina. — Dose de la poudre , dix grains à un demi-gros.

POUDRE CONTRE LES POLLUTIONS NOCTURNES.
(pie.)

♃ Corne de cerf préparée,
Os de sèche , de chaque, quatre gros.
Succin préparé avec l'huile de
     tartre par défaillance , deux gros.

Cascarille . . . . . . un gros.

Dose, un gros, dans un verre d'eau sucrée, le soir, au momert du coucher.

EAU DE CASCARILLE. (ba. f. s.)

♃ Cascarille. . . . . . une partie.
Eau . . . . huit parties.

Après douze heures de macération, distillez huit parties. (f.)

s. prescrit une partie d'écorce, douze d'eau et vingt-quatre heures de macération ; distillez neuf parties ; — ba. une partie d'écorce, vingt-quatre d'eau et vingt-quatre heures de macération ; distillez douze parties.

HUILE DE CASCARILLE. (po.)

♃ Cascarille. . . . . . une partie.
Eau. . . . . . huit parties.

Distillez, et recueillez l'huile qui passe.

EXTRAIT AQUEUX DE CASCARILLE.

Extractum cascarillæ aquosum s. gummosum. (ams. b. ba. be. br. d. fe. fi. fu. han. he. li. o. pa. pr. s. su. *pid.*)

♃ Écorce de cascarille. . . une livre.

Mettez-la dans une chausse de laine, et versez dessus de l'eau bouillante, jusqu'à ce que celle-ci ne contracte plus de saveur. Évaporez doucement la liqueur jusqu'à consistance d'extrait. (fu.)

♃ Écorce de cascarille. . . une livre.
Eau commune. . . . . six livres.

Faites digérer pendant quatre heures dans un endroit chaud, puis bouillir un peu ; passez en exprimant, et faites évaporer la colature jusqu'à consistance d'extrait. (br.)

he. li. et *pid.* prescrivent une livre d'écorce et huit d'eau, réduites à quatre par l'ébullition ; — ba. et fe. une partie d'écorce, douze d'eau, douze heures de digestion et une heure d'ébullition.

♃ Écorce de cascarille. . . une partie.
Eau bouillante. · . . huit parties.

Faites digérer pendant vingt-quatre heures, puis bouillir pendant un quart d'heure, et passez en exprimant avec force; faites encore cuire le résidu avec quatre parties d'eau, mêlez les deux liqueurs, et après vingt-quatre héures de repos, faites évaporer jusqu'à consistance convenable. (s.)

b. et be. prescrivent dix parties la première fois et huit la seconde ; — ams. vingt la première, quinze la seconde, et chaque fois la réduction jusqu'à moitié.

♃ Écorce de cascarille. . . une partie.
Eau bouillante. . . . huit parties.

Faites bouillir légérement, pendant un quart d'heure, et passez en exprimant ; faites encore bouillir le résidu avec quatre parties d'eau, et passez en exprimant ; mêlez les deux liqueurs ; décantez après repos suffisant, et faites évaporer, sur un feu doux, jusqu'à consistance d'extrait. (d. han. o. pr.)

fi. prescrit de faire bouillir l'écorce, pendant un quart d'heure, avec six fois son poids d'eau, d'exprimer, de faire encore bouillir avec de nouvelle eau, et d'évaporer au bain-marie les deux liqueurs réunies ; — su. de faire plusieurs décoctions successives, avec trois parties d'eau chaque fois, jusqu'à ce que le liquide ne contracte plus de saveur.

Dose, dix à vingt grains.

EXTRAIT ALCOOLIQUE DE CASCARILLE.

Extractum cascarillæ alcoholicum s. resinoso-gummosum. (du. fu. po. sa. w. c.)

♃ Écorce de cascarillo. . . une livre.
Eau commune. . . . neuf livres.
Alcool. . . . . . une livre.

Faites digérer pendant douze heures, à une douce température, passez en exprimant, tirez l'alcool par la distillation, et faites évaporer le résidu jusqu'à consistance d'extrait. (po.)

♃ Cascarille. . . . . une livre.
Alcool. . . . cinq ou six livres.

Après suffisante extraction, passez en exprimant, faites bouillir le résidu avec trois livres d'eau, clarifiez la décoction avec du blanc d'œuf, mêlez les deux liqueurs ensemble, retirez l'alcool par la distillation, et faites évaporer le reste jusqu'à consistance d'extrait. (du. fu. w. c.)

♃ Cascarille. . . . . une livre.
Vin blanc généreux, cinq à six livres.

Après trois jours de digestion sur le bain de sable, passez en exprimant avec force; faites bouillir le résidu avec suffisante quantité de nouveau vin, jusqu'à réduction de moitié; réunissez les deux liqueurs, et faites évaporer lentement, jusqu'à consistance d'extrait. (sa.)

Dose, depuis dix grains jusqu'à un gros.

MIXTURE AROMATIQUE.

Mixtura mucilaginoso-aromatica. (au.)

♃ Eau de menthe poivrée, quatre onces.
——de cannelle. . . deux onces.
Oléo-sucre de camomille, six gros.
Gomme adragant. . un demi-gros.
Extrait de cascarille. . . un gros.
Laudanum de Sydenham,
vingt-cinq gouttes

Dose, une ou deux cuillerées, toutes les deux heures, dans la dysenterie.

INFUSION DE CASCARILLE.

Infusum cascarillæ. (am. b'. lo. c. sa.)

♃ Cascarille coutuse. . une demi-once.
Eau bouillante. . . . une. livre.
Faites macérer pendant deux heures et passez.
Amer et aromatique. — Dose, une demi-once à trois onces.

SIROP DE CASCARILLE.

Syrupus cascarillæ. (w.)

♃ Cascarille. . . . . trois onces.
Vin blanc. . . . vingt-deux onces.
Après suffisante infusion, faites dissoudre dans la colature
Sucre blanc. . trente-deux onces.

TEINTURE AQUEUSE ALCALINE DE CASCARILLE.

Tinctura cascarillæ aquosa. (pa.)

♃ Cascarille pulvérisée. . trois onces.
Sous-carbonate de potasse, deux gros.
Eau de fontaine bouillante,
seize onces.
Faites digérer dans un lieu chaud et passez.
Excitant. — Dose, une demi-cuillerée à une cuillerée, deux à trois fois par jour.

TEINTURE DE CASCARILLE.

Tinctura cascarillæ s. crotonis eleutheriæ, Alcohol cum crotone cascarilla. (ams. an. b. be. br. d. du. ed. f. fi. fu. han. li. lo. o. pa. po. pr. s. su. w. c. sw. vm.)

♃ Cascarille contuse. . . une partie.
Alcool (22 degrés). . quatre parties.
Faites digérer pendant six jours et passez. (f. fu. li.)

ams. prescrit une partie de cascarille, huit d'alcool (0,90) et huit jours de digestion; — b. et be. une partie d'écorce, huit d'alcool (20 degrés) et six jours de digestion; — br. l. et w. quatre onces d'écorce, une livre et demie d'alcool et quatre jours de digestion; — d. une partie d'écorce, cinq d'alcool et quatre jours de digestion; — du. lo. et c. quatre onces d'écorce, deux pintes d'alcool (0,930) et quinze jours de digestion; — fi. et. su. deux onces d'écorce, une livre d'alcool et trois jours de digestion; — han. o. po. et pr. cinq onces d'écorce et deux livres d'alcool; — s. une partie d'écorce, quatre d'esprit rectifié, et huit jours de digestion; — sw. une partie d'écorce, huit d'alcool (0,930) et huit jours de digestion; — vm. une partie d'écorce, six

d'eau-de-vie et deux jours de digestion au bain-marie.

♃ Cascarille en poudre. . une once.
Alcool (20 degrés). . quatre onces.
Faites digérer pendant quatre jours, au bain-marie tiède; passez et versez sur le résidu
Alcool (20 degrés). . deux onces.
Passez après deux jours de nouvelle digestion; mêlez et filtrez les deux colatures. (an.)

Amer, tonique, stomachique. — Dose, quarante à soixante gouttes. — Cette teinture est principalement usitée à la suite des fièvres intermittentes. On a recommandé, dans l'asthme, de la mêler à parties égales, avec celle de boucage, et de donner le mélange à la dose de dix à vingt gouttes.

TEINTURE ALCOOLIQUE ET ALCALINE DE CASCARILLE.

Essentia corticis cascarillæ. (pid.)

♃ Écorce de cascarille. . trois onces.
Sous-carbonate de potasse, un gros.
Esprit devin rectifié. . . une livre.
Après suffisante digestion, passez en exprimant et filtrez.
Excitant. — Dose, trente à quatre-vingts gouttes.

ÉLIXIR ACIDE FORTIFIANT.

Elixir roborans acidum. (ham.)

♃ Extrait de cascarille. . deux gros.
Eau de menthe. . . quatre onces.
Élixir acide de Haller. . deux gros.
Mêlez bien.
Cette préparation se rapproche beaucoup de l'élixir vitriolique de Mynsicht, et peut le remplacer extemporanément.

CASSIS.

Groseillier noir; Ribes nigrum, L.

Schwarze Johannisbeere, Gichtbeere (Al.); common black currant (An.); rybes neb wjno s. Jana cerne (B.); sœllær (D.); swarta winbær (Su.).

ams. b. be. br. d. f. fi. fu. g. he. li. r. s. su. w. be br. g. m. pid. sp. z.

Arbrisseau (pentandrie monogynie, L.; grossulariées, Cand.) du nord des deux continens. (*fig.* Zorn, *Ic. pl.* I. 305.)
On emploie les fruits, qui sont des baies globuleuses, noires, disposées en grappes, et plus aromatiques qu'acides.

CONSERVE DE CASSIS. (vm.)

♃ Feuilles de cassis pilées et réduites
en une pulpe fine. . une partie.
Sucre blanc. . . . deux parties.

Broyez ensemble, et chauffez au bain-
marie, dans un vase clos, jusqu'à ce que le
sucre soit fondu.

SUC DE CASSIS.

Succus ribesiorum nigrorum. (fu.)

♃ Cassis mûr. . . . . . à volonté.

Pilez dans un mortier de pierre, mettez
la masse à la cave pendant quelques jours,
exprimez avec force, laissez reposer le
suc, passez à la chausse, et conservez dans
des bouteilles à long col.

ROB DE CASSIS.

Rob s. Gelatina ribesiorum nigrorum. (ams. b.
be. li. r. s. sw.)

♃ Cassis bien mûr. . . . à volonté.

Faites cuire avec un peu d'eau, dans un
vase d'étain couvert, en remuant toujours,
jusqu'à ce que les baies crèvent; passez à
travers un tamis, exprimez le résidu avec
force, ajoutez une demi-livre de sucre à
chaque livre de suc, et évaporez jusqu'à consistance convenable, en écumant bien.
(ams.)

b. et be. prescrivent quatre parties de sucre
pour dix de suc; — s. une de sucre et huit de
suc ; — r. une de sucre et six de suc ; — li.
et sw. une de sucre et quatre de suc.

Vanté dans l'angine. — On l'ajoute aux
gargarismes.

SIROP DE CASSIS.

Syrupus ribis nigri s. ribesiæ nigræ. (fi. su.
c. sw*.)

♃ Suc dépuré de cassis. . . une livre.
Sucre blanc. . . . . deux livres.

Faites le sirop à une chaleur légère. (fi.
su.)

c. prescrit une pinte de suc et deux livres
de sucre.

♃ Résidu du suc exprimé de cassis,
à volonté.
Eau bouillante,
une fois et demie son poids.

Après vingt-quatre heures de digestion, ajoutez à la liqueur

Sucre blanc. . . . parties égales.

Clarifiez et faites cuire en consistance de
sirop. (sw*.)

ESPRIT DE CASSIS. (vm.)

♃ Cassis mûr. . . . . deux parties.

Écrasez-le, après l'avoir submergé
dans l'eau tiède ; laissez fermenter, et
distillez alors avec

Feuilles fraîches de cassis,
un quart de partie.
Eau-de-vie. . une partie et demie.
——commune. . . douze parties.

Tirez trois parties.

CASTOREUM.

*Bibergeil (Al.); castoreum (An.); bœvergeel (D.); castoreo (E.
Por.); bevergeil (Ho.); stroy bobrowy (Po.); bæswergall
(Su.).*

a. an. b. ba. be. br. d. du. e. ed. f. fe. ff. fi. g. ham. han. he.
lo. o. p. po. pr. r. s. su. w. wu. ww. be. c. g. pa. pid. sa. sp.

Substance solide, brune, d'une cassure
vitreuse, qui se ramollit dans la bouche et
adhère aux dents quand on la mâche, d'une
odeur repoussante et comme nauséeuse,
d'une saveur amère et âcre.

Elle est sécrétée par deux et trois gros
amas de glandes situées de chaque côté de
l'ouverture commune du prépuce et de l'a-
nus d'un mammifère rongeur, le castor, *Castor Fiber*, L., qui la versent dans une cavité
centrale et piriforme, où elle est d'abord
jaune et sirupeuse. On enlève cette bourse,
pour la faire sécher, opération après laquelle
elle présente, en général, trois ou trois et
demi travers de doigt de long, sur un et demi
de large, et trois quarts de doigt d'épaisseur.
Lorsqu'on la brise, on remarque, dans l'intérieur de la substance qu'elle contient, des
portions de membranes indiquant les larges
plis irréguliers dont sa face interne est garnie.

Le castoréum contient une huile volatile,
de la cholestérine, un peu de résine, divers
sels, de l'acide benzoïque, d'après Laugier,
et une matière particulière, la *Castorine*,
découverte par Bizio, qui la considère comme
constituant le principe actif de cette substance.

Excitant, jadis très célèbre comme antispasmodique, et à ce titre fort employé
dans l'hystérie et l'hypochondrie. — Dose
de la poudre, dix à trente grains.

§ I. PRÉPARATIONS QUI CONTIENNENT LE
CASTORÉUM EN SUBSTANCE.

POUDRE ANTISPASMODIQUE.

*Pulvis castoreatus s. antispasmodicus et
anticonvulsivus stomachicus.* (au. b. sa.)

♃ Magnésie pure . . . . un gros.
Castoréum. . . . deux grains.
Gomme arabique. . . douze grains.

Pour une seule dose. (b.)

♃ Castoréum. . . . douze grains.
Magnésie blanche,
un scrupule et demi.
Cascarille. . . . . un scrupule.

Partagez en trois paquets. (sa.)

♃ Castoréum. . . trois à dix grains.
Poudre tempérante. . quinze grains.
Faites une poudre. (au.)

♃ Castoréum,
  Valériane,
  Sucre blanc, de chaque, dix grains.
Faites-une poudre. (au.)

POUDRE ANTIHYSTÉRIQUE. (w.)

♃ Racine de fraxinelle,
  ——— de pivoine,
    de chaque. . . une demi-once.
  ——— de zédoaire,
  Écorce de citron,
  Succin,
  Nacre de perles, de chaque, deux gros.
  Castoréum. . . . . . un gros.
  Clous de girofle,
  Safran, de chaque,
                  un scrupule et demi.
Dose, depuis un scrupule jusqu'à un
demi-gros.

BOL NERVIN.

Bolus nervinus. (sa.)

♃ Castoréum. . . un demi-scrupule.
  Mithridate. . . . deux scrupules.
  Sirop de pavot. . quantité suffisante.

PILULES DE CASTORÉUM COMPOSÉES.

Pilulæ castorei compositæ. (e. vm.)

♃ Huile animale de Dippel, une partie.
  Acide succinique. . . trois parties.
  Castoréum. . . vingt-sept parties.
  Myrrhe. . . . trente-six parties.
  Teinture de myrrhe,
                  quantité suffisante.
Faites une masse pilulaire. (vm.)

♃ Castoréum. . . . . un gros.
  Acide succinique. . un demi-gros.
  Extrait de gentiane,
                  quantité suffisante
pour faire vingt-quatre pilules. (e.)

PILULES ANTIHYSTÉRIQUES. (w.)

♃ Racine d'angélique,
  ——— d'aristoloche ronde,
  ——— de roseau aromatique,
  ——— de livèche,
  ——— d'impératoire,
  ——— de valériane,
  ——— de zédoaire,
  , de chaque. . . une demi-once.
  Herbe de menthe,
  ——— de pouliot,
  ——— de rue,
  Fleurs de camomille romaine,
  Baies de laurier,
  , Écorce d'orange, de chaque, six gros.

Alcool. . . . . . quatre livres.
Après suffisante digestion, exprimez,
filtrez, et ajoutez à la colature,
  Eau de fontaine. . . huit onces.
Distillez l'alcool au bain-marie, éva-
porez le reste jusqu'à consistance d'ex-
trait mou, et ajoutez
  Myrrhe choisie,
  Succin préparé,
  Castoréum,
  Safran, de chaque. . . deux gros.
  Huile de rue,
  ——— de succin,
    de chaque. . . . douze gouttes.
Faites une masse pilulaire. — Dose, dix
à quinze grains.

TABLETTES DE CASTORÉUM.

Trochisci castorei. (a. vm.)

♃ Castoréum en poudre. . deux gros.
  Sucre blanc pulvérisé, quatre onces.
  Mucilage de gomme adragant,
                  quantité suffisante.
Faites des trochisques de trois grains. (a.)

♃ Castoréum. . . . . une partie.
  Sucre . . . . . seize parties.
  Mucilage de gomme arabique,
                  quantité suffisante.
Mêlez et coupez en tablettes. (vm.)

POTION ANTIHYSTÉRIQUE.

Potion antispasmodique ; Mixtura fœtida.
        (bo. pie. sa.)

♃ Eau d'armoise. . . . trois onces.
  Confection d'hyacinthe, un scrupule.
  Castoréum. . . . dix grains.
  Laudanum liquide. . quinze gouttes.
A prendre dans le paroxysme, en suppri-
mant le laudanum, s'il y a tendance à un
état soporeux. (pie.)

♃ Nacre de perles préparée,
  Écailles d'huître préparées,
    de chaque. . . . dix gros.
  Camphre,
  Castoréum, de chaque,
                  deux scrupules.
  Eau de mélisse. . . quatre onces.
  Sirop de têtes de pavot, deux gros.
Dose, un à deux gros. (sa.)

♃ Castoréum. . . douze grains.
  Esprit de corne de cerf, un demi-gros.
  Eau de tilleul,
  —— de menthe, de chaque,
                  deux onces.
  Laudanum liquide de Sydenham,
                  six gouttes.
A prendre par cuillerées à café. (pie.)

℞ Décoction d'armoise,
———— de matricaire,
   de chaque. . . . . six onces.
Castoréum. . . . . trois grains.
Eau de fleurs d'oranger,
——-de mélisse, de chaque, une once.
Thériaque. . . . . . un gros.
A prendre par cuillerées. (*pie.*)

℞ Eau d'armoise,
——- de matricaire,
——- de fleurs d'oranger,
   de chaque. . . . . deux onces.
Thériaque . . . . . . un gros.
Castoréum. . . . . vingt grains.
A prendre par cuillerées. (*bo.*)

TOPIQUE ANTISPASMODIQUE. (*pie.*)

℞ Vinaigre de rue,
Castoréum,
Thériaque,
   de chaque. . quantité suffisante.
Conseillé par Barthez.

POMMADE ANTISPASMODIQUE. (*pie.*)

℞ Castoréum. . . . . . une once.
Styrax. . . . . . deux onces.
Huile de lis. . . . une livre et demie.
On en frictionne les parties pendant plusieurs jours.

BAUME AROMATIQUE ÉTHÉRÉ.

Balsamum aromaticum æthereum. (*au.*)

℞ Huile de muscade. . . deux gros.
Castoréum . . . deux scrupules.
Sel volatil de corne de cerf,
    un demi-scrupule.
Huile de rue. . . . . six gouttes.
On en frotte les tempes et les narines
dans l'hystérie.

HUILE DE CASTORÉUM.

Oleum castorei. (e. pa. sa. w.)

℞ Castoréum. . . . . deux onces.
Huile d'olive. . . . deux livres.
Vin blanc généreux. . quatre onces.

Après huit jours de digestion, faites cuire
doucement, jusqu'à consommation de l'humidité. (e.)

℞ Castoréum. . . . . . une once.
Liqueur de nitre fixé, une demi-once.
Huile d'olive. . . . . une livre.

Faites macérer le castoréum dans la liqueur, pendant une heure, puis digérer le
tout dans l'huile, pendant trois jours, sur
le bain de sable tiède. Après le refroidissement, passez en exprimant. (sa.)

℞ Castoréum. . . . une demi-once.
Cassia lignea

Costus d'Arabie,
Safran d'Autriche,
Cubèbes,
Euphorbe,
Galbanum,
Opopanax,
Nard des Indes,
Storax calamite,
   de chaque. . . . . deux gros.
Souchet rond,
Herbe de sabine,
Poivre long,
———noir,
Racine de pyrèthre,
Schénanthe,
   de chaque. . deux gros et demi.
Arrosez le tout avec suffisante quantité de
vin généreux, ajoutez ensuite

Huile d'olive. . . . trois livres.

Faites digérer pendant quelques jours, sur
le bain de sable, jusqu'à consommation de
l'humidité, et passez en exprimant. (pa.)

℞ Castoréum. . . . . . deux gros.
Souchet rond,
Pyrèthre,
Sabine,
Schénanthe,
   de chaque. . deux gros et demi.
Nard des Indes,
Cassia lignea,
Costus d'Arabie,
Cubèbes,
Safran, de chaque. . . deux gros.
Poivre long,
——— noir,
   de chaque. . deux gros et demi.
Vin blanc,
Huile d'olive,
   de chaque. . . une demi-livre.
Faites comme ci-dessus. (w.)
Conseillée dans les paralysies locales et les
affections de matrice.

§ II. PRÉPARATIONS QUI CONTIENNENT
LES PRINCIPES VOLATILS DU CASTO-
RÉUM EXTRAITS PAR LA DISTILLATION.

EAU DE CASTORÉUM SPIRITUEUSE.

Aqua castorei vinosa. (ba.)

℞ Feuilles de rue sèches. . six parties.
Castoréum. . . . . une partie.
Vin acidule, soixante-douze parties.

Après vingt-quatre heures de macération,
ajoutez

Eau. . . soixante - douze parties.

Distillez soixante-douze parties.

Cette eau ressemble beaucoup à la suivante, qui contient seulement un peu d'ammoniaque.

*Esprit ou Essence antihystérique ; Aqua hyste-
rica s. hirundinum cum castoreo, Spiritus
castorei compositus.* (pa. w. ca. pie. sp. vm.)

♃ Jeunes hirondelles hachées en mor-
    ceaux. . . . . . . n° 4o.
  Herbe de rue. . . deux poignées.
  Castoréum. . . . . une once.
  Vin blanc. . . . . trois livres.

Distillez au bain-marie, jusqu'à ce que la
moitié du liquide ait passé. (pa.)

w. et *sp.* prescrivent huit livres de vin.

Excitant, réputé antihystérique et antiépileptique. — Dose, depuis une demi-
once jusqu'à une once, seule, ou dans un
véhicule approprié.

♃ Castoréum. . . . . une once.
  Feuilles de lavande. . . six gros.
  ———— de sauge,
  ———— de romarin,
    de chaque. . . . trois gros.
  Cannelle. . . . . deux gros.
  Macis,
  Clous de girofle, de chaque, un gros.
  Alcool. . . . une livre et demie.
  Eau de lavande. . une demi-livre.
  Sel ammoniac. . . deux onces.
  Sous-carbonate de potasse, trois onces.

Après trois jours de digestion, distillez quinze onces de liquide, et ajoutez-y

  Camphre. . . . . deux gros.
  Huile de rue,
  ——— de succin,
    de chaque. . . vingt gouttes.

Dose, depuis un scrupule jusqu'à un demi-
gros, dans de l'eau de mélisse ou tout autre véhicule.

♃ Castoréum,
  Myrrhe, de chaque. . trois gros.
  Safran. . . . . . un gros.
  Écorce fraîche de citron,
  Feuilles fraîches d'armoise,
  ———————— de basilic,
  ———————— de cataire,
  ———————— de matricaire,
  ———————— de pouliot,
  ———————— de rue,
  ———————— de sabine,
    de chaque. . . . une once.
  Eau-de-vie, soixante-quatre onces.

Faites infuser successivement le safran, le castoréum et la myrrhe dans
six onces d'eau-de-vie, filtrez et mettez
à part ; distillez le marc et les autres
substances avec

  Eau. . . . . . . quatre pintes.

Retirez soixante-quatre onces de liquide,
et ajoutez à celui-ci la teinture. (vm.)

♃ Castoréum. . . . quatre parties.
  Alcool. . . . . douze parties.

Faites digérer à froid, et mettez la
teinture à part. Alors

♃ Résidu de cette opération,
  Huile de corne de cerf,
  —— de succin,
    de chaque. . . . une partie.
  Herbe de rue,
  ——— de sabine,
    de chaque. . . seize parties.
  Alcool. . soixante-douze parties.

Distillez jusqu'à siccité ; faites dissondre dans le produit

  Camphre. . . . . une partie.
  Teinture ammoniacale d'asa fœtida,
            six parties.

Puis ajoutez la teinture de castoréum à la
liqueur. (vm.)

♃ Castoréum. . . . une demi-once.
  Alcool. . . . . . dix onces.
  Asa fœtida. . . . . deux gros.
  Huile de succin. . . . un gros.
  ——— de sabine,
  —— de rue,
    de chaque. . . un demi-gros.

Faites macérer ; puis distillez, et
ajoutez

  Sel volatil de corne de cerf,
            deux onces.
  Camphre. . . . . . un gros.

Distillez de nouveau à siccité, et filtrez.
(ca. pie.)

Dose, vingt à quarante gouttes, dans un
véhicule approprié.

*Aqua bryoniæ albæ composita, Spiritus bryo-
niæ albæ compositus.* (an. be. pa. vm.)

♃ Suc dépuré de matricaire,
  ——————— de mercuriale,
    de chaque. . . . une livre.
  Noix muscade,
  Cannelle,
  Bois d'aloès,
  Macis, de chaque, une demi-once.
  Feuilles de romarin,
  ——— de sauge,
    de chaque. . . une poignée.
  Castoréum. . . . . six gros.
  Fécule de bryone, une demi-once.

Après trois jours de digestion, distillez au
bain-marie. (pa.)

♃ Castoréum,
  Myrrhe,
  de chaque. . une once et demie.
  Écorce d'orange,
  Feuilles de sabine,
    de chaque. . . . trois onces.

Suc d'armoise,
—— de pouliot,
—— de rue,
de chaque. . . . trente-six onces.
—— de racine de bryone,
cent vingt onces.
Eau-de-vie,
cent quarante-quatre onces.
—— commune,
deux cent quarante onces.
Distillez deux cent quarante onces. (*vm.*)

♃ Castoréum. . . . . . une once.
Eau-de-vie (20 degrés), huit onces.
Après trois jours de digestion, filtrez. Alors

♃ Résidu de cette opération,
Herbe fraîche de sabine,
———————— de pyrèthre,
———————— de cataire,
———————— de pouliot,
———————— de basilic,
de chaque. . . . une once.
Écorce d'orange,
Myrrhe, de chaque. . deux onces.
Racine fraîche de bryone râpée,
deux livres.
Eau-de-vie (20 degrés),
quatre livres.
—— commune, quantité suffisante.
Faites macérer pendant vingt-quatre heures, distillez ensuite douze livres de liquide, et ajoutez à celui-ci la teinture de castoréum. (be.)

an. donne la même formule, mais substitue l'herbe de matricaire à celle de pyrèthre, et ajoute une livre d'herbe de rue.

♃ Castoréum. . . . quatre onces.
Eau-de-vie. . . . . huit onces.
Faites digérer et filtrez. Ajoutez au résidu

Feuilles fraîches de basilic,
——————— de cataire,
——————— de matricaire,
——————— de pouliot,
——————— de sabine,
de chaque. . . . quatre onces.
Écorce d'orange,
Myrrhe, de chaque. . huit onces.
Feuilles de rue. . . douze onces.
Eau-de-vie. . . . trente-six onces.
Suc de racine de bryone,
quarante-huit onces.
Eau. . . quatre-vingt-seize onces.
Distillez cent quarante-quatre onces de liquide, et ajoutez à celui-ci la teinture. (*vm.*)

§ III. PRÉPARATIONS QUI CONTIENNENT LE PRINCIPE ACTIF DU CASTORÉUM EXTRAIT PAR L'ALCOOL.

TEINTURE DE CASTORÉUM.

Tinctura s. *Essentia castorei, Alcohol castoriatum.* (a. am. ams. an. b. ba. be. br. d. du. e. ed. f. fe. ff. fu. g. han. he. li. lo. o. p. po. pr. s. su. w. *br. c. pid. sw. vm.*)

♃ Castoréum. . . . deux onces.
Alcool (0,930). . . . deux pintes.
Filtrez après huit jours de macération. (am. du. lo. c.)

ed. prescrit une once et demie de castoréum, une livre d'alcool (0,835) et huit jours de digestion ; — a. et fe. trois onces de castoréum et une livre d'alcool (0,910); — ams. une partie de castoréum et huit d'alcool (0,884); — f. une de castoréum et quatre d'alcool (22 degrés) ; — ff. une de castoréum et huit d'alcool (22 degrés) ; — b. et be. une de castoréum et huit d'alcool (20 degrés); — ba. et li. une de castoréum et six d'alcool (0,900); — p. une de castoréum et seize d'eau-de-vie ; — vm. une de castoréum et huit d'eau-de-vie; — s. une de castoréum et dix d'esprit de vin rectifié ; — fu. et g. une et demie de castoréum et douze d'esprit rectifié ; — e. et *br.* une de castoréum et douze d'alcool ; — he. w. et *pid.* une de castoréum et cinq d'esprit rectifié ; — han. o. po. pr. su. et *sw.* une de castoréum et douze d'alcool concentré ; — br. une de castoréum et huit d'alcool.

♃ Castoréum. . . . une once.
Alcool (20 degrés). . . six onces.
Faites digérer pendant six jours, en remuant de temps en temps ; passez et versez sur le résidu
Alcool (22 degrés). . . deux onces.
Laissez encore en digestion pendant trois jours ; mêlez et filtrez les deux colatures. (an.)

Excitant, recommandé surtout dans l'hystérie, la colique et les maladies spasmodiques. — Dose, trente à cinquante gouttes. — On peut aussi en faire entrer un gros et plus dans les lavemens.

EXTRAIT DE CASTORÉUM.

Extractum castorei. (br. pa. w.)

♃ Castoréum coupé menu,
une demi-livre.
Épuisez-le à plusieurs reprises par l'alcool, ensuite exprimez, réunissez les teintures, tirez l'alcool par la distillation, et faites évaporer le reste jusqu'à consistance d'extrait. (br.)

Le procédé de pa. et w. ne diffère que

parcequ'on prescrit d'ajouter aux teintures dépouillées de leur alcool par la distillation, une autre teinture aqueuse préparée en faisant bouillir le résidu dans deux livres d'eau de fontaine réduites à moitié, et évaporant convenablement le mélange.

Dose, trois à six grains.—On l'ajoute communément aux pilules dites nervines, antispasmodiques, calmantes et narcotiques.

TEINTURE ALCALINE DE CASTORÉUM.

Tinctura castorci kalina. (pa. r. sa.)

♃ Castoréum coupé menu, deux onces.
Sous-carbonate de potasse liquide,
une demi-once.

Triturez ensemble, dans un mortier de marbre, puis faites sécher la pâte qui en résulte, sur un feu lent. Quand elle est bien sèche, cassez-la en morceaux, versez dessus assez d'alcool concentré pour la couvrir de trois ou quatre doigts, et laissez le tout en digestion, pendant trois jours, sur le bain de sable tiède, dans un petit alambic; ensuite décantez et filtrez. (sa.)

pa. prescrit trois onces de castoréum, trois gros de sous-carbonate solide, une livre d'esprit de mélisse et huit jours de digestion; — r. une once de castoréum, deux gros de sous-carbonate, deux livres d'alcool et trois jours de digestion.

Excitant, réputé céphalique, nervin, utérin et antispasmodique. — Dose, vingt à trente gouttes.

ESSENCE ANTIARTHRITIQUE.

Essentia antarthritica Hoffmanni sine opio. (w.)

♃ Vers de terre préparés, trois onces.
Sous-carbonate de potasse liquide,
deux onces.

Faites digérer pendant vingt-quatre heures, dans un vase couvert. Ajoutez ensuite

Alcool. . . . . . douze onces.
Castoréum . . . . . deux gros.
Safran. . . . . un gros.

Laissez encore en digestion pendant trois jours, et filtrez.

Excitant, recommandé par J.-M. Hoffmann, dans les douleurs arthritiques, scorbutiques et spasmodiques, dans l'ictère, l'asthme convulsif et la rétention d'urine. — Dose, depuis cinquante jusqu'à soixante-dix gouttes.

TEINTURE DE CASTORÉUM COMPOSÉE.

Élixir fétide; Tinctura castorei composita s. fœtida s. fœtida ammoniacáta, Elixir fœtidum. (ed. p. wu. c. sw.)

♃ Castoréum. . . . . . une once.

Asa fœtida. . . . une demi-once.
Alcool ammoniacal. . . une livre.

Faites macérer pendant six à huit jours, dans un vase couvert. (ed. wu. c. sw.)

♃ Castoréum. . . . . . une once.
Asa fœtida. . . . une demi-once.
Ammoniaque liquide. . trois onces.
Alcool. . . . . . . neuf onces.

Après six jours de digestion, passez. (p.)

Excitant, conseillé dans l'hystérie et les maladies convulsives. — Dose, dix à trente gouttes, dans un véhicule.

TEINTURE DE CASTORÉUM OPIACÉE.

Élixir fétide; Tinctura s. Essentia castorei thebaïca. (fu. li. s. su. ca.)

♃ Castoréum. . . une demi-once.
Asa fœtida. . . . . deux gros.
Opium. . . . . un demi-gros.
Sel volatil de corne de cerf, un gros.
Eau-de-vie. . . . quatre onces.

Faites digérer pendant plusieurs jours, et filtrez.

Excitant, antispasmodique, narcotique, recommandé dans les affections spasmodiques et hystériques. — Dose, un gros ou un gros et demi, seule ou dans une boisson appropriée.

ESSENCE ANTIARTHRITIQUE OPIACÉE.

Essentia antarthritica Hoffmanni cum opio. (pa. w.)

♃ Vers de terre préparés, deux onces.
Racine de cynoglosse . . une once.
Castoréum. . . . . deux gros.
Safran . . . . un demi-gros.
Opium. . . . . . un gros.
Alcool . . . . . . une livre.

Après suffisante extraction, filtrez et ajoutez

Esprit de cochléaria. . . une once.

Excitant, conseillé dans les mêmes cas que l'essence arthritique simple. — Dose, quinze à trente gouttes.

Une once contient environ cinq grains d'opium.

EAU SPLÉNÉTIQUE.

Aqua splenetica. (w.)

♃ Essence de castoréum. . . un gros.
Mixture simple de Ludwig, trois gros.
Eau de mélisse,
——de menthe,
——épileptique de Lange,
de chaque. . . . trois onces.
Oléo-sucre de succin . . deux gros.

Mêlez.

Excitant, antispasmodique, conseillé dans l'hystérie. — Dose, quatre à six gros.

Elixir uterinum Crollii s. *croci* cum *castoreo.*
(br. pa. sa. w. au. ca. pid. sp.)

℞ Castoréum. . . . une demi-livre.
Safran . . . . . . deux onces.
Alcool . . . . quantité suffisante
pour obtenir une teinture chargée ; tirez ensuite l'alcool par la distillation,
et ajoutez à l'extrait
   Extrait d'armoise. . quatre onces.
   Sel de nacre de perles. . une once.
   Huile essentielle d'anis ,
   ——————— d'angélique,
   ——————— de succin,
   de chaque. . . . . deux gros.

Faites dissoudre les huiles dans suffisante
quantité de l'alcool obtenu par la distillation de la teinture , ajoutez les deux autres
substances à la solution', et filtrez, aprés
avoir laissé digérer pendant huit jours. (pa.)

℞ Herbe d'armoise. . . trois onces.
  Alcool. . . . . quinze onces.
Après suffisante extraction, passez en
exprimant. Versez la liqueur sur
   Castoréum. . une once et demie.
   Safran en poudre. . une demi-once.
Faites digérer à une douce chaleur,
passez en exprimant, filtrez et ajoutez
   Huile essentielle d'anis ,
   ——————— d'angélique,
   ——————— de succin,
   de chaque. . . quarante gouttes.
Conservez. (br. sa. w.)

℞ Safran. . . . . une demi-once.
  Alcool. . . . . quinze onces.
Faites digérer pendant quelque temps,
filtrez et ajoutez à la colature
   Castoréum. . . une once et demie.
Laissez encore en digestion pendant
quelque temps , puis ajoutez à la li-
queur
   Herbe de menthe poivrée ,
   Racine de valériane sauvage ,
   de chaque. . une once et demie.
Après suffisante digestion, à une
douce chaleur , passez en exprimant,
filtrez et ajoutez
   Huile essentielle de menthe poivrée ,
      un gros.
Conservez. (au. pid.)

℞ Castoréum. . . . . trois onces.
  Safran. . . . . . une once.
  Herbe d'armoise. . . six onces.
  Terre foliée de tartre, une demi-once.
  Eau-de-vie. . . . trente onces.
Faites infuser pendant quatre jours ,
et après avoir filtré , ajoutez

Huile essentielle d'anis ,
————————— d'angélique ,
————————— de succin ,
de chaque. . . . . un gros.
Mêlez bien. (sp.)

℞ Castoréum. . . . . deux onces.
  Extrait d'armoise. . . une once.
  Safran. . . . . une demi-once.
  Sous-carbonate de potasse , un gros.
  Huile d'anis ,
  ——- de cumin,
  ——- d'angélique,
  de chaque. . . un demi-gros.

Faites macérer pendant huit jours , avant
d'ajouter les huiles, mêlez celles-ci à la colature , en remuant bien le tout ensemble, et
filtrez. (ca.)

Excitant , regardé comme stomachique ,
carminatif, emménagogue, et principalement
recommandé dans l'aménorrhée , la leucorrhée , les maladies de la matrice. — Dose,
quarante à soixante gouttes , dans un véhicule approprié.

Aqua hysterica. (ams.)

℞ Castoréum ,
  Myrrhe ,
  Oliban , de chaque. . . trois gros.
  Écorce sèche d'orange , deux onces.
  Herbe sèche de menthe poivrée ,
  ————— de pouliot ,
  ————— de rue ,
  de chaque. . . . . une once.
  ————— de sabine, une demi-once.
  Safran. . . . . .. un gros.
  Alcool (0,907). . . . trois livres.

Faites macérer les herbes et les écorces
dans l'eau-de-vie pendant six jours , et passez ; laissez la colature en digestion pendant
huit jours sur les autres substances, et passez
encore.

Élixir antihystérique ; Essentia hysterica.
(fe. sp. vm.)

℞ Essence de castoréum. . trois onces.
  Sel volatil de corne de cerf,
  Opium , de chaque, un gros et demi.
  Asa fœtida. . . . . deux gros.
Filtrez après quelques jours de digestion.
(sp.)

℞ Castoréum. . . une demi-once.
  Asa fœtida. . . . deux gros.
  Sel de corne de cerf. . . un gros.
  Opium. . . . . . un demi-gros.
  Eau-de-vie. . . . quatre onces.
Faites digérer dans celle-ci d'abord le cas-
toréum , puis l'opium , ensuite l'asa , et

ajoutez le sel ; au bout de quelques jours,
passez en exprimant et filtrez. (*vm.*)

℞ Castoréum. . . . une demi-once.
　Asa fœtida. . . . . deux gros.
　Opium. . . . . un demi-gros.
　Huile de succin. . . . un gros.
　Alcool. . . . . quatre onces.

Après quatre jours de digestion, passez
en exprimant. (fe.)

Excitant , antispasmodique, antihystérique. —Dose , une vingtaine de gouttes.

POTION ANTISPASMODIQUE.

*Potion calmante, Potion antihystérique, Potion
nervine.* (f. *au. .bo. pie. ra. sa.* sm.)

1° Sans éther ni ammoniaque.

℞ Teinture de castoréum ,
　　　　　　quarante gouttes.
　Eau de menthe poivrée, trois onces.

A prendre par cuillerées. (*b.*)

℞ Eau de valériane,
　—— de pivoine, de chaque ,
　　　　　　　deux onces.
　Sirop de stœchas. . . . une once.
　Teinture de castoréum, vingt gouttes.

Dose, une cuillerée à bouche, trois ou quatre fois par jour. (*ra.*)

℞ Essence de castoréum, un gros et demi.
　——— de succin. . un demi-gros.
　——— d'écorce d'orange com-
　posée . . . . . , . deux gros.

Mêlez. (*sa.*)

A prendre par cuillerées. (*b.*)

℞ Teinture de castoréum ,
　——— de succin, de chaque ,
　　　　　　　un gros.
　Eau de fleurs d'oranger. . six onces.
　Laudanum de Sydenham ,
　　　　　　　douze gouttes.

Mêlez. (*pie.*)

2° Avec de l'ammoniaque ; *Mixtura castorei ammoniato-spirituosa.*

℞ Esprit de corne de cerf,
　Essence de castoréum ,
　de chaque. . . . un scrupule.
　Eau d'écorce d'orange,
　　　　　　une once et demie.
　Sirop d'écorce d'orange ,
　　　　　　une demi-once.

Mêlez. (*sa.*)

℞ Sel volatil de corne de cerf,
　Castoréum , de chaque , cinq grains.
　Essence d'écorce d'orange ,
　　　　　　un demi-gros.
　Eau de cannelle, une once et demie.

Teinture d'opium. . . cinq gouttes.

Dose , une cuillerée à café toutes les heures. (*au.*)

℞ Teinture d'orange ,
　———— de castoréum ,
　Esprit de corne de cerf ,
　de chaque. . . . parties égales.

Dose, vingt-cinq à trente gouttes, dans
une infusion de menthe poivrée. (*au.*)

℞ Teinture de castoréum ,
　Alcool ammoniacal anisé,
　de chaque. . . . . trois gros.
　Liqueur de succinate d'ammoniaque,
　　　　　　　cinq gros.
　Teinture de macis. . . deux gros.
　———— de muscade. . . un gros.

Dose, quinze à trente gouttes, trois ou
quatre fois par jour. (*au.*)

3° Avec de l'éther ; *Mixtura castorei
ætherea.*

℞ Éther sulfurique. . . deux gros.
　Teinture de castoréum . . un gros.
　Laudanum de Sydenham ,
　　　　　　un demi-gros.

Mêlez. (*au.*)

℞ Teinture de castoréum , deux gros.
　Liqueur d'Hoffmann. . un gros.
　Eau de mélisse. . . . . six onces.
　Sirop d'écorce d'orange. . six gros.

Dose, une cuillerée, toutes les deux heures. (*au.*)

℞ Teinture de castoréum ,
　Liqueur d'Hoffmann ,
　de chaque. . . . . deux gros.
　Eau de cannelle orgée. . deux onces.
　Sirop de guimauve. . . six onces.

Mêlez. (*sm.*)

℞ Infusion de roses rouges , huit onces.
　Liqueur d'Hoffmann ,
　Teinture de castoréum ,
　de chaque. . . quinze gouttes.
　Sirop de gingembre. . . six gros.

℞ Teinture de castoréum ,
　　　　　　vingt-quatre grains,
　Sirop d'armoise composé, une once.
　Eau de valériane. . . deux onces.
　Éther sulfurique. . un demi-gros.

A prendre par cuillerées. (f.)

℞ Eau de valériane. . . deux onces.
　—— de fleurs d'oranger ,
　　　　　　une demi-once.
　Esprit volatil aromatique de
　Sylvius ,
　Teinture de castoréum ,
　de chaque. . . . six gouttes.

Mêlez. (*pie.*)

♃ Infusion de tilleul. . . cinq onces.
Sirop de capillaire. . . deux onces.
Eau de fleurs d'oranger, trois onces.
Éther sulfurique alcoolisé,
Laudanum de Sydenham,
Teinture de succin,
———— de castoréum,
de chaque. . . quinze gouttes.
Mêlez. (*ra.*)

§ IV. PRÉPARATIONS QUI CONTIENNENT
LE PRINCIPE ACTIF DU CASTORÉUM EX-
TRAIT PAR L'ÉTHER.

TEINTURE ÉTHÉRÉE DE CASTORÉUM.

Tinctura castorei ætherea. (b*. d. f. han.
o. po. pr. s. sw. vm.)

♃ Castoréum. . . . . une partie.
Éther sulfurique (46 degrés),
quatre parties.
Faites macérer pendant deux jours dans
un flacon bouché, et transvasez la liqueur.
(f.)

han. o. po. s. et sw. prescrivent une partie
de castoréum et six d'éther; — b*. d. pr. et
vm. une de castoréum et huit d'éther ; —
tous, huit jours de macération.

Excitant, réputé antispasmodique, que
l'on conseille dans l'hystérie et l'hypocondrie. — Dose, vingt gouttes à deux gros.

ESSENCE DE CASTORÉUM CARMINATIVE.

Essentia castorei carminativa. (*sp.*)

♃ Castoréum. . . . . deux onces.
Safran d'Autriche. . . . une once.
Liqueur anodine minérale,
douze onces.
Après vingt-quatre heures de macération,
passez en exprimant, et filtrez.

Excitant, conseillé dans le vomissement, la
colique et l'hystérie. — Dose, trente gouttes.

§ V. PRÉPARATIONS QUI CONTIENNENT
LE PRINCIPE ACTIF DU CASTORÉUM EX-
TRAIT PAR L'ACIDE ACÉTIQUE.

VINAIGRE ANTIHYSTÉRIQUE.

Acetum hystericum s. rutæ compositum.
(fu. wu. *sp.*)

♃ Castoréum,
Asa fœtida,
Galbanum , de chaque. . deux gros.
Vinaigre de rue. . . . une livre.
Faites digérer dans un vase couvert, et
décantez. (wu.)

♃ Vinaigre de rue,
Esprit de muguet,
de chaque. . . . . une once.

Essence de castoréum. . un gros.
Huile essentielle de lavande, deux gros.
Mêlez. (*sp.*)

♃ Castoréum,
Asa fœtida, de chaque. . deux gros.
Galbanum. . . . une demi-once.
Herbe fraîche de rue. . une once.
Vinaigre. . . . . deux livres.
Après suffisante digestion décantez. (fu.)

CATAIRE.

Herbe aux chats ; Nepeta Cataria , L.

Katzenmünze (Al.): catminte (An.); poleg, natkowe korenj,
marulka polnj (B.); katteurt (D.); gatera (E.); kattenkruid
gattara (I.); mietka koteza (Po.); nevedu dos gatos (Por.);
kattmynta (Su.,.

an. b. br. f. fe. g. w. bc. br. g. m. sp. z.

Plante ♃ (didynamie gymnospermie, L. ;
labiées, J.), commune dans toute l'Europe.
(*fig.* Bull. *Herb.* t. 287.)

On emploie l'herbe (*Herba Nepetæ s. Cata-*
riæ s. Menthæ catariæ), qui se compose
d'une tige carrée, pubescente, un peu blanchâtre , garnie de feuilles cordiformes, pétiolées, dentées en scie, et blanchâtres en
dessous. Elle a une odeur aromatique un
peu forte, et une saveur âcre, amère.

Excitant, stomachique, incisif, carminatif, emménagogue, nervin.

CATALPA.

Catalpa arborescent ; Catalpa arborea , Duн.
fe.

Arbre (didynamie angiospermie, L. ; bi-
gnoniacées , J.) originaire de la Caroline.

On a proposé depuis peu la décoction de
ses siliques, comme un moyen fort efficace
dans l'asthme chronique nerveux.

DÉCOCTION ANTIASTHMATIQUE.

Decoctum bignoniæ catalpæ. (*b.*)

♃ Siliques de catalpa , une demi-once.
Eau de fontaine, quantité suffisante
pour obtenir huit onces de colature.
Ajoutez
Oxymel scillitique, une demi-once.

A prendre peu à peu.

♃ Siliques de catalpa , une demi-once.
Racine de polygala de Virginie,
deux gros.
Eau de fontaine, quantité suffisante
pour obtenir huit onces de décoction.
Ajoutez à la colature
Oxymel scillitique. . . une once.

A prendre peu à peu.

CEANOTHE.

Céanothe d'Amérique; Ceanothus Americana, L.

Amerikanische Seckelblume (*Al.*); *new Jersey tea* (*An.*).

br.

Plante ♭ (pentandrie monogynie, L.; rhamnées, J.), de l'Amérique septentrionale. (*fig*. Zorn, *Ic. pl.* t. 167.)
On emploie la racine, la tige et les feuilles. La racine (*radix Ceanothi*) est grosse, épaisse et rouge en dedans.
Les tiges, ou plutôt les scions, sont rougeâtres.
Les feuilles sont glabres, ovales, un peu aiguës et à peine pétiolées.
La saveur est âcre et astringente.
On emploie les feuilles sèches, en guise de thé, et la décoction des tiges et de la racine, contre les maladies vénériennes.

CENTAURÉE.

Deux plantes de genres différens sont désignées sous ce nom dans les pharmacopées:

1° *Grande Centaurée; Centaurium officinale*, CAND.

Grosses Tausendguldenkraut (*Al.*): *great centaury* (*An.*); *centaurea* (*E. I.*); *gewoone santorie* (*Hv.*).

w.

Plante ♃ (syngénésie polygamie frustranée, L.; synanthérées, Cass.), qui croît dans les montagnes d'Espagne et d'Italie. (*fig*. *Flore médic*. II. 106.)
On emploie la racine (*radix Centaurii majoris*), qui est volumineuse, longue de trois pieds environ, succulente, brune en dehors, rougeâtre en dedans. Elle a une saveur amère.
Léger astringent.

2° *Petite Centaurée; Erythrœa Centaurium*, PERS.

Rother Aurein, Tausendguldenkraut (*Al.*); *lesser centaury* (*An.*); *zeme zluc menssj* (*B.*); *agarum, tusindgilden* (*D.*); *centaurea menor* (*E. Por.*); *duizendguldenkruid* (*Ho.*); *centaurea minore* (*I.*); *centurzye mnieysza, tysiacznik* (*Po.*); *tusengylten* (*Su.*).

a. ams. am. b. ba. be. br. d. du. e. ed. f. fe. ff. fu. g. ham. han. he. li. lo. o. p. po. pr. r. s. su. w. wu. ww. be. br. c. g. m. pa. pid. sa. sp. z.

Plante ☉ (pentandrie monogynie, L.; gentianées, J.), d'Europe. (*fig*. Zorn, *Ic. pl.* t. 154.)
On emploie les sommités fleuries (*herba et flores s. comæ floridæ s. summitates s. cacumina* cum *floribus Centaurii minoris s. febrifugæ* s. *Fellis terræ*), qui se composent de rameaux opposés, garnis de feuilles opposées, glabres, lancéolées, et qui sont terminés par des corymbes de fleurs d'un rose foncé. Elles sont inodores, et ont une saveur amère.

Tonique, stomachique, fébrifuge. — Dose de la poudre, depuis un scrupule jusqu'à un gros; du suc, une à deux onces.
C'est à cette dernière plante exclusivement que se rapporte tout ce qui suit.

POUDRE ANTIARTHRITIQUE AMÈRE. (f.)

♃ Racine de gentiane,
——— d'aristoloche ronde,
　　de chaque . . . deux parties.
Fleurs de petite centaurée,
　　　　　　　　quatre parties.
Feuilles de germandrée,
——— d'ivette,
　　de chaque . . . deux parties.
Faites une poudre.

CONSERVE DE PETITE CENTAURÉE. (pa.)

♃ Fleurs de petite centaurée, une partie.
Sucre en poudre . . deux parties.
Broyez ensemble.

EAU DE PETITE CENTAURÉE. (f. pa.)

♃ Fleurs fraîches de petite cen-
　　tanréc . . . . . une partie.
Eau. . . . . . quatre parties.
Distillez deux parties. (f. fe.)

pa. prescrit une partie de fleurs et deux d'eau; distillez une partie et demie.

ESPÈCES AMÈRES. (b*. ff. hp.)

♃ Herbe de petite centaurée,
——— de trèfle d'eau,
——— de germandrée,
Houblon, de chaque, parties égales.
Coupez et mêlez. (b*.)

♃ Herbe de fumeterre,
——— de germandrée,
——— de trèfle d'eau,
——— de chicorée sauvage,
——— d'ivette,
Sommités de petite centaurée,
Houblon,
Feuilles et sommités de chardon-
　　bénit, de chaque. . parties égales.
Coupez et mêlez. (ff.)

♃ Sommités de millefeuille,
——— de petite centaurée,
Herbe de trèfle d'eau,
——— de menthe poivrée,
Fenouil, de chaque, parties égales.
Coupez et écrasez. (hp.)

ESPÈCES VULNÉRAIRES. (fu.)

♃ Sommités de petite centaurée,
——— de millefeuille,
Herbe de lierre terrestre,

Herbe de trèfle d'eau,
de chaque . . . parties égales.
Coupez et mêlez. (ff.)

DÉCOCTION DE PETITE CENTAURÉE. (ra.)

♃ Sommités fleuries de petite centaurée . . . . . deux gros.
Eau. . . . . . . deux livres.

Faites bouillir légèrement.

Amer, tonique, conseillé toutes les fois
qu'il convient de relever les forces de l'estomac.

DÉCOCTION FÉBRIFUGE SALINE.

Decoctum febrifugum salinum. (sw*.)

♃ Sommités de petite centaurée,
Fleurs de camomille,
de chaque. . . . une poignée.
Eau bouillante, quantité suffisante
pour obtenir, après l'infusion, trois livres de colature. Ajoutez à celle-ci

Sulfate de potasse,
Miel blanc, de chaque, deux onces.

Cathartique, fébrifuge.— Conseillée dans
les fièvres quartes et tierces, mais principalement dans les hydropisies. — Dose, trois
verrées par jour.

INFUSION DE PETITE CENTAURÉE.

Infusum centaurii minoris. (b*. ff. fp.)

♃ Sommités de petite centaurée,
six gros.
Eau bouillante. . . . six onces.

Après suffisante digestion, passez. (b*.)

ff. et fp. prescrivent une once de sommités
et une pinte d'eau.

Amer. — A boire par demi-verrées.

SIROP DE PETITE CENTAURÉE.

Syrupus centaurii minoris. (w.)

♃ Fleurs fraîches de petite centaurée. . . . . . une livre.
Eau de fontaine bouillante, une livre.

Faites infuser pendant une nuit, exprimez le matin, et versez la liqueur sur

Fleurs fraîches de petite centaurée. . . . . . . une livre.

Après une nuit de macération, passez en exprimant, clarifiez avec du
blanc d'œuf, et ajoutez à neuf onces
de colature

Sucre blanc. . . . seize onces.

TEINTURE DE PETITE CENTAURÉE.

Tinctura s Essentia centaurii minoris. (br. d.
w.)

♃ Sommités fleuries de petite centaurée. . . . . quatre onces.

Alcool . . . . . . deux livres.

Après suffisante extraction, passez
en exprimant, et versez la liqueur sur

Sommités de petite centaurée,
deux onces.

Faites encore digérer, exprimez et filtrez.
(br. w.)

d. prescrit une partie d'herbe, quatre
d'alcool, et trois jours de digestion à une
douce chaleur.

Amer, réputé stomachique et anthelmintique, usité aussi dans les fièvres intermittentes. — Dose, un gros et plus. — On a vu
deux gros de cette teinture exciter la diarrhée.

ESSENCE AMÈRE. (w.)

♃ Herbe de tanaisie. . . une once.
——— de scolopendre,
——— de chardon bénit,
——— de petite centaurée,
Racine de gentiane,
——— de patience,
de chaque. . . . trois gros.
Ecorce fraiche d'oranges vertes,
une demi-once.
Alcool. . . . . . douze onces.

Après suffisante extraction, exprimez et
filtrez.

Amer, tonique, stomachique, carminatif, anthelmintique. — Dose, cinquante à
soixante-dix gouttes, dans du vin.

EXTRAIT AQUEUX DE PETITE CENTAURÉE.

Extractum centaurii minoris. (a. ams. an.
b. ba. be. br. d. e. f. fe. ff. fu. g. han. li. o.
pa. po. pr. r. s. sa. su. w. vm.)

♃ Sommités de petite centaurée,
une livre.
Eau froide. . . . . dix livres.

Faites macérer pendant deux jours, et remuez de temps en temps; passez, laissez reposer, et décantez la liqueur, puis évaporez
jusqu'à consistance d'extrait. (po.)

♃ Sommités de petite centaurée,
Eau froide, de chaque. . une partie.

Faites macérer pendant douze heures,
puis ajoutez

Eau bouillante. . . . le double
du poids de la masse totale; passez après le
refroidissement, clarifiez avec du blanc d'œuf,
mettez sur le feu, et quand la liqueur commence à s'épaissir, passez-la à travers une
étamine, puis faites-la évaporer convenablement, en remuant toujours. (vm.)

♃ Sommités de petite centaurée,
à volonté.

Pilez dans un mortier, et exprimez le suc ;
faites digérer le résidu pendant une demi-

heure, avec moitié d'eau bouillante ; faites dépurer les deux liqueurs par le repos, et évaporez-les ensemble. (ba.)

℞ Sommités de petite centaurée,
                          à volonté.
  Eau bouillante, suffisante quantité.

Faites infuser, passez et évaporez sur un feu doux, jusqu'à consistance d'extrait. (f. ff.)

℞ Sommités de petite centaurée,
                          une livre.
  Eau de fontaine. . . . six livres.

Faites digérer pendant quatre jours, dans un endroit chaud, puis bouillir un peu ; passez en exprimant, et faites évaporer la colature jusqu'à consistance d'extrait. (br. pa. w.).

℞ Sommités de petite centaurée,
                          une partie.
  Eau commune. . . . huit parties.

Faites macérer pendant vingt-quatre heures, puis bouillir pendant un quart d'heure, et passez en exprimant avec force ; faites encore bouillir le résidu avec quatre parties d'eau, mêlez les deux liqueurs, et après vingt-quatre heures de repos, évaporez jusqu'à consistance convenable. (s.)

℞ Sommités fleuries de petite centaurée. . . . . . . deux livres.
  Eau bouillante. . . . dix livres.

Faites digérer pendant vingt-quatre heures, dans un vase couvert, puis bouillir pendant une ; décantez après le refroidissement, exprimez ensuite l'herbe, réunissez les deux liqueurs, et après qu'elles se sont dépurées par le repos, faites-les évaporer jusqu'à consistance convenable. (b. he. li.)

℞ Sommités de petite centaurée,
                          une partie.
  Eau bouillante. . . huit parties.

Faites bouillir légèrement pendant un quart d'heure, et passez en exprimant ; faites encore bouillir le résidu avec quatre parties d'eau, et passez en exprimant ; mêlez les deux liqueurs, décantez après repos suffisant, et faites évaporer, sur un feu doux, jusqu'à consistance d'extrait. (d. han. o. pr.)

a. prescrit d'épuiser l'herbe par plusieurs ébullitions successives, et d'évaporer les liqueurs décantées, au bain-marie ; — su. de la faire bouillir un peu avec le double d'eau, puis, une seconde fois, avec de nouvelle eau, de mêler les deux liqueurs, et de les évaporer au bain-marie.

℞ Sommités de petite centaurée,
                          une livre.
  Eau pure. . . . . . dix livres.

Faites cuire pendant deux heures, passez en exprimant, laissez reposer la liqueur,

passez à la chausse, et faites évaporer jusqu'à ce que la masse ne s'attache plus aux doigts. (ams.)

r. prescrit de faire bouillir une partie de sommités dans six d'eau, de passer la liqueur et de l'évaporer convenablement ; — e. de faire bouillir les sommités dans suffisante quantité d'eau, et d'évaporer doucement la décoction décantée ; — an. de faire bouillir pendant un quart d'heure deux livres de sommités dans dix livres d'eau et d'évaporer la décoction décantée ; — fe. de faire bouillir une livre d'herbe dans trois d'eau et d'évaporer la colature clarifiée au blanc d'œuf.

℞ Sommités fleuries et pilées de petite centaurée. . . huit livres.

Faites macérer pendant trois jours dans un alambic, puis tirez deux onces d'eau environ par la distillation au bain-marie ; versez alors sur le résidu le triple d'eau, et, après six heures de digestion, faites réduire des deux tiers par la coction ; exprimez l'herbe, clarifiez et passez la liqueur, évaporez jusqu'à consistance d'électuaire, et ajoutez l'eau distillée à celui-ci, quand il n'est plus que tiède. (sa.)

Dose, depuis un scrupule jusqu'à un gros.

EXTRAIT ALCOOLIQUE DE PETITE CENTAURÉE.
            (wu.)

℞ Sommités de petite centaurée,
                          une livre.
  Eau commune. . . . huit livres.
  Alcool. . . . . . . une livre.

Faites digérer pendant trois jours, à une douce température, passez en exprimant, laissez reposer et décantez la liqueur, tirez l'alcool par la distillation, et faites évaporer le résidu jusqu'à consistance d'extrait.

ÉMULSION FÉBRIFUGE. (b*.)

℞ Amandes amères,
            un gros et demi à deux gros.
  Eau de fleurs de camomille,
            une once et demie à deux onces.

Faites une émulsion, et ajoutez à la colature

  Extrait de petite centaurée,
            un à deux gros.

VIN AMER.

Vinum vincetoxici amarum. (au.)

℞ Racine de garance,
  —— et feuilles de dompte-venin,
  Petite centaurée,
            de chaque. . . . . une once.
  Vin du Rhin,
  Eau, de chaque, une pinte et demie.

Faites réduire d'un tiers par la coction, et ajoutez à la colature

Sirop d'écorce d'orange. . deux onces.

Dose, une tasse matin et soir, dans l'ictère.

CERFEUIL.

Trois espèces de ce genre de plantes sont usitées en médecine :

1° *Cerfeuil* commun ; *Chærophyllum sativum*, **L.**

Kerbel, Gertenkærbel (Al.); *garden ohervil* (An., ; *kervel* (D.); *perifollo* (E.); *tuinkervol* (Ho.); *cerfoglio* (I.); *tozebula, trybula* (Po.); *cerefolho* (Por.); *spansk kyrfwel* (Su.).

ams. an. b. ba. be. br. d. e. f. fe. ff. fu. ham. he. li. o. p. r. w. be. br. g. m. pid. sp. z.

Plante ☉ (pentandrie digynie, L. ; ombellifères, J.), cultivée dans toute l'Europe. (*fig. Flore méd.* II. 108.)

On emploie l'herbe et la semence.

L'herbe (*herba Chærophylli s. Cerefolii s. Chœrefolii*) se compose d'une tige cylindrique, glabre, striée, fibreuse, rameuse, et de feuilles alternes, presque amplexicaules, deux ou trois fois ailées, à folioles élargies, courtes et pinnatifides. Elle a une odeur aromatique et une saveur agréable, que la dessiccation lui enlève.

La semence est oblongue, plane d'un côté, sillonnée de l'autre, et noirâtre.

Excitant, carminatif.

2° *Cerfeuil musqué* ; *Chærophyllum odoratum*, **L.**

Spansk kyrfwel (Su.).

f. su. w.

Plante ♃ , qui croît en Europe.

On emploie l'herbe (*herba Cerefolii hispanici*), qui se compose d'une tige cannelée et fistuleuse, garnie de larges feuilles trois fois ailées, légèrement velues, à folioles ovales, aiguës, incisées et dentées. Elle a une odeur agréable et un peu anisée.

Excitant.

3° *Cerfeuil sauvage*, *Persil d'âne*; *Chærophyllum sylvestre*, **L.**

Wilder Kælberkropf, Waldkælberkropf, Tollkerbel, Eselskerbel, Kuhpeterlein (Al.); *common oowparsley* (An.); *kerbljk, trebula* (B.); *gladzaogige wilde kerwell* (Ho.).

f. su. be. m. z.

Plante ♃ , qui croît dans toute l'Europe. (*fig.* Jacq. *Austr.* II. t. 149.)

On emploie l'herbe (*herba Cicutariæ*), qui se compose d'une tige creuse, droite, striée, à articulations un peu renflées, garnie de feuilles deux ou trois fois ailées, d'un vert foncé. Elle a une odeur fétide et nauséeuse, une saveur âcre et un peu amere.

Excitant. — Osbeck l'a recommandé dans le traitement des maladies vénériennes.

ESPÈCES BÉCHIQUES. (su.)

♃ Herbe de cerfeuil musqué, trois onces.
—— d'hysope. . . . une once.
Fleurs de bouillon-blanc,
une demi-once.
Anis étoilé. . . . . . un gros.
Coupez et écrasez.

CATAPLASME RÉSOLUTIF. (*ca. pie. sm.*)

♃ Cerfeuil frais. . . trois poignées.
Pilez-le , faites-le chauffer légèrement, et arrosez-le avec
Huile rosat. . . . . . une once.

CONSERVE DE CERFEUIL. (r. sa. su.)

♃ Feuilles fraîches de cerfeuil ,
une partie.
Sucre blanc en poudre, deux parties.
Broyez et mêlez exactement. (r.)

sa. et su. prescrivent parties égales de cerfeuil et de sucre.

TISANE ANTILAITEUSE. (*ca.* sm.)

♃ Cerfeuil,
Pariétaire ,
Baume des jardins,
Sommités de céleri,
de chaque. . . . une poignée.
Eau bouillante. . trois demi-setiers.

Faites infuser pendant un quart d'heure, sur les cendres chaudes, tirez à clair, et ajoutez

Nitre. . . . un à deux scrupules.

SUC DE CERFEUIL.

Succus cerefolii. (sa.)

♃ Feuilles fraîches de cerfeuil, à volonté.

Hachez-les et pilez-les un peu ; exprimez avec force, et filtrez le suc au bout d'une heure ou deux.

Dose, une à quatre onces.

POTION DIURÉTIQUE. (*bo. pie.*)

♃ Suc de cerfeuil. . . quatre onces.
— de limon. . . . . six gros.
Sel d'absinthe. . . un demi-gros.
Eau de cannelle orgée ,
——de menthe,
de chaque. . . une demi-once.
Vinaigre scillitique, . . deux gros.
Sirop d'écorce d'orange ,
une demi-once.

Dose, trois ou quatre cuillerées par jour.

SUC TEMPÉRANT ET DIURÉTIQUE. (f.)

♃ Feuilles de cerfeuil ,
——— d'oseille ,
——— de laitue,

25.

———- de grande joubarbe,
de chaque. . . . parties égales.
Pilez , passez en exprimant et filtrez.

♃ Suc de cerfeuil,
— - d'aristoloche,
—— de pimprenelle,
— - de grande joubarbe,
Vinaigre, de chaque. . . à volonté.

Distillez doucement.

Employée jadis pour arrêter les hémorrhagies et hâter le travail de la cicatrisation.

EXTRAIT DE CERFEUIL.

. *Extractum chærophylli.* (f. sa. su.)

♃ Herbe fraîche de cerfeuil sauvage,
à volonté.

Pilez dans un mortier et exprimez le suc;
évaporez celui-ci , sans enlever l'écume ,
jusqu'à ce qu'il suffise d'y ajouter un quart
de poudre d'herbe sèche de cerfeuil pour lui
donner la consistance d'extrait. (su.)

♃ Feuilles fraîches de cerfeuil, à volonté.

Exprimez et clarifiez le suc , puis faites-le
évaporer au bain-marie , jusqu'à consistance d'extrait. (f.)

♃ Herbe fraîche et pilée de cerfeuil ,
huit livres.

Faites macérer pendant trois jours , dans
un alambic, puis tirez deux onces d'eau environ par la distillation au bain-marie ; versez alors le triple d'eau sur le résidu, et
après six heures de digestion , faites réduire
des deux tiers par la coction; exprimez
l'herbe, clarifiez et passez la liqueur , évaporez jusqu'à consistance d'extrait, et ajoutez l'eau distillée à celui-ci , quand il n'est
plus que tiède. (sa.)

Dose , depuis un scrupule jusqu'à une
demi-once.

EXTRAIT DE CERFEUIL MUSQUÉ. (su.)

♃ Herbe fraîche de cerfeuil musqué,
à volonté.

Pilez dans un mortier, et exprimez le suc;
évaporez celui-ci, sans enlever l'écume, jusqu'à ce qu'il suffise d'y ajouter un quart de
poudre d'herbe sèche de cerfeuil, pour lui
donner la consistance d'extrait.

EAU DE CERFEUIL. (b. be. g. he. li. pa. r. *pid.*)

♃ Herbe fraîche de cerfeuil, une partie.
Eau. . . . . . . seize parties.

Après vingt-quatre heures de macération,
distillez quatre parties. (b. be. he. r. *pid.*)

pa. prescrit une partie d'herbe et quatre
d'eau ; distillez deux parties ; — li. une par-

tie d'herbe et six d'eau ; distillez trois parties; — g. une livre d'herbe et suffisante
quantité d'eau ; distillez six livres.

Dose, depuis deux onces jusqu'à quatre.

HUILE DE CERFEUIL.

*Oleum chærophylli æthereum, Ætheroleum
chærophylli.* (w.)

♃ Herbe fraîche de cerfeuil ,
vingt-cinq parties.
Eau. . . soixante-quinze parties.
Sel de cuisine. . . . trois parties.

Après trois jours de macération, distillez,
et séparez l'huile du produit aqueux.

CERISIER.

Quatre végétaux de ce nom fournissent
des médicamens à la médecine :

1° *Cerisier à grappes, Bois puant ; Cerasus
Padus,* CAND.

*Vogelkirsche (Al.); common bird-cherry (An.); hægebær (D.);
padu (E. I. Por.) ; vogelkersen (H..) ; czeremchow (Po.);
hægg (Su.!.*

ba. br. f. fi. han. po. pr. s. su. he. m. sp

Arbre (icosandrie monogynie, L. ; rosacées, J.), qui croit dans toute l'Europe septentrionale. (*fig* Zorn , *Ic. pl.* t. 177.)

On emploie l'écorce (*cortex Padi* s. *Cerasi
racemosi sylvestris*), qui est brune et parsemée
de verrues. Elle a une odeur forte et désagréable , quand elle est fraîche ; une saveur
amère et un peu astringente.

Elle a été conseillée , dans les fièvres intermittentes , comme succédanée du quinquina. — Dose, vingt à trente grains.

D'autres ont vanté aussi ses vertus anti-
rhumatismales et antigoutteuses. Enfin elle
a été classée parmi les antisyphilitiques.

: ° *Cerisier commun; Cerasus vulgaris,* LOIS.

ba br. d. e. f. fe. fi. fu. g. han. he. li. o. po. pr. r. s. su. w.
wu. be. br. g. m. pid. sp. z.

Arbre originaire de l'Asie mineure. (*fig.*
Flore médic. II. 109.)

On emploie le fruit, appelé *Cerise* (*fructus cerasorum rubrorum acidorum*) ; *Kirsche*
(*Ai*); cherry (*An.*); hirse (*D.*); cerezo (*E.*) ;
kerse (*Ho.*); ciriegio (*I.*); wisnie (*Po.*); kœri
(*Su.*); qui est un drupe globuleux, d'un
rouge éclatant , lisse , contenant , au milieu
d'une pulpe acidule et ou moins sucrée
un noyau sphérique , sillonné sur les bords
à suture saillante, et dont la coque ligneuse
cache une amande amère.

3° *Cerisier Mahaleb; Cerasus Mahaleb*
MILL.

Wild cherry tree (An.).

am. e.

Arbrisseau du midi de l'Europe. (*fig*
Nouv Duh. V. 2.)

On emploie les semences, qui sont des noyaux (*Mogalop, Morgalzsaame (Al.*), dont l'amande a une saveur amère, due à l'acide hydrocyanique.

4° *Cerisier de Virginie ; Cerasus Virginiana*, Mich.-
f.

Arbre de l'Amérique septentrionale, que l'on cultive en France. (*fig.* Willd. *Abbild. teutsch. Holzart.* t. IV. f. 2.)

On emploie l'écorce des branches, qui est amère et légèrement aromatique, propriétés qui, selon Morris, sont plus développées dans celle de la racine.

SUC DE CERISES.

Succus cerasorum. (s. he. *pid.*)

℞ Cerises bien mûres. . . à volonté.

Écrasez-les entre les doigts, mettez la masse à la cave, jusqu'à ce qu'il surnage un liquide limpide, et passez en exprimant; laissez reposer le suc, et conservez la partie claire dans des bouteilles à long col, sous une couche d'huile. (s.)

he. et *pid.* prescrivent, avant de mettre le suc en bouteilles, d'y ajouter un quart de sucre, et de lui faire jeter un bouillon.

TISANE DE SUC DE CERISES. (b*.)

℞ Cerises fraîches. . . . une livre.
Eau. . . . . une pinte.
Exprimez. Faites fondre dans le suc
Sucre blanc. . . . . trois onces.
Filtrez.

ROB DE CERISES.

Rob cerasorum. (br. sa. w. wu. sw.)

℞ Cerises mûres. . . . . à volonté.

Pilez dans un mortier, après avoir enlevé les noyaux, laissez en repos pendant trois jours, exprimez le suc, et faites-le cuire sur un feu doux, jusqu'à consistance de miel, avec un quart de sucre. (br. w. wu. sw.)

sa. prescrit de faire évaporer le suc au bain-marie, sans sucre, jusqu'à consistance d'extrait.

SIROP DE CERISES.

Syrupus cerasorum s. *cerasorum acidorum.* (ba. br. d. fe. fi. han. he. li. o. pa. po. pr. su. w. wu. *pid. sw.*)

℞ Suc dépuré par le repos de cerises aigres et noires écrasées avec les noyaux. . . . . une livre.
Sucre blanc. . . . . deux livres.

Faites le sirop à une douce chaleur. (fi. li.)

br. d. w. et wu. prescrivent dix onces de suc et seize de sucre. — he. e. et *pid.* dix onces de suc et treize et demie de sucre cuit à la plume ; — pa. deux parties de suc et une de sucre ; — han. o. po. et pr. vingt onces de suc et trois livres de sucre, à faire bouillir ensemble ; — sw. seize onces de suc et vingt-huit de sucre ; — fe. parties égales de sucre et de suc.

℞ Suc exprimé de cerises noires écrasées avec les noyaux. . à volonté.

Exposez-le pendant deux jours à une chaleur d'environ 20 degrés, pour qu'il subisse la fermentation alcoolique; passez en exprimant, laissez dépurer par le repos, et faites fondre deux parties de sucre dans une de colature. (ba.)

DÉCOCTION DE CERISES SÈCHES.

Decoctum cerasorum acidorum siccatorum, *Potus cerasorum.* (b*. au.)

℞ Cerises aigres sèches, quatre onces.
Eau de fontaine. . . quatre livres.
Faites réduire d'un quart par l'ébullition.

℞ Cerises sèches. . . . . une once.
Orge perlée. . . . . . six gros.
Eau bouillante. . . quatre livres.
Faites bouillir un peu, et ajoutez
Sucre. . . . . . . à volonté.
Faites dissoudre. (au.)

Boisson acidulée, rafraîchissante et tempérante.

DÉCOCTION DE CERISIER A GRAPPES.

Decoctum prunus-padi. (sy.)

℞ Écorce de cerisier à grappes, six à huit onces.
Eau de mer, ou, à son défaut, Eau de fontaine. . . . . huit livres.
Faites réduire de moitié par l'ébullition.

Conseillée dans le traitement des maladies vénériennes. — Dose, une livre, tous les matins, en quatre prises.

INFUSION DE QUEUES DE CERISES. (*ra.*)

℞ Queues de cerises, une demi-once.
Eau bouillante. . . . deux livres.
Passez après suffisante macération.

Cette infusion, presque dénuée d'action, passe cependant pour être légèrement diurétique. Elle peut au moins servir de véhicule à d'autres substances plus actives.

RATAFIA ANTISCORBUTIQUE.

Claretum fructuum. (au.)

♃ Cerises mûres. . . quinze parties.
Groseilles. . . . . . six parties.
Framboises. . . . . trois parties.
Alcool. . . vingt-quatre parties.

Au bout d'un mois, exprimez et ajoutez à deux cent cinquante onces de liqueur

Clous de girofle. . . . . n° 24.
Vanille. . . . . n° 1|2.
Sucre. . . . . . . quatre livres.

Filtrez, après un mois de digestion.
Dose, deux cuillerées.

CÉVADILLE.

Veratrum Sabadilla, RE.

*Sabadille, mexikanischer Læusesaamen, Læusemœrder, Læu-
sekœrner, Mœnchensaat (Al.); sabadillkorn (D.); nasikio
sabatyli (Po.); sabadill, husarfrœ (Su.).*

a. ams. an. b. be. br. d. e. f. fe. fi. g. bam. ban. be. li. o.
po. pp. p. r. s. su. w. wu. ww. be. br. g. m. sp. z.

Plante ♃ (polygamie monoécie, L.; colchicacées, J.), du Mexique.

On emploie le fruit et la semence.

Le fruit est une capsule ovale, pointue à
un bout, obtuse à l'autre, d'un brun clair,
longue d'environ six lignes, inodore, d'une
saveur âcre, brûlante et durable.

La semence (semen *Sabadilli* s. *Sabadillæ*)
est noirâtre, rugueuse et légèrement convexe.

Elle contient, d'après Meissner, Pelletier
et Caventou, de l'*Acide cévadique* et de la
Vératrine ou *Sabadilline*.

Excitant, irritant, qui, à l'intérieur,
provoque des ardeurs d'estomac et le vomissement; à l'extérieur, enflamme la peau, surtout chez les jeunes sujets. On s'en sert pour
tuer les poux et les vers intestinaux. Secli-
ger l'a employé avec succès contre le ténia.
Son usage demande beaucoup de circonspection.

POUDRE DES CAPUCINS. (b*.)

♃ Semences de cévadille,
————— de staphisaigre,
————— de persil,
Feuilles de tabac,
de chaque. . . . parties égales.

Faites une poudre très fine.

Pour détruire les poux dans la tête.—Cette
poudre produit souvent des vertiges et autres symptômes fâcheux.

ONGUENT CONTRE LES POUX. (fu.)

♃ Poudre de cévadille. . quatre onces.
————— de moutarde,

Poudre de pyrèthre,
de chaque. . . . . deux onces.
Axonge préparée, trente-deux onces.

PILULES ANTHELMINTIQUES. (*ca. sw.*)

♃ Cévadille,
Miel. de chaque, une demi-once.

Faites des pilules de cinq grains. (*sw.*)
ca. ajoute vingt gouttes d'huile de fenouil.

LAVEMENT CONTRE LES ASCARIDES.

Enema sabadillæ. (b* *au. sw.*)

♃ Cévadille. . . . . deux gros.
Eau de fontaine. . . . dix onces.

Faites bouillir, et aux sept onces de colature ajoutez

Lait de vache. . . . sept onces.

On a conseillé de lotionner les bois de lit
avec une infusion de cévadille (semence,
deux onces; vinaigre, une once; faites digérer pendant deux jours), pour détruire
les punaises.

CHAMPIGNON DE MALTE.

Cynomorium coccineum, L.

*Maltheserschwamm (Al.); scarlet mushroom (An.); hondsschaft
(Ho); fongo maltese, gozzitano (I.).*

e. f. fu. r. su. w. wu. be. br. m. sp.

Plante parasite et aphylle (monoécie monandrie, L.) de la Sicile et de la Marti-
nique. (*fig. Desc. Fl. Ant.* I. 96.)

Elle forme (*Fungus Melitensis* s. *herba
Cynomorii*) une tête oblongue, en massue,
presque cylindrique, comme verruqueuse,
écarlate, supportée par un pédicule épais
et raboteux. Dépourvue d'odeur, elle a une
saveur astringente et légèrement acide.

Astringent. — Dose, un gros.

CHANVRE.

Cannabis sativa, L.

*Hanf (Al.); hemp (An.); kanub (Ar.); kanop (Arm.); konope,
semenec (B.); ganja (Beng.); chu-tsao (C.); hamp (D.);
sjarank (Eg.); canamo (E.); hennip (Ho.); canape (I.);
gindsche (Ja.); gingi (Mal.); konop (Po.); canhamo (Por.);
konopli (R.); ganjica, bijiah (Sa.); hampa (Su.): ganja
(Tam.); ganjah chettu (Tel.).*

a. ams. an. b. ba. br. d. dd. e. f. fe. fi. g. bam. ban. be. li. o.
po. pr. r. s. su. w. wu. a. be. br. g. m. pid. sp. z.

Plante ☉ (dioécie pentandrie, L.; urticées, J.), originaire de la Perse, dit-on, et
cultivée dans toute l'Europe. (*fig. Zorn, Ic.
pl.* I. 531, 532.)

On emploie la semence, appelée *Chenevis*
(semen *Cannabis*), qui est ronde; sous une enveloppe crustacée, glabre, bivalve et grise,
elle offre une amande blanche et oléagineuse.

Adoucissant, émollient, employé dans les inflammations des voies urinaires.

INFUSION DE CHENEVIS.

Infusum cannabis. (sw. sy.)

℞ Chenevis. . . . . . une once.
Eau bouillante. . . quatre livres.

Faites digérer pendant deux heures, puis bouillir pendant trois ou quatre minutes, et passez.

Emollient, usité surtout dans la gonorrhée, la dysurie, la strangurie. On édulcore avec du sucre ou du sirop d'orgeat. —A prendre par verrées.

HUILE DE CHENEVIS.

Oleum cannabis. (a. br. e. sa.)

℞ Chenevis. . . . . . à volonté.

Pilez dans un mortier de marbre, enfermez la pâte dans un sac de toile, et exprimez à froid.

ÉMULSION DE CHENEVIS.

Emulsio cannabina. (su.)

℞ Chenevis. . . une once et demie.

Broyez dans un mortier de marbre, en ajoutant peu à peu

Eau de fontaine, quantité suffisante pour obtenir une livre de colature.
Ajoutez à celle-ci

Sucre blanc. . . . . -trois gros.

CHARBON.

Carbo ; ἀνθραξ.

Kohle (Al.); *charcoal* (An.); *fuhm chobie* (Ar.); *lippe anghuru* (Cy.); *khoylu* (Duk. Hi.); *carbon* (E.); *kuole* (Ho.); *arang* (Mal.); *zegal chobie* (Pe.); *kol* (Su.); *adapu currie* (Tam.); *poibogulu* (Tel.).

I. *Charbon végétal; Carbo e vegetabilibus.*

A. *A l'état de pureté, ou à peu près.*

1° Tel qu'on le trouve dans le commerce.

a. am. be. du. ed. fe. li. lo. su. a. c. g. pa.

2° Préparé en brûlant des bûchettes de bois léger, jusqu'à ce qu'il ne s'en dégage plus de fumée.

b. ban. be. o. po. pr. w. sw. .

3° Préparé en faisant rougir celui du commerce, pour brûler les portions de bois qui auraient pu échapper à l'action du feu.

a. ba. be. d. fi. li. r. s. su. br.

4° Pulvérisé, réduit en pâte avec un peu d'eau, et pétri en masses orbiculaires, qu'on fait sécher au soleil. (f.)

r.

B. *Plus ou moins mêlé de substances étrangères.*

1° *Éthiops végétal; Æthiops vegetabilis s. pulvis Quercûs marinæ.*

du w. wu. c. ea.

℞ Fucus vésiculeux chargé de graines,
à volonté.

Faites-le sécher, et après l'avoir nettoyé, calcinez-le sur des charbons ardens, dans un creuset couvert percé à son fond, et en remuant la masse avec un tuyau de pipe, pour que la combustion soit bien égale; continuez jusqu'à ce que celle-ci ne fume plus, et soit devenue d'un rouge obscur ; laissez-la encore au feu pendant un quart d'heure, puis retirez-la, et quand elle est refroidie, pilez-la dans un mortier de verre. Conservez la poudre ainsi obtenue.

2° *Éponge brûlée, Charbon d'éponge; Spongia usta s. calcinata, Carbo spongiæ marinæ.*

a. am. b'. ba. br. d. du. e. f. fr. fu. g. ban. he. li. lo. o. p. pa. pr. s. su. su. w. wu. br. c. sw. vm.

℞ Éponges. . . . . . à volonté.

Lavez-les pour enlever tous les corps étrangers; mettez-les, en pressant modérément, dans un creuset de terre, avec un couvercle maintenu par des fils de fer, et percé de deux trous; placez sur les charbons ardens, soufflez le feu jusqu'à ce qu'il ne sorte plus de fumée par les trous; laissez refroidir, découvrez le creuset, enlevez le charbon, et pulvérisez-le.

3° *Charbon de pelotes de mer; Carbo pilæ marinæ.*

pa.

On le prépare de même que l'éthiops végétal.

Ces trois derniers charbons contiennent de l'iode à l'état d'hydriodate. Ils ont été long-temps célèbres contre les scrofules et le goitre, à la dose d'un scrupule et plus. Duncan dit à ce sujet que, jusqu'à l'époque des observations faites par Coindet, cette drogue était considérée comme insignifiante par les pharmacologistes scientifiques, malgré la réputation dont elle jouissait parmi le vulgaire, et que cela offre une utile leçon qui apprend à ne pas mépriser une observation populaire, à ne pas la révoquer en doute, uniquement parce qu'il est impossible d'en donner l'explication. Cette remarque est fort juste; mais si l'on doit blâmer celui qui ne croit qu'à ce qu'il s'imagine expliquer bien ou mal, du moins mérite-t-il encore plus d'égards que ces empiriques, si communs en tous temps, qui s'extasient devant les observations populaires, uniquement parce qu'elles sont populaires, et qui ne cherchent pas d'abord à vérifier si elles sont exactes. Un doute, présomptueux sans doute, mais qui témoigne au moins l'usage de la raison, outrage moins l'esprit humain que cette aveugle admiration, fille de la crédulité et compagne de l'ignorance.

II. *Charbon animal; Carbo animalis.*

br. e. *sp. sw. vm.*

1° ♃ Os noircis par la combustion,
              une partie.
Pulvérisez-les, et versez sur la poudre
    Acide hydrochlorique, trois parties.
    Eau. . . . . . . une partie.

Après plusieurs heures de digestion sur le bain de sable, filtrez; séchez la poudre dans un creuset couvert, et faites-la rougir au feu. (*sw*. *vm.*)

br. e. et *sp.* prescrivent seulement de faire noircir l'ivoire au feu.

2° On trouve encore indiquées dans les anciennes pharmacopées les cendres charbonneuses de plusieurs substances animales;

Cendres de hérisson, Erinaceus combustus (pa. w.), réputées spécifiques dans l'incontinence d'urine; employées aussi contre l'hydropisie.

Cendres de soie écrue, Sericum tostum (pa. w.), qui figurent parmi les espèces cordiales, et qu'on prescrivait dans l'épilepsie, à la dose d'un scrupule.

Cendres d'hirondelles, Hirundines combustæ (w.), regardées comme un spécifique contre l'épilepsie, et préconisées aussi dans l'angine.

Cendres de lièvre, Lepus combustus (w.), qu'on donnait aux calculeux, à la dose d'un ou deux scrupules.

Cendres de roitelet, Reguli usti (w.), conseillées dans la néphrite et les maladies calculeuses.

Cendres de taupe, Talpæ combustæ (w.), vantées dans la goutte vague, la lèpre, les scrofules, les ulcères, les fistules.
Toutes ces préparations sont justement abandonnées aujourd'hui.

Lorsque les théories chimiques régnaient en médecine, on attribuait au charbon végétal pur de puissantes vertus dans la phthisie pulmonaire, la dysenterie et surtout les maladies putrides. Le temps n'a justifié aucune des espérances qu'on avait conçues à cet égard. On ne se sert plus du charbon qu'à l'extérieur, pour corriger la fétidité de certaines exhalations. Celui d'os passe pour être plus efficace que celui de bois. — Dose, à l'intérieur, quinze grains.

♃ Poudre de charbon. . . une once.
— — — de quinquina gris, deux gros.
Mêlez bien. (b*. han.)

♃ Charbon de bois. . . huit parties.
    Sel de cuisine purifié, deux parties.
    Girofle. . . . . une partie.
Mêlez. (*vm.*)

♃ Charbon de bois. . quatre onces.
    Ecorce de chêne. . . deux onces.
    Myrrhe. . . . . . une once.
    Alun. . . . . . une demi-once.
Broyez exactement dans un mortier de marbre. (b*. li.)

♃ Charbon de bois. . . deux onces.
    Fleurs de soufre,
    Résine de quinquina,
      de chaque. . . . dix grains.
    Cannelle. . . . quatre grains.
Mêlez. (*pie.*)

POMMADE ANTIPSORIQUE. (*ca.*)

♃ Beurre frais,
    Axonge de porc,
      de chaque. . . . trois onces.
    Poudre de charbon. . deux gros.
Dose, deux gros par friction; la veille on fait prendre un bain tiède, et après la friction on lave avec de l'eau de savon tiède.

SUPPOSITOIRE ANTIHÉMORRHOÏDAL. (*ca.*)

♃ Liége brûlé,
    Cire, de chaque. . . une partie.
    Beurre frais. . . . deux parties.

POMMADE DE CHARBON.

Pommade contre la teigne. (*ca. sm. sw.*)

♃ Charbon de bois pulvérisé, une once.
    Fleurs de soufre. . . deux onces.
    Cérat ordinaire. . . . cinq onces.
Mêlez. (*sm.*)

♃ Charbon en poudre,
    Fleurs de soufre,
      de chaque. . . . quatre onces.
    Suie. . . . . . deux onces.
    Axonge de porc. . . quinze onces.
Mêlez. (*ca. sw.*)

Tous les trois jours on en frotte les parties malades, après avoir lavé la tête avec de l'eau de savon.

ÉLECTUAIRE DE CHARBON. (b*.)

♃ Charbon. . . . . trois onces.
    Gomme arabique. . . deux gros.
    Sucre blanc. . . . une once.
    Eau. . . . quantité suffisante.
Dose, une cuillerée à café.

CATAPLASME ANTISEPTIQUE.

Cataplasma antisepticum. (*b.*)

℞ Poudre de charbon de bois ,
　　　　　　une demi-once.
Cataplasme de fleurs de camomille,
　　　　　　cinq livres.
Mêlez.

POUDRE ANTISTRUMEUSE.

Pulvis contra s. ad strumas s. ad botium s. spongiæ compositus. (b*. br. g. han. he. pa. sa. w. au. pie. sm. sp. vm.)

℞ Éponge brûlée. . . . trois onces.
Sucre blanc. . . . . une once.
Mêlez. (he.) — Dose , un demi-gros à un gros, deux ou trois fois par jour.

℞ Éponge brûlée. . . . . six gros.
Oléosucre d'anis. . . quatre gros.
Mêlez. (*sm.*) — Dose, depuis trente grains jusqu'à cinquante , dans un verre d'eau sucrée, deux fois par jour.

℞ Éponge brûlée ,
Pierres d'éponge calcinées,
de chaque. . . parties égales.
Mêlez. (b*.) — Dose, depuis un demi-scrupule jusqu'à deux scrupules.

℞ Fèves noires. . . . . huit onces.
Sucre candi. . . . quatre onces.
Eponge de mer. . . . six onces.
Faites torréfier dans un vase couvert et pulvérisez. (*sm.*) — Dose, un demi-gros, matin et soir, dans une demi-verrée d'eau sucrée.

℞ Éponge brûlée. . . . une once.
Os de séche calciné,
Sucre candi,
de chaque. . . une demi-once.
Faites une poudre. (sa.) — Dose, un à deux scrupules.

℞ Éponge brûlée. . . . neuf onces.
Arcanum duplicatum. . deux onces.
Racine de dompte-venin, une once.
Cannelle. . . . . . deux gros.
Faites une poudre. (w.) — Dose, un à deux scrupules.

℞ Poudre de garance. . un scrupule.
——— d'éponge brûlée,
　　　　　　un demi-scrupule.
Pour une seule dose. (au.)

℞ Éponge brûlée. . . un scrupule.
Nitre,
Mousse de Corse,
Sucre blanc ,
de chaque. . un demi-scrupule.
Faites une poudre. (*pie.*)

℞ Éponge brûlée ,
Cloportes préparés,
de chaque. . . une demi-once.
Nitre,
Mousse de Corse ,
de chaque. . . . . deux gros.
Sucre blanc. . . une demi-once.
Faites une poudre. (br.)

℞ Éponge de mer ,
Bédéguar du rosier,
de chaque. . . . deux onces.
Mêlez ensemble. Ajoutez à chaque once des cendres

Cannelle. . . . . une demi-once.
Papier à enveloppes brûlé, deux gros.
Corail rouge. . . un gros et demi.
Mêlez. (b*.) — Dose, une once et demie, dans huit onces de vin blanc.

℞ Éponge,
Tartre cru ,
de chaque. . . quatre onces.
Alun,
Pierres d'éponge,
Cuir de Russie,
de chaque. . . . deux onces.
Calcinez pendant un quart d'heure, dans un vase clos. (b*. han. vm.)

℞ Éponge brûlée. . . . une once.
Cendres de papier gris, une demi-once.
Corail,
Cannelle,
Sauge, de chaque. . . deux gros.
Faites une poudre. (g.)

℞ Éponge brûlée,
Ethiops végétal,
Os de seiche,
Poivre long,
——— noir,
Gingembre,
Cannelle,
Sel gemme,
Pyrèthre,
Noix de galle,
——— de cyprès,
Bédéguar, de chaque. . deux onces.
Sucre. . . . . . . six onces.
Faites une poudre. (sp.)

pa. et *pie.* suppriment les noix de cyprès et le bédéguar ; — pa. prescrit deux onces d'éponge, autant d'éthiops, une once des autres substances, et quatre onces de sucre.

BOLS ANTISCROFULEUX.

Boli e spongia s. contra strumas. (*ca. sa. sm. sw.*)

℞ Éponge brûlée. . . un demi-gros.
Conserve d'écorce d'orange,
　　　　　　un scrupule,

Sirop de sucre. . quantité suffisante.

Mêlez. (*sa. sw.*) — A prendre trois fois par jour.

℞ Éponge brûlée. . . un scrupule.
Sulfate de potasse. . quinze grains.
Baume de soufre simple . dix gouttes.
Sirop de sucre. . quantité suffisante.

Faites deux bols. (*ca.* sm.) — Dose, un le matin et l'autre le soir.

PILULES ANTIASTHMATIQUES. (*ca.*)

℞ Éponge brûlée. . une demi-once.
Extrait de fumeterre,
Gomme ammoniaque,
Fleurs de soufre,
    de chaque. . . . deux gros.
Antimoine cru. . . . un gros.

Faites des pilules de trois grains. — Dose, six, trois fois par jour, en allant peu à peu jusqu'à dix ou douze.

PASTILLES ANTISTRUMALES.

Tabellæ ad botium. (b*. *ca.* sa. sm.)

℞ Poudre antistrumeuse (formule de
sa.). . . . . six onces.
Sucre blanc. . . . une livre.
Mucilage de gomme adragant,
            quantité suffisante.

Faites des tablettes. (sa.)

℞ Éponge brûlée. . . . une once.
Poudre de gomme arabique, un gros.
Cannelle. . . . . quinze grains.
Sirop d'écorce d'orange,
            quantité suffisante.

Faites vingt-quatre trochisques. (b*.)

℞ Suc de réglisse,
            deux onces et six gros.
Éponge brûlée. . . . une once.
Sous-carbonate de soude,
            une demi-once.
Cannelle. . . . . . deux gros.
Mucilage de gomme adragant,
            quantité suffisante.

Faites des pastilles de dix grains. (*ca.*)

Dose, une chaque soir.

℞ Éponge brûlée,
Écarlate brûlé,
    de chaque. . . . . une once.
Os de sèche,
Racine de pied de veau,
    de chaque. . . . deux gros.
Gingembre,
Cannelle, de chaque. . . un gros.
Sucre. . . . . . . trois onces.
Mucilage de gomme adragant,
            quantité suffisante.

Faites des tablettes de trente grains. (*sm.*)
Dose , deux par jour.

Morand a donné une formule analogue, que voici :

Éponge calcinée,
Cloportes en poudre,
    de chaque. . . une demi-once.
Quinquina,
Cannelle, de chaque. . . un gros.
Gomme ammoniaque,
Crème de tartre,
Os de sèche,
    de chaque. . . . deux gros.
Oxide de fer noir. . . . un gros.
Sucre. . . . . . quatre onces.
Mucilage de gomme adragant fait
    avec l'eau de fleurs d'oranger,
            quantité suffisante.

Faites des pastilles.

DÉCOCTION D'ÉPONGE BRULÉE.

Decoctum spongiæ ustæ, Aqua ad botium.
        (b*. sa. au.)

℞ Éponge brûlée. . . une demi-once.
Eau commune. . . . . une livre.

Faites réduire à six onces par l'ébullition.
(b*.)

℞ Pierre ponce,
Eponge de mer,
Os de sèche,
Pelotes de mer,
    de chaque. . . . trois onces.
Sel gemme. . . . deux onces.

Brûlez dans une marmite, pilez, faites digérer pendant vingt-quatre heures dans quinze livres d'eau, et filtrez. (sa.)

℞ Poudre d'éponge brûlée,
— — — de tartre,
    de chaque. . . . quatre onces.
— — — d'alun,
— — — de pierre ponce,
— — — de cuir de Russie,
    de chaque. . . . deux onces.

Faites bouillir six gros de cette poudre dans suffisante quantité d'eau pour obtenir neuf onces de colature, à prendre par cuillerées. (*au.*)

Recommandée dans le goitre et l'engorgement du testicule. — Dose, une once, plusieurs fois par jour.

DÉCOCTION ANTISTRUMEUSE.

Decoctum strumale s. contra *strumas.* (han.)

℞ Poudre strumale (formule de han.),
            six gros.
Eau de fontaine,
            quantité suffisante
pour obtenir, après l'ébullition, neuf onces de colature ; ajoutez à celle-ci

Eau de cannelle,

Sirop de fleurs d'oranger,
de chaque. . . une demi-once.

A prendre matin et soir par cuillerées.

CHARDON AUX ANES.

Onopordon Acanthium, L.

Breite Wegdistel (Al.); *common cotton thistle (An.)*; *witte
wegdistel (Ho.)*.

br. f. be. r. w. m. pid. sp.

Plante ♂ (syngénésie polygamie égale, L.;
synanthérées, Cass.), commune dans toute
l'Europe. (*fig.* Zorn, *Ic. pl. t.* 35g.)

On emploie l'herbe (*herba Cardui* tomentosi
s. Acanthii vulgaris s. Spinæ albæ), qui se compose de feuilles sessiles, ovales, alongées,
dentées, épineuses. Elle a une saveur amère,
et n'a point d'odeur.

Son suc passe pour être utile dans le cancer de la face. On en imbibe la charpie destinée au pansement.

EXTRAIT DE CHARDON AUX ANES.

Extractum cardui tomentosi. (fu. li.)

♃ Herbe de chardon aux ânes, à volonté.

Pilez-la dans un mortier de bois ou de
pierre, renfermez la pulpe dans un sac de
toile, exprimez-la, et faites évaporer, au
bain-marie, le suc dépuré jusqu'à consistance d'extrait.

Dose, dix à vingt grains.

CHARDON-BÉNIT.

Cnicus benedictus, GAERTH.

*Spinnendistel (Al.); blessed thistle (An.); kardbenedykt, kra-
sowlatek (B.); corbenedikl (D.); cardu santo (E. I.); karde
benedict (Hu.); ziele bonadynskie, turecki czubek (Po.);
cardo santo (Por.); kardebendict (Su.).*

o. ams. an. b. ba. be. br. d. dl.c. ed. f. fe. ff. fi. fu. g. bam.
han. he li. o. p. po. pr. r. s. su. w. wu. ww. be. br. c. g.
m. pid. sp. z.

Plante ☉ (syngénésie polygamie frustranée, L.; synanthérées, Cass.), du midi de
l'Europe. (*fig.* Zorn, *Ic. pl. t.* 122.)

On emploie l'herbe et la semence.

L'herbe (*herba Cardui sancti s. benedicti*),
se compose d'une tige rameuse, laineuse,
garnie de feuilles demi-décurrentes, ailées,
sinuées ou dentées, un peu épineuses. Elle
a une odeur désagréable, qui se perd par
la dessiccation.

La semence est alongée, un peu épaisse,
striée, couverte en dessus de soies fines et
raides, d'un gris jaunâtre, et d'une saveur
douce.

Excitant, incisif, sudorifique, stomachique, émétique à haute dose. — Dose de
la poudre, depuis quinze à vingt grains jusqu'à un gros; du suc, une à trois onces.

CONSERVE DE CHARDON-BÉNIT. (pa. s.)

♃ Herbe de chardon-bénit, une partie.
Pilez-la de manière à en faire une
pâte homogène, et ajoutez

Sucre en poudre. . . deux parties.

EXTRAIT DE CHARDON-BÉNIT.

Extractum cardui benedicti s. *centaureæ benedictæ*. (ams. an. ba. be. br. e. f. fe. ff. fi.
han. li. o. p. pa. po. pr. r. s. sa. w. vm.)

♃ Herbe de chardon-bénit, à volonté.

Mêlez-la dans un mortier, exprimez le suc,
et faites-le évaporer jusqu'à consistance d'extrait. (sa.)

♃ Herbe de chardon-bénit,
                    deux livres.
Eau froide. . . . . vingt livres.

Faites macérer pendant vingt-quatre heures, en remuant de temps en temps; passez
et laissez reposer la liqueur, puis évaporez
jusqu'à consistance d'extrait. (po.)

♃ Feuilles de chardon-bénit, à volonté.
Eau bouillante. . quantité suffisante.

Faites infuser, passez, et évaporez sur
un feu doux, jusqu'à consistance d'extrait.
(f. ff.)

♃ Feuilles de chardon-bénit, une livre.
Eau pure. . . . . dix livres.

Faites bouillir pendant deux heures, passez en exprimant, laissez reposer la liqueur,
passez à la chausse, et évaporez jusqu'à ce
que la masse ne s'attache plus aux doigts.
(ams.)

r. prescrit de faire cuire une partie d'herbe
fraîche dans deux ou trois d'eau, et d'évaporer la colature filtrée; — ba. de faire cuire
une partie d'herbe dans dix d'eau, et d'évaporer la décoction; — e. de faire bouillir
l'herbe dans suffisante quantité d'eau, et d'é-
vaporer doucement la décoction décantée;
— an. de faire bouillir pendant un quart
d'heure une partie d'herbe dans dix d'eau;
— p. de faire bouillir une partie d'herbe dans
six d'eau.

♃ Herbe de chardon-bénit. . une livre.
Eau de fontaine. . . . six livres.

Faites macérer pendant quatre jours, dans
un endroit chaud, puis bouillir un peu; passez en exprimant, et évaporez jusqu'à consistance d'extrait. (br. pa. w.)

♃ Herbe de chardon-bénit, une partie.
Eau pure. . . . . huit parties.

Faites macérer pendant vingt-quatre heures, puis bouillir pendant un quart d'heure,
et passez en exprimant avec force; mêlez les
deux colatures, et après vingt-quatre heu-

res de repos, évaporez jusqu'à consistance convenable. (be. li. s.)

℞ Herbe de chardon-bénit. . une partie.
Eau bouillante. . . . huit parties.

Faites bouillir légèrement, pendant un quart d'heure, et passez en exprimant; faites encore bouillir le résidu avec quatre parties d'eau, et passez en exprimant; mêlez les deux liqueurs, décantez après repos suffisant, et faites évaporer, sur un feu doux, jusqu'à consistance d'extrait. (han. o. pr.)

f. prescrit de faire bouillir l'herbe, pendant un quart d'heure, dans six fois son poids d'eau, de la faire bouillir une seconde fois avec de nouvelle eau, et d'évaporer au bainmarie les deux liqueurs réunies.

℞ Feuilles de chardon-bénit,
Eau froide. . . . . une partie.

Faites macérer pendant douze heures; puis ajoutez

Eau bouillante. . . . le double du poids de la masse totale; passez après le refroidissement, clarifiez avec du blanc d'œuf, mettez sur le feu, et quand la liqueur commence à s'épaissir, passez-la à travers une étamine, pour ensuite l'évaporer convenablement en remuant toujours. (vm.)

℞ Herbe fraîche pilée de chardon-
bénit. . . . . . huit livres.

Faites macérer pendant trois jours dans un alambic, puis tirez deux onces d'eau environ par la distillation au bain-marie; versez sur le résidu le triple d'eau, et après six heures de digestion, faites réduire des deux tiers par l'ébullition, clarifiez au blanc d'œuf, passez la liqueur et évaporez au bainmarie, jusqu'à consistance d'électuaire; ajoutez l'eau distillée à celui-ci, quand il n'est plus que tiède. (sa.)

Amer, tonique.—Dose, dix à vingt grains.

SIROP DE CHARDON-BÉNIT.

Syrupus cardui benedicti. (br. pa. sa.)

℞ Suc de chardon-bénit dépuré et réduit à moitié par l'évaporation,
dix-huit onces.
Sucre blanc. . . trente-deux onces.
Faites un sirop. (br. pa.)

sa. prescrit parties égales de suc et de sirop commun, pour faire le sirop par l'ébullition.

INFUSION DE CHARDON-BÉNIT.

Infusum cardui benedicti s. centaureæ benedictæ. (b*.)

℞ Herbe de chardon-bénit. . six gros.
Eau bouillante. . . . une pinte.

Faites infuser.
Amer. — A prendre par demi-verrées.

INFUSION AMÈRE. (sp.)

℞ Herbe de chardon-bénit,
——— de germandrée,
——— d'ivette, de chaque,
une demi-once.
Fleurs de petite centaurée,
——— de millepertuis,
Houblon, de chaque. . deux gros.
Eau bouillante, quatre livres et demie.

Après une heure d'infusion, passez.

On peut aciduler cette tisane en y ajoutant cinq gros d'acide sulfurique.

Amer, conseillé pour fortifier l'estomac. — Dose, six onces.

VIN STOMACHIQUE. (wu.)

℞ Herbe de chardon-bénit,
une once et demie.
Racine de colombo. . . trois gros.
Cannelle. . . . . deux gros.
Vin généreux. . . . deux livres.

Faites infuser à froid pendant vingt-quatre heures, et passez. — Dose, une à quatre cuillerées, le matin.

TEINTURE DE CHARDON-BÉNIT.

Tinctura s. Essentia cardui benedicti. (br. w.)

℞ Herbe de chardon-bénit,
quatre onces.
Alcool. . . . . deux livres.

Après suffisante extraction, passez en exprimant, et versez la colature sur

Herbe de chardon-bénit, deux onces.

Laissez encore en digestion pendant plusieurs jours, passez en exprimant, et filtrez.

Amer, tonique, réputé stomachique et carminatif. — Dose, un gros, dans du vin.

EAU DE CHARDON-BÉNIT. (br. f. pa. sa.)

℞ Herbe de chardon-bénit écrasée,
une partie.
Eau. . . . . deux parties.
Distillez les deux tiers. (sa.)

br. et p. prescrivent une partie d'herbe et trois d'eau; distillez la moitié.

℞ Herbe de chardon-bénit,
cinq mille parties.
Eau. . douze mille cinq cents parties.

Distillez environ dix mille parties; versez le produit sur une pareille quantité de nouvelle herbe, ajoutez dix mille parties d'eau, et distillez dix mille parties de liquide. (f.)

♃ Suc dépuré de chardon-bénit,)
                                          à volónté.

Distillez au bain-marie, presque jusqu'à siccité. (sa.)

Dose, deux à trois onces.

♃ Extrait de chardon-bénit, deux gros.
Eau de menthe poivrée, quatre onces.

Dose, une cuillerée, toutes les trois heures.

♃ Extrait de chardon-bénit,
                                un demi-gros.
Eau. . . . . . une demi-once.
Teinture d'écorce d'orange,
                                vingt gouttes.

Dose, trente à trente-cinq gouttes, dans de l'eau sucrée.

CHARDON MARIE.

Carduus Marianus, L.

Mariendistel, Frawendistel, Milchdistel (Al.); ladin's thistle, milk thistle (An.); kardus marye. ginae ostropes (B.); marientidsel (D. Sn.); cardomariano (E. Por.); lieve vrouwen distel (Ho.); cardo di Maria (I.); ostropest (Po.).

br. f. fe. g. w. be. br. g. m. sp. z.

Plante ☉ (syngénésie polygamie égale, L. ; synanthérées, Cass.), qui croît dans toute l'Europe. (*fig. Flore médic.* II. 111.)

On emploie l'herbe et la graine.

L'herbe (*herba Cardui Mariæ s. lactei s. Spinæ albæ*) se compose d'une tige striée et rameuse, portant de grandes et larges feuilles sinuées, épineuses, lisses, vertes et parsemées de marbrures blanches. Elle a une saveur amère.

La graine est ovale, un peu aplatie, arquée, lisse, brune et luisante. Sa saveur est amère et mucilagineuse.

CHATAIGNIER.

Deux espèces de ce genre de plantes figurent dans les traités de matière médicale ;

1° *Châtaignier ordinaire ; Castanea vesca,* Pers.

e. f. be. c. m. sp.

Arbre (monoécie polyandrie, L. ; amentacées, J.) probablement originaire d'Asie, mais naturalisé en Europe, (*fig. Nouv. Duh.* 3. p. 66. t. 19.)

On emploie les semences, appelées *Châtaignes (Castaneæ ; Kastanien, Marronen (Al.); chestnut (An.); kastanje (Ho.); castagno (I.) ; kazlan (Po.),* qui sont d'un brun rougeâtre, ovales, arrondies, aplaties d'un côté et convexes de l'autre ; sous une enveloppe coriace, lisse et brune, qui couvre une autre pellicule mince, grise, amère et astringente,

elles offrent une amande farineuse, dont la saveur, austère dans l'état de crudité, devient douce et agréable après la cuisson dans l'eau ou la torréfaction.

On appelle *Marrons* les variétés les plus arrondies et les plus savoureuses.

Cette semence contient beaucoup d'amidon, une sorte de gluten et une matière sucrée.

2° *Châtaignier nain, Chincapin ; Castanea pumila,* Lmk.

am. r.

Arbrisseau ou arbre (monoécie polyandrie, L. ; amentacées, J.) de l'Amérique septentrionale. (*fig.* Mich. *Arbr. Amcr.* 2. p. 166. pl. 7.)

On emploie les feuilles, longues de trois à quatre pouces, qui sont oblongues, lancéolées, garnies de courts pétioles, glabres en dessus, légèrement cotonneuses et blanchâtres en dessous, bordées de dents obtuses.

En Amérique, on s'en sert contre les fièvres intermittentes.

♃ Châtaignes grillées et pelées,
                                dix à douze.

Broyez-les avec un peu de lait; faites cuire ensuite la masse avec une chopine de lait, passez à travers un tamis, ajoutez une chopine de lait, puis un peu de cannelle et de sucre, et faites encore bouillir le tout pendant quelque temps.

CHAUSSE TRAPPE.

Chardon étoilé ; Calcitrapa stellata, Lmk.

Stern.distel (Al.); star thistle (An.); sterredistel (Ho.).

f. g. w. br. g. m. sp. z.

Plante ☉ ou ♂ (syngénésie polygamie frus-tranée, L ; synanthérées, Cass.), commune dans toute l'Europe. (*fig.* Zorn, *Ic. pl.* t. 335.)

On emploie la racine, l'herbe et la graine.

La racine (*radix Calcitrapæ s. Cardui stellati*) est rameuse, très longue, grosse comme le doigt, garnie de chevelu, blanchâtre, molle et succulente.

L'herbe se compose d'une tige très rameuse, anguleuse, légèrement pubescente, et de feuilles pinnatifides, à divisions étroites, linéaires et distantes. Sa saveur est amère.

La graine est obtuse aux deux bouts.

Ce végétal contient, d'après Figuier, une matière résiniforme, une substance azotée, de la gomme, une matière colorante verte, un peu d'acide acétique, et divers sels de potasse et de chaux.

Toute la plante, la racine surtout, est réputée diurétique. — Dose du suc, quatre à six onces; de l'extrait, une à deux onces;

de l'herbe, une once, dans deux livres d'eau, en infusion ou décoction.

COLLYRE SIMPLE. (*bo. pie.*)

℞ Suc de chausse-trape , trois onces.
Eau-de-vie. . . . . . une once.
Mêlez.

CHÉLIDOINE.

Deux plantes de ce nom sont mention-nées dans les pharmacopées;

1° *Grande chélidoine, Éclaire; Chelidonium majus*, L.

Schœlkraut , Schellkraut , Schwalbenkraut (Al); greater ca-landine (An.); celidonya (B.); store svaleurt, selidon (D.); celidonia mayor (E.); groot schelkraid (Ho.); celidonia mag-giore (I.); jaskoicze ziele (Po.); celidonia (Por.); swalœrt. (Su.)

ams. an. b. ba. be. br. d. e. f. fe. fu. g. ham. han. he. li. o. p. po. pr. r. s. su. w. wu. *be. br. g. m. pid. sp. z.*

Plante ♃ (polyandrie monogynie, L.; pa-pavéracées, J.), qu'on trouve dans toute l'Europe. (*fig. Flore médic.* II. 113.)

On emploie la racine, l'herbe et les fleurs.

La racine (*radix Chélidonii majoris*) est cylindrique, fibreuse, chevelue, d'un brun rougeâtre en dehors, blanche en dedans.

L'herbe se compose d'une tige grêle, et de grandes feuilles alternes, ailées, décou-pées en lobes arrondis, vertes en dessus, glauques en dessous.

Les fleurs sont jaunes.

L'odeur est désagréable; la saveur âcre, brûlante et amère.

Excitant, résolutif, fondant, apéritif, dé-tersif, diurétique et diaphorétique, qu'on a recommandé surtout dans les hydropisies et les engorgemens des viscères du bas-ventre.

2° *Petite Chélidoine : Ranunculus Ficaria*, L.

Feigwarzenkraut , Schorbockskraut , Schmalzsternblume (Al.); pile wort (An.); speenkruid (Ho.).

br. f. g. w. be. m. sp.

Plante ♃ (polyandrie polygynie, L.; re-nonculacées, J.), qui croit dans toute l'Eu-rope. (*fig. Œd. Fl. dan.* t. 499.)

On emploie la racine (*radix Ficariæ s. Che-lidonii minoris*), qui se compose de petits tubercules oblongs et charnus, adhérens à des fibres. Elle a une saveur âcre et mordi-cante.

Irritant, vésicant à l'extérieur, parfois à l'intérieur.

EXTRAIT DE GRANDE CHÉLIDOINE.

Extractum chelidonii majoris. (ams. b. ba. be. d. e. fu. han. he. li. o. po. pr. s. sa. w. wu. *vm.*)

℞ Feuilles fraîches de grande chéli-doine. . . . . . à volonté.

Pilez dans un mortier de pierre, avec un

peu d'eau , exprimez le suc, et de suite faites-le évaporer au bain-marie, en remuant toujours sur le feu avec une spatule. (d. e. fu. han. o. po. pr. sa. w. wu.)

a. prescrit d'exprimer le suc de l'herbe et de la racine à la fois.

℞ Feuilles fraîches de grande chéli-doine. . . . . . à volonté.

Pilez avec un peu d'eau , et passez à tra-vers une étamine; laissez reposer, décan-tez, faites coaguler au feu, et passez encore; évaporez jusqu'à consistance de masse pilu-laire, retirez du feu, incorporez la fécule mise à part, et évaporez de nouveau jusqu'au degré convenable. (s. *vm.*)

℞ Herbe fraîche de grande chélidoine, à volonté.

Pilez-la et exprimez le suc ; faites évapo-rer celui-ci, sans enlever l'écume, jusqu'à ce qu'il suffise d'y ajouter un quart de poudre d'herbe sèche de chélidoine pour lui donner la consistance d'extrait. (b.)

℞ Feuilles fraîches de grande chéli-doine. . . . . . une livre.

Pilez dans un mortier de marbre et ex-primez le suc ; faites bouillir le résidu, pen-dant une heure , avec trois livres d'eau, pas-sez en exprimant, mêlez le suc avec la dé-coction , et faites évaporer le tout ensemble. (he.)

ba. prescrit d'exprimer le suc , de faire digérer le résidu pendant une demi-heure , avec moitié d'eau bouillante , et d'évaporer ensemble les deux liqueurs dépurées par le repos.

℞ Herbe de grande chélidoine, une livre.
Eau bouillante. . . . dix livres.

Après vingt - quatre heures de digestion et deux heures d'ébullition , passez , puis faites bouillir le résidu, pendant deux heures, avec huit livres d'eau , et passez ; réunissez les deux colatures, et évaporez jusqu'à con-sistance d'extrait. (be.)

℞ Herbe de grande chélidoine, une livre.
Eau pure. . . . . dix livres.

Faites bouillir pendant deux heures , pas-sez en exprimant, laissez la liqueur en re-pos, passez à la chausse, et faites évaporer jusqu'à ce que la masse ne s'attache plus aux doigts. (ams.)

Dose, dix à vingt grains.

PILULES DE CHÉLIDOINE.

Pilulæ e chelidonio. (sw*.)

℞ Extrait de grande chélidoine, à volonté.

Fécule sèche de chélidoine,
quantité suffisante.

Faites des pilules de quatre grains.—Dose,
deux ou trois, trois fois par jour.

MIEL DE CHÉLIDOINE.

Mel chelidonii. (fu.)

♃ Miel cru . . . . . . trois livres.
Suc de grande chélidoine, deux livres.

Faites bouillir ensemble jusqu'à ce qu'il
ne se forme plus d'écume, passez à la chausse,
puis évaporez jusqu'à consistance de sirop.

Employé à l'extérieur, comme détersif.

EAU DE CHÉLIDOINE. (br. pa. sa.)

♃ Herbe de chélidoine écrasée,
une partie.
Eau. . . . . . deux parties.
Distillez les deux tiers. (sa.)

hr. et pa. prescrivent une partie d'herbe
et trois d'eau ; distillez la moitié.

POTION HYDRAGOGUE.

Mixtura chelidonii. (au.)

♃ Extrait de chélidoine,
deux gros et demi.
——— de jusquiame. . un scrupule.
Sulfate de potasse . . . une once.
Tartre stibié. . . . . un grain.
Eau de fleurs de sureau. . six onces.
Oxymel scillitique. . . une once.

Dose, une demi-cuillerée toutes les deux
heures.

CHÊNE.

Les pharmacopées indiquent quatre espèces de ce genre de plantes;

1° *Chêne blanc; Quercus alba*, L.

Weisse Eiche (*Al.*) ; *white oak* (*An.*).

am. c.

Arbre (monoécie polyandrie, L.; amentacées, J.) des États-Unis. (*fig.* Mich. *Arb.
Amer.* II. t. 1.)

On emploie l'écorce, qui est astringente.

2° *Chêne Quercitron; Quercus tinctoria*,
Mich.

Quercitroneneiche (*Al.*) ; *btack oak* (*Al.*).

am. c. g.

Arbre des États-Unis. (*fig.* Mich. *Arb.
Amer.* II. t. 22.)

On emploie l'écorce, qui est très astringente.

3° *Chêne Rouvre; Quercus Robur*, L.

Eiche (*Al.*) ; *oak* (*An.*); *dub* (*B.*) ; *eeg* (*D.*); *majup'hal* (*Hi. Sa.*) ;
eik (*Ho.*) ; *quercia* (*I.*); *kora debowa* (*Por.*) ; *ek* (*Su.*).

a. ams. an. b. ba. be. br. d. dd. du. e. ed. f. fe. ff. fi. fu. g.
ham. han. he. li. lo. o. p. po. pp. pr. r. s. su. w. ww.
be. br. c. g. m. pa. pid. sp. z.

Grand arbre commun dans toute l'Europe. (*fig. Nouv. Duh.* VII. 52.)

On emploie l'écorce et les fruits.

L'écorce des jeunes branches (*cortex Quercus. s. quercinus*) est glabre, cendrée en dehors, rousse en dedans. Elle a une odeur particulière, une saveur amère et très astringente.

Les fruits, appelés Glands (*Glandes s. Nuces
quercûs*) ; *Eichel* (Al.); *zoladz* (Po.), sont
ovoïdes ou ovales, alongés, inodores, d'une
saveur âpre et amère. Leurs cupules (*Cupulæ
s. Calyculæ glandium quercus*) sont revêtues
d'écailles grisâtres et étroitement imbriquées.

b. ba. br. d. fi. ham. han. be. o. po. pr. s. su. wu. be. m.

Le *Quercus pedunculata*, WILLD. est indiqué aussi par la pharmacopée de Bavière.

4° *Chêne Yeuse; Quercus Ilex*, L.

e.

Arbre du midi de l'Europe et du nord de
l'Afrique. (*fig.* Zorn , *Ic. pl.* t. 518.)

On emploie les glands, quelquefois doux
et bons à manger, qui sont oblongs, revêtus à
la base de cupules garnies d'écailles très menues, fortement imbriquées et cotonneuses.

Les écorces des chênes, surtout celle du
rouvre, contiennent beaucoup de tannin,
avec une substance extractive. Elles possè-
dent une astringence très prononcée, et telle
qu'on ne peut les administrer à haute dose
sans irriter le voies digestives, sans même
déterminer une réaction générale. On les a
proposées pour remplacer le quinquina ,
mais elles paraissent lui être fort inférieures,
comme fébrifuge. — Dose de la poudre, depuis un gros jusqu'à une once. Quant aux
glands, ceux qui sont doux servent à la nourriture des hommes ; les autres , préalablement grillés, ont été conseillés à titre d'excitant utile dans les affections glanduleuses,
en particulier dans les scrofules.

POUDRE DE CHÊNE COMPOSÉE. (pp. *au.*)

♃ Écorce de chène. . . un scrupule.
Racine de roseau aromatique,
——— de gentiane,
de chaque. . . . cinq grains.

Faites une poudre. (pp. *au.*)

♃ Écorce de chène. . . cinq grains.
——— d'oranger,
Encens, de chaque. . dix grains.

Faites une poudre. (*au.*)

CATAPLASME ANTISEPTIQUE.

Cataplasme tanniné. (ff. li.)

♃ Poudre d'écorce de chène,

—⸺ de saule fragile,
    de chaque. . . · une partie.
    Vinaigre camphré . . six parties.
Mêlez. (li.)

♃ Farine d'orge,
    —⸺ de seigle,
    Écorce de chêne en poudre,
    de chaque . . . parties égales.
    Eau. . . . quantité suffisante.
Faites cuire jusqu'à consistance requise.
(ff.)

En ajoutant à la masse refroidie un cinquantième ou un vingt-cinquième de camphre, on a le *Cataplasme tanniné,* ou *antiseptique Camphré.* (ff.)

SUPPOSITOIRE FORTIFIANT. (*ca.*)

♃ Écorce de chêne,
    Racine de tormentille,
    de chaque. . . . une partie.
    Miel. . . . . . deux parties.

EXTRAIT D'ÉCORCE DE CHÊNE. (du. pp. *br.*)

♃ Écorce de chêne . . . une livre.
    Eau pure. . . . . . huit livres.
Faites réduire à moitié par l'ébullition,
passez en exprimant, puis évaporez la colature, sur un feu doux, jusqu'à consistance
pilulaire. (du.)

♃ Écorce de chêne. . . une partie. ·
    Eau. . . . . . . six parties.
Faites bouillir pendant deux heures, et passez à travers un tamis; faites encore bouillir
le résidu avec de nouvelle eau, et évaporez
convenablement les deux liqueurs réunies.
(*br.*)

♃ Écorce de chêne en poudre, une livre.
    Eau bouillante. . . douze livres.
Faites digérer pendant vingt-quatre heures, en remuant souvent, puis évaporez légèrement la liqueur jusqu'à réduction d'un
tiers; filtrez après le refroidissement, puis
évaporez au bain-marie jusqu'à consistance
d'extrait. (pp.)

TEINTURE D'ÉCORCE DE CHÊNE.

Tinctura corticis quercus. (a.)

♃ Écorce de chêne grossièrement
    pulvérisée . . . deux onces.
    Alcool (0,910) . . . . une livre.
Faites digérer jusqu'à suffisante extrac-
tion, et filtrez.
Astringent.

DÉCOCTION D'ÉCORCE DE CHÊNE.

*Decoctum quercus s. quercus roboris s. corticis
quercus.* (b*. ed. lo. pp.)

♃ Écorce de chêne . . . une once.

Eau commune. . . . deux pintes.
Faites réduire à une pinte par l'ébullition,
et passez. (b*. lo.)

ed. prescrit une once d'écorce, deux livres
et demie d'eau et la réduction à seize onces; — pp. deux onces d'écorce, seize onces
d'eau et la réduction à douze onces.

Astringent, tonique, fébrifuge, conseillé
dans les fièvres intermittentes. — Dose, une
tasse, toutes les trois heures.

FOMENTATION TANNINÉE. (ff.)

♃ Écorce de chêne. . . une once.
    Eau. . . . . quantité suffisante
pour avoir, après la coction, une pinte de
colature.

INJECTION ASTRINGENTE. (*sw.*)

♃ Écorce ou Feuilles de chêne,
    une à deux onces.
    Eau. . . . une livre et demie.
Faites réduire, par l'ébullition, à une livre de colature.

Pour injecter dans l'urètre, trois ou quatre fois par jour, dans la gonorrhée chronique
rebelle.

On peut aussi la préparer avec une demi-
once de noix de galle en poudre.

FOMENTATION ASTRINGENTE.

Fomentum quercinum. (*au. ra.*)

♃ Écorce de chêne. . une demi-once.
    Eau . . . . . trois livres.
Faites réduire de moitié par l'é-
bullition, et ajoutez
    Fleurs de camomille. . une once.
Après une demi-heure d'infusion,
ajoutez à la colature
    Vinaigre. . . . . quatre onces.
Mêlez. (*au.*)

♃ Sommités de millefeuille, une once.
    Racine de benoîte,
    Écorce de chêne,
    de chaque. . . une demi-once.
    Eau de chaux. . vingt-quatre onces.
Faites réduire, par la cuisson, à
douze onces de colature, et ajoutez
    Alcool. . . . . . trois onces.
Mêlez. (*au.*)

♃ Racine de quintefeuille, une once.
    Écorce de chêne en poudre,
    Roses rouges, de chaque. . six gros.
    Eau . . . . une livre.
Après suffisante coction, passez. (*ra.*)

LAIT ASTRINGENT. (*sa.*)

♃ Écorce de chêne,
—— de grenade,
Racine de tormentille,
de chaque. . . . . deux gros.
Eau de fontaine,
Lait de vache, de chaque, une livre.
Faites cuire et réduire à moitié,
en ajoutant sur la fin
Cannelle en poudre . . deux gros.

DÉCOCTION D'ÉCORCE DE CHÊNE ALUNÉE.

*Fomentation astringente ; Decoctum corticis
quercus cum alumine, Fotus adstringens.*
(dd. *sa. sw.*)

♃ Écorce de chêne. . . deux onces.
Eau pure. . . . trente-six onces.
Faites bouillir jusqu'à ce qu'il ne reste
plus que dix-huit onces de liquide ; pas-
sez en exprimant avec force, et ajoutez
Alun cru en poudre. . . trois gros.
Faites dissoudre. (dd.)

♃ Écorce de chêne. . . . une livre.
Balaustes . . . . . quatre onces.
Eau de fontaine . . . . six livres.
Faites réduire à moitié par l'ébulli-
tion, et ajoutez à la colature
Alun. . . . . six gros.
Faites dissoudre. (*sa.*)

sw. prescrit une demi-livre d'écorce de
chêne, trois onces de balaustes ou d'écorce
de grenade, six livres d'eau, réduites à trois,
et six gros d'alun.

DÉCOCTION D'ÉCORCE DE CHÊNE VINAIGRÉE.

*Fomentation antiseptique ; Decoctum corticis
quercus cum aceto, Fotus antisepticus.* (dd.
fu. ham.)

♃ Écorce de chêne. . . . une once.
Herbe d'absinthe. . . deux onces.
Eau pure. . . . trente-six onces.
Faites cuire jusqu'à ce qu'il ne reste
plus que vingt onces de liquide ; passez
en exprimant avec force, et ajoutez à
la colature
Vinaigre. . . . . quatre onces.
Mêlez bien. (dd.)

♃ Écorce de chêne. . . deux onces.
Vinaigre. . . . trente-six onces.
Faites cuire, en ajoutant sur la fin
Herbe de rue,
—— de scordium,
de chaque. . . . trois gros.
Sel ammoniac. . . une demi-once.
Passez. (fu.)

ham. prescrit une once d'écorce de chêne,

deux livres de vinaigre, une poignée de rue,
autant de scordium, et une demi-once de
sel ammoniac pour dissoudre dans la livre et
demie de colature.

BIÈRE ASTRINGENTE.

Cercisia quercina. (*sw*. vm.)

♃ Glands de chêne. . . . une partie.
Bière forte. . . . . seize parties.
Faites infuser au bain-marie tiède pen-
dant plusieurs jours, et passez.

ÉMULSION ASTRINGENTE. (*bo.*)

♃ Glands de chêne pelés,
Amandes douces, de chaque, n° 6.
Infusion de bouillon-blanc, six onces.
Sirop de lierre terrestre, une once.
Conseillée dans le diabète.—A prendre le
soir, en se couchant.

OPIAT ASTRINGENT. (*bo.*)

♃ Conserve de cynorrhodon, six onces.
Glands de chêne en poudre,
trois onces.
Corail rouge préparé,
Cachou, de chaque, une once et demie.
Cannelle. . . . . trois gros.
Sirop de roses rouges,
quantité suffisante.
Dans la diarrhée et la dysenterie chronique.
Dose, un gros, toutes les quatre heures.

GLANDS DE CHÊNE TORRÉFIÉS.

Glandes s. *Nuces quercus tostæ.* (ba. li. s.)

♃ Glands de chêne. . . à volonté.
Enlevez les cupules et l'écorce, coupez le
reste en quatre, faites sécher au feu, sur un
tamis, puis torréfier dans une bassine de
fer, en remuant toujours, jusqu'à ce que les
morceaux soient devenus d'un jaune brun
et cassans ; après le refroidissement, réduisez en poudre, dans un moulin.

INFUSION DE GLANDS DE CHÊNE.

Infusum glandium quercus tostarum. (b*.)

♃ Glands de chêne rôtis, une demi-once.
Eau bouillante. . six à huit onces.
Faites infuser, et passez.

Amer, qu'on a préconisé dans les obstructions du mésentère et l'atrophie. —On peut
rendre l'infusion plus agréable, en y ajoutant un gros de chocolat.

CAFÉ DE GLANDS DE CHÊNE.

Coffea glandium. (*au.*)

♃ Glands de chêne rôtis. . . six gros.
Café brûlé. . . . . deux gros.
Eau. . . . . quantité suffisante.

Après une courte ébullition, passez.

Cette boisson, mêlée avec du lait et sucrée, est réputée utile dans les scrofules et le rachitisme.—Dose, deux ou trois tasses par jour.

CHÈVRE-FEUILLE.

Chèvre-feuille des bois; Lonicera Periclymenum, L.

Hahnenfüsslein , deutsches Geisblatt (Al.); common woodbine (An.); gewoone kamperfolie (fic.).

f. g. w. be. m. sp.

Plante ♭ (pentandrie monogynic, L.; caprifoliacées, J.), qu'on trouve dans presque toute l'Europe.

On emploie les tiges, les feuilles et les fleurs.

Les tiges (*stipites Periclymeni* s. *Caprifolii*) sont minces, grêles, arrondies, longues, flexibles, et couvertes d'un épiderme cendré. Elles ont une saveur douce et légèrement amère.

Les feuilles sont ovales, pointues, glabres, de saveur un peu astringente.

Les fleurs sont d'un blanc jaunâtre, souvent un peu rouges en dehors.

Léger astringent et tonique, qu'on faisait jadis entrer dans les gargarismes.

SIROP DE CHÈVRE-FEUILLE.

Syrupus caprifolii. (f.)

♃ Pétales frais de chèvre-feuille,
            quatre livres.
Eau bouillante. . . . huit livres.

Faites infuser pendant douze heures dans un vase couvert; passez en exprimant légèrement; laissez la colature reposer pendant quelques heures, décantez et ajoutez
Sucre blanc. . . . . le double.

Faites un sirop à la chaleur du bain-marie.

CHICORÉE.

Chicorée sauvage; Cichorium Intybus, L.

Feldwegwarte, Wegwartwurzel, Bindlæuffwurzel (Al.); vægvartrod (D.); korzen podroznikowy (Po.); almeirao (Por.).

a. ams. b. ba. br. d. e. ed. ff. fu. han. li. o. p. po. pr. s. w. g. m.

Plante ♃ (syngénésie polygamie égale, L.; synantherées, Cass.), très commune en Europe.

On emploie la racine et l'herbe.

La racine (*radix Cichorii*) est longue, jaunâtre et fibreuse.

L'herbe se compose d'une tige garnie de feuilles oblongues, lancéolées, roncinées.

Amer, tonique, diurétique, incisif, fondant, pectoral, hydragogue.

CONSERVE DE CHICORÉE. (pa. w.)

♃ Fleurs de chicorée sauvage, une partie.
Sucre blanc. . . . deux parties.
Broyez ensemble. (w.)

♃ Racine de chicorée sauvage, à volonté.
Eau. . . . . quantité suffisante.

Faites cuire jusqu'à ce que la racine soit ramollie, laissez-la égoutter, pour enlever l'humidité superflue, et versez dessus du sucre cuit à la grande plume. (pa. w.)

SUC DE CHICORÉE.

Succus cichorii. (e. f. sa.)

♃ Feuilles de chicorée mondées,
            seize parties.
Pilez dans un mortier de marbre, en ajoutant peu à peu
Eau commune. . . . une partie.

Exprimez le suc, laissez-le déposer, et filtrez à froid, à travers un papier gris. (f.)

e. et sa. prescrivent de clarifier le suc par une légère ébullition.

Dose, deux à quatre onces.

EXTRAIT DE CHICORÉE.

Extractum cichorii. (a. e. ff. sa. wu. br. sw.)

♃ Feuilles de chicorée sauvage,
            à volonté.
Eau bouillante, quantité suffisante.

Faites infuser, passez, et évaporez sur un feu doux, jusqu'à consistance d'extrait. (ff.)

sa. prescrit de faire macérer pendant vingt-quatre heures, à une douce chaleur, une demi-livre de chicorée dans trois livres d'eau, et d'évaporer la colature.

♃ Feuilles de chicorée sauvage,
            à volonté.
Eau de fontaine, quantité suffisante.

Faites bouillir pendant une heure, passez en exprimant, et évaporez la liqueur décantée, sur un feu doux, ou au bain-marie, jusqu'à consistance convenable. (e. wu.)

♃ Feuilles de chicorée sauvage,
            une partie.
Eau froide. . . . . six parties.

Faites bouillir pendant deux heures, e passez; faites encore bouillir le résidu avec de nouvelle eau, et évaporez les deux liqueurs réunies. (br.)

a. prescrit d'épuiser l'herbe avec la racine, par plusieurs ébullitions successives de réunir les liqueurs, et, après la décantation, de les faire évaporer au bain-marie.

Faites cuire en consistance de sirop.

Dose, trois à quatre cuillerées à bouche dans les vingt-quatre heures, en ajoutant quelques grains de rhubarbe à chaque cuillerée.

LOOCH LAXATIF. (ra.)

♃ Looch simple. . . . quatre onces.
Sirop de chicorée composé,
deux onces.
Mêlez.

CHIENDENT.

Triticum repens, L.

Querke, Queckengras, Graswurzel, Hundsquerken (Al.); quickgrass, common wheatgras, dog'sgrass (An.); peyr, trawa (B.); hundegras, kroppegræs, quikketæan (D.); grama (E.); kueekgras, hondsgras (Ho.); gramigna, caprinella, dente canino (I.); psia patta (Po.); grama canina (Por.); pyrei (R.); qwickrot (Su.).

a. ams. an. b. ba. be. br. d. f. fe. ff. fi. fu. g. ham. han. he. li. ɔ. p. po. pp. pr. r. su. w. wu. ww. be. br. g. pid. sp. z.

Plante ♃ (triandrie digynie, L.; graminées, J.), très-commune dans toute l'Europe. (fig. Host, *Gram.* 2. p. 17. t. 21.)
On emploie les jets traçans, improprement appelés racines (*radix Graminis s. Graminis canini s. albi*), qui sont très longs, grêles, noueux, articulés, lisses, blanchâtres ou d'un blanc jaunâtre, inodores, d'une saveur douce et légèrement sucrée dans l'état frais, insipides ou très légèrement astringens après la dessiccation.

Frais, le chiendent fournit une matière mucoso-sucrée, qui le rend adoucissant, quoiqu'à un très faible degré; après la dessiccation, cette matière, contenue dans la moelle, a disparu; il ne reste plus que l'enveloppe, qui communique à l'eau une qualité légèrement astringente, surtout quand on prolonge l'ébullition. En général, les tisanes de chiendent n'agissent guère que par l'eau qu'elles contiennent, et, sous ce rapport, c'est un bien que l'usage en soit devenu populaire.

ESPÈCES POUR TISANE. (fu.)

♃ Racine de chiendent. . quatre onces.
——de scorzonère . . deux onces.
Coupez et mêlez.

SUC DE CHIENDENT.

Succus tritici. (f. he.)

♃ Herbe fraîche de chiendent,
seize parties.
Pilez dans un mortier de marbre, en ajoutant peu à peu
Eau commune. . . . une partie.
Exprimez le suc, laissez-le déposer, et filtrez à froid, à travers un papier gris.

he. prescrit la racine au lieu de l'herbe.

EXTRAIT DE CHIENDENT.

Extractum s. Mellago graminis s. tritici repentis. (s. ams, d. h., ha., d. R., fu. han. he. li. o. pa. pr. fgm. pid. sw. wu.)

℞ Racine fraîche de chiendent, six livres.

Coupez-la menu, renfermez-la dans un sac de toile, et exprimez le suc avec force; faites cuire le marc pendant une heure avec huit livres d'eau, exprimez; réunissez les deux colatures, laissez-les en repos pendant douze heures, et après les avoir passées à la chausse, faites-les évaporer jusqu'à consistance de sirop épais. (l.)

℞ Racine de chiendent émondée et contuse,
Eau, de chaque . . . . . . une partie.

Après douze heures d'infusion, ajoutez de l'eau chaude, en poids égal à celui de toute la masse, remuez jusqu'à refroidissement, et passez en exprimant. Faites chauffer pendant plusieurs heures le résidu avec le double du son poids d'eau, à une température de 45 à 50 degrés R., passez encore en exprimant; réunissez les deux liqueurs, clarifiez et évaporez jusqu'à consistance d'extrait.

℞ Racine fraîche de chiendent,
. . . . une livre.

Pilez-la dans un mortier, en ajoutant six livres d'eau; exprimez le suc, faites-lui jeter un bouillon, passez et évaporez doucement jusqu'à consistance de miel. (d. o. po. pr. s. su.)

℞ Racine fraîche de chiendent, une livre.
Eau de fontaine . . . . huit livres.

Faites bouillir et réduire de moitié, passez et évaporez le résidu jusqu'à consistance d'extrait. (ba. pid.)

... et vous prescrivent de faire bouillir la racine dans suffisante quantité d'eau, de laisser reposer la liqueur, de la décanter, et de l'évaporer jusqu'à consistance de miel épais.

℞ Racine de chiendent . . . une partie.
Eau bouillante . . . . . huit parties.

Faites bouillir légèrement pendant un quart d'heure, et passez en exprimant; faites encore bouillir le résidu avec quatre parties d'eau, et passez en exprimant; mêlez les deux liqueurs, décantez après repos suffisant, et faites évaporer, sur un feu doux, jusqu'à consistance d'extrait. (an. ba.)

... prescrit vingt-quatre heures de macération ... deux heures l'ébullition avec dix ... ba. ou une seconde ébullition ... avec six autres parties ... de la racine, d'a-

bord avec vingt, puis avec quinze parties d'eau, réduites chaque fois de moitié;—ba. vingt-quatre heures de macération d'une partie de racine dans quatre d'eau, l'addition de quatre autres parties d'eau, et l'ébullition pendant vingt-quatre heures; puis une seconde ébullition du résidu avec quatre parties de nouvelle eau, le mélange des deux liqueurs, et l'évaporation à consistance soit seulement de miel, soit d'extrait solide, à volonté;—fu. six jours de macération d'une livre de racine dans six d'eau, puis la coction pendant une heure, et l'expression; la coction du résidu avec trois livres d'eau; la répétition de cette opération jusqu'à ce que la liqueur passe incolore et insipide; enfin, l'évaporation des colatures réunies jusqu'à consistance de miel.

Cet extrait passe pour résolutif et diurétique. — Dose, une cuillerée.

DÉCOCTUM DE CHIENDENT.

Decoctum graminis. (an. f. pp. ca. ra.)

℞ Racine de chiendent coupée,
. . . . huit onces.
Eau commune . . . quatre livres.

Faites bouillir et réduire d'un quart; passez.

an. prescrit deux onces de chiendent, deux livres d'eau, et la réduction à moitié.

℞ Racine de chiendent . . une once.

Faites-la bouillir un peu dans suffisante quantité d'eau, et jetez celle-ci; pilez alors la racine, et faites-la bouillir avec

Eau commune,
. . . . . deux livres et huit onces,
jusqu'à ce qu'il ne reste plus que deux livres de liquide. Ajoutez sur la fin

Réglisse effilée . . . . deux gros.

Passez après le refroidissement. (f. ca. fr. ra.)

Cette dernière décoction n'est qu'émolliente; la première est légèrement tonique.

DÉCOCTION DE CHIENDENT COMPOSÉE.

Decoctum graminis compositum. (e. as.)

℞ Racine de chiendent,
———— de garance,
de chaque . . . une demi-once.
Eau . . . . trois livres.

Faites réduire d'un tiers par l'ébullition, et ajoutez sur la fin

Réglisse grattée . . . . . un gros.

Passez en exprimant, et ajoutez

Nitre purifié . . . . . . un gros.

Faites dissoudre. (e.)

℞ Racine de chiendent,
—— de pissenlit,
de chaque. . . . deux onces.
Eau, ... quantité suffisante
pour obtenir une livre et demie de cola-
ture; après une demi-heure d'ébullition,
ajoutez
Sel polychreste, . une demi-once.
Sirop de fumeterre. . deux onces.
Esprit de nitre dulcifié. . un gros.
Mélez. (sa.)
Excitant, réputé apéritif.

DÉCOCTION DIURÉTIQUE ALCALINE.

Decoctum diureticum alcalinum. (sw°.)

℞ Décoction saturée de chiendent et
de pissenlit. . . . trois livres.
Sous-carbonate de soude, trois gros.
Nitre. . . . . un gros et demi.
Miel blanc. . une once et demie.
Excitant, conseillé dans les métastases lai-
teuses et l'anasarque.—Dose, une tasse, tou-
tes les deux heures.

CHLORE.

Chlorine, Murigène, Acide muriatique oxigéné, Acide marin déphlogistiqué; Chlorum,
Acidum muriaticum oxygenatum s. dephlogi-
ticatum, Spiritus salis marini dephlogisti-
catus.

1° A l'état gazeux.

Alexitère chlorique, Fumigation de chlore, de
Guyton, Guytonienne ou hygiénique; Acidum muriaticum oxygenatum ad contagia,
Fumigatio muriatico-oxygenata, Pulvis ad
fumigationes muriaticas, Species pro vaporibus superoxydi muriatici, Suffitus oxymu-
riaticus s. chlorini. (ba. dd. e. f. fe. ff. han.
pp. su ww. au. b. br. ca. pie. ra. vm.)

℞ Poudre de peroxide de manganèse,
huit parties.
—— de sel de cuisine,
cinquante-six parties.
Eau commune, trente-deux parties.
Mettez dans une capsule de faïence,
et versez dessus
Acide sulfurique (66 degrés),
trente-deux parties.
On rend les vapeurs plus abondantes en
remuant le mélange avec un tube de verre.
(f.)
ff. prescrit quinze parties d'oxide, cent de
sel, cinquante d'acide et soixante d'eau ; —
e. une demi-partie d'oxide, deux de sel, une
d'acide et une d'eau ; — ca. une d'oxide,
sept de sel, quatre d'acide et quatre d'eau ;
— pie. huit d'oxide, cinquante-neuf de sel,
trente-deux d'acide et autant d'eau ; — han.

une d'oxide, trois de sel, deux et demie d'a-
cide et une et demi d'eau ; — pp. trois
d'oxide, six de sel, quatre d'acide et deux
d'eau ; — su. une demie d'oxide, quatre
de sel, trois d'acide six d'eau ; — ba. une
d'oxide, quatre de sel, trois d'acide et deux
d'eau ; — vm. une d'oxide, cinq et demie
de sel, cinq d'acide cinq d'eau ; — ww. huit
d'oxide, seize de sel, dix d'acide et cinq
d'eau ; — ra. vingt-cinq d'oxide, soixante
quinze de sel, autant d'acide sulfurique
étendu (pes. spéc. 109) ; — br. une partie
d'oxide, quatre de sel et deux d'acide du commerce ; — dd. une once d'un mélange de quatre-vingts onces de sel décrépité et seize onces
d'oxide de manganèse, deux gros d'eau, et
l'addition graduelle de quelques gouttes d'a-
cide sulfurique du commerce ; — fe. deux parties d'oxide, dix de sel, six d'acide et quatre
d'eau ; — au. cinq de sel, une d'oxide, deux
d'eau et trois d'acide ; — b. dix de sel, cinq
d'oxide, onze d'eau et seize d'acide.

Les proportions indiquées dans la formule
de f. sont celles qui conviennent pour désinfecter une chambre close d'une capacité
de 3,240 pieds cubes, c'est-à-dire haute de
10 pieds environ, sur 18 pieds de long et
autant de large.

℞ Manganèse en poudre, . une partie.
Acide hydrochlorique, . six parties.
Distillez. (fe.)

2° A l'état liquide.

Chlore liquide, Eau de chlore; Aqua oxygenata s. oxygeno muriatica s. oxymuriatica,
Liquor acidi muriatici oxygenati s. alexiterius oxygenatus, Solutio alexiteria oxygenata. (a. an. b. ba. be. d. dd. du. f. f.
han. po. pr. su. e. e. vm. vm.)

℞ Sel de cuisine décrépité, mille parties.
Peroxide de manganèse,
deux cent cinquante parties.
Eau distillée, . . cinq cents parties.
Introduisez le mélange du sel et de
l'oxide dans une cornue de verre tubulée, versez l'eau dans, placez la cornue sur un bain de sable, adaptez un
appareil de Woulfe composé de quatre
flacons contenant de l'eau distillée, et
versez un mélange de
Acide sulfurique (66 degrés),
mille parties.
Eau distillée, . . cinq cents parties.
Ajoutez de nouveaux flacons, à mesure
que les premiers saturent. (f. fe.)

a. prescrit trois onces d'oxide, douze de
sel, six d'acide dix d'eau ; — au. et be.
une partie d'oxide, quatre de sel, une et demie d'acide et autant d'eau ; — b. une
d'oxide, trois de sel, demi d'acide et une

Extractum s. *Mellago graminis* s. *tritici repentis.* (a. ams. an. b. ba. d. fe. fu. han. he. li. o. po. pr. s. wu. *pid. sw. vm.*)

♃ Racine fraîche de chiendent, six livres.

Coupez-la menu, renfermez-la dans un sac de toile, et exprimez le sac avec force ; faites cuire le résidu pendant une heure avec huit livres d'eau, et exprimez ; réunissez les deux colatures, laissez-les en repos pendant douze heures, et après les avoir passées à la chausse, faites-les évaporer jusqu'à consistance de sirop épais. (li.)

♃ Racine de chiendent mondée et contuse,
Eau, de chaque. . . . une partie.

Après douze heures d'infusion, ajoutez de l'eau chaude, en poids égal à celui de toute la masse, remuez jusqu'au refroidissement, et passez en exprimant. Faites chauffer pendant plusieurs heures le résidu avec le double de son poids d'eau, à une température de 45 à 5o degrés R., et passez encore en exprimant ; réunissez les deux liqueurs, clarifiez et évaporez jusqu'à consistance d'extrait. (*vm.*)

♃ Racine fraîche de chiendent,
d'uze livres.

Pilez-la dans un mortier, en ajoutant six livres d'eau ; exprimez le suc, faites-lui jeter un bouillon, passez et évaporez doucement jusqu'à consistance de miel. (d. o. po. pr. s. *sw.*)

♃ Racine fraîche de chiendent, une livre,
Eau de fontaine. . . . huit livres.

Faites bouillir et réduire de moitié, passez et évaporez le résidu jusqu'à consistance d'extrait. (he. *pid.*)

a. et wu. prescrivent de faire bouillir la racine dans suffisante quantité d'eau, de laisser déposer la liqueur, de la décanter, et de l'évaporer jusqu'à consistance de miel épais.

♃ Racine de chiendent. . une partie.
Eau bouillante. . . . huit parties.

Faites bouillir légèrement pendant un quart d'heure, et passez en exprimant ; faites cocorc bouillir le résidu avec quatre parties d'eau, et passez en exprimant ; mêlez les deux liqueurs, décantez après repos suffisant, et faites évaporer, sur un feu doux, jusqu'à consistance d'extrait. (an. han.)

b. prescrit vingt-quatre heures de macération et deux heures d'ébullition avec dix parties d'eau, puis une seconde ébullition, de deux heures aussi, avec huit autres parties d'eau ; — ams. la coction de la racine, d'a-bord avec vingt, puis avec quinze parties d'eau, réduites chaque fois de moitié ; — ba. vingt-quatre heures de macération d'une partie de racine dans quatre d'eau, l'addition de quatre autres parties d'eau, et l'ébullition pendant vingt-quatre heures ; puis une seconde ébullition du résidu avec quatre parties de nouvelle eau, le mélange des deux liqueurs, et l'évaporation à consistance soit seulement de miel, soit d'extrait solide, à volonté ; — fu. six jours de macération d'une livre de racine dans six d'eau, puis la coction pendant une heure, et l'expression ; la coction du résidu avec trois livres d'eau ; la répétition de cette opération jusqu'à ce que la liqueur passe incolore et insipide ; enfin, l'évaporation des colatures réunies jusqu'à consistance de miel.

Cet extrait passe pour résolutif et diurétique. — Dose, une cuillerée.

Decoctum graminis. (an. f. pp. *ca. ra.*)

♃ Racine de chiendent coupée,
huit onces.
Eau commune. . . quatre livres.

Faites bouillir et réduire d'un quart ; passez.

an. prescrit deux onces de chiendent, deux livres d'eau, et la réduction à moitié.

♃ Racine de chiendent. . une once.

Faites-la bouillir un peu dans suffisante quantité d'eau, et jetez celle-ci ; pilez alors la racine, et faites-la bouillir avec

Eau commune,
deux livres et huit onces,
jusqu'à ce qu'il ne reste plus que deux livres de liquide. Ajoutez sur la fin

Réglisse effilée. . . . deux gros.

Passez après le refroidissement. (f. *ca. fp. ra.*)

Cette dernière décoction n'est qu'émolliente ; la première est légèrement tonique.

Decoctum graminis compositum. (e. *sa.*)

♃ Racine de chiendent,
———— de garance,
de chaque. . . une demi-once.
Eau. . . . . . . trois livres.

Faites réduire d'un tiers par l'ébullition, et ajoutez sur la fin

Réglisse grattée. . . . un gros.

Passez en exprimant, et ajoutez

Nitre purifié. . . . . un gros.

Faites dissoudre. (e.)

♃ Racine de chiendent,
——— de pissenlit,
de chaque. . . . deux onces.
Eau. . . . . quantité suffisante
pour obtenir une livre et demie de colature; après une demi-heure d'ébullition,
ajoutez

Sel polychreste. . une demi-once.
Sirop de fumeterre. . deux onces.
Esprit de nitre dulcifié. . un gros.

Mêlez. (sa.)

Excitant, réputé apéritif.

DÉCOCTION DIURÉTIQUE ALCALINE.

Decoctum diureticum alcalinum. (sw*.)

♃ Décoction saturée de chiendent et
de pissenlit. . . . trois livres.
Sous-carbonate de soude, trois gros.
Nitre. . . . . un gros et demi.
Miel blanc. . une once et demie.

Excitant, conseillé dans les métastases lai-
teuses et l'anasarque.—Dose, une tasse, toutes les deux heures.

CHLORE.

*Chlorine, Murigène, Acide muriatique oxi-
géné, Acide marin déphlogistiqué ; Chlorum,
Acidum muriaticum oxygenatum s. dephlogisticatum, Spiritus salis marini dephlogisti-
catus.*

1° A l'état gazeux.

*Alexitère chlorique, Fumigation de chlore, de
Guyton, Guytonienne ou hygiénique; Acidum muriaticum oxygenatum ad contagia,
Fumigatio muriatico-oxygenata, Pulvis ad
fumigationes muriaticas, Species pro vaporibus superoxydi muriatici, Suffitus oxymu-
riaticus s. chlorini.* (ba. dd. e. f. fe. ff. han.
pp. su ww. au. b. br. ca. pie. ra. wm.)

♃ Poudre de peroxide de manganèse,
huit parties.
——— de sel de cuisine,
cinquante-six parties.
Eau commune, trente-deux parties.

Mettez dans une capsule de faïence,
et versez dessus
Acide sulfurique (66 degrés),
trente-deux parties.

On rend les vapeurs plus abondantes en
remuant le mélange avec un tube de verre.
(f.)

ff. prescrit quinze parties d'oxide, cent de
sel, cinquante d'acide et soixante d'eau ; —
e. une demi-partie d'oxide, deux de sel, une
d'acide et une d'eau ; — ca. une d'oxide,
sept de sel, quatre d'acide et quatre d'eau ;
— pie. huit d'oxide, cinquante-neuf de sel,
trente-deux d'acide et autant d'eau ; — han.

une d'oxide, trois de sel, deux et demie d'a-
cide et une et demie d'eau ; — pp. trois
d'oxide, six de sel, quatre d'acide et deux
d'eau ; — su. une et demie d'oxide, quatre
de sel, trois d'acide et six d'eau ; — ba. une
d'oxide, quatre de sel, trois d'acide et deux
d'eau ; — vm. neuf d'oxide, cinq et demie
de sel, cinq d'acide et cinq d'eau ; — w.w. huit
d'oxide, seize de sel, dix d'acide et cinq
d'eau ; — ra. vingt-cinq d'oxide, soixante-
quinze de sel, et autant d'acide sulfurique
étendu (pes. spéc. 1,400); —. br. une partie
d'oxide, quatre de sel et deux d'acide du commerce;—dd. une once d'un mélange de quatre-vingts onces de sel décrépité et seize onces
d'oxide de manganèse, deux gros d'eau, et
l'addition graduelle de quelques gouttes d'a-
cide sulfurique du commerce ;—fe. deux parties d'oxide , dix de sel, six d'acide et quatre
d'eau ; — au. cinq de sel, une d'oxide, deux
d'eau et trois d'acide ; — b. dix de sel, cinq
d'oxide, onze d'eau et seize d'acide.

Les proportions indiquées dans la formule
de f. sont celles qui conviennent pour désinfecter une chambre close d'une capacité
de 3,240 pieds cubes, c'est-à-dire haute de
10 pieds environ, sur 18 pieds de long et
autant de large.

♃ Manganèse en poudre. . une partie.
Acide hydrochlorique. . six parties.

Distillez. (fe.)

2° A l'état liquide.

*Chlore liquide, Eau de chlore ; Aqua oxyge-
nata s. oxygeno-muriatica s. oxymuriatica,
Liquor acidi muriatici oxygenati, s. alexiterius oxygenatus, Solutio alexiteria oxygenata.* (a. an. b. ba. be. d. dd. du. f. fi.
han. po. pr. su. br. c. sw. vm.)

♃ Sel de cuisine décrépité, mille parties.
Peroxide de manganèse,
deux cent cinquante parties.
Eau distillée. . cinq cents parties.

Introduisez le mélange du sel et de
l'oxide dans une cornue de verre tubulée, versez l'eau dessus, placez la cornue sur un bain de sable , adaptez un
appareil de Woulf composé de quatre
flacons contenant de l'eau distillée, et
versez un mélange de
Acide sulfurique (66 degrés),
mille parties.
Eau distillée. . cinq cents parties.

Ajoutez de nouveaux flacons, à mesure
que les premiers se saturent, (f. fe.)

a. prescrit trois parties d'oxide, douze de
sel, six d'acide et six d'eau ; — an. et be.
une partie d'oxide, trois de sel, une et demie d'acide et un quart d'eau ;— b. une
d'oxide, trois de sel, une demi d'acide et une

d'eau ; — d. quatre d'oxide, douze de sel ,
six d'acide et six d'eau ; — du. une d'oxide,
deux de sel, deux d'acide et deux d'eau ; —
ba. quatre d'oxide, une de sel, deux d'a-
cide et six d'eau ; — fi. et su. une et demie
d'oxide, quatre de sel, trois d'acide et
quatre d'eau ; — han. quatre d'oxide, douze
de sel, huit d'acide et deux d'eau ; — b*.
po. et pr. trois d'oxide, huit de sel, cinq
d'acide et cinq d'eau ; — sw. six d'oxide,
quatre de sel, deux d'acide et une et demie
d'eau ; — vm. quatre et demie d'oxide, cinq
et demie de sel, cinq d'acide et cinq d'eau.

♃ Oxide noir de manganèse, six onces.
Acide hydrochlorique concentré,
trente-six onces.

Introduisez l'oxide dans une cornue tubulée , placée sur un bain de sable , et communiquant avec un appareil de Woulf ; versez l'acide dessus, par trois onces à la fois,
et distillez chaque fois jusqu'à ce qu'il ne
se dégage plus de vapeurs. (dd.)

br. prescrit une once d'oxide et trois d'a-
cide hydrochlorique concentré ; — vm. cinq
parties et demie d'oxide et seize d'acide ;
— f*. une partie d'oxide et quatre de l'a-
cide du commerce.

Relativement au degré de force de la dissolution , il faut se rappeler qu'un volume
d'eau en absorbe un et demi de chlore gazeux , ou , en d'autres termes , le cent qua-
tre-vingt-quatorzième de son poids.

Le chlore liquide étendu d'eau a été conseillé dans le typhus, la dysenterie ehro-
nique , la scarlatine maligne, les maladies
chroniques du foie, et à l'extérieur pour le
traitement de la gale.

BOULES DÉSINFECTANTES. (au.)

♃ Sel de cuisine ,
Sulfate de fer ,
Argile, de chaque, une livre et demie.
Manganèse. . . . . trois onces.
Eau chaude. . . quantité suffisante.

Faites une pâte , et avec celle-ci des
boules, qu'on laisse sécher et qu'on jette ,
au besoin , sur des charbons ardens.

LIQUEUR DE CHLORE EXTEMPORANÉE.

Liquor alexiterius extemporaneus. (b*. fe. su.)

♃ Peroxide de manganèse. . un gros.

Introduisez-le dans une fiole de verre
de la capacité d'environ deux onces, et
versez dessus
Eau régale. . . quantité suffisante

pour remplir la fiole à peu près jusqu'aux
deux tiers ; remuez la liqueur chaque fois
que vous en avez besoin. (b*. su.)

fe. prescrit trois parties d'oxide, neuf d'a-
cide nitrique et huit d'acide hydrochlorique.

FOMENTATION CONTRE LES ENGELURES..

Fomentum ad perniones. (dd.)

♃ Chlore. . . . . . . deux gros.
Eau de fontaine. . . . huit onces.
Mêlez. .

GARGARISME CHLORIQUE.

Linctus ad stomacacem. (dd. ra.)

♃ Gomme adragant. . douze grains.
Eau. . . . . . . quatre onces.
Chlore,
Sirop de sucre ,
de chaque. . . une demi-once.
Mêlez. (ra.)

♃ Chlore. . . . . un demi-gros.
Eau distillée,
Miel cru, de chaque, une demi-once.
Mêlez en remuant. (dd.)

POTION CHLORIQUE.

Mixtura oxygeno-muriatica. (sw*.)

♃ Chlore liquide. . . . deux onces.
Sirop de sucre. . . . six onces.
Mêlez. — Dose, une cuillerée, toutes les
demi-heures, dans le typhus.

POTION EXCITANTE. (au.)

Mixtura acidi muriatici oxygenati.

♃ Chlore,
Eau,
Sirop de framboises ,
de chaque. . . parties égales.
Dose , une cuillerée toutes les heures.

GARGARISME ANTISEPTIQUE. (au.)

♃ Chlore liquide, dix à quinze gouttes.
Eau de roses. . . . . six onces.
Miel rosat. . . . . une once

INFUSION DE ROSEAU AROMATIQUE, AVEC LE CHLORE.

Infusum calami aromatici cum acido muriatico oxygenato. (b*.)

♃ Racine de roseau aromatique ,
huit onces.
Fleurs d'arnica. . . quatre onces.
Eau bouillante, quantité suffisante
pour obtenir cent vingt-huit onces de
colature. Ajoutez à celle-ci
Chlore liquide. . . quatre onces.

Ammon a conseillé cette mixture dans la
péripneumonie chronique des bœufs. C'est
un puissant excitant, qu'on pourrait essayer
chez l'homme, à titre de révulsif.

ONGUENT OXIGÉNÉ.

Unguentum oxygenatum ex tempore paran-
dum. (a. au.)

♃ Chlore. . . . . . . un gros.

Axonge de porc. . . . une once.
Mêlez par la trituration.—Contre la gale.

HUILE OXIGÉNÉE.

Oleum olivarum oxygenatum. (b.)

♃ Huile d'olive. . . . seize onces.

Mettez-la dans un grand récipient entouré d'eau froide ou de neige; faites-y passer le courant gazeux qui se dégage d'un mélange d'une livre de sel marin, quatre onces d'oxide de manganèse et une demi-once d'acide sulfurique étendu d'eau; au bout de deux ou trois jours, lavez l'huile avec de l'eau froide et conservez-la.

Conseillée par Deimann dans la teigne et les dartres ulcérées.

CHOU.

Chou potager ; *Brassica oleracca* , L.

Kohl (Al.); kirnub (Ar.) ; kopi (Beng. Hi.); kelum (Po.).

be. f. g. w. a. be. g. m. sp.

Plante ♂ (tétradynamie siliqueuse, L. ; crucifères, J.), qui croît naturellement sur les bords de la mer, en Angleterre, et qu'on cultive dans tous les potagers, où elle a produit une infinité de variétés.

On emploie les feuilles et la semence.

Les feuilles (*folia Brassicæ capitatæ albæ et rubræ*) sont ovales et glauques ou rouges.

La semence (*semen Brassicæ rubræ*) est ronde, d'un brun roussâtre, de la grosseur de celle de moutarde, et d'une saveur huileuse, un peu âcre.

Le chou est légèrement excitant. On l'a conseillé, la variété rouge surtout, dans les affections de poitrine, à titre de béchique.

LOOCH DE CHOU ROUGE.

Looch de Gordon. (ca. pie.)

♃ Suc dépuré de chou rouge, une livre.
Safran. . . . . . trois gros.
Sucre,
Miel despumé,
de chaque. . . une demi-livre.
Dose, une cuillerée à bouche.

SIROP DE CHOU ROUGE.

Syrupus de brassica rubra. (f. bo. pio.)

♃ Chou rouge coupé menu, deux livres.
Eau commune. . . . une livre.

Faites cuire à un feu modéré, dans un vase clos, jusqu'à ce que le chou soit ramolli. Ajoutez à la colature

Sucre. . . . . . . le double.

Écumez avec soin, et faites cuire en consistance de sirop. (f.)

♃ Suc exprimé de chou rouge cuit
dans l'eau. . . . . une livre.
Clarifiez avec du blanc d'œuf. Ajoutez
. Miel despumé. . . . une livre.
Faites bouillir, écumez et ajoutez
Safran coupé. . . . deux gros.
Sucre blanc. . . . huit onces.
Faites cuire en consistance de sirop. (pie.)

bo. ajoute quatre onces d'oxymel scillitique.

GELÉE DE CHOU ROUGE.

Gelatina brassicæ rubræ. (ca. sw.)

♃ Feuilles de chou rouge, neuf onces.
Colle de poisson. . . deux onces.
Sucre blanc. . vingt-quatre onces.
Eau. . . . . quantité suffisante.

Faites cuire, clarifiez et évaporez jusqu'à consistance de gelée, en ajoutant sur la fin

Suc de citron. . une demi-once.

Conservez. (sw.)

ca. n'ajoute pas de suc de citron.

Dose, une once par jour.

CHRYSANTHÈME.

Chrysanthème à fleurs blanches, Grande marguerite; Chrysanthemum leucanthemum, L.

Grosse Wucherblume (Al.).

f. g. ba. m. sp.

Plante ♃ (syngénésie polygamie superflue, L.; synanthérées, Cass.), qui croit dans toute l'Europe. (fig. Zorn, Ic. pl. t. 483.)

On emploie l'herbe et les fleurs.

L'herbe (*herba Bellidis majoris s. pratensis*) se compose d'une tige rameuse supérieurement et striée, de feuilles inférieures obovales, spathulées, rétrécies en pétioles, crénelées, et de feuilles supérieures amplexicaules, oblongues, obtuses, dentées en scie supérieurement, subpinnatifides inférieurement.

Les fleurs sont des calathides radiées, solitaires, terminales, blanches à la circonférence et jaunes au centre.

CIGUE.

Trois plantes de ce nom sont indiquées dans les pharmacopées :

1° *Ciguë aquatique; Cicutaria aquatica,* Lmk.

Wasser-hierling, Wütherich (Al.); water hemlock (An.); skarù lyde, wandpastinak, selsnape. sprengrod (D.); water scheerling (Hu.); wodna eykuta (Po); sprængwrt (Su.).

nn. ba. d. f. g. po. su be. g. m.

Plante ♃ (pentandrie digynie, L. ; ombellifères, J.), d'Europe. (*fig. Flore médic.* III. 120 bis.)

On emploie l'herbe (*herba Cicutæ aquaticæ s. virosæ*), qui présente une tige cylindrique, fistuleuse, garnie de feuilles deux ou trois fois ailées, glabres, d'un vert foncé, à folioles étroites, lancéolées et dentées en scie. Elle a une odeur nauséeuse et stupéfiante, une saveur d'abord analogue à celle du persil, mais ensuite âcre et brûlante, qui se perd en grande partie par la dessiccation.

2º *Ciguë des marais, petite Ciguë, Faux persil; Aethusa Cynapium, L.*

Hundspetersilie, Gartenscherling (Al.); foot's parsley (An.); honds petersilie (Ho.)

f. g.

Plante ⊙ (pentandrie digynie, L.; ombellifères, J.), commune en Europe, dans les jardins. (*fig.* Curt. *Fl. Lond. Ic.* t. 18.)

On emploie l'herbe, qui consiste en une tige glabre, garnie de feuilles deux ou trois fois ailées, d'un vert foncé, composées de folioles incisées ou pinnatifides. Son odeur est nauséeuse et désagréable, surtout quand on la froisse.

On a confondu souvent cette plante avec le persil, dont elle diffère par son odeur, par le vert plus sombre de ses feuilles, et par la teinte ordinairement violette ou rougeâtre de la base de sa tige. Souvent aussi on la substitue à la grande ciguë.

3º *Ciguë ordinaire, grande Ciguë; Cicuta major, Lmk.*

Gefleckter Schierling (Al.); common hemlock (An.); bolehlaw (B.); skarntyde (D.); cicuta (E.); gevlakte scheerling (Ho.); swinia wesz (Po.); ciguda (Por.); boligalow (R.); spracklig odœrt (Su.)

a. am. ams. au. b. ba. be. br. d. dd. du. e. ed. f. fe. ff. fi. fu. g. ham. ban. he. li. lo. o. p. po. pp. pr. r. s su. w. wu. ww. be. br. c. g. m. pa. pid. sa. sp. z.

Plante ♂ (pentandrie digynie, L.; ombellifères, J.), commune dans toute l'Europe. (*fig. Flore médic.* III. 120.)

On emploie l'herbe (*herba Cicutæ majoris s. terrestris s. vulgaris s. Conii maculati*), qui offre une tige cylindrique, lisse, fistuleuse, marquée de petites taches d'un pourpre foncé, et garnie de feuilles trois fois ailées, à folioles dentées et pinnatifides, d'un vert sombre. Elle a une odeur désagréable et vireuse, surtout quand on la froisse : sa saveur est d'abord douce, puis un peu âcre et nauséeuse.

Elle contient, d'après Brandes, un alcaloïde, la *Conéine* ou *Cicutine*, qui paraît être son principe actif, une huile très odorante, de l'albumine, de la résine, et un principe colorant.

La ciguë est irritante et vénéneuse à haute dose. Elle porte principalement son action sur le système nerveux, de sorte qu'on l'a considérée comme un sédatif, parcequ'elle produit effectivement quelquefois la sédation ;

mais le plus souvent elle détermine des accidens nerveux de nature irritative, et suivis d'une congestion cérébrale bien marquée. La propriété calmante qu'on lui attribue dans le priapisme et la toux rebelle n'est donc pas constante, à beaucoup près ; de même que son action résolutive et fondante, dans les engorgemens glandulaires et les affections squirrheuses, n'est rien moins que démontrée, malgré tout le bruit qu'on en a fait. — Dose de la poudre, depuis deux grains jusqu'à un scrupule, deux à trois fois par jour, en augmentant progressivement.

CONSERVE DE CIGUE. (wu.)

♃ Herbe fraîche et pilée de ciguë,
une partie.
Sucre en poudre. . . deux parties.

Réduisez en une pâte homogène, par le broiement.

CATAPLASME RÉSOLUTIF.

Cataplasme fondant ; Cataplasma resolvens ad scirrhos s. medullæ panis cum cicuta s. e conio s. ex bryonia s. e dauco s. ad cancrum. (b*. fu. p au. ca. pic. sm. sp. sw.)

♃ Herbe de grande ciguë en poudre,
à volonté.
Eau. . . . . quantité suffisante.

Faites cuire jusqu'à consistance de cataplasme. (sw.)

♃ Mie de pain. . . . . six onces.
Poudre de feuilles de ciguë,
quatre onces.
Eau. . . . . une livre et demie.

Faites cuire jusqu'à consistance requise. (p.)

♃ Mie de pain. . . . . six onces.
Poudre de ciguë. . . quatre onces.
Lait de vache. . une livre et demie.

Faites cuire ensemble. (fu.)

♃ Graine de lin,
Herbe de ciguë,
de chaque. . . . une partie.
Lait. . . . . . huit parties.

Faites bouillir ensemble, et réduisez en une pâte épaisse. (sp.)

au. prescrit de faire cuire quatre onces d'herbe de mauve dans le lait, en ajoutant sur la fin une once de poudre de ciguë et trois onces de beurre frais.

♃ Herbe fraîche de grande ciguë,
——de jusquiame noire,
de chaque. . . . une poignée.

Pilez dans un mortier, et faites une pulpe. (sm.)

♃ Poudre de grande ciguë,
——— de jusquiame noire,

Savon blanc,
de chaque. . . . deux onces.
Mie de pain. . . . quatre onces.
Eau végéto-minérale,
quantité suffisante
pour faire un cataplasme. (*sw.*)

♃ Rob de carotte. . . . neuf onces.
Acide hydrochlorique. . trois gros.
Poudre d'herbe de grande ciguë,
quantité suffisante
pour faire un cataplasme. (*sw.*)

♃ Rob de carotte. . . . une livre.
Poudre de grande ciguë, deux onces.
Teinture d'opium safranée, trois gros.
Mêlez. (b*. fu.)

♃ Racine de bryone. . trois onces.
Fleurs de sureau. . . une once.
Herbe de ciguë. . . deux onces.
Vinaigre. . . quantité suffisante.
Faites cuire en consistance de bouil-
lie, et ajoutez
Poudre de gomme ammoniaque,
une demi-once.
——— de sel ammoniac, deux gros.
Mêlez. (*sp.*)

♃ Râpure de carotte. . une demi-livre.
Feuilles de ciguë. , une poignée.
——— de jusquiame,
une demi-poignée.
Axonge. . . . . une demi-once.
Huile rosat. . . . . une once.
Décoction épaisse de guimauve,
quantité suffisante.
Faites bouillir ensemble. (*ca. pie.*)

♃ Onguent d'althæa. . quatre onces.
Racine de guimauve,
Fleurs de sureau,
Feuilles de mauve,
——— de jusquiame,
Farine de lin, de chaque, deux onces.
Faites cuire, réduisez en pulpe les feuilles
et la racine; ajoutez les fleurs, broyez ensemble, mêlez la masse avec la farine cuite à
part dans la décoction de l'herbe, et délayez
le tout avec l'onguent. (*ca. pie.*)

SUC DE CIGUE.

Succus cicutæ. (f.)

♃ Feuilles de ciguë mondées,
seize parties.
Pilez dans un mortier de marbre,
en ajoutant peu à peu
Eau commune. . . . une partie.
Exprimez le suc, laissez-le reposer, et filtrez à froid, à travers un papier gris.

SIROP DE CIGUE.

Syrupus cicutæ. (li.)

♃ Herbe fraîche de grande ciguë,
une livre.
Pilez dans un mortier de pierre, ren-
fermez dans un sac de toile, et exprimez
mez avec force, à plusieurs reprises.
Prenez alors de ce
Suc exprimé. . . . quatre onces.
Sucre en poudre. . . . six onces.
Faites fondre sur un feu doux, et passez à
la chausse.

FÉCULE DE CIGUE.

Fœcula cicutæ. (*sw*. *vm.*)

♃ Herbe de grande cignë. . à volonté.
Pilez dans un mortier de pierre, avec un
pilou de bois, et exprimez le suc; pilez encore le résidu avec un peu d'eau, et exprimez de nouveau; mêlez les deux liqueurs,
laissez-les reposer, décantez, mettez sur le
feu pour coaguler la fécule, retirez de suite,
passez, lavez bien la fécule, faites-la sécher
à une très douce chaleur, et pulvérisez-la.

Propre à remplacer la poudre des feuilles.
On la donne triturée avec du sucre.—Dose,
cinq à trente-cinq grains, en augmentant
peu à peu.

EXTRAIT DE CIGUE.

*Extractum conii s. conii maculati, Succus
spissatus cicutæ.* (a. am. ams. an. b. ba. be.
br. d. du. e. ed. f. fe. ff. fi. fu. g. han. he. li.
lo. o. p. po. pr. r. s. su. w. wu. *br.* c. *pid.*
sw. *vm.*)

♃ Feuilles fraîches de cignë, à volonté.
Pilez dans un mortier, en arrosant avec
un peu d'eau, exprimez le suc, et faites-le
évaporer de suite au bain-marie, en remuant
toujours avec une spatule, sur la fin. (a. am.
ams. br. d. du. e. ed. fe. fu. han. li. lo. o.
po. pr. r. wu. *br.* c. *sw.*)

♃ Herbe fraîche de grande ciguë,
à volonté.
Pilez dans un mortier de marbre, avec un
peu d'eau, et exprimez; clarifiez le suc au
bain-marie, par une légère ébullition, passez à la chausse, et faites évaporer, sur un
feu doux, jusqu'à consistance d'extrait. (f.)

♃ Herbe fraîche de grande ciguë,
une livre.
Pilez dans un mortier de marbre et exprimez le suc; faites bouillir le résidu, pendant une heure, avec trois livres d'eau; passez en exprimant, mêlez le suc avec la décoction, et faites évaporer le tout ensemble.
(he. *pid.*)

ba. veut qu'on fasse bouillir le résidu, pendant un quart d'heure, avec quatre livres d'eau.

℞ Feuilles fraîches de cignë, à volonté.

Pilez avec un peu d'eau et passez à travers une étamine ; laissez reposer, décantez, faites coaguler, et passez de nouveau ; évaporez jusqu'à consistance de masse pilulaire, retirez du feu, incorporez la fécule mise à part, et évaporez encore jusqu'au degré requis. (an. f. ff. s. *vm.*)

℞ Herbe fraîche de grande ciguë,
à volonté.

Pilez-la et exprimez le suc ; évaporez celui-ci, en enlevant l'écume, jusqu'à ce qu'il suffise d'y ajouter un quart de poudre d'herbe sèche de ciguë pour lui donner la consistance d'extrait. (b. be. fi. su.)

p. ne prescrit qu'un cinquième de poudre ; — w., sans en spécifier la quantité, dit qu'il faut en ajouter assez pour procurer la consistance désirée ; — g. se borne à prescrire d'évaporer le suc jusqu'à consistance de miel, d'où résulte une sorte de rob de ciguë.

Excitant, préconisé, comme fondant et résolutif, dans les affections scrofuleuses, squirrheuses et cancéreuses. — On en fait des pilules de deux grains, par une desquelles on commence, en augmentant peu à peu, d'après les effets qu'on observe.

PILULES DE CIGUE.

Pilules fondantes ; Pilulæ e conio s. conii. (br. fu. ham. li. e. sa. sm. sw. vm.)

℞ Extrait de ciguë. . . . à volonté.
Poudre de ciguë, quantité nécessaire.

Faites des pilules de deux grains. (br. fu. ham. li. c. *sa. sw.*)

℞ Extrait de ciguë. . . . à volonté.
Fécule sèche de ciguë,
quantité nécessaire.

Faites une masse pilulaire. (*vm.*)

℞ Extrait de ciguë. . . . . un gros.
——— de trèfle d'eau. . deux gros.

Faites soixante pilules. (*sm.*)

℞ Extrait de ciguë. . . . quatre gros.
Rhubarbe ou Aloès. . . deux gros.

Faites quatre-vingts pilules. (*sm.*)

PILULES NARCOTIQUES. (c.)

℞ Extrait de ciguë. . deux scrupules.
Mercure doux. . . quinze grains.

Faites quinze pilules. — Dose, une trois fois par jour, dans la pseudo-syphilis.

POTION CALMANTE.

Mixtura e conio s. cicutæ. (au. e. sa.)

℞ Extrait de ciguë. . une demi-once.
Kan de fleurs de tilleul. . six onces.
Laudanum liquide de Sydenham,
trente gouttes.
Sirop de framboises. . . une once.

Mêlez. (*sa.*)

℞ Extrait de ciguë. . quinze grains.
Eau pure,
——de menthe poivrée,
de chaque. . . . quatre onces.
Sucre blanc. . quantité suffisante.

Mêlez. (*au.*)

℞ Extrait de ciguë. . . un scrupule.
Eau de cannelle,
Sirop d'écorce d'orange,
de chaque. . . une demi-once.

Mêlez. (*au.*)

℞ Extrait de ciguë. . . un demi-gros.
Sirop de pavot. . . . . une once.
Eau. . . . . sept onces.

Dose, une cuillerée, trois ou quatre fois par jour. (c.)

POTION EXPECTORANTE. (e.)

℞ Extrait de ciguë. . . . un gros.
Teinture d'opium camphrée,
Sirop de baume de Tolu,
de chaque. . . une demi-once.
Eau de roses. . . . quatre onces.

Dose, une demi-cuillerée à une cuillerée, dans la coqueluche.

INFUSION DE CIGUE.

Infusum conii maculati. (dd. e. sa. sw.)

℞ Herbe de grande cignë. . une once.
Eau bouillante. . . douze onces.

Laissez en repos pendant une heure, dans un vase couvert, et passez en exprimant avec force. (dd.)

e. prescrit un demi-gros de cignë et une pinte d'eau ; — sw. trois onces de ciguë et trois livres d'eau, réduites à deux livres par l'ébullition.

℞ Feuilles de grande ciguë,
une demi-once.
Eau bouillante, quantité suffisante pour obtenir, au bout d'une demi-heure, une livre d'infusion. Ajoutez à la colature
Sirop de camomille. . . une once.

Mêlez bien. (*sa.*)

Cette préparation est inerte, l'eau ne dissolvant presque pas les principes actifs de la ciguë.

DÉCOCTION ANTIPHTHISIQUE.

Decoctum antiphthisicum. (sw*.)

♃ Lichen d'Islande , une once et demie.
Eau. . . . . six livres.

Faites réduire de moitié par l'ébullition , et ajoutez sur la fin

Herbe de botrys. . . une poignée.

Passez , décantez et ajoutez encore

Extrait de ciguë. . . . un scrupule.
Sirop de coquelicot ,
——- de pavot,
de chaque. . une once et demie.

Conseillée par Wauters dans les phthisics
dites scrofuleuses et nerveuses. — Dose,
quatre tasses par jour.—Tous les deux jours,
on augmente la dose de l'extrait de ciguë,
jusqu'à ce que le malade soit arrivé à en
prendre deux ou trois gros par jour.

TEINTURE ALCOOLIQUE DE GRANDE CIGUE.

Tinctura s. Essentia cicutæ. (s.)

♃ Suc de grande ciguë récemment
exprimé ,
Esprit de vin rectifié ,
de chaque. . . . parties égales.

Faites digérer à froid pendant quelques
jours et filtrez.

TEINTURE DE GRANDE CIGUE COMPOSÉE.

Tinctura conii maculati composita. (ed.)

♃ Feuilles de grande ciguë sèches ,
deux onces.
Petit cardamome écrasé ,
une demi-once.
Alcool (0,935). . . . seize onces.

Faites digérer pendant sept jours et filtrez.

TEINTURE ÉTHÉRÉE DE GRANDE CIOCE.

Tinctura cicutæ ætherea. (f.)

♃ Herbe de grande ciguë, deux gros.
Éther sulfurique (46 degrés),
une once.

Faites infuser pendant deux jours , et décantez le liquide.

TEINTURE DE CIGUE AQUATIQUE.

Tinctura phellandrii aquatici. (b*. sw*. vm.)

♃ Semences de cignë aquatique,
une partie.
Eau-de-vie. . . . . huit parties.

Faites infuser à froid, pendant plusieurs
jours , et filtrez. (vm.)

♃ Semences de ciguë aquatique,
une demi-once.
Alcool. . . . . . six onces.

Après vingt-quatre heures de digestion , ajoutez

Vin muscat. . . . . six onces.

Faites digérer encore pendant vingt-quatre heures. (b*.)

sw*. prescrit une once et demie de semences, six onces d'eau-de-vie et autant de
vin muscat.

Excitant , réputé narcotique, diurétique
et antiphthisique. — Dose , dix à soixante
gouttes.

EAU DE CIGUE. (WU.)

♃ Herbe fraîche de ciguë, une partie.
Eau commune. . . quatre parties.

Distillez.

ONGUENT DE CIGUE.

Unguentum conii. (sw.)

♃ Suc de grande ciguë. . une partie.
Axonge de porc. . quatre parties.

Faites cuire doucement jusqu'à consomption de l'humidité.

Employé pour le pansement des ulcères
carcinomateux, scrofuleux et phagédéniques.

HUILE DE CIGUE.

Oleum cicutæ. (f. sa. sw*. vm.)

♃ Herbe fraîche de ciguë,
une partie et demie.
Huile d'olive. . . . trois parties.

Faites digérer pendant deux jours au bain-
marie, et, après le refroidissement, répétez
la macération. (sa.)

♃ Herbe de ciguë. . . . une partie,
Huile. . . . . . deux parties.

Laissez sur les cendres chaudes pendant
vingt-quatre heures, exprimez , répétez l'o-
pération avec de nouvelle herbe, et faites
bouillir légèrement. (f.)

♃ Huile d'olive, deux parties et demie.
Fécule de ciguë lavée. . une partie.

Faites fondre à une douce chaleur, passez et décantez après un ou deux jours de
repos. (vm.)

♃ Huile de jusquiame. . deux onces.
Fécule verte de ciguë, quatre onces.

Faites dissoudre, passez et décantez. (sw*.)

En frictions sur l'épigastre dans la colique
et l'iléus ; utile aussi dans les hémorrhoïdes.

EMPLÂTRE DE CIGUE.

Emplastrum conii s. *conii maculati* s. *e conio*
s. *cicutæ* s; *de cicuta.* (ams. an. b. ba. be.
d. dd. han. he. o. po. pr. s. su. w. *pid. sw.*
vm.)

℞ Cire jaune. . . . . deux parties.
 Colophane,
 . Huile d'olive, de chaque, une partie.

Faites fondre ensemble; ajoutez à la
masse demi-refroidie
  Herbe de grande ciguë en poudre,
                     deux parties.
Mêlez avec soin. (b. ba. be. d. dd. han. po.
pr. su.)

s. donne la même formule, mais ne prescrit qu'une partie de cire.

℞ Emplâtre commun. . . une livre.
 Cire jaune. . . . une demi-livre.
 Huile d'olive. . . . trois onces.
Faites liquéfier à une douce chaleur,
et ajoutez
  Extrait de ciguë. . . . une livre.
Mêlez bien. (ams.)

an. prescrit de faire fondre ensemble
quatre parties de colophane et deux de cire,
d'ajouter une partie de térébenthine de Venise, et d'incorporer dans le mélange demi-
refroidi quatre parties de fécule de ciguë
pulvérisée; — *vm.* de faire cuire une partie
de poix-résine, une d'huile d'olive et deux
de cire jaune avec deux de fécule de ciguë, jusqu'à consommation de l'humidité.

℞ Suc de ciguë. . . . . une livre.
 Poudre de ciguë. . une demi-livre.

Faites épaissir lentement jusqu'à con-
sistance de pâte, en remuant tou-
jours, et ajoutez un mélange fondu de
  Cire jaune. . . . . . dix onces.
  Térébenthine de Venise, quatre onces.
  Huile d'olive. . . une demi-livre.
Mêlez avec soin. (he. *pid.*)

℞ Suc de ciguë,
 Huile de lin, de chaque, neuf onces
Faites cuire jusqu'à consommation
de l'humidité, et ajoutez
  Cire jaune. . . . . . six onces.
  Térébenthine de Venise. . six gros.
Après la liquéfaction, ajoutez encore
  Poudre de feuilles de ciguë,
                     deux onces.
Mêlez bien. (*sw.*)

℞ Cire jaune. . . . . deux livres.
 Huile d'olive. . . . . une livre.

Térébenthine commune, trois livres.
Faites fondre ensemble et ajoutez
 . Extrait de ciguë. . . . trois onces.
  Poudre de ciguë. . une demi-livre.

Mêlez en remuant toujours. (w.)

o. prescrit quatorze onces de cire, une demi-
livre d'huile, autant de colophane, une once
d'extrait de ciguë et une livre de poudre de
ciguë.

Planche a proposé de faire cet emplâtre
en ajoutant à un mélange fondu d'une partie de cire blanche et de deux parties d'é-
lémi, neuf parties d'extrait hydro-alcooli-
que de ciguë, c'est-à-dire d'extrait de ciguë préparé avec de l'alcool faible, qui est
supérieur à l'extrait aqueux.

Excitant, résolutif, qu'on applique sur
les tumeurs glanduleuses.

EMPLÂTRE DE CIGUE COMPOSÉ.

Emplâtre de ciguë avec la gomme ammonia-
que; Emplastrum de cicuta compositum s.
cum ammoniaco. (b*. br. e. f. fe. ff. fu. g. li.
p. pa. r. sa. w. wu. *b. ca. sp. sw. vm.*)

℞ Vinaigre. . . . . . . seize onces.
 Gomme ammoniaque. . huit onces.
Broyez dans un mortier de pierre;
passez la solution à travers un linge, et
ajoutez à la colature
  Masse des pilules de ciguë,
                     douze onces.
Évaporez doucement, jusqu'à consistance
d'emplâtre. (fu.)

℞ Cire jaune. . . . . deux livres.
 Huile d'olive. . . . . une livre.
Faites fondre ensemble, passez et
ajoutez
  Extrait de ciguë. . . . six onces.
  Gomme ammoniaque,
  Herbe de ciguë en poudre ,
  de chaque. . . . . huit onces.
Mêlez avec soin. (b*. r.)

fe. prescrit seize onces de cire, deux livres d'huile, trois onces de gomme ammoniaque et une demi-livre de poudre de ciguë; — ou une livre de cire, six onces
d'huile, deux onces de gomme ammoniaque, une once de térébenthine et quatre
onces d'extrait de ciguë.

℞ Cire jaune. . . . . huit parties.
 Poix-résine. . . . . seize parties.
 Fécule verte de ciguë,
                     quarante-huit parties.
Faites cuire jusqu'à consommation de
l'humidité, passez et ajoutez à la masse
demi-refroidie un mélange fondu de
  Gomme ammoniaque , quatre parties.

Térébenthine. . . . une partie.
Mêlez bien. (*sw*°. *vm.*)

℞ Cire jaune. . . . . . une livre.
Huile de jusquiame, quatre onces.

Faites fondre ensemble, passez, et
ajoutez à la masse demi-refroidie

Extrait de ciguë. . . . six onces.
Gomme ammoniaque dissoûte dans
une décoction de ciguë et épaissie,
Poudre de ciguë,
de chaque. . . . . huit onces.

Mêlez. (wu. *sp.*)

li. prescrit de faire fondre six onces de
cire jaune dans deux onces d'huile de jusquiame par infusion, et d'ajouter au mélange
encore chaud trois onces de gomme ammoniaque, autant d'extrait et autant de poudre
de ciguë.

℞ Vinaigre scillitique,
Gomme ammoniaque,
de chaque . . . . huit onces.

Faites liquéfier, passez et ajoutez

Suc de ciguë. . . . seize onces.

A la masse épaissie jusqu'à cousistance de bouillie, ajoutez encore

Poudre de ciguë. . . . huit onces.
Cire fondue. . . . . une livre.
Huile de câprier. . . quatre onces.

Mêlez en remuant bien. (br. pa. sa. w.)

℞ Suc de ciguë,
Huile d'olive, de chaque, deux livres.

Faites cuire jusqu'à consomption de
l'humidité, et ajoutez

Cire jaune. . . . . . une livre.
Poudre de ciguë. . . une demi-livre.
Gomme ammoniaque dissoute dans
du vinaigre et épaissie, trois onces.

Mêlez bien. (g.)

℞ Vinaigre. . . . . seize onces.
Gomme ammoniaque. . . huit onces.

Ajoutez à la solution

Extrait de ciguë. . . . une livre.

Évaporez doucement, jusqu'à consistance
convenable. (p.)

℞ Poix-résine, deux livres et deux onces.
Cire jaune. . . . . . une livre.
Huile d'olive. . . . trois onces.

Liquéfiez sur un feu doux, et ajoutez

Ciguë fraîche écrasée. . deux livres.

Faites cuire jusqu'à consomption de
l'humidité, passez en exprimant, et
ajoutez

Suc de ciguë non dépuré, quatre livres.

Mêlez en remuant bien. Ajoutez

Gomme ammoniaque dissoute dans
du vinaigre et épaissie en cousistance d'emplâtre. . . huit onces.

Écumez jusqu'au refroidissement. (e.)

℞ Poix-résine, neuf cent soixante parties.
Cire jaune, six cent quarante parties.
Poix blanche,
quatre cent quarante-huit parties.
Huile de ciguë, cent vingt-huit parties.

Faites fondre sur un feu doux, et ajoutez

Feuilles de ciguë fraîches et pilées,
deux mille parties.

Après quelques momens d'ébullition,
ajoutez

Gomme ammoniaque dissoute dans
le vinaigre scillitique et le suc de
ciguë. . . . cinq cents parties.

Mêlez le tout avec soin, en remuant toujours. (f. *ca.*)

℞ Feuilles fraîches de ciguë pilées,
une partie.
Huile d'olive. . . deux parties.

Faites infuser pendant vingt-quatre
heures sur les cendres chaudes, et passez
en exprimant; répétez l'infusion avec
une égale quantité de feuilles fraîches,
puis faites cuire à une douce chaleur;
passez et laissez l'huile s'éclaircir. Alors
ajoutez à une partie de cette huile

Poix-résine. . . . . sept parties.
Cire jaune. . . . . cinq parties.
Poix blanche. . . quatre parties.

Faites fondre sur un feu doux, et
ajoutez

Feuilles de cigné pilées,
dix-sept parties.

Faites cuire jusqu'à consomption de
l'humidité, passez en exprimant avec
force, et ajoutez encore

Gomme ammoniaque dissoute dans
un peu d'eau-de-vie et rapprochée en consistance de miel,
quatre parties.

Mêlez bien. (ff.)

Résolutif, fondant, sédatif.

EMPLÂTRE FONDANT.

Emplastrum resolvens. (ham. sm.)

℞ Emplâtre de Rustaio. . quatre gros.
Extrait de ciguë. . . . deux gros.
Fiel de bœuf. . quantité suffisante.

Broyez ensemble. (*sm.*)—On l'applique sur
les tumeurs indolentes, celles du sein surtout.

℞ Emplâtre de savon. . . une once.

Extrait de ciguë. . une demi-once.
Poudre de belladone. . deux gros.

Faites une masse. (ham.)

ONGUENT DÉSOPILATIF. (e.)

♃ Feuilles de ciguë,
—— — d'ache,
—— — d'hyèble,
—–·— de persil,
. —— — de sabine,
de chaque. . . . une livre.
Racine de câprier,
' —— — de flambe,
—— — de bryone,
de chaque. . . une demi-livre.
Huile d'olive. . . . . six livres.

Après quatre jours de digestion, faites bouillir jusqu'à consomption de l'humidité, passez en exprimant, et faites fondre dans la colature dépurée

Cire jaune. . . une livre et demie.

Ajoutez à la masse demi refroidie

Poudre de gomme ammoniaque,
—— — de racine d'aristoloche
longue, de chaque. . deux onces.

Mêlez bien.

CINCHONINE.

Cinchoninum, Cinchonia.

f'. fe. *mo.*

♃ Quinquina gris en poudre, une partie.
Alcool (0,85) . . dix-neuf parties.

Faites digérer à une douce chaleur et à plusieurs reprises, en ajoutant chaque fois de nouvel alcool; mêlez les teintures, distillez le tout, et séchez le résidu à une douce chaleur; versez sur la poudre de l'eau contenant un cinquantième d'acide muriatique concentré, jusqu'à ce que cet acide n'enlève plus rien d'amer; filtrez, ajoutez de la magnésie à la liqueur; filtrez encore, lavez le précipité avec de l'eau froide, faites-le ensuite sécher à l'étuve, puis traitez-le par l'alcool bouillant concentré, et réunissez les teintures; recueillez les cristaux qu'elles donnent par le refroidissement.

On peut aussi obtenir cette substance en traitant le quinquina gris pulvérisé par l'acide sulfurique affaibli, précipitant la solution au moyen de la chaux en excès, réunissant le précipité sur un filtre, le lavant, et le traitant, après l'avoir desséché, par l'alcool bouillant.

Découverte par Duncan, la cinchonine existe dans plusieurs végétaux, notamment dans diverses espèces de quinquina, qui lui doivent leur propriété fébrifuge. Elle existe seule dans le quinquina gris, tandis que, dans le rouge, elle est mêlée avec la quinine, et que le jaune n'en contient pas. Elle exige deux mille cinq cents parties d'eau pour se dissoudre. Ses vertus étant inférieures, dit-on, de quatre ou cinq fois à celles de la quinine, on ne s'en sert guère en médecine, non plus que des composés dont elle fait la base.

SULFATE DE CINCHONINE.

Sulphas cinchonini. (b*. f*.)

♃ Quinquina gris. . . . une livre.
Eau de fontaine. . . . huit livres.
Acide sulfurique. . . . une once.

Faites bouillir pendant une demi-heure, filtrez la décoction, et faites bouillir le résidu avec de nouvelle eau acide; saturez les deux liqueurs réunies avec de la chaux, lavez le précipité à l'eau froide, faites-le sécher, et mettez-le digérer à plusieurs reprises dans de l'alcool (36 degrés); réunissez et distillez les teintures, faites bouillir le résidu avec de l'eau aiguisée d'acide sulfurique, filtrez, recueillez les cristaux que la liqueur donne en se refroidissant, dissolvez-les dans l'eau et faites cristalliser la solution.

SIROP DE CINCHONINE. (f**. *ma.*)

♃ Sulfate de cinchonine,
quarante-huit grains.
Sirop commun (35 degrés), une livre.

Faites dissoudre le sel dans une once d'eau, puis réduire le sirop d'une once par l'ébullition, mêlez alors les deux liqueurs, et conservez le mélange après son refroidissement.

TEINTURE DE CINCHONINE. (f**. *ma.*)

♃ Sulfate de cinchonine . neuf grains.
Alcool (34 degrés) . . une once.

Faites dissoudre.

VIN DE CINCHONINE. (f**. *ma.*)

♃ Sulfate de cinchonine, dix-huit grains.
Vin de Madère. . . . . un litre.

Filtrez la solution.

♃ Vin de Madère. . . une pinte.
Teinture de cinchonine, deux onces.

Mêlez.

BOLS FÉBRIFUGES.

Boli antifebriles. (b.)

♃ Sulfate de cinchonine. . trois grains.
Mie de pain,
Miel,
Réglisse, de chaque,
quantité suffisante
pour faire un bol. — Dose à répéter toutes les deux heures.

ACÉTATE DE CINCHONINE.

♃ Cinchonine. . . . . à volonté.

Acide acétique, quantité suffisante pour dissoudre l'alcool; filtrez la liqueur, et faites-la évaporer, pour obtenir des cristaux.

Ce procédé est indiqué par Chevallier et Idt.

CIRE.

Wachs (Al.); *wax (An. Su.)*; *schuma (Ar.)*; *la (C.)*; *miettie (Cy.)*; *vox (D)*; *cera (E. I. Por.)*; *mehduinul (Hi.)*; *wasch (Hu.)*; *letin (Mal.)*; *moum (Pe.)*; *wosk (Po.)*; *siktha (Sa.)*; *mellugu (Tam.)*; *minum (Tel.)*.

a. am. ams. an. b. ba. be. br. d. dd. du. e. f. fe. ff fi. fu. g. ban. he. li. lo. o. po. pp. pr. r. s. su. w. wu. ww. a. br. c. g. pa. pid. sp.

Substance jaune, solide, plus légère que l'eau, d'une odeur aromatique agréable, que sécrète un insecte hyménoptère, l'abeille domestique, *Apis mellifica, L.*, et qui transsude par les intervalles des anneaux intermédiaires de l'abdomen de cet animal.

La cire est composée, d'après John, de deux substances différentes, la *Cérine* et la *Myricine*, accompagnées d'une graisse aromatique.

Après avoir été soumise à l'action réunie de l'air et de l'eau, ou à celle du chlore, elle est blanche, inodore, insipide, cassante; alors elle prend le nom de *Cire blanche* ou *vierge, Cera alba.*

On l'emploie surtout à l'extérieur; cependant elle a été conseillée aussi à l'intérieur, comme adoucissant.

§ I. PRÉPARATIONS DESTINÉES A L'USAGE INTERNE.

ÉMULSION CIREUSE.

Mixture antidiarrhéique; Emulsio cerea, Mixtura cerea, Solutio cerata. (b*. fu. li. sa. sm. sw. vm.)

℞ Racine de guimauve. . . deux onces.
Eau commune. . . trente onces.

Faites infuser, pour avoir vingt-quatre onces de colature; dissolvez dans deux onces de celle-ci, à une douce chaleur,

Sucre blanc. . . . . un gros.
Cire blanche. . . . . six gros.

Broyez la solution avec
Sirop de têtes de pavot, deux onces.

Émulsionnez avec le reste de l'infusion. (*vm.*)

℞ Gomme arabique. . . . six gros.
Eau bouillante, une once et demie.

Faites dissoudre à une douce chaleur, en remuant toujours. Ajoutez

Cire jaune fondue. . . six gros.

Versez dans un mortier échauffé, et ajoutez en triturant

Eau commune,
Sirop de sucre, de chaque, six onces.
Mêlez. (li.)

℞ Cire blanche . . . . . six gros.
Savon d'Alicante. . . . un gros.
Eau pure. . . . . . deux onces.

Faites fondre sur un feu doux, versez dans un mortier, et ajoutez peu à peu

Décoction de racine de guimauve. . . . . . . deux livres.
Sirop de têtes de pavot, deux onces.

Mêlez bien. (fu.)

℞ Râpure de cire jaune, un gros et demi.
Savon d'Espagne . . un scrupule.
Eau pure . . . . . . un gros.

Faites fondre, versez dans un mortier, et ajoutez

Eau commune. . sept à huit onces.
Eau de muscade . . . une once.
Sucre blanc. . quantité suffisante.

Mêlez bien. (b*.)

sa. prescrit un gros de cire blanche, un demi-scrupule de savon, deux onces d'eau, cinq onces d'eau de menthe, une demi-once d'eau de poivre de la Jamaïque, et autant de sirop de sucre.

℞ Cire jaune,
Huile d'amandes douces,
de chaque. . . . . deux gros.

Faites fondre à une douce chaleur; triturez avec

Jaunes d'œufs. . . . . n° 2.

Ajoutez ensuite
Décoction d'orge mondée, deux livres.

Mêlez bien. (sw.)

℞ Cire jaune . . . . . un gros.
Gomme arabique. . . deux gros.

Triturez ensemble, et avec un peu d'eau; ajoutez ensuite

℞ Baume du Pérou. . . dix gouttes.
Sirop de pavot blanc. . . une once.

Mêlez. (sm.)

Conseillée par Monro et Pringle, dans la diarrhée et la dysenterie. — A prendre par cuillerées.

ÉLECTUAIRE DE CIRE.

Electuarium ceratum s. demulcens s. sanans. (b*. w. wu. au.)

℞ Poudre de gomme arabique, deux onces.
Eau bouillante, quantité suffisante pour dissoudre la gomme. Ajoutez à la solution

Cire jaune. . . . . deux onces.

Broyez bien ensemble, et ajoutez
encore

> Sirop de coquelicot. . . . une once.
> Élixir acide de Dippel,
> quantité suffisante

pour procurer une acidité agréable. (b*.)

Wedekind disait cet électuaire propre à
diminuer l'abondance des déjections dans
la dysenterie.

♃ Gomme arabique. . . . une livre.
> Eau bouillante, quantité suffisante

pour dissoudre la gomme. Ajoutez

> Cire fondue . . . . . une livre.

Broyez dans un mortier échauffé, et
ajoutez encore

> Sirop de framboises. . . une livre.
> Élixir acide de Haller,
> quantité suffisante

pour aciduler agréablement. (au.)

♃ Cire jaune. . . . une demi-once.
> Huile d'amandes douces,
> une once et demie.

Faites fondre à une douce chaleur,
et ajoutez

> Conserve de roses . . deux onces.

Mêlez. (b*.) — Dose, deux cuillerées à
café, quatre fois par jour.

♃ Ciré jaune. . . . . . un gros.
> Blanc de baleine. . . trois gros.
> Huile d'amandes douces, une once.

Faites fondre ensemble, et broyez
la masse presque refroidie avec

> Roses rouges . . un gros et demi.
> Miel. . . . . . . une once.

Mêlez bien. (b*. w.)

wu. prescrit trois gros de cire, deux gros
de blanc de baleine, six gros d'huile, une
once et demie de conserve de roses rouges,
et suffisante quantité de sirop de têtes de
pavot.

Recommandé par Fuller. — Dose, deux
à trois gros.

HUILE DE CIRE.

Oleum ceræ. (ams. br. d. e. fe. fu. han. hc.
li. o. pa. po. pr. sa. su. w. wu. pid. sw.)

♃ Cire jaune. . . . . une livre.

Remplissez-en une cornue à moitié, ajoutez du sable lavé, tant que le ventre de celle-
ci peut en contenir, chauffez doucement
pour fondre la cire et la mêler au sable; distillez alors au bain de sable, et chauffez d'abord
légèrement; mettez à part l'eau acidule qui
passe, augmentez le feu, et mettez de côté
l'huile épaisse (*Butyrum ceræ*) qui s'élève;
enfin poussez le feu jusqu'à ce qu'il ne reste

plus de cire dans la cornue; rectifiez l'huile
par une nouvelle distillation.

Le procédé est le même partout; seulement pa. remplace le sable par des cendres
tamisées; e. par des briques pilées; ams. d.
han. he. o. po. pr. et su. par de la chaux vive.

Cette huile passait jadis pour un puissant
diurétique; dose, trois à six gouttes; mais
on l'employait surtout à l'extérieur, dans le
cas de gerçures aux lèvres et aux mamelles,
d'engelures, de contracture des membres.
En frictions sur le ventre des enfans consti-
pés, elle provoque, dit-on, les déjections
alvines.

§ II. PRÉPARATIONS DESTINÉES A L'USAGE EXTERNE.

CÉRAT SIMPLE.

*Onguent simple; Ceratum simplex, Unguen-
tum simplex* s. *cereum* s. *emolliens* s. *commune* s. *album* s. *ceræ, Linimentum simplex.* (a. am. ams. b. ba. be. dd. du. ed.
f. fi. fu. g. han. li. lo. o. po. pr. s. su. ww.
c. sw. vm.)

♃ Huile d'amandes douces, trois parties.
> Cire blanche. . . . une partie.

Faites fondre au bain-marie, à une douce
chaleur; laissez refroidir, ratissez, et broyez
pour faire disparaître les grumeaux. (f.)

ams. b. ba. be. ed. han. c. sw. et vm. prescrivent cinq parties d'huile et deux de cire;
— am. cinq d'huile et une de cire; — ed. et
sw. quatre d'huile et une de cire; — dd. deux
d'huile et une de cire; — su. deux d'huile et
trois de cire; — lo. parties égales de cire et
d'huile; — fu. douze d'huile et une de cire;
— li. quinze d'huile et six de cire; — fi. o.
po. et s. dix d'huile et quatre de cire. Dans
toutes ces pharmacopées, l'huile est celle
d'olive, excepté dans dd., qui prescrit celle
de navette, et dans fu., qui indique celle de lin.

♃ Axonge de porc. . quatre parties.
> Cire jaune. . . . . une partie.

Faites fondre ensemble. (du. ww.)

vm. prescrit douze parties d'axonge et une
de cire, et donne au produit le nom bizarre
de *Cérat d'axonge.*

♃ Cire blanche,
> Suif de mouton,
> de chaque. . une partie et demie.
> Axonge de porc. . . une partie.

Faites fondre sur un feu très doux. (a.)

g. prescrit une demi-partie de cire, deux
de suif et deux d'axonge.

C'est uniquement la consistance de cette
préparation, et par conséquent la quantité
respective de la cire et des corps gras, qui

détermine si elle doit porter le titre de cérat, de liniment ou d'onguent.

CÉRAT DE GALIEN.

Oléo-cérat uni à l'eau, Cérat préparé à l'eau, Cérat blanc ; Ceratum Galeni s. *refrigerans Galeni, Unguentum ceratum* s. *amygdalinum* s. *simplex, Emplastrum ad fonticulos.* (an. be. f. fe. ff. g. pp. ca. sp. vm.)

♃ Cire blanche. . . . une partie.
Huile d'amandes douces,
quatre parties.

Faites fondre ensemble, à une douce chaleur, et remuez jusqu'au refroidissement. Ajoutez alors peu à peu

Eau pure ou Eau de roses, trois parties,

en remuant toujours, pour incorporer le liquide. (f. ff. g. *ca. sp.*)

an. be. et *vm.* prescrivent une partie de cire, quatre d'huile d'amandes douces et deux d'eau ; — be. et *vm.* diminuent la cire de moitié en été ; — fe. deux de cire, huit d'huile et trois d'eau.

♃ Axonge de porc. . . quatre onces.
Cire blanche. . . . . une once.
Faites fondre sur le feu, et ajoutez peu à peu

Eau pure. . . une once et demie.
Huile de bergamote. . . un gros.
Mêlez bien. (pp.)

CÉRAT JAUNE.

Unguentum cereum curcumæ. (ba.)

♃ Axonge de porc,
quatre-vingt-seize parties.
Poudre de racine de curcuma,
une partie.
Eau commune . . . deux parties.
Faites cuire jusqu'à ce que l'eau soit évaporée, et ajoutez

Cire jaune. . . . . . six parties.

ONGUENT FILII.

Unguentum s. *Emplastrum filii Zachariæ, Unguentum medullæ mucilagineum.* (e. w.)

♃ Cire blanche,
Suif de cerf, de chaque, une livre.
Graisse d'oie,
——— de poule,
de chaque . . . une demi-livre.
Faites fondre ensemble sur un feu doux. (w.)

♃ Cire blanche,
Moelle de cuisse de vache,
Axonge de porc, de chaque, six onces.
Huile de graine de lin, cinq onces.

Faites fondre ensemble. Ajoutez à la masse demi-refroidie

Mucilage épais de graine de lin,
six onces.
Mêlez en remuant jusqu'au refroidissement. (e.)

Cet onguent passait jadis pour être anodin et résolutif. On l'appliquait sur le point souffrant, dans la pleurésie et les douleurs réputées spasmodiques.

ONGUENT POMADIN. (b*.)

♃ Cire jaune,
Suif de mouton, de chaque, une once.
Faites un cérat avec le suc de pommes de rainette.

Richter le conseillait dans les engorgemens du sein.

EMPLÂTRE DE CIRE. (f.)

♃ Cire jaune,
Suif de mouton,
de chaque. . . . trois parties.
Poix blanche. . . . . une partie.
Faites fondre ensemble.

CÉRAT LABIAL.

Pommade pour les lèvres ; Ceratum labiale s. *ad labia, Unguentum de uvis.* (a. b*. fu. han. li. s. sa. w. wu. *pie. vm.*)

♃ Beurre frais. . . . une demi-livre.
Raisins secs. . . . quatre onces.
Faites cuire jusqu'à consomption de l'humidité, et ajoutez

Cire jaune. . . . . deux onces.
Passez en exprimant. Ajoutez à la masse un peu refroidie

Huile de girofle. . . vingt gouttes.
Mêlez bien. (w.)

♃ Beurre frais. . . une demi-livre.
Cire jaune,
Raisins secs sans pepins,
de chaque. . . . . deux onces.
Faites cuire jusqu'à ce que quelques gouttes jetées sur les charbons ardens ne crépitent plus ; passez en exprimant avec force au-dessus d'un vase rempli d'eau de roses, et, après le refroidissement, décantez l'eau. (b*.)

♃ Suc de raisin noir,
Eau de roses,
Beurre frais,
de chaque. . . . seize onces.
Cire jaune. . . . quatre onces.
Faites cuire doucement, et enlevez l'écume à mesure qu'il s'en forme. (b*. s. sa. w.)

♃ Beurre frais. . . . . seize onces.
Cire jaune. . . . . cinq onces.

Faites cuire jusqu'à consomption de l'humidité, passez, et ajoutez à la masse demi-refroidie

    Huile essentielle de citron,
    ———————— de bergamote ,
      de chaque. . . . . deux gros.

Mêlez bien. (han.)

♃ Beurre frais. . . . . neuf onces.
    Raisins secs sans pepins ,.
                  deux onces.
    Pommes de rainette coupées par
      tranches. . . . . . . n° 8.

Faites cuire sur un feu doux, et quand l'humidité est presque dissipée, ajoutez

    Racine d'orcanette grossièrement
      contuse. . . . . deux onces.

Après une légère ébullition, faites fondre dans la masse

    Cire blanche. . . quatre onces.

Éloignez du feu, passez et ajoutez

    Huile de bois de Rhodes,
    ——— de bergamote,
      de chaque. . . . vingt gouttes.

Passez. (wu.)

♃ Cire jaune. . . . . deux onces.

Faites-la fondre, et ajoutez-y

    Huile d'amandes douces,
                  une once.
    Beurre frais. . . . quatre onces.

Mettez en macération avec

    Poudre de racine d'orcanette,
                  deux gros.
    ——— de benjoin,
    ——— de cannelle,
    ——— de girofle ,
    ——— de storax calamite,
      de chaque. . . . . six grains.

Remuez sans cesse. Après le figement, liquéfiez de nouveau, passez en exprimant, laissez reposer, décantez, et, au moment du refroidissement, ajoutez

    Huile de bergamote,
            un demi-scrupule.

Mêlez bien. (vm.)

♃ Cérat blanc simple. . quatre onces.

Clarifiez-le sur un feu doux. Ajoutez

    Poudre de garance macérée dans
      un peu d'alcool. . . deux gros.

Faites chauffer jusqu'à consomption de l'humidité, passez à la chausse, et ajoutez à la masse un peu refroidie

    Huile essentielle de citron ,
    ——————— de cannelle,
      de chaque. . . . cinq gouttes.

Mêlez bien. (li.)

♃ Cire blanche. . . . une partie.
    Suif de cerf. . . . sept parties.

Faites fondre, passez à travers un linge, et ajoutez à chaque once

    Huile essentielle de citron ,
    ——————— de lavande ,
      de chaque. . . quatre gouttes.

Et colorez ou non avec l'orcanette. (s.)

♃ Beurre frais. . . . deux livres.

Faites-le fondre doucement, et chauffez jusqu'à consomption de l'humidité. Ajoutez

    Cire jaune. . . . . huit onces.

Passez, et ajoutez encore à la masse demi-refroidie

    Huile de bergamote, trente gouttes.

Mêlez. (a.)

♃ Ambre ou Musc,
            un à deux grains.
    Cire blanche. . . . trois onces.
    Huile rosat. . . . quatre onces.
    Laque. . . . quantité suffisante.

Faites une pommade. (pie.)

SPARADRAP ORDINAIRE. (f.)

♃ Cire blanche. . . . huit parties.
    Huile d'amandes douces,
            quatre parties.
    Térébenthine. . . . une partie.

Faites fondre ensemble et étendez sur de la toile.

PAPIER CIRÉ. (f.)

♃ Cire blanche,
    Térébenthine pure,
      de chaque. . . . trois parties.
    Blanc de baleine. . . deux parties.

Faites fondre au bain-marie, et étendez sur de la toile ou du papier.

TOILE DE MAI. (f. ca.)

♃ Cire blanche. . une livre et demie.
    Alcool (22 degrés). . deux onces.

Faites ramollir et chauffer légèrement avec

    Beurre frais,
    Huile d'amandes douces,
      de chaque. . . . quatre onces.

Plongez dans le mélange encore chaud de bandelettes de toile, qui doivent ensuite être passées entre deux cylindres.

BOUGIES SIMPLES.

Cereoli simplices s. exploratorii s. emollient s. demulcentes. (b. be. b. dd. du. ff. fi. h. p. pr. s. su. *pid. sw. vm.*)

♃ Cire jaune. . . . une demi-livre

Faites-la fondre, trempez des bandelettes de linge dans la liqueur, et faites des bougies selon l'art. (p.)

℞ Cire jaune.   . . . .   six parties.
Huile d'olive.   . . .   une partie.
Procédez comme ci-dessus. (b. be. dd. du. ff. fi. he. pr. s. su. br. pid. vm.)

℞ Cire jaune.   . . .   douze parties.
Suif de bouc.   . . .   une partie.
Liquéfiez doucement sur le feu, et ajoutez
Huile d'amandes douces,
une partie.
Faites des bougies. (br.)

sw. substitue le suif de mouton à celui de bouc, et l'huile d'olive à celle d'amandes douces.

℞ Cire jaune.   . . . .   deux livres.
Térébenthine de Venise,   deux gros.
Liquéfiez doucement et faites des bougies. (br.)

℞ Cire jaune.   . . . .   une livre.
Térébenthine de Venise,
quatre onces.
Liquéfiez doucement. Ajoutez à la masse un peu refroidie
Cinabre.   . . . . . .   une once.
Mêlez en remuant bien. (sw.)

EAU DE CHAUX CÉRATÉE.

Aqua calcis cerata s. *cum cera.* (wu. sw*. vm.)

℞ Cire jaune.   . . . . .   deux gros.
Eau de chaux.   . . .   douze onces.
Faites digérer à une douce chaleur, et passez après le refroidissement. (sw*. vm.)

wu. prescrit trois gros de cire.

Cette liqueur a été conseillée pour le pansement des ulcères atoniques et sanieux.

CITRONNIER.

Citrus medica, L.

Citronenbaum (*Al.*); *citrontree* (*An.*); *cytryn.*(*B.*); *korna nebu* (*Beng.*); *usi* (*Ce.*); *cay-tank yen* (*Co.*); *dehi* (*Cy.*); *citrontrœ* (*D.*); *cidra limonero* (*E.*) : *nimbu* (*Hi.*); *aitroënboom* (*Ho.*); *cedro limone* (*I.*); *jeruk* (*Ma.*); *èytr drzewo* (*Po.*); *cidreira* (*Por.*); *jambhira* (*Sa.*); *citrontrœd* (*Su.*); *elimitchum pullum* (*Tam.*); *nemmapundu* (*Tel.*).

a. ams. an. b. ba. be br. d. du. e. ed. f. fe. ff. fi. fu. g. ham. han. he. li. lo. o. p. po. pp. pr. r. s. su. w. ww. a. be. br. c. g. m. pa. pid. sp. z.

Arbre (polyadelphie icosandrie, L. ; aurantiacées J.) originaire de l'Orient. *fig. Flore méd.* III. 122.
On emploie le fruit et quelquefois la graine.

Le fruit, appelé *Citron* (*Pomum citri*, *Fructus citri*, *Malum citreum*), est ovoïde, mamelonné au sommet. Son écorce extérieure (*Cortex citri*) est mince, aromatique, couverte d'une pellicule d'un jaune citrin, appelée *Zest* (*Flavedo corticum citri*), et couvrant elle-même une matière blanche et coriace peu épaisse (*Albedo corticum citri*). L'intérieur du fruit est divisé en neuf à dix loges contenant une pulpe abondante, qui se compose de vésicules oblongues, d'un jaune blanchâtre, renfermant un suc acide et agréable.

Les graines sont jaunâtres, ovales, ventrues, striées, amères et presque inodores.
Le suc a les propriétés de tous les acidules végétaux. L'écorce est tonique et carminative. Les graines sont également toniques.

CONSERVE DE CITRON.

Conserva citri. (ed. f. fe. pa. sa. w. pid.)

℞ Pulpe d'écorce de citron fraîche,
une partie.
Sucre blanc.   . . .   trois parties.
Mêlez par la trituration. (ed.)

℞ Écorce fraîche de citron,
à volonté.
Enlevez le blanc, faites macérer pendant vingt-quatre heures dans de l'eau, puis sécher sur un tamis, et versez dessus du sucre cuit à la grande plume. (*pid.*)

f. prescrit de monder l'écorce, de la faire blanchir dans l'eau, de la plonger dans du sirop à 36 degrés, de la faire bouillir jusqu'à ce qu'elle ait perdu toute humidité, de la laisser égoutter sur un tamis, et de la faire sécher à l'étuve ; — pa. et w. de lui faire jeter un ou deux bouillons avec de la lessive de cendres, de la laver ensuite avec de l'eau chaude, d'enlever le blanc, de faire égoutter le zest sur un tamis, et ensuite de verser dessus du sucre cuit à la plume, assez pour la couvrir de deux doigts.

℞ Pulpe de citron avec l'écorce,
deux livres.
Sucre blanc.   . . . .   trois livres.
Distillez l'écorce au bain-marie, et retirez environ deux onces d'eau ; mettez celle-ci à part ; faites cuire ensuite cette écorce, avec la pulpe coupée, dans suffisante quantité d'eau ; passez la pulpe à travers un tamis, mêlez-la avec le sucre clarifié dans la décoction et cuit à la grande plume ; évaporez ensuite, sur un feu doux, jusqu'à consistance convenable, en ajoutant l'eau distillée qui avait été mise de côté. (sa.)

℞ Écorce de citron.   . . . .   une livre.
Faites-la ramollir par l'immersion dans de l'eau froide, et broyez-la avec

Sucre blanc. . . . . trois livres.

Mêlez exactement. (fe.)

HUILE ESSENTIELLE DE CITRON.

Oleum de cedro s. *citri corticum.*

1° Telle que le commerce la fournit. (am. d. he. lo. po. *br.*)

2° Obtenue par la distillation. (a. ams. an. b. br. e. f. pa. r. s. w.)

♃ Écorce de citron. . . . . à volonté.
Eau. . . . . quantité suffisante.

Après trois jours de macération, distillez et recuéillez l'huile qui surnage. (ams. b. br. e. pa. r. s. w.)

fu. prescrit une partie d'écorce et six d'eau ; — *vm.* une d'écorce et neuf d'eau ; — a. une d'écorce et douze d'eau ; — an. trois d'écorce et dix d'eau.

3° Obtenue par expression ; *Essentia de cedro, Oleum expressum corticis flavi citri medicæ.* (f. br. pid. sw.)

♃ Citrons. . . . . . à volonté.

Râpez le zest, en ménageant le blanc, enfermez-le dans un sac, soumettez-le à la presse, recevez le liquide dans un vase cylindrique, et au bout de quelque temps, retirez l'huile qui surnage à l'aide d'un chalumeau de paille ou d'un petit siphon.

Stimulant, nervin, antispasmodique. — Dose, douze gouttes par once de sucre.

OLÉO-SUCRE DE CITRON.

Elæo-saccharum citri. (a. ba. br*. d. f. han. o. pa. pr. w. *sp.* sw.)

♃ Sucre blanc. . . . . une once.
Huile essentielle de citron, dix gouttes.

Triturez ensemble. (*sp.*)

d. prescrit une once de sucre et huit gouttes d'huile ; — *sw.* un gros de sucre et une à deux gouttes d'huile.

ba. br. f. han. o. pa. pr. et w. veulent qu'on frotte des morceaux de sucre blanc sur l'écorce d'un citron frais, jusqu'à ce qu'ils soient bien imbibés de la liqueur huileuse, et qu'on les réduise ensuite en poudre. C'est l'*Essence sèche de citron.*

ESPRIT ODORIFÉRANT.

Spiritus suaveolens pro suffitu. (s.)

♃ Huile exprimée de citron,
———— essentielle de bergamote,
———————— de lavande,
de chaque. . . . une partie.
Éther acétique. . . quatre parties.

EAU DE CITRON.

Aqua corticum citreorum. (a. ams. br. e. ed. fe. g. sa. w. wu.)

♃ Écorce de citron. . . une livre.
Eau. . . . . quantité suffisante pour éviter l'empyreume. Après vingt-quatre heures de macération, distillez dix livres. (ams.)

Une partie d'écorce et quatre d'eau ; distillez deux parties (br. w.) ; — une partie d'écorce et six d'eau ; distillez trois parties (e. fe.) ; — une partie d'écorce et huit d'eau (wu.) ; — une partie d'écorce et dix d'eau (a.) ; — une demi-livre d'écorce et suffisante quantité d'eau ; distillez quatre livres. (g.)

♃ Écorce de citron. . . trois livres.
Eau. . . . . . six livres.
Alcool . . . . . quatre onces.

Au bout de deux jours, distillez trois livres. (e.)

ed. prescrit une partie d'écorce et assez d'eau pour éviter l'empyreume ; distillez dix parties et ajoutez cinq onces d'eau-de-vie.

La préparation suivante, qui ne diffère guère des précédentes, est désignée par sa. sous le nom d'*Aqua totius citri* :

♃ Citron presque mûr. . . . n° 1.

Râpez-le presque jusqu'à la pulpe acide, hachez celle-ci menu, et pilez-la légèrement avec les graines ; ajoutez un peu d'eau, faites macérer pendant vingt-quatre heures, distillez la moitié au bain-marie, et mettez ce produit à part ; distillez ensuite le reste presque jusqu'à siccité ; redistillez cette seconde portion sur de nouvelle écorce fraîche et râpée, et mêlez le produit avec le premier.

ESPRIT D'ÉCORCE DE CITRON. (ams. b. br. f. pa. s. w.)

♃ Écorce de citron fraîche, une partie.
Alcool (22 degrés), quatre parties.
Eau distillée. . . . deux parties.
Après deux jours de macération, distillez quatre parties. (f.)

pa. et w. prescrivent une partie et demie d'écorce, huit de citron et deux d'eau ; distillez huit parties.

♃ Écorce fraîche de citron, une partie.
Eau-de-vie. . . . deux parties.
Distillez après deux jours de macération. (ams. b.)

s. prescrit une partie d'écorce et quatre d'eau-de-vie ; — br., une et demie d'écorce et huit d'eau-de-vie.

EAU DIVINE.

Aqua divina mirabilis. (*sp.*)

♃ Alcool. . soixante-quatre onces.
Essence de citron.
———— de bergamote ,
de chaque. . . . . . un gros.
Eau de fleurs d'oranger , huit onces.
Distillez. Ajoutez au produit
Eau. . . cent vingt-huit onces.
Sucre . . . . trente-deux onces.
Cordial, stomachique, carminatif.—Dose,
deux onces.

EAU SANS PAREILLE.

Aqua sine pari. (*sp.*)

♃ Eau de la reine de Hongrie ,
huit onces.
Alcool. . soixante et douze onces.
Huile essentielle de citron ,
une demi-once.
——————— de bergamote,
deux gros et demi.
————— de cédrat, deux gros.
Distillez jusqu'à ce qu'il ne reste plus que
neuf onces.
Cette eau diffère peu de l'eau de Cologne.

EAU DE COLOGNE.

*Eau aromatique d'huile essentielle de citron ,
Alcool de citron composé; Aqua Coloniensis,
Alcohol aromatisatum Coloniense.* (b*. f. ff.
sp. sw. vm.)

1° Préparée par la distillation.

♃ Huile essentielle de néroli ,
———————— de citron .
———————— de bergamote,
———————— d'orange,
———————— de romarin,
de chaque. . . . douze gouttes.
Petit cardamome. . . . un gros.
Alcool. . . . . . . une pinte.
Distillez trois demi-setiers, au bain-marie. (b*.)
C'est, d'après Trommsdorf, cette formule
qu'on suit à Cologne.

♃ Alcool. . . soixante et douze onces.
Esprit de romarin. . dix-huit onces.
Eau des Carmes. . . douze onces.
Huile de bergamote . . une once.
—— de citron. . . . . deux gros.
—— de néroli,
—— de romarin ,
de chaque. . . . . . un gros.
Distillez. (*sp.*)

♃ Huile de bergamote ,
——— de citron ,

——— de cédrat ,
de chaque. . . . . cent parties.
——— de romarin ,
——— de fleurs d'oranger ,
——— de lavande ,
de chaque. . . cinquante parties.
——— de cannelle, vingt-cinq parties.
Alcool (36 degrés),
douze mille parties,
——— de mélisse composé ,
quinze cents parties.
——— de romarin. . mille parties.
Après dix jours de digestion , distillez
au bain-marie , jusqu'à ce qu'il ne reste
plus qu'un cinquième du tout. Ajoutez
au produit
Eau de bouquet , cinq cents parties.
Mêlez bien. (f.)

♃ Herbe de mélisse. . . deux livres.
——— de romarin. . . huit onces.
Écorce de citron. . . . six onces.
Muscade ,
Girofle ,
Cannelle ,
Coriandre, de chaque. . deux onces.
Huile de bergamote. . une once.
Alcool. . . . . . . six livres.
Eau . . . . huit livres.
Distillez à une douce chaleur. (ђ*.) —
Formule de Trommsdorf.

♃ Huile de bergamote . . deux gros.
Genièvre ,
Feuilles de basilic,
——— d'hysope ,
——— de marjolaine ,
——— de mélisse ,
——— de romarin ,
——— de thym ,
Fleurs de lavande ,
Clous de girofle ,
Racine d'angélique ,
Semences d'anis ,
——— de carvi ,
——— de cumin ,
——— de fenouil ,
de chaque. . . . . deux onces.
Cannelle ,
Écorce fraîche de citron ,
Muscade ,
Petit cardamome,
de chaque. . . . quatre onces.
Eau-de-vie. . . trente-deux livres.
—— commune , soixante-quatre livres.
Distillez vingt-deux livres, et ajoutez autant d'eau que le produit peut en recevoir
sans blanchir. (*vm.*)

2° Préparée sans distillation.

♃ Huile essentielle de romarin.

Huile essentielle de bergamote ,
       de chaque , une demi-once.
————— de citron , trois gros.
————— de lavande ,
                    deux gros.
Eau-de-vie. . . . . une pinte.
Mêlez bien. (b*.)

℞ Huile essentielle de fleurs d'oranger ,
———— d'écorce d'orange ,
——————— de citron ,
————— de marjolaine ,
———— de romarin ,
de chaque. . . un gros et demi.
————— de cannelle ,
                    quatre gouttes.
Civette. . . . . . trois grains.
Ambre gris. . . . deux grains.
Alcool. . . quatre livres et demie.
Faites digérer pendant un mois ou deux ,
et conservez. (sw.)

℞ Huile essentielle de citron , une partie.
Sucre. . . . . . trois parties.
Triturez, en ajoutant peu à peu
Alcool (22 degrés). . trois parties.
Eau. . . . . . six cents parties.
Mêlez bien. (ff.)

℞ Alcool . . . . . . sept livres.
Essence de bergamote , deux onces.
——— de romarin ,
——— de menthe ,
de chaque. . . . . . un gros.
——— de citron. . . deux gros.
——— de fleurs d'oranger ,
            un demi-scrupule.
Eau de mélisse spiritueuse ,
            deux onces et demie.
Mêlez. (fe.)

EAU CORDIALE DE COLADON. (ca. pie.)

℞ Écorce de plusieurs citrons ,
Eau-de-vie (20 degrés). . vingt livres.
Distillez dix livres, et ajoutez
Teinture d'ambre ,
——— de musc ,
de chaque. . . quelques gouttes.
Sirop de cassonade. . . deux livres.
Sucre blanc. . . . . neuf livres.
C'est une liqueur de table plutôt qu'un
médicament.

ÉLIXIR DE CITRON. (sp.)

℞ Écorce de citron fraîche ,
            dix-huit onces.
Eau-de-vie, soixante et douze onces.
Après plusieurs jours de macération ,
distillez jusqu'à ce que le phlegme pa-
raisse.
Ajoutez alors

Suc de citron. . . . neuf onces.
Sucre blanc. . . . . cinq onces.
Dissous dans
Eau de roses. . . . neuf onces.
Filtrez. — C'est également une liqueur de
table.

ESSENCE BALSAMIQUE. (w. sp.)

℞ Écorce d'orange ,
——— de citron ,
de chaque. . . . deux onces.
Cannelle ,
Noix muscade, de chaque, cinq gros.
Clous de girofle. . . deux gros.
Sel ammoniac ,
Sous-carbonate de potasse ,
de chaque. . . . quinze onces.
Eau-de-vie. . . . . quatre livres.
Tirez par la distillation, douze livres et demie de liquide , et faites infuser dans celui-ci
Écorce de citron ,
——— d'orange ,
de chaque. . . . trois onces.
Après huit jours de digestion, décantez la
partie limpide , exprimez le résidu, filtrez
ce qui en sort, et mêlez les deux liqueurs
ensemble.

sp. propose de préparer extemporanément
cet élixir, en faisant dissoudre un scrupule
d'huile essentielle de cannelle, autant d'huile
de muscade, un demi-scrupule d'huile de girofle , deux gros d'huile d'écorce d'orange et
autant d'huile de citron dans douze onces
d'alcool ammoniacal.

Excitant , stomachique , carminatif. —
Dose, trente à cinquante gouttes.

ROB DE CITRON.

Rob citri medicæ. (pa. sw.)

℞ Citron pelé. . . . à volonté.
Pilez dans un mortier, laissez reposer
pendant trois jours, exprimez le suc , et
faites-le évaporer, sur un feu doux , jusqu'à
consistance de miel, avec un quart de sucre. (sw.)

pa. prescrit une partie de sucre et deux
de suc.

SUC DE CITRON.

Succus citri s. citreorum. (ba. br. d. e. f. fu.
he. pa. s. sa. w. pid.)

℞ Citrons frais. . . . . à volonté.
Enlevez l'écorce et les graines, exprimez
la pulpe entre deux couches de paille de
seigle hachée et lavée avec de l'eau tiède,
laissez déposer, passez encore, et conservez dans des bouteilles, sous une couche
d'huile.

Antiseptique, tempérant, rafraîchissant, diurétique, antiscorbutique.

COLLUTOIRE ANTISCORBUTIQUE.

Collutorium antiscorbuticum. (*b.*)

℞ Vin rouge. . . . . . une livre.
Suc de citron,
Sucre blanc, de chaque , une once.
Mêlez.

PASTILLES DE CITRON.

Morsuli s. Rotulœ citri. (b*. su. *sp.*)

℞ Sucre blanc. . . . seize onces.
Faites-le chauffer dans une bassine de cuivre étamé, et broyez-le avec
Suc de citron dépuré,
deux onces et demie.
Ajoutez ensuite,
Oléo-sucre de citron , quatre onces, et faites des pastilles. (b*. *sp.*)

su. prescrit quatre onces de sucre et une demi-once de suc, sans oléo-sucre.

℞ Pulpe de citron confite,
Écorce fraîche de citron,
de chaque. . . . . une once.
Essence de citron. . un scrupule.
Suc de citron. . . . une once.
Sucre blanc cuit à la plume ,
seize onces.
Faites des pastilles. (b*. *sp.*)

LIMONADE VÉGÉTALE. (b*. *e. ra.*)

℞ Citron. . . . . n° 1.
Eau. . . . . deux livres.
Sirop de sucre. . . deux onces.
Mêlez le suc à l'eau, froide ou bouillante, et ajoutez le sirop. (*ra.*)

℞ Suc de citron. . . . . n° 3.
Eau de fontaine. . . deux pintes.
Sucre blanc. . . . cinq onces.
Mêlez. (b*.)

℞ Suc de citron. . . . . n° 8.
—- d'épine-vinette. . trois onces.
Sucre en poudre. . une demi-livre.
Vin blanc. . . . quatre onces.
Eau. . . . . . . à volonté.
Mêlez. (b*.)

℞ Jus de citron. . . quatre onces.
Écorce fraîche de citron ,
une demi-once.
Sucre blanc. . . . quatre onces.
Eau bouillante. . . trois pintes.
Faites infuser. (*e.*)

TISANE ACIDE. (*sm.*)

℞ Crème de tartre, deux à quatre gros.

Eau. . . . . une pinte et demie.
Faites réduire d'un tiers par l'ébullition , et ajoutez à la colature
Suc exprimé de citron. . . n° 1.
Sucre. . . . . . . une once.
Conseillée par Baldinger.

POTION DIURÉTIQUE. (*pie.* sm.)

℞ Eau de lis. . . . . . six onces.
Huile d'amandes douces,
Suc de citron , de chaque, deux onces.
Sirop de violettes. . quatre gros.
A prendre par cuillerées, de demi-heure en demi-heure.

MIXTURE OLÉOSO-ACIDE. (b*.)

℞ Huile de lin,
Suc de citron, de chaque, trois onces.
Extrait d'opium. . . quatre grains.
Recommandée par Richter, dans les hernies étranglées. — Dose, une cuillerée toutes les deux heures.

JULEP RAFRAÎCHISSANT. (*pie.*)

℞ Eau de fraises,
—– de framboises,
de chaque. . . . . six onces.
Jus de citron. . . . une once.
Sirop de nénuphar. . deux onces.
A prendre en quatre fois.

COLLUTOIRE HUMECTANT. (*sw.*)

℞ Infusion de graine de lin, une livre.
Sucre blanc. . . . une once.
Suc de citron. . . une demi-once.

ÉMULSION DE SEMENCES DE CITRON. (*br.*)

℞ Semences de citron, une demi-once.
Pilez-les avec force dans un mortier, en ajoutant peu à peu
Eau pure ou Eau de matricaire, ou
Émulsion commune. . six onces.
Passez. — Excitant, calmant, vermifuge.

TISANE DE CITRON COMPOSÉE.

Plisana Datisbii. (b*.)

℞ Citrons frais. . . . . . . n° 2.
Après les avoir pelés et débarrassés de leurs graines, pilez-les dans un mortier de marbre, en ajoutant peu à peu
Décoction d'orge. . . deux livres.
Pain grillé. . . . deux onces.
Sirop de mûres. . . . une once.
Vin généreux. . . . . six onces.
Passez en exprimant.

DÉCOCTION DE CITRON.

Decoctum eitri Mynsichti. (b*. *sp.*)

♃ Citrons coupés par tranches minces. . . . . n° 5.
Eau de fontaine, soixante-douze onces.

Faites réduire d'un tiers par l'ébullition, et ajoutez à la colature

Sucre blanc. . . . quatre onces.

Acidule, convenable dans les irritations
légères des voies digestives.

SIROP DE CITRON.

Syrupus citri e toto. (pa. w. *sp.*)

♃ Écorce fraîche et coupée de citron,
deux onces et demie.
Suc récemment exprimé de citron,
vingt-deux onces.

Après une digestion suffisante, passez
en exprimant, et faites fondre dans la
liqueur

Sucre blanc. . . . trente onces.

Conservez. (pa. w.)

sp. prescrit deux onces et demie d'écorce,
vingt-quatre onces de suc, et quarante onces
de sucre.

SIROP AQUEUX D'ÉCORCE DE CITRON.

Syrupus corticum citri s. *de* cortice *citri.*
(f. fe. p. su. wu. sw*. vm.)

♃ Zest de citron frais. . cinq onces.
Eau bouillante. . . . deux livres.

Faites infuser, pendant douze heures,
dans un vase couvert; passez sans exprimer; filtrez et ajoutez à la liqueur

Sucre. . . . . . . le double.

Faites un sirop, et aromatisez, après le
refroidissement, avec l'oléo-sucre de citron.
(f.)

su. prescrit trois onces de zest, trois livres d'eau et une heure seulement de macération. Il veut qu'à la colature on ajoute
une once et demie d'eau de fleurs d'oranger,
et quantité suffisante de sucre pour obtenir
la consistance sirupeuse.

p. et wu. indiquent six onces de zest,
trois livres d'eau et six livres de sucre.

Henry conseille de mêler une partie de
l'infusion du zest avec trois parties de sirop
commun préalablement cuit au boulet. (f*.)

♃ Sucre cassé en morceaux,
trente-deux onces.

Frottez-le sur quatre citrons, pour
en enlever tout le zest; puis introduisez-
le dans un matras, et versez dessus

Eau. . . dix-sept onces et demie.

Faites un sirop à la chaleur du bain-
marie. (sw.)

♃ Ratissure d'écorce de citron,
Sucre blanc, de chaque, deux parties.

Broyez ensemble et avec

Gomme arabique. . . . une partie.

Réduisez en mucilage, avec suffisante
quantité d'eau. Ajoutez ensuite assez
d'eau pour pouvoir faire passer à travers un blanchet, et incorporez dans la
liqueur

Sirop commun très cuit,
quatre-vingt-seize parties.

Passez à travers une étamine claire. (sw.)

♃ Sirop de sucre bouillant, quatre livres.
Écorce fraîche de citron, six onces.

Au bout de vingt-quatre heures, passez.
(fe.)

SIROP VINEUX D'ÉCORCE DE CITRON.

Syrupus corticum citri vinosus.
(br. pa. sa. w. *sp.*)

♃ Écorce fraîche de citron, quatre onces.
Grains de kermès. . . deux gros.
Vin blanc généreux. . . une livre.

Faites digérer pendant vingt-quatre
heures, dans un vase clos, à une
douce température; décantez, filtrez
et ajoutez

Sucre cuit à la plume, dix-huit onces.

Faites un sirop. (pa. w.)

br. supprime le kermès.

♃ Écorce extérieure de citron,
une demi-livre.
Bon vin blanc, une livre et demie.

Faites digérer à une douce température, dans un vase couvert, pendant
vingt-quatre heures; passez en exprimant un peu, ajoutez

Sirop commun, une livre et demie.

Faites cuire en consistance de sirop,
et ajoutez à celui-ci, quand il n'est plus
que tiède,

Huile essentielle d'orange triturée
avec un peu de sucre,
quinze gouttes.

Mêlez. (sa.)

SIROP ALCOOLIQUE D'ÉCORCE DE CITRON. (e.)

♃ Eau spiritueuse d'écorce de citron,
une livre.
Sirop commun. . . deux livres.

Mêlez à une douce chaleur et passez.

♃ Eau spiritueuse d'écorce de citron,
une livre.

Zest de citron frais. . quatre onces.

Faites digérer pendant deux heures, dans un vase couvert. Ajoutez ensuite

Sirop commun. . . . deux livres.

Mêlez à une douce chaleur et passez.

e. donne à ce second sirop le nom de *Syrupus corticum citrci amarus*.

SIROP DE JUS DE CITRON.

Syrupus succi s. *acetositatis citri s. limo-num s. e succo citri* s. *acidi citrici* s. *de ci-treorum succo* s. *succi citri medicæ*. (ams. an. b. ba. be. br. d. ed. f. fe. fi. g. han. he. li. o. pa. po. pr. r. sa. su. w. wu. c. pid. sw.)

℞ Suc de citron frais, dépuré et filtré. . . . . . deux livres.

Sucre blanc. . trois livres et demie.

Faites fondre à une douce chaleur, puis faites un sirop, et aromatisez à volonté avec l'oléo-sucre de citron. (l'. sw.)

Les proportions varient à l'infini : — dix onces de suc, sur seize de sucre (br. d. he. w. wu. pid.) ; — une partie de suc et deux de sucre (ba. fi. pa. r. su.) ; — vingt onces de suc et trois livres et demie de sucre (po.) ; — seize onces de suc et deux livres et demie de sucre (ams. b. et be.) ; — seize onces de suc et vingt-huit de sucre (an.) ; — vingt onces de suc et trois livres de sucre (han. o.) ; — trois parties de suc et cinq de sucre (ed. c.) ; — une livre et demie de suc et deux et demie de sucre (g.) ; — parties égales de suc et de sucre. (fe.)

℞ Suc de citron. . . . dix onces.

Acide tartrique cristallisé, une demi-once.

Sucre blanc. . . . seize onces.

Faire cuire au bain-marie, jusqu'à con-sistance de sirop. (li.)

SIROP DE LIMON.

Syrupus limonis s. *limonum* s. *de succo limo-num*. (du. e. f. g. lo. p. sa. vm.)

℞ Suc de limon frais, dépuré et filtré. . . . . . deux livres.

Sucre blanc. . . trois livres et demie.

Faites fondre à une douce chaleur. (f.)

du. prescrit deux livres de suc et vingt-neuf onces de sucre ; — e. deux livres de suc et quatre de sucre ; — lo. une pinte de suc et deux livres de sucre ; — p. deux livres de suc et cinquante onces de sucre ; — sa. suffisante quantité de suc et de sirop com-mun , pour faire un sirop par une légère éva-poration au bain-marie ; — vm. deux parties de suc et trois et demie de sucre ; — g. une livre et demie de suc et deux livres et demie de sucre.

vm. seul veut qu'on emploie le suc non dépuré.

SIROP DE LIMON COMPOSÉ. (pie.)

℞ Suc dépuré de laitue, ——— de pourpier, ——— d'oseille, ——— d'endive, de chaque. . . . . deux onces.

Faites chauffer un peu, coulez et ajou-tez

Suc de grenade acide. . trois onces. —— de limon. . . . deux onces.

Sucre blanc. . . quantité suffisante.

Faites cuire en consistance de sirop, et aromatisez avec

Santal citrin. . . . . . un gros.

Trochisques de camphre, un scrupule.

CITROUILLE.

Cucurbita Pepo, L.

Gemeiner Kurbis (Al.); *pumpkin gourd* (An.); *dyne, meiaun* (B.); *calabera* (E.); *abobaze* (Per.).

a. br. e. f. fe. w. be. br. m. sp. z.

Plante ⊙ (monoécie monadelphie, L. ; cucurbitacées, J.), originaire d'Orient. (fig. Rumph. *Amb.* 5.143.)

On emploie la semence (semen *Cucurbitæ*), qui est alongée , comprimée, émoussée, renflée sur les bords, composée d'une pelli-cule épaisse, blanche ou jaunâtre, et d'une amande blanche, douceâtre, oléagineuse.

Inusitée aujourd'hui , elle entrait souvent autrefois dans les émulsions.

SIROP DE POTIRON.

Syrupus de cucurbita Mesues. (w.)

℞ Suc exprimé de potiron cuit au four, sous une croûte de pâte, et encore chaud . . . . . . douze onces.

Sirop commun. . . . seize onces.

Faites un sirop.

CIVETTE.

Zibetha, *Zibethum*.

Zibeth (Al.) ; *civet* (An.); *zibeto* (E.); *sivet* (Ho.); *zibetto* (I.).

br. e. f. w. br. g. pid. sp.

Substance demi-fluide, onctueuse, blan-châtre ou jaunâtre, devenant brune et très épaisse à l'air, d'une odeur très forte, qui est sécrétée par des glandes et rassemblée dans une poche située entre l'anus et les parties génitales de la civette, *Viverra Zi-betha*, L., mammifère rongeur d'Asie et d'Afrique.

Excitant, regardé comme antispasmo-dique. — Dose, cinq à dix grains.

CLAVALIER.

Clavalier à feuilles de frêne, Frêne épineux ;
Zanthoxylum clavatum, L.

Zahnwohholz (Al.); prickly ash, tooth-ach tree (An.).
ain. c.

Arbre (diœcie pentandrie, L. ; térébinthacées, J.) des Antilles.

On emploie l'écorce, qui est brune et
âcre, contre les maux de dents. La teinture
sert, en Amérique, dans les rhumatismes
chroniques.

CLÉMATITE.

En médecine, on emploie.trois espèces de
ce genre de plantes :

1° *Clématite droite ; Clematis erecta,* L.

Waldrebe , Brennkraut (Al.) ; lady's Bower upricht (An.);
brændeurt (D.); brand klemæche (Ho.).

ams. b. ba. br. d. f. fe. fu. g. han. he. li. o. pr. r. s. w. wu.
be. br. m. sp.

Plante ♃ (polyandrie polygynie, L. ; renonculacées, J.) , du midi de l'Europe.

On emploie l'herbe et les fleurs.

L'herbe (*herba Clomatidis erectæ* s. *Flam-*
mulæ Jovis) se compose de feuilles pinnées,
à folioles ovales, lancéolées, très entières.
Sa saveur est âcre et astringente.

Les fleurs consistent en quatre ou cinq
pétales blancs, d'une odeur agréable et
d'une saveur âcre.

Cette plante est extrêmement âcre, irri-
taute, vésicante même. On l'a vantée à l'intérieur, comme diaphorétique, diurétique et
surtout antivénérienne. Elle purge violemment. Son administration demande beaucoup
de prudence. — Dose de la poudre, un à trois
grains. A l'extérieur, les feuilles pilées, en
cataplasme.

2° *Clématite à feuilles crépues ; Clematis*
crispa, L.

c.

Plante ♄, de l'Amérique septentrionale.
(*fig.* Dill. *Elth.* l. t. 73. f. 84.)

On emploie les feuilles, qui sont entières,
trilobées, ou à trois sections très aiguës, et
fort âcres. Elles ont paru utiles dans tous les
cas où l'on a dit avoir administré avec succès
celles de la clématite droite.

3° *Clématite des haies, Herbe aux gueux ;*
Clematis vitalba, L.

Waldrebe (Al.) ; wild climber (An.); clematite (E.); lynen
(Ho.) ; clematide (I.).

f. g. g. m.

Plante ♄, qui croit dans toute l'Europe.
(*fig. Flore médic.* III. 124.)

On emploie les tiges et les feuilles (*stipites*
et folia Clematiis vitalbæ), qui se composent
de rameaux grêles et anguleux, portant des

feuilles ailées, formées de cinq folioles un
peu en cœur, qui tiennent à des pétioles
entortillés comme des vrilles. L'odeur est
peu sensible ; la saveur âcre et brûlante,
dans l'état frais.

EXTRAIT DE CLÉMATITE.

Extractum flammulæ Jovis. (fu. g. r. wu.)

Feuilles de clématite droite, à volonté.

Pilez dans un mortier de pierre, en arrosant avec un peu d'eau, exprimez le suc, et
de suite faites-le évaporer au bain-marie,
en remuant toujours sur le feu avec une
spatule. (fu. g. r.)

♃ Herbe de clématite droite,
  Alcool, de chaque. . . . une livre.
  Eau. . . . . huit livres.

Faites digérer pendant trois jours, à une
douce température, passez en exprimant,
laissez reposer et décantez la liqueur, tirez
l'alcool par la distillation, et faites évaporer
le résidu jusqu'à consistance convenable.
(wu.)

Dose, trois grains, avec du sucre.

INFUSION DE CLÉMATITE.

Infusum flammulæ Jovis. (b*. fu. wu.)

♃ Herbe de clématite droite, deux gros.
  Eau commune. . quantité suffisante

pour obtenir, au bout d'un quart d'heure
d'infusion, une livre de colature. (b*.)

wu. prescrit de faire digérer pendant un
quart d'heure , puis bouillir un peu, trois
gros de feuilles sèches dans une livre d'eau
bouillante ; — fu. une demi-once d'herbe et
seize onces d'eau.

Excitant, conseillé par Stœrk dans les no-
dosités et ulcérations dites vénériennes consécutives.

Dose, quatre onces, trois ou quatre fois
par jour.

CLOPORTES.

Kellerwurm, Kelleresel (Al.); haters , cheshug (An.); skuk-
ketrold (D.); galminha , encarrucha (E.); pissebedden (Ho.);
centogambo , porcellett› (I.); stoneg (Po.); centopea (Por.);
græsugga (Su.).

ams. b. ba. br. ba. e. f. fe. fu. g. han. li. o. po. pr. r. s. w. a.
g. sp.

Le *Cloporte* ordinaire, *Oniscus Asellus,* L. ;
crustacé (isopodes cloportides, Lat.) très
commun partout (*fig.* Panz. *Faun. Germ.*
fasc. IX. 21.), est cendré, lisse, tacheté de
noir et de jaunâtre.

Les cloportes sont réputés apéritifs, fou-
dans et diurétiques. Jadis on les estimait
beaucoup dans l'hydropisie et l'asthme. —
Dose du suc exprimé, une demi-once. La
pharmacopée de Fulde les prescrit *in muris,*
non sub trabibus collecti.

CONSERVE DE CLOPORTES.

Conserva millepedum. (b*. fu. li. w.)

♃ Cloportes vivans . . . .   une livre.
Sucre blanc. . deux livres et demie.

Broyez ensemble. (b*. li. w.)

fu. prescrit une partie de cloportes et deux de sucre.

Dose, un à deux gros.

BOUILLON DE CLOPORTES.

Jus millepedum. (au.)

♃ Cloportes. . . . . un gros.
Eau aromatique . . une demi-once.
Bouillon de viande. . . neuf onces.

Diurétique.

INFUSION DE CLOPORTES.

Infusum millepedum. (sa.)

♃ Cloportes écrasés vivans. . six gros.
Eau pure. . . . . . . trois onces.
Alcool. . . . . . . une once.

Après une heure de macération, passez en exprimant avec force.

Diurétique.

SIROP DE CLOPORTES. (ca.)

♃ Sucre . . . . . . douze onces.
Racine d'asperge,
——— de réglisse,
Raisins secs,
Feuilles de pariétaire,
—--- de manne,
de chaque. . . . . deux gros.

Faites un sirop, puis

♃ Suc de bourrache,
—- de buglose,
de chaque . . . deux onces.
Cloportes écrasés, une once et demie.

Délayez ensemble, filtrez, ajoutez sur quatre onces de liqueur

Sucre. . . . . une demi-livre.

Faites fondre au bain-marie, et mêlez ce sirop avec le premier.

Conseillé dans la toux et la coqueluche.

VIN DIURÉTIQUE. (ca. sm. sp.)

♃ Cloportes vivans. . . une once.
Écrasez-les, et versez dessus, peu à peu,
Vin blanc nouveau, un peu acide. . . . . . . six onces.

Passez en exprimant. (ca. sm.)

sp. prescrit une once de cloportes, une de sucre et quatre de vin.

LIQUEUR DIURÉTIQUE. (pie.)

♃ Cloportes. . . . . n° 3o à 4o.
Baies d'alkékenge. . . n° 20 à 3o.
——— de genévrier. . . . . n° 6.

Concassez dans un mortier de marbre, en ajoutant peu à peu
Vin blanc. . . quantité suffisante.

Passez en exprimant.

TEINTURE DE CLOPORTES.

Tinctura s. Essentia millepedum. (br.)

♃ Cloportes bien secs, une demi-once.
Esprit de vin rectifié. . six onces.

Après suffisante extraction, passez en exprimant, et filtrez.

COBALT.

Cobalt; Cobaltum.

ba. br. e. w. wu. sp.

Métal solide, dur, cassant, à grain fin et serré, ductile à chaud, dit-on, un peu moins blanc que l'étain, magnétique, inaltérable à l'air, fusible à. environ 13o degrés du pyromètre, et non volatil. Sa pesanteur est de 8,5384.

PROTOXIDE DE COBALT.

1° A l'état impur.

Smalt, Safre, Azur, Bleu d'azur, Bleu de cobalt; Smaltum.

Smalte (Al.); Smalts, blue starch (An.); polvos azules (E.); azzurro di smalto (I.).

b. be. br.

Mélange de prótoxide de cobalt et de silice.

2° A l'état de pureté. (b*.)

♃ Protohydrochlorate de cobalt,
à volonté.

Faites-le dissoudre dans suffisante quantité d'eau, et versez de la potasse dans la solution jusqu'à ce qu'il ne se précipite plus rien; lavez et séchez le précipité.

On a essayé cet oxide dans le rhumatisme.
— Dose, dix à vingt grains. En plus grande quantité, il provoque le vomissement.

ONGUENT DÉFENSIF BLEU.

Unguentum oxydi cobalti s. defensivum cæruleum. (ams. be.)

♃ Onguent simple . . . seize onces.
Sous-acétate de plomb liquide,
Smalt, de chaque. . quatre onces.

Faites fondre l'onguent, et ajoutez-y, d'abord le sous-acétate, puis le smalt, en remuant sans cesse jusqu'au refroidissement.

COCCINELLE.

Coccinelle à sept points, Bête à Dieu ; Coccinella septempunctata, L.

Siebenpunkt, siebenmàl punctirter Sonnenkæfer (Al.).

sa. g,

Insecte coléoptère (dimérés aphidiphages, Lat.), très commun en Europe (*fig.* Oliv. *Col.* 98, I. 1.), bombé, hémisphérique, noir, à élytres rouges, avec les bords du corselet marqués de deux taches blanches, et sept points noirs sur les élytres.

TEINTURE DE COCCINELLE.

Tinctura coccinellæ septempunctatæ.
(b*.)

℣ Coccinelles à sept points, nᵒ 60 à 80.
Alcool concentré . . . une once.

Faites digérer pendant huit jours et passez.

Préparation prétendue antiodontalgique.
— Dose, trente à cinquante gouttes, quatre fois par jour.

COCHENILLE.

Scharlachwurm (Al.); cochinent insect (An.); carmosinorm, cuzzinel (D.); cochinella (E.); cochenilje (Ho.); konsionell (Su.).

au. b. ba. bc. br. d. du. e. ed. f. fe. fi. g. han. lo. o. pr. s. su. w wu. c. g. m. pa. pid. sp.

La *Cochenille du nopal, Coccus cacti,* L., insecte hémiptère (homoptères gallinsectes, Lat.), qu'on élève en grand dans l'Amérique, au Mexique surtout (*fig.* Journ. *compl. des Sc. méd.* t. X. p. 207), vit sur le nopal. C'est la femelle seule qu'on récolte. Elle a le corps oblong, rouge, les antennes rameuses, et deux longues soies abdominales. Desséchée, elle forme un petit grain irrégulier, convexe et cannelé d'un côté, concave de l'autre, ardoisé ou gris, veiné de pourpre, et couvert d'une poussière blanche. Pelletier et Caventou y ont trouvé une matière animale particulière, de la stéarine, de l'élaïne, un acide odorant, divers sels, et une matière colorante particulière, la Carmine.

Léger astringent, inusité aujourd'hui, qu'on a surtout conseillé, comme sédatif, dans la toux convulsive.

TEINTURE DE COCHENILLE.

Tinctura coccionellæ. (ams.)

℣ Cochenille en poudre. . une partie.
Alcool (0,907). . . . huit parties.

Après huit jours de macération, filtrez.
Astringent.

COCHLEARIA.

Cochlearia officinalis, L.

Læffelkraut, Læffelkrautscharbockheil, Scharbockskraut (Al.); scurvy grass (An.); szjenjk (B.); skecurt (D.); cochlearia (E. I. Por.); lepelkruid (Ho.); warzechwa (Po); skedært (Su.).

a. am. ams. au. b. ba. br. d. du. e. f. fe. ff. fi. fu g. han. han. he. li. o. p. po. pr. r. s. su. w. wu. ww. bc. br. c. g. m. pid. sp. z.

Plante ☉ ou ♂ (tétradynamie siliculeuse, L. ; crucifères, J.) d'Europe. (*fig. Flore médic.* III. 125.)
On emploie l'herbe et la graine.
L'herbe (*herba Cochleariæ hortensis s. vulgaris*) se compose d'une tige légèrement anguleuse, glabre, et de feuilles dont les inférieures sont arrondies, cordiformes, pétiolées, les supérieures ovales, sinuées, anguleuses, sessiles.
La graine est d'un brun noirâtre.
L'odeur est pénétrante et âcre ; la saveur âcre et un peu amère.
Henry et Garrot y ont trouvé de l'*acide sulfo-sinapique.*
Excitant, antiscorbutique.

CONSERVE DE COCHLÉARIA.

Conserva cochleariæ. (a. ams. b. bc. e. fi. fu. han. li. o. pa. r. s. sa. w. wu. *pid. sw. vm.*)

℣ Feuilles fraîches de cochléaria
pilé** . . . . . une partie.
Sucre blanc. . . . deux parties.

Mêlez exactement, et conservez dans un endroit frais. (e. fu. pa. r. w. wu. *pid. sw.*)

ams. b. be. han. li. o. et s. prescrivent une partie de feuilles et trois de sucre ; — fi. sa; et su. une de feuilles et une de sucre ; — a. une de feuilles et trente-six de sucre.

℣ Cochléaria non fleuri. . une partie.

Exprimez une partie du suc, pilez ensuite, et ajoutez

Sucre blanc. . . . trois parties.

Faites chauffer légèrement dans un vase clos. (*vm.*)

CONSERVE ANTISCORBUTIQUE. (*ca.*)

℣ Feuilles de cochléaria,
——— de cresson de fontaine,
——— de trèfle d'eau,
Suc de raifort,
—— de bigarade,
de chaque. . . . parties égales.
Sucre blanc. . . quantité suffisante.
Dose, deux à trois gros par jour.

ÉLECTUAIRE ANTISCORBUTIQUE.

Electuarium cochleariæ cum calamo aromatico. (au.)

♃ Conserve de cochléaria ,
une once et demie.
Racine de roseau aromatique , un gros.
Sirop d'écorce d'orange ,
Élixir acide de Haller ,
de chaque. . quantité suffisante.

Dose, une cuillerée à café toutes les deux heures.

EXTRAIT DE COCHLÉARIA.

Extractum cochleariæ. (ams. b. br. pa. sa. br.)

♃ Herbe fraîche de cochléaria, à volonté.

Pilez dans un mortier de pierre, en arrosant avec un peu d'eau ; exprimez le suc , et de suite évaporez-le au bain-marie , en remuant toujours avec une spatule sur la fin. (hr. br.)

♃ Herbe de cochléaria. . . une livre.
Eau de fontaine. . . . six livres.

Faites digérer pendant vingt-quatre jours, dans un endroit chaud, puis bouillir un peu ; passez en exprimant, et évaporez la colature jusqu'à consistance d'extrait. (pa.)

♃ Herbe fraîche de cochléaria ,
deux livres.
Eau bouillante. . . . dix livres.

Faites digérer pendant vingt-quatre heures, dans un vase couvert, puis bouillir pendant une ; décantez après le refroidissement, exprimez ensuite les feuilles, réunissez les deux liqueurs , et après qu'elles se sont dépurées par le repos , faites-les évaporer jusqu'à consistance convenable. (h.)

♃ Herbe de cochléaria. . . une livre.
Eau pure. . . . . . dix livres.

Faites cuire pendant deux heures, passez en exprimant, laissez reposer la liqueur, passez à la chausse, et évaporez jusqu'à ce que la masse ne s'attache plus aux doigts. (ams.)

♃ Herbe fraîche et pilée de cochléaria. . . . . . . huit livres.

Faites macérer pendant trois jours dans un alambic, puis tirez deux onces d'eau environ par la distillation au bain-marie ; versez le triple d'eau sur le résidu, et après six heures de digestion, faites réduire de deux tiers par l'ébullition, clarifiez et passez la liqueur, puis faites-la évaporer jusqu'à consistance d'électuaire, et ajoutez l'eau distillée à celui-ci, quand il n'est plus que tiède. (sa.)

SUC DE COCHLÉARIA.

Suc antiscorbutique; Succus cochleariæ. (he. r. sa. wu.)

♃ Herbe fraîche de cochléaria, à volonté.

Pilez dans un mortier de pierre, exprimez le suc avec force, laissez reposer, décantez et conservez dans des bouteilles. (he. r. sa.)

wu. prescrit d'ajouter un gros d'alcool par livre de suc.

Dose, une à trois onces.

SUC DE COCHLÉARIA COMPOSÉ.

Suc antiscorbutique; Succus antiscorbuticus s. cochleariæ compositus. (f. p. sp. sw.)

♃ Feuilles de cochléaria ,
———— de cresson de fontaine ,
———— de trèfle d'eau ,
de chaque. . . . parties égales.

Pilez dans un mortier de pierre, passez, exprimez et filtrez. (f.)

sw. supprime le trèfle d'eau.

♃ Suc de cochléaria,
——de cresson, de chaque, deux livres.
——de limon. . . . vingt onces.

Mêlez. (p.)

♃ Herbe fraîche de cochléaria ,
deux parties.
————— de cresson ,
————— de beccabunga ,
———— — de pissenlit ,
Pulpe d'orange, de chaque, une partie.

Pilez et exprimez. (sp.)

♃ Suc de cochléaria ,
——de cresson ,
——d'orange, de chaque, une livre.
Teinture de muscade. . trois onces.

Mêlez, et décantez après quelques heures de repos. (sw.)

Dose, une, deux ou trois onces, deux ou trois fois par jour.

PETIT-LAIT ANTISCORBUTIQUE.

Serum lactis antiscorbuticum. (sw.)

♃ Suc antiscorbutique , quatre onces.
Lait de vache. . . . . une livre.

Faites bouillir ensemble, et passez après la coagulation.

SIROP DE COCHLÉARIA.

Syrupus cochleariæ s. de cochlearia officinali. (e. f. w. vm.)

♃ Suc de cochléaria passé. . une livre.
Sucre blanc. . . . deux livres.

Faites un sirop au bain-marie, dans un vase couvert, et passez à la chausse, après le refroidissement. (f.)

e. indique une partie de suc de cochléaria ou de passerage, et deux de sirop cuit à la plume.

vm. prescrit deux parties de suc et trois et demie de sucre, qu'on fait fondre à une douce chaleur, en écumant.

♃ Suc de cochléaria récemment exprimé. . . . . une livre et demie.

Faites cuire à feu doux, clarifiez, évaporez jusqu'à ce qu'il ne reste plus que six onces de liqueur, et faites fondre alors dans celle-ci

Sucre blanc. . . dix-huit onces.

Conservez. (w.)

SIROP DE COCHLÉARIA COMPOSÉ.

Syrupus cochleariæ compositus. (sw.)

Suc de parties égales de cochléaria , et de cresson, récemment exprimé et dépuré. . . deux livres.
Sirop simple ou de cannelle ,
trois livres.
Mêlez.

INFUSION ANTISCORBUTIQUE. (*vm.*)

♃ Feuilles fraîches de cochléaria ,
———————— de cresson ,
———————— de trèfle d'eau ,
de chaque. . . . . une partie.
Racine de bardane ,
——— de patience ,
——— de raifort ,
de chaque , trois quarts de partie.
Pilez dans un mortier , en ajoutant peu à peu
Eau. . . . . . . seize parties.
Passez en exprimant; broyez le résidu avec
Eau. . . . . . . seize parties.
Exprimez. Faites chauffer jusqu'à l'é-
bullition pour opérer la coagulation ; sé-
parez la fécule au moyen de la chausse, laissez en repos, décantez et ajoutez
Sirop de suc d'orange, deux parties.

APOZÈME ANTISCORBUTIQUE. (*pie.*)

♃ Squine concassée. . . . un gros.
Eau. . . . . quantité suffisante
pour avoir, après deux heures d'ébul-
lition, deux verrées de décoction. Ajou-
tez
Cresson de fontaine ,
Berle, de chaque. . . une poignée.
Cochléaria,
Roquette, de chaque, deux poignées.
Après une demi-heure d'ébullition, passez et exprimez deux verrées de liquide. Ajoutez à la première une once de sirop de chicorée composé et vingt grains de rhubarbe ; à la seconde le sirop seulement.

A prendre le matin, à jeun, pendant huit ou dix jours.

BIÈRE ANTISCORBUTIQUE.

Cerevisia cochleariæ. (b*. au. ra.)

♃ Feuilles de cochléaria. . . n° 12.
Raisins sans pepins. . . . n° 6.
Orange coupée. . . . . n° 72.
Racine de raifort sauvage , deux gros.
Bière légère. . . . . deux livres.
Faites macérer et passez. (b*.)

♃ Teinture antiscorbutique, deux onces.
Bière. . . . une livre et demie.
Mêlez. (*ra.*)

♃ Feuilles de cochléaria ,
une once et demie.
Raifort sauvage. . . deux onces.
Bourgeons de sapin. . . une once.
Bière. . . . . . quatre livres.
Passez après quarante-huit heures d'infu-
sion. (*au.*)

TEINTURE DE COCHLÉARIA.

Tinctura s. Essentia cochleariæ. (pa.)

♃ Herbe de cochléaria garnie de fleurs et de graines. . . deux onces.
Versez dessus
Alcool. . . . quantité suffisante
pour la couvrir de trois doigts. Après suffisante extraction, passez avec expres-
sion, filtrez la colature et ajoutez-y
Extrait de cochléaria. . . un gros.
Faites dissoudre. (pa.)

Excitant, réputé stomachique et antiscorbutique. — Dose, trente gouttes.

EAU DE COCHLÉARIA.

Aqua cochleariæ. (ams. ba. br. f. pa. sa. wu. vm.)

♃ Herbe fleurie de cochléaria ,
une partie.
Eau. . . . . . . deux parties.
Distillez les deux tiers. (sa.)

br. prescrit de distiller la moitié ; — eo-
chléaria, une livre, assez d'eau pour éviter l'empyreume, vingt-quatre heures de macé-
ration ; distillez dix livres (ams.) ; — quinze livres de cochléaria et assez d'eau pour éviter l'empyreume ; distillez douze livres (f.) ; — une partie de cochléaria et six d'eau ; distillez une partie (ba.) ; — une partie de co-
chléaria et trois d'eau ; distillez la moitié (pa.) ; — une partie d'herbe et quatre d'eau (wu.).

♃ Cochléaria en fleurs. . cinq parties.
Eau-de-vie . . . une demi-partie.
Eau commune . . . seize parties.
Distillez quatre parties. (*vm.*)

Aqua antiscorbutica. (sa. w.)

♃ Herbe fraîche de cochléaria,
——— —— d'oseille,
——— —— — d'aigremoine,
——— —— — de beccabunga,
——— —— — de petite chélidoine,
——— —— — de chicorée sauvage,
—— — —— de fumeterre,
——— —— — de trèfle d'eau,
——— —— — de véronique,
de chaque. . . . deux poignées.
Eau . . . . quantité suffisante.

Distillez au bain-marie, presque à siccité. (sa.)

w. prescrit herbe fraîche d'oseille, de nummulaire, de beccabunga, de paquerette, de cerfeuil, de fumeterre, de trèfle d'eau et de véronique, huit onces de chaque, une livre de framboises, et quinze livres d'eau ; distillez six livres.

Dose, deux à trois onces.

ESPRIT DE COCHLÉARIA.

Spiritus cochleariæ. (a. ams. ba. br. e. f. fu. g. han. he. li. o. p. pa. po. pr. r. s. sa. su. w. wu. *pid. sw. vm.*)

♃ Cochléaria en fleurs. . trois parties.
Alcool (22 degrés). . deux parties.

Distillez deux parties. (f.)

Cochléaria, deux parties, alcool, une partie; distillez une partie (fu. g. p.) ; cochléaria, quatre parties, alcool (0,907), cinq parties (ams.) ; — cochléaria, une partie, alcool quatre parties (e.) ; — cochléaria, cinq parties, alcool, quatre parties ; distillez, deux parties (su.) ; — cochléaria, une partie, alcool, deux parties, et redistillez sur de nouvelle herbe. (wu.)

♃ Herbe de cochléaria. . . une livre.
Alcool (0,900). . . vingt-six onces.
Eau . . . . . . deux livres.

Distillez au bain-marie deux livres, pesant 0,915. (a.)

br. pa. et w. prescrivent six parties d'herbe, quatre d'alcool et une d'eau ; distillez une partie et demie, et redistillez sur de nouvelle herbe ; — he. et *pid.* six parties d'herbe, quatre d'alcool et six d'eau ; distillez deux parties ; — s. deux parties d'herbe, une d'alcool et une d'eau ; distillez une partie ; — han. o. po. et pr. deux parties d'herbe, une d'alcool et quantité suffisante d'eau ; distillez une partie ; — vm. une partie et demie d'herbe, deux d'alcool et douze d'eau ; distillez une partie et demie ; — r. huit parties d'herbe, dix d'alcool et autant d'eau ; distillez huit parties ; — ba. deux parties d'herbe, une d'alcool (0,900) et deux d'eau ;

distillez une partie ; — sw. douze parties d'herbe, six d'alcool et trois d'eau ; distillez six parties, versez-les sur douze parties de nouvelle herbe, ajoutez deux parties d'eau, et redistillez six parties ; — li. six parties d'herbe, quatre d'alcool et autant d'eau ; distillez quatre livres.

♃ Cochléaria frais. . . . une livre.
Suc de cochléaria. . . six livres.
Eau commune . . . . une livre.
Alcool. . . . . . . deux livres.

Distillez la moitié, ajoutez au produit
Cochléaria frais. . . . trois livres.

Distillez au bain-marie. (sa.)

ESPRIT DE COCHLÉARIA COMPOSÉ.

Esprit antiscorbutique; Spiritus cochleariæ s. raphani compositus. (ams. an. b. be. br. du. f. fe. ff. c. sp. sw. vm.)

♃ Herbe fraîche de cochléaria,
deux mille cinq cents parties.
Racine de raifort sauvage,
trois cent vingt parties.
Alcool (22 degrés), trois mille parties.
Eau. . deux mille cinq cents parties.

Distillez au bain-marie. (f.)

ff. prescrit huit parties de cochléaria, une de raifort et dix d'alcool ; distillez jusqu'à ce que le liquide ne passe plus que goutte à goutte ; — an. une livre de cochléaria, une demi-livre de raifort, trois livres d'alcool (20 degrés) et quantité suffisante d'eau ; distillez jusqu'à ce que le produit marque 26 degrés ; — be. quatre parties d'herbe, une de raifort et cinq d'eau-de-vie ; distillez jusqu'à ce que le produit marque 20 degrés ; —sp. quatre-vingts parties de cochléaria, dix de raifort et quatre-vingt seize d'eau-de-vie ; — br. quinze de cochléaria, six de raifort et trois d'alcool ; distillez trois parties ; — fe. six parties de cochléaria, trois de raifort et seize d'eau-de-vie ; distillez seize parties.

♃ Herbe fraîche de cochléaria,
vingt-quatre parties.
Racine de raifort sauvage,
Écorce fraîche d'orange,
de chaque. . . douze parties.
Noix muscade,
quatre parties et demie.
Alcool. . quatre-vingt-seize parties.
Eau de fontaine, cinquante parties.

Distillez quatre-vingt-seize parties. (*sp.*)

vm. prescrit six parties de cochléaria, trois de raifort, trois d'écorce d'orange, une de muscade, vingt-quatre d'eau-de-vie et quatre-vingt-seize d'eau, pour distiller vingt-quatre parties ; ou vingt-quatre parties de cochléaria, autant de raifort, autant d'écorce d'orange, une de muscade, et deux cent cinquante-six parties d'eau-de-vie, pour distiller deux cent cinquante six-parties ; — du. *c.* et *sw.* quatre livres de cochléaria, deux de raifort, deux d'écorce d'orange, une once de muscade, seize livres d'eau-de vie et quatre livres d'eau ; distillez seize livres.

℞ Herbe fleurie de cochléaria,
　　　　　　　　　quarante onces.
　——— sèche de sauge,
　——— ——— de menthe,
　de chaque. . . . . trois onces.
Écorce fraîche d'orange,
　　　　　　　　une demi-livre.
Noix muscade. . . une demi-once.
Esprit de grain. . . trois livres.
Eau pure. . . . . . neuf livres.

Après trois jours de macération, distillez six livres. (ams. b. be.)

vm. prescrit quarante-huit parties de cochléaria, douze d'écorce d'orange, six de sauge, six de menthe, six de raifort, une de muscade, quatre-vingt-sept d'eau-de-vie de grain, et deux cent quatre-vingt-huit d'eau ; distillez quatre-vingt-seize parties.

Dose, une demi-once à une once.

ÉLIXIR ANTISCORBUTIQUE DE BOERHAAVE.

℞ Semences de moutarde,
　——— - de raifort,
　——— - de roquette,
　— ——- de vélar,
　——— - de cresson,
　de chaque. . . . . une once.
Feuilles de cochléaria,
　——— de passerage,
　——— de raifort,
　de chaque. . . deux poignées.

Pilez dans un mortier, et ajoutez

Feuilles de houblon. . . une once.
Alcool. . . . suffisante quantité.

Distillez. — Dose, un à deux gros.

ÉLIXIR ANTISCORBUTIQUE DE SELLE. (*ca.*)

℞ Eau distillée de cochléaria,
　　　　　　　　quatre livres.
Esprit de cochléaria. . deux onces.
Extrait de trèfle d'eau,
　——— de petite centaurée,
　——— de fumeterre,
　— - - de chiendent,
　de chaque. . . une demi-once.
Acide sulfurique concentré, deux gros.

Dose, deux cuillerées par jour.

ESPRIT ANTISCORBUTIQUE DE DRAWITZ.

Spiritus antiscorbuticus Drawitzii, Mixtura simplex antiscorbutica. (b*. be. fe. he. w. wu. *pid.*)

℞ Vitriol calciné à blanc. . deux livres.

Esprit de tartre. . . . une livre.
——— de cochléaria, quatre onces.

Après quelques jours de digestion, distillez jusqu'à ce qu'il passe un esprit d'odeur sulfureuse et de saveur acescente. (b*.)

℞ Vitriol calciné. . . . deux livres.
Tartre cru. . . . . trois livres.

Distillez dans une cornue de terre, en augmentant le feu jusqu'à ce qu'il ne passe plus de vapeurs. Ajoutez à chaque livre du produit

Esprit de cochléaria. . quatre onces.

Mêlez bien. (be. w. *pid.*)

Esprit de tartre. . . . une livre.
——— de cochléaria, quatre onces.
Acide sulfurique concentré, une once.

Distillez jusqu'à siccité. (br. wu.)

℞ Acide pyrotartrique. . deux onces.
Esprit de cochléaria, quatre onces.
Éther sulfurique. . une demi-once.

Mêlez. (fe.)

Conseillé dans le scorbut, le rhumatisme et la goutte ; considéré aussi comme spécifique dans la rougeole, la miliaire et la scarlatine. — Dose, vingt à quatre-vingts gouttes, dans un sirop.

TISANE ANTISCORBUTIQUE. (*ra.*)

℞ Alcool de cochléaria, une demi-once.
Tisane amère. . . deux livres.

Mêlez.

COLLUTOIRE ANTISCORBUTIQUE. (*sw.*)

℞ Alcool de cochléaria, une demi-livre.
Infusion de rue. . . . une livre.

Mêlez. (*sw.*)

℞ Eau de cochléaria,
Teinture de laque,
　de chaque. . . . deux onces.
Esprit de cochléaria. . . une once.

Mêlez. (*sp.*)

EAU DE MADAME LAVRILLIÈRE.

Collutorium gingivale. (*ca. sp.*)

℞ Herbe fraîche de cochléaria, six onces.
——— ——— de cresson, huit onces.
Écorce de citron, une once et demie.
Cannelle. . . . . deux onces.
Girofle . . . . . . six gros.
Pétales de roses rouges. . une once.
Alcool. . . quarante - huit onces.

Après vingt-quatre heures d'infusion, distillez.

GARGARISME ANTISCORBUTIQUE. (e. ff. *ra.*)

♃ Alcool de cochléaria, une demi-once.
Eau. . . . . . une livre.
Sirop de sucre. . . . une once.
Mêlez. (*ra.*)

♃ Décoction d'orge. . . une livre.
Sirop de miel. . . . une once.
Teinture antiscorbutique, deux gros.
Mêlez. (*ra.*)

♃ Décoction d'orge., deux cents parties.
Miel despumé. . . trente parties.
Vinaigre. . . . vingt-cinq parties.
Alcool de cochléaria, quinze parties.
Mêlez. (ff.)

♃ Racine de garance. . une once.
Herbe de cresson,
——— de sauge,
——— de beccabunga,
——— d'ancolie,
Racine de pyrèthre,
Écorce de Winter,
de chaque . . . . deux gros.
Eau de chaux, deux livres et demie.
Faites cuire doucement pendant un
quart d'heure, et ajoutez à la colature
Alcool de cochléaria, une demi-once.
Miel rosat. . . . quatre onces.
Mêlez. (c.)

ÉLIXIR ANTISCORBUTIQUE.

Elixir scorbuticum s. *antiscorbuticum amarum.* (pa. *sp.*)

♃ Herbe d'absinthe,
——— de beccabunga,
——— de bourrache,
——— de buglose,
——— de cochléaria,
——— de fumeterre,
——— de cresson,
de chaque. . . . trois gros.
Racine d'année. . . deux gros.
——— de fougère. . une demi-once.
Écorce d'orange. . . deux gros.
——— de tamarisc. . . six gros.
Esprit de cochléaria,
quantité suffisante
pour couvrir le tout de trois travers de doigt
au moins; après quelque temps de digestion, passez en exprimant et filtrez. (pa.)

♃ Racine d'année. . . . deux gros.
——— de fougère, une demi-once.
Herbe d'absinthe. . . trois gros.
Écorce fraîche d'orange, deux gros.
——— de tamarisc. . . six gros.
Suc exprimé de beccabunga,
——————— de bourrache,
——————— de buglose,
——————— de cochléaria,

Suc exprimé de fumeterre,
——————— de cresson,
de chaque. . . . . deux gros.
Esprit de cochléaria,
——— de cresson,
de chaque. . . . quatre onces.
Faites digérer pendant quelques jours et
exprimez. (*sp.*)
Excitant, réputé stomachique. — Dose,
deux à trois gros, et plus.

GARGARISME ANTISCORBUTIQUE.

Gargarisma cochleariæ s. *antiscorbuticum.*
(au. *fp.*)

♃ Esprit de cochléaria, une demi-once.
Tisane antiscorbutique. . six onces.
Miel rosat. . . . . une once.
Mêlez. (*fp.*)

♃ Eau de cochléaria. . . deux onces.
Esprit de cochléaria. . une once.
Teinture de laque. . . deux gros.

COLLUTOIRE ANTISCORBUTIQUE. (au.)

♃ Esprit de cochléaria,
deux onces et demie.
Suc de citron,
Mucilage de semences de coing,
Sirop de mûres,
de chaque. . . une demi-once.

CODAGAPALA.

Wrightia antidysenterica, Br.

Konessrinde, Conessrinde (Al.) ; *conessi, oval-leaved rosebay
(An.); curaija (Ui.); codagu pala (Mal.); kutoja (So.); vep-
palai (Tam.); pala rodija, mannupala (Tel.).*

hr. f. fe. w. wu. a. m. pa.

Arbre (pentandrie monogynie, L. ; apocynées, J.) des Indes orientales. (*fig.* Rheed.
Malab. I. p. 85. t. 47.)
On emploie l'écorce de la tige et surtout
de la racine (cortex *Codagapala* s. *profluvii* s.
Conessi), qui est en morceaux plats ou roulés, épais d'une ligne, noirâtres en dehors,
et couverts de lichens gris. Elle a une saveur
astringente et amère.
Tonique, usité jadis dans la diarrhée et la
dysenterie.

COGNASSIER.

Cydonia communis, Poir.

*Quitte (Al.); quince (An.); bedana (Ar. Pe.) ; kutna (B.);
qvæde (D.); membrillo (E.) ; bekikey bij (Hi.) ; kwee (Hō.);
cotogno (I.); pigwa (Po.) ; marmelo (Por.) ; qwitten (Por.).*

a. ans. an. b. ba. be. br. d. c. f. fl. fu. g. ham. han. he. li.
lo. o. p. po. pr. r. s. su. w. wu. ww. a. be. br. c. g. m. pid.
sp. 2.

Arbre (icosandrie pentagynie, L. ; rosacées, J.) originaire de Crète, et naturalisé

en Europe, où il a produit plusieurs variétés par la culture. (*fig.* Jacq. *Austr.* V. 4. 342.).

On emploie le fruit et les graines.

Le fruit, appelé *Coing* (*Cydonia cotonea* s. *fructus Cydoniæ*), est cotonneux, jaunâtre, très odorant, piriforme, rempli d'une chair un peu coriace, acide, légèrement acerbe et aromatique. On le fait sécher, après l'avoir dépouillé de sa pellicule et de ses graines, et coupé par tranches.

Les graines (*semen Cydoniorum*) sont alongées, anguleuses, de forme irrégulière, obtuses à un bout, pointues à l'autre, plates d'un côté, bombées de l'autre, luisantes, brunes en dehors, blanches en dedans, très muqueuses, inodores, d'une saveur douce et mucilagineuse.

Le fruit est astringent; les graines fournissent de leur surface un abondant mucilage.

CONSERVE DE COINGS.

Conditum cydoniorum. (fe. pa. w.)

♃ Coings entiers. . . . à volonté.

Faites-les ramollir par la cuisson dans suffisante quantité d'eau, puis sécher un peu, pour enlever l'humidité superflue, et versez dessus assez de sucre cuit à la plume pour les couvrir.

ROB DE COINGS.

Gelée de coings; Rob s. *Gelatina* s. *Miva* s. *Panis* s. *Conserva cydoniorum, Diacydonium simplex* s. *lucid*um. (br. c. f. fu. he. pa. sa. w. wu. *pid. sp. sw. vm.*)

♃ Coings sans cloisons ni pepins,
                              deux parties.

Faites cuire dans suffisante quantité d'eau, passez à travers un tamis de soie, ajoutez

Sucre blanc. . . . trois parties

préalablement cuit à la plume dans l'eau de la décoction, et évaporez doucement jusqu'à consistance requise, en remuant toujours. (sa.)

f. prescrit de faire cuire six parties de coings dans dix d'eau, réduites à cinq, d'ajouter quatre parties de sucre, de clarifier avec du blanc d'œuf, de faire cuire promptement, et de laisser en repos dans un endroit frais;—pa. de faire cuire six livres de coings dans quinze livres d'eau réduites à moitié, d'ajouter cinq livres de sucre, et d'agir comme ci-dessus;—vm. de râper des coings mûrs dans un poids d'eau égal au leur, de passer à travers un blanchet, de mettre sur le feu, d'ajouter assez de sucre pour édulcorer convenablement, et d'évaporer en con-

sistance de gelée;—br.w. et *vm.* deux parties de pulpe et une de sucre blanc;—he. pa. et *pid.* parties égales de pulpe et de sucre.

♃ Suc de coings dépuré. . six parties.
    Sucre blanc. . . . une partie.

Faites cuire jusqu'à consistance de miel. (br. fu. w. *sw.*)

sa. wu. et *sp.* prescrivent une partie de sucre et trois de suc.

♃ Sucre cuit à la grande plume,
                              deux parties.
    Suc de coings,
    Eau commune, de chaque, une partie.

Faites cuire jusqu'à consistance de gelée. (e. pa.)

Léger astringent, stomachique. — Dose, une demi-once à une once.

GELÉE DE COINGS AROMATISÉE.

Panis cydoniorum compositus s. *cum aromatibus, Diacydonium cum speciebus, Miva cydoniorum aromatica, Diacydonium aromaticum.* (br. pa. sa. w. *sp.*)

♃ Conserve de coings simple et encore chaude. . . . une livre.
    Écorce de citron hachée menu,
                              une demi-once.
    Espèces *Imperatoris.* . deux gros.

Mêlez. (sa.)

♃ Gelée de coings. . . . à volonté.

Suspendez dedans un nouet contenant

    Poudre de cannelle,
    —— — de petit cardamome,
        de chaque. . . un gros et demi.
    ——— de safran,
    ——— de girofle,
    ——— de gingembre,
    ——— de mastic,
    ——— de macis,
        de chaque. . . un scrupule.

Conservez après suffisante macération. (*sp.*)

♃ Gelée de coings . . . une livre.
    Poudre de cannelle. . . deux gros.
    ——— de gingembre. . un gros.
    ——— de girofle. . deux scrupules.
    ——— de galanga,
    ——— de macis,
    ——— de muscade,
        de chaque. . . un demi-gros.

Mêlez bien. (pa.)

♃ Pulpe de coings tamisée, huit livres.
    Sucre blanc. . . . quatre livres.

Évaporez jusqu'à consistance requise,
et ajoutez

Clous de girofle. . . . deux gros.
Cannelle,
Écorce fraîche de citron,
de chaque. . . . . six gros.
Mêlez bien. (br. w.)

♃ Suc de coings dépuré, vingt livres.
Sucre blanc. . . . . six livres.
Faites cuire jusqu'à consistance de
miel, en ajoutant sur la fin un nouet
contenant

Cannelle,
Petit cardamome,
de chaque. . . . . trois gros.
Safran,
Girofle,
Bois d'aloès,
Mastic,
Macis,
Gingembre,
de chaque. . . un gros et demi.

Conservez. (pa.)

♃ Suc de coings,
cent quarante-quatre onces.
Sucre blanc. . soixante-douze onces.
Faites cuire jusqu'à consistance de
sirop, et ajoutez

Poudre de noix muscade,
—— de cannelle,
de chaque. . . quatre onces.
— —— de girofle,
—— de gingembre,
—— de galanga,
de chaque. . . . deux onces.
—— de nard celtique,
—— de poivre noir,
— —— de macis,
—— de zédoaire,
—— de cubèbes,
—— de petit cardamome,
de chaque. . . une once.
Mêlez bien. (sp.)

SUC DE COINGS.

Succus cydoniorum. (br. e. f. he. pa. sa. w.
pid.)

♃ Coings non entièrement mûrs,
à volonté.

Pulpez avec une râpe, enlevez les pepins, pressez entre deux couches de paille
de seigle hachée et lavée avec de l'eau tiède,
laissez déposer, passez de nouveau, et
conservez en bouteilles, sous une couche
d'huile.

On peut aussi exposer la bouteille à la
vapeur du soufre en combustion, et ajouter
quinze grains de sulfate de chaux pour deux
livres de suc. (f.)

SIROP DE COINGS.

Syrupus cydoniorum s. *de cydoniis, Miva
cydonorum.* (ams. b. be. br. e. f. g. li. pa.
w. vm.)

♃ Suc de coings récemment exprimé,
dépuré et filtré. . deux livres.
Sucre blanc. . trois livres et demie.
Faites fondre à une douce chaleur. (f.)
ams. b. et be. prescrivent seize onces de
suc et deux livres et demie de sucre; — e.
une livre de suc et deux de sucre; — li. une
livre de suc et vingt onces de sucre.

♃ Suc de coings. . . deux parties.
Sucre blanc, trois parties et demie.
Faites fondre à une douce chaleur,
dans le suc, au moment où il vient d'ê-
tre exprimé. (vm.)

♃ Suc de coings évaporé jusqu'à consomption du tiers, une livre et demie.
Sucre blanc. . deux livres et demie.
Faites un sirop. (br. w.)
pa. prescrit trois livres de suc et une livre
et demie de sucre.

♃ Suc dépuré de coing. . deux livres.
Cannelle. . . . . un gros.
Clous de girofle,
Gingembre, de chaque, un demi-gros.
Faites digérer pendant six heures, à
une douce chaleur. Ajoutez
Vin rouge d'Espagne. . dix onces.
Passez et ajoutez
Sucre blanc. . . quatre livres.
Faites un sirop. (g.)

EAU DE COINGS.

Aqua cydoniorum. (br. w.)

♃ Coings écrasés. . . . à volonté.
Renfermez-les dans un petit tonneau, et
lorsqu'ils ont subi la fermentation vineuse,
distillez-les doucement; rectifiez le produit, s'il est nécessaire.

DÉCOCTION DE SEMENCES DE COINGS.

Decoctum cydoniæ. (lo. c.)

♃ Semences de coing. . deux gros.
Eau. . . . . . une pinte.
Faites bouillir sur un feu doux pendant
dix minutes, et passez.
Adoucissant.

MUCILAGE DE COINGS.

Mucilago cydoniorum s. *seminum cydoniorum.*
(ams. an. b. ba. Ee. br. fe. fu. han. he. li. o.
p. s. wu. br. c. pid. sw. vm.)

♃ Semences de coing. . deux gros.
Eau. . . . quantité suffisante.

Faites cuire très doucement, jusqu'à consistance de mucilage, et passez à travers un linge. (b.)

ams. prescrit une partie de semences, douze d'eau et une très légère cuisson ; — fe. fu. han. he. li. o. br. et pid. une partie de semences, huit d'eau de rivière ou d'eau de roses, et la digestion à une très douce chaleur; — sw. parties égales de semences et d'eau bouillante ; — p. une partie de semences, vingt-quatre d'eau et une légère ébullition; — be. et c. une partie de semences, quarante-huit d'eau et une légère ébullition ; — ba. une partie de semences, quarante d'eau et deux heures de macération ; — an. une partie de semences, quarante d'eau et un demi-quart d'heure de cuisson; — s. et vm. une partie de semences, seize d'eau de roses ou de merises et une lente trituration ; — br. une partie de semences, cent quarante-quatre d'eau et la digestion à une douce chaleur; — wu. une partie de semences, six d'eau tiède et la digestion sur les cendres chaudes; — a. une partie de semences, vingt-quatre d'eau et une lente trituration.

Adoucissant, que l'on suppose légèrement astringent, et qu'on emploie surtout à l'extérieur, dans l'ophthalmie. — Une seule partie de semences suffit pour convertir quarante-huit parties d'eau en un mucilage épais, par la coction.

MUCILAGE DE COINGS ACIDULÉ.

Mucilago seminum cydoniorum acidulata , Linctus acidus. (su.)

♃ Semences de coing, un demi-gros.
Triturez avec
　　Eau de rivière, quantité suffisante pour faire un mucilage. À deux onces de colature ajoutez
　　Acide sulfurique étendu.　. un gros.
　　Sirop de cassis. . . . une once.

LOOCH BÉCHIQUE. (*pic.*)

♃ Semences de coing, deux poignées.
Eau de lis,
—.—de pavot, de chaque, deux onces.
Sirop de violettes, une once et demie.

Faites un looch. — Dose , deux cuillerées à la fois.

MIXTURE ADOUCISSANTE. (*sm.*)

♃ Mucilage de semences de coing ,
　　　　　　　　　　　　une once.
Jaunes d'œufs. . . . . . . n° 2.
Miel rosat. . . . . . trois onces.

Dose, une cuillerée à café, quatre, cinq ou six fois par jour. — Conseillée par Dehaen dans les aphthes de l'arrière-bouche , la sécheresse de la gorge et l'enrouement des phthisiques.

COLCHIQUE.

Colchique d'automne, Safran bâtard, Safran des prés, Tue-chien, Mort-chien, Vieillotte; Colchicum autumnale, L.

Zeitlose , wilder Safran, Herbstblume , Spinnblumenwurzel , Herbstzeitlosenzwiebel (Al.): meadow soffron (An.); orun. plany ssafran (B.); nogne jomfrue (D.) ; colchico (E. I. Por.); tydeloosen (Ho.); rozsiad (Po.); tidlxsa (Su.);

a. am. ams. an. b. be. br. d. du. e. ed. f. fe. fu. g. ham. han. li. lo. p. r. s. su. w. wu. be. br. c. g. m. po. pid.sp. z.

Plante ♃ (hexandrie trigynie, L. ; colchicacées, J.), qui croit dans presque toute l'Europe. (*fig. Flore médic.* III. 127.)
On emploie les bulbes et la semence.

Les bulbes (*bulbi Colchici*) sont ovoïdes, de la grosseur d'une noix, comprimées d'un côté, compactes et blanches dans l'intérieur, recouvertes de membranes minces et brunes. Leur odeur est forte et désagréable ; leur saveur âcre et nauséeuse.

Elles contiennent de la gomme, de l'amidon, de la vératrine et de l'inuline.

Les semences sont très petites, ovales ou globuleuses, contenues dans une capsule à trois loges.

EXTRAIT DE COLCHIQUE. (a.)

♃ Bulbes de colchique. . . à volonté.

Pilez dans un mortier, exprimez le suc, et faites évaporer de suite, d'abord sur un feu doux, puis au bain-marie.

MIEL COLCHITIQUE.

Mel colchici. (f.)

♃ Bulbes de colchique écrasées ,
　　　　　　　　　　　　deux onces.
Eau commune. . . . trois livres.

Faites bouillir légèrement pendant quelques minutes , puis digérer pendant deux jours ; passez en exprimant, et ajoutez à la colature

Miel. . . . . une livre et demie.

Clarifiez et faites cuire jusqu'à consistance de sirop.

VIN COLCHITIQUE.

Vinum colchici. (am. b*. f. fe. c. pa.)

♃ Bulbes de colchique coupées ,
　　　　　　　　　　　　deux onces.
Vin de Xérès. . . . quatre onces.

Faites macérer et filtrez. (b*. f. pa.)

pa. donne encore une autre formule, dont le résultat est une teinture plus chargée: bulbes, une livre; vin de Xérès, douze onces ; infusez pendant dix jours.

c. prescrit une partie de colchique, six d'eau-de-vie, dix d'eau , et dix jours de macération; — fe. trois parties de colchique et deux de vin blanc dont l'alcool a été enlevé par la chaleur.

L'*Eau médicinale de Husson* est une teinture de colchique préparée avec deux onces de racine et huit onces de vin blanc d'Espagne.

Dose, depuis un scrupule jusqu'à un gros et demi.

POTION DIURÉTIQUE. (*c.*)

℞ Vin de colchique. . . . deux gros.
Sous-carbonate de magnésie, un gros.
Eau de cannelle,
— — pure, de chaque. . trois onces.

Dose, une cuillerée, toutes les trois heures.

TEINTURE DE BULBE DE COLCHIQUE.

Tinctura colchici autumnalis. (am. b*. f. s. c. vm.)

℞ Bulbes de colchique coupées,
une partie.
Alcool (12 degrés). . quatre parties.

Faites digérer pendant six jours, et passez. (f.)

b*. et *vm.* prescrivent une partie de racine et trois d'eau-de-vie; — s. deux de racine et trois d'eau-de-vie.

℞ Bulbes de colchique. . une partie.
Alcool (0,930). . . douze parties.
Eau distillée. . . . vingt parties.

Après dix jours de macération, filtrez. (am. *c.*)

Excitant, purgatif, qui exerce parfois sur le système nerveux une action en vertu de laquelle on l'a regardé tantôt comme un peu sédatif, tantôt comme un stimulant de ce même système, et conseillé dans la goutte et le rhumatisme. — Dose, deux cuillerées à bouche par jour, selon les Anglais. J. Cloquet le prescrit dans un demi-verre d'eau édulcorée avec une cuillerée à bouche de sirop de gomme, en commençant par vingt-cinq gouttes, et augmentant peu à peu de dix gouttes en dix gouttes, sans cependant qu'il ait dépassé le nombre de cent cinquante gouttes.

TEINTURE DE SEMENCES DE COLCHIQUE DE WILLIAMS.

Tinctura seminum colchici vinosa Williamsi. (b*.)

℞ Semences de colchique. . deux onces.
Vin d'Espagne. . . . deux livres.

Faites digérer pendant huit jours.

Excitant. — Williams préfère cette teinture à celle de la racine, dans la goutte et le rhumatisme. — Dose, soixante gouttes, deux fois par jour. — J. Cloquet a trouvé son action, à la dose de huit ou dix gouttes, autant et même plus énergique que celle de la

teinture des bulbes à la dose de vingt-cinq gouttes; il ne l'a jamais employée au-delà de quarante-cinq à cinquante gouttes.

VINAIGRE COLCHITIQUE.

Acetum colchici s. colchiticum. (a. ams. b. br. e. fu. g. han. lo. p. r. s. w. wu. au. br. c. ca. pid. sp. vm.)

℞ Bulbes de colchique . . une partie.
Vinaigre. . . . . douze parties.

Faites digérer pendant quarante-huit heures, dans une fiole bouchée, à une douce chaleur, en remuant souvent, puis exprimez légèrement. (ams. br. fe. fu. w. br. pid.)

a. r. et s. prescrivent une partie de colchique, six de vinaigre et trois jours de macération; — sp. les mêmes doses et quinze jours de digestion. — g. une partie et demie de colchique, douze de vinaigre et quarante-huit heures de digestion; — au. deux parties et demie de colchique et douze de vinaigre.

℞ Bulbes de colchique . . une partie.
Vinaigre. . . . . . douze parties.

Faites infuser à froid, pendant quatre jours, dans un vase couvert, en remuant souvent; décantez et ajoutez

Alcool. . . . . . . une partie.

Mêlez bien. (b. han. lo. c.).

wu. prescrit une partie et demie de colchique, douze de vinaigre, quinze jours de macération et une partie d'alcool; — e. six onces de colchique, six livres de vinaigre, vingt-quatre heures de digestion et trois onces d'alcool; — vm. une partie de colchique, cinq de vinaigre, deux d'eau-de-vie et huit jours de macération à froid; — p. une livre de colchique, six livres de vinaigre, six jours de macération, puis une légère ébullition. et une demi-livre d'alcool; — ca. une once de colchique, douze onces de vinaigre, quatre jours de macération et six gros d'alcool.

Excitant, réputé diurétique, et préconisé surtout dans l'ascite. — Dose, depuis un gros jusqu'à une once.

OXYMEL COLCHITIQUE.

Oxymel colchici, Mel aceti colchitici. (a. ams. b. br. dn. f. fu. g. han. li. s. w. wu. au. br. c. ca. pid. sa. sp.)

℞ Vinaigre colchitique. . une partie.
Miel blanc. . . . . deux parties.

Faites cuire jusqu'à consistance sirupeuse.

e. prescrit seulement de faire dissoudre au bain-marie.

℞ Sucre. . . . . . . une partie.
Vinaigre colchitique. . deux parties.

Faites dissoudre, et après le refroidissement ajoutez
    Miel blanc. . . . . trois parties.
Dissolvez. (*vm.*)
Stimulant, résolutif, incisif, diurétique et
hydragogue, vanté par Stœrk.— Dose, deux à
trois gros, plusieurs fois par jour.

SIROP DE COLCHIQUE.

Syrupus colchici s. *colchici aceticus.* (am. ed.
p. wu. c. *sw*'1)

℞ Vinaigre colchitique. . seize onces.
   Sucre blanc. . . vingt-six onces.
Faites fondre et cuire doucement jus-
qu'à consistance convenable.

MIXTURE DIURÉTIQUE. (b'. *au.*)

℞ Eau de persil. . . . . six onces.
  Esprit de Mindé érus,
  Oxymel colchitique,
   de chaque. . . . deux onces.
Dose, une cuillerée, toutes les deux heures.

COLOMBO.

Deux plantes de ce nom sont employées
en médecine :
  1° *Colombo d'Afrique* ; *Cocculus palmatus*,
CAND.

Kolumbowurzel (Al.); *colombo root, calumba root (An.*); *columbo (D.*); *kakmari ke binge (Duk.*); *calumba (E. Por.*) ;
colomba (I.); *kalumb (Moz.*); *kolumba (Po.*); *kakamari
(Sa.*); *kolumbo (Su.*) ; *kokacollie varei (Tam.*) ; *kakichempu
vittitu (Tel.*).

a. am. ams. an. b. ba. be. br. d. du. ed. f. fe. fi. fu. g. hau. he.
li. lo. o. p. po. pr. r. s. su. w. wu. ww. a. be. br. c. g. m.
pa. pid. sq. sp.

Plante ♃ (diœcie dodécandrie, L. ; ménispermées, CAND.), qui croît en Afrique,
où elle est fort abondante, dans les forêts de la
Mozambique.(*fig. Asiat. Research.* X. p. 385,
t. 5.)
On emploie la racine (*radix Colombæ* s.
Calumbæ), qui nous vient en morceaux longs
de deux à trois pouces, sur un demi diamètre, ou en rouelles de deux à trois pouces
de diamètre. L'écorce, épaisse et jaunâtre,
et qui se détache facilement, offre, sous un
épiderme rugueux, brun ou olivâtre, un pa-
renchyme spongieux, moins foncé en couleur, qui présente des zones concentriques.
Elle a une odeur désagréable, un peu aromatique, et une saveur très amère. Sa poudre,
est d'un gris verdâtre.
Elle contient, selon Planche, de l'amidon, de la gomme, un principe azoté fort
abondant, une matière jaune et amère, une
huile volatile , du ligneux et des sels.
Guibourt dit que le vrai colombo ne se
trouve presque plus dans le commerce, où
il est remplacé par une racine des États bar-

baresques qui ressemble beaucoup à celle
de gentiane, sans toutefois en être. Il a une
teinte verdâtre et une saveur très amère,
présente parfois une disposition rayonnée,
et devient noirâtre par l'iode, à cause de
l'amidon qu'il contient. Le faux a une couleur fauve, une saveur plus sucrée qu'amère,
et une odeur de gentiane; l'iode n'altère pas
sa couleur. Il devient noirâtre par le sulfate
de fer; l'eau dans laquelle il a macéré rougit'
le tournesol, et il dégage de l'ammoniaque
par la potasse caustique.

  2'' *Colombo de Mariette* ou *d'Amérique* ;
Frasera Walteri, MICH.

American colombo, Marietta colombo (An.).

am. c.

Plante ℞ (tétrandrie monogynie, L. ;
gentianées, J.), qui habite les lieux maréca-
geux, au voisinage de Marietta, dans l'Ohio.
(*fig.* Gaertn. *tab.* 224.)
On emploie la racine, qui est tubéreuse,
fusiforme, grosse, large, ferme, compacte,
de couleur jaune. Elle a une saveur très
amère.
Le colombo d'Afrique est un puissant tonique et stomachique, qu'on emploie dans
les maladies attribuées à l'atonie de l'estomac et du canal alimentaire, la dyspepsie,
la diarrhée, les nausées et vomissemens des
femmes en couche. — Dose de la poudre,
depuis quinze grains jusqu'à un demi-gros.
—Le colombo de Mariette est très amer; mais
on n'a pas encore bien étudié ses propriétés
médicinales.

POUDRE STOMACHIQUE. (wu. *b. bo.*)

℞ Poudre de racine de colombo ,
  Oléo-sucre de cannelle ,
   de chaque. . . parties égales.
Mêlez. (wu.)

℞ Racine de colombo. . . un gros.
  Succin. . . . . . un demi-gros.
  Rhubarbe. . . . . un scrupule.
  Ipécacuanha. . . quinze grains.
  Résine de quinquina. . un scrupule.
  Castoréum. . . . quinze grains.

Faites une poudre. (*bo.*)—Dose, six grains,
deux fois par jour, dans un pruneau.

℞ Colombo. . . . . . dix grains.
  Rhubarbe légèrement torréfiée,
             trois grains.

A prendre toutes les trois heures. (*b.*)

℞ Colombo. . . . . . dix grains.
  Magnésie calcinée , deux scrupules
A prendre toutes les trois heures. (*b.*)

PILULES CALMANTES. (sm.)

♃ Poudre de racine de colombo ,
quatre scrupules.
Opium purifié. . . quatre grains.
Huile essentielle de menthe poi-
vrée. . . . . . dix gouttes.
Sirop d'œillet. . quantité suffisante.

Faites trente pilules.—Dose, six par jour,
en trois fois, dans le vomissement spasmodique.

PILULES EXCITANTES. (au.)

♃ Extrait de camomille. . deux gros.
Colombo. . . . . . un gros.
Rhubarbe. . . . deux scrupules.
Huile essentielle de carvi,
cinq gouttes.
Sirop de safran , quantité suffisante.

Faites des pilules de médiocre grosseur.
— Dose , quatre par jour , dans la manie
avec aménorrhée.

POTION TONIQUE.

Potio tonico-anodyna. (b.)

♃ Décoction saturée de quinquina ,
six onces.
Poudre de colombo. . . deux gros.
Liqueur d'Hoffmann , un demi-gros.
Miel. . . . . . . une once.

A prendre peu à peu.

INFUSION DE COLOMBO.

Infusum colombæ. (am. b*. ed. lo. c. e.)

♃ Racine de colombo. . . une once.
Eau bouillante. . une demi-pinte.

Faites infuser pendant deux heures dans
un vase imparfaitement couvert , et passez.
(am. b*. ed. lo. c.)

♃ Colombo. . . . . une once.
Gingembre. . . . . deux gros.
Eau bouillante. . . une pinte.

Faites infuser. (c.)

♃ Carvi ,
Colombo ,
Rhubarbe, de chaque , un scrupule.
Eau bouillante. . . huit onces.

Au bout de vingt-quatre heures passez , et ajoutez à la colature

Teinture de rhubarbe. . un gros.
Sirop de gingembre. . deux gros.

Mêlez bien. (e.)

Amer, préconisé surtout dans les nausées et
les vomissemens des femmes enceintes, ainsi
que dans les maladies des enfans produites
par la dentition difficile ou attribuées à cette
cause. — Dose, une demi-once à trois onces.

INFUSION ANTHELMINTIQUE.

Infusio anthelmintico-tonica. (b.)

♃ Mousse de Corse ,
Colombo, de chaque. . deux gros.
Quinquina. . . . une demi-once.
Eau. . . . . quantité suffisante
pour obtenir huit onces de colature.
Ajoutez
Sirop d'écorce d'orange , une once.

POTION STOMACHIQUE.

Mixtura tonico-stomachica. (b.)

♃ Colombo. . . . . . un gros.
Eau bouillante, quantité suffisante
pour obtenir six onces d'infusion. Ajoutez à la colature

Eau de cannelle. . . . une once.
Teinture d'absinthe. . deux gros.
Éther nitrique. . . un scrupule.
Élixir stomachique de Whytt,
deux gros.
Extrait de camomille. . . un gros.

A prendre par cuillerées.

♃ Colombo. . . . . deux gros.
Bois de quassie. . un gros et demi.
Eau. . . . . quantité suffisante
pour obtenir huit onces de décoction.
Ajoutez à la colature

Élixir stomachique de Whytt,
deux gros.

À prendre en quatre fois.

DÉCOCTION DE COLOMBO.

Decoctum colombæ. (b*.)

♃ Racine de colombo , une demi-once.
Eau de fontaine. . . . dix onces.

Faites réduire à six onces par l'ébullition,
et passez.
Stomachique. — Dose, une cuillerée, toutes les heures.

DÉCOCTION DE COLOMBO COMPOSÉE.

Decoctum colombæ compositum. (am. b*. b. c.)

♃ Racine de colombo ,
Bois de quassie râpé ,
de chaque. . . . deux gros.
Écorce d'orange. . . . un gros.
Rhubarbe en poudre. . un scrupule.
Sous-carbonate de potasse,
un demi-gros.
Eau. . . . . . vingt onces.

Faites réduire à une pinte par l'ébullition, et ajoutez

Teinture de lavande, une demi-once.

TEINTURE DE COLOMBO.

Tinctura colombo s. colombæ s. calumbæ. (am. du. ed. lo. p. su. c. *sw.*)

℞ Racine de colombo coupée,
                        deux onces et demie.
    Alcool (0,935). . . ` deux pintes.

Après quinze jours de digestion, filtrez. (am. lo. c.)

du. ed. et *sw.* prescrivent deux onces de racine, deux livres d'alcool (0,930) et huit jours de digestion ; — p. deux onces et demie de racine, deux livres et demie d'eau-de-vie et huit jours de digestion ; — su. deux onces et demie de racine, trente-deux onces d'eau-de-vie et huit jours de digestion.

Excitant, tonique, stomachique. — Dosé, un à deux gros, plusieurs fois par jour, dans un véhicule.

EXTRAIT DE COLOMBO. (ba. d. han. o. pr. s. wu.)

℞ Racine de colombo. . . deux livres.
    Alcool. . . . . . . trois livres.
    Eau commune. . . . neuf livres.

Faites digérer pendant vingt-quatre heures, dans un vase couvert, puis tirez l'alcool par la distillation à une douce chaleur, et évaporez le résidu jusqu'à consistance d'extrait. (han. o. pr. s.)

d. prescrit une partie de racine, deux d'alcool et quatre d'eau.

℞ Racine de colombo. . une partie.
    Alcool. . . . . . . six parties.

Faites digérer pendant deux heures, à une température de trente à quarante degrés, et passez en exprimant. Versez sur le résidu

Alcool. . . . . . deux parties.

Laissez encore en digestion pendant deux heures, mêlez les deux liqueurs, retirez l'alcool par la distillation, et faites évaporer doucement le reste. (ba.)

℞ Racine de colombo. . à volonté.
    Alcool. . . . quantité suffisante
pour le couvrir de quatre travers de doigt ; laissez digérer dans un endroit chaud et décantez ; faites bouillir le résidu avec de l'eau pendant une heure, et passez en exprimant ; évaporez la colature au bain-marie, jusqu'à consistance de miel, en ajoutant la teinture sur la fin, et remuant toujours, pour que la masse soit homogène et non grumelée. (wu.)

Dose, depuis huit grains jusqu'à un demi-gros.

PILULES TONIQUES.

Pilules de Moscou. (bo. br*. cu.)

℞ Extrait de colombo,

—— — de gentiane,
—— — de quassie,
—— — de fiel de bœuf,
de chaque. . . . . deux gros.
Poudre de gentiane,
                        quantité suffisante.

Faites des pilules de quatre grains. — Dose, une ou deux, immédiatement après le diner.

COLOQUINTE.

Cucumis Colocynthis, L.

Koloquinte (Al.); bitter concumber (An.) ; hunzil (Ar. Pe.) ; koloquintida, kagzke gabiko (B.) ; mokhal (Beng.); titta cominodu (Cy.) ; indrawunkaphul (Duk.) ; coloqvinder (D.); dabak (Eg.); coloquintide (E. Pur.); indraini (Hi.); koloquint (Ho.); kolokwintyda (Po.); indravaruni, vischala (Sa.); peycumutikai, varrlecumutikai (Tam.); putsokaia (Tel.).

a. am. ams. an. b. ba. be. br. d. du. e. ed. f. fe. fi. fu. g. ham. han. he. li. lo. o. p. po. pr. r. s. su. w. wu. a. ba. br. .s. g. m. pa. pid. sp. z.

Plante ⊙ (monoécie syngénésie[!], L. ; cucurbitacées, J.), originaire du Levant. (*fig. Flore médic.* III. 128.)

On emploie le fruit (*fructus* s. *pomum Colocynthidis*), qui est presque globuleux, jaunâtre, ou panaché de jaune et de vert, très glabre. Sous une écorce mince, légère, dure et coriace, on trouve une pulpe blanche, spongieuse, dont le milieu est occupé par de nombreuses semences ovales, comprimées et sans rebord. Cette pulpe nous vient séparée de son écorce et desséchée, en morceaux spongieux, légers, d'une odeur faible et nauséabonde, d'une saveur âcre et excessivement amère.

La coloquinte contient une matière résineuse, une huile grasse, une matière extractive, de la gomme, des sels, et un principe amer particulier, la *Colocynthine, Colocynthina,* qui est la source de son activité.

C'est un irritant des plus violens, un des purgatifs drastiques les plus énergiques. — Dose de la poudre, depuis deux grains jusqu'à six, tout au plus. — Il ne faut l'administrer qu'avec circonspection.

TROCHISQUES ALHANDAL.

Coloquinte préparée, Poudre de coloquinte; Trochisci Alhandali s. fructuum colocynthidis s. colocynthidis præparatæ; (ba. br. e. f. fu. han. li. o. pa. po. pr. s. sa. w. *sp.*)

℞ Pulpe de coloquinte mondée,
                        à volonté.
    Mucilage de gomme adragant,
    —— —— — arabique,
                        quantité suffisante,

Broyez ensemble dans un mortier, puis faites sécher la masse sur un feu doux ; réduisez-la ensuite en poudre, et faites des trochisques avec le mucilage de gomme adragant. (br. w.)

f. prescrit de faire un mucilage épais avec une partie de gomme adragant et suffisante quantité d'eau, de le triturer avec huit parties de coloquinte sèche, et de réduire la masse en tablettes, en pastilles ou en poudre; — han. o. et po. prescrivent cinq parties de coloquinte et une de gomme arabique à réduire en mucilage; — s. veut qu'on pulvérise la coloquinte, et qu'on en fasse ensuite une pâte avec un cinquième de gomme adragant réduite en mucilage; — li. sa. et sp. indiquent seulement de piler ensemble la coloquinte et du mucilage de gomme adragant, sans fixer aucune règle spéciale; — fu. de réduire une once de pulpe de coloquinte en pâte, avec suffisante quantité de mucilage de gomme adragant, de faire sécher cette pâte, de la pulvériser, et de faire des trochisques avec la poudre, en l'unissant avec deux gros de gomme adragant dissoute dans deux onces d'eau de roses; — ba. deux parties de pulpe sèche, une de gomme arabique et douze d'eau; — pr. cinq onces de pulpe, une de gomme arabique, et suffisante quantité d'eau.

♃ Gomme adragant,
———- arabique,
Bdellium, de chaque. . deux gros.

Faites macérer dans l'eau de roses, jusqu'à liquéfaction; imbibez d'une partie de ce mucilage

Pulpe de coloquinte coupée menu,
dix onces.

Faites sécher, pulvérisez, et réduisez la poudre en trochisques avec le reste du mucilage. (pa.)

♃ Pulpe de coloquinte. . quatre onces.
Gomme adragant. . . deux gros.
Bon vin blanc. . suffisante quantité.

Pilez le tout pour faire une pâte, qu'on pulvérise après sa dessiccation, opération qui doit être répétée trois fois, en imbibant chaque fois la poudre de vin blanc. (e.)

POUDRE DE COLOQUINTE.

Pulvis colocynthidis. (au.)

♃ Coloquinte. . . un à trois grains.
Gomme arabique,
Racine de réglisse,
Sucre, de chaque. . . cinq grains.

PILULES FÉTIDES MAJEURES. (w.)

♃ Hermodattes,
Ésule macérée dans le vinaigre,
de chaque. . . . . deux gros.
Turbith . . . . . . quatre gros.
Gingembre . . . un gros et demi.
Nard des Indes. . . . . un gros.
Cuscute,
Coloquinte,
Graines de rue.

Sagapénum,
Gomme ammoniaque,
Opopanax,
Bdellium,
Aloès, de chaque. . . cinq gros.
Euphorbe. . . . deux scrupules.
Scammonée. . . . . . trois gros.
Cannelle,
Safran,
Castoréum, de chaque. . un gros.
Suc de porreau. . quantité suffisante.

Faites des pilules. — Dose, un demi-scrupule à un scrupule.

POMMADE PURGATIVE. (*bo. pie.*)

♃ Coloquinte en poudre. . . un gros.
Saindoux frais. . . . . une once.

Chrestien la conseille, à la dose de deux gros, en frictions sur le ventre.

LINIMENT ANTHELMINTIQUE. (*bo.*)

♃ Coloquinte en poudre, un demi-gros.
Fiel de bœuf. . . une demi-once.
Huile essentielle d'absinthe, un gros.

On l'applique sur le bas-ventre, en trois fois.

TOPIQUE PURGATIF. (bo.)

♃ Coloquinte,
Aloès soccotrin,
Ellébore noir,
Résine de jalap; de chaque, deux gros.

Pulvérisez et incorporez

Sirop de sucre. . quantité suffisante.

On l'applique à l'épigastre, étendu sur de la peau.

TOPIQUE VERMIFUGE. (*pie.*)

♃ Extrait de gentiane,
——— d'absinthe,
de chaque. . . . une once.

Étendez sur un morceau de peau, et saupoudrez avec

Poudre de coloquinte,
quantité suffisante.

On l'applique sur le creux de l'estomac. A l'intérieur on donne le calomélas, à la dose d'un grain par jour, en augmentant progressivement.

SUPPOSITOIRE IRRITANT.

Suppositorium mellis irritans. (b*. e. bo.)

♃ Coloquinte en poudre, un demi-gros.
Sel de cuisine. . . . . un gros.
Miel despumé. . . . . une once.

Mêlez. (b*. e.)

bo. prescrit un scrupule d'aloès, autant de sel, cinq grains de coloquinte et quatre onces de miel suffisamment épaissi.

CONFECTION HAMECH. (pa. *sp.*)

℞ Mirobolans citrins. .   quatre onces.
————— chébules,
————— indiques,
Rhubarbe choisie,
Agaric,
Coloquinte,
Polypode,
Violette,
Cuscute, de chaque. .   deux onces.
Absinthe,
Thym,
Feuilles de séné, de chaque, une once.
Anis,
Fenouil,
Roses rouges, de chaque. .   six gros.
Prunes. . . . .   n° 60.
Raisins secs sans pepins, six onces.
Suc de fumeterre. . . .   une livre.
Petit-lait . . . . .   douze livres.

Faites macérer pendant vingt-quatre heures, à une douce chaleur, puis jeter un ou deux bouillons; passez, et dissolvez dans la colature

Sucre blanc. . .   une livre et demie.

Faites cuire jusqu'à consistance requise, en ajoutant sur la fin

Pulpe de casse. . .   quatre onces.
———de tamarin. . .   cinq onces.

En retirant du feu, ajoutez peu à peu un mélange de

Poudre de scammoné,
     une once et demie.
———— de mirobolans citrins,
——————————— indiques,
de chaque. . .   une demi-once.
———————— bellirics,
——————————— emblics,
——— de rhubarbe,
——— de semences de fumeterre,
de chaque. . . .   trois gros.
——— d'anis,
——— de nard des Indes,
de chaque. . . .   deux gros.

Faites un électuaire. (pa.)

℞ Racine de polypode. .   dix-huit gros.
Prunes,
Raisins, de chaque. . .   huit onces.
Mirobolans citrins. . .   six onces.
Herbe d'absinthe. .   une demi-once.
——— de thym. . . .   une once.
——— de cuscute. . .   deux onces.
Rhubarbe. .   deux onces et demie.
Feuilles de séné. . .   une once.
Coloquinte,
Agaric blanc, de chaque,
     dix-huit gros.
Fleurs de roses rouges,
Semences d'anis,
————— de fenouil,
de chaque. . . . .   six gros.

——— de violettes. .   deux onces.
Petit-lait,
     deux cent quatre-vingt-huit onces.

Faites macérer pendant vingt-quatre heures, puis bouillir pendant une, passez en exprimant, versez sur le résidu

Eau. . . .   deux cent soixante onces.

Faites cuire pendant une demi-heure et passez; mêlez les deux colatures, laissez-les reposer pendant vingt-quatre heures, réduisez-les d'un tiers par l'évaporation, et ajoutez-y

Sucre blanc. . . .   dix-huit onces.

Faitez cuire en consistance de sirop, et ajoutez

Manne. . . . . . .   deux onces.
Pulpe de casse. . . .   quatre onces.
——— de tamarin. . .   cinq onces.

Après le refroidissement, incorporez un mélange de

Scammonée. . .   une once et demie.
Mirobolans. . . . .   dix-huit gros.
Rhubarbe. . . . .   trois gros.
Anis,
Nard des Indes, de chaque, deux gros.

Faites un électuaire. (*sp.*)

Purgatif, introduit par les Arabes, assez célèbre depuis Rhazès, mais inusité aujourd'hui. — Dose, jusqu'à une once.

EXTRAIT DE COLOQUINTE.

Extractum colocynthidis. (ams. br. e. f. fi. han. lo. o. pa. po. pr. s. w. c. sw. vm.)

℞ Pulpe de coloquinte mondée, une livre.
Eau. . . . . .   huit pintes.

Faites réduire de moitié par l'ébullition, passez la liqueur bouillante, et évaporez-la jusqu'à consistance d'extrait. (lo. c.)

fi. prescrit de faire bouillir deux onces de coloquinte dans deux livres d'eau, réduites à moitié, et d'évaporer la colature au bain-marie.

℞ Pulpe de coloquinte . .   une livre.
Eau froide. . . . .   deux livres.

Faites macérer pendant trois jours, décantez avec précaution la liqueur, sans la remuer, et après l'avoir filtrée, évaporez-la doucement jusqu'en consistance d'extrait. (vm.)

f. prescrit de faire macérer, à deux reprises différentes, une livre de coloquinte dans quatre d'eau chaque fois, de mêler les deux teintures, et de les évaporer au bain-marie, après les avoir filtrées.

℞ Pulpe de coloquinte,
Alcool, de chaque. . .   deux livres.
Eau commune. . . .   neuf livres.

Faites digérer pendant douze heures,

passez en exprimant, tirez l'alcool par la distillation, et évaporez convenablement le résidu. (po.)

han. o. pr, et s. prescrivent deux parties de coloquinte, trois d'alcool et neuf d'eau.

℥ Pulpe de coloquinte. . . une livre.
Alcool. . . . . . . cinq livres.

Après suffisante extraction, passez en exprimant, faites digérer, puis bouillir un peu le résidu avec trois livres d'eau, clarifiez la décoction avec du blanc d'œuf, mêlez-la avec la teinture, retirez l'alcool par la distillation, puis évaporez le reste jusqu'à consistance d'extrait. (ams. br. pa. w. sw.)

e. prescrit de faire digérer pendant douze heures, puis bouillir pendant deux, une livre de coloquinte dans huit livres d'eau et quatre onces d'alcool.

Violent purgatif, usité surtout dans les hydropisies. — Dose, trois à huit grains.

PILULES DE COLOQUINTE COMPOSÉES.

Pilulæ colocynthidis compositæ s. cathurticæ.
(fi. su.)

℥ Extrait de coloquinte,
deux gros et demi.
Mercure doux. . . . . un gros.
Résine de jalap. . . deux scrupules.
Clous de girofle. . . . un scrupule.
Sirop de sucre. . quantité suffisante.

Faites cent trente-cinq pilules.

BOLS PURGATIFS. (b.)

℥ Extrait de coloquinte. . deux grains.
Miel despumé,
Poudre de réglisse,
de chaque. . quantité suffisante
pour faire un bol.

EXTRAIT DE COLOQUINTE COMPOSÉ.

Extractum colocynthidis compositum s. catharticum s. catholicum s. agarici alocticum s. panchymagogum Crollii s. Quercetani. (am. b*. br. du. e. f**. fe. g. han. li. lo. o. p. pa. su. w. c. ca. sp.)

℥ Pulpe de coloquinte c
menu. . . . . ██████ six gros.
Aloès hépatique. . une once et demie.
Scammonée d'Alep. . une demi-once.
Petit cardamome. . . un gros.
Savon d'Espagne ramolli en
gelée avec de l'eau tiède, trois gros.
Eau bouillante. . . . une pinte.

Faites digérer la coloquinte dans l'eau, à une chaleur modérée, pendant quatre jours, dans un vase couvert; passez en exprimant, ajoutez l'aloès et la scammonée, préalablement pulvérisés chacun à part; évaporez jusqu'à consistance de masse pilulaire, en ajoutant sur la fin la gelée de savon et le

cardamome, et mêlez bien le tout ensemble par l'agitation. (du.)

ca. prescrit de faire macérer pendant quatre heures, à une douce chaleur, six gros de coloquinte dans une livre d'eau, de passer la liqueur, d'ajouter une once et demie d'extrait d'aloès, un demi-gros de scammonée et trois gros de savon amygdalin, puis d'évaporer jusqu'à consistance convenable, en ajoutant sur la fin un gros de petit cardamome; — su. de faire bouillir deux onces de coloquinte dans deux livres d'eau réduites à une, de passer la liqueur, de l'évaporer au bain-marie, jusqu'à consistance de miel, et d'y ajouter alors une poudre composée de deux onces d'aloès soccotrin, une once de scammonée et un gros de petit cardamome.

℥ Coloquinte. . . une once et demie.
Eau-de-vie de grain. . deux livres.

Faites digérer pendant quatre jours, en remuant souvent; exprimez et ajoutez à la teinture

Aloès soccotrin. . . . trois onces.
Scammonée. . . . . une once.

Laissez digérer pendant vingt-quatre heures, distillez l'alcool au bain-marie, évaporez le reste jusqu'à consistance convenable, et ajoutez

Cardamome en poudre. . une once.

Mêlez bien. (li.)

℥ Pulpe de coloquinte. . deux onces.
Eau. . . . . . deux livres.

Faites réduire de moitié par l'ébullition, passez la liqueur, évaporez-la au bain-marie, jusqu'à consistance du miel, et ajoutez-y une poudre composée de

Aloès soccotrin. . . . deux onces.
Scammonée. . . . . une once.
Petit cardamome. . . un gros.

Mêlez bien. (su.)

℥ Pulpe de coloquinte coupée
menu. . . . . . six gros.
Aloès en poudre, une once et demie.
Scammonée. . . une demi-once.
Petit cardamome. . . . un gros.
Alcool (0,930) . . . . une livre.

Faites macérer la coloquinte dans l'alcool, pendant quatre jours, à une douce chaleur, et passez; ajoutez l'aloès et la scammonée, puis évaporez jusqu'à consistance convenable, en ajoutant le cardamome sur la fin, (am. b*. fe. f**. g. lo. p. pa. c.)

w. donne la même formule, mais porte la dose de cardamome à une demi-once; — han. et o. suppriment le cardamome, et le remplacent par deux gros d'extrait de rhubarbe.

℞ Extrait de coloquinte. . . un gros.
—— d'ellébore noir. . deux gros.
Résine de scammonée,
—— de jalap,
de chaque. . . un gros et demi.
Aloès dépuré. . . . . une once.

Mêlez exactement. (br.)

℞ Extrait de coloquinte,
—— d'agaric,
—— d'ellébore noir,
de chaque. . . . . une once.

Pilez dans un mortier, pour faire une masse molle ; ajoutez à celle-ci :

Poudre de scammonée. . une once.
—— d'aloès soccotrin, deux onces.
—— de sulfate de magnésie,
une demi-once.

Faites des trochisques. (e.)

℞ Pulpe de coloquinte, une demi-once.
Racine d'ésule. . . . une once.
Hermodattes,
Turbith,
Feuilles de séné,

Semences de carthame,
de chaque. . . . . trois onces.
Aloès en trochisques. . quatre onces.
Macis,
Sel gemme,
de chaque. . . un gros et demi.

Faites digérer les hermodattes, le séné et la racine d'ésule dans de l'eau de fontaine, ajoutez le sel à l'infusion, traitez les autres substances par l'alcool, mêlez les deux liqueurs, et faites-les évaporer à une douce chaleur, jusqu'à consistance d'extrait. (w.)

℞ Pulpe de coloquinte. . . dix gros.
Scammonée. . . . . . une once.
Agaric. . . . . . . sept gros.
Semences d'yèble. . . . six gros.
Turbith blanc. . . . . cinq gros.
Eau-de-vie. . . . . trente onces.

Faites digérer pendant quelques jours.
Ajoutez ensuite une infusion préparée avec

Rhubarbe. . . . . . . six gros.
Hermodattes . . . . . cinq gros.
Racine d'ellébore noir, une demi-once.
Feuilles de séné. . . . deux onces.
Aloès soccotrin. . . . trois onces.
Eau de fontaine, vingt-quatre onces.

Distillez l'alcool, et évaporez le reste jusqu'à consistance d'extrait. (br. pa. w. sp.)

Purgatif, autrefois fort en vogue, mais presque inusité maintenant, et peu digne d'être tiré de l'oubli. — Dose, six grains à un demi-gros.

Pilulæ colocynthidis extracti compositi.
(am. c. e.)

℞ Extrait de coloquinte composé,
un gros et demi.
Deutoxide d'antimoine, un demi-gros.

Faites trente pilules. — Dose, une ou deux.

DÉCOCTION DE COLOQUINTE.

Decoctum colocynthidis. (b.* au.)

℞ Pulpe de coloquinte. . deux gros.
Eau de fontaine, quantité suffisante
pour avoir une livre de colature ; faites bouillir pendant cinq minutes, et ajoutez

Éther sulfurique alcoolisé, deux gros.
Sirop d'écorce d'orange, deux onces.

Purgatif, vanté par Buchbav, dans l'hydrothorax. — Dose, une cuillerée trois fois par jour.

BIÈRE PURGATIVE.

Cerevisia colocynthidis. (au.)

℞ Pulpe de coloquinte, deux gros.
Bière. . . . . . . deux livres.

Faites réduire de moitié par l'ébullition.
— Dose, une ou deux cuillerées, trois fois par jour.

VIN DE COLOQUINTE.

Vinum colocynthidis. (sw*.)

℞ Pulpe de coloquinte mondée,
deux onces.
Vin blanc. . vingt-quatre onces.

Faites infuser pendant huit jours, passez en exprimant et filtrez.

Purgatif drastique très violent, qu'on a conseillé dans l'ascite, et même au début de la gonorrhée.

TEINTURE DE COLOQUINTE. (a.)

℞ Pulpe de coloquinte. . deux onces.
Alcool (0,910). . . une livre.

Après suffisante extraction, filtrez.

TEINTURE DE COLOQUINTE STIBIÉE.

Tinctura colocynthidis stibiata. (au.)

℞ Teinture de coloquinte, une partie.
Soufre doré liquide. . trois parties.

Dose, vingt gouttes, toutes les heures.

TEINTURE DE COLOQUINTE ANISÉE.

Teinture de Dalhberg ; Tinctura colocynthidis s. colocynthidis anisata s. Dalhbergi. (b*. he. fi. han. he. li. o. po. pr. su. br. sw. vm.)

℞ Pulpe de coloquinte coupée menu
et débarrassée des graines, une once.
Anis étoilé . . . . . un gros.

Eau-de-vie (10 degrés) ,
quatorze onces.

Faites digérer pendant trois jours et filtrez. (b*. be. f. su. sw.)

br. prescrit une demi-once de coloquinte, six onces d'alcool anisé et vingt-quatre heures de digestion ; — han. o. po. et pr. une once de coloquinte, un gros d'anis étoilé et une livre d'eau-de-vie ; — he. une once et demie de coloquinte , deux gros d'anis ordinaire et vingt onces d'alcool ; — vm. huit parties de coloquinte, une d'anis étoilé, quatre-vingt-seize d'eau-de-vie et douze heures de digestion au bain-marie tiède ; — li. six gros de coloquinte , un demi-gros d'anis étoilé et dix onces d'eau-de-vie.

Excitant, purgatif. — Dose, quinze à dix-huit gouttes, trois ou quatre fois par jour , en augmentant d'une goutte chaque jour.

TEINTURE DORÉE. (vm.)

♃ Coloquinte mondée ,
une once et demie.
Semences d'anis. . . . un gros.
Clous de girofle,
Safran, de chaque , un demi-scrupule.
Eau-de-vie. . . . vingt onces.

Faites infuser à froid pendant plusieurs jours , et filtrez.

Purgatif.

HUILE DE COLOQUINTE.

Oleum colocynthidis. (br. w. wu. sp.)

♃ Huile d'absinthe par infusion ,
——— de rue par infusion ,
Fiel de bœuf,
de chaque. . une demi - livre.
Coloquinte,
Racine d'ellébore noir,
de chaque. . . . un gros.

Pilez la coloquinte et l'ellébore avec deux onces d'eau , ajoutez les huiles et le fiel, faites cuire sur un feu doux , jusqu'à consomption de l'humidité, et passez en exprimant. (br. w.)

♃ Herbe d'absinthe,
———de rue, de chaque, quatre onces.
Pulpe de coloquinte. . deux gros.
Racine d'ellébore noir. . une once.
Huile d'olive , quarante-huit onces.
Vin blanc. . . . . six onces.
Fiel de bœuf. . . . seize onces.

Faites cuire jusqu'à consomption de l'humidité, et exprimez. (sp.)

♃ Herbe d'absinthe fraîche , six onces.
Racine d'ellébore noir,
Pulpe de coloquinte ,
Semen-contra ,
de chaque. . . . une once.

Huile d'olive chaude ,
trois livres et demie.

Après huit jours de macération , faites cuire doucement jusqu'à consomption de l'humidité , passez en exprimant et ajoutez

Huile de pétrole rouge ,
——— de ricin , de chaque , dix gros.

Mêlez bien. (wu.)

Purgatif, anthelmintique, en frictions sur le bas-ventre.

HUILE D'ARTHANITA COMPOSÉE.

Oleum arthanitæ compositum. (v.)

♃ Suc ou décoction de pain de pour-
ceau. . . . . . deux livres.
——————— de concombre
sauvage. . . . huit onces.
Pulpe de coloquinte. . deux onces.
Polypode. . . . trois onces.
Euphorbe. . . . deux gros.
Huile d'anis. . . . deux livres.

Après quatre jours de digestion , faites cuire jusqu'à consomption de l'humidité et passez.

Mêmes usages que la précédente.

ONGUENT D'ARTHANITA.

Onguent de pain de pourceau; Unguentum contra vermes s. de arthanita s. amarum s. anthelminticum. (ams. br. e. f. o. s. sa. w. wu. ca. sp.)

♃ Suc de racine de pain de pourceau ,
——- de concombre sauvage ,
de chaque. . . . deux livres.
Coloquinte. . . . cinq onces.

Faites macérer pendant vingt-quatre heures , puis réduire de moitié par l'ébullition ; évaporez jusqu'à consistance d'extrait, et ajoutez peu à peu

Fiel de bœuf. . . . une once.
Cire jaune. . . . neuf onces.
Beurre. . . . . . une livre.
Huile d'olive. . . deux livres.
Poudre de sagapenum ,
——— de sel gemme ,
de chaque. . . . une once.
——— de fleurs de camomille ,
quatre onces.

Mêlez exactement. (sa.)

♃ Huile d'arthanita composée,
deux livres.
Beurre frais,
Cire jaune , de chaque , huit onces.

Faites fondre sur un feu doux , et ajoutez

Sagapenum,
Fiel de bœuf,
de chaque. . . une demi-once.

Poudre de scammonée,
—————— de jalap,
—————— de coloquinte,
—————— de bois-gentil,
—————— d'aloès, '
  de chaque. . . une demi-once.
—————— de sel gemme,
—————— d'euphorbe,
—————— de myrrhe,
—————— de poivre long,
—————— de gingembre,
—————— de fleurs de camomille,
  de chaque. . . . . deux gros.
Mêlez bien. (e.)

℞ Suc de racine de pain de pourceau,
                trois livres.
——- de concombre sauvage, une livre.
Polypode de chêne. . . six onces.
Pulpe de coloquinte. . quatre onces.
Huile d'olive. . . . deux livres.
Beurre frais. . . . . une livre.
Après vingt-quatre heures de macération, faites cuire jusqu'à consomption de l'humidité, exprimez et ajoutez à la colature
Cire jaune. . . . . cinq onces.
·Poudre d'aloès,
—————— de baies de bois-gentil,
—————— de coloquinte,
—————— de scammonée,
—————— de turbith,
  de chaque. . . . . une once.
—————— d'euphorbe. . . sept gros.
—————— de sel gemme,
—————— de fleurs de camomille,
—————— de myrrhe,
—————— de poivre long,
—————— de gingembre,
  de chaque. . . une demi-once.
Fiel de bœuf,
Sagapenum, de chaque, une once.
Mêlez exactement. (w. sp.)

℞ Suc de pain de pourceau, trois onces.
——- de concombre sauvage,
             une once et demie.
Fiel de bœuf. . . une demi-once.
Beurre. . . . . . une livre.
Faites cuire jusqu'à consomption de
l'humidité, et ajoutez
Cire. . . . . . . deux onces.
Huile de ricin. . . . deux onces.
Mêlez. (wu.) — Cette pharmacopée, qui
est en général très mauvaise, omet la colo-
quinte, probablement par oubli.

℞ Racine de fougère,
—————— de bryone,
Ail, de chaque, une once et demie.
Herbe d'aurone,
—————— d'absinthe,
—————— de tanaisie,
  de chaque. . . . . deux gros.

Huile. . . . . . une livre.
Faites cuire, en remuant toujours,
jusqu'à consomption de l'humidité ;
exprimez et dissolvez dans la colature
Cire jaune. . . une once et demie.
Ajoutez, après le refroidissement,
Poudre d'aloès. . . . une once.
—————— de coloquinte, une demi-once.
Fiel de bœuf épaissi. . deux onces.
Mêlez bien. (sa. w. sp.)

℞ Aloès hépatique,
Trochisques Alhandal,
Racine de cabaret,
Herbe d'absinthe,
—————— de sabine,
—————— de tanaisie,
  de chaque. . . . trois gros.
Myrrhe,
Fiel de bœuf,
Cire jaune, de chaque . trois onces.
Huile d'absinthe par coction,
Térébenthine, de chaque, six gros.
Huile essentielle de sabine,
Pétrole, de chaque. . . un gros.
Mêlez exactement. (w. ca.)

℞ Beurre frais. . . . douze onces.
Fiel de bœuf épaissi. . deux onces.
Poudre d'aloès hépatique,
—————— de coloquinte,
Fleurs de soufre,
  de chaque. . . une demi-once.
Huile essentielle d'absinthe,
             deux gros.
—————- de bois de bouleau, un gros.
Mêlez. (s.)

br. donne la même formule, mais remplace l'huile de bouleau par celle de romarin, et porte la dose de chacune des deux
huiles à un gros et demi.

℞ Axonge de porc. . . . une livre.
Extrait de bile. . . deux onces.
Aloès hépatique,
Coloquinte,
Soufre, de chaque, une demi-once.
Huile essentielle d'absinthe, trois gros.
Mêlez avec soin. (fe.)

℞ Axonge de porc. . . . une livre.
Fiel de bœuf épaissi. . deux onces.
·Aloès hépatique, ·
Coloquinte,
  de chaque. . . une demi-once.
Huile essentielle d'absinthe, deux gros.
Mêlez. (ams.)

o. prescrit une livre d'axonge, deux
onces de bile, une demi-once d'aloès, autant de coloquinte, un gros et demi d'huile
essentielle d'absinthe et autant d'huile essentielle de tanaisie.

CONCOMBRE.

Concombre cultivé; Cucumis sativus, L.

Gurke (Al.); cuncumbre (An.); okurky (B.); ogurk (D.); cohombro (E.); konkommer (Ho.); cetrivolo (I.); ogorek (Po.); tolombo (Por.); gurka (Su.).

ams. b. br. d. f. fe. he. w. wu. he. br. g. m. pid. sp. z.

Plante ⊙ (monœcie monadelphie, L.; cucurbitacées, J.), probablement originaire d'Asie, et cultivée en Europe. (*fig.* Zorn, *Ic. pl.* t. 247.)

On emploie le fruit et les semences.

Le fruit est alongé, presque cylindrique, souvent verruqueux, légèrement recourbé en arc, verdâtre, jaune ou blanchâtre.

La semence (semen *Cucumeris*) est ovale, oblongue, plane, rétrécie aux deux bouts, tranchante sur les bords, composée d'une pellicule coriace, blanche, et d'une amande blanche, oléagineuse et douce.

SUC DE CONCOMBRE.

Succus cucumeris. (he.)

℞ Concombres à maturité, à volonté.

Enlevez l'écorce et les graines, pilez dans un mortier, exprimez avec force, laissez reposer le suc. filtrez et conservez dans des bouteilles.

POMMADE AUX CONCOMBRES. (f*. f**.)

℞ Concombres frais. . . à volonté.
Axonge de porc. . quatre parties.
Graisse de veau. . . une partie.

Faites fondre les deux graisses ensemble, ajoutez la moitié de leur poids de suc de concombre, pétrissez ensemble à plusieurs reprises, pendant vingt-quatre heures, décantez et ajoutez une pareille quantité de suc; répétez ainsi jusqu'à six fois; faites couler le liquide, liquéfiez la graisse, ajoutez-y environ deux gros d'amidon par livre, et laissez-la déposer.

HUILE DE CONCOMBRE.

Oleum seminis cucumeris. (f. sa.)

℞ Semences de concombre, à volonté.

Enlevez la pellicule, pilez dans un mortier de marbre, avec un pilou de bois, renfermez la pulpe dans un sac de toile, et exprimez-la à froid.

SEMENCES FROIDES MAJEURES. (f. w.)

℞ Semences de concombre,
— — — — de melon,
— — — — de pastique,
— — — — de calebasse,
de chaque. . . parties égales.

CONSOUDE.

On se sert, en médecine, de deux espèces appartenant à ce genre de plantes :

1° *Grande* consoude; *Symphytum officinale*, L.

Schwarzwurz, Beinwell, Wallwurzbeinwell, Schmeerwurz (Al.); greater consound, comfrey (An.); kostiwal, swalnjk, wysoky trank (B.); kut sukkerod (D.); consuelda major (E.); smeerwortel (Ho.); consolida maggiore (I.); zywokost (Po.); consolda mayor (Por.); vallœrt (Su.).

a. ams. an. b. be. br. e. f. fe. ff. fu. g. li. pa. r. s. w. wu. bs. br. g. m. pid. sp. z.

Plante ♃ (pentandrie monogynie, L.; borraginées, J.), qui croît dans toute l'Europe. (*fig.* Flore médic. III. 130.)

On emploie la racine (*radix Consolidæ majoris s. Symphyti*), qui est épaisse, à peine rameuse, fibreuse, alongée, d'un brun noirâtre en dehors, blanche en dedans, inodore. Elle a une saveur visqueuse.

Elle contient beaucoup de mucilage, avec de l'acide gallique.

2° *Consoude* tubéreuse; *Symphytum tuberosum*, L.

e.

Plante ♃, du midi de l'Europe. (*fig.* Jacq. Austr. t. 225.)

On emploie la racine, qui est renflée et tuberculeuse de distance en distance.

Ces deux plantes sont légèrement astringentes. On les a mises en usage, la première surtout, dans l'hémoptysie et la diarrhée.

CONSERVE DE GRANDE CONSOUDE.

Conserva symphyti. (sa.)

℞ Racine de grande consoude, à volonté.

Coupez-la en rouelles, faites-la cuire dans l'eau jusqu'à ce qu'elle s'écrase entre les doigts; pilez dans un mortier de marbre, passez à travers un tamis de soie, ajoutez deux parties de sucre à une de pulpe, et faites cuire sur un feu doux, en remuant toujours.

POUDRE ANTIHÉMORRAGIQUE. (b*.)

℞ Poudre de briques. . . une once.
— — — de gomme adragant,
— — — — — — arabique,
de chaque. . . une demi-once.
— — — de racine de grande consoude. . . . . . six gros.
— — — de feuilles de bétoine,
deux gros et demi.

Conseillée par l'urmann dans les hémorragies qui ne réclament pas la ligature.

MUCILAGE DE GRANDE CONSOUDE.

Mucilago consolidæ majoris. (sa.)

℞ Racine de grande consoude, une livre.
Eau bouillante. . . quatre livres.

Faites macérer jusqu'à ce que l'eau soit
devenue très épaisse, et passez en exprimant
légèrement.

DÉCOCTION DE GRANDE CONSOUDE.

Decoctum radicis consolidæ. (b*. ff. *ra.*)

♃ Racine de grande consoude ,
                    une demi-once.
   Eau de fontaine. . . seize onces.
Faites réduire de moitié par l'ébullition.
(b*.)

ra. prescrit une once de racine et deux
livres d'eau.

♃ Racine de grande consoude ,
                    une demi-once.
   Eau. . . . . quantité suffisante
pour obtenir deux livres de colature.

Faites bouillir pendant un quart
d'heure, en ajoutant sur la fin

   Réglisse grattée. . . . deux gros.

Après quelques minutes d'infusion, passez. (ff.)

Astringent, conseillé dans les hémorragies internes. — Dose, deux cuillerées, toutes les heures, de la première décoction , et
une tasse des deux autres.

SIROP DE GRANDE CONSOUDE.

Syrupus symphyti s. e *symphyto.* (e. f. sa. *vm.*)

♃ Racine de grande consoude ,
                    une partie.
   Eau tiède. . . . . vingt parties.

Faites infuser pendant cinq ou six
heures ; passez sans exprimer, et faites
fondre dans la colature

   Sucre. . . . . . douze parties.

Évaporez jusqu'à consistance de sirop.
(*vm.*)

♃ Racine de grande consoude cou-
      pée par tranches. . . six onces.
   Eau commune . . . quatre livres.

Faites cuire légèrement, passez et
ajoutez à la colature

   Sucre . . . . six livres.

Faites cuire jusqu'à consistance de sirop.
(f.)

♃ Racine de grande consoude cou-
      pée par tranches. . deux onces.
   Eau commune . . . six livres.

Faites cuire jusqu'à ce que le liquide soit réduit à quatre livres. Ajoutez sur la fin

   Réglisse ratissée et contuse,
                    une demi-once.

Faites fondre dans la colature

   Sucre blanc. . . . . deux livres.

Clarifiez, et faites un sirop. (e.)

♃ Suc dépuré de consoude ,
                deux livres et demie.
   Racine de grande consoude cou-
      pée. . . . . . trois oncés.

Après une heure de macération , faites bouillir un peu. Passez la liqueur
et ajoutez

   Sucre blanc. . . . . deux livres.

Clarifiez. Faites cuire le sirop, et
ajoutez

   Sirop de kermès. . . . une livre.

Mêlez bien. (sa.)

BOUILLON ASTRINGENT. (*ca. pie. sm.*)

♃ Racine de grande consoude ,
   ——— de tormentille ,
   ——— de bistorte,
   de chaque. . . une demi-once.
Bouillon de poulet , une pinte et demie.

Faites réduire à moitié par la cuisson.

A prendre dans la journée , froid, par tasses , dans les pertes utérines. — On édulcore
avec le sirop de coings ou de consoude.

BOISSON ASTRINGENTE. (*ca. sm.*)

♃ Racine de grande consoude ,
   Cachou, de chaque . . deux gros.
   Eau. . . . . une livre.

Faites réduire à dix onces par la coction , ajoutez à la colature

   Sirop de coings. . . . deux onces.
   Eau de cannelle orgée, . une once.

Mêlez. — A prendre par cuillerées à bouche, toutes les heures, dans les diarrhées
dites atoniques.

TISANE ASTRINGENTE. (*sm.*)

♃ Racine de grande consoude , une once.
   Roses de Provins. . . une pincée.
   Baies de cynorrhodon . . . n° 12.
   Cachou. . . . . . un scrupule.
   Eau . . . . une pinte.

Faites bouillir pendant un quart d'heure
et passez.—A boire froide, par tasses , édulcorée avec du sirop de coings ou de groseilles.

GARGARISME ÉMOLLIENT. (fu.)

♃ Racine de grande consoude ,
                    quatre onces.
   Figues sèches . . . une once.
   Eau. . . . . . . trois livres.

Faites cuire et réduire d'un tiers.

SIROP DE BOYLE.

Syrupus Boyleanus. (*sp.*)

♃ Racine de grande consoude , six onces.
   Herbe de grand plantain , trois onces.

Pilez ensemble, et exprimez le suc ;

après avoir laissé dépurer ce liquide, ajoutez-y

    Sucre blanc . . . . poids égal.

Faites cuire en consistance de sirop.

Conseillé surtout dans l'hémoptysie.

SIROP CONTRE LA COQUELUCHE.

Syrupus ad pertussim. (sm.)

♃ Feuilles fraîches de pulmonaire,
                     quatre poignées.
  Racine de grande consoude,
  Raisins de Corinthe,
    de chaque . . . . deux onces.
  Réglisse écrasée. . . trois onces.
  Eau. . . . . une pinte et demie.

Faites cuire jusqu'à ce qu'il ne reste plus que trois demi-setiers de liquide; passez et ajoutez

  Sucre blanc. . vingt-quatre onces.

Faites bouillir un instant.

SIROP DE CONSOUDE COMPOSÉ.

Syrupus e symphyto Fernelii. (br. pa. w.)

♃ Racines et feuilles de grande con-
    soude,
  Roses rouges, de chaque, trois onces.
  Bétoine,
  Plantain,
  Boucage,
  Scabieuse,
  Renouée,
  Pas d'âne, de chaque. . une once.

Exprimez le suc de ces plantes fraî-ches et contuses, et après l'avoir fait dépumer ou dépurer, ajoutez-y, sur neuf onces,

  Sucre blanc. . . . seize onces.

Faites un sirop. (br. w.)

pa. prescrit de cuire le suc jusqu'à ce qu'il ne reste plus que trois livres de liquide, et de faire fondre alors deux livres et demie de sucre dans celui-ci.

EMPLÂTRE CONTRE LES HERNIES.

Emplastrum ad hernias s. pro herniosis s. con-tra rupturam s. picis nigræ regium. (e. pa. w. sp.)

♃ Térébenthine de Venise, quatre onces.
  Mastic. . . une once et demie.

Faites fondre ensemble, et ajoutez

  Cire jaune. . . . . six onces.
  Poudre de myrrhe,
  ——— d'oliban,
  ——— de sang-dragon,
    de chaque. . . . . . six gros.
  ——— de racine de grande con-
    soude,

Poudre de semences de buplèvre,
  de chaque. . . . une once.
  ——— d'hématite,
  ——— de vitriol calciné,
  de chaque. . . une demi-once.

Mêlez. (w.)

♃ Cire jaune. . . . . quatre onces.
  Térébenthine. . . . . six onces.

Faites fondre ensemble et ajoutez

  Poudre de suc d'acacia,
  ——————— d'hypociste,
  ——— de mastic,
  ——— de myrrhe,
  ——— d'oliban,
  ——— de racine de grande con-
    soude, de chaque. . . une once.
  ——— d'alun cru,
  ——— de sang-dragon,
    de chaque. . . . . . six gros.
  ——— de noix de cyprès,
  ——— d'hématite,
  ——— de semences de buplèvre,
  ——— de vitriol bleu,
  de chaque. . . une demi-once.

Mêlez. (sp.)

♃ Poix noire. . . une livre et demie.
  Cire jaune,
  Térébenthine, de chaque, huit onces.
  Laudanum. . . . . deux onces.

Faites fondre et ajoutez

  Suc d'hypociste dissous dans la dé-
    coction de noix de cyprès et
    épaissi. . . . . . une once.

En retirant du feu, ajoutez encore

  Poudre de mastic,
  ——— de racine de grande con-
    soude,
    de chaque. . deux gros et demi.
  ——— de noix de cyprès, une once.
  ——— de bol d'Arménie,
  ——— d'hématite,
    de chaque. . . une demi-once.

Mêlez exactement. (e.)

♃ Cire jaune. . . . . deux onces.
  Térébenthine,
  Baume du Pérou noir,
    de chaque. . . une demi-once.
  Colophane. . . . . une once.

Faites fondre ensemble et ajoutez

  Poudre de mastic,
  ——— de sang-dragon,
    de chaque. . . une demi-once.
  ——— d'oliban,
  ——— de myrrhe,
    de chaque. . . . deux gros.
  Huile d'œufs. . quantité suffisante.

Mêlez bien. (pa.)

Conseillé jadis pour guérir les hernies

vées..., qui croît au Pérou. (*fig. Flore
..., III, ...)

On emploie la racine (*radix Contrayerva*),
... Angle, fusiforme, noueuse, épaisse,
... la grosseur du doigt, garnie de longues
... radicelles, d'un rouge brun en dehors,
... en dedans. Elle a une odeur aroma-
..., une saveur chaude, amère et per-
...

La racine contrayerva, seul employé aujourd'hui, est stimulant, tonique et diaphorétique. Personne ne croit plus aux propriétés antiseptiques et neutralisantes des
... qui lui ont valu son nom dans des
temps de crédulité et chez des peuples superstitieux. — Dose de la poudre, un demi-
gros à un gros.

POUDRE DE CONTRAYERVA COMPOSÉE.

*Poudre antidysentérique ; Pulvis contrayerva
composita s. cardiaca s. alexiterius s.
Manhumus s. comitissæ Kantii.* (ams. br.

℞ Racine de contrayerva,
—— de scorsonère,
de chaque. . . . deux gros.
Terre sigillée grise,
Cinq pierres précieuses
Corail rouge préparé
Perles préparées,
Corne de rhinocéros

un gros.

—— d'Occident,
de chaque. . . . deux gros
.). — C'est le *Pul-*

℞ Pierres de cancre. deux onces.
Yeux d'écrevisse,
Corail rouge,
Bôles, de chaque, demi-once.
Corne de cerf brûlée,
Sucre blanc, de chaque, deux gros.
Racine de contrayerva, huit scrupules.

quatre scrupules.
un scrupule.

Faites une poudre. (ams.) — C'est le
Pulvis comitissæ Kantii.

Corne de cerf brûlée,
Corail rouge,
Perles d'Orient,
Yeux d'écrevisse,
Sucre blanc, de chaque, deux gros.
Safran, un demi-gros.
Serpentaire de Virginie,
un gros et demi.
Contrayerva, une demi-once.
... poudre. (w.)

CONTRAYERVA.

acine de contrayerva ,
une demi-once.
— de tormentille ,
orne de cerf calcinée ,
erre de Lemnos ,
de chaque. . . . trois gros.
Gomme arabique ,
Mastic, de chaque. . deux gros.
ites une poudre. (w.)

Racine de contrayerva. . six gros.
— — de serpentaire de Virginie ,
deux gros.
Yeux d'écrevisse préparés , une once.
faites une poudre. (br.)

w. prescrit vingt grains de sous-carbonate
chaux , six de contrayerva et quatre de
pentaire.

♃ Racine de contrayerva , cinq
Écailles préparées ,
une livre et
Faites une poudre. (lo.)

SOL CARDIAQUE. (sa. sw.)

♃ Poudre de pinces de cancre ,
— — — de racine contrayerva,
serpentaire de
Virginie ,
de chaque. . un demi-scrupule.
fran. . . . . cinq grains.
de girofle, quantité suffisante.
bol. (sa.)

it dix grains de contrayer-
serpentaire, autant de sous-
haux , cinq grains de sa-
te quantité de sirop de

DIAQUE. (sw.)

, une once et demie.
. . . deux gros.
vérisé , huit grains.
c. . . trois gros.

RAYERVA.

. (pa.)
une livre.
six livres.
n , faites
orimant ,
l'extrait.

Faites infuser pendant douze heures
puis bouillir légèrement passez en ex
primant, et ajoutez à la 2e de la cuda-
ture qui reste
Suc de citron. . . . huit onces.
Sucre blanc . . . . onze deux onces.
Faites cuire jusqu'à consistance de sirop.

GARGARISME TONIQUE. (sa.)

♃ Figues grasses . . . . une once.
Contrayerva. . . une demi-once
Eau. . . . . quatité suffisant
Faites cuire et réduisez d'une

POTION TONIQUE (pa.

Racine de contrayerva ,
1 gros
— — — de serpentaire Vi
un demi-gros
Vin blanc. . . . huit onces.
mettez par la cor-
tion , en ajoutant sur la fin
Cannelle. . .
mêlez,
pendant cinq ou six
minutes , passez sans exprimer et ajoutez
Sucre. . . . . . cinq onces
Jus de citron. . quantité suffisante
SIROP DE CONTRAYERVA COMPOSÉ.

Syrupus contrayerva compositus. (w

Citrons entiers coupés par tranches. . .
Racine de contrayerva
une once et demie.
— — — de serpentaire de Virginie,
une once.
Semences de che
— — — de cr
de chaque.
Grains de ker
Suc de grenade.
Faites digérer p
heures ; passez en ex
fondre dans la liqueur
Sucre blanc. . .

TEINTURE DE CONTRA

Tinctura contrayerva. (di

♃ Racine de contrayerva
Alcool (0,917). L
Après six jours de réaction

f. prescrit une partie de ra
d'alcool (22 degrés) ; — b. un de
six d'alcool (15 degrés) et six p
digestion à chaud.

chez les enfans. On sait aujourd'hui ce qu'il faut penser de l'emploi des styptiques en pareil cas.

EMPLÂTRE CONTRE LES FRACTURES.

Emplastrum catagmaticum s. ad fracturas s. ad fracturas et luxationes. (br. pa. w. sp.)

℞ Cire jaune. . . . une demi-livre
Poix-résine. . . . . . une livre.
Térébenthine. . . . deux onces.
Faites fondre et ajoutez
Poudre de racine de grande consoude.
———————— de reine des prés,
———— de bol d'Arménie,
de chaque. . . . deux. onces.
Mêlez. (w.)

pa. prescrit trois livres de résine, une livre de cire, une demi-livre de térébenthine, cinq onces de consoude, trois onces d'ulmaire, six onces de bol et une once d'hématite ; — br. trente-deux onces de résine, huit de térébenthine, quatre de consoude et quatre d'ulmaire ; — *sp.* vingt-quatre onces de colophane, six de térébenthine, trois de bistorte, trois de consoude et trois de tormentille.

Cet emplâtre ne diffère pas, sous le point de vue thérapeutique, de l'emplâtre défensif rouge, ou de l'emplâtre astringent.

CONTRAYERVA.

Deux végétaux appartenant à des genres différens sont employés sous ce nom en médecine :

1° Contrayerva du Mexique ; *Psoralea pentaphylla,* L.

Mexikanische Giftwurzel (Al.).

f. fe. w.

Plante ♃ (diadelphic décandrie , L. ; légumineuses, J.) , qui croît à la Guiane.

On emploie la racine (*radix Contrayervæ novæ* s. *albæ* [s. *majoris* s. *Mexicanæ*) , qui est de la grosseur du doigt ou du pouce , couverte d'une écorce inégale , rugueuse et brune , au-dessous de laquelle se trouve une substance blanche , qui enveloppe un axe ligneux. Elle a une saveur aromatique et douceâtre.

2° *Contrayerva du Pérou* ; *Dorstenia Contrayerva,* L.

Peruvianische Giftwurzel , B. zoarwürzel , Widergift , Contrayerve (Al.); contrayerva (An.); gehhog (B.); contrayerba (E.); contrajerva (Ho.); korzen bezoarowy (Po.); contraherva (Por.).

am. ams. an.b. be. br. e. ed. f. fe. g. ham. han. li. lo. o. p. po. pr. r. s. su. w. wu. he. br. c. g. m. pa. pid. su. sp. z.

Plante ♃ (tétrandrie monogynic, L. ; ur-

ticées, J.), qui croît au Pérou. (*fig. Flore médic.,* III, 131.)

On emploie la racine (*radix Contrayervæ*), qui est alongée, fusiforme, noueuse, épaisse, de la grosseur du doigt, garnie de longues fibres rameuses, d'un rouge brun en dehors, blanche en dedans. Elle a une odeur aromatique, une saveur chaude, amère et persistante.

Le dernier contrayerva, seul employé aujourd'hui, est stimulant, tonique et diaphorétique. Personne ne croit plus aux propriétés antiseptiques et neutralisantes des venins qui lui ont valu son nom dans des temps de crédulité et chez des peuples superstitieux. — Dose de la poudre, un demi-gros à un gros.

POUDRE DE CONTRAYERVA COMPOSÉE.

Poudre antidysentérique ; Pulvis contrayervæ compositus s. cardiacus s. alexiterius s. Mantuanus s. comitissæ Kantii. (ams. br. lo. w. sw.)

℞ Racine de contrayerva ,
———— de scorzonère ,
de chaque. . . deux gros.
Terre sigillée grise ,
Cinq pierres précieuses ,
Corail rouge préparé ,
Perles préparées ,
Corne de rhinocéros ,
de chaque. . . un gros.
Bézoard d'Orient ,
——— d'Occident ,
de chaque. . . . deux gros.
Faites une poudre (w.). — C'est le *Pulvis Mantuanus.*

℞ Pinces de cancre. . deux onces.
Yeux d'écrevisse ,
Corail rouge ,
Perles , de chaque , une demi-once.
Corne de cerf brûlée ,
Sucre blanc , de chaque , deux gros.
Racine de contrayerva , huit scrupules.
Bézoard d'Orient ,
Chair de vipère ,
de chaque. . quatre scrupules.
Feuilles d'or. . . un scrupule.
Faites une poudre. (ams.) — C'est le *Pulvis comitissæ Kantii.*

℞ Corne de cerf brûlée ,
Corail rouge ,
Perles d'Orient ,
Yeux d'écrevisse ,
Succin blanc , de chaque , deux gros.
Safran. . . . . un demi-gros.
Serpentaire de Virginie ,
un gros et demi.
Contrayerva. . . une demi-once.
Faites une poudre. (w.)

♃ Racine de contrayerva ,
     une demi-once.
——— de tormentille ,
Corne de cerf calcinée ,
Terre de Lemnos ,
  de chaque. . . . trois gros.
Gomme arabique ,
Mastic, de chaque. . deux gros.
Faites une poudre. (w.)

♃ Racine de contrayerva. . six gros.
——— de serpentaire de Virginie ,
      deux gros.
Yeux d'écrevisse préparés , une once.
Faites une poudre. (br.)

sw. prescrit vingt grains de sous-carbonate
de chaux , six de contrayerva et quatre de
serpentaire.

♃ Racine de contrayerva , cinq onces.
Écailles d'huître préparées ,
    une livre et demie.
Faites une poudre. (lo.)

BOL CARDIAQUE. (sa. sw.)

♃ Poudre de pinces de cancre ,
——— de racine de contrayerva,
————— de serpentaire de
  Virginie ,
de chaque . . un demi-scrupule.
Safran. . . . . cinq grains.
Sirop de girofle , quantité suffisante.
Faites un bol. (sa.)

sw. prescrit dix grains de contrayerva , autant de serpentaire, autant de sous-
carbonate de chaux , cinq grains de safran et suffisante quantité de sirop de
cannelle.

POTION CARDIAQUE. (sw.)

♃ Eau de cannelle , une once et demie.
——de muscade. . . deux gros.
Contrayerva pulvérisé, huit grains.
Sirop de cannelle. . . trois gros.
Mêlez.

EXTRAIT DE CONTRAYERVA.

Extractum contrayervæ. (pa.)

♃ Racine de contrayerva , une livre.
Eau bouillante. . . . six livres.

Après trois jours de macération , faites
bouillir légèrement ; passez en exprimant ,
puis évaporez jusqu'à consistance d'extrait.

SIROP DE CONTRAYERVA.

Syrupus contrayervæ. (br. w.)

♃ Racine de contrayerva coupée
  menu . . . . . quatre onces.
Eau bouillante. . . deux livres.

Faites infuser pendant douze heures ,
puis bouillir légèrement ; passez en exprimant, et ajoutez à la livre de la colature qui reste
Suc de citron. . . . huit onces.
Sucre blanc . . trente-deux onces.
Faites cuire jusqu'à consistance de sirop.

GARGARISME TONIQUE. (sa.)

♃ Figues grasses. . . . une once.
Contrayerva. . . une demi-once.
Eau. . . . . quantité suffisante.
Faites cuire et réduire à douze onces de
colature.

POTION TONIQUE. (pie.)

Racine de contrayerva ,
    un gros et demi.
——— de serpentaire de Virginie ,
    un demi-gros.
Vin blanc. . . . . huit onces.
Faites réduire de moitié par la coc-
tion, en ajoutant sur la fin
Cannelle. . . . . trois grains.
Feuilles sèches de mélisse, une pincée.
Faites bouillir pendant cinq ou six
minutes , passez sans exprimer et ajou-
tez
Sucre. . . . . . cinq onces.
Jus de citron. . quantité suffisante.

SIROP DE CONTRAYERVA COMPOSÉ.

Syrupus contrayervæ compositus. (w.)

♃ Citrons entiers coupés par tranches. . . . . . . n° 6.
Racine de contrayerva ,
    une once et demie.
——— de serpentaire de Virginie ,
    une once.
Semences de chardon-bénit ,
——— de chardon-marie ,
  de chaque. . . une demi-once.
Grains de kermès. - . deux gros.
Suc de grenade. . . deux livres.
Faites digérer pendant vingt-quatre
heures ; passez en exprimant , et faites
fondre dans la liqueur
Sucre blanc. . . . trois livres.

TEINTURE DE CONTRAYERVA.

Tinctura contrayervæ. (ams. b. f.)

♃ Racine de contrayerva , une partie.
Alcool (0,917). . . . six parties.
Après six jours de réaction, filtrez. (ams.)

f. prescrit une partie de racine et quatre
d'alcool (22 degrés) ; — b. une de racine,
six d'alcool (15 degrés) et trois jours de
digestion à chaud.

Excitant regardé comme diaphorétique.
— Dose, trente à quarante gouttes.

TEINTURE DIAPHORÉTIQUE. (li.)

24 Racine de contrayerva,
   — — — de serpentaire de Virginie,
   de chaque. . une once et demie.
Baies de genévrier. . . une once.
Alcool. . . . . . . une livre.
Esprit de corne de cerf rectifié,
                              six onces.

Faites digérer pendant quatre jours à
une douce chaleur, et filtrez.

Dose, quarante à quatre-vingts gouttes.

CONYSE.

Herbe aux mouches; Conyza squarrosa, L.

Gemeine Dürrwurz (Al.); grant fleabane (An.); ruppig tonder-
kruid (Ho.).

e. f. w. sp.

Plante ♂ (syngénésie polygamie superflue,
L.; synanthérées, Cass.), qui croît dans toute
l'Europe. (*fig*. Zorn, *Ic. pl.* t. 456.)
  On emploie l'herbe (*herba Conyzæ vulgaris*), qui se compose d'une tige rameuse, velue, rougeâtre, garnie de feuilles ovales,
lancéolées, pubescentes en dessous, dont
les supérieures sont sessiles et entières, les
inférieures pétiolées et dentées. Elle a une
faible odeur, une saveur légèrement astringente et aromatique.
  Jadis on la vantait comme emménagogue.

COPAL.

*Resina copallina, Copal resina, Gummi
copal.*

b . e. f. fe. w. i.e. g. sp.

Résine solide, d'un blanc jaunâtre ou d'un
jaune fauve, terne à sa surface, vitreuse et
transparente à l'intérieur, extrêmement
dure, presque inodore et insipide à froid.
  Elle a été attribuée à l'*Elæocarpus Copal-
lifera*, Retz, arbre (polyandrie monogynie,
L.; liliacées, J.) de Ceylan; mais Guibourt
présume qu'elle est produite par un végétal
voisin du *Hymenæa.*
  Le *Rhus copallinus*, L. donne une résine
analogue.
  Excitant, quelquefois, mais rarement,
employé en fumigations.

COPTIS.

Coptis à trois folioles; Coptis trifolia, SAL.

Kleine dreyblættrige Niesswurzel (Al.); gold thread (An.).

am. r.

Plante 24 (polyandrie polygynie, L.; renonculacées, J.), qui croît dans l'Amé-

rique septentrionale et dans la Sibérie. (*fig*.
Big. *Med. bot.* t. 5.)
  On emploie la racine, qui a une couleur
jaune brillante. Elle est extrêmement amère.

COQUE.

Coque du Levant; Cocculus suberosus,
CAND.

Fischkærner (Al.); cockles (An.); kokmari kehinge (Duk.);
kokeljes (Ho.); kokomari (Sa.); kakacollie verei (Tam.);
kokichempu vittilu (Tel.).

br. ed. f. fe. su. w. wu. a. be. br. r. g. m. sp.

Arbrisseau (dioécie hexandrie, L.; ménispermées, J.) des Indes orientales. (*fig*.
Flore médic. III. 133.)
  On emploie le fruit, appelé *Coque du Levant* (*Cocculus indicus* s. *semen Cocculi*), qui
est de la grosseur d'un pois, noirâtre ou vert
noirâtre. Il renferme une semence réniforme,
qui, sous une mince enveloppe, offre une
amande blanche. L'odeur est presque nulle;
la saveur très âcre, brûlante et amère.
  Ce fruit contient, d'après Boullay, un alcaloïde particulier, la *Picrotoxine* (*Picrotoxi-
num, Picrotoxa*), qui est la source de son
amertume et de son âcreté. On a reconnu
depuis que la picrotoxine n'est point un alcali. Vauquelin a constaté aussi que le prétendu *Acide ménispermique* est composé
d'un peu d'acide sulfurique, uni à de l'acide
malique et à une matière colorante amère.
  Excitant, narcotique, employé surtout
pour prendre le poisson, qu'il enivre, mais
dont la chair devient ensuite dangereuse,
d'après Goupil.

EXTRAIT DE COQUE DU LEVANT.

Extractum cocculi. (sw*.)

24 Coque du Levant. . . une partie.
   Eau commune. . . . huit parties.

Faites macérer à froid, pendant huit heures, en remuant de temps en temps avec
une spatule; passez en exprimant très lège-
rement, clarifiez la liqueur, et faites-la évaporer jusqu'à consistance d'extrait.

Narcotique, irritant, qu'on a conseillé
dans l'épilepsie, l'hystérie et les maladies
vermineuses. — Dose, quatre à douze grains,
deux ou trois fois par jour, en procédant
avec circonspection et par gradation.

COQUELICOT.

Papaver Rhœas, L.

Klatschrose (Al.); red-poppi (An.); plany neb wlej mak (B.);
klapperose (D.); amapola (E.); klapperroos (Ho.); rosolaccio
(I.); papoileira (Por.); kornros (Su.).

a. ams. an. b. ba. be. br. dd. du. e. f. fe. ff. fu. g. han. he. li.
lo. o. po. pp. pr. s. w. wu. ww. be. c. g. m. pid. sp. z.

Plante ⊙ (polyandrie monogynie, L.;

papavéracées, J.), très commune en Europe. (*fig. Flore médic.* III. 134.)

On emploie les fleurs (*flores Papaveris erratici s. Rhœadis*), qui se composent de pétales ovales, entiers sur les bords et rouges. Dépourvues d'odeur, après la dessiccation, elles en ont une nauséeuse dans l'état frais. Leur saveur est mucilagineuse et un peu amère.

Elles contiennent, d'après Riffard, une matière grasse jaune, une matière colorante rouge, de la gomme et de la fibre végétale.

On les considère comme calmantes et un peu narcotiques, mais elles ne sont guère qu'émollientes et adoucissantes. Elles servent dans les catarrhes pulmonaires peu intenses, moins toutefois par elles-mêmes que par l'eau dans laquelle on les fait infuser.

CONSERVE DE COQUELICOT. (pa. w. ca.)

℞ Fleurs fraîches de coquelicot,
une partie.
Sucre blanc. . . . deux parties.
Broyez ensemble. (pa. w.)

℞ Feuilles sèches de coquelicot en
poudre. . . . . . une partie.
Sucre en poudre. . quatre parties.
Eau. . . . . suffisante quantité.
Mêlez par la trituration. (*ca.*)

EAU DE COQUELICOT.

Aqua papaveris erratici. (f. pa. sa.)

℞ Fleurs de coquelicot. . une partie.
Eau. . . . . . quatre parties.
Après suffisante macération, distillez deux parties. (f. sa.)

pa. prescrit une partie de fleurs et trois d'eau ; distillez une partie et demie.

EXTRAIT DE COQUELICOT.

Extractum papaveris erratici s. rhœadis. (br. fe. sa. pid. vm.)

℞ Têtes de coquelicot cueillies avant
la chute des pétales. . une livre.
Eau de fontaine. . . . huit livres.
Faites bouillir pendant une heure, exprimez le suc, et faites-le évaporer jusqu'à consistance d'extrait. (*pid.*)

br. prescrit trois jours de digestion dans trois livres d'eau chaude, et ensuite une légère ébullition.

℞ Fleurs fraîches de coquelicot,
à volonté.
Après les avoir pilées dans un mortier, faites-les macérer pendant douze heures, dans le double de leur poids d'eau chaude ; passez à travers un tamis de crin, en exprimant un peu avec une spatule de bois, clarifiez la li-

queur avec du blanc d'œuf, et faites-la évaporer jusqu'à consistance d'extrait. (fe. vm.)

℞ Pétales frais et pilés de coquelicot,
huit livres.
Faites macérer pendant trois jours dans un alambic, puis tirez environ deux onces d'eau par la distillation au bain-marie, versez le triple d'eau sur le résidu, et après six heures de digestion faites réduire à un tiers par la coction ; clarifiez et passez la liqueur ; évaporez jusqu'à consistance d'électuaire, et quand celui-ci n'est plus que tiède, ajoutez-y l'eau distillée. (sa.)

Conseillé dans la toux fatigante, la diarrhée rebelle, la phthisie pulmonaire, et dans tous les cas où un doux parégorique est indiqué. — Dose, depuis dix grains jusqu'à un scrupule, pour un adulte.

INFUSION DE COQUELICOT. (sa. ra.)

℞ Fleurs de coquelicot. . deux gros.
Eau bouillante. . . . deux livres.
Faites infuser.

Émollient, regardé comme légèrement narcotique, et employé à ce titre dans les douleurs nerveuses. — A boire par verrées.

SIROP DE COQUELICOT.

Syrupus papaveris erratici s. rubri s. rhœados. s. rhœadis. (ams. an. b. ba. be. br. d. du. e. f. g. han. li. lo. o. pa. po. pr. w. c. sw. vm.)

℞ Pétales frais de coquelicot,
quatre livres.
Eau bouillante. . . . huit livres.
Faites infuser pendant douze heures, dans une vase couvert ; passez en exprimant légèrement ; laissez reposer pendant quelques heures, décantez et ajoutez à la liqueur
Sucre blanc. . . . . le double.
Faites un sirop à la chaleur du bain-marie. (f.)

ams. prescrit une livre de fleurs, quatre livres d'eau bouillante, douze heures de macération, puis l'ébullition jusqu'à réduction de moitié, et la solution d'une livre de sucre dans la colature dépurée, qu'on fait ensuite cuire en consistance requise ; — b. be. han. o. po. et pr. une livre de fleurs, deux livres d'eau bouillante, douze heures d'infusion et trois livres de sucre ; — d. une livre et demie de fleurs, trois d'eau bouillante, douze heures d'infusion, puis la réduction de la colature à moitié par l'ébullition, et l'addition de trois livres de sucre, pour faire ensuite le sirop. — du. et c. une livre de fleurs, vingt onces d'eau bouillante, douze heures d'infusion, et vingt-neuf onces de sucre ; — e. une livre de fleurs, deux livres d'eau, huit heures d'infusion et quatre livres de sucre; — lo. une livre de fleurs, une pinte et deux onces d'eau, douze heures d'infusion et deux livres et demie de sucre; — pa. une livre et demie de fleurs, trois livres d'eau bouillante, vingt-quatre heures d'infusion et trois livres de sucre; — br. et w. deux livres de fleurs, trois livres d'eau, vingt-quatre heures d'infusion et cinq livres quatre onces de sucre; — g. trois onces de fleurs, trois livres d'eau bouillante, une décoction suivie d'une macération de douze heures et six livres de sucre; — li. une livre de fleurs sèches, cinq d'eau bouillante, douze heures de digestion, la réduction de la colature à moitié par l'ébullition et l'addition de trois livres de sucre.

an. sw. et vm. recommandent de piler les pétales dans un mortier de marbre, pour les réduire en pulpe;—an. et vm. prescrivent une partie de fleurs et une et demie d'eau bouillante : — sw. veut une partie de fleurs et trois d'eau : ce dernier exige vingt-quatre heures d'infusion, tandis que les deux autres n'en demandent que douze; — vm. prescrit deux parties de sucre, pour trois parties de colature ; — an. fait dissoudre huit onces de sucre dans la colature, et sw. en prescrit quatre parties.

INFUSION BÉCHIQUE. (sm.)

℞ Fleurs de coquelicot.   . deux onces.
Versez dessus
   Acide sulfurique affaibli,
                        quinze gouttes.
Ajoutez
   Sucre blanc.   . . .   deux onces.
Et faites infuser le tout dans
   Décoction d'orge perlée, une livre.

A consommer dans les vingt-quatre heures; par deux ou trois cuillerées à la fois, surtout dans les accès de toux.

PASTILLES DE COQUELICOT. (fe.)

℞ Infusion de coquelicot.   . six livres.
Sucre.   . . . . . quatre livres.

Clarifiez, cuisez jusqu'en consistance convenable, coulez sur une plaque de marbre et coupez en tablettes.

VINAIGRE DE COQUELICOT.

Acetum papaveris erratici. (w.)

℞ Fleurs de coquelicot, une demi-livre.
   Vinaigre rouge.   . . trois livres.

Faites macérer au soleil, pendant quelques jours, et passez en exprimant.

TEINTURE DE COQUELICOT.

Tinctura papaveris rhæados. (pa.)

℞ Conserve de fleurs de coquelicot,
                        une once.
Fleurs de coquelicot arrosées avec
   suffisante quantité d'acide sulfurique.   . . . . trois poignées.
Eau distillée de suc de fleurs de coquelicot.   . . . . trente onces.
Faites digérer pendant vingt-quatre
heures; exprimez avec force et ajoutez
   Sirop de suc de fleurs de coquelicot un peu vitriolées. . huit onces.

Léger excitant, autrefois fort employé dans les fièvres dites malignes, à la dose d'une cuillerée, dans une potion ou un julep.

CORIANDRE.

Coriandrum sativum, L.

Koriander, Wanzendille (Al.); coriander (An.); kezere (Ar.); koryandr (B.); dunya (Be. Hi.); cottimbiry (Can.); columbaru (Cy.); dhunnian (Duk.); dhana (Guz.); mety (Mal.); kischniz (Pe.); dhanyaka (Sa.); cottamillie (Tam. Tel.).

a. am. ams. an. b. ba. be. br. d. du. e. ed. f. fe. ff. û. g. ham. han. he. lo. o. p. po. pr. r. s. su. w. wu. a. be. br. c. g. m. pid. sp. z.

Plante ☉ (pentandrie digynie, L.; ombellifères, J.), de l'Asie et du midi de l'Europe. (fig. Flore médic. III. 135.)

On emploie la semence (semen Coriandri), qui est globuleuse, légèrement striée et d'un brun jaunâtre. Fraîche, elle a une odeur de punaise, qui devient aromatique et agréable après la dessiccation. Sa saveur est douceâtre, aromatique et un peu âcre.

Excitant, carminatif, stomachique.

POUDRE TONIQUE. (pie.)

℞ Coriandre.   . . . un gros et demi.
   Raclure d'ivoire,
   Corail rouge,
   Corne de cerf brûlée,
   de chaque.   . . . un scrupule,
   Cannelle.   . . un demi-scrupule.
   Sucre rosat.   . quantité suffisante.

A prendre après le repas, dans un véhicule approprié.

HUILE ESSENTIELLE DE CORIANDRE.

Oleum coriandri æthereum, Ætheroleum coriandri. (sa. w.)

℞ Coriandre . . . . quatre parties.
   Eau.   . . . . . seize parties.
   Sel de cuisine.   . . . une partie.

Après trois jours d'infusion, distillez et recueillez l'huile qui surnage le produit.

EAU DE CORIANDRE. (f.)

♃Coriandre. . . . . une partie.
Eau. . . . . . quinze parties.
Distillez quatre parties.

EAU DE MIEL.

Aqua mellis odorata regia. (*sp.*)

♃Coriandre. . . . . huit onces.
Écorce fraîche de citron , une once.
Muscade , '
Storax calamite ,
Benjoin , de chaque, une demi-once.
Vanille. . . . . . trois gros.
Alcool. . . quarante-huit onces.

Après vingt-quatre heures d'infusion ,
distillez, et ajoutez au besoin une petite
quantité d'essence d'ambre et d'essence de
musc.

Céphalique, nervin, cardiaque, parégorique, cosmétique. — Dose, une demi-once.

EAU CARMINATIVE.

Rossolis des six graines ; Aqua carminativa s.
immortalis , Claretum ex sex seminibus.
(w.)

♃Semences de coriandre ,
—— —— de fenouil ,
—— —— de carotte ,
—— —— d'anis ,
—— —— de carvi ,
—— —— d'aneth ,
de chaque. . . une demi-once.
Eau-de-vie. . . . quatre livres.

Après quelques jours de digestion ,
ajoutez

Sucre clarifié. . . douze onces.

Filtrez. — Dose, une demi-once à une
once.

CORMIER.

Sorbus domestica , L.

Spierlingsbaum , Eschræsleinbaum (*Al.*).

f. w. be. br.

Arbre (icosandrie monogynie, L.; rosacées , J.) d'Europe. (*fig.* Jacq. *Austr.* V. t.
447.)
On emploie le fruit, appelé *Corme* ou *Sorbe*
(*fructus Sorbi*). C'est une petite pomme piriforme , renfermant trois semences cartilagi-
neuses, oblongues. D'abord très âpre, il
s'adoucit par le blossissement, mais conserve toujours un peu d'astringence.

CORNOUILLER.

Quatre espèces de ce genre de plantes
sont signalées dans les pharmacopées :

1° *Cornouiller à feuilles arrondies ; Cornus
circinnata,* L'Hér.

Round leav'd dogwood (An.).

am. c.

Arbrisseau (tétrandrie monogynie, L.;
caprifoliacées , J.) de l'Amérique septentrionale.
Son écorce passe pour être fébrifuge.

2° *Cornouiller à grandes fleurs ; Cornus
florida,* L.

Boxwood , dogwood (An.).

c. '

Arbre qui croît aux États-Unis. (*fig.* Big.
Med. bot. II. t. 281.)
On emploie principalement l'écorce de
la racine, mais aussi celle du tronc et des
petites branches, quelquefois même les
fleurs, les fruits et les graines. La première
est la plus efficace. Elle a une saveur très astringente, et passe aussi pour être fébrifuge.

3° *Cornouiller sauvage ; Cornus mas,* L.

f. w. sp.

Grand arbrisseau qui croît dans toute
l'Europe. (*fig. Nouv. Duh.* II. t. 42.)
On emploie le fruit, appelé *Cornouille*
(*fructus Corni*). Il est de la grosseur et de la
forme d'une très petite olive, et ordinairement d'un beau rouge. Il a une saveur acide,
douce et agréable.
Carpenter, de Philadelphie, a découvert dans le cornouiller à grandes fleurs, un
principe alcalin, appelé par lui *Cornine,* qui
a beaucoup d'analogie avec la quinine ; il
en emploie le sulfate dans les mêmes cas et
aux mêmes doses que celui de quinine.

4° *Cornouiller soyeux ; Cornus sericea,* L.

Swamp dogwood , red willow , rose willow (An.).

am. c. g.

Arbrisseau de l'Amérique septentrionale.
Son écorce passe pour être fébrifuge.

DÉCOCTION DE CORNOUILLER A GRANDES FLEURS.
(b*. e.)

♃Écorce de la racine de cornouiller à
grandes fleurs. . . . une once.
Eau. . . . . . . une pinte.

Faites bouillir pendant vingt à trente minutes. (c.)

♃Écorce de la racine du cornouiller
à grandes fleurs,
Bois de sassafras ,
de chaque. . . . six onces
Eau de fontaine. . . huit livres.

Faites bouillir.

Tonique, fébrifuge, recommandé comme un succédané du quinquina. — Dose, une livre dans la journée.

CONSERVE DE CORNOUILLES.

Conserva cornorum. (sa.)

♃ Cornouilles. . . . . à volonté.

Faites-les digérer dans l'eau, sur un feu doux, jusqu'à ce qu'elles soient ramollies, en prenant garde de les crever: retirez-les de l'eau, passez la pulpe à travers un tamis, ajoutez-y le triple de sucre en poudre, puis évaporez doucement, en remuant toujours jusqu'à consistance requise.

CORONOPE.

Coronope de Ruelle; Coronopus Ruellii, GÆRTN.

Kræhenfuss, Schweinskresse (Al.); wild scurvy grass (An.); kragefod (D.); zuynenkress (Ho.); kramfort (Su.).

f. w. sp.

Plante ⊙ (tétradynamie siliculeuse, L. ; crucifères, J.), d'Europe. (*fig.* Œd. *Fl. dan.* t. 202.)

On emploie l'herbe (*herba Nasturtii sylvestris* s. *Verrucarii*), qui se compose d'une tige glabre, garnie de feuilles pinnatifides, glabres, à découpures souvent dentées en peigne du côté de leur bord externe.

Elle a une odeur et une saveur à peu prés semblables à celles du cresson.

Excitant, antiscorbutique.

COSTUS.

Costus d'Arabie; Costus Arabicus, L.

Schœne Costwurz (Al.); costus (An.); kust (Ar.); goda mahanel (Cy.); rostu (E. I.); kostus (Ho.); sepuddy (Mal.); kuschtam (Sa.); kostum (Tam.); putchuk (Tel.).

u. e. f. fe. li. pa. w. a. be. br. g. m. sp.

Plante ♃ (monandrie monogynie, L.; amomées, J.), qui croît en Amérique. (*fig. Flore médic.* III. 136.)

La racine (*Costus amarus* s. *corticosus* s. *Cortex Winteranus spurius*) est en morceaux oblongs, de deux ou trois pouces, légers, poreux, friables, durs, gris à l'extérieur, et gris ou blancs dans l'intérieur. Sa cassure offre un grand nombre de cellules rayonnantes, remplies d'une substance rouge et transparente. Elle a une odeur d'iris ou de violette, une saveur aromatique, âcre et légèrement amère.

Le costus des modernes, déjà lui-même difficile à se procurer, n'est pas celui des anciens, qui venait des Indes orientales ou de l'Arabie. Mais il paraît que l'on confond encore aujourd'hui sous ce nom les racines de plu-

sieurs plantes différentes. Les deux principales variétés que présente le costus officinal sont les suivantes : 1° *Costus amer* (*Costus amarus*), brun, avec une saveur amère; 2° *Costus doux* (*Costus dulcis*), blanchâtre ou jaunâtre, avec une saveur douce. Il n'est guère probable que ces différences dépendent, comme on l'a prétendu, de l'âge de la racine ou du pays dans lequel on la récolte.

Excitant, stomachique.

COTONNIER.

Cotonnier herbacé ou *de Malte; Gossypium herbaceum,* L.

fe. w. a. g. m.

Plante ⊙ ou ♂ (monadelphie polyandrie, L.; malvacées, J.), qui paraît être originaire de la haute Égypte, et qu'on cultive dans le midi de l'Europe. (*fig.* Cav. *Diss.* 6. t. 164. fig. 2.)

On emploie les graines (*semina Bombacis* s. *Gossypii*), qui sont d'un gris noirâtre et du volume d'un gros pois. Elles contiennent une amande blanche, douce et oléagineuse.

On se sert plus fréquemment du duvet qui les entoure, et qui porte le nom de *Coton, Bombax , Erioxylon ; Baumwolle* (Al.); cotton (An.); koten (Ar.); cay-boung (Co.); βομβαχι (Gr. mod.); Watta (Ja.); karpasi (Sa.). (br. f. w. a. be. br. g. m. sp.)

Ce duvet, très fin, et d'une blancheur éclatante, est appelé par Thompson *Gossypine*.

Les graines fournissent un abondant mucilage, et le duvet sert à faire des moxa.

COTULE.

Cotule dorée; Cotula aurea, L.

e. m.

Plante ⊙ (syngénésie polygamie superflue, L.; synanthérées, Cass.), qui croît en Espagne.

On emploie l'herbe et les fleurs.

L'herbe (*herba Cotulæ aureæ*) se compose de feuilles pinnées, sétacées, multifides, d'une odeur aromatique et très suave.

Les fleurs sont des calathides flosculeuses, jaunes.

Excitant.

COTYLET.

Cotylet jaune; Cotyledon lutea, Ait.

f.

Plante ♃ (décandrie pentagynie, L. ; crassulées, J.), d'Europe. (*fig.* Dodart, *Mém.* 265. t. 73.)

Les feuilles sont un peu en capuchon, et plus grandes que celles du nombril de Vénus, qu'elles peuvent remplacer.
Émollient.

CRAPAUDINE.

Stachys recta, L.

Berufskraut (Al.); white stachys (An.); estnquis recta, yerba de feridura (E.).

c. w. sp.

Plante ♃ (didynamie gymnospermie, L.; labiées, J.), du midi de l'Europe. (fig. Jacq. Austr. IV. t. 359.)

L'herbe (herba Sideritis hirsutæ) présente une tige carrée, peu rameuse, peu velue, et garnie de feuilles elliptiques ou lancéolées, en cœur, crénelées, rudes au toucher. Elle a une odeur agréable et une saveur aromatique.
Excitant, réputé vulnéraire.

CRESSON.

Quatre plantes de ce nom sont usitées en médecine :

1° Cresson Alénois, Cresson des jardins; Thlaspi sativum, Cand.

Gartenkresse (Al.); common cress (An.); hausckerse (D.); nasturco (E.); tuinkers (Ho.); crescione (I.); nasturoga (Por.); tragardskress (Su.).

an. b. br. e. f. ff. g. bc. g. m. pid. sp.

Plante ☉ (tétradynamie siliculeuse, L.; crucifères, J.), d'Europe. (fig. Zorn, Ic. pl. t. 16.)

On emploie l'herbe et la graine.

L'herbe (herba Nasturtii hortensis) se compose d'une tige rameuse, garnie de feuilles alternes, pétiolées, alongées, lisses et multifides.

Les graines sont oblongues, lisses et brunes.

La plante répand par le froissement une odeur faible, mais agréable ; sa saveur est amarescente et âcre.
Excitant, antiscorbutique.

2° Cresson de fontaine; Sisymbrium Nasturtium, L.

Wasserkresse, Brunnenkresse (Al.); common watercress (An.); kiericha wodnj neb potocnj (B.); wandkarse (D.); berro (E.); waterkres (Ho.); nasturtio, crescione, agretto (I.); rzezucha (Po.); agrioes (Por.); kiællkrussa (Su.).

ams. au. b. ba. be. br. e. f. fe. ff. fu. g. ham. he. li. p. r. s. w. wu. br. br. c. g. m. pid. sp. z.

Plante ♂ ou ♃ (tétradynamie siliqueuse, L.; crucifères, J.), commune dans toute l'Europe. (fig. Flore médic. III. 138.)

L'herbe (herba Nasturtii aquatici) offre une tige fistuleuse, glabre, cylindrique, rameuse, garnie de feuilles alternes, ailées avec impaire, vertes, succulentes, glabres, composées de cinq à six folioles sessiles, en-

tières, arrondies ou ovales, dont la terminale est plus longue et presque lancéolée. Elle a une odeur vive et piquante, une saveur un peu âcre et amère.
Excitant, antiscorbutique.

3° Cresson de Para ; Spilanthus oleraceus, L.

Falsche Fleckblume (Al.); speat leav'd spilanthus (An.).

f. fe. g.

Plante ☉ (syngénésie polygamie égale, L.; synanthérées, Cass.), de l'Amérique méridionale. (fig. Jacq. Hort. Vind. t. 135.)

On emploie l'herbe, qui se compose de tiges succulentes, garnies de feuilles presque cordiformes, pétiolées et dentées. Elle a une saveur âcre et chaude, qui porte à la salivation.
Excitant, antiscorbutique.

4° Cresson des prés; Cardamine pratensis, L.

Wasserkresse, Wiesenkresse (Al.); cuckow flower (An.); engekasse, vildkasse, giogebloinster (D.); koekkesbloem (Ho.).

br. d. du. e. ed. f. g. lo. w. wu. be. c. g. m. sp.

Plante ♃ (tétradynamie siliqueuse, L.; crucifères, J.), très commune dans toute l'Europe. (fig. Zorn, Ic. pl. t. 51.)

Les fleurs (flores Cardamines s. Nasturtii pratensis s. Cuculi) sont assez grandes, un peu purpurines, disposées en bouquet lâche à l'extrémité des tiges, et inodores. On ne prend que les pétales obtus, ovales, oblongs, terminés par d'étroits onglets, blancs ou veinés de pourpre. Leur saveur est âcre, amère et analogue à celle du cresson.
Excitant, antiscorbutique.

CONSERVE DE CRESSON. (fu. r. s.)

♃ Feuilles fraîches de cresson, une partie.
Sucre blanc. . . . deux parties.

Pilez les feuilles et mêlez-les exactement avec le sucre. (fu. r.)

s. prescrit une partie de feuilles pilées et trois de sucre.

CONSERVE ANTISCORBUTIQUE. (sa.)

♃ Conserve de cresson de fontaine. . . . . . . cinq onces.
Sel polychreste de Glaser. . un gros.
Mêlez.

EAU DE CRESSON DE FONTAINE. (pa. sa.)

♃ Herbe écrasée de cresson de fontaine. . . . . . . une partie.
Eau. . . . . . . deux parties.
Distillez les deux tiers. (sa.)

pa. prescrit une partie d'herbe et trois d'eau; distillez la moitié.

ESPRIT DE CRESSON DE FONTAINE. (sa.)

♃ Cresson de fontaine,
Suc de cresson,

Eau de fontaine, de chaque, six livres.
Alcool. . . . . . . deux livres.
. Distillez la moitié. Ajoutez au pro-
duit

Herbe fraîche de cresson, trois livres.
Distillez au bain-marie.

SUC DE CRESSON.

Succus nasturtii aquatici. (he. sa. wu.)

℞ Herbe fraîche de cresson de fontaine. . . . . à volonté.

Pilez dans un mortier de pierre, exprimez
avec force, laissez reposer le suc, décantez,
et conservez dans des bouteilles.

wu. prescrit d'ajouter un gros d'alcool
par livre de suc.

Dose, une à deux onces.

EXTRAIT DE CRESSON. (sa.)

℞ Herbe fraîche et pilée de cresson. . . . . . . huit livres.

Faites macérer pendant trois jours dans
un alambic, puis tirez environ deux onces
d'eau par la distillation au bain-marie; versez le triple d'eau sur le résidu; après six
heures de digestion, faites réduire au tiers
par la coction, clarifiez et passez la liqueur,
évaporez jusqu'à consistance d'électuaire, et
ajoutez à celui-ci l'eau distillée, quand il
n'est plus que tiède.

SIROP DE CRESSON.

Syrupus de nasturtio. (f.)

℞ Suc de cresson de fontaine
passé. . . . . . . une livre.
Sucre blanc. . . . . deux livres.

Faites un sirop au bain-marie, dans un
vase couvert, et passez à la chausse après le
refroidissement. — Dose, une à trois onces.

SIROP SCÉLOTYRBIQUE.

Syrupus scelotyrbicus Foresti. (w. sp.)

℞ Suc de cresson de fontaine,
—— de beccabunga,
de chaque. . . une demi-livre.
—— de fumeterre,
—— de houblon,
de chaque. . . . . trois onces.
Mêlez et faites cuire avec
Sucre blanc. . . . . seize onces.
Ajoutez au sirop
Eau de cresson ou de
cochléaria. . une ou deux onces.

ÉLIXIR ODONTALGIQUE ET ANTISCORBUTIQUE.

℞ Feuilles fraîches et écrasées de
cresson de Para. . quatre onces.

Alcool (55 degrés). . . une livre.

Faites digérer pendant douze jours et
filtrez.

Excitant, regardé comme antiscorbutique. — Dose, une demi-cuillerée dans une
infusion de saponaire ou de douce-amère.

CROISETTE.

Croisette velue; Galium cruciatum. Sm.

Kreutzkraut (Al.); cross wort (An.).

fe. w. sp.

Plante ℔ (polyandrie dioécie, L.; rubiacées, J.), commune dans toute l'Europe.
(*fig.* Blackw. *Herb.* t. 76.)

On emploie la racine et l'herbe.

La racine (*radix Cruciatæ s. Gentianæ
cruciatæ s. minoris*) est fibreuse et d'un jaune
de safran.

L'herbe se compose d'une tige mince,
carrée, velue, à rameaux opposés, garnie à
chaque articulation de quatre feuilles sessiles, ovales, trinervées, velues. Dépourvue
d'odeur, elle a une saveur amère.

Tonique, stomachique.

CUBÈBES.

Poivre à queue, Piper cubeba. L.

*Cubeber, Kubeben, Schwindelkœrner (Al.); cubebs (An.); ke-
-baheh (Ar.); kubeby (B.); wul-gummeris (Cy.); cubeber (D.);
dumke mirchie (Duk.); cubebas (E); cubab chinie (Hi.); koe-
beben (Ho.); cubebi (I.); kumukus (Jav.); komunkus, ladu
barekor (Mal.); kubeba (Po.); cobebas, pimenta rabuta
(Por.); sugandha marichu (Sa.); kobeber (Su.); val mellaghu
(Tam.); salavamirriatu (Tel.).*

*um. ams. an. b. be. br. d. e. f. fe. fi. fu. g. ham. han. li. o.
pa. pr. r. s. su. w. wu. a. be. br. c. g. m. pa. pid. sp. z.*

Arbrisseau (diandrie trigynie, L.; urticées, J.) des Indes orientales. (*fig. Handb.
der pharm. Bot.* t. II. p. 17.)

Le fruit (*piper Cubeba s. caudatum*) se
compose de baies rondes, séchées, de la
grosseur d'un grain de poivre, d'un gris
noirâtre, ridées et portées sur un petit
pédoncule. L'écorce extérieure, facile à
briser, en couvre une noirâtre, qui revêt
elle-même un noyau blanc et oléagineux.
L'odeur est agréable et aromatique, la saveur fortement aromatique et un peu brûlante.

Il contient, d'après Vauquelin, une résine analogue, dit-on, à celle de Copahu,
et qui ne paraît pas différer beaucoup du
pipérin, une autre résine colorée, en petite
quantité, de la gomme, de l'extractif et
des sels.

Excitant, énergique, stomachique, nervin. — Dose, depuis un scrupule jusqu'à
deux gros, deux ou trois fois par jour, dans
du sirop. — On l'a dernièrement vanté dans
la gonorrhée, d'après les Anglais, eux-

mêmes copistes en cela des Indiens. Ceux-ci ne l'emploient que dans l'écoulement chronique, tandis qu'on l'a opposé chez nous à l'inflammation aiguë. Comme il réussit quelquefois, bien que plus souvent il échoue, ou même aggrave le mal, et qué toujours il dérange plus ou moins les facultés digestives, on l'a décoré d'une vertu antigonorrhéique *spécifique*, mot de ralliement de quelques esprits spéculatifs du jour, qui aiment mieux croire que raisonner. La mode a mis les cubèbes en vogue contre cette affection, comme ils l'étaient jadis contre la dyspepsie; elle les replongera probablement dans l'oubli, ainsi qu'elle a déjà fait une fois.

POUDRE STERNUTATOIRE. (*pic.*)

♃ Cubèbes,
Valériane, de chaque, parties égales.
Faites une poudre.

POTION ANTIGONORRHÉIQUE. (*pie.*)

♃ Cubèbes en poudre . . . deux gros.
Vin ou Eau. . deux ou trois onces.
Essence de bergamote, une goutte.

A prendre toutes les heures, ou toutes les deux heures, jusqu'à la cessation de l'écoulement. Pierquin emploie cette potion depuis 1818.

HUILE DE CUBÈBES.

Oleum cubebarum æthereum, Ætheroleum cubebarum. (br. han. sa.)

♃ Cubèbes. . . . . . une partie.
Eau. . . . . . . huit parties.
Distillez. (han.)

br. prescrit quatre parties de cubèbes, seize d'eau et une de sel; — sa. une livre de cubèbes, huit livres d'eau et trois onces de sel.

CUIVRE.

Cuprum, Venus; Χαλκός.

Kupfer (Al.); copper (An.); nohass (Ar.); tung (C.); kobber (D.); tamba (Duk. Hi.); combre (E. Por.); koper (Ho.); rame, cupre (I.); tambaga (Mal.); mis (Pe.); miedz (Po.); mjed (R.); tamra, tamraka (Sa.); koppar (Su.); schembu (Tam.); tambran (Tel.).

j. am. ams. an. b. ba. be. br. d. du. e. f. fi. fu. g. ham. han. he. li. lo. o. p. po. pr. r. s. su. wu. a. c. g. pid. sp.

Métal solide, rouge jaunâtre, très brillant, odorant quand on le frotte, un des plus sonores et des plus ductiles, fusible à 27 degrés du pyromètre. Sa pesanteur spécifique est de 8,830, selon Lewis.

ONGUENT ÉGYPTIAC.

Mellite d'acétate de cuivre, Miel avec l'acétate de cuivre, Oxymel cuivreux; Linimentum acetatis cuprici s. æruginis, Mel cupratum s. superacetatis cupri, Mellitum de cupro acetatum, Oxymel oxyduli cupri s. æruginis, Unguentum ægypticum s. ægyptiacum s. acetatis cupri cum melle s. subacetatis cupri cum melle s. æruginis. s. oxydi cupri melleum. (a. ams. an. b. ba. be. br. e. f. fe. fi. fu. g. han. be. li. lo. o. p. pa. po. pr. r. s. sa. su. w. wu. *br. c. pid. sp. sw.* sy. *vm.*)

♃ Acétate de cuivre brut, cinq parties.
Vinaigre. . . . . sept parties.
Miel. . . . . . quatorze parties.

' Faites cuire ensemble jusqu'à ce que le mélange ait acquis une couleur rouge. (ams. an. ba. be. e. f. fi. su. *sp.*)

vm. prescrit une partie et demie de vert-de-gris, deux de vinaigre et quatre de miel; — li. une de vert-de-gris, trois de vinaigre et six de miel; — fu. deux de vert-de-gris, trois de vinaigre et sept de miel; — r. cinq de vert-de-gris, cinq de vinaigre et quatorze de miel; — wu. une de vert-de-gris, une de vinaigre et trois de miel; — a. g. pa. w. et *pid.* trois de vert-de-gris, quatre de vinaigre et huit de miel; — fe. et *br.* une de vert-de-gris, six de vinaigre et seize de miel.

♃ Vert-de-gris. . . . . une partie.
Vinaigre. . . . sept parties.
Passez la solution. Ajoutez-y
Miel despumé. . quatorze parties.

Faites cuire jusqu'à consistance convenable. (du. lo. p. c. sw. sy.)

♃ Vert-de-gris. . . . . une partie.
Vinaigre. . . . huit parties.
Faites bouillir jusqu'à ce qu'il reste environ le tiers du liquide, filtrez et ajoutez
Miel cru. . . . . huit parties.

Faites cuire encore sur un feu doux, jusqu'à consistance de miel, et passez en exprimant à travers un morceau de laine. (han. o. pr. s.)

po. prescrit une partie de vert-de-gris, six de vinaigre et six de miel; — he. trois parties de vert-de-gris, quatre de vinaigre et huit de miel.

♃ Vert-de-gris en poudre, cinq parties.
Miel dépuré. . . seize parties.
Fort vinaigre. . . sept parties.
Alun calciné. . . une demi-partie.

Faites bouillir sur un feu doux, en remuant toujours. (sa.)

br. prescrit une demi-partie d'alun, seize de vinaigre, quarante-huit de miel et trois de vert-de-gris.

♃ Acétate de cuivre pulvérisé,
une partie.

Crème de tartre purifiée, trois parties.

Faites cuire ensemble, en ajoutant assez d'eau pour dissoudre l'acétate; passez la liqueur, évaporez-la jusqu'à siccité sur un feu doux; laissez le résidu se liquéfier spontanément à l'air libre, passez le liquide, et ajoutez-y

Miel. . . . . . douze parties.

Mêlez et conservez. (b.)

Cette préparation, improprement appelée onguent, puisqu'il n'y entre aucun corps gras, devrait être abandonnée. En effet, sa composition varie suivant qu'elle a subi plus ou moins long-temps l'action du feu, et qu'ainsi, non seulement le sel, mais encore l'oxide, et jusqu'au vinaigre et au miel, se sont plus ou moins décomposés. Celle que donne la première des formules qui viennent d'être rapportées, est un mélange de cuivre métallique, d'un peu de protoxide de cuivre, d'eau, d'extrait de vinaigre, sans acide acétique ni pyroacétique, de carbone et de miel altéré. Est-il donc surprenant qu'on ne lui voie jamais produire les effets cathérétiques qui lui sont attribués, et qu'elle se montre au plus un excitant, même assez peu énergique? Les autres formules, et surtout la dernière, donnent des produits fort différens, mais qui ne sont guère plus caustiques, quoique jouissant de propriétés excitantes un peu plus prononcées. Nous avons cru devoir en omettre deux, qui ne fournissent qu'une solution pure et simple d'acétate de cuivre, et qui seront désignées, à l'article de ce sel, sous le nom de *Miel d'acétate de cuivre*. La formule de f. est exactement, même pour les doses, celle de Mésné, dans les écrits duquel on trouve pour la première fois le nom de l'onguent égyptiac, quoique Scribonius Largus eût déjà parlé plus anciennement d'une composition analogue sous celui de *hygra*. Serait-ce là le motif pour lequel on a conservé une si mauvaise préparation dans notre pharmacopée, qui, à tant d'égards, semble avoir été écrite sous les inspirations de l'arabisme et du galénisme?

ONGUENT POURPRE.

Unguentum purpureum Wurzii. (br. w. *sp.*)

♃ Racine du scrofulaire,
 Feuilles de plantain,
 Herbe de grande chélidoine,
 de chaque. . . . trois gros.
 Vinaigre. . . . cinq onces.

Laissez macérer pendant quelques jours, passez en exprimant, et ajoutez à la colature

 Vert-de-gris. . . . . dix gros.
 Tritoxide de fer. . . deux onces.
 Miel. . . . . . . huit onces.

Faites cuire sur un feu doux, jusqu'à consistance de miel, en remuant toujours.

Cet onguent, qui se rapproche beaucoup du précédent, a été conseillé dans les mêmes cas, c'est-à-dire contre la gangrène et le sphacèle, ainsi que dans les ulcères sanieux, putrides et fistuleux, et pour réprimer les chairs luxuriantes. Il n'a pas joui d'un aussi grand crédit, non parceque sa composition est un peu moins rationnelle encore, mais uniquement parceque son arbre généalogique ne remonte point aussi haut.

MIXTURE ANTISYPHILITIQUE. (*br. ca.*)

♃ Onguent égyptiac, deux gros et demi.
 Eau pure. . . . deux onces.

Triturez ensemble dans un mortier de verre, et gardez dans une bouteille.

Cirillo substituait cette mixture à l'eau phagédénique, pour le pansement des ulcères vénériens. C'est un léger excitant, un peu plus actif toutefois que cette eau, et que l'on proscrira, comme elle, de la pratique, lorsqu'on aura reconnu la nécessité de n'employer que des substances dont la composition soit bien connue et constante.

INJECTION DÉTERSIVE. (*sp.*)

♃ Onguent égyptiac . . . une once.
 Eau de chaux. . . . douze onces.

Conservez la liqueur trouble.

Proposée par Plenk dans le traitement des fistules.

GARGARISME VERT. (*sw*.*)

♃ Onguent égyptiac. . . deux gros.
 Alun. . . . . un demi-gros.
 Eau d'orge. . . . douze onces.

Swediaur indique une préparation analogue, mais plus excitante, sous le nom de *Liquor ad ulcera* cris.

♃ Onguent égyptiac. . une demi-once.
 Teinture de myrrhe. . . une once.

Conseillé pour le pansement des ulcères vénériens de la bouche et des aphthes dites malignes, comme aussi pour effacer les taches de rousseur.

PROTO-SULFURE DE CUIVRE.

Æs ustum. (br. pa. sa. w. *sp.*)

♃ Cuivre laminé . . . . à volonté.

Stratifiez-le dans un creuset avec du soufre, et chauffez jusqu'à ce que celui-ci soit brûlé; pulvérisez le résidu, lavez-le avec de l'eau chaude, et faites-le sécher. (pa. sa.)

Le produit que br. et w. désignent sous le nom d'*æs ustum* diffère de celui-là, puisqu'on l'obtient en calcinant pendant douze heures des lames de cuivre avec du sel marin, dans un creuset luté, jusqu'à ce que le mètal soit devenu friable, et conservant la poudre. C'est du péroxide de cuivre, mêlé peut-être à du protochlorure. — *sp.* dit qu'il est indifférent de calciner le cuivre avec du soufre, du sel marin, ou tous les deux à la fois. Quoi qu'il en soit, l'*œs ustum*, jadis regardé comme un dessiccatif utile dans le pansement des vieux ulcères, n'est plus ni employé aujourd'hui, ni même cité dans les moins recommandables des pharmacopées modernes.

PÉROXIDE DE CUIVRE.

Crocus veneris. (w.)

℞ Sulfate de cuivre . . . à volonté.

Calcinez-le dans un creuset, et lavez bien le résidu avec de l'eau chaude.

Ce corps, peu usité autrefois, ne l'est plus du tout aujourd'hui. Les anciens le faisaient entrer dans les emplâtres, comme dessiccatif, et dans les onguens, à titre de cathérétique.

On trouve, décrit sous le nom de *Sulphur cupri* (wu.), un mélange de péroxide de cuivre et d'oxide de mercure, qui s'obtient de la manière suivante :

℞ Sulfate de cuivre. . . . à volonté.
   Eau de pluie. . quantité suffisante
pour dissoudre le sel; plongez une lame de fer dans la liqueur filtrée; détachez, au bout de quelque temps, le cuivre qui s'est déposé à sa surface, et lavez-le bien dans de l'eau. Alors

℞ de ce cuivre. . . . . trois onces.
   Mercure purifié. . . . neuf onces.

Triturez les deux métaux dans un mortier de verre épais placé sur un feu doux, afin de les amalgamer ensemble. Ajoutez ensuite, en deux fois, trois onces de mercure; faites digérer l'amalgame sur le bain de sable, à une chaleur de 100 degrés, pendant un mois, dans une cucurbite de verre, puis triturez-le avec de l'eau distillée, et conservez la poudre brune.

AMMONIURE DE CUIVRE.

Teinture bleue, Teinture de cuivre de Lewis; Guttæ e cupro. (b*. fe. g. s. br. sa. sw.)

℞ Limaille du cuivre. . un scrupule.
   Ammoniaque liquide. . deux onces.

Faites dissoudre. (b*. s.)

Telle était la formule de Boerhaave;—*sw.* prescrit quinze grains de cuivre et une demi-once d'ammoniaque; — *sa.* quinze grains de cuivre et une once et demie d'alcali; — *g.* un gros de cuivre et une once et demie d'alcali. — Boerhaave recommandait cette préparation, comme diurétique, dans les hydropisies. Il en faisait prendre trois gouttes le matin, dans de l'eau miellée, en doublant

chaque jour la dose, jusqu'à ce que le malade en prît vingt-quatre. On l'a aussi employée dans l'épilepsie, de la même manière.

SOUS-DEUTOCARBONATE DE CUIVRE.

§ I. NATUREL.

1° *Bleu de montagne ,Cendre bleue, Cuivre carbonaté bleu terreux*, H., *Hydrocarbonate bleu terreux de cuivre*, B. ; *Cæruleum montanum, Cuprum armenus, Ochra veneris.*

br.

En masses ou en poussière de couleur bleue.

2.° *Pierre d'Arménie, Pierre arménienne; Lapis armenia.*

f. w. g. sp.

On donne ce nom à des pierres quartzeuses ou terreuses pénétrées de carbonate de cuivre, qui les teint en bleu.

3° *Vert de montagne, Cendre verte, Cuivre carbonaté vert*, H. ; *Hydrocarbonate vert terreux de cuivre*, B. ; *Terra viridis, Viride montanum.*

w. g.

En masses terreuses ou pulvérulentes, vertes.

§ II. ARTIFICIEL.

Vert-de-gris; Calx cupri viridis, Cuprum calcinatum.

sw.

℞ Sulfate de cuivre. . . . à volonté.
   Eau distillée. . quantité suffisante
pour dissoudre le sel. Versez dans la solution

   Sous-carbonate de potasse liquide,
             quantité suffisante ,
c'est-à-dire jusqu'à ce qu'il ne se fasse plus de précipité; lavez et séchez celui-ci.

SOUS-CARBONATE DE CUIVRE ET D'AMMONIAQUE. (fe. sy.)

℞ Sulfate de cuivre. . . une once.
   Eau. . . . . . . une livre.

Versez dans la solution filtrée du sous-carbonate de potasse liquide, jusqu'à ce qu'il ne se fasse plus de précipité; lavez celui-ci, et faites-le dissoudre, à une douce chaleur, dans quatre onces de carbonate d'ammoniaque liquide ; évaporez lentement jusqu'à siccité. (fe.)

℞ Sous-carbonate de cuivre, à volonté.
   Sous-carbonate d'ammoniaque li-
      quide. . . . quantité suffisante
pour opérer une dissolution complète. (sy.)

INJECTION DE CUIVRE AMMONIACAL. (sy.)

℞ Sous-carbonate de cuivre et d'am-
     moniaque liquide, six à huit gouttes.
Eau distillée. . .   deux onces.

Utile parfois dans l'urétrite chronique.

PILULES DE SOUS-CARBONATE DE CUIVRE ET D'AMMONIAQUE. (fe.)

℞ Sous-carbonate de cuivre et d'am-
     moniaque solide. . . deux grains.
Poudre de réglisse. . un scrupule.
Sirop de sucre, quantité suffisante.

Faites huit pilules. — Dose, trois ou quatre par jour, dans certaines fièvres anormales qui résistent à tous les autres moyens.

DEUTO-PHOSPHATE DE CUIVRE.

Phosphas cupri. (b*.)

℞ Phosphate de soude. . à volonté.

Faites dissoudre dans de l'eau distillée, et
versez de la solution de sulfate de cuivre
dans la liqueur, jusqu'à ce qu'il ne s'y fasse
plus de précipité.

Les Anglais assurent que ce sel est une
des plus douces parmi les préparations de
cuivre.

SUR-DEUTO-SULFATE DE CUIVRE.

*Sulfate acide de deutoxidé de cuivre, Sulfate
acide de cuivre, Bisulfate de cuivre, Couperose bléue, Vitriol bleu, de Chypre, de cuivre ou de Vénus; Cuprum vitriolatum s.
sulphuricum, Vitriolum cæruleum s. Veneris s. cupri s. cyprium s. cyprinum, Sulphas cupri.*

Blauer Galitzenstein, blauer Kupfervitriol, schwefelsaures Kupfer (Al.) ; blue vitriol, blue copperas, sulfate of copper
(An.); zungbar (Ar.); palmanicum (Cy.); blaue vitriul (D.);
nilatota (Duk.); vitriolo azul (E.); tutiya (Hi.); kappervitricor
(Ho.); vitriolo ceruleo (I.); vitriolo de cobre, caparrosa azul
(Por.); tutthanjana (Sa.); blæ vitriol (Su.); turishu (Tam.);
turishie (Tel.).

§ I. TEL QU'IL EST FOURNI PAR LE COMMERCE.

am. anıs. b. be. br. d. du. e. ed. f. fe. ff. G. fu. g. bam.
han. he. li. lo. p. r. su. w. wu. ww. a. e. g. pa. pid. sa. sp.

En prismes irréguliers, d'un beau bleu,
transparens, se couvrant d'une légère efflo-
rescence blanche à l'air, éprouvant la fusion aqueuse à une douce chaleur, plus solubles à chaud qu'à froid dans l'eau, d'une
saveur âcre, très astringente, métallique et
nauséeuse.

§ II. PURIFICATION DE CELUI DU COMMERCE.

f. br. vm.

On se contente généralement de le dissondre dans l'eau bouillante, et de laisser

cristalliser la liqueur, après l'avoir filtrée.
(f. br.) Mais le moyen suivant a été proposé aussi :

℞ Sulfate de cuivre. . . à volonté.

Faites-le dissoudre dans trois parties d'eau
chaude, et ajoutez-y un trentième d'eau de
baryte ; chauffez jusqu'à ce que la liqueur
commence à bouillir, filtrez et faites cristalliser. (vm.)

Van Mons propose encore de précipiter
une partie de la solution par de la soude
caustique, de laver le dépôt et de le faire
bouillir avec le reste de la liqueur.

Le but de ces opérations est de débarrasser le sel du sulfate de fer qui s'y trouve
presque toujours mêlé.

§ III. PRÉPARÉ DE TOUTES PIÈCES.

an. b. ba. be. f. han. o. po. pr. s. br. su. vm.

℞ Limaille de cuivre. . une partie.
     Acide sulfurique, quantité suffisante

pour dissoudre le métal ; placez le mélange
dans une cornue de verre, sur un bain de
sable, faites chauffer pour dissoudre le cuivre, et distillez jusqu'à siccité ; dissolvez le
résidu dans l'eau, faites évaporer et cristalliser la dissolution.

Le sulfate de cuivre est astringent, excitant, irritant, vénéneux, suivant la dose et
le mode d'application. On l'a employé intérieurement comme antispasmodique, fébrifuge et surtout vomitif, extérieurement,
comme escarrotique et styptique. Les hémorrhagies, les flux muqueux, tels que
blennorrhées et leucorrhées, les fièvres intermittentes, l'épilepsie, la danse de saint
Guy, les scrofules, la gangrène dite atonique, enfin les empoisonnemens par l'op um
et l'arsenic, sont les principaux cas dans lesquels on en a conseillé l'emploi. — Dose,
depuis un huitième de grain jusqu'à un
grain entier et même deux.

Les alcalis, les terres et leurs sous-car-
bonates, le borax, les sels de plomb, l'acétate de fer, les infusions et teintures végétales astringentes, le décomposent, quand
on les mêle avec lui.

POUDRE TONIQUE. (sw.)

℞ Sulfate de cuivre. . . dix grains.
Gomme arabique. . . deux gros.
———— kino. . . . . un gros.

Faites une poudre très fine. — Conseillée
dans les hémorrhagies et blennorrhées opiniâtres. — Dose, dix à quinze grains.

POUDRE ESCARROTIQUE. (wu.)

℞ Sulfate de cuivre, vingt-quatre grains.
Racine de valériane,
Nard celtique,
     de chaque. . . une demi-once.

POUDRE ASTRINGENTE. (*e.*)

♃ Sulfate de cuivre,
  Bol d'Arménie, de chaque, une once.
Camphre. . . . . deux gros.

On en fait dissoudre une once dans une pinte d'eau, et on mêle un gros de la solution filtrée avec une once d'eau.—Utile dans l'ophthalmie purulente des enfans.

POUDRE VOMITIVE. (*au.*)

♃ Sulfate de cuivre,
  Tartre stibié,
  de chaque. . . . . une once.
Sucre blanc. . . . . dix grains.

Faites une poudre.—C'est un violent émétique.

POUDRE DE VERNIX. (*ca.*)

♃ Sulfate de cuivre,
  ——— de zinc,
  Alun calciné,
  Céruse,
  Terre sigillée,
  de chaque. . . . deux grains.

Employée à l'extérieur, pour arrêter le sang.

POUDRE ANTIPHTHISIQUE. (*am. c.*)

♃ Ipécacuanha. . . . un scrupule.
Sulfate de cuivre. . . cinq grains.

Senter la recommande dans certains cas de phthisic pulmonaire.

PILULES ÉMÉTIQUES. (*sw.*)

♃ Sulfate de cuivre,
  Ipécacuanha,
  de chaque. . . . . un gros.
Sirop de sucre. . quantité suffisante.

Faites des pilules de cinq grains.

Vantées dans la phthisic pulmonaire. — Dose, deux à quatre, tous les deux, trois ou quatre jours, le matin, à jeun.

PILULES FORTIFIANTES. (*au.* sy.)

♃ Sulfate de cuivre. . . dix grains.
Rhubarbe. . . . . un gros.
Extrait de chicorée sauvage,
                      deux gros.

Faites trente pilules.—Conseillées dans la blennorrhée. — Dose, une à trois.

PILULES TONIQUES. (*e.*)

♃ Sulfate de cuivre. . quatre grains.
Extrait quelconque,
                trente-deux grains.
Sirop de sucre. . quantité suffisante.

Faites seize pilules. — Dose, une, quatre fois par jour, dans les fièvres intermittentes rebelles.

ONGUENT DE CUIVRE.

Unguentum e cupro. (*au.*)

♃ Sulfate de cuivre. . un demi-gros.
Axonge de porc. . . . une once.

Cet onguent est regardé par Engelhardt comme le meilleur moyen contre les ulcères vénériens externes.

ÉLECTUAIRE ASTRINGENT. (*sa.*)

♃ Sulfate de cuivre. . vingt grains.
Opium pur. . . . . un grain.
Bol d'Arménie,
Cachou, de chaque, un gros et demi.
Sirop d'airelle, quantité suffisante.

SOLUTION AQUEUSE DE SULFATE DE CUIVRE.

♃ Sulfate de cuivre. . . deux gros.
Eau distillée. . . . huit onces.

Hahnemann l'a conseillée, en injections, dans la leucorrhée. (*b*.)

On trouve d'autres solutions analogues sous les noms d'*injection*, — (sulfate, quatre à six grains; eau, quatre onces (*sy.*); — sulfate, vingt à trente grains; eau, deux livres (*sw.*); de *gargarisme*. — (sulfate deux grains; eau, quatre onces (*sy.*); — de *collyre* (sulfate, trois parties; eau, cent parties (ff.); sulfate, dix grains; eau, une livre (*ra.*).— La dose du sel varie à l'infini, selon les circonstances. Tout ce qu'on peut dire à cet égard, c'est qu'à 10 degrés R. il se dissout dans quatre parties d'eau.

JULEP ANTIPHTHISIQUE.

Remedium antiphthisicum Adairi. (am. au. c.)

♃ Sulfate de cuivre. . . dix grains.
Acide sulfurique. . . dix gouttes.
Eau. . . . . . . cinq onces.

Mêlez. (*au.*)

am. et *c.* prescrivent trois grains de sulfate, dix gouttes d'acide et deux onces d'eau.

Dose, une demi-once, tous les deux jours, dans une demi-tasse d'eau tiède, jusqu'à ce que le vomissement survienne. Au bout de dix jours, on donne, matin et soir, une pilule de feuilles de ciguë.

SOLUTION DE SULFATE DE CUIVRE CAMPHRÉE.

Aqua camphorata Bateana. (*sw.*)

♃ Sulfate de cuivre, une demi-once.
Camphre. . . . . . deux gros.
Eau bouillante. . . quatre livres.

Passez après le refroidissement.

Cette liqueur, étendue d'eau, peut être employée en lotions, en injections, ou comme collyre.

Swediaur indique, sous le nom de *Colly-*

rium cupratum, une préparation analogue, qu'on obtient en faisant dissoudre deux grains de sulfate de cuivre dans quatre onces d'eau camphrée.

SOLUTION DE SULFATE DE CUIVRE AROMATIQUE.

Liquor æris cinnamomatus, Mixtura styptica, Solutio cuprata. (*sw.*)

℞ Sulfate de cuivre. . . un scrupule.
Eau de cannelle. . une livre et demie.

Swediaur donne encore une autre formule, dans laquelle il entre quatre grains de sel sur douze onces d'eau de cannelle. La première solution est conseillée dans les hémorrhagies rebelles, surtout utérines. Dose, trois à six gros, trois ou quatre fois par jour, dans un véhicule approprié. L'autre l'est dans l'hémoptysie et l'épilepsie, à la dose d'une cuillerée, toutes les heures, ou dans la métrorrhagie, à celle de trois à six gros, trois ou quatre fois par jour.

INJECTION CONTRE LE PHIMOSIS. (*au.* sy.)

℞ Sulfate de cuivre. . . six grains.
Eau pure. . . . . quatre onces.

Faites dissoudre, et ajoutez à la solution

Acétate de plomb liquide,
vingt gouttes.

Mêlez. (*sy.*)

au. prescrit un scrupule de chacun des deux sels et quatre onces d'eau.

Mauvaise préparation.

LIQUEUR CATHÉRÉTIQUE.

Liquor æruginis. (*au.*)

℞ Vert-de-gris,
Sulfate de zinc,
——— de cuivre,
de chaque. . . . deux gros.
Eau. . . . . quantité suffisante
pour avoir huit onces de décoction.

Utile pour réprimer les bourgeons cellulo-vasculaires trop développés des plaies.

TEINTURE DE SULFATE DE CUIVRE.

Tinctura cupri sulphurici. (*au.*)

℞ Sulfate de cuivre calciné, huit onces.
Sang-dragon. . . . deux gros.
Alcool. . . . trente-deux onces.

Faites digérer pendant quatre jours et passez. — Vantée par Bishoprick, dans les hémorrhagies. — Dose, quarante à soixante gouttes, dans une once d'eau et de vin.

PIERRE DIVINE.

Collyre de sels fondus au feu, Pierre ophthalmique, Sulfate de cuivre alumineux; Colly-

rium de salibus igne fusis, Cuprum aluminatum, Lapis divinus s. *ophthalmicus, Sulphas cupri aluminosus camphoratus. Vitriotum camphoratum.* (b*. ba. br. e. f. fe. fu. han. he. li. o. p. po. pr. s. w. wu. pid. sp. vm.*)

℞ Sulfate de cuivre,
Nitre pur,
Alun cru, de chaque, seize parties.

Pulvérisez les trois sels, mêlez les poudres ensemble, faites-les fondre sur le bain de sable, dans un vase de verre, et ajoutez

Camphre pulvérisé. . . une partie.

Cassez en morceaux après le refroidissement. (br. fe. han. o. po. pr. s. w. wu.)

p. prescrit trente-deux parties de chaque sel et une de camphre, — *sp.* soixante-quatre de chaque sel et une de camphre; — *vm.* soixante-douze de chaque sel et une de camphre; — f. vingt-quatre de chaque sel et une de camphre; — fu. trente-six de chaque sel et une de camphre.

℞ Sulfate de cuivre,
Alun cru, de chaque. . seize parties.

Pulvérisez les deux sels, faites fondre le mélange des poudres dans un creuset non vernissé, et ajoutez à la masse un peu refroidie

Camphre broyé avec un peu d'alcool,
une partie.

Coulez sur une pierre huilée, et cassez en morceaux. (e. he. li. *pid.*)

ba. prescrit trente-deux parties de chaque sel et une de camphre.

COLLYRE RÉSOLUTIF.

Collyre détersif. (f. fe. *ra. vm.*)

℞ Pierre divine. . . . une partie.
Eau de roses. . trente-deux parties.

Filtrez la solution. (*vm.*)

f. prescrit un gros de pierre et deux livres d'eau.

℞ Pierre divine. . . . un scrupule.
Eau. . . . . . deux gros.

Ajoutez à la solution

Laudanum de Sydenham, deux gros.

Mêlez bien. (fe.)

℞ Sucre candi,
Iris de Florence,
Pierre divine, de chaque. . un gros.
Eau-de-vie. . . . une once.
——- pure. . . une once et demie.

Mêlez. (*ra.*)

EAU OPHTHALMIQUE. (b*.)

℞ Pierre divine. . . un demi-scrupule.
Sel ammoniac. . . . . cinq grains.
Eau de roses. . . . deux onces.

Théden la vantait dans les ophthalmics attribuées à l'atonie des vaisseaux.

PIERRE MIRACULEUSE.

Lapis miraculosus s. *vulnerarius externus.*
(b*. s.)

℞ Poudre d'alun cru. . . . une partie.
——— de sulfate de fer, six parties.
————————- de cuivre,
trois parties.
——— de vert-de-gris, une partie.
——— de sel ammoniac,
une demi-partie.

Faites fondre ensemble, et conservez la masse refroidie.

EAU MIRACULEUSE.

Aqua miraculosa. (b*.)

℞ Pierre miraculeuse. . . une once.
Eau. . . . . . . deux livres.

Cette eau a été préconisée dans l'oph-thalmie et les contusions, comme un très bon résolutif.

EAU STYPTIQUE.

Aqua styptica s. *cupri vitriolati composita* s. *vitriolica cærulea, Solutio sulphatis cupri composita.* (am. ed. fu. li. wu. c. *pid. sp. sw. vm.*)

℞ Alun,
Sulfate de cuivre,
de chaque. . . . trois onces.
Eau de fontaine. . . deux livres.

A la solution filtrée ajoutez

Acide sulfurique. . . . deux gros.

Mêlez bien. (wu. *pid. sp.*)

am. ed. *c.* et *sw.* prescrivent trois onces de chaque sel, deux livres d'eau et une once et demie d'acide; — *vm.* une partie et demie de chaque sel, douze onces d'eau et une d'acide; — fu. et li. trois onces de chaque sel, trois livres d'eau et trois gros d'acide.

Employée pour arrêter les hémorrhagies.

ONGUENT CATHÉRÉTIQUE. (au.)

℞ Graisse de porc. . . . une once.
Poix-résine. . . . - une livre.
Vert-de-gris,
Sulfate de cuivre,
de chaque. . . . deux gros.
Aluu. . . . . . une demi-once.
Sublimé corrosif. . deux scrupules.

Mêlez.

SOUS-DEUTO-SULFATE DE CUIVRE ET D'AMMONIAQUE.

Sous-sulfate de deutoxide de cuivre et d'ammo-niaque, Sulfate de cuivre et d'ammoniaque, Cuivre ammoniacal, Ammoniure de cuivre composé; Ammoniuretum cupri, Cuprum ammoniacale s. *ammoniaco-sulphuricum* s. *ammoniacum* s. *ammoniatum* s. *sulphu-rico-ammoniatum, Deuto-sulphas cupri et ammoniæ, Sulphas cupri ammoniacalis* s. *cupro-ammoniacalis* s. *ammoniacæ cupra-tus* s. *super-ammoniacico-cupreus* s. *cupri-cus, Sub-sulphas ammonio-cupricus, Spe-cificum antepilepticum Weismanni.* (a. am. ams. b. ba. be. du. ed. f. fu. g. han. he. li. lo. o. p. po. pr. r. s. su. w. wu. *br.* c. *sp. sw. vm.*)

℞ Sulfate de cuivre en poudre,
à volonté.

Versez dessus

Sous-carbonate d'ammoniaque li-quide. . . . quantité suffisante pour que la matière verte qui se précipite soit complètement redissoute; ajoutez à la liqueur une quantité au moins égale d'alcool, laissez-la cristalliser, et séchez les cristaux sans l'intermède de la chaleur. (b. be. f. g. *sp. sw.*)

an. ba. fi. fu. han. he. li. o. po. pr. s. su. w. wu. et *sw*.* prescrivent l'ammoniaque caus-tique au lieu du sous-carbonate; — r. et *br.* font cristalliser la liqueur sans y ajouter d'alcool.

℞ Sulfate de cuivre. . . . à volonté.

Faites-le dissoudre dans le moins d'eau possible, et versez dans la solution

Alcool ammoniacal,
quantité suffisante,
c'est-à-dire jusqu'à ce qu'il se forme un précipité verdâtre; décantez le liquide et laissez-le cristalliser; ajoutez à l'eau-mère le quart de son volume d'alcool rectifié, et laissez-la encore cristalliser. (*vm.*)

℞ Sulfate de cuivre. . . deux parties.
Sous-carbonate d'ammoniaque,
trois parties.

Triturez ensemble, dans un mortier de verre, jusqu'à ce que, l'effervescence étant terminée, il reste une masse de couleur vio-lacée et humide; enveloppez celle-ci de pa-pier brouillard, et faites-la sécher à une douce chaleur. (am. ams. du. ed. lo. p. c. *vm.*)

Ce sel, fort employé en chimie, comme réactif, pour reconnaître de très petites quan-tités d'arsenic, sert peu en médecine. Ce-pendant, il est, suivant la dose, astringent, tonique, irritant, émétique et purgatif; il devient aussi, dans certaines circonstances,

diurétique et antispasmodique. On l'a particulièrement recommandé dans l'épilepsie,
la danse de saint Guy, l'hystérie et les hydropisies. — Dose, un demi-grain, en mon-
tant peu à peu jusqu'à trois et même cinq
grains par jour.

POUDRE FÉBRIFUGE. (b.)

℞ Cuivre ammoniacal. . . un grain.
Sucre blanc. . . . . . un gros.
Partagez en quatre paquets. — Dose, un
toutes les trois heures.

TEINTURE DE CUIVRE. (b*.)

℞ Sulfate de cuivre. . une demi-once.
Sel ammoniac. . . . . une once.

Faites fondre ces deux sels ensemble dans
un creuset, sur un feu très doux, en remuant
la masse avec une baguette de fer, jusqu'à ce
qu'elle ait pris une teinte noire ; pulvérisez
celle-ci, aussitôt après son refroidissement,
versez dessus une suffisante quantité d'alcool
ammoniacal, et conservez la teinture.

Helvétius la donnait dans l'épilepsie, le
rachitisme et les maladies vermineuses. —
Dose, trois à dix gouttes.

SOLUTION DE SULFATE DE CUIVRE ET D'AMMO-
NIAQUE.

Liquor cupri ammoniati. (b*. lo. s. sw.)

℞ Sulfate de cuivre et d'ammoniaque,
un demi-gros.
Eau distillée. . . . . une once.

Faites dissoudre. (b*.)

lo. prescrit un gros de cuivre ammoniacal
et une pinte d'eau.

Niemann assure avoir guéri promptement,
par son secours, deux malades atteints de
chorée. — Dose, cinq gouttes, en augmentant peu à peu.

Swediaur donne, sous le nom d'*Injectio
cuprata*, une liqueur préparée avec quarante-
huit gouttes de solution de cuivre ammoniacal et une livre d'eau pure, qu'il recommande dans la blennorrhée et la ménorrha-
gie ; mais il n'indique pas les proportions de
la solution de cuivre ammoniacal qu'il prescrit : le sel exige une partie et demie d'eau
froide pour se dissoudre ;—s. remplace l'eau
céleste ordinaire par une solution de deux
grains de cuivre ammoniacal dans une once
d'eau.

ONGUENT CUIVRÉ.

Unguentum cupratum. (sw.)

℞ Solution de cuivre ammoniacal,
un demi-gros à un gros.
Cérat simple fondu à une douce
chaleur. . . . . . une once.

Mêlez ensemble. — Excitant, utile pour
aviver la surface des ulcères atoniques.

PILULES DE CUIVRE AMMONIACAL.

*Pilules bleues; Pilulæ cæruleæ s. cupratæ s.
cupri ammoniaci s. sub-sulphatis ammonico-
cuprici s. e cupro ammoniaco s. venereæ
s. ammoniureti cupri.* (b. ed. ham. p. su.
wu. b. c. ca. e. sp. sw.)

℞ Cuivre ammoniacal. . seize grains.
Mie de pain. . . quatre scrupules.
Sous-carbonate d'ammoniaque liquide. . . quantité suffisante
pour faire quatre-vingt-seize pilules, dont
six contiennent un grain de sel. (ed. c. ca.
sp. sw.)

℞ Cuivre ammoniacal,
trente-deux grains.
Mie de pain. . . huit scrupules.
Ammoniaque liquide,
quantité suffisante.

Faites soixante-quatre pilules, dont chacune contient un demi-grain de sel. (p.
wu.)

vm. prescrit quinze grains de cuivre ammoniacal, un scrupule de sucre, deux de
mie de pain et suffisante quantité d'ammoniaque liquide ; faites trente pilules.

℞ Cuivre ammoniacal. . seize grains.
Extrait de jusquiame. . . un gros
Poudre de racine de valériane,
quantité suffisante.

Faites trente-deux pilules. (ham.)

℞ Cuivre ammoniacal. . seize grains.
Sel ammoniac. . . . trente grains.
Mie de pain. . quantité suffisante.

Faites trente-deux pilules. (ham.)

Ces pilules, comme les précédentes et
celles de Van Mons, contiennent un demi-
grain de cuivre ammoniacal. Le sel n'entre
que pour un sixième, comme dans celles de
Swediaur, dans les suivantes, qui méritent
d'être préférées :

℞ Cuivre ammoniacal. . . dix grains.

Faites-le fondre dans suffisante quantité d'un mélange, à parties égales,
d'eau distillée et d'ammoniaque caustique. Ajoutez à la solution

Extrait de gentiane. . deux gros.
Quinquina pulvérisé,
quantité suffisante.

Et faites soixante pilules. (su.)

℞ Cuivre ammoniacal, un demi-gros.
Extrait de quassie. . un gros et demi.

Faites trente pilules. (e.)

b. prescrit un grain de cuivre et assez d'extrait de gentiane pour faire six pilules.

Ces pilules ont été, à ce qu'on assure, employées souvent avec succès contre l'épilepsie. — La dose de celles qui ne contiennent qu'un sixième de grain de sel est de deux à trois ensemble, ou en deux fois dans la journée Celle des autres est d'une par jour, au moins dans les commencemens.

INJECTION ASTRINGENTE. (e.)

♃ Cuivre ammoniacal. . cinq grains.
Eau de roses. . . . . huit onces.

Dans la gonorrhée chronique.

DEUTO-NITRATE DE CUIVRE.

Nitrate de cuivre ou de deutoxide de cuivre.
(*vm.*)

♃ Sulfate de cuivre. . douze parties.
Nitrate de chaux. . . huit parties.

Dissolvez chaque sel à part dans de l'eau froide, mêlez les deux liqueurs, laissez reposer pendant vingt-quatre heures, décantez le liquide limpide, évaporez légèrement, filtrez et laissez cristalliser dans un endroit sec et frais.

SOUS-DEUTO-NITRATE DE CUIVRE ET D'AMMONIAQUE.

Ammoniure de cuivre. (*vm.*)

♃ Nitrate de cuivre cristallisé, à volonté.

Faites-le dissoudre dans un excès d'eau, et instillez de l'ammoniaque liquide dans la solution ; recueillez et lavez bien le précipité, puis versez dessus de l'ammoniaque liquide, jusqu'à ce qu'il soit dissous ; filtrez la liqueur, et laissez-la cristalliser d'elle-même, sur un bain de sable tiède.

DEUTO-HYDROCHLORATE DE CUIVRE.

Hydrochlorate de deutoxide de cuivre, Muriate de cuivre. (vm.)

♃ Hydrochlorate de potasse ,
 sept parties.
Sulfate de cuivre ,
 onze parties et demie.

Pulvérisez chaque sel à part, mêlez les deux poudres ensemble, et ajoutez peu à peu douze parties d'eau bouillante ; après le refroidissement, filtrez la liqueur et concentrez-la, séparez les cristaux de sulfate de potasse qui se forment et ceux qui se formeront encore pendant douze heures, puis abandonnez à la cristallisation spontanée, dans un endroit sec et froid.

Ce sel n'est employé à aucun usage en médecine.

Æther cypriacus. (au. vm.)

♃ Chlorure de barium , dix parties.
Sulfate de cuivre. . douze parties.
Éther sulfurique. . . six parties.

Triturez les deux sels l'un avec l'autre , dans un mortier de verre ; introduisez les deux poudres dans un flacon bouché, versez l'éther dessus, et décantez-le, après qu'il a dissous tout l'hydrochlorate de cuivre. (vm.)

♃ Sulfate de cuivre. . . une partie.
Eau distillée. . . douze parties.

Filtrez la solution , versez-y de la potasse caustique liquide , jusqu'à ce qu'il ne se forme plus de précipité , lavez bien celui-ci , faites-le dissoudre dans suffisante quantité d'acide hydrochlorique , ajoutez à la liqueur une quantité d'acide nitrique égale au sixième de l'hydrochlorique employé , évaporez à siccité , mettez la masse dans un endroit humide , pour qu'elle tombe en déliquescence , et mêlez la liqueur avec le triple d'éther sulfurique. (au.)

John le recommande dans l'épilepsie.

DEUTO-HYDROCHLORATE DE CUIVRE ET D'AMMONIAQUE.

Cuivre muriato-ammoniacal, Hydrochlorate d'ammoniaque cuivreux, Muriate d'ammoniaque et de cuivre; Murias ammoniacæ æruginatus. (am. b*. ba. g. s. au. c. ca. sw*. vm.)

1° A l'état solide. (am. au. c.)

♃ Hydrochlorate de cuivre ,
 ——————— d'ammoniaque ,
 de chaque. . . parties égales.

Faites dissoudre dans l'eau, et versez de l'ammoniaque liquide, goutte à goutte, dans la dissolution , jusqu'à ce qu'il ne se fasse plus de précipité ; lavez et séchez celui-ci. (ça. sw*. vm.)

2° A l'état liquide.

Liquor cupri ammonio-muriatici s. Kœchlini.

♃ Sulfate de cuivre. . . une partie.
Eau distillée. . . . vingt parties.

Instillez dans la solution ,
 Sous-carbonate de potasse liquide ,
 quantité suffisante,
ou jusqu'à ce qu'il ne se fasse plus de précipité ; lavez celui-ci, à plusieurs reprises, dans de l'eau froide, et faites-le sécher. Alors

♃ De cet hydrate de sous-carbonate,
 une partie.
Acide hydrochlorique ,
 quantité suffisante
pour le dissoudre. Ajoutez à la solution

Sel ammoniac.   .   quatorze parties.

Puis étendez avec assez d'eau pour que la masse totale soit de soixante et dix parties. (ba.)

Ce procédé appartient à Buchner, qui prescrivait de dissoudre trente-cinq grains de sous-carbonate de cuivre dans suffisante quantité d'acide hydrochlorique, d'ajouter une once de sel ammoniac, et d'étendre la solution d'eau jusqu'à ce que son poids fût de cinq onces. (b*. au.)

♃ Hydrochlorate de cuivre, à volonté.

Faites dissoudre dans l'eau, et instillez de l'ammoniaque dans la liqueur filtrée, en remuant vivement, jusqu'à ce qu'il ne se fasse plus de précipité; dissolvez celui-ci dans une nouvelle quantité d'alcali. (vm.)

♃ Hydrochlorate de cuivre, un gros.
—————— d'ammoniaque,
                une demi-once.
Eau. . . . . . . cinq onces.
Filtrez la solution. (vm.)

♃ Teinture de cuivre de Lewis,
                quatre onces.
Acide hydrochlorique,
        dix gros et un scrupule.
Conservez la solution. (b*. s.)

C'est ce que s. appelle *Tinctura salis ammoniaci cuprifera.*

♃ Eau de chaux. . une demi-pinte.
Sel ammoniac. . deux scrupules.
Sous-acétate de cuivre,
                quatre grains.
Filtrez après vingt-quatre heures de digestion. (am. g. c.)

au. prescrit un demi-gros de sel ammoniac, quatre grains de vert-de-gris et huit onces d'eau de chaux.

Ce sel a été conseillé dans l'épilepsie. — Dose, quand il est solide, deux à dix grains; deux ou trois fois par jour, jusqu'à ce qu'il survienne des nausées.

EAU ANTIMIASMATIQUE.

Mixtura s. Aqua antimiasmatica s. cupri ammonio-muriatici. (b*. s. au. vm.)

♃ Liqueur muriatico-cuprique ammoniacale. . . . . un gros.
Eau distillée. . . . . dix onces.
Conservez. (b*. s. vm.)

au. prescrit six gros de liqueur et vingt onces d'eau.

Kœchlin vantait cette liqueur dans les maladies vénériennes opiniâtres, soit à l'extérieur, en lotions, soit à l'intérieur.—Dose, une cuillerée après chaque repas, suivie d'une à trois cuillerées de bon vin. Gælis la prescrit

dans les scrofules et la toux convulsive, à la dose d'une cuillerée à café, chez les enfans. Schubarth recommande (b*.), comme antispasmodique et antisyphilitique, un mélange de six gros de sous-hydrochlorate ammoniaco-cuprique liquide, préparé suivant le procédé de Buchner, avec vingt onces d'eau commune, à la dose d'une cuillerée à café pour les enfans, et d'une cuillerée à soupe pour les adultes.

LIQUEUR CUIVREUSE ET MERCURIELLE.

Liqueur muriatico-hydrargyro-caprique ammoniacale. (ra. vm.)

♃ Limaille de cuivre. . deux gros.
Ammoniaque liquide,   deux onces.
Laissez digérer à froid pendant cinq ou six jours et décantez. D'un autre côté,

♃ Mercure doux. . . deux gros.
Acide hydrochlorique faible,
                deux onces.
—— nitrique. . quinze gouttes.
Faites dissoudre à chaud.

Mêlez les deux liqueurs l'une avec l'autre, dans une proportion telle que le précipité qui se forme d'abord soit redissous en entier. (ra.)

♃ Hydrochlorate de cuivre et d'ammoniaque,
—————— de mercure et d'ammoniaque,
de chaque. . un gros et demi.
Faites dissoudre séparément chaque sel dans trois onces d'eau, mêlez les solutions et filtrez. (vm.)

EAU ANTIMIASMATIQUE COMPOSÉE. (ra. vm.)

♃ Liqueur cuivreuse et mercurielle,
                une partie.
Eau distillée, quatre-vingts parties.
Mêlez bien. (vm.)

ra. prescrit trois onces de liqueur et deux livres d'eau.

Cette dernière solution a été employée, comme antisyphilitique, soit en lotions, soit intérieurement, à la dose d'une cuillerée, matin et soir, en faisant prendre ensuite un demi-verre de vin.

EAU SAPHIRINE.

Eau ophthalmique bleue, Eau céleste; Aqua saphirina s. vitrioli cærulea s. cupri ammoniaci s. ammoniacalis s. ophthalmica cærulea, Collyrium cæruleum s. exsiccans s. saphirinum. (a. ams. au. br. du. fe. fu. he. li. p. r. sa. w. wu. c. pid. sp. sw. vm.)

♃ Eau de chaux. . . quatre onces.
Sel ammoniac. . . un scrupule.

Vert-de-gris. . . deux grains.
Laissez en digestion pendant vingt-quatre
heures, et décantez. (ams. br. du. li. p.
w. c.)

an. r. wu. sp. sw. et vm. prescrivent
une livre d'eau de chaux, trois gros de sel
ammoniac et cinq grains de vert-de-gris.

♃ Eau de chaux. . . . une livre.
  Sel ammoniac. . . . un gros.

Laissez pendant vingt-quatre heures dans
une bassine de cuivre et filtrez. (fe. fu.)

♃ Eau distillée. . . . . une livre.
  Sel ammoniac,
  Sous-carbonate de potasse,
  de chaque. . . . . un gros.

Laissez la solution à l'air libre, dans une
bassine de cuivre, jusqu'à ce qu'elle ait acquis une couleur bleue; alors filtrez-la.
(br. e. w.)

he. et pid. prescrivent une livre d'eau et
deux gros de chaque sel; — sa. dix onces
d'eau et un gros de chaque sel.

♃ Limaille de cuivre. . un scrupule.
  Sel ammoniac. . . . un gros.

Mêlez ensemble, laissez le mélange
exposé à l'air jusqu'à ce que le cuivre
soit corrodé; introduisez-le alors dans

  Eau de chaux. . . douze onces.

Agitez et filtrez. (vm.)

a. prescrit dix grains de limaille, un gros
de sel et une livre d'eau de chaux.

Collyre excitant et résolutif.

SOUS-DEUTO-ACÉTATE DE CUIVRE.

Sous-acétate de deutoxide de cuivre, Acétate
de cuivre avec excès de base, Verdet, Vert-
de-gris, Acétate de cuivre brut, Oxide de
cuivre vert; Ærugo, Cuprum aceticum, Acetas cupri crudus s. imperfectus, Cuprum
acetocorrosum, Oxydum cupri per acidum vegetabile, Sub-acetas cupri s. cupricus s. cupri impurus, Superacetas cupri impurus.

Grünspan, spanisch Grün (Al.); verdigreace, verdigris (An.);
zunjar (Ar.); kobbergrønt, spanskgrønt (D.); cardenillo
(E.); pitrai (Hi.); kupergroen (Ho.); verde grise, verde
rame (I.); sennang (Mal.); zungar (Pe.); grynszpan (Po.);
pittalata (Sa.); spanskgrøna (Su.); vungalap-patchie
(Tam.); zenghaliopatsei (Tel.).

am. ams. an. b. ba. be. br. d. du. e. f. ff. fi. fu. g. han. he.
li. lo. o. pr. r. s. sa. su. a. c. g.

Le pharmacien ne fait jamais ce sel, et
la pharmacopée sarde est la seule qui indique
la manière de le préparer. On le prend dans
le commerce, où il n'est pas pur, mais
toujours mêlé avec du deuto-acétate neutre,
dans la proportion de 56 de celui-ci sur 44
de l'autre. Il est pulvérulent, d'un vert assez
pâle, inaltérable à l'air, insoluble dans l'eau
et l'alcool, insipide.

Avant de l'employer, on lui fait subir
une préparation qui consiste, tantôt à le
réduire en une poudre que l'on passe ensuite à travers un tamis très serré (am. ams.
du. he. c. pid.), tantôt à le pulvériser, et à traiter la poudre par une grande quantité d'eau,
afin d'isoler les parties les plus déliées et
de les mettre à part (du.). Le premier mode
ne fait qu'atténuer le sel du commerce; le
second lui enlève tout l'acétate neutre qui
s'y trouvait mêlé. Dans l'un et l'autre cas,
il prend ensuite le nom de Vert-de-gris préparé; Ærugo præparata, Virides æris præparatum.

LINIMENT CUIVREUX. (sw. sy.)

♃ Vert-de-gris, trois à quatre grains.
  Huile d'olive. . . . une once.

Mêlez par la trituration.

Excitant, qu'on a conseillé pour le pansement de certains ulcères vénériens, et même
en injections dans l'urètre, pour tarir d'anciens écoulemens.

OXYMEL CUIVREUX. (vm.)

♃ Sous-acétate de cuivre débarrassé
  de l'acétate par le lavage,
                une partie.
  Oxymel simple,
                quatre parties et demie.

Faites dissoudre, et évaporez la solution
jusqu'à consistance de miel.

COLLYRE RÉSOLUTIF. (ca. sm.)

♃ Vert-de-gris dissous dans quel-
  ques gouttes de vinaigre, six grains.
  Eau de roses. . . . huit onces.
  Laudanum liquide de Sydenham,
                deux gros.

Vanté beaucoup dans les ophthalmies chroniques accompagnées d'une abondante
suppuration. Il pourrait être utile dans certains cas d'urétrite chronique.

ONGUENT DE CUIVRE.

Onguent vert; Unguentum cupratum s. æruginis. s. acetatis cupri s. sub-acetatis cupri s.
viride. (am. b. du. ed. c. sa. sw. sy.)

♃ Onguent basilicum, quinze parties.
  Vert-de-gris pulvérisé, une partie.

Faites fondre l'onguent, ajoutez-y le sel,
et remuez le mélange jusqu'à parfait refroidissement. (am. ed. c.)

b. prescrit une partie de vert-de-gris et
douze d'onguent; — du. sw. et sy. une partie de vert-de-gris et vingt-quatre d'onguent; — sa. une partie de vert-de-gris et
huit d'onguent.

♃ Vert-de-gris, trois à quatre gros.
  Encens. . . . . deux gros.

Pulvérisez ensemble, broyez avec un peu de vinaigre, et ajoutez

Térébenthine. . . . . un gros.

Mêlez bien. (sy.)

C'est à tort que am. du. ed. et *c.* donnent cette préparation sous le nom d'onguent égyptiac ; elle ne ressemble nullement à celui-ci, ni sous le rapport de la composition, ni sous celui de l'action, car elle est infiniment plus excitante, et demande à être maniée avec beaucoup de prudence, pour éviter des accidens qui pourraient devenir graves.

ONGUENT DE CUIVRE COMPOSÉ.

*Ungu*entum *malorum insanorum.* (e.)

♃ Huile de roses. . . . trois livres.
Fruits de concombre sauvage ,
                          deux livres.

Faites cuire doucement, jusqu'à consomption de l'humidité, et fondre dans le reste

Cire jaune. . . . . . neuf onces.

Ajoutez ensuite

Vert-de-gris porphyrisé sans eau ,
                          deux gros.

Laissez sur le feu pendant quelques instans, en remuant toujours.

EMPLÂTRE VERT. (fe. fi. *vm.*)

♃ Poix résine. . . . trois parties.
Cire blanche. . . . six parties.

Faites fondre ensemble. Ajoutez

Vert-de-gris pulvérisé , une partie, et incorporez bien. (*vm.*)

fi. prescrit d'ajouter six gros de vert-de-gris à deux livres d'emplâtre de cire térébenthiné fondu ; — fe. de faire fondre trois onces de poix-résine dans dix onces d'huile, et d'ajouter deux onces de cire jaune, avec autant de vert-de-gris.

EMPLÂTRE VERT COMPOSÉ.

*Empla*strum *de* scro*phularia.* (w.)

♃ Feuilles fraîches de scrofulaire ,
———————— de digitale,
de chaque. . . . . huit onces.
Axonge de porc. . . , une livre.

Faites cuire jusqu'à consomption de l'humidité , passez, et ajoutez à la colature

Cire jaune ,.
Poix - résine, de chaque, six onces.
Térébenthine de Venise,
Vert-de-gris, de chaque, une once.

SPARADRAP VERT. (*vm.*)

♃ Térébenthine cuite. . six parties.

Cire blanche. . . . douze parties.

Faites fondre , et ajoutez

Vert-de-gris. . trois quarts de partie.

Trempez des bandes de toile dans le mélange , et lissez-en la surface.

CÉRAT VERT.

Cire verte; *Ceratum viride* s. *æruginis, Cera viridis.* (br. d. han. li. o. pa. pr. s. w. br. vm.)

♃ Cire blanche. . . . une partie.
Poix-résine. . . . deux parties.

Faites fondre et ajoutez

Vert-de-gris. . . une demi-partie.

Lorsque l'ébullition a cessé , ajoutez encore

. . Térébenthine. . . deux parties.

Remuez jusqu'à parfait refroidissement. (*vm.*)

vm. prescrit encore une partie et demie de vert-de-gris, seize de cire jaune, six de poix - résine et trois de cire; — han. li. o. pr. s. et *br.* une partie de vert-de-gris, douze de cire jaune, six de poix et quatre de térébenthine ; — br. et w. une partie de vert-de-gris broyé avec de l'huile de lin, seize de cire, six de poix et trois de térébenthine ; — *sp.* une partie de vert-de-gris, seize de cire, six de poix et six de térébenthine ; — d. une partie de vert-de-gris, vingt-quatre de cire, douze de poix et huit de térébenthine ; — pa. une partie de vert-de-gris broyé avec une partie d'huile d'olive, dix-neuf de cire jaune et sept de térébenthine , sans poix.

On applique cette cire sur les cors. C'est le remède ordinaire des débitans d'arcanes contre cette lésion, aussi douloureuse que légère, du tissu épidermoïde. La propriété excitante que lui donne le vert-de-gris ne peut que nuire à l'effet de la cire ou de l'emplâtre, qui est de provoquer la chute du cor, ramolli par la transpiration retenue et accumulée autour de lui. L'extraction à sec est un moyen plus sûr, beaucoup plus expéditif et tout aussi peu douloureux.

CÉRAT DORÉ.

Cera inaurata. (br.)

♃ Cire jaune. . . . . cinq onces.
Sanguine,
Sulfate de zinc ,
de chaque. . une once et demie.
Oxide de cuivre,
Vert-de-gris,
Borax , de chaque, une demi-once.

On l'a appliqué aux mêmes usages que le précédent.

BAUME DE METZ.

Baume de Feuillet, Baume vert, Huile verte; Balsamum viride Metensium, Oleum oxydi cupri viride. (e. *ca. sp.*)

℞ Huile d'olive. . une livre et demie.
Térébenthine. . . . trois onces.

Faites fondre ensemble sur un feu doux ; ajoutez après le refroidissement

Vert-de-gris en poudre ,
quatre gros et demi.
Huile essentielle de girofle ,
un gros et demi.

Mêlez bien. (e.)

℞ Huile de lin ,
—— d'olive ,
de chaque , six onecs et deux gros.
Térébenthine. . . . deux onces.
Huile essentielle de genièvre ,
une demi-once.
Vert-de gris. . . . trois gros.
Aloès soccotrin. . . . deux gros.
Sulfate de zinc. . un gros et demi.
Huile essentielle de girofle , un gros.

Mêlez bien. (*ca.*)

℞ Vert-de-gris. . . . trois onces.
Vitriol blanc. . une once et demie.
Huile de lin ,
——- d'olive, de chaque , six onces.
——- de laurier. . . . une once.

Triturez ensemble , et ajoutez
Térébenthine. . . . deux onces.

Faites chauffer le mortier , remuez bien, pour incorporer la résine ; ajoutez

Aloès en poudre. . . deux gros.
Huile essentielle de genièvre ,
une demi-once.
—————— de girofle . . un gros.

Mêlez avec soin. (*sp.*)

On l'emploie à peu près aux mêmes usages que l'onguent égyptiac.

ONGUENT VERT. (*ba.*)

℞ Poix de Bourgogne ,
——- résine , de chaque, deux livres.
Cire jaune. . . . . une livre.
Axonge. . . . . deux livres.

Faites foudre , et ajoutez
Vert-de-gris. . une livre et demie.
Essence de térébenthine ,
quatre onces.

Remuez jusqu'à ce que la masse soit refroidie.

Mêmes usages que l'huile précédente.

ONGUENT OPHTHALMIQUE. (b*. *ca. sw.*)

℞ Vert-de-gris ,
Oxide de zinc ,

Camphre dissous dans l'alcool ,
de chaque. . . . . six gros.

Mêlez bien en triturant dans un mortier , et versez sur la poudre un mélange fondu de

Axonge de porc ,
Suif de mouton ,
de chaque. . . . deux onces.

Triturez avec soin.

EMPLÂTRE CONTRE LES CORS.

Emplastrum ad verrucas s. clavos pedum. (b*. pa. .w. wu. *pie. sw.*)

℞ Cire jaune ,
Gomme ammoniaque ,
de chaque. . . . deux onces.

Faites fondre ensemble ; ajoutez
Vert-de-gris. . . . . six gros.

Mêlez par le broiement. (b*. *pie. sw.*)

℞ Galbanum. . . . . une once.
Poix navale. . . une demi-once.
Emplâtre diachylon simple ,
deux onces.
Vert-de-gris ,
Sel ammoniac ,
de chaque. . . un scrupule.

Dissolvez le galbanum dans du vinaigre , évaporez jusqu'à consistance de miel épais , passez , ajoutez la poix et l'emplâtre , puis , sur la fin , le sel ammoniac , et enfin le vert-de-gris, tous deux pulvérisés.(pa. w. wu. *sp.*)

On peut appliquer à cet emplâtre ce que nous avons dit plus haut de la cire verte.

EMPLÂTRE FONDANT.

Emplastrum ad lupiam. (sm. *sp.*)

℞ Galbanum. . . . . une once.
Térébenthine . . . deux onces.
Poix-résine. . . . quatre onces.

Faites fondre ensemble ; ajoutez
Farine de froment ,
Poudre de noix de galle ,
——— de vert-de-gris ,
de chaque. . . . . une once.

Mêlez bien. (*sp.*)

sm. prescrit quatre gros de galbanum dissous dans du vinaigre , quatre gros de noix de galle , quatre gros de vert-de-gris, une once et demie de farine et autant de térébenthine.

C'est à tort que Sainte-Marie donne cet emplâtre sous le nom de Martin jeune , de Lyon, car Plenk en avait déjà parlé. On le dit récolutif des loupes qui surviennent dans. le voisinage des articulations , et principalement au genou. Avant de l'appliquer , il faut , pendant quinze jours , laver plusieurs fois par jour la partie avec une dissolution saturée de sel marin.

POUDRE ESCARROTIQUE. (e. sw. sy.)

℞ Vert-de-gris,
  Sabine, de chaque. . parties égales.
Mêlez bien. (e.)

℞ Vert-de-gris,
  Mercure doux,
  de chaque. . . . parties égales.
Mêlez. (sw. sy.)
Étendue sur les excroissances aux organes génitaux, cette poudre en détermine quelquefois la chute.

LIQUEUR CONTRE LE PTÉRYGION.

Liquor ad pannum vel unguem oculorum consumendum. (pa.)

℞ Suc de fenouil. . . quatre onces.
  —— de chélidoine. . trois onces.
  —— de rue,
  —— de mauve,
  —— de chaque, deux onces et demie.
Aloés,
Vert-de-gris,
  de chaque. . . . un scrupule.
Sulfate de fer. . . deux scrupules.
Gingembre,
Cannelle,
  de chaque. . un demi-scrupule.
Fiel d'anguille. . une demi-once.
  —— de bœuf . . . . deux gros.
Sucre candi. . . . deux scrupules.
Miel. . . . . une demi-once.

Faites bouillir les sucs, et ajoutez les autres substances.

DEUTO-ACÉTATE DE CUIVRE.

Acétate de deutoxide de cuivre, Acétate neutre de cuivre, Acétate de cuivre, Acète de cuivre, Cristaux de Vénus, Verdet cristallisé; Aeris flores, Aerugo cristallisata, Æs virido cristallisatum, Acetas cupri s. cupricus, Cristalli Veneris, Cuprum aceticum, Flores viridis æri, Subacetas cupri s. cupricus.

Essigsaures Kupfer, Grünspancrystalle (Al): acetite of copper (An.); verdorame cristallino (I.); grynszpan krystalizowani (Po.).

§ I. TEL QU'ON LE TROUVE DANS LE COMMERCE.

a n. b.ba. br. ed. f. g. ham. li. o. po. s. ww.

En prismes rhomboïdaux, d'un vert bleuâtre, légèrement efflorescent, soluble dans l'eau et l'alcool, d'une saveur sucrée et styptique.

§ III. FABRIQUÉ DE TOUTES PIÈCES.

e. f. fu. pa. r. su. w. sp. sw. vm.

℞ Vert-de-gris pulvérisé. . . à volonté.
Vinaigre distillé, quantité suffisante pour dissoudre la poudre; filtrez la liqueur, évaporez-la jusqu'à formation d'une pellicule, et mettez-la dans un endroit frais, pour qu'elle cristallise. (e. fe. fu. pa. r. su. w. sp. sw. vm.)

℞ Vert-de-gris. . . . . à volonté.
Versez dessus à la fois trois parties d'eau bouillante, triturez un peu, filtrez et laissez cristalliser sur un bain de sable tiède. (sw. vm.)
Si l'on se sert d'eau froide, il faut en prendre sept parties. Alors le résidu est bleuâtre, tandis que, dans l'autre cas, il est brun. Le résidu est du sous-deuto-acétate de cuivre pur.

℞ Acétate de plomb neutre, à volonté.
Faites-le dissoudre dans de l'eau, et versez dans la liqueur de la solution de sulfate de cuivre, jusqu'à ce qu'il ne se forme plus de précipité; filtrez, évaporez et faites cristalliser. (sw. vm.)

℞ Limaille de cuivre. . . à volonté.
Acide acétique. . quantité suffisante.
Faites digérer jusqu'à solution parfaite du métal, et laissez la liqueur cristalliser en repos. (sw.)
Les propriétés médicinales de ce sel sont les mêmes que celles du sulfate. Il est rare qu'on s'en serve.

COLLYRE RÉSOLUTIF. (ra.)

℞ Acétate de cuivre. . . dix grains.
Eau . . . . une livre.
Faites dissoudre.

EAU VERTE. (li. sp.)

℞ Soufre,
Alun,
Vert-de-gris, de chaque. . un gros.
Album græcum,
Sommités de sabine,
  de chaque. . . . un demi-gros.
  ———— de sureau. . . un gros.
Fleurs de millepertuis,
Herbe de romarin,
  ———— de rue,
  ———— de plantain,
  ———— de sauge,
  ———— de pouliot,
  de chaque. . . . deux poignées.
Vin,
Eau, de chaque. . . douze onces.
Faites bouillir jusqu'à consomption du quart, et ajoutez au résidu
Miel rosat. . . . . . deux gros.
Mêlez bien. (sp.)

♃ Poudre de vert-de-gris,
——— d'alun calciné,
de chaque. . . . . deux gros.
Miel cru . . . . une demi-once.
Vin blanc. . . . . . une livre.
Mêlez et conservez. (li.)

Hartmann vantait beaucoup la décoction contre les ulcères fétides, vénériens et scorbutiques surtout.

SOUS-DEUTO-ACÉTATE DE CUIVRE ET D'AMMONIAQUE.

On ne fait jamais ce sel exprès; mais il existe dans les préparations suivantes.

EAU CÉLESTE.

Aqua cœlestis s. *saphirina* s. *ophthalmica cœrulea*, *Aqua* s. *Solutio cupri ammoniacalis*, *Cupridum ammoniacæ liquidum.* (b. ham han. br: sw. sy.)

♃ Vert-de-gris. . . . quatre grains.
Sous-carbonate d'ammoniaque liquide. . . . . . douze grains.
Ajoutez à la solution
Eau pure. . . . . huit onces.
Mêlez bien. (b. han.)

sw. prescrit vingt-quatre grains de vert-de-gris, une once de sous-carbonate et sept onces d'eau; — sy. un gros de vert-de-gris, deux onces de sous-carbonate, et une once d'eau pour étendre trois ou quatre gouttes de la solution.

♃ Vert-de-gris. . . . un scrupule.
Ammoniaque liquide,
quantité suffisante
pour le dissoudre. Ajoutez à la solution
Eau distillée. . . trente-huit onces.
Filtrez. (sw*.)

br. indique ce procédé, mais sans addition d'eau.

♃ Vert-de-gris. . . . cinq grains.
Ammoniaque liquide . . deux gros.
Ajoutez à la solution
Eau de cannelle. . . . six gros.
Mêlez bien. (ham.)

Excitant, qu'on regarde comme dessiccatif et sédatif.—On en instille quelques gouttes dans l'œil enflammé.

TEINTURE BLEUE.

Spiritus cœruleus. (han. s.)

♃ Herbe d'absinthe,
———de scordium,
———de sabine,
Fleurs de lavande,
de chaque. . . . . cinq onces.
Eau-de-vie de grain. . . seize livres.

Distillez neuf livres de liquide, et ajoutez au produit
Vert-de-gris. . une once et demie.
dissous dans
Ammoniaque caustique,
une livre et demie.

Employée à l'extérieur, comme résolutif, dans les contusions, ecchymoses et luxations.

CULILAWAN.

Laurus Culilawan, L.

Nelkenzimmet (Al.); koelilaban (Ho.); culilaboo (Por.).

ams. an. b. he. br, f. fe. w. be. br. g. m. sp.

Arbre (ennéandrie monogynie, L. ; laurinées, J.) des Indes orientales et des Moluques. (*fig.* Rumph. *Amb.* II. t. 14.)

L'écorce (*cortex Culilaban* s. *Culilawan* s. *Caryophylloides*) est en morceaux plats ou légèrement courbés, bruns ou rougeâtres, recouverts de parcelles d'un épiderme gris, glabre et rugueux. Elle a une odeur suave, une saveur âcre, chaude et aromatique.

Excitant, stomachique.

TEINTURE DE CULILAWAN.

Tinctura s. *Essentia culilaban.* (w.)

♃ Écorce de culilawan. . quatre onces.
Alcool concentré, une livre et demie.

Faites digérer pendant quatre jours et filtrez.

Excitant, aromatique, stomachique, carminatif.

CUMIN.

Cumin des prés; Cuminum Cyminum, L.

Kümmel (Al.); cumin (An.); kemun (Ar.); kmin (B. Po.); jira (Be.); jiraga (Can.); duru (Cy.); kummen (D); zira (Duk. Hi.); romino (E.); komya (Ho.); cumino (I.); jintan (Mal.); zereh (Pe.); cuminho (Por.); jiraka (Sa.); spiskummin (Su.); siragum (Tam.); gilaraka (Tel.).

ams. an. b. ba. be. br. e. f. fe. fi. g. ham. han. li.lo. o.po. pr. r. s. su. w. wu. a.be. br. c. g. m. pa. pid. sp. z.

Plante ☉ (pentandrie digynie, L. ; ombellifères, J.), originaire d'Égypte et d'Éthiopie. (*fig.* Moris. *Hist.* 271. S. 9. t. 2.)

On emploie la semence (*semen Cumini* s. *Cymini*), qui est alongée, striée, d'un jaune verdâtre ou d'un gris jaunâtre. Elle a une odeur forte, aromatique et très désagréable, une saveur âcre et un peu amère.

Excitant, carminatif.

HUILE ESSENTIELLE DE CUMIN.

Oleum cumini æthereum, *Ætheroleum cumini.* (br. e. han. o. pa. po. pr. sa. su. w. wu. sw.)

♃ Graines de cumin. . . une partie.

Eau. . . . . . huit parties.
Distillez. (han. o. po. pr.)

sw. prescrit une partie de graines et quatre d'eau ;—e. trois de graines et vingt d'eau ;
— su. quantité arbitraire de graines et quantité nécessaire d'eau.

℞ Graines de cumin. . quatre parties.
Eau. . . . . . seize parties.
Sel de cuisine. . . . une partie.

Après trois jours de digestion, distillez.
(br. pa. sa. w.)

℞ Graines de cumin. . . à volonté.
Eau distillée de cumin,
                       quantité suffisante.
Après douze heures de digestion, distillez.
(wu.)

EMPLÂTRE DE CUMIN.

Emplastrum cumini s. e cumino. (ams. b. br.
han. lo. su. c. sp. vm.)

℞ Semences de cumin,
——— de carvi,
Baies de laurier,
de chaque. . . . trois onces.
Poix de Bourgogne . . trois livres.
Cire jaune. . . . . trois onces.

Faites fondre ensemble la poix et la cire,
et ajoutez les autres substances pulvérisées.
(b*. lo. c.)

℞ Emplâtre commun. . deux livres.
Cire jaune,
Huile d'olive, de chaque, une livre.

Faites fondre, et, en retirant du fen,
ajoutez

Cumin pulvérisé. . . . une livre.

Remuez jusqu'au refroidissement. (ams.)

b. prescrit une livre d'emplâtre commun,
autant de cire jaune, une demi-livre d'huile
d'olive et une livre de cumin ; — vm. une
partie d'emplâtre de litharge, autant de cire
jaune, une demi-partie d'huile d'olive, une
partie et demie de cumin, et, à volonté, une
demi-partie de baies de laurier, pour avoir
l'Emplâtre de cumin composé ;—br. su. w. et
sp. six onces d'emplâtre diapalme, autant
de cire jaune, autant d'huile d'olive, autant
de cumin, deux onces de baies de laurier
et un gros d'huile essentielle de cumin ; —
han. une livre d'emplâtre de litharge, trois
onces de cire jaune, six onces d'huile de camomille par coction, un gros d'huile essentielle de cumin et six onces de cumin en
poudre.

Résolutif, carminatif, fortifiant, qu'on
applique sur le bas-ventre, dans la tympa-
nite et l'hystérie.

CURCUMA.

*Terre-mérite, Souchet des Indes, Safran
des Indes; Curcuma longa, L.*

Gelbwurzel, gelber Ingwer, Kurkume (Al.); turmeric (An.);
zirsud (Ar.); galgant (B.); keang whang (C.); arsina (Can.);
huldie (Duk. Hi.); gurkemeje (D.); curcuma (E. I.); timmer
(Eg.); haradul (Gaz.); kurkum (Heb.); kurkema, indaansche
saffraan (Ho.); hulud (Mah.); mangellarua (Malab.); zird-
schubeh (Pe.); kurkumel (Po.); haridra (Sa.); gurkmeja
(Su.); munjil (Tam.); passapu, pampi (Tel.).

a. am. ams. an. b. ba. be. br. d. e. f. fe. fi. fu. han. li. o.
pa. po. pr. r. s. su. w. wu. a. be. br.c. g.m. sp. s.

Plante ℔ (monandrie monogynie, L.;
balisiers, J.), qui croît aux Indes orientales,
dans les lieux humides. (fig. Flore médic.
III. 143.)

On emploie la racine (radix Curcumæ),
qui est alongée, coudée, un peu moins
grosse que le petit doigt, noueuse, couverte
d'une écorce mince, grise et chagrinée, sur
laquelle on aperçoit des anneaux marqués. Au-dessous se trouve une substance
compacte, d'un jaune orange foncé, pesante
et dure, dont la cassure ressemble à celle de
la cire. Cette racine a l'odeur du gingembre;
sa saveur est chaude, amère et un peu âcre;
elle teint la salive en jaune. On l'appelle Curcuma rond (Curcuma rotunda) lorsqu'elle est
en tubercules ronds ou ovoïdes, de la grosseur d'un œuf de pigeon.

Elle contient, d'après Vogel et Pelletier,
de l'amidon, de la gomme, une huile essentielle très âcre, une matière colorante jaune,
une autre brune et divers sels.

Excitant, réputé diurétique, qui teint l'u-
rine en jaune. — Dose, depuis un scrupule
jusqu'à un gros.

TEINTURE DE CURCUMA.

Tinctura curcumæ. (vm.)

℞ Curcuma. . . . . une partie.
Eau-de-vie rectifiée. . six parties.

Filtrez après suffisante macération au bain-
marie tiède.

CUSCUTE.

Les pharmacopées font connaître deux
espèces de genre de plantes :

1° *Cuscute Épithym; Cuscuta Epithymum, L.*

Flachsseide (Al.); heelweed (An.); kokotice (B.); varkruid
(Ho.).

e. f. w. be. m.

Plante ☉, parasite (tétrandrie digynie, L.;
convolvulacées, J.), qui croît dans toute
l'Europe. (fig. Sm. Fl. brit. t. 283.)
On emploie l'herbe (herba Epithymi Cretici),
que l'on substitue quelquefois à la suivante.

2° *Cuscute d'Europe; Cuscuta Europæa, L.*

f. fe. w. br. m.

Plante ☉ , . parasite, qu'on trouve dans toute l'Europe. (*fig. Flore médic.* II. 194.)

On emploie l'herbe (*herba Cuscutæ majoris s. Epithymi officinarum*), qui se compose de longs filamens nus, rameux, capillaires, rougeâtres, aphylles, et garnis de suçoirs. Elle est inodore; sa saveur est âcre, astringente et un peu amère.

On dit ces deux plantes laxatives.

CYCLAME.

Pain de pourceau; Cyclamen Europæum, L

Schweinbrod, Sauhrod, Erdscheibwurz (*Al.*); *saw bread* (*An.*); *swinsky worech* (*B.*); *varkensbrood* (*Ho.*); *artanita* (*E. I.*).

br. e. f. fe. g. w. wu. be. br. g. m. sp. z.

Plante ♃ (pentandrie monogynie, L. ; lysimachies, J.), qui croît dans l'Europe australe. (*fig. Flore médic.* III. 195.)

On emploie la racine (*radix Arthanitæ s. Cycliminis officinalis s. Panis porcini*), qui est charnue, très épaisse, orbiculaire, grosse comme le poing et plus, noirâtre en dehors, blanche en dedans, garnie de nombreuses fibrilles et inodore. Elle a une saveur âcre, piquante, amère et désagréable.

Fraîche, elle est laxative.— Dose de la poudre, un gros.

CYMBALAIRE.

Linaire de montagne; Linaria Cymbalaria, Mill.

Zymbelkraut (*Al.*) ; *ivy leav'd toad flux* (*An.*).

w. sp.

Plante ♃ (didynamie angiospermie, L. ; scrofulariées, J.), commune en Europe. (*fig. Curt. Flor. Lond.* t. 55.)

On emploie l'herbe (*herba Cymbalariæ*), qui se compose d'une tige grêle, glabre, garnie de feuilles alternes, pétiolées, arrondies, échancrées en cœur à la base, et découpées en cinq ou sept lobes. Sa saveur est un peu amère.

Cette plante est réputée vulnéraire.

CYNANQUE.

Cynanque de Montpellier ; Cynanchum Monspeliacum, L.

Rundblättriger Hundswürger (*Al.*); *Montpellier cynanchum* (*An.*).

f.

Plante ♃ (pentandrie digynie, L.; apocynées, J.), qui croit dans les lieux maritimes du midi de l'Europe. (*fig. Cav. Ic. rar.* I. t. 60.)

L'herbe (*herba Cynanchi*) se compose de tiges glabres, cylindriques, sarmenteuses, garnies de feuilles ovales, arrondies, fortement échancrées en cœur, ordinairement obtuses et mucronées, glabres et d'un vert cendré.

CYNOGLOSSE.

Langue de chien ; Cynoglossum officinale, L.

Hundszunge (*Al.*); *houndstongue* (*An.*); *psy gazyk* (*B.*); *hundstunge* (*D.*); *cynoglosa* (*E.*); *hondstong* (*Ho.*); *lingua di cane* (*I.*); *psijerik* (*Po.*); *hundtunga* (*Su.*).

ams. an. be. br. e. f. fe. ff. g. han. w. be. br. g. m. sp. z.

Plante ☉ ou ♂ (pentandrie monogynie, L.; borraginées , J.), qu'on trouve dans toute l'Europe. (*fig. Flore médic.* III. 146.)

On emploie la racine et l'herbe.

La racine (*radix Cynoglossi s. Cynoglossæ majoris s. vulgaris*) est grosse, peu rameuse, fusiforme, d'un noir rougeâtre en dehors, blanchâtre en dedans, d'une saveur fade et très désagréable.

L'herbe se compose d'une tige velue, rameuse, garnie de feuilles alternes, sessiles, alongées, lancéolées, pubescentes, d'un vert blanchâtre. Elle a une odeur de boue, que la dessiccation enlève, et une saveur fade, douceâtre, nauséabonde.

Narcotique, dit-on.

CYPRES.

Cyprès commun ; Cupressus sempervirens, L.

Cypresse (*Al. Ho.*); *cypress* (*An. Su.*); *cipres* (*E.*); *cipresso* (*I.*).

e. f. w. be. m. sp.

Arbre (monoécie monadelphie, L.; conifères, J.) de la Crète et de l'Orient. (*fig. Flore médic.* III. 147.)

On emploie le bois et les fruits.

Le bois (*lignum Cupressi*) est dur, compacte, de couleur pâle et veiné de rougeâtre. Il a une odeur suave et pénétrante, une saveur amère.

Les fruits ou cônes, appelés *Galbules* ou *Noix de cyprès* (*Galbuli s. Nuces cupressi; Cypressennuesse* (Al.), sont gros comme des noisettes, composés d'écailles ligneuses, en forme de clous, autour de chacune desquelles se trouvent plusieurs noix monospermes et uniloculaires. Leur saveur est styptique et amère.

Le bois est astringent, sudorifique et diurétique; les fruits sont astringents.

TROCHISQUES DE CYPRÈS.

Trochisci fructuum cupressi. (e.)

♃ Suc de coings. . . . seize onces.		
Verjus. . . . une once et demie.		
Noix de cyprès . . . trois onces.		
Feuilles de myrte. . . deux onces.		

Roses rouges. . . . une once.
Faites cuire légèrement, et ajoutez
à la colature
Poudre de gomme arabique,
une once et demie.
——— de santal citrin. . dix gros.
——— de sumac,
——— de roses rouges,
de chaque. . . . . une once.
——— de poivre de la Jamaïque,
une once et demie.
Séchez au soleil, pulvérisez, et faites des
trochisques avec suffisante quantité d'eau de
roses.

VIN DE CYPRÈS COMPOSÉ.

*Vin astringent; Vinum stypticum s. fructuum
cupressi compositum.* (e.)

♃ Noix vertes de cyprès,
une once et demie.
Écorce de grenade,
Feuilles de romarin,
——— de myrthe,
Roses rouges sèches,
Balaustes, de chaque, une demi-once.
Vin rouge. . . . . deux livres.
Faites digérer pendant vingt-quatre heu-
res, sur un feu doux, et passez en exprimant.

D

DATTIER.

Phœnix dactylifera , L.

ba. br. e. f. fe. w. be..br. g. m. sp. z.

Arbre (dioécie triandrie, L.; palmiers,
J.) des Indes orientales, du nord de l'A-
frique et du midi de l'Europe. (*fig. Flore
médic.* III. 148.)
On emploie les fruits, appelés *Dattes, Dac-
tyli, Palmulæ; Dattel (Al.); date (An.); datle
(B.); dadel (Ho.).* Ce sont des drupes ovales,
un peu alongés, jaunâtres, qui, sous une
pellicule mince et lisse, présentent une
pulpe succulente, enveloppant une semence
presque ligneuse, dont un des côtés est
marqué d'un sillon longitudinal.
Émollient, béchique.

PULPE DE DATTES.

Pulpa dactylorum. (f.)

♃ Dattes. . . . . . . à volonté.
Eau bouillante. . quantité suffisante.
Faites bouillir, pour ramollir les fruits, enlevez les noyaux, passez la pulpe à travers
un tamis de crin, ajoutez-y l'eau de la décoction, et faites évaporer le tout convenablement, à une douce chaleur.

PÂTE DE DATTES. (f.)

♃ Dattes débarrassées des noyaux,
une livre et demie.
Coupez-les en petits morceaux, et
faites-les bouillir dans
Eau pure. . . . . . dix livres,
pendant une heure, jusqu'à ce qu'elles
s'écrasent facilement entre les doigts,
et passez la décoction. Dissolvez
Gomme du Sénégal. . . six livres
dans vingt livres d'eau, et passez la so-

lotion; mêlez-la avec l'autre liqueur.
Ajoutez
Sucre blanc. . . . . cinq livres.
Blancs d'œufs délayés dans un peu
d'eau. . . . . . . n° 5.
Faites bouillir, en écumant, puis réduire au tiers; passez à travers un linge,
faites évaporer jusqu'à consistance de
sirop épais, et ajoutez
Eau de fleurs d'oranger, neuf onces.
Évaporez jusqu'à consistance d'extrait
mou, et distribuez dans des moules de fer
blanc huilés, pour faire sécher à l'étuve.

DENTAIRE.

Il est fait mention, dans les pharmacopées, de deux plantes qui portent ce nom :

1° *Dentaire digitée, Petite dentaire; Dentaria digitata,* LMK.

Zehrwurzel, Steinbrechwurzel (Al.).

w.sp.

Plante ☉ (tétradynamie siliqueuse, L.;
crucifères, J.), qui croît dans le midi de
l'Europe. (*fig.* Garid. *Aix,* 152, t. 29.)
On emploie la racine (*radix Dentariæ minoris s. Violæ dentariæ s. Saniculæ albæ s.
Symphyti dentarii*), qui est composée d'é-
cailles blanches et charnues. Elle a une saveur astringente.

2° *Dentaire pinnée; Dentaria pinnata,*
LMK.

f.

Plante ☉ , du midi de l'Europe.
On emploie la racine, qui est moins écailleuse et plus solide que la précédente.
Ces deux plantes passaient jadis pour être
vulnéraires.

DENTELAIRE.

Plumbago Europœa, L.

*Bleywurz, Zahnwurz (Al.); londwort (An.); velesa (E.); rood.
kruid (Ho.); piombaggine, crepanella (I.).*

f. fe. fu. w. wu. br. m.

Plante ♃ (pentandrie monogynie, L. ;
plombaginées, J.), qui croît dans l'Europe
méridionale. (*fig. Flore médic.* III. 149.)
On emploie la racine (*radix Dentariæ majoris* s. *Dentillariæ* s. *Squamariæ* s. *Ambluti*),
qui est droite, alongée, épaisse, à peine rameuse, garnie de quelques fibres, brunâtre
en dehors, b'anche en dedans, inodore. Elle
a une saveur âcre et brûlante.
Son infusion huileuse a été employée
contre la gale, en frictions.

DICTAME.

Dictame de Crète; Origanum Dictamnus, L.

*Cretischer Diptam (Al.) ; dittanus of Candia (An.) ; kretsky
dyptam (B.).*

an. br. e. fe. ff. wu. be. g. sp. z.

Petit arbrisseau (didynamic gymnospermie, L. ; labiées, J.) de la Crète. (*fig.* Zorn,
Ic. pl. t. 542.)
On emploie l'herbe (*herba* s. *folia Dictamni Cretici*) , qui se compose d'une tige rameuse, rougeâtre, velue, garnie de feuilles,
dont les inférieures sont ovales, arrondies,
pétiolées. cotonneuses, blanchâtres, et les
supérieures arrondies, sessiles, glabres, souvent rougeâtres et chargées de nombreux
points glanduleux. Elle a une odeur forte et
balsamique, une saveur aromatique et un
peu amère.
Excitant, réputé jadis emménagogue.

HUILE DE DICTAME DE CRÈTE.

*Oleum dictamni æthereum, Ætheroleum dic-
tamni.* (sw.)

♃ Feuilles de dictame. . une partie.
Eau. . . . . .. quatre parties.
Distillez.

SIROP DE DICTAME.

Syrupus de dictamno. (f.)

♃ Sommités sèches de dictame de
Crète. . . . . . une once.
Eau distillée de dictame de Crète,
deux livres.
Faites digérer au bain-marie, pendant
deux heures, dans un vase couvert: pas-
sez et filtrez. Ajoutez à la liqueur
Sucre blanc. . . . . le double.
Faites dissoudre au bain-marie.

DIERVILLE.

Dierville du Canada; Diervilla Tournefortii,.
Mich.

Yellow flowr'd upricht honey-suckle (An.).

r. m.

Arbrisseau (pentandrie monogynie, L. ;
caprifoliacées, J.) de l'Amérique du nord.
(*fig.* Zorn, *Ic. pl.* t. 424.)
On emploie les tiges (*stipites Diervillæ*), qui
sont arrondies, de la grosseur d'une plume
au plus, ligneuses et d'un brun rougeâtre.
Elles ont une odeur désagréable, une saveur
âcre et nauséabonde.
On les a conseillées comme antisyphilitiques.

DIGITALE.

Deux espèces de ce genre de plantes sont
mentionnées dans les pharmacopées :

1° *Digitale ferrugineuse; Digitalis ferruginea*, L.

an.

Plante ♂ (pentandrie monogynie, L. ;
scrofulariées, J.) , de l'Italie et du Levant.
On emploie l'herbe, qui se compose d'une
tige garnie de feuilles sessiles, oblongues,
lancéolées, glabres en dessus et velues sur
les bords.

2° *Digitale pourprée, Grande Digitale,
Gantelée, Gants de Notre-Dame; Digitalis
purpurea*, L.

*Rother Fingerhut, Purpurfingerhut, Purgirfingerhut; Finger-
kraut, Waldschollkraut, Meerstachelkraut, Waldglœck-
lein, Waldglocke, Unsern Frauen Handschuh (Al.); purple
foxglove (An.) ; rod fingerhat (D.); paarsch vingerhoed
(Ho.); guantelli, digitale, digitella (I.); paluszniczek (Po.);
deda leira (Por.); fingerborrsœrt (Su.).*

a. am. ams. an. b. ba. be. br. d. dd. du. ed. f. fe. ff fi. fu. g.
ham. ban. he. li. lo. o. p. po. pp. pr. r-s. su.-w. wu. ww.
br. c. g. m po. sp.

On emploie l'herbe (*herba Digitalis*), qui
se compose d'une tige cylindrique, simple,
droite, velue, garnie de feuilles ovales ou
lancéolées, pétiolées, aiguës, blanchâtres
et tomenteuses en dessous, vertes et un peu
ridées en dessus, dentées sur les bords. Elle
a une odeur un peu vireuse, une saveur désagréable, nauséeuse, âcre et amère.
Elle contient, suivant Leroyer, un alcaloïde, la *Digitaline* (*Digitalinum*), qui est la
source de son activité.
Irritant à haute dose, elle occasione des
nausées, des vomissemeus, des selles, puis
des vertiges, le délire, des convulsions et la
mort. A dose moins forte, elle ne fait qu'irriter les voies gastriques, comme l'annon-
cent les nausées et les coliques légères qu'elle
détermine ; en même temps elle accroît la
sécrétion urinaire et accélère la circulation. A plus petite dose encore, elle dimi-

nué assez généralement le nombre des pulsa-
tions d'une manière progressive, effet qui dure
même parfois quelque temps après qu'on
en a cessé l'usage. On l'emploie, comme calmant, dans les affections nerveuses, l'asthme,
le crachement de sang, et sur la fin des catarrhes pulmonaires; comme diurétique, dans
l'anasarque et l'hydropisie; comme excitant,
dans les scrophules; comme contre-stimulant, dans les inflammations internes et surtout la péripneumonie aiguë. — Dose de la
poudre, un grain à six et plus, progressivement.

POUDRE DE DIGITALE.

Pulvis, digitalis purpureœ. (dd. pp. *au. sw**.)

℞ Feuilles de digitale sèches,
Sucre blanc, de chaque. . . un gros.
Faites une poudre. (*sw**.) — Partagez en
douze prises, dont on donne une demie,
une, deux et trois par jour, dans l'hydropisie, l'ascite surtout.

℞ Feuilles de digitale pourprée,
un grain.
Sucre blanc. . . . un scrupule.
Faites une poudre. (dd.) — A prendre
en une seule fois.

℞ Feuilles de digitale pourprée,
deux grains.
Racine de roseau aromatique,
cinq grains.
Sucre blanc. . . . treize grains.
Faites une poudre. (pp. *au.*) — A prendre
en deux fois.

℞ Feuilles de digitale. . . un grain.
Acide tartrique. . . trois grains.
Camphre. . . . . deux grains.
Sucre. . . . . . dix grains.
Faites une poudre. (*au.*)

POUDRE DIURÉTIQUE. (fu. *b. hp.*)

℞ Feuilles de digitale pourprée,
Cannelle, de chaque. . un scrupule.
Sucre blanc,
Terre foliée de tartre,
de chaque. . . quatre scrupules.
Dose, quinze à vingt grains. (fu.)

℞ Feuilles de digitale pourprée,
quinze grains.
Nitre. . . . . . trois gros.
Crème de tartre . . . quatre gros.
Faites six paquets. — Dose, un toutes
les deux heures. (*b.*)

℞ Feuilles de digitale. . . un grain.
Péroxide de manganèse, trois grains.
Poudre de réglisse, un demi-scrupule.
Pour une seule dose, a répéter toutes les
quatre heures. (*b.*)

℞ Feuilles de digitale,
Scille, de chaque. . . un grain.
Huile de genièvre . . deux gouttes.
Crème de tartre boratée,
Réglisse, de chaque. . un scrupule.
Cannelle . . . . . deux grains.
A répéter deux ou trois fois par jour. (*hp.*)

POUDRE NAUSÉEUSE.

Pulvis deprimens et nauseam ciens. (*b.*)

℞ Feuilles de digitale. . un scrupule.
Ipécacuanha. . . . . huit grains.
Faites huit paquets. — Dose, un toutes
les deux heures.

POUDRE TEMPÉRANTE. (*sm.*)

℞ Feuilles de digitale pourprée,
huit grains.
Extrait gommeux d'opium,
quatre grains.
Sucre. . . . . . . une once.
Huile essentielle de menthe poivrée. . . . . quatre gouttes.
Partagez en huit ou dix prises. — Contre les
palpitations de cœur. — Dose, un paquet,
tous les soirs, dans une demi-verrée d'eau.

POUDRE ANTISPASMODIQUE. (*pie.*)

℞ Asa fœtida,
Castorénm, de chaque, un demi-gros.
Racine de valériane, deux scrupules.
Feuilles de digitale pourprée,
dix grains.
Mercure doux. . . . six grains.
Sucre candi. . . . un gros.
Partagez en vingt-quatre paquets. — Dans
les convulsions provenant de l'hydrocéphale,
chez les enfans d'un à trois ans. — Dose, un
paquet, dans une cuillerée à bouche d'eau
sucrée, matin et soir.

POUDRE PURGATIVE ET DIURÉTIQUE. (*bo.*)

℞ Sulfate de soude. . . deux gros.
Acétate de potasse. . trente grains.
Scille,
Feuilles de digitale pourprée,
de chaque. . . cinq grains.
Résine de jalap. . . six grains.
A prendre en une seule dose, le matin, à
jeun, dans un bouillon apéritif.

POUDRE ANTIHYDROPIQUE. (*sm.*)

℞ Crème de tartre. . . . une once.
Nitre,
Borax, de chaque. . . deux gros.
Feuilles de digitale pourprée,
un scrupule.
Partagez en douze paquets. — Dose, un
d'abord, puis deux, trois et même quatre,
dans un verre de tisane quelconque.

BOLS DE DIGITALE.

Boli de digitale. (*b.*)

♃ Feuilles de digitale pourprée,
seize grains.
Miel despumé , quantité suffisante.
Faites huit bols. — Dose, un toutes les
deux heures.

PILULES DE DIGITALE. (ff. *ca. pie. sw.*)

♃ Extrait de digitale pourprée,
à volonté.
Poudre de réglisse, quantité suffisante.
Faites des pilules d'un demi-grain. (ff.)

♃ Extrait de digitale. . . à volonté.
Fécule de digitale, quantité suffisante.
Faites des pilules de quatre grains. (*sw**.)
— Dose, deux ou trois, en augmentant peu
à peu jusqu'à douze, deux fois par jour.

♃ Feuilles de digitale pourprée,
Asa fœtida, de chaque. ⌐ un gros.
Teinture de lavande composée,
quantité suffisante.
Faites des pilules de deux grains. (*ca. sw.*)
— Dose, une ou deux tous les matins.

pie. prescrit un gros de digitale , un gros
d'asa et assez de sirop de karabé pour faire
cinquante pilules.

♃ Feuilles de digitale pourprée,
trois grains.
Crème de tartre ,
Racine d'iris de Florence,
Nitre, de chaque, un demi-scrupule.
Faites trois pilules. (*pie.*) — A prendre en
un jour, à distances égales ; on augmente peu
à peu la digitale jusqu'à quinze grains , sans
changer la quantité des autres ingrédiens.

PILULES HYDRAGOGUES. (*pie.*)

♃ Feuilles de digitale pourprée ,
un gros.
Scille,
Extrait de trèfle d'eau,
de chaque. . . . . un gros.
Faites soixante et dix pilules. — Dose,
trois à neuf, chaque jour, dans l'hydrothorax.

PILULES FONDANTES. (*pic.*)

♃ Camphre,
Gomme ammoniaque,
Rhubarbe, de chaque. . un gros.
Tartre stibié. . . . six grains.
Feuilles de digitale pourprée,
une once.
Extrait de grande ciguë ,
——— d'absinthe,
de chaque. . . . . trois gros.

Sirop de sucre , quantité suffisante.
Faites cent vingt pilules. — Dose, depuis
une jusqu'à six , matin et soir, en augmentant progressivement.

PILULES FONDANTES ET DIURÉTIQUES.

*Pilulæ resolventes , diureticæ ac depri-
mentes.* (*b.*)

♃ Gomme ammoniaque ,
quatre scrupules.
Savon de Venise,
Extrait de ciguë ,
——— aqueux d'aloès ,
——— de rhubarbe,
de chaque. . . . un demi-gros.
Feuilles de digitale. . . un gros.
Oxymel scillitique,
Poudre de réglisse,
de chaque. . suffisante quantité.
Faites des pilules de six grains. — Dose,
trois matin et soir, dans les engorgemens
des viscères du bas-ventre avec orgasme
du système vasculaire cardiaque.

PILULES CALMANTES. (*e.*)

♃ Feuilles de digitale ,
Opium , de .chaque. . six grains.
Conserve de roses, quantité suffisante
pour 'faire douze pilules. — Dose , une
toutes les quatre heures, dans l'asthme.

BOLS FONDANS.

Boli deprimentes et resolventes. (*b.*)

♃ Feuilles de digitale, quinze grains.
Mercure doux. . . . huit grains.
Rob de genièvre. . . . un gros.
Faites quatre bols.—Dose, un toutes les
quatre heures , dans la méningite et l'en-
céphalite.

♃ Mercure doux. . . . six grains.
Tartre stibié. . . . deux grains.
Feuilles de digitale. . douze grains.
Miel despumé,
Poudre de réglisse ,
de chaque , quantité suffisante
pour faire quatre bols. — Dose, un toutes
les quatre heures , dans l'hémoptysie accompagnée d'engorgement des viscères du bas-
ventre.

BOLS NAUSÉEUX.

Boli deprimentes ac nauseantes. (*b.*)

♃ Feuilles de digitale , quinze grains.
Ipécacuanha. . . . trois grains.
Rob de sureau ,
Réglisse en poudre ,
de chaque. . quantité suffisante.
Faites six bols.—Dose, un toutes les deux
heures, dans l'hémoptysie dite .active et
la dysenterie.

BOLS DIURÉTIQUES.

Boli diuretici et antispasmodici. (*b.*)

♃ Feuilles de digitale ,
Scille , de chaque. . . douze grains.
Extrait de jusquiame. . six grains.

Faites six bols. — Dose , un toutes les
deux heures, dans l'angine de poitrine avec
engorgement des viscères du bas-ventre.

MIXTURE CALMANTE.

Mixtura deprimens. (*b.*)

♃ Émulsion d'amandes amères ,
                   six onces.
Feuilles de digitale ,   vingt grains.

A prendre par cuillerées, dans les inflammations de poitrine.

MIXTURE DIURÉTIQUE.

Mixtura deprimens et valde diuretica. (*b.*)

♃ Émulsion d'amandes amères,
                   une livre.
Feuilles de digitale. . un scrupule.
Nitre. . . . . . . deux gros.

A prendre peu à peu, dans le même cas
que la précédente.

EXTRAIT DE DIGITALE POURPRÉE. (han. s. vm.)

♃ Herbe fraîche de digitale pour-
      prée. . . . . à volonté.

Pilez dans un mortier de pierre , en arrosant avec un peu d'eau ; exprimez le suc,
et de suite faites-le évaporer au bain-marie ,
en remuant toujours sur la fin avec une
spatule. (han.)

♃ Feuilles de digitale pourprée ,
                   à volonté.

Pilez avec un peu d'eau , et passez à travers une étamine; laissez reposer, décantez;
faites coaguler au feu , et passez de nouveau; évaporez jusqu'à consistance de masse
pilulaire , retirez du feu , incorporez la fécule mise à part , et évaporez encore jusqu'au degré convenable. (s. vm.)

DÉCOCTION DE DIGITALE.

Decoctum digitalis. (du. c. vm.)

♃ Feuilles de digitale. . une partie.
Eau. . . . . trente parties.

Faites réduire à vingt-quatre par l'é-
bullition , passez , puis décantez après
le refroidissement , et ajoutez
    Eau-de-vie. . . . quatre parties.
Mêlez bien. (vm.)

du. et c. prescrivent de faire chauffer
doucement un gros de digitale dans suffisante quantité d'eau pour obtenir huit on-

ces de colature , et quand la liqueur commence à bouillir , de la retirer du feu ; pour
la laisser en digestion pendant un quart
d'heure et la passer ensuite.

INJECTION DIURÉTIQUE. (*pie.*)

♃ Digitale pourprée. . deux gros.
Eau. . . . . quantité suffisante
pour avoir , après suffisante coction ,
quatre onces de colature.

Chrestien conseille de la pousser trois fois
par jour dans le rectum , en augmentant
peu à peu la dose de la digitale.

POTION DIURÉTIQUE. (*au.* sm.)

♃ Feuilles de digitale pourprée ,
                 un scrupule.
Eau. . . . . . huit onces.

Faites réduire à six onces par la
coction , et ajoutez à la colature
    Sirop de guimauve. . deux onces.

A prendre par cuillerées, dans les vingt-
quatre heures.—S'il en résulte des nausées et
des vomissemens, on ajoute à la formule depuis un scrupule jusqu'à un demi-gros de
liqueur anodine d'Hoffmann. (sm.)

♃ Feuilles de digitale. . une once.
Eau. . . une livre et demie.

Faites réduire à huit onces par l'é-
bullition , et ajoutez à la colature
    Eau-de-vie. . . une demi-once.
Mêlez une once de cette liqueur avec
    Eau de menthe poivrée ,
 —— de persil , de chaque, deux onces.

Dose , une cuillerée toutes les deux heures , dans l'hydropisie. (au.)

TEINTURE AQUEUSE DE DIGITALE DE FOWLER.
(*pie.*)

♃ Feuilles de digitale fraîches ,
                 deux onces.
Eau pure. . . . . une livre.

Faites bouillir jusqu'à ce que le liquide soit réduit à sept onces et demie.
Passez et ajoutez
    Teinture de cardamome ,
                 une demi-once.

Cette décoction concentrée convient dans
les cas où la teinture alcoolique ne peut
être employée.

INFUSION DE DIGITALE.

Infusum digitalis s. digitalis purpureæ.
(am. b*. ed. lo. sw. br. c. e. sw.)

♃ Feuilles de digitale pourprée ,
                 un gros.
Eau bouillante. . . huit onces.

Faites digérer pendant quatre heures

dans un vase couvert, et ajoutez à la colature

Eau de cannelle. . une demi-once.
Mêlez bien. (am. b*. ed. lo. su. br. c. e.)

b*. et sw. donnent la même formule, mais laissent le choix entre l'eau de cannelle et toute autre eau aromatique quelconque.

Dose, une once pour les adultes.

Ypey a conseillé une infusion de deux gros de digitale dans une pinte d'eau, à prendre par cuillerées, de trois heures en trois heures, jusqu'à ce qu'il survienne des nausées et des déjections alvines. (b*.)

POTION EXPECTORANTE.

Mixtura deprimens et expectorans. (b.)

℞ Feuilles de digitale, trente grains.
Eau bouillante, quantité suffisante pour obtenir quatre onces d'infusion.
Ajoutez à la colature

Émulsion de gomme arabique,
trois onces.
Kermès minéral. . . . six grains.
Sirop de guimauve. . . une once.

A prendre peu à peu, dans la péripneumonie et la pleurésie.

POTION HYDRAGOGUE. (au.)

℞ Feuilles de digitale,
un demi à un gros.
Eau. . . . . quantité suffisante pour obtenir sept onces d'infusion.
Ajoutez à la colature

Eau de cannelle vineuse, deux onces.
Sirop quelconque. . . une once.

Dose, une à deux cuillerées, toutes les heures, dans la phthisic, l'hydropisie et surtout les hémorrhagies.

℞ Feuilles de digitale. . . un gros.
Quinquina. . . . . six gros.
Eau bouillante. . . dix onces.

Faites infuser, et ajoutez à la colature

Tartre boraté. . . . une once.
Eau de cannelle vineuse, deux onces.
Landanum de Sydenham,
trente gouttes.

Dose, trois cuillerées par jour.

INFUSION DIURÉTIQUE. (ham.)

℞ Feuilles de digitale pourprée,
deux gros.
Eau bouillante. . . . huit onces.

Faites infuser dans un vase couvert, passez après le refroidissement, et ajoutez à la colature

Eau de cannelle. . . deux onces.
Esprit de nitre dulcifié, deux gros.
Mêlez bien.

HYDROMEL ANTIASTHMATIQUE.

Hydromel asthmaticum. (pa.)

℞ Feuilles fraîches de digitale pourprée. . . . . une demi-livre.
Eau bouillante. . . . deux livres.

Après suffisante digestion, passez en exprimant, et ajoutez à une livre et demie de colature

Gomme ammoniaque dissoute dans quatre onces de vinaigre, une once.
Miel. . . . . . quatre onces.
Teinture de benjoin. . deux gros.

A prendre par cuillerées, en ajoutant au besoin de l'esprit de sel ammoniac anisé.

TEINTURE DE DIGITALE DE REMER. (b*. vm.)

℞ Feuilles de digitale. . . un gros.
Laissez en digestion pendant vingt-quatre heures dans

Acétate d'ammoniaque liquide,
quantité suffisante pour obtenir une once de colature, après avoir exprimé avec force. (b*.)

vm. prescrit une partie de feuilles, seize d'acétate liquide, et vingt heures de digestion.

Conseillée dans la toux spasmodique, à la dose de vingt gouttes.

TEINTURE DE DIGITALE COMPOSÉE.

Tinctura digitalis composita. (sw*.)

℞ Feuilles de digitale pourprée,
deux onces.
Esprit d'amandes amères, seize onces.

Après suffisante infusion, passez en exprimant et filtrez.

SIROP DE DIGITALE.

Vinaigre de digitale sucré, Oxysucre liquide de digitale; Oxysaccharum digitalis, Syrupus digitalis s. digitalis aceticus. (b*. au. sw. vm.)

℞ Feuilles sèches de digitale,
une partie et demie.
Vinaigre blanc. . . huit parties.

Faites infuser au bain-marie tiède, dans un vase couvert, pendant douze heures. Après le refroidissement, passez avec expression, et ajoutez

Sucre blanc. . une partie et demie.

Faites fondre à une très faible chaleur. (vm.)

℞ Feuilles fraîches de digitale pourprée. . . . . une partie.
Vinaigre. . . . . huit parties.

Faites macérer à froid pendant huit jours; passez et ajoutez

31

Sucre. . . . une partie et demie.

Filtrez le lendemain. (*vm.*)

sw. prescrit deux onces de digitale, seize de vinaigre et trente de sucre.

♃ Herbe de digitale pourprée, une once.
Vinaigre distillé. . . huit onces.

Faites digérer à une douce chaleur, puis passez en exprimant. Ajoutez à six onces et demie de colature

Sucre. . . . . . dix onces.

Faites bouillir et écumez. — A la dose d'une cuillerée à café et plus. — Préconisé par Martius, dans la phthisie pulmonaire. (b*. *au.*)

VIN DE DIGITALE. (p. *pie.*)

♃ Feuilles sèches de digitale, une once.
Vin blanc généreux. . deux livres.

Après quatre jours de macération, passez. (p.)

pic. prescrit une once de digitale, quatre onces de vin de Madère, et quelques heures de digestion, à une très douce chaleur.

Usité dans les cas où la teinture alcoolique paraît trop excitante.

TEINTURE DE DIGITALE.

Tinctura s. Essentia digitalis s. digitalis purpureæ. (a. am. an. b*. be. du. ed. f. ff. fi. ham. han. lo. po. pr. s. su. *br.* c. *hp. pic. sw. vm.*)

♃ Feuilles de digitale sèches, une partie.
Alcool (22 degrés). . quatre parties.

Faites digérer pendant six jours et passez. (f.)

ff. prescrit une partie de digitale et huit d'alcool (22 degrés) ; — lo. quatre onces de feuilles, deux pintes d'alcool (0,930) et quinze jours de digestion ; — am. du. et c. deux onces de digitale, une pinte d'alcool (0,930) et huit jours de digestion ; — he. une partie de digitale et quatre d'alcool (15 degrés) ; — a. une de digitale et huit d'alcool (0,910) ; — an. une de digitale et quatre d'alcool (20 degrés) ; — ed. ham. su. *br.* et *pic.* une de digitale et huit d'alcool (0,935) ; — hp. une de digitale et six d'alcool.

♃ Suc de digitale récemment exprimé,
Esprit de vin rectifié,
de chaque. . . . . poids égal.

Faites digérer à froid pendant quelques jours, et filtrez. (s.)

♃ Feuilles de digitale sèches,
deux gros.
Esprit de vin rectifié. . huit onces.

Eau distillée. . . . . quatre onces.

Faites digérer à une douce chaleur, exprimez et filtrez. (b*. fi. han. po. pr. su.)

vm. prescrit une partie de digitale, quatre d'eau-de-vie, une d'eau et plusieurs jours d'infusion à froid ; — sw. deux de digitale, quatre d'alcool, quatre d'eau et vingt-quatre heures de digestion à une douce chaleur.

Conseillée dans l'hydrothorax, l'anasarque, l'hémoptysie, la phthisie pulmonaire. — Dose, une trentaine de gouttes, dans une once d'eau de menthe, à répéter deux ou trois fois par jour, en augmentant même jusqu'à ce qu'il survienne des nausées.

TEINTURE DE DIGITALE DE PLANCHE. (*br*.)

♃ Feuilles de digitale séchées à l'étuve et pulvérisées. . deux onces.
Alcool (20 degrés) . . douze onces.

Faites digérer pendant quatre jours dans une étuve, à une température de 25 à 30 degrés R.; passez en exprimant avec force; versez sur le marc

Alcool (20 degrés). . . huit onces.

Faites digérer comme ci-dessus, passez en exprimant, mêlez les deux colatures, filtrez, et distillez au bain-marie, pour qu'il reste douze onces de teinture.

Dose, trois à six gouttes, dans une tasse de véhicule approprié.

TEINTURE DE DIGITALE DE MACLEAN. (b*.)

♃ Herbe de digitale. . . une once.
Eau-de-vie. . . . . . huit onces.

Tenez en digestion pendant huit jours, à une douce chaleur.

Dose, trente gouttes au plus. — Maclean prépare aussi une teinture avec quatre onces d'herbe fraîche et autant d'alcool rectifié. La dose est la même.

TEINTURE DE DIGITALE DE HARLESS. (b* *au.*)

♃ Feuilles de digitale. . . une once.
Alcool,
Eau de cannelle,
de chaque. . . . trois onces.

Faites digérer ensemble pendant quatre jours, et filtrez.

au., qui indique cette teinture sous le nom de *Tinctura digitalis semi-spirituosa*, en donne, sous celui de *Tinctura digitalis spirituosa*, une autre, dont voici la formule :

♃ Feuilles de digitale. . . une once.
Alcool concentré,
Eau de cannelle vineuse,
de chaque. . . . . trois onces.

Passez au bout de trois jours. — Dose, dix à trente gouttes.

POTION CALMANTE.

Mixtura digitalis camphorata. (au.)

♃ Teinture de digitale, un gros et demi.
———— de jusquiame. . . un gros.
Émulsion camphrée. . quatre onces.
Une cuillerée à café toutes les heures.

POTION EXPECTORANTE. (e.)

♃ Teinture de digitale, une demi-once.
———— d'opium, quarante gouttes.
Eau. . . . deux onces et demie.

Une cuillerée à café, trois ou quatre fois par jour, dans l'hémoptysie et la phthisie commençante.

POTION DIURÉTIQUE. (e. fp. ra.)

♃ Teinture de digitale. . . un gros.
Infusion de thé. . . quatre onces.
Miel scillitique. . . . une once.

A prendre par cuillerées. (ra.)

♃ Infusion de digitale. . quatre onces.
Teinture de digitale,
Acétate de potasse,
de chaque. . . . . . un gros.
Teinture d'opium. . . dix gouttes.
Une cuillerée, trois ou quatre fois par jour. (e.)

♃ Décoction de pariétaire,
quatre onces.
Teinture de digitale. . un demi-gros.
Vin scillitique . . . . deux gros.
Éther nitrique alcoolisé,
vingt-quatre gouttes.
Sirop des cinq racines. . une once.

Mêlez. (fp.)

TEINTURE DE DIGITALE DE TROMMSDORF. (b*. o.)

♃ Herbe de digitale. . . . une once.
Alcool. . . . . . . huit onces.
Tenez en digestion pendant huit jours, à 10 degrés R. ; passez, puis ajoutez
Éther sulfurique. . . deux onces.

o. donne à peu près la même formule :

♃ Herbe de digitale,
Liqueur anodine minérale,
Alcool concentré,
de chaque. . . . . une once.
Faites digérer pendant quatre jours, à froid, dans un vase couvert, en remuant souvent, et filtrez.

Dose, di xà trente gouttes et plus.

TEINTURE DE DIGITALE DE FLITTNER.

Tinctura digitalis aquoso-ætherea. (b*. au.)

♃ Feuilles de digitale. . . trois onces.
Eau. . . . . dix-huit onces.

Faites macérer pendant vingt-quatre heures, évaporez la colature au bain-marie, jusqu'à ce qu'il n'en reste plus que trois onces ; faites infuser le marc de l'opération précédente dans six onces d'éther sulfurique, pendant vingt-quatre heures, passez en exprimant, et mêlez la colature avec la teinture aqueuse.

Dose, dix à quinze gouttes.

TEINTURE ÉTHÉRÉE DE DIGITALE.

Tinctura digitalis ætherea. (be. f. han. po. pr. s. br. ca. vm.)

♃ Feuilles sèches de digitale en poudre. . . . . . une partie.
Éther sulfurique (46 degrés),
quatre parties.
Faites macérer pendant deux jours, dans un flacon bouché, et transvasez. (be. f. han. br. ca.)

vm. prescrit une partie d'herbe et trois d'éther ; — po. pr. et s. une d'herbe et huit d'éther.

Dose, une vingtaine de gouttes, et plus, en augmentant peu à peu, trois fois par jour.

TEINTURE DIURÉTIQUE. (hp.)

♃ Huile de genièvre. . un demi-gros.
Éther nitrique,
Teinture éthérée de digitale,
de chaque. . . . trois gros.
Dose, vingt à trente gouttes, toutes les trois heures.

ONGUENT DE DIGITALE. (fu. ham. s. wu. hp. sw.)

♃ Herbe écrasée de digitale,
une partie.
Axonge de porc. . . deux parties.
Après deux jours de digestion, faites cuire, sur un feu doux, jusqu'à consomption de l'humidité, et passez. (s.)

fu. prescrit seize onces d'herbe et vingt de beurre frais ; — wu. quatre onces d'herbe et une livre d'axonge.

♃ Suc de digitale,
Axonge de porc,
de chaque. . . . parties égales.
Faites cuire jusqu'à consomption de l'humidité. (ham.)

hp. prescrit une partie de suc et deux de graisse ; — sw. quatre onces d'axonge et une livre de suc.

Employé·dans le pansement des ulcères anciens.

EMPLÂTRE DE DIGITALE. (fi. *vm*.)

℞ Cire jaune. . . . . . une partie.
    Colophane,
    Huile d'olive,
      de chaque. . . une demi-partie.
Faites fondre, et ajoutez au mélange demi-refroidi
    Poudre de feuilles de digitale,
                          une partie.
Mêlez. (fi.)

℞ Cire jaune. . . . quatre parties.
    Poix-résine. . . . . deux parties.
    Huile d'olive. . . : une partie.
Faites fondre et ajoutez
    Fécule verte de digitale,
                        quatre parties.
Laissez cuire jusqu'à consomption de l'humidité, passez et remuez jusqu'au refroidissement. (*vm.*)

DOMPTE-VENIN.

Asclepias Vincetoxicum, L.

Schwälbenwurz·l (*Al.*); *swallow wort* (*An.*); *lassto wienjk* (B.); *svalorod* (D.); *vincetosigo* (E.); *tegengiftige zydevrugt* (Ho.); *vincetossico* (I.); *jaskotcze ziele* (Po.); *vincetoxico* (Por.); *talkøert*.(Su.).

ams. b. br. d. e. f. fe. g. li. s. rv. wu. *be. hr. g. m. pid. sp. z.*

Plante ♃ (pentandrie digynie, L.; apocynées, J.), commune en Europe. (*fig.* Blackw. *Herb.* t. 96.)
On emploie la racine (*radix Vincetoxici* s. *Hirundinariæ* s. *Contrayervæ germanicæ*), qui se compose de plusieurs fibrilles contournées, naissant d'une tête commune, longues, grêles et d'un jaune pâle. Elle a une odeur forte, qui se dissipe en grande partie par la dessiccation, et une saveur amère, âcre, désagréable.
Elle contient, d'après Feneulle, un principe vomitif différent de l'émétine, une résine, du mucus, de la fécule, de l'huile grasse, de l'huile volatile, de l'acide pectique, du ligneux et des sels.
Excitant, vomitif, purgatif, sudorifique et diurétique. On l'emploie surtout dans les hydropisies, les scrofules et l'aménorrhée. — Dose de la poudre, un demi-gros et plus.

EXTRAIT DE DOMPTE-VENIN.

Extractum vincetoxici. (br. sa. w.)

℞ Racine de dompte-venin, une livre.
    Eau de fontaine. . . . six livres.
Faites digérer pendant quatre jours, dans un endroit chaud, puis bouillir un peu; passez en exprimant, et évaporez la colature jusqu'en consistance d'extrait. (br.)

℞ Racine de dompte-venin. . une livre.
    Alcool. . . . cinq à six livres.
Après suffisante digestion, passez en exprimant, faites digérer, puis bouillir un peu le résidu avec trois livres d'eau, passez en exprimant, et clarifiez avec du blanc d'œuf; mêlez les deux liqueurs ensemble, retirez l'alcool par la distillation, et évaporez le reste jusqu'en consistance convenable.(w.)

℞ Racine de dompte-venin. . une livre.
    Vin blanc généreux, cinq à six livres.
Faites digérer pendant trois jours sur le bain de sable, et passez en exprimant avec force; faites cuire le résidu avec suffisante quantité de nouveau vin, réduisez à moitié, et passez; évaporez les deux teintures réunies jusqu'en consistance requise. (sa.)

TEINTURE DE DOMPTE-VENIN.

Tinctura s. *Essentia vincetoxici.* (br. d. pa. w.)

℞ Racine de dompte-venin, une partie.
    Alcool. . . . . . cinq parties.
Passez après quelques jours de macération.
Excitant, réputé diaphorétique, diurétique et alexipharmaque. — Dose, quarante à soixante-dix gouttes.

DORONIC.

Il est parlé de deux espèces de ce genre de plantes dans les pharmacopées:

1° *Doronic à feuilles en cœur, Mort aux panthères; Doronicum Pardalianches*, L.

Gemsenwurz, Schwindelwurz, Gemsenkraut, Leopardenwürger (*Al.*); *leopard's bane* (*An.*); *kamzykowi kuren* (Bo.); *doronico* (E. I.); *reebokkruid* (Ho.).

br. e. f. li. pa. w. wu. *be. m. sp.*

Plante ♃ (syngénésie polygamie superflue, L.; synanthérées, Cass.), qui croît dans les lieux montueux du midi de l'Europe. (*fig. Flore médic.* III. 152.)
On emploie la racine (*radix Doronici officinalis* s. *latifolii* s. *romani*), qui est un peu épaisse, fibreuse, annelée, d'un gris jaunâtre en dehors, blanche en dedans, presque sans odeur. Sa saveur est douceâtre, un peu astringente et légèrement aromatique.

2° *Doronic à feuilles de plantain; Doronicum plantagineum*, L.

f.

Plante ♃, commune en Europe, dans les bois.
Sa racine peut être substituée à celle de l'espèce précédente.
Ces deux racines ont passé tour à tour pour un poison et pour un contre-poison. Jadis on croyait que leur usage faisait périr

les léopards. On les a employées dans les vertiges, l'épilepsie et l'aménorrhée.

DORADILLE.

Cétérach ; Ceterach officinarum , CAND.

Milzfarn, kleine Hirschzunge (Al.); common spleenwort (An.); steenvaren (Ho.).

br. e. f. fe. w. be. g. m. sp.

Plante ♏ (cryptogamic, L. ; fougères, J.), des parties méridionales de l'Europe. (*fig.* Zorn , *Ic. pl.* t. 311.)
On emploie l'herbe (*herba Ceterach s. Asplenii s. Scolopendrii* veri), qui se compose de feuilles demi-pennées, à lobes alternes, oblongs, obtus au sommet et réunis à la base.

INFUSION DE DORADILLE.

Infusum foliorum ceterach. (b*.)

♃ Feuilles de doradille. . une once.
Eau bouillante. . . . une pinte.

Faites infuser.
Léger astringent et tonique, employé dans le catarrhe de la vessie. — Dose., deux onces.

DOUCE-AMÈRE.

Morelle grimpante ; Solanum Dulcamara, L.

Bittersüsstengel, Hirschkraut, rother Nachtschatten, Hindischkrautstengel (Al.); woody nightshade, bitter sweet (An.); sladka horka (B.); hundebaer, troldbaer, (D.); dulciamargo (E.); bitterzoet (Ho.); dulcamara (I.); glistnik, psinki wodne (Po.); docamarga (Por.); qweswod (Su.).

a. am. ams. an. b. ba. be. d. du. e. ed. f. fe. ff. fi. fu. g. ham. han. he. li. lo. o. p. po. pp. pr. r. s. su. w. wu. ww. be. c. g. m. pa. pid. sp. z.

Plante ♄ (pentandrie monogynic, L. ; solanées, J.), très commune dans toute l'Europe. (*fig.* *Flore médic.* III. 153.)
On emploie les jeunes rameaux, que l'on cueille avant qu'ils soient devenus complètement ligneux (*stipites Dulcamaræ s. Amaræ dulcis s. Solani scandentis*), qui sont longs de plusieurs pieds, gros comme des tiges de plume d'oie et plus, jaunâtres, flexibles, ramifiés, glabres, couverts d'une écorce rugueuse. Ils ont une odeur vireuse, surtout quand ils sont frais. Leur saveur est d'abord amère et ensuite douce.
Defosses y a découvert un alcaloïde, la *Solanine,* qui constitue leur principe actif.
Excitant, irritant, sudorifique. On emploie cette plante dans les maladies vénériennes, les rhumatismes et la gale. Elle occasione fort souvent des nausées et des pesanteurs de tête.

PILULES DE DOUCE-AMÈRE. (sw.)

♃ Extrait de douce-amère, une once.

Antimoine cru. . une demi-once.
Poudre de douce-amère,
quantité suffisante.

Faites des pilules de quatre grains. — Dose, trois ou quatre par jour.

EXTRAIT DE DOUCE-AMÈRE.

Extractum dulcamaræ. (a. ams. an. b. ba. be. br. han. li. o. pa. pr. s. w. wu. vm.)

♃ Tiges de douce-amère. . à volonté.
Pilez-les dans un mortier, exprimez avec force, laissez reposer le suc pendant deux heures, et faites-le évaporer en consistance d'extrait. (li.)

♃ Tiges de douce-amère. . à volonté.
Faites-les bouillir pendant une heure dans suffisante quantité d'eau, passez en exprimant, laissez déposer, puis décantez la liqueur, évaporez jusqu'en consistance de miel épais. (ba. wu.)

♃ Tiges sèches de douce-amère,
à volonté.
Après les avoir fendues longitudinalement, coupées et concassées, faites-les macérer dans l'eau froide, puis bouillir légèrement, en ajoutant davantage d'eau ; passez au bout d'une demi-heure, clarifiez, évaporez jusqu'en consistance d'extrait, et passez encore la liqueur à travers une étamine, quand elle commence à s'épaissir. (vm.)

♃ Tiges de douce-amère, une partie.
Eau commune. . . huit parties.
Faites macérer pendant vingt-quatre heures, puis bouillir pendant un quart d'heure, et passez en exprimant avec force ; faites encore bouillir le résidu avec quatre parties d'eau, mêlez les deux liqueurs, et, après vingt-quatre heures de repos, évaporez jusqu'en consistance convenable. (an. s.)

b. et be. prescrivent vingt-quatre heures de digestion et deux heures d'ébullition avec dix parties d'eau, la coction du résidu pendant deux autres heures avec huit parties d'eau, et l'évaporation des deux liqueurs mêlées ensemble ; — ams. la coction des tiges d'abord avec vingt livres d'eau réduites à moitié, puis avec quinze autres réduites de même, et l'évaporation des deux liqueurs réunies.

♃ Tiges de douce-amère. . une partie.
Eau bouillante. . . huit parties.
Faites bouillir légèrement, pendant un quart d'heure, et passez en exprimant ; faites encore bouillir le résidu avec quatre parties d'eau, et passez en exprimant ; mêlez les deux liqueurs ; décantez après repos suffisant, et faites évaporer à une douce cha-

leur, jusqu'en consistance d'extrait. (han.
o. pr.)

a. et po. prescrivent d'épuiser les tiges
par plusieurs ébullitions successives, de
réunir les liqueurs, et de les évaporer, après
la décantation, jusqu'en consistance d'extrait, au bain-marie; — *br.* de les faire
bouillir pendant deux heures avec six parties d'eau, puis une seconde fois avec de nouvelle eau, et d'évaporer les deux liqueurs
réunies.

℞ Tiges de douce-amère, une demi-livre.
Eau de fontaine. . . deux livres.

Faites digérer à une douce chaleur pendant deux jours, et décantez la liqueur; renouvelez l'eau jusqu'à ce qu'elle n'enlève
plus rien; réunissez les liqueurs, et évaporez jusqu'en consistance d'extrait. (pa. w.)
Dose, cinq à dix grains.

MIXTURE ANTIPHTHISIQUE. (*sw**.)

℞ Extrait de douce-amère, un scrupule.
Oxymel scillitique,
Sirop de pavot,
—— de coquelicot,
de chaque. . . . . . . six gros.
Eau pure. . . . . . huit onces.
——de fleurs d'oranger, une once.

Dose, une demi-cuillerée ou une cuillerée, quatre fois par jour.

MIXTURE RÉSOLUTIVE. (*au.*)

℞ Extrait de douce-amère, trois gros.
—— de polygala de Virginie,
deux gros.
—— de ciguë. . . un gros.
Vin stibié,
Eau de cannelle, de chaque, une once.

Dose, quarante à quatre-vingts gouttes,
quatre fois par jour, dans les tumeurs blanches des articulations.

INFUSION DE DOUCE-AMÈRE.

Infusum dulcamaræ. (b*. *au.*)

℞ Tiges de douce-amère,
deux à quatre gros.
Eau bouillante. . . . une livre.

Faites infuser, pendant une demi-heure,
puis bouillir pendant un quart d'heure, et
passez.

Diaphorétique. — Dose, une cuillerée
toutes les deux heures, ou deux tasses matin
et soir.

DÉCOCTION DE DOUCE-AMÈRE.

Decoctum dulcamaræ. (am. ff. g. lo. pp. *c. c.
ra. sa. sw.* sy.)

℞ Tiges de douce-amère. . une once.
Eau. . . . . quantité suffisante
pour obtenir un litre de colature; faites

bouillir pendant un quart d'heure, puis infuser pendant deux heures, et passez sans
exprimer. (ff.)

am. lo. c. et *o.* prescrivent une once de
douce-amère, une pinte et demie d'eau, et
la réduction à une pinte; — *sw.* une demi-
once à une once de douce-amère, trois livres
d'eau et la réduction d'un tiers; — *ra.* une
once de douce-amère et deux livres d'eau;
— *sy.* un demi-gros de douce-amère, une
livre d'eau et la réduction à moitié; — g.
une once de douce-amère et quatre livres
d'eau réduites à deux; — *au.* deux gros de
douce-amère et deux livres d'eau réduites à
une.

℞ Tiges de douce-amère. . une once.
Eau commune, vingt-quatre onces.

Faites cuire jusqu'à ce qu'il ne reste
plus que seize onces de colature, et ajoutez

Sirop commun . . . . une once.
Mêlez bien. (pp.)

℞ Tiges de douce-amère. . deux onces.
Eau. . . . . quantité suffisante
pour obtenir deux livres de colature.
Ajoutez à celle-ci

Sirop de coquelicot,
Oxymel simple, de chaque, deux onces.

Mêlez bien. (*sa.*)

Excitant, préconisé dans les maladies de
la peau, les affections vénériennes, l'arthrodynie, la dysménorrhée, l'aménorrhée et l'ictère. — Dose, une livre par jour de décoction, soit seule, soit coupée avec du lait.

DÉCOCTION DE DOUCE-AMÈRE COMPOSÉE. (*au.*)

℞ Douce-amère. . . une demi-once.
Racine de réglisse,
—— de bardane,
Bois de sassafras,
—— de gayac, de chaque, deux gros.
Eau de fontaine. . . deux livres.

Faites bouillir et réduire à seize onces de
colature.

Dans les rhumatismes violens et les maladies vénériennes.

POTION PECTORALE.

Haustus pectoralis resolvens. (*b.*)

℞ Douce-amère. . . . deux gros.
Eau. . . . quantité suffisante
pour obtenir cinq onces de décoction;
ajoutez à la colature

Extrait de saponaire. . . un gros.
Oxymel. . . . . . une once.

À boire peu à peu, pour provoquer l'expectoration.

TISANE DÉPURATIVE. (*ca*.)

♃ Tiges de douce-amère,
Herbe de fumeterre,
Écorce d'orme,
Racine de bardane,
—— de patience,
de chaque. . . une demi-once.
Eau. . . . deux livres et demie.
Faites réduire à une demi-livre, par
la cuisson, passez et ajoutez
Sirop de salsepareille. . deux onces.

ONGUENT CARDIAQUE. (*sp*.)

♃ Tiges de douce-amère,
Herbe fraîche de cardiaque,
—————— de germandrée,
————— de mauve,
————— de seneçon,
————— de scabieuse,
————— de joubarbe,
————— de mouron,
————— de jacée,
de chaque. . . deux poignées.

ECHALOTTE.

Allium Ascalonicum, L.

be. sp.

Plante ♃, qu'on cultive dans tous les potagers.
On emploie le bulbe, qui contient, sous une tunique roussâtre, des cayeux convexo-concaves semblables à ceux de l'ail, mais d'une odeur et d'une saveur plus douces.
Excitant, plutôt culinaire que médicinal.

ECORCE DE WINTER.

Cannelle de Magellan, E. ; *Drymis Winteri*, FONST.

aius. an. b. ba. be. br. e. ed. f. fu. bam. r. s.w. wu. *be. br. c. g. m. sa. sp.*

Arbre (polyandrie polygynie, L. ; magnoliers, J.), de l'Amérique méridionale. (*fig.* Desc. *Flore Ant.* I. 40.)
On emploie l'écorce (*cortex Winteranus*, s. *Magellanicus*, *Cinnamomum Magellanicum*), qui est épaisse, roulée en tuyaux longs de trois ou quatre pouces, inégale, cendrée en dehors, roussâtre ou couleur de cannelle en dedans, compacte, dure et rugueuse. Elle a une odeur très pénétrante, une saveur âcre, aromatique, piquante et même brûlante.
Stimulant énergique, stomachique, antiscorbutique.— Dose de la poudre, depuis un scrupule jusqu'à un demi-gros.

Beurre. . . cent vingt-huit onces.
Faites cuire jusqu'à consomption de l'humidité et passez.
En frictions sur le bas-ventre, chez les enfans.

DOUVE.

Petite Douve; *Ranunculus Flammula*, L.

Kleiner Sumpfhahnenfuss (Al.): lisser spearwort (An.); liden guul hanefod (D.); kloen egelkolen (Hv.); ælt gras (Su.).

f. g. m.

Plante ♃ (polyandrie polygynie, L. ; renonculacées, J.), qui croît dans toute l'Europe. (*fig.* Zorn, *Ic. pl.* t. 326.)
On emploie l'herbe (*herba Flammulæ*), qui se compose d'une tige lisse, garnie de feuilles très entières, ovales, lancéolées, pétiolées. Sa saveur est extrêmement âcre et brûlante.
Irritant, que les paysans suédois emploient, en épicarpe, dans les fièvres intermittentes.

E

TEINTURE D'ÉCORCE DE WINTER.

Tinctura s. *Essentia corticum Winteranorum.*
(br.)

♃ Écorce de Winter pulvérisée,
quatre onces.
Esprit de vin rectifié,
une livre et demie.
Faites digérer pendant quatre jours, et filtrez.

ELATERIUM.

Concombre sauvage ; *Momordica Elaterium*, L.

Eselskürbis, Eselsgurke, Springgurke (Al.); squirting concombre (An.); strikawn aneb plana tykwice (B.); cohombrillo amargo (E.): ezel komkommers (Hv.).

br. du. e. ed. f. fe. g. lo. s. su. w *be. br. c. g. m. pa. sa. sp. z.*

Plante ☉ (monoécie monadelphie ; L. ; cucurbitacées, J.), du midi de l'Europe (*fig.* Zorn, *Ic. pl.* t. 144.)
On emploie la racine et le fruit.
La racine (*radix Cucumeris agresti* s. *asinini* s. *Momordicæ Elaterii*) est épaisse de deux à trois pouces, longue d'un pied, d'une odeur désagréable, d'une saveur répugnante et brûlante.
Le fruit est une baie ovale, oblongue et verte, qu'on recueille à demi-mûre.
Ce fruit contient, d'après Paris, un principe particulier, *Élatin, Élatérin*; *Elaterinum*, source de son activité.
Il agit comme purgatif drastique très vio-

lent. Usité jadis dans les hydropisies chroniques, il est peu employé aujourd'hui.

SUC DE CONCOMBRE SAUVAGE.

Succus elaterii. (e. sa.)

♃ Fruits non entièrement mûrs de
concombre sauvage. . à volonté.

Enlevez les graines, pilez le reste dans un
mortier de pierre, exprimez le suc, laissez
reposer, décantez et conservez la partie
limpide.

EXTRAIT DE CONCOMBRE SAUVAGE.

Elaterium, Inspissamentum cucumeris agresti, Extractum fructus momordicæ elaterii.
(br. du. e. han. lo. sa. w. wu. sp. sw. vm.)

♃ Fruits mûrs de concombre sauvage,
                              à volonté.

Coupez autour de l'insertion du pétiole,
avec la pointe d'un couteau, pour enlever
les graines; pilez les péricarpes dans un
mortier, avec un pilon de bois, en ajoutant
peu à peu de l'eau; passez la pulpe à travers
un tamis, et faites évaporer, sur un feu doux,
jusqu'en consistance d'extrait. (f. sa. w. wu.
sp. sw. vm.)

e. han. et lo. prescrivent de laisser le suc
exprimé en repos, pour lui permettre de
déposer, de jeter ensuite le liquide qui surnage, et d'évaporer le sédiment à une douce
chaleur; — du. de faire sécher celui-ci à
une douce chaleur, entre deux linges; —
br. de favoriser sa précipitation par la digestion au bain-marie.

Violent purgatif, fort usité jadis dans les
hydropisies. On l'ajoutait aux autres hydragogues.

Dose, trois ou quatre grains.

FÉCULE DE CONCOMBRE SAUVAGE.

Fæcula cucumeris agresti. (g. vm.)

♃ Fruits verts de concombre sauvage,
                              à volonté.

Pilez dans un mortier de pierre avec un
pilon de bois, et exprimez le suc; pilez encore le résidu avec un peu d'eau, et exprimez de nouveau; mêlez les deux liqueurs,
laissez reposer, décantez, mettez sur le feu
pour coaguler la fécule, retirez de suite,
passez, lavez bien la fécule, faites-la sécher
à une douce chaleur, et pulvérisez-la.

PILULES HYDRAGOGUES. (sa.)

♃ Extrait de concombre sauvage,
                              dix grains.
——— de gentiane. . . trois gros.

Faites des pilules de quatre grains.

PILULES D'ÉLATÉRIUM COMPOSÉES.

Pilulæ ex elaterio s. elaterii compositæ. (su.)

♃ Gomme ammoniaque. . deux onces.
Aloès soccotrin,
Gomme gutte, de chaque, deux gros.
Extrait de concombre sauvage,
                              un demi-gros.
Teinture d'absinthe,
                      quantité suffisante.

Faites six cent quinze pilules.

HUILE DE CONCOMBRE SAUVAGE.

Oleum momordicæ. (br. sa. w. wu.)

♃ Fruits mûrs de concombre sauvage. . . . . . une partie.
Huile d'olive. . . . deux parties.

Faites digérer pendant deux jours au bainmarie, et exprimez; laissez refroidir, et répétez la macération. (sa.)

br. et w. prescrivent de laisser digérer
sur les cendres chaudes une partie de fruits
et une et demie d'huile de lin, puis de
cuire doucement pendant une heure, jusqu'à consomption de l'humidité, enfin de
répéter la digestion et la coction avec une
pareille quantité de nouveau fruit; — wu.
de faire cuire doucement, jusqu'à consomption de l'humidité, une partie de fruits mûrs
dans deux d'huile d'olive.

Conseillée dans les gerçures du sein, les
douleurs hémorrhoïdales et les engelures.

HUILE DE CONCOMBRE SAUVAGE COMPOSÉE.

Oleum conyzæ compositum. (e.)

♃ Feuilles de vergerette visqueuse,
——— de lauréole,
——— de concombre sauvage,
——— de calament,
——— de romarin,
——— de marjolaine,
——— de thym,
——— de rue,
——— de laurier,
——— de sabine,
——— de sauge,
de chaque. . . . quatre onces.
Racine de bryone,
——— de pied de veau,
——— de concombre sauvage,
de chaque. . . . . deux onces.
Huile d'olive . . . dix livres.

Faites macérer pendant quatre jours, puis
cuire lentement jusqu'à consomption de l'humidité, et passez en exprimant.

MIXTURE HYDRAGOGUE.

Solutio elaterii. (au. e. hp.)

♃ Extrait de concombre sauvage,
                              un grain.

Éther nitrique. . . . deux onces.
Teinture de scille,
Oxymel colcbitique,
de chaque. . . une demi-once.
Sirop de sucre. . . . . une once.
Dose, une cuillerée, quatre ou cinq fois
par jour, dans un peu d'eau. (*au. e.*)

♃ Extrait de concombre sauvage,
un grain.
Eau de persil. . . . . six onces.
Éther nitrique. . . . . deux gros.
Oxymel scillitique,
Sirop de nerprun,
de chaque. . . une demi-once.
Rob de genièvre. . . . une once.
Teinture aromatique. . . un gros.
Dose, deux cuillerées toutes les deux ou
trois heures. (*hp.*)

ELEMI.

Elemi, Resina Elemi.

Elemiharz, Wildœlbaumharz (Al.); elemi (An. D.) ; goma de limon (E.).

ams. an. b. ba. be. br. d. du. e. f. fe. ff. fu. g. han. hé. li. lo.
o. p. po. r. s. su. w. wu. ww. be. br. c. g. m. pa. pid.
sp. z.

Deux sortes de résines portent ce nom :

1° *Elemi d'Orient* ou *d'Éthiopie* ; *Elemi orientale* ; jaunâtre, tirant un peu sur le vert, dure à l'extérieur, molle en dedans, demi-transparente, d'une odeur forte et désagréable, analogue à celle du fenouil, et d'une saveur aromatique.

2° *Élémi d'Occident, faux Élémi* ; *Elemi occidentale* : en gâteaux arrondis, d'un jaune pâle, demi-transparens, assez souvent marbrés de grains blancs et jaunes, d'une odeur forte et agréable, d'une saveur amère. La première était attribuée au *Gardenia gummifera*, L., arbre de Ceylan. (*fig.* Thunb. Diss. n° 4, tab. 2), et la seconde à l'*Amyris Elemifera*, L. (*fig.* Plum. *Ic.* I. 100), arbre de la Nouvelle-Espagne. Guibourt a établi que l'une et l'autre sont originaires de l'Amérique, qu'on ne trouve plus dans le commerce la résine de l'*Amyris*, et que celle qui s'y rencontre découle de l'*Icica Icicariba*, Cand.

Excitant.

ELLEBORE.

Cinq plantes différentes sont désignées sous ce nom dans la matière médicale.

1° *Ellébore blanc* ; *Veratrum album*, L.

Weissnieswurz, Lœuskraut, Krœtzwurz (Al.); white ellebore (An.) ; cemerica bjla, keychawka bjla (B.); wedegambre blanco (E.); witbloemige nieswortel (Ho.); elleboro bianco (I.); biala ciemierzyca (Po.); helleboro (Por.); hwil prustrot (Su.).

am. ams. au. b. ba. be br. du. e. ed. f. fe. g. han. li. lu.
pa. po. pr. r. s. su. w. wu. be. br. c. g. m. pa. sa.
sp. z.

Plante ♃ (polygamie monœcie, L. ; colchicacées, J.), qui croît sur les hautes montagnes d'Europe. (*fig.* Jacq. *Austr.* IV. t. 335.)
On emploie la racine (*radix Hellebori albi s. Veratri*), qui est cylindracée, obtuse, longue d'un à deux pouces, quelquefois plus grosse que le pouce, garnie de fibrilles nombreuses, ou de cicatrices produites par leur section, d'un gris cendré ou roussâtre en dehors, blanchâtre en dedans. Elle a une odeur très désagréable, que la dessiccation détruit, et une saveur amarescente, brûlante, nauséeuse.

Elle contient, d'après Pelletier et Caventou, un alcaloïde, la *Vératrine* ; *Veratrinum, Veratria*, qui est la source de son activité.

Violent drastique, jadis fort employé dans la manie, l'hydrophobie et la mélancolie ; aujourd'hui très peu usité. — Dose, depuis un gros jusqu'à vingt-quatre, en augmentant par degrés.

2° *Ellébore fétide, Pied de griffon* ; *Helleborus fœtidus*, L.

Stinkende Nieswurz (Al.) ; bears foot, fetterwort (An.) ; stinkend nieskruid (Ho.).

am. br. du. f. lo. be. r. g. m. sp.

Plante ℔ (polyandrie polygynie, L. ; renonculacées, J.), qui croît en Europe. (*fig.* Zorn, *Ic. pl.* t. 452.)
On emploie la racine et les feuilles.
La racine (*radix Hellebori fœtidi s. Helleborastri*), plus noire et plus épaisse que celle de l'ellébore noir, avec laquelle on la confond souvent, a une odeur plus nauséeuse et une saveur plus âcre.
Les feuilles sont d'un vert sombre, et coriaces ; les inférieures partagées en dix digitations alongées, aiguës et dentées en scie ; les supérieures ovales, lancéolées, entières et d'un vert blanchâtre.
Mêmes propriétés que le suivant.

3° *Ellébore noir, Rose de Noël* ; *Helleborus niger*, L.

Schwarze Nieswurz, Schneerose, Weynachtsrose, Weynachtswurz, Christwurzel (Al.); black hellebore (An.); kherbekaswed (Ar.); ellebor cerny, cernu cemerice, swateno ducha korenj (Bo.); caturana (Cy.); short nyserod (D.); kalikutkie (Duk.); yerba de ballestero, elleboro negro (E) ; kali koothie (Hi.) ; nieskruid, maakruid, herssenkruid (Ho.); elleboro nero (I.); kherbeck siya (Pe.) ; czarna ciemierzyca (Po.); helleboro negro (Py.); katurohini (Sa.); swart prustrot (Sw.); kadagaroganie (Tam.); katukaroganie (Tel.).

a. am. ams. an. b. ba. be. br. d. du. e. ed. f. fe. fi. fu. g.
bam. han. he. li. lo. o. p. pó. pr. r. s. su. w. wu.
a. be. br. c. g. m. pa. pid. sa. sp. z.

Plante ℔ (polyandrie polygynie, L. ; renonculacées, J.), qui croît sur les montagnes d'Europe. (*fig.* Flore médic. III. 155.)
On emploie la racine (*radix Hellebori, s. Ellebori s. Melampodii*), qui se compose

d'une souche d'où partent d'épaisses fibres charnues, souvent couvertes d'un duvet brun. Cette souche, marquée d'anneaux circulaires assez rapprochés les uns des autres, est d'un brun noirâtre en dehors, et grise ou rougeâtre en dedans, marquée d'un cercle de points blancs immédiatement sous l'écorce. Elle a une odeur nauséeuse. Sa saveur est amère', un peu âcre et persistante : elle semble engourdir la langue.

Elle contient une huile volatile, une huile grasse, une matière résineuse, un acide volatil odorant, un principe amer, etc.

Irritant, qui paraît exercer une action spéciale sur le système nerveux ; on l'a employée comme emménagogue, et surtout comme purgatif drastique. — Dose de la poudre, depuis dix grains jusqu'à un scrupule.

4° *Ellébore d'Orient ; Helleborus orientalis,* Lmk.

f. g.

Plante ♃, qui croit dans le Levant. (*fig. Ann. du Mus.* II. tab. 32.)

On emploie la racine, qui est grosse comme le pouce, dure, ligneuse et divisée en quelques fibres plus menues.

Quoiqu'on la connaisse peu, on présume que l'*Ellébore noir* des anciens doit y être rapporté.

5° *Ellébore vert ; Helleborus viridis,* L.

Gruener Nieswurz, Bærwurz (Al.) ; green hellebore (An.).

f. g m.

Plante ♃, d'Europe. (*fig.* Jacq. *Austr.* II. t. 106.)

On emploie la racine (*radix Hellebori viridis*), qui est charnue, d'un gris noirâtre en dehors, blanchâtre en dedans. Elle a une saveur bien plus amère et plus dégoûtante que celle de l'ellébore noir, avec laquelle on la confond souvent. Cette saveur est d'ailleurs âcre et brûlante sur-le-champ, tandis que celle de l'autre ne le devient qu'au bout de quelque temps.

Suivant Ware, c'est un remède efficace contre les maladies de la peau. A deux grains elle excite des nausées, et à trois ou quatre des vomissemens. Son effet est plus tardif que celui des autres émétiques : il ne se prononce qu'au bout de trois quarts d'heure ou d'une heure, quelquefois de deux à trois heures, et même plus.

POUDRE STERNUTATOIRE.

Pulvis sternutatorius. (han. pa. w. sp.)

♃ Poudre d'ellébore blanc, deux gros.
——— de racine d'iris de Florence,
un gros.
——— de riz. . une once et demie.
Mixture oléo-balsamique,
vingt gouttes.

Mêlez. (han.)

♃ Herbe de marjolaine. un gros et demi.
——— de bétoine,
——— de pyrèthre,
de chaque. . . un demi-gros.
Racine d'ellébore blanc,
——————— noir,
de chaque. . . . . un gros.
Feuilles de pouliot. . un scrupule.

Faites une poudre. (pa.)

♃ Herbe de pouliot,
——— de marjolaine,
——— de romarin,
——— de sauge,
de chaque. . une once et demie.
——— de tabac,
Racine d'ellébore noir,
Semences de nigelle,
de chaque. . . . . une once.
Musc. . . . . . cinq grains.

Faites une poudre. (*sp.*)

♃ Racine de benoite,
——— d'iris de Florence,
de chaque. . . deux scrupules.
——— d'ellébore noir. . un scrupule.
Herbe de basilic. . huit scrupules.
——— de bétoine,
——— de romarin,
de chaque. . . . . un gros.
——— de sauge. . . deux gros.
Fleurs de romarin,
——— de bétoine,
——— de sauge,
de chaque. . . . un scrupule.
——— de lavande, quatre scrupules.
——— de muguet. . trois scrupules.
——— de roses rouges,
sept scrupules.
Semences d'anis,
——— de roquette,
de chaque. . . cinq scrupules.
——— de pivoine. . deux scrupules.
Clous de girofle. . . . six gros.
Cubèbes. . . . . . trois gros.
Petit cardamome. . . . un gros.
Succin blanc, . . quatre scrupules.
Huile essentielle de girofle,
————————— de marjolaine,
————————— d'anis,
de chaque. . . . . dix gouttes.
Musc. . . . . . seize grains.

Faites une poudre. (w.)

PILULES POLYCHRESTES.

Pilulæ polychrestæ Starkeyi. (br. w. sp.)

♃ Extrait d'opium,
Poudre de racine de réglisse,
——————— d'ellébore blanc,
——————— noir,
de chaque. . . . . une once.
Savon de Starkey. . . trois onces.

Faites une masse pilulaire. (br. w.)

sp. prescrit une once d'extrait d'opium, deux onces d'ellébore blanc et quatre onces de savon de Starkey.

Dose, trois grains au plus.

EXTRAIT AQUEUX D'ELLÉBORE NOIR.

Extractum hellebori nigri s. *melampodii.* (a. am. ams. an. b. br. du. ed. fe. fu. li. p. pa. su. w. wu. c. *pid. vm.*)

♃ Racine d'ellébore noir. . une livre.
Eau de fontaine. . . . . six livres.

Faites macérer pendant quatre jours dans un endroit chaud, puis bouillir un peu; passez en exprimant, et évaporez la colature jusqu'en consistance d'extrait. (br. pa. w.)

♃ Racine d'ellébore noir. . une partie.
Eau pure. . . . . . . huit parties.

Faites réduire de moitié par l'ébullition, passez en exprimant, et évaporez la liqueur jusqu'en consistance de masse pilulaire. (am. du. ed. *c. pid.*)

wu. prescrit de faire bouillir la racine pendant une heure avec suffisante quantité d'eau, et d'évaporer la décoction décantée jusqu'en consistance de miel épais; — p. de faire bouillir une partie de racine dans six d'eau; — fe. une partie de racine et douze d'eau.

♃ Racine sèche d'ellébore noir,
à volonté.

Après l'avoir fendue, coupée et écrasée, faites-la macérer dans l'eau froide, puis bouillir légèrement, en ajoutant davantage d'eau; au bout d'une demi-heure, passez, clarifiez et évaporez jusqu'en consistance d'extrait, en passant encore la liqueur à travers une étamine, lorsqu'elle commence à s'épaissir. (*vm.*)

♃ Racine d'ellébore noir. . une partie.
Eau bouillante. . . . huit livres.

Faites digérer pendant vingt-quatre heures, puis bouillir un quart d'heure, et passez en exprimant; faites bouillir le résidu, pendant un autre quart d'heure, avec quatre livres de nouvelle eau, et passez de même. Mêlez les deux liqueurs, laissez reposer et évaporez convenablement. (an. fu. li.)

b. prescrit vingt-quatre heures de digestion, puis deux heures d'ébullition avec dix parties d'eau, et une seconde ébullition de deux heures aussi avec huit autres livres d'eau; — ams. la coction de la racine d'abord avec vingt, puis avec quinze parties d'eau, réduites chaque fois à moitié.

♃ Racine d'ellébore noir. . à volonté.
Eau. . . . . suffisante quantité.

Épuisez la racine par plusieurs ébullitions successives, mêlez les liqueurs, et, après la décantation, évaporez jusqu'en consistance d'extrait. (a. su.)

Dose, dix à quinze grains.

EXTRAIT ALCOOLIQUE D'ELLÉBORE NOIR. (ba. d. e. g. han. o. po. pr.)

♃ Racine d'ellébore noir,
Alcool, de chaque. . . deux livres.
Eau commune. . . . neuf livres.

Faites digérer pendant douze heures, passez en exprimant, tirez l'alcool par la distillation, et faites évaporer le reste jusqu'en consistance requise. (po.)

han. o. pr. et s. prescrivent deux parties de racine, trois d'alcool et neuf d'eau; — e. une livre de racine, huit d'eau, quatre onces d'alcool et douze heures d'infusion, suivie de deux heures d'ébullition; — ba. de faire digérer quatre parties de racine dans un mélange de huit parties d'alcool et dix-huit d'eau, pendant deux jours; — d. une partie de racine, deux d'alcool et quatre d'eau.

♃ Racine d'ellébore noir. . une livre.
Alcool. . . . . trois livres.

Laissez digérer à une douce chaleur, faites bouillir le résidu dans l'eau, évaporez les deux teintures jusqu'à ce qu'elles commencent à s'épaissir, mêlez-les alors ensemble, ajoutez le double de vin blanc, évaporez en consistance de sirop, ajoutez de nouveau le double de vin blanc, et évaporez enfin jusqu'en consistance d'extrait. (g.)

Dose, dix à quinze grains.

EXTRAIT D'ELLÉBORE
d'après la méthode de Bacher. (a. f. g. ca. sp.)

♃ Racine sèche d'ellébore noir,
deux livres.
Sous-carbonate de potasse,
une demi-livre.
Alcool (22 degrés). . huit livres.

Faites digérer sur le bain de sable pendant douze heures, en remuant toujours; passez en exprimant; versez sur le résidu huit livres de vin blanc, laissez en digestion pendant vingt-quatre heures, sur le bain de sable; passez en exprimant, faites reposer la liqueur pendant quatre heures et décantez; mêlez les deux teintures, et faites évaporer à une douce chaleur, jusqu'en consistance d'extrait. (f.)

sp. prescrit d'arroser la racine, coupée menu, avec de l'alcool alcalisé, et de la laisser infuser pendant douze heures, puis de verser assez de vin blanc pour la couvrir d'environ six travers de doigt, de continuer encore la digestion pendant deux jours, en ajoutant de temps en temps du vin pour conserver le niveau, de faire ensuite bouil-

lir pendant une heure, et d'exprimer avec
force ; de traiter de même le résidu avec
une nouvelle quantité de vin; de mêler
les deux colatures, d'y ajouter le double
d'eau bouillante, et d'évaporer le tout jusqu'en consistance de sirop; d'ajouter alors à la
masse un neuvième d'eau-de-vie, et de l'é-
vaporer encore jusqu'en consistance de térébenthine ; — g. de faire digérer à une douce
chaleur une livre de racine dans trois d'alcool, puis bouillir le résidu dans de l'eau ;
de distiller la teinture, pour enlever l'alcool,
de la mêler alors avec la décoction épaissie
de son côté par la coction, d'ajouter au mélange le double de son poids de vin blanc,
d'évaporer jusqu'en consistance de sirop, et
de répéter cette dernière opération deux
fois avant de procéder à l'évaporation défi-
nitive ; — a. de faire macérer pendant vingt-
quatre heures une livre de racine dans
quatre livres et demie d'alcool (20 degrés)
et autant d'eau tenant en solution trois gros
de sous-carbonate, de passer ensuite et de
filtrer ; de faire encore macérer le marc, pendant quarante-huit heures, dans assez de
vin blanc pour le couvrir de deux pouces, et de filtrer; de distiller au bain-
marie le tiers environ des deux colatures
réunies, et d'évaporer le reste jusqu'en consistance d'extrait épais ; — ca. de faire digérer une once et cinq gros d'ellébore dans
quatre livres d'alcool faible et cinq onces et
demie d'eau tenant en dissolution trois gros
et demi de potasse carbonatée ; de passer et
filtrer après vingt-quatre heures, de faire
infuser le marc pendant quarante-huit heures dans du vin blanc; de réunir et d'évaporer les deux colatures.

Dose, dix à quinze grains.

PILULES TONIQUES.

*Pilules de Bacher ; Pilulæ tonicæ Bacheri s.
hellebori s. ex helleboro et myrrha s. hellebori nigri compositæ.* (a. b*. be. f. g. au.
ca. sp. sw. vm.)

♃ Extrait d'ellébore noir préparé
    d'après la méthode de Bacher ,
    Myrrhe, de chaque. . . une once.
Poudre de feuilles de chardon béni,
                          dix scrupules.

Faites des pilules d'un grain. (a. g. au. sp.)

Dose, dix à vingt par jour.

ca. prescrit une once d'extrait, autant de
myrrhe et vingt-cinq scrupules de chardon-
bénit ; — be. et f. seize parties d'extrait,
autant de myrrhe et six de chardon-bénit;
— vm. quatre parties d'extrait , autant de
myrrhe, et une et demie de chardon-bénit ;
— b*. parties égales des trois substances;
— sw. deux gros d'extrait, autant de myrrhe, et quantité suffisante de chardon-bénit.

Ces pilules étaient autrefois très célèbres
dans l'hydropisie.

PILULES PURGATIVES. (*pié.*)

♃ Gomme ammoniaque ,
    Sagapenum, de chaque, une once.
Extrait d'ellébore noir, deux gros. .
——— de rhubarbe , une demi-once.
Élixir de propriété ,
                    quantité suffisante.

PILULES EMMÉNAGOGUES.

*Pilulæ asæ fœtidæ helleboratæ s. hellebori
    aloeticæ s. balsamicæ.* (au.)

♃ Extrait d'ellébore noir ,
    Asa fœtida ,
    Gomme ammoniaque ,
    Savon médicinal,
        de chaque. . . . deux gros.
Poudre de rhubarbe ,
                    quantité suffisante.

Faites des pilules de deux grains. — Dose,
dix à douze, matin et soir.

♃ Extrait d'ellébore noir,
    Aloès soccotrin ,
    Sel ammoniac martial,
        de chaque. . . . un gros.
    Safran. . . . un demi-gros.
    Opium. . . . . cinq grains.
    Teinture de rhubarbe,
                    quantité suffisante.

Faites des pilules d'un grain. — Dose,
huit à douze.

INFUSION D'ELLÉBORE NOIR D'HOFFMANN.

Infusum ellebori nigri Hoffmanni. (b*.)

♃ Feuilles d'ellébore noir ,
    Racine de polypode de chêne ,
    Feuilles de séné ,
        de chaque. . . . une once.
    ———- de chardon-bénit ,
    ——— de trèfle d'eau ,
        de chaque. . une demi-poignée.
    Râpure de bois de couleuvre ,
    Quinquina ,
    Écorce fraîche d'orange ,
        de chaque. . . . trois gros.
    Limaille de fer ,
    Tartre tartarisé ,
        de chaque. . une demi-once.

Arrosez le tout avec
    Ammoniaque liquide. . deux gros.
    Vin blanc. . cinq livres et demie.

Après suffisante digestion, passez.

Hoffmann vantait cette infusion dans les
fièvres intermittentes.

SIROP DE POMMES ELLÉBORÉ.

Syrupus pomorum helleboratus. (f*.)

♃ Racine d'ellébore noir. . une once.

Sous-carbonate de potasse, un gros.
Eau bouillante, quantité suffisante.

Faites infuser pendant vingt-quatre heures, passez, rapprochez la liqueur au bain-marie en consistance de sirop épais; mêlez avec

Sirop de pommes solutif tiède,
deux livres.

Ajoutez enfin

Teinture de safran, un demi-gros.

DÉCOCTION D'ELLÉBORE BLANC.

Decoctum veratri. (am. b*. lo. *au.* c. *sw.*)

♃ Racine d'ellébore blanc, une once.
Eau. . . . . . deux pintes.

Faites réduire de moitié par l'ébullition, passez, et ajoutez à la colature refroidie

Alcool (0,835). . . . deux onces.

Mêlez bien. — Usitée principalement à l'extérieur, sous la forme de lotions, dans la teigne, les dartres, la gale et autres maladies de peau opiniâtres. (am. b*. lo. c. *sw.*)

♃ Racine d'ellébore noir,
deux à quatre gros.
Eau. . . . quantité suffisante
pour avoir huit onces de décoction.
Ajoutez à la colature

Sons-carbonate de potasse, une once.
Miel despumé. . . . deux onces.

A prendre par cuillerées dans la mélancolie. (*au.*)

DÉCOCTION D'ELLÉBORE FÉTIDE.

Decoctum foliorum hellebori fœtidi. (b*.)

♃ Feuilles d'ellébore fétide, deux gros.
Eau de fontaine. . . huit onces.

Faites bouillir.

Purgatif. — Dose, une à deux cuillerées.

VIN D'ELLÉBORE BLANC.

Vinum veratri s. veratri albi.
(am. b*. lo. c.)

♃ Racine d'ellébore blanc, huit onces.
Vin blanc. . deux pintes et demie.

Faites macérer pendant quinze jours et passez. (b*. lo.)

am. et c. prescrivent quatre onces de racine, une pinte de vin et dix jours de digestion.

Vomitif, purgatif, regardé comme moyen propre à réprimer l'irritabilité, et conseillé, d'après cette vue, dans la manie et la mélancolie. — Dose, dix gouttes et plus, en augmentant peu à peu.

TEINTURE VINEUSE D'ELLÉBORE NOIR. (*vm.*)

♃ Racine d'ellébore noir, une partie.
Eau-de-vie. . . . deux parties.

Après quelques jours de digestion, ajoutez

Vin blanc. . . . quatre parties.

Faites encore digérer pendant quelque temps, passez en exprimant et filtrez.

VIN DE GAYAC ELLÉBORÉ. (*ca.*)

♃ Racine d'ellébore noir,
Bois de gayac, de chaque, deux onces.
Petit cardamome,
Écorce sèche d'orange,
de chaque. . . . . une once.

Faites infuser pendant douze jours et passez.

Excitant, vanté contre les hydropisies et les rhumatismes.

Dose, une cuillerée, deux ou trois fois par jour.

VIN D'ELLÉBORE VERT.

Vinum veratri viridis. (b*.)

♃ Racine d'ellébore vert, huit onces.
Vin d'Espagne. . . deux pintes.

Après dix jours d'infusion, filtrez.

Excitant, conseillé dans la mélancolie, la manie et l'hydrophobie.

TEINTURE D'ELLÉBORE BLANC.

Tinctura ellebori albi s. veratri. (b*. ed. han. sw.)

♃ Racine d'ellébore blanc, quatre onces.
Alcool (0,935). . . . seize onces.

Après sept jours de macération, filtrez. (ed.)

han. prescrit cinq onces de racine et deux livres d'esprit rectifié ; — sw. huit onces de racine et deux livres et demie d'alcool (0,935) ; — b*. huit onces de racine et deux livres d'alcool (0,930).

Stimulant, émétique. — Dose, cinq à quinze gouttes, dans un véhicule approprié.

LOTION ELLÉBORÉE.

Lotio e veratro. (sw.)

♃ Racine d'ellébore blanc,
une demi-once.
Eau bouillante, vingt à trente onces.

Passez après le refroidissement, et ajoutez à la colature

Teinture d'ellébore blanc,
quatre onces.

Conseillée dans le prurigo, la teigne et le psoriasis, matin et soir.

TEINTURE D'ELLÉBORE NOIR.

Tinctura hellebori nigri s. melampodii (a. am.
ams. an. du. ed. f. fu. g. han. li. lo, p. s. sa.
wu. *br. c. hp. sw.*)

♃ Racine d'ellébore noir. . une once.
  Alcool (20 degrés). . quatre onces.

Faites digérer pendant quatre jours
au bain-marie tiède, passez, et versez
sur le résidu

  Alcool (20 degrés). . deux onces.

Faites encore digérer pendant deux jours
et passez ; mêlez et filtrez les deux colatures.
(an.)

♃ Racine d'ellébore noir, quatre onces.
  Alcool (0,930). . . deux pintes.

Filtrez après quinze jours de réaction.
(am. lo. c.)

f. li. s. sa. et *sw.* prescrivent une partie de
racine et quatre d'alcool (22 degrés) ; — a.
fu. et *hp.* une partie de racine et six d'eau-
de-vie ; — ams. une partie de racine et huit
d'alcool (0,907).

♃ Racine d'ellébore noir, deux onces.
  Cochenille. . . . quinze grains.
  Alcool (0,935). . . . quinze onces.

Faites digérer pendant huit jours, et filtrez. (ed.)

du. prescrit quatre onces de racine, un
scrupule de cochenille et deux pintes d'alcool (0,930); — han. quatre onces de racine,
quatre scrupules de cochenille et deux livres d'alcool ; — *br.* deux onces de racine,
un scrupule de cochenille et douze onces
d'alcool ; — wu. quatre onces de racine, un
demi-gros de cochenille et deux livres d'alcool ; — g. quatre onces de racine, deux
scrupules de cochenille et deux livres d'eau-
de-vie.

Excitant, conseillé surtout dans l'aménorrhée. — Dose, un à deux gros par jour.

TEINTURE D'ELLÉBORE COMPOSÉE.

Tinctura ellebori composita. (w.)

♃ Racine d'ellébore noir ,
        une once et demie.
  Schénante. . . . . une once.
  Petit galanga. . . une demi-once.
  Cardamome. . . . . un gros.
  Safran. . . . un gros et demi.
  Vin de Madère , .
  Alcool, de chaque. . . une livre.

Après suffisante digestion, passez en exprimant et filtrez.

Excitant, recommandé dans l'hypocondrie, l'aménorrhée, la mélancolie et la manie. — Dose, un gros à un gros et demi.

TEINTURE HYDRAGOGUE.

Tinctura hydragoga. (*sw*.)

♃ Racine d'ellébore noir ,
  — — — de bryone ,
  — — — de jalap ,
  de chaque. . . une demi-once.
  Cannelle. . . . . . un gros.
  Eau - de - vie. . vingt-quatre onces.

Faites digérer à une douce chaleur et filtrez.

Excitant, vanté dans l'hydropisie et la
manie. — Dose, depuis une demi-cuillerée
jusqu'à une cuillerée entière, deux ou trois
fois par jour, dans de l'eau distillée de genièvre, édulcorée avec le sirop de nerprun.

TEINTURE D'ELLÉBORE VERT.

Tinctura veratri viridis. (am. b*.)

♃ Racine d'ellébore vert, huit onces.
  Alcool (0,930), deux pintes et demie.

Faites digérer pendant dix jours.

VINAIGRE D'ELLÉBORE BLANC.

Acetum veratri. (b*.)

♃ Racine d'ellébore blanc. . un gros.
  Vinaigre. : . . . vingt onces.

Faites bouillir et passez.

Conseillé par Wendt, dans la manie. —
Dose, une cuillerée, toutes les deux ou trois
heures.

VINAIGRE D'ELLÉBORE NOIR.

Acetum ellebori nigri. (wu.)

♃ Racine fraîche d'ellébore noir cou-
      pée. . . . une once et demie.
  Bon vinaigre. . . . une livre.

Laissez en macération pendant quinze
jours, passez en exprimant légèrement,
et ajoutez

  Alcool. . . . . . une once.

Au bout de quelques jours, décantez.

OXYMEL ELLÉBORÉ.

Oxymel helleboratum. (wu.)

♃ Vinaigre d'ellébore noir, une partie.
  Miel blanc . . . . deux parties.

Faites cuire doucement jusqu'en consistance de sirop.

ONGUENT D'ELLÉBORE BLANC. (du. lo. s. e. sw.)

♃ Poudre de racine d'ellébore blanc,
          trois onces.
  Axonge de porc. . . une livre.

Mêlez par la trituration. (du.)

sw. prescrit une partie de racine et trois
d'axonge.

♃ Racine d'ellébore blanc en poudre,
　　　　　　　　　　　　deux onces.
Axonge de porc. . . . huit onces.
Huile essentielle de citron,
　　　　　　　　　　　vingt gouttes.
Triturez ensemble. (lo. s. c.)
Employé dans les maladies cutanées.

ONGUENT D'ELLÉBORE VERT. (am. b*. c.)

♃ Racine d'ellébore vert. . un gros.
Axonge de porc. . . . une once.
A volonté, faites cuire, ou seulement in-
corporez par la trituration. (b*.)

am. et c. prescrivent de mêler ensemble
deux onces de racine, huit onces d'axonge
et vingt gouttes d'huile de bergamotte.
Recommandé par Bigelow, dans les dartres invétérées.

ÉMÉTINE.

Emetina, Emetinum.

b*. ba. f. fe.

♃ Ipécacuanha en poudre, une once.
Éther sulfurique (60 degrés),
　　　　　　　　　　　deux onces.
Laissez digérer pendant quelques heures, à une douce chaleur, broyez le résidu, puis faites-le macérer et ensuite
bouillir dans
　Alcool (40 degrés). . quatre onces.
Passez; répétez deux ou trois fois cette
dernière opération avec de nouvel alcool;
réunissez les teintures alcooliques, et évaporez jusqu'à siccité; faites macérer l'extrait dans suffisante quantité d'eau distillée
froide, pour enlever tout ce qu'il contient de
soluble, filtrez la solution, et faites-la évaporer à siccité. (b*. f. fe.)
ba. donne le même procédé, mais omet
la macération préliminaire dans l'éther.

PASTILLES PECTORALES. (f*. f**. fe. ca. ma. pic.)

♃ Émétine. . . trente-deux grains.
Sucre. . . . . . quatre onces.
Laque carminée, quantité suffisante.
Faites des pastilles de neuf grains. —
Dose, une toutes les heures.

PASTILLES VOMITIVES. (f*. f**. fe. bo. ma. pie.
ra.)

Émétine. . . . trente-deux grains.
Sucre. . . . . . deux onces.
Faites des pastilles de dix-huit grains. —
Dose, une à jeun, pour les enfans; trois ou
quatre, pour les adultes.
Cette formule est pour l'émétine colorée
ou impure; si l'on emploie de l'émétine
pure, il n'en faut que huit grains sur quatre

onces de sucre, pour faire des pastilles de
neuf grains.

MIXTURE VOMITIVE. (f**. fe. bo. ca. ma. pie.)

♃ Émétine. . . . . quatre onces.
Infusion de feuilles d'oranger,
　　　　　　　　　　　deux onces.
Sirop de fleurs d'oranger,
　　　　　　　　　　une demi-once.
Dose, une cuillerée à bouche, de demi-
heure en demi-heure.
Si l'on emploie l'émétine pure, on peut
suivre la formule suivante : (f**. ca. ma. pic.)

♃ Émétine pure, dissoute dans suffi-
　　sante quantité d'acide nitrique,
　　　　　　　　　　　un grain.
Infusion de tilleul. . . trois onces.
Sirop de guimauve. . . une once.
Mêlez. (fe. ma.)
Dose, une cuillerée à bouche, de quart en
quart d'heure, jusqu'au vomissement.

SIROP D'ÉMÉTINE. (f*. f**. fe. bo. c. ma.)

♃ Émétine. . . . . seize grains.
Sirop commun. . . . une livre.
Faites dissoudre l'émétine dans une très
petite portion d'eau pure, filtrez la liqueur,
et ajoutez-la au sirop.
On peut prendre aussi quatre grains d'émé-
tine pure pour une livre de sirop. (e. ma.)
Dose, une cuillerée à café.

ENDIVE.

Scariole; Cichorium Endivia, L.

Endivie (Al. D Ilo. Su.); endivia (An.); escarolla (E.); endywie
(Po.).

be. br. e. f. w. wu. be. g. m. pid. sp.

Plante ⊙ (syngénésie polygamie égale,
L.; synanthérées, Cass.), commune dans les
jardins. (fig. Blackw. Herb. t. 378.)
On emploie l'herbe et la graine.
L'herbe (herba Endiviæ s. Scariolæ s. Intybi
hortensis), se compose de feuilles glabres,
entières ou dentées, rarement lobées, dont
la saveur est herbacée et amarescente.
La graine est petite, oblongue, blanche
ou noire.
L'herbe est plutôt culinaire que médicinale. La graine fait partie des quatre semences froides mineures.

ÉPERVIÈRE.

*Épervière des murailles, Pulmonaire des
Français; Hieracium murorum, L.*

Mauerhabichtskraut (Al.).

f.

Plante ♃ (syngénésie polygamie égale, L.;
synanthérées, Cass.), commune dans toute
l'Europe. (*fig.* Œd. *Fl. Dan.* t. 1513.)

On emploie l'herbe (*herba Pulmonariæ
gallicæ s. Auriculæ muris majoris*), qui se
compose d'une rosette de feuilles radicales
ovales, à peine dentées, un peu anguleuses
vers la base, légèrement échancrées à l'insertion du pétiole, minces, très velues en
dessous, sur le bord et sur les pétioles. Sa
saveur est légèrement salée et amère.

Léger tonique, peu usité.

EPINARD.

Épinard commun; *Spinacia oleracea*, L.

br. *£ be m.*

Plante ⊙ ou ♂ (dioécie pentandrie, L.;
atriplicées, J.), dont on ignore la patrie,
et qu'on cultive en Europe, dans les potagers. (*fig.* Enc. *méth.* t. 814.)

On emploie l'herbe (*herba Spinaciæ s.
Spinachiæ*), qui se compose d'une tige droite,
un peu rameuse, garnie de feuilles pétiolées, en fer de flèche, et d'un vert foncé.
Sa saveur est fade.

Emollient.

EPINE-VINETTE.

Berberis vulgaris, L.

Berberitzensauerdorn; *Berberisbeerenstrauch*, *Saurach (Al.)*;
barberry, *pippe ridges (An.)*; *drac*, *dristal (B.)*; *zuerboom*
(Ho.); *berbero*, *crespino (I.)*; *berberys (Po.)*; *berberis (Su.)*.

ams. an. ba. br. d. e. f. ff. fi. fu. g. han. he. li. u. po. pr. r.
s. su. w. be. br. g. m. pid. sp. z.

Arbuste (hexandrie monogynie, L.; berbéridées, J.) commun dans toute l'Europe.
(*fig. Flore médic.* II. 65.)

On emploie l'écorce et le fruit.

L'écorce moyenne (*cortex Berberidis*) est
inodore; elle a une saveur extrêmement
amère, et teint la salive en jaune safrané.

Les fruits (*baccæ Berberidis*, *Berberes*)
sont des baies ovoïdes, oblongues, rouges,
marquées d'un point noir au sommet, uniloculaires, dispermes, remplies d'un suc
acide agréable, imprégné d'acide malique.

SUC D'ÉPINE-VINETTE.

Succus berberum. (br. f. he. pa. s. sa. w. *pid.*)

♃ Fruits bien mûrs d'épine-vinette,
                          à volonté.

Écrasez-les dans un mortier, mettez la
masse à la cave pendant quelques jours, puis
exprimez le suc; laissez celui-ci reposer à
la cave pendant quelques jours; passez-le,
versez-le dans des bouteilles à long col, en le
couvrant d'une couche d'huile, et conservez-
le dans un endroit frais.

Acidule, qu'on peut ajouter aux mixtures,
en guise de vinaigre, à la dose de quelques
onces.

PASTILLES D'ÉPINE-VINETTE.

Rotulæ berberum. (br. he. w. wu. *pid.*)

♃ Sucre blanc en poudre,
                une demi-livre.

Faites-le chauffer un peu dans une bassine
de cuivre étamée, et ajoutez

Suc dépuré d'épine-vinette, une once.
Faites des pastilles. (br. he. w.)

wu. et *pid.* prescrivent de faire fondre une
once de sucre dans une demi-once de suc
d'épine-vinette, d'évaporer convenablement
la solution, et d'en faire ensuite des pastilles.

ROB D'ÉPINE-VINETTE.

Rob s. Apochylisma berberum. (br.li.r.s.sa.sw.)

♃ Fruits mûrs d'épine-vinette,
                à volonté.

Pilez dans un mortier, laissez en repos
pendant trois jours, exprimez le suc, et faites-le évaporer, sur un feu doux, jusqu'en
consistance de miel, avec un quart de sucre. (br. *sw.*)

r. prescrit six livres de suc et une de sucre;
— s. seize livres de suc et une de sucre; —
li. et sa. veulent qu'on fasse évaporer le suc
au bain-marie, jusqu'en consistance d'électuaire, sans y ajouter de sucre.

Rafraîchissant, acidule.

SIROP D'ÉPINE-VINETTE.

Syrupus berberum s. de berberide. (b*. ba. br.
d. f. han. he. o. pa. po. pr. sa. w. wu.
pid. sw.)

♃ Suc dépuré et filtré de fruits d'é-
pine-vinette. . . . . dix onces.
Sirop commun cuit à la plume,
                seize onces.

Faites jeter un seul bouillon, et passez. (d. he. *pid.*)

br. pa. w. et wu. prescrivent du sucre blanc,
en même quantité.

f. indique deux livres de suc et trois livres
et demie de sucre blanc; — han. po. et pr.
vingt onces de suc et trois livres de sucre
blanc.

sa. prescrit le sirop commun, mêlé avec
le suc, en quantité suffisante pour fournir
un sirop par une légère évaporation au bain-
marie.

ba. veut qu'on fasse le sirop avec une
partie de suc dépuré et deux de sucre; — sw.
avec seize onces de suc et vingt-huit de
sucre.

Tempérant, diurétique.

ÉPONGE.

Éponge de mer ; Spongia marina.

Badeschwamm, Meerschwamm (Al.); sponge (An.); isfenj (Ar.); esponjas (E.); muabadul (Hi.); spons (Ho.); spugna (I); univatta (J.); abermurdeh (Pe.); esponja (Por.); badswamp (Su.).

a. am. ams. an. b. ba. be. br. d. du. e. ed. f. fe. ff. fi. fu. g. han. he. li. lo. o. p. po. pp. pr. r. s. su. w. wu. ww. a. br. c. g. pa. pid. sp.

Squelette fibreux, entrecroisé, ou plutôt feutré, de divers corps organisés marins placés sur les limites du règne animal.

On emploie plus particulièrement l'*É-ponge pluchée; Spongia lacinulosa,* Lmk (*fig.* Esp. *die Pflanzenth.* II. t. 15-17), de la Méditerranée, de la mer Rouge et de l'océan Indien. Elle est arrondie, aplatie, à peine lobée, molle, tomenteuse, très poreuse, et couverte de nombreuses laciniures à sa surface.

Fyfe y a constaté la présence de l'iode.

ÉPONGE PRÉPARÉE.

Spongia præparata. (a. ams. an. ba. br. d. e. f. fe. ff. fi. fu. han. he. li. o. p. pr. s. su. w. wu. *br. pid. sp. sw. vm.*)

1° Sans cire.

♃ Éponge fine lavée et propre. 　. n° 1.

Serrez-la avec force, tandis qu'elle est encore humide, avec une corde dont les tours se touchent; fixez cette corde par un nœud facile à délier, faites sécher avec soin, et conservez dans un endroit bien sec. (f. fe. ff. *sw.*)

e. prescrit de couper l'éponge en longues lanières, et de tremper celles-ci dans du blanc d'œuf, avant de les ficeler ; — *vm.* de l'imbiber de mucilage de gomme arabique.

2° Avec la cire ; *Spongia cerata.*

♃ Éponge fine, sèche, bien lavée et nettoyée de tous corps étrangers, n° 1.

Plongez-la dans de la cire jaune fondue, pressez ensuite entre deux plaques d'étain échauffées au bain-marie, et retirez après le refroidissement. (a. ams. an. ba. br. d. f. fe. ff. fi. fu. han. he. li. o. p. pr. s. su. w. wu. *br. pid. sp. sw. vm.*)

On s'en sert pour dilater les trajets fistuleux et les ouvertures normales ou anormales.

ÉPURGE.

Euphorbia Lathyris, L.

Springkraut (Al.); caper spurge (An.).

br. f. fe. g. w. wu. be. m. sp.

Plante ♂ (octandrie trigynie, L.; euphorbiacées, J.), qu'on trouve dans toute l'Europe. (*fig.* Zorn, *Ic. pl.* t. 19.)

On emploie la semence (*semen Cataputiæ minoris s. Tithymali latifolii s. Lathyridis majoris*), qui est ovalaire, tronquée obliquement à un bout, et un peu plus grosse qu'un grain de chenevis. Sous une écorce d'un gris brun, ridée, cassante et insipide, elle renferme une amande blanche et oléagineuse, dont la saveur, d'abord douce, est ensuite très âcre et mordicante. —Dose, dix grains.

Purgatif, drastique.

HUILE D'ÉPURGE.

Oleum cataputiæ minoris. (f°.)

♃ Graines d'épurge mondées, à volonté.

Pilez-les, enfermez la pâte dans un sac de toile serrée, et soumettez-la à la presse ; laissez reposer et décantez ou filtrez l'huile.

♃ Graines d'épurge. . . . à volonté.

Faites-en une pâte par la trituration, et traitez-la ensuite par l'alcool à 50 degrés; filtrez et évaporez la teinture, qui laisse l'huile pour résidu.

♃ Graines d'épurge pilées,
Éther, de chaque. 　. quatre onces.

Laissez macérer pendant vingt-quatre heures, à la température ordinaire, décantez, filtrez et évaporez la colature au bain-marie : l'huile reste également.

Cette huile est très purgative. Calderini en donne trois gouttes aux enfaus de deux ou trois ans, et quatre à huit aux adultes. Si le sujet est très irritable, on prescrit huit gouttes en émulsion. On peut la faire prendre aussi en sirop ou en pilules. Enfin, on pourrait l'étendre dans une certaine quantité d'huile d'olive. Chevallier a reconnu que l'huile d'*Euphorbia Cyparissias* jouit à peu près des mêmes propriétés.

ERGOT.

Secale cornutum.

Spurred, horned rye (An.).

am. c.

On donne ce nom à une sorte de corne ou d'éperon qui se développe sur les épis de quelques céréales, principalement sur ceux du seigle. Ordinairement courbe et alongé, rarement arrondi, l'ergot est marqué le plus souvent de trois angles mousses et de lignes longitudinales. Il a une couleur violette avec des nuances diverses. Sa substance est d'un blanc terne et ferme : elle casse net et avec bruit. Son odeur est désagréable dans l'état frais, et quand l'ergot se trouve réuni en grande quantité. Sa saveur est légèrement mordicante et nauséeuse. Il atteint jusqu'à un pouce ou un pouce et demi de long, sur deux à trois lignes d'épaisseur.

C'est une espèce de champignon, *Sclerotium clavus*, d'après Decandolle, et, suivant une autre opinion plus probable, une dégénérescence morbide de l'ovaire des graminées sur lesquelles on l'observe, altération causée, selon Martin Field, par la piqûre d'un insecte du genre *musca*, qui n'y dépose pas ses œufs, mais y laisse une liqueur noirâtre.

Il contient, selon Vauquelin, une matière colorante jaune, une autre violette, une huile blanche, un acide libre, qui paraît être le phosphorique, de l'ammoniaque libre, et une matière azotée.

Irritant, dont l'usage produit de grands accidens, le tétanos, la gangrène des membres et la mort. A petites doses, il paraît exciter les contractions de la matrice. Aussi l'a-t-on conseillé dans les accouchemens pénibles par suite de l'inertie de ce viscère, ou pour arrêter les hémorrhagies causées par son défaut de ton. — Dose, dix à trente grains, dans six onces de véhicule.

INFUSION DE SEIGLE ERGOTÉ.

Infusum secalis cornuti. (b*.)

♃ Seigle ergoté. . . .   un demi-gros.
Eau bouillante. . .   quatre onces.
Faites infuser et passez.

Faites-en prendre le tiers, et donnez un autre tiers vingt-quatre heures après, si le cas paraît l'exiger.

DÉCOCTION DE SEIGLE ERGOTÉ.

Decoctum secalis cornuti. (b*. au.)

♃ Seigle ergoté. . . . .   une once.
Eau de fontaine, une pinte et demie.

Faites réduire à une pinte par l'ébullition. — Préférée à l'infusion par plusieurs praticiens. — Dose, une cuillerée, de quart d'heure en quart d'heure.

POTION OCYTIQUE. (*pic.*)

♃ Seigle ergoté en poudre. .   un gros.
Sirop de sucre. . . .   trois onces.
Laudanum liquide. .   vingt gouttes.
Essence de bergamote. .
quantité suffisante.

ERS.

Vicia Ervillia, CAND.

Erve (Al.) ; *ervilia* , *tare (An.)* ; *erve (D.)* ; *erven (Ho.)* ; *erwa* (*Su.*).

fe. w. br. m. sp.

Plante ⊙ (diadelphie décandrie, L. ; légumineuses, J.), qui croît en Europe. (*fig.* Blackw. *Herb.* t. 208. f. 3.)

On emploie la graine (*semen Ervi s. Orobi*), qui est un peu aplatie, brune, inodore, et

douée d'une saveur désagréable, amarescente.

Sa farine entre quelquefois dans les cataplasmes émolliens.

ÉRYTHRONE.

Érythrone à fleurs jaunes; Erythronium flavescens, DEL.

am. c.

Plante ♃ (hexandrie monogynie, L. ; liliacées, J.), de l'Amérique du nord.

Elle passe pour être vomitive; mais, après avoir été exposée à la chaleur, elle n'est plus qu'alimentaire.

ESTRAGON.

Serpentine; Artemisia Dracunculus, L.

Kaysersolot, Dragunbeyfuss, Dragonkel (Al.).

e. f. w. ba. br.

Plante ♃ (syngénésie polygamie superflue, L.; synanthérées, Cass.), de l'Europe méridionale, qu'on cultive dans les potagers. (*fig.* Gmel. *Fl. Sibir.* I. tab. 59 et 60, fig. 1.)

On emploie l'herbe (*herba Dracunculi esculenti s. hortensis*), qui se compose d'une tige grêle, ramense, garnie de feuilles simples, entières, vertes, glabres, lancéolées, étroites, parsemées d'un grand nombre de pores à leur surface. Elle a une odeur aromatique assez faible, une saveur âcre, piquante, un peu aromatique et agréable.

Excitant, plutôt culinaire que médicinal.

VINAIGRE D'ESTRAGON.

Acetum dracunculi. (b*.)

♃ Feuilles d'estragon fraîches et mondées. . . . . . .   une once.
Vinaigre. . . . .   une livre.
Faites macérer et passez.

ÉTAIN.

Stannum, Jupiter ; Καττίτερος, σίαγγος.

Zinn (Al.); tin *(An. D. Ho.)*; *resas (Ar.)*; *yang-seih (C.)*; *runga (Duk.)*; *estanno (E.)* ; *kulai (Hi.)*; *stagno (I.)*; *tima (Mal.)*; *urzis (Pe.)*; *cyna (Po.)*; *estanho (Por.)*; *olowo (R.)* ; *trapu, ranga (Sa.)*; *tenn (Su.)* ; *tagarum (Tam.)* ; *galai* *(Tu.)*.

a. am. ams. an. b. ba. be. br. d. du. e. ed. f. fe. fi. fu. g. ham. han. he. li. lo. o. p. po. pr. r. s. su. w. wu. a. c. g. pa. sa. sp.

Métal solide, presque aussi blanc que l'argent, mou, laminable, peu ductile, fusible à 210 degrés, non volatil, très peu altérable par l'air humide. Sa pesanteur spécifique est de 7,291. Il fait entendre un craquement particulier quand on le ploie.

POUDRE D'ÉTAIN.

Étain pulvérisé, Limaille d'étain, Étain en grains; Stannum pulveratum s. præparatum s. granulatum s. raspatum, Limatura stanni, Oxydulum stanni, Pulvis stanni philosophice præparatus. (a. am. au. b. ba. be. br. du. f. fe. fù. he. li. o. pa. r. sa. su. wu. c. sa. sw.)

♃ Étain d'Angleterre. . . à volonté.

Limez-le avec une lime très fine, et conservez la poudre tamisée pour l'usage. (am. ba. br. du. fe. pa. c. sw.)

li. veut qu'avant de conserver cette limaille, on la fasse bouillir dans du vinaigre, jusqu'à ce que celui-ci ne précipite plus par le sous-carbonate de potasse.

♃ Étain pur. . . . . . à volonté.

Faites-le fondre, jetez-le dans une boîte de bois raboteuse en dedans, et frottée avec de la craie, fermez la boîte et remuez-la vivement; passez la poudre au tamis. (a. b. f. o. pa. sa. su. wu.)

♃ Limaille d'étain. . . deux parties.
Craie en poudre. . . . une partie.

Broyez ensemble dans un mortier. (r.)

sa. prescrit de broyer ensemble trois gros d'étain et une once de corail.

♃ Étain en feuilles,
Sucre blanc, de chaque, parties égales.

Broyez ensemble, passez à travers un tamis, faites cuire la poudre dans une grande quantité d'eau, et laissez-la ensuite sécher. (an.)

be. prescrit de piler du sel de cuisine dans un mortier échauffé, de verser ensuite dessus de l'étain fondu, en remuant le pilon vite et avec force, jusqu'à ce que la masse soit bien pulvérisée, de laver celle-ci ensuite, de la faire sécher et de la tamiser.

♃ Limaille d'étain. . . deux parties.
Yeux d'écrevisse. . . . une partie.

Pilez ensemble. (fu.)

POUDRE VERMIFUGE. (ca.)

♃ Étain en poudre. . . . une once.
Éthiops minéral. . deux scrupules.

A prendre, en six paquets, dans du sirop, de la thériaque ou du miel, deux fois par jour.

POUDRE D'ÉTAIN FERRÉE.

Pulvis stanni martiatus. (au. sa. sw.)

♃ Limaille d'étain. . . . deux gros.
Sulfate de fer. . . . . cinq grains.

Broyez ensemble, et faites cinq paquets.
— Dose, un toutes les deux heures.

BOL VERMIFUGE.

Bol e stanno. (sa. sw.)

♃ Poudre d'étain. . . un demi-scrupule.
Conserve d'écorce d'orange,
un scrupule.
Sirop de sucre, quantité suffisante.

ÉLECTUAIRE VERMIFUGE. (ca. e. pie. ra.)

♃ Poudre d'étain, six gros à une once.
Miel despumé. . . . quatre onces.

Dose, deux ou trois cuillerées le matin. (e.)

♃ Étain en poudre. . . . une once.
Extrait d'armoise,
Poudre de jalap, de chaque, un gros.
Sirop de chicorée composé,
quantité suffisante.

A prendre en douze ou quinze fois, à une demi-heure d'intervalle, en buvant par-dessus une tasse de bouillon aux herbes. (ra.)

♃ Étain en poudre. . . . une once.
Racine de fougère mâle. . six gros.
Semen contra. . . une demi-once.
Jalap,
Sulfate de potasse,
de chaque. . . . . un gros.
Miel. . . . quantité suffisante.

Dose, une demi-cuillerée à café le matin, de demi-heure en demi-heure. (au. ca. pie.)

AMALGAME D'ÉTAIN. (am. e. wu. c. sa.)

♃ Étain. . . . . . . deux onces.
Mercure. . . . . trois onces.

Faites chauffer le mercure dans un creuset, jusqu'à ce qu'il commence à se volatiliser; versez dedans l'étain fondu à part, agitez le mélange dans un mortier de marbre, en ajoutant un peu de sel commun, lavez-le bien ensuite, et faites-le sécher dans un linge. (e.)

sa. prescrit d'unir ensemble trois gros de mercure et deux onces d'étain, et de pulvériser l'amalgame en le triturant dans un mortier de marbre; — am. et c. d'unir ensemble cinq parties d'étain et deux de mercure, et de broyer l'amalgame avec une partie de craie préparée, jusqu'à ce qu'il ait entièrement perdu son éclat métallique; — wu. d'amalgamer une once d'étain avec une once de mercure, et de pulvériser le mélange refroidi avec une once d'écailles d'huître préparées.

POUDRE VERMIFUGE. (sa.)

♃ Amalgame d'étain. . un demi-gros.
Rhubarbe en poudre,
Antimoine diaphorétique non lavé,
de chaque. . . . . dix grains.

A prendre deux fois par jour.

♃ Amalgame d'étain. . . à volonté.

Mettez-le sur les cendres chaudes , pour que les deux métaux s'oxident. Ajoutez

Extrait d'absinthe, quantité suffisante.

Faites des pilules de six grains. — Dose , quatre , six ou huit , le matin.

ÉLECTUAIRE VERMIFUGE.

Electuarium joviale ad tæniam. (br. ca. wu. *sp. vm.*)

♃ Étain pur ,
Mercure , de chaque. . une once.

Faites un amalgame ; pulvérisez-le avec

Écailles d'huître préparées ,
une once.

Ajoutez peu à peu
Conserve d'absinthe. . deux onces.

Sirop de menthe , quantité suffisante pour faire un électuaire. (br. wu. ca. sp.)

vm. substitue la magnésie calcinée au sous-carbonate de chaux, et le sirop de sucre à celui de menthe.

Dose , deux gros , deux fois par jour.

ONGUENT ANTIHÉMORRHOÏDAL.

Unguentum empiricum Tlaki in tumoribus hæmorrhoidalibus. (*b.*)

♃ Limaille d'étain ,
Mercure , de chaque. . deux gros.

Faites un amalgame , et ajoutez

Onguent rosat. . . . une once.
Précipité rouge. . . . deux gros.
Huile de menthe poivrée ,
vingt gouttes.

Mêlez par la trituration.

PROTOXIDE D'ÉTAIN.

Sous-oxide d'étain , Cendres d'étain ; Stannum sub-oxydatum s. pulveratum , Pulvis stanni. (b*. pa. sw. vm.)

♃ Étain pur. . . . . à volonté.

Tenez-le en fusion, à l'air libre, jusqu'à ce qu'il soit converti tout entier en une poudre grise ; broyez et tamisez celle-ci. (pa. sw. vm.)

♃ Chlorure d'étain dissous dans
l'eau. . . . . à volonté.
Potasse caustique liquide ,
quantité suffisante
pour précipiter l'oxide et le redissoudre ; filtrez la solution , et versez-y de l'acide hydrochlorique pour précipiter l'oxide. (b*.)

Anthelmintique , purgatif , usité surtout contre le tænia , mais vanté aussi contre la phthisie pulmonaire. — Dose , cinq à six grains.

ANTIHECTIQUE DE POTIER.

Antihecticum Poterii , Bezoardicum joviale. (sa. w. sp. vm.)

♃ Régule d'antimoine , quatre partiés.
Étain fin , cinq parties et demie.

Faites fondre ensemble , et versez sur une plaque de métal froide ; pulvérisez et mêlez avec

Nitre en poudre. . quinze parties.

Projetez dans un creuset incandescent ; après que le mélange a fusé, on le tient encore au feu pendant quelque temps , puis on le laisse refroidir, on le lave avec de l'eau froide , et on le fait sécher à une douce chaleur. (vm.)

w. et *sp.* prescrivent six onces de régule , deux d'étain et vingt-quatre de nitre ; — sa. six de régule, six d'étain et trente-six de nitre.

Jadis on croyait cette préparation propre à arrêter les flux de sang et de semence, et à diminuer les sueurs colliquatives des phthisiques. — Dose , un demi-gros , matin et soir.

PERSULFURE D'ÉTAIN.

Oxide d'étain hydrosulfuré , Or mussif ; Sulphuretum stanni , Aurum mosaicum. (an. b*. fe. br. ca. sw*. vm.)

♃ Étain en poudre. . . trois onces.
Soufre sublimé. . . . une once.

Mettez dans un creuset, sur des charbons ardens , chauffez jusqu'à ce qu'il se manifeste une flamme très-vive, retirez du feu, couvrez le creuset , laissez refroidir , porphyrisez et tamisez la masse. (an. fe. br. ca.)

vm. prescrit de calciner ensemble sept parties d'oxide d'étain et quatre et demie de soufre en canon.

♃ Chlorure d'étain. . . à volonté.

Versez-y de l'hydrosulfate de potasse liquide , jusqu'à ce qu'il ne se forme plus de précipité ; séchez et chauffez celui-ci jusqu'au rouge. (sw*. vm.)

♃ Étain. . . . . douze parties.
Mercure. . . . . trois parties.
Fleurs de soufre . . sept parties.
Sel ammoniac. . . trois parties.

Broyez et chauffez doucement tant qu'il se dégage du gaz acide sulfurique , calcinez ensuite fortement jusqu'à ce qu'il reste une masse écailleuse, brillante et jaune; (b*.)

POUDRE VERMIFUGE. (*sw*.)

♃ Persulfure d'étain. . trois parties.

Mercure. . . . . une partie.
Triturez jusqu'à extinction du mercure.

Conseillée surtout contre le tænia.—Dose, depuis deux gros jusqu'à une demi-once, le matin, dans de la conserve d'absinthe.

CHLORURE D'ÉTAIN.

Liqueur fumante de Libavius, Beurre d'étain, Muriate sur-oxigéné d'étain, Deuto-muriate d'étain, Deuto-hydrochlorate d'étain ; Murias stanni s. *oxyduli stanni.* (b*. ba. *vm.*)

♃ Étain . . . . . . une partie.
Acide hydrochlorique concentré,
trois parties.

Faites dissoudre, à l'aide de la chaleur, et cristalliser.

Purgatif violent. — Dose, deux grains. — La pharmacopée de Bavière ne l'indique, étendu de neuf parties d'eau, que comme réactif pour reconnaître la présence de l'or.

ÉTHER ACÉTIQUE.

Éther acéteux, Æther aceticus, Naphtha aceti.

a. an. b. be. d. e. f. fe. fi. fu. han. he. li. o. po. pr. r. s. su. w. wu. br. sw. vm.

♃ Acide acétique concentré,
cinq parties.
Alcool . . . . . . six parties.

Mêlez et chauffez légèrement pendant une demi-journée, distillez ensuite, et cohobez le produit sur le résidu ; agitez la liqueur qui passe avec des fleurs de zinc, jusqu'à ce qu'elle refuse d'en dissoudre ; enlevez l'alcool et l'eau par le moyen du chlorure de calcium calciné, et rectifiez l'éther décanté. (*vm.*)

f. et fu. prescrivent parties égales d'acide acétique (10 degrés) et d'alcool (40 degrés), et quatre cohobations successives du produit sur le résidu, puis le mélange de la liqueur avec du sous-carbonate de potasse, et une dernière distillation ; — br. parties égales d'acide et d'alcool, et une seule distillation ; — r. et wu. parties égales, une seule distillation après quelques jours de réaction à froid, et la purification de l'éther par son mélange avec du sous-carbonate de potasse liquide.

♃ Alcool (40 degrés), trois mille parties.
Acide acétique (10 degrés),
deux mille parties.
— — sulfurique (66 degrés),
six cent vingt-cinq parties.

Mêlez l'alcool et l'acide acétique dans une cornue de verre, ajoutez l'acide sulfurique,

et distillez quatre mille parties de liqueur ; battez celle-ci avec une petite quantité de sous-carbonate de potasse, laissez reposer, décantez et distillez trois mille parties d'éther marquant 23 degrés, et dont la densité est de 0,917. (f. fe.)

♃ Acétate de potasse,
Alcool (38 degrés),
de chaque. . . quinze onces.
Acide sulfurique (66 degrés),
dix onces.

Distillez jusqu'à siccité, et rectifiez sur un feu doux, avec un cinquième d'acide sulfurique. L'éther marque 24 degrés. (an.)

b. et be. prescrivent seize onces d'acétate, autant d'alcool, six onces d'acide sulfurique, et le lavage du produit avec de l'eau de chaux ; — he. une demi-livre d'acétate, autant d'acide sulfurique, dix onces d'alcool, le lavage du produit avec un quart de dissolution aqueuse de potasse, et sa rectification à une douce chaleur ; — li. et w. quatre onces d'alcool, deux d'acide sulfurique, quatre d'acétate, et le lavage du produit avec l'huile de tartre par défaillance ; — o. une livre d'acétate, une demi-livre d'acide sulfurique, dix onces d'alcool, et le lavage du produit avec la dissolution aqueuse de potasse ; — su. cent parties d'acétate, cinquante-quatre d'acide sulfurique, quatre-vingt-deux d'alcool, et le lavage du produit avec une dissolution concentrée de chlorure de calcium ; — vm. neuf parties et demie d'acétate desséché, six d'alcool et cinq d'acide sulfurique ; — sw. huit onces d'acétate, trois d'acide et six d'alcool.

♃ Acide sulfurique. . . six parties.
Alcool. . . . . . dix parties.
Acétate de soude sec, onze parties.

Après deux jours de réaction à froid, distillez jusqu'à siccité, et lavez le produit avec une partie de potasse caustique dissoute dans le triple d'eau. (a. d. han. po. pr. s.)

vm. prescrit cinq parties d'acide, six d'alcool et sept d'acétate.

♃ Acétate de plomb sec, deux parties.
Alcool,
Acide sulfurique,
de chaque. . . . une partie.

Après vingt-quatre heures de digestion, distillez, ajoutez au produit un sixième de chaux pure, et redistillez. (ba. sw*.)

e. prescrit seize parties d'acétate, six d'acide, dix d'alcool, et le lavage avec l'eau de potasse, suivi d'une nouvelle distillation ; — fi. quarante parties d'acétate, vingt d'alcool, quinze d'acide, le lavage du produit avec l'eau de potasse, et sa rectification à une très douce chaleur.

Lorsqu'il est étendu d'une certaine quantité d'alcool, cet éther prend le nom d'*Éther acétique alcoolisé, Liqueur anodine végétale; Acetum dulcificatum, Spiritus acetico-œthereus, Liquor anodynus vegetabilis.* On obtient ce composé :

1° Par distillation.

℞ Phlegme éthéré qui passe d'abord lorsqu'on prépare le vinaigre distillé ,
à volonté.

Distillez-le à plusieurs reprises , pour le débarrasser de l'eau superflue; ajoutez-y ensuite de la potasse sèche, jusqu'à ce qu'elle ne se liquéfie plus, et distillez les trois quarts du résidu. (r.)

℞ Alcool . . . . dix-huit parties.
Acétate de soude effleuri, huit parties.
Acide sulfurique, sept parties et demie.

Distillez jusqu'à ce qu'il commence à passer du phlegme. (*vm.*)

℞ Acide acétique. .. . une livre.
Alcool . . . . . deux livres.
Acide sulfurique. . une demi-livre.

Distillez deux livres, et rectifiez avec de l'eau. (*sw*.)

℞ Éther acétique. . . quatre onces.
Alcool . . . . . douze onces.

Après huit jours de digestion, dans un endroit frais, distillez quinze onces. (*han.*)

2° Par simple mélange.

℞ Éther acétique. . . . une once.
Alcool . . . . . deux onces.

Mêlez. (s. *sw.*)

sw. prescrit une once d'éther et huit d'alcool; — b*. une partie d'éther et quatre d'alcool.

L'éther acétique a les mêmes propriétés que ceux qui suivent, mais on s'en sert peu. Il a été quelquefois employé , en frictions, dans les douleurs rhumatismales.

POTION ANTISPASMODIQUE.

Mixtura antispasmodica simplex, (b*. *sw*.)

℞ Liqueur anodine végétale. . un gros.
Eau de menthe poivrée. . six onces.
——— de mélisse composée,
Sirop de pavot , de chaque, une once.

Mêlez. — Dose, une demi-cuillerée ou une cuillerée entière, toutes les heures. (*sw*.)

℞ Liqueur anodine végétale,
Teinture de castoréum,
de chaque. . . une demi-once.
Huile essentielle de valériane,
Laudanum liquide de Sydenham ,
de chaque. . . un demi-gros.

Mêlez. (b*.) — Dose, trente gouttes.

On a surtout préconisé cette dernière formule dans la cardialgie hystérique.

ÉTHER HYDROCHLORIQUE.

Éther muriatique, Esprit de sel dulcifié; Æther muriaticus, Spiritus muriatico-œthereus s. salis dulcis. (an. b. ba. be. br. d. e. f. fe. fi. fu. g. han. he. li. o. pa. po. pr. r. s. w. wu. br. ca. sp. sw. vm.)

℞ Acide hydrochlorique (25 degrés),
Alcool (40 degrés),
de chaque. . . parties égales.

Introduisez le mélange dans une cornue de verre communiquant avec un appareil de Woulf, dont le premier flacon contient de l'eau à douze ou quinze degrés, et les autres, entourés de glace, sont vides; distillez doucement, et recueillez l'éther rassemblé dans le second flacon. Il marque 16 degrés, et sa densité est de 0,900,6. (f. *ca.*)

wu. prescrit de distiller une partie d'acide avec douze d'alcool, et de cohober cinq fois de suite le produit sur le résidu; — hr. et w. de distiller une partie et demie d'acide avec douze d'alcool, et de cohober plusieurs fois; — e. de distiller un mélange d'une partie d'acide et deux d'alcool; — an. g. et pa. de distiller ensemble une partie d'acide et trois d'alcool; — *sp.* de distiller un mélange de huit parties d'acide et six d'alcool.

℞ Oxide de manganèse,
une once et demie.
Alcool. . . . une livre et demie.
Acide hydrochlorique,
quatre onces et demie.

Distillez doucement une livre; versez alors sur le résidu

Alcool. . . . . . une livre.
Acide sulfurique. . . deux gros.

Distillez encore neuf onces, et mêlez ce produit avec le précédent. (fu. li.)

r. prescrit de distiller doucement ensemble une partie et demie d'oxide, cinq d'acide hydrochlorique et trois d'alcool.

℞ Acide hydrochlorique , deux parties.
Alcool rectifié, . . . six parties.
Acide sulfurique . . deux parties.

Distillez six livres , en poussant graduellement le feu, et réduisez à moitié par la rectification. (*sw*.)

℞ Sel de cuisine décrépité, huit onces.
Péroxide de manganèse, une once.

Versez sur le mélange, introduit dans une cornue,

Acide sulfurique. . . quatre onces.
Distillez doucement environ les deux tiers.
(b.)

be. prescrit huit parties de sel, trois d'oxide, six d'acide et vingt-quatre d'alcool; —
ba. huit de sel, trois d'oxide, six d'acide et
vingt d'alcool; — s. huit de sel, trois d'oxide,
six d'acide et vingt-trois d'alcool; — d. fi.
han. o. po. et pr. huit de sel, trois d'oxide,
six d'acide et vingt-quatre d'alcool; — he.
huit de sel, quatre d'oxide, quatre d'acide
et vingt-quatre d'alcool; — w. quatre de sel,
deux d'oxide, trois d'acide et douze d'alcool.

♃ Sel de cuisine,
   Alcool,
      de chaque, cinq parties et demie.
   Acide sulfurique. . . cinq parties.

Distillez doucement, au bout de vingt-
quatre heures, jusqu'à siccité, dans une cornue communiquant avec un récipient suivi
d'une bouteille qui contient deux parties et
demie d'alcool; réunissez le liquide du récipient à celui de la bouteille, et rectifiez jusqu'à ce qu'il commence à passer de l'acide;
saturez le produit avec des fleurs de zinc, et
distillez de nouveau; mêlez au produit assez
de chlorure de calcium pour faire surnager
l'éther. (vm.)

vm. prescrit encore de mêler cinq parties
d'alcool avec cinq d'acide sulfurique; d'a-
jouter, au bout de vingt-quatre heures, cinq
parties et demie de sel en poudre, puis,
vingt-quatre heures après, cinq parties d'alcool; de distiller jusqu'à siccité, de rectifier, de saturer le produit avec des fleurs de
zinc, et de rectifier encore avec addition
d'un demi-volume d'eau; — fe. veut qu'on
distille à siccité un mélange de quatre parties de sel, deux d'alcool et six d'acide sulfurique concentré, et qu'on rectifie le produit sur deux onces de marbre pilé et de
magnésie.

♃ Chlorate de potasse. . . dix onces.
   Alcool,
   Acide sulfurique,
      de chaque . . . . cinq onces.

Faites digérer à froid pendant vingt-quatre heures, et décantez l'éther qui surnage.
(ca. sw.)

♃ Beurre d'antimoine . . une partie.
   Alcool. . . . . . deux parties.
   Chaux en poudre . . . une partie.

Au bout de huit jours, distillez sur un feu
doux. (sw.)

Il existe encore d'autres procédés pour
préparer l'éther hydrochlorique. Tel est entre autres celui de br., qui consiste à faire
passer un courant de chlore dans un flacon
plein d'alcool, jusqu'à ce que celui-ci soit

éthérifié, et de distiller à une douce chaleur.
C'est peut-être de l'éther chlorurique qui se
forme ainsi; — sw. prescrit de mêler ensemble une partie de chlore liquide et quatre
d'alcool, et de distiller doucement, après
suffisante digestion.

Sous le nom d'Æther muriaticus spurius,
sw*. indique un produit que l'on obtient en
distillant quatre parties d'acide hydrochlorique, quatre d'éther sulfurique ou phosphorique et une d'acide sulfurique.

Lorsqu'il est mêlé d'alcool, l'éther dont
il s'agit dans cet article prend le nom
d'Éther hydrochlorique alcoolisé. On obtient
celui-ci:

1° Par la distillation, en faisant passer de
l'éther gazeux dans de l'alcool jusqu'à ce
qu'il ait doublé le poids de celui-ci. Il marque 32 degrés, et sa densité est de 0,868,5.
(f.)

2° Par simple mélange, en ajoutant quatre onces d'alcool à une once d'éther liquide
(sp.), ou trois onces d'alcool à une d'é-
ther. (fe.)

Les propriétés et les usages de l'éther
hydrochlorique sont les mêmes que ceux
de l'éther sulfurique, mais on s'en sert beaucoup moins souvent. — Dose, trente à quarante gouttes.

LOOCH ANTICATARRHAL. (b*.)

♃ Éther hydrochlorique alcoolisé, un gros.
   Sirop de coquelicot. . . une once.

Recommandé par Werlhof. — Dose, une
cuillerée à café.

ETHER NITRIQUE.

*Éther nitreux, Esprit de nitre dulcifié;
Æther nitricus s. nitrosus, Acidum nitrosum s. nitricum alcoholisatum, Alcohol ni-
trico-æthereum s. nitricum æthereum, Naphtha nitri, Spiritus nitri dulcis s. ætheris
nitratus s. nitrico-æthereus.*

a. am. ams. an. b. ba. be. br. d. dn. e. ed. f. fe. ff. fi, fu. g.
han. he. li. lo. o. p. pa. po. pr. s. su. w. wu. br. c. pid. sp.
sw. vm.

♃ Nitre sec et grossièrement pulvé-
   risé. . . . . . quatre onces.
   Acide sulfurique concentré,
                        deux onces.
   Alcool (0,830). . . . une livre.

Mêlez peu à peu l'acide et l'alcool, ajoutez le nitre au mélange refroidi, distillez
très doucement, sur le bain de sable, presque à siccité, battez le produit avec de la
chaux vive en poudre, et redistillez-le
presque jusqu'à siccité. Il marque alors
0,850. (a. fe.)

du. prescrit de mêler ensemble une livr-
et demie de nitre, une livre d'acide sulfu-

rique et neuf onces d'alcool (0,840), de recueillir le produit condensé dans un récipient
rafraîchi avec de l'eau froide, de le rectifier
en le battant avec du sous-carbonate de potasse, et d'en distiller ensuite au bain-
marie la moitié, dont la densité est de
0,900; — ou bien d'ajouter à ce qui reste
dans le premier vase, après l'opération précédente, l'alcool employé pour arrêter les
vapeurs qui ne s'étaient pas condensées
dans le récipient, de distiller au bain-marie,
de mêler le produit avec la liqueur alcaline
résultant du lavage de l'éther précédent,
d'ajouter aussi du sous-carbonate sec, et de
redistiller au bain-marie. Ce dernier produit
a une densité de 0,850. Il porte le nom de
Spiritus æthereus nitrosus, tandis que le premier a celui d'*Æther nitrosus*; — fu. et he.
de mêler ensemble douze onces de nitre et
deux onces de manganèse, de verser dessus
trente-six onces d'alcool et six onces d'acide
,sulfurique, de distiller au bout de sept à
huit jours, et de rectifier sur une petite
quantité de sous-carbonate de potasse; —
han. de mêler vingt-quatre onces de nitre
avec douze d'acide sulfurique et vingt-sept
d'alcool, de distiller la moitié au bout de
vingt-quatre heures, de changer alors le récipient, de distiller encore huit à neuf onces,
de mêler chaque liqueur à part avec moitié
de son poids d'eau de chaux, d'enlever
l'éther avec une pipette, de le battre avec
un huitième de liqueur de potasse caustique, étendue d'autant d'eau de puits, et
de le distiller sur un peu de sous-carbonate
de potasse. Sa densité est de 0,783; — sw*.
de prendre quatre livres du résidu de la préparation de l'éther sulfurique, d'y ajouter
une pareille quantité d'alcool et une livre
de nitre, de distiller le tout, et de rectifier
le produit avec une quantité d'eau égale à
la sienne. La liqueur porte le nom d'*Æther
sulphurico-nitricus*; — sw. de distiller doucement six livres de nitre avec trois livres
d'alcool et autant d'acide sulfurique; — c.
de faire digérer ensemble, pendant six ou
huit heures, dix livres de nitre, cinquante-
deux pintes d'alcool et six livrés et demie
d'acide sulfurique, et de distiller quarante-
huit pintes.

2⃓ Sucre en poudre. . . . une once,
  Alcool,
  Acide nitrique fumant,
    de chaque. . . . trois onces,
  Mêlez ensemble dans une cornue tubulée
communiquant avec un grand ballon couvert de linges trempés dans l'eau froide;
distillez et changez ce dernier aussitôt qu'il
commence à s'élever des vapeurs rouges de
la cornue. (br. vm.)

2⃓ Acide nitrique (34 degrés),
  Alcool (36 degrés),
    de chaque. . . . cinq parties.

Introduisez dans une cornue à laquelle
est adapté un tube renflé communiquant
avec un grand ballon de verre et un appareil de cinq ou six flacons remplis, aux deux
tiers, d'une solution aqueuse de sel marin,
et tous plongés dans un mélange de glace
et de sel; chauffez modérément, et quand
la liqueur commence à bouillir, éloignez le
feu; après l'opération terminée, séparez
l'éther qui s'est condensé à la surface de
l'eau salée, rectifiez-le par la distillation à
une très douce chaleur, mêlez-le avec de
l'eau et du lait de chaux, séparez-le de l'eau
qu'il surnage, et conservez-le dans un lieu
obscur et froid, dans de petits flacons. Sa
densité est de 0,900,6. Il marque 26 degrés. (f.)

am. lo. et c. prescrivent de mêler deux
pintes d'alcool avec trois onces d'acide, et
de distiller doucement vingt-quatre onces; —
ams. de mêler trois livres d'alcool avec une
demi-livre d'acide fumant, de distiller deux
livres et huit onces, d'ajouter une livre d'eau,
avec suffisante quantité de magnésie calcinée, et de redistiller deux livres et demie;
— an. b. et be. de mêler deux livres et
demie d'alcool (38 degrés) avec une livre
d'acide (36 degrés), de distiller deux livres
et de rectifier sur de l'oxide de manganèse.
L'éther marque 32 degrés (an.), ou 30 degrés
(b. be.); — ba. de mêler six parties d'alcool avec une d'acide, de distiller les trois
quarts de l'alcool, d'ajouter un quarantième
de chaux, et de redistiller. Pesanteur spécifique 0,840; — br. g. et p. de mêler trois
parties d'alcool avec une d'acide, et de distiller au bout de huit jours; — br. pa. et w.
de mêler une livre d'alcool avec une once
et demie d'acide fumant, et de distiller
après quelques jours de réaction dans un
endroit frais; — d. de mêler cinq parties
d'alcool avec une d'acide, de distiller les
deux tiers, et de rectifier sur de la magnésie
pure; — e. de mêler deux parties d'alcool
avec une d'acide, de distiller presque jusqu'à siccité, et de rectifier en distillant jusqu'à siccité; — ed. de mêler trois parties
d'alcool avec une d'acide, et de distiller
environ trois parties; — ff. de distiller une
partie d'alcool avec deux d'acide. Pesanteur 0,868; — fi. et su. de mêler deux parties d'alcool avec une demi-partie d'acide,
de distiller une partie et demie, et de rectifier sur de la magnésie (su.), ou sur de la
chaux (fi.); — han. o. et po. de mêler deux
livres d'alcool avec une demi-livre d'acide,
de distiller vingt onces, et de rectifier sur
de la magnésie (o.po.), ou sur du sous-
carbonate de potasse (han.); — li. de mêler
deux livres et demie d'alcool avec une demi-
livre d'acide, de distiller une livre, de battre avec l'eau de chaux et de décanter ensuite; — pr. b*. et s. de mêler vingt-quatre

parties d'alcool avec six d'acide, de distiller vingt parties, et de rectifier sur de la magnésie ; — sa. de mêler une partie d'acide avec quatre d'alcool et de distiller les quatre cinquièmes ; — wu. de mêler deux livres d'alcool avec quatre onces d'acide fumant, et de distiller au bout de quelques jours ; — br. de mêler une partie d'acide avec trois d'alcool, et de distiller les trois quarts ; — pid. de mêler deux livres d'alcool avec trois onces d'acide et de distiller ; — sp. de distiller un mélange de quatre onces d'alcool et de deux onces et demie d'acide fumant ; — sw*. de distiller quatre livres d'alcool avec trois livres d'acide fumant ; — vm. de distiller sept parties et demie d'alcool avec six d'acide nitrique, de battre le produit avec la dissolution de soude caustique, et de le laver ensuite avec de l'eau distillée.

♃ Acide nitreux. . . . dix onces.
　Eau distillée. . . . . cinq onces.
　Alcool. . . . . . douze onces.

Placez un matras dans de l'eau à la glace, introduisez l'acide, puis l'eau, et enfin l'alcool, en faisant couler ces liquides le long des parois, de manière à ce qu'ils forment trois couches distinctes ; bouchez le matras, laissez-le en repos pendant plusieurs jours, dans un endroit frais ; enlevez alors la couche d'un jaune orangé qui s'est formée à la surface, distillez-la doucement, et conservez-la dans des flacons renversés sous l'eau. Pesanteur spécifique, de 0,760 à 0,740. (b. fe.)

br. et w. prescrivent d'introduire deux livres d'alcool dans un grand matras entouré d'eau très froide, d'ajouter toutes les vingt-quatre heures une demi-once d'acide, jusqu'à ce qu'on ait consommé deux onces de celui-ci, de recueillir l'éther qui se sépare peu à peu, et de le purifier en le battant, soit avec un dixième d'ammoniaque liquide (br.), soit avec de l'eau de chaux. (w.)

♃ Alcool (4o degrés). . deux onces.
　Acide nitreux fumant anhydre,
　　　　　　　　　　　cinq gros.
　——· sulfurique. . . . un gros.

Mêlez l'alcool et l'acide sulfurique, ajoutez l'acide nitreux au mélange refroidi, et distillez doucement le tout, pour obtenir environ un demi-gros d'éther, qu'on purifie avec un peu de magnésie pure. (f.)

On ne sait pas précisément quelle est la nature de l'éther nitrique ; on conjecture cependant qu'il est formé d'alcool, d'acide nitreux et d'un peu d'acide acétique. Ce qu'il y a de certain, c'est que ses élémens sont très disposés à se désunir, pour donner naissance à de nouveaux produits, et qu'on ne peut le distiller sans l'acidifier. La quantité d'alcool qu'il contient varie beaucoup. Quand elle

est un peu considérable, le mélange prend le nom d'*Éther nitrique alcoolisé*. On peut préparer ce dernier, soit en distillant ensemble une partie d'acide et deux d'alcool, et ne s'attachant pas à faire d'abord de l'éther ; soit en suivant le procédé décrit par f., mais substituant à l'eau salée des flacons de l'alcool, avec lequel on laisse l'éther se mêler, jusqu'à ce qu'il en ait doublé le poids (f*.) ; soit enfin en mêlant ensemble parties égales d'éther et d'alcool, ou deux parties d'alcool et une d'éther (sw.), ou trois parties d'alcool et une d'éther (fe.). Sa densité est de 0,868,5 ; il marque 32 degrés. Dans quelques pharmacopées, b. entre autres, on appelle *Éther nitrique alcoolisé*, celui qui est préparé par distillation, et *Éther nitrique*, celui que l'on obtient à froid par la méthode de Black.

Excitant, nervin, carminatif, diurétique, usité dans la syncope, le hoquet, la colique flatulente, etc. — Dose, dix à quarante gouttes, dans un véhicule.

JCLEP ACIDULÉ.

Julapium acidulatum. (sp.)

♃ Éther nitrique. . . un scrupule.
　Tisane commune,
　　　　　　　vingt-quatre onces.
　Sirop de limon. . . deux onces.

GARGARISME ANTIPHLOGISTIQUE. (fu.)

♃ Gargarisme émollient. . deux livres.
　Éther nitrique. . une demi-once.
　Sirop de guimauve. . deux onces.

ÉMULSION CALMANTE. (bo. pie.)

♃ Éther nitrique alcoolisé,
　　　　　　　vingt-quatre gouttes.
　Émulsion des quatre semences froides. . . . . quatre onces.
　Sirop de nénuphar. . . une once.

Employée avec succès dans l'urétrite douloureuse.

POTION DIURÉTIQUE. (sw.)

♃ Éther nitrique alcoolisé,
　Vinaigre scillitique,
　　de chaque. . . . une once,
　Eau de genièvre. . . huit onces.
　Alcool de cochléaria composé,
　Sirop de gingembre,
　　de chaque. . . . deux onces.

Dose, deux à trois cuillerées, trois fois par jour.

ÉTHER PHOSPHORIQUE.

Liqueur anodine animale ; Æther phosphoricus.
sw. vm.

♃ Acide phosphorique concret,
une partie.
Alcool rectifié. . . . trois parties.

Mêlez l'acide avec un peu plus que son poids d'alcool, et chauffez pendant un jour, dans une cucurbite circulatoire ; introduisez dans une cornue, distillez jusqu'à ce qu'il ne passe plus que du phlegme, et rectifiez avec de l'eau.

Cet éther ne diffère pas du suivant.

ÉTHER SULFURIQUE.

Éther vitriolique ; Æther sulphuricus s. vitriolicus, Naphtha vitrioli.

a. am. ams. b. ba. be. br. d. dd. dn. e. ed. f. fn. ff. fi. fu. g. han. he. li. lo. o. p. pa. po. pr. r. s. su. w. wu. br. c. pid. sw. vm.

♃ Alcool (36 degrés),
Acide sulfurique (66 degrés),
de chaque. . . . . cinq livres.

Versez l'alcool dans une cornue de verre tubulée, introduisez ensuite l'acide, et remuez le mélange, pour le rendre parfait ; placez sur un bain de sable chaud la cornue communiquant par un long tube de verre avec un grand ballon, dont la partie inférieure plonge dans de l'eau froide, et présente une tubulure qui le met lui-même en rapport avec un flacon, tandis que sa partie latérale en offre une autre destinée à recevoir un tube qui va se rendre dans un second flacon ; faites bouillir promptement le mélange ; dès qu'il a passé une livre de liqueur dans le récipient, versez une livre d'alcool dans la cornue ; agissez ainsi jusqu'à ce que celle-ci ait reçu en tout cinq livres de nouvel alcool ; continuez la distillation jusqu'à ce qu'il ait passé sept livres et demie d'éther ; rectifiez celui-ci, en le distillant au bain-marie, avec un peu de potasse liquide ; mettez à part le premier tiers qui passe, c'est-à-dire deux livres et demie ; c'est de l'éther pur, marquant 56 degrés B., et dont la densité est de 0,758 ; le second tiers est de l'éther alcoolisé, marquant 45 degrés, et dont la densité est de 0,805. (f. fe.)

Dans le cours de cette opération, il passe d'abord, selon Boullay, un vingtième d'alcool non altéré, puis un mélange d'alcool et d'éther, enfin de l'éther presque pur, lorsque la proportion d'alcool au mélange se trouve réduite au moins d'un quart ; l'éther cesse de se former quand l'acide est au moins double de l'alcool restant dans la cornue. Si alors on continue la distillation, il s'élève des vapeurs blanches, et il se condense dans le récipient une liqueur d'odeur vive et suffocante, qu'on désigne sous le nom d'*Huile douce de vin.* Il résulte de là que, comme on ne peut jamais saisir le moment juste pour commencer et cesser de recevoir l'éther, le produit de l'opération est toujours ou presque toujours un mélange d'éther, d'alcool qui a passé au commencement de l'opération, et d'acide sulfureux, avec de l'huile douce, qui ont passé sur la fin. C'est ce qui rend nécessaire de le purifier. On y parvient en y faisant macérer un quinzième de son poids de potasse caustique en poudre, pour neutraliser l'acide, décantant la liqueur, y ajoutant un poids d'eau égal au sien, pour dissoudre l'alcool, décantant le mélange après qu'il est reposé, et ajoutant à l'éther du chlorure de calcium pulvérisé, pour lui enlever, avec l'alcool qui pourrait s'y trouver encore, l'eau qu'il contenait primitivement et celle qu'il a absorbée depuis, le décantant de nouveau, enfin le soumettant à une distillation ménagée, pour le débarrasser de la petite quantité d'hydrochlorate de chaux qu'il a retenue, et de l'huile douce de vin qu'il pouvait contenir.

Ces détails nous dispenseront d'insister sur les variantes des procédés indiqués dans les diverses pharmacopées.

Celles qui prescrivent parties égales d'alcool et d'acide sont am. ams. b. ba. be. br. d. dd. du. ed. fi. fu. he. li. lo. p. r. s. su. w. wu. br. c. pid. et sw. ; — ailleurs on trouve deux parties d'alcool et une d'acide (ff. g.) ; — deux parties d'alcool et deux et demie d'acide (o.) ; — trois parties d'alcool et trois et demie d'acide (pr.) ; — quatre parties d'alcool et cinq d'acide (a.) ; — quatre d'alcool et trois d'acide (ams.) ; — six d'alcool et sept d'acide (e. vm.) ; — trente-six d'alcool et trente-neuf d'acide (han. po.) ;-- six d'alcool et une d'acide (w.) ; — douze d'alcool et une et demie d'acide. (pa.) — Toutes ces dernières formules sont à rejeter, car on sait, d'après Boullay, qu'un mélange d'une partie d'alcool (40 degrés) avec deux parties d'acide sulfurique (66 degrés), ne produit qu'une très petite quantité d'éther à la distillation, et que celui d'une partie d'alcool avec trois d'acide n'en fournit pas du tout, mais donne seulement de l'huile douce de vin, de l'acide sulfureux et divers gaz.

Quant aux moyens de purification, aucune pharmacopée n'en indique d'aussi complet que celui qui précède, et qui seul peut donner de l'éther parfaitement pur. Il est prescrit de purifier le produit de la distillation avec de l'hydrate de chaux (a. ba. e. su.) ; avec de la potasse liquide (d. dd. ed. fi. g. lo. o. po. pr. s. c.) ; avec la magnésie calcinée (ams. an. li.) ; avec parties égales de magnésie et d'oxide de manganèse (b.) ; avec les mêmes substances, plus le chlorure de calcium (be.) ; avec le sous-carbonate de potasse sec (pr.) ; avec la même substance et l'oxide de manganèse (han.) ; avec le même sel liquide (du.) ; avec le même liquide et l'esprit de sel ammoniac (br.) ; avec l'eau de chaux ou celle de potasse (fu.); avec le chlorure de calcium (r.). Cette dernière pharmacopée veut qu'après avoir mis l'éther en digestion sur du chlorure renouvelé jusqu'à ce qu'il ne se mouille plus, on le distille dans une cornue pleine de chlorure bien sec. Une bonne précaution est indiquée par les pharmacopées d'Espagne et batave : la première veut qu'on mette à part les trois premières onces de produit, et l'autre qu'on reverse les six premières onces dans la cornue.

L'éther impur, mais principalement celui qui est mêlé d'alcool, porte le nom de *Liqueur anodine minérale, Alcool éthéré, Liqueur d'Hoffmann, Éther sulfurique alcoolisé; Liquor anodynus mineralis Hoffmanni, Spiritus æthereus vitriolatus* s. *ætheris sulphurici, Alcohol sulphurico-æthereum, Tinctura ætherea, Æther spirituosus, Oleum vitrioli dulce, Liquor æthereus sulphuricus, Alcohol sulphuricum æthereum, Æther sulphuricus cum alcohole* s. *alcoholicus* s. *alcoholisatus, Spiritus ætheris vitriolici* s. *sulphurico-æthereus* s. *vitrioli dulcis* s. *ætheris vitriolici compositus* s. *sulphureo-æthereus* s. *vinosus* s. *æthereus vitriolatus.* Ce mélange varie beaucoup, quant à sa composition et à la nature de ses principes constituans, quoiqu'en général on puisse n'y admettre que de l'éther et de l'alcool, la plupart des pharmacopées qui prescrivent de le faire par distillation recommandant de débarrasser le produit de l'acide sulfureux par la magnésie ou autrement ; du reste, on le prépare de trois manières différentes :

1° Par distillation : — d'une partie d'alcool avec deux d'acide sulfurique (f. ff. *sp.*); — d'une partie d'alcool avec trois d'acide (a. ams. an. ba. *sw.*) ; — d'une partie d'alcool avec quatre d'acide (br. li. o. r. *br.*); — d'une partie d'alcool avec six d'acide (pa. sa. w.); — de cinq parties d'alcool avec seize et demie d'acide. (*vm.*)

2° Par simple mélange : — d'une partie d'éther avec une d'alcool (b. be. *ca. sw.*); — d'une partie d'éther avec deux d'alcool (ed. fi. lo. s. su. *br. c.*); — d'une partie d'éther avec trois d'alcool (a. dd. fe. han. o. po. pp. pr. *sw.*); — d'une partie d'éther avec quatre d'alcool (e. g.); — d'une partie d'éther avec six d'alcool (d.); — d'une partie d'éther avec douze d'alcool. (fu.)

3° Par mélange de trois gros d'huile douce de vin avec deux livres d'éther (*sw.*), ou de deux onces d'huile douce avec huit pintes d'éther. (am. lo. c.)

Il est difficile de concevoir pourquoi l'on s'obstine à conserver une préparation aussi peu fixe que la liqueur d'Hoffmann. Le principal but paraît être d'étendre l'éther, et de diminuer ainsi la force avec laquelle il agit sur les tissus vivans. On peut sans doute remplir cette vue par l'addition d'une quantité déterminée d'alcool d'une densité connue; mais peut-être serait-il préférable d'adopter la formule suivante que li. propose, sous le nom de *Liquor anodynus mineralis aquosus, Æther vitrioli aquosus, Naphtha vitrioli diluta :*

℞ Éther sulfurique. . . . une once.
Eau distillée. . . . seize onces.

Faites digérer à froid dans un flacon bouché, en remuant bien ; — *sw.* indique, sous le nom de *Solutio ætherea,* un mélange de deux gros d'éther avec six ou huit onces d'eau.

En effet, d'après Boullay, quatorze parties d'eau en dissolvent une d'éther à froid.

Indépendamment de l'éther, on recueille quelquefois aussi l'*Huile douce de vin*, appelée encore *Huile volatile de vin, Acide sulfureux éthéré, Éther oléo-sulfureux, Huile éthérée; Oleum vini* s. *æthereum, Liquor æthereus oleosus.* (am. du. lo. *br. c. sw. vm.*) On l'obtient en continuant la distillation, après qu'il cesse de passer de l'éther.

Excitant diffusible fort énergique, inébriant à haute dose, vénéneux à plus haute dose encore. On l'emploie dans toutes les maladies appelées nerveuses. On le regarde aussi comme fébrifuge et anthelmintique. Sa vapeur a été conseillée dans les irritations chroniques du poumon ; elle sert pour irriter les voies respiratoires dans la syncope. — Dose, huit à dix gouttes, sur du sucre, ou dans un liquide froid. Le mélange d'éther pur et d'alcool à parties égales peut être prescrit à la dose d'un demi-gros jusqu'à un gros.

SIROP D'ÉTHER SULFURIQUE.

Syrupus cum æthere sulphurico paratus. (f.)

℞ Sucre blanc. . . . mille parties.
Eau distillée. . cinq cents parties.

Faites dissoudre à froid, et passez. Introduisez le sirop dans un flacon muni inférieurement d'un robinet, et ajoutez

Éther sulfurique , ·
quarante-huit parties.

Remuez souvent, pendant cinq ou six jours, laissez ensuite reposer, et tirez le sirop clair par le robinet.

Dose, une demi-once à une once.

POTION ÉTHÉRÉE.

Julep éthéré, Potion calmante, Potion antispasmodique ; Julapium æthereum, Mixtura ætherea s. *anodyna.* (f. ff. *au. b. bo. e. fp. pie. ra.*)

℞ Éther sulfurique. . . trois gros.
Eau. . . . . . . deux livres.

Dose, deux onces toutes les deux heures. (*au.*)

♃ Éther sulfurique. . deux scrupules.
Eau. . . . . . . six onces.
Sucre . . . . . une demi-once.
Mêlez. (g.)

♃ Éther sulfurique, dix-huit gouttes.
Potion gommeuse. . quatre onces.
Mêlez. (ra.)

♃ Émulsion de semences de citron,
six onces.
Liqueur d'Hoffmann, trente gouttes.
Mêlez. (b.)

♃ Liqueur d'Hoffmann, un demi-gros.
Eau de menthe poivrée, trois onces.
Miel. . . . . une once.
Mêlez. (b.)

ff. prescrit une partie de liqueur d'Hoffmann, trente d'eau de menthe et quinze de
sirop de sucre; — ra. une d'éther, huit
d'eau de menthe et deux de sirop d'écorce
d'orange; ou une d'éther, soixante-quatre
d'eau de menthe et huit de sirop de sucre;
— fp. trente-six gouttes d'éther, trois onces
d'eau de fleurs d'oranger et une demi-once
de sirop de menthe poivrée.

♃ Liqueur d'Hoffmann,
Teinture de valériane,
de chaque. . . . . une once.
A prendre par cuillerées à café. (e.)

♃ Éther sulfurique. . . . un gros.
Infusion de tilleul. . . . quatre gros.
Eau de fleurs d'oranger,
Sirop d'œillet, de chaque, une once.
Mêlez. (ra.)

♃ Éther sulfurique, cinq à dix gouttes.
Eau de laitue. . . . . une once.
——de fleurs d'oranger, quatre gros.
Sirop de mauve,
·—— de têtes de pavot,
de chaque. . . . . six gros.
Mêlez. (ra.)

♃ Éther sulfurique. . . . un gros.
Eau de tilleul,
——de fleurs d'oranger,
de chaque. . . . deux onces.
Sirop de nénuphar. . . une once.
Mêlez. (f.)

pie. prescrit une once d'eau de fleurs d'o-
ranger, autant d'eau de menthe, quatre
onces d'eau de tilleul, une once de sirop de
nénuphar et vingt gouttes d'éther.

♃ Éther. . . . . . trente gouttes.
Infusion de tilleul,
——·—— de feuilles d'oranger,
Sirop de sucre,
de chaque. . . . . une once.

Eau de menthe,
——de mélisse,
——de fleurs d'oranger,
de chaque . . . un demi-gros.
Mêlez. (ra.)

♃ Camphre. . . . . . un gros.
Sucre. . . . . . . une once.
Triturez avec une cuillerée d'eau-de-
vie. Jetez le tout dans
Eau bouillante. . . . une livre.
Après une heure d'infusion, passez et
ajoutez
Confection d'hyacinthe, deux gros.
Éther sulfurique. . un gros et demi.
Mêlez. (bo.)

♃ Sirop d'anis,
—— de têtes de pavot,
de chaque. . . . une partie.
Alcool (34 degrés),
Eau de roses, de chaque, deux parties.
Mêlez et ajoutez à chaque prise
Eau distillée. . . . . huit onces.
Éther sulfurique. . . un gros.
Décoction de cochenille,
quantité suffisante
pour colorer. (pie.)
A prendre par cuillerées.

MIXTURE LITHONTRIPTIQUE. (fe. sm.)

♃ Jaune d'œuf frais . . . . . n° 1.
Eau. . . . . . . six onces.
Delayez ensemble, et ajoutez
Sucre. . . . . . . une once.
Liqueur d'Hoffmann,
un à deux scrupules.
A prendre le matin, à jeun, en une seule
dose. (sm.)

♃ Éther sulfurique. . . . six gros.
Essence de térébenthine, quatre gros.
Dose, douze à vingt gouttes, dans de l'eau
sucrée. (fe.)
Recommandée surtout contre les calculs
biliaires.

MIXTURE CONTRE LA DYSMÉNORRHÉE.

Mixtura ad dyslochiam. (sw.)

♃ Yeux d'écrevisse préparés,
une demi-once.
Sirop de pavot. . . . une once.
Eau de camomille vineuse, huit onces.
Liqueur d'Hoffmann. . . un gros.
Laudanum liquide de Sydenham,
un demi-gros.
Dose, une cuillerée, toutes les heures,
toutes les demi-heures, ou tous les quarts
d'heure.

♃ Eau distillée de laitue,
———-—- de mélisse,
———-—- de tilleul,
  de chaque, . une once et demie.
Sirop de nénuphar,
—— de fleurs d'oranger,
  de chaque. . . . . six onces.
Éther sulfurique. . vingt-six gouttes.
Teinture de castoréum,
———-—de succin, de chaque,
                          trois gouttes.

POTION ANTISPASMODIQUE FONDANTE.
Mixtura antispasmodica resolvens. (ham.)

♃ Infusion de valériane. . huit onces.
Miel glycyrrhizé. . . . une once.
Vin antimonial. . . deux gros.
Liqueur d'Hoffmann. . . un gros.

POTION ANTISPASMODIQUE ET DIURÉTIQUE.
Mixtura antispasmodica et diuretica. (b.)

♃ Eau de menthe poivrée, deux onces.
Liqueur d'Hoffmann,
-.-——— de corne de cerf succinée,
  de chaque. . . deux scrupules.
Esprit de nitre dulcifié, un scrupule.
A prendre par cuillerées.

EMBROCATION RÉFRIGÉRANTE. (pie.)

♃ Eau . . . . . . .deux livres.
Vinaigre. . . . . six onces.
Éther sulfurique. . . deux onces.
Eau de roses. . . . quatre onces.

SOLUTION ÉVAPORATOIRE. (pie.)

♃ Nitre,
Sel commun,
Sel ammoniac,
  de chaque. . . une demi-once.
Eau commune. . . . . une livre.
Ajoutez à la solution
Éther sulfurique. . . . une once.
Teinture antispasmodique camphrée,
Eau de roses, de chaque, deux onces.
On peut ajouter
Sous-acétate de plomb, un demi-gros.

Cette liqueur est employée, en lotions froides, dans les tumeurs inflammatoires douloureuses.

EUPATOIRE.

Plusieurs espèces de ce genre de plantes ont trouvé place dans les pharmacopées. Nous citerons ici les suivantes :

1° *Eupatoire commune, Eupatoire d'Avicenne, Herbe de sainte Cunégonde; Eupatorium cannabinum,* L.

Wasserhanf, Wasserdost (Al.); *common eupatorium* (Au.);

kunigundsurt (D.); *eupatorio* (E. I.); *koniginne kruid* (Ho.); *sandriek* (Po.); *flocks* (Su.).

br. e. f. fe. g. w. wu. br. g. m. sp.

Plante ♃ (syngénésie polygamie égale, L.; synanthérées, Cass.), qui croît dans toute l'Europe. (*fig. Flore médic.* III. 157.)
' On emploie la racine et l'herbe.
La racine (*radix Eupatorii* s. *Cannabinæ aquaticæ* s. *Trifolii cervini* s. *Origani aquatici*) est un peu épaisse et garnie de fibres blanchâtres. Elle a une odeur forte et désagréable, une saveur âcre et nauséeuse.
L'herbe se compose d'une tige rougeâtre, un peu velue, et garnie de feuilles médiocrement pétiolées, opposées, un peu pubescentes en dessous, d'un vert cendré, et partagées en trois lobes lancéolés, dentés.

2° *Eupatoire à feuilles de germandrée; Eupatorium Teucrifolium,* Willd.

Wild horehound (An.).
am. e.

Plante ☉, des États-Unis.

3° *Eupatoire perfoliée; Eupatorium perfoliatum,* Willd.

Thorough stem, cresswort, bone set indian sage (An.).
am. c.

Plante ☉, de l'Amérique septentrionale.

4° *Eupatoire pourpre; Eupatorium purpureum,* Willd.

Gravel root (An.).
am. c.

Planté ☉, de l'Amérique septentrionale.
On emploie l'herbe de ces trois plantes, qui est plus ou moins tonique ou excitante.

INFUSION D'EUPATOIRE PERFOLIÉE.

Infusum eupatorii perfoliati. (am. b*. c. e.)

♃ Herbe d'eupatoire perfoliée, une once.
Eau bouillante. . . . une pinte.
Faites macérer pendant deux heures, dans un vase imparfaitement couvert, et passez.
Amer, sujet à exciter le vomissement.

EUPHORBE.

Genre de plantes dont un assez grand nombre d'espèces sont signalées dans les pharmacopées. Nous n'indiquerons ici que les suivantes :

1° *Euphorbe Cyprès; Euphorbia Cyparissias,* L.

Cypressenwolfemilch (Al.); *cypress spurge* (An.); *cypressig wulfsmelk* (Ho.).
f. w. m.

Planté ♃ (dodécandrie trigynie, L.; euphorbiacées, J.), très commune dans toute l'Europe. (*fig. Blackw. Herb.* t. 162.)
On emploie la racine (*radix Esulæ mino-*

ris s. *Tithymali Cyparissiæ* s. *Cupressini offici-nalis linariæ admodum* similis), qui se compose de plusieurs grosses fibres, dont on n'emploie que l'écorce, qui est d'un jaune brunâtre. Elle a une saveur extrêmement âcre et brûlante.

2° *Euphorbe à grandes fleurs ; Euphorbia corollata.*

Large flowering spurge (*An.*).

am. c.

Plante ⳾, commune aux États-Unis.
On emploie la racine, qui est vomitive.

3° *Euphorbe des marais ; Euphorbia palustris,* L.

Sumpfwolfsmilch (*Al.*); *marsh spurge* (*An.*); *mœrassig wolfs-melk* (*Ho.*); *vargmjœlk* (*Su.*).

a. e. f.

Plante ♂, commune en Europe, sur le bord des eaux. (*fig.* Zorn, *Ic. pl.* t. 467.)
Cette espèce, ainsi que l'*Euphorbia Helio-scopia,* L., l'*Euphorbia sylvatica,* L. (*fig.* Jacq. *Austr.* IV. t. 375.), et l'*Euphorbia Peplus* (*fig.* Bull. *Herb.* t. 79.), toutes indiquées par la pharmacopée française et indigènes, peuvent remplacer l'*Euphorbia Cyparissias,* elle-même presque inusitée.

4° *Euphorbe vomitive ; Euphorbia Ipecacuanha,* L.

Ipecacuanha spurge (*An.*).

am. c.

Plante ⳾, qui croît aux États-Unis. (*fig.* Big. *Med. bot.* III. p. 109.)
On emploie la racine, qui est cylindrique, grêle et d'un gris jaunâtre, avec un axe ligneux beaucoup plus épais que l'écorce, dans laquelle seule réside la propriété dont elle jouit d'exciter le vomissement.

EUPHORBE.

Euphorbium, Gummi euphorbii ; Ευφορβιον. (?)

Euphorbium (*Al. An. D. Ho.*); *akalnafsah, farfiyun, gholak, kala* (*Ar.*); *nara schij* (*Beng. Hi.*); *enforbium* (*B.*); *dalukga-hehkerry* (*Cy.*); *saynd ka dud* (*Duk.*); *euforbio* (*E. I. Por.*); *eufurb* (*Po.*); *vajrakschira, vajrakantaka* (*Sa.*) ; *prustkœda* (*Su.*) ; *achadraykullie paal* (*Tam.*) ; *bontajemmodupalu* (*Tel.*).

u. ams. an. b. ba. br. d. e. f. fe. fi. fu. bam. han. he. li. lo. o. p. po. pr. r. s. su. w. wu. a. be. br. c. g. m. pa. pid. sp. z.

En petites masses irrégulières, arrondies, ovales, bosselées, quelquefois branchues et caverneuses, d'un jaune pâle à l'extérieur, blanchâtres à l'intérieur, friables, brillantes, inodores. La saveur, d'abord insensible, devient bientôt âcre, brûlante et légèrement nauséeuse.
Cette substance résulte de l'exsiccation du suc laiteux qui coule des incisions faites à la tige ou aux rameaux de l'*Euphorbia offi-cinarum,* L. (*fig. Flore médic.* II. 160.), de l'*E. Canariensis* (*fig.* Blackw. *Herb.* t. 340. f. 1.), et de l'*E. antiquorum* (*fig.* Blackw. *Herb.* t. 339.), arbrisseaux (dodécandrie trigynie, L. ; euphorbiacées, J.) qui croissent, le premier dans les déserts de l'Afrique, le second aux Canaries, le dernier au Malabar et en Barbarie.
Elle contient, d'après Pelletier, de la résine, dé la cire et divers malates. Braconnot en a donné une analyse un peu différente.
Irritant des plus violens, qu'on n'emploie plus guère qu'à l'extérieur.

POUDRE STERNUTATOIRE. (*pic.*)

⳾ Euphorbe . . . . . . un gros.
Racine d'ellébore blanc ,
quatre scrupules.
Faites une poudre.

HUILE D'EUPHORBE. (e. sa. w. vm.)

⳾ Euphorbe. . . . . . . une partie.
Huile de girofle . . . . dix parties.
Vin. . . . . quatre parties.
Faites cuire jusqu'à consomption de l'humidité et passez. (w.)

⳾ Euphorbe. . . . . . . une partie.
Huile d'olive. . . . . dix parties.
Après quelques jours de digestion à froid, filtrez. (vm.)

sa. prescrit six onces d'euphorbe et deux livres d'huile d'olive ; — e. une once d'euphorbe et douze d'huile.
Recommandée dans les affections nerveuses dites froides, la paralysie et l'atrophie des membres.

TEINTURE D'EUPHORBE.

Tinctura euphorbii. (a. b*. f. fu. han. he. li. pr. s. pid.)

⳾ Euphorbe grossièrement triturée,
une partie.
Alcool (22 degrés), quatre parties.
Faites digérer pendant trois jours et passez. (f.)

a. prescrit deux onces d'euphorbe et une once d'alcool (0,850) ; — han. he. pr. s. et *pid.* une once d'euphorbe et une livre d'esprit rectifié ; — fu. une partie d'euphorbe et huit d'alcool ; — li. une partie d'euphorbe et seize d'alcool.

Irritant, qu'on a employé à l'extérieur dans la carie, dans les ulcères anciens et sordides, dans les engorgemens scrofuleux, et dont on a proposé l'usage en frictions dans la paralysie. Cette teinture exige la plus grande circonspection.

EMPLÂTRE ISCHIADIQUE.

Emplastrum ischiadicum s. *rubefaciens* s.
de *euphorbio*.

℥ Poix blanche. . . . quatre onces.
  Térébenthine. . . . . . six gros.

Faites fondre ensemble, et ajoutez
  Euphorbe en poudre, un gros et demi.

Mêlez bien. (d. **wu**. *sa. sp.*)

vm. prescrit quatre onces de poix, trois
onces de térébenthine et six gros d'euphorbe ;
— *sw.* une once de poix, suffisante quantité
de térébenthine et quinze grains d'euphorbe ;
— b°. et li. huit parties de poix, quatre de
térébenthine et trois d'euphorbe.

EMPLÂTRE DES CAPUCINS. (w.)

℥ Gomme ammoniaque,
  Oliban ,
  Mastic,
  Tutie, de chaque. . . . une once.
  Euphorbe,
  Pyrèthre,
  Sel de cuisine ,
    de chaque. . . . . deux onces.
  Poix navale. . . . trois onces.
  Térébenthine. . . . . une once.
  Cire jaune. . . . . trois onces.

Faites fondre doucement la poix , la térébenthine et la cire, et ajoutez peu à peu le
mélange des autres substances pulvérisées.

Résolutif et rubéfiant , ainsi appelé parceque les capucins s'en servaient jadis contre
les callosités aux genoux, assez ordinaires
parmi eux.

On peut rapprocher de cet emplâtre celui
que Spielmann désigne sous le nom d'*Emplastrum ad fungos articulorum,* et dont voici
la formule :

℥ Poix navale. . . . . trois onces.
  Cire ,
  Térébenthine , de chaque , une once.

Faites fondre et ajoutez
  Poudre de pyrèthre ,
  ——— de sel marin décrépité ,
  ——— d'euphorbe,
   de chaque. . . . . deux onces.
  ——— de gomme ammoniaque,
  ——— de galbanum,
  ——— de mastic,
  ——— d'oliban ,
   de chaque. . . . . une once.

Remuez jusqu'au refroidissement.

ONGUENT ÉPISPASTIQUE.

Unguentum conyzæ s. *ad tabida membra.* (e.
w. ca.)

℥ Huile d'arthanita composée ,
              quatre livres.

Cire blanche. . . . . une livre.
Axonge de porc. . . quatre livres.

Faites fondre et ajoutez
  Poudre de pyrèthre ,
  ——— de gingembre ,
  ——— de poivre noir ,
  ——— d'euphorbe,
  ——— de mastic ,
  ——— d'oliban ,
  de chaque. . . une demi-once.

Remuez jusqu'au parfait refroidissement.
(e.)

℥ Onguent basilicum. . quatre onces.
  Graines de moutarde, une demi-once.
  ——— de staphisaigre ,
  Poivre long ,
  Pyrèthre , de chaque. . . un gros.
  Euphorbe. . . . . . un scrupule.
  Térébenthine. . quantité suffisante.

Mêlez par la trituration. (*ca.*)

℥ Huile de laurier. . . trois onces.
  ——— de genévrier ,
  ——— de briques ,
  ——— de castoréum ,
  ——— de lavande ,
  ——— de pétrole rouge ,
  de chaque. . . . une demi-once.
  Graisse de chapon ,
  ——— de chat sauvage ,
  ——— de canard ,
  ——— d'oie , de chaque , une once.
  ——— d'homme , une once et demie.
  Poudre d'euphorbe , une demi-once.
  ——— d'alun ,
  ——— de sabine ,
  de chaque. . . . . deux gros.
  Savon de Venise ,
  Alcool , de chaque. . . trois onces.

Dissolvez le savon dans l'alcool et ajoutez
le reste à la solution. (w.)

EUPHRAISE.

Euphrasia officinalis , L.

*Augentrost (Al.); eye bright (An.); oientræst (D.); eufrasia
(E. I.) ; oogentroost (Ho.); œgentræst (Su.).*

br. e. f. w. be. m. sp.

Plante ☉ (didynamie angiospermie , L. ;
pédiculariées, J.), commune en Europe. (*fig.
Flore médic.* III. 162.)

On emploie l'herbe (*herba Euphrasiæ* s.
Euphragiæ s. *ophthalmica*), qui se compose
d'une tige rameuse, velue, d'un brun foncé,
garnie de petites feuilles alternes, presque
sessiles, ovales, glabres, striées, bordées de
dents aiguës et profondes. Presque dénuée
d'odeur, elle a une saveur un peu amère,
légèrement aromatique et styptique.

Très faible astringent.

EAU D'EUPHRAISE. (f. pa. sa.)

♃ Herbe d'euphraise. . . une partie.
Eau. . . . . . deux parties.

Distillez la moitié (pa.), ou les deux tiers.
(sa.)

·f. prescrit de mêler cinq mille parties
d'herbe et douze mille cinq cents d'eau, de
distiller dix mille parties, d'ajouter au produit dix mille parties de nouvelle herbe, et
de distiller encore dix mille parties.

POUDRE OPHTHALMIQUE.

Tragea ophthalmica. (w.) ·

♃ Euphraise. . . . . . dix onces.
Cloportes préparés. . une demi-once.
Macis,
Cubèbes, de chaque. . . un gros.
Fenouil. . . . . . .trois gros.
Cannelle. . . un gros et demi.
Sucre blanc. . . . . trois onces.

Triturez et mêlez.

F

FENOUIL.

Anethum Fœniculum, L.

*Fenchel, Gartenfenchel, Frauenfenchel (Al.); fennel (An.);
razianuj (Ar.); fenykl, rzimsky kopr (B.); dewaduru (Cy.);
fennikel (D.); sonf (Duk.); hinujo (E.); mayuri (Hi.); venkel
(Ho.); finecchio (I.); adas (Ja.); badiyan (Pe.); kopr wlosky
(Po.); funcho (Por.); madhurika (Sa.); fonkol (Su.); perun
siragum (Tam.); pedda gillakara (Tel.).*

a. am. ams. an. b. br. d. dd. du. e. ed. f. fe. ff. fi. fu. g. ham.
han. he. li. lo. o. p. po. po. pr. r. s. su. w. wu. ww. a.
be. c. g. m. pid. sp. z.

Plante ♃ (pentandrie digynie, L. ; ombellifères, J.), originaire du Levant. (*fig.*
Zorn, *Ic. pl.* t. 63.)

On emploie la racine, l'herbe et la graine.
La racine (*radix Fœniculi* s. *Fœniculi dulcis*
s. *Marathri*) est épaisse, fusiforme, de la
grosseur du doigt, rameuse, blanchâtre.
Elle a une odeur agréable, une saveur douce
et aromatique.

L'herbe se compose d'une tige striée, cylindrique, d'un vert glauque, et de feuilles
glabres, deux ou trois fois ailées, à découpures nombreuses et presque capillaires. Son
odeur et sa saveur sont légèrement aromatiques,

La graine est ovale, comprimée d'un côté,
à trois nervures de l'autre, et d'un gris jaunâtre. Elle a une odeur et une saveur très
aromatiques.

Excitant, carminatif.

CONFECTION DE FENOUIL. (*pid.*)

♃ Fenouil. . . . . . . à volonté.

Mettez-le sur le feu, dans une bassine, et
versez dessus assez de sucre clarifié, avec un
peu d'amidon, pour recouvrir les semences
sèches.

HUILE DE FENOUIL. (e. f.)

♃ Fenouil écrasé. . . . à volonté.

Exposéz-le pendant huit minutes à la vapeur de l'eau bouillante, sur un tamis renversé, et exprimez-le ensuite dans un sac de
toile. (f.)

e. prescrit de piler la graine, dans un mortier échauffé, avant de l'exprimer.

HUILE ESSENTIELLE DE FENOUIL.

*Oleum fœniculi æthereum , Ætheroleum fœni-
culi.* (a. am. ams. b. ba. be. br. du. e. f.
fe. fi. fu. han. he. o. pa. po. p. r. s. sa. su.
w. wu. br. c. pid. sw.)

♃ Fenouil. . . . . . à volonté.
Eau. . . . quantité suffisante.

Distillez, et recueillez l'huile qui surnage.
(am. ams. b. be. du. fi. r. su. c.)

sw. prescrit une partie de fenouil et quatre d'eau ; — fe. fu. et *vm.* une de fenouil et
six d'eau ; — han. o. po. pr. et s. une de fenouil et huit d'eau ; — ba. une de fenouil et
neuf d'eau ; — a. une de fenouil et douze
d'eau ; — f. cinq de fenouil et sept d'eau ;
— br. six de fenouil et vingt d'eau ; — e. six
de fenouil et quarante d'eau.

♃ Fenouil. . . . . quatre parties.
Eau. . . . . . seize parties.
Sel de cuisine. . . une partie.

Après trois jours de macération, distillez. (br. he. pa. sa. w. *pid.*)

♃ Fenouil. . . . . . à volonté.
Eau distillée de fenouil,
quantité suffisante.

Distillez après douze heures de macération. (wu.)

li. prescrit de prendre cette huile dans le
commerce.

OLÉO-SUCRE DE FENOUIL.

Oleosaccharum fœniculi. (a. d. dd. han. o.
pp. pr. sw.)

♃ Sucre blanc. . . . . une once.
Huile essentielle de fenouil,
vingt-quatre gouttes.

Triturez ensemble. (han. o. dd. pp. pr.)

d. prescrit une once de sucre et huit
gouttes d'huile ; — sw. un gros de sucre et
une à deux gouttes d'huile ; — a. un gros de
sucre et trois grains d'huile.

Aqua fœniculi. (a. am. ams. an. b. ba. be. br. d. dd. du. e. f. fi. fu. g. ban. he. li. lo. o. p. pa. po. pp. pr. s. sa. su. w. wu. *c. pid. vm.*)

♃ Herbe de fenouil. . . une partie.
Eau. . . . . quatre parties.

Distillez la moitié, et redistillez sur de nouvelle herbe. (sa.)

♃ Herbe de fenouil. . . dix parties.
Eau-de-vie. . . une demi-partie.
——pure. . cent soixante parties.

Distillez quarante parties. (*vm.*)

♃ Graines de fenouil. . . une partie.
Eau pure. . . . quatre parties.

Distillez deux parties. (f. pa.)

Une partie de fenouil et six d'eau ; distillez la moitié (br. s.) ; — une partie de fenouil et huit d'eau (p. wu.) ; — une partie de fenouil et neuf d'eau ; distillez six parties (d.) ; — une partie de fenouil et dix d'eau ; distillez six parties (a. ba.) ; — une partie de fenouil et douze d'eau ; distillez six parties (li.) ; — une partie de fenouil et seize d'eau ; distillez douze parties (an.), ou six (*pid.*) ; — une partie de fenouil et assez d'eau ; distillez vingt parties (pr. sw.) ; — une livre de fenouil , et assez d'eau pour éviter l'empyreume ; distillez huit pintes (du. lo.) ; — une demi-livre de fenouil et assez d'eau ; distillez deux livres (su.) ; — une livre de fenouil et assez d'eau pour éviter l'empyreume ; distillez dix livres (ams. b. be.) ; — une demi-livre de fenouil et assez d'eau ; distillez six livres (fi.) ; — une livre de fenouil et assez d'eau ; distillez six livres (he.) ; — une livre de fenouil et assez d'eau (am. ban. o. po. c.) ; — une demi-livre de fenouil et assez d'eau pour éviter l'empyreume ; distillez quatre livres. (g.)

♃ Graines de fenouil. . . trois livres.
Eau pure. . . . . six livres.
——de-vie. . . . quatre onces.

Au bout de deux jours, distillez trois livres. (e.)

♃ Graines de fenouil. . . une livre.
Sous-carbonate de potasse,
trois onces.
Eau pure. . . . . dix livres.

Distillez doucement. (fu.)

♃ Huile essentielle de fenouil,
quatre gouttes.
Sucre blanc en poudre. . un gros.
Eau de fontaine. . . quatre onces.

Mêlez. (dd.)

♃ Oléo-sucre de fenouil. . une partie.
Eau distillée. . trente-deux parties.

Faites dissoudre. (ba.)

pp. prescrit soixante-quatre parties d'eau.

♃ Graines de fenouil écrasées, une partie.
Esprit de sel ammoniac, trois parties.

Distillez au bain-marie jusqu'à siccité.

Pulvis nutricum s. fœniculi compositus s. galactopoieticus. (b*. br. ham. he. o. r. au. ca. pid. vm.)

♃ Magnésie blanche. . . une once.
Écorce d'orange,
Semences de fenouil,
de chaque. . . . . un gros.

Faites une poudre. (he. pid.)

han. o. et *vm.* prescrivent une once de magnésie, deux gros d'écorce d'orange et deux gros de fenouil ; — b*. une once de magnésie, une demi-once de fenouil et autant d'écorce d'orange.

♃ Magnésie blanche. . . une once.
Fenouil. . . . une demi-once.
Écorce d'orange,
Sucre blanc, de chaque, deux gros.

Faites une poudre. (br.)

ca. prescrit une once de magnésie, deux gros de sucre, un gros d'écorce d'orange et un gros de fenouil ; — r. une once de magnésie, deux onces de fenouil, autant d'écorce d'orange et une demi-once de sucre.

♃ Semences de fenouil,
——— d'anis,
——— de laitue,
——— de pavot blanc,
——— de sésame,
de chaque. . une once et demie.
Sucre blanc. . . . . six onces.

Faites une poudre. (b*. ham.)

♃ Racine de fenouil,
Herbe de fenouil,
——-de cerfeuil,
Semences d'anis,
——— de fenouil,
——— d'aneth,
de chaque. . . . parties égales.

Faites une poudre. (au.)

♃ Semences de fenouil,
——— d'anis, de chaque, une once.
——— de nigelle,
Lait de lune,
Yeux d'écrevisse préparés,
Nacre de perles préparée,
de chaque. . . . . trois gros.
Vers de terre. . . . deux gros.
Sucre blanc. . . . deux onces.

Faites une poudre. (pa. w.)

On divise cette poudre en paquets d'un gros, dont on donne deux ou ois par jour. Elle passe pour augmenter le,it des nourrices, *l'empêcher de s'aigrir* (), et faciliter la digestion.

ONGUENT CONTRE LES POU (b*.)

℞ Axonge de porc. . . . satre onces.
Huile essentielle de fenou,
              trate gouttes.

Mêlez par la trituration.

FENU-GRE.

Trigonella Fœnum græcum(.

Fanugrat, Kukkornklee, Bockshorn (41 fenugreck (An.); bukkehorn, faenugraec (D.); alholva (h fenugrick (Ho.); fieno greco (I.); fungrek (Pe.); fenogre (Por.); fœnugrek (Su.).

a. ams. an. b. be. br. d. e. f. fr. fi. fu. m. be. fi. lo. o. po. pr. r. s. su. w. wu. ww. bs. br. g. pid. sf.

Plante ⊙ (diadelphic décanrie, L.; légumineuses, J.), qui croît en Europe. (*fig.* Zorn, *Ic. pl.* t. 116.)

On emploie la semence (*semn Fœnugræci*), qui est presque carrée, aplat, obtuse aux deux bouts, marquée d'un silh oblique, et d'un jaune foncé ou brune. In odeur est forte, douceâtre, désagréab, quand on l'écrase; sa saveur amère, farinuse et mucilagineuse.

MUCILAGE DE FENU-GREC (sa.)

℞ Semences de fenu-grec, une partie.
Eau. . . . . . . dix parties.

Après douze heures de maration, faites bouillir un peu, et passez en xprimant.

HUILE DE MUCILAGE. (*.)

℞ Semences de fenu-grec ocassées,
              huit onces.
Huile de lin. . . . deux livres.

Faites infuser pendant dix jurs, et passez.

FARINES RÉSOLUTIVES (f.)

℞ Farine de fenu-grec,
——--— de fève,
——--— d'orobe,
——--— de lupin,
     de chaque. . . rties égales.

FER.

Ferrum, Mars, Chalybs; σιπρος.

Eisen (Al.); iron (An.); jern (D. Su.); tro (E.); toka (Hi.); yzer (Ho.); ferro (I. Por.); selose (Po tcholjeco (R.); ayas (Sa.).

a. am. sus. an. b. ba. be. br. d. du. ed. f. fe. ff. fi. fu. g. bors. ban. be. ti. lo. o. p. po. pr. r. su. w. wu. ww. c. g. po. pid.

Métal solide, dur, gris-buâtre, grenn,

---

un peu lamelleux, très ductile, plus toutefois à la filière qu'au lamioir, le plus tenace de tous ceux que l'on connaît, attirable à l'aimant, aimantable par la percussion, l'électricité et la situation, oxidable à l'air bumide, brûlant avec une flamme très éclatante, fusible vers 150 degrés du pyromètre, doué d'une légère saveur, et d'une odeur que le frottement développe d'une manière sensible. Sa pesanteur spécifique est de 7,788.

LIMAILLE DE FER PRÉPARÉE.

Acier pulvérisé; Chalybs præparatus, Ferri scobs s. ramenta, Ferrum pulveratum s. præparatum, Limatura ferri s. Martis depurata s. præparata s. purificata, Limatura chalybis s. Martis s. ferri, Pulvis ferri alcoholisatus, Limatura ferri alcoholisata. (a. am. ams. an. b. ba. be. br. d. ed. f. fe. fu. ban. he. li. o. po. pr. s. w. wu. br. c. pid. sp. sw.)

℞ Limaille de fer non rouillée,
             à volonté.

Séparez à l'aide d'un aimant toutes les parcelles que ce dernier peut enlever; pulvérisez-les aussi finement que possible, et conservez la poudre pour l'usage. (am. ams. b. be. ed. be. wu. c. pid.)

L'aimant ne suffit pas pour établir la pureté de la limaille de fer, puisqu'il peut très bien enlever des parcelles qui soient fer d'un côté et cuivre de l'autre. En effet, Henkel a reconnu qu'il exerce son action même sur une masse qui résulte de la fonte d'une partie de fer avec deux de cuivre.

Les autres pharmacopées prescrivent seulement de pulvériser la limaille bien choisie, et de tamiser la poudre.

On attribue au fer métallique des vertus toniques, fortifiantes et fondantes. Aussi l'a-t-on conseillé dans toutes les maladies qui sont réputées dépendre de l'inertie de la circulation, d'une débilité générale, d'une diminution de l'irritabilité, telles que la chlorose, la leucorrhée, l'aménorrhée, le rachitisme, la dyspepsie, le pyrosis, l'ictère, etc. — Dose, dix grains à un gros, deux ou trois fois par jour.

POUDRE MARTIALE.

Pulvis martialis s. ferri limati. (au. b.)

℞ Limaille de fer. . . . dix grains.
Sucre blanc. . . . . un gros.

Pour une seule dose, à répéter quatre fois par jour, dans la chlorose et l'aménorrhée. (b.)

℞ Limaille de fer,
Cannelle, de chaque, un demi-gros.
Sucre blanc. . . . trois gros.

Faites douze paquets. — Dose, un toutes les trois heures. (au.)

℞ Limaille de fer,
Écorce de Winter,
de chaque. . . . . deux gros.
Fleurs de camomille romaine,
une demi-once.

Faites vingt - quatre paquets. — Dose, un
toutes les trois heures. (*au.*)

POUDRE ANTICACHECTIQUE. (br. fu.)

℞ Limaille de fer préparée,
Écorce d'orange,
Sucre blanc, de chaque, deux onces.
Racine de pied de veau, une once.

Faites une poudre très fine, à laquelle on
n'ajoute le sucre qu'au moment de s'en servir, sans quoi elle attire l'humidité de l'air
en temps de pluie, et la limaille se rouille.
(br.)

℞ Limaille de fer préparée,
une demi-once.
Écailles d'huitre préparées,
Poudre de racine de pied de veau,
de chaque. . . . . deux gros.
——— de cannelle, deux scrupules.

Mêlez. (fu.)

Dose, un à deux scrupules.

wu. donne, sous le même nom, une formule différente, que voici :

℞ Limaille de fer préparée,
une demi-once.
Racine de colombo,
——— de rhubarbe,
de chaque. . . . . un gros.
Huile essentielle de cannelle,
huit gouttes.
Sucre. . . . quantité suffisante
pour incorporer l'huile.

Cette dernière formule se rapproche beaucoup de la suivante. Au reste, toutes les
poudres dans lesquelles entre la limaille de
fer ne diffèrent guère les unes des autres que
par les noms et les doses des excitans qui s'y
trouvent associés au métal.

POUDRE MARTIALE ANGLAISE. (w.)

℞ Limaille de fer porphyrisée, six gros.
Cassia lignea,
Noix muscade,
de chaque. . . une demi-once.
Girofle,
Macis, de chaque. . . deux gros.
Sucre blanc. . . . . deux onces.

Dose, un gros.

POUDRE ANTISPASMODIQUE TONIQUE.

Pulvis tonico-antispasmodica martialis. (b.)

℞ Colombo. . . . . douze grains.
Valériane. . . . deux scrupules.
Limaille de fer. . . huit grains.

Camille. . . . . . six grains.
Pour une seule dose, à répéter trois fois
par jour.

POUDRE FORTIFIANTE MARTIALE.

Puls tonico-martialis. (fu. b. ra.)

℞ Limaille de fer préparée,
Écorce d'orange, de chaque, un gros.
Quinquina rouge. . . deux gros.

Mêlez ensemble. (fu.)

ra. prescrit un scrupule de limaille, un
demi-grode cannelle et un gros de quinquina.

Dose, a scrupule.

℞ Limaille de fer. . . douze grains.
Quinquina. . . . . un scrupule.
Camille. . . . . . six grains.
Pour une seule dose, à répéter quatre fois
par jour.x)

℞ Limaille de fer. . . . . un gros.
Quinquina. . . . une demi-once.
Colombo. . . . . un gros.
Camille. . . . . un scrupule.
Faites huit paquets. — Dose, trois par
jour. (b.)

POUDRE TONIQUE ET STOMACHIQUE. (sm.)

℞ Limaille de fer,
Quinquina, de chaque, deux gros.
Camille. . . . . un gros.
Crème de tartre. . . quatre gros.

A partager en vingt-quatre paquets.—Conseillée surtout dans la chlorose. — Dose, un
paquet le matin, et un autre le soir, dans
un peu d'eau sucrée.

POUDRE EMMÉNAGOGUE. (b. sm.)

℞ Limaille de fer. . . quatre gros.
Crème de tartre. . . . trois gros.
Camille. . . . . un gros.
Sucre . . . . . trois onces.

Tronch en faisait prendre la valeur d'un
dé à coudre, deux ou trois fois par jour, dans
un peu d'eau, pour rétablir les règles sup-
primées ou les rendre plus abondantes et
plus régulières. (sm.)

℞ Limaille de fer. . . . six grains.
Aloès soccotrin. . . deux grains.
Magnésie calcinée. . un demi-gros.
Pour une seule dose, qu'on répète trois fois
par jour, quatre heures d'intervalle. (b.)

POUDRE ANTICHLOROTIQUE. (sm.)

℞ Limaille de fer,
Anisert,
Castréum, de chaque, deux gros.
Camille,
Moscade, de chaque. . un gros.
Partager en vingt paquets.

33.

On divise cette poudre en paquets d'un gros, dont on donne deux ou trois par jour. Elle passe pour augmenter le lait des nourrices, *l'empêcher de s'aigrir* (!), et faciliter la digestion.

ONGUENT CONTRE LES POUX. (b*.)

♃ Axonge de porc. . . quatre onces.
Huile essentielle de fenouil,
             trente gouttes.

Mêlez par la trituration.

FENU-GREC.

Trigonella Fœnum græcum, L.

Fænugræk, Kuhkornklee, Bockshorn (Al.); fenugreck (An.); bukkehorn, fænugraec (D.); alholva (E.); fenegrick (Ho.); fieno greco (I.); fengrek (Po.); fenogrego (Pov.); fenugrek (Su.).

a. ams. an. b. be. br. d. e. f. fe. fi. fu. han. he. li. lo. o. po. pr. r. s. su. w. wu. ww. be. br. g. m. pid. sf.

Plante ☉ (diadelphie décandrie, L. ; légumineuses, J.), qui croît en Europe. (*fig.* Zorn, *Ic. pl.* t. 116.)

On emploie la semence(*semen Fænugræci*), qui est presque carrée, aplatie, obtuse aux deux bouts, marquée d'un sillon oblique, et d'un jaune foncé ou brune. Son odeur est forte, douceâtre, désagréable, quand on l'écrase ; sa saveur amère, farineuse et mucilagineuse.

MUCILAGE DE FENU-GREC. (sa.)

♃ Semences de fenu-grec, une partie.
Eau. . . . . . dix parties.

Après douze heures de macération, faites bouillir un peu, et passez en exprimant.

HUILE DE MUCILAGE. (f**.)

♃ Semences de fenu-grec concassées,
           huit onces.
Huile de lin. . . . deux livres.

Faites infuser pendant dix jours, et passez.

FARINES RÉSOLUTIVES. (f.)

♃ Farine de fenu-grec,
——— de fève,
——— d'orobe,
——— de lupin,
   de chaque. . . parties égales.

FER.

Ferrum, Mars, Chalybs; σίδηρος.

Eisen (Al.); iron (An.); jern (D. Su.); hierro (E.); loha (Hi.); yzer (Ho.); ferro (I. Por.); zelazo (Po.); scheljeso (R.); ayas (Sa.).

a. am. ams. an. h. la. be. br. d. du. e. ed. f. fe. ff. fi. fu. g. ham. han. be, li. lo. o. p. po. pr. r. s. su. w. wu. ww. c. g. pa. pid.

Métal solide, dur, gris-bleuâtre, grenu,

un peu lamelleux, très ductile, plus toutefois à la filière qu'au laminoir, le plus tenace de tous ceux que l'on connaît, attirable à l'aimant, aimantable par la percussion, l'électricité et la situation, oxidable à l'air humide, brûlant avec une flamme très éclatante, fusible vers 130 degrés du pyromètre, doué d'une légère saveur, et d'une odeur que le frottement développe d'une manière sensible. Sa pesanteur spécifique est de 7,788.

LIMAILLE DE FER PRÉPARÉE.

Acier pulvérisé; Chalybs præparatus, Ferri scobs *s.* ramenta, Ferrum *pulveratum s. præparatum,* Limatura ferri *s. Martis depurata s. præparata s. purificata,* Limatura chalybis *s.Martis s. ferri,* Pulvis ferri alcoholisatus, Limatura ferri alcoholisata. *(*a. am. ams. an. b. ba. be. br. d. ed. f. fe. fu. han. he. li. o. po. pr. s. w. wu. *br.* c. *pid. sp. sw.*)

♃ Limaille de fer non rouillée,
           à volonté.

Séparez à l'aide d'un aimant toutes les parcelles que ce dernier peut enlever ; pulvérisez-les aussi finement que possible, et conservez la poudre pour l'usage. (am. ams. b. be. ed. he. wu. c. pid.)

L'aimant ne suffit pas pour établir la pureté de la limaille de fer, puisqu'il peut très bien enlever des parcelles qui soient fer d'un côté et cuivre de l'autre. En effet, Henkel a reconnu qu'il exerce son action même sur une masse qui résulte de la fonte d'une partie de fer avec deux de cuivre.

Les autres pharmacopées prescrivent seulement de pulvériser la limaille bien choisie, et de tamiser la poudre.

On attribue au fer métallique des vertus toniques, fortifiantes et fondantes. Aussi l'a-t-on conseillé dans toutes les maladies qui sont réputées dépendre de l'inertie de la circulation, d'une débilité générale, d'une diminution de l'irritabilité, telles que la chlorose, la leucorrhée, l'aménorrhée, le rachitisme, la dyspepsie, le pyrosis, l'ictère, etc.— Dose, dix grains à un gros, deux ou trois fois par jour.

POUDRE MARTIALE.

Pulvis martialis s. ferri limati. (au. b.)

♃ Limaille de fer. . . . dix grains.
Sucre blanc. . . . . . un gros.

Pour une seule dose, à répéter quatre fois par jour, dans la chlorose et l'aménorrhée. (b.)

♃ Limaille de fer,
Cannelle, de chaque, un demi-gros.
Sucre blanc. . . . trois gros.

Faites douze paquets. — Dose, un toutes les trois heures. (au.)

℞ Limaille de fer,
Écorce de Winter,
de chaque. . . . . deux gros.
Fleurs de camomille romaine,
une demi-once.

Faites vingt-quatre paquets. — Dose, un
toutes les trois heures. (au.),

POUDRE ANTICACHECTIQUE. (br. fu.)

℞ Limaille de fer préparée,
Écorce d'orange,
Sucre blanc, de chaque,   deux onces.
Racine de pied de veau,   une once.

Faites une poudre très fine, à laquelle on
n'ajoute le sucre qu'au moment de s'en servir, sans quoi elle attire l'humidité de l'air
en temps de pluie, et la limaille se rouille.
(br.)

℞ Limaille de fer préparée,
une demi-once.
Écailles d'huître préparées,
Poudre de racine de pied de veau,
de chaque. . . . . deux gros.
——— de cannelle, deux scrupules.

Mêlez. (fu.)

Dose, un à deux scrupules.

wu. donne, sous le même nom, une formule différente, que voici :

℞ Limaille de fer préparée,
une demi-once.
Racine de colombo,
——— de rhubarbe,
de chaque. . . . . un gros.
, Huile essentielle de cannelle,
huit gouttes.
Sucre. . . . quantité suffisante
pour incorporer l'huile.

Cette dernière formule se rapproche beaucoup de la suivante. Au reste, toutes les
poudres dans lesquelles entre la limaille de
fer ne diffèrent guère les unes des autres que
par les noms et les doses des excitans qui s'y
trouvent associés au métal.

POUDRE MARTIALE ANGLAISE. (w.)

℞ Limaille de fer porphyrisée, six gros.
Cassia lignea,
Noix muscade,
de chaque. . . une demi-once.
Girofle,
Macis, de chaque. . . deux gros.
Sucre blanc. . . . . deux onces.

Dose, un gros.

POUDRE ANTISPASMODIQUE TONIQUE.

Pulvis tonico-antispasmodica martialis. (b.)

℞ Colombo. . . . . douze grains.
Valériane. . . . deux scrupules.
Limaille de fer. . . huit grains.

Cannelle. . . . . six grains.

Pour une seule dose, à répéter trois fois
par jour.

POUDRE FORTIFIANTE MARTIALE.

Pulvis tonico-martialis. (fu. b. ra.)

℞ Limaille de fer préparée,
Écorce d'orange, de chaque, un gros.
Quinquina rouge. . . deux gros.

Mêlez ensemble. (fu.)

ra. prescrit un scrupule de limaille, un
demi-gros de cannelle et un gros de quinquina.

Dose, un scrupule.

℞ Limaille de fer. . . douze grains.
Quinquina. . . . . un scrupule.
Cannelle. . . . . six grains.

Pour une seule dose, à répéter quatre fois
par jour. (b.)

℞ Limaille de fer. . . . un gros.
Quinquina. . . . une demi-once.
Colombo. . . . . un gros.
Cannelle. . . . un scrupule.

Faites huit paquets. — Dose, trois par
jour. (b.)

POUDRE TONIQUE ET STOMACHIQUE. (sm.)

℞ Limaille de fer,
Quinquina, de chaque, deux gros.
Cannelle. . . . . un gros.
Crème de tartre. . . quatre gros.

A partager en vingt-quatre paquets. — Conseillée surtout dans la chlorose. — Dose, un
paquet le matin, et un autre le soir, dans
un peu d'eau sucrée.

POUDRE EMMÉNAGOGUE. (b. sm.)

℞ Limaille de fer. . . quatre gros.
Crème de tartre. . . trois gros.
Cannelle. . . . . un gros.
Sucre. . . . . trois onces.

Tronchin en faisait prendre la valeur d'un
dé à coudre, deux ou trois fois par jour, dans
un peu d'eau, pour rétablir les règles sup-
primées, ou les rendre plus abondantes et
plus régulières. (sm.)

℞ Limaille de fer. . . . six grains.
Aloès soccotrin. . . deux grains.
Magnésie calcinée. . un demi-gros.

Pour une seule dose, qu'on répète trois fois
par jour, à quatre heures d'intervalle. (b.)

POUDRE ANTICHLOROTIQUE. (sm.)

℞ Limaille de fer,
Anis vert,
Castoréum, de chaque, deux gros.
Cannelle,
Muscade, de chaque. . . un gros.

Partagez en vingt paquets.

33.

Dose, un paquet le matin et un le soir, délayés chacun dans une infusion légère de safran.

PILULES MARTIALES. (am. fu. wu. *c. ca. e. sp.*)

♃ Limaille de fer porphyrisée,
deux onces.
Extrait d'absinthe,
quantité suffisante.
Faites des pilules de six grains. (*ca. sp.*)

Sydenham les recommandait dans la chlorose, la dyspepsie et l'hystérie. — Dose, trois ou quatre, matin et soir.

e. prescrit seize grains de fer et assez d'extrait de gentiane pour faire six pilules, dont on donne une trois fois par jour.

♃ Limaille de fer pure. . . six gros.
Extrait de gentiane. . trois gros.
Poudre de cannelle. . . un gros.
Sirop d'écorce d'orange,
quantité suffisante
pour faire une masse pilulaire. (fu.)

Dose, vingt à trente grains.

♃ Limaille de fer. . une demi-once.
Poudre de racine de colombo,
— quatre scrupules.
——————— de rhubarbe,
——— de cannelle,
de chaque. . . deux scrupules.
Faites des pilules de trois grains, à rouler dans la poudre de cannelle. (wu.)

♃ Limaille de fer. . . . une once.
Myrrhe. . . . une demi-once.
Poudre aromatique. . deux gros.
Sirop de sucre. . quantité suffisante
pour faire une masse pilulaire. (p.)

♃ Limaille de fer. . . une once.
Myrrhe,
Savon, de chaque. . . deux gros.
Sirop de sucre, quantité suffisante.
Faites des pilules de six grains. (am. *c.*)

PILULES TONIQUES.

Pilulæ e galbano martiatæ. (au. ca.).

♃ Limaille de fer,
Extrait de petite centaurée,
Gomme ammoniaque,
de chaque. . . . deux gros.
Sirop de fumeterre,
quantité suffisante.
Faites des pilules de six grains. — Dose, une ou deux avant le dîner, pour favoriser la digestion. (ca.)

♃ Limaille de fer. . . quinze grains.
Galbanum. . . . un demi-gros.
Gomme ammoniaque, un scrupule.
Extrait de gentiane, un gros et demi.

Sel volatil de corne de cerf, dix grains.
Huile de menthe. . . six gouttes.
Faites des pilules de deux grains. — Dose, cinq, trois fois par jour ou plus souvent, dans l'hypocondrie. (au.)

PILULES EMMÉNAGOGUES. (*sm.*)

♃ Limaille de fer. . . . un gros.
Ellébore noir. . . . un scrupule.
Extrait de gentiane. . . deux gros.
Sirop de safran, quantité suffisante.
Faites soixante pilules.

Dose, six par jour, en trois fois, avec une infusion de mélisse et de camomille.

PILULES FONDANTES. (br.)

♃ Savon médicinal. . . . six gros.
Extrait d'ellébore noir. . trois gros.
Myrrhe. . . . . . . un gros.
Limaille de fer. . . une once.
Huile essentielle de petit cardamome,
——————— de menthe crêpue, de chaque. . huit gouttes.
Mêlez ensemble.

♃ Savon médicinal,
Limaille de fer, de chaque, une once.
Extrait d'ellébore noir,
——— de bryone,
——— de petite centaurée,
Opopanax,
Sagapenum,
Myrrhe,
Galbanum,
de chaque. . . un gros et demi.
Huile essentielle de menthe,
vingt gouttes.
Faites une masse pilulaire.

BOLS STOMACHIQUES. (*pie. sm.*)

♃ Limaille de fer. . . . deux gros.
Cannelle. . . . . un gros.
Fiel de bœuf. . . . . une once.
Sirop d'écorce d'orange,
quantité suffisante
pour faire seize bols.

Dose, deux par jour, avec une infusion de camomille. — On les recommande surtout dans la chlorose.

PILULES STOMACHIQUES. (sm.)

♃ Limaille de fer. . . . . un gros.
Extrait de gentiane,
——— de fiel de bœuf,
Poudre de rhubarbe,
de chaque. . . . trois gros.
Faites des pilules de deux grains.

Dose, huit à douze, trois heures avant le dîner, et autant quatre ou cinq heures après le repas.

PILULES APÉRITIVES.

Pilulæ aperientes Stahlii. (*sp.*)

24 Limaille de fer. . . deux onces.
Extrait gommeux d'aloès, une once.
——— panchymagogue,
une demi-once.

Dose, quinze grains. — Ces pilules sont plutôt purgatives que toniques.

BOLS EMMÉNAGOGUES.

Boli martiales emmenagogi s. antichlorotici emmenagogi tonici s. ex rore marino. (*au. b.*)

24 Poudre de feuilles de romarin,
un demi-gros.
Limaille de fer,
Myrrhe, de chaque. . dix grains.
Poudre aromatique. . deux grains.
Sirop d'écorce d'orange,
quantité suffisante
pour faire un bol. (*au.*) — A prendre matin et soir, dans la mélancolie et la manie produites par l'aménorrhée, en buvant par-dessus une tasse d'infusion de raifort sauvage.

24 Limaille de fer, un scrupule et demi.
Aloès soccotrin. . . . huit grains.
Rob de sureau. . quantité suffisante
pour faire six bols. (*b.*) — A prendre dans la journée.

24 Colombo,
Cannelle, de chaque. . deux gros.
Limaille de fer. . . . . un gros.
Extrait d'écorce d'orange,
quantité suffisante
pour faire douze bols. (*b.*) — Dose, un toutes les quatre heures.

PILULES CHALYBÉES.

Pilulæ cachecticæ. (w. *ca.*)

24 Limaille de fer. . . . une once.
Cannelle en poudre. . . six gros.
Aloès soccotrin. . . . un gros.
Sirop d'armoise ou de safran,
quantité suffisante.

Faites des pilules de quatre grains. (*ca.*) — Dose, deux à six par jour.

24 Limaille de fer. . . cinq gros.
Gomme ammoniaque. . six gros.
Extrait gommeux d'aloès,
une demi-once.
Huile essentielle d'anis,
——————— de girofle,
de chaque. . . un demi-gros.
Alcool. . . . quantité suffisante.

Faites une masse pilulaire. (w.) — Dose, depuis quinze grains jusqu'à un demi-gros.

PILULES ASTRINGENTES. (*au. pie. sa.*)

24 Limaille de fer. . . . huit gros.

Myrrhe,
Encens,
Extrait de tormentille,
de chaque. . un gros et demi.
Racine de valériane. . une once.

Faites des pilules de trois grains. (*pie.*)

24 Limaille de fer,
Extrait de tormentille,
Oliban, de chaque. . deux gros.
Myrrhe. . . . . un scrupule.

Mêlez ensemble. (*sa.*)

24 Extrait de quinquina. . deux gros.
——— de quassie,
Térébenthine de Venise,
Alun cru, de chaque. . un gros.
Limaille de fer. . . un demi-gros.

Faites des pilules de deux grains. (*au.*)

Conseillées par Quarin, contre les écoule-mens chroniques par l'urètre. — Dose, sept à dix, trois fois par jour. En même temps, on frotte la colonne vertébrale avec des lini-mens aromatiques et spiritueux.

TABLETTES MARTIALES.

Tablettes de fer, Tablettes antichlorotiques; Tabulæ martiales. s. instaurantes. (br. f. fu. sa. *pid.* sm.)

24 Sucre blanc. . . . . six onces.
Eau commune. . . quatre onces.

Faites cuire à la plume, et ajoutez

Cannelle en poudre, quatre scrupules.
Limaille porphyrisée. . une once.

Faites trente-six tablettes, dont chacune contient deux grains de fer. (fu. *pid.*)

f. prescrit une demi-once de limaille, un gros de cannelle, cinq onces de sucre, et du mucilage de gomme adragant préparé à l'eau de cannelle, pour faire des tablettes de douze grains, contenant chacune environ un grain de fer ; — sa. une once de limaille, cinq onces de sucre, un gros de cannelle, et du mucilage de gomme adragant, ce qui donne des tablettes contenant le double de fer des précédentes ; — sm. quatre gros de limaille, deux gros de cannelle, et quatre onces de sucre, pour faire vingt-huit tablettes ; ou deux onces de fer, quatre de sucre, une d'anis pulvérisé, et assez de gomme adragant pour faire soixante tablettes.

24 Amandes douces pelées et coupées
menu. . . . . une once.
Cannelle écrasée, un gros et demi.
Petit cardamome,
Écorce d'orange,
de chaque. . un demi-gros.
Limaille de fer porphyrisée, cinq gros.
Sucre blanc dissous dans l'eau de
roses, et cuit à la plume, six onces.

Faites des tablettes. (*br.*)

La dose varie suivant la quantité de fer contenue dans chaque tablette.

PASTILLES FERRUGINEUSES. (ca. pie.)

♃ Limaille de fer porphyrisée,
Pâte de chocolat,
de chaque. . .   une demi-once.
Safran pulvérisé. . . .   un gros.
Mucilage de gomme adragant,
quantité suffisante.

Faites des pastilles de douze grains.

Dose, trois ou quatre par jour, dans la chlorose et la leucorrhée.

PASTILLES EMMÉNAGOGUES. (sm.)

♃ Séné pulvérisé. . . .   deux onces.
Eau bouillante. . . .   huit onces.

Faites infuser pendant une demi-heure sur les cendres chaudes ; passez la liqueur, et ajoutez-y

Sucre fin. . . . .   quatre onces.

Remettez-la sur le feu ; faites cuire jusqu'en consistance de sirop, et ajoutez
Limaille de fer. . . .   une once.

Versez sur du papier saupoudré de cannelle, et partagez la masse en trente-deux pastilles.

Dose, deux par jour, matin et soir.

ÉLECTUAIRE CHALYBÉ. (w. sa.)

♃ Limaille de fer. . .   une demi-once.
Électuaire stomachique,
deux onces et demie.
Sirop de sucre. .   quantité suffisante.

Faites un électuaire. (sa.)

♃ Limaille de fer. . . .   sept onces.
Cannelle,
Noix muscade, de chaque,   six gros.
Rhubarbe choisie. . .   quatre gros.
Espèces aromatiques rosées, six gros.
Sucre blanc dissous dans six onces
de suc de coing, et cuit à la
plume,
Miel despumé, de chaque, une livre.

Dose, un gros.

OPIAT PECTORAL TONIQUE. (pie.)

♃ Poudre de limaille de fer. .   trois gros.
Quinquina,
Rhubarbe, de chaque. . .   un gros.
Sulfate de potasse. .   un demi-gros.
Rob d'aunée,
Miel despumé, de chaque,
une demi-once.

OPIAT EMMÉNAGOGUE. (pie.)

♃ Limaille d'acier porphyrisée, six gros.
Poudre de séné,
———— de rhubarbe,
———— de jalap, de chaque, deux gros.

Éthiops minéral. .   une demi-once.
Extrait de castoréum, deux scrupules.
Cloportes. . . . .   deux gros.
Sel ammoniac. . . .   un gros.
Sirop de têtes de pavot,
quantité suffisante.

Dose, un gros et demi, à jeun.

OPIAT MÉSENTÉRIQUE.

Électuaire d'aloès, de muriate de mercure et de fer. (f. ca.)

♃ Gomme ammoniaque,
Limaille de fer,
de chaque. . .   une demi-once.
Séné mondé. . . . .   six gros.
Poudre cornachine,
Rhubarbe, de chaque. .   trois gros.
Mercure doux,
Racine de pied de veau,
Aloès soccotrin, de chaque, deux gros.
Sirop de pommes composé,
quantité suffisante.

Purgatif, apéritif et fondant, qu'on a vanté dans la chlorose, l'ictère et les obstructions abdominales. — Dose, un demi-gros à un gros.

CARBURE DE FER.

Graphite, Crayon noir, Plombagine ; Graphites, Plumbago, Supercarburetum ferri.

Graphit, Reissblei (Al.); black lead (An.); blyant (D.); grafito, lapiz plomo (E.); tekenloot (Ho.); piombagine (I.); blyerts (Su.).

an. b*. ba. br. e. f. fe. fi. s. su.

En masses d'un gris noirâtre, tendres et même onctueuses au toucher, laissant des traces noires sur le papier, insipides, inodores, faciles à couper avec un couteau, prenant l'éclat métallique par le frottement, ayant la cassure grasse et brillante.

Regardé comme légèrement astringent et dessiccatif, ce corps a été conseillé, par Weinhold surtout, dans le traitement des dartres; mais il n'a jamais joui d'un grand crédit, et l'on ne s'en sert pas aujourd'hui.

POUDRE GRAPHITIQUE. (fe.)

♃ Graphite,
Fleurs de soufre, de chaque, à volonté.

Triturez pendant long-temps, dans un mortier.

Dose, depuis deux scrupules jusqu'à quatre gros par jour.

ÉLECTUAIRE DE GRAPHITE. (b*.)

♃ Graphite d'Angleterre. .   une once.
Miel choisi. . . . .   quatre onces.

Mêlez par la trituration.

A l'intérieur. — Dose, une cuillerée à café, matin et soir.

PILULES DE GRAPHITE. (b*.)

℞ Graphite ,
Extrait de douce-amère ,
de chaque. . . . . . . un gros.
Mercure doux. . . . douze grains.
Soufre doré d'antimoine, six grains.
Suc de réglisse. . quantité suffisante.

Faites soixante pilules égales et roulées
dans le lycopode. — Ces pilules ne sont pas
sans quelque efficacité , qu'elles doivent au
mercure et à l'antimoine. — Dose, cinq,
trois fois par jour.

ONGUENT DE GRAPHITE. (b*. sw*.)

℞ Graphite en poudre. . . six gros.
Axonge de porc. . . . . dix gros.
Mêlez par la trituration. (b*.)

sw*. prescrit une once et demie dé graphite et trois d'axonge.

A l'extérieur , pour le pansement des
dartres.

EMPLÂTRE DE GRAPHITE. (b*.)

℞ Graphite. . . . . . deux gros.
Emplâtre de savon. . . une once.

Incorporez la poudre dans l'emplâtre ramolli.

LINIMENT ANTIHERPÉTIQUE.

Linimentum antiherpeticum. (b.)

℞ Graphite. . . . une demi-once.
Fleurs de zinc. . . . . un gros.
Axonge de porc. . . . une once.
Mêlez en triturant.

MIXTURE ANTIPSORIQUE.

Mixtura antiscabiosa. (b.)

℞ Graphite ,
Fleurs de soufre, de chaque, un gros.
Broyez et ajoutez
Décoction d'orge. . . . une livre.

A boire en quatre fois. — On l'a employée
avec succès dans une dartre psorico-syphi-
litique.

SULFURE DE FER.

Ferrum sulphuratum , Sulphuretum ferri ,
Pyrites ferri artificialis. (an. b. du. ed. f.
fe. fi. han. pa. s. su. c. vm.)

℞ Limaille de fer. . . . deux parties.
Soufre sublimé. . . une partie.

Mêlez les deux poudres, et projetez le mélange , par portions, dans un creuset de
terre chauffé jusqu'au rouge ; donnez ensuite un coup de feu, et quand la masse
fondue est refroidie, pulvérisez-la. (au. b.
f. s.)

du. ed. et c. prescrivent trois parties de

limaille et une de soufre ; — han. parties
égales des deux substances.

℞ Bâton de fer rougi à blanc. . n° 1.

Promenez un bâton de soufre à sa surface,
recevez le liquide qui coule goutte à goutte
dans de l'eau , décantez ensuite celle-ci , et
faites sécher promptement la poudre. (fi. su.)

℞ Limaille de fer, deux parties et demie.
Soufre pulvérisé, une partie et demie.

Mêlez ensemble , passez au tamis , et
ajoutez assez d'eau pour faire une pâte
consistante ; au bout de douze heures, humectez encore la masse , mais moins que la
première fois ; trente-six heures après, pilez-
la dans un mortier, et enfermez la poudre
dans un flacon bouché à l'émeril. (fe. vm.)

SULFURE DE FER POTASSÉ.

Sulphuretum potassæ et ferri. (an. he. s.)

℞ Limaille de fer pur. . . une partie.
Sous-carbonate de potasse,
Soufre dépuré,
de chaque. . . . deux parties.

Faites fondre ensemble dans un creuset ;
versez sur une table de marbre huilée, et
cassez en morceaux, après le refroidissement.

DEUTOXIDE DE FER.

Oxidule de fer , Oxide de fer noir ; Oxydulum ferri nigrum , Ferrum oxydulatum nigrum, Oxydum ferroso-ferricum, Oxydum
ferri nigrum, Oxodes ferri, Hyperoxodes ferri
nigrum , Oxydum ferricum , Oxydum ferro-
sum.

§ I. NATUREL.

Aimant, Fer magnétique compacte, B. ; Fer
oxidulé magnétique, H. ; Magnes.

br. e. f. w. g. sv.

En morceaux d'un gris noirâtre , assez
durs, faciles à briser, à cassure inégale ; et
jouissant de la propriété magnétique.

§ II. ARTIFICIEL.

Éthiops martial ; Æthiops martialis.

a. an. b. ba. be. du. e. ed. f. fe. ff. fi. g. han. o. po. pr. r.
s. su. be. c. sp. sw. vm.

1° Procédé de Lémery.

℞ Limaille de fer préparée, à volonté.

Mettez-la dans un large vase de verre ou
de terre, et versez dessus assez d'eau de rivière pour la couvrir de plusieurs doigts ; remuez souvent le vase , en le laissant toujours
ouvert , et ajoutant de l'eau à mesure qu'elle
s'évapore ; au bout de quelques semaines ,
rassemblez sur un filtre la poudre noire très
fine qui se mêle avec l'eau par l'agitation ,

et faites-la promptement sécher dans un alambic. (an. e. f. su. *sp.*)

Il est plus expéditif de se servir d'une machine qui permette de tenir la limaille de fer continuellement en mouvement sous l'eau.

2° Procédé de Cavezzali.

♃ Limaille de fer. . . . à volonté.

Arrosez-la d'eau, et, au bout d'une heure, réunissez-la en tas sur une plaque de fer; douze heures après, arrosez avec de l'eau chaude; humectez encore au bout de douze heures, et après vingt-quatre autres heures, broyez la masse avec de l'eau froide, décantez la liqueur trouble, laissez-la reposer, versez le dépôt sur un filtre, et quand il a perdu une grande partie de son humidité, achevez de le faire sécher à une douce chaleur, dans un vase de terre étroit et profond. (*sw. vm.*)

3° Procédé de Guibourt.

♃ Limaille de fer. . . . à volonté.

Triturez-la dans un mortier, mettez-la dans une large terrine, et lavez-la jusqu'à ce que l'eau sorte parfaitement limpide; pressez alors la limaille, inclinez la terrine pour faire égoutter l'eau, et replacez-la ensuite horizontalement; remuez souvent la limaille avec une spatule de fer, en l'humectant de temps en temps avec de l'eau, afin qu'elle conserve toujours le même degré d'humidité; au bout de quatre ou cinq jours, lavez la masse, filtrez l'eau trouble, pour en séparer l'oxide, exprimez celui-ci, et faites-le sécher promptement à l'étuve. (f. ff.)

Ce procédé ne diffère pas du précédent, quant au fond.

4° ♃ Oxide rouge de fer. . à volonté.
Huile d'olive. . quantité suffisante
pour humecter légèrement l'oxide; distillez ensuite à siccité, dans une cornue de verre, en augmentant le feu par degrés, et conservez le résidu refroidi, après l'avoir broyé. (fi. g. han. o. po. pr. s. *br. vm.*)

On peut rapprocher de ce procédé celui que Save a proposé pour obtenir l'éthiops martial des batitures de fer.

5° ♃ Limaille de fer. . . . à volonté.

Faites-la rougir dans un creuset, et arrosez de temps en temps avec un peu d'eau, en attendant chaque fois que le liquide soit décomposé ou évaporé et le métal rougi de nouveau; continuez de même jusqu'à ce que celui-ci soit converti en une masse noire et opaque; broyez cette masse encore chaude, tamisez et conservez la poudre. (b. be. *vm.*)

br. propose un procédé analogue, qui consiste à jeter des morceaux de fer bien rouges dans de l'eau pure, à recueillir les écailles qui se déposent au fond du vase, à les purifier au moyen d'un aimant, et à les porphyriser.

Gay-Lussac, pour déterminer la composition du deutoxide de fer, se l'est procuré en exposant du fil de fer fin, décapé et roulé en boudin, à la vapeur de l'eau, dans un tube de porcelaine chauffé au rouge cerise, jusqu'à ce qu'il ne se dégageât plus d'hydrogène.

6° ♃ Sulfate de fer. . . . à volonté.

Faites-le dissoudre dans de l'eau distillée, et versez du sous-carbonate de potasse ou de soude dans la solution, jusqu'à ce qu'il ne se précipite plus rien; filtrez la liqueur, faites sécher le précipité, réduisez-le en une bouillie épaisse, au moyen de l'huile de lin, calcinez lentement cette masse jusqu'à ce que l'huile soit toute brûlée, et conservez le résidu. (a. ba. r.)

7° ♃ Sulfate de fer. . . . à volonté.

Faites-le dissoudre dans de l'eau distillée, versez une dissolution de sous-carbonate de soude dans la liqueur, jusqu'à ce qu'il ne se précipite plus rien, desséchez doucement le précipité, ajoutez-y de l'acide acétique faible, dans la proportion de trois sur huit, distillez le mélange à une forte chaleur, dans un fourneau de réverbère, et conservez l'oxide qui reste dans la cornue. (f. *br.*)

Ce procédé, de même que le sixième et le quatrième, donne pour produit un oxide mêlé avec du charbon.

8° ♃ Oxide de fer rouge en poudre, à volonté.

Mettez-le dans un vase de terre étroit et profond, et faites brûler dessus de l'alcool jusqu'à ce qu'il soit converti en oxide; faites bouillir ensuite le résidu, pendant un instant, dans de l'eau, décantez le liquide, et séchez la poudre à une chaleur modérée. (*br.*)

9° Procédé de Vauquelin.

♃ Oxide rouge de fer. . . une partie.
Limaille de fer. . . deux parties.

Mêlez avec soin, et calcinez pendant une heure, dans un creuset couvert; retirez la masse après son refroidissement et pulvérisez-la. (f**. fe. *sw.*)

Peut-être ce procédé, employé en grand, ne donnerait-il pas toujours un produit très homogène.

Bucholz recommandait de prendre soixante-douze parties d'oxide rouge et vingt de limaille.

10° ♃ Écailles trouvées au pied de l'enclume, dans la forge d'un serrurier. . . . . . à volonté.

Séparez-les des impuretés en y appliquant un aimant, qui n'attire que les plus petites et les plus pures; réduisez-les ensuite en poudre, et lavez celle-ci à grande eau, pour n'en conserver que la portion la plus atténuée. (du. ed. c.)

Thénard dit que, dans quelques pharmacies, on obtient l'éthiops martial en faisant une pâte de limaille de fer et d'eau, et l'arrosant avec la seizième partie de son poids d'acide nitrique à trente-six degrés. Nous pensons que cette méthode appartient à Ingenhousz. Ailleurs Thénard fait remarquer qu'on pourrait se dispenser de préparer cet oxide, qui est si commun dans la nature, et qu'on y rencontre assez souvent pur. Ce qu'il y a de plus remarquable, c'est qu'on ait imaginé tant de procédés pour faire un médicament au fond peu important.

En effet, l'oxide noir de fer ne parait pas l'emporter beaucoup sur la limaille, qui elle-même est assez peu employée. — Dose, dix à quinze grains.

POUDRE CACHECTIQUE.

Pulvis aromatico-ferratus. (*sw. vm.*)

♃ Oxide de fer noir. . quatre parties.
 Cannelle. . . . . . une partie.
 Sucre blanc. . . . huit parties.
Mêlez bien. (*vm.*)

♃ Oxide de fer noir. . trois parties.
 Poudre aromatique. . . six parties.
 Sucre blanc. . . . huit parties.
Mêlez et faites une poudre. (*sw.*)

Préconisée dans le rachitisme et la leucorrhée. — Dose, un demi-gros à un gros, deux fois par jour.—On n'en donne que six à dix grains aux enfans.

POUDRE FERRUGINEUSE.

Pulvis ferratus. (*sw.*)

♃ Oxide de fer noir. . . une once.
 Racine de pied de veau, deux gros.
 Sous-carbonate de chaux,
  une demi-once.
 Cannelle. . . quatre scrupules.
 Sucre blanc. . . . deux onces.

Conseillée dans la dyspepsie, le pyrosis, la leucorrhée, le rachitisme.— Dose, cinq, dix ou trente grains, deux à trois fois par jour.

POUDRE TONIQUE. (*bo.*)

♃ Oxide de fer noir,
 Aloés soccotrin,
  de chaque. . . . deux gros.
 Noix de galle. . . trois gros.
 Quinquina gris. . . deux onces.

Mauvaise préparation, qu'on a présentée comme stomachique et emménagogue. —

Dose, dix à vingt grains, dans la première cuillerée de soupe.

PILULES MARTIALES.

Pilulæ chalybeatæ. (g. au. *sw*.)

♃ Oxide de fer noir. . . à volonté.
 Extrait d'absinthe, quantité suffisante.

Faites des pilules de six grains.

Toniques, fébrifuges, hydragogues.—Conseillées dans la chlorose et l'hydropisie, comme aussi à la suite des fièvres intermittentes. — Dose, cinq à neuf, trois fois par jour. (*sw*.)

♃ Éthiops martial. . . . une once.
 Aloès soccotrin. . deux scrupules.
 Sirop magistral. . quantité suffisante
pour faire une masse pilulaire. (g.)

♃ Éthiops martial,
 Extrait de cascarille,
  de chaque. . . . deux gros.
 Sirop de cannelle, quantité suffisante.

Faites des pilules de deux grains, que Rosenstein vante dans la lienterie. (*au.*)

PILULES EMMÉNAGOGUES. (*ra.*)

♃ Oxide de fer noir. . . une partie.
 Poudre de savon,
 —— de valériane,
  de chaque. . . deux grains.
 Sirop d'armoise, quantité suffisante.

Faites des pilules de six grains. — Dose, quatre à huit par jour.

PILULES FONDANTES. (*ca. pie.*)

♃ Éthiops martial,
 Écorce de Winter, de chaque, un gros.
 Extrait sec de fiel de bœuf,
 —— de petite centaurée,
  de chaque. . . . trois gros.

Faites des pilules de quatre grains.—Vicq d'Azyr en donnait quatre à six par jour, dans les obstructions des viscères du bas-ventre.

BOLS EMMÉNAGOGUES.

Boli incitantes emmenagogi s. *martiales emmenagogi* s. *antichlorotici emmenagogi incitantes.* (*b.*)

♃ Éthiops martial. . . trente grains.
 Sulfate de quinine, six à douze grains.
 Poudre de roses, quantité suffisante.
 Extrait de marrube, un gros et demi.

Faites huit bols. — Dose, un toutes les deux, trois ou quatre heures.

♃ Éthiops martial,
  quinze à vingt-cinq grains.
 Extrait de sabine, six à vingt grains.

Faites huit bols. — Dose, un toutes les deux heures.

BOLS STOMACHIQUES.

Boli incitantes stomachici. (*b.*)

℞ Éthiops màrtial. . . .un scrupule.
Extrait de gentiane. . . . un gros.
Miel despumé,
Poudre de roses,
  de chaque. . quantité suffisante.
Faites huit bols. — Dose, deux toutes les
trois heures.

℞ Éthiops martial . . . . un gros.
Racine de colombo,
Cannelle, de chaque. . deux gros.
Extrait d'écorce d'orange,
              quantité suffisante.
Faites trente bols. — Dose, un toutes les
quatre heures.

BOLS FERRUGINEUX.

Boli e ferro compositi. (*sw.*)

℞ Oxide de fer noir,
Fleurs de camomille romaine,
  de chaque. . . . sept grains.
Myrrhe,
Castoréum, de chaque, huit grains.
Sirop de sucre, quantité suffisante.
Dans la dysménorrhée, pour une dose.

PILULES LAXATIVES.

Pilulæ e ferro laxantes. (*sw.*)

℞ Oxide de fer noir,
Aloès, de chaque. . un demi-gros.
Gomme ammoniaque. . . un gros.
Sirop de sucre. . quantité suffisante.
Faites des pilules de trois grains. — Dose,
deux à quatre, une ou deux fois par jour.

PILULES INCISIVES.

Pilulæ desobstruentes. (*sw.*)

℞ Oxide de fer noir,
Extrait d'aloès,
  de chaque. . . une demi-once.
Gomme ammoniaque. . . six gros.
Huile essentielle de girofle,
——————— d'anis,
  de chaque. . . . . dix gouttes.
Alcool. . . . suffisante quantité.
Faites des pilules de trois grains. — Dose,
deux à quatre, une ou deux fois par jour.

TABLETTES MARTIALES.

Tabulæ martiales s. ferri compositæ. (au. fe.
vm.)

℞ Oxide de fer noir. . . une once.
Cannelle en poudre. . . deux gros.
Sucre blanc. . . . . cinq onces:
Mucilage de gomme adragant,
              quantité suffisante.
Faites des tablettes. (an.)

vm. prescrit quatre parties d'oxide, une
de cannelle, trente-deux de sucre, et du mucilage de gomme arabique.

℞ Éthiops martial, une once et demie.
Chocolat. . . . . quinze onces.
Faites soixante-douze pastilles. (fe.)

ÉLECTUAIRE FERRUGINEUX ALCALIN.

Electuarium alcalino-ferratum. (*sw.*)

℞ Oxide de fer noir. . une demi-once.
Sous-carbonate de potasse,
              deux scrupules.
——————— de chaux,
Gingembre, de chaque. . deux gros.
Sirop d'écorce d'orange,
              quantité suffisante.
Utile, dit-on, dans la leucorrhée et la
chlorose, lorsqu'on les croit produites par la
débilité ou l'acidité des premières voies. —
Dose, la valeur d'une muscade, matin et
soir.

ÉLECTUAIRE TONIQUE.

Electuarium tonico-resolvens. (*b.*)

℞ Quinquina. . . . . une once.
Éthiops martial. . . deux gros.
Fleurs de sel ammoniac. . un gros.
Miel. . . . quantité suffisante.
A prendre en six fois, dans la journée. —
On l'emploie contre les fièvres intermittentes
rebelles accompagnées de chlorose ou d'en-
gorgemens abdominaux.

ÉLECTUAIRE FONDANT.

Electuarium resolvens martiale diureticum. (*b.*)

℞ Savon de Venise. . . un gros.
Extrait de ciguë. . . douze grains.
——— de scille. . . un scrupule.
Éthiops martial. . . . un gros.
Oxymel. . . quantité suffisante.
Dans les hydropisies avec engorgement
des viscères du bas-ventre.

TRITOXIDE DE FER.

*Péroxide de fer, Oxide de fer rouge, Colco-
thar, Safran de Mars astringent; Oxydum ferri rubrum s. ferricum, Colcothar.*

§ I. NATUREL.

1° Pur et sec.

*Hématite, Hématite rouge, Fer oligiste con-
crétionné,* H. ; *Péroxide de fer stalactitique et
mamelonné,* B. ; *Ocre rouge, Rouge de montagne; Hæmatites lapis, Ochrea rubra, Oxydum
ferricum crystallisatum nativum, Ferrum hæmatites.*

*Blutstein, Braunroth (Al.); bloodstone (An.); hematites roja
(B.); blodsten (Sa.).*

ams. an. b. be. br. d. e. ed. f. su. w. wu. g. sp.

En masses d'un rouge brun, mamelonnées ou concrétionnées à la surface, formées intérieurement de fibres divergentes du centre à la circonférence, compactes, très dures même, et donnant une poussière rouge.

2° Pur et hydraté.

A. *Aétite, Pierre d'aigle, Hydrate de tritoxide de fer, Fer oxidé géodique,* H. ; *Hydroxide de fer globulaire,* B. ; *Aetites.*

Adlerstein (*Al.*).

n. w. g. sp.

En morceaux sphériques, globuliformes ou ovoïdes, rudes et comme chagrinés à la surface, très compactes à l'intérieur, beaucoup moins durs, et même quelquefois creux, au centre.

B. *Ocre, Ocre jaune, Hydroxide de fer,* B. ; *Ochra lutea.*

Ockergelb (*Al.*).

br. w. g.

Substance non métalloïde, d'un jaune brunâtre, à poussière jaune.

C. *Terre d'Ombre; Umbra.*

br. g.

Variété brune de la précédente.

5° Impur.

Chalcitis, Colcothar natif; Chalcitis.

f.

Mélange de tritoxide et de sulfate de fer, contenant presque toujours du sulfate de cuivre, qui provient de la décomposition spontanée du sulfure de fer dans le sein de la terre.

§ II. PRÉPARATION DE L'OXIDE NATUREL.

♃ Chalcitis. . . . . . à volonté.

Calcinez-le pendant quelque temps dans un vase de terre, et pulvérisez-le ensuite. (pa.)

♃ Hématite. . . . . . à volonté.

Pulvérisez-la, porphyrisez ensuite la poudre, et lavez-la à grande eau, pour en obtenir la partie la plus fine par le repos du liquide décanté trouble. (wu.)

pa. et sa. prescrivent de faire des pastilles ou trochisques avec la poudre porphyrisée.

pa. indique le même procédé pour l'aétite.

§ III. PRÉPARÉ DE TOUTES PIÈCES.

a m. ams. an. b. br. du. e. ed. f. fi. fu. li. pa. sa. su. w. wu. c. sp. sw. vm.

1° *Colcothar, Rouge d'Angleterre; Colcothar vitrioli, Sulphas ferri calcinatum, Ferrum vitriolatum ustum, Terra vitrioli dulcis, Crocus Martis vitriolatus* s. *adstringens, Chalcitis, Caput mortuum vitrioli.*

♃ Sulfate de fer. . . . . . à volonté.

Calcinez-le à grand feu dans un creuset, jusqu'à ce qu'il soit converti en une masse d'un rouge foncé; lavez bien et conservez cette masse. (am. ams. an. b. br. du. e. ed. f. fe. fu. li. sa. su. w. wu. c. sw. vm.)

C'était le résidu lavé de la distillation du sulfate de fer dans une cornue, qu'on appelait *Terre douce de vitriol.* Celui de la calcination du sulfate de fer naturel, qui contient du zinc et du cuivre, portait autrefois le nom de *Gilla*, et passait pour être un vomitif très doux. On ne s'en sert plus, avec raison.

2° ♃ Fer pur. . . . . . à volonté.

Faites-le dissoudre dans

Acide nitrique. . suffisante quantité.

Évaporez la solution à siccité, calcinez le résidu, lavez-le bien ensuite, et faites-le sécher. (fu.)

3° ♃ Limaille de fer. . . à volonté.

Faites-la rougir dans un creuset, jusqu'à ce qu'elle ait acquis une belle couleur rouge; pulvérisez-la ensuite. (an. pa.)

4° *Magistère de sulfate de fer; Magisterium vitrioli Martis.*

♃ Sulfate de fer. . . . . à volonté.

Faites-le dissoudre dans de l'eau, filtrez la solution, précipitez-la par celle de sous-carbonate de potasse, lavez bien le précipité, et, après l'avoir calciné jusqu'au rouge, conservez-le. (pa.)

5° *Safran de Mars par le soufre; Crocus Martis sulphuratus.*

♃ Limaille de fer,
Soufre pulvérisé,
de chaque. . . . . à volonté.

Calcinez le mélange dans un poêlon de terre, en le remuant souvent avec une spatule de fer, et répétez l'opération jusqu'à ce que le métal soit converti en une poudre rouge; lavez celle-ci et faites-la sécher. (sa.)

br. et w. prescrivent quatre parties de limaille et douze de soufre; — pa. veut qu'on calcine le sulfure obtenu en frottant une barre de fer rouge avec un bâton de soufre.

6° *Safran de Mars apéritif antimonié de Stahl; Crocus Martis aperitivus antimoniatus Stahlii.*

♃ Scories de régule d'antimoine martial. . . . . . à volonté.

Laissez-les à la cave jusqu'à ce qu'elles soient tombées en poussière, mêlez celle-ci avec de l'eau, décantez le liquide trouble, laissez-le reposer, séchez la poudre, et faites-la détoner avec trois fois son poids de nitre; conservez le produit, après l'avoir bien lavé. (br. w. *sp.*)

L'oxide de fer rougè est un peu plus astringent et par conséquent plus actif que le noir, ce qui n'empêche pas qu'on n'en fasse plus d'usage dans les arts qu'en médecine, où il n'est guère employé qu'à l'extérieur.

LINIMENT ANTI OPHTHALMIQUE. (*sa. sw.*)

♃ Oxide de fer rouge. . un demi-gros.
Graisse de vipère. . une demi-once.

Mêlez en triturant.—Léger excitant, conseillé dans l'ophthalmie chronique. — L'axonge ou le cérat remplace parfaitement la graisse de vipère.

EMPLÂTRE FORTIFIANT.

Emplâtre styptique; Emplastrum stypticum s. *roborans s. defensivum rubrum.* (*ca. sa. sw.*)

♃ Oxide de fer rouge,
Poix de Bourgogne,
de chaque. . . . une demi-once.
Huile d'olive. . quantité suffisante.

Incorporez l'oxide bróyé avec l'huile dans la poix fondue au feu et presque refroidie.— On ajoute quelquefois deux scrupules d'opium. (*ca. sw.*)

EMPLÂTRE DÉFENSIF.

Emplastrum defensivum s. *oxydi ferri rubri.* (am. ed. fe. *c. ca.*)

♃ Emplâtre diachylon simple ,
vingt-quatre parties.
——— de résine. . . six parties.
Cire jaune,
Huile d'olive,
de chaque. . . . trois parties.
Oxide de fer rouge. . huit parties.

Broyez l'oxide avec l'huile, et ajoutez les trois autres substances fondues ensemble. (am. ed. *c.*)

ca. prescrit huit onces d'emplâtre diachylon, autant d'emplâtre diapalme, autant d'oxide et suffisante quantité d'huile d'olive; — fe. une livre de diachylon, trois onces de poix, une once et demie de cire, autant d'huile d'olive et quatre onces d'oxide de fer rouge.

Cet emplâtre est réputé maturatif et dessiccatif.

CATAPLASME ASTRINGENT. (*bo.*)

♃ Hématite. . . . . un demi-gros.
Sang-dragon. . . . . un gros.
Sarcocolle . . . . . deux gros.
Bol d'Arménie. . . . une once.
Blanc d'œuf. . . quantité suffisante.

Pour arrêter une hémorrhagie externe ,

après avoir lavé la partie malade avec un peu d'alcool.

BOLS ASTRINGENS. (*bo.*)

♃ Hématite préparée. . un demi-gros.
Bol d'Arménie. . . deux scrupules.
Corne de cerf râpée. . . trois gros.
Extrait de tormentille. . un gros.
Sirop de menthe, quantité suffisante.

Faites quatre bols. — Dose, un toutes les trois heures, dans une cuillerée de vin rouge.

POUDRE ASTRINGENTE. (*bo.*)

♃ Hématite. . . . un demi-gros.
Sang-dragon. . . . . un gros.
Sarcocolle. . . . . deux gros.
Bol d'Arménie. . . . une once.

Cette poudre peut remplacer le cataplasme cité plus haut. On en saupoudre la surface saignante, et on place par-dessus de la charpie imbibée d'alcool chaud.

POUDRE ANTICACHECTIQUE. (pa. w. *sp.*)·

♃ Oxide de fer rouge préparé par le soufre. . . . . . une once.
Racine de pied de veau ,
Nacre de perles,
de chaque. . . . deux gros.
Corne de cerf préparée sans feu ,
Succin préparé ,
Cannelle ,
de chaque. . . quatre scrupules.
Sucre. . . deux onces et deux gros.

Faites une poudre. (pa. *sp.*)

w. ajoute deux gros de corail rouge. — La poudre prend le nom de *complète* (w.) quand on substitue les perles à la nacre, et qu'on ajoute un gros et demi d'ambre gris.

On en trouve une modification, qui la rend moins absurde, à l'article du fer métallique, et une autre, plus heureuse encore, à celui du deutoxide de fer, sous le nom de *poudre ferrugineuse.*

POTION ASTRINGENTE. (*pie. sa.*)

♃ Hématite. . . . . deux gros.
Teinture de cannelle, une demi-once.
Eau de tilleul. . . . six onces.
Sirop de pavot blanc. . deux onces.

Mêlez bien. (*sa.*)

♃ Hématite. . . . . deux gros.
Eau de cannelle. . une demi-once.
—— de mélisse,
—— de menthe,
de chaque. . une once et demie.
Sirop de menthe. . . . une once.

Mêlez. (*pie.*)

On l'a conseillée dans l'hémoptysie.

REMÈDE CONTRE L'HYDROPISIE. (*pie.*)

♃ Safran de Mars préparé avec le
   soufre,
Antimoine cru,
  de chaque. . . . . une once.
Scammonée. . . . quatre onces.
Alcool. . . . quantité suffisante.
Sirop de limon . . . quatre livres.

Dose, une à deux cuillerées par jour.

SOUS-TRITOCARBONATE DE FER.

*Sous-carbonate de tritoxide de fer, Oxide
brun de fer, Safran de Mars, Safran de
Mars apéritif, Sous-carbonate de fer,
Rouille de fer ; Carbonas ferri oxydati,
Carbonas ferri præcipitatus, Crocus ferri,
s. Martis aperiens s. aperitivus s. Martis
rore majali paratus, Ferri Subcarbonas s.
Rubigo, Ferrum oxydatum carbonicum fuscum s. oxydatum fuscum s. hydraticum, Hydras ferricum, Oxydulum-ferri fuscum,
Rubigo, Sub-carbonas ferroso-ferricum.*
(am. ams. an. b.ba. be. d.du. e. ed. f. fe.ff.
fi. g. han. lo. o. p. pa. po. pr. s. sa. su. w.
c. sw. vm.)

♃ Sulfate de fer . . . une partie.
Faites-le dissoudre dans
  Eau distillée. . . . huit parties.
Versez dans la liqueur
  Solution de sous-carbonate de potasse. . . . quantité suffisante,
ou jusqu'à ce qu'il ne se fasse plus de précipité ; lavez celui-ci à l'eau chaude, et
pulvérisez-le, après l'avoir séché. (f. ff.)

an. b. be. d. fe. fi. o. po. pr. s. su. et
sw. ne fixent aucune quantité ; — w. prescrit une partie de sulfate et trois d'eau ; —
ba. une de sulfate et vingt d'eau ; — am.
b*. du. ed. et c. quatre onces de sulfate,
cinq onces de sous-carbonate et dix pintes
d'eau ; — lo. huit onces de sulfate, six onces de sous-carbonate et huit pintes d'eau.
—Ces différences sont sans intérêt; une autre,
plus importante, consiste en ce que ba. et w.
prescrivent de calciner le précipité sec jusqu'au rouge, pendant une heure.

♃ Limaille de fer. . . . une once.
Faites-la dissoudre dans un mélange de
  Acide hydrochlorique, deux parties.
  —— nitrique. . . une partie.
Étendez la solution d'eau chaude, dé-
composez-la au moyen d'une dissolution de
sous-carbonate de potasse, lavez, desséchez
et conservez le précipité. (han.)

♃ Limaille de fer pure. . à volonté.
Arrosez-la de temps en temps avec de
l'eau de pluie, jusqu'à ce qu'elle soit convertie en rouille, porphyrisez celle-ci sans

eau, et conservez-la pour l'usage. (am. du.
e. ed. f*. fe. ff. fi. g. p. su. c.)
ams. prescrit d'arroser la limaille avec du
vinaigre ; — sa. de l'arroser avec la rosée du
mois de mai, afin d'en faire une masse
qu'on fait sécher à l'ombre, après quoi on
continue à la traiter de la même manière
jusqu'à ce qu'elle soit convertie en rouille.

Ce sel est astringent et tonique. On l'a préconisé dans les névralgies. — Dose, cinq à
quinze grains.

EAU FERRÉE. (*ca. pie.*)

♃ Clous de fer rouillés, une poignée.
  Eau bouillante. . . une pinte.

Décantez l'eau au bout de douze heures.

Cette eau passe pour être tonique et emménagogue. On l'a conseillée dans la chlorose, la leucorrhée, la dyspepsie et les hydropisies.

TEINTURE MARTIALE ALCALINE DE STAHL.

Liquor ferri alcalini. (am. lo. c.)

♃ Fer . . . . deux gros et demi.
  Acide nitrique. . . deux onces.
  Eau distillée. . . . six onces.
Aussitôt que l'effervescence a cessé, décantez la solution acide, ajoutez six onces de solution de sous-carbonate de potasse, en remuant de temps en temps, jusqu'à ce que la liqueur soit devenue d'un
rouge très foncé; laissez en repos pendant
six heures et décantez.

Cette liqueur, dont les chimistes, anglais
surtout, se sont beaucoup occupés, est un
mélange de nitrate de potasse et d'une solution de sous-carbonate de fer dans le sous-
carbonate de potasse, et peut-être de sous-
carbonate de potasse et de fer. Elle est tonique et excitante. — Dose, un demi-gros
à un gros et demi. — L'eau et l'alcool la décomposent.

On peut en rapprocher celle qui porte le
nom de *Teinture élastique ; Tinctura elastica, Carbonas potassæ et ferri liquidus* (e.),
et dont voici la formule :

♃ Limaille de fer. . . . deux onces.
  Sous-carbonate de potasse,
               huit onces.

Faites fondre à un feu violent, dans un
creuset, pulvérisez ensuite la masse dans un
mortier de fer, et laissez-la exposée au contact de l'air jusqu'à ce qu'elle soit tombée
en déliquescence.

MIXTURE TONIQUE DE GRIFFITH.

*Emulsio s. Mixtura ferri composita s. myrrhæ
Griffithii.* (am. b*. lo. su. au.c.ca. e. sw.vm.)

♃ Myrrhe,
  Sucre, de chaque. . . . un gros.

Sous-carbonate de potasse,
                    vingt-cinq grains.
Triturez ensemble, en ajoutant

Eau de roses. . sept onces et demie.
Esprit de muscade, une demi-once.
Sulfate de fer. . . . un scrupule.
Conservez dans un flacon bien bouché.
(am, lo. c. vm.)

♃ Myrrhe. . ' . . . . . un gros.
    Eau de menthe poivrée ,
                    six onces et demie.
Broyez ensemble , et ajoutez à la colature

Sous-carbonate de potasse,
                    vingt-cinq grains.
Sulfate de fer. . . . un scrupule.
Teinture de lavande. . . six gros.
Sirop de sucre. . . . deux gros.
Mêlez. (su.)

♃ Myrrhe. . . . . . deux gros.
    Sous-carbonate de potasse , un gros.
    Eau de menthe. . . treize onces.
    Esprit de menthe, une once et demie.
    Sulfate de fer , vingt à trente grains.
    Sirop de baume de Tolu,
                    une once et demie.

Mêlez. (ca. sw.)

♃ Myrrhe. . . . . . un gros.
    Eau alexitère simple ,
                    six onces et demie.
———————spiritueuse. . six gros.
    Sous-carbonate de potasse,
                    un demi-gros.
    Sulfate de fer. . douze grains.
    Sirop de sucre. . . . deux gros.
Mêlez. (b*.)

♃ Myrrhe. . . . . un gros.
    Gomme arabique , un gros et demi
Broyez ensemble, en versant de l'eau,
pour faire une émulsion épaisse , et
ajoutez

Sulfate de fer ,
Sous-carbonate de potasse ,
    de chaque. . . . un scrupule.
Sucre. . . . . . un gros.
Eau de roses. . sept onces et demie.
Esprit de muscade , une demi-once.
Mêlez. (sw.)

♃ Myrrhe. . . . . un gros.
    Sulfate de fer. . . . un scrupule.
    Sous-carbonate de potasse , un gros.
    Sucre. . . . . . deux gros.
    Eau . . . . six onces.
Mêlez. (e.)

♃ Myrrhe. . . . . un gros.
    Eau aromatique , six onces et demie.
    ——— de cannelle vineuse , six gros.

Sous-carbonate de potasse ,
                    un demi-gros.
Sulfate de fer. . . douze grains.
Sirop de sucre. . . . deux gros.
Mêlez. (au.)

♃ Myrrhe. . . . . . un gros.
    Infusion de camomille , six onces.
    Eau de camomille. . . une once.
    Sulfate de fer. . . quinze grains.
    Sirop d'écorce d'orange , une once.

Mêlez. (au.) — Cette formule diffère des
précédentes , par l'absence du sel alcalin.

Cette potion contient du sulfate de potasse et de sous-carbonate de fer. On doit la
proscrire , comme toutes celles dans lesquelles s'opèrent de doubles décompositions,
qui , pour la plupart , n'avaient été ni cal-
culées ni prévues par les inventeurs. Elle
passe pour être tonique et emménagogue :
on en dit autant de toutes les préparations
ferrugineuses. — Dose , une once à deux ,
deux ou trois fois par jour.

PILULES DE GRIFFITH.

*Pilules pectorales toniques ; pilulæ Griffithii
s. ferri compositæ s. e myrrha compositæ.*
(lo. su. sw. vm.)

♃ Myrrhe. . . . . deux gros.
    Sous-carbonate de soude ,
    Sulfate de fer ,
    Sucre, de chaque. . . . un gros.
Triturez la myrrhe avec le sous-carbonate , ajoutez le sulfate , puis le sucre , et
faites une masse pilulaire. (lo.)

♃ Myrrhe. . . . . deux gros.
    Sulfate de fer. . . un demi-gros.
    Sous-carbonate de potasse , un gros.
    Camphre, ... seize grains.
    Mucilage de gomme arabique ,
                    quantité suffisante.

Faites soixante pilules. (su.)

vm. prescrit une partie de camphre, deux
de sulfate de fer , trois de sous-carbonate de
soude , huit de myrrhe , et suffisante quantité d'extrait de chiendent.

♃ Myrrhe. . . . . deux gros.
    Sulfate de fer. . . un scrupule.
    Sous-carbonate de soude . . un gros.
    Extrait de gentiane, un gros et demi.
    Sirop balsamique, quantité suffisante.

Faites des pilules de cinq grains. (ws.)

♃ Sulfate de fer ,
    Sous-carbonate de potasse,
    de chaque. . un gros et demi.
    Myrrhe. . . . . trois gros.
    Sirop de sucre , quantité suffisante.

Faites des pilules de cinq grains. (sw*.)

Vantées par les Anglais dans la phthisie tuberculeuse, ces pilules méritent le même reproche que la mixture précédente. — Dose, deux à cinq, deux ou trois fois par jour.

PILULES EMMÉNAGOGUES. (e.)

♃ Myrrhe,
Sulfate de fer,
de chaque. . . deux scrupules.
Sous-carbonate de potasse,
Savon, de chaque. . un demi-gros.
Faites quarante pilules. — Dose, deux, trois fois par jour.

PILULES CHALYBÉES. (fe. au.)

♃ Rouille de fer préparée. . deux gros.
Extrait de millefeuille, une demi-once.
Faites des pilules de trois gros. — Dose, trois à cinq, trois fois par jour. (au.)—On les a recommandées pour arrêter les hémorrhagies dites asthéniques.

♃ Rouille de fer. . . . . six gros.
Aloès. . . . . une once.
Scammonée,
Gomme ammoniaque,
de chaque. . . une demi-once.
Safran,
Sulfate de potasse,
de chaque. . . un gros et demi.
Oxymel scillitique, quantité suffisante.
Dose, depuis un scrupule jusqu'à un gros. (fe.)

BOLS ANTISPASMODIQUES. (e.)

♃ Valériane. . . . . . . un gros.
Sous-carbonate de fer,
un demi-scrupule.
Mucilage de gomme arabique,
quantité suffisante.
Dose, un bol trois fois par jour.

PILULES TONIQUES. (c.)

♃ Quinquina,
Rouille de fer, de chaque, une once.
Baume de Copahu, quantité suffisante pour faire une masse pilulaire.

BOLS CHALYBÉS. (sa.)

♃ Rouille de fer préparée, douze grains.
Poudre de gingembre, '
——— de cannelle blanche,
de chaque . . . . trois grains.
Conserve d'absinthe,
vingt-quatre grains.
Mêlez.

BOLS STOMACHIQUES. (ra.)

♃ Sous-carbonate de fer. . six grains.
Magnésie pure. . . . huit grains.
Poudre de cannelle. . quatre grains.
——— de safran. . . . six grains.

Sirop de sucre, quantité suffisante.
Mêlez.

PILULES BLANCHES. (bo. ca. pie.)

♃ Safran de Mars apéritif, deux gros.
Mercure doux. . . un demi-gros.
Jalap. . . . . . une demi-once.
Cloportes . . . . deux scrupules.
Sirop des cinq racines,
quantité suffisante.
Faites des pilules de quatre grains.
Conseillées par Barthez dans les maladies scrofuleuses. — Dose, deux par jour.

PILULES FONDANTES. (ca.)

♃ Safran de Mars apéritif, deux scrupules.
Mercure doux,
Soufre doré d'antimoine,
de chaque. . . . douze grains.
Myrrhe,
Gomme ammoniaque,
Galbanum,
Aloès soccotrin,
de chaque. . . . un scrupule.
Sirop des cinq racines,
quantité suffisante.
Faites des pilules de trois grains. — Dose, trois, matin et soir, dans les obstructions du bas-ventre.

POUDRE TONIQUE. (e.)

♃ Rouille de fer,
Colombo,
Rhubarbe,
Gingembre, de chaque. . un gros.
Faites douze paquets. — Dose, un, trois fois par jour.

POUDRE DE GRIMALDI. (ca.)

♃ Sous-carbonate de fer,
quatre onces et demie.
Scammonée. . . . une once.
Perles fines,
Bézoard oriental,
de chaque . . . . une once.
Noir de fumée . . . . six gros.
Magnésie blanche,
Crème de tartre,
de chaque . . . une demi-once.
Huile essentielle de genièvre,
Baume de Copahu,
de chaque. . . . . trois gros.
Vantée dans les maladies de peau.—Dose, trente-six à quarante-huit grains.

POUDRE ASTRINGENTE.

Pulvis ad mictum involuntarium. (pa.)

♃ Safran de Mars astringent,
quatre scrupules.
Fleurs de roses rouges,

Pellicules de gésier de poule,
de chaque. . . . . deux gros.
Licorne fossile,
Terre sigillée,
Corail préparé,
Semences d'aigremoine,
———— de millepertuis,
de chaque. . . . . . un gros.
Huile de noix muscade, un scrupule.
Sucre blanc . . . . . une once.

Dose, deux à trois fois par jour ce qui tiendrait sur la pointe d'un couteau, dans une infusion d'écorce de chêne.

POUDRE ANTICACHECTIQUE. (au. ca.)

♃ Sous-carbonate de fer, une demi-once.
Cannelle . . . une once et demie.
Sucre . . . . . . deux onces.

Dose, depuis un demi-gros jusqu'à un gros. (ca.)

♃ Sous-carbonate de fer. . une once.
Yeux d'écrevisse. . une demi-once.
Cinabre. . . . . . . un gros.

Divisez en cinquante paquets. — Dose, un matin et soir. (au.)

ÉLECTUAIRE CHALYBÉ. (bo.)

♃ Safran de Mars apéritif,
Aloès soccotrin,
Gomme ammoniaque,
de chaque. . . . . une once.
Cannelle,
Muscade, de chaque. . quatre gros.
Sulfate de potasse. . . deux gros.
Extrait de gentiane. . . trois onces.
Sirop d'absinthe, quantité suffisante.

Il convient, dit-on, dans la chlorose et les obstructions des viscères du bas-ventre. — Dose, deux gros matin et soir.

OPIAT ANTICHLOROTIQUE. (pie.)

♃ Safran de Mars apéritif,
Cloportes préparés,
Succin blanc préparé,
de chaque. . . . . dix grains.
Extrait de rhubarbe,
——— de genièvre,
de chaque. . . . vingt grains.
Conserve de cynorrhodon,
——— d'année,
de chaque. . . . un demi-gros.
Sirop d'absinthe, quantité suffisante.

A prendre le matin, pendant cinq à six jours, dans une cuillerée d'eau de fleurs d'oranger.

OPIAT EMMÉNAGOGUE. (pie.)

♃ Safran de Mars apéritif,
Semences d'anis,
Cloportes pulvérisés,
de chaque. . . . . deux gros.

Borax,
Safran, de chaque. . . . un gros.
Sirop des cinq racines,
quantité suffisante.

Dose, un gros et demi par jour, le matin, à jeun, pendant huit ou dix jours.

OPIAT HYDRAGOGUE. (pie.)

♃ Safran de Mars porphyrisé, sept grains.
Poudre de rhubarbe,
——— de cloportes,
de chaque. . . . douze grains.
——— de jalap. . . . huit grains.
——— de scammonée, quatre grains.
——— de borax. . . cinq grains.
Sirop de guimauve, suffisante quantité.

A prendre tous les deux jours, s'il fatigue le malade.

OPIAT APÉRITIF ET PURGATIF. (bo.)

♃ Safran de Mars apéritif, une demi-once.
Rhubarbe,
Cloportes, de chaque. . deux gros.
Sel ammoniac. . quatre scrupules.
Cassia lignea,
Scammonée,
Jalap, de chaque. . . . un gros.
Sirop de chicorée, quantité suffisante.

Dose, un gros et demi, le matin, à jeun, dans l'anasarque et la leucophlegmatie.

OPIAT ANTIAPOPLECTIQUE. (be.)

♃ Safran de Mars apéritif, une demi-once.
——— oriental,
Rhubarbe, de chaque, un gros et demi.
Antimoine diaphorétique,
Sel de tamarisc,
Térébenthine,
Sel ammoniac,
Jalap,
Iris de Florence, de chaque, un gros.
Scammonée,
Extrait d'ellébore noir,
de chaque. . . deux scrupules.
Sirop de roses pâles,
quantité suffisante.

Dose, deux gros, le matin, à jeun, avec du bouillon aux herbes.

SUR-PROTOCARBONATE DE FER.

Ce sel fait la base des deux préparations suivantes :

EAU. CHALYBÉE.

Eau de carbonate acidule de fer. (fe. br. vm.)

♃ Limaille de fer . . . . une once.
Eau chargée d'acide carbonique,
une livre.

Placez la bouteille dans un endroit frais, et au bout de vingt-quatre heures, décantez la partie limpide du liquide. (fe. br.)

♃ Sous-carbonate de baryte pulvérisé,
dix-neuf parties.
Sulfate de fer,
vingt-cinq parties et demie.

Broyez les deux sels l'un avec l'autre,
en ajoutant un peu d'eau, et introduisez
le mélange dans un flacon contenant
Acide carbonique liquide,
deux cent cinquante-six parties.

Bouchez le flacon, laissez déposer le liquide, et décantez au besoin. (*vm.*)

♃ Sous-carbonate de fer encore humide de sa préparation,
une demi-partie.
Acide carbonique liquide,
soixante-quatre parties.

Bouchez bien la bouteille, et laissez l'eau
sur le dépôt, pour la décanter au besoin.
(*vm.*)

Tonique, excitant, résolutif, qu'on a conseillé dans la plupart des maladies attribuées
à l'asthénie. — Dose, depuis une demi-livre
jusqu'à six, seule ou étendue d'un tiers d'eau
pure.

EAU FERRUGINEUSE SALINE.

Aqua mineralis ferrata. (b*. sw.)

♃ Eau pure. . . . cinquante livres.
Sous-carbonate de chaux, cinq gros.
———————— de magnésie, dix gros.
Oxide de fer noir. . . . deux gros.
Sulfate de magnésie . . . six gros.
Sel commun. . . . . . un gros.

Condensez mille pouces cubes d'acide carbonique dans la solution, et conservez.

Cette eau peut remplacer les eaux minérales ferrugineuses salines naturelles.

TRITOPHOSPHATE DE FER.

*Bleu de Prusse natif; Phosphas ferri, Ferrum
phosphoricum.* (am. b*. su. au. c. vm.)

♃ Fer pur. . . . . . . à volonté.
Faites-le dissoudre dans
Acide hydrochlorique,
quantité suffisante.
Versez dans la solution
Phosphate de soude,
quantité suffisante,
ou jusqu'à ce qu'il ne se fasse plus de précipité; lavez celui-ci et faites-le sécher. (am.
b*. c.)

♃ Acide sulfurique,
trois onces et deux gros.
——— nitrique. . . . sept onces.
Eau distillée. . . . . vingt onces.
Sulfate de fer cristallisé,
soixante et dix onces.

Faites chauffer l'eau et les acides dans un

grand vase de verre, jusqu'à ce que le mélange bouille, et jetez-y alors, par petites
portions, le sel réduit en poudre; après que
la solution est refroidie, ajoutez-y dix livres
d'eau distillée, puis versez de la dissolution
de phosphate de soude dans la liqueur, jusqu'à ce qu'il ne se forme plus de précipité;
lavez et faites sécher celui-ci. (su.)

vm. prescrit trois parties et un quart d'acide
sulfurique, sept d'acide nitrique, soixante et
dix de sulfate de fer et vingt d'eau.

♃ Acide phosphorique. . . à volonté.
Rouille de fer. . quantité suffisante
pour saturer l'acide; conservez la liqueur.
(*au.*)

Il a été question pendant quelque temps
d'introduire en médecine l'usage de ce sel,
sur lequel Kapp a écrit une petite disserta-
tion, à Erlangue, en 1801. La mode n'étant
pas venue à son secours, il est tombé dans
l'oubli, d'où il mérite peu d'être tiré. —
Dose, dix à quinze grains. — Schobelt prétend qu'à l'état liquide il est fort utile dans la
carie des dents.

PROTOSULFATE DE FER.

*Sulfate de protoxide de fer, Sulfate de fer,
Couperose verte, Vitriol de fer, Vitriol martial, Vitriol vert; Ferrum sulphuricum s. vitriolatum s. sulphuricum oxydulatum, Mars vitriolatus, Sal chalybis, Sulphas ferri s. oxyduli
ferri, Sal Martis, Vitriolum viride s. Martis s.
ferri s. ferreum s. Romanum s. Hungaricum s.
Anglicum s. Londinense, Viride cubicum.*

1° Tel qu'on le trouve dans le commerce.

am. ams. b. be. br. d. e. f. fe. ff. fi. fu. g. ham. he. li. p.
pp. r. su. w. wu. ww. c. pa. pid. sp.

En prismes rhomboïdaux verts, efflores-
cens, d'une saveur styptique, plus solubles
dans l'eau à chaud qu'à froid, et suscepti-
bles d'éprouver la fusion aqueuse.

Comme il contient des sulfates d'alumine
et de cuivre, il faut le purifier, en faisant
bouillir sa solution avec de la limaille de fer
parfaitement pure, passant ensuite la liqueur, la faisant cristalliser, et séchant les
cristaux après qu'ils ont été égouttés. (f.
sw*.)

2° Fabriqué de toutes pièces.

a. ams. an. b. ba. be. br. d. du. e. ed. f. fi. fu. han. he. li. lo.
o. p. pa. po. pr. s. sa. su. w. wu. br. c. pid. sp. sw. vm.

♃ Limaille de fer très pure. . à volonté.

Versez dessus peu à peu le double de son
poids d'acide sulfurique (20 degrés); après
la cessation de l'effervescence, évaporez la
liqueur jusqu'à ce qu'elle marque 30 ou
32 degrés à l'aréomètre; alors laissez-la
cristalliser, dissolvez les cristaux, et faites
de nouveau cristalliser la solution. (f. vm.)

Le procédé opératoire est le même partout ; mais les autres pharmacopées ayant voulu, au lieu de rester ainsi dans le vague, préciser les proportions respectives du fer, de l'acide et de l'eau, il en est résulté presque autant de variantes que de dispensaires. Ainsi on trouve : fer à volonté, une partie d'acide et quatre d'eau (ams. b. be. d.) ; — fer à volonté, une partie d'acide et six d'eau (fi. su.) ; — une partie de fer, une d'acide et trois d'eau (br. he. pa. sa. w. wu. br. pid.) ; — une partie de fer, une d'acide et quatre d'eau (e.) ; — deux parties de fer, deux d'acide et neuf d'eau (p.) ; — deux parties de fer, trois d'acide et douze d'eau (ba. han. o. po. pr. s. sw.) ; — deux parties de fer, huit d'acide et trois d'eau (sp.) ; — trois parties de fer, une d'acide et trois d'eau (fu.) ; — trois parties de fer, une d'acide et quatre d'eau (li.) ; — trois parties de fer, quatre d'acide et quinze d'eau (ed. c.) ; — huit onces de fer, autant d'acide et quatre pintes d'eau (lo.) ; — deux onces de fer, trois onces et demie d'acide et une pinte d'eau. (du.)

Astringent, fortifiant, emménagogue, vermifuge, émétique. — On l'emploie à l'intérieur et à l'extérieur, surtout dans les hémorragies et les flux muqueux opiniâtres. — Dose, intérieurement, un grain à huit pour les enfans, et dix à vingt grains pour les adultes, dans un véhicule approprié.

Les terres, les alcalis, leurs carbonates, le chlorure de barium, le borax, le nitrate d'argent et l'acétate de plomb ne peuvent pas lui être associés.

SULFATE DE FER CALCINÉ A BLANC.

Sulfate de fer desséché ; Sulphas ferri exsiccatus, Ferrum vitriolatum exsiccatum, Vitriolum Martis calcinatum s. ad albedinem calcinatum s. siccatum s. exsiccatum. (ams. an. b. be. du. e. ed. sa. wu. c. vm.)

♃ Protosulfate de fer. . . à volonté.

Chauffez-le sur un feu modéré, dans un vase de terre vernissé, jusqu'à ce qu'il soit devenu blanc et très sec.

Ypey l'a préconisé dans le rachitisme, à la dose de deux grains, répétée quatre fois par jour.

SEL MARTIAL DE LAGRÉSIE.

Sulfate acide de potasse ferrugineux. (bo. pie.)

♃ Sulfate de fer. . . . . six gros.
——— de potasse. . douze onces.
Acide sulfurique, trente-six gouttes.

Mêlez la moitié du sulfate de potasse avec celui de fer ; ajoutez l'acide, triturez pendant quelque temps, et ajoutez le reste du sulfate de potasse, en continuant à broyer.

Tonique, apéritif, diurétique. — Préconisé dans la jaunisse, les hydropisies et les obstructions. — Dose, depuis dix-huit grains jusqu'à un gros et demi, dans une pinte d'eau, à boire par verrées.

COLLYRE FERRUGINEUX. (b*.)

♃ Sulfate de fer. . quatre à dix grains.
Sucre blanc. . . . . deux gros.

On dit l'avoir employé avec succès pour faire disparaître des taches à la cornée transparente.

POUDRE TONIQUE. (e.)

♃ Sulfate de fer. . . deux scrupules.
Sous-carbonate de fer,
              un gros et demi.

Faites douze paquets. — Dose, un trois fois par jour.

PILULES DE SULFATE DE FER. (am. c. e.)

♃ Sulfate de fer. . . . . un gros.
Extrait de gentiane, quantité suffisante pour faire une masse divisible en quarante pilules. — Dose, une trois fois par jour.

POUDRE FERRUGINEUSE AROMATIQUE.

Pulvis aromatico-ferratus s. ecphracticus. (sa. sw.)

♃ Sulfate de fer. . . quatre grains.
Gingembre. . . . dix grains.

Mêlez bien. (sw.)

sa. prescrit seize grains de gingembre. — A prendre deux fois par jour, dans l'aménorrhée, la chlorose, la leucorrhée, la dyspepsie réputée atonique.

POUDRE ANTHELMINTIQUE.

Pulvis anthelminticus s. amarus ferratus. (b*. d. dd. su. wu. pie. sw.)

♃ Sulfate de fer. . . une demi-once.
Fleurs de tanaisie. . trois onces.

Faites une poudre. (dd.)

♃ Sulfate de fer. . . , . un gros.
Fleurs de tanaisie,
Semen-contra, de chaque, trois gros.

Mêlez et faites une poudre. (b*. d. sw.)

♃ Poudre vermifuge (avec le sulfate de fer et la tanaisie), un scrupule.
——— de valériane. . . dix grains.

Mêlez bien. (dd.)

♃ Sulfate de fer. . . trois grains.
Fleurs de tanaisie. . . six grains.
Racine de jalap. . . un demi-gros.

Faites une poudre. (b*.)

pie. prescrit quatre grains de sulfate, dix grains de barbotine et un scrupule de jalap.

♃ Sulfate de fer,
Petit cardamome,
de chaque. . . . . une partie.

Semen-contra,
Sommités de tanaisie,
de chaque. . . . deux parties.
Pulvérisez chaque substance à part, et
mêlez les poudres ensemble. (su.)

TROCHISQUES ANTHELMINTIQUES. (w.)

℞ Sulfate de fer. . . une demi-once.
Semen-contra. . une once et demie.
Sucre blanc. . . . . huit onces.

Réduisez ces trois substances en poudre, puis, avec dix gros de celle-ci et suffisante quantité de mucilage de gomme arabique, faites trente trochisques.

POUDRE ATRAMENTAIRE.

Pulvis atramentarius. (br.)

℞ Sulfate de fer. . . . quatre onces.
Noix de galle. . . . . six onces.
Sel commun. . . . . six gros.
Gomme arabique, une once et demie.

Mêlez ensemble, et faites une poudre.

BOL FÉBRIFUGE. (ca.)

℞ Sulfate de fer. . . . . un gros.
Poudre de racine de valériane,
deux gros.
Miel. . . . . quantité suffisante

pour faire huit bols.

Marc en fait prendre un ou deux, toutes
les heures, entre les accès. Il leur substitue
parfois la liqueur suivante.

LIQUEUR FÉBRIFUGE. (ca.)

℞ Sulfate de fer. . . . . un gros.
Eau de fontaine. . . . deux livres.

A boire, entre les accès, de deux en deux
heures. — Dose, depuis un demi-verre jusqu'à un verre entier.

POTION TONIQUE. (e.)

℞ Sulfate de fer. . . . deux grains.
Acide sulfurique. . . dix gouttes.
Sucre . . . . un gros.
Eau. . . . . une once.

Dose, une cuillerée à café toutes les deux,
rois ou quatre heures, chez les enfans.

BOISSON FERRUGINEUSE. (ca.)

℞ Sulfate de fer. . . un demi-gros.
Eau distillée. . . . deux livres.
Oléo-sucre d'essence d'orange.
deux gros.

Filtrez la solution.

Conseillée dans la chlorose, les hydropisies, la leucorrhée, la dyspepsie, les hémorrhagies dites passives. — Dose, une livre ou
deux, chaque jour.

EAU FERRUGINEUSE GOMMÉE. (e.)

℞ Sulfate de fer. . . un gros et demi.

Gomme arabique. . . . une once.
Eau bouillante. . . . . une livre.

Passez la solution.

INJECTION ASTRINGENTE. (b*.)

℞ Sulfate de fer. . quatre scrupules.
Eau commune. . . . huit onces.

ba. prescrit une solution de sulfate de fer,
comme réactif, préparée avec une partie de
sel et neuf d'eau ; — ff. une *Eau ferrugineuse*, dans laquelle il entre une partie de
sel et dix d'eau.

FOMENTATION ASTRINGENTE. (b*.)

℞ Sulfate de fer. . . une demi-once.
Sucre blanc . . . . deux gros.
Camphre. . . . . un demi-gros.
Eau distillée. . . . deux livres.

EAU STYPTIQUE DE MATTE-LA-FAVEUR. (bo. pie.)

℞ Oxide de fer,
Acide sulfurique,
de chaque. . . . . huit onces.

Faites évaporer jusqu'à siccité, traitez le résidu par

Alcool. . . . . dix onces.

Évaporez la teinture à sec, faites dissoudre
une partie de résidu dans quatre d'eau distillée, et filtrez la solution. (pie.)

bo. prescrit de distiller jusqu'à siccité
huit onces d'acide sulfurique et quatre onces
du résidu de la distillation du vitriol, et de
faire dissoudre ce qui reste dans le phlegme
qui passe à la distillation.

Cette ridicule formule procure une simple
dissolution aqueuse de sulfate de fer, qui,
sous sa dénomination magique d'arcane, a
joui pendant long-temps d'une grande vogue
dans le midi de la France, comme moyen
excellent pour arrêter les hémorrhagies.

PILULES ASTRINGENTES ET TONIQUES. (sm.)

℞ Sulfate de fer. . . . deux gros.
Extrait d'absinthe. . quatre gros.
Sirop de safran, quantité suffisante.

Faites cent cinquante pilules.

Utiles dans la chlorose, les fleurs blanches
excessives, et sur la fin du traitement des
hydropisiés. — Werlhof les vantait beaucoup.
— Dose, quatre ou cinq, trois fois par jour, en
buvant chaque fois, par-dessus, une infusion
de bouillon-blanc et de fleurs d'ortie blanche, ou tout simplement de l'eau gommée.

SIROP CHALYBÉ. (ca.)

℞ Sulfate de fer. . . . . une once.
Eau bouillante. . . une demi-livre.

Ajoutez à la solution filtrée

Sucre blanc. . . . . une livre.

Gomme arabique. . . . deux onces.

Faites dissoudre.

Tonique, astringent, préconisé dans la chlorose, l'hydropisie et la leucorrhée. — Dose, une once ou deux.

PILULES DE THOMSON.

Pilulæ sulphatis ferri compositæ. (b*. ed.)

♃ Sulfate de fer. . . . .. une once,
Extrait de camomille ,
une once et demie.
Huile de menthe poivrée. . un gros.
Sirop de sucre. . quantité suffisante
pour faire une masse pilulaire.

Dose , cinq à dix grains.

EAU STYPTIQUE DE WEBER.

*Aqua styptica , Liquor stypticus Weberi ,
Solutio ferri aluminosa.* (br. pa. sa. w.
sp. sw.)

♃ Sulfate de fer ,
Alun, de chaque. . . deux onces.
Phlegme de vitriol vert, quatre livres.

Faites fondre doucement sur le feu, filtrez la liqueur, et ajoutez-y

Acide sulfurique. . une demi-once.

Conservez. (sa.)

♃ Vitriol vert,
Alun cru , de chaque, une demi-livre.
Phlegme de vitriol ou Eau de plan-
tain. . . . . . quatre livres.

Faites dissoudre sur le feu, filtrez la liqueur refroidie , et ajoutez-y

Acide sulfurique. . . . une once.

Mêlez bien. (br. pa. w.)

♃ Sulfate de fer ,
Alun cru , de chaque. . six onces.
Eau de fontaine, quarante-huit onces.

A la solution filtrée ajoutez

Acide sulfurique. . quatre onces.

Conservez. (sp.)

sw. prescrit dix scrupules de sulfate de fer calciné , dix d'alun , assez d'eau pour opérer la dissolution, et dix à quinze gouttes d'acide sulfurique.

Tonique. — Dose, dix à quinze gouttes, dans de l'eau.

PILULES MARTIALES.

Pilulæ martiales s. *tonicæ nervinæ s. menagogæ.* (am. d. c. ca. sa. sw.)

♃ Sulfate de fer ,
Poivre long , de chaque, un demi-gros.
Galbanum. . . . . . un gros.
Sirop de sucre. . quantité suffisante.

Faites vingt-quatre pilules. (sa.)

♃ Sulfate de fer ,
Asa fœtida ,
Extrait de camomille ,
de chaque. . . une demi-once.

Faites une masse pilulaire. (d.)

♃ Sulfate de fer ,
Asa fœtida ,
Galbanum ,
Sagapenum ,
Pilules de Rufus , de chaque , un gros.
Teinture de myrrhe ,
quantité suffisante.

Faites des pilules de quatre grains. (sw.)

♃ Sulfate de fer ,
——— de potasse,
de chaque. . . une demi-once.
Galbanum ,
Sel ammoniac,
Asa fœtida , de chaque. . une once.
Vinaigre scillitique, une livre et demie.

Faites chauffer, en remuant bien, jusqu'en consistance d'extrait. Ajoutez à la masse refroidie

Huile de succin, quarante-huit gouttes.

Faites des pilules de quatre grains. (ca.)

♃ Sulfate de fer. . . deux scrupules.
Rhubarbe. . . un gros et demi.
Savon d'Alicante. . un demi - gros.
Eau. . . . . quantité suffisante
pour faire une masse divisible en cin-
quante pilules. (am. c.)

Il faut rejeter ces formules; le sel y est décomposé par le savon.

Toutes ces pilules sont toniques, astrin-gentes et plus ou moins excitantes. —Dose, trois à dix.

PILULES ASTRINGENTES. (au.)

♃ Sulfate de fer. . . . un scrupule.
Extrait de quinquina. . . un gros.
Huile essentielle de cannelle,
cinq gouttes.
Baume du Pérou, quantité suffisante.

Faites vingt pilules. —Dose, deux à cinq, trois fois par jour.

PILULES EMMÉNAGOGUES.

*Pilulæ emmenagogæ irritantes s. martiatæ cum
galbano et myrrha.* (au. b. e.)

♃ Sulfate de fer. . . . un demi-gros.
Galbanum ,
Myrrhe , de chaque, un gros et demi.
Sirop d'écorce d'orange ,
quantité suffisante.

Faites des pilules de deux grains. —Dose, six au plus, toutes les trois heures. (au.)

♃ Sulfate de fer. . . . deux grains.
Extrait de sabine. . . un scrupule.
- ——— d'absinthe. . deux scrupules.

Faites vingt pilules , à prendre dans la journée. (*b*.)

♃ Sulfate de fer. . . un scrupule.
Séné ,
Jalap ,
Sulfate de potasse ,
de chaque. . . un demi-scrupule.
Gingembre. . . . douze grains.
Sirop. . . . . quantité suffisante.

Faites vingt-cinq pilules. — Dose , trois, deux fois par jour. (*e*.)

PILULES DE SULFATE DE FER COMPOSÉES.
(am. c.)

♃ Rhubarbe. . . . un gros et demi.
Sulfate de fer. . . deux scrupules.
Savon. . . . . . un demi-gros.

Faites quarante pilules.

PILULES TONIQUES. (*e*.)

♃ Extrait de quinquina ,
——— de gentiane ,
de chaque. . . . . un gros.
Sulfate de fer. . . . un demi-gros.
Myrrhe. . . . . . . un gros.
Huile essentielle de carvi, dix gouttes.
Sirop de gingembre ,
quantité suffisante.

Faites quarante pilules. — Dose , trois , trois fois par jour.

MIXTURE TONIQUE. (*sm*.)

♃ Myrrhe. . . . . . un gros.
Triturez-la dans un mortier, en versant dessus peu à peu
Infusion de camomille. . six onces.
Ajoutez ensuite
Eau de cannelle. . . . six gros.
Sulfate de fer. . . . quinze grains.
Sirop d'écorce d'orange. . une once.

C'est une correction de la célèbre mixture tonique de Griffith, qui met la préparation en harmonie avec les règles de la chimie.

POTION HÉMASTATIQUE. (*pic*.)

♃ Sulfate de fer. . . . . six grains.
Sang-dragon. . . . . dix grains.
Teinture de cannelle. . .dix gouttes.
Eau de Rabel. . quarante gouttes.
Décoction de grande consoude ,
huit onces.
Sirop de têtes de pavot. . une once.

Conseillée par Dumas, dans les hémorrhagies. — A prendre par cuillerées, d'heure en heure.

ESSENCE DE MARS APÉRITIVE.
Essentia martiata aperitiva..(w.)

♃ Racine de galanga ,
——— de roseau aromatique ,

——— de zédoaire ,
Cannelle, de chaque. . deux gros.
Fleurs de millepertuis ,
——— de tanaisie ,
de chaque. . . . . un gros.
Limaille de fer. . une demi-once.
Alcool. . . . . . . six onces.
Acide sulfurique . . une demi-once.

Après quelques jours de digestion à une douce chaleur, exprimez et filtrez.

Tonique. — Dose , trente à cinquante gouttes.

CATAPLASME ASTRINGENT.
Cataplasma stypticum. (*sw*.)

♃ Sulfate de fer,
Alun, de chaque. . . une demi-once.
Bol blanc. . . . . une once.
Eau. . . . . dix onces.
Vinaigre. . . . . . . deux onces.
Mie de pain de seigle, quantité suffisante pour faire un cataplasme.

TRITONITRATE DE FER.

Nitrate de tritoxide de fer , Nitrate de fer. (*vm*.)

♃ Oxide de fer noir. . . . à volonté.
Acide nitrique concentré,
quantité suffisante
pour dissoudre l'oxide , à l'aide de la chaleur; décantez la liqueur, et conservez-la dans un bocal.

GOUTTES MARTIALES.
Guttæ ferratæ. (*sw*.)

♃ Sulfate de fer calciné jusqu'au rouge,
quatre gros.
Triturez-le dans un mortier de verre , en versant dessus peu à peu
Acide nitrique. . . . . six gros.
Ajoutez à la solution
Eau. . . . . une once.
Tonique, conseillé dans la dyspepsie et la gravelle.
Dose, six à douze gouttes, dans un véhicule convenable.

LIQUEUR ÉTHÉRÉE MARTIALE NITRIQUE.
(*vm*.)

♃ Tartrate de potasse. . . une partie.
Éther nitrique. . . . neuf parties.
Agitez ensemble, puis laissez reposer, décantez la liqueur, et versez-la sur
Nitrate de fer sec. . . trois parties.

Laissez réagir pendant quelques jours, en remuant souvent, décantez et conservez à l'abri de la lumière.

Baume d'aiguilles; Balsamum chalybeatum.
(*sp. vm.*)

♃ Aiguilles d'acier. . . une demi-once.
Faites-les dissoudre dans
 Acide nitrique. . une once et demie.
Ajoutez à la solution
 Huile d'olive. . deux onces et demie.
 Alcool. . . . . . . deux onces.
Faites chauffer doucement, jusqu'à ce que
l'union soit parfaite. (*sp.*)

♃ Acide nitrique (36 degrés),
         une partie.
 Oxide de fer noir, quantité suffisante
pour saturer l'acide; filtrez la liqueur,
et incorporez-y peu à peu
 Huile d'amandes douces,
       trois parties,
en triturant dans un mortier de verre
plongé dans un bain-marie tiède. (*vm.*)
Vanté jadis, en frictions, contre les douleurs causées par la goutte.

HYDROCHLORATE DE FER.

Dans l'impossibilité de réduire à une classification chimique rigoureuse les préparations pharmaceutiques qui se rapportent ici,
nous réunissons sous ce titre le protochlorure, le protohydrochlorate et le tritohydrochlorate, qui tous trois sont employés indifféremment l'un pour l'autre.

§ I. *Protochlorure de fer*, *Muriate de fer sublimé; Chloruretum ferri*, *Ferrum muriaticum s. salitum*, *Murias ferri.*

b. f. li. r. w. sw.

♃ Protohydrochlorate de fer sec,
       à volonté.
Introduisez-le dans un creuset couvert d'un
autre creuset renversé; lutez la jointure, et
chauffez fortement pendant deux heures;
après le refroidissement de l'appareil, enlevez la masse sublimée, et renfermez-la de
suite dans un flacon exactement bouché.
(f.)

li. r. w. et sw. indiquent aussi ce mode de
préparation, mais accidentellement, dans la
description de la teinture de Bestucheff, et
sans prescrire de conserver le chlorure produit.

♃ Sous-carbonate de fer. . trois onces.
 Acide muriatique, quantité suffisante
pour opérer la dissolution, à l'aide d'une
douce chaleur; évaporez la liqueur à siccité,
mettez le résidu sur une plaque de fer, couvrez-le d'un demi-globe de fer, ou d'un grand
creuset de Hesse, lutez bien les jointures, et

calcinez fortement pendant six heures; après
le refroidissement, desséchez et enfermez de
suite le sublimé. (b.)

Un meilleur moyen de se procurer le chlorure de fer consiste, selon Thenard, à mettre de la tournure du métal dans un canon
de fusil, et à faire chauffer celui-ci jusqu'au
rouge cerise, en adaptant à l'une de ses extrémités une cornue d'où se dégage du chlore
sec, et à l'autre une alonge terminée par un
bouchon légèrement troué; le chlorure vient
se rendre dans l'alonge, pourvu que, de ce
côté, le canon sorte à peine du fourneau,
sans quoi le composé métallique y resterait
et l'obstruerait.

§ II. *Protohydrochlorate de fer*, *Muriate de
fer; Ferrum salitum s. muriaticum*, *Murias
ferricus*, *Hydrochlorinas ferri*, *Sal Martis
muriaticus.*

1° A l'état solide.

*Protohydrochlorate de fer solide ou cristal-
lisé; Ferrum muriaticum oxydatum crystallisatum.*

an. f. han. s. um.

♃ Fer pulvérisé. . . . . à volonté.
 Acide hydrochlorique,
       quantité suffisante
pour dissoudre le métal, à l'aide d'une
douce chaleur; évaporez la solution jusqu'à
consistance de sirop épais, et laissez-la cristalliser en repos. (an. *vm.*)

han. substitue le sous-carbonate le fer à la
limaille.

♃ Limaille de fer. . . . à volonté.
 Acide hydrochlorique (22 degrés),
       quantité suffisante
pour dissoudre complètement le métal;
passez la solution, évaporez-la jusqu'à siccité, et conservez le résidu dans un bocal bien
bouché. (f. s.)

2ᵇ A l'état mou ou liquide.

*Muriate de fer liquide; Murias ferri liquidus,
Liquamen s. Lixivium Martis*, *Oleum Martis
per deliquium, Tinctura ferri s. ferri muriati s.
muriatici*, *Tinctura Martis salita.*

an. b. fi. han. su. sw.

♃ Fer pur en limaille. . . à volonté.
 Acide hydrochlorique,
       quantité suffisante
pour dissoudre le métal; passez la liqueur,
faites-la évaporer jusqu'en consistance d'extrait, et conservez celui-ci dans un flacon
bien bouché. (fi. su.)

♃ Protochlorure de fer. . une partie.
 Eau distillée. . . . huit parties.
Faites dissoudre. (b.)

sw. prescrit de laisser le chlorure exposé à

l'air jusqu'à ce qu'il tombe en déliquescence. Cette méthode est mauvaise, car le protochlorure de fer abandonné ainsi à lui-même absorbe non seulement l'humidité, mais encore l'oxigène, et passe à l'état de deuto ou de tritohydrochlorate.

♃ Protohydrochlorate de fer cristallisé,
  Eau distillée,
  de chaque. . . . parties égales.
Faites dissoudre. (han.)

an. prescrit une partie de sel et huit d'eau.

§ III. *Tritohydrochlorate de fer*, partout confondu avec le précédent, sous le nom commun de *Muriate de fer*.

1° A l'état solide.

be.

♃ Limaille de fer. . . . une once.
Mettez-la dans un matras placé sur un bain de sable et assez grand pour contenir vingt-quatre onces d'eau. Versez dessus

  Acide hydrochlorique. . six onces,
ou assez pour dissoudre complètement le métal.
Ajoutez à la solution
  Acide hydrochlorique. . deux onces,
et chauffez-la jusqu'à l'ébullition. Alors versez-y goutte à goutte
  Acide nitrique. . quantité suffisante,
ou jusqu'à ce qu'il ne se fasse plus d'effervescence, et que la liqueur ait pris une teinte de rouge brun; évaporez, sur un feu assez fort, jusqu'à ce qu'il ne reste plus que la moitié du liquide, puis sur un feu doux, en remuant toujours, jusqu'à ce qu'une goutte jetée sur un corps froid se solidifie; retirez du feu, et laissez refroidir, en remuant sans cesse jusqu'à ce que la masse entière soit solidifiée; renfermez-la dans un bocal bien bouché.

2° A l'état liquide.

Liqueur styptique, Eau styptique de Looff; Liquor stypticus, Solutio stypticus Looffii s. muriatis ferri composita.

ams. b. ba. be. d.

♃ Limaille de fer. . . . une partie.
Introduisez-la dans un matras placé sur un bain de sable, et versez dessus un mélange de

  Acide hydrochlorique, huit parties.
  ——— nitrique. . . quatre parties.
Après la solution, décantez la liqueur, évaporez à siccité, et dissolvez le résidu dans

Eau pure. . . . . neuf parties.
Conservez la solution à l'abri de la lumière. (ba.)

♃ Résidu de la distillation des fleurs de sel ammoniac martial, à volonté.
Mettez-le dans une capsule de verre, et laissez-le à la cave jusqu'à ce qu'il soit tombé en déliquescence. (ams. b. d.)

♃ Tritohydrochlorate de fer solide,
  une partie.
  Eau. . . . . . huit parties.
  Acide hydrochlorique,
  quantité suffisante
pour rendre la solution parfaite. (be.)

Tonique, astringent. — On emploie assez fréquemment l'eau styptique de Looff, en Belgique, dans les hémorrhagies utérines dites passives. — Dose, trois à six gouttes, toutes les heures ou deux heures, dans une tisane mucilagineuse.

TEINTURE DE MARS ASTRINGENTE.

Potion de Mars dorée ou salée, Teinture de muriate de fer; Tinctura ferri muriatis s. muriatici s. muriatis ferri s. Martis s. Martis aurea s. adstringens s. dulcis s. salita s. Martis cum spiritu salis s. tonica martialis lutea s. muriatis ferri cum oxydo rubro, Liquor muriatis ferri, Solutio muriatis ferri, Solutio muriatis ferrici spirituosa, Alcohol ferratus.

1° Teinture de protohydrochlorate de fer.

am. ba. br. du. ed. fe. han. li. lo. o. po. pp. pr. s. wu. c. sy.

♃ Limaille de fer pure. . trois onces.
  Acide hydrochlorique,
  quantité suffisante
pour dissoudre le métal; évaporez la solution jusqu'à ce qu'il n'en reste plus que six onces, et ajoutez-y
  Alcool. . . . . dix-huit onces.

Mêlez bien. (fe. han. o. po. pr.)

pp. donne la même formule, mais substitue l'oxide noir à la limaille; — s. prescrit de dissoudre une partie de limaille dans suffisante quantité d'acide hydrochlorique, d'évaporer la solution jusqu'à ce que son poids soit équivalent au double de celui du fer employé, et d'y ajouter alors six parties d'alcool; — sy. de faire dissoudre deux onces d'oxide noir dans une livre d'acide hydrochlorique, et, après trois jours de digestion, d'ajouter à la liqueur décantée trois livres d'alcool; — cd. de dissoudre trois onces d'oxide noir dans dix onces d'acide, à l'aide d'une douce chaleur, et d'ajouter à la solution assez d'alcool pour que le total de la liqueur s'élève à deux livres et demie.

♃ Limaille de fer. . . . une partie.

Acide hydrochlorique étendu d'eau,
quantité suffisante
pour dissoudre le métal, évaporez
la liqueur à siccité, sur le bain de sable, et faites dissoudre le résidu, à une
douce chaleur, dans

Alcool (0,900). . six fois son poids.

Filtrez la solution. (ba.)

♃ Sous-carbonate de fer, une demi-livre.
Acide hydrochlorique, une pinte.
Esprit rectifié. . . trois pintes.

Versez l'acide sur le sel, dans un vase de
fer, et remuez de temps en temps le mélange,
pendant trois jours ; laissez-le ensuite reposer ; décantez le liquide clair, et ajoutez-y
l'alcool. (lo.)

am. du. et c. prescrivent une demi-livre
de sous-carbonate, trois livres d'acide et
trois pintes d'esprit rectifié.

♃ Limaille de fer. . . deux onces.
Alcool. . . . . . onze onces.

Instillez peu à peu dans le mélange

Acide hydrochloriqué, cinq onces.

Faites digérer à une douce chaleur, pendant quatre jours, et conservez la liqueur
décantée. (li.)

br. prescrit une once de limaille et huit
d'acide hydrochlorique alcoolisé ; — wu.
trois onces de métal et deux livres du même
acide.

♃ Protohydrochlorate de fer,
une partie.
Alcool concentré. . . six parties.

Filtrez la solution. (fi. su. vm.)

2° Teinture de tritohydrochlorate de
fer.

ams. du. r. c. sw.

♃ Protochlorure de fer tombé en
déliquescence à la cave, trois gros.
Alcool . . . . . douze onces.

Mêlez ensemble, et exposez au soleil.

sw. prescrit une once de protochlorure en
deliquium et quatre d'alcool.

♃ Sous-carbonate de fer. . trois onces.
Acide hydrochlorique,
quantité suffisante
pour dissoudre le métal, à l'aide d'une
douce chaleur. Ajoutez à la solution

Alcool (0,884)!, quantité suffisante
pour que la liqueur pèse en tout deux livres
et demie. (ams.)

♃ Oxide de fer rouge. . . une once.
Acide hydrochlorique, quatre onces.
Esprit rectifié. . quantité suffisante.

Faites digérer l'oxide dans l'acide pendant
vingt-quatre heures, puis bouillir pendant

une demi-heure et passez ; évaporez la solution jusqu'en consistance de sirop, et après le
refroidissement, ajoutez de l'alcool, en remuant souvent, jusqu'à ce que la pesanteur
du liquide soit de 1,050. (du. c.)

sw. prescrit une livre d'oxide de fer rouge,
assez d'acide pour le dissoudre, et le mélange
de la solution avec trois fois son poids d'alcool.

TEINTURE DE BESTUCHEFF.

*Teinture éthérée de fer, Teinture éthérée alcoo-
lique de muriate de fer, Teinture tonico-ner-
vine ou nervino-tonique, Liqueur anodine
martiale, Éther martial ou ferré, Élixir
d'or, Liqueur nervine, Gouttes du général
Lamotte ; Alcohol æthereus ferratus s. sulphurico-æthereus ferri, Æther martialis s.
sulphuricus ferratus s. sulphurico-ferratus,
Alcohol sulphuricus cum ferro, Guttæ nervinæ, Liquor anodynus martialis s. anodynus mineralis martialis s. de Lamotte s. martialis, Naphtha vitrioli martialis, Solutio
muriatis ferrici ætherea s. muriatis ferrici
spirituoso-ætherea, Spiritus sulphurico-æthereus martiatus s. ætheris ferratus s. sulfu-
rico-æthereus martiatus, Tinctura ætherea
alcoholica de muriate ferri s. nervina Halensis s. tonico-nervina Halensis s. aurea s.
ætherea ferrata s. nervino-tonica martialis
s. nervina Bestucheffii s. nervino-tonica
Lamotte s. ætherea ferri.*

1° Préparée avec le protochlorure de fer.

f.

♃ Protochlorure de fer. . une partie.
Éther sulfurique alcoolisé, neuf parties.

Faites digérer dans un flacon bouché, en
remuant de temps en temps, et conservez la
liqueur transvasée.

2° Préparée avec le protohydrochlorate
de fer.

d. fi. s. su. ca. vm.

♃ Eau. . . . . . quatre parties.
Oxide de fer noir. . . une partie.

Délayez l'oxide avec l'eau, et faites
passer un courant de chlore dans la
bouillie jusqu'à ce qu'elle n'en absorbe
plus ; filtrez, évaporez la liqueur sur un
feu doux, jusqu'en consistance d'extrait.
Après le refroidissement, versez sur celui-ci

Éther hydrochlorique, trois parties.

Laissez macérer à froid pendant quelques jours, puis ajoutez

Esprit doux de sel. . neuf parties.

Faites macérer encore, filtrez la liqueur,
et exposez-la au soleil jusqu'à ce qu'elle soit
décolorée. (vm.)

℞ Éther muriatique acide, à volonté.

Oxide de fer noir, suffisante quantité, c'est-à-dire jusqu'à ce que l'éther refuse d'en dissoudre ; décantez et enfermez herméti-quement la liqueur. (*vm.*)

℞ Limaille de fer. . . . à volonté.

Acide hydrochlorique,
          quantité suffisante
pour dissoudre le métal ; évaporez la so-lution à siccité, mettez le résidu à la cave, pour qu'il tombe en deliquium ; ajoutez à la liqueur
    Éther sulfurique. . . . le double.

Battez bien ensemble, et séparez l'é-ther imprégné de fer ; ajoutez-y

Alcool concentré. . . . le double.

Laissez le mélange au soleil, jusqu'à ce qu'il soit parfaitement décoloré. (d.)

℞ Protohydrochlorate de fer sec,
                une partie.
Éther sulfurique. . . . neuf parties.

Faites digérer à une très douce chaleur, et conservez la solution dans de petits flacons, à l'abri de la lumière. (s.)

℞ Protohydrochlorate de fer solide,
                une partie.
Éther sulfurique . . quatre parties.

Laissez en réaction jusqu'à ce que la li-queur soit tout-à-fait décolorée. (*vm.*)

℞ Protohydrochlorate de fer mou,
Eau distillée, de chaque, une partie.
Éther . . . . . . trois parties.

Remuez bien le mélange pendant vingt-quatre heures, et décantez le liquide qui sur-nage. (su.)

fi. prescrit une partie de sel, une demie d'eau et trois d'éther.

℞ Protohydrochlorate de fer, une partie.
Éther sulfurique . . quatre parties.

Ajoutez à la solution

Alcool. . . . . . huit parties.

Faites ou non décolorer au soleil. (*vm.*)

℞ Éther martial . . . . une partie.
Alcool. . . . . . trois parties.

fi. prescrit une partie d'éther martial et deux d'alcool.

℞ Teinture alcoolique de protohydro-
    chlorate de fer. . . deux onces.
Éther sulfurique alcoolisé,
               une demi-livre.
Mêlez avec soin. (ca.)

3° Préparée avec le tritohydrochlo-rate de fer.

a. b. ba. be. han. li. o. po. pr. w. bo. br. ca. sw. sy.

℞ Limaille de fer. . . . une partie.

Acide hydrochlorique (20 degrés),
             quatre parties.
——nitrique (28 degrés), une partie.

Versez l'acide nitrique sur le métal, et lais-sez-le agir pendant quelques minutes ; ajou-tez peu à peu l'autre acide ; quand la dissolu-tion est achevée et refroidie, versez sur le tout deux parties d'eau distillée ; filtrez, évaporez à siccité dans une capsule de por-celaine, laissez le résidu à la cave, sous une gaze, jusqu'à ce qu'il cesse d'attirer l'humi-dité de l'air ; alors décantez et filtrez la li-queur, puis mêlez-la, dans un flacon, avec son poids d'éther sulfurique bien rectifié. (*br.*)

℞ Acide hydrochlorique étendu
    d'eau . . . . . quatre onces.
——nitrique étendu d'eau, une once.
Limaille de fer. . quantité suffisante
pour saturer la liqueur acide. Évaporez la solution à siccité, et faites dissoudre le résidu dans un poids d'eau distillée égal au sien. Alors prenez

de cette solution. . . . une once.
Éther sulfurique. . . . six onces.

Battez les deux liquides ensemble, dans un flacon, puis séparez l'éther qui surnage, et ajoutez-y

Alcool (0,830). . . quatre onces.

Exposez la liqueur aux rayons du soleil, jusqu'à ce qu'elle soit tout-à-fait décolorée. (a.)

b. ba. han. po. pr. *bo.* et *ca.* prescrivent de faire dissoudre du fer dans un mélange d'acide hydrochlorique avec moitié (ba.), un quart (bo. pr. *bo. ca.*), ou un tiers (han. po.) d'acide nitrique, d'évaporer la solution à siccité, de faire tomber le résidu en déli-quescence à la cave, de mêler la liqueur avec le double de son poids d'éther sulfurique, de l'agiter jusqu'à ce qu'après l'avoir laissé reposer, l'éther ait pris une couleur jaune d'or, de décanter alors celui-ci, d'y ajouter le double de son poids d'alcool très rectifié, et d'agiter le mélange dans un flacon bouché à l'émeri.

℞ Limaille de fer . . . . à volonté.

Acide hydrochlorique,
          quantité suffisante
pour dissoudre le métal ; filtrez la solution, évaporez-la jusqu'à siccité, et sublimez le résidu ; laissez le chlorure ainsi obtenu tom-ber en déliquescence ; mêlez alors une once de cette liqueur avec deux onces d'éther sul-furique, battez bien le mélange, décantez l'éther imprégné d'hydrochlorate, ajoutez-y quatre onces d'alcool, et laissez le tout ex-posé au soleil, jusqu'à ce qu'il soit décoloré. (li. w.)

sw. décrit le même procédé, toutefois en

omettant la sublimation du fer dissous par l'acide, et prescrivant seulement de laisser tomber en déliquescence le protohydrochlorate sec obtenu.

℞ Tritohydrochlorate de fer liquide,
une once.
Éther sulfurique. . . deux onces.

Après un quart d'heure de digestion, ajoutez à la liqueur décantée
Alcool concentré, une once et demie.
Mêlez bien. (*sw.*)

be. prescrit une partie de sel liquide, quatre d'éther et huit d'alcool; — sy. parties égales de sel liquide et d'éther sulfurique, sans alcool.

On doit rapprocher de cette préparation celle que *vm.* désigne sous le nom de *Teinture hydragogue,* et dont voici la formule :

℞ Hydrochlorate de fer calciné à
blanc. . . . . . . une partie.
Arrosez-le avec de l'eau, et quand la masse est devenue rouge, versez dessus
Acide hydrochlorique,
quantité suffisante
pour dissoudre un excès de fer; filtrez la liqueur, évaporez jusqu'en consistance d'un extrait fort épais, et faites macérer celui-ci, d'abord dans
Éther muriatique . . deux parties,
puis dans
Alcool. . . . . . dix parties.
Filtrez la liqueur.

Célèbre aussi long-temps qu'on en ignora la composition, la teinture de Bestucheff perdit presque tout crédit lorsque Catherine II en eut payé le secret trois mille roubles, et Klaproth corrigé la formule ridicule, pour la rendre conforme aux principes de la chimie. — On l'a vantée dans les maladies attribuées à l'asthénie et aux spasmes.— Dose, vingt à trente gouttes, dans un véhicule aqueux; cinq à dix suffisent toutefois quand on emploie la teinture éthérée simple et sans alcool.

POTION FERRUGINEUSE.

Mixtura ferrea. (*ca. sw*.*)

℞ Protohydrochlorate de fer cristallisé. . . . . . . un gros.
Eau de menthe crépue, huit onces.
—-- de cannelle,
Sirop de sucre, de chaque, une once.
Conseillée dans l'hématémèse. — Dose, une cuillerée ou une demi-cuillerée toutes les heures. (*sw*.*)

℞ Eau. . . . . . quatre onces.
Sal'an. . . . . . un demi-gros.

Faites infuser pendant une heure, passez, et ajoutez
Protohydrochlorate de fer,
un demi-gros.
Sirop de valériane. . . deux onces.
Utile dans les hémorrhagies et la chlorose. — A prendre par cuillerées à bouche. (*ca.*)

ÉLIXIR FORTIFIANT. (*ca.*)

℞ Teinture de Mars astringente,
quatre onces.
Extrait de cascarille,
——— de gentiane,
· de chaque. . . . une once.
Eau de menthe poivrée, quatre livres.
Conseillée dans les cas où l'on suppose qu'il y a faiblesse des organes digestifs. — Dose, quelques cuillerées par jour.

POTION EMMÉNAGOGUE. (*e.*)

℞ Teinture de Mars astringente,
——— d'aloès composée,
de chaque. . . une demi-once.
——-— de castoréum. . deux gros.
Dose, une cuillerée à café, trois fois par jour, dans une infusion de camomille.

HYDROCHLORATE D'AMMONIAQUE ET DE FER.

Muriate d'ammoniaque et de fer, Fleurs antimoniales, Fleurs martiales, Fleurs de sel ammoniac martiales; Ammonium muriaticum martiatum s. *martiale, Aroph Paracelsi, Calendulæ minerales, Ens Martis, Ens Veneris Boylei, Ferrum ammoniacatum s. ammoniacale, Flores auri* s. *salis ammoniaci martiales s. hæmatisantes, Murias ammonio-ferricum* s. *ammonii-ferricum* s. *ferri ammoniacalis* s. *ferro-ammoniacale* s. *ammoniæ martiatus* s. *ammoniacæ ferricus* s. *ammoniæ et ferri* s. *ammoniæ et oxydi ferri* s. *ammoniacæ ferratus, Sal ammoniacum martiale* s. *Martis muriaticum ammoniacale.* (a. am. ams. an. b. ba. be. br. d. du. ed. fe. fi. fu. han. he. li. lo.o. p. pa. po. pr. r. s. sa. su. w. wu. *br. c. ca. pa. sp. sw. vm.*)

1° ℞ Limaille de fer pure, une partie.
Versez dessus un mélange de
Acide hydrochlorique, huit parties.
———nitrique. . . quatre parties.
La solution étant opérée, faites-la évaporer à siccité, sur le bain de sable, et ajoutez au résidu une dissolution de
Sel ammoniac. . . quinze parties
dans
Eau distillée, quarante-cinq parties.
Filtrez la liqueur, faites-la évaporer à siccité, pulvérisez et conservez le résidu. (ba. pr.)
La formule de po. ne diffère qu'en ce qu'elle prescrit de sublimer le résidu.

a. et o., qui donnent le même procédé, prescrivent seulement douze parties de sel ammoniac, et recommandent de sublimer le résidu.

℞ Limaille de fer pure. . . une once.
Acide hydrochlorique,
  quantité suffisante
pour faire une pâte molle; ajoutez à celle-ci
  Sel ammoniac. . . . . une livre.
Sublimez le mélange, pulvérisez le produit, et sublimez-le une seconde fois. (fu. r.)

ams. et w. prescrivent de mêler ensemble deux onces d'hématite pulvérisée, deux onces d'acide hydrochlorique et une livre de sel ammoniac en poudre, et de sublimer une seule fois le mélange au bain de sable sur un feu d'abord modéré, mais augmenté par degrés jusqu'au point de faire presque rougir le fond de la fiole.

℞ Limaille de fer pure. . . une once.
Acide hydrochlorique,
  quantité suffisante
pour dissoudre le métal. Ajoutez à la solution
  Sel ammoniac. . . . douze onces.
Desséchez le mélange sur un feu doux, pulvérisez et sublimez le résidu. (d. li.)

℞ Hydrochlorate de fer. . une partie.
  Sel ammoniac. . . . douze parties.
Mêlez ensemble, sublimez dans une fiole de verre, et conservez le produit, après l'avoir pulvérisé. (an.)

be., qui donne les mêmes proportions, prescrit de dissoudre le mélange dans suffisante quantité d'eau, et de faire évaporer la liqueur à siccité; — vm. propose de dissoudre une partie d'hydrochlorate de fer et seize de sel ammoniac dans trente-deux d'eau, et d'abandonner la liqueur à l'évaporation spontanée, sur un bain de sable peu chaud, afin qu'elle cristallise; — fe. prescrit neuf onces de sel ammoniac et trois onces d'hydrochlorate de fer.

On trouve encore d'autres variantes : une partie d'hydrochlorate de fer, seize de sel ammoniac, assez d'eau distillée pour les dissondre, évaporation de la liqueur à siccité (han. li. s.); — une partie d'hydrochlorate de fer, douze de sel ammoniac, assez d'eau pour fondre le tout, évaporation à siccité (b*.) ; — les mêmes proportions et le même procédé, mais sublimation du produit (b.) ; — une partie d'hydrochlorate de fer, six de sel ammoniac, assez d'eau pour les dissoudre, évaporation à siccité (fi. su.);—une partie d'hydrochlorate de fer, quatre de sel ammoniac, assez d'eau pour dissoudre, et, à volonté, sublimation ou évaporation à sic-

cité (sw.); — une partie d'hydrochlorate de fer, deux de sel ammoniac, assez d'eau pour dissoudre, évaporation à siccité. (br.)

℞ Hydrochlorate de fer calciné à blanc. . . . . . une partie.
  Sel ammoniac pur et séché au feu, douze parties.
Mêlez ensemble, par une trituration rapide, introduisez dans une fiole, et sublimez au bain de sable, par le moyen d'un feu vif. (vm.)

2° ℞ Oxide de fer rouge lavé et séché,
  Sel ammoniac,
    de chaque. . . . parties égales.
Mêlez exactement; sublimez le mélange par l'application d'un feu prompt et vif. (du. ed. c.)

br. prescrit deux gros d'hématite et une demi-livre de sel ammoniac; — sw. une partie d'oxide rouge et deux de sel; — vm. une demi-partie d'oxide noir et douze de sel; — sw*, deux gros d'oxide noir et dix onces de sel; — lo. parties égales de sous-carbonate de fer et de sel; — w. une demi-partie de sous-carbonate de fer et une de sel.

3° ℞ Sel ammoniac. . . huit parties.
  Eau distillée. . quantité suffisante
pour dissoudre le sel. Ajoutez à la liqueur
  Limaille de fer pure, une demi-once.
Chauffez pour opérer la dissolution; filtrez la liqueur, et faites-la évaporer à siccité. (vm.)

vm. propose encore de mêler ensemble une partie de limaille de fer, huit de sel ammoniac et deux d'eau chaude, de laisser le mélange en repos pendant huit heures, d'ajouter ensuite douze parties d'eau, de faire bouillir la liqueur, puis de la filtrer et de la laisser cristalliser.

℞ Limaille de fer. . . . une partie.
  Sel ammoniac pulvérisé, seize parties.
Distillez le mélange au bain de sable, dans une cornue de verre, sur un feu doux, graduellement augmenté, et pulvérisez le produit. (fe. p. s.)

wu. prescrit une partie de limaille de fer et deux de sel; — he. quatre onces de limaille et une livre de sel; — sp. une once et demie de limaille et seize de sel; — sa. quatre onces de limaille et une demi-livre de sel; — pa. et w. quatre onces de limaille et une livre et demie de sel; — br. deux onces de limaille et une livre de sel; — vm. une partie de limaille d'acier et quinze de sel.

4° ℞ Sel ammoniac. . . cinq parties.
  — commun, cinq parties et demie.

Sulfate de fer, six parties et demie.

Desséchez et pulvérisez les trois sels, mêlez les poudres, séchez-les encore une fois
au feu, et faites-les sublimer. (vm.)

♃ Sulfate de fer,
  Sel ammoniac,
    de chaque. . . . parties égales.
  Eau bouillante. . quantité suffisante
pour dissoudre les deux sels. Après le refroidissement de la liqueur, versez-y

Ammoniaque liquide,
                quantité suffisante,
ou jusqu'à ce qu'il ne se fasse plus de précipité; lavez ce dernier, et faites évaporer les
liqueurs réunies jusqu'à siccité. (ca. sw*.)

♃ Phosphate de fer natif. . une partie.
  Sel ammoniac. . . quatre parties.

Pulvérisez, mêlez et sublimez à une forte
chaleur. (vm.)

Excitant, fortifiant, tonique, qu'on a
rangé aussi parmi les fondans, les résolutifs,
les diurétiques, les anthelmintiques et les
emménagogues. — On l'administre dans les
fièvres intermittentes opiniâtres, celles surtout qui sont compliquées d'obstructions
abdominales, l'aménorrhée attribuée à l'a-
sthénie, le chlorose, le cancer, l'épilepsie,
le rachitisme, les hydropisies, les affections
vermineuses, et diverses autres maladies
qu'on croit être la suite d'un défaut général
de ton. — Dose, depuis trois jusqu'à quinze
grains, deux ou trois fois par jour, sous la
forme de pilules, qu'on prépare assez ordinairement avec l'extrait de gentiane.

POUDRE ANTIFÉBRILE. (wu.)

♃ Fleurs de sel ammoniac martiales,
  Bois de quassie amère,
    de chaque. . . . . deux gros.
  Fleurs de camomille, une demi-once.

Pulvérisez et mêlez avec soin.

BOL FERRUGINEUX. (sa. sw.)

♃ Fleurs de sel ammoniac martiales,
             un demi-scrupule.
  Conserve d'orange. . deux scrupules.

Incorporez bien. (sa.)

♃ Fleurs de sel ammoniac martiales,
             dix grains.
  Conserve de petite centaurée,
             un scrupule.
  Gingembre. . . . quatre grains.
  Sirop de cannelle, quantité suffisante.

Mêlez ensemble avec soin. (sw.)

PILULES TONIQUES. (e.)

♃ Fleurs de sel ammoniac martiales,
             un scrupule.
  Rhubarbe. . . . . . huit grains.

Conserve de roses, quantité suffisante.

Faites cinq pilules. — Conseillées dans le
rachitisme et les fièvres intermittentes.

SOLUTION D'HYDROCHLORATE D'AMMONIAQUE ET DE FER. (b*.)

♃ Hydrochlorate d'ammoniaque et
    de fer. . . . . . un gros.
  Eau de menthe poivrée, quatre onces.

Faites dissoudre.

Dose, une demi-cuillerée, trois fois par
jour.

TEINTURE DE FER AMMONIACÉE.

Tinctura hæmatitis s. ferri ammoniati s. florum salis ammoniaci martialium, Aroph
Paracelsi. (ams. br. fe. fu. lo. sa. w. wu.
c. sp.)

♃ Fleurs de sel ammoniac martiales,
             quatre onces.
  Alcool (9,030). . . . une pinte.

Faites dissoudre et filtrez. (lo. c.)

ams. prescrit une once de fleurs et cinq
d'alcool (0,835); — br. fe. fu. w. wu. et sp.
une de sel et quatre d'alcool; — sa. une et
demie de sel et six d'alcool.

Dose, quarante à soixante gouttes.

TRITO-ACÉTATE DE FER.

*Acétate de tritoxide de fer, Acétate de fer;
Acetas ferri.*

1° A l'état mou.

*Extrait de Mars, ou de fer; Extractum
Martis s. ferri.* (he. li. pid.)

♃ Limaille de fer. . . quatre onces.
  Vinaigre. . . . . une livre.

Faites digérer pendant trois jours, et
filtrez; versez sur le résidu

  Vinaigre. . . . . . une livre,

et continuez de même jusqu'à ce que la
limaille soit parfaitement dissoute; réunissez les liqueurs filtrées, et faites-les évaporer sur un feu doux, en remuant toujours avec
une spatule, jusqu'en consistance d'extrait.

2° A l'état liquide.

*Extrait de Mars acétique, Vinaigre martial
ou chalybé; Acetas ferri liquidus, Acetum chalybeatum.* (am. ams. du. e. c. sp.
sw. vm.)

♃ Limaille de fer pure. . une partie.
  Vinaigre de bonne qualité.
            douze parties.

Après huit jours d'infusion, passez. (e. sp.)

ams. indique les mêmes proportions,
mais prescrit de réduire à moitié par une
douce coction.

℞ Sous-carbonate de fer, une demi-once.
Acide acétique . . . trois onces.

Passez après trois jours de digestion. (am. du. c.)

℞ Oxide de fer rouge. . . à volonté.
Acide acétique. . quantité suffisante pour le dissoudre; filtrez et évaporez doucement, sans faire bouillir. (sw*. vm.)

On trouve ce procédé indiqué, mais incidemment, par b*. ba. d. han. po. pr. sa. et ca., à l'occasion de la teinture éthérée d'acétate de fer.

℞ Oxide de fer noir. . . à volonté.
Vinaigre blanc. . quantité suffisante pour saturer l'oxide ; filtrez la solution. (sw.)

vm. prescrit d'ajouter à celle-ci un douzième de son poids d'alcool.

OXYMEL MARTIAL.

Oxymel chalybeatum. (sp.)

℞ Vinaigre martial,
Miel cru, de chaque, parties égales.

Faites cuire jusqu'en consistance de sirop, et passez.

Vanté par Fuller, comme fondant et résolutif.

TEINTURE ALCOOLIQUE D'ACÉTATE DE FER.

Tinctura acetatis ferri. (br. w. vm.)

℞ Acétate de fer. . . . une partie.
Eau-de-vie. . . . . huit parties.

Filtrez la solution. (vm.)

℞ Limaille de fer. . . quatre onces.
Vinaigre blanc. . . neuf onces.

Évaporez la solution jusqu'à ce qu'il n'en reste plus qu'un quart. Versez sur le résidu

Esprit de coing. . . quatre onces.

Après suffisante digestion, décantez et passez. (br. w.)

TEINTURE APÉRITIVE DE ZWELFER.

Tinctura Martis aperitiva Zwelferi. (am. b*. br. du. w. c. sp. vm.)

℞ Sulfate de fer,
Terre foliée de tartre,
de chaque. . . . . une once.

Faites fondre le sulfate dans un pot de terre, et ajoutez-y l'acétate ; retirez le mélange du feu, et laissez-le en repos dans un endroit frais, jusqu'à ce qu'il commence à s'effleurir. Alors dissolvez-le dans

Eau de cannelle simple, trois onces.
Alcool. . . . . . . cinq onces.

Conservez dans un endroit frais. (b*. br. w.)

℞ Acétate de potasse. . . deux onces.
Sulfate de fer. . . . . une once.

Broyez les deux sels ensemble, dans un mortier de terre, pour les réduire en une masse molle, faites sécher celle-ci à une douce chaleur, triturez-la avec

Alcool (0,840). . . . deux pintes.

Laissez en digestion pendant huit jours, dans une bouteille bouchée, et décantez. (am. du. c.)

sp. prescrit trois onces d'acétate, deux de sulfate et vingt-quatre d'eau-de-vie ; vm. — neuf parties d'acétate, six et demie de sulfate et soixante-douze d'alcool.

Dose, dix à cinquante gouttes.

TEINTURE ÉTHÉRÉE D'ACÉTATE DE FER.

Éther acétique martial, Éther acétique ferré de Klaproth; Tinctura ferri acetici æthcrea, Æther aceticus martialis, Liquor acetatis ferri ætherea. (b*. ba. d. han. po. pr. s. ca. sw. vm.)

℞ Limaille de fer pure. . . à volonté.
Acide hydrochlorique,
quantité suffisante pour dissoudre le métal, à l'aide d'une douce chaleur. Ajoutez peu à peu de l'acide nitrique à la solution, jusqu'à ce qu'en chauffant la liqueur il ne se dégage plus d'acide nitreux ; étendez ensuite celle-ci d'eau, et précipitez-la au moyen d'une solution de potasse caustique ; lavez bien le précipité, et quand, après avoir été exposé à l'air, il n'est plus qu'un peu humide, faites-le dissoudre, par parties, dans suffisante quantité de vinaigre concentré. Alors

℞ de cette solution. . . neuf onces.
Éther acétique. . . . . une once.
Alcool concentré. . . deux onces.

Mêlez et conservez. (b*. ba. d. han. po. pr. sa. vm.)

℞ Acétate de fer liquide, neuf onces.
Éther acétique,
Alcool, de chaque. . . deux onces.

Mêlez ensemble. (ca.)

sw. prescrit neuf onces d'acétate liquide et trois d'éther acétique alcoolisé.

Dose, vingt à trente gouttes. — Cette teinture remplace très bien celle de Bestucheff. En général, les préparations ferrugineuses officinales portent un caractère d'hésitation ou de variabilité qui rappelle les époques d'empirisme et d'ignorance chimique auxquelles elles ont été inventées. Les formules sont multipliées à l'infini pour les obtenir, et à peine en trouve-t-on indiquant les moyens de faire les sels qui doivent constituer la base des médicamens. Nous verrons que c'est le contraire précisément pour le mercure, dont

l'histoire chimique et pharmaceutique, quoique encore incomplète, peut cependant être
citée comme modèle.

BIÈRE MARTIALE. (*vm.*)

♃ Oxide de fer noir. . . une partie.
Bière forte, cent vingt-huit parties.
Faites digérer à froid, et filtrez.

PROTOMALATE DE FER.

*Malate de protoxide de fer, Malate de fer;
Malas ferri.*

On ne prépare jamais ce sel à l'état de
pureté; il est toujours mêlé, non seulement
avec de l'acétate, mais encore avec divers principes immédiats des végétaux,
et se présente ainsi sous les trois formes suivantes :

1° *Cidre chalybé.* (*vm.*)

♃ Oxide noir de fer. . . une partie.
Cidre non muité,
                    quarante-huit parties.

Après quelques jours de réaction à froid,
chauffez un instant, jusqu'à 45 ou 50 degrés
R., puis laissez reposer et filtrez.

2° *Extrait de Mars pommé; Extractum ferri
s. Martis pomatum, Extractum pomorum
ferrarium, Extractum Martis cum succo
pomorum, Extractum malatis ferri.* (a. ba.
f. fu. han. o. pa. po. pr. r. s. w. wu. sw.
vm.)

♃ Limaille de fer porphyrisée, une livre.
Suc récemment exprimé et dépuré
de pommes aigres, quatre livres.

Faites digérer à chaud, dans un vase de
verre ou de fer, pendant plusieurs jours,
puis bouillir à petit feu, en remuant toujours, jusqu'à réduction de moitié ; passez
et réduisez en consistance d'extrait par l'évaporation. (a. f. fu. han. o. pa. po. pr. r. s. w.
wu. sw.)

ba. prescrit une partie de limaille et
douze de suc de pommes ;— vm. propose de
mêler le fer avec le marc des pommes, d'hu-
meeter le mélange avec de l'eau, de remplacer celle-ci à mesure qu'elle se décompose, et, au moment où la chaleur tombe, de
délayer avec le suc, conservé jusque là
dans des vases soufrés, de chauffer pendant
deux heures, de passer et d'évaporer convenablement.

♃ Oxide noir de fer,
Suc de pommes,
de chaque. . . . . à volonté.

Faites chauffer le suc, sans qu'il bouille,
et ajoutez de l'oxide jusqu'à ce qu'il n'en
soit plus dissous ; laissez refroidir, passez à
la chausse, puis évaporez à une chaleur
voisine de l'ébullition. (vm.)

sw. prescrit deux livres d'oxide et dix-
huit de suc.

3° *Extrait de Mars cydonié; Extractum ferri
s. Martis cydoniatum.* (b. be. br. han. pa.
sa. w. br. ca. vn.)

♃ Limaille de fer porphyrisée, une livre.
Suc de coings récemment exprimé
et dépuré. . . . quatre livres.

Faites digérer à chaud, pendant plusieurs
jours, puis bouillir doucement, en remuant
toujours, jusqu'à réduction de moitié ; passez, et évaporez jusqu'en consistance d'extrait. (han. sa.)

b. be. br. pa. w. br. et ca: prescrivent une
livre de limaille et trois de suc.

♃ Oxide de fer noir,
Suc de coings, de chaque, à volonté.

Faites chauffer le suc, et jetez-y l'oxide
par parties, jusqu'à ce qu'il ne se dissolve
plus ; laissez encore sur le feu pendant une
demi-heure, passez à travers une flanelle,
en remuant sur le marc, jusqu'à ce que la
colature soit transparente, puis évaporez
jusqu'en consistance d'extrait, à une chaleur
voisine de l'ébullition. (vm.)

Tonique, apéritif, conseillé dans l'aménorrhée, la chlorose, la fièvre quarte, les
affections vermineuses des enfans. — Dose
de l'extrait, depuis huit grains jusqu'à un
scrupule, sous forme de pilules.

SOLUTION DE MALATE DE FER. (*sp.*)

♃ Extrait de Mars pommé ou cydonié,
une once.
Eau de fontaine. . . douze onces.
Faites dissoudre et filtrez.

Astringent. — Dose, un gros.

TEINTURE DE MALATE DE FER.

*Extractum pomorum ferrarium liquidum,
Tinctura Martis pomata s. cydoniata, Tinctura malatis ferri s. Martis s. Martis cum
succo pomorum s. cydoniorum.* (b. be. br.
fe. fu. han. he. li. o. p. pa. pr. r. s. sa. w. br.
ca. pid.)

♃ Limaille de fer. . . . une livre.
Coings. . . . . . quinze livres.

Pilez les coings, mêlez la pulpe avec
la limaille, laissez digérer pendant plusieurs jours à une douce chaleur, exprimez, évaporez à moitié et ajoutez à la
colature refroidie
Alcool. . . . . six onces.

Mêlez bien. (fe.)

♃ Extrait de Mars pommé, une partie.
Eau de cannelle,
Alcool (0,910),
de chaque. . . . trois parties.

Au bout de vingt-quatre heures , filtrez la solution. (a. ba.)

♃ Extrait de Mars pommé , une partie.
Eau de cannelle vineuse , six parties.

Faites dissoudre. (br. ban. o. p. pr. r. s. w.)

♃ Extrait de Mars cydonié , une partie.
Eau de cannelle vineuse , six parties.

Faites dissoudre. (b. be. br. han. pa. sa. w.)

♃ Extrait de Mars cydonié , six parties.
Alcool. . . . . une partie.

Mêlez ensemble. (br. ca.)

♃ Acétate de fer liquide. . une once.
Suc de coings. . . . huit onces.

Faites digérer pendant deux jours et filtrez. (he. li. pid.)

♃ Acétate de fer liquide. . une once.
Suc de pommes. . . . huit onces.

Passez après quelques jours de digestion. (fu.)

Astringent, tonique , fortifiant , apéritif, fondant. — Dose, quarante à soixante gouttes.

TEINTURE DE QUINQUINA MARTIALE.

Tinctura cinchonæ martiata. (br*. sw*.)

♃ Extrait de Mars cydonié , une partie.
Teinture de quinquina , douze parties.

Filtrez au bout de quelques jours. (br*.)

sw*. prescrit une partie de teinture cydoniée de malate de fer, et quatre de teinture de quinquina.

Mauvaise préparation, qu'on a conseillée comme stomachique et emménagogue. — Dose, une cuillerée à café, matin et soir, dans une tasse d'infusion d'armoise ou de quinquina.

LIQUEUR VISCÉRALE. (w.)

♃ Extrait de Mars pommé ,
——— de germandrée ,
——— de chicorée ,
——— de trèfle d'eau ,
de chaque. . . . . trois gros.
Esprit de nitre dulcifié ,
Essence d'écorce d'orange ,
de chaque. . . . deux onces.
Eau d'écorce de citron. . six onces.

Filtrez après quelques jours de digestion.
Dose, un à deux gros, dans du vin.

TEINTURE ANTIPHTHISIQUE DE GRAMANN. (b*.)

♃ Sucre de Saturne. . une demi-once.

Faites-le dissoudre dans
Vinaigre cru . . . . deux onces.

Ajoutez à la solution
Sulfate de fer. . . . trois gros.
Alcool rectifié. . . . deux onces.
Eau de roses. . . . . . six gros.

Cette teinture est tombée depuis longtemps dans l'oubli , à cause du danger qu'il n'y reste du sel de plomb indécomposé.

POTION TONIQUE MARTIALE.

Haustus tonicus martialis. (b.)

♃ Teinture de malate de fer ,
Élixir acide de Haller ,
de chaque. . . . . un gros.
Infusion de quinquina, huit onces.

A prendre en quatre fois.

POTION AMÈRE.

Mixtura martiata amara. (au.)

♃ Extrait de quinquina ,
——— de gentiane ,
de chaque. . . . . un gros.
Eau de camomille ,
——- de menthe poivrée ,
de chaque. . . . ' une once.
Extrait de Mars pommé ,
un demi-gros.

Dose, une cuillerée , toutes les trois heures.

MIXTURE TONIQUE ET BALSAMIQUE.

Mixtura tonico-balsamica. (b.)

♃ Teinture de malate de fer, un gros.
Décoction de quinquina ,
Eau distillée de térébenthine ,
de chaque. . . . quatre onces.
Sirop balsamique. . . une once.

A prendre peu à peu dans la journée.

POTION EXCITANTE MARTIALE.

Mixtura incitans martialis. (b.)

♃ Teinture de malate de fer ,
un gros et demi.
Eau de cannelle ,
——- de fenouil , de chaque ,
deux onces.

A prendre peu à peu dans la journée.

PROTOCITRATE DE FER.

De même que le malate, il ne figure pas à l'état de pureté dans la matière médicale ; on ne l'y trouve que dans les deux préparations suivantes :

TEINTURE DE FER ET D'ORANGE.

Tinctura ferri aurantiaca s. Martis cum vino Malvatico et pomis aurantiis. (b*. w.)

♃ Limaille de fer. . . . quatre onces.
Oranges amères. . . . . n° 4.

Enlevez l'écorce, le blanc et les graines des oranges, pilez l'écorce et la chair avec la limaille, dans un mortier de pierre, et laissez la pâte en repos pendant deux jours : versez alors dessus

Vin de Madère. . . . dix onces.
Esprit d'écorce d'orange, deux onces.

Après suffisante digestion, exprimez et filtrez.

Tonique, astringent, stomachique, carminatif. — Dose, depuis un demi-gros jusqu'à deux scrupules.

TROCHISQUES DE FER CITRONNÉS.

Trochisci citratis ferrici. (su. *vm.*)

♃ Acide citrique cristallisé, une partie.
Oxide de fer noir. . deux parties.

Broyez ensemble et incorporez avec

Sucre blanc cuit à la plume,
seize parties.

Divisez la masse en tablettes. (*vm.*)

♃ Limaille de fer. . . une partie.
Suc de citron. . . quatre parties.

Faites digérer pendant trois jours, en remuant souvent le vase, puis cuire sur un feu doux, jusqu'à réduction de moitié. Ajoutez alors

Sucre blanc. . . . . poids égal à celui de la masse ; évaporez convenablement, et faites des trochisques ou tablettes.

PROTOTARTRATE DE POTASSIUM ET DE FER.

Tartrate de potasse et de fer, Tartre chalybé, Tartre martial soluble ; Ferrum tartarisatum s. potabile, Mars solubilis, Tartarus chalybeatus s. chalybeatus solubilis s. martialis s. martialis solubilis, Tartras halicoferricum s. potassæ ferruginosus s. potassæ et ferri s. potassæ ferrosus s. ferratus, Chalybs tartarisatus.

§ I. A L'ÉTAT DE PURETÉ.

am. ba. br. du. e. ed. f. fe. fi. fu. lo. p. sa. su. w. br. c. pa. pid. sp. sw. vm.

1° Solide.

♃ Crème de tartre. . quatre livres.
Limaille de fer pure,
une livre et demie.
Eau . . . . quarante-huit livres.

Faites bouillir jusqu'à ce que la liqueur n'ait plus de saveur acide, décantez alors, et évaporez jusqu'à siccité. (fi. su.)

sp. prescrit seize onces de crème de tartre, quatre de fer, suffisante quantité d'eau, et l'évaporation à siccité ; — sa. w. et *pid.* seize onces de crème de tartre, quatre de fer, douze livres d'eau, et l'évaporation

jusqu'au terme de la cristallisation ; — fu. huit onces de crème de tartre, deux de limaille, quatre onces d'eau, et l'évaporation jusqu'au point de cristallisation.

♃ Crème de tartre . . deux parties.
Limaille de fer pure,
Eau, de chaque. . . une partie.

Mêlez ensemble, exposez à l'air pendant quinze jours, en remuant tous les jours avec une spatule, ajoutez de temps en temps de l'eau, pour que la masse soit toujours humide ; faites bouillir ensuite avec un poids quadruple d'eau, décantez la solution après qu'elle a déposé, faites-la évaporer à siccité au bain-marie, et pulvérisez le résidu. (ed. fe.)

♃ Limaille de fer. . . . une livre.
Tartre blanc pulvérisé, deux livres.
Eau de pluie, quantité suffisante pour faire une masse ; versez sur celle-ci, au bout de vingt-quatre heures,
Eau de pluie. . . . trente livres.

Faites bouillir pendant douze heures, en remuant toujours, en ajoutant de temps en temps de l'eau chaude ; laissez reposer, décantez la liqueur qui la surnage, filtrez, évaporez en consistance de sirop épais, mêlez une livre de cet extrait avec quatre onces de tartre soluble, et évaporez à siccité. (br.)

♃ Tartre soluble. . . . une livre.
Limaille de fer. . . six onces.
Eau commune. . . douze livres.

Laissez en digestion pendant trois jours, sur des cendres chaudes, faites ensuite réduire de moitié par l'ébullition, passez la liqueur encore bouillante, et évaporez à siccité. (sa.)

w. prescrit trois parties de tartre soluble et une de fer.

♃ Tartre soluble. . quatre onces.
Teinture de Mars tartarisé, une livre.

Faites évaporer à siccité, sur un feu doux. (e. f.)

♃ Limaille de fer. . . . une livre.
Crème de tartre. . . deux livres.
Eau. . . . . . une pinte.

Triturez ensemble, laissez à l'air pendant huit jours, dans un vase, puis pulvérisez, et faites sécher au bain-marie ; ajoutez alors une pinte d'eau, laissez en repos pendant huit jours, faites sécher et pulvérisez. (lo. p. br.)

♃ Crème de tartre,
neuf parties et demie.
Oxide de fer noir,
deux parties et demie.
Eau. . . poids triple du tout.

Faites dissoudre à une douce chaleur, en

rémuant souvent, passèz à la chausse, et évaporez doucement à siccité. (*vm.*)

sw*. prescrit quatre parties de crème de tartre, une d'oxide et neuf d'eau.

♃ Sous-carbonate de fer, une demi-once.
Crème de tartre. . . . une once.
Eau distillée. . . . . une pinte.

Faites bouillir sur un feu doux, pendant une heure; filtrez, évaporez jusqu'à pellicule, et pulvérisez la masse saline qui se forme par le refroidissement. (du. *c.*)

2° Liquide.

Teinture de Mars apéritive, Tinctura Martis aperiens s. *tartarisata.* (ams.)

♃ Limaille de fer. . une demi-livre.
Crème de tartre. . . . une livre.
Sous-carbonate de potasse purifié,
quantité suffisante
pour saturer le tartre.
Eau pure. . . . . . dix livres.

Faites bouillir pendant vingt-quatre heures, en ajoutant de l'eau, à mesure qu'elle se dissipe, filtrez ensuite la liqueur, et faites-la évaporer jusqu'à ce que son poids ne soit plus que de deux livres.

C'est à tort que cette liqueur porte le nom de teinture de Mars apéritive, réservé pour la solution alcoolique du tartre chalybé.

3° Mou.

Extrait de Mars; Extractum Martis s. *ferri cum tartaro.* (f. sa.)

♃ Limaille de fer pure . . une livre.
Cristaux de tartre. . . deux livres.
Eau commune . . . trente livres.

Faites bouillir pendant douze à quinze heures, en remuant de temps en temps avec une spatule de fer, et ajoutant de l'eau à mesure qu'elle se dissipe; laissez reposer la liqueur, décantez-la, et faites évaporer jusqu'en consistance d'extrait. (sa.)

f. prescrit d'évaporer la teinture de Mars apéritive jusqu'en consistance d'extrait; c'est prodiguer du temps et de l'alcool en pure perte.

L'extrait de Mars attire l'humidité de l'air, propriété qui tient, selon Bontron-Charlard, à de la potasse mise à nu par la réaction de l'oxide de fer sur la crème de tartre, et dont on pourrait le dépouiller, d'après Henri (f*.), en saturant l'excès d'alcool par une addition suffisante d'acide tartrique.

§ II. A L'ÉTAT IMPUR.

Boules de Mars, Boules de Nancy, Boules d'acier, Boules martiales; Globuli tartari martiales s. *martiales soluti* s. *martiati* s. *tartratis ferri et lixiviœ* s. *ferri tartarisati,*

Boli Martis, Pyri martiales. (a. ba. br. d. e. f. ff. han. he. li. o. pu. pr. w. wu. *pid. sp.* sw. *vm.*)

♃ Limaille de fer porphyrisée,
une partie.
Tartre rouge en poudre,
deux parties.

Alcool (18 degrés), quantité suffisante pour faire une bouillie; laissez celle-ci à l'air pendant cinq ou six jours, à une température un peu chaude, en la remuant de temps en temps; chauffez-la alors jusqu'à 70-80 degrés, en l'agitant souvent avec une spatule. Quand elle a acquis la consistance d'un miel épais, délayez-la dans une nouvelle quantité d'alcool au même degré; faites épaissir, et délayez encore; répétez ainsi jusqu'à ce que la matière soit parfaitement noire, et qu'elle ait perdu toute âcreté; évaporez alors jusqu'à ce qu'il reste une pâte maniable, et faites des boules d'une once, qui doivent être séchées lentement à l'étuve. (br. f. ff. w. wu. *vm.*)

c. prescrit huit onces de fer, douze de tartre et un mélange de parties égales d'eau et d'alcool.

♃ Extrait de Mars. . . quatre onces.
Crème de tartre. . . deux onces.

Mêlez exactement dans un mortier de fer, réduisez en boules d'une demi-once, et faites sécher celles-ci à une douce chaleur. (li.)

♃ Limaille de fer. . . . deux onces.
Tartre pur. . . . . quatre onecs.
Eau. . . . . quantité suffisante
pour obtenir une pâte molle: faites sécher à une douce chaleur, en remuant toujours; versez de l'eau sur le résidu, et faites-le sécher de même; répétez ainsi plusieurs fois de suite; la dernière, réduisez seulement en consistance d'extrait épais, et faites des boules d'une once. (a. he. *pid.*)

ba. han. o. po. pr. et s. prescrivent une partie de limaille de fer et quatre de tartre; — d. une de limaille et trois de sel.

Chevallier et Idt décrivent encore deux procédés, dus l'un à Résat, l'autre à Rol. Le premier consiste à mêler trois parties de tartre en poudre avec deux de limaille de fer et assez d'eau pour faire une pâte, à couvrir celle-ci d'eau, et à faire évaporer jusqu'en consistance de bouillie, à exposer alors le mélange à l'air pendant quelques jours, puis à recouvrir la masse d'une nouvelle quantité d'eau, et à la faire évaporer en consistance d'extrait pilulaire, à piler fortement cette masse, jusqu'à ce qu'elle ait une cassure noire, sans aspect métallique, et à la rouler en boules d'une once à une once et demie.

En ajoutant à cinq parties de la masse préparée, ainsi une partie de benjoin et autant de térébenthine, Résat prépare les boules de Mars dites *Boules de Molsheim*.

Le procédé de Rol, pour la préparation des boules de Mars, est le même que celui de Résat, mais celui pour les boules de Molsheim est différent; il consiste à mêler exactement ensemble deux livres de pâte d'acier pour les boules, trois onces de mastic en poudre, autant d'olibau en poudre et une once de myrrhe, et à former du tout des boules ovales, qu'on moule au moyen d'un instrument en métal, et qu'on garnit d'un ruban à l'une de leurs extrémités.

Les boules de Mars sont un mélange de tartrate de potasse et de fer, de tartrate de fer neutre et de fer en excès.

Excitant, astringent, tonique, fondant, apéritif, qu'on administre dans le rachitisme, la chlorose, la leucorrhée, et en général dans les maladies attribuées à l'asthénie. — Dose, cinq à dix grains pour les jeunes gens, trente à quarante pour les adultes, plusieurs fois par jour. On l'emploie aussi, à l'extérieur, en fomentations, dans les entorses et les luxations.

TEINTURE DE MARS TARTARISÉE.

Tartrate de potasse et de fer liquide; Tinctura ferri tartarisata s. *Martis aperiens* s. *tartarisata, Tartras potassæ et ferri liquidus, Tinctura tartratis potassæ ferrici,* s. *vinosa ferri tartarisata, alcohol cum tartrate potassæ ferratus.* (an. be. e. f. fe. g. vm.)

℞ Limaille de fer pure,
          soixante-quatre parties.
Crème de tartre, cent soixante parties.

Ajoutez au mélange assez d'eau pure pour faire une masse solide, laissez celle-ci en repos pendant vingt-quatre heures, puis versez dessus

Eau pure. . . deux cents parties.

Faites bouillir pendant deux heures, en remuant, et ajoutant de temps en temps de l'eau bouillante; laissez reposer la liqueur, décantez celle qui surnage, évaporez-la jusqu'à ce qu'elle marque 32 degrés à l'aréomètre, ajoutez-y alors

Alcool. . . . . dix parties,

et conservez. (f.)

an. prescrit de faire une pâte molle avec trois onces de fer en limaille et dix onces de crème de tartre, de la laisser reposer pendant vingt-quatre heures, d'ajouter ensuite douze livres d'eau, de faire bouillir pendant deux heures, en remuant de temps en temps, puis de laisser en repos et de décanter le liquide; de faire bouillir le résidu avec huit livres d'eau, pendant deux heures, et de

réunir la liqueur décantée à la précédente; d'évaporer le tout jusqu'en consistance de sirop, et d'y ajouter deux onces d'alcool à 30 degrés; — e. de faire bouillir ensemble, pendant douze heures, huit onces de limaille, seize de tartre et seize d'eau, en ajoutant de temps en temps un peu de nouvelle eau, de décanter ensuite le liquide, de l'évaporer jusqu'en consistance d'extrait mou, de prendre trois onces de cet extrait, de le mettre en digestion pendant huit jours, dans un mélange d'une livre de vin blanc et d'une demi-once d'alcool et de filtrer la liqueur; — be. de réduire cinq onces de limaille et vingt de tartre en pâte avec suffisante quantité d'eau, de chauffer le mélange presque jusqu'à siccité, en le remuant toujours; d'y ajouter alors de nouvelle eau, et de répéter la même opération jusqu'à six fois de suite au moins; enfin de sécher la masse, de la pulvériser, de la mettre en macération dans quatre livres de vin blanc, et de passer la liqueur; — g. de faire une pâte avec six onces de limaille et une livre de tartre, d'ajouter douze livres d'eau, au bout de vingt-quatre heures, de faire bouillir pendant deux heures, puis d'évaporer le liquide décanté jusqu'en consistance de sirop épais, et d'ajouter à celui-ci une once d'alcool; — fe. de faire bouillir une livre de teinture de fer avec deux livres de tartre et six livres d'eau, de réduire celle-ci à deux onces, et d'ajouter quatre livres d'alcool.

Boutron Charlard a reconnu que, dans cette opération, il se forme non seulement du tartre chalybé, mais encore du tartrate neutre de fer, qui, étant insoluble, se sépare sous la forme d'un dépôt rougeâtre, et cause une perte considérable.

℞ Tartre chalybé. . . . une partie.
 Vin blanc. . . . . . six parties.
Ajoutez à la solution
 Eau-de-vie. . . . . deux parties.
Filtrez la liqueur. (vm.)

TEINTURE DE LUDWIG.

Teinture de Glauber; Tinctura Martis aperitiva s. *tartarisata Ludovici* s. *Glauberi, Alcohol cum sulphate ferri tartarisatus.* (an. b. pa. w. sp. vm.)

℞ Sulfate de fer,
 Crème de tartre,
   de chaque. . . . quatre onces.
 Eau pure. . . . . . six livres.
Faites bouillir pendant une heure, dans un vase de fer, puis laissez en repos, et décantez le liquide; faites bouillir le résidu avec

 Eau pure. . . . . trois livres.
Filtrez les deux solutions. Évaporez-les à siccité, en remuant toujours, pulvérisez le

résidu, mettez-en une partie en digestion pendant six jours avec six parties d'alcool à 5o degrés, décantez le liquide, versez sur le maré deux autres parties du même alcool, et au bout de deux jours décantez encore le liquide, puis mêlez ensemble et filtrez les deux teintures. (an.)

b. prescrit seulement de faire bouillir ensemble quatre onces de sulfate de fer, quatre onces de tartre et six livres d'eau, jusqu'à ce que la masse soit parfaitement desséchée, de la mettre alors en digestion avec quatre livres de vin blanc, et de filtrer la liqueur au bout de quelques jours.

℞ Sulfate de fer. . . . une once.
Crème de tartre. . . quatre onces.
Eau pure. . . . . . six livres.

Faites bouillir ensemble, en remuant toujours, jusqu'à ce que la masse soit presque sèche, exposez-la pendant quelques jours à l'air, pour qu'elle en attire l'humidité, puis versez dessus

Eau de cannelle simple, quatre onces.
Alcool. . . . . huit onces.

Faites bouillir pendant une heure; après le refroidissement décantez et filtrez la liqueur. (w.)

pa. donne le même procédé, et prescrit seulement parties égales, c'est-à-dire quatre onces, de sulfate de fer et de tartre.

℞ Sulfate de fer. . . quatre onces.
Crème de tartre. . . huit onces.
Eau. . . . . . cent onces.

Faites cuire jusqu'en consistance de miel, puis ajoutez à la masse

Eau-de-vie. . . soixante onces.
Fleurs de coquelicot. . une poignée.

Filtrez la liqueur, après quelques jours de digestion. (sp.)

℞ Sulfate de fer calciné à blanc,
une partie.
Crème de tartre. . . deux parties.
Eau-de-vie . . . . seize parties.

Faites digérer et filtrez. (vm.)

Cette teinture, comme la précédente, est tonique et excitante. — Dose, quarante à quatre-vingts gouttes.

BAUME VULNÉRAIRE DE DIPPEL.

Liquor vulnerarius mineralis, Balsamum vulnerarium minerale Dippelii. (br. w.)

℞ Hématite en poudre, une demi-livre.
Tartre cru . . . . . une livre.

Versez sur le mélange

Vinaigre distillé. . . . trois livres.

Faites digérer dans un endroit chaud, puis distillez le vinaigre; cohobez deux ou trois fois de suite; la dernière fois, évaporez à siccité, et versez sur le résidu

Alcool. . . . . . vingt onces.

Décantez la liqueur après huit jours de digestion.

Absolument semblable à la précédente, dont elle ne diffère que par son mode absurde de préparation, cette teinture convient, comme elle, toutes les fois qu'un tonique astringent est indiqué. On la prescrit à la même dose.

TEINTURE FERRUGINEUSE.

Tinctura ferrata. (sy.)

℞ Sulfate de fer,
Crème de tartre,
de chaque. . . quatre onces.
Eau de fontaine. . . six livres.

Faites bouillir, en remuant toujours, jusqu'à ce que la masse soit presque sèche; versez dessus

Eau de cannelle. . . quatre onces.

Ajoutez à la solution

Éther sulfurique alcoolisé, huit onces.

Filtrez après suffisante digestion.

Cette teinture, calquée sur celle de Ludwig, est un peu plus excitante.

TEINTURE STOMACHIQUE MARTIALE. (fe.)

℞ Tartrate de potasse et de fer, un gros.
Alcool aromatique composé, une livre.

Dose, un demi-gros à un gros.

TEINTURE DE MARS ELLÉBORÉE,

Tinctura Martis helleborata. (fe. pa. w. sp.)

℞ Limaille de fer,
Tartre blanc cru,
de chaque. . . . quatre onces.
Racine d'ellébore noir, deux onces.

Pulvérisez le tout grossièrement, et versez dessus

Eau de fontaine. . quantité suffisante.

Après quelques jours de digestion, dans un vase clos, faites cuire dans une marmite de fer, en remuant de temps en temps; laissez ensuite reposer la liqueur, décantez, évaporez doucement jusqu'en consistance d'extrait, versez sur celui-ci

Esprit de cochléaria. . . le triple.

Filtrez la solution. (pa.)

℞ Teinture de Ludwig, quatre onces.
Extrait d'ellébore noir. . deux gros.

Après suffisante digestion, filtrez. (w. sp.)

℞ Extrait d'ellébore noir. . deux gros.
Teinture de Mars apéritive,
quatre onces.

35.

Mêlez.exactement. (fe..)

Recommandée jadis dans l'hypochondrie, la mélancolie et les fièvres quartes rebelles. — Dose, quarante à soixante gouttes. A plus haute dose, elle devient purgative.

SIROP MARTIAL.

Syrupus magistralis. (g. *bo.*)

℞ Teinture de Mars apéritive ,
                          une demi-once.
Sirop de chicorée. . . une livre.
Mêlez ensemble. (g.)

℞ Extrait de Mars. . . . six onces.
Élixir de propriété. . . une once.
Sirop des cinq racines apéritives ,
                          douze onces.

Faites un sirop. (*bo.*)

Tonique, apéritif. — Dose, trois cuille-rées par jour, dans une tisane appropriée.

VIN MARTIAL.

Vin chalybé ; Vinum ferratum s. *martialum* s. *chalybeatum* s. *ferri* s. *Martis , Tinctura Martis vinosa* s. cum. *vino.* (am. b*. br. du. f. fe. li. lo. p. sa. ww. c. *ca.*)

℞ Limaille de fer. . . . une once.
Vin blanc. . . . . . deux livres.

Faites macérer pendant six jours, en re-muant de temps en temps, passez et fil-trez. (f.)

br. lo. sa. et *ca.* donnent le même pro-cédé , et ne varient qu'à l'égard de la durée de la macération, que lo. prolonge pendant un mois ; — p. prescrit trois livres de vin , deux onces de limaille et quinze jours de macération ; — li. une once de limaille, une livre de vin et quatre jours de macération.

℞ Fil de fer coupé. . . quatre onces.
Vin du Rhin. . . . quatre pintes.

Arrosez le fer avec un peu de vin, et ex-posez-le à l'air, jusqu'à ce qu'il soit couvert de rouille; ajoutez alors le reste du vin, faites digérer pendant huit jours, en re-muant de temps en temps, et passez. (am. du. *c.*)

℞ Tartrate de potasse et de fer ,
                          une once.
Écorce de Winter. . . trois gros.
Vin. . . . . . . deux livres.

Passez au bout de deux jours. (fe.)

℞ Teinture de Mars tartarisée, une once.
Vin blanc. . . . deux livres.
Mêlez bien. (b*.)

ww. remplace la teinture de Mars tartari-sée par celle de malate de fer.

La préparation qui résulte de cette der-nière formule est préférable aux précédentes,

dans lesquelles la quantité de fer dissous varie selon la qualité du vin, tandis que là les proportions sont constantes et dépendent de la volonté du médecin. Elle a d'ailleurs l'avantage de pouvoir être faite extempora-nément, tandis que la digestion, surtout prolongée, comme dans la formule de lo., altère toujours plus ou moins le vin.

Tonique, apéritif, emménagogue.—Dose, une demi-once à deux onces, dans une infu-sion d'absinthe ou d'armoise.

VIN MARTIAL AMER.

Vinum amaro-chalybeatum. (b. e.)

℞ Sommités d'absinthe. . une poignée.
Limaille de fer. . . . une once.
Cannelle. . . . . . deux gros.
Vin. . . . . . . trois livres.

Passez au bout de vingt quatre heures. (b.)

℞ Limaille de fer, une once et demie.
Gentiane ,
Écorce d'orange ,
de chaque . . . une demi-once.
Vin rouge. . . . deux pintes.

Passez au bout de deux ou trois jours. (e.)

VIN MARTIAL AROMATIQUE.

Vinum aromo-chalybeatum. (fi. han. o. pr. s. su. wu. au. br. sp. sw. vm.)

℞ Limaille de fer. . . . une partie.
Cannelle grossièrement pulvérisée ,
                          une demi-partie.
Vin du Rhin. . . . douze parties.

Faites digérer pendant quelques jours et filtrez. (fi. pr. s.)

br. prescrit quatre parties de fer, une de cannelle et quarante-huit de vin; — su. une once de fer, trois gros de cannelle et une li-vre de vin; — wu. une once de fer, deux gros de cannelle et une livre et demie de vin;—han. et o. deux onces de fer, une once et demie de cannelle et deux livres de vin; — vm. trois parties d'oxide de fer noir, deux cent quatre-vingt-douze de vin et une de cannelle.

℞ Limaille de fer. . . . trois onces.
Racine de roseau aromatique ,
Écorce d'orange de chaque, une once.
Girofle. . . . . . un scrupule.
Vin blanc. . . . quatre livres.

Faites infuser pendant quatre jours et passez. (au.)

℞ Limaille de fer . . . . une once.
Suc de citron. . . . deux onces.

Au bout de douze heures, ajoutez

Vin blanc . . . . . deux livres.
Cannelle. . . . . . deux gros.

Après trois jours de digestion à une douce chaleur, passez. (au.)

♃ Limaille de fer. . . quatre onces.
Cannelle,
Macis, de chaque . une demi-once.
Vin du Rhin . . . . quatre livres.
Après un mois de digestion, passez. (*sp.*
sw.)

Excitant, tonique, conseillé dans la chlorose et les maladies qu'on attribue à la faiblesse. — Dose, depuis une cuillerée jusqu'à deux, deux ou trois fois par jour.

SIROP CHALYBÉ.

Syrupus chalybeatus. (*sa.*)

♃ Vin martial . . . . deux livres.
Eau de cannelle vineuse,
une demi-once.
Sirop de sucre . . . deux livres.
Faites cuire lentement jusqu'en consistance de sirop.

VIN DE FRAXINELLE MARTIAL.

Vinum dictamni martiatum. (b*.)

♃ Limaille de fer. . . . . trois gros.
Racine de fraxinelle . . une once.
Vin blanc généreux . . une livre.
Après quelques jours de digestion, décantez.

Stoerk conseillait ce vin dans la leucorrhée invétérée et les fièvres dites nerveuses. — Dose, une cuillerée toutes les deux heures.

VIN DE RAIFORT MARTIAL.

Vinum raphani martiatum. (*au.*)

♃ Raifort sauvage. . . . trois onces.
Limaille de fer. . . . une once.
Gingembre. . . . . deux gros.
Vin blanc. . . . . . deux livres.
Passez au bout de douze heures.

VIN MARTIAL COMPOSÉ.

*Teinture stomachique ou stomachique martiale,
Teinture tonique; Tinctura stomachica s.
stomachica martialis, Vinum chalybeatum
compositum.* (br. fu. han. w. bo. pie. sp.)

♃ Limaille de fer. . . . une once.
Gentiane. . . . une demi-once.
Cannelle blanche . . . deux gros.
Vin blanc. . . . . douze onces.
Décantez après trois jours de digestion.
(fu.)

♃ Limaille de fer. . . . une once.
Suc de citron . . . trois onces.
Laissez macérer pendant une nuit,
et ajoutez
Gentiane . . . . une demi-once.
Cannelle . . . . . deux gros.
Vin blanc. . . . . seize onces.
Décantez après vingt-quatre heures de digestion. (ham.)

♃ Limaille de fer. . . . trois onces.
Quinquina,
Écorce de Winter,
de chaque . . . . deux onces.
Clous de girofle . . . . un gros.
Réduisez le tout en poudre, et versez
dessus
Vin blanc. . . . . quatre livres.
Après trois jours de digestion, dans
un vase couvert, ajoutez
Élixir acide de Haller. . deux gros.
Faites digérer pendant une nuit, sur
des cendres chaudes, et ajoutez à la colature
Alcool. . . . . . quatre onces.
Mêlez bien. (br.)

♃ Quinquina. . . . une demi-once.
Limaille de fer. . . . . deux gros.
Écorce de Winter. . . un gros.
Vin vieux de bonne qualité, une livre.
Après suffisante digestion, passez. (*pie.*)

♃ Herbe d'absinthe,
——— de millepertuis,
——— de rue,
Sommités de petite centaurée,
Genièvre,
de chaque. . . . . une once.
Limaille de fer . . . quatre onces.
Vin blanc. . . . . quatre livres.
Faites macérer pendant trois jours et filtrez. (bo.)

♃ Racine de roseau aromatique,
——— de galanga,
——— de gentiane,
——— de zédoaire,
Écorce d'orange,
Quinquina,
de chaque. . . . une demi-once.
Herbe d'absinthe,
——— de petite centaurée,
Fleurs de camomille romaine,
de chaque . . . . deux gros.
Limaille de fer, une once et demie.
Vin blanc généreux. . seize onces.
Alcool. . . . . . deux onces.
Faites digérer pendant plusieurs jours,
exprimez et filtrez. (w.)

♃ Racine de roseau aromatique,
——— de gentiane,
de chaque. . une once et demie.
Quinquina. . . . . deux onces.
Écorce fraîche d'orange,
Herbe de chardon-bénit,
Sommités de petite centaurée,
de chaque. . . . . une once.
Limaille de fer, dans un nouet,
deux onces.
Vin blanc. . . . . cent onces.

Fait digérer à froid pendant trois jours,
et filtrez (*sp.*)

On put préparer extemporanément ce
vin, suivant la formule de Marabelli, et
ajoutant du vin de gentiane une quantité
variable selon l'indication, de teinture de
Mars astrictive, ou mieux de tartre chalybé.

Tonique, excitant, antiachectique, apéritif, emménagogue. — A prendre par cuillerées, ans la journée, ou par trois à quatre
onces le matin à jeun.

EAU FERRUGINEUSE.

*Eau ferrée, Eau martiale; Solutio ferrata,
Liquor tartari solubilis chalybeati.* (br. E.
f. r. sw.)

℞ Tartre chalybé. . . . . une once.
Eau fontaine. . . . deux onces.

Faites dissoudre. (br.

sw. prescrit une once de sel et une livre
d'eau de cannelle; — E. une partie de sel et
mille d'eau.

℞ Rose de Nancy. . . . n° 1.
Eau bouillante . . . deux livres.

Faites infuser pendant deux ou trois minutes. n.)

fr. prescrit douze grains de boule de Mars
et une vre d'eau

Cet eau, excit... ...que, est employée l'extéri... ...fomentations ... les p... ...térieur,
dans la ... ...diminution ou ... ...struel, et
les mal... ...ité générale. — ... ...une once,
trois ...

... (ra.)

... un demi-gros.
... quantité suffisante

... enfans faibles et lym... ...er les organes digestifs.

...MARTIALES. (sa.)

Mars . . une demi-once.
... un peu de vin, et in-
...
...alote. . . . deux onces.
... masse pilulaire.
..., tonique, purgatif, selon la dose.

CATAPLASME FORTIFIANT. (f°.)

...the poivrée.

...
...an,
...iée,
...ivre,
...l aude,

Romarin,
Genièvre,
Macis,
Anis,
  de chaque, soixante-quatre parties.
Tartre chalybé. . . . seize parties.
Colcothar. . . . trente-deux parties.
Vin rouge. . . . quantité suffisante.

Faites un cataplasme à froid.

POTION FROIDE MARTIALE.

Potio frigida martialis. (b.)

℞ Eau à la glace. . . . trois onces.
Teinture de Mars astringente,
                vingt gouttes.

A prendre toutes les deux heures, dans
l'hématémèse, jusqu'à la cessation de l'hémorragie.

BOLS STOMACHIQUES.

Boli incitantes stomachici. (b.)

℞ Tartre chalybé,
Extrait d'absinthe,
  de chaque. . . . . . un gros.
—————— de gentiane. . . un scrupule.
—————— de marrube. . deux scrupules.
Poudre de réglisse, quantité suffisante.

Faites douze bols. — Dose, trois le matin
et autant le soir.

POUDRE TONIQUE. (e.)

℞ Tartre chalybé . . deux scrupules.
Colombo. . . . . . . un gros.

Faites quatre paquets. — Dose, un toutes
les trois ou quatre heures.

TRITO-HYDRO-FERRO-CYANATE DE FER.

*Cyanure de fer hydraté, Deutoxicyanure de fer
hydraté, Tritohydrocyanate ferruré de fer,
Prussiate de potasse et de fer, Bleu de Prusse;
Ferrum zooticum s. Borussicum, Borussias
ferri, Cæruleum Borussicum s. Berolinense,
Hydrocyanas ferri, Cyanuretum ferri.* (am.
b°. f. e. sw.)

℞ Liqueur obtenue en lessivant le résidu de la calcination de douze
onces de sang de bœuf sec avec
quatre onces de sous-carbonate
de potasse et une demi-once de limaille de fer. . . . à volonté.

Ajoutez du vinaigre et filtrez, puis
versez dans la liqueur

Solution de sulfate de fer,
            quantité suffisante,
ou jusqu'à ce qu'il ne se fasse plus de précipité; lavez et recueillez celui-ci. (b°.)

℞ Ferro-cyanate de potasse,
            sept parties et demie.
Sulfate de fer. . . . huit parties.

Faites dissoudre les deux sels dans l'ea,
chacun à part, filtrez les liqueurs, réun-
sez-les, laissez déposer le précipité, et séchez-le doucement, après l'avoir bien lav
(vm.)

℞ Ferro-cyanate de potasse, à volonté

Faites-le dissoudre dans l'eau, et ajoute
y du sulfate de fer dissous, jusqu'à ce qu
ne se forme plus de précipité verdâtre ; faites
passer un courant de chlore dans la liqueur
pour changer la couleur en bleu, laissez dé
poser, décantez, lavez et séchez le préci
pité. (f.)

℞ Bleu de Prusse du commerce,
à volonté.

Traitez-le par l'acide hydrochlorique éten
du d'eau jusqu'à ce que cet acide ne préci
pite plus d'alumine par un excès d'ammoniaque. (cm.)

he. substitue l'acide sulfurique à l'hydrochlorique.

am. et c. prescrivent le bleu de Prusse du
commerce, sans indiquer la manière de le
préparer ; — ba. et be. lui ont également
accordé place dans leur matière médicale.

Ce sel sert pour la préparation de l'acide
hydro-cyanique et du cyanure de mercure.
On l'a conseillé dans le traitement des fièvres intermittentes et rémittentes. — Dose,
quatre à six grains, trois fois par jour.

POUDRE TONIQUE. (c.)

℞ Prussiate de fer,
Gayac, de chaque. . . . un gros.
Faites douze paquets. — Dose, un, trois
fois par jour.

PROTO-HYDRO-SULFO-CYANATE DE FER.

On ne trouve ce sel indiqué que dans la
préparation suivante, dont il fait la base :

TEINTURE DE SULFUROPRUSSURE DE FER.
(vm.)

℞ Proto-hydrosulfocyanate de potassium, ... à volonté.
Protosulfate de fer,
quantité suffisante.

Faites dissoudre chaque sel à part, dans
une petite quantité d'alcool, et versez la solution du second dans celle du premier, aussi
long-temps que la couleur rouge augmente
d'intensité. Conservez à l'abri de la lumière.

Cette teinture a été introduite en médecine par Grotthuss ; nous ignorons dans
quels cas et comment il l'administre.

FÉTUQUE.

Fétuque flottante ; *Desvauxia fluitans* .
BEAUV.

Mannagras, Schwaden (Al.).
br. br.

Plante ℞ (triandrie digynie , L. ; graminées , J.) , qui croît dans les marais du nord
de l'Europe. (*fig.* Schreb. *Agrost.* p. 57. t. 5.)

On emploie la semence (*semen Graminis
manna*) , qui est brune et luisante.

Émollient, analeptique ; aliment, plutôt
que médicament.

FÈVE DE SAINT-IGNACE.

Ignatia amara , LF.

br. e. f. fe. s. w. be. br. g. m. sa. sp.

Arbrisseau (pentandrie digynie , L. ; apocynées , J.) des îles Philippines. (*fig. Philos.
Trans.* XXI, t. 1.)

On emploie la semence (*Faba Sancti Ignatii
s. indica s. febrifuga*), qui est du volume d'une
aveline, et de figure variable , un peu ridée,
fauve ou couleur de bistre à l'extérieur , et
comme saupoudrée d'une sorte de farine as-
gentée très adhérente , d'un brun verdâtre
et d'une substance presque cornée à l'extérieur.

Elle contient , d'après Pelletier et Caventou , de la strychnine et de l'acide igasurique.

Sa composition est la même que celle de
la noix vomique , mais elle contient beaucoup plus de strychnine et moins de brucine. Ses propriétés sont les mêmes aussi. —
Dose de la poudre , deux à six grains.

FÈVE DE MARAIS.

Faba vulgaris , CAND.

aubonne (Al.); gardenbean (An.); va
(E.); tuin'coren (Ho.); fava (I.); f
a. ba. br. e. f. fe. g. w. a. le. br. m.

Plante ⚭ (diadelphie déca
mineuses , J.) , originaire de
On emploie les tiges , les fl
fines.

Les tiges (*stipites Fabarum*) sont
dilaires , simples , garnies de feuille
mposées de quatre à six folioles
longues et glabres.

Les fleurs sont blanches et tachetée
ir.

La semence est oblongue , plate , omb
que l'extrémité la plus grosse. Sous u
pelicule épaisse , elle renferme une amand
vte et amère.

Faites digérer à froid pendant trois jours, et filtrez. (*sp.*)

On peut préparer extemporanément ce vin, en suivant la formule de Marabelli, et ajoutant à du vin de gentiane une quantité variable, selon l'indication, de teinture de Mars apéritive, ou mieux de tartre chalybé.

Tonique, excitant, anticachectique, apéritif, emménagogue. — A prendre par cuillerées, dans la journée, ou par trois à quatre onces le matin à jeun.

EAU FERRUGINEUSE.

Eau de boule, Eau martiale; Solutio ferrata, Liquor tartari solubilis chalybeati. (br. fl. fp. ra. sw.)

℞ Tartre chalybé. . . . une once.
Eau de fontaine. . . deux onces.

Faites dissoudre. (br.)

sw. prescrit une once de sel et une livre d'eau de cannelle; — ff. une partie de sel et mille d'eau.

℞ Boule de Nancy. . . . . n° 1.
Eau bouillante . . . deux livres.

Faites infuser pendant deux ou trois miuntes. (*ra.*)

fp. prescrit douze grains de boule de Mars et une livre d'eau

Cette eau, excitante et tonique, est employée à l'extérieur, en lotions et fomentations sur les parties contuses; à l'intérieur, dans la leucorrhée, la chlorose, la diminution ou la suppression du flux menstruel, et les maladies attribuées à une débilité générale. — Dose de la solution de *sw.*, une once, trois ou quatre fois par jour.

BOLS DE TARTRE CHALYBÉ. (*ra.*)

℞ Tartre chalybé. . . un demi-gros.
Sirop de sucre, quantité suffisante pour faire trois bols.

Conseillés chez les enfans faibles et lymphatiques, pour fortifier les organes digestifs.

PILULES MARTIALES. (sa.)

℞ Extrait de Mars. . une demi-once.
Délayez-le dans un peu de vin, et incorporez-le avec
Extrait d'aloès. . . . deux onces.

Faites une masse pilulaire.

Excitant, tonique, purgatif, selon la dose.

CATAPLASME FORTIFIANT. (f*.)

℞ Menthe poivrée,
Rue,
Thym,
Sabine,
Mélisse,
Lavande,

Romarin,
Genièvre,
Macis,
Anis,
de chaque, soixante-quatre parties.
Tartre chalybé . . . seize parties.
Colcothar. . . trente-deux parties.
Vin rouge. . . quantité suffisante.

Faites un cataplasme à froid.

POTION FROIDE MARTIALE.

Potio frigida martialis. (*b.*)

℞ Eau à la glace. . . . trois onces.
Teinture de Mars astringente,
vingt gouttes.

A prendre toutes les deux heures, dans l'hématémèse, jusqu'à la cessation de l'hémorragie.

BOLS STOMACHIQUES.

Boli incitantes stomachici. (*b.*)

℞ Tartre chalybé,
Extrait d'absinthe,
de chaque. . . . . . un gros.
——— de gentiane. . . un scrupule.
——— de marrube. . deux scrupules.
Poudre de réglisse, quantité suffisante.

Faites douze bols. — Dose, trois le matin et autant le soir.

POUDRE TONIQUE. (*e.*)

℞ Tartre chalybé . . deux scrupules.
Colombo . . . . . un gros.

Faites quatre paquets. — Dose, un toutes les trois ou quatre heures.

TRITO-HYDRO-FERRO-CYANATE DE FER.

Cyanure de fer hydraté, Deutoxicyanure de fer hydraté, Tritohydrocyanate ferruré de fer, Prussiate de potasse et de fer, Bleu de Prusse; Ferrum zooticum s. Borussicum, Borussias ferri, Cœruleum Borussicum s. Berolinense, Hydrocyanas ferri, Cyanuretum ferri. (am. b*. f. c. vm.)

℞ Liqueur obtenue en lessivant le résidu de la calcination de douze onces de sang de bœuf sec avec quatre onces de sous-carbonate de potasse et une demi-once de limaille de fer. . . . à volonté.

Ajoutez du vinaigre et filtrez, puis versez dans la liqueur
Solution de sulfate de fer,
quantité suffisante,
ou jusqu'à ce qu'il ne se fasse plus de précipité; lavez et recueillez celui-ci. (b*.)

℞ Ferro-cyanate de potasse,
sept parties et demie.
Sulfate de fer. . . . . huit parties.

Faites dissoudre les deux sels dans l'eau, chacun à part, filtrez les liqueurs, réunissez-les, laissez déposer le précipité, et séchez-le doucement, après l'avoir bien lavé. (*vm.*)

♃ Ferro-cyanate de potasse, à volonté.

Faites-le dissoudre dans l'eau, et ajoutez-y du sulfate de fer dissous, jusqu'à ce qu'il ne se forme plus de précipité verdâtre ; faites passer un courant de chlore dans la liqueur, pour changer la couleur en bleu, laissez déposer, décantez, lavez et séchez le précipité. (f.)

♃ Bleu de Prusse du commerce, à volonté.

Traitez-le par l'acide hydrochlorique étendu d'eau jusqu'à ce que cet acide ne précipite plus d'alumine par un excès d'ammoniaque. (*vm.*)

he. substitue l'acide sulfurique à l'hydrochlorique.

am. et *c.* prescrivent le bleu de Prusse du commerce, sans indiquer la manière de le préparer ; — ba. et be. lui ont également accordé place dans leur matière médicale.

Ce sel sert pour la préparation de l'acide hydro-cyanique et du cyanure de mercure. On l'a conseillé dans le traitement des fièvres intermittentes et rémittentes. — Dose, quatre à six grains, trois fois par jour.

POUDRE TONIQUE. (*e.*)

♃ Prussiate de fer,
Gayac, de chaque. . . . un gros.
Faites douze paquets. — Dose, un, trois fois par jour.

PROTO-HYDRO-SULFO-CYANATE DE FER.

On ne trouve ce sel indiqué que dans la préparation suivante, dont il fait la base :

TEINTURE DE SULFUROPRUSSURE DE FER.
(*vm.*)

♃ Proto-hydrosulfocyanate de potassium. . . . . . à volonté.
Protosulfate de fer,
quantité suffisante.
Faites dissoudre chaque sel à part, dans une petite quantité d'alcool, et versez la solution du second dans celle du premier, aussi long-temps que la couleur rouge augmente d'intensité. Conservez à l'abri de la lumière.

Cette teinture a été introduite en médecine par Grotthuss ; nous ignorons dans quels cas et comment il l'administre.

FÉTUQUE.

Fétuque flottante ; Desvauxia fluitans , BEAUV.

Mannagras , Schwaden (Al.).
br. be.

Plante ♃ (triandrie digynie , L. ; graminées , J.), qui croît dans les marais du nord de l'Europe. (*fig.* Schreb. *Agrost. p.* 37. t. 3.)

On emploie la semence (*semen Graminis mannæ*), qui est brune et luisante.

Émollient, analeptique ; aliment, plutôt que médicament.

FÈVE DE SAINT-IGNACE.

Ignatia amara , Lf.

br. e. f. fe. s. w. be. br. g. m. sa. sp.

Arbrisseau (pentandrie digynie , L. ; apocynées , J.) des îles Philippines. (*fig. Philos. Trans.* XXI. t. 1.)

On emploie la semence (*Faba Sancti Ignatii s. indica s. febrifuga*), qui est du volume d'une aveline, et de figure variable , un peu ridée, fauve ou couleur de bistre à l'extérieur , et comme saupoudrée d'une sorte de farine argentée très adhérente , d'un brun verdâtre et d'une substance presque cornée à l'extérieur.

Elle contient, d'après Pelletier et Caventou, de la strychnine et de l'acide igasurique.

Sa composition est la même que celle de la noix vomique, mais elle contient beaucoup plus de strychnine et moins de brucine. Ses propriétés sont les mêmes aussi. — Dose de la poudre , deux à six grains.

FÈVE DE MARAIS.

Faba vulgaris , CAND.

Saubohne (Al.); gardenbean (An.); valskabœrner (D.); kabas (E.); tuinboonen (Ho.); faba (I.); faya (Po.); bœnor (Su.).

au. ba. br. e. f. fe. g. w. o. be. br. m. sp.

Plante ☉ (diadelphie décandrie , L. ; légumineuses , J.), originaire de la Perse.

On emploie les tiges , les fleurs et les graines.

Les tiges (*stipites Fabarum*) sont quadrangulaires , simples , garnies de feuilles ailées , composées de quatre à six folioles ovales , oblongues et glabres.

Les fleurs sont blanches et tachetées de noir.

La semence est oblongue , plate , ombiliquée à l'extrémité la plus grosse. Sous une pellicule épaisse , elle renferme une amande verte et amère.

FÈVE PICHURIM.

Tetranthera Pichurim, Spr.

Brasilianische Bohnen , Pichurimbohne (*Al.*) ; *kryddbœna* (*Su.*).

an. b. ba. be. br. d. f. fe. fi. fu. han. li. p. pr. r. s. su. w. be. br. g. m. sp.

Arbuste (ennéandrie monogynie , L. ; laurinées , J.) du Brésil. (*fig.* Desc. *Fl. Ant.* III. t. 213.)

On emploie la semence (*Faba Pichurim*), qui est un noyau ovale, oblong, long d'un pouce et plus , d'un rouge olivâtre, presque glabre, pesante , convexe d'un côté et concave de l'autre. Son odeur et sa saveur tiennent de celles du sassafras et de la muscade.

Usitée dans la diarrhée, la dysenterie et la colique venteuse. — Dose , deux scrupules.

POUDRE ANTILEUCORRHÉIQUE.

Pulvis contra fluorem album. (ham.)

♃ Fève pichurim ,
   Sucre blanc ,
   de chaque. . . une demi-once.

Faites douze paquets.

FÈVE DE TONKA.

Coumarona odorata , Aub.

f.

Arbre (diadelphie octandrie , L. ; légumineuses , J.) de la Guiane. (*fig.* Aub. *Guian.* 740. t. 196.)

On emploie la semence (*Faba Tunka*), qui est ovale , oblongue , longue d'un pouce , brune et d'une odeur agréable.

On ne s'en sert que pour aromatiser le tabac.

FIGUIER.

Ficus Carica , L.

an. ams. an. b. ba. be. br. d. du. e. ed. f. fe. fi. fu. g. han. he. li. lo. o. po. pr. r. s. stu. w. wu. ww. a. be. br. c. g. m. pa. pid. sp. z.

Arbre (polygamie dioécie , L.; urticées , J.) qui croît dans toute l'Asie et le midi de l'Europe. (*fig.* Duham. IV. t. 53.-59.)

On emploie le fruit, appelé *Figue: Fructus ficûs , Carica s. Caricæ Pingues s. ficûs Passæ; Feige (Al.);* fig (*An.*); tin (*Ar.*); *fjhy* (*B.*); rata attika (*Cy.*); *figen* (*D.*); *unjir* (*Duh. Pe.*); higo (*E.*); vyge (*Ho.*); fico (*I.*); *figi* (*Po.*); *udumvara* (*Sa.*); *fiken* (*Su.*); si-mie attie pullum (*Tam.*); moydipundu (*Tel.*). C'est une réunion de graines dans la pulpe du réceptacle charnu des fleurs. Il présente une foule de variétés. Dans le commerce, après avoir été séché, il est comprimé, or-

biculaire, d'un blanc jaunâtre, rempli d'une pulpe subvisqueuse et de petites semences lenticulaires.

ESPÈCES BÉCHIQUES.

Fruits pectoraux. (f.)

♃ Dattes sans noyaux ,
   Figues,
   Jujubes,
   Raisins , de chaque, parties égales.
Mêlez.

PULPE DE FIGUES.

Pulpa ficarum. (f.)

♃ Figues sèches. . . . . à volonté.
   Eau. . . . . quantité suffisante.

Faites bouillir pour ramollir les fruits, passez la pulpe à travers un tamis de crin, ajoutez-y l'eau de la décoction, puis évaporez le tout, jusqu'en consistance convenable, à une douce chaleur.

DÉCOCTION DE FIGUES.

Tisane de fruits pectoraux; Decoctum caricarum. (b⁰. ca.)

♃ Figues sèches. . . . . une once.
   Eau. . . . . . une livre.

Faites bouillir et passez.

Émollient , adoucissant , béchique. — A boire par verrées.

FIGUIER D'INDE.

Cactus Opuntia ,. L.

Gemeine indianische Feige (*Al*) ; *common indian fig* (*dn.*); *indianisk fige* (*D.*); *higos de pela* (*E.*) ; *gewoone vygplant* (*Ho.*); *fico d'India* (*I.*); *indiansk ficon* (*Su.*).

f. g. m.

Plante ♭ (icosandrie monogynie , L. ; ficoïdes , J.), de l'Amérique, qui croît dans le midi de l'Europe. (*fig.* Knorr , *Del.* 1. t. f. a.)

On emploie les tiges, improprement appelées feuilles (*folia Opuntiæ*), qui sont aplaties , de forme et de grandeur variables, quoiqu'en général ovalaires , de l'épaisseur du doigt, succulentes et inodores. Elles ont une saveur aqueuse et mucilagineuse.

FILIPENDULE.

Spiræa Filipendula , L.

Spierstaude , Filipendelwurz , rothe Steinbrechwurz (Al.) ; *dropwort (An.)*; *rœd steenbrœk (D.)*; *roode steenbreck (Ho.)*; *filipendula (I.)*; *kropidelco mnicysze (Po.)* ; *brudbrœd (Su.).*

br. e. f. li. w. wu. be. g. m. sp.

Plante ♃ (icosandrie pentagynie , L. ; rosacées , J.), d'Europe. (*fig.* Zorn , *Ic. pl.* t. 394.)

On emploie la racine (*radix Saxifragæ rubræ* s. *Filipendulæ*), qui se compose d'un grand nombre de fibres minces, garnies de tubercules charnus, arrondis ou oblongs. Elle est d'un brun foncé ou noirâtre en dehors, et d'un blanc tirant sur le rougeâtre en dedans. Son odeur est nulle, excepté en automne, époque à laquelle elle en répand une d'orange. Sa saveur est douceâtre ; par la dessiccation, elle devient astringente et amarescente.

En Russie, l'infusion des feuilles est employée contre le tænia, par les Cosaques.

FLAMBE.

Deux plantes portent ce nom dans les pharmacopées :

1° *Flambe vraie*, Iris *Germanica*, L.

Deutsches Schwerdtel, blaue Schwertel (Al.); blue flower de Luce (An.); kosatec (B.); swerdlilie (D.); lirio de Alemania (E.); blaawe iris (Ho.); gigilo celeste azurro (I.); mi.czyk ziele (Po.); lirio roxo dos montes (Por.); swæras lilja (Su.).

ams. br. e. f. fe. fu.g. pa. w. wu. be. g. m. sp. z.

Plante ♃ (triandrie digynie , L. ; iridées , J.), d'Europe. (*fig.* Zorn , *Ic. pl.* t. 188.)

On emploie la racine (*radix Ireos nostratis* s. *Gladioli cærulei*), qui est longue, cylindrique, articulée, épaisse, charnue, ridée, brunâtre et fibrilleuse en dehors, blanche en dedans. Elle a une odeur désagréable, quand elle est fraîche, et faiblement violacée après la dessiccation. Sa saveur, âcre et mordante dans l'état frais, devient amère et nauséeuse quand elle est séche.

2° *Flambe bâtarde*, *Faux acore*, *Acore bâtard ;* Iris *Pseudacorus*, L.

Ackermann, Wasserschwerdwurzel, gelbe Teichlilie, falsche Acoruswurz, unæchte Kalmuschwertel (Al.); yellow iris (An.); swærdlilie (D.); acore bastardo (E.); gael lisch (Ho.); irida gialla (I); mieczyk zoïly (Po.); soærds lilja (Su.).

br. f. w. be. g. m. sa. sp.

Plante ♃ , d'Europe. (*fig.* Zorn , *Ic. pl.* t. 187.)

Ou emploie la racine (*radix Acori palustris* s. *vulgaris* s. *Pseudacori* s. *Acori adulterini* s. *Ireos palustris* s. *Gladioli lutei*), qui est longue, un peu comprimée, de la grosseur du pouce et plus, d'un brun noirâtre et ridée en dehors, rougeâtre et spongieuse en dedans. Elle a une odeur forte et désagréable, une saveur âcre et styptique. Ces deux racines sont purgatives.

FOUGERE.

Fougère mâle ; Athyrium *Filix mas*, Ro.

Bandwurmwaldfarren , Mænnleinwurmtüpfelfarren , männlisches Farrenkraut, Farrenkrautmæunlein, Johanniswurzel (Al.): polypody, mole fern, male shield fern (An.); kaprodj

(B.); bregne, needbregne, molfoorblom, klojæske (D.); helecho masculino (E.); mannetjes varen (Ho.); felce masco-lino (E.); mannetjes varen (Ho.); felce mascolino (I.); poproc (Po.); feto macho (Por.); sræjon, ormbunke (Su.).

a. am. ams. an. b. ba.;be. br. d.du. e. ed.f. fe. fl. fu. g. ham. han. be. li. lo. o. po. pr. r. s. su. w. wu. ww. be. br. c. g. m. pa. pid. sp. z.

Plante ♃ (cryptogamic , L. ; fougères , J.), commune dans toute l'Europe. (*fig.* Zorn , *Ic. pl.* t. 497.).

On emploie la souche, improprement appelée racine (*radix Filicis* s. *Filicis maris* s. *Filicis non ramosæ dentatæ*), qui est longue de six à huit ponces, grosse comme le pouce, noueuse, écailleuse, brune, d'une odeur désagréable , d'une saveur amère et un peu acerbe.

Elle contient, d'après Gebhard, une huile grasse, de la résine, du sucre, de l'amidon et un principe astringent.

Peschier applique avec succès l'huile au traitement du tænia. Il en fait prendre trente à trente-six gouttes, avec du sirop, de l'huile de ricin, ou en pilules, la moitié le soir, et l'autre le lendemain matin ; deux heures après celle-ci il administre deux onces d'huile de ricin. Cette quantité suffit ordinairement pour chasser le tænia, et il est rare qu'on soit obligé de la répéter.

POUDRE VERMIFUGE. (fu. pa. w. *pie.*)

♃ Fougère mâle. . . un scrupule.
Gomme gutte. . . . deux grains.
Pour une seule dose. (fu.)

♃ Fougère mâle , vingt à trente grains.
Gomme gutte. . . un à cinq grains.
Gratiole. . . cinq à douze grains.
Sel d'absinthe, quinze à vingt grains.

Faites une poudre. (*pie.*)

♃ Racine de fougère ,
Rhubarbe ,
Semen-contra ,
Mousse de Corse,
de chaque. . . . . une once.

Faites une poudre. (pa. w.)

BOLS VERMIFUGES. (bo. *pie. sp.*)

♃ Racine de fougère ,
Écorce de mûrier ,
de chaque. . . . . deux gros.
Feuilles de scordium. . un scrupule.
Sirop d'absinthe, quantité suffisante.

Faites six bols. (*bo. pie.*)

♃ Racine de fougère , une demi-once.
Rhubarbe. . . . . deux gros.
Semen-contra. . . une demi-once.
Mercure doux. . . . . un gros.
Sirop d'absinthe, quantité suffisante.

Faites douze bols. (*sp.*)

♃ Racine de fougère. . . une once.
Eau. . . . . deux livres.
Faites bouillir.
Employée dans les affections vermineuses.

TISANE VERMIFUGE. (bo. ca. pie.)

♃ Racine de fougère. . quatre onces.
Eau. . . . . trois livres.
· Faites réduire d'un tiers par la cuisson, et ajoutez
Sirop de mousse de Corse, deux onces.
Mêlez. (ca. pie.)

♃ Racine de fougère , une demi-once.
—— d'aunée. . . . deux gros.
Feuilles d'absinthe. . .une poignée.
Semen-contra. . . . . . un gros.
Eau. . . . . quantité suffisante
pour obtenir une pinte de décoction.
Ajoutez
Sirop vermifuge. . . . une once.
Mêlez. (bo.)

FOURMI.

Ameisen (Al.); pismire (An.); myrer (D.); formica (I.); mrowky (Po.).
ba. br. d. e. f. fe. ham. han. he. li. o. po. pr. r. s.w. br. g. pid. sp.

La *Fourmi rouge*, *Formica rufa*, L., insecte hyménoptère (porte-aiguillons hétérogynes, Lat.), commune dans les bois (*fig. Lat. Hist. nat. des fourmis*, p. 133. V. 23), est noirâtre, avec une grande partie de la tête, le corselet et l'écaille fauves. Elle exhale une odeur acide très forte, due à une sécrétion fournie par deux glandes situées près de l'anus. Cet acide est appelé *formique*.

Tantôt on prend les fourmis seules, au moyen de petites baguettes enduites de miel; tantôt on les enlève, en mai et juin, avec leurs chrysalides improprement appelées *œufs*, qui sont des corps blancs et cylindroïdes. (*Formicæ cum acervo.*)

On emploie quelquefois les fourmis sous forme de cataplasme ; parfois aussi on plonge les membres paralysés dans une fourmilière.

ESPRIT DE FOURMIS.

Spiritus formicarum , Aqua magnanimitatis simplex , Alcohol formicarum destillatum. (b. ba. br. han. he. li. o. pa. po. r. w. wu. pid.)

♃ Fourmis recueillies en juin ou juillet,
une livre.
Alcool. . . . . . deux livres.
Distillez une livre. (he. pid.)

br. pa. w. et wu. veulent qu'on distille jusqu'à siccité ; — li. prescrit une livre de fourmis et quatre d'eau-de-vie de grain ; distillez deux livres.

♃ Fourmis ,
Alcool (0,900),
Eau , de chaque. . . une partie.
Distillez une partie et un tiers. (ba.)

b*. han. o. po. pr. et r. prescrivent une partie de fourmis, deux d'alcool et deux d'eau ; distillez deux parties.

Conseillé à l'intérieur, dans la paralysie et la goutte ; à l'intérieur comme aphrodisiaque, anti-apoplectique et diurétique. —Dose, un à deux gros.

TEINTURE DE FOURMIS COMPOSÉE.

Tinctura formicarum composita. (au.)

♃ Fourmis. . . . quantité suffisante pour remplir à demi une bouteille de verre. Achevez de remplir celle-ci avec de l'alcool, après avoir ajouté
Racine de fougère ,
—— de bryone ,
de chaque. . . . une once.
Filtrez au bout de deux ou trois jours. — Vantée par Wendt contre la goutte.—Dose, quarante à cinquante gouttes. On augmente peu à peu jusqu'à cent, si le malade peut les supporter.

EAU DE MAGNANIMITÉ.

Aqua magnanimitatis. (w. ca. sp.)

♃ Fourmis . . . . . deux livres.
Alcool. . . . . . trois livres.
Faites macérer pendant cinq ou six jours, et distillez jusqu'à siccité, au bain-marie ; laissez infuser pendant trois jours dans le produit
Cannelle. . . . . une once.
Girofle ,
Petit cardamome ,
de chaque. . . . . six gros.
Cubèbes. . . . une demi-once.
Zédoaire. . . . . dix gros.
Distillez jusqu'à siccité. (w. ca.)

♃ Esprit de fourmis. . soixante onces.
—— de mélisse ,
quarante-huit onces.
Écorce de citron. . une demi-once.
Cannelle. . . . . trois gros.
Girofle. . . . . . une once.
Cardamome,
Cubèbes , de chaque. . trois gros.
Zédoaire. . . . . une once.
Mastic ,
Storax calamite ,
Benjoin ,
de chaque. . une once et demie.

Après huit jours de digestion, distillez. (*sp.*)

Cordial, stomachique, nervin, aphrodisiaque.

HUILE DE FOURMIS.

Oleum formicarum. (b*, br. pa.)

⁒ Fourmis. . . . . quatre onces.
Huile d'olive. . . . . une once.

Faites digérer à une douce chaleur, pendant vingt jours, et passez. (br. **w.**)

pa. prescrit de faire macérer pendant un mois les fourmis dans de l'huile d'amandes amères.

On l'a vantée pour fortifier les parties génitales et les membres paralysés.

FRAGON.

Fragon piquant, petit Houx, Houx frelon; Ruscus aculeatus, L.

Stachlicher Mæusedorn, Mæusedornbüsch, Myrtendorn (Al.); butchers broom, knee holly (An.); lesnj myrtus, gedlice wlaska (B.).

an. br. e. f. fe. ff. g. w. be. br. g. m. sp. z.

Plante ♂ (dioécie monadelphie, L.; asparaginées, J.), qui croit dans les forêts de l'Europe. (*fig.* Zorn, *Ic. pl.* t. 448.)

On emploie la racine (*radix Rusci s. Brusci s. Myrtacanthæ*), qui est longue, ligneuse, blanche, composée de nombreuses fibres grosses comme des tuyaux de plume. Elle a une saveur d'abord un peu douceâtre et ensuite amère.

Diurétique. — Elle fait partie des cinq racines apéritives majeures.

TISANE DIURÉTIQUE. (*pie.*)

⁒ Racine de petit houx. . . six onces.
Eau. . . . . une livre.

Faites bouillir et passez.

⁒ Racine de petit houx,
——— de fraisier,
——— d'asperge,
de chaque. . . . . cinq gros.
Eau. . . . deux livres et demie.

Faites réduire à deux livres, passez et ajoutez

Sirop d'hysope,
——— des cinq racines,
de chaque. . . . . une once.

FRAISIER.

Fragaria vesca, L.

Erdbeere (Al.); strawberry (An.); gahodr, neb gahodnjk (B.); jordbær (D.); friesera (E.); cerdbezie (Ho.); fragaria (I.. Por.); poziemki jagodi (Po.); smultron (Su.).

ans. an. br. e. f. fe. ff. g. s. w. be. br. g. m. sp.

Plante ⁒ (icosandrie polygynie, L.; rosa-

cées, J.), commune dans toute l'Europe. (*fig. Flore médic.* III. 169.)

On emploie la racine, les feuilles et le fruit.

La racine (*radix Fragariæ*) est cylindrique, écailleuse, noirâtre et fibreuse. Elle a une saveur styptique et un peu âcre On la range parmi les diurétiques.

L'herbe se compose d'une tige grêle, velue, et de feuilles présentant, à l'extrémité d'un long pétiole, trois folioles ovales, soyenses en dessous, dentées profondément. On leur attribue les mêmes propriétés qu'à la racine, mais elles sont moins usitées.

Les fruits, appelés *Fraises (buccæ fragorum, Fraga),* sont des baies pulpeuses, portant les graines à la surface, d'odeur et de saveur agréables.

SUC DE FRAISES.

Succus fragorum. (f.)

⁒ Fraises bien mûres. . . à volonté.

Écrasez-les entre les mains, laissez la masse en repos, dans un endroit frais, jusqu'à ce qu'il surnage un liquide clair, et passez en exprimant.

ROB DE FRAISES.

Rob fragariæ. (e.)

⁒ Sucre cuit à la grande plume,
deux livres.
Suc exprimé de fraises,
Eau commune, de chaque, une livre.

Faites cuire jusqu'en consistance de gelée, et passez.

SIROP DE FRAISES.

Syrupus fragorum. (br. pa. w.)

⁒ Suc dépuré de fraises. . dix onces.
Sucre blanc. . . . . seize onces.

Faites jeter un seul bouillon.

EAU DE FRAISES.

Aqua fragariæ s. fragorum. (br. le. pa. r. s.)

⁒ Fraises écrasées. . quatre parties.
Eau. . . . . . . dix parties.

Après douze heures de macération, distillez six parties. (r.)

Une partie de fraises, et deux d'eau; distillez une partie (br.); — une partie de fraises et quatre d'eau; distillez une partie (pa.); — une partie de fraises et six d'eau, distillez deux parties (s.); — vingt livres de fraises et assez d'eau pour éviter l'empyreume; distillez vingt livres. (fe.)

APOZÈME ANTIHERPÉTIQUE ET TONIQUE. (*pic.*)

⁒ Racine de fraisier,
——— d'oseille,
de chaque. . . . . une once.

Semences de pavot, dans un nouet,
deux gros.
Capillaire de Montpellier,
Pimprenelle,
Chicorée sauvage,
  de chaque. . une demi-poignée.
Fleurs de scabieuse, deux poignées.
Eau commune. . quantité suffisante.
Faites bouillir.

A boire en deux prises ; on ajoute à la première, une once de sirop de fleurs de pêcher, et à la seconde, une once de sirop de chicorée.

DÉCOCTION ANTIICTÉRIQUE. (pie.)

♃ Racine de fraisier. . . deux onces.
——— de garance,
——— de fougère mâle,
  de chaque. . une once et demie.
——— d'année. . . . une once.
Eau. . . . . . deux pintes.
Faites bouillir pendant trois quarts d'heure, et ajoutez
  Crème de tartre. . . . deux gros.

On boit cette tisane chaude, dans la journée, durant une semaine ou deux, en ajoutant, à des distances égales, pendant trois fois,
  Feuilles de séné. . . . . six gros.
  Rhubarbe. . . . un gros et demi.
  Citron coupé en tranches. . . n° 1.

BOUILLON ANTIHERPÉTIQUE. (pie.)

♃ Racine de fraisier,
——— de patience sauvage,
  de chaque. . . . deux onces.
Bouillon de veau dégraissé,
quantité suffisante.
Faites bouillir pendant un quart d'heure. Avant de retirer du feu, ajoutez
  Feuilles de cresson,
——— de cerfeuil,
——— d'hépatique,
  de chaque. . . . une poignée.
Filtrez et ajoutez
  Sel végétal. . . un gros et demi.

A prendre le matin, à jeun, pendant neuf jours de suite ; on ajoute le dixième jour, trois gros de sel de Glauber.

FRAMBOISIER.

Rubus Idæus, L.

Himbeere (Al.); raspberry (An.); maliny, ostruzini (B.); hind baer, bryngebaer, himbaer (D.); frambueso, sanguesca (E.); framboizen (Ho.); rovo ideo (I.); maliny (Po.); amoreira frambeeza (Por.); hallon (Sa.).

a. ams. an. b. ba. br. d. e. f. fe. fi. fu. g. han. he. li. o. po. pr. r. s. su. w. ww. bc. br. g. m. pid. sp. z.

Arbrisseau (icosandrie polygynie, L. ; ro-

sacées, J.) commun dans toute l'Europe. (*fig. Flore médic.* III. 170.)

On emploie les fruits, appelés *Framboises* (*fructus s. baccæ Rubi idæi*), qui sont des baies presque rondes, rouges, grises ou blanches, composées d'un assemblage de semences enveloppées chacune par une pulpe molle, et portées sur un assez long réceptacle conique.

SUC DE FRAMBOISES.

Succus rubi idæi. (br. e. fu. he pa. s. sa. w. pid.)

♃ Framboises bien mûres, à volonté.

Écrasez-les entre les mains, mettez la masse à la cave, jusqu'à ce qu'il surnage un liquide clair, et passez en exprimant ; laissez le suc se dépurer par le repos, pendant quelques jours, et conservez la partie claire dans des bouteilles à long col, sous une couche d'huile. (br. e. pa. s. w.)

he. et *pid.* prescrivent, avant de mettre le suc en bouteilles, d'y ajouter un quart de sucre, et de lui faire jeter un bouillon.

ROB DE FRAMBOISES.

Rob rubi idæi. (br. e. fu. w. wu. pid. sw.)

♃ Framboises mûres. . . à volonté.

Écrasez-les, laissez la masse en repos pendant trois jours, exprimez le suc, et faites-le cuire, sur un feu doux, jusqu'en consistance de miel, en ajoutant un quart de sucre. (br. fu. w. wu. pid. sw.)

♃ Sucre cuit à la grande plume,
deux livres.
  Suc de framboises,
  Eau commune, de chaque, une livre.

Faites cuire jusqu'en consistance de gelée et passez. (e.)

Acidule, rafraîchissant.

MIEL DE FRAMBOISES. (vm.)

♃ Suc récemment exprimé de framboises. . . . . . une partie.
  Miel blanc. . . . . trois parties.

Mêlez à froid, et décantez après quelque temps de repos.

SIROP DE FRAMBOISES.

Syrupus rubi idæi s. de frambœsiis. (a. ams. b. ba. be. d. f. fi. fu. g. han. he. li. o. p. pa. po. pr. su. w. wu. c. pid. sw. vm.)

♃ Framboises non encore parfaitement mûres,
  Sucre pur, de chaque, parties égales.

Mêlez en agitant légèrement, mettez sur un feu doux, faites bouillir un peu, passez à travers un tamis de soie serré, et conservez le sirop. (f.)

♃ Suc de framboises, au moment où
il vient d'être exprimé,
    deux parties.
Sucre blanc, trois parties et demie.
Faites fondre au bain-marie tiède. (*vm.*) .

♃ Suc dépuré de framboises, vingt onces.
Sucre blanc. . . . . trois livres.
Faites fondre à une douce chaleur. (han.
o. p. po. pr.) .

ams. b. et be. prescrivent seize onces de
suc et deux livres et demie de sucre; —d. pa.
w. et wu. vingt onces de suc et trente-deux
de sucre; — lie. et *pid.* dix onces de suc et
treize et demie de sucre ; — a. fi. et su. une
partie de suc et deux de sucre ; — *sw.* seize
onces de suc et vingt-huit de sucre ;— g. une
livre et demie de suc et deux livres et demie de sucre; — c. une pinte de suc et deux
livres de sucre ; — li. dix-huit onces de suc
et deux livres de sucre ; —fu. parties égales
de suc et de sucre.

VINAIGRE DE FRAMBOISES.

Acetum ru*bi idœi.* (f. han. o. pa. po. pr.
w. sa.)

♃ Framboises fraîches. . . six livres.
Vinaigre rouge. . . quatre livres.
Faites macérer pendant quatre jours,
passez sans exprimer et filtrez. (f.)

han. o. po. pr. et sa. prescrivent une partie
de framboises, deux de vinaigre et un mois
de macération ; — pa. et w. une partie de
framboises, six de vinaigre et quelques
jours de macération au soleil.

♃ Suc de framboises mûres, deux livres.
Vinaigre. . . . . une demi-livre.
Après deux jours de macération, exprimez avec force, et ajoutez à la colature
    Sucre blanc. . une livre et demie.
Faites digérer sur un feu doux, et, après
le refroidissement, décantez. (d.)

Rafraîchissant, tempérant, qu'on ajoute,
en quantité variable, aux tisanes.

EAU DE FRAMBOISES.

Aqua ru*bi idœi.* (ha. br. d. fu. han. he. li.
o. pa. po. r. s. *pid.* sw. vm.)

♃ Framboises écrasées. . une partie.
Eau. . . . . . deux parties.
Distillez une partie. (br.)

pa. prescrit une partie de framboises et
quatre d'eau ; distillez une partie ;—d. une
partie de framboises et six d'eau ; distillez
quatre parties ; — *vm.* une partie de framboises et vingt-quatre d'eau ; distillez six
parties ;—r. quatre parties de framboises
et dix d'eau ; distillez six parties ; — *sw.* dix

parties de framboises et suffisante quantité
d'eau ; distillez vingt parties; — li. trois parties de framboises et seize d'eau ; distillez
huit parties.

♃ Marc de framboises. . .
Eau. . . . . . . une partie.
    trois parties.
Distillez deux parties. (han.)

ba. prescrit une partie de marc et six
d'eau ; distillez trois parties ; — o. deux
parties de marc et suffisante quantité d'eau ;
distillez vingt parties; — he. et *pid.* trois
parties de marc et seize d'eau ; distillez huit
parties.

♃ Marc de framboises. . . une partie.
Eau. . . . . . six parties.
Après quelques jours de fermentation,
distillez deux parties. (s.)

♃ Framboises. . . . . à volonté.
Écrasez et battez-les avec une égale quantité d'eau tiède ; laissez entrer en fermentation, ajoutez vingt-quatre parties d'eau
froide, et distillez six parties. (*vm.*)

♃ Marc de framboises. . . dix livres.
Eau. . . . . . . trente livres.
Sous-carbonate de potasse,
    deux onces.
Distillez vingt livres. (po.)

fu. prescrit huit livres de framboises,
vingt-quatre d'eau et une de sous-carbonate
de potasse ; distillez seize livres.

FRAXINELLE.

Dictame blanc; Dictamus albus, L.

Weisser Diptam, Spechtwurzel , Aeschenwurzel (*Al.*)*; white
dittany* (*An.*)*; dyptam, trewdawa bjla* (*B.*)*; dictamo bianco*
(*F.*)*; diptam, affenkraid* (*H*.)*; dittamo bianco* (*I.*)*; dyptan*
(*Po.*)*; dictamo branco* (*Por.*)*.*

a. ams. aq. b.br. e. f. fe. fu. g. han. li. o. po. pr. r. s. w. wu.
be. g. m. sp. z.

Plante ♃ (décandrie monogynie , L. ; rutacées, J.), du midi de l'Europe. (*fig. Flore
médic.* III. 171.)

On emploie la racine (*radix Dictamni albi
s. Fraxinellœ s. Diptamni officinalis s. Fraxini
pumilœ*), qui est alongée , épaisse et rameuse. Son odeur, forte et hircine, se perd
en grande partie par la dessiccation. Sa saveur, aromatique et amère, disparaît aussi
quand elle est sèche. On n'emploie que l'é-
corce, qui nous vient en morceaux blancs,
roulés sur eux-mêmes, longs d'un pouce,
doués d'un faible arome et d'une saveur
légèrement amère.

Excitant, diaphorétique, que l'on a conseillé dans les fièvres dites nerveuses et la
leucorrhée invétérée. — Dose, un scrupule,
deux fois par jour.

TEINTURE DE FRAXINELLE. (fu.)

♃ Racine de fraxinelle fraîche ,
                            deux onces.
Alcool. . . . . une livre.
Filtrez après huit jours de digestion. —
Dose, vingt à soixante gouttes.

FRENE.

Frêne élevé ; Fraxinus excelsior, **L.**

Eschenbaum (*Al.*); ash-tree (*An.*); gesen (*B.*); asktræe (*D.*);
fresno (*E.*); eschebooni (*Ho.*); frassino (*I.*); jesion (*Po.*);
freixo (*Por.*); asktræd (*Su.*).

ams. b. br. d. e. f. fe. fi. fu. g. li. r. s. su. w. wu. be. br. m.
sp. z.

Grand arbre (polygamie dioécie, **L.** ; jasminées, **J.**) de l'Europe tempérée. (*fig.*
Blackw. *Herb.* t. 328.)

On emploie l'écorce et le fruit.

L'écorce (*cortex Fraxini*) est cendrée en
dehors , et d'un blanc jaunâtre en dedans ,
dans l'état frais ; brune en dehors , et d'un
jaune fauve en dedans, après la dessiccation.
Elle n'a pas d'odeur ; sa saveur est amère et
austère.

Le fruit (*Semen Fraxini* s. *Linguæ avis* s.
Ornithoglossa) est une capsule ovale, oblongue , comprimée , terminée par une aile
membraneuse, linéaire et lancéolée. Sa saveur est amère et un peu âcre.

L'écorce est astringente et tonique. On l'a
conseillée dans les fièvres intermittentes. —
Dose, un demi-gros, toutes les deux heures,
dans l'apyrexie.

FUMETERRE.

Il est parlé, dans les pharmacopées, de
deux plantes qui portent ce nom :

1° *Fumeterre bulbeuse ; Corydalis bulbosus,*
Cand.

Hohlwurzlicher Erdrauch, knolliger Erdrauch, Bæumehenhohl-
wurzel (*Al.*); bulbous fumitory (*An.*); hallrot (*Su.*).

br. f. w. a. be. m. sp.

Plante ♃ (diadelphie hexandric, **L.** ; fu-
mariacées , **J.**) , d'Europe. (*fig.* Zorn. *Ic. pl.*
t. 6.)

On emploie la racine (*radix Aristolochiæ
fabaceæ* s. *cavæ* s. *vulgaris rotondæ*) , qui est
assez grosse , d'un gris brunâtre en dehors ,
et d'un blanc jaunâtre en dedans. Elle devient jaune - verdâtre par la dessiccation.
Son odeur est faiblement balsamique , répugnante et presque stupéfiante ; sa saveur
âcre , amère et astringente.

Amer . emménagogue.

2° *Fumeterre officinale; Fumaria officinalis,*
L.

Gemeiner Erdrauch , Taubenknopferdrauch (*Al.*) ; fumitory
(*An.*); bucklutalmeric (*Ar.*); polnj neb plana rautka (*B.*) ;
ju:drog, aakersissel (*D.*); schahtra (*Duk. Pe.*); hial de tierra,

palomilla (*E.*); pitpapra (*Hi.*); aardrook (*Ho.*); rutha piasza
(*Po.*); fumaria (*Por.*); jordrak (*Su.*).

a. ams. an. b. ba. be. br. d. e. f. fe. ff. fi. fu. g. ham. han.
li. o. p. po. pr. r. s. su. w. wu. o. be. br. g. m. pid. sp. z.

Plante ☉ (diadelphie hexandrie , **L.** ; pa-
pavéracées, **J.**) , qui croît en Europe. (*fig.*
Bull. *Herb.* t. 189.)

On emploie l'herbe (*herba Fumariæ* s. *Fu-
miterræ, Solamen scabiosorum*) , qui se
compose d'une tige anguleuse , rameuse ,
glauque, garnie de feuilles deux fois ailées ,
à folioles découpées, glauques. Elle est presque inodore , et pourvue d'une saveur amarescente.

Tonique léger , dont on fait un fréquent
usage dans les maladies de peau , la jaunisse et les engorgemens des viscères du bas-
ventre.

CONSERVE DE FUMETERRE. (fu. s. w. wu.)

♃ Feuilles fraîches de fumeterre ,
                            une partie.

Pilez-les pour en faire une pâte homogène ; ajoutez

    Sucre en poudre. . . trois parties.

Mêlez bien. (s.)

fu. w. et wu. prescrivent une partie
d'herbe et deux de sucre.

SUC DE FUMETERRE.

Succus fumariæ. (e. he. sa.)

♃ Herbe de fumeterre fraîche et mon-
    dée. . . . . . à volonté.

Pilez dans un mortier de pierre, passez en
exprimant avec force , faites clarifier le suc
par une légère ébullition, et passez-le de
nouveau. (e.)

- he. prescrit de conserver le suc non clarifié sous une couche d'huile ; — sa. de le
clarifier au bain-marie.

Dose , deux onces, deux ou trois fois par
jour.

EXTRAIT DE FUMETERRE.

Extractum fumariæ. (a. ams. an. b. ba. be.
br. d. f. fe. fu. g. han. he. li. o. p. pa. po. pr.
s. sa. w. wu. vm.)

♃ Herbe fraîche de fumeterre. à volonté.

Pilez-la dans un mortier, exprimez le suc,
et faites-le évaporer de suite, d'abord sur
un feu doux, puis au bain-marie. (a. f. fu. g.
li. p. wu.)

♃ Herbe fraîche de fumeterre, à volonté.

Pilez dans un mortier, exprimez le suc ;
ajoutez-y la moitié de son poids d'herbe sèche; laissez en macération pendant quelques
heures; chauffez presque jusqu'au degré de
l'ébullition , passez en exprimant légèrement, clarifiez avec le blanc d'œuf, puis
évaporez jusqu'en consistance requise. (vm.)

24 Herbe fraîche de fumeterre, à volonté.

Pilez-là et exprimez le suc ; évaporez ce-lui-ci, sans enlever l'écume, jusqu'à ce qu'il suffise d'y ajouter un quart de poudre d'herbe sèche de fumeterre , pour lui donner la con-sistance d'extrait. (b.)

24 Herbe de fumeterre. . . une livre.
Eau froide. . . . . dix livres.

Faites macérer pendant deux jours ; pas-sez, laissez reposer et décantez la liqueur, puis évaporez jusqu'en consistance d'extrait. (po.)

24 Herbe de fumeterre. . . une livre.
Eau de fontaine. . . . six livres.

Faites digérer pendant quatre heures, dans un endroit chaud , puis bouillir un peu ; passez en exprimant, et évaporez la cola-ture jusqu'en consistance d'extrait. (br. pa. w.)

ba. prescrit de faire bouillir pendant un quart d'heure une partie d'herbe dans six d'eau, et d'évaporer ensuite la décoction.

24 Herbe de fumeterre. . une partie.
Eau commune. . . . huit parties.

Faites infuser pendant vingt-quatre heu-res, puis bouillir pendant un quart d'heure, et passez en exprimant avec force ; faites en-core bouillir le résidu avec quatre parties d'eau, mêlez les deux liqueurs , et , après vingt-quatre heures de repos, évaporez jus-qu'en consistance d'extrait. (s.)

be. prescrit vingt-quatre heures de diges-tion et deux d'ébullition , d'une partie d'herbe dans dix d'eau , puis dix heures d'é-bullition du résidu dans huit livres d'eau.

24 Herbe de fumeterre. . . une livre.
Eau pure. . . . . . dix livres.

Faites cuire pendant deux heures, passez en exprimant, laissez reposer la liqueur, puis évaporez jusqu'à ce que la masse ne s'attache plus aux doigts. (ams.)

he. prescrit de faire cuire une partie d'herbe dans six d'eau, de passer en expri-mant, et d'évaporer la colature décantée , après vingt-quatre heures de repos ; — an. de faire bouillir une partie d'herbe dans cinq d'eau, pendant un quart d'heure, et d'éva-porer la décoction décantée ; — fe. de faire bouillir une partie d'herbe dans trois d'eau, de clarifier la décoction au blanc d'œuf, et de l'évaporer.

24 Herbe de fumeterre. . une partie.
Eau bouillante. , . . huit parties.

Faites bouillir légèrement, pendant un quart d'heure, et passez en exprimant; faites encore bouillir le résidu avec quatre parties d'eau, et passez de même ; mêlez les deux liqueurs; décantez après suffisant repos, et faites évaporer à une douce chaleur , jus-qu'en consistance d'extrait. (d. han. o. pr.)

24 Herbe fraîche et pilée de fumeterre,
huit livres.

Faites macérer pendant trois jours dans un alambic , puis tirez environ deux onces d'eau par la distillation; versez le triple d'eau sur le résidu , et après six heures de diges-tion , faites réduire au tiers par la coction ; clarifiez et passez la liqueur ; évaporez jus-qu'en consistance d'extrait, et ajoutez l'eau distillée à celui-ci, quand il n'est plus que tiède. (sa.)

SIROP DE FUMETERRE.

Syrupus fumariæ s. de fumaria. (br.e. f. sa.w.)

24 Suc de fumeterre clarifié par l'ébul-lition et passé ,

Sucre blanc, de chaque. . trois livres.

Faire cuire à une douce chaleur jusqu'en consistance sirupéuse.

On peut préparer ce sirop extemporané-ment , en faisant dissoudre, au bain-marie, le double de sucre dans le suc dépuré. (f.)

Henry propose de le faire en mêlant une partie de suc avec trois de sirop commun , préalablement cuit au boulet. (f*.)

w. et br. prescrivent de faire fondre seize onces de sucre dans neuf de suc préala-blement réduit au tiers par l'évaporation.

e. veut qu'on fasse clarifier et cuire, jus-qu'en consistance de sirop, parties égales de suc et de sucre blanc , avec suffisante quan-tité d'eau.

sa. prescrit parties égales de suc dépuré et de sirop commun , ou deux parties de dé-coction et une de sucre.

Dose une demi-once à une once.

EAU DE FUMETERRE. (br. pa. sa.)

24 Herbe de fumeterre écrasée, une partie.
Eau. . . . . . . deux parties.

Distillez les deux tiers. (sa.)

Une partie d'herbe et trois d'eau ; dis-tillez la moitié. (br. pa.)

sa. prescrit aussi de distiller le suc dé-puré au bain-marie, presque jusqu'à sic-cité.

ESPRIT DE FUMETERRE. (br. pa.)

24 Herbe de fumeterre. . six parties.
Eau-de-vie. . . . quatre parties.
———— pure. . . . une partie.

Distillez une livre et demie , et redis-tillez le produit sur de nouvelle herbe.

FUSAIN.

Fusain d'Europe, Bonnet *de prêtre*; Evo-
nymus Europæus, L.

Spindelbaum (Al.); *spindletree* (An.); *baenœd* (D.); *bonnetero*
(E.); *pepenboom* (Ho.); *fussagine* (I.); *trzmiel* (Po.); *barretta
de clerigo* (Por.); *olster* (Sn.).
f.

Arbrisseau (pentandrie monogynic, L. ;
rhamnées, J.) d'Europe. (*fig.* Bull. *Herb.*
t. 135.)
On emploie le fruit (*fructus Evonymi*),
qui est une capsule à quatre lobes obtus,
d'un rouge éclatant, d'une saveur âcre et
nauséeuse.

FUSTET.

Rhus Cotinus, L.

Perückensumach, Venussumach (Al.); *coccigria* (Ao.).
a. fe.

Arbre (pentandrie digynie, L. ; téré-
benthinées, J.) du midi de l'Europe. (*fig.*
Jacq. *Fl. Austr.* t. 210.)
On emploie l'écorce et les feuilles.
L'écorce (*cortex Cotini*) est lisse et blan-
châtre en dehors.
Les feuilles sont en ovale renversé, en-
tières et lisses des deux côtés. Elles ont une
saveur styptique, balsamique et résineuse.
Astringent, tonique.

G

GALANGA.

Galgant (Al.); *galango* (An.); *kalkan* (B.); *galangë* (D. Ho.);
galangá (E. I.); *galgorot* (Su.).

ams. an. h. ba. be. br. d. e. f. fe. ff. fi. fu. ham. han. he. li.
o. po. pr. r. s. w. wu. a. be. br. g. m. pid. sp. z.

On emploie trois racines de ce nom.

1° Le *grand Galanga* ; Galanga *major*.

Khusradaru (Ar.); *maha kalua* (Cy.); *khulinjan* (Hi.); *lanquas*
(Mal.); *sugandha* (Sa.); *pere aretei* (Tam.); *dumbrastacam*
(Tel.).

C'est une racine épaisse, dure, solide, noueuse, d'un brun rougeâtre en dehors, plus pâle
en dedans, large d'un pouce et demi à deux
pouces, rameuse, entourée de bandes circulaires, courbée et comme articulée, garnie de chevelu en dessous. Elle a une odeur
aromatique, une saveur chaude et âcre.
Elle appartient à l'*Alpinia Galanga*,
Willd.
Plante ℔ (monandrie monogynie, L.; balisiers, J.), originaire de la Chine. (*fig. Flore
médic.* IV. 174.)

2° Le *petit Galanga* ; Galanga *minor*.

Kust tulk (Ar.); *kudakalua* (Cy.); *pankajur* (Duk.); *lanquas
kitjil* (Mal.); *rastma* (Sa.); *sittarittie* (Tam.); *sanna dum-
prastacum* (Tel.).

Cette racine ressemble beaucoup à la précédente, mais elle est plus petite, car sa
grosseur n'outre-passe pas celle du petit
doigt. Elle a une odeur aromatique plus pénétrante, avec une saveur plus piquante.
Ces différences tiennent peut-être à l'âge de
la racine, qui proviendrait alors du même
végétal que la précédente. Il serait possible
cependant, comme le pense Ainslie, que
cette dernière appartînt à une plante différente, par exemple, à un *Amomum*, à un
Costus, ou à toute autre.

3° *Faux Galanga* ; Galanga *spuria*.

Chundra mula, humula (Beng.); *thien lien* (Co.); *chundra
mulika* (Sa.); *katfjula kelergu* (Tam.).

C'est une racine analogue aux précédentes, mais blanchâtre, et qui exhale une
odeur de gingembre.
Elle appartient au *Kæmpferia Galanga*, L.
Plante ℔ (monandrie monogynie, L.;
amomées, J.), des Indes orientales. (*fig.
Hort. Mal.* II. tab. 41.)
Excitant, stomachique, incisif. — Dose,
depuis dix grains jusqu'à un scrupule.

TEINTURE DE GALANGA.

Tinctura galangæ. (ams. b. han.)

℞ Racine de galanga. . . une partie.
Alcool (0,917). . . . six parties.
Filtrez après six jours de macération.
(ams.)

han. prescrit cinq onces de racine et deux
livres d'esprit rectifié; — b. une partie de
racine, six d'alcool (15 degrés) et trois jours
de digestion à une douce chaleur.

GALBANUM.

Galbanum, Resina galbani.

Galban, Galbanum, Mutterharz (Al.); *golbanum* (An.); *barzud*
(Ar.); galbano (E. Por.); *birija* (Hi.); *birzud* (Pe.); *galban*
(Po.).

a. am. ams. an. b. ba. be. br. d. dd. du. e. ed. f. fe. ff. fi. fu.
g. ham. han. he. li. lo. o. p. po. pp. pr. r. s. su. w. wu.
ww. be. br. e. g. m. pa. pid. sa. sp. z.

Gomme-résine en morceaux d'un brun
clair, demi-transparens, de la grosseur
d'une noisette, et offrant beaucoup de grains
blancs dans leur cassure (*Galbanum in lacrymis* s. *in granis*), ou en pains d'un brun
plus ou moins foncé, contenant aussi plus
ou moins de grains blancs. (*Galbanum in
massis.*) Cette substance, friable à froid, et
tenace à chaud, a la consistance de la cire.
Elle a une odeur forte et désagréable, une
saveur chaude, amarescente et un peu piquante.

Successivement analysé par Neumann, Fiddechow, Meissner et Pelletier, le galbanum contient, d'après ce dernier, sur cent parties, 66,86 de résine, 19,28 de gomme, 6,34 d'huile, 7,52 de bois et impuretés, et des traces de malate acide calcaire; suivant Meissner, sur cinq cents parties, 329 de résine, 113 de gomme, 9 d'adragantine, 1 d'extractif, avec de l'acide malique, 17 d'huile, 10 d'humidité et 14 d'impuretés.

Cette substance résulte de l'exsiccation d'un suc laiteux qui découle de sections transversales faites à la tige du *Bubon Galbanum*, L., plante ♂ (pentandrie digynie, L.; ombellifères, J.), d'Afrique. (*fig. Flore médic.* IV. 175.)

On purifie le galbanum, soit en le pulvérisant par un temps froid et tamisant la poudre (han. o. p. pr. s. *sw.*), soit en le faisant dissoudre dans du vinaigre (br. e.), du vin blanc ou de l'eau (e.), et évaporant la solution, soit en le ramollissant dans l'alcool, le passant à travers un linge et le faisant sécher doucement. (f.)

Le galbanum est excitant, ce qui n'a pas empêché de le ranger également parmi les antispasmodiques, probablement à cause de son odeur désagréable. Son action stimulante est plus énergique que celle de la gomme ammoniaque, ainsi que Murray en fait la remarque.

CATAPLASME MATURATIF.

Cataplasme suppuratif; Cataplasma maturans. (*bo. sp.*)

♃ Figues sèches. . . . huit onces.
Miel. . . . . . . deux onces.
Galbanum broyé avec un jaune
d'œuf. . . . . une once.
Eau. . . . . quantité suffisante
pour faire un cataplasme. (*bo.*)

♃ Farine de graine de lin, quatre onces.
Galbanum broyé avec un jaune
d'œuf. . . . . une once.
Pulpe d'oignons cuits sous la cendre. . . . . . deux gros.
Levain. . . . . deux onces.
Onguent basilicum. . . une once.
Huile de lis. . suffisante quantité.
Faites un cataplasme. (*sp.*)

PILULES DE GALBANUM COMPOSÉES.

Pilulæ gummosæ s. de gummatibus s. hystericæ s. gummosæ laxativæ s. galbani compositæ. (ams. br. lo. p. sa. *br. sa.*)

♃ Galbanum,
Gomme ammoniaque,
de chaque. . . . . un gros.
Sirop de sucre, quantité suffisante.
Faites trente pilules. (*sa.*)

♃ Galbanum,
Gomme ammoniaque,
Sagapenum,
Myrrhe, de chaque, parties égales.
Huile de succin, quantité suffisante
pour faire une masse. (sa.)

♃ Galbanum. . . . . une once.
Myrrhe,
Sagapenum,
de chaque. . une once et demie.
Asa fœtida. . . . une once-et-demie.
Sirop de sucre, quantité suffisante.
Faites une masse pilulaire. (lo.)

♃ Galbanum,
Opopanax,
Myrrhe,
Sagapenum, de chaque, une once.
Asa fœtida. . . une demi-once.
Sirop de safran, quantité suffisante.
Faites une masse pilulaire. (*br.*)

♃ Masse de pilules de mastic,
une once et demie.
Gomme ammoniaque,
Galbanum,
Myrrhe, de chaque, huit scrupules.
Castoréum,
Safran,
de chaque, quarante-huit grains.
Sulfate de potasse,
Trochisques alhandal,
Résine de jalap,
de chaque. . . seize scrupules.
Huile de genièvre. . un demi-gros.
Faites une masse pilulaire. (br.)

HUILE ESSENTIELLE DE GALBANUM. (han. po. pr. s. w. *sw.*)

♃ Galbanum. . . . . une partie.
Sable lavé. . une partie et demie.

Distillez au bain de sable, dans une cornue de verre; séparez l'huile de la liqueur blanche qui passe avec elle, et rectifiez-la. (w.)

han. po. pr. et s. prescrivent de distiller une partie de galbanum avec quatre d'eau; — *sw.* une partie de gomme-résine et quatre d'eau.

Cette huile, très excitante, était employée jadis, en frictions sur le bas-ventre, dans la colique et l'hystérie.

HUILE ESSENTIELLE DE GALBANUM COMPOSÉE.

Galbanetum Paracelsi. (b*. e. sa.)

♃ Galbanum. . . . . une livre.
Gomme de lierre. . . trois onces.
Essence de térébenthine,
une demi-livre.
Huile de laurier,

Huile de lavande, de chaque,
                                une once.

Après quelques jours de digestion, distillez. (sa.)

e. prescrit une livre de galbanum, autant de gomme de lierre, autant d'élémi et autant d'huile de laurier ; — b*. une livre de galbanum, autant de savon, autant d'essence de térébenthine, six gros de sel de tartre et assez d'alcool pour dissoudre le tout, à l'aide d'une douce chaleur.

EAU FÉTIDE.

Aqua fœtida. (au.)

℞ Galbanum. . .   une once et demie.
Asa fœtida. . . . . . .   six gros.
Valériane. . . . . .   une once.
Angélique. . .   une demi-once.
Zédoaire. . . . . .   trois gros.
Cumin. . . . .   une demi-once.
Myrrhe. . . . . .   six gros.
Menthe crêpue. . . .   une once.
——— poivrée,
Serpolet, de chaque, une demi-once.
Camomille romaine. .   deux onces.
Eau. . . . . . .   cinq livres.
——- de-vie. . . . . .   une livre.

Après suffisante digestion, distillez trois livres. — Dose, une cuillerée.

TEINTURE DE GALBANUM.

Tinctura s, *Essentia galbani.* (du. fu. han. li. lo. s. c. hp. sw.)

℞ Galbanum. . . . .   deux onces.
Alcool (0,930). . . .   deux pintes.

Faites macérer pendant huit jours et filtrez. (du. lo. c. hp.)

han. prescrit deux onces de galbanum et une livre d'alcool concentré ; — s. une partie de galbanum et cinq d'esprit rectifié ; — sw. deux onces de galbanum et deux livres d'alcool (0,935) ; — fu. et li. une partie de galbanum et dix d'alcool concentré.

Excitant, regardé comme antispasmodique et carminatif, et qu'on recommande surtout pour remplacer l'asa fœtida, quand celleci ne peut être supportée. — Dose, un demigros à un gros, deux ou trois fois par jour, dans un véhicule convenable.

TEINTURE DE GALBANUM COMPOSÉE. (au.)

℞ Teinture de galbanum,
——— d'absinthe,
Esprit de romarin,
de chaque. . .   parties égales.

Dose, quarante à cinquante gouttes, dans une cuillerée d'eau.

EMPLÂTRE DE GALBANUM.

Emplastrum galbani simplex. (e. au.)

℞ Térébenthine. . . .   cinq onces.

Cire jaune. . . . .   huit onces.

Faites fondre et ajoutez
Galbanum dissous dans du vinaigre et épaissi. . . . .   une livre.

Mêlez. (e.)

℞ Galbanum. . . . .   une once.
Teinture de castoréum,
                        quantité suffisante.

Mêlez. (au.)

EMPLÂTRE DE GALBANUM CAMPHRÉ.

Emplastrum galbani camphoratum. (au.)

℞ Emplâtre de galbanum safrané,
                        une demi-once.
Camphre,
Pétrole,
Sous-carbonate d'ammoniaque,
de chaque. . .   un demi-gros.

Dans les rhumatismes dits asthéniques.

EMPLÂTRE DE BLANC DE BALEINE COMPOSÉ.

Emplastrum do spermate ceti compositum s. *filii.* (br. pa. s. w. sp.)

℞ Galbanum,
Térébenthine, de chaque, une once.

Faites fondre sur un feu doux, passez et incorporez avec un mélange fondu de
Cire blanche. . . .   quatre onces.
Blanc de baleine. . .   deux onces.
Huile d'amandes douces, une demi-once.

Mêlez bien. (sp.)

℞ Cire blanche. . .   quatre onces.

Faites-la fondre, et ajoutez-y successivement
Huile d'amandes douces,
Térébenthine,
de chaque. . .   une demi-once.
Blanc de baleine. . .   deux onces.
Poudre de galbanum, une demi-once.

Mêlez intimement. (br. w.)

℞ Cire blanche. . .   quatre onces.

Après l'avoir fait fondre, ajoutez-y
Blanc de baleine. . .   deux onces.
Poudre de galbanum. .   une once.

Mêlez. (pa.)

℞ Cérat au blanc de baleine, sept parties.
Galbanum,
Térébenthine, de chaque, une partie.

Broyez ensemble. (s.)

Employé jadis pour ramollir et fondre les tumeurs glanduleuses, et surtout pour résoudre, chez les femmes en couche, les gonflemens du sein attribués à la coagulation du lait.

Emplâtre de gommes-résines, Cérat gommé, Emplâtre de galbanum, Emplâtre de galbanum avec les gommes-résines, Emplâtre de litharge composé; Emplastrum ammoniacogalbanicum s. diachylum compositum s. cum gummi s. cum gummatibus s. gummatum, Emplastrum ammoniaci s. commune gummosum, Emplastrum gummosum s. galbani saturninum s. galbani s. de galbano s. e galbano s. e gummis resinosis s. oxydi plumbi semivitrei gummosum s. oxyduli plumbi semivitrei gummosum s. lithargyri compositum. (ams. an. b. ba. be. br. d. dd. du. e. ed. f. fe. ff. fi. g. li. lo. o. p. pa. po. pr. r. s. sa. br. c. pid. sa. sp. sw. vm.)

♃ Emplâtre simple, seize cents parties.
  Cire jaune,
  Poix blanche,
  Térébenthine,
    de chaque, quatre-vingt-seize parties.

Faites fondre sur un feu doux, puis versez dans le liquide une dissolution, évaporée jusqu'en consistance de miel, dans suffisante quantité d'alcool (dix degrés), de
  Gomme ammoniaque,
  Bdellium,
  Galbanum,
  Sapagenum,
  de chaque. . trente-deux parties.
Mêlez avec soin. (f.)

♃ Emplâtre simple, cinquante parties.
  Cire jaune,
  Poix blanche,
  Térébenthine pure,
  de chaque. . . . trois parties.
  Gomme ammoniaque, deux parties.
  Galbanum,
  Sagapenum, de chaque, une partie.
Faites fondre l'emplâtre au bain-marie, et ajoutez la cire; mettez en même temps les autres substances dans un poêlon, avec quatre parties d'eau; faites dissoudre, passez, en exprimant au-dessus de l'emplâtre liquéfié, et remuez jusqu'à parfait refoidissement. (ff.)

♃ Emplâtre simple. . . . une livre.
Faites-le fondre doucement, et ajoutez-y
  Gomme ammoniaque,
  Galbanum, de chaque. . une once,
dissous tous deux dans
  Vinaigre. . . . . . . une once.
Incorporez ensuite
  Poudre de safran. . un gros et demi.
Mêlez exactement. (br.)

♃ Emplâtre simple. . . trois livres.
Faites-le liquéfier sur un feu doux, et ajoutez-y
  Gomme ammoniaque,
  Galbanum,
  Bdellium,
  Sagapenum, de chaque, une once,
dissous tous quatre dans
  Vin blanc. . . . . . une livre.
Évaporez doucement jusqu'en consistance de miel, en remuant toujours, puis jusqu'à consomption de toute l'humidité. (e.)

♃ Emplâtre simple. . . deux livres.
  Cire jaune. . . . trois onces.
Faites fondre ensemble, et, avant le refroidissement, ajoutez
  Gomme ammoniaque,
  Galbanum, de chaque, deux onces,
dissous à une douce chaleur dans
  Térébenthine de Venise, quatre onces.
Mêlez bien. (an.)

ams. prescrit quatre livres d'emplâtre, quatre onces de cire, quatre onces de chacune des deux gommes-résines et trois onces de térébenthine; — b. et be. deux livres d'emplâtre, trois onces de cire, trois de galbanum, trois de gomme ammoniaque et trois de térébenthine; — o. po. et pr. quatre livres d'emplâtre, une demi-livre de cire, quatre onces de gomme ammoniaque, qutre de galbanum et quatre de térébenthine; — s. huit parties d'emplâtre, une et demie de cire, une de gomme ammoniaque, une de galbanum et une de térébenthine; — fe. cinq livres d'emplâtre, neuf onces de cire, quatre onces de gomme ammoniaque, deux onces de galbanum et six onces de térébenthine.

♃ Emplâtre simple,
    quatre livres et demie.
Faites fondre sur un feu doux, et ajoutez peu à peu un mélange liquéfié de
  Galbanum. . . . . une livre.
  Térébenthine. . . . six onces,
dans lequel on a incorporé préalablement
  Oliban. . . . . . six onces.
Mêlez avec soin. (g.)

♃ Mucilage de racine de guimauve,
  ———— de graine de lin,
  ———— d'écorce moyenne d'orme,
  ———— de fenu-grec,
  de chaque, quatre onces et demie.
  Huile de camomille,
  ——— de lis,
  ——— d'aneth,
  de chaque. . une once et demie.
Faites cuire ensemble, et ajoutez

36.

Gomme ammoniaque,
Galbanum,
Opopanax,
Sagapenum,
    de chaque. . . une demi-once,
dissous tous quatre dans

    Térébenthine. . . . deux onces.
Ajoutez ensuite
    Cire. . . . . . vingt onces.
    Safran pulvérisé. . . deux onces.
Mêlez exactement. (pa.)

L'absence de l'emplâtre simple rend cette
formule remarquable, d'autant plus que, si
le composé qui en résulte ressemble à l'emplâtre de mucilage, la même pharmacopée
donne une autre formule pour la préparation de ce dernier, ce qui, indépendamment
du nom, annonce bien qu'elle a voulu les
distinguer l'un de l'autre.

♃ Emplâtre simple, vingt-quatre parties.
    Cire jaune. . . . . une partie.

Faites fondre ensemble, et incorporez
par une longue agitation, dans un mélange
légèrement échauffé de
    Gomme ammoniaque,
    Galbanum,
    Sagapenum, de chaque, deux parties.
    Térébenthine. . . , une partie.
Mêlez avec soin. (vm.)

♃ Emplâtre simple, vingt-quatre onces.
    Cire jaune. . . . quatre onces.
Faites fondre ensemble et ajoutez
    Térébenthine commune, deux onces.
    Poudre de gomme ammoniaque,
                  quatre onces.
    Rocou dissous dans une once d'al-
    cool. . . . . . trois onces.
Mêlez (dd.)

♃ Emplâtre simple. . douze parties.
    Cire jaune. . . une partie et demie.
Faites fondre et ajoutez
    Térébenthine . . . . une partie.
Lorsque la masse est à demi refroi-
die, ajoutez-y encore
    Poudre de gomme ammoniaque,
    ——— de galbanum,
        de chaque. . . . une partie.
Mêlez bien. (ba.)

♃ Emplâtre simple, vingt-quatre onces.
    Cire jaune. . . . quatre onces.
Ajoutez au mélange fondu
    Térébenthine de Venise,
    Poudre de gomme ammoniaque,
    ——— de galbanum,
    ——— d'opopanax,

    Poudre de sagapenum,
        de chaque. . . . une once;
et quand la masse est à demi refroidie,
    Poudre de safran. . . deux gros.
Mêlez d'une manière intime. (sp.)

sa. prescrit quatre livres et demie d'emplâtre, quatre onces de cire, quatre onces
de térébenthine, une once et demie de
gomme ammoniaque, autant de galbanum,
autant de bdellium, autant de sagapenum
et deux gros de safran ; — d. deux livres
d'emplâtre, quatre onces de cire, deux onces de térébenthine, autant de galbanum,
autant de gomme ammoniaque et deux
gros de safran délayé dans de l'alcool ; —
sw. une livre d'emplâtre, une once de
gomme ammoniaque, autant de galbanum
et autant de térébenthine ; — fi. une demi-
livre d'emplâtre, une once de cire, autant
de galbanum et autant de gomme ammoniaque.

♃ Emplâtre simple. . . deux livres.
Faites-le fondre sur un feu doux, et
ajoutez-y, en remuant toujours,
    Poudre de gomme ammoniaque,
    ——— de galbanum,
    Térébenthine, de chaque, deux onces,
auparavant liquéfiés ensemble, et mêlez
bien. (r.)

br. prescrit cinq livres d'emplâtre, huit
onces de cire, quatre onces de galbanum,
autant de gomme ammoniaque et cinq
onces de térébenthine ; — pid. une livre
d'emplâtre, une once de chacune des deux
gommes-résines et quatre onces de térébenthine.

♃ Emplâtre simple. . . huit onces,
    Cire jaune. . . . une partie.
Faites fondre ensemble, et ajoutez
    Galbanum,
    Gomme ammoniaque,
        de chaque. . . . une partie,
également fondus ensemble. (ed. c.)

li. prescrit de mêler ensemble une livre
d'emplâtre simple fondu et un mélange,
également fondu, d'une once de galbanum,
une once de gomme ammoniaque et quatre
onces de térébenthine.

♃ Emplâtre simple. . . deux livres.
    Galbanum. . . . une demi-livre.
    Cire jaune ratissée. . quatre onces.
Faites fondre le galbanum au feu, ajoutez
l'emplâtre, puis la cire, et laissez refroidir
la masse liquéfiée. (b°. du. c.)

vm. prescrit de faire fondre ensemble une
partie de galbanum et une et demie de cire
jaune, de laisser en digestion pendant une

heure, de passer en exprimant avec force, et d'ajouter six parties d'emplâtre simple.

℞ Emplâtre simple. . . trois livres.
Galbanum . . . . . huit onces.
Térébenthine. . . . dix gros.
Résine . . . . . . trois onces.

Faites fondre ensemble le galbanum et la térébenthine, ajoutez la résine pulvérisée, puis l'emplâtre fondu à une douce chaleur, et mêlez bien. (lo. c.)

℞ Emplâtre simple. . . deux livres.
Gomme ammoniaque . . six onces.
Cire jaune. . . . . trois onces.

Faites fondre ensemble sur un feu très doux. (p.)

℞ Galbanum. . . une once et demie.
Emplâtre simple. . une demi-once.

Mêlez ensemble par la liquéfaction. (sa. sw.)

Cet emplâtre passe pour être échauffant et irritant. Il est probable que quand on aura bien senti la nécessité de purger notre codex des formules empiriques qui le surchargent sans profit pour personne, on adoptera, pour l'emplâtre diachylon gommé, sinon précisément la dernière de celles qui viennent d'être rapportées, au moins quelque chose de fort analogue. A quoi peut servir, dans cet emplâtre, l'oléo-margarate de plomb, que les pharmacopées du Palatinat et de Fulde ont supprimé, peut-être avec raison?

EMPLÂTRE GOMMEUX COMPOSÉ. (dd.)

℞ Emplâtre diachylon gommé,
———— de mélilot,
de chaque. . . une demi-once.
Camphre en poudre, un demi-gros.
Malaxez bien ensemble.

EMPLÂTRE DIAPHORÉTIQUE.

Emplastrum diaphoreticum Mynsichti. (br. pa. sa. w. *sp. vm.*)

℞ Cire jaune. . . . . onze onces.
Colophane. . . . quatre onces.
Térébenthine. . . . deux onces.

Faites fondre ensemble, et ajoutez

Poudre de succin. . . trois onces.
——— de bdellium. . quatre onces.
——— de gomme ammoniaque,
deux onces.
——— de sandaraque,
——— de galbanum,
de chaque. . . . . une once.
——— de mastic,
——— d'oliban,
de chaque. . . une demi-once.

Mêlez bien. (br. pa. w. *sp.*)

℞ Cire jaune. . . . douze parties.
Colophane. . . . quatre parties.

Faites fondre, passez, et ajoutez à la masse demi-refroidie le mélange des substances suivantes liquéfiées ensemble, sur un feu doux, dans un vase particulier.

Térébenthine. . . quatre parties.
Gomme ammoniaque, deux parties.
Galbanum. . . . . une partie.

Ajoutez à la masse presque refroidie

Poudre de myrrhe. . quatre parties.
——— de succin. . trois parties.
——— de genièvre. . deux parties.
——— d'oliban,
——— de mastic,
de chaque. . . une partie.

Mêlez. (s.)

℞ Poix-résine. . . . . une livre.
Térébenthine. . . . six onces.
Sandaraque. . . . quatre onces.
Gomme ammoniaque,
Galbanum, de chaque, trois onces.
Soufre. . . . . deux onces.

Faites fondre les résines et les gommes avec la térébenthine, sur un feu doux, et quand la masse est un peu refroidie, ajoutez-y le soufre pulvérisé. (sa.)

℞ Cire jaune. . . . douze parties.
Élémi. . . . . . une partie.

Passez le mélange fondu, incorporez-y un mélange légèrement échauffé de

Sagapenum. . . . . une partie.
Gomme ammoniaque, deux parties.
Térébenthine. . . trois parties.

Ajoutez ensuite

Poudre de bdellium,
——— de succin,
de chaque. . . quatre parties.

Mêlez avec soin. (vm.)

Excitant, résolutif, fortifiant. — On le vantait jadis, surtout dans l'œdème et dans les luxations.

EMPLÂTRE ROUGE. (b*.)

℞ Cire jaune,
Colophane,
de chaque. . . seize onces.

Faites fondre sur un feu doux et ajoutez

Rocou broyé avec de l'alcool,
une demi-once.
Galbanum, de chaque, quatre onces.

Trommsdorf a proposé de substituer cet emplâtre au suivant.

EMPLÂTRE DE GALBANUM SAFRANÉ.

Emplastrum de galbano crocatum s. croci

sativi compositum s. oxycroceum. (ams.
an. b*. br. e. fu. g. han. he. li. pa. s.sa.
w. pid. sp. vm.)

♃ Cire jaune. . . . . huit onces.
 Suif de mouton. . . quatre onces.
 Huile d'olive. . . . . une livre.

Faites fondre ensemble, à une douce
chaleur, et ajoutez ensuite

Poudre de galbanum. . une livre.

Passez la masse encore chaude à travers un linge, et quand elle est presque
refroidie, ajoutez-y

Safran broyé avec de l'alcool ,
                une once et demie.

Mêlez bien. (b*.)

fu. prescrit de faire fondre ensemble huit
onces de galbanum dissous dans du vin et
épaissi, deux onces de suif de cerf, deux
onces d'huile d'olive et quatre onces de
cire jaune, de retirer du feu, et d'ajouter
une once de safran pulvérisé.

♃ Gomme ammoniaque,
 Galbanum , de chaque, quatre onces.
 Térébenthine de Venise, huit onces.

Faites fondre sur un feu doux , passez et ajoutez

Safran en poudre. . . deux onces.

Versez dans la liqueur un mélange
demi refroidi de

Cire jaune. . . . . . une livre.
Poix-résine. . . . . deux livres.

Ajoutez ensuite

Poudre de mastic ,
——— de myrrhe ,
——— de sandaraque,
 de chaque. . . . quatre onces.

Faites un emplâtre. (an.)

♃ Colophane ,
 Poix navale,
 Cire jaune , de chaque, une livre.
 Térébenthine ,
 Galbanum,
 Mastic , de chaque , quatre onces.
 Safran ,
 Myrrhe ,
 Oliban , de chaque. . deux onces.

Faites fondre ensemble la cire , la colophane , la poix , la térébenthine et le galbanum , ajoutez le mastic , la myrrhe et
l'encens pulvérisés, puis la poudre de safran. (sa.)

b*. prescrit une demi-livre de cire, autant
de poix navale , autant de colophane , autant de térébenthine , deux onces de galbanum , deux onces de mastic , deux onces de
gomme ammoniaque, deux onces de safran,
deux onces de myrrhe et deux onces d'oliban.

♃ Colophane ,
 Poix de Bourgogne ,
 Cire jaune , de chaque, quatre onces.
 Gomme ammoniaque ,
 Galbanum ,
 Térébenthine , de chaque , onze gros.

Dissolvez les gommes-résines dans le
vinaigre , évaporez la solution jusqu'en
consistance de miel, et mêlez-la avec la
térébenthine ; faites fondre ensemble la
poix , la cire et la colophane , ajoutez
au mélange demi refroidi la gomme ,
puis

Poudre d'oliban ,
——— de mastic ,
——— de safran ,
 de chaque. . . . onze gros.

Mêlez bien. (g.)

♃ Colophane ,
 Cire jaune , de chaque, trois parties.

Faites fondre sur un feu doux , et
ajoutez, après un demi-refroidissement,
un mélange de

Galbanum. . une partie et demie.
Térébenthine. . . . une partie.

Liquéfiez doucement ensemble , et
ajoutez encore

Safran broyé avec de l'alcool ,
                une partie.

Mêlez bien. (s.)

♃ Cire. . . . . . . seize onces.
 Poix ,
 Colophane , de chaque , douze onces.
 Térébenthine. . . . quatre onces.

Ajoutez au mélange liquéfié et
passé

Poudre de galbanum ,
——— de gomme ammoniaque,
——— de myrrhe ,
——— d'oliban ,
——— de mastic ,
 de chaque. . . . quatre onces.

et après le demi-refroidissement

Poudre de safran. . . . une once.

Mêlez bien. (sp.)

han. prescrit une livre de cire, autant
de poix et autant de colophane , quatre onces de térébenthine, deux onces de chacune
des cinq poudres et une once de safran ; —
br. pa. et w. donnent la même formule que
han., si ce n'est qu'ils portent la dose du safran à quatre onces.

♃ Safran pulvérisé ,
                une partie et demie.

Faites-le macérer à une douce chaleur dans

Gomme ammoniaque ,.

Galbanum, de chaque, deux parties.

Ajoutez ensuite

Térébenthine,
Mastic,
Myrrhe,
Oliban, de chaque. . deux parties.

Après l'incorporation, ajoutez encore un mélange fondu de

Cire jaune. . . . . six parties.
Colophane. . . . . douze parties.

Mêlez bien. (vm.)

♃ Galbanum. . . . une demi-livre.
Térébenthine de Venise, une livre.

Faites fondre ensemble, passez à travers un linge, et ajoutez

Emplâtre simple. . une demi-livre.

fondu auparavant avec

Cire jaune. . . . une demi-once.

Ajoutez ensuite

Safran broyé avec quelques gouttes
d'alcool. . . . . . . six gros.

Mêlez. (he.)

pid. prescrit six gros de galbanum, une once de térébenthine, six onces d'emplâtre de mélilot, une once de cire et six gros de safran ; — *ams.* une livre de galbanum, quatre onces de térébenthine, une livre d'emplâtre simple, une demi-livre de cire et une once et demie de safran.

♃ Cire jaune,
Térébenthine, de chaque, une once.
Emplâtre de mélilot. . . six onces.

Ajoutez au mélange doucement fondu

Poudre de galbanum. . . six onces.
Safran broyé avec de l'alcool,
une once.

Mêlez avec soin. (li.)

♃ Emplâtre de mélilot,
— — —simple,
de chaque. . . . . trois onces.
Cire jaune. . . . . . deux onces.
Térébenthine . . . . une once.
Poudre de galbanum. . . six onces.

Faites fondre ensemble, et ajoutez au mélange presque refroidi

Poudre de safran. . . . six onces.

Remuez jusqu'au refroidissement parfait. (*sp.*)

♃ Galbanum dissous dans du vinaigre,
Emplâtre de mélilot,
— — — simple,
de chaque. . . . . trois onces.
Cire,
Térébenthine, de chaque, une once.
Safran en poudre. . . . six gros.

Faites un emplâtre. (b*. br. pa. sa. w.)

e. prescrit six onces de galbanum, quatre de chacun des deux emplâtres . deux de cire, une de térébenthine et six gros de safran ; — *han.* six onces de galbanum, trois d'emplâtre simple, trois d'emplâtre de mélilot, deux de cire, une de térébenthine et six gros de safran.

Excitant, fondant, résolutif. — La première formule est seule raisonnable.

EMPLÂTRE ANTIHYSTÉRIQUE.

Emplastrum fœtidum s. *antihystericum* s. *matricale* s. *assæ fœtidæ matricale* s. *galbani roborans,* Scutum *pro umbilico.* (am. br. d. ed. fi. pa. sa. su. w. *au.* c. *ca. vm.*)

♃ Galbanum. . . . . trois onces.
Tacamahaca,
Cire vierge,
Térébenthine de Venise,
Cumin en poudre,
de chaque. . une once et demie.

Faites un emplâtre. (*au. ca.*)

♃ Galbanum. . . . douze onces.
Tacamahaca,
Cire jaune, de chaque. . six onces.
Asa fœtida,
Térébenthine de Venise,
Cumin, de chaque. . quatre onces.

Faites un emplâtre. (br. d.)

♃ Galbanum,
Sagapenum, de chaque. . une once.
Asa fœtida. . . . une demi-once.

Vinaigre de rue, quantité suffisante pour dissoudre les gommes-résines ; évaporez doucement la solution jusqu'en consistance de bouillie, et ajoutez

Térébenthine. . . . . une once.
Cire fondue. . . . . trois onces.
Poudre de myrrhe, une demi-once.
— — de castoréum. . . un gros.
Huile fétide de succin, un demi-gros.

Mêlez. (sa.)

pa. et *w.* prescrivent une once et demie de galbanum, autant de sagapénum, autant d'asa et suffisante quantité de vinaigre de rue pour les réduire en une bouillie épaisse, une once et demie de térébenthine, quatre onces de cire jaune, une once de myrrhe, un gros de castoréum, un scrupule d'huile d'angélique et autant d'huile de succin.

♃ Térébenthine. . . . deux onces.
Cire jaune. . . . . huit onces.

Faites fondre sur un feu doux, passez et ajoutez

Galbanum dissous dans du vinaigre, puis évaporé jusqu'en consistance d'extrait mou. . trois onces.

Ajoutez au mélange demi-refroidi

Oliban,

Asa fœtida, de chaque. . une once.
Myrrhe. . . . une demi-once.
Résine animé. . . . six gros.
Castoréum , .
Semences de cumin,
   de chaque. . . . trois gros.
Huile de succin. . . deux gros.

Mêlez bien. (e.)

♃ Galbanum ,
Asa fœtida , de chaque, deux gros.
Teinture de castoréum ,
          quantité suffisante.

Mêlez bien ensemble. (e.)

♃ Cire jaune. . . . quatre parties.
Huile d'olive. . . . une partie.
Poix-résine. . . . une demi-partie.

Ajoutez au mélange fondu et demi
refroidi

Poudre de galbanum ,
——— d'asa fœtida,
   de chaque. . . . deux parties.

Mêlez bien. (fi. su.)

♃ Galbanum ,
Asa fœtida ,
Encens, de chaque. . deux parties.
Cire jaune. . . . . trois parties.

Faites fondre sur un feu doux, pendant
deux heures, en remuant de temps en temps,
et passez en exprimant avec force. (vm.)

♃ Emplâtre diachylon simple ,
Asa fœtida, de chaque, deux parties.
Galbanum ,
Cire jaune, de chaque, une partie.

Mêlez. (am. ed. e.)

On applique cet emplâtre sur le creux de
l'estomac , après l'avoir étendu sur un morceau de peau.

EMPLÂTRE CONTRE LA COLIQUE.

Emplastrum anticolicum. (b*. pid.)

♃ Emplâtre de galbanum safrané ,   .
            quatre onces.

Faites-le fondre sur un feu doux, et
ajoutez-y un mélange fondu de

Asa fœtida ,
Térébenthine , de chaque, une once.

Ajoutez encore, après l'incorporation,

Huile empyreumatique de corne de
   cerf,
——— de menthe poivrée ,
   de chaque. . . . . un gros.

Mêlez bien. (pid.)

♃ Emplâtre de galbanum safrané ,
           une once.
Asa fœtida. . . . . deux gros.
Huile de menthe poivrée , un scrupule.

Faites un emplâtre. (b*.)
Mêmes usages que le précédent.

EMPLÂTRE ISCHIATIQUE.

Emplastrum ischiadicum. (pa. w.)

♃ Poix navale. . . . deux onces.
Galbanum. . . . . une once.
Soufre,
Succin, de chaque. . . deux gros.
Semences de cumin ,
Fleurs de camomille ,
   de chaque. . . un gros et demi.
Pétrole rouge . . . une demi-once.

Faites dissoudre le galbanum dans du vinaigre, mêlez-le avec la poix , ajoutez les
autres substances en poudre , et enfin incorporez le pétrole. (w.)

pa. prescrit deux onces de poix navale ,
une once de galbanum , deux gros de soufre,
un gros de succin, un demi-gros de camomille, autant de cumin , autant d'iris de Florence et suffisante quantité de pétrole.

Cet emplâtre tire son nom de ce qu'on l'a
conseillé, comme fortifiant et résolutif, dans
la sciatique et les douleurs rhumatismales.

EMPLÂTRE NOIR DE BECHHOLZ.

*Emplâtre soufré; Emplastrum Bechholzii s.
nigrum s. nigrum Bechholzii s. sulphuratum
s. nigrum sulphuratum.* (b*. br. han. pr.
wu. sp. vm.)

♃ Sous-carbonate de potasse, une livre.
Sel ammoniac dépuré. . une once.
Essence de térébenthine, huit onces.

Laissez en digestion pendant un mois.
Ajoutez ensuite

Fleurs de soufre. . . deux onces.

Faites digérer encore pendant un mois,
et ajoutez

Gomme ammoniaque,
Galbanum ,
Bdellium ,
Sagapenum ,
   de chaque , deux onces et demie.
Colophane. . . . . une livre.
Myrrhe ,
Térébenthine , de chaque, deux onces.

Faites cuire jusqu'en consistance
d'emplâtre, en ajoutant sur la fin

Camphre en poudre, une once et demie.

Mêlez bien. (b*. br. wu.)

sp. ajoute deux onces d'oliban.

♃ Colophane. . . dix-huit onces.
Térébenthine. . . . . six onces.
Gomme ammoniaque,
Galbanum ,
Sagapenum ,
Myrrhe ,   .
Asphalte , de chaque , quatre onces.

Huile de lin soufrée,
—— de térébenthine,
de chaque. . . . . huit onces.
Camphre. . . une once et demie

La colophane étant fondue et un peu refroidie, ajoutez la poudre de myrrhe et d'asphalte, puis la gomme ammoniaque, le galbanum et le sagapenum dissous dans la
térébenthine, ensuite l'huile de lin dissoute
dans l'essence, enfin le camphre broyé avec
un peu d'huile. (han. pr. *vm.*)

s. prescrit vingt-deux parties de colophane, quatre de myrrhe et autant d'asphalte,
quatre de gomme ammoniaque, quatre de
sagapenum et autant de galbanum, six
de térébenthine, huit de baume de soufre
et autant d'essence de térébenthine : le procédé opératoire est le même.

On le croyait autrefois propre à hâter la
séparation des parties mortes d'avec les vivantes; c'est pourquoi on l'appliquait sur les
parties gangrénées, pour accélérer la chute
des escarres. Il est totalement et justement
oublié aujourd'hui.

LINIMENT NOIR. (WU.)

℞ Emplâtre noir de Bechholz, une once.
Huile de millepertuis,
une once et demie.
Mêlez.

GALE.

Galé odorant, Piment royal, Myrte bâtard; Myrica Gale, L.

Myrtenheide, Brabantische Post, Gerbemyrtenstrauch (Al.);
dutch myrtle (An.); pors (D Su.); gagel (Ho.).

ams. br. f. w. he. g. m. sp.

Arbrisseau (dioécie pentandrie, L.; amentacées, J.) qui croît en Europe. (*fig. Nouv.
Duh.* II. t. 57.)

On emploie l'herbe (*herba Myrti Braban-
ticæ s. Gales s. Chamæleagni*), qui se compose de rameaux d'un brun rougeâtre, garnis de feuilles oblongues, élargies et dentées
à leur partie supérieure, rétrécies à leur
base, et portées sur de courts pétioles. Son
odeur est aromatique, agréable et forte; sa
saveur aromatique, amère et un peu astringente.

GALEGA.

Deux espèces de ce genre de plantes sont
signalées dans les pharmacopées :
1° *Galéga officinal*, Faux indigo, Rue de
chèvre; Galega officinalis, L.

Geissraute, Geissrautefasanenkraut (Al.).

br. e. f. w. m. sp.

Plante ♃ (diadelphie décandrie, L.; légu-

mineuses, J.), qui croît en Europe. (*fig.
Zorn, Ic. pl.* t. 212.)

On emploie l'herbe (*herba Galegæ s. Rutæ
capraria*), qui se compose d'une tige rameuse, garnie de feuilles composées de
quinze à dix-sept folioles ovales. Elle est inodore; sa saveur est mucilagineuse et un peu
amère.

Alexipharmaque et sudorifique, dit-on.

2° *Galéga de Virginie*; Galega Virginiana, L.

Virginian goats rue (An.).

c.

Plante ♃, des États-Unis. (*fig.* Pluk. *Alm.*
t. 23. f. 2.)

La racine passe pour être anthelmintique.

GARANCE.

Rubia tinctoria, L.

Krapp, Krappwurzel, Færberröthe (Al.); red matter (An.);
marena (B.); krap (D. Ho.); granza rubia (E.); robbia (I.);
marzana (Po.); ruida (Por.); krapp (Su.).

a. am. ams. an. b. ba. be. br. d. du. e. ed. f. fe. fu.
g. ham. han. he. li. lo. o. p. po. pr. r. s. w. wu. ww.
he. br. c. g. m. pid. sp. z.

Plante ♃ (tétrandrie monogynie, L.; rubiacées, J.), qu'on cultive en Europe. (*fig.
Flore médic.* IV. 177.)

On emploie la racine (*radix Rubiæ tinctoriæ s. sativæ s. majoris*), qui est longue,
rameuse, articulée, cylindrique, grosse comme une plume d'oie, et rouge, plus en dehors
qu'en dedans. Elle a une faible odeur et une
saveur amarescente, légèrement styptique.

Elle contient beaucoup de tannin, de l'a-
cide gallique, de l'amidon, de l'acide oxalique et un principe colorant particulier
que Collin et Robiquet appellent *Alizarine;
Izarinum.* Dœbereiner en avait déjà isolé
un, appelé par lui *Erythrodanin.*

Aux Indes orientales, on substitue à cette
espèce le *Rubia Manjista*, Roxb.; *fuh.* (*Ar.*);
well madatta (Cy.); menjithe (Hi.); puutvayr
(Mal.); runas (Pc.); manjischtha (Sa.); man-
jittie (Tam.); mandestie (Tel.), plante in-
digène du Népaul et de Thibet.

Astringent, célèbre par la propriété qu'il
a de teindre en rouge les os des animaux
qui en sont nourris. On l'a conseillé dans le
rachitisme. — Dose de la poudre, un demi-
gros à un gros.

ESPÈCES RÉSOLUTIVES.

Species resolventes. (*hp.*)

℞ Racine de garance,
——— de chiendent,
——— de pissenlit,
——— de saponaire,
Herbe de fumeterre,
Sommités de millefeuille,
de chaque. . . . parties égales.

Extractum rubiæ tinctoriæ aquosum. (fe.)

♃ Racine de garance. . . une livre.
Eau. . . . . . . trois livres.

Faites bouillir, passez en exprimant, clarifiez la colature avec du blanc d'œuf, et faites-la évaporer convenablement.

EXTRAIT ALCOOLIQUE DE GARANCE.

Extractum rubiæ tinctoriæ alcoholicum.
(br. han.)

♃ Racine de garance. . deux parties.
Alcool . . . . . . trois parties.
Eau. . . . . . neuf parties.

Faites digérer dans un vase couvert, passez en exprimant, tirez l'alcool par une douce évaporation, et réduisez le reste en consistance d'extrait. (han.)

br. prescrit d'épuiser le bois par l'alcool, de filtrer les teintures réunies, d'en retirer l'alcool par la distillation, et d'évaporer le reste jusqu'en consistance d'extrait.

POUDRE ANTIRACHITIQUE. (sm.)

♃ Garance en poudre. . . deux gros.
Écailles d'huître pulvérisées,
                              quatre gros.

Faites dix-huit paquets. — Dose, deux ou trois, tous les jours, dans de l'eau sucrée, chez un jeune enfant.

POUDRE DE GARANCE COMPOSÉE. (wu.)

♃ Garance. . . . . une demi-once.
Myrrhe,
Borax, de chaque. . . . un gros.

DÉCOCTION DE GARANCE.

Decoctum rubiæ tinctoriæ. (sw.)

♃ Racine de garance. . . une once.
Macis. . . . . . deux gros.

Faites bouillir et réduire d'un tiers. Ajoutez à la colature

Teinture aromatique. . deux gros.
Sirop d'acide citrique. . deux onces.

Astringent, conseillé dans l'ictère, la chlorose, l'aménorrhée et les affections catarrhales chroniques. — Dose, trois onces, trois ou quatre fois par jour.

TISANE ANTISCROFULEUSE. (ca. sm.)

♃ Racine de garance, une demi-once.
Houblon. . . . . une pincée.
Feuilles de noyer. . . . . n° 3.
Eau. . . . . trois demi-setiers.

Faites réduire à une chopine par l'ébullition, et ajoutez à la colature refroidie

Teinture de Mars tartaris e,
                une cuillerée à café.
Dose, deux verrées, matin et soir.

TISANE TONIQUE ET ANTIHERPÉTIQUE. (pie.)

♃ Racine de garance. . . une once.
Fleurs d'arnica,
Tiges de douce-amère,
de chaque. . . une demi-once.
Eau. . . . . . . six verrées.

Faites bouillir, et ajoutez

Feuilles de cochléaria, une demi-once.

BOUILLON APÉRITIF. (bo. ca. pie. sm.)

♃ Collet de mouton. . quatre onces.
Racine de saponaire, un demi-gros.
———— de garance. . . deux gros.
Feuilles de chicorée amère,
                              une poignée.
Eau. . . . une pinte et demie.

Faites réduire d'un tiers par la cuisson.

A prendre en quatre doses, le matin, à jeun, contre les engorgemens des viscères du bas-ventre. On ajoute à la première tasse un scrupule d'acétate de potasse, dont on augmente peu à peu la dose.

TISANE ANTIICTÉRIQUE. (b*.)

♃ Racine de garance,
———— de curcuma,
de chaque. . . . une once.
———— de grande chélidoine,
Sommités de petite centaurée,
de chaque. . . une poignée.
Eau de fontaine,
Vin du Rhin, de chaque, deux livres.

Faites bouillir ensemble, et ajoutez à la colature

Sirop des cinq racines apéritives,
                              deux onces.

Vantée contre l'ictère, par Sydenham, qui en faisait prendre matin et soir une demi-livre.

BOISSON ANTIRACHITIQUE. (b*. sm.)

♃ Racine de garance sèche,
                une demi-once.
Tartre soluble. . . . deux gros.
Eau de fontaine,
                soixante-quatre onces.

Faites bouillir pendant une heure, sur un feu doux, passez et ajoutez

Miel despumé. . . . deux onces.

Vantée dans le rachitisme.—Levret en faisait prendre huit onces par jour aux enfans. — On double la dose de garance quand on emploie la racine fraîche.

DÉCOCTION DE GARANCE ALCALINE.

Decoctum rubiæ compositum. (wu.)

℞ Racine de garance,
—— de rhubarbe,
de chaque. . . . . trois gros.
Sous-carbonate de potasse, deux gros.
Eau de fontaine, trois livres et demie.

Faites bouillir pendant une heure,
et ajoutez à la colature

Sirop de gingembre,
deux onces et demie.

APOZÈME TONIQUE. (*bo.*)

℞ Racine de garance,
—— d'arrête-bœuf,
de chaque. . . une demi-once.
Feuilles de marrube,
—— de matricaire,
—— d'armoise,
—— de romarin,
de chaque. . une demi-poignée.
Semences de persil. . une pincée.
Safran,
Cannelle, de chaque. . un scrupule.
Eau. . . . quantité suffisante
pour obtenir huit onces de colature.
Ajoutez à celle-ci

Sirop de marrube. . une once.
Tartre martial soluble, un demi-gros.

Vanté dans le dysménorrhée, la chlorose,
la leucorrhée, et les hémorrhagies causées par la suppression de quelque flux habituel.

VIN ASTRINGENT. .

Vinum adstringens. (*au.*)

℞ Racine de garance. . une once.
—— de tormentille,
Oranges vertes,
de chaque. . une demi-once.
Cascarille. . . . . . six gros.
Extrait de bois de Campêche,
trois gros.
Vin. . . . . . . deux livres.

Après suffisante digestion, passez.

Dose, une demi-once à une once, toutes
les trois heures.

GAULTHERIE.

Gaulthérie couchée; *Gaultheria procum-
bens,* L.

Mountain tea , partridge berry (An.).

am. c.

Petit arbuste (décandrie monogynie, L. ;
éricinées , J.) de l'Amérique septentrionale. (*fig. Enc. méth.* tab. 367.)
On emploie les feuilles, qui sont presque

sessiles, ovales, lâchement dentées en scie,
et longues d'un pouce.

Stimulant et anodin, dit-on, qu'on emploie dans l'asthme.

HUILE DE GAULTHÉRIE.

Oleum distillatum gaultheriæ. (am. *c.*)

℞ Feuilles de gaulthérie. . à volonté.
Eau. . . . . . quantité suffisante.

Distillez et mettez à part l'huile qui passe.

GAYAC.

Guaiacum officinale, L.

*Franzosenholz, Pockenholz, Guajakholz (Al.); pockwood (An.);
francowske drewo (B.); franzostree (D.); guayaco, palo
santo (E.); poxhout (Ho.); guajaco (I. Por.); drzewo gwaia-
kowa (Po.); franzosenholtz (Su.).*

a. am. ams. an. b. ba. be. br. d. dd. du. ed. f. fe. ff. fi. fu. g.
ham. han. he. li. lo. o. p. po. pp. pr. r. s. su. w. wu. ww.
br. c. g. m. pa. sp. z.

Arbre (décandrie monogynie, L.; rubiacées, J.) des Antilles. (*fig. Flore médic.* IV.
180.)

On emploie le bois, l'écorce et la résine.

Le bois, *Bois de gayac, Bois saint; Lignum
sanctum* s. *guaiaci* s. *guajaci* s. *indicum* s.
benedictum, est d'un tissu très serré, dur,
pesant, d'une couleur jaune qui se rembru-
nit vers le centre, d'une odeur aromatique
qui devient plus prononcée par le frottement,
d'une saveur amère, légèrement âcre et résineuse. Il nous vient en bûches, ou râpé
(*raspatura* s. *rasura ligni Guajaci*). La râpure
est d'un brun verdâtre ou jaune, selon qu'elle
a été tirée du cœur ou de l'aubier, ou des
deux à la fois.

L'écorce (*cortex Ligni sancti* s. *guaiaci*) est
ligneuse, dure, épaisse d'une ligne ou deux,
presque plate, fendillée, pesante, difficile
à briser, grise à l'extérieur, parsemée de
taches vertes, brunes et blanchâtres, d'un
gris jaunâtre en dedans.

La résine, improprement appelée *Gomme
de gayac ; Resina guaiaci nativa , Gummi
guajaci, Gummi ligni sancti,* est en masses irrégulières , d'un brun rougeâtre ou
verdâtre, friables, à cassure vitreuse et
brillante, dont la poudre, d'abord grise,
verdit quand on l'expose à l'air. Elle a une
odeur agréable, analogue à celle du benjoin;
une saveur âcre et désagréable, qui ne se
développe que peu à peu.

Elle découle spontanément, ou par des incisions , de l'écorce des vieux troncs de
l'arbre.

Une résine particulière, que Thomson appelle *Gayacine,* en fait la base.

Le bois et la résine de gayac sont l'un et
l'autre excitans. On les range parmi les sudorifiques, et on les administre surtout fréquemment dans les maladies vénériennes.

§ II. PRÉPARATIONS QUI CONTIENNENT LES PRINCIPES CONSTITUANS DU GAYAC PLUS OU MOINS ALTÉRÉS PAR LA DISTILLATION.

ESPRIT DE BOIS DE GAYAC.

Spiritus ligni guaiaci. (br. w.)

♃ Râpure de bois de gayac. . à volonté.

Distillez au bain de sablé, dans une cornue, recueillez le produit, et séparez le liquide aqueux de l'huile qui le surnage.

Ce produit, formé principalement d'acide acétique, passait jadis pour un sudorifique et un diurétique très efficace. — On le donnait à la dose de trente à cinquante gouttes.

HUILE DE GAYAC. (br. fe. pa. sa. w. vm.)

♃ Râpure de bois de gayac. . à volonté.

Distillez-la dans une cornue, sur le bain de sable; séparez l'huile empyreumatique noire de l'esprit acide qu'elle surnage, et rectifiez-la par une nouvelle distillation.

Donnée jadis, à la dose de quatre ou cinq gouttes, dans la gonorrhée. On l'employait aussi contre les douleurs causées par la carie des dents.

HUILE DE GAYAC COMPOSÉE.

Oleum guajaci compositum. (sw*.)

♃ Huile empyreumatique de gayac,
trois onces.
Baume du Pérou. . . . une once.
Alcool ammoniacal, une demi-once.
Mêlez.

Conseillée dans la carie des dents, et pour le pansement des ulcères malins. Dans ce dernier cas, on prescrit de la mêler avec le double d'huile d'olive.

§ II. PRÉPARATIONS QUI CONTIENNENT LE PRINCIPE ACTIF DU GAYAC SANS LE VÉHICULE EMPLOYÉ POUR L'EXTRAIRE.

EXTRAIT AQUEUX DE GAYAC.

Extractum ligni guaiaci aquosum. (a. br. d. e. g. ham. po. pr. s. w. vm.)

♃ Râpure de bois de gayac. . une livre.
Eau de fontaine. . . . . six livres.

Faites digérer pendant quatre jours dans un endroit chaud, puis bouillir un peu; passez en exprimant, et évaporez la colature jusqu'en consistance convenable. (br.)

♃ Écorce de gayac en poudre,
à volonté.

Mettez-la dans la presse de Réal, et humec-tez-la d'eau froide. Au bout de vingt-quatre heures, chargez l'appareil d'une colonne d'eau bouillante haute de vingt-deux à vingt-cinq pieds, recueillez le liquide aussi long-temps qu'il coule teint, passez à la chausse et faites évaporer jusqu'en consistance d'extrait. (vm.)

♃ Râpure de bois de gayac, à volonté.
Eau. . . . . suffisante quantité.

Épuisez le bois par plusieurs ébullitions successives, réunissez les liqueurs, et après la décantation, évaporez jusqu'en consistance d'extrait. (a.)

d. han. po. pr. et s. donnent la même formule, et prescrivent seulement chaque fois dix parties d'eau sur une de bois; — w. n'ordonne que la décoction, sans spécifier aucune quantité; — e. veut qu'on fasse macérer pendant vingt-quatre heures, puis bouillir pendant deux, deux livres de bois dans vingt d'eau, qu'on fasse encore bouillir le résidu avec une nouvelle quantité d'eau, qu'on réduise à huit livres, et qu'on évapore les liqueurs réunies.

♃ Râpure de bois de gayac. . une livre.
Eau de fontaine . . quinze livres.

Faites bouillir jusqu'à réduction de moitié, et passez; répétez l'opération, avec de nouvelle eau chaque fois, jusqu'à ce que la liqueur ne devienne plus trouble en se refroidissant; réunissez les colatures, et évaporez-les au bain-marie, jusqu'en consistance d'extrait, en ajoutant un peu d'alcool sur la fin, pour rendre la masse homogène. (g.)

EXTRAIT VINEUX DE GAYAC. (sa.)

♃ Bois de gayac râpé. . . une livre.
Vin blanc généreux,
cinq ou six livres.

Après trois jours de digestion sur le bain de sable, passez en exprimant avec force; faites bouillir le résidu avec suffisante quantité de nouveau vin, jusqu'à réduction de moitié; réunissez les deux liqueurs, et faites évaporer jusqu'en consistance d'extrait.

EXTRAIT ALCOOLIQUE DE GAYAC.

Extrait résineux de gayac, Résine de gayac. (a. ams. an. d. ham. o. p. pr. s. wu. br. vm.)

♃ Râpure de bois de gayac. . à volonté.
Alcool. . . . suffisante quantité
pour couvrir le bois de quatre travers de doigt; laissez en digestion dans un endroit chaud, et décantez; faites bouillir le résidu avec de l'eau pendant une heure; passez en exprimant, et évaporez la colature au bain-marie, jusqu'en consistance de miel, en ajoutant peu à peu la teinture sur la fin, et re-

mnant toujours, pour obtenir une masse homogène et non grumelée. (p. **wu.**)

♃ Bois de gayac râpé. . . à volonté.

Épuisez-le, en le faisant digérer à plusieurs reprises dans de l'alcool chaud ; mêlez et filtrez les teintures , ajoutez-y le quart environ d'eau, distillez au bain-marie , pour enlever l'alcool, lavez le résidu avec de l'eau chaude, et faites-le sécher doucement. (pr. **r. s.**)

♃ Râpure de bois de gayac , une partie.
Alcool. . . . . . . six parties.

Faites infuser à chaud , filtrez la teinture, et précipitez-en la résine par le moyen de l'eau ; laissez reposer , décantez, et distillez le liquide , pour retirer l'alcool ; il se dépose encore de la résine , que la chaleur réunit en masse ; séparez-en le liquide qui tient l'extrait dissous , et faites bouillir pendant une demi-heure avec le résidu de l'infusion ; ensuite passez et évaporez jusqu'en consistance d'extrait. (*vm.*)

♃ Résine native de gayac. . une partie.
Alcool (0,907). . . . six parties.

Dissolvez et filtrez , puis distillez la moitié de la liqueur ; précipitez la résine du résidu au moyen de l'eau, lavez-la bien et faites-la sécher à une très douce chaleur. (a. ams. an. han. o. *br.*)

POUDRE ANTIARTHRITIQUE. (b*. ham. *au.*)

♃ Résine de gayac ,
Tartre purifié ,
de chaque. . . . quinze grains.

Faites une poudre. — A prendre trois à quatre fois par jour, dans un peu d'eau de guimauve. (b*. *au.*)

♃ Résine de gayac ,
un demi-gros à un gros.
Oléo-sucre de fenouil ,
un demi-gros.
A prendre en deux fois, le matin et le soir. (*au.*)

♃ Résine de gayac. . . . deux gros.
Crème de tartre. . une demi-once.
Réglisse. . . . . . un gros.
Tartre stibié. . . . deux grains.

Faites une poudre. (ham.)

POUDRE DIAPHORÉTIQUE. (*e.*)

♃ Résine de gayac ,
Nitre, de chaque. . . . un gros.
Ipécacuanha. . . . . trois grains.
Opium. . . . . . . deux grains.

Faites six paquets. — Dose, un toutes les trois heures.

TABLETTES DE GAYAC. (b*.)

♃ Résine de gayac ,

Extrait aqueux de gayac ,
de chaque. . . une demi-once.
Sucre dissous dans l'eau et cuit à la
plume. . . . . trois onces.
Faites des tablettes d'un gros.

Dose , une trois fois par jour.

BOLS ALTÉRANS. (*sa. sw.*)

♃ Résine de gayac. . . . dix grains.
Mithridate. . . . . deux scrupules.
Sirop de sucre. . quantité suffisante.
Mêlez. (*sa.*)

♃ Résine de gayac. . . un demi-gros.
Conserve d'orange, deux scrupules.
Sirop de sucre. . quantité suffisante.
Mêlez. (*sa.*)

♃ Résine de gayac. . un demi-gros.
Essence de térébenthine ,
vingt-quatre gouttes.
Sirop de têtes de pavot blanc ,
quantité suffisante.
Mêlez. (*sw.*)

PILULES ALTÉRANTES. (b*. br. *pie.* sm.)

♃ Résine de gayac. . . . une once.
Savon médicinal. . un ou deux gros.
Faites des pilules de deux grains. (b*. sm.)

♃ Résine de gayac. . . . deux gros.
Sous-carbonate de soude. . un gros.
Eau de fontaine , quantité suffisante.
Faites des pilules de deux grains. (b*.)

♃ Extrait de fumeterre, une demi-once.
——— de petite centaurée ,
deux gros.
Résine de gayac. . . quatre gros.
Térébenthine cuite. . . deux gros.
Faites une masse pilulaire. (br.)

♃ Résine de gayac. . une demi-once.
Extrait de douce-amère. . une once.
Soufre doré d'antimoine. . un gros.
Fleurs de soufre. . . deux gros.
Sirop de fumeterre ,
quantité suffisante.
Faites des pilules de quatre grains. (*pie.*)

PILULES ANTIARTHRITIQUES. (fu.)

♃ Résine de gayac ,
Savon d'Espagne,
de chaque. . . . deux gros.
Extrait d'aconit. . . deux scrupules.
Essence des bois , quantité suffisante.
Dose , dix à vingt grains.

PILULES SUDORIFIQUES. (*bo. pie.*)

♃ Résine de gayac ,
Camphre, de chaque. . . un gros.

Tartre stibié . . . quatre grains.
Extrait de douce-amère,
　　　　　　quantité suffisante.
Faites des pilules de quatre grains. (*bo.
pie.*)

♃ Résine de gayac. . . . une once.
Extrait de contrayerva. . . six gros.
Myrrhe. 　 cinq gros et un scrupule.
Safran. 　. . . . une demi-once.
Camphre ,
　　　　deux gros et deux scrupules.
Laudanum. . . . deux scrupules.
Sirop quelconque ,
　　　　　suffisante quantité.
Faites une masse pilulaire. (*pie.*)

POTION ANTIARTHRITIQUE.

Mixtura guajacina. (*au.*)

♃ Résine de gayac. . . . un gros.
Gomme arabique. . . . six gros.
Décoction de douce-amère, six onces.
Sirop de sucre. . . une demi-once.
A prendre par cuillerées.

♃ Résine de gayac. . . . un gros.
Eau de fenouil. . . . . six onces.
Mucilage de gomme arabique,
　　　　　quantité suffisante
pour faire une émulsion. Ajoutez
Sirop d'orgeat. . . . une once.
Éther nitrique. . . vingt gouttes.
Dose, deux cuillerées, trois fois par jour.

♃ Résine de gayac. . un demi-gros.
Jaune d'œuf. . . . . . n° 1.
Eau de cannelle. . . deux onces.
Dose, une demi-cuillerée, toutes les heures.

♃ Résine de gayac. . . . trois gros.
Sucre blanc,
Gomme arabique ,
　de chaque. . . . . deux gros.
Acétate d'ammoniaque liquide ,
　　　　　　　deux onces.
Eau de cannelle vineuse ,
　　　　　　quatre onces.
Dose, une cuillerée, toutes les quatre heures.

♃ Eau de cerises. . . . . six onces.
Extrait de quassie ,
——— de bois de gayac ,
Éther sulfurique ,
　de chaque. . . . un demi-gros.
Sirop d'écorce d'orange. . une once.
Dose, deux cuillerées, trois fois par jour.

♃ Résine de gayac. . . . un gros.
Liqueur de savon stibié. . six gros.
Dose, vingt à trente gouttes, trois fois par jour, dans de l'infusion de fleurs de sureau ou dans un verre d'eau.

§ III. Préparations qui contiennent le principe actif du gayac, avec le véhicule employé pour l'extraire, le dissoudre ou l'étendre.

A. *Véhicule éthéré.*

TEINTURE ÉTHÉRÉE DE GAYAC.

Tinctura guaiaci ætherea. (*sw*.*)

♃ Résine de gayac. . . . une partie.
Éther nitrique. . . . huit parties.
Faites dissoudre à froid et filtrez.
Excitant, conseillé dans la goutte et les hydropisies. — Dose , un scrupule, dans un gros de sirop simple.

B. *Véhicule alcoolique.*

1° Extraction de la résine du bois.

TEINTURE DE BOIS DE GAYAC.

Eau-de-vie de gayac; Essentia s. Tinctura ligni guajaci s. guajaci officinalis. (a. an. b. hr. f. han. o. pr. s. sa. *ca.*)

♃ Râpure de bois de gayac , cinq onces.
Alcool rectifié. . . . deux livres.
Après suffisante digestion, filtrez. (han. o. pr.)

b. prescrit une partie de bois, huit d'alcool (20 degrés) et six jours de digestion à chaud ; — br. une once et demie de bois , huit onces d'alcool et huit jours de digestion; — s. une partie de bois , six d'alcool rectifié et six jours de digestion ; — sa. une once de bois , six onces d'alcool et trois jours de digestion ; — a. une once de bois et six d'alcool (0,ᶜ50) ; — f. une partie de bois et quatre d'alcool (22 degrés) ; — ca. une once de bois et une livre d'alcool (22 degrés).

♃ Bois de gayac. . . . . une once.
Alcool (20 degrés). . quatre onces.
Faites macérer au bain-marie tiède, pendant quatre jours ; passez, et versez sur le résidu
Alcool (20 degrés). . . deux onces.
Laissez en macération pendant deux jours, passez ensuite, mêlez les deux colatures et filtrez. (an.)

ESSENCE DES BOIS.

Teinture des bois ; Essentia s. Tinctura lignorum. (br. fu. pa. w. *sp. vm.*)

♃ Râpure de bois de gayac , trois onces.
——————— de sassafras, deux onces.
——————— de Rhodes ,
　　　　　une demi-once.
——————— de santal rouge ,
———————————— citrin ,
　de chaque. . . . . une once.
Alcool. . . . . . . deux livres.

Faites digérer pendant deux jours, passez en exprimant et filtrez. (hr. w.)

℞ Bois de gayac. . . . trois onces.
—— de sassafras. . . deux onces.
—— de Rhodes. . une demi-once.
—— de santal rouge,
——-—— citrin,
Racine de salsepareille ,
——— de squine ,
de chaque. . . . . une once.
Esprit de fumeterre, quantité suffisante pour couvrir le tout de quatre doigts ; filtrez après huit jours de digestion. (pa.)

℞ Bois de gayac. . . . six parties.
—— de sassafras . . . quatre parties.
—— de santal citrin,
——-————— rouge,
de chaque. . . . deux parties.
—— de Rhodes. . . . une partie.
Salsepareille ,
Squine, de chaque. . deux parties.
Eau-de-vie, soixante-douze parties.
Faites digérer à une douce chaleur pendant trois jours, passez et filtrez. (vm.)

℞ Bois de gayac,
—— de sassafras,
Racine de salsepareille ,
——— d'année ,
——— de squine ,
Sommités de fumeterre,
de chaque. . . . une once.
Bois de santal rouge. . . . six gros.
Rhubarbe. . . . une demi-once.
Eau-de-vie. . . vingt-quatre onces.
Faites infuser pendant huit jours, filtrez et ajoutez à la colature
Acide hydrochlorique. . trois onces.
Mêlez bien.(sp.)

℞ Râpure de bois de gayac,
——-——— de sassafras,
de chaque. . . . huit onces.
Sous-carbonate de potasse, deux onces.
Alcool rectifié. . trente-deux onces.

Après quatre jours , exprimez et filtrez. (fu.)

Excitant, jadis très célèbre comme diaphorétique, diurétique et dépuratif. On le conseillait aussi dans le traitement de la gonorrhée et des autres maux vénériens. — Dose, un demi-gros à un gros, dans un véhicule approprié.

2° Dissolution de la résine naturelle.

TEINTURE DE RÉSINE DE GAYAC.

Eau-de-vie de gayac; Tinctura resinæ s. gummi guaiaci. (am. be. du. f. ban. li. lo. au. c. ca.)

℞ Résine de gayac en poudre ,
une demi-livre.

Alcool (0,835). . . . deux pintes.
Filtrez après quinze jours de macération. (am. lo. c.)

f. prescrit une partie de résine , quatre d'alcool (20 degrés) et six jours de macération ; — be. une partie de résine, huit d'alcool (20 degrés) et six jours de digestion à chaud ; — du. quatre onces de résine , deux livres d'alcool (0,840) et sept jours de macération ; — ban. une once de résine , six d'alcool et trois jours de digestion à chaud ; — li. une once de résine , six d'alcool concentré et deux d'eau ; — au. une partie de résine et trente-deux d'alcool.

Excitant. — Dose , trente à cinquante gouttes.

La Teinture de gayac d'Émérigon, appelée aussi Liqueur ou Ratafia des Caraïbes ; Élixir antiarthriticum Caribæum (ca. pie. sp.), et qu'on a proposée comme un spécifique contre la goutte, est faite avec deux onces de résine mises en digestion pendant quinze jours dans trois pintes de tafia. On en prescrit une cuillerée tous les matins, suivie immédiatement d'une verrée de lait ou de gruau d'avoine. — L'Élixir antiarthritique indiqué par Van Mons est une dissolution faite à froid d'une partie de résine dans trente-huit de rhum. Le même, dans son édition de Swediaur, décrit, sous le nom de Liquor antarthriticus, une dissolution d'une demi-once de résine de gayac et de deux gros d'huile de genièvre dans quatre onces de tafia.

TEINTURE DE GAYAC COMPOSÉE.

Tinctura guajaci, Elixir s. Balsamum guajacinum. (g. sw. vm.)

℞ Résine de gayac. . . une livre.
Baume du Pérou. . . trois gros.
Alcool. . . deux livres et demie.
Laissez en digestion pendant huit jours, et passez. (sw.)

vm. prescrit une partie de baume, huit de résine, soixante-quatre de rhum et la dissolution à froid ; — g. une demi-livre de résine , deux gros de baume et une livre d'alcool.

Excitant, réputé diaphorétique et diurétique.

TEINTURE DE GAYAC FENOUILLÉE.

Tinctura guaiaci fœniculata. (su.)

℞ Racine de gayac en poudre, une once.
Huile essentielle de fenouil,
une demi-once.
Alcool étendu d'eau. . une once.

Faites digérer pendant vingt-quatre heures la résine et l'huile dans un flacon bou-

ché, à une douce chaleur; ajoutez l'alcool
et filtrez au bout de quelque temps.

TEINTURE DE GAYAC AMMONIACÉE.

Teinture de gayac ammoniacale, Alcool ammoniacal avec le gayac, Teinture volatile de
gayac; *Tinctura guajaci ammoniata* s. *ammoniacata, Tinctura* s. *Elixir guajaci volatilis,
Elixir guajacinum volatile,* Alcohol cum
guaiaco officinali ammoniatus , Alcohol ammoniæ et guaiaci. (am. ams. an. ba. be. hr.
d. dd. du. ed. fi. fu. g. han. li. lo. o. p. po.
pr. s. su. br. c. ca. pid. sw. vm.)

♃ Résine de gayac en poudre,
　　　　　　　　　　　　une partie.
　Alcool ammoniacal. . _ six parties.

Faites digérer à froid, dans un vase couvert, en remuant souvent. (d. du. ed. fi. o.
po. pr. s. *pid.*)

be. prescrit une partie de résine et trois
d'alcool ammoniacal ; — fu. une de résine et
quatre d'alcool ammoniacal ; — br. une de
résine et cinq d'alcool ammoniacal ; — dd.
une de résine et sept d'alcool ammoniacal ;
— vm. une de résine et six ou huit d'alcool
ammoniacal.

ams. indique aussi une partie de résine et
six d'alcool ammoniacal, mais prescrit six
jours de digestion à une douce chaleur.

♃ Résine de gayac. . . une partie.
　Teinture aromatique ammoniacée, ,
　　　　　　　　　　　　six parties.

Faites digérer à froid, dans un vase clos.
(br. g. p. *ca.*)

am. lo. et c. prescrivent cinq onces de
résine, une livre et demie de teinture et dix
jours de macération.

♃ Alcool (28 degrés.) . . six onces.
　Résine de gayac. . . . une once.
　Ammoniaque liquide (18 degrés.)
　　　　　　　　　　　　deux onces.

Filtrez après huit jours de macération.
(an. be.)

♃ Résine de gayac. . . quatre onces.
　Alcool ammoniacal ,
　Teinture aromatique ,
　　de chaque. . . . neuf onces.

Faites digérer à froid, dans un vase couvert, et filtrez. (han.)

♃ Teinture de gayac. . douze parties.
　Sous-carbonate d'ammoniaque
　　liquide. . . . . une partie.

Mêlez. (sw.)

li. prescrit une partie de sous-carbonate
solide et quarante-huit de teinture.

♃ Résine de gayac. . . . une once.
　Solution alcoolique de sous-carbo-
　　nate d'ammoniaque, une demi-livre.

Après quatre jours de macération, passez. (su.)

♃ Résine de gayac. . . quatre onces.
　Ammoniaque. . . . trois onces.
　Alcool concentré, vingt-quatre onces.
　Baume du Pérou. . . . deux gros.
　Huile de sassafras. . une demi-gros.

Passez après six jours de digestion. (sw.)

On peut rapprocher de cette dernière
préparation la *Teinture volatile de gayac de
Dewees,* dont voici la formule : (c.)

♃ Résine de gayac. . . huit onces.
　Sous-carbonate de soude, trois gros.
　Poivre de la Jamaïque, deux onces.
　Eau-de-vie (20 degrés), deux livres.

Ajoutez sur quatre onces de cette
teinture alcoolique

　　Ammoniaque liquide. . . un gros.

La teinture ammoniacale de gayac est un
excitant qu'on a conseillé dans le dyspnée,
la cardialgie, la céphalalgie, la colique,
la dysurie , les douleurs rhumatismales , l'a-
ménorrhée, etc. — Dose, depuis un gros
jusqu'à une demi-once, avec six cuillerées
de lait ou d'eau tiède, à prendre pendant la
nuit, ou deux fois dans la journée. On donne
la teinture de Dewees à celle d'une cuillerée à café dans un verre de vin de Madère,
ou dans une infusion aromatique. — Faisons
remarquer, puisque l'occasion s'en présente,
que les Anglais , non contens d'ajouter quelque excitant , ordinairement très énergique,
aux préparations que la plupart des dispensaires donnent à l'état de simplicité , prescrivent encore d'administrer le médicament
dans un véhicule vineux ou même alcoolique. Le brownisme a jeté de profondes
racines chez eux, ou plutôt il ne pouvait
naître que chez eux, car ce n'est au fond
que l'exagération de leur régime journalier.

SIROP DE GAYAC.

Syrupus guajacinus. (au.)

♃ Teinture de gayac ammoniacée,
　　　　　　　　　　　　deux gros.
　Mucilage de gomme arabique,
　Sirop d'orgeat , de chaque, une once.

Dose, une ou deux cuillerées à café, quatre fois par jour, dans la goutte et les exanthèmes chroniques.

TEINTURE RÉSINO-SAVONNEUSE.

Tinctura Haffieldi. (b°. f. ca. vm.)

♃ Résine de gayac,
　Savon amygdalin ,
　　de chaque. . . . . une once.
　Alcool rectifié. . une demi-livre.

Filtrez la solution. (b°. ca.)

f. et vm. prescrivent une partie de résine,

deux de savon blanc, et suffisante quantité
d'alcool (22 degrés) pour dissoudre ces deux
substances, à l'aide de la chaleur. Évaporez
jusqu'en consistance pilulaire. Le produit
porte le nom de *Savon de gayac* dans les
deux pharmacopées.

Conseillée dans le rhumatisme et la goutte.
On en donne un gros, dans une boisson appropriée. On peut aussi la faire évaporer
jusqu'à siccité, et administrer le résidu, à
la dose de dix-huit grains.

HUILE ARTHRITIQUE. (*vm.*)

℞ Baume du Pérou,
Huile de sassafras,
   de chaque. . . . une partie.
Résine de gayac. . . huit parties.
Alcool ammoniacal,
       vingt-quatre parties.
Alcool de vin, quarante-huit parties.

Après suffisante digestion, filtrez.

C. Véhicule aqueux.

1° Traitement du bois par l'eau bouillante.

DÉCOCTION DE GAYAC.

Decoctum guajaci. (b*. g. wu. ww. *br. ra.*
      sw. sy.)

℞ Bois de gayac râpé. . . une once.
Eau . . . . huit livres.

Faites macérer pendant une nuit, puis
bouillir jusqu'à réduction de moitié. (b*. *sy.*)

Telle était la formule d'Ulric de Hutten.
— D'après Lieutaud, on doit faire infuser
trois onces de gayac dans douze livres d'eau,
pendant vingt-quatre heures, puis soumettre
à l'ébullition jusqu'à ce qu'il ne reste plus
que quatre livres de liquide; — *br.* prescrit une once de bois et deux livres d'eau, réduites d'un quart; —ww. une once et demie
de bois et vingt onces d'eau, réduites à seize.

℞ Râpure de bois de gayac, une once.
Eau . . . . trois livres.

Faites réduire au tiers, en ajoutant
sur la fin
  Réglisse effilée. . . . . un gros.

Passez. (*ra.*)

g. prescrit trois onces de gayac, quatre
livres d'eau réduites à deux, et une demi-
once de réglisse.

DÉCOCTION DE GAYAC COMPOSÉE.

*Décoction ou Tisane sudorifique, Decoction des
bois; Decoctum lignorum s. guaiaci compositum s. sudorificum s. diaphoreticum.* (am.
b*. ed. ff. fi. p. pa. su. *au. b. br. c. fp. ra.
sa. sp. sy.*)

℞ Bois de gayac,
Racine de bardane,

de chaque. . . . deux onces.
Eau. . . . . quantité suffisante
pour obtenir deux livres de décoction. Ajoutez à la colature
  Sirop de sucre. . . . . une once.

Mêlez bien. (*b.*)

℞ Bois de gayac râpé. . trente parties.
Eau. . . . . quantité suffisante.

Faites réduire au tiers par l'ébullition,
et versez la liqueur bouillante sur
  Bois de sassafras haché menu,
          cinq parties.
  Réglisse grattée. . . huit parties.
Laissez refroidir et passez..(ff.)

℞ Racine de squine. . . . trois gros.
Bois de gayac,
Douce-amère, de chaque, deux gros.
Eau. . . . . quantité suffisante
pour obtenir une livre de décoction. (*b.*)

℞ Écorce de bois de gayac, une once.
Eau de fontaine. . . trois livres.

Faites bouillir jusqu'à consomption
des deux tiers, et jetez dans la liqueur
encore bouillante
  Râpure de bois de sassafras,
  ——————— de santal,
   de chaque . . . une demi-once.
  Anis étoilé . . . . . deux gros.

Passez. (*sa.*)

℞ Râpure de bois de gayac, trois onces.
Eau de fontaine. . . . six livres.

Faites réduire d'un tiers par l'ébulli-
tion, et ajoutez sur la fin
  Râpure de bois de sassafras, une once.
  Réglisse coupée . . . deux onces.

Laissez en digestion pendant deux heures
et passez. (p.)

℞ Râpure de bois de gayac, trois onces.
Raisins de Corinthe. . deux onces.
Eau. . . . . dix livres.

Faites réduire à moitié par l'ébullition, en ajoutant sur la fin
  Bois de sassafras,
  Racine de réglisse,
   de chaque. . . . . une once.

Passez sans exprimer. (am. b*. ed. *br. c.*)

℞ Râpure de bois de gayac, trois onces.
——————— de genévrier,
        deux onces.
  Squine. . . . . . une once.
  Eau commune . . . douze livres.

Faites réduire de moitié par l'ébullition, et ajoutez sur la fin
  Réglisse coupée. . une demi-once.

Passez. (su.)

G. donne la même formule, mais remplace la squine par la racine de saponaire.

♃ Râpure de bois de gayac ,
———————— de genévrier,
Racine de bardane ,
de chaque. . une once et demie.
——— de scrofulaire ,
Tiges de douce-amère
Herbe de scrofulaire ,
de chaque. . . une demi-once.
Eau. . . . . . douze livres.
Faites réduire de moitié par la coction, en ajoutant sur la fin
Râpure de bois de sassafras ,
une demi-once.
Réglisse coupée ,
Semences d'anis écrasées,
de chaque. . . . . deux gros.
Passez. (sp.)

br. donne la même formule, mais prescrit trois onces de gayac, une once de genévrier et une demi-once de bardane.

♃ Râpure de bois de gayac , six onces.
—.———————— de sassafras ,
quatre onces.
Eau commune. . vingt-quatre livres.
Faites réduire de moitié par l'ébullition , et ajoutez sur la fin
Réglisse ou Raisins secs, deux onces.
Passez. (sy.)

♃ Racine de bardane ,
——— de patience ,
de chaque. . . une demi-once.
Bois de gayac ,
——- de buis, de chaque. . une once.
Baies de genévrier. . . deux onces.
Eau . . . . quatre livres.
Faites cuire jusqu'à réduction de moitié. (sy.)

♃ Gayac. . . . . un gros et demi.
Eau bouillante . . . deux pintes.
Faites infuser pendant douze heures ,
puis réduire d'un quart. Ajoutez sur la fin
Sous-carbonate de potasse ,
trente-six grains.
Sassafras. . . . . . deux gros.
Réglisse . . . . . quatre gros.
Passez après le refroidissement. (fp.)

♃ Bois de gayac. . . . . une once.
——- de sassafras . une demi-once.
Réglisse. . . . . . . un gros.
Eau . . . . cinq livres.
Faites bouillir pendant trois heures ,
en ajoutant sur la fin
Eau de cannelle. . . trois onces,
ou une once d'alcoòl. (au.)

♃ Espèces pour la décoction des bois,

Eau commune. . . . seize livres.
Après vingt-quatre heures d'infusion , faites réduire à moitié par l'ébullition. (pa.)

On fait bouillir le résidu avec douze livres d'eau d'orge réduites à quatre, et cette seconde décoction , à laquelle on peut ajouter des raisins secs et un peu de cannelle, sert de boisson ordinaire au malade.

Excitant , sudorifique, dépuratif, usité surtout dans les maladies vénériennes. — Dose, quelques verrées dans le cours de la journée.

TISANE SUDORIFIQUE ET NOURRISSANTE.

Decoctum incitans , nutriens , diaphoreticum et antisyphiliticum. (b.)

♃ Bois de gayac . . . . une once.
Lichen d'Islande lavé , deux onces.
Douce-amère . . . . deux gros.
Racine de garance ,
——— de laiche des sables ,
——— de guimauve ,
——— de bardane ,
de chaque. . . une demi-once.
Fenouil . . . . . une once.
Eau . . . . . . cinq livres.
Faites bouillir et réduire à trois livres. Ajoutez
Sirop de sucre. . . . deux onces.

TEINTURE DE TARTRE COMPOSÉE.

Tinctura tartari composita , Panacea tartarea.
(pa.)

♃ Tartre cru . . . . douze livres.
Bois de gayac , quatre livres et demie.
——- de sassafras ,
Salsepareille ,
Squine , de chaque , une livre et demie.
Distillez, séparez la liqueur de l'huile qui surnage, et faites digérer dedans, pendant quelques jours,
Crème de tartre . . une demi-livre.
Bois de gayac. . . huit onces.
——- de sassafras ,
——- de frêne ,
Salsepareille ,
de chaque. . . une once et demie.
Squine. . . deux onces et demie.
Santal rouge. . . . . une once.
Acide sulfurique. . . . trois gros.
Ensuite passez en exprimant.

DÉCOCTION DIURÉTIQUE. (sa.)

♃ Râpure de bois de gayac ,
——————— de sassafras ,
de chaque. . . . trois onces.
Réglisse coupée. . . . deux onces.
Coriandre . . . . une demi-once.
Eau . . . . . . quantité-suffisante
pour avoir, après la coction, huit pintes de colature.

Decoctum syphiliticum Yvo Gaukes s. *antipso-ricum.* (br. *sp.* sy.)

♃ Râpure de bois de gayac, trois onces.
—— —————— de sassafras,
deux onces.
Racine de squine,
Mercure, dans un nouet,
Antimoine cru, dans un nouet,
de chaque. . . . : une once.
Eau de fontaine. . .. douze livres.

Faites cuire pendant douze heures;
ajoutez sur la fin
Réglisse. . . . . deux onces.
Passez. (br.)

sp. et sy. substituent le bois de genévrier
au sassafras.

Excitant, sudorifique, dépuratif, qu'on a
préconisé dans les maladies vénériennes et
la gale. — Dose; trente à quarante onces
chaque jour, pendant un mois ou deux.

TISANE CONTRE LA TEIGNE. (*pie.*)

♃ Râpure de bois de gayac, deux gros.
Tiges fraîches de douce-amère,
une demi-once.
Eau . . . deux verrées et demie.

Faites réduire d'un cinquième; lais-
sez infuser, pendant douze heures, dans
la colature
Coriandre,
Fleurs de souci,
——— de millepertuis,
Feuilles de pensée,
de chaque. . . . deux pincées.
Sulfate de magnésie,
Feuilles de séné,
de chaque. . . un demi-gros.
Passez.

2º Dilution de la résine dans de l'eau.

ÉMULSION DE GAYAC.

Lait de gayac; Emulsio guaiacina s. *gummi resinæ guaiaci, Lac guaiacinum* s. *gummi guaiaci, Mixtura guaiaci* s. *gummi guaiaci Bergeri, Solutio guaiaci gummosa* s. *resinæ guaiaci aquosa.* (b*. fi. fu. li. lo. pp. su. ww. c. sw. vm.)

♃ Gomme arabique. . . une partie.
Résine de gayac . . deux parties.
Broyez ensemble, en ajoutant peu
à peu
Eau. . . . quarante-huit parties.
Sirop de sucre. . . quatre parties.
Mêlez bien. (vm.)

sw. prescrit une partie de gomme, une
de résine, quarante d'eau et huit de sirop.

♃ Résine de gayac. . . deux parties.
Gomme arabique . . . une partie.
Broyez ensemble, et ajoutez peu à peu
Eau de menthe poivrée,
trente-six parties.
Sucre. . . . . . six parties.
Mêlez. (fi.)

b'. prescrit deux parties de résine, une
de gomme, trente-six d'eau d'hysope et
deux de sucre; — su. deux parties de résine,
une de gomme, trente-six d'eau de menthe
poivrée et six de sucre; — pp. et ww. une
partie de résine, une de gomme, trente-
deux d'eau et deux de sucre.

♃ Résine de gayac. . . trois parties.
Sucre . . . . . quatre parties.
Mucilage de gomme arabique,
trente-deux parties,
Eau de cannelle,
cent vingt-huit parties.

Broyez la résine avec le sucre, puis avec
le mucilage, et ajoutez l'eau peu à peu.
(lo. c.)

♃ Résine de gayac,
Gomme arabique,
de chaque. . . . . une partie.
Eau de sauge. . . . seize parties.
Broyez ensemble. (fu.)

li. prescrit une partie de résine, une de
gomme et douze d'eau distillée.

♃ Résine de gayac,
Sucre blanc,
Jaune d'œuf, de chaque, une partie.
Broyez, en ajoutant peu à peu
Eau de poivre de la Jamaïque,
seize parties.
Mêlez. (sw.)

Excitant, sudorifique, diurétique. — A
prendre par cuillerées.

D. *Véhicule gras.*

BAUME DE GAYAC. (*vm.*)

♃ Résine de gayac. . quatre parties.
Axonge de porc, trente-deux parties.
Faites fondre à une douce chaleur,
passez, et, au moment du refroidisse-
ment, ajoutez
Baume du Pérou . . . une partie.

E. *Véhicule alcalin.*

SAVON DE GAYAC.

Baume savonneux de gayac; Sapo gaiacinus.
(han. o. po. pp. pr. s. sw. vm.)

♃ Lessive caustique. . . à volonté.
Étendez la du double d'eau, faites légèrement bouillir, et ajoutez peu à peu, en

remuant toujours, de la résine de gayac jusqu'à ce qu'il cesse de s'en dissoudre ; passez
et évaporez jusqu'en consistance de masse
pilulaire. (hán. o. po. pp. pr. s. *sw. vm.*)

℞ Râpure de bois de gayac, six parties.
Soude caustique fondue, une partie.
Eau . . . . quatre parties.

Faites bouillir pendant quatre heures, en
remplaçant l'eau à mesure qu'elle s'évapore;
passez et évaporez convenablement.

PILULES DE CAYAC.

Pilulæ guaiaci s. *guaiacinæ.* (pp. *sw.*)

℞ Savon de gayac. . une demi-once.
Sirop de sucre,
Poudre de lycopode,
de chaque. . quantité suffisante.

Faites des pilules de deux grains.

POTION ANTIARTHRITIQUE. (fu.)

℞ Résine de gayac. . une demi-once.
Soufre doré liquide . . une once.
Eau de sureau. . . . huit onces.

Ajoutez à la solution

Sirop d'écorce d'orange. . une once.

Dose, une cuillerée.

§ IV. PRÉPARATIONS QUI CONTIENNENT LE GAYAC EN SUBSTANCE.

ESPÈCES POUR LA DÉCOCTION DES BOIS.

Species lignorum s. *ad decoctum lignorum* s.
pro decocto lignorum s. *decocti lignorum.* (d.
dd. f. han. li. o. pa. po. pp. pr. r. sa. w. ww.
hp. vm.)

℞ Bois de gayac râpé,
Racine de bardane,
——— de pissenlit,
de chaque. . . . une once.

Mêlez. (dd.)

℞ Râpure de bois de gayac,
Salsepareille hachée,
Squine coupée,
de chaque. . . parties égales.

Mêlez. (f.)

℞ Bois de gayac,
——— de genévrier,
de chaque. . . deux parties.
Racine de patience,
——— de bardane,
de chaque. . . . une partie.

Mêlez. (li.)

℞ Bois de gayac,
Racine de chiendent,
de chaque. . . quatre onces.
——— de réglisse,

Semences d'anis,
de chaque. . . . une once.

Coupez, écrasez et mêlez. (pp.)

℞ Râpure de bois de gayac,
Racine de bardane,
de chaque. . . . six parties.
——— de laiche des sables,
——— de saponaire,
de chaque. . . trois parties.
——— de réglisse. . deux parties.

Coupez et mêlez. (r.)

℞ Bois de gayac râpé. . deux parties.
——— de sassafras. . une demi-partie.
Racine de bardane,
——— de saponaire,
——— de réglisse,
——— de laiche des sables,
de chaque. . . . une partie.

Coupez et mêlez. (sa.)

han. o. po. et pr. prescrivent douze parties
de gayac, une demie de sassafras, autant de
réglisse, une partie de saponaire, autant de
bardane et pas de laiche.

℞ Bois de gayac,
——— de genévrier,
Racine de bardane,
——— de saponaire,
de chaque. . . . une partie.
——— de réglisse. . deux parties.

Coupez et mêlez. (ww.)

℞ Râpure de gayac. . . six onces.
Bois de sassafras,
Racine de bardane,
de chaque. . . . trois onces.
——— de réglisse. . . trois gros.
Tiges de douce-amère,
une once et demie.
Fenouil. . . . . . deux gros.

Coupez et écrasez. (d.)

℞ Râpure de bois de gayac, une livre.
Écorce de bois de gayac,
quatre onces.
Racine de squine. . . deux onces.
——— de salsepareille,
Bois de sassafras, de chaque, une once.

Coupez et mêlez. (pa.)

℞ Bois de gayac,
——— de sassafras,
Douce-amère,
Fenouil,
Racine de bardane,
——— de laiche des sables,
——— de patience,
——— de saponaire,
——— de réglisse,
de chaque. . . . parties égales.

Mêlez. (*hp.*)

℞ Bois de gayac. . une livre et demie.

——de sassafras. . . . six onces.
——de genévrier. . . quatre onces.
Racine de salsepareille,
——de squine,
de chaque . . . . deux onces.
——de réglisse, une once et demie.
Semences d'anis,
——de fenouil,
de chaque. . . une demi-once.
Coupez. écrasez et mêlez. (w.)

♃ Bois de gayac,
——de genévrier,
de chaque. . . . . six parties.
—— de sassafras,
Racine de squine,
——— de salsepareille,
de chaque. . . . trois parties.
Bois de santal citrin,
Réglisse,
de chaque. . une partie et demie.
Cumin. . . . . . . une partie.
Coupez, écrasez et mêlez. (*vm.*)

ESPÈCES DÉTERSIVES. (ham. he. wu. *pid.*)

♃ Racine de saponaire,
——— de pissenlit,
——— de chiendent,
——— de patience,
de chaque. . . . . trois onces.
——— de boucage. . deux onces.
——— de réglisse. . . une once.
Râpure de bois de gayac,
une demi-livre.
Anis. . . . . une once et demie.
Coupez et mêlez. (he. *pid.*)

♃ Racine de bardane,
——— de laiche des sables,
——— de pissenlit,
de chaque. . . . . trois onces.
——— de réglisse. . . une once.
Râpure de bois de gayac,
quatre onces.
Coupez et mêlez. (wu.)

♃ Racine de bardane,
Tiges de douce-amère,
Râpure de bois de gayac,
de chaque. . . . . . une once.
Racine de réglisse, une demi-once.
Fenouil,
Écorce de bois-gentil,
de chaque. . . . . deux gros.
Coupez et mêlez. (ham.)

ESPÈCES POUR LA DÉCOCTION ANTIARTHRITIQUE.

Species decocti antipodagrici Viennensis. (w.)

♃ Bois de gayac. . . . six onces.
Racine de polypode de chêne,
——— de salsepareille,
——— de squine, -

Hermodattes,
de chaque. . . quatre onces.
On fait cuire cette quantité dans trente-
deux livres d'eau et huit livres de vin, réduites au quart. Il était d'usage de faire
boire vingt-quatre livres de cette décoction
en trois jours, c'est-à-dire environ huit
onces par heure, en observant un régime
sévère. Il arrivait souvent ainsi qu'une abondante diurèse et diaphorèse mitigeait l'accès
de goutte.

ÉLECTUAIRE MONDIFICATIF DE WERLHOF.

*Électuaire dépuratif; Electuarium mundifi-
cans.* (b*. br. d. han. o. *pid. sp. vm.*)

♃ Bois de gayac. . . . une once.
Racine de salsepareille, trois onces.
Feuilles de séné, une once et demie.
Rhubarbe. . . . . deux gros.
Écorce de sassafras,
Anis, de chaque. . . un gros.
Miel despumé. . . . une livre.
Mêlez. (b*. br. d. han. sp.)

pid. prescrit six onces de racine de patience, deux de bois de gayac, quatre d'é-
corce de sassafras, une et demie de séné et
une de rhubarbe, pour faire une poudre
dont, au moment de la prescription, on
incorpore une partie dans quatre de miel
despumé; —*vm.* une partie d'écorce de
sassafras, autant d'anis, deux parties de
rhubarbe, huit onces de gayac, douze de séné,
vingt-quatre de salsepareille et suffisante
quantité de miel despumé; —o. deux onces
de gayac, autant de sassafras, une demi-
once de séné et autant de rhubarbe, pour
faire une poudre dont on incorpore une partie dans quatre de miel despumé.

Doux laxatif, dont on peut donner jusqu'à une demi-once.

ÉLECTUAIRE MONDIFICATIF POUR LES
PAUVRES. (br.)

♃ Racine de bardane,
——— de squine,
de chaque. . une once et demie.
——— de guimauve,
——— de réglisse,
Hermodattes,
de chaque. . . une demi-once.
Jalap. . . . . . . trois gros.
Bois de gayac. . une once et demie.
Écorce de sassafras. . . trois gros.
Séné mondé. . . . . une once.
Anis,
Fenouil, de chaque. . . un gros.
Pulvérisez; incorporez la poudre dans
Miel despumé. . . . vingt onces.
Remuez bien, en ajoutant sur la fin
Alcool concentré. . une demi-once.

GÉLATINE.

Un assez grand nombre de substances
citées dans les pharmacopées, surtout dans
les anciennes, n'agissent guère, si toutefois elles exercent une action réelle ou ap-
préciable, que par la gélatine qu'elles contiennent. Telles sont spécialement le collet
de mouton, la rouelle de veau, la cuisse de
bœuf, la chair de poulet, etc., qui figurent
dans quelques formules. Mais la plupart de
ces substances n'avaient été introduites en
médecine que sur la foi d'ignorans et superstitieux empiriques, qui leur attribuaient
des propriétés imaginaires, la plupart du
temps même ridicules. Nous les réunissons
toutes dans cet article, en y adjoignant
même diverses matières animales qui contiennent sinon de la gélatine, au moins un
principe voisin de celui-là, en particulier du
mucus, et qui, si elles en diffèrent un peu sons
le point de vue chimique, doivent en être
rapprochées quand on les examine dans leurs
rapports avec la thérapeutique.

1° *Colle forte; Colla.*

e.

On la prépare avec des rognures de peau,
bouillies dans de l'eau. Elle est en plaques
d'un blanc jaunâtre et plus ou moins translucides.

2° *Ichthyocolle, Colle de poisson; Ichthyocolla,
Colla piscium.*

*Hausenblase (Al.); icinglass (An.); hunsblos (D.); colla de
pescada (E.); huisenblus (Ho.); ittiocolla, colla di pesco
(I.); kuruk (Po.); cola de peixe (Por.); husblas (Su.).*

*a. am. ams. b. ba. be. br. d. du. e. f. fe. ff. fi. fu. han. he.
li. o. po. pp. pr. r. s. su. w. wu. br.c. g. m..pa. pid. sp.*

On donne ce nom aux vésicules aériennes
desséchées des trois espèces d'esturgeon,
Acipenser stellatus, Pal.; *Acipenser Sturio*, L.;
Acipenser Huso, L.; et aussi, selon Pallas, du
Silurus Glanis. Ce sont des masses blanches,
demi-transparentes et inodores.

3° *Chair de tortue; Caro testudinis.*

*Schildkræte (Al.); tortoise (An.); galapago, tortuga (E.);
skildpadde (Ho.); tartarugha (I.); tartaruga (Por.); skæl-
padda (Su.).*

r. f. g. sp.

C'est le corps, sans tête ni pattes, de la
Tortue d'Europe, Emys Lutaria, Mer., reptile (chéloniens, Brongn.) commun dans
le midi de l'Europe. (*fig.* Lac. Quadr. ovip.
I. t. 4.) Cette tortue a la carapace ovale,
peu convexe, assez lisse, noirâtre, semée
de points jaunâtres, disposés en rayons.
On prescrit la décoction de sa chair aux
phthisiques, aux personnes épuisées par la
maladie ou les excès.

4° *Chair et Rachis de vipère; Viperæ caro
et spinæ.*

Vipernfleisch, Vipernrückgrat (Al.).

ams. br. e. f. fe. g. w. wu. br. g.

La *Vipère* commune; *Pelias Berus*, Mer.,
reptile ophidien (idiophides vipérides, Lat.),
commun en Europe (*fig.* Lac. Quadr. ovip.
II. tab. 1. fig. 1), est brune, avec une raie
noire, en zigzag, le long du dos, et une
rangée de taches noires de chaque côté.
Elle a le ventre ardoisé.

Avant de s'en servir, on lui coupe la tête
et la queue, et on enlève les viscères, sauf
le cœur et le foie, qu'on emploie également.
Sa poudre était connue jadis sous le nom de
Bezoardicum animale. (pa. w.)

5° *Chair et Rachis du renard; Caro et spinæ
vulpis.*

Zorna (E.j.

w. sp.

Le *Renard; Canis Vulpes*, L., mammifère
carnassier. On le dépouille de sa peau et de
ses viscères. Cependant, parmi ces derniers, on conserve ses poumons, pour les
faire sécher, après les avoir lavés dans du
vin (*getrocknete Fuchslungen, Al.*).

Ces derniers surtout passaient jadis pour
un spécifique contre les maladies des poumons.

6° *Petits chiens nouvellement nés; Catelli.*

e. g. sp.

Autrefois ils étaient regardés comme nervins.

On employait aussi, contre l'hydrophobie,
le *Foie de chien enragé, Hepar canis rabidi*,
lavé dans du vin et séché à l'étuve. (pa. w.)

Le *Foie de loup, Lupi hepars* (w.), et passait
aussi pour jouir de la même vertu.

7° Les viscères et diverses parties du *Lièvre;
Lepus timidus*, L.

8° *Cuisses de grenouille.*

On désigne sous ce nom impropre les membres postérieurs encore attachés au bassin
écorché de la *Grenouille verte; Rana escu-
lenta*, L.

*Frosch (Al.); frog (An.); froe (D.); ranus (E.); vorsch (Ho.);
ranocchio (I.); groda (Su.).*

e. f. fe. w. g. sp.

Reptile (batraciens anoures, Dum.) commun dans toute l'Europe. (*fig.* Roes. Ran.
pl. XIII. XIV.)

On emploie aussi le *Frai, Sperma ranæ,
Froschlaich* (Al.), qui se compose des œufs,
placés au centre d'une masse glaireuse et
transparente, renfermée dans un long sac
membraneux.

C'est la *Rana temporaria* qu'indiquent la
pharmacopée d'Espagne et celle de Ferrare.

9° *Lézard gris, Lézard des murailles; La-
certa agilis*, L.

Eidechse (Al.); lizard (An.); furboen (D.); lagarto (E.)

haagdis (Ho.); lucertola (I.); jussezarra (Po.); lagurtiza (Por.); osula (Su.).

e. fe. w. g. sp.

Reptile (sauriens eumérodes, Dum.) très commun dans toute l'Europe. (*fig.* Daud. *Rept.* III. p. 155. t. 35. f. 2.)

Il a passé pendant long-temps pour un excellent sudorifique et antivénérien.

10° *Scinc, Scinque des boutiques; Scincus officinalis,* Schn.

Meerstinz (Al.); el adda (Ar.).

w. sp.

Reptile (sauriens scincoïdiens, Cuv.) d'Arabie et d'Abyssinie. (*fig.* Lac. *Quad. ovip.* I. t. 31.)

Cet animal (*Scincus maximus, Scincus s. Cineus marinus*) est long de cinq à huit pouces. Il a le bout du museau pointu et la queue plus courte que le corps, qui est jaunâtre, argenté, avec des bandes transversales noires.

Regardé autrefois comme aphrodisiaque.

11° *Crapauds secs; Bufones exsiccati s. Rubetæ* terrestres *majores.*

Gedærrte Kræten (Al.).

e. w. g. sp.

Reptile (batraciens anoures, Dum.) commun dans toute l'Europe (*fig.* Roes. *Ran.* xx), d'un gris roussâtre, gris brun, olivâtre ou noirâtre, avec de nombreux tubercules arrondis sur le dos, et d'autres plus petits et plus serrés sous le ventre.

Autrefois on attribuait à la poudre ou à la cendre des crapauds secs une vertu diurétique utile dans les hydropisies.

12° *Limaçon, Colimaçon des vignes; Helix Pomatia,* L.

Schnecke (Al.); snail (An.); snegl (D.); caravoles (D.); slak (Ho.); lumaca (I.); snigel (Su.).

br. f. ban. w. g. sp.

Mollusque conchylifère gastéropode (pulmonés géococlides, Lat.), très commun en Europe. (*fig.* Fér. pl. 21 et 24, *fig.* 1.)

Cet animal est fort gros, d'un gris jaunâtre, couvert de tubercules irréguliers et alongés.

Adoucissant, pectoral, analeptique.

13° *Scorpion d'Europe; Scorpio Europæus,* L.

Alacrane (E.).

Arachnide pulmonée (pédipalpes scorpionides, Lat.), du midi de l'Europe. (*fig.* Herbst, *Monog. Scorp.* III. 1. 2.)

Le corps est brun, avec le dernier article de la queue jaunâtre; les serres sont cordiformes et anguleuses.

Réputé jadis alexipharmaque.

14° *Ver de terre; Lumbricus* terrestris, Gmel.

Regenwurm (Al.): carthworm (An.); regworm (D.); tombriurs de la hierra (E.); uaerdworm (Ho.); vermo della terra (I.); glistaziemna (Po.); obicho da terra (Por.); metmask (Su.).

br. e. w. g. sp.

Animal sans vertèbres, articulé (chétopodes, Bl.), très commun en Europe. Il a le corps alongé, de la grosseur d'une plume, d'un rouge de chair, annelé et présentant, à chaque articulation, de chaque côté, deux paires d'aiguillons courts, qui forment huit séries longitudinales.

Anodin, diurétique, antispasmodique, diaphorétique, dit-on. — Dose du suc, une once; de la poudre, un demi-gros.

15° *Pénis de baleine; Ceti priapus.*

w.

16° *Pénis de cerf; Cervi priapus.*

w.

17° *Pénis de taureau; Tauri priapus.*

w.

18° *Testicules de cheval; Equi testes.*

w.

Ces quatre substances ont été surtout célébrées comme aphrodisiaques.

19° *Dépouille de serpent; Serpentum exuviæ.*

e. w. sp.

Tuyau épidermique que les couleuvres abandonnent, chaque printemps, à l'époque de la mue, et qui conserve la forme de leur corps.

On croyait cette substance utile dans l'hydropisie, et propre tant à faciliter la parturition qu'à favoriser le travail de la cicatrisation.

20° *Sabot d'Élan, Ongle d'Élan; Alces Ongula.*

Una de la gran bestia (E.).

e. w. sp.

Sabot du *Cervus alces,* L.

Jadis regardé comme spécifique dans l'épilepsie.

1° *Corne de rhinocéros; Rhinoceros cornu, Unicornu.*

e. w. sp.

Réputée jadis alexipharmaque et antiépileptique.

22° *Gésier de poule, de coq ou de chapon; Gallinæ* ventriculus.

w. sp.

La seule partie usitée est la membrane externe, qui est épaisse et coriace. (*Gallinæ* ventriculi *tunicæ interiores.*)

Recommandé autrefois pour fortifier l'estomac et guérir de la gravelle.

23° *Sang de bouc; Sanguis hirci.*

e. w. sp.

Sang desséché d'un bouc nourri av :des herbes vulnéraires.

24° *Sang de bouquetin ; Sangui caprœ ibex.*

Ces deux substances étaient préconisées par les anciens dans la dysenterie et les affections calculeuses.

25° *Foie d'anguille ; Anguillœ hepar.*

e. rp.

La gélatine est nourrissante. Étendue dans une grande quantité d'eau, elle devient adoucissante, émolliente, qualité qu'elle doit sans doute alors à l'abondant liquide dans lequel elle est délayée. On l'a présentée comme un fébrifuge excellent, que la mode a plongé dans l'oubli, après en avoir occupé pendant quelque temps toutes les têtes médicales.

§ I. PRÉPARATIONS QUI CONTIENNENT LA GÉLATINE NON ALTÉRÉE.

ESPÈCES PECTORALES.

Species pro decocto infantum. (au.)

℞ Corne de cerf,
Orge perlé,
Sucre de lait,
de chaque. . . . parties égales.

TROCHISQUES DE VIPÈRE.

Trochisci viperarum. (e. f. pa. w. sp.)

℞ Vipère en poudre. . . , à volonté.
Mucilage de gomme adragant préparé avec du vin blanc,
quantité suffisante.

Faites une masse, et réduisez-la en trochisques. (e. f.)

℞ Vipère préparée. . . . . . n° 1.

Cuisez-la dans de l'eau, avec du sel de cuisine et de l'aneth, jusqu'à ce que la chair se détache des os, pilez ensuite celle-ci avec le quart de biscuit blanc en poudre, et faites une masse divisible en trochisques. (pa. w. sp.)

POUDRE NUTRITIVE.

Pulvis pro jusculo extemporaneo. (ca. sw.)*

℞ Gélatine sèche,
Osmazome sec,
de chaque. . . . une once.
Gomme arabique. . . . deux gros.
Girofle,
Poivre noir,
Semences de céleri,
————de carotte,
de chaque. . . . douze grains.

Faites une poudre. (ca.)

℞*, prescrit une once d'osmazome, deux

onces de gélatine pure, un demi-scrupule de girofle, autant de poivre et autant de céleri, sans carotte.

À dissoudre dans douze fois son poids d'eau bouillante, en ajoutant un peu de sel, et passant ensuite le bouillon.

VIN DE VIPÈRES.

Vinum viperarum. (sa.)

On préparait ce vin, autrefois peu usité, et aujourd'hui tombé totalement en désuétude, soit en faisant périr une vipère vivante dans du vin, soit en faisant fermenter des vipères hachées en morceaux avec du moût de raisin, dans un tonneau.

BOUILLON D'OS.

Jus ossium. (br.)

℞ Os de bœuf, dépouillés des cartilages et des tendons. . trois livres.

Pilez-les dans un mortier de fer, et mettez-les dans une marmite, avec

Eau. . . . . . trente livres.

Couvrez, faites bouillir pendant six heures et tamisez.

BOUILLON DE VEAU.

Eau de veau. (f. fp. ra.)

℞ Rouelle de veau. . . quatre onces.
Eau commune. . . .douze onces.

Faites cuire pendant deux heures, au bain-marie, dans un vase fermé, et passez. (f.)

ra. double la quantité d'eau, et prescrit d'ajouter, en cas de besoin, deux onces de pulpe de tamarins ou un grain de tartre stibié ; — *fp.* quatre onces de veau et trois pintes d'eau, réduites à deux. — On prépare de la même manière, selon f., les *Bouillons de tortue, de poumons de veau, de lézards et de grenouilles,* en ajoutant, s'il est nécessaire, différentes herbes et racines à tous ces bouillons.

EAU DE POULET.

Aqua caponis. (f. pie. sp.)

℞ Poulet maigre, vidé. . quatre onces.
Eau. . . . . . douze onces.

Faites cuire pendant deux heures, et passez. (f.)

℞ Chapon vidé et coupé en morceaux. . . . . n° 1.

Faites-le cuire doucement, dans de l'eau, jusqu'à ce que la chair se détache des os ; ajoutez à chaque livre de bouillon dégraissé une livre d'eau de roses et deux onces d'eau de cannelle. (sp.)

℞ Racine de buglose,
———— d'asperge,
de chaque. . . . . une once.

Feuilles d'aigremoine ,
——— de pimprenelle,
——— de scabieuse,
——— de capillaire ,
, de chaque. . . . une poignée.
Crème de tartre . . . . un gros.
Poulet. . . . . n° 1.

Faites cuire ensemble. (pie.)

24 Poulet vidé. . . . . . n° 1.

Farcissez-le avec

Semences froides concassées ,
de chaque. . . . . une once.
Orge mondé,
Riz, de chaque. . . une demi-once.
Sucre royal. . quantité suffisante.

Faites bouillir, à petit feu, dans trois
pintes d'eau, jusqu'à réduction de moitié ,
et passez en exprimant légèrement. (pid.)

BOUILLON D'ÉCREVISSES. (f. ca. pie. sm.)

24 Écrevisses écrasées. . quatre onces.
Eau commune. . . douze onces.

Faites cuire pendant deux heures et passez. (f.)

24 Poulet maigre. . . . . n° 1/2.
Écrevisses écrasées. . . . n° 6.
Eau. . . . une pinte et demie.

Faites cuire jusqu'à réduction du
tiers , en ajoutant sur la fin

Feuilles fraîches de bourrache ,
une poignée.
Cerfeuil. . . . . . une pincée.

Passez. (ca. pie. sm)

LAVEMENT NOURRISSANT.

Clysma nutriens. (sp. sw.)

24 Gélatine . . . . . . une once.
Lait. . . . . . . quatre onces.

Faites dissoudre en chauffant. (sw.)

24 Bouillon de bœuf,
Lait de vache,
de chaque. . . . . trois onces.
Gelée de corne de cerf. . une once.

Mêlez. (sp.)

BOUILLON DE COLIMAÇONS.

Jusculum helicinum. (b*. f. au. sm.)

24 Colimaçons dépouillés de leur co-
quille. . . . . n° 20.
Écrevisses écrasées . . . . n° 2.
Eau. . . . . . deux livres.

Pilez les colimaçons et les écrevisses dans
un mortier de marbre, avec un pilon de
bois , faites cuire au bain-marie pendant
trois heures, et passez la décoction refroidie.. (f.)

sm. prescrit vingt-quatre escargots , une

pinte et demie d'eau , réduite d'un tiers , et
une poignée de bourrache ; — b*. huit à
douze escargots et vingt-quatre onces d'eau,
réduites à dix par l'ébullition.

24 Colimaçons. . . . . . . n° 30.

Écrasez dans un mortier, et ajoutez

Quartiers de pomme de rainette, n° 6.
Prunes sèches. . . . . n° 9.
Eau de fontaine. . . . deux livres.

Faites cuire, passez et clarifiez avec du
blanc d'œuf. (b*.)

24 Escargots. . . . . . . n° 30.
Chair de veau. . . . . six onces.
Eau. . . . . six livres.

Faites réduire à deux livres par la cuisson.
(au.)

BOUILLON DE VIPÈRE.

Jusculum viperæ s. viperinum. (b*. e. f. sa.
sm.)

24 Vipère vivante. . . . . . n° 1.

Coupez la tête et la queue , enlevez la
peau et les intestins , hors le cœur et le
foie , coupez en morceaux , mêlez ceux-
ci avec le sang et

Eau. . . . . . douze onces,

dans un vase fermé; faites cuire pendant
deux heures, au bain-marie, et passez. (f.)

b*. prescrit de réduire à moitié , de dé-
graisser le bouillon , d'y faire cuire un poulet, d'abord entier, puis haché, et d'écumer
avec soin.

24 Grosse vipère préparée. . . n° 1/2.

Faites-la cuire , avec parties égales de
chair de tortue , dans une pinte et demie de
bouillon de veau léger , réduite à trois demi-
setiers. (sm.)

24 Vipère préparée. . . . . n° 1.
Poulet . . . . n° 1/4.
Chair de veau. . . . . une livre.
Eau. . . . . quantité suffisante.

Faites cuire , au bain-marie , pendant
quatre ou cinq heures, et passez en exprimant avec force. — On ajoute ordinairement
un scrupule de cannelle. (sa.)

24 Vipère préparée. . . . . n° 1.
Bois de santal rouge. . un demi-gros.
Eau. . . . . six onces.

Faites cuire , sur le bain de sable, pendant
un quart d'heure , et passez. (e.)

Ce bouillon jouissait autrefois d'une grande
renommée dans les maladies cutanées chroniques, notamment dans les dartres.

BOUILLON PECTORAL. (bo. sm.)

24 Poumon de veau haché, quatre onces.
Cœur de mouton. . . . . n° 1/2.

Escargots de vigne blanchis. . n° 6.
Eau. . . . . une pinte.

Faites réduire aux trois quarts, et
ajoutez, un quart d'heure avant de ré-
tirer du feu,

Lichen d'Islande. . . quatre gros.

Passez. (*sm.*)

℥ Mou de veau. . . . . huit onces.
Escargots. . . . . n° 8.
Racine d'aunée. . . . . un gros.
Feuilles d'endive, une demi-poignée.
Véronique mâle,
Lierre terrestre,
de chaque. . . . . une pincée.
Eau. . . . . quantité suffisante.

Faites un bouillon. (*bo.*)

SOLUTION GÉLATINEUSE. (*sw.*)

℥ Ichthyocolle ou Râpure de corne
de cerf. . . une once et demie.
Eau bouillante . . . trois livres.

Faites réduire à deux livres par la
cuisson. Ajoutez à la colature

Eau de cannelle. . . deux onces.
Sucre blanc. . . . . une once.

Dose, trois à quatre onces, plusieurs fois
par jour, dans la dysenterie, la néphrite, la
gonorrhée, le catarrhe pulmonaire. — On
peut ajouter vingt gouttes d'acide sulfurique.

INJECTION D'ICHTHYOCOLLE ET DE MYRRHE. (b*.)

℥ Ichthyocolle. . quantité suffisante
pour faire une liqueur glutineuse assez épaisse avec six onces d'eau. Ajoutez à la solution

Liqueur de myrrhe. . . un gros.

Vantée par Lentin dans les ulcérations
de la vessie urinaire.

MIXTURE ANTIHÉMORRHAGIQUE. (*sm.*)

℥ Escargots de vigne. . . . n° 25.

Lavez-les bien dans de l'eau chaude,
pilez-les dans un mortier, avec les coquilles, exprimez le suc, et ajoutez à
celui-ci

Sirop de violettes, quantité égale.

Dose, une ou deux cuillerées, dans une
verrée de bouillon de tortue ou d'écrevisse,
trois fois par jour. — Morgagni la conseillait
dans le scorbut.

LAIT D'ÂNESSE ARTIFICIEL.
Lac asininum artificiale. (han.)

℥ Escargots de vigne. . . . n° 6.
Corne de cerf râpée,
Orge perlé,
Racine de panicaut,
de chaque . . . . trois gros.
Eau. . . . . . . deux livres

Faites réduire de moitié par la cuisson, et ajoutez

Sirop de capillaire. . . une once.

EAU GÉLATINEUSE.
Haustus collæ animalis. (au.)

℥ Colle animale, une once et demie.
Eau. . . deux onces et demie.

A boire immédiatement avant le paroxysme fébrile.

POTION EXPECTORANTE. (e.)

℥ Ichthyocolle . . . . deux gros.
Sucre . . . . . . trois gros.
Teinture d'opium camphrée,
une demi-once.
Eau. . . . . . . huit onces.

Dose, une cuillerée quatre ou cinq fois
par jour, dans les catarrhes.

SIROP DE VIPÈRE.
Syrupus viperarum. (sp.)

℥ Vipères auxquelles on a coupé la
tête et la queue, et enlevé les entrailles. . . . . . . n° 12.
Racine de squine,
——— de salsepareille,
de chaque . . . une once.
Eau . . . soixante-quatre onces.

Faites réduire à trente onces. A la colature clarifiée, ajoutez les dix premières
onces de liquide qui passent en distillant au mélange de

Vin blanc généreux,
Eau de fleurs d'oranger,
de chaque, soixante-quatre onces.
Bois de santal citrin,
Cannelle, de chaque. . une once.
Petit cardamome,
Noix muscade,
Bois d'aloès, de chaque, trois gros.

Faites ensuite dissoudre dans le mélange

Sucre blanc. . quatre-vingts onces.

Ajoutez au sirop refroidi

Teinture d'ambre. . . une once.

SIROP DE LIMAÇONS DE BOUDET.

℥ Limaçons de vigne vivans. . n° 100.

Lavez-les à l'eau froide jusqu'à ce que
celle-ci cesse d'être louche ; retirez-les
des coquilles ; coupez-les par morceaux,
et faites-les cuire à petit feu, dans un
vase couvert, avec

Eau pure. . . quantité suffisante.

Passez ensuite à travers un linge, en
exprimant fortement. Décantez la colature, et ajoutez-y

Sucre blanc purifié. . deux livres.

Vin blanc généreux. .. u:ie livre.

Clarifiez avec une petite quantité d'eau albumineuse ; faites cuire eu consistance un peu forte, puis passez à travers un blanchet.

SIROP DE MOU DE VEAU.

Syrupus e pulmonibus vitulinis. (f. *ca.*)

℞ Poumon de veau frais. . deux livres.

Lavez-le bien à l'eau froide, pour enlever le sang et les mucosités ; mettez-le ensuite dans un vase d'étain couvert, avec

Dattes. . . . . . . cinq onces.
Feuilles de pulmonaire,
Jujubes,
Raisins secs,
  de chaque. . cinq onces et demie.
Racine de réglisse,
—— de grande consoude,
  de chaque. . . . . une once.
Eau de rivière, deux livres et demie.

Faites chauffer au bain-marie bouillant, pendant une heure, puis laissez reposer ; décantez, passez la liqueur, et versez-la sur

Sucre candi. . . . quatre livres.

Clarifiez le sirop avec du blanc d'œuf. (f.)

℞ Mou de veau frais coupé par morceaux. . . . . . . une livre.
Vin blanc généreux. . . deux livres.
Eau de fontaine, suffisante quantité.

Faites cuire à petit feu dans un vase couvert. Ajoutez ensuite

Jujubes séparées de leurs noyaux,
  deux onces.

Puis faites infuser

Capillaire du Canada,
Pulmonaire sèche,
  de chaque. . . . une once.

Passez en exprimant, laissez déposer, décantez, et ajoutez

Sucre concassé. . . quatre livres.

Clarifiez avec l'eau albumineuse, faites cuire un peu fortement, et passez à travers un blanchet, au-dessus d'un vase contenant

Sirop de fleurs d'oranger, six onces.

Mêlez. (*ca.*)

Prenez un poumon de veau très frais, disséquez avec soin la membrane extérieure, qu'il faut rejeter ; coupez la substance par petits morceaux, et après en avoir déterminé le poids, ajoutez-y autant de sucre en poudre grossière ; mettez ce mélange dans un vase d'étain muni d'un couvercle qu'on puisse luter exactement ; chauffez au bain-marie pendant douze heures ; laissez refroidir, coulez, exprimez légèrement le contenu ; lavez le marc avec un peu d'eau, pour enlever le sucre qui y adhère ; réunissez ce lavage

à la colature ; clarifiez le tout avec le blanc d'œuf, dans un vaisseau clos et au bain-marie, et après le refroidissement, passez à travers une étamine.

℞ Raisins de Corinthe. . ' deux livres.
Gomme arabique. . . quatre onces.
Mous de veau. . . . . . n° 2.
Eau. . ¯ . . . . . six pintes.

Faites bouillir pendant six heures, passez, ajoutez

Sucre blanc. . deux livres et demie.

Évaporez jusqu'en consistance sirupeuse. (*ca.*)

DÉCOCTION DE CORNE DE CERF ACIDULE.

Decoctum cornu cervi citratum, Aqua cornu cervi citrata, Decoctum ex myrtillis. (b*. *sp.*)

℞ Citrons coupés en tranches minces, n° 5.
Décoction de corne de cerf,
  soixante et douze onces.

Faites réduire des deux tiers par l'ébullition, et ajoutez à la colature

Sucre blanc. . . . quatre onces.

Dissolvez. (*sp.*)

℞ Corne de cerf râpée. . . six onces.
Citrons coupés par tranches, n° 4.
Eau de fontaine,
  quarante-quatre onces.

Faites cuire jusqu'à ce qu'il ne reste que vingt-quatre onces de liquide, passez et ajoutez

Eau de roses,
—— de mélisse,
—— de scordium,
  de chaque. . . dix-huit onces.

Mêlez. (*sp.*).

℞ Râpure de corne de cerf,
Gomme arabique ou Racine de guimauve,
Orge mondé, de chaque, une once.
Baies d'airelle, une once et demie.
Eau de fontaine. . . quatre pintes.

Faites bouillir et passez. (b*.)

Acidule, réputé jadis analeptique et alexipharmaque. — Dose, une tasse, chaude, d'heure en heure.

DÉCOCTION DE CORNE DE CERF. (ff. g. *au.*)

℞ Corne de cerf. . . deux onces.
Eau de fontaine . . quatre pintes.

Faites cuire et passez. (*au.*)

℞ Râpure de corne de cerf, une once.
Eau . . . . . . deux livres.

Faites réduire d'un quart ou de moitié par l'ébullition, et ajoutez

Sirop simple. . . . . une once,
et au besoin

Eau de cannelle. . . une demi-once.
ou Teinture de cannelle, un demi-gros.

g. prescrit une once et demie de corne de
cerf, trois livres d'eau réduites à deux par
l'ébullition, une demi-once de sucre blanc
et autant de fleurs d'oranger.

DÉCOCTION BLANCHE DE TROMMSDORF.

*Decoctum album cum gummi mimosæ, De-
coctum cornu cervi.* (b*. fe. fu. li. r. au.
sw.)

♃ Corne de cerf râpée. . . une once.
   Gomme arabique. . . deux gros.
   Eau . . . . trois livres.
Faites réduire d'un tiers par l'ébulli-
tion, et ajoutez au besoin
   Alcool de cannelle. . . une once.
   ou Nitre. . . . un à deux gros.
Mêlez. (sw.)

fu. li. et r. prescrivent de faire cuire ensemble six gros de corne de cerf, deux gros
de gomme arabique et trois livres d'eau,
jusqu'à ce qu'il ne reste plus que deux livres
de colature; — b*. de faire cuire six gros de
corne de cerf avec trois livres d'eau, de réduire à deux livres, et de dissoudre dans la
colature deux gros de gomme arabique en
poudre; — fe. de faire cuire une once de
corne de cerf, une once et demie de gomme,
une demi-once de mie de pain et deux gros
de sucre dans trois livres d'eau réduites à
deux.

♃ Râpure de corne de cerf,
   Gomme arabique,
   Mie de pain, de chaque, une once.
   Eau. . . . . quantité suffisante
pour obtenir deux livres de décoction.
Ajoutez à la colature
   · Sirop de framboises. . deux onces.
Mêlez bien. (au.)

Ailleurs, au. prescrit une once de pain,
deux gros de corne de cerf, quatre livres
d'eau et une demi-once de pâte de guimauve.

Émollient, usité surtout dans la diarrhée
et la dysenterie.

BOUILLON PECTORAL. (bo. ca. pie.)

♃ Poulet maigre . . . . . n° 1/2.
   Raisins de caisse. . . une poignée.
   Amandes douces concassées,
                n° 12 à 20.
   Salep. . . une cuillerée à bouche.
   Dattes mondées,
   Jujubes, de chaque. . . . n° 8.
   Cerfeuil. . . . . une pincée.
   Eau. . . une pinte et un quart.
Faites cuire et réduire d'un quart. Édul-
corez avec un sirop. (ca. pie.)

♃ Rouelle de veau. . . . six onces.
   Navets coupés. . . . quatre onces.
   Chardon à foulon . . quatre gros.
   Eau. . . . . une pinte.
Faites cuire, en ajoutant sur la fin
   Hysope . . . . . deux pincées.
Passez après le refroidissement. (bo. pie.)

BOUILLON ADOUCISSANT. (pie.)

♃ Collet de mouton . . . six onces.
   Racine de patience,
   —— de fraisier,
     de chaque. . . une demi-once.
   Feuilles de chicorée,
          une demi-poignée.
   —— de petite centaurée,
   —— de petit chêne,
   de chaque . . . une pincée.
   Eau. . . . . quantité suffisante.
Faites cuire et passez.

BOUILLON CALMANT. (sm.)

♃ Poulet écorché. . . . . n° 1/4.
   Chair de veau. . . . deux onces.
   Seigle concassé . . deux cuillerées.
   Eau. . . trois quarts de pinte.
Faites cuire et réduire d'un tiers,
puis faites infuser dans la colature, pen-
dant douze heures, sur des cendres
chaudes
   Feuilles de chicorée sauvage ha-
     chées. . . . . . une poignée.

BOUILLON LIENTÉRIQUE.

Jusculum pulli gallinacei lientericum. (e.)·

  ♃ Poulet vidé. . . . . . . n° 1.
   Farcissez-le à moitié de roses rou-
ges. Ajoutez
   Trochisques de cyprès. . trois gros.
   Carouges. . . . . . un gros.
Remplissez le reste avec des roses
rouges, cousez les bords de l'ouverture,
et faites cuire dans
   Eau. . . . . . douze livres,
jusqu'à réduction d'un tiers.

SOLUTION SALINO-GÉLATINEUSE. (f.)

  ♃ Eau distillée. . . . . une livre.
   Carbonate de soude,
   Gélatine animale,
     de chaque. . . . une once.
   Sulfate de soude. . une demi-once.
   Naphthe obtenu du pétrole,
           vingt grains.
Mêlez ensemble.

GELÉE DE COLLE. (b*. br.)

♃ Colle forte. . . . . à volonté.
Faites-la dissoudre dans suffisante quantité

d'eau chaude, ajoutez un quart de sucre, concentrez la solution, et laissez-la refroidir, pour qu'elle se prenne en gelée. (*br.*)

b*, prescrit six onces de colle et deux d'eau ou de décoction de camomille. — Dose, deux onces une demi-heure avant le paroxysme, deux onces dix minutes après, et deux autres onces au bout de vingt minutes.

℞ Colle de Flandre. . . . une livre.
Eau. . . . . six livres.

Clarifiez la solution avec du blanc d'œuf, et ajoutez

Sucre blanc . . . . . une livre.

Faites réduire de moitié sur un feu doux, et laissez refroidir. (b*.)

Dose, deux gros à une demi-once chez les enfans, une demi-once à une once chez les adolescens, dix à vingt gros chez les adultes.

Fébrifuge, que Séguin a proposé pour remplacer le quinquina.

GELÉE DE TORTUE. (b*.)

℞ Foie, cœur et chair de tortue, n° 1.
Chair de veau. . . une demi-livre.
Eau. . . . . . . deux livres.

Après quelques heures de cuisson, laissez en repos dans un endroit frais.

Dose, une once à une once et demie, dans quatre à six tasses de bouillon gras.

CELÉE ADOUCISSANTE. (*sm.*)

℞ Tête et pieds d'un mouton, couverts de leur peau.

Brûlez la laine sur le feu, et faites ensuite bouillir dans de l'eau jusqu'à ce que le bouillon soit réduit en gelée. Ajoutez un peu de cannelle ou de macis.

GELÉE D'ICHTHYOCOLLE. (b*. su. *sw.*)

℞ Ichthyocolle. . . . . six onces.
Eau. . . . . six livres.

Faites réduire à trois livres de colature par la cuisson. Ajoutez

Vin blanc d'Espagne, quatre onces.
Suc de citron . . . une once.
Sirop de sucre. . . deux onces.

Laissez la liqueur se refroidir et se prendre en gelée. (*sw.*)

su. prescrit une demi-livre de colle de poisson, sept livres d'eau, deux heures de coction, deux onces de sucre, une demi-once de vin du Rhin et autant de suc de citron ; — b*. deux onces de colle, quatre onces d'eau froide, l'addition de six onces d'eau et de quatre à six onces de sucre à la solution, puis celle au magma de dix onces de vin blanc, et au besoin celle d'une once à une once et demie de suc de citron et

d'une demi-once à une once et demie d'oléosucre de citron.

℞ Solution aqueuse d'ichthyocolle,
huit onces.
Gelée de groseilles,
vingt-quatre onces.

Faites fondre ensemble et prendre en gelée. (b*.)

GELÉE DE VEAU.

Gelatina animalis. (*au.*)

℞ Pieds de veau. . . . . n° 2.
Eau. . . . . . quatre pintes.

Faites réduire de moitié par la cuisson, enlevez la graisse après le refroidissement et ajoutez

Vin de Malaga. . . . . six onces.
Sucre. . . . . quatre onces.
Suc de citrons. . . . . . n° 2.

Battez le tout avec un blanc d'œuf, faites cuire pendant quelques minutes et passez.

CELÉE ADOUCISSANTE. (*sm.*)

℞ Pied de veau. . . . . . n° 1.
Lait. . . . . . . une pinte.

Faites cuire à petit feu, pendant quatre ou cinq heures, et ajoutez à la colature

Sucre blanc. . . . . une livre.

GELÉE DE CORNE DE CERF.

Gelatina cornu cervi. (f. fe. li. s. br. vm.)

℞ Râpure de corne de cerf,
une demi-livre.
Eau commune. . . . deux livres.

Faites cuire dans un vase couvert, et passez en exprimant avec force. Faites bouillir le résidu avec

Eau commune. . . . deux livres.

Mêlez les deux liqueurs. Ajoutez

Sucre blanc. . . . quatre onces.

Clarifiez avec du blanc d'œuf, évaporez doucement jusqu'à ce que quelques gouttes essayées se prennent en gelée par le refroidissement ; ajoutez alors quelques morceaux d'écorce fraîche d'orange ou de cannelle, et laissez la liqueur se prendre en gelée, dans un endroit frais. (f.)

fe. li. s. br. et vm. donnent à peu près le même procédé, mais omettent le sucre et les aromates.

GELÉE DE CORNE DE CERF AMYGDALINE.

Blanc-manger ; Gelatina cornu cervi amygdalata, Linctus gelatinosus nutriens. (b*. li. sa. sp.)

℞ Gelée de corne de cerf encore chaude. . . . . huit parties.

Amandes douces pelées et écrasées,
une partie.

Faites cuire ensemble et passez en exprimant. (sa.)

li. prescrit trois parties de gelée et une de sirop d'orgeat.

♃ Râpure de corne de cerf, huit onces.
Eau de fontaine. . . . cent onces.

Faites cuire doucement jusqu'en consistance de gelée, passez la liqueur encore chaude, et faites-en une émulsion avec

Amandes douces pelées, quatre onces.

Ajoutez à la colature

Sucre blanc en poudre. . six onces.

Faites prendre en gelée. (sp.)

♃ Gelée de corne de cerf . huit onces.
Amandes douces. . . . une once.
Eau de fleurs d'oranger. . un gros.
Essence de citron. . . trois gouttes.
Sucre blanc. . . . une demi-once.
Eau commune. . . . quatre onces.

L'émulsion faite, et la gelée fondue à une douce chaleur, ajoutez l'essence, l'eau aromatique et le sucre, et mettez dans un endroit frais. (b*.)

GELÉE DE CORNE DE CERF ACIDE.

Gelatina cornu cervi acida s. citrata. (ams. b. be. e. fu. li. p. pa. w. sa. su. *au. sw.*)

♃ Corne de cerf râpée, une demi-livre.
Eau pure. . . . . six livres.

Faites cuire doucement jusqu'à consomption du tiers, passez en exprimant avec force et ajoutez

Blanc d'œuf. . . . . . n° 2.
Vin blanc,
Suc de citron, de chaque, une once.
Sucre blanc. . . une once et demie.

Faites cuire jusqu'en consistance de gelée molle, passez et mettez dans un endroit frais. (sa.)

sp. et *sw.* prescrivent de faire cuire six parties de corne dans soixante et douze d'eau, réduites à quarante-huit, d'en ajouter quatre de vin blanc, de continuer la cuisson, de clarifier au blanc d'œuf, et d'ajouter encore une once de suc de citron et deux onces de sirop de citron *e toto;* — p. et su. de faire cuire une demi-livre de corne dans sept livres d'eau, et d'ajouter deux onces de sucre, une demi-once de vin blanc et autant de suc de citron; — ams. quatre onces de corne, neuf livres d'eau, réduites à six onces, une demi-once de vin, une once de sucre et six gros de suc de citron; — b. et be. quatre onces de corne, trois livres d'eau, réduites à six onces, une once de sucre, une demi-once de vin et autant de suc de citron; — e. une

demi-livre de corne, quatre livres d'eau, une once et demie de sucre et un scrupule de crème de tartre; — pa. et w. six onces de corne, six livres d'eau, réduites à une, et une once de sirop de citron *e toto.*

♃ Râpure de corne de cerf. . six onces.
Eau pure. . . . . six livres.

Faites réduire à une livre par la cuisson, et ajoutez à la colature encore chaude

Sirop de vinaigre. . quatre onces.

Mettez dans un endroit frais. (fu.)

li. prescrit trois parties de gelée chaude et une de sirop de vinaigre; — *au.* une partie de corne de cerf, huit d'eau, réduites à deux, et une de sirop de citron.

GELÉE ANALEPTIQUE. (*sp.*)

♃ Râpure de corne de cerf,
quatre onces.
——— d'ivoire. . . deux onces.
Cuisses de vieilles poules écrasées,
n° 3.
Cuisse de bœuf, vingt-quatre onces.
Eau pure. . . . cent vingt onces,

Faites réduire à trente onces par l'ébullition, et ajoutez

Cannelle. . . . . . un gros.
Clous de girofle. . . un scrupule.
Citron. . . . . . n° 1/2.

Laissez encore un quart d'heure sur le feu. Ajoutez

Sucre blanc. . . . quatre onces.

Clarifiez avec du blanc d'œuf.

PÂTE DE COLIMAÇONS.

Pasta limacina. (b*. li.)

♃ Colimaçons. . . . . à volonté.

Réduisez-les en pâte par l'action du pilon, enfermez celle-ci dans un sac de toile épaisse, et exprimez. Ajoutez à chaque livre du suc gélatineux

Gomme arabique. . . deux onces.
Sucre en poudre . . quatre onces.

Évaporez doucement jusqu'à ce que la masse n'adhère plus aux doigts, et coulez dans des moules de papier saupoudrés d'amidon.

TABLETTES DE BOUILLON.

Jusculum siccum, *Tabulæ alimentariæ.* (fe. br. sp.)

♃ Pied de veau. . . . deux livres.
Chair de mouton. . . cinq livres.
——— de porc ou de corbeau,
. une livre.
Eau. . . . . quantité suffisante.

Faites cuire avec un peu de sel, deux carottes, deux tiges de céleri et une ciboule, le tout haché menu ; sur la fin, suspendez un nouet de girofle dans la liqueur, retirez les viandes, exprimez-les, évaporez le bouillon dégraissé au bain-marie, jusqu'en consistance de miel, versez-le alors sur une pierre polie, coupez en tablettes après le refroidissement, et faites sécher à l'étuve. (*br.*)

sp. prescrit quatre pieds de veau, seize livres de cuisse de bœuf, treize livres de gigot de mouton et quatre livres de veau ; — fc. quatre pieds de veau, douze livres de cuisse de bœuf, trois de rouelle de veau et dix de gigot de mouton.

HUILE DE VERS DE TERRE.

Oleum lumbricorum. (br. e. sa. w.)

♃ Vers de terre. . . . deux livres.
Vin. . . . . six onces.
Huile d'olive. . . . trois livres.

Faites cuire jusqu'à consommation de l'humidité et passez. (e.)

♃ Vers de terre lavés dans du vin ,
une livre.
Huile d'olive. . . . deux livres.

Faites cuire jusqu'à consommation de l'humidité et passez. (br. sa. w.)

HUILE DE SCORPIONS.

Oleum scorpionum. (e. pa. sa. w. wu.)

♃ Scorpions vivans. . . . n° 100.
Huile d'olive. . . . deux livres.

Faites digérer pendant trois jours au bain-marie et passez. (sa.)

pa. et w. prescrivent vingt jours de digestion ; — wu. quinze jours de macération, suivis de la coction au bain-marie ; — e. cent scorpions et trois livres d'huile , à faire bouillir ensemble, avec un peu d'eau.

HUILE DE SCORPIONS COMPOSÉE.

Oleum scorpionum compositum. (sa. w.)

♃ Scorpions. . . . . . . n° 50.
Huile d'olive. . . . . une livre.
Racine d'aristoloche ronde ,
——— de gentiane ,
——— de souchet,
Écorce de racine de câprier,
de chaque. . . . . six gros.

Faites digérer pendant vingt jours, à une douce chaleur. (w.)

♃ Huile de millepertuis, quatre livres.
Sommités de scordium ,
——— de rue ,
——— de dictame de Crète ,
de chaque. . . deux poignées.
Racine de zédoaire,
—— d'aristoloche ronde ,
—— d'angélique ,

Safran ,
Storax calamite ,
de chaque. . . . . une once.
Térébenthine. . . . trois onces.
Mithridate ,
Thériaque ,
de chaque. . . une demi-once.
Scorpions vivans. . . . n° 300.

Faites digérer pendant trois jours, au bain-marie, les feuilles, les racines et le safran dans l'huile ; après le refroidissement, passez en exprimant avec force ; faites dissoudre le storax , le mithridate et la thériaque dans l'huile, noyez-y les scorpions ; laissez digérer au bain-marie, pendant trois jours, puis refroidir , et exprimez fortement. (sa.)

Cette huile et la précédente étaient employées à l'extérieur contre la morsure des animaux venimeux. On en faisait aussi des frictions sur les reins et le pubis, pour faciliter la sortie des urines et des calculs.

HUILE DE LÉZARDS VERTS.

Oleum lacertarum viridium. (sa.)

♃ Lézards verts. . . . . une livre.
Huile d'olive. . . . deux livres.

Après trois jours de digestion, faites bouillir un peu, et passez en exprimant, quand la liqueur est refroidie.

Mêmes vertus supposées que la précédente.

HUILE DE FRAI DE GRENOUILLE.

Oleum spermatis ranæ. (br. w.)

♃ Frai de grenouille,
Huile d'olive,
de chaque. . . . parties égales.

Faites cuire doucement jusqu'à consomption de l'humidité, et passez en exprimant.

Cette huile, qui passe pour anodine, a été vantée contre les engelures.

TAFFETAS D'ANGLETERRE.

Emplâtre adhésif anglais , Emplâtre de Woodstock, Emplâtre d'ichthyocolle; Emplastrum anglicum s. anglicanum s. adhæsivum Woodstockii s. ichthyocollæ telæ inductum s. adhæsivum s. glutinosum, Sericum adhæsivum , Tela ichthyocollæ glutinans. (a. b*. ba. d. e. f. fe. ff. fi. fu. he. r. s. su. w. wu. br. pid. sp. sw.)

♃ Ichthyocolle. . trente-deux parties.
Eau. . . cent vingt-cinq parties.
Alcool (22 degrés),
deux cent cinquante parties.

Faites fondre la colle dans l'eau, sur le bain de sable, ajoutez l'alcool ; réduisez à moitié par une lente évaporation, passez, étendez la liqueur encore tiède sur des bandes de taffetas bien tendues, et faites-en trois, quatre ou cinq couches. (f. ff.)

On peut faire alterner les couches d'ichthyocolle avec d'autres de teinture de baume
du Pérou.

e. *br.* et *sw.* prescrivent de dissoudre une
demi-once d'ichthyocolle dans une livre
d'eau bouillante, d'étendre trois couches de la
solution sur du taffetas noir, et de terminer
par une quatrième couche d'alcool de benjoin ou de baume du Pérou; — a. donne
le même procédé, mais remplace l'eau
par l'eau-de-vie, et prescrit en dernier lieu
la teinture de benjoin; — fi. et su. indiquent une solution aqueuse de colle, avec
laquelle on donne douze à seize couches,
sans employer ensuite aucun aromate; —
fe. prescrit également une solution de colle,
sans aromate.

℞ Ichthyocolle. . . . . six parties.
　　Benjoin,
　　Sucre, de chaque. . . une partie.
　　Alcool. . . soixante-douze parties.

Dissolvez à l'aide de la chaleur, passez et
étendez sur du taffetas. (b*. ba. s.)

sp. prescrit de dissoudre deux onces de
colle, un gros de benjoin et un gros de storax dans vingt-quatre onces d'alcool; — he.
w. et *pid.* une once de colle, un gros de
benjoin, autant de storax et une livre d'alcool; — d. et r. une once de colle, un gros
de benjoin et douze onces d'alcool; — wu.
une livre de colle, six gros de storax et suffisante quantité d'alcool.

℞ Solution alcoolique d'ichthyocolle,
　　　　　　　　　　　　deux onces.
　　Baume du Pérou. . . . un gros.

Étendez trois ou quatre couches du mélange sur du taffetas. (fu.)

§ II. PRÉPARATIONS QUI RÉSULTENT DE L'ACTION DU FEU SUR LA GÉLATINE.

HUILE DE CORNE DE CERF.

Oleum æthereum animale empyreumaticum s.
empyreumaticum animale s. animalefœti-
dum s. cornu cervi fœtidum s. pyro animale.
(an. b. ba. be. br. d. e. f. fu. han. he. li.
pa. po. pr. r. s. w. wu. *c. pid.*)

C'est l'un des trois produits de la distillation de la corne de cerf, décrite à l'article de
l'ammoniaque. — Cette huile passe pour
être anthelmintique, antihystérique, sédative, diaphorétique et résolutive. — Dose,
quelques gouttes, matin et soir, sur du sucre. À l'extérieur, en frictions.

HUILE DE CORNE DE CERF SUCCINÉE. (vm.)

℞ Huile de corne de cerf, cinq parties.
　— — de succin. . . . six parties.

Distillez ensemble, à une faible mais
constante ébullition, jusqu'à ce que l'huile
de la cornue commence à s'épaissir, et rectifiez une ou deux fois le produit.

HUILE ANIMALE DE DIPPEL.

Huile de corne de cerf rectifiée, Huile pyro-
animale dépurée, Épyrète animale, Huile
pyrogénée; Oleum pyro-animale depura-
tum s. animale Dippelii s. animale æthereum
s. cornu cervi rectificatum s. volatile animale
s. Dippelii s. empyreumaticum cornu cervi
rectificatum, Pyroleum ossium rectificatum.
(a. ams. an. b. ba. be. br. d. du. f. fe. fi. fu.
g. han. he. li. o. pa. po. pr. r. s. sa. su. w.
wu. *br. c. pid. sw. vm.*)

℞ Huile de corne de cerf. . à volonté.

Introduisez dans une cornue de verre,
à l'aide d'un long entonnoir, chauffez sur le
bain de sable, à une chaleur qui n'excède
pas celle de l'eau bouillante, distillez le
quart, et renfermez dans de petits flacons
bien bouchés, à l'abri du jour. (f.)

br. sa. sp. et *vm.* veulent qu'on rectifie
l'huile par portions de quelques onces, cinq
environ, en s'arrêtant lorsque le produit
commence à se colorer, qu'on rectifie trois
ou quatre fois, et qu'on renferme dans des
flacons de la capacité d'une demi-once et
moins; —he. r. wu. et *pid.*, que l'on sépare
la portion limpide qui passe d'abord, que
l'on reprenne l'opération, et qu'on partage
aussi le reste en deux portions, qu'on rectifie la première portion une seule fois, et les
deux autres chacune deux fois; — su. w.
qu'on batte d'abord l'huile avec de l'eau
tiède, pour dissoudre le sel dont elle peut
être imprégnée, et qu'on la distille deux ou
trois fois de suite.

℞ Huile de corne de cerf, quatre parties.
　　Charbon végétal en poudre,
　　　　　　　　　　　　une partie.

Distillez très doucement jusqu'à ce que
le produit commence à ne plus être clair, et
conservez-le sous l'eau, dans de petits flacons bouchés à l'émeri. (b. be.)

a. prescrit assez de charbon pour réduire
l'huile en pâte; — fi. et su. parties égales
d'huile et de charbon; — fe. deux parties
d'huile et une de chaux éteinte.

℞ Huile de corne de cerf. . à volonté.

Distillez sur le bain de sable, jusqu'à ce
qu'il ne passe plus d'huile liquide; faites de
celle-ci une pâte avec du charbon végétal
préparé, distillez de nouveau, et conservez
dans des flacons contenant au plus deux
gros, dont le bouchon seul trempe dans
l'eau. (ba.)

℞ Corne de cerf calcinée à blanc,
　　　　　　　　　　　　à volonté.

Remplissez-en une cornue de verre au
quart, versez dessus de l'huile de corne de
cerf, distillez doucement sur le bain de sable,

et redistillez jusqu'à ce que le produit soit parfaitement incolore. (e. wü.)

g. prescrit de faire des boules avec des os calcinés, de distiller, et de redistiller plusieurs fois le produit avec de l'eau.

♃ Huile de corne de cerf. . à volonté.

Versez-la, par un long entonnoir, dans une haute cucurbite contenant déjà environ quatre onces de charbon pulvérisé et tamisé; distillez doucement, sur le bain de sable, jusqu'à ce que l'huile qui passe commence à s'épaissir, c'est-à-dire, jusqu'à ce qu'on ait obtenu environ un dixième de l'huile; ajoutez au produit deux à quatre parties d'eau, et redistillez jusqu'à ce que l'huile commence à louchir; renfermez dans de petits flacons d'un gros, contenant déjà quelques gouttelettes d'eau, renversez ceux-ci dans le sable, ou enveloppez-les d'une feuille de plomb, et plongez-les dans de l'eau alumineuse. (fu. han. o. pr. sw.)

po. donne le même procédé, mais prescrit de tenir les flacons sous le mercure.

♃ Huile de corne de cerf, deux livres.
Eau. . . . . . .quatre livres.

Distillez une livre, sur un feu doux; séparez l'huile de l'eau, et conservez dans un endroit obscur. (an. du. br. c.)

♃ Huile de corne de cerf. . une livre.
Eau distillée. . . . . huit onces.

Remplissez à moitié une cornue de verre, et distillez une demi-livre; introduisez le produit dans une autre cornue, avec quatre onces d'eau, et distillez encore quatre ou cinq onces d'huile; mêlez de nouveau celle-ci avec deux onces d'eau, et redistillez très doucement trois onces; conservez dans de petits flacons, sous l'eau. (ams. d. li. s.)

Excitant, résolutif, antispasmodique, sudorifique, qu'on a conseillé dans les convulsions, l'hystérie, l'épilepsie, l'hydrophobie, la céphalalgie, l'hémicrânie, l'otalgie, l'odontalgie, la goutte, les rhumatismes, les fièvres intermittentes, les exostoses, les concrétions arthritiques, les engorgemens glandulaires. — Dose, cinq à dix gouttes, sur du sucre, avec de l'éther, ou dans une tasse de bouillon. En onctions, à l'extérieur.

EAU DE FRAI DE GRENOUILLE.

Aqua sperniolæ s. spermatis ranarum. (pa. sa.)

♃ Frai de grenouille. . . . à volonté.

Distillez-en doucement le tiers, au bain-marie. (sa.)

pa. prescrit une partie de frai et trois d'eau; distillez la moitié.

GENEPI.

Deux plantes portent spécialement ce nom:

1° *Genépi blanc; Artemisia rupestris*, L.

Felsenbeyfuss, weiss Genip (Al.); creeping wormwood (An.).
f. w. m. sp.

Plante ♃ (syngénésie polygamie superflue, L.; synanthérées, Cass.), du midi de l'Europe. (*fig.* All. *Fl. Pedem.* I. tab. I. f. 2.)

On emploie l'herbe (*herba Genepi albi s. Absinthii alpini*), qui est garnie partout d'un duvet soyeux et blanchâtre. Elle se compose de tiges simples, garnies de feuilles dont les inférieures sont pétiolées, découpées, et les supérieures sessiles, incisées. Elle a une odeur balsamique et une saveur aromatique.

La pharmacopée française indique aussi le *Genépi noir, Artemisia Vallesiana*, Lmk., qui ne diffère pas du blanc, sous le rapport médicinal.

Excitant, tonique.

2° *Genépi des Savoyards; Artemisia glacialis*, L.

f. m.

Plante ♃, des hautes montagnes d'Europe. (*fig.* Jacq. *Fl. Austr.* V. t. 35.)

On emploie l'herbe, qui se compose de tiges blanchâtres, simples, garnies de feuilles pétiolées, blanches, soyeuses, multifides, palmées au sommet, et d'un bouquet terminal de fleurs jaunes, ramassées en glomérules. Elle a une saveur amère.

Excitant, tonique.

GENÊT.

Les pharmacopées font mention de quatre plantes portant ce nom:

1° *Genêt herbacé; Genista sagittalis*, L.
e.

Plante ♃ (diadelphie hexandrie, L.; légumineuses, J.), du midi de l'Europe. (*fig.* Jacq. *Flor. Austr.* t. 209.)

On emploie l'herbe et les sommités (*herba et summitates Genistellæ*), qui se composent d'une tige rameuse, chargée d'ailes foliacées, garnie de quelques feuilles sessiles, ovales, lancéolées, légèrement pubescentes, et terminée par un épi de petites fleurs jaunes

Les propriétés sont les mêmes que celles de l'espèce suivante.

2° *Genêt des teinturiers, Genestrolle; Genista tinctoria*, L.

Färbender Ginster (Al.); common dyer's geniste (An.); ra ato a macho (E.); ginestra de' tintori (I.).
br. e. w. be. sp.

Arbuste d'Europe. (*fig.* Œd. *Fl. dan.*
t. 526.)

On emploie l'herbe, les fleurs et la graine.

L'herbe (*herba Genistæ tinctoriæ* s. *Cytiso-
genistæ*) se compose de rameaux effilés,
striés, glabres, que garnissent des feuilles
lancéolées, presque sessiles et légèrement
ciliées sur les bords.

Les fleurs sont jaunes, assez petites, en
grappes terminales.

La graine est ronde et noire.

Cette plante passe pour être diurétique
et purgative. Le temps n'a pas confirmé les
propriétés que Marchetti lui avait attribuées
contre la rage.

3°. *Genêt* commun, *Genêt à balais ; Genista
scoparia*, Lmk.

anis. an. be. du. ed. lo.w. c. m. pa. sp.

Arbrisseau commun en Europe.

On emploie l'herbe, les fleurs et la graine.

L'herbe se compose de rameaux effilés,
cylindriques, chargés de deux angles saillans, et garnis de feuilles, dont les supérieures sont simples, les inférieures composées
de trois folioles.

Les fleurs sont grandes et jaunes.

La semence (*semen Genistæ angulosæ* s.
scopariæ) est jaune, un peu aplatie et cor-
diforme. Elle a une saveur amère. On attribue à cette plante les mêmes propriétés
qu'à la précédente.

4° *Genêt jonciforme*, *Genêt d'Espágne ;
Genista juncea*, Lmk.

r.

Arbrisseau du midi de l'Europe. (*fig.
Nouv. Duh.* 2. p. 70. t. 22.)

On emploie l'herbe, les fleurs et la graine.

L'herbe se compose de rameaux grêles,
garnis de feuilles éparses, lancéolées.

Les fleurs sont jaunes.

Les graines ressemblent à celles de l'espèce précédente.

On prétend que cette plante est diurétique.

CONSERVE DE GENÊT. (*vm.*)

℞ Fleurs de genêt mondées, une partie.

Sucre blanc. . . . deux parties.

Pilez ensemble, et conservez sans chauffer.

EXTRAIT DE GENÊT.

Extractum genistæ. (du. he. *pid.*)

℞ Sommités de genêt. . . une partie.

Eau commune. . . . huit parties.

Faites réduire à moitié par l'ébullition,
passez en exprimant et évaporez la liqueur
décantée, sur un feu doux, jusqu'à la consistance d'une masse pilulaire.

Dose, depuis un demi-gros jusqu'à un
gros.

GENEVRIER.

Deux espèces de ce genre de plantes sont
relatées dans les pharmacopées :

1° *Genévrier* commun ; *Juniperus communis*, L.

Wochholder, *Kaddig* (*Al.*); *juniper* (*An.*); *galowee* (*B.*); *ene,
enebœr* (*D.*); *enebro*(*E.*); *genever* (*Ho.*) ; *ginepro* (*I.*); *jalo-
wiec* (*Po.*); *zimbro* (*Por.*); en (*Su.*).

am. ams. an. b. ba. be. br. d. dd. du. e. ed. f. fe. ff. fi. fu.
g. ham. han. he. li. lo. o. p. po. pp. pr. r. s. su. w. wu.
ww. be. br. c. g. m. pa. pid. sp. z.

Arbre ou arbrisseau (dioécie monadelphie,
L. ; conifères, J.) de l'Europe. (*fig. Flore
médic.* IV. 181.)

On emploie le bois, les sommités et les
fruits.

Le bois (*Lignum juniperi, Lignum cedri-
num*) est solide, pesant, très résineux ; l'é-
corce grise ou d'un brun rougeâtre en dehors,
jaunâtre ou d'un jaune rougeâtre en dedans.
Il a une odeur agréable et balsamique, une
saveur aromatique, résineuse et un peu
amère.

Les sommités ou extrémités des rameaux
sont menues, composées de feuilles sessiles,
ordinairement réunies trois par trois, étroites, aiguës, dures et piquantes.

Les fruits sont des baies sphériques, noirâtres, d'une odeur résineuse et d'une saveur balsamique, légèrement amère, accompagnée d'un goût douceâtre.

Toutes les parties de la plante, les baies
surtout, sont regardées comme puissam-
ment diurétiques. On attribue aussi au bois
des propriétés antisyphilitiques.

Dose de la poudre, deux à six gros.

2° *Genévrier de Virginie, Cèdre rouge ;*
Juniperus Virginiana, L.

Common red-cedar tree (*An.*).

am. c.

Arbre (dioécie monadelphie, L. ; conifères, J.) de l'Amérique septentrionale.
(*fig.* Pluk. *Alm.* 201. t. 197. f. 4.)

Les feuilles sont très simples, en forme
de lancette et pointues. Quand elles sont
très jeunes, elles peuvent remplacer la sabine.

CONSERVE DE GENIÈVRE. (*sw.*)

℞ Baies fraîches de genévrier, huit onces.

Écrasez-les, en ajoutant peu à peu

Sucre blanc. . . . quatre onces.

Chauffez légèrement, pour fondre le sucre.

POUDRE DIURÉTIQUE. (b*. au.)

℞ Baies de genévrier grillées,

Racine de boucage,

de chaque. . . . . cinq grains.

Nitre antimonié . . . trois grains.

Conseillée par Theden. (b*.

℞ Genièvrc grillé ,
Sucre blanc ,
de chaque. . . . parties égales.
Dose, une cuillerée à café, toutes les deux
ou trois heures. (*au.*)

EXTRAIT DE GENIÈVRE.

Extractum juniperi. (a. an. b. ba. be. br. d.
e. f. fe. ff. fi. fu. g. han. he. o. pa. po. pr. r.
s. sa. w. wu. *pid. sw. vm.*)

℞ Genièvre entier. . . . une partie.
Eau tiède. . . . quatre parties.

Faites infuser pendant quarante-huit heures, en remuant de temps en temps, passez,
laissez reposer et décantez la liqueur, puis
évaporez sur un feu doux, jusqu'en consistance d'extrait. (ba. f. ff.)

℞ Genièvre. . . . . . à volonté.

Pilez-le , en l'humectant avec un peu
d'eau tiède, et ajoutant un peu de levûre de
bière; laissez fermenter à une température
de 15 à 20 degrés R. , passez en exprimant
un peu; réduisez la liqueur à moitié par l'é-
bullition, clarifiez avec le blanc d'œuf, et
faites évaporer jusqu'en consistance d'extrait. (*vm.*)

℞ Résidu de la distillation de l'esprit
de genièvre. . . . . à volonté.

Clarifiez-le, puis évaporez convenablement. (*sw.*)

℞ Genièvre écrasé. . . . huit livres.
Eau chaude. . . . . douze livres.

Faites digérer pendant trois jours, puis
distillez à l'alambic jusqu'à ce que l'huile
essentielle cesse de passer avec l'eau ; mettez cette huile à part, exprimez le résidu
avec force, faites-le évaporer jusqu'en consistance d'extrait, et mêlez bien l'huile avec
ce dernier. (sa.)

℞ Genièvre écrasé. . . quatre livres.
Eau bouillante. . . douze livres.

Faites digérer pendant deux ou trois jours,
puis cuire jusqu'à ce que les baies soient ramollies; passez en exprimant , laissez reposer la liqueur, et évaporez au bain-marie ,
jusqu'en consistance d'extrait. (e.)

g. han. li. o. pr. et s. prescrivent de faire
mollir les baies par l'ébullition dans l'eau ,
exprimer légèrement, et d'évaporer la co-
ture jusqu'en consistance de miel;—po. de
s faire macérer pendant deux jours dans
l'eau, sans ébullition, et d'évaporer au même
degré le suc exprimé; — fi. de répéter cette
macération avec la même eau jusqu'à ce que
les baies soient presque insipides, et d'évaporer, sans coction préalable, la liqueur
jusqu'en consistance de miel.

℞ Genièvre . . . . . . une livre.
Eau. . . . . . quatre livres.

Faites infuser au bain-marie, et à la
colature dépurée par le repos, ajoutez

Sucre blanc. . . . . une livre.

Évaporez sur un feu doux, jusqu'en consistance de miel. (an.)

vm. prescrit de faire macérer, pendant
douze heures , douze parties de genièvre
écrasé , dans quarante - huit parties d'eau,
de passer à travers un tamis, sans exprimer,
de faire macérer le résidu avec vingt-quatre
parties d'eau, de passer encore, de réunir les
colatures, d'y dissoudre une partie de sucre
blanc, de clarifier avec le blanc d'œuf, et
d'évaporer jusqu'en consistance de miel;—
fe. de faire macérer pendant deux jours
six livres de genièvre dans vingt-quatre
d'eau, de répéter la macération avec de
nouvelle eau , jusqu'à ce que celle-ci passe
insipide, de passer les liqueurs réunies, d'y
ajouter deux livres de sucre, de clarifier
avec du blanc d'œuf, et d'évaporer convo-
nablement.

℞ Genièvre. . . . . à volonté.

Réduisez-le à l'état de pulpe, en ajoutant la quantité d'eau nécessaire, et faites
cuire pendant une demi-heure dans la quantité d'eau nécessaire, passez à travers un
tamis, et exprimez le résidu; dissolvez une
partie de sucre blanc dans quatre de suc,
puis évaporez jusqu'en consistance de miel.
(a. b. be. d. ham. pa. wu.)

br. fu. han. r. w. *pid.* et *sw.* prescrivent
une livre de sucre pour huit livres de baies
soumises à l'ébullition.

Cet extrait, lorsqu'il n'est amené qu'à la
consistance de miel, et surtout qu'il a été
édulcoré, prend le nom de *Rob de genie-
vre; Rob juniperi* s. *baccarum juniperi, Succus juniperi inspissatus.*

Excitant, aromatique, carminatif, stomachique, diaphorétique et diurétique. —
Dose, une demi-once à une once, le plus
souvent dans de l'eau.

ÉLECTUAIRE DIURÉTIQUE.

Electuarium de junipero. (sa.)

℞ Rob de genièvre,
Miel purifié, de chaque, une livre.
Genièvre. . . . quatre onces.
Cannelle ,
Écorce sèche d'orange ,
de chaque. . . une demi-once.

Faites fondre le rob et le miel ensemble,
à une douce chaleur, et ajoutez les autres
substances pulvérisées.

38.

SOLUTION DE ROB DE GENIÈVRE.

Solutio rob juniperi. (b⁺.)

℞ Rob de genièvre. . . quatre onces.
Eau de genièvre. . . . deux livres.

Délayez bien ensemble, et ajoutez

Teinture de genièvre. . deux onces.
Éther nitreux. . . une demi-once.

Mêlez bien.

Excitant, vanté dans l'ascite, par Van
Swieten. — Dose, une à deux onces, toutes
les trois heures.

ÉLIXIR DE GENIÈVRE.

Elixir juniperinum s. malvaticum juni-
perinum. (*sp.*)

℞ Rob de genièvre. . . quatre onces.
Vin de Madère . . . douze onces.

Délayez bien et passez à travers un linge.

Excitant, rangé parmi les carminatifs et
les diurétiques. — Dose, une cuillerée à la
fois.

POTION HYDRAGOGUE.

Potio juniperina. (b*. au. ca. sa.)

℞ Rob de genièvre. . . quatre onces.

Délayez-le dans

Eau de genièvre. . . . deux livres.

Ajoutez

Esprit de genièvre. . deux onces.

Mêlez. (b⁺. au. ca.)

℞ Rob de genièvre. . . . une once.
Eau de genièvre . . . . six onces.
Esprit de genièvre, une demi - once.
——— de nitre doux, un demi-gros.

Mêlez. (*sa.*)

Dose, deux onces, toutes les deux ou
trois heures.

HUILE DE GENIÈVRE.

Oleum baccarum juniperi æthereum, Æthero-
leum baccarum juniperi. (am. ams. an. b.
ba. be. br. d. du. e. ed. f. fi. fu. g. han. lo. o.
p. pa. po. pr. r. s. sa. su. w. wu. br. c. sw.)

℞ Genièvre écrasé. . . . à volonté.
Eau. . . . . quantité suffisante.

Distillez, et séparez l'huile. (am. ams. b.
be. du. ed. fe. fi. g. lo. p. r. su. c.)

ba. prescrit une partie de genièvre et trois
d'eau ; — fe. fu. et *sw.* une de genièvre et
quatre d'eau ; — d. et *vm.* une de genièvre
et six d'eau ; — han. o. po. pr. et s. une de
genièvre et huit d'eau ; — f. cinq de genièvre
et sept d'eau ; — an. et *br.* trois de genièvre et
dix d'eau ; — e. une de genièvre et quarante
d'eau.

℞ Genièvre. . . . . quatre parties.
Eau. . . . . . . seize parties.

Sel de cuisine. . . . une partie.

Distillez après trois jours de macération.
(br. pa. sa. w.)

℞ Genièvre. . . . . à volonté.
Eau de genièvre, quantité suffisante.

Au bout de douze heures, distillez. (wu.)

Dose, deux à dix gouttes, dans un véhicule.

HUILE DE BOIS DE GENÉVRIER.

Oleum ligni juniperini æthereum, Æthero-
leum juniperini ligni. (a. han. pa.)

℞ Bois de genévrier. . . une partie.
Eau. . . . . . huit parties.

Distillez. (han.)

pa. prescrit une partie de bois et six d'eau ;
— a. une de bois et douze d'eau.

sa. parle d'une autre huile qu'on obtient
en distillant le bois râpé à feu nu, et séparant l'huile fétide de la liqueur claire qui
passe avant elle.

OLÉO-SUCRE DE GENIÈVRE.

Olæosaccharum juniperi. (pp.)

℞ Huile essentielle de genièvre,
douze gouttes.
Sucre en poudre. . une demi-once.

Triturez ensemble.

POUDRE EXCITANTE. (au.)

℞ Sucre blanc. . . une demi - once.
Huile essentielle de genièvre,
trois gouttes.

Faites un oléo-sucre et ajoutez

Sel de cuisine. . . . un gros.

Partagez en douze paquets. — Dose, trois
par jour, dans les tumeurs blanches des articulations.

EAU DE GENIÈVRE.

Aqua juniperi. { a. b*. ba. f. he. li. pp.
s. wu. *br. pid. sw. vm.*)

℞ Genièvre. . . . . deux parties.
Eau. . . . . . quinze parties.

Distillez quatre parties. (f.)

Une partie de genièvre et cinq d'eau ; distillez deux parties. (b*. ba.) ;—une partie de
genièvre et douze d'eau (wu.) ; — une de genièvre et dix d'eau ; distillez six parties (a.) ;
— une partie de genièvre et douze d'eau ;
distillez quatre parties (*br.*), ou six (he.
li. *pid.*) ; — une partie de genièvre et vingt-
deux d'eau ; distillez quinze parties (s.) ;—une
partie de genièvre et suffisante quantité
d'eau ; distillez vingt parties. (*sw.*)

℞ Feuilles fraîches de genévrier,
une partie.
Eau - de - vie. . . une demi-partie.

Eau pure. . . cent soixante parties.
Distillez quarante parties, soutirez l'huile, et conservez l'eau. (*vm.*)

♃ Oléo-sucre de genièvre. . un gros.
Eau distillée. . . . . huit onces.
Faites dissoudre. (pp.)

ESPRIT DE GENIÈVRE.

Spiritus juniperi. (an. br. fu. han. he. li. pa. w. wu. *pid. vm.*)

♃ Genièvre. . . . . . une partie.
Alcool. . . . . . douze parties.
Distillez après vingt-quatre heures de macération. (fu. he. *pid.*)

an. et li. prescrivent une partie de genièvre et huit d'alcool; — br. pa. w. et wu. une de genièvre et deux d'alcool.

♃ Genièvre. . . . . . une partie.
Alcool. . . . . . quatre parties.
Eau. . . . . suffisante quantité.
Distillez au bout de vingt-quatre heures. (han.)

♃ Genièvre. . . . . quinze livres.
Sucre. . . . . . une demi-livre.
Levûre de bière. . . . deux onces.
Versez assez d'eau tiède pour bien délayer le tout, exposez-le à une température de + 15 à + 18 degrés R. ; après la fermentation, versez dans un alambic ; ajoutez un volume d'eau double, et huit livres d'eau-de-vie de grain ; distillez un esprit marquant dix-huit à vingt degrés.

ESPRIT DE GENIÈVRE COMPOSÉ.

Spiritus juniperi compositus, Alcohol juniperi compositum. (an. b. be. ed. lo. su. c. sw *vm.*)

♃ Genièvre. . . . . . une livre.
Carvi,
Fenouil, de chaque, une once et demie.
Eau-de-vie. . . . . huit pintes.
— pure. . . . quantité suffisante pour éviter l'empyreume. Distillez huit pintes. (am. b. be, ed. lo. su. c. sw.)

♃ Genièvre. . . . . . six parties.
Feuilles fraîches de cassis, une partie.
Semences de carotte sauvage ,
————de cassis, de chaque , deux parties.
Eau-de-vie de grain, trente-six parties.
— pure. . . . cent huit parties.
Distillez vingt-quatre parties (*vm.*)
Carminatif, diurétique. — Dose, deux à quatre gros.

LINIMENT DE GENIÈVRE.

Linimentum juniperinum. (au.)

♃ Esprit de genièvre. . . deux onces.
Huile de girofle,

Baume de muscade,
de chaque. · . . . un demi-gros.
Vanté par Rosenstein dans les ecchymoses et les tumeurs froides. Chrestien l'emploie en frictions sur l'épine et les lombes, chez les femmes disposées à l'avortement.

LINIMENT DIURÉTIQUE.

Linimentum resolvens et diureticum. (b.)

Esprit de savon. . . . trois onces.
————de genièvre. . . une once.
En frictions, matin et soir, sur le bas-ventre, dans l'ascite avec atonie.

TEINTURE HYDRAGOGUE. (bo.)

♃ Racine d'aristoloche ronde,
————————longue,
de chaque. . une once et demie,
———de gingembre,
————de raifort sauvage.
Bulbe de scille sèche,
de chaque. . . .une demi-once.
Sommités d'absinthe,
————de petite centaurée.
Genièvre,
de chaque. . . . . une once.
Sel d'absinthe. . . une demi-once.
Alcool de genièvre. . . six livres.
Après huit jours de macération, filtrez.
Excitant, réputé diurétique ; et que Boerhaave conseillait dans l'hydropisie. — Dose, une once, quatre fois par jour.

INFUSION DE GENIÈVRE.

Infusum baccarum juniperi. (b*. pp. ww. au. ra.*)

♃ Genièvre écrasé, une once et demie.
Eau bouillante, une livre et demie.
Laissez en digestion dans un vase couvert, pendant une demi-heure, et passez. (pp. ww. au.)

ra. prescrit deux gros de genièvre et deux livres d'eau ; — b*. une once de genièvre et assez d'eau pour obtenir trois onces de colature.
Aromatique, légèrement diurétique. — Conseillée dans le traitement des hydropisies. — A boire par verrées.

INFUSION DE GENIÈVRE COMPOSÉE. (sa.)

Baies de genévrier écrasées,
deux onces.
Eau de genièvre. . . . deux livres.
Faites digérer pendant trois heures à une douce température, passez et ajoutez

Rob de genièvre. . . deux onces.
Oxymel scillitique, une once et demie.
Mêlez,
Diurétique.

DÉCOCTION DE FEUILLES DE GENÉVRIER.

Decoctum juniperi. (sa. sw.)

♃ Sommités de genévrier, trois onces.
Eau. . . . . . . quatre livres.
Faites réduire à deux livres par l'é-
bullition, et ajoutez sur la fin
Genièvre. . . . . . une once.
Passez.

Excitant, diurétique, recommandé dans
les hydropisies, l'asthme et les maladies de
peau. — Dose, quatre à huit onces, trois
fois par jour.

DÉCOCTION DE BOIS DE GENÉVRIER.

Decoctum ligni juniperi. (b*.)

♃ Râpure de bois de genévrier,
une demi-once.
Eau de fontaine. . . . seize onces.
Faites bouillir et réduire de moitié; passez.

Excitant, autrefois préconisé dans le traitement des maladies vénériennes. — Le malade
consomme les huit onces dans la journée.

TISANE DIURÉTIQUE.

Potus diureticus. (sm. sw.)

♃ Baies de genévrier concassées,
une poignée.
Eau. . . . . trois demi-setiers.
Faites cuire pendant une demi-heure,
et ajoutez à la colature
Sirop de polygala de Virginie,
deux onces.
Vin blanc. . . . . huit onces.
Mêlez. (sm.)

♃ Genièvre,
Semences de moutarde,
de chaque. . . . . une once.
——— de carotte. . . six gros.
Feuilles d'absinthe. . trois gros.
Bière. . . . . quatre livres.
Faites infuser à froid et passez. (sw.)

DÉCOCTION CARMINATIVE.

Decoctum fructuum juniperi carminativum,
Potus carminativus. (e.)

♃ Genièvre,
Semences d'anis,
Sel ammoniac,
de chaque. . . . . une once.
Fleurs de camomille. . deux onces.
Eau . . . . . . quatre livres.
Faites bouillir légèrement, passez et
ajoutez à la colature
Eau-de-vie. . . . . une livre.

VIN DIURÉTIQUE.

Vinum juniperinum. (au.)

♃ Genièvre,

Graines de moutarde,
Raifort sauvage,
de chaque. . . une demi-once.
Sous-carbonate de potasse,
une demi-livre.
Vin du Rhin. . . quatre pintes.
Au bout de quelques jours passez.

♃ Racine de zédoaire,
——— de scille,
Genièvre, de chaque. . deux gros.
Cannelle. . . . . . trois gros.
Sous-carbonate de potasse,
un gros et demi.
Vin du Rhin. . une livre et demie.
Passez après suffisante extraction.

ONGUENT DE GENIÈVRE. (vm.)

♃ Bourgeons de genévrier écrasés,
une partie.
Graisse de porc fondue, deux parties.
Faites macérer pendant deux heures, et
passez en exprimant avec force.

CÉRAT DE GENIÈVRE.

Ceratum juniperi Virginiani. (am. c.)

♃ Feuilles de genévrier de Virginie,
une partie.
Cérat résineux. . . . six parties.
Mêlez.

GENTIANE.

Les pharmacopées indiquent deux espèces de ce genre de plantes :

1° *Gentiane jaune, Grande gentiane; Gentiana lutea,* L.

*Rother Enzian, Bitterwurzel, Bergfieberwurzel (Al.): gentian
(An.); horee (B.); sode, sodrod, sodtongæ, skiærsoda (D.);
genciana (E.); gentiann (Ho.); genziana (I.); korsen go-
ryczki (Po.); genciana (Por.); boggsæta (Su.).*

a. am. ams. an. b. ba. be. br. d. du. e. ed. f. fe. ff. fl.
fu. g. ham. han. he. li. lo. o. p. po. pp. pr. r. s. eu. w.
wu. ww. be. br.c. g. m. pa. pid. sp. z.

Plante ♃ (pentandrie digynie, L.; gentianées, J.), des montagnes d'Europe. (*fig.*
Flore médic. IV. 181.)

La racine (*radix Gentianæ rubræ* s. *majoris*
s. *veterum* s. *luteæ*) est longue, épaisse, annelée, de la grosseur du pouce, d'un brun
rougeâtre en dehors, et d'un jaune vif orangé, avec un tissu spongieux, à l'intérieur.
Son odeur est presque nulle; sa saveur très
amère et persistante.

Elle contient un principe amer particulier, le *Gentianin* ou *Gentianéine,* qui est la
source de ses propriétés actives.

2° *Gentiane de Catesby; Gentiana Catesbæi,*
ELLIOTT.

Blue gentian (An).

am. c.

Plante des Etats-Unis. (*fig.* Big. *Med.
bot.* t. 34.)

La racine est flexueuse, rameuse et très
amère.

La gentiane est un puissant amer, qu'on
administre comme tonique, stomachique,
authelmintique et fébrifuge.

Dose, de la poudre, depuis dix grains jusqu'à un gros.

POUDRE STOMACHIQUE. (*au. hp. sm.*)

℞ Gentiane,
Succin, de chaque. . . dix grains.
Rhubarbe. . . . . quatre grains.

A prendre au moment du dîner, dans la
première cuillerée de soupe. (sm.)

℞ Racine de pied de veau,
——— de gentiane,
——— de roseau aromatique,
de chaque. . . . . une once.
Gingembre,
Écorce d'orange,
Sulfate de potasse,
de chaque. . . une demi-once.
Huile essentielle de carvi,
un demi-gros.

Faites une poudre. (*hp.*)

℞ Poudre de gentiane,
——— de cascarille,
——— d'écorce d'orange,
de chaque. . . . . un gros.
Oléo-sucre de menthe poivrée.,
trois gros.

Dose, un demi-gros, plusieurs fois par
jour. (*au.*)

POUDRE FÉBRIFUGE. (*ra.*)

℞ Poudre de gentiane, une demi-once.
——— de bistorte,
——— de pivoine,
. de chaque. . . deux gros.

On la prescrit pour remplacer le quinquina, dans les fièvres qui résistent à ce médicament.

POUDRE ANTIARTHRITIQUE.

*Poudre de Portland, Poudre amère, Poudre
de gentiane composée.* (b*. ff. sa. au. bo. ca.
sp. vm.*)

℞ Racine de gentiane,
——— d'aristoloche ronde,
——— d'ivette,
Sommités de germandrée,
——— de petite centaurée,
de chaque. . . parties égales.

Pulvérisez chaque substance à part et mêlez les poudres. (ff. sa. *sp.*)

ca. donne la même formule, mais ajoute
des sommités d'absinthe ; — *vm.* prescrit une
partie de racine d'aristoloche, autant de

gentiane, autant de petite centaurée, et
deux parties de germandrée ; — b*. une partie de germandrée, d'ivette, de centaurée,
d'aristoloche ronde, de sauge et de bétoine,
et huit de bois de gayac.

℞ Racine de gentiane,
——— de rhapontic,
——— d'aristoloche ronde,
de chaque. . . une demi-once.
Feuilles de germandrée,
——— d'ivette,
de chaque. . . . . deux gros.
Sommités de petite centaurée,
trois gros.
Safran de Mars apéritif. . une once.
Sel d'absinthe. . . . . trois gros.
——— essentiel de quinquina, deux gros.

Faites une poudre. (*bo.*)

Dose, un demi-gros, le matin à jeun, dans
les maladies vermineuses, celles des articulations, les fièvres intermittentes, la faiblesse
d'estomac.

BOLS TONIQUES.

Boli tonici adstringentes balsamici. (*au.*)

℞ Poudre de gentiane,
——— de zédoaire,
de chaque. . . vingt grains.
Baume de Copahu. . . deux gros.
Sirop de roses. . quantité suffisante.

Faites dix-huit bols. — Dose, six par jour,
en trois fois, dans les flux muqueux anciens.

EXTRAIT AQUEUX DE GENTIANE.

Extractum gentianæ. (a. am. ams. b. ba. bc.
br. d. du. e. ed. f. fe. ff. fi. g. han. li. lo. o. p.
pa. po. pr. r. s. sa. su. w. br. c. *vm.*)

℞ Racine de gentiane. . . une livre.
Eau froide. . . . . . six livres.

Faites macérer pendant deux jours, passez, laissez reposer et décantez la liqueur,
puis évaporez jusqu'en consistance d'extrait.
(po.)

f. et ff. preserivent de faire infuser une partie
de racine sèche, d'abord dans quatre, puis
dans deux parties d'eau froide, et d'évaporer les deux colatures réunies.

℞ Racine de gentiane coupée par
tranches. . . . . . à volonté.

Versez dessus assez d'eau pour la submer-
ger d'une légère couche, et laissez en macération pendant douze heures ; doublez alors
la quantité d'eau, et faites encore macérer
pendant le même laps de temps ; clarifiez
les colatures réunies, puis évaporez jusqu'en
consistance d'extrait. (*vm.*)

℞ Racine de gentiane. . . une livre.
Eau de fontaine. . . . six livres.

Faites macérer pendant quatre jours, dans

un endroit chaud, puis bouillir un peu ; passez en exprimant, et évaporez la colature jusqu'en consistance convenable.(br. pa.w.)

♃ Racine de gentiane. . . une partie.
Eau. . . . . . . six parties.

Faites bouillir, passez en exprimant, et évaporez la liqueur, sur un feu doux, jusqu'en consistance convenable. (li. p. r.)

ba. prescrit de faire cuire une partie de gentiane dans dix d'eau, et d'évaporer la liqueur. — am. ed. du. lo. et c. de faire cuire une partie de racine dans huit d'eau, de réduire celle-ci à moitié, de passer en exprimant et d'évaporer la colature. — sa. de faire digérer une livre de racine dans six d'eau pendant trois jours, puis bouillir jusqu'à réduction du tiers, de passer et d'évaporer la colature ; — g. de faire cuire l'herbe dans suffisante quantité d'eau, et d'évaporer la colature décantée ; — fe. de faire bouillir une partie de racine dans trois d'eau, et d'évaporer la colature clarifiée au blanc d'œuf.

♃ Racine de gentiane. . . une partie.
Eau bouillante. . . . huit parties.

Faites bouillir légèrement, pendant un quart d'heure, et passez en exprimant ; faites encore bouillir le résidu avec quatre parties d'eau, et passez de même ; mêlez les deux liqueurs ; décantez après repos suffisant, et faites évaporer jusqu'en consistance d'extrait. (d. han. o. pr.)

a. et su. prescrivent d'épuiser la racine par plusieurs ébullitions successives de réunir les liqueurs, et de les évaporer au bain-marie, après la décantation ; — fj. de la faire bouillir, pendant un quart d'heure, avec six fois son poids d'eau, de lui faire subir ensuite une seconde ébullition, et d'évaporer les deux liqueurs réunies ; — br. de suivre le même procédé, mais de prolonger la première ébullition pendant deux heures ; — e. de faire infuser pendant vingt-quatre heures, puis bouillir deux heures, deux livres de racine dans vingt d'eau ; de faire encore bouillir le résidu dans une nouvelle quantité d'eau, réduite à huit livres, et de mêler les deux colatures, pour les évaporer.

♃ Racine de gentiane. . . une partie.
Eau pure. . . . . huit parties.

Faites macérer pendant vingt-quatre heures, puis bouillir pendant un quart d'heure, et passez en exprimant avec force ; faites encore cuire le résidu avec quatre parties d'eau, mêlez les deux liqueurs, et après vingt-quatre heures de repos, évaporez jusqu'en consistance convenable. (an. s.)

b. et be. prescrivent dix parties d'eau et deux heures d'ébullition la première fois, huit parties la seconde ; — ams. la coction de la racine d'abord avec vingt, puis avec quinze livres d'eau, réduites chaque fois à moitié.

Dose, vingt à trente grains.

EXTRAIT ALCOOLIQUE DE GENTIANE. (fu. wu.)

♃ Racine de gentiane. . . à volonté.
Alcool. . . . suffisante quantité pour couvrir la racine de quatre travers de doigt ; laissez digérer dans un endroit chaud et décantez ; faites bouillir pendant une heure avec de l'eau, et passez en exprimant ; évaporez la colature jusqu'en consistance de miel, en ajoutant la teinture sur la fin, et remuant toujours, pour que la masse soit homogène et non grumelée. (wu.)

fu. prescrit de faire digérer une livre de racine dans six d'eau-de-vie, pendant quelques jours, et de distiller l'alcool, de verser trois livres d'eau bouillante sur le résidu de la teinture, de faire bouillir, de passer en exprimant, d'évaporer la colature jusqu'en consistance de miel, de la mêler alors avec la teinture réduite, et de continuer l'évaporation.

Même dose que le précédent.

BOLS AMERS. (ca.)

♃ Extrait de gentiane,
——— d'absinthe,
——— de cachou,
——— de petite centaurée,
de chaque. . . . une once.
Sirop de quinquina, quantité suffisante.

Faites trente-six bols. — Dose, un à six par jour, dans les fièvres intermittentes.

PILULES TONIQUES.

Pilules amères. (fu. li. sw.)

♃ Extrait de gentiane,
——— de bile,
de chaque. . . . deux gros.
Poudre de quassie amère,
quantité suffisante.
Faites des pilules de quatre grains. (sw.)

♃ Extrait de gentiane,
——— de bile,
——— de houblon,
de chaque. . . . parties égales.
Mêlez ensemble. (li.)

♃ Extrait de gentiane,
Poudre de rhubarbe,
Savon râpé, de chaque, parties égales.
Eau. . . . quantité suffisante.
Faites une masse pilulaire. (fu.)
Dose, un à trois scrupules.

MIXTURE STOMACHIQUE.

Élixir stomachique aqueux. (sm.)

♃ Extrait de gentiane,
——— de cascarille,
de chaque. . . . deux gros.

Eau de menthe poivrée, quatre onces.
Mêlez. (fu.)
sm. supprime la cascarille. — A prendre
par cuillerées.

INFUSION DE GENTIANE COMPOSÉE.

Infusion amére ; Infusum gentianæ composi-
tum, Infusum amarum. (am. b*. du. ed.
fu. g. lo. su. c. ca. sa. sw.)

♃ Racine de gentiane. . . deux gros.
Herbe de petite centaurée,
——— de trèfle d'eau,
de chaque. . . . . . trois gros.
Eau bouillante . . . . une livre.
Au bout de quelques heures d'infusion,
passez. (fu.)

♃ Racine de gentiane. . . un gros,
Feuilles de chicorée sauvage,
une demi-once.
Fleurs de camomille, un demi-gros.
Eau bouillante. . . . deux livres.
Faites infuser pendant une demi-heure,
et passez. (ca.)

♃ Racine de gentiane, une demi-once.
Écorce sèche d'orange,
Semences de coriandre écrasées,
de chaque. . . . . . un gros.
Alcool faible (0,835), quatre onces.
Eau. . . . . une livre.
Versez d'abord l'alcool, et, trois heures
après, l'eau ; laissez en macération pendant
douze heures, et passez. (am. ed. c.)

♃ Racine de gentiane. . . deux gros.
Écorce fraîche de citron,une demi-once.
——— sèche d'orange, un gros et demi.
Alcool (0,830) . . . quatre onces.
Au bout de trois heures, ajoutez
Eau bouillante. . . . douze onces.
Laissez en macération pendant deux
jours, et passez. (du.)

♃ Racine de gentiane,
Écorce sèche d'orange,
de chaque. . . . . . un gros.
——— fraîche de citron, deux gros.
Eau bouillante. . . . douze onces.
Faites macérer, pendant une heure, dans
un vase couvert, et passez. (b*. lo. su.)

♃ Racine de gentiane, une demi once.
Écorce d'orange. . . . deux gros.
Eau bouillante. . . douze onces.
Après deux heures de macération ,
ajoutez à la colature
Alcool d'écorce d'orange, six gros.
Mêlez bien. (sw.)

♃ Racine de gentiane, une demi-once.
——— de zédoaire. . . un gros.
Écorce d'orange. . . . deux gros.

Eau bouillante, quantité suffisante
pour obtenir, après deux heures de macération, douze onces de colàture ; ajoutez à celle-ci
Eau d'écorce d'orange spiritueuse,
six gros.
Mêlez. (sa.)

♃ Racine de gentiane. . . deux gros.
Sommités de petite centaurée,
une demi-once.
Eau bouillante. . . . . une livre.
Faites infuser pendant quatre heures, et
ajoutez à la colature
Eau de cannelle. . une demi-once.
Mêlez. (g.)
Amer, tonique, conseillé dans le cas d'a-
tonie de l'estomac.— Dose, trois onces, deux
fois par jour.

INFUSION FORTIFIANTE.

Infusum roborans. (sa.)

♃ Racine de gentiane. . . trois gros.
Herbe de trèfle d'eau, une demi-once.
Sommités de millefeuille,
Racine de pissenlit,
de chaque. . . . . une once.
Eau. . . . . . . huit onces.
Faites chauffer peu à peu, jusqu'au degré
de l'ébullition, puis faites digérer à une
douce chaleur, pendant trois heures, pas-
sez en exprimant, et ajoutez aux six onces
de colature
Terre foliée de tartre. . . deux gros.
Eau aromatique d'Édimbourg,
trois gros.

INFUSION AMÈRE ALCALISÉE.

Infusum amarum cum natro. (au.)

♃ Racine de gentiane. . . deux gros,
Oranges vertes. . . un gros et demi.
Petit cardamome. . un demi-gros.
Sous-carbonate de soude. . un gros.
Eau bouillante . . . . six onces.
Faites infuser pendant six heures. —
Dose, une cuillerée, trois fois par jour, dans
la dyspepsie et la goutte dite asthénique.

INFUSION EMMÉNAGOGUE.

Infusum amarum et rorismarini. (au.)

♃ Racine de roseau aromatique,
——— de gentiane,
de chaque. . . . . une once.
Sommités de petite centaurée, six gros.
Herbe de romarin. . . deux gros.
Eau bouillante. . . quatre livres.
Faites infuser pendant six heures, et
ajoutez
Teinture de quinquina composée,
quatre onces.
Dose, trois onces, deux fois par jour.

DÉCOCTION DE GENTIANE COMPOSÉE.

Décoction amère, Apozème amer ; Decoctum amarum. (f. fe. ff. *b. ca.*)

℥ Racine de gentiane.   .   .   un gros.
Eau commune, deux livres et demie.

Faites bouillir pendant un demi-quart d'heure, puis ajoutez
  Espèces amères.   .   .   .   deux gros.

Après deux heures d'infusion, passez sans exprimer. (f. *ca.*)

ff. prescrit de faire bouillir une partie de gentiane avec suffisante quantité d'eau pour obtenir une livre de colature, et, après un quart d'heure d'ébullition de celle-ci avec une partie d'espèces amères, de passer sans exprimer.

℥ Racine de gentiane,   une demi-once.
Eau .   .   .   .   deux livres.

Faites bouillir pendant deux heures, à petit feu, puis faites infuser dans la liqueur
  Sommités de petite centaurée,
  ————————— absinthe,
  Racine de roseau aromatique,
      de chaque.   .   .   .   deux gros.
Passez. (*ca.*)

℥ Racine de gentiane.   .   .   deux gros.
Eau commune,   quarante-huit onces.

Faites bouillir pendant un demi-quart d'heure, et ajoutez ensuite
  Sommités de petite centaurée,
  Herbe de chardon-bénit,
  ———— de scordium,
  Écorce fraîche de citron,
      de chaque.   .   .   .   deux gros.

Faites infuser dans un vase couvert, jusqu'à parfait refroidissement, et décantez. (*sp.*)

℥ Racine de gentiane,
  ———— de chiendent,
      de chaque.   .   une once et demie.
  Écorce de frêne,
  ———— de saule blanc,
      de chaque.   .   .   une demi-once.
  Sel ammoniac.   .   .   .   vingt grains.
  Eau.   .   .   .   .   trois livres.

Faites bouillir pendant une heure et passez. (fe.)

℥ Racine de gentiane, une demi-once.
  Sommités d'absinthe, une poignée.
  Eau.   .   .   .   .   .   trois livres.

Faites réduire de moitié par l'ébullition.
(*b*)

Recommandée dans les cas où l'on suppose l'estomac débilité, comme dans la dyspepsie, le défaut d'appétit, et durant la convalescence, lorsque la langue demeure chargée.— Dose, deux à quatre verrées, dans la matinée.

DÉCOCTION AMÈRE ÉTHÉRÉE.

Decoctum amarum æthereum. (b.)

℥ Décoction amère.   .   quatre onces.
  Eau de menthe poivrée, deux onces.
  Éther sulfurique.   .   un demi-gros.

A prendre peu à peu, dans la dyspepsie.

DÉCOCTION AMÈRE ALCOOLISÉE.

Decoctum amarum alcoholisatum nervinum.
(*b.*)

℥ Décoction amère.   .   .   une livre.
  Alcool.   .   .   .   .   une once.
  Laudanum de Sydenham,
                un demi-gros.

A prendre dans la journée.

BIÈRE STOMACHIQUE. (*ca.*)

℥ Racine de gentiane.   ,   cinq onces.
  Écorce de citron   .   .   trois onces.
  Cannelle.   .   .   .   .   un gros.
  Aile.   .   .   .   .   .   .   huit pintes.

Faites infuser à froid pendant trois jours, et passez. — Dose, un verre matin et soir.

VIN DE GENTIANE.

Vin amer ; Vinum gentianæ, Elixir amarum vinosum. (b*. ff. au.*)

℥ Teinture de gentiane   .   une partie.
  Vin rouge.   .   dix ou vingt parties.
Mêlez bien. (b*. ff.*)

℥ Extrait de gentiane.   .   deux gros.
  Vin d'Espagne   .   .   quatre onces.
  Essence d'écorce d'orange, deux gros.

On fait prendre de ce dernier vin une demi-cuillerée toutes les trois heures. (*au.*)

VIN DE GENTIANE COMPOSÉ.

Vin amer, Vin stomachique, Vin tonique; Vinum amarum, Infusum amarum vinosum, Vinum amarum cum spiritu vini, Vinum gentianæ compositum. (am. ams. b. be. ed. fi. g. su. *br. c. ca. pie. sa. sp. vm.*)

℥ Espèces amères, une once et demie.
  Vin généreux.   .   une livre et demie.

Faites digérer à une douce chaleur, pendant douze heures, et passez. (ww.)

℥ Racine de gentiane.   .   huit parties.
  Petit cardamome en poudre,
                une partie.
  Vin de Madère,
      deux cent cinquante-six parties.

Laissez en macération pendant quatre jours, passez sans exprimer, et filtrez. (*vm.*)

℥ Racine de gentiane.   .   .   une once.
  Écorce d'orange.   .   .   six gros.
  Poivre noir.   .   .   un demi-gros.
  Vin d'Espagne.   .   .   .   une livre.

Après quatre jours de digestion, passez. (su.)

vm. prescrit seize parties de gentiane, douze d'écorce d'orange, une de poivre noir, et cent quatre-vingt-douze de vin de Malaga.

℞ Racine de gentiane,
Écorce fraîche d'orange,
de chaque. . . . . . une once.
Poivre long. . . . . deux gros.
Vin blanc d'Espagne. . deux livres.

Faites macérer pendant quatre jours, et filtrez. (g.)

℞ Racine de gentiane. . . une once.
Écorce d'orange. . . . six gros.
Poivre noir. . . . un demi-gros.
Gingembre. . . . . . un gros.
Vin d'Espagne. . . . une livre.

Mettez en digestion pendant quatre jours, et filtrez. (fi.)

℞ Racine de gentiane, une demi-once.
Quinquina ordinaire. . . une once.
Écorce sèche d'orange. . deux gros.
Cannelle blanche. . . . un gros.
Alcool (0,935). . . quatre onces.
Vin blanc d'Espagne,
deux livres et demie.

Faites macérer les racines et écorces dans l'alcool, pendant vingt-quatre heures, ajoutez le vin, continuez encore la macération pendant sept heures, et passez. (am. ams. b. be. ed. *br. c. ca. sp.*)

℞ Racine de gentiane. . . . six gros.
Quinquina. . . . une demi-once.
Écorce d'orange. . . . deux gros.
Vin rouge. . . . . deux livres.

Faites macérer pendant trois jours, passez et filtrez. (*ca.*)

℞ Racine de gentiane. . . une once.
Quinquina. . . une once et demie.
Vin généreux. . . . deux livres.

Faites infuser et passez. (*pie.*)

℞ Racine de gentiane,
——— de roseau aromatique,
de chaque. . . . . une once.
Sommités de petite absinthe,
deux onces.
Baies de genévrier,
——— de laurier,
de chaque. . une once et demie.
Vin généreux. . . . trois livres.

Faites digérer à une douce chaleur, dans un vase couvert. (*sa.*)

Amer, tonique, fortifiant. — Dose, une once ou deux par jour, à jeun, le matin.

TEINTURE DE GENTIANE.

Tinctura s. Essentia gentianæ s. gentianæ

rubræ. (ams. an. b. be. br. f. ff. fu. han. he. o. pa. po` pr. s. w. *pid. vm.*)

℞ Racine de gentiane. . . une partie.
Alcool (22 degrés). . quatre parties.

Faites digérer pendant six jours, et filtrez. (f. ff. fu.)

an. et *vm.* prescrivent une partie de racine et six d'alcool (20 degrés) ; — b. et he. une de racine et six d'alcool (15 degrés) ;—ams. une de racine et six d'alcool (0,917) ;—han. o. po. et pr. cinq onces de racine et deux livres d'esprit rectifié ; — s. une partie de racine et quatre d'esprit rectifié ; — br. he. pa. w. et *pid.* une de racine et cinq d'esprit rectifié.

Amer, tonique, stomachique; fébrifuge. — Dose, soixante à cent gouttes.

TEINTURE DE GENTIANE COMPOSÉE.

Teinture amère, Élixir stomachique, Élixir stomachique amer; Tinctura amara s. gentianæ composita, Elixir stomachicum. (am. b. du. ed. han. lo. po. pr. s. w. *br. c. ca. sp. sw. vm.*)

℞ Racine de gentiane en poudre,
deux onces.
Poudre aromatique. . . une once.
Eau-de-vie. . deux livres et demie.

Faites infuser pendant quatre jours, et filtrez. (p.)

℞ Racine de gentiane coupée,
deux onces.
Écorce d'orange sèche. . une once.
Petit cardamome. . une demi-once.
Alcool (0,930). . . . deux pintes.

Faites digérer huit ou quinze jours à une douce chaleur et filtrez. (am. b*. du. lo. w. c. sw.*)

℞ Racine de gentiane, une once et demie.
Écorce d'orange mondée, trois onces.
Eau-de-vie. . cent vingt-huit parties.
Cochenille. . . . . deux gros.

Faites infuser à froid pendant trois semaines, en remuant de temps en temps, et filtrez. (*vm.*)

℞ Racine de gentiane,
une partie et demie.
Écorce d'orange sèche. . une partie.
——— de citron fraîche,
une demi-partie.
Esprit de coriandre. . vingt parties.

Faites infuser à froid pendant plusieurs jours, et filtrez. (*vm.*)

℞ Racine de gentiane. . deux onces.
Écorce d'orange sèche. . une once.
Cannelle blanche. . une demi-once.
Cochenille en poudre, un demi-gros.
Alcool (0,935), deux livres et demie.

Après huit jours de digestion, filtrez. (ed. br. ca. sp.)

b. et be. prescrivent deux onces de gentiane, une once d'écorce d'orange, une once et demie de cannelle blanche, deux livres d'eau-de-vie (15 degrés), et quatre jours de macération.

℞ Écorce de Winter. . . une partie.
Eau-de-vie. . quarante-deux parties.

Faites infuser à froid pendant trois jours, puis ajoutez

Écorce d'orange. . . deux parties.
Racine de gentiane, quatre parties.

Laissez encore macérer à froid pendant plusieurs jours, passez en exprimant, et filtrez. (vm.)

℞ Racine de gentiane,
Oranges vertes,
Sommités de petite centaurée,
de chaque. . . . deux onces.
Racine de zédoaire. . . une once.
Alcool. . . . . . . trois livres.

Après huit jours de digestion, passez en exprimant et filtrez. (han. po. pr. s.)

℞ Racine de gentiane,
———de galanga,
———-de roseau aromatique,
———-de zédoaire,
Feuilles de chardon-bénit,
de chaque. . . . . six parties.
Écorce d'orange. . quatre parties.
Rhubarbe. . . . trois parties.
Petit cardamome, une partie et demie.
Cochenille. . . . une partie.
Eau-de-vie, deux cent quarante parties.

Faites infuser à froid pendant trois jours, puis à une douce chaleur pendant douze heures, passez en exprimant légèrement et filtrez. (vm.)

Il serait facile de préparer extemporanément cette teinture, en ajoutant à celle de gentiane simple celle de galanga, de cardamome ou de zédoaire. Elle se rapproche beaucoup de celle d'absinthe composée.

Amer, tonique, stomachique. — Dose, cinquante à quatre-vingts gouttes.

TEINTURE FORTIFIANTE.

Tinctura roborans, Elixir amarum vinosum. (au. hp.)

℞ Racine de gentiane,
Cannelle, de chaque. . . trois gros.
Quinquina. . . . . une once.
Eau-de-vie. . . . . huit onces.

Passez après vingt-quatre heures de digestion. (au.)

℞ Racine de gentiane. . deux onces.
——— de benoite, une once et demie.
Écorce de chêne. . . deux onces.

Écorce d'orange. . une demi-once.
Alcool. . . . . . seize onces.
Eau de menthe poivrée, huit onces.

Passez après suffisante digestion. (hp.)

ESSENCE AMÈRE.

Essentia amara. (sp.)

℞ Racine de gentiane,
———de benoite,
de chaque. . . . une once.
Écorce d'oranges vertes,
Herbe d'absinthe,
———de fumeterre,
———de chardon-bénit,
———de trèfle d'eau,
———de millefeuille,
Fleurs de camomille,
Sommités de petite centaurée,
de chaque. . . une demi-once.
Alcool. . . . vingt-quatre onces.

Faites digérer et filtrez.

Amer, tonique, réputé stomachique, carminatif, anthelmintique, et conseillé dans les maladies bilieuses, la chlorose, la leucorrhée, les fièvres intermittentes. — Dose, trente gouttes.

TEINTURE ALCALINE DE GENTIANE.

Elixir amer, Teinture digestive, Elixir antiscrofuleux de Peyrilhe. (b*. f. br. ca. pie. ra. vm.)

℞ Racine de gentiane, une once et demie.
Sous-carbonate de potasse, un gros.
Eau-de-vie (22 degrés), deux livres.

Faites macérer pendant quinze jours et filtrez. (ra.)

vm. prescrit quatre parties de gentiane, une de sel et cent vingt-huit d'eau-de-vie; — b*. et br. un gros et demi de gentiane, autant de sel et trente onces d'alcool (20 degrés); — ca. et pie. une once de gentiane, deux gros de sel et deux livres d'eau-de-vie; — b*. indique aussi cinq gros de gentiane, six gros de sel et deux livres d'alcool. — Peyrilhe, auteur de cette formule et de la précédente, les distinguait en donnant à l'élixir le nom de fort.

℞ Racine de gentiane. . une once.
Sous carbonate d'ammoniaque,
deux gros.
Alcool (12 degrés). . . deux livres.

Après quatre jours de digestion, passez en exprimant et filtrez. (f.)

℞ Racine de gentiane. . . un gros.
Sous-carbonate de potasse,
une once et demie.
Eau-de-vie. . . . une pinte.

Filtrez après quinze jours de digestion. (ca.)
Cette dernière préparation est désignée sous le nom d'*Élixir de Dubois.*

Excitant, tonique, conseillé dans les scrofules.—Dose, une cuillerée à café, répétée
deux à trois fois par jour.

TEINTURE DE GENTIANE COMPOSÉE ALCALINE.

Tinctura salina composita. (o. r. ca. pid. sp.)

℞ Racine de gentiane,
   Sommités de petite centaurée,
   Herbe de menthe crêpue,
   ———de trèfle d'eau,
   de chaque. . . . . une once.
   Racine de zédoaire. . . . six gros.
   Alcool. . . . . trente onces.
   Sous-carbonate de potasse, deux gros.

Faites digérer, passez en exprimant et
filtrez. (o.)

℞ Racine de gentiane. . quatre onces.
   Vin blanc généreux. . . une livre.

Après deux jours de digestion, passez en
exprimant et ajoutez

   Extrait de bois de quassie. . une once.
   Sous-carbonate de potasse
     liquide. . . . . quatre onces.
   Alcool rectifié . . . deux onces.

Faites digérer pendant quelques heures
sur le bain de sable et filtrez. (pid.)

℞ Écorce d'orange,
   Racine de gentiane,
   de chaque. . . . trois onces.
   Eau. . . . . trente-six onces.
   Sel de tartre. . . . douze onces.

Faites digérer pendant quatre jours, et
ajoutez à la colature

   Alcool . . . . . dix-huit onces.

Filtrez. (sp.)

r. prescrit une once d'écorce d'orange,
autant de gentiane, une livre d'eau, quatre
onces de sous-carbonate et autant d'alcool;
—ca. deux onces d'écorce d'orange, quatre
onces de gentiane deux livres et demie
d'eau, quinze onces de sous-carbonate et
deux onces d'alcool.

Cette teinture a beaucoup d'analogie avec
le vin amer alcalisé, ou élixir balsamique
de Hoffmann, et convient dans les mêmes
cas.

POTION TONIQUE. (c.)

℞ Teinture de gentiane composée,
           une once.
   Acide sulfurique aromatisé, un gros.

Dose, une cuillerée à café, trois ou quatre
fois par jour, avec de l'eau sucrée, dans la
dyspepsie.

GENTIANIN.

*Gentianéine ; Gentianeina , Gentiania ,
Gentia.*

r. fe.

℞ Racine de gentiane pulvérisée,
           à volonté.

Épuisez-la par l'éther sulfurique, distillez
les teintures éthérées réunies, traitez le résidu, à plusieurs reprises, par l'alcool froid
(22 degrés), distillez les teintures alcooliques réunies, évaporez le résidu à siccité,
mêlez-le avec un excès de magnésie pure,
traitez le dépôt qui se forme, d'abord par
l'éther sulfurique, puis par l'acide oxalique,
suivi du même éther, et distillez les teintures éthérées.

Amer très énergique.

SIROP DE GENTIANIN. (f*. f**. fe. bo. ma.)

   Gentianin. . . . . seize grains.
   Sirop commun. . . . . une livre.

Ajoutez la solution de gentianin au sirop
légèrement chaud.

TEINTURE DE GENTIANIN. (f**. fe. ma. bo. pie.)

℞ Gentianin. . . . . cinq grains.
   Alcool (24 degrés). . . une once.

Très propre à remplacer celle de gentiane, cette teinture s'emploie aux mêmes
doses et dans les mêmes circonstances.

TEINTURE ALCALINE DE GENTIANIN. (pie.)

℞ Gentiane. . . . une demi-once.
   Sous-carbonate de potasse,
   ————————— de fer,
   de chaque. . . . . . un gros.
   Eau-de-vie (22 degrés). . une livre.

Conseillée contre les scrofules. — Dose,
une cuillerée à café, matin et soir.

GEOFFRÆA.

Il est parlé de deux espèces de ce genre
de plantes dans les pharmacopées :

  1° *Geoffræa de la Jamaïque; Geoffræa
inermis,* Sw.

*Kohlbaum, Wurmrinde (Al.); wormbark., cabbage tree bark
(An.); ormbarktræa (D.); maskbark (Su.).*

b. d. du. r. ed. fe he. pr. r. s. su. w. br. c. m. sp.

Arbre (diadelphie décandrie , L.; légumineuses, J.) de la Jamaïque. (fig.
Act. Lond., 1777, vol. LXVIX, tab. 10.)
On emploie l'écorce (*cortex Geoffroyæ
s. Geoffræa Jamaïcensis s. Cabbugi*), qui
est en morceaux longs de quelques pouces
à un pied, sur un quart de ligne à une demi-
ligne d'épaisseur , plats ou roulés , fibreux,
d'un gris rougeâtre en dehors, d'un gris noirâtre en dedans, couverts d'un épiderme
gris brunâtre ou jaune verdâtre, facile à dé-
tacher; son odeur est désagréable, sa saveur
forte et amère.

  2° *Geoffræa de Surinam; Geoffræa Surinamensis,* WILLD.

ams. an. b. be. d ban br. po. s. m

Arbre de Surinam. (*fig.* Bondt, *Diss. de cort. Geoff. Surin.*, Leyde, 1788.)

On emploie l'écorce (*cortex Geoffrææ* s. *Geoffrææ Surinamensis*), qui est en morceaux plats, longs de six pouces à un pied, sur un à quelques pouces de large et trois à six lignes d'épaisseur. Sous un épiderme couvert de lichens gris ou jaunâtres, lisse et brun rougeâtre ou gris brunâtre, se trouve un tissu fibreux, lamelleux, brun rouillé ou jaunâtre. La cassure est esquilleuse, l'odeur à peine sensible, la saveur amère et austère.

Ces deux écorces sont rangées parmi les anthelmintiques ; à haute dose, elles provoquent le vomissement. — Dose de la poudre, trente grains pour les adultes, dix pour les enfans de dix ans, et un demi grain pour ceux qui sont plus jeunes, trois ou quatre fois par jour.

Huttenschmid y a découvert deux substances nouvelles, probablement de nature alcaline, auxquelles il a donné les noms de *Jamaïcine* et de *Surinamine*.

EXTRAIT DE GEOFFRÆA.

Extractum Geoffrææ. (ams. an. b. be. d.)

℞ Écorce de geoffræa. . huit parties.
Eau. . . . . . une partie.

Faites bouillir pendant un quart d'heure, et passez en exprimant, faites encore bouillir le résidu avec quatre parties d'eau, et passez en exprimant, mêlez les deux liqueurs, décantez après repos suffisant, et faites évaporer à une douce chaleur, jusqu'en consistance d'extrait. (an. d.)

b. et be. preservivent vingt-quatre heures de macération, et deux heures d'ébullition avec dix parties d'eau, puis une seconde ébullition, de deux heures aussi, avec huit autres parties d'eau ; — ams. la coction de l'écorce, d'abord avec vingt, puis avec quinze parties d'eau, réduites chaque fois à moitié.

Dose, trois grains.

DÉCOCTION DE GEOFFRÆA DE LA JAMAÏQUE.

Decoctum geoffrææ inermis s. *Jamaicencis, Decoctum anthelminticum.* (b*. ed. c. e. sw.)

℞ Écorce de geoffræa pilée, une once.
Eau commune. . . . deux livres.

Faites réduire de moitié par la coction sur un feu doux, et passez. (ed. c. e. sw.)

b*. prescrit, d'après Donald Monro, une once d'écorce et trente-deux onces d'eau, réduites à huit.

Anthelmintique. — Dose, quatre cuillerées, trois ou quatre fois par jour, de cette dernière décoction.

DÉCOCTION DE GEOFFRÆA DE SURINAM.

Decoctum geoffrææ Surinamensis. (b*.)

℞ Écorce de geoffræa de Surinam,
                              deux onces.
Eau de fontaine, trente-deux onces.

Faites réduire de moitié, et ajoutez

Alcool. . . . . quatre onces.

℞ Écorce de geoffræa, une demi-once.
Eau de fontaine. . . . six onces.

Faites bouillir pendant une demi-heure, ajoutez à la colature

Teinture de geoffræa. . une once.
Sirop d'écorce d'orange,
                              une demi-once.

Anthelmintique. — La seconde décoction se prend par cuillerées, d'heure en heure. Quant à la première, on en donne le premier jour deux onces, qui produisent le plus souvent trois selles modiques et des nausées ; le second jour, une même dose, qui augmente les nausées, et provoque des vomissemens, avec des déjections séreuses ; le troisième jour, le reste de la décoction, par verrées, qui produisent des vomissemens et des selles muqueuses remplies de vers ; le quatrième jour, on administre un purgatif composé de jalap et de calomélas.

TEINTURE DE GEOFFRÆA. (ams. an. b. be.)

℞ Écorce de geoffræa de Surinam,
                              une partie.
Alcool (vingt degrés), huit parties.

Faites digérer à chaud pendant six jours. (b. be.)

ams. prescrit une partie d'écorce, huit d'alcool (0,907) et huit jours de digestion.

℞ Écorce de geoffræa. . . une once.
Alcool (vingt degrés), quatre onces.

Faites digérer pendant quatre jours au bain-marie froid ; passez en exprimant ; versez sur le résidu

Alcool (20 degrés). . deux onces.

Laissez encore pendant deux jours en digestion ; passez, puis mêlez et filtrez les deux colatures. (an.)

Excitant, anthelmintique. — Dose, dix à soixante gouttes.

GERMANDREE.

Deux plantes portent ce nom dans les pharmacopées :

Germandrée commune, petit Chêne ; Teucrium Chamædrys, L.

Gamander, Gamenderlein (Al.); garmander (An.); kaman derle, ozanka menssj (B.); camedrio (E. Por.); gamanderlyn (Ho.); camedrio, querciola, calamandrina (I.); ozanka (Po.); ekegras (Su.).

ams. an. b. ba. be. br. du. e. f. fe. ff. fu. g. li. p. pp. r. s. w. wu. ww. be. br. g. m. sp. z.

Plante ♇ (didynamie gymnospermic, L.; labiées, J.), de l'Europe tempérée et méridionale. (*fig. Flore médic.* III. 183.)

On emploie l'herbe fleurie (*herba Chamædryos* s. *Trissaginis* s. *Querculæ minoris*), qui se compose d'une tige carrée, grêle, velue, garnie de feuilles opposées, pétiolées, ovales, lisses, d'un vert gris en dessus, plus pâle en dessous, profondément crénelées, et de fleurs purpurines, fixées, au nombre de deux ou trois, à de courts pédoncules, dans les aisselles des feuilles supérieures. Elle a une odeur aromatique très faible, qui se perd par la dessiccation, et une saveur médiocrement amère, un peu styptique.

Excitant.

Germandrée jaune; Teucrium flavum, L.

Gelber Gamander (Al.); yellow flowered shrubby germander (An.).

e.

Plante ♄, d'Espagne et d'Italie. (*fig.* Lob. *Ic.* 490. 1.)

On emploie l'herbe fleurie (*herba Teucrii flavi*), qui se compose d'une tige pubescente, garnie de feuilles ovales, crénelées inférieurement, entières au sommet, et de fleurs jaunes, en grappes latérales. Elle a une saveur amère.

Excitant.

EXTRAIT DE GERMANDRÉE. (f. ff. sa.)

♃ Sommités de germandrée, à volonté.
Eau bouillante. . quantité suffisante.

Faites infuser, passez et évaporez, sur un feu doux, jusqu'en consistance d'extrait. (f. ff.)

♃ Herbe fraîche et pilée de germandrée. . . . . huit livres.

Faites macérer pendant trois jours dans un alambic, puis tirez environ deux onces d'eau par la distillation; versez le triple d'eau sur le résidu, et, après six heures de digestion, faites réduire au tiers par la coction; clarifiez et passez la liqueur : évaporez jusqu'en consistance d'électuaire, et ajoutez l'eau distillée à celui-ci, quand il n'est plus que tiède. (sa.)

DÉCOCTION DE GERMANDRÉE.

Decoctum chamædryos amarum. (e.)

♃ Sommités de germandrée,
une demi-once.
———— d'absinthe,
———— de petite centaurée,
de chaque. . . . . deux gros.
Eau. . . . . . deux livres.

Faites réduire de moitié par l'ébullition, et ajoutez sur la fin

Fleurs de camomille. . . deux gros.
Feuilles de séné, une once et demie.

On retranche fort souvent le séné, qui rend la décoction, d'amère et tonique, laxative. — Dose, quatre à six onces.

INFUSION DE GERMANDRÉE. (f. ff. *sp.*)

♃ Herbe de germandrée. . une once.
Eau bouillante. . . . une pinte.
Faites infuser. (ff. *fp.*)

♃ Feuilles vertes de germandrée,
une once.
Eau bouillante. . . . deux livres.

Faites infuser, et ajoutez à la colature

Sirop de capillaire ou Miel, une once.
Mêlez. (f.)

GILLENIA.

Gillénia trifoliée; Gillenia trifoliata, M. e.

Indian physik, beaumont root (An.).

am. c.

Sous-arbrisseau (tétrandrie monogynic, L.; rosacées, J.) de l'Amérique septentrionale. (*fig.* Pluk. *Alm.* 236. tab. 5.)

L'écorce de la racine est émétique.

GINGEMBRE.

Zingiber; σιγγιδερ; *Amomum Zingiber*, L.

Ingwer, Imber, Ingber (Al.); siwe (Amb.); ginger (An.); zingebil (Ar.); zazzor (B.); jahetuh (Ba.); sohi (Band.); adu (Beng.); sonty (Can.); inghuru (Cy.); ingever (D.); genjibre (E.); sont, udruck (Hi.); gember (Ho.); zenzero (I.); jai oking, dschey (Jav.); alia (Mal.); zungebil (Pe.); jembier (Po.); gengiore (Por.); sunthi, ardraka (Sa.); ingefæra (Su.); sukku, injie (Tam.); sonti, ullum (Tel.); wuruka (Ternat.); gora (Tidor.).

am. ams. an. b. ba. be. br. d. du. e. ed. f. fe. ff. fi. fu. g. bam. han. he. li. lo. o. p. pa. po. pp. pr. r. s. su. w. wu. ww. a. be. br. c. g. m. pai pid. sa. sp. z.

Plante ♇ (pentandrie monogynie, L.; amomées, J.), des Indes orientales, que l'on cultive aussi en Amérique. (*fig.* Jacq. *Hort. Vind.* vol. I. t. 75.)

La racine (*radix Zingiberis* s. *Zinziberis*) présente deux variétés dans le commerce :

1° Le *Gingembre* noir ou commun (*Zingiber commune* s. *nigrum* s. *vulgare*), qui est long d'environ deux pouces, épais, compacte, corné, d'un gris jaunâtre ou blanchâtre à l'extérieur, et d'un jaune rougeâtre ou brunâtre dans l'intérieur.

2° Le *Gingembre* blanc (*Zingiber album*), qui a l'aspect plus ligneux, est tuberculeux et solide, et présente une couleur blanche jaunâtre ou grise blanchâtre à l'extérieur, jaune rougeâtre à l'intérieur. Ces différences tiennent au mode de préparation; le premier gingembre est blanchi à l'eau bouillante, puis séché au feu ou au soleil, tandis que le second est seulement séché à l'air, après qu'on l'a dépouillé de son épiderme. L'odeur est pénétrante, agréable et camphrée ; la saveur aromatique, âcre et chaude.

Le gingembre contient une huile volatile, une matière azotée, une matière animale voisine de l'osmazome, de l'acide acétique, de l'acétate de potasse, de l'amidon, de la gomme, etc.

Excitant, stomachique, carminatif, sialagogue. — Dose de la poudre, depuis cinq grains jusqu'à un demi-gros.

ESPÈCES DIAMARGARITÆ CHAUDES. (w.)

♃ Racine de gingembre, une demi-once.
  ——— de doronic,
  ——— de zédoaire,
  ——— de béhen blanc,
  —————— rouge,
     de chaque . . . . trois gros.
  ——— de pyrèthre. . . . un gros.
Semences d'ache,
Cardamome,
Noix muscade,
Macis,
Poivre long,
——— noir, de chaque. . trois gros.
Cannelle. . . . . . cinq gros.
Mastic,
Perles d'Orient,
     de chaque. . . une demi-once.

Faites une poudre.

Dose, depuis un scrupule jusqu'à un demi-gros.

JULEP PECTORAL. (pie.)

♃ Miel purifié, une cuillerée à bouche.
Gingembre en poudre,
         une cuillerée à café.

Délayez dans
   Eau. . . deux ou trois cuillerées.

A prendre par demi-cuillerées.

MARMELADE PECTORALE. (sm.)

♃ Gingembre en poudre,
         une cuillerée à café.
Miel de Narbonne. . . six onces.

Mêlez. — Dose, une cuillerée à café deux ou trois fois par jour, dans la toux avec expectoration abondante.

CONFECTION AROMATIQUE. (vm.)

♃ Gingembre confit. . . six parties.
Écorce d'orange confite,
         quatre parties.
Muscade . . . . . une partie.
Sirop d'œillet. . quantité suffisante.

OPIAT STOMACHIQUE. (ca. pie.)

♃ Gingembre confit. . . deux onces.
Limons confits,
Girofle confit, de chaque, une once.
Opiat de Salomon, une demi-once.
Muscades confites,

Cannelle, de chaque. . trois gros.
Cascarille. . . . un demi-gros.
Huile essentielle de girofle,
         deux scrupules.
——————— de cannelle,
         dix gouttes.
Sirop d'œillet. . quantité suffisante.

Aphrodisiaque. — Dose, un à trois scrupules.

PASTILLES STIMULANTES. (sm. sp.)

♃ Gingembre. . . . . deux gros.
Safran d'Orient . . . . un gros.
Musc,
Girofle, de chaque, un demi-gros.
Mastic. . . . . . trois gros.
Ambre gris . . . . douze grains.
Sucre. . . . une demi-livre.

Faites des pastilles d'un gros. (sm.)

♃ Cannelle. . . . . deux gros.
Noix muscade . . . . . un gros.
Girofle. . . . deux scrupules.
Macis. . . . un scrupule.
Gingembre . . . . . . six gros.
Sucre. . . . . . seize onces.

Faites des pastilles. (sp.)

SIROP DE GINGEMBRE.

Syrupus zingiberis. (am. ams. b. be. du. ed. fi. fu. g. han. li. lo. p. su. wu. c. sw. vm.)

♃ Gingembre pulvérisé. . deux onces.
Eau bouillante. . . . trois livres.

Faites digérer pendant vingt-quatre heures dans un vase couvert. Passez, et ajoutez

   Sucre blanc. . . . . six livres.

Réduisez en consistance de sirop. (b.)

Le procédé opératoire restant le même ou à peu près, les proportions varient à l'infini, savoir : quatre onces de gingembre, quatre livres d'eau, six heures d'infusion et quantité suffisante de sucre (p.); — deux onces de gingembre, seize onces d'eau, quatre heures d'infusion et deux livres de sucre (han.); — trois onces de gingembre, trois livres d'eau et sept livres et demie de sucre (wu.); — une once de gingembre, une livre d'eau, six heures d'infusion et quantité suffisante de sucre (fi. su.); — six gros de gingembre, une livre d'eau, vingt-quatre heures d'infusion et vingt-deux onces de sucre (ed.); — quatre onces de gingembre, trois pintes d'eau, vingt-quatre heures d'infusion et vingt-neuf onces de sucre (du.); — deux onces de gingembre, une pinte d'eau, vingt-quatre heures d'infusion et deux livres de sucre (lo. et c.); — trois onces de gingembre, quatre livres d'eau, vingt-quatre heures d'infusion, et quinze livres de sucre pour huit livres de colature (ams.); — quatre onces de gingembre, deux livres et demie d'eau, vingt-quatre heures d'infusion et cinq livres de sucre (g.); — trois onces de gingembre, quatre livres d'eau, vingt-quatre heures d'infusion et sept livres et demie de sucre (*sw.*); — une partie de gingembre, huit d'eau tiède et douze de sucre (*vm.*); — fu. et li. une once de gingembre, une livre d'eau bouillante et une livre de sucre; — am. trois onces de gingembre, quatre pintes d'eau bouillante et sept livres et demie de sucre.

Dose, depuis un gros jusqu'à une demi-once.

TEINTURE DE GINGEMBRE.

Tinctura zingiberis s. amomi zingiberis. (b*. du. ed. han. lo. c. sw. vm.)

♃ Gingembre. . . . . deux onces.
　Alcool (0,930). . . . deux pintes.

Passez après huit ou quinze jours d'infusion. (b*. du. lo.)

ed. prescrit deux onces de racine et deux livres et demie d'alcool (0,935); — c. deux onces de racine et deux livres d'alcool (0,930); — sw. une once de racine et une livre d'alcool (0,935); — vm. une partie de racine et huit de rhum; — ban. cinq onces de racine et deux livres d'esprit rectifié.

Excitant, aromatique.—Dose, une soixantaine de gouttes, deux fois par jour.— On introduit aussi du coton imbibé de cette teinture dans le creux des dents cariées, sous le prétexte de calmer la douleur.

ÉLIXIR DE MITTIÉ. (ca.)

♃ Gingembre. . . . une demi-once.
　Cannelle,
　Poivre long,
　Petit galanga, de chaque, deux gros.
　Noix muscade,
　Clous de girofle, de chaque, un gros.
　Petit cardamome. . . un scrupule.
　Alcool. . . . . . . six onces.

Excitant, stomachique. — Dose, deux à quatre gros.

HUILE DE GINGEMBRE.

Oleum zingiberis æthereum, Ætheroleum zingiberis. (br. w.)

♃ Gingembre. . . . . . six parties.
　Eau pure. . . . trente-six parties.
　Sel de cuisine . . . . une partie.

Faites digérer pendant quatre ou cinq jours, distillez, et recueillez l'huile qui se rassemble au fond.

GINSENG.

Panax quinquefolium, L.

Jünfblættrige Kraftwurzel, Ginzeng (Al.): jin-chen (Ch.); garent-oguen (Ir.); nindsin, dsindsom (Ja.); orkhoda (Ma.); ginsao (Por.).

r. f. fe. w. a. br. c. g. m.

Plante ♃ (polygamie dioécie, L.; araliacées, J.) de la Tartarie chinoise et du Canada. (*fig. Flore médic.* IV. 184.)

On emploie la racine (*radix Ginseng*), qui est fusiforme, de la grosseur du doigt, longue de deux à trois pouces, roussâtre en dehors, et jaunâtre en dedans. Son collet est surmonté d'un tissu noueux et tortueux, sur lequel sont imprimés les vestiges d'anciennes tiges détruites. Sa substance est demi-transparente, compacte et comme cornée. Elle n'a pas d'odeur. Sa saveur est sucrée, un peu amère et légèrement aromatique.

Elle contient beaucoup d'amidon et de gomme.

Les peuples de l'Asie la regardent comme un puissant aphrodisiaque. Elle n'a pas plus de droits à ce titre que tant d'autres substances qui en ont été décorées par ce qu'on appelle l'observation populaire.

PASTILLES DE GINSENG. (bo. ca. pie.)

♃ Sucre. . . . . dix livres.
　Vanille. . . . . . . dix onces.
　Ginseng en poudre. . . cinq onces.
　Teinture de cantharides, cinq gros.
　Huile de cannelle. . . une goutte.
　Essence d'ambre. . . dix gouttes.
　Mucilage. . . quantité suffisante.

Faites des pastilles de vingt-quatre à trente grains. — Dose, quatre ou cinq par jour.—Ces pastilles peuvent déterminer des accidens graves, sans même ranimer momentanément des facultés qui ne répondent plus à d'impuissans désirs.

GIROFLE.

Caryophyllus aromaticus, L.

a. am. ams. an. b. ba. be. br. d. du. e. ed. f. fe. ff. fi. fu. g. ham. han. he. li. lo. o. p. po. pr. r. s. su. w. wu. ww. a. ba. br. c. g. m. pa. pid. sp. z.

Arbre (icosandrie monogynie, L.; myrtées, J.) des Moluques. (*fig.* Zorn, *Ic. pl.* t. 315.)

Les fleurs non développées et séchées portent le nom de *Clous de girofle : Caryophylli s. Caryophylli aromatici; Nægelein, Gewürznelken, Kreidenelken, Gewürznægelein (Al.); aromatic cloves (An.); herenful (Ar.); kramsky hrebjcek (B.); bu-wah-lawang (Ba.); thenghio (C.); warrala (Cy.); kryde nellike (D.); laong (Duk. Hi.); clavos de especia (E.); kruidnagel (Ho.); garofano (I.); wohkayu lawang (Ja.); ehanki, buah lawang (Ma.); mykhek (Pe.), gwozdziki kramne (Po.); gravo de India (Por.); givosditschka (R.); lavanga (Sa.); kryddnegliker (Su.); craumbu (Tam.); lawangum (Tel.).*

Elles ont la forme d'un clou, dont la tête est représentée par les pétales couchés les uns sur les autres, de manière à former un bouton globuleux, tandis que le corps et la pointe le sont par l'ovaire. Ces clous sont proprement les ovaires desséchés, longs d'un demi-pouce, qui perdent souvent leur petite tête. Ils ont une odeur très pénétrante, une saveur âcre, chaude, aromatique, un peu amère et agréable.

Ils contiennent, d'après Lodibert, outre l'huile volatile, une résine cristallisable, appelée *Caryophyllin* ou *Caryophylline*.

Les fruits ou *Clous* matrices, *Antofles*, *Mères des fruits*, *Mères de girofles*, *Baies de giroflier*; *Antophylli*; *Mutternelhen*, *Mutter-nægelein* (*Al.*); *matha hrebickowa* (*B.*), sont des capsules ovales, cylindracées, rétrécies aux deux bouts, portées sur un mince pédicule, et couronnées par un ombilic quadrifide, du milieu duquel s'élève le style. Sous une écorce mince et brune, ils offrent une semence noire, luisante et sillonnée longi-tudinalement.

Excitant, stomachique. — Dose de la poudre, depuis dix grains jusqu'à un demi-gros.

ONGUENT STOMACHIQUE. (*sp.*)

24 Huile de mastic,
——— de menthe,
——— de coings,
Cire jaune, de chaque. . huit onces.

Ajoutez au mélange fondu et demi-refroidi

Poudre de bois d'aloès,
——— de roseau aromatique,
——— de girofle,
——— de macis,
de chaque. . . . . une once.
Baume du Pérou. . une demi-once.
Huile essentielle de girofle,
                    deux scrupules.
————————— d'anis, un scrupule.

En frictions sur l'épigastre et l'ombilic.

EMPLÂTRE AROMATIQUE. (b. ba. be. han. o. pr. s. *vm.*)

24 Cire jaune. . . . . . huit onces.
Suif de mouton. . . . six onces.

Ajoutez au mélange fondu et non encore entièrement refroidi

Poudre d'oliban. . . . quatre onces.
——— de girofle. . . deux onces.
Huile de noix muscade,
                    une once et demie.
——— de menthe poivrée, deux gros.

Mêlez. (h. be. han. o. pr. s. *vm.*)

ba. prescrit trente-deux parties de cire, autant de suif, seize d'oliban, huit de girofle et une d'huile de menthe poivrée.

INFUSION DE CLOUS DE GIROFLE.

Infusum caryophyllorum. (b*. lo. c. o.)

24 Clous de girofle écrasés. . un gros.

Eau bouillante. . une demi-pinte.

Après deux heures de macération dans un vase parfaitement couvert, passez.

Dose, une demi-verrée, trois fois par jour.

FOMENTATION AROMATIQUE. (*sa.*)

24 Clous de girofle,
Macis, de chaque. . . . un gros.
Vin rouge. . . . . . . une livre.

Faites bouillir un peu, et passez.

TEINTURE DE GIROFLE.

Tinctura caryophyllorum aromaticorum. (br. f. s.)

24 Clous de girofle. . . . une partie.
Alcool (22 degrés), quatre parties.

Faites digérer pendant six jours et passez. (f.)

s. prescrit une partie de girofle et dix d'esprit rectifié; — br. une partie de girofle et six d'alcool.

Excitant.

EAU DE GIROFLE.

Aqua caryophyllorum aromaticorum. (f. w.)

24 Clous de girofle. . . une partie.
Eau de fontaine. . . seize parties.

Après trois jours de macération, distillez trois livres. (w.)

f. prescrit une partie d'eau, huit de girofle et douze heures de macération; distillez huit parties.

ESPRIT DE GIROFLE.

Spiritus caryophyllorum aromaticorum. (fe.)

24 Girofle. . . . une livre et demie.
Alcool. . . . . . . huit livres.

Distillez six livres au bain-marie.

HUILE DE GIROFLE.

Oleum caryophyllorum aromaticorum æthereum, *Ætheroleum caryophyllorum aromaticorum.* (an. ba. br. d. e. f. fe. fi. fu. g. han. he. li. po. pr. r. s. sa. su. w. wu. pid. vm.)

24 Clous de girofle. . . . à volonté.
Eau. . . . quantité suffisante.

Distillez et séparez l'huile qui gagne le fond. (fi. fu. g. r. su.)

wu. prescrit une partie de girofle et quatre d'eau; — d. et s. une de girofle et six d'eau;— han. po. pr. et *vm*. une de girofle et huit d'eau; — ba. une de girofle et neuf d'eau; — an. trois de girofle et dix d'eau; — e. une de girofle et quarante d'eau.

24 Clous de girofle, cinq mille parties.
Eau. . . . . dix mille parties.

Sel de cuisine. . cinq cents parties.

Après douze heures. de macération, distillez. (f.)

sa. prescrit une livre de girofle, huit livres d'eau et trois onces de sel ;— *br. he.* et *w.* une livre de girofle, huit livres d'eau et deux onces de sel ; — *fe.* six livres de girofle, trente d'eau et trois de sel.

℞ Clous de girofle. . . deux livres.
Alcool. . . . . huit onces.

Laissez macérer pendant deux jours, et ajoutez

Sel de cuisine. . . . une livre.
Eau. . . . . . douze livres.

Distillez. (li.)

℞ Clous de girofle. . . . une livre.
Eau de poivre de la Jamaïque ,
 huit livres.
Sel de cuisine. . . quatre onces.

Au bout de quelques jours, distillez. (*pid.*)

Dose, trois à six gouttes.—Cette huile agit comme rubéfiant, à l'extérieur.

OLÉO-SUCRE DE GIROFLE.

Oleosaccharum caryophyllorum aromaticorum. (br. f.)

℞ Huile essentielle de girofle ,
 une goutte.
Sucre blanc. . . . un gros.

Mêlez en triturant. (f.)

br. prescrit un gros de sucre et deux gouttes d'huile.

MIXTURE ANTIODONTALGIQUE. (b*. fu. *au.* bo. ca.)

℞ Huile essentielle de girofle ,
 seize gouttes.
Teinture thébaïque. . . un gros.
——— de boucage. . . sept gros.

Mêlez. (b*.)

℞ Teinture de boucage ,
Éther sulfurique ,
 de chaque. . . . deux gros.
Teinture aromatique. . . un gros.
Huile de girofle. . . douze graius.

Mêlez. (au.)

℞ Teinture d'opium. . . . un gros.
Éther sulfurique. . . . trois gros.
Huile essentielle de girofle ,
 huit gouttes.

Mêlez. (fu.)

℞ Huile de girofle. . vingt gouttes.
Baume du Commandeur ,
Laudanum liquide de Sydenham ,
Éther sulfurique, de chaque, un gros.

Mêlez. (b*. ca.)

℞ Camphre. . . . . . un gros.
Opium. . . . . . cinq grains.
Huile de girofle. . . vingt gouttes.
Alcool. . . . . . . deux gros.

Faites digérer et passez. (b*.)

℞ Camphre ,
Huile essentielle d'anis ,
 de chaque. . . . un gros.
Acide hydrochlorique , vingt gouttes.
Opium. . . . trente-six grains.
Huile de girofle. . . deux gros.
Éther sulfurique. . . un gros.
Alcool. . . . . . une once.

Mêlez exactement. (bo.)

OPIAT ANTIODONTALGIQUE.

Opiatum antiodontalgicum. (au.)

℞ Opium ,
Camphre, de chaque, deux grains.
Huile de girofle ,
Teinture de poivre de la Jamaïque,
 de chaque. . . . un grain.

Faites une pâte.

℞ Extrait de belladone ,
——— de jusquiame ,
Opium, de chaque. . dix grains.
Pyrèthre. . . . un demi-gros.
Huile de girofle. . . vingt gouttes.

Faites une masse.

BAUME AROMATIQUE. (pa. w. bo. pie. sp.)

℞ Huile de girofle. . . . un gros.
——— de muscade , deux gros et demi.

Mêlez et colorez avec la poudre de girofle. (w. sp.)

pa. prescrit trois gros d'huile de muscade.

℞ Huile de girofle ,
——— de muscade ,
 de chaque. . . un scrupule.
Esprit de genièvre. . deux onces.

Mêlez. (bo. pie.)

GIROFLÉE.

Giroflée jaune ; Cheiranthus cheiri, L.

Goldlack (Al.) ; wallflower (An.) ; zluta fiola (B.) ; gyldenlack (D.); olheli camerello (E.); gondiakense (Ho.); viola gialla (I.); macice fiolkowa (Po.); goiveiro amarello (Por.).

br. f. g. w. be. m. sp. z.

Plante ♂ (tétradynamie siliqueuse, L.; crucifères, J.), commune dans toute l'Europe. (*fig.* Zorn, *Ic. pl.* t. 5o6.)

On emploie les fleurs (*flores Cheiri* s. *Keyris. Leucoji lutei),* qui sont assez grandes, d'un beau jaune doré, avec les calices verts ; on n'en prend que les pétales, qui sont obovales et obtus. Elles ont une agréable odeur de violette , dont la dessiccation les dépouille. Leur saveur est amère.

HUE DE GIROFLÉE.

Oleum cheiri. (pa. sa. w.)

♃ Fleurs de giroflée,
Huile d'olive,
de chaque . . . . parties égales.

Faites cuire à un feu doux , jusqu'à consomption de l'humidité , et passez en exprimant. (pa. w.)

sa. prescrit un partie et demie de fleurs , trois d'huile , dix jours de digestion , et la répétition de l'opération avec de nouvelles fleurs.

Anodin , résolutif, conseillé surtout dans les maladies de la matrice.

GLACIALE.

Cristalline ; Mesembryanthemum crystallinum , L.

Eiskraut , Mittagsblume , Barfblume (Al.) ; iceplant , diamond iceplant (An.) ; herba de la plata (E.) ; fico di arbre cristallino (I.) ; egelada (Por.) ; mort (Su.)
sa. b. ba. fu. w.

Plante ☉ (icosandrie pentagynie, L.; ficoïdes , J.), de l'Archipel. (*fig.* Dill. Elth. 231. t. 180. f1. 231.)

On emploie l'herbe , qui se compose d'une tige rameuse , armie de petites feuilles ovales, ondulées, opposées ou alternes , sur lesquelles , ainsi que sur elle , brillent d'assez grosses vésicules cristallines. Elle a une saveur fade et un peu nauséeuse.

Tempérant, résolutif , qu'on a conseillé dans la toux convulsive et la dysurie , et proclamé un diurétique spécifique. — Dose , du suc une cuillerée toutes les deux heures.

CONSERVE DE GLACIALE.

Conserva mesembryanthemi crystallini. (fu)

♃ Herbe fraîche de glaciale , pilée et tamisée . . . . une partie.
Sucre blanc . . . . deux parties.
Mêlez par trituration.

LICH DE GLACIALE.

Linctus mesembryanthemi crystallini. (b°. au.)

♃ Suc d'herbe de glaciale,
Sirop de mousse de chêne ,
de chaque . . . . une once.

Mêlez. — Elle , une demi-cuillerée , six fois par jour , de la toux convulsive des enfants.

SIROP DE GLACIALE.

Syrupus mesembryanthemi crystallini. (ba.)

♃ Suc exprimé d'herbe fraîche de glaciale dépuré par l'ébullition

et despumé. . . . une partie.
Sucre. . . . une partie et demie.
Faites un sirop.

GLAYEUL.

G'ayeul commun; Gladiolus communis, L.

Siegwurz , Siegwurzblume , Schwertwurz (Al.) , common corn-flag (An.)
br. e. sp.

Plante ♃ (triandrie monogynie , L.; iridées , J.), qui croît dans les forêts ombragées du midi de l'Europe et en Barbarie. (*fig.* Bull. *Herb.* t. 9.)

On emploie la racine (*radix Victorialis rotundæ s. feminæ,*, qui se compose de tubercules arrondis , solides , inodores , insipides.

Elle est abondamment chargée de fécule.

GLOBULAIRE.

Globulaire commune : Globularia vulgaris , L.

Kugelblume Alk fremd decry (An.) , kugel oord (R.) , kugelblume (An.)

Plante ♃ (tétrandrie monogynie , L. ; globulaires , Cand.), qui croît en Europe, dans les lieux secs et montagneux. (*fig.* Lob. t. 478.)

On emploie l'herbe (*herba Globulariæ*), qui se compose d'une tige garnie d'un grand nombre de petites feuilles lancéolées et glabres. Elle a une saveur amère.

GOMME ADRAGANT.

Tragacanthæ gummi, Tragacantha ; τραγάκανθα.

Traganth , Tragant (Al. B. D.) , gum of tragacanth , tragacanth (An.) , kouma , gomme adragant (Fr.) ; tragacante , alquitira (E. ; goma dragant (Po.) ; adragante (Por. , adragantilla) gum (Tom b.)

En fils minces , contournés et vermiculés, ou en lanières roulées et repliées sur elles-mêmes. D'un blanc grisâtre , opaque , un peu ductile, difficile à pulvériser, inodore , d'une saveur fade et muqueuse.

Elle découle de plusieurs espèces d'*Astragalus,* telles que l'*A. verus*, Oliv., l'*A. gummifer*, Lab., et l'*A. creticus*, L., tous indigènes de l'Orient.

Elle est composée, d'après Guibourt, d'une substance soluble dans l'eau , mais totalement différente de la gomme arabique , et d'une autre insoluble.

On ne l'emploie guère que pour tenir des poudres en suspension dans l'eau, ou pour donner de la consistance à certaines préparations.

POUDRE MUCILAGINEUSE.

Pulvis mucilaginosus s. tragacanthæ compositus. (g. lo. c.)

℟ Gomme adragant. . une demi-once.
Amidon,
Sucre blanc, de chaque, deux gros.

Partagez en huit paquets. (g.)

℟ Gomme adragant,
——— arabique,
Amidon,
de chaque. . une once et demie.
Sucre. . . . . trois onces.

Faites une poudre. (lo. c.)

MUCILAGE DE COMME ADRAGANT.

Mucilago astragali tragacanthæ s. gummi tragacanthæ s. traganthæ. (a. ams. an. ba. be. du. ed. fu. li. p. s. sa. br. c. sw. vm.)

℟ Gomme adragant. . . une partie.
Eau froide. . . . . huit parties.

Faites digérer pendant douze heures, broyez et passez. (fu. p.)

li. prescrit douze parties d'eau ; — c. vingt ; — du. trente-deux ; — an. trente-six ; — ba. et s. soixante ; — sw. et vm. soixante-deux ; — a. deux cent quarante ; — sa. quantité suffisante.

℟ Gomme adragant. . . une partie.
Eau bouillante. . quatorze parties.

Broyez ensemble. (b. be.)

ams. prescrit seize parties d'eau ; — ed. trente-deux ; — br. quantité suffisante.

POTION GOMMEUSE. (sp.)

℟ Gomme adragant. . . dix grains.
Eau. . . . . . quatre onces.
Ajoutez à la solution
Sirop de sucre. . . . une once.

SOLUTION MUCILAGINEUSE. (sw.)

℟ Mucilage de gomme adragant,
deux à trois onces.
Eau bouillante. . . . une livre.
Sirop de guimauve. . . une once.

Dose, trois à quatre onces, plusieurs fois par jour, dans la toux, la dysurie, la néphrite, la gonorrhée.

LIQUEUR OPHTHALMIQUE ANODINE. (pa.)

℟ Gomme adragant. . . deux gros.
Mucilage de semences d'herbe aux puces. . . . . . trois gros.
Eau de roses,

Eau de plantain,
de chaque. . quantité suffisante
pour faire une liqueur de médiocre consistance.

POTION HUILEUSE. (ra.)

℟ Huile d'amandes douces,
une demi-once.
Gomme adragant. . . dix grains.
Eau. . . . . . deux onces.
Sirop de sucre. . . . une once.

Mêlez.

℟ Huile d'amandes douces,
Sirop de sucre,
de chaque. . une once et demie.
Gomme adragant. . quinze grains.
Eau de fleurs d'oranger, quatre gros.
—— de laitue. . . . quatre onces.

Mêlez.

ÉLECTUAIRE DE GOMME ADRAGANT.

Electuarium diatragacanthæ. (sp.)

℟ Eau de pivoine. . . deux onces.
—— de menthe,
—— de mélisse,
Sirop de coquelicot,
Sucre en poudre,
de chaque. . . . une once.
Gomme adragant pulvérisée,
deux gros.

Pour apaiser les coliques, chez les enfans.

LOOCH SIMPLE.

Linctus leniens. (f. ra. sm. sp.)

℟ Gomme adragant. . . six grains.
Émulsion d'amandes douces,
quatre onces.
Sirop de sucre. . . une once.

Broyez ensemble. (ra.)

℟ Gomme adragant. . un demi-gros.
Sucre en poudre. . . une once.
Infusion de coquelicot. . six onces.

Broyez ensemble, et ajoutez
Eau de fleurs d'oranger. . une once.

Mêlez bien. (sm.)

℟ Gomme adragant en poudre,
seize grains.
Huile d'amandes douces,
une demi-once.
Sucre pur. . . . . une once.
Eau pure. . . . . trois onces.
—— de fleurs d'oranger. . deux gros.

Mêlez en triturant. (f.)

℟ Gomme adragant. . . seize grains.
Tisane commune, une demi-once.

Faites un mucilage. Ajoutez, en remuant toujours,

HUILE DE GIROFLÉE.

Oleum cheiri. (pa. sa. w.)

♃ Fleurs de giroflée,
Huile d'olive,
de chaque. . . . parties égales.

Faites cuire sur un feu doux , jusqu'à consomption de l'humidité , et passez en exprimant. (pa. w.)

sa. prescrit une partie et demie de fleurs, trois d'huile, deux jours de digestion, et la répétition de l'opération avec de nouvelles fleurs.

Anodin , résolutif, conseillé surtout dans les maladies de la matrice.

GLACIALE.

Cristalline; Mesembryanthemum crystallinum, L.

Eiskraut, Mittagsblume, Eispflanze (Al.) ; iceplant , diamont fig , marigold (An.); isplante (D.); hierba de la plata (E.); yskruid (Ho.); erba cristallina (I.) : agelada (Por.) ; isœrt (Su.).

an. b. ba. fu. m.

Plante ☉ (icosandrie pentagynie, L. ; ficoïdes, J.), de l'Archipel. (*fig.* Dill. *Elth.* 231. t. 180. f. 221.)

On emploie l'herbe, qui se compose d'une tige rameuse, garnie de petites feuilles ovales, ondulées, opposées ou alternes , sur lesquelles , ainsi que sur elle , brillent d'assez grosses vésicules cristallines. Elle a une saveur fade et un peu nauséeuse.

Tempérant, résolutif, qu'on a conseillé dans la toux convulsive et la dysurie , et proclamé aussi diurétique spécifique. — Dose , du suc , une cuillerée toutes les deux heures.

CONSERVE DE GLACIALE.

Conserva mesembryanthemi crystallini. (fu.)

♃ Herbe fraîche de glaciale, pilée et
tamisée. . . . . une partie.
Sucre blanc. . . . . deux parties.
Mêlez par la trituration.

LOOCH DE GLACIALE.

Linctus mesembryanthemi crystallini. (b*. au.)

♃ Suc d'herbe de glaciale,
Sirop de mousse de chêne ,
de chaque. . . . . une once.

Mêlez. — Dose, une demi-cuillerée, six fois par jour, dans la toux convulsive des enfans.

SIROP DE GLACIALE.

Syrupus mesembryanthemi crystallini. (ba.)

♃ Suc exprimé d'herbe fraîche de glaciale , dépuré par l'ébullition

et despumé. . . . une partie.
Sucre. . . . une partie et demie.
Faites un sirop.

GLAYEUL.

Glayeul commun: *Gladiolus communis*, L.

Siegwurz , Siegwurzweiblein , Ackerschwerdtsiegwurz (Al.) ; common reed corn flag (An.).

br. w. sp.

Plante ♃ (triandrie monogynie , L. ; iridées, J.), qui croît dans les forêts ombragées du midi de l'Europe et en Barbarie. (*fig.* Bull. *Herb.* t. 9.)

On emploie la racine (*radix Victorialis rotundœ* s. *femineœ*), qui se compose de tubercules arrondis, solides, inodores, insipides.

Elle est abondamment chargée de fécule.

GLOBULAIRE.

Globulaire commune ; *Globularia vulgaris* , L.

Kugelblume (Al.); french daisy (An.); kugelblomst (D.); kogelkruid (Ho.); bergskubba (Su.).

f. m.

Plante ♃ (tétrandrie monogynie, L. ; globulariées, Cand.), qui croît en Europe, dans les lieux secs et montagneux. (*fig.* Lob. t. 478.)

On emploie l'herbe (*herba Globulariœ*), qui se compose d'une tige garnie d'un grand nombre de petites feuilles lancéolées et glabres. Elle a une saveur amère.

GOMME ADRAGANT.

Tragacanthœ gummi, Tragacantha; τραγάχανθα.

Traganth , Tragant (Al. B. D.) ; gum of goatstorn , tragacanth (An.); kasiro , samaghulkatad (Ar.); kuttira 'Duk. Hi.); tragacanto , alquitira (E.); guma dragant (Po.); alcatira (Por.); vadomocottoy pisin (Tam.).

am. ams. b. ba. be. br. d. du. e. ed. f. fe. ff. G. fu. g. ham. han. he. li. lo. o. p. po. pr. r. s. su. w. wu. a. be. br. c. g. m. pa. pid. sp. z.

En fils minces, contournés et vermiculés, ou en lanières roulées et repliées sur elles-mêmes. D'un blanc grisâtre, opaque, peu ductile, difficile à pulvériser, inodore, d'une saveur fade et muqueuse.

Elle découle de plusieurs espèces d'*Astragalus*, telles que l'*A. verus*, Oliv., l'*A. gummifer*, Lab., et l'*A. creticus*, L., tous indigènes de l'Orient.

Elle est composée, d'après Guibourt, d'une substance soluble dans l'eau , mais totalement différente de la gomme arabique , et d'une autre insoluble.

On ne l'emploie guère que pour tenir des poudres en suspension dans l'eau, ou pour donner de la consistance à certaines préparations.

POUDRE MUCILAGINEUSE.

Pulvis mucilaginosus s. tragacanthæ compositus. (g. lo. c.)

♃ Gomme adragant. . une demi-once.
Amidon,
Sucre blanc, de chaque, deux gros.
Partagez en huit paquets. (g.)

♃ Gomme adragant,
——— arabique,
Amidon,
de chaque. . une once et demie.
Sucre. . . . . . trois onces.
Faites une poudre. (lo. c.)

MUCILAGE DE GOMME ADRAGANT.

Mucilago astragali tragacanthæ s. gummi tragacanthæ s. traganthæ. (a. ams. an. ba. be. du. ed. fu. li. p. s. sa. br. c. sw. vm.)

♃ Gomme adragant. . . une partie.
Eau froide. . . . . huit parties.
Faites digérer pendant douze heures, broyez et passez. (fu. p.)

li. prescrit douze parties d'eau ; — c. vingt ; — du. trente-deux ; —an. trente-six ; —ba. et s. soixante ; — sw. et vm. soixante-deux ; — a. deux cent quarante ; — sa. quantité suffisante.

♃ Gomme adragant. . . une partie.
Eau bouillante. . quatorze parties.
Broyez ensemble. (b. be.)

ams. prescrit seize parties d'eau ; — ed. trente-deux ; — br. quantité suffisante.

POTION GOMMEUSE. (sp.)

♃ Gomme adragant. . . dix grains.
Eau. . . . . . . quatre onces.
Ajoutez à la solution
Sirop de sucre. . . . une once.

SOLUTION MUCILAGINEUSE. (sw.)

♃ Mucilage de gomme adragant,
deux à trois onces.
Eau bouillante. . . . une livre.
Sirop de guimauve. . . une once.
Dose, trois à quatre onces, plusieurs fois par jour, dans la toux, la dysurie, la néphrite, la gonorrhée.

LIQUEUR OPHTHALMIQUE ANODINE. (pa.)

♃ Gomme adragant. . . deux gros.
Mucilage de semences d'herbe aux puces. . . . . . . trois gros.
Eau de roses,

Eau de plantain,
de chaque. . quantité suffisante
pour faire une liqueur de médiocre consistance.

POTION HUILEUSE. (ra.)

♃ Huile d'amandes douces,
une demi-once.
Gomme adragant. . . dix grains.
Eau. . . . . . deux onces.
Sirop de sucre. . . une once.
Mêlez.

♃ Huile d'amandes douces,
Sirop de sucre,
de chaque. . une once et demie.
Gomme adragant. . quinze grains.
Eau de fleurs d'oranger, quatre gros.
——- de laitue. . . . quatre onces.
Mêlez.

ÉLECTUAIRE DE GOMME ADRAGANT.

Electuarium diatragacanthæ. (sp.)

♃ Eau de pivoine. . . deux onces.
——- de menthe,
——- de mélisse,
Sirop de coquelicot,
Sucre en poudre,
de chaque. . . . une once.
Gomme adragant pulvérisée,
deux gros.
Pour apaiser les coliques, chez les enfans.

LOOCH SIMPLE.

Linctus leniens. (f. ra. sm. sp.)

♃ Gomme adragant. . . six grains.
Émulsion d'amandes douces,
quatre onces.
Sirop de sucre. . . une once.
Broyez ensemble. (ra.)

♃ Gomme adragant. . un demi-gros.
Sucre en poudre. . . une once.
Infusion de coquelicot. . six onces.
Broyez ensemble, et ajoutez
Eau de fleurs d'oranger. . une once.
Mêlez bien. (sm.)

♃ Gomme adragant en poudre,
seize grains.
Huile d'amandes douces,
une demi-once.
Sucre pur. . . . . une once.
Eau pure. . . . . trois onces.
——- de fleurs d'oranger. . deux gros.
Mêlez en triturant. (f.)

♃ Gomme adragant. . . seize grains.
Tisane commune, une demi-once.
Faites un mucilage. Ajoutez, en remuant toujours,

Huile d'amandes douces ,
Sirop de guimauve ,
de chaque. . . . . une once.
Tisane pectorale ,
trois onces et demie.
Mêlez bien. (sp.)

LOOCH VERT.

Looch safrané. (f. vm.)

♃ Sirop de violettes. . . . une once.
Teinture de safran. . vingt grains.
Eau commune. . . quatre onces.
Pistaches sèches. . . . . six gros.

Faites une émulsion ; versez-la peu
à peu dans un mélange de

Poudre de gomme adragant,
seize grains.
Huile d'amandes douces,
une demi-once.

Triturez pendant long-temps. Ajoutez
sur la fin

Eau de fleurs d'oranger , deux gros.
Mêlez bien. (f.)

♃ Safran. . . . . . . six grains.
Eau chaude. . . quantité suffisante
pour avoir six onces d'infusion ; passez
en exprimant , ajoutez

Gomme adragant. . . seize grains.
Huile d'amandes douces ,
une demi-once.
Amandes pelées. . . . . n° 15.
Sirop de violettes, une once et demie.

Faites une émulsion. (vm.)

ESPÈCES DIATRAGACANTHES FROIDES.

Species diatragacanthæ frigidæ, Pulvis gummosus s. tragacanthæ compositus. (ams. an.
b. ba. br. fu. li. lo. o. p. pa. sa. w. pid. sp.
vm.)

♃ Gomme adragant,
——— arabique,
Sucre blanc,
de chaque. . . parties égales.
Faites une poudre. (b. be.)

♃ Gomme adragant,
Racine de guimauve,
Sucre blanc,
de chaque. . . . . deux onces.
Faites une poudre. (pid.)

♃ Gomme adragant,
——— arabique,
Amidon, de chaque. . . une once.
Sucre blanc. . . . . deux onces.
Faites une poudre. (ams. lo. p.)

♃ Gomme arabique. . . deux onces.
——— adragant,
Racine de réglisse,
de chaque. . . une demi-once.

Sucre blanc. . . . deux onces.
Faites une poudre. (o.)

♃ Gomme adragant. . . une once.
——— arabique. . une demi-once.
Amidon. . . . . . deux gros.
Réglisse. . . . . . . un gros.
Sucre blanc. . . une once et demie.
Faites une poudre. (an.)

sa. prescrit une once de gomme adragant,
deux gros d'amidon , autant de réglisse , cinq
gros de gomme arabique, et l'addition , à
chaque gros de poudre , en cas de besoin, de
dix grains de semences de pavot blanc et
d'autant de graine de concombre ; —li. deux
onces de gomme adragant, une once de
gomme arabique , une demi-once de réglisse
et autant d'amidon.

♃ Sucre candi jaune. . . deux gros.
Racine de guimauve,
Gomme adragant ,
Amidon , de chaque. . . un gros.
Huile essentielle d'anis , six gouttes.
Mêlez. (fu.)

♃ Racine de réglisse , une demi-partie.
Amidon. . . . . . une partie.
Amandes douces pelées,
Gomme arabique,
de chaque. . . trois parties.
Gomme adragant,
quatre parties et demie.
Sucre candi. . sept parties et demie.
Faites une poudre. (vm.)

♃ Poudre de gomme adragant,
—————————arabique,
——— de sucre blanc,
de chaque. . . deux parties.
Poudre de réglisse. . une partie.
Mêlez. (sa.)

♃ Gomme adragant. . . deux onces.
——— arabique. . . . dix gros.
Amidon. . . . une demi-once.
Réglisse. . . . . deux gros.
Faites une poudre. (br. w. sp.)

♃ Gomme adragant. . . deux onces.
——— arabique. . . . dix gros.
Amidon. . . . . une demi-once.
Réglisse. . . . . deux gros.
Quatre semences froides majeures,
de chaque. . . . . deux gros.
Semences de pavot. . . trois gros.
Faites une poudre. (pa.)
Dose, deux scrupules, pour un adulte.

BOL PECTORAL. (sa.)

♃ Espèces diatragacanthes, un scrupule.
Blanc de baleine. . . un demi-gros.
Sirop de sucre. . quantité suffisante.

BOL PECTORAL ASTRINGENT. (*sa.*)

♃ Espèces diatragacanthes,
 Électuaire de scordium,
 de chaque. . un demi-gros.
 Sirop de pavot. . quantité suffisante.

PASTILLES GOMMEUSES.

Tabellæ diatragacanthi. (sa.)

♃ Espèces diatragacanthes,
 une once et demie.
 Sucre blanc. . . . . . une livre.
 Mucilage de gomme adragant,
 quantité suffisante.
 Faites des pastilles.

TROCHISQUES BÉCHIQUES ROUGES. (pa. w.)

♃ Espèces diatragacanthes,
 Bol d'Arménie,
 de chaque. . . . . . une once.
 Sucre blanc. . . . une livre.
 Mucilage de gomme adragant,
 quantité suffisante.
 Faites des pastilles.

POUDRE ANONYME. (w.)

♃ Semences de pavot blanc, deux gros.
 ———— de pourpier,
 ———— de coing,
 ———— de mauve,
 ———— de coton,
 de chaque. . . un gros et demi.
 Pois chiches. . . un demi-gros.
 Cannelle,
 Gomme adragant,
 Amidon, de chaque. . deux gros.
 Suc d'hypociste,
 Bol d'Arménie,
 Corne de cerf brûlée,
 Râpure d'ivoire,
 de chaque. . . . un demi-gros.
 Sucre candi. . . . . six onces.
 Mêlez et faites une poudre.

Dose, un à deux gros, dans les catarrhes invétérés.

GOMME AMMONIAQUE.

Ammoniacum gummi.

Ammoniakgummi , Ammoniakharz , Ammoniakschleimharz (Al.); *gum amaniac (An.); ushek (Ar.); amonyak (B.); ammoniak (D.); feshuk (Duk.) ; guma ammoniaco (E.); gommo ammoniaco (I.); semugh bilsherin (Pe.); guma amoniucka (Po.); gomma ammoniaco (Por.).*

a. am. an. b. ba. be. br. d. du. e. rd. f. fe. ff. fi. fu. han. he. li. lo. o. p. po. pp. pr. r. s. su. w. wu. ww. a. be. br. c. g. m. pa. pid. su. sp. z.

Cette gomme-résine se trouve tantôt en larmes blanches ou jaunâtres (*Gummi ammoniacum amygdaloïdes s. electum s. in granis s. in lacrymis*), tantôt en masses agglomérées

(*Gummi ammoniacum in panibus*), jaunâtres ou roussâtres, mêlées de grains blancs. Elle a une odeur désagréable, mais faible. Sa saveur est un peu amère et nauséabonde.

Cette substance, analysée par Neumann, Cartheuser, Lœsecke, Bucholz, Calmeyer et Braconnot, contient, d'après ce dernier, de la gomme, de la bassorine et de la résine.

Elle résulte de la solidification d'un suc laiteux qui, selon Jackson, découle par des incisions faites aux branches de l'*Heracleum gummiferum,* Willd., plante (pentandrie digynie, L.; ombellifères, J.) de la côte septentrionale d'Afrique. (*fig. Hort. Berol. Fasc.* V. tab. 53, 54.)

La gomme ammoniaque étant ordinairement salie par des corps étrangers, on est dans l'usage de la purifier. Plusieurs procédés ont été proposés pour arriver à ce but :

1° Pulvériser la gomme-résine par un temps sec et froid, puis tamiser la poudre. (han. o. pr. s. sw.)

2° La faire dissoudre dans du vinaigre ; à l'aide d'une douce chaleur, puis évaporer la solution jusqu'à ce que tout l'acide soit dissipé. (br. e.)

3° Opérer de même avec du vin de bonne qualité. (e. pa.)

4° La traiter de la même manière par l'eau. (ams. e.)

5° En faire une émulsion par la trituration avec de l'eau, puis évaporer la liqueur jusqu'en consistance de miel épais. (sw*.)

6° La mettre dans un sac, la faire ramollir dans de l'eau tiède, suspendre le sac au-dessus d'un vase de terre couvert, dont il ne puisse pas toucher le fond, tenir l'appareil pendant quelque temps au bain-marie, et mettre de côté ce qui a traversé la toile. (p.)

7° La plonger dans de l'alcool (22 degrés), pour la ramollir, la passer ensuite à travers un linge, en exprimant, et l'évaporer au bain-marie, jusqu'à parfaite siccité. (f.)

Cette gomme-résine est un stimulant réputé antispasmodique, emménagogue, anticatarrhal, fondant et résolutif. On la donne à l'intérieur, dans l'hystérie et les catarrhes chroniques. On l'applique aussi à l'extérieur.

LAIT AMMONIACAL.

Émulsion ou Mixture ammoniacale, Émulsion béchique, Potion pectorale, Potion expectorante ; Lac ammoniacale s. ammoniaci, Emulsio gummi-resinæ ammoniaci, Mixtura ammoniaci. (am. f. fi. g. ham. han. li. lo. p. pp. su. ww. bo. c. ca. pid. pie. ra. sa. sm. sp. sw.)

1° Sans scille.

♃ Gomme ammoniaque. . deux gros.
 Eau. . . . . . . une demi-pinte.
 Triturez la gomme, en ajoutant l'eau peu

à peu, jusqu'à ce que celle-ci soit convertie en émulsion. (am. g. lo. p. c. sw.)

℞ Gomme ammoniaque, une demi-once.
  Eau de menthe poivrée, huit onces.

Triturez dans un mortier de marbre, en versant peu à peu l'eau sur la gomme. (ii. fu.)

du. substitue l'eau de pouliot à celle de menthe poivrée.

℞ Gomme ammoniaque, une demi-once.
  —— arabique. . . . six gros.
  Eau de pouliot. . . . huit onces.

Triturez, dans un mortier de marbre, jusqu'à ce que les gommes soient dissoutes, et passez la liqueur. (han.)

pid. prescrit une once de gomme ammoniaque, un gros de gomme arabique et huit onces d'eau d'hysope; — li. deux parties de gomme ammoniaque, une de mucilage de gomme arabique et trente-deux d'eau d'hysope.

℞ Eau de fenouil. . . . . six onces.
  Gomme ammoniaque broyée avec
    du jaune d'œuf. . . . trois gros.
  Sirop d'hysope. . . . une once.

Mêlez bien. (sa.)

℞ Cloportes vivans,
  Eau de pouliot,
  Hydromel,
    de chaque. . . une demi-once.

Broyez ensemble, passez et émulsionnez la colature avec

  Gomme ammoniaque,
            une demi-once.
  Sucre blanc. . . . . une once.

Passez de nouveau. (bo.)

℞ Cloportes vivans. . . . . nº 120.
  Eau de pouliot. . . . six onces.

Triturez les cloportes en versant l'eau dessus peu à peu, passez en exprimant, et ajoutez

  Gommé ammoniaque,
  Teinture de benjoin,
    de chaque. . . . . trois gros.

Faites une émulsion. (pie.)

℞ Racine de polygala. . . deux gros.
  Eau bouillante. . . . . six onces.

Passez en exprimant. Ajoutez

  Gomme ammoniaque,
          un demi-gros à un gros.
  Sirop de baume de Tolu, une once.

Faites une émulsion. (ra.)

2° Avec de la scille.

℞ Gomme ammoniaque. . deux gros.
  Oxymel scillitique. . une demi-once.

Broyez ensemble et ajoutez
  Eau pure. . . . . . huit onces.

Faites une émulsion. (pp. ww.)

pie. et sp. prescrivent deux gros de gomme ammoniaque, une demi-once d'oxymel scillitique et douze onces de tisane commune.

℞ Gomme ammoniaque. . . un gros.
Broyez-la avec
  Jaune d'œuf. . quantité suffisante.
Ajoutez ensuite
  Oxymel scillitique. . . une once.
  Eau pure. . . . . six onces.

Faites une émulsion. (sa.)

℞ Gomme ammoniaque, un scrupule.
  Oxymel scillitique. . . deux onces.
  Eau de pouliot. . . : six onces.
  —- de menthe poivrée, quatre gros.

Mêlez après avoir trituré pendant longtemps la gomme avec l'oxymel. (sm.)

℞ Gomme ammoniaque. . deux gros.
  Oxymel scillitique. . une once.
Ajoutez à la solution
  Eau distillée. . . . . six onces.
  Miel glycyrrhizé. . . . deux onces.

Mêlez bien. (ham.)

℞ Feuilles d'hysope. . . . un gros.
  Eau bouillante. . . quatre onces.

Faites infuser, et quand la liqueur est refroidie, versez-la peu à peu dans un mélange, fait par trituration, de
  Oxymel scillitique. . . une once.
  Gomme ammoniaque, douze grains.

Mêlez avec soin. (f.)

℞ Gomme ammoniaque, un scrupule.
  Oxymel scillitique. . . une once.
  Eau de pouliot. . . . cinq onces.
  Sirop de polygala de Virginie,
            une once et demie.

Mêlez. (sm.)

℞ Oxymel scillitique,
  Huile d'amandes douces,
  Sirop de guimauve,
    de chaque. . . . . dix gros.
  Gomme ammoniaque, . un gros.
  Jaune d'œuf. : . quantité suffisante.

Broyez le tout ensemble, en ajoutant

  Eau d'hysope. . . . . six onces.

Mêlez soigneusement. (ca.)

℞ Émulsion simple de gomme ammoniaque. . . . . six onces.
  Eau de cannelle vineuse. . une once.

Oxymel scillitique ,
          une demi à une once.
Mêlez. (*sw.*)

Toutes ces potions ont été proposées dans
les affections chroniques de poitrine.—On les
prend par cuillerées d'heure en heure, ou
par onces à de plus grandes distances.

LINIMENT DE GOMME AMMONIAQUE. (*sw.*)

℞ Gomme ammoniaque, quatre onces.
   Vinaigre scillitique ,
          quantité suffisante.
Broyez ensemble. — Conseillé dans les tu-
meurs blanches des articulations.

SIROP AQUEUX DE GOMME AMMONIAQUE.

Sirop ammoniacal. (*vm.*)

℞ Gomme ammoniaque pulvérisée,
          une partie.
   Eau. . . . . quantité suffisante.
Triturez ensemble , pour faire une
émulsion épaisse , et incorporez ensuite
Sirop simple , soixante-quatre parties.

SIROP VINEUX DE GOMME AMMONIAQUE.

Syrupus de ammoniaco. (br. han. w. wu. ca.
        sp.)

℞ Gomme ammoniaque choisie,
          deux onces.
Faites dissoudre dans
   Vin blanc. . . . . . dix onces.
Ajoutez à la solution
   Sucre blanc , cuit à la plume ,
          seize onces.
Agitez jusqu'au refroidissement , et con-
servez pour l'usage. (han. w. wu.)

br. et *sp.* donnent la même formule, mais
seulement prescrivent parties égales de vin
blanc et d'eau d'hysope , c'est-a-dire cinq
onces de chaque. — *ca.* prescrit une demi-
livre de vin de Chablis, deux onces de gomme
et une livre de sucre.

TEINTURE DE GOMME AMMONIAQUE.

Tinctura s. *Essentia gummi ammoniaci.*
        (f.)

℞ Gomme ammoniaque. . une partie.
   Alcool (22 degrés). . quatre parties.
Après trois jours de digestion, passez.
Excitant.

TEINTURE ALCALINE DE GOMME AMMONIAQUE.

Essentia gummi ammoniaci kalina. (br.)

℞ Gomme ammoniaque. . trois onces.
   Sous-carbonate de potasse liquide,
          une once.
   Alcool commun. . . . une livre.

Faites digérer pendant quelque temps et
passez.
Excitant.

LAIT AMMONIACAL COMPOSÉ. (am. fu. ham.
        c. sw.)

℞ Gomme ammoniaque, un gros et demi.
   Vinaigre scillitique ,
          quantité suffisante.
Ajoutez à la solution
   Eau d'hysope. . . . . huit onces.
   Esprit de Mindererus. . . un gros.
   Oxymel scillitique. . . une once.
Mêlez. (*sw.*)

℞ Gomme ammoniaque , quatre gros.
   Eau d'hysope. . . . . six onces.
   Esprit de Mindererus. . une once.
   Sirop de vélar. . . . deux onces.
Mêlez par la trituration. (fu.)

℞ Gomme ammoniaque. . deux gros.
   Eau distillée. . . . quatre onces.
   Esprit de Mindererus. . deux onces.
   Sirop de guimauve. . . une once.
   Vin antimonial. . . . deux gros.
Faites une émulsion. (ham.)

℞ Lait ammoniacal simple,
          quatre onces.
   Vin antimonial. . . . quatre gros.
   Sirop de baume de Tolu. . une once.
   Teinture de camphre opiacée,
          quatre gros.
Mêlez. (am. c.)

am. donne à cette dernière mixture le
nom de *Mixture blanche.*

La dose de toutes ces potions est d'une
cuillerée. Les deux dernières demandent à
être surveillées plus attentivement que les
autres.

COLLYRE ASTRINGENT.

Collyrium adstringens. (b.)

℞ Eau. . . . . dix onces.
   Teinture thébaïque. . trente gouttes.
   Gomme ammoniaque broyée avec
     du jaune d'œuf. . . deux gros.
Mêlez.

ÉMULSION DIURÉTIQUE. (*sw.*)

℞ Gomme ammoniaque. . deux gros.
   Jaunes d'œufs. . . . . n° 2.
Ajoutez à la solution
   Eau de persil. . . . huit onces;
et faites dissoudre dans l'émulsion
   Nitre. . . . . . deux gros.

LOOCH ANTIASTHMATIQUE. (*sw.*)

℞ Gomme ammoniaque,

Eau, de chaque. . . quatre scrupules.

Triturez, en ajoutant ·

Pulpe sucrée de racine d'iris de
    Florence,

————————————d'aunée,

de chaque. . . . . . six gros.

Miel blanc. . . . . six onces.

ÉMULSION DE BRUNNER.

Mixture antiasthmatique. (br. c. ca.)

♃ Gomme ammoniaque. . deux gros.

Eau d'hysope. . . . quatre onces.

Vin du Rhin. . . . deux onces.

Mêlez par la trituration. (br. ca.)

e. prescrit un gros et demi de gomme, quatre onces d'eau d'hysope et deux de vin blanc.

Dose, une once, trois fois par jour.

HUILE DE GOMME AMMONIAQUE. (w.)

♃ Gomme ammoniaque. . une partie.

Sable lavé. . . une partie et demie.

Distillez sur le bain de sable, séparez l'huile de la liqueur qui passe avec elle, et rectifiez-la.

CATAPLASME FONDANT.

Cataplasma discutiens. (sw.)

♃ Racine de bryone blanche, trois onces.

Fleurs de sureau. . . . une once.

Eau. . . . . une livre.

Faites cuire pendant une heure, jetez l'eau, et ajoutez aux herbes exprimées

Gomme ammoniaque dissoute dans
    du vinaigre. . . une demi-once.

Sel ammoniac. . . . . deux gros.

Alcool camphré. . . . une once.

PILULES DE GOMME AMMONIAQUE.

Pilules fondantes, Pilules pectorales; Pilulœ pectorales s. resolventes s. desobstruentes. (br. d. e. fe. fu. li. pa. pp. sa. su. w. au. b. ca. pie. ra. sa. sm. sp. sw. vm.)

♃ Gomme ammoniaque,

Extrait de réglisse,

Savon blanc,

Baume de soufre anisé,

de chaque. . . un gros et demi.

Faites des pilules de trois grains. (pie. sm.)

♃ Gomme ammoniaque,

Extrait de réglisse,

de chaque. . . . . deux gros.

Cachou. . . . . un demi-gros.

Mastic. . . . . . . un gros.

Sirop de guimauve,

           quantité suffisante.

Faites des pilules de trois grains. (sm.)

♃ Gomme ammoniaque,

          un gros et demi.

Extrait de réglisse. . . deux gros.

——— de millefeuille,

         deux scrupules.

Faites des pilules de trois grains, roulées dans le kermès. (sw.) — Dose, cinq, trois fois par jour, avec une tisane pectorale.

♃ Gomme ammoniaque,

Suc de réglisse en poudre,

de chaque. . . .une demi-once.

Soufre doré d'antimoine,

        vingt-quatre grains.

Faites des pilules de deux grains. (pp.) — Dose, dix, deux fois par jour.

♃ Extrait de marrube. . . . un gros.

——— de myrrhe,

Gomme ammoniaque,

de chaque. . . . . deux gros.

Suc de réglisse . . . . trois gros.

Faites des pilules de deux grains. — Dose, quatre à dix, toutes les trois heures. (au.)

♃ Savon médicinal,

Gomme ammoniaque,

Extrait de camomille,

de chaque. . . . parties égales.

Sirop de rhubarbe,

        quantité suffisante.

Dose, depuis un demi-gros jusqu'à un gros. (fc.)

♃ Savon d'Alicante,

Gomme ammoniaque,

Extrait de pissenlit,

——— de fumeterre,

de chaque. . . . . trois gros.

Vin émétique. . .quantité suffisante.

Faites des pilules de cinq grains. (fu.)

Dose, trois à six par jour.

♃ Savon de Venise,

Gomme ammoniaque,

de chaque. . . une demi-once.

Faites des pilules de trois grains. (sm.) — Dose, quatre, trois fois par jour.

♃ Savon d'huile de croton tiglium,

        quatre grains.

Gomme ammoniaque broyée avec
    du jaune d'œuf,

Extrait de ciguë,

——— de pissenlit,

de chaque. . . . un demi-gros.

Miel. . . . . quantité suffisante.

Faites des pilules de trois grains. — Dose, une toutes les trois heures. (b.)

♃ Gomme ammoniaque, trois scrupules.

Scille en poudre. . . un scrupule.

Faites quarante-huit pilules. (ra.) — Dose, quatre à cinq par jour.

♃ Poudre altérante de Plummer ,
                douze grains.
Extrait de pissenlit. . . trois gros.
Gomme ammoniaque. . deux gros.
Scille pulvérisée. . un demi-gros. .
Faites des pilules de trois grains. (sm.) —
Dose, cinq, trois ou quatre fois par jour.

♃ Gomme ammoniaque dissoute dans
    du vinaigre scillitique et épaissi,
Savon d'Alicante,
Extrait de ciguë,
de chaque. . . . parties égales.
Faites une masse pilulaire. (d.)

♃ Savon médicinal. . une demi-once.
Gomme ammoniaque. . trois gros.
Masse des pilules de Rufus,
              un demi-gros.
Teinture de myrrhe,
            quantité suffisante.
Faites des pilules de trois grains. (ca. sw.)

♃ Extrait de ciguë,
Savon de Venise,
de chaque. . . un gros et demi.
Gomme ammoniaque,
Pilules de Rufus, de chaque, un gros.
Faites des pilules de trois grains. (sm.) —
Dose, deux, quatre fois par jour.

♃ Extrait de chélidoine,
——— de saponaire,
Poudre de gomme ammoniaque,
Savon d'Alicante ratissé,
de chaque. . . . . une once.
Faites des pilules de cinq grains. (li.) —
Dose, trois à six par jour.

♃ Gomme ammoniaque. . deux gros.
Savon médicinal . . . . un gros.
Huile de genièvre. . . vingt gouttes.
Faites des pilules de deux grains. — Dose,
quinze par jour. (au.)

♃ Gomme ammoniaque,
Savon médicinal,
Fiel de bœuf épaissi,
Extrait de chélidoine,
———— d'absinthe,
de chaque. . . . . . un gros.
Faites des pilules de deux grains. (au.)

♃ Gomme ammoniaque,
Suc de réglisse,
de chaque. . . . . deux gros.
Soufre doré d'antimoine, douze grains.
Faites des pilules de deux grains. — Dose,
dix, deux fois par jour. (au.)

♃ Extrait de fumeterre,
——— de trèfle d'eau,
Gomme ammoniaque,
Galbanum, de chaque. . . un gros.

Savon de Venise. . . . deux gros.
Faites des pilules de cinq grains. (sa.) —
Dose, trois à cinq par jour.

♃ Extrait de pissenlit. . . deux gros.
——— de millefeuille,
——— de chardon-bénit,
——— de grande ciguë,
de chaque. . . une demi-once.
Gomme ammoniaque,
Terre foliée de tartre,
de chaque. . . . . deux gros.
Poudre de rhubarbe, deux scrupules.
Faites des pilules de trois grains. (pie.) —
Dose, quatre à vingt-quatre, en augmentant
progressivement.

♃ Savon officinal, deux onces et demie.
Poudre de gomme ammoniaque,
——— de sulfate de potasse,
——— de fiel de bœuf épaissi,
——— de rhubarbe,
Extrait d'absinthe,
de chaque. . . . . six gros.
Sirop d'absinthe, quantité suffisante.
Faites une masse pilulaire. (sp.) — Dose,
un demi-gros environ.

♃ Gomme ammoniaque. . trois gros.
Savon d'Espagne. . un demi-gros.
Scille en poudre. . . six grains.
Extrait thébaïque. . . trois grains.
Sirop pectoral. . quantité suffisante.
Faites quarante-huit pilules. (sa.) — Dose,
trois à cinq par jour.

♃ Gomme ammoniaque. . un gros.
Myrrhe. . . . . un demi-gros.
Scille pulvérisée. . . dix grains.
Opium. . . . . . six grains.
Alcool concentré. . quantité suffisante.
Faites trente pilules. (su.) — Dose, trois à
six par jour.

♃ Opium. . . . . . une partie.
Scille. . . . . . deux parties.
Myrrhe. . . . . six parties.
Gomme ammoniaque, douze parties.
Sirop de sucre , quantité suffisante.
Faites une masse pilulaire. (vm.)

♃ Cloportes préparés. . . six gros.
Gomme ammoniaque. . trois gros.
Acide benzoïque, quatre scrupules.
Safran,
Baume du Pérou noir,
de chaque. . . . un scrupule.
Baume de soufre de Ruland,
            quantité suffisante.
Faites une masse pilulaire. (e.)

♃ Gomme ammoniaque dissoute dans
    du vinaigre scillitique et épais-
    sie. . . . . . deux onces.
Aloès soccotrin, une once et demie.

Myrrhe choisie ,
Mastic ,
Benjoin, de chaque.   . deux gros.
Safran. . . . . deux scrupules.
Sel d'absinthe. . . . . un gros.
Sirop d'absinthe, quantité suffisante.

Faites une masse pilulaire. (sa.)

♃ Scille. . . . . . un demi-gros.
Safran. . . . deux scrupules.
Sous-carbonate de potasse. . un gros.
Benjoin,
Mastic ,
Myrrhe ,
Rhubarbe , de chaque. . deux gros.
Gomme ammoniaque, ,
                une once et demie.
Aloès soccotrin. . . deux onces.
Sirop commun, quantité suffisante.

Faites une masse pilulaire. (vm.)

♃ Safran. . . . . . une partie.
Sous-carbonate de potasse ,
                deux parties.
Mastic. . deux parties et un quart.
Myrrhe. . . . . . six parties.
Aloès soccotrin,
Gomme ammoniaque,
de chaque. , vingt-quatre parties.
Sirop commun. . quantité suffisante.

Faites une masse pilulaire. (vm.)

♃ Extrait gommeux d'aloès ,
                quatre onces.
Gomme ammoniaque dissoute
dans le vinaigre scillitique, six gros.
Myrrhe. . . . . une demi-once.
Espèces des trois santaux ,
                un gros et demi.
Safran ,
Sel d'absinthe,
de chaque. . quatre scrupules.
Sirop de roses solutif,
                quantité suffisante.

Faites une masse pilulaire. (pa.)

♃ Extrait gommeux d'aloès, deux onces.
Gomme ammoniaque dissoute dans
le vinaigre scillitique et épais-
sie. . . . une once et demie.
Myrrhe,
Mastic,
Benjoin,
Rhubarbe, de chaque. . deux gros.
Safran. . . . deux scrupules.
Sel d'absinthe. . . . . un gros.

Faites une masse pilulaire. (br. w. sp.)

Dose de ces trois dernières pilules,
douze à vingt grains.

♃ Gomme ammoniaque ,
Galbanum ,
Myrrhe, de chaque. . un scrupule.
Cachou. . . . . . quinze grains.
Éthiops martial. . . vingt grains.

Racine d'aunée. . . un demi-gros.
Cloportes. . . . . vingt grains.
Antihectique de Potier , dix grains.
Baume de la Mecque. . un scrupule.
Sirop de baume de Tolu,
                quantité suffisante.

Faites des pilules de cinq grains. (pie.)

Dose, quatre à douze et plus.

Toutes ces pilules sont plus ou moins
stimulantes. On les a préconisées dans
l'asthme , la toux , l'hypochondrie, les cachexies , les maladies de la matrice , les
fièvres intermittentes opiniâtres, surtout
celles du type quarte, et les engorgemens
que ces dernières laissent à leur suite dans
les viscères du bas-ventre. Il ne faut pas
perdre de vue qu'en forçant la dose, la
plupart d'entre elles , notamment les dernières , deviennent notablement purgatives.

PILULES ANTIHYDROPIQUES. (au.'

♃ Gomme ammoniaque. . deux gros.
Extrait de quassie ,
Térébenthine de Venise ,
de chaque. . . . un gros.

Faites des pilules de deux grains. —Dose,
six ou huit , trois fois par jour.

PILULES EMMÉNAGOGUES. (bo.)

♃ Gomme ammoniaque , une once.
Sagapenum. . . . deux onces.
Élixir de propriété, quantité suffisante.

Faites des pilules de quatre grains.

EMPLÂTRE DE GOMME AMMONIAQUE.

Emplâtre fondant ou résolutif; Emplastrum
ammoniaci s. de ammoniaco s. gummosum.
(am. b*. d. ed. fu. lo. s. su. au. c. sm. sw.)

♃ Gomme ammoniaque. . cinq onces.
Acide acétique faible, une demi-pinte.

Évaporez la solution au bain-marie ,
jusqu'en consistance convenable. (am.
b*. d. ed. lo. au. c.)

su. sm. et sw. prescrivent du vinaigre
scillitique.

♃ Gomme ammoniaque en poudre ,
                deux parties.
Cérat citrin. . . . . trois parties.

Faites fondre sur un feu doux, en remuant bien. (su.)

♃ Cire jaune. . . . . une livre.
Suif de cerf. . . une demi-livre.

Faites fondre ensemble et ajoutez

Huile d'olive. . . . trois onces.
Gomme ammoniaque dissoute dans
le vinaigre scillitique, huit onces.
Térébenthine de Venise , une once.

Faitescuirejusqu'en consistance convenable. (fu.)

sp. prescrit huit parties de gomme ammoniaque, quatre de cire jaune, quatre de poix-résine et quatre de térébenthine.

Excitant, résolutif, fondant, qu'on a conseillé dans les tumeurs blanches des articulations, les engorgemens du testicule à la suite de la blennorrhagie, et les tumeurs dures, indolentes, de nature strumeuse.

EMPLÂTRE DE GOMME AMMONIAQUE COMPOSÉ.

Emplâtre fondant ou résolutif; Emplastrum resolvens s. *fœtidum* s. *antihystericum* s, *asæ fœtidæ* s. *asæ fœtidæ compositum* s. *gummosum* s. *gummi resinosum.* (a. am. ams. b. ba. be. d. ed. fu. ham. han. he. o. po. pr. s. *c.*)

♃Gomme ammoniaque. . six parties.
Galbanum. . . . . deux parties.
Cire jaune,
Poix-résine,
Térébenthine,
de chaque. . . . quatre parties.

Faites fondre la cire et la résine ensemble; quand le mélange est presque refroidi, ajoutez-y les deux gommes dissoutes à une douce chaleur dans la térébenthine. (han. o. po. pr.)

a. prescrit une partie et demie de gomme ammoniaque, autant de galbanum, seize de cire, huit de poix-résine et cinq de térébenthine.

♃Emplâtre de cire. . une demi-livre.
Cire jaune. . . . . . une once.

Faites fondre ensemble, ajoutez au mélange demi-refroidi

Poudre de gomme ammoniaque,
——— de galbanum,
de chaque. . . . une once.

Mêlez bien. (su.)

♃Gomme ammoniaque, douze parties.
Asa fœtida. . . . quatre parties.

Faites ramollir sur un feu doux, et ajoutez

Savon d'Espagne ratissé, deux parties.
Huile d'olive. . . . une partie.

Mêlez bien. (d. han. o. po. pr. s.)

♃Gomme ammoniaque, trois parties.
Asa fœtida. . . . . une partie.
Savon d'Espagne. . une demi-partie.
Vinaigre. . . quantité suffisante.

Réduisez le tout en emplâtre par la anisson. (ham. he.)

fu. prescrit de faire cuire ensemble, jusqu'en consistance requise, huit onces de gomme ammoniaque, six onces d'asa, une

once et demie de savon d'Alicante et une livre d'alcool.

♃Emplâtre simple. . . deux onces.
Cire jaune. . . . . . une once.

Faites fondre ensemble, et ajoutez

Asa fœtida . . . deux onces.
Galbanum. . . . . une once.

Mêlez bien. (am. ams. b. be. ed. *c.*)

L'emplâtre qu'on obtient en exécutant cette formule se rapproche du diachylon gommé.

♃Poix-résine. . . . une partie.
Cire jaune. . . . huit parties.
Huile d'olive. . . deux parties.

Faites fondre, et quand le mélange est un peu refroidi, tamisez dessus.

♃Poudre de gomme ammoniaque,
——— d'asa fœtida,
de chaque. . . . quatre parties.

Mêlez bien. (ba.)

Mêmes usages que le précédent.

EMPLÂTRE DE MUCILAGE.

Emplastrum e fenu græco s. *de mucilaginibus.* (f. g. li. pa. w. *sp. vm.*)

♃Mucilage de semences de fenu-grec,
——— de lin,
de chaque. . . . une once.
Huile d'iris. . . . . six gros.
Graisse de canard,
——— d'oie,
——— de poule,
de chaque. . un gros et demi.
Onguent d'althæa. . deux gros.

Faites cuire doucement jusqu'à consomption de l'humidité, et ajoutez

Cire jaune. . . . deux onces.
Poix-résine. . . . . six gros.

Après la liquéfaction, retirez du feu et ajoutez

Térébenthine. . . . une once

tenant en dissolution

Gomme ammoniaque, une demi-once.
Galbanum. . . . . un gros.

Ajoutez enfin

Son de froment. . une demi-once.
Poudre de racine de bryone,
——— d'iris de Florence,
de chaque. . . . deux gros.
——— de bdellium, délayée dans
du vinaigre rosat. . . un gros.
Emplâtre de mélilot. . six gros.

Mêlez bien. (pa.)

♃Onguent d'althæa, une once et demie.
Cire jaune. . . . . quatre onces.
Poix-résine. . . . . . une once.

Faites fondre au feu, passez et ajoutez

Poudre de racine de bryone,
———————— d'iris de Florence,
——— de semences de fenu-grec,
de chaque. . . . . . six gros.
Gomme ammoniaque dissoute dans
du vinaigre. . . . deux onces.
Emplâtre de mélilot. . . une once.

Faites un emplâtre. (w.)

♃ Semences de fenu-grec, deux onces.
Huile de lin chaude, une demi-livre.

Faites infuser, passez et ajoutez

Cire jaune. . deux livres et demie.
Gomme ammoniaque. . six onces.
Térébenthine. . . . deux onces.

Remuez le mélange fondu jusqu'au refroidissement. (g.)

♃ Racine de fougère,
——— de pied de veau,
de chaque. . . . . deux onces.
Herbe de cabaret,
———de jusquiame,
———de ciguë,
———de cresson,
de chaque. . . une once et demie.
———de tabac. . . . trois gros.
Fleurs de camomille,
———de millepertuis,
———de genêt,
———de sureau,
de chaque. . . . . une once.
Axonge de porc, vingt-quatre onces.

Après quelques jours de macération,
faites cuire jusqu'à consomption de l'humidité, passez en exprimant, et ajoutez à la colature

Cire. . . . . une once et demie.
Poudre de gomme ammoniaque,
——— de galbanum,
de chaque. . . . . six gros.

Après le refroidissement ajoutez encore

Huile essentielle de cumin,
——————— d'aneth,
——— de cire, de chaque, un gros.

Mêlez avec soin. (sp.)

♃ Cire jaune. . . . . . une livre.
Suif de cerf. . . . une demi-livre.
Gomme ammoniaque. . trois onces.
Mucilage de graine de lin,
une livre et demie.

Faites cuire jusqu'en consistance convenable. (li.)

♃ Safran pulvérisé, une demi-partie.

Broyez-le et laissez-le digérer, à une
douce chaleur, dans

Gomme arabique,
Galbanum, -

Sagapenum, de chaque, deux parties.

Ajoutez ensuite

Térébenthine cuite. . huit parties.

Incorporez enfin un mélange fondu,
et prêt à se figer, de

Cire jaune. . . quarante parties.
Huile par infusion de lin,
——————— de fenu-grec,
——————— de tanaisie,
de chaque. . . . six parties.

Mêlez bien. (vm.)

♃ Huile de mucilage,
deux cent quarante parties.
Poix-résine, quatre-vingt-seize parties.

Faites fondre au feu, passez et ajoutez

Cire jaune. . . . . mille parties.

Puis, après le demi-refroidissement,

Gomme ammoniaque,
Opopanax,
de chaque. . trente-deux parties;

dissous dans de l'alcool (10°) et éva-
porés jusqu'en consistance de miel.
Ajoutez enfin

Safran pulvérisé. . . dix parties.

Mêlez avec soin. (f.)

Mauvaise préparation, qui se rapproche
de l'emplâtre de galbanum safrané, et qui
disparaîtra un jour avec les dernières traces
de la polypharmacie galénico-arabe. C'est,
rigoureusement parlant, une dégénérescence de l'ancien onguent d'althæa, devenu excitant.

EMPLÂTRE FONDANT.

Emplastrum ad ganglia. (sp.)

♃ Gomme ammoniaque,
Galbanum,
Opopanax,
Térébenthine de Venise,
de chaque. . une once et demie.

Faites fondre ensemble et ajoutez

Poudre de sagapenum,
——— de myrrhe,
de chaque. . une once et demie.
——— de soufre,
——— de sulfate de fer,
——— de sel ammoniac,
de chaque. . . . deux gros.
——— d'euphorbe. . . . un gros.

Mêlez bien, et ajoutez encore à la
masse demi-refroidie

Huile de laurier,
Eau-de-vie,
de chaque. . . une demi-once.

Remuez jusqu'à parfait refroidissement.

Conseillé pour résoudre les tuméfactions
des glandes lymphatiques.

EMPLÂTRE AROMATIQUE. (au.)

♃ Litharge. . . . . . deux livres.
Huile d'olive , deux livres et demie.
Cire jaune. . . . . . une livre.
Térébenthine ,
Huile de laurier ,
   de chaque. . . . quatre onces.
Opopanax , '
Bdellium ,
Gomme ammoniaque ,
Sarcocolle ,
Oliban ,
Myrrhe , de chaque. . deux onces.
Aloès . . . . une once.
Racine d'aristoloche. . deux onces.
Camphre. . . . . trois onces.

Vanté par Chrestien dans les tumeurs lai-
teuses des mamelles.

EMPLÂTRE SPLÉNÉTIQUE. (w.)

♃ Feuilles de ciguë ,
—— d'yèble ,
   de chaque. . . . . deux onces.
—— de tabac ,
Fleurs de genêt ,
   de chaque. . . . . une once.
Vinaigre . . . . . . une livre.

Après deux jours de macération , faites bouillir , puis passez en exprimant.
Dissolvez dans la colature

Gomme ammoniaque. . une livre.

Passez , faites cuire jusqu'en consistance de miel , puis ajoutez un mélange
fondu et demi-refroidi de

Cire jaune. . . . une demi-livre.
Poix-résine ,
Térébenthine ,
Huile de câprier ,
   de chaque. . . . deux onces.

Mèlez. (w.)

Conseillé dans les engorgemens des viscères du bas-ventre, l'hypochondrie, l'ictère et les coliques venteuses. L'onguent
suivant, qu'on peut appliquer en frictions,
est d'un usage plus commode.

ONGUENT SPLÉNÉTIQUE. (pa. sp.)

♃ Écorce de câprier,
—— de tamarisc ,
Herbe de cétérac ,
Semences de cumin ,
Gomme ammoniaque ,
Bdellium , de chaque. . une once.
Huile de câprier,
—— de camomille ,
—— d'aneth ,
Cire jaune ,
   de chaque. . . . quatre onces.

Faites un onguent. (pa.)

SAVON DE GOMME AMMONIAQUE.

*Sapo gummi ammoniaci, Gummi ammoniacum
alcolisatum.* (li.)

♃ Gomme ammoniaque en poudre ,
                six onces.
Potasse caustique. . . . trois gros.
Eau distillée. . . . . neuf onces.

Faites bouillir jusqu'à un commencement d'incorporation , puis ajoutez peu
à peu

Potasse caustique , deux gros et demi,
   dissoute dans

Eau distillée. . . . quatre onces.

Continuez de faire cuire, en remuant
toujours , jusqu'à parfaite union, puis évaporez à siccité.

GOMME ARABIQUE.

*Arabicum gummi, Gummi mimosæ s. Sera-
pionis.*

Mimosengummi, arabiches Gummi (Al.); gum arabic (An.);
eamagh arebi (Ar.); jewul latu (Cy.); arabisk gummi (D.);
kavit kagond (Duk.); goma arabiga (E.); gum arabska (Po.);
gemma arabica (Por.); kapittha (Sa.); vuilam pisin (Tam.);
velagabanka (Tel.).

a. ams. an. b. ba. be. br. d. du. e. ed. f. fl. fi. fu. g. ham.
han. tie. li. lo. o. p. po. pp. pr. r. s. su. w. wu. wv. be.
br. c. g. m. pa. pid. sa. sf. z.

En morceaux généralement arrondis, in-
colores ou teints d'un jaune léger, demi-
transparens, cassans, à cassure vitreuse,
inodores, et doués d'une saveur fade ou visqueuse, entièrement solubles dans l'eau.

Elle exsude de l'écorce du *Mimosa Nilotica*, L., arbre (polygamie monoécie, L. ;
légumineuses, J.) d'Égypte et d'Arabie.
(*fig. Flore médic.* I. 2.)

ESPÈCES ADOUCISSANTES.

Species pro decocto demulcente. (au.)

♃ Gomme arabique. . quatre onces.
Racine de guimauve. . deux onces.
Anis étoilé. . . . . . deux gros.

POUDRE GOMMEUSE.

Tragea alba, Pulvis gummosus. (a. han. pr.
su. sp.)

♃ Gomme arabique. . . trois onces.
Racine de réglisse. . . une once.
Sucre blanc. . . . . deux onces.

Faites une poudre. (han. pr.)

su. prescrit deux parties de gomme, deux
de sucre et deux de racine de guimauve.

♃ Amidon,
Racine de réglisse,
  de chaque. . . . . une partie.
Gomme arabique ,

Sucre blanc,
   de chaque. . . .   deux parties.

Faites une poudre. (a.)

♃ Racine de réglisse,
  —d'iris de Florence,
   de chaque. . . . .   trois gros.
  Gomme arabique. . .   une once.
  — adragant. . . .   une demi-once.
  Amidon. . . . . .   cinq onces.
  Sucre. . . . . .   seize onces.

Faites une poudre. (*sp.*)

POUDRE GOMMEUSE SOUFRÉE. (dd.)

♃ Gomme arabique,
  Soufre,
  Oléo-sucre de fenouil,
   de chaque. . . . .   dix grains.

POUDRE TISANIFÈRE. (*bo.*)

♃ Gomme arabique,
  Suc de réglisse,
   de chaque. . . .   quatre onces.
  Nitre. . . . . .   quatre gros.

POUDRE INCRASSANTE.

Pulvis incrassans Fulleri. (*sp.*)

♃ Gomme arabique,
  Racine de guimauve,
  ——— de réglisse,
  Sang-dragon,
   de chaque. . . .   parties égales.

Faites une poudre.

POUDRE GOMMEUSE ALCALINE.

Savon végétal. (ff.)

♃ Gomme arabique. . .   huit parties.
  Sous-carbonate de potasse,
                      une partie.

Triturez ensemble pendant long-temps.

TROCHISQUES BÉCHIQUES BLANCS.

Pastilles de gomme arabique; Trochisci gummi acaciæ s. *pectorales* s. *gummosi* s. *bechici albi.* (ams. b. be. ed. f*. c. sw.)

♃ Gomme arabique,
  Sucre candi, de chaque. . une livre.

Faites dissoudre la gomme dans le moins possible d'eau chaude, ajoutez le sucre, faites cuire à la plume, versez sur une plaque d'étain chaude et huilée, et coupez en tablettes. (sw*.)

♃ Gomme arabique. . .   neuf parties.
  Sucre blanc. . .   trente parties.
  Eau de fleurs d'oranger,
                     cinq parties.

Faites une pâte très serrée, et divisez en tablettes. (f*.)

ams. b. et be. prescrivent huit onces de gomme, autant de sucre, et du blanc d'œuf battu avec quatre onces de fleurs d'oranger.

♃ Gomme arabique. .   quatre parties.
  Amidon. . . . .   une partie.
  Sucre. . . . .   douze parties.
  Eau de roses. .   quantité suffisante.

Faites des trochisques. (ed. c.)

♃ Sucre blanc. . .   douze parties.
  Gomme arabique. .   quatre parties.
  Fécule de pomme de terre,
                      une partie.

Sirop d'opium,
  Eau de fleurs d'oranger,
   de chaque. .   quantité suffisante.

Faites des trochisques. (sw.)

♃ Amidon. . . . . .   une once.
  Gomme arabique. .   quatre onces.
  Sucre blanc. . . . .   une livre.
  Acide benzoïque. .   un demi-gros.
  Eau de roses. .   quantité suffisante.

Faites des trochisques. (sw.)

TROCHISQUES BÉCHIQUES JAUNES. (vm.)

♃ Safran,
  Eau,
  Sucre candi, de chaque, une partie.

Broyez ensemble et ajoutez

  Gomme arabique. .   seize parties.
  Sucre. . .   quarante-sept parties.
  Eau. . . . .   suffisante quantité.

Faites une pâte, et divisez en trochisques. (vm.)

TROCHISQUES DE CORDON. (*pie.*)

♃ Quatre semences froides,
  Semences de pavot blanc,
  ——— de mauve,
  ——— de coton,
  ——— de pourpier,
  ——— de coing,
  Airelle,
  Gomme adragant,
  ——— arabique,
  Pignons,
  Pistaches,
  Réglisse,
  Orge mondé,
  Mucilage d'herbe aux puces,
  Amandes douces,
   de chaque. . . .   une once.
  Bol d'Arménie,
  Sang-dragon,
  Roses,
  Myrrhe, de chaque,   une demi-once.
  Sucre candi. . . . .   deux onces.
  Hydromel. . .   suffisante quantité.

En injections, dans du lait ou de l'hydromel.

PILULES ADOUCISSANTES. (sm.)

♃ Gomme arabique,
—— adragant,
de chaque. . . . quatre gros.
Baume du Pérou, quantité suffisante.

Faites des pilules de quatre grains.

Dose, quatre ou cinq, trois fois par jour,
dans les irritations chroniques de l'estomac.

PÂTE PECTORALE. (ca.)

♃ Gomme arabique. . . deux livres.
Eau. . . . . quantité suffisante.

Ajoutez à la solution

Sucre de raisin . . vingt-huit onces.

Évaporez jusqu'en consistance de sirop
très épais. Ajoutez

Eau de fleurs d'oranger, huit onces.

Coulez dans des moules de fer-blanc.

MUCILAGE DE GOMME ARABIQUE.

Mucilago gummi arabicæ. (a. ams. an. b. ba.
be. dd. du. ed. fe. fi. fu. han. li. lo. o. p.
s. su. *br. c. sw. vm.*)

♃ Gomme arabique,
Eau bouillante,
de chaque. . . . parties égales.

Faites digérer, en remuant de temps en
temps, et passez à travers un linge. (ams.
b. be. dd. *sw. vm.*)

a. an. ba. du. ed. fi. han. su. et c. prescrivent une partie de gomme et deux d'eau ;
— fu. et p. deux de gomme et trois d'eau ;
— fe. o. et lo. une de gomme et trois d'eau ;
— li. et s. une de gomme et quatre d'eau ;
— *br.* suffisante quantité d'eau.

POTION PECTORALE. (e.)

♃ Gomme arabique. . . . une once.
Eau. . . . . . quatre onces.
Faites dissoudre.

EAU GOMMEUSE.

Solutio mucilaginosa. (ff. au. fp. pie. ra.
sw. sy.)

♃ Gomme arabique . . . deux gros.
Eau chaude. . . . deux livres.
Faites dissoudre. (*ra. sy.*)

sa. prescrit une once et demie de gomme
et deux livres d'eau.

♃ Gomme arabique . . . une once.
Tisane commune. . . quatre livres.
Sirop de raisin . . . deux onces.

Mêlez. (*pie.*)

ff. et *sw.* prescrivent deux gros de gomme,
une livre d'eau et une demi-once de sirop de
sucre ; — *fp.* une demi-once de gomme,
une pinte d'eau et une once de miel ; — *au.*

six gros de gomme, douze onces d'eau et
une once de sirop.

DÉCOCTION INCRASSANTE.

Decoctum gummi arabici s. incrassans Fulleri.
(an. wu.)

♃ Gomme arabique. . . trois onces.
Eau chaude. . . . . deux livres.
Ajoutez à la dissolution
Sirop de guimauve. . quatre onces.

TISANE ASTRINGENTE. (sm.)

♃ Gomme arabique . . . deux gros.
—— adragant . . . . un gros.
Eau. . . . . . . deux pintes.

Faites réduire à une pinte par l'ébullition, et ajoutez à la colature

Sucre candi. . deux ou trois onces.

POTION ADOUCISSANTE.

Potio leniens. (b.)

♃ Décoction d'orge, une livre et demie.
Gomme arabique . . . une once.
Eau de genièvre. . une demi-once.
Sirop de guimauve. . . une once.

A prendre peu à peu, dans la colique néphrétique.

LOOCH PECTORAL.

Looch pectorale leniens. (b.)

♃ Infusion de bouillon-blanc,
—— de violettes,
de chaque . . . deux onces.
Gomme arabique. . . . un gros.
Sirop de guimauve, une once et demie.

A prendre par cuillerées.

EAU GOMMÉE AVEC LA CORNE DE CERF.

*Decoctum cornu cervi gummosum, Decoctum
album s. cornu cervini, Mixtura cornu cervi, Emulsio cornu cervi usti.* (du. e. lo.
su. c.)

♃ Gomme arabique . . . une once.
Corne de cerf calcinée,
une demi-once.
Eau. . . . . . quatre livres.

Faites cuire légèrement et ajoutez

Sucre. . . . . . deux onces.

Passez. (e.)

e. prescrit encore de faire cuire deux gros
de corne de cerf brûlée, une demi-once de
gomme et autant de sucre dans une livre
d'eau, et de réduire celle-ci à une livre,
puis de passer à travers un blanchet.

♃ Corne de cerf brûlée et pulvérisée,
deux onces.
Gomme arabique en poudre, une once.
Eau. . . . . . . trois pintes.

Réduisez à deux pintes par l'ébullition, en remuant toujours, et passez. (lo. c.)

du. prescrit deux onces de corne de cerf, trois gros de gomme et trois pintes d'eau.

Suivant la judicieuse remarque de Cox, il serait plus convenable de triturer la poudre de phosphate calcaire avec une certaine quantité de mucilage de gomme arabique, et d'ajouter peu à peu l'eau.

♃ Corne de cerf calcinée, une demi-once.
Gomme arabique. . . une once.
Eau. . . . . . . trois livres.
Faites bouillir, ajoutez en triturant
Pâte d'amandes. . . . une once.
Passez. (su.)
Émollient.

SIROP DE GOMME ARABIQUE.

Syrupus gummi acaciæ. (f. sw. vm.)

♃ Gomme arabique concassée,
Eau commune, de chaque, une livre.
Faites dissoudre, à l'aide de la chaleur. Ajoutez à la solution.
Sirop commun. . . quatre livres.
Faites bouillir pendant deux ou trois minntes, écumez, et passez à la chausse après le refroidissement. (f.)

Henry recommande de faire la dissolution à froid, et pense que six onces de gomme suffiraient. (f*.)

♃ Gomme arabique. . . une partie.
Eau. . . . . quatre parties.
Faites dissoudre à chaud. Ajoutez ensuite
Sucre candi. . . . trois parties.
Clarifiez avec du blanc d'œuf, passez au blanchet, et faites évaporer jusqu'en consistance de sirop. (vm.)

sw. prescrit de faire dissoudre une partie de gomme dans trois d'eau, d'ajouter trois parties de sucre blanc, de clarifier et de faire cuire en consistance sirupeuse.

PÂTE DE GUIMAUVE.

*Pasta s. Massa althææ s. de gummo arabico,
Pasta gummosa saccharata.* (a. b*. ba. br. d. e. f. fe. fi. fu. he. li. o. pa. po. pr. r. s. sa. w. wu. br. pid. sp. sw. vm.)

1º Avec la guimauve.

♃ Racine de guimauve fraîche,
quatre onces.
Eau . . . . cinq livres.
Faites infuser pendant douze heures, passez, et ajoutez à la colature
Gomme arabique,

Sucre blanc, de chaque, deux livres.

Passez à travers un linge épais, faites évaporer jusqu'en consistance d'extrait mou, en remuant toujours; alors battez et pétrissez avec force, en ajoutant en plusieurs fois, pour cinq livres de masse, douze blancs d'œufs battus avec quatre onces d'eau de fleurs d'oranger, jusqu'à ce qu'elle blanchisse, puis faites épaissir sur un feu doux, en remuant sans cesse, jusqu'à ce que la masse ne s'attache plus à la main, et étendez-la sur une table de marbre saupoudrée d'amidon. (f.)

b*. o. pr. br. et sw. prescrivent quatre onces de racine, huit livres d'eau bouillante, douze heures d'infusion, deux livres de gomme arabique, autant de sucre, douze blancs d'œufs et deux onces d'eau de fleurs d'oranger; — ba. et s. une demi-partie de racine, douze d'eau bouillante, douze heures de macération, six parties de sucre, autant de gomme, dix de blanc d'œuf battu et une d'eau de fleurs d'oranger; — fi. une demi-livre de racine, huit onces d'eau bouillante, vingt-quatre heures d'infusion, deux livres de gomme, autant de sucre, vingt blancs d'œufs et une once d'eau de fleurs d'oranger; — d. trois onces de racine, huit livres d'eau bouillante, douze heures d'infusion, suivies d'une légère ébullition; trois livres de gomme, autant de sucre, et quarante blancs d'œufs, sans eau de fleurs d'oranger; — li. deux onces de racine, deux livres d'eau, vingt-quatre heures de digestion sur le bain de sable, une livre de gomme, autant de sucre, et huit blancs d'œufs battus avec une demi-once d'eau pure; — fe. quatre onces de racine, huit livres d'eau réduites à quatre par la coction, six onces de gomme, deux livres de sucre et une demi-once d'eau de fleurs d'oranger; — he. et pid. une once de racine, quatre livres d'eau réduites à moitié par la cuisson, une livre de sucre, autant de gomme, douze blancs d'œufs et une demi-once d'eau de fleurs d'oranger; — sp. quatre onces de racine, soixante-quatre d'eau, un demi-quart d'heure de cuisson, trente-deux onces de gomme, autant de sucre, six blancs d'œufs et quatre onces d'eau de fleurs d'oranger; — sa. une demi-livre de racine, huit livres d'eau réduites à six par la coction, deux livres et demie de gomme, trois livres de sucre et vingt-quatre blancs d'œufs, sans eau de fleurs d'oranger; — e. quatre onces de racine, six livres d'eau, une légère ébullition, deux livres et demie de sucre, autant de gomme, quatre blancs d'œufs et quatre onces d'eau de fleurs d'oranger; — br. fu. pa. w. et wu. quatre onces de racine, huit livres d'eau réduites à quatre par la coction, deux livres et demie de sucre, autant de gomme, six blancs d'œufs et une demi-once d'eau de fleurs d'oranger ; — r. les mêmes proportions, sauf vingt blancs d'œufs, et une quantité indéterminée d'eau de fleurs d'oranger ; — a. quatre onces de racine, dix livres d'eau réduites à neuf par la coction, deux livres de gomme, autant de sucre, trente blancs d'œufs et deux onces d'eau de fleurs d'oranger.

2° Sans guimauve.

♃ Blanes d'œufs . . . . . n° 16.
Eau de fleurs d'oranger, une demi-livre.

Battez bien ensemble, et ajoutez

Poudre de gomme arabique,
——— de sucre blanc,
de chaque. . une livre et demie.

Remuez avec une spatule de bois; quand la masse a pris une couleur blanche, approchez-la du feu, pour diminuer sa ténacité, et versez-la ensuite dans des capsules de papier. (po.)

♃ Gomme arabique, trente-deux onces.
Eau . . . . . quantité suffisante.

Ajoutez à la solution

Sucre blanc . . trente-deux onces.

Clarifiez, évaporez jusqu'en cousistance de miel épais, et ajoutez peu à peu

Blanc d'œuf battu. . quatre onces.

Remettez sur le feu, évaporez encore, en remuant toujours, jusqu'à ce que la masse n'adhère plus aux doigts. Ajoutez alors

Eau de fleurs d'oranger,
une demi-once.

Versez dans des capsules de papier saupoudrées d'amidon. (vm.)

INFUSION DE PÂTE DE GUIMAUVE. (b*. au.)

♃ Pâte de guimauve,
une demi-once à deux onces.
Eau bouillante. . . . trois livres.

Faites dissoudre par la macération dans un endroit chaud. — On peut ajouter du suc de citron, pour rendre la saveur plus agréable.

LOOCH PECTORAL.

Looch expectorant. (g. pie. sm.)

♃ Mucilage de gomme arabique,
Miel despumé, de chaque, une once.
Mêlez. (sm.)

♃ Gomme arabique,
Sirop de guimauve,
——— de coquelicot,
de chaque. . . . . une once.
Mêlez. (g. pie.)

♃ Gomme arabique . . vingt grains.
Sirop de guimauve,

Sirop de pas-d'âne,
de chaque. . une once et demie.
Eau de lis. . . . . deux onces.
Mêlez. (pic.)

POTION GOMMEUSE.

Julep pectoral, Julep gommeux; Potio demulcens. (ff. fu. ra.)

♃ Gomme arabique. . . . six gros.
Eau . . . . . . douze onces.

Ajoutez à la solution

Sirop. . . . . . . une once.
Mêlez. (fu.)

♃ Gomme arabique . . . un gros.
Sirop de guimauve, une demi-once.
Eau commune . . . quatre onces.
Mêlez. (ff. ra.)

♃ Espèces béchiques,
Gomme arabique,
de chaque. . . vingt grains.
Sirop de sucre . . . deux onces.
Eau. . . . . . quatre onces.
Mêlez. (ra.)

♃ Gomme arabique. . . . un gros.
Eau . . . . . . trois onces.

Ajoutez à la solution

Eau de fleurs d'oranger, deux gros.
Sirop de sucre. . . . une once.
Mêlez. (ra.)

♃ Gomme arabique, dix-huit grains.
Infusion béchique. . quatre onces.
Eau de fleurs d'oranger, deux gros.
Sirop de guimauve . . trois onces.
Mêlez. (ra.)

MIXTURE MUCILAGINEUSE. (dd.)

♃ Décoction de guimauve, six onces.
Gomme arabique,
Sucre en poudre,
de chaque. . . . deux gros.
Éther sulfurique . . . . un gros.

POTION ANTINÉPHRÉTIQUE. (ca.)

♃ Décoction d'orge perlé, deux livres.
Gomme arabique. . . trois onces.
Eau de genièvre composée,
deux onces.
Sirop de guimauve, une once et demie.

En prendre la moitié par jour.

MIXTURE CALMANTE. (sm.)

♃ Crème de tartre. . . quatre gros.
Sucre en poudre,
Gomme arabique,
de chaque . . . . une once.
Sirop de roses pâles,
quantité suffisante

40.

pour faire un électuaire. Ajoutez quelques gouttes d'acide sulfurique affaibli.

Conseillée par Kæmpf contre les rapports nidoreux. — Dose, une cuillerée à café deux fois par jour.

POTION CALMANTE. (ra.)

♃ Infusion de tilleul. . deux onces.
———— béchique,
Solution de gomme arabique,
Sirop de têtes de pavot,
de chaque. . . . . une once.
———de sucre. . une demi-once.
Eau de fleurs d'oranger, deux gros.

ÉMULSION GOMMEUSE. (fi. han. p. su.)

♃ Mucilage de gomme arabique,
une once et demie.
Émulsion commune. . . une livre.
Mêlez. (p.)

fi. et su. prescrivent une demi-once de mucilage et une once d'émulsion.

♃ Poudre de racine de réglisse,
————————— de guimauve,
————————— d'iris de Florence,
de chaque. . . . . . six gros.
———de gomme arabique,
une once et demie.
Mêlez deux scrupules de cette poudre avec une once de sirop d'orgeat. (han.)

LOOCH GOMMEUX.

Looch simple. (pie. ra.)

♃ Gomme arabique,
Sucre, de chaque . . . deux gros.
Eau . . . . . . cinq onces.
Mêlez. (ra.)

♃ Gomme arabique. . . deux onces.
Infusion béchique. . quatre onces.
Sirop de raisin, une once et demie.
Mêlez. (pie.)

ra. prescrit une demi-once de gomme, quatre onces d'infusion béchique et une once de sirop de sucre.

ÉMULSION ANTIRHUMATISMALE. (ca.)

♃ Eau pure. . . . . . cinq onces.
—— de muscade,
Sirop d'écorce d'orange,
de chaque. . . . une demi-once.
Racine fraîche de pied de veau,
Gomme arabique,
de chaque. . . . . deux gros.
Blanc de baleine. . deux scrupules.
Faites fondre la gomme dans un peu d'eau, réduisez le mucilage en pâte molle avec le blanc de baleine, ajoutez la pulpe de la racine, et triturez, en versant peu à peu les eaux et le sirop.

GOMME-GUTTE.

Gummi guttæ, Gambogium, Gutta gumba, Cambodium', Cambogium, Gummi gutta, Gummi gamandræ, Gummi de Goa, Gummi de Jemu, Ghitta jemoco, Gutta gamandra.

Gummigutt (Al.); gamboge (An.'; ossara rewund (Ar.); gukkatu (Cy.); gumigut (D.); guta gamba (E.); gonuna gotta (I.); gumigut (Po.); mukki (Tam.); passapuvenny (Tel.).

a. am. ams. b. ba. be. br. d. du. e. ed. f. fe. fi. fu. g. ham. han he. li. lo. o. p. po. pp. pr. r. s su. w. wu. ww. a. be br. c. g. m. pa. pid. sa. sp. z.

Gomme-résine en cylindres, d'un brun jaunâtre à l'extérieur, plus foncés à l'intérieur, opaques, pesans, fragiles, à cassure brillante, inodores. Sa saveur est âcre et amère; sa poudre d'une belle couleur jaune.

Cette substance résulte de la solidification du suc laiteux qui découle d'incisions faites au tronc du *Stalagmitis cambogioides*, Mur., arbre (polyandrie monogynie, L.; guttifères, J.) de Ceylan et des Indes orientales, et non du *Garcinia Cambogia*, Pers. (*fig. Flore médic*. IV. 192.), qui fournit cependant une gomme-résine analogue. Il paraîtrait néanmoins que la gomme-gutte du *stalagmitis* (*Gummi guttæ Siamense* s. verum s. *cambogium*) est fort rare, et qu'on ne trouve dans le commerce que celle du *garcinia* (*Gummi guttæ Zeylanicum* s. *spurium*). On doit encore distinguer une fausse gomme-gutte (*Gummi guttæ Americanum*) qui provient des *Hypericum bacciferum* et *Cayennense*, arbrisseaux, le premier du Mexique, le second de Cayenne.

′ Purgatif drastique très puissant, anthelmintique, contre-stimulant. — Dose de la poudre, deux à six grains.

BOLS PURGATIFS.

Boli purgantes irritantes s. *drastici*. (b. sa.)

♃ Gomme-gutte. . . . douze grains.
Rob de sureau,
Poudre de réglisse,
de chaque. . quantité suffisante.
Faites six bols.—Dose, un toutes les trois heures. (b.)

♃ Extrait de rhubarbe, un gros et demi.
Gomme-gutte. . . . dix grains.
Magnésie. . . . . deux gros.
Sirop de chicorée composé,
quantité suffisante.
Faites seize bols. — Dose, quatre toutes les trois heures. (b.)

♃ Gomme-gutte. . . quinze grains.
Crème de tartre. . . dix grains.
Gingembre. . . . cinq grains.
Sirop de sucre. . quantité suffisante.
Faites un bol. (sa.)

PILULES PURGATIVES. (am. c. sa.)

♃ Gomme-gutte. . . . dix grains.
Résine de gayac,
Amandes douces pelées,
de chaque. . . . . un gros.
Sirop de sucre. . quantité suffisante.
Faites vingt-huit pilules. (sa.)

♃ Gomme-gutte. . . . . une once.
Scammonée. . . une demi-once.
Nitre. . . . . . un gros.
Savon. . . . . deux gros.
Eau. . . . quantité suffisante.
Faites quarante pilules. (am. c.)

MARMELADE PURGATIVE. (sm.)

♃ Manne en larmes,
Huile d'amandes douces,
de chaque. . . . deux onces.
Sous-carbonate de potasse,
Gomme-gutte, de chaque, un gros.
Dose, une cuillerée à café, deux fois dans la matinée.

POTION VERMIFUGE. (pie.)

♃ Manne. . . . . . deux onces.
Sel d'absinthe. . . . un gros.
Gomme-gutte. . . . dix grains.
Huile de noix,
trois cuillerées à bouche.
—— de rue. . une cuillerée à café.

ÉLIXIR ALCALIN DE GOMME-GUTTE.

Solutio gummi guttæ alcalina, Elixir gambogiæ alkalinum. (b*. su. wu. vm.)

♃ Gomme-gutte. . . un demi-gros.
Solution d'une partie de sous-carbonate de potasse dans deux
d'eau. . . . . une demi-once.
Faites dissoudre. (su. vm.)

b*. prescrit quatre grains de gomme-gutte et deux gros de liqueur saline ; — wu. deux gros de gomme-gutte, une livre d'eau et deux gros d'huile de tartre par défaillance.

Dose, une quinzaine de gouttes, toutes les trois heures, dans l'hydropisie.

SAVON DE GOMME-GUTTE. (b*. li.)

♃ Gomme-gutte en poudre, six onces.
Potasse caustique. . . trois gros.
Eau distillée. . . . . neuf onces.
Faites cuire jusqu'à commencement d'union. Ajoutez encore
Potasse caustique, deux gros et demi, dissoute dans
Eau distillée. . . . quatre onces.
Continuez à faire cuire, et évaporez doucement jusqu'à siccité.

Dose, depuis trois grains jusqu'à un scrupule.

TEINTURE DE GOMME-GUTTE. (vm.)

♃ Gomme-gutte. . . . une partie.
Alcool. . . . . . six parties.
Faites infuser à froid pendant plusieurs jours et passez.

TEINTURE ALCALINE DE GOMME-GUTTE. (li.)

♃ Gomme-gutte. . . une demi-once.
Sous-carbonate de potasse, une once.
Eau-de-vie. . . . . . une livre.
Faites digérer pendant quatre jours, à une douce chaleur, et filtrez.

TEINTURE AMMONIACALE DE GOMME-GUTTE.

Tinctura gummi guttæ s. cambogiæ ammoniata s. ammoniacata. (sw. sy.)

♃ Gomme-gutte en poudre,
trente-six grains.
Alcool ammoniacal. . quatre onces.
Faites digérer pendant huit jours et filtrez.

Excitant. — Dose, un à deux gros, tous les soirs et matins, dans un véhicule approprié.

GOMME DE LIERRE.

Résine de lierre, Resina s. Gummi hederæ.

Epheugummi (Al.); *goma yedra* (E.).

e.

En morceaux durs, cassans, d'un brun rougeâtre ou noirâtre, demi-transparens, à cassure brillante, d'une odeur agréable, mais faible, que le feu dveloppe, et d'une saveur aromatique, âcre, résineuse, un peu styptique.
Elle est produite par l'*Hedera Helix*, L.; mais dans l'Orient seulement.

GOMME D'OLIVIER.

Oleæ gummi s. resina s. balsamum.

fe.

En masses jaunâtres, d'une saveur un peu âcre, d'une odeur de vanille.
Baume qui découle de certains oliviers sauvages, dans les pays chauds.
Il est formé, d'après Pelletier, d'une résine, d'un peu d'acide benzoïque et d'une substance particulière, appelée *Olivile*.
On le regarde comme une substance astringente et détersive.

GOMME DU PAYS.

Gummi nostras, Cerasi gummi, Gummi cerasorum.

Kirschenharz, Kirschengummi (Al.); goma del paes (E.); kœrsbærskada (Su.).

br. e. fe. ff. he. su. w. g. m. sp.

En gros morceaux agglutinés, transparens, rouges et imparfaitement solubles dans l'eau.

Elle découle, dans nos contrées, du tronc et des branches des pruniers, cerisiers, abricotiers et amandiers.

Elle se compose d'une substance soluble dans l'eau, et d'une autre qui ne l'est pas, associées en proportions diverses.

GOMME DU SENEGAL.

Gummi Senegalense.

Senegalgummi (Al.).

ba. br. f. ff. fu. he. li. o. pr. s. w. wu. be. g. m. sp.

Substance qui ressemble parfaitement à la gomme arabique.

Elle découle du *Mimosa Senegalensis*, L., arbre (polygamie monoécie, L.; légumineuses, J.) du Sénégal. (*fig.* Blackw. *Herb.* t. 345.)

GOURDE.

Cucurbita lagenaria, L.

Flaschenkürbis (Al.); calabaza larga (E.).

ams. e. f. wu. be. m.

Plante ☉ (monoécie monadelphie, L.; cucurbitacées, J.), de l'Amérique méridionale et des Indes. (*fig.* Zorn, *Ic. pl.* t. 597. 598.)

On emploie la semence (*semen Cucurbitæ lagenariæ*), mise autrefois au nombre des quatre semences froides majeures, mais ordinairement remplacée aujourd'hui par celle de citrouille.

BAUME ANTIPLEURÉTIQUE.

Balsamum pleureticum, Oleum de cucurbita s. cucurbitæ pleureticum. (e. sa.)

℞ Fruit de gourde encore tendre ,
Huile d'olive, de chaque, six livres.

Faites cuire jusqu'à consomption de l'humidité, et passez.

LAVEMENT RAFRAÎCHISSANT. (sm.)

℞ Petit-lait. . . . . . une livre.
Pulpe de gourde fraîche ,
quatre onces. .

Faites cuire et réduire à dix onces de colature: Ajoutez à celle-ci
Miel rosat. . . . . deux onces.

GOUDRON.

Poix liquide ; Pix liquida, Pissa , Cedria , Pix liquida nigra , Pix cedria , Resina pini empyreumatica liquida , Terebenthina empyreumatica.

Theer, flüssiges Pech (Al.); tar (An.); tioere (D.); teer (Ho.); tjæra (Su.).

am. ams. b. be. br. d. dd. du. ed. f. fe.fi. ff.fu.g. ham. hau.he. li. lo. o. r. s. su. w. be. c. g. pa. sp.

Liquide brun noirâtre, tenace; filant, demi-transparent, ayant la consistance d'un sirop très épais, doué d'une odeur résineuse et empyreumatique, avec une saveur amère et résineuse, qui colore la salive en brun rosé.

On l'obtient par la distillation lente, sèche et descendante, des copeaux de bois de divers arbres conifères.

C'est un mélange de résine à demi brûlée, d'huile empyreumatique et d'acide acétique.

Le goudron est un stimulant assez énergique, qui entre dans la composition de plusieurs médicamens. On l'a même fait prendre seul, soit dans du lait ou de la bière, soit sous la forme de pilules, particulièrement dans la gale invétérée et opiniâtre. Les Anglais ont recommandé naguère sa vapeur dans le traitement de la phthisie pulmonaire. Pour le réduire sous forme pilulaire , on y ajoute de la poudre de ciguë , et l'on obtient ainsi une masse qu'il faut partager en pilules de trois grains, dont le malade ne prend d'abord qu'une seule, mais qu'il augmente, de jour en jour, jusqu'à ce qu'il en consomme vingt-quatre à la fois.

EAU DE GOUDRON.

Aqua picea s. *picis , Infusum picis liquidum* s. *picis empyreum aticæ liquidæ , Potio picea.* (an. b*. ba. br. du. f. fu. li. r. s. su. w. c. ca. ra. sa. sp. sw. sy. vm.)

℞ Goudron. . . . . . une partie.
Eau. . . . . . quatre parties.

Remuez bien le mélange, et au bout d'un quart d'heure à deux jours de repos, décantez le liquide qui surnage. (br. du. s. su. c. sa. sp. sw. sy.)

b*. prescrit une partie de goudron et cinq d'eau ; — ba. une de goudron et six d'eau ; formule de Berkeley ; — fu. li. et w. une partie de goudron et huit d'eau ; — f. cinq de goudron et seize d'eau ; — ca. et ra. une partie de goudron, quarante-huit d'eau et une semaine d'infusion.

24 Goudron. . . . . une partie.
Eau. . . soixante-quatre parties.

Mêlez ensemble par la trituration, couvrez ensuite le vase, laissez-le exposé à une très faible chaleur, pendant une journée, et filtrez la liqueur. (*vm.*)

24 Eau. . . . . . vingt onces.
Teinture de goudron. . un scrupule.

Instillez la teinture dans l'eau, par trois ou quatre gouttes à la fois, en remuant vivement le vase chaque fois. (*vm.*)

Van Mons n'indique pas la manière de faire cette teinture; mais on sait que le goudron est soluble dans l'alcool. Sa dernière formule diffère probablement de toutes les précédentes par une plus grande quantité d'huile empyreumatique; celles-ci, en effet, n'en contiennent qu'un peu, dissoute dans de l'eau, à la faveur de l'acide acétique.

Après avoir été pendant quelque temps érigée en panacée, sur la foi de l'évêque Berkeley, cette eau est presque oubliée aujourd'hui. On la disait antiscorbutique, antivarioleuse, anticatarrhale, anthelmintique, purifiante, altérante, diaphorétique et diurétique. Elle stimule assez vivement l'estomac. — Dose, pour les enfans, deux à trois onces; pour les adultes, seize onces environ.—On peut, pour la rendre plus agréable, y ajouter du sucre, avec quelques gouttes d'huile de noix muscade, ou même d'éther sulfurique.

ONGUENT DE GOUDRON.

Unguentum picis liquidæ. (am. dd. du. ed. lo. su. c. *sa.*)

24 Goudron,
Axonge de porc préparée,
de chaque. . . . . une livre.

Faites fondre ensemble et passez à travers un linge. (lo.)

du. prescrit du suif de mouton au lieu d'axonge; — am. ed. et c. remplacent aussi cette dernière par de la cire jaune, à laquelle ils ajoutent le goudron, après qu'elle a été fondue au feu.

24 Farine de seigle. . . une livre.
Vinaigre. . . quantité suffisante.

Faites cuire jusqu'en consistance de pâte, et ajoutez

Poix-résine,
Goudron, de chaque, une demi-livre.

Laissez le mélange sur le feu, en le remuant toujours, jusqu'à ce qu'il soit assez épais. (su.)

24 Goudron. . . . . quatre onces.
Beurre salé rance. . . deux onces.

Sous-carbonate de potasse, une once.
Mêlez par la trituration. (dd.)

24 Goudron. . . . . . une livre.
Soufre. . . . . . quatre onces.
Incorporez l'un après l'autre avec
Cire jaune fondue. . . une once.
Mêlez bien. (*sa.*)

Tous ces onguens ont été employés dans les maladies de la peau, notamment dans la teigne.

LINIMENT DE GOUDRON.

Linimentum farinaceum cum pice. (au.)

24 Farine de seigle. . quatre parties.
Gentiane en poudre. . une partie.
Goudron. . . quantité suffisante.

Vanté dans le squirrhe, conjointement avec la décoction de gayac à l'intérieur.

EMPLÂTRE DE GOUDRON.

Emplastrum picis liquidæ. (han. s. *vm.*)

24 Cire jaune. . . . . six parties.
Colophane. . . . trois parties.

Faites fondre ensemble et ajoutez
Goudron. . . . . une partie.

Passez le mélange, et remuez-le jusqu'à parfait refroidissement. (*vm.*)

han. et s. prescrivent huit parties de cire, une de poix-résine et seize de goudron.

PILULES DE GOUDRON.

Pilulæ picis. (am. b*. sa. c.)

24 Goudron. . . . . . à volonté.
Racine d'année, quantité suffisante.

Faites des pilules de six grains. (am. b*. c.)

24 Goudron,
Baume du Pérou,
de chaque. . une demi-once.
Poudre de réglisse. . une once.
——— d'iris de Florence, trois gros.

Faites une masse pilulaire. (sa.)

Dose, un demi-gros, deux fois par jour. —On les a quelquefois administrées dans la phthisie pulmonaire.

GOUET.

Il est fait mention, dans les pharmacopées, de plusieurs espèces de ce genre de plantes, parmi lesquelles nous donnerons place ici aux suivantes :

1° *Gouet à capuchon ; Arum Arisarum*, **L.**

Mænchskappenaron (*Al.*); *hoded aron* (*An.*); *geRaperd kalfsvoet* (*Ho.*).

c.

Plante ♃ (gynandrie polyandrie , **L.** ; aroïdes, **J.**), du midi de l'Europe. (*fig.* Jacq. *Schœnbr.* II. p. 34. t. 192.)

On emploie la racine (*radix Arisari*), qui est petite, alongée et épaisse. Elle a une saveur douceâtre et âcre à la fois.

2° *Gouet* tacheté, *Pied de veau*; *Arum maculatum*, **L.**

Aaronsmurzel, Zehrwurzel, Aronsstab, Esclsohren, Magenwurzel (Al.); common aron, wake robin, cuckow pint (An.); aron, aronowa bylina, aronowe brady koren (B.); dansk ingefer (D.); aro manchado (E.); gevlakt kalfoset (Ho.); aro volgare, jaro, gicaro, gichero (I.); aronowa broda (Po.); jarro (Por.); dansk ingefæra (Su.).

ams. an. b. ba. be. br. d. du. e. f. fe. fu. g. ham. han. li. lo. o. p. po. pr. r. s. su. w. wu. ww. be. br. c. g. m. pid. sp. z.

Plante ♃, commune dans presque toute l'Europe. (*fig.* *Flore médic.* I. 91.)

On emploie la racine (*radix Ari* s. *Barbœ Aronis* s. *Alami* s. *Laphæ* s. *Serpentariæ* minoris s. *Dracontiæ* minoris), qui est tubéreuse, arrondie, presque de la grosseur d'un œuf de pigeon, cassante, d'un brun jaunâtre en dehors, blanche et farineuse en dedans. Fraîche, elle contient un suc laiteux et âcre, qui disparaît en grande partie par la dessiccation. Son odeur, analogue à celle du raifort lorsqu'elle est fraîche, disparaît à mesure qu'elle se dessèche. Sa saveur, extrêmement âcre et brûlante dans le premier cas, devient presque nulle et mucilagineuse dans le second.

Elle contient, outre un principe âcre, beaucoup d'amidon, de la gomme, de l'huile, etc. Le principe âcre est tellement volatil, que le suc n'en contient déjà presque plus après l'expression, et qu'il n'en reste également pas dans le marc.

Dose, six à vingt grains.

3° *Gouet à trois feuilles*; *Arum triphyllum*, **L.**

Indian turnip, dragon root (An.).

am. c.

Plante ♃, de l'Amérique septentrionale. (*fig.* Pluk. *Alm.* 52. t. 77.)

On emploie la racine, qui est ronde, tubéreuse et flexueuse. Acre dans l'état frais, elle est douce et seulement féculente après la dessiccation.

Gouet Serpentaire; *Arum Dracunculus*, **L.**

Drachenwurz (Al.); torragon (An.); dragoncillo (E.).

e. f.

Plante ♃, du midi de l'Europe. (*fig.* Mor. *Hist.* 6. p. 548. s. 13. t. 5. f. 46.)

On emploie la racine et l'herbe.

La racine est tubéreuse, épaisse et très âcre.

L'herbe se compose de feuilles radicales lancéolées, entières, tachetées de blanc, portées sur des pétioles longs et grêles.

CONSERVE DE PIED DE VEAU. (li. *br.*)

♃ Racine de pied de veau, pilée et réduite en une masse molle,
               une partie.
Sucre pulvérisé. . .   deux parties.

Faites une pâte homogène. (*br.*)

li. prescrit une partie de racine et trois de sucre.

FÉCULE DE PIED DE VEAU.

Fœcula ari. (f. g. pa. w. *vm.*)

♃ Racine fraîche de pied de veau,
              à volonté.

Râpez-la, puis mettez la pulpe dans un sac de toile, pour la soumettre à la presse; ajoutez un peu d'eau au suc, laissez reposer, décantez la partie limpide, faites sécher le sédiment à une très douce chaleur, et pulvérisez-le.

POUDRE STOMACHIQUE.

Poudre de pied de veau composée; Pulvis ari alcalinus s. *compositus, Pulvis stomachicus Birckmanni.* (ams. br. f. fu. han. li. o. p. pa. sa. su. w. *ca. pid. sp. sw. vm.*)

1° Sans sel alcalin.

♃ Racine de pied de veau,
—— de roseau aromatique,
    de chaque. . . . . trois gros.
Cannelle blanche. . . .deux gros.

Faites une poudre. (fu.)— Dose, vingt à trente grains.

2° Avec du sulfate de potasse.

♃ Racine de pied de veau, deux gros.
—— de roseau aromatique,
              trois gros.
Sulfate de potasse. . . un scrupule.

Mêlez. (p.)

♃ Racine de pied de veau, deux gros.
—— de roseau aromatique,
—— de boucage,
    de chaque. . . . trois gros.
Cannelle . . . . .deux scrupules.
Sulfate de potasse . . . deux gros.

Faites une poudre. (ams.)

pid. prescrit un gros de cannelle.

♃ Racine de pied de veau,
—— de roseau aromatique,
—— de petit boucage,
    de chaque, quarante-huit parties.
Yeux d'écrevisse. . . douze parties.
Cannelle. . . . . .neuf parties.
Sulfate de potasse. . . six parties.
Sel ammoniac . . . deux parties.

Faites une poudre très fine. (f.ca.)—Dose, deux à quatre gros.

5° Avec du sous-carbonate de potasse ou de soude.

2: Racine de pied de veau, huit parties.
    ——— de petit boucage,
    ——— de roseau aromatique,
    de chaque. . . . quatre parties.
Yeux d'écrevisse. . . deux parties.
Cannelle. . . une partie et demie.
Sous-carbonate de potasse,
                  une partie.
Faites une poudre. (*vm.*)

2̸ Racine de pied de veau, seize parties.
    ——— de roseau aromatique,
    ——— de boucage,
    de chaque. . . . huit parties.
Yeux d'écrevisse. . .quatre parties.
Cannelle . . . . trois parties.
Sous-carbonate de soude,
                deux parties.
Sucre. . . . quarante parties.
Faites une poudre. (br. han. pa. w. *sp.*)

2̸ Racine de pied de veau,
    ——— de roseau aromatique,
    ——— de boucage,
Sous-carbonate de chaux,
    de chaque. . . . une once.
    ———— de soude, deux gros.
Faites une poudre. (*sw.*)

2̸ Racine de pied de veau, une once.
    ——— de roseau aromatique,
    ——— de boucage,
    de chaque. . .une demi-once.
Cannelle,
Sous-carbonate de soude,
    de chaque. . . . deux gros.
Faites une poudre. (li.)

o. diminue de moitié la quantité de sous-carbonate ; — sa. prescrit une once et demie de pied de veau, une once de roseau, autant de boucage, une demi-once de cannelle et un gros de sous-carbonate ; — su. un gros de pied de veau, autant de roseau, autant de boucage, un demi-gros de cannelle et un scrupule de sous-carbonate.

C'est une chose surprenante que l'obstination avec laquelle on a parfois attribué la propriété médicamenteuse d'un composé à celui de ses principes précisément qui ne jouit d'aucune activité. La célèbre poudre de Birckmann en fournit un exemple frappant. C'est au roseau aromatique dans le premier cas, au sulfate de potasse dans le second, au sous-carbonate alcalin dans le troisième, qu'elle doit son action, et cependant on lui a toujours conservé le nom d'une plante qui n'y apporte que de l'amidon, c'est-à-dire une substance à peu près inerte.

GRAINE DE PARADIS.

*A*momum *Granum paradisi*, L.

ams. an. b. br. e. f. fe. w. a. be. g. m. sp. z.

Plante 2̸ (monandrie monogynie, L.; amomées, J.), de Ceylan et de Madagascar. (*fig.* Rheed. *Malab.* XI. 6.)
On emploie les graines : *Grana paradisi* s. *Maniguetta* s. *Meliguetta* s. *Amomum maximum; Paradieshœrner* (*Al.*); *Grains of paradis* (*An.*); *kakule kibbar* (*An.*); *hapulaga* (*Ba. Ja. Mal.*); *burrie ilatchy, desi elachi* (*Hi.*); *hil helan* (*Pe.*). Elles sont anguleuses, d'un rouge brun en dehors, blanches en dedans, d'une odeur aromatique très forte, d'une saveur âcre, mordicante, et renfermées, sur deux rangées, dans chacune des trois loges d'une capsule qui a presque la forme et le volume d'une figue.
Excitant, incisif.

GRAISSE.

*Suif, Ax*onge; *Axungia, Adeps, Sebum, Sevum.*

Fett, Schmalz, Unchlitt (Al.): lard, tallow (An.); schahum (Ar.): hurruk tail (Cy.); beyt keschirbi (Duk.); manteca (E.); schirbi (Hi.); lardo, scvo (I.); lemakschair (Mal.); pih (Pe.); stmalsc (Po.); govapa (Sa.); ister (Su.); maat kolupu (Tam.); passarum kowu (Tel.).

Substance onctueuse, plus ou moins fluide, que paraît sécréter la trame même du tissu cellulaire.

A. Graisses de mammifères.

1° *Graisse de blaireau; Axungia taxi,*

Dachsenschmalz (Al.).
br. e. pa. w. wu. sp.

2° *Graisse de bœuf; Sevum bovillum* s. *bubalum.*

Rindtalg, Ochsenschmalz (Al.); oxetalg (D.); oxtalg (Su.).
ams. d. fi. p. r. su. ww. r. sp.

On emploie surtout celle qui entoure les reins. Elle est blanche, solide et d'une odeur nauséeuse.

3° *Moelle de bœuf; Medulla bovilla.*

f. sp.

Rapprochée du suif par sa consistance, elle a une teinte blanche, nuancée de rougeâtre, et une saveur agréable.

4° *Huile de pieds de bœuf; Axungia pedum tauri.*

Klauenfett (Al.); klæffett (Su.).
su.

5° *Graisse de bouc; Sevum hircinum.*

Bockschmalz (Al.); bocktalg (Sa.).
ams. br. e. he. su. sp.

Plus molle que celle de bœuf, et tirant un peu sur le verdâtre.

6° *Graisse de* castor ; *Axungia castoris.*
Biberschmalz (*Al.*).
w. sp.

7° *Graisse de cerf; Sevum cervinum.*
Hirschtalg (*Al.*); hiortetalg. (*D.*).
d. fu. he. li. pid. sp.

8° *Graisse de chat sauvage ; Axungia cati sylvestris.*
Wildkatzenschmalz (*Al.*).
pa. w. sp.

9° *Graisse de col de cheval; Axungia equi e collo s. juba.*
Kamfett, Pferdeschmalz (*Al.*).
w.

10° *Graisse de chien; Axungia canis.*
Hundsschmalz (*Al.*).
br. pa. w. wu. sp.

11° *Graisse de* hérisson ; *Axungia erinacei.*
pa.

12° *Graisse d'homme ; Axungia hominis.*
Menschenschmalz (*Al.*).
pa. w. sp.

13° *Graisse de lapin ; Axungia cuniculi.*
Caninchenschmalz (*Al.*).
w.

14° *Graisse de lièvre ; Axungia leporis.*
Haasenschmalz (*Al.*).
pa. w. c.

15° *Graisse de loup ; Axungia lupi.*
Wolfsschmalz (*Al.*).
pa. w. sp.

16° *Graisse de marmotte ; Axungia muris alpini s.* montani.
Murmelthierschmalz (*Al.*).
w. sp.

17° *Graisse ou Suif de* mouton ; *Sevum ovil. lis s. vervecinum.*
Hammelsschmalz , Schaafumschlitt' *Al.*) ; faaretalg (*D.*); sego di pecora (*I.*); loy barani (*Po.*); fœrtalg (*Su.*).
a. ams. an. b. ba. be. d. du. e. ed. f. fe. ff. g. ham. han. lo. o. pa. p. po. pp. pr. s. su. a. br. c. g. pid.

18° *Graisse d'ours ; Axungia ursi.*
Bærenschmalz (*Al.*).
e. pa. w. c. sp.

19° *Graisse de phoque ; Axungia phoci.*
Skælspeck (*Su.*).
su.

20° Graisse de porc, *Saindoux ; Axungia porcina s. porci s. sui scrofæ s. suilla, Adeps suillus.*
Schweinschmeer , Schweinschmalz , Schweinefett (*Al.*); hogslard, fat , axunge (*An.*); svinefidt (*D.*); manteca de puerco (*E.*); sugna di mojate (*I.*); szmalec , tlusez wiepirzwy (*Po.*); swinister (*Su.*).
a. am. ams. an. b. ba. be. br. d. du. e. ed. f. fe. ff. fi. fu. g. ham. han. he. li. lo. o. pa. po. pp. pr. s. su. w. wu. br. c. g. pid. sp.

21° *Graisse de renard ; Axungia vulpis.*
Fuchsschmalz (*Al.*).
pa. w.

B. Graisses d'oiseaux.

22° *Graisse de caille ; Axungia coturnicis.*
Wachtelschmalz (*Al.*).
w.

23° *Graisse de canard ; Axungia anatis.*
Entenschmalz (*Al.*).
w. sp.

24° *Graisse de chapon ; Axungia caponis.*
Capaunenschmalz (*Al.*).
pa. w. sp.

25° *Graisse de cigogne ; Axungia ciconiæ.*
Storchenschmalz (*Al.*).
w.

26° *Graisse de héron ; Axungia ardeæ.*
Reiherschmalz (*Al.*).
pa. w. sp.

27° *Graisse d'oie ; Axungia anseris.*
Gansschmalz (*Al.*).
br. e. pa. w. c. sp.

28° *Graisse de poule ; Axungia gallinæ.*
Hühnerschmalz (*Al.*).
e. pa. w.

C. Graisses de reptiles.

29° *Graisse de couleuvre; Axungia serpentum.*
Schlangenschmalz (*Al.*).
e. w. sp.

30° *Graisse de vipère ; Axungia viperarum.*
Vipernschmalz (*Al.*).
e. pa. w./wu. sp.

D. Graisses de poissons.

31° *Graisse d'anguille ; Axungia anguillæ.*
Aalschmalz (*Al.*).
e. w. sp.

32° *Graisse de brochet ; Axungia lucii piscis.*
Hechtschmalz (*Al.*).
pa. w. sp.

33° *Graisse d'ombre ; Axungia aschii s. aschiæ s. thymalli piscis.*
Aschenschmalz (*Al.*).
br. pa. w. sp.

LAVEMENT GRAS.

Lavement antilaiteux. (b*. sm.)

℞ Beurre frais. . . . quatre onces.
Infusion de camomille chaude,
huit onces.
Battez ensemble pour mêler. (b*.)

Conseillé par Frank. On en injecte la moitié.

℞ Beurre frais. . . . . . deux onces.
Sucre. . . . . . . une once.
Bouillon de veau.. . huit à dix onces.

Mêlez. (sm.) — Conseillé par Albertini, comme antilaiteux.

POMMADE ADOUCISSANTE.

Axonge composée; Unguentum medullæ vaccinæ. (e. sw. vm.)

℞ Beurre frais. . . . . . une livre.
Moelle de cuisse de vache,
               une demi-livre.

Broyez ensemble, lavez bien dans de l'eau, et conservez sous l'eau de roses. (e.)

℞ Graisse de mouton. . deux onces.
Huile d'olive. . . . quatre gros.

Faites fondre à une douce chaleur. (sm.)

℞ Axonge de porc. . . quatre parties.
Suif de mouton. . . trois parties.

Faites fondre ensemble. (sw.)

DÉCOCTION ANTIDYSENTÉRIQUE. (ca. pie. sm.)

℞ Suif frais de mouton. . deux onces.
Lait de vache frais. . . seize onces.

Faites bouillir sur un feu doux, en remuant toujours; ajoutez ensuite

Amidon. . . une cuillerée à bouche.

Faites bouillir un peu, et ajoutez sur là fin une petite quantité de sucre.

Conseillée comme un excellent remède dans toutes les entérites, notamment dans la dysenterie. La dose prescrite dans la formule est pour une journée; on peut aussi la doubler, et y joindre des lavemens préparés avec le suif et suffisante quantité d'eau.

HUILE DE GRAISSE.

Oleum pinguedinis. (e.)

℞ Graisse. . . . . . . une partie.
Brique pilée. . . . . deux livres.

Faites fondre la graisse, ajoutez la poudre de brique, introduisez le mélange refroidi dans une cornue de verre placée sur le bain de sable, distillez, et rectifiez deux ou trois fois le produit, pour l'obtenir limpide.

Cette huile ne diffère pas de celle de corne de cerf.

GRATERON.

Galium Aparine, L.

Klebkraut (Al.); common ladies bedstrand (An.); amor del hortelano (E.); kleefkruid (Ho.).

f. w. m. sp.

Plante ☉ (tétrandrie monogynie, L.; ru-

blacées, J.), commune dans toute l'Europe. (*fig.* Œd. *Fl. dan.* t. 464.)

On emploie l'herbe (*herba Aparines*), qui offre une tige quadrangulaire, grêle, garnie d'aspérités crochues sur ses angles, et portant des feuilles linéaires, rudes sur les bords, verticillées par six ou huit.

Jadis elle passait pour un résolutif et apéritif, utile contre les maladies cutanées.

GRATIOLE.

Gratiola officinalis , L.

Gnadenkraut, Gottesgnadenkraut, Wildaurin (Al.); hedge hyssop (An.); granatowe gablko (B.); gudsnaadeurt (D.); graciola (E. Por.); genada kruid (Ho.); graziola, stanco caballo (I.); csicorgofa (Ma.); konjtrud (Po.); licharo dotschnaja trawa (R.); jordgalla (Su.).

a. ams. b. ba. be. br. d. du. e. ed. f. fe. fi. fu. g. ham. han. he. li. o. po. pr. r. s. su. w. wu. ww. be. br. g. m. pid. sp. z.

Plante ♃ (diandrie monogynie, L.; scrofulariées, J.), d'Europe (*fig.* Flore médic. IV. 188.)

On emploie la racine et l'herbe.

La racine (*radix Gratiolæ s. Gratiæ Dei*) est blanche et garnie de fibres.

L'herbe se compose d'une tige cylindrique, glabre, simple, garnie de feuilles sessiles, opposées, glabres, ovales, lancéolées, dentées, à trois nervures longitudinales. Dépourvue d'odeur, elle a une saveur amère, nauséeuse et un peu astringente. La dessiccation diminue beaucoup ses qualités.

Purgatif violent, anthelmintique. — Dose de la poudre, dix à trente gros.

POUDRE VERMIFUGE.

Pulvis gratiolæ cum hydrargyro. (au.)

℞ Gratiole. . . . . deux scrupules.
Mercure doux. . . . cinq grains.
Asa fœtida. . . . . un demi-gros.
Huile de menthe poivrée,
               trois gouttes.

Partagez en dix paquets.—Dose, un toutes les trois heures. — Recommandée par Hargens contre le tænia.

POUDRE PURGATIVE.

Pulvis purgans et irritans. (b.)

℞ Poudre de racine de gratiole,
               trois grains.
Sucre. . . . . un scrupule.

A prendre le matin, et à répéter le soir.

ESPÈCES ANTIPSORIQUES.

Species pro decocto antipsorico. (au.)

℞ Herbe de gratiole, une demi-once.
Figues sèches. . . . . six gros.
Semences de coing,
Fève pichurim, de chaque, un gros.
Anis étoilé. . . . . deux gros.

Extractum gratiolæ. (a. fe. han. o. s.
vm.)

♃ Feuilles fraîches de gratiole , à volonté.

Pilez dans un mortier de pierre, en arrosant
avec un peu d'eau, exprimez le suc, et de
suite faites-le évaporer au bain-marie, en
remuant toujours, sur la fin, avec une spatule. (han. o.)

♃ Herbe de gratiole. . . à volonté.
Eau. . . . . quantité suffisante.

Épuisez l'herbe par plusieurs ébullitions
successives , réunissez les liqueurs, et, après
la décantation , faites-les évaporer au bain-
marie. (a. e.)

♃ Herbe de gratiole. . . une partie.
Eau froide. . . . . huit parties.

Faites macérer pendant vingt-quatre heures, puis bouillir pendant un quart d'heure, et
passez en exprimant avec force; faites encore
bouillir le résidu avec quatre parties d'eau ,
mêlez les deux liqueurs, et après vingt-quatre
heures de repos , évaporez jusqu'en consistance d'extrait. (s.)

♃ Herbe fraîche de gratiole,
Eau froide, de chaque. . une partie.

Faites macérer pendant douze heures,
puis ajoutez

Eau bouillante. . . . le double
de la masse totale; passez après le refroidissement; clarifiez avec du blanc d'œuf,
mettez sur le feu, et quand la liqueur commence à s'épaissir, passez-la à travers une
étamine, puis faites évaporer convenablement, en remuant toujours. (vm.)

Dose , un demi-gros à un gros.

♃ Herbe de gratiole ,
Alcool, de chaque. . . une livre.
Eau commune. . . . neuf livres.

Faites digérer pendant trois jours, à une
douce température, passez en exprimant,
laissez reposer et décantez la liqueur, tirez
l'alcool par la distillation, et faites évaporer
le résidu jusqu'en consistance convenable.
(wu.)

b*. prescrit quatre parties d'herbe et de
racine sèches, huit d'alcool étendu d'eau,
dix-huit d'eau, deux jours de digestion à
une douce chaleur, et l'évaporation de la
colature;—ba. une livre d'herbe, huit d'eau,
quatre onces d'alcool, et douze heures de
digestion, suivies d'une ébullition de douze
heures.

Même dose que pour le précédent.

Infusum gratiolæ. (sa.)

♃ Racine de gratiole. . un demi-gros.
Eau bouillante. . quantité suffisante
pour obtenir six onces de colature. Ajoutez à celle-ci

Sirop diacode. . . une demi-once.

Decoctum gratiolæ. (b*.)

♃ Herbe de gratiole. . . deux gros.
Eau de fontaine , suffisante quantité
pour obtenir quatre onces de colature.
Ajoutez à celle-ci, quand elle est refroidie,

Éther sulfurique. . . un scrupule.
Sirop de rhubarbe. . . une once,
et quelquefois

Sulfate de magnésie,
deux gros à une demi-once.

Purgatif. — Dose, une cuillerée toutes les
deux heures.

♃ Herbe de gratiole, trois à cinq gros.
Eau de fontaine. . . douze onces.

Faites réduire d'un tiers par la coction. ,

Employé pour combattre la constipation
et détruire les ascarides.

♃ Racine de gratiole, une demi-once.
Vin d'Espagne. . . une pinte.

Après suffisante digestion , filtrez.

Excitant , purgatif , émétique.

GREMIL.

Herbe aux perles; Lithospermum officinale,
L.

*Steinsaame (Al.); gromwell (An.); steenklinte (D.); ackenteen
saad (Ho.); stenfrœ (Su.).*

br. e. f. w. m. sp.

Plante ♃ (pentandrie monogynie, L.;
borraginées, J.), commune en Europe. (fig.
Zorn, *Ic. pl.* t. 341.)

On emploie la semence (*semen Litho-
spermi s. Milii solis*), qui est petite, très
dure, couverte d'une enveloppe dure, brillante et gris de perle. Dépourvue d'odeur,
elle a une saveur douceâtre, oléagineuse et
un peu astringente.

Réputée jadis lithontriptique , cette
graine a été conseillée aussi dans la dysenterie, où du moins elle pourrait agir parfois
utilement, comme adoucissant.

GRENADIER.

Balaustier; Punica Granatum, L.

Granatbaum (Al.); pome-granate-tree (An.); ranua, roman (Ar.); pomapran, granatowe gablko (B); delunghedie (Cy.); anar (Hi. Pe.); balaustries (E.); rodia (Gr. mod.); granatboom (Ho.); granato (I.); gangsalan (Ja.); dalimb (Mah.); dalema, daime (Mal.); drzewo granatowe (Po.); romeira (Por.); granatoschnoe derewo (R.); dadima (Sa.); darin (Su.); magilam palam (Tam.); dadima pundu (Tel.); nar (Ta.).

am. ams. an. b. be. br. d. du. e. f. fe. ff fu. g. ban. he. li. lo. o. po. pr. s w. wu. a. be. br. c. g. ma. pa. sp. z.

Arbre (icosandrie monogynie, L.; myrtées, J.) du midi de l'Europe. (*fig.* Zorn, *Ic. pl.* t. 270.)

On emploie l'écorce de la racine, les fleurs et les fruits.

L'écorce de la racine est d'un gris jaunâtre en dehors, d'un jaune grisâtre ou légèrement rougeâtre en dedans, inodore, d'une saveur faiblement styptique et amarescente. Sa poudre est d'un jaune verdâtre. Elle a été présentée naguère comme un remède infaillible pour procurer l'expulsion du tænia.

Les fleurs (*Balaustes; Balaustia, flores Balaustiorum*) sont hémisphériques, d'un beau rouge, à peu près inodores, et d'une saveur légèrement styptique. Elles sont astringentes, mais moins que l'écorce du fruit

Les fruits, appelés *Grenades* (*Mala punica*), sont des baies arrondies, couronnées par les découpures du calice, et partagées, par une cloison transversale, en deux cellules multiloculaires, pleines de graines anguleuses, qu'environne une arille pulpeux. La pellicule extérieure (*Malacorium, Malicorium*) est d'un jaune grisâtre ou rougeâtre, épaisse, dure et coriace. Elle a une saveur astringente. On l'a employée dans tous les cas où il paraît indiqué de produire l'astriction sur les tissus vivans.

Astringent, qu'il faut éviter d'associer aux sels de fer. Rehmann a conseillé l'écorce du fruit contre les fièvres intermittentes, à la dose de six à douze paquets de deux à six scrupules, durant l'apyrexie.

ESPÈCES ASTRINGENTES.

Species decocti pro gargarismate adstringente s. adstringentes pro gargarismate. (b*. f. ff. han. pa. pid.)

℥ Racine de bistorte,
Fleurs de grenadier,
————de rose trémière,
de chaque. . . . deux onces.

Coupez et mêlez. (han.)

℥ Herbe de plantain,
——— de prunelle,
de chaque. . . . quatre onces.

Herbe de sauge. . . deux onces.
Fleurs de roses rouges,
——— de troëne,
——— de grenadier,
de chaque. . . . . une once.

Coupez et mêlez. (pa. w.)

br. donne la même formule, mais sans troëne.

℥ Racine de bistorte,
Herbe d'aigremoine,
———de pervenche,
Fleurs de rose trémière,
———de grenadier,
de chaque. . . . deux onces.

Coupez et mêlez. (pid.)

℥ Écorce de grenade,
Racine de bistorte,
—— de tormentille,
de chaque. . . parties égales.

Coupez et mêlez. (f. ff.)

ESPÈCES ANTIHÉMORRHOÏDALES.

Species pro fotu ad hæmorrhoidum fluxum immodicum. (pa.)

℥ Herbe de millefeuille,
——— de plantain,
——— de bouillon-blanc,
Fleurs de sureau,
de chaque. . . quatre poignées.
Écorce de grenade. . . une once.

SUC DE GRENADE.

Succus granatorum. (e. f. sw.)

℥ Grenades aigres. . . . . à volonté.

Enlevez l'écorce extérieure, coupez le reste en travers, triturez avec une spatule de bois, pour séparer les graines, pilez ensuite dans un mortier de porphyre, exprimez, soit dans un sac, soit entre deux couches de paille de seigle hachée et lavée avec de l'eau tiède; laissez reposer le suc, décantez, et conservez dans des bouteilles, sous une couche d'huile.

SIROP DE GRENADE.

Syrupus granatorum s. de granatis. (e. f. pa. sa. w.)

℥ Suc dépuré et filtré de grenade,
deux livres.
Sucre blanc, trois livres et demie.

Faites fondre à une douce chaleur. (f.)

e. et p. prescrivent une partie de suc et deux de sucre; — w. indique dix onces du premier et seize du second, pour faire un sirop, par la cuisson; — sa. prescrit seulement la quantité de sirop commun nécessaire pour faire le sirop, par une évaporation légère au bain-marie.

DÉCOCTION D'ÉCORCE DE RACINE DE
GRENADIER. (b*.f**.e.ma.)

♃ Écorce de racine de grenadier,
                        deux onces.
Eau.   .   .   .   .   deux livres.

Faites bouillir et réduire d'un quart.

Contre le tænia. — Dose, deux onces, de
demi-heure en demi-heure. — Quatre prises suffisent ordinairement pour expulser le
ver.

DÉCOCTION D'ÉCORCE DE GRENADE.

Tisane astringente. (ff.)

♃ Écorce de grenade. . . une once.
, Eau. . . . . quantité suffisante
pour obtenir deux onces de colature.

Faites bouillir pendant un quart
d'heure , et ajoutez
Réglisse grattée. . . . deux gros.
Astringent.

FOMENTATION ASTRINGENTE. (*ra.*)

♃ Écorce de grenade ,
Racine de bistorte,
de chaque. . . . . deux onces.
Vin rouge. . . . . une livre.

Faites bouillir, et ajoutez à la colature
Sel ammoniac. . . . deux gros.

LAVEMENT ASTRINGENT. (e.)

♃ Écorce de grenade. . . ' une once.
Eau. . . . . quantité suffisante
pour avoir deux livres de colature.

GARGARISME ASTRINGENT. (*ca.*)

♃ Infusion d'aigremoine ,
——— de noix de cyprès,
——— d'écorce de grenade ,
——— de fleurs de sureau ,
de chaque. . . . quatre onces.
Miel rosat ,
Sirop de mûres ,
de chaque. . . . trois gros.
Acide sulfurique. . . vingt gouttes.

DÉCOCTION D'ÉCORCE DE GRENADE DE
REHMANN. (b*.)

♃ Écorce de grenade . . . deux onces.
Gomme arabique. . . . un gros.
Eau de fontaine. . . deux livres.

Faites réduire de moitié par l'ébullition, et à chaque livre de décoction
ajoutez
Extrait de trèfle d'eau, un demi-gros.
Éther sulfurique alcoolisé, un gros.

Astringent. — Dose, une demi-tasse, toutes les heures et demie.

GROSEILLIER.

Parmi les espèces de ce genre qui servent
en médecine, .nous citerons ici les deux
suivantes :

1° *Groseillier rouge ; Ribes rubrum,* **L.**

*Rothes Johannisbeere (Al.); red currant (An.); rybes, neb
wjno sjana cerwene (B.); ræde ribs (D.); agracejo encar-
nada (E.); rothe aalbezie (Ho.); uva de' prati (I.) ; porzeczki
(Po.); smorodina krasnaja (Pur.); ræda winbær (Su.).*

ams. an. b. ba. be. br. d. f. fe. fu. han. he. li. o. po. pr. r. s.
su. w. be. br. g. m. pid. sp. z.

Arbrisseau (pentandrie monogynie, **L.** ;
grossalariées , **Cand.**) qui croît dant toute
l'Europe. (*fig. Flore médic.* **IV.** 189.)

On emploie les fruits (*baccæ Ribesiorum
s. Ribium rubrorum*), qui sont de petites
baies globuleuses, très succulentes, disposées en grappes, rouges ou d'un blanc jaunâtre, inodores, d'une saveur aigrelette et
sucrée.

2° *Groseillier à maquereau ; Ribes grossu-
laria et Uva crispa,* **L.**

*Stachelbeere (Al.) ; gooseberry (An.); stikkelbær (D.); grossel-
lero (E.); kruisbezie (Ho.); grispignolo 'I.); agrest (Po.);
groselheira espin (Por.); steckelbær (Su.).*

e. f. fe. be. br. g.

Arbrisseau du nord de l'Europe. (*fig.*
Blackw. *Herb.* t. 277.)

On emploie les fruits, qui sont des baies
globuleuses ou ovoïdes, verdâtres ou rougeâtres, de la grosseur d'une noisette, d'une
saveur acide et astringente avant la maturité, fade et sucrée ensuite.

SUC DE GROSEILLES.

Succus ribium. (e. f. fu. he. s. sa. *pid.
vm.*)

♃ Groseilles égrenées. . . à volonté.

Écrasez-les entre les mains, laissez-les à la
cave jusqu'à ce qu'il surnage un liquide clair,
exprimez le suc, laissez-le encore reposer,
dans un endroit frais, pendant quelques
jours, et conservez la colature dans des bouteilles à long col, sous une couche d'huile.
(e. f. fu. s. sa.)

♃ Groseilles rouges. . . . à volonté.

Faites-les crever dans une bassine de cuivre, et passez au travers un tamis; laissez le
suc se dépurer par le repos, et passez à la
chausse ; ajoutez un seizième de sucre à la
colature; faites-lui jeter un seul bouillon, et
versez-la dans des bouteilles remplies seulement jusqu'à la naissance du cou, dans le
vide desquelles on descend une mèche soufrée en combustion. (*vm.*)

he. et *pid.* ajoutent au suc un quart de
sucre.

ROB OU GELÉE DE GROSEILLES.

Roob ribium s. *ribesiorum*, *Gelatina ribium.*
(ams. an. b. be. br. e. f. fu. he. r. s. sa. w. wu. *pid. sw. vm.*)

♃ Groseilles rouges mûres, à volonté.

Faites-les cuire, avec un peu d'eau, dans un vase d'étain, en remuant toujours jusqu'à ce qu'elles crèvent ; passez à travers un tamis, et exprimez fortement le résidu ; ajoutez quatre parties de sucre à dix de suc, que vous évaporerez jusqu'en consistance de miel, en remuant toujours. (b. be.)

ams. prescrit une partie de sucre et cinq de suc ; — an. br. fu. he. w. wu. *pid.* et *sw.* une de sucre et quatre de suc ; — r. une de sucre et six de suc ; — *s.* une de sucre et seize de suc.

♃ Sucre clarifié et cuit à la grande
plume. . . . . . deux livres.
Suc de groseilles,
Eau, de chaque. . . . une livre.
Faites cuire jusqu'en consistance de gelée, et passez. (e.)

♃ Suc de groseilles récemment exprimé. . . . . . . à volonté.

Passez-le et faites-le cuire, sur un feu modéré, jusqu'en consistance de miel. (f. sa.)

♃ Groseilles mûres. . . . quinze livres.
Sucre blanc. . . . . douze livres.
Faites cuire ensemble, sur un feu doux, en remuant souvent, jusqu'à évaporation du quart à peu près de l'humidité, passez la liqueur encore chaude, et laissez-la se prendre en gelée dans un endroit frais. (w.)

vm. prescrit d'ajouter deux livres de sucre à chaque pinte de suc exprimé, et d'évaporer jusqu'en consistance de gelée.

Acide, rafraîchissant, employé surtout pour rendre les tisanes plus agréables.

SIROP DE GROSEILLES.

Syrupus ribium s. *ribesiorum* s. *ribis rubri s. de ribesiis.* (ba. be. br. d. e. f. fe. fu. han. he. li. o. pa. po. pr. w. wu. c. *pid. sw. vm.*)

♃ Suc de groseilles dépuré et filtré,
deux livres.
Sucre blanc. . trois livres et demie.
Faites fondre à une douce chaleur. (f.)

On trouve les variantes suivantes, pour les proportions seulement : — suc, dix onces, et sucre, seize onces (br. d. fu. pa. w. wu.) ; — suc, vingt onces, sucre, trois livres (han. o. po. pr.) ; — suc, dix onces, sucre, treize onces et demie (he. *pid.*) ; — suc, seize onces, sucre vingt-huit onces (sw.) ; — suc,

seize onces, sucre, deux livres et demie (be.) ; — suc, deux livres et deux onces, sucre, quatre livres (e.) ; — suc, une partie, sucre, deux parties (ba.) ; — suc, deux parties, sucre, trois parties et demie (vm.) ; — suc, trois parties, sucre, quatre (li.) ; — suc et sucre, parties égales. (fe. c.)

Robinet a donné la formule suivante pour préparer ce sirop. (f**.)

♃ Groseilles rouges. . . cent livres.

Égrenez, mettez dans une bassine, chauffez en remuant, jusqu'à ce que les grains soient crevés, versez sur un tamis de crin, pulpez, et ajoutez au suc obtenu

Suc de cerises aigres. . cinq livres.

Portez le mélange dans une cave fraîche ; au bout de trente-six heures, divisez le caillot avec un balai d'osier ; passez et faites fondre vingt-huit onces de sucre par livre de suc obtenu.

TISANE ACIDULÉE.

Potus acidus. (au.)

♃ Sirop de groseilles,
—— de framboises,
—— d'épine-vinette,
de chaque. . . . . une once.
Eau bouillante. . . deux livres.

GUI.

Gui blanc ; Viscum album, L.

Mistel (*Al. An. Su.*) ; *dubowe melj* (B.) ; *fuglelüm* (D.) ; *visco* (*E.*) ; *marentakken* (Ho.) ; *vischio* (I.) ; *jemiel* (Po.) ; *visgo* (Por.).

a. ams. ba. br. e f. fe. g. han. li. o. po. pr. s. w. wu. be. br. g. m. sp. z.

Sous-arbrisseau parasite (dioécie tétrandrie, L. ; loranthées, J.), qui croît dans toute l'Europe. (fig. Zorn, *ic. pl.* t. 54.)
On emploie les tiges (*Viscum quernum* s. *quercinum* s. *lignum Visci*), qui sont ligneuses, cylindriques, divisées, presque depuis la base, en nombreux rameaux dichotomes, d'un vert clair ou un peu jaunâtre. Leur odeur est faible, particulière et désagréable ; leur saveur répugnante, un peu acerbe et mucilagineuse : l'une et l'autre disparaissent par la dessiccation.

Astringent, nauséeux, vomitif, depuis long-temps célèbre contre l'épilepsie.—Dose de la poudre, un demi-gros à un gros, trois ou quatre fois par jour, dans du sirop. Colbath l'associe à l'asa fœtida, Hufeland et Tissot à la valériane.

POUDRE ANTISPASMODIQUE.

Pulvis antispasmodicus infantum. (au. hp.)

♃ Yeux d'écrevisse,

Corne de cerf râpée,
Racine de valériane,
Gui blanc, de chaque, parties égales.

Conseillée dans la diarrhée, le vomissement et la dentition difficile chez les enfans.
— Dose, un demi-scrupule. (*hp.*)

♃ Gui de chêne,
　Racine de pivoine,
　——— de fraxinelle,
　　de chaque. . deux gros et demi.
Bois d'aloès,
Yeux d'écrevisse, de chaque, un gros.
Succin blanc. . . . un demi-gros.
Charbon. . . . . . deux gros.

EXTRAIT AQUEUX DE GUI.

Extractum visci albi aquosum. (fe.)

♃ Tiges de gui. . . . . une livre.
Eau. . . . . . . trois livres.

Faites cuire, passez en exprimant, clarifiez la colature avec du blanc d'œuf, et évaporez-la convenablement.

EXTRAIT VINEUX DE GUI.

Extractum visci albi vinosum. (sa.)

♃ Tiges de gui. . . . . une livre.
Vin blanc généreux, cinq à six livres.

Après trois jours de digestion sur le bain
de sable, passez en exprimant avec force;
faites bouillir le résidu avec suffisante quantité de nouveau vin, jusqu'à réduction de
moitié ; réunissez les deux liqueurs, et faites
évaporer lentement jusqu'en consistance
d'extrait.

DÉCOCTION DE GUI.

Decoctum visci albi. (b*.)

♃ Gui. . *. . . . une ou deux onces.
Eau de fontaine. . . deux pintes.

Faites réduire de moitié par l'ébullition.

Conseillée dans l'épilepsie.

GUIMAUVE.

Althæa officinalis, L.

*Eibisch , Ibisch (Al.); marsh mallow (An.); wysoky slez (B.);
althee (D.); malvavisco (E.); gemeene hemst (Ho.); altea,
bismalva (I.); szlaz wloski (Po.); malvaisco (Por.); pros-
wurnjak (R.); alterot (Su.).*

a. aus. an. b. ba. be. br. d. dd. e. ed. f. fe. ff. fi. fu. g.
ham. han. he. li.'lo. o. p. po. pp. pr. r. s. su. w. wu. ww.
be. br. c. g. m. pid. sp. z.

Plante ♃ (monadelphie polyandrie, L.;
malvacées, J.), commune dans presque
toute l'Europe, où on la cultive en grand
dans plusieurs contrées. (*fig. Flore méd.* IV.
191.)
　On emploie la racine, l'herbe et les fleurs.
　La racine (*radix Althææ* s. *Bismalvæ* s. *Hi-
bisci* s. *Malvavisci*) est longue, cylindrique, gri-

sâtre ou jaunâtre en dehors, blanchâtre en
dedans, sans odeur, d'une saveur fade, douce
et mucilagineuse.
　L'herbe se compose d'une tige cotonneuse, peu rameuse, et de feuilles alternes,
pétiolées, ovales, dentées, à trois ou cinq
lobes, d'un vert blanchâtre, couvertes d'un
duvet presque soyeux, et de saveur mucilagineuse.
　Les fleurs sont roses, d'un rouge pâle ou
blanches.
　Émollient.

ESPÈCES ÉMOLLIENTES.

Species emollientes s. *ad fomentum emolliens*
s. *pro fomento* s. *pro cataplasmate* s. *pro
enemate emolliente* s. *pro gargarismate.* (a.
b*. ba. br. d. dd. ff. han. he. o. pa. po. pp.
pr. r. sa. su. w. wu. ww. ca. pid. sp. sw.
vm.)

1° Sans désignation spéciale.

♃ Feuilles de mauve,
　——— de guimauve,
　——— de bouillon-blanc,
　——— de mercuriale,
　——— de pariétaire,
　——— de seneçon,
　　de chaque. . . . parties égales.

Mêlez. (f. ff.)

f. et *ca.* donnent la même formule, mais
suppriment la mercuriale.

♃ Feuilles de guimauve,
　——— de mauve,
　——— de bouillon-blanc,
Fleurs de coquelicot,
Semences de lin,
　de chaque. . . parties égales.

Mêlez. (wu.)

♃ Feuilles de guimauve,
　——— de mauve,
Fleurs de sureau,
　———de camomille,
　de chaque. . . . trois onces.
Semences de lin. . . . trois gros.

Coupez et écrasez. (he.)

♃ Feuilles de mauve ou de guimauve,
　Feuilles et fleurs de bouillon-blanc,
　　de chaque. . . . deux parties.
Graine de lin. . . . quatre parties.

Hachez et écrasez. (r.)

♃ Racine de guimauve, deux parties.
Feuilles de mauve,
Fleurs de camomille ordinaire,
　de chaque. . . . . une partie.
Graine de lin. . une demi-partie.

Hachez et écrasez. (vm.)

♃ Herbe de guimauve. . deux livres.

Racine de guimauve. . . une livre.
—–— de réglisse, une demi-livre.

Coupez et mêlez. (a. b*.) — Ces espèces sont désignées sous le nom de *Species althææ*.

♃ Racine de guimauve,
—–— de grande consoude,
Herbe de mauve,
Feuilles de molène,
de chaque. . . parties égales.

Coupez et mêlez. (*sw.*)

♃ Herbe de mauve,
Racine de guimauve,
Chenevis, de chaque. . une once.
Racine de réglisse. . . deux gros.

Coupez et écrasez. (dd.)

♃ Racine de guimauve, quatre onces.
Cinq herbes émollientes,
de chaque. . . . . deux onces.
Fleurs de camomille ordinaire,
trois onces.

Coupez et mêlez. (w.)

2° Pour cataplasme.

♃ Feuilles de guimauve,
—–— de mauve,
Fleurs de sureau,
—–— de camomille,
de chaque. . . . trois onces.
Graine de lin. . une once et demie.

Coupez et écrasez. (*pid.*)

♃ Feuilles de mauve,
—–— de guimauve,
de chaque. . . . . six onces.
—–— de mélilot,
Fleurs de sureau,
de chaque. . . huit onces.
Racine de guimauve. . dix onces.
Semences de fenu-grec,
—–— de lin,
de chaque. . vingt-quatre onces.

Hachez et écrasez. (*sp.*)

♃ Feuilles de guimauve,
—–— de mauve,
—–— de mélilot,
—–— de mercuriale,
—–— de pourpier,
—–— de violette,
Fleurs de camomille,
de chaque. . . trois poignées.
Racine de guimauve,
Semences de fenn-grec,
—–— de lin,
de chaque. . . trois onces.
Son de froment. . trois poignées.

Hachez, écrasez et mêlez. (pa.)

♃ Racine de guimauve. . . six onces.
Cinq herbes émollientes,
de chaque. . . trois onces.

Fleurs de camomille ordinaire,
quatre onces.
Semences de fenouil,
—–— de carvi,
de chaque. . . . deux onces.
—–— de fenn-grec,
—–— de lin,
de chaque. . . quatre onces.

Hachez, écrasez et mêlez. (br.)

♃ Racine de guimauve, quatre onces.
Herbe de guimauve,
—–— de mauve,
—–— d'acanthe,
—–— de pariétaire,
—–— de violette,
de chaque. . . . deux onces.
Fleurs de camomille. . trois onces.

Faites une poudre grossière. (*sp.*)

♃ Racine de guimauve,
Herbe de mauve,
—–— de mélilot,
Fleurs de camomille,
Graine de lin,
de chaque. . . parties égales.

Faites une poudre. (b*. pr.)

♃ Racine de guimauve,
Semences de lin,
Fleurs de camomille ordinaire,
Herbe de mauve,
—–— de mélilot,
de chaque. . . parties égales.

Faites une poudre. (sa.)

♃ Racine de guimauve. . . dix onces.
Fleurs de sureau,
—–— de camomille,
—–— de mélilot,
de chaque. . . . huit onces.
—–— de mauve. . une demi-livre.
Graine de lin. . . . trois livres.

Faites une poudre grossière. (d.)

♃ Racine de guimauve,
Feuilles de guimauve,
—–— de mauve,
de chaque. . . . . une partie.
Farine de lin. . . . deux parties.

Faites une poudre. (ba.)

a. prescrit de prendre ses espèces émollientes pour fomentation, et de les pulvériser; — po. indique une partie de feuilles de mauve, autant de mélilot, et autant de fleurs de camomille ordinaire, avec deux parties de graine de lin, le tout en poudre; — han. et o. donnent la même formule, mais prescrivent parties égales des quatre substances, ajoutant en outre une partie de racine de guimauve.

♃ Galbanum. . . une partie et demie.
Figues,

Miel, de chaque. . . . deux parties.
Ognons,
Racine de guimauve,
    de chaque. . . . trois parties.
Semences de lin. . . . six parties.

Mêlez. (*vm.*) — Quand on veut employer ces substances, on émulsionne le galbanum avec du jaune d'œuf ou du mucilage de gomme arabique et une suffisante quantité d'eau pour faire un cataplasme avec le reste.

3° Pour fomentation.

♃ Feuilles de guimauve,
   ——— de mauve,
   ——— de mélilot,
Racine de guimauve,
Graine de lin,
   de chaque. . . . parties égales.

Coupez et écrasez. (ww.)

4° Pour gargarisme.

♃ Racine de guimauve,
   ——— de réglisse,
Feuilles de mauve,
   ——— de bouillon-blanc,
Fleurs de sureau,
   ———de camomille,
   ———de coquelicot,
Figues sèches, de chaque, une once.

Coupez et mêlez. (*pid.*)

♃ Racine de guimauve,
Feuilles de mauve,
Fleurs de coquelicot,
   ———de rose trémière,
   ———de sureau,
   de chaque. . une once et demie.
Semences d'herbe aux puces,
             une demi-once.
Figues grasses. . . . deux onces.

Coupez et écrasez. (w.)

La même formule est donnée par pa.

♃ Racine de guimauve,
   ——— d'année,
   ——— d'iris de Florence,
   ——— de benoite,
Feuilles de mauve,
   ——— de sauge,
   ——— d'hysope,
Fleurs de coquelicot,
   ———de camomille ordinaire,
   ———de rose trémière,
   ———de sureau,
   de chaque. . une once et demie.
Semences d'herbe aux puces,
             une demi-once.
Figues grasses. . . . deux onces.

Coupez et écrasez. (br.)

♃ Herbe de guimauve,
   ———de sauge, de chaque, six onces.
Fleurs de sureau,

Racine de boucage,
    de chaque. . . . trois onces.

Coupez et mêlez. (han. po. pr. sa.)

♃ Racine de guimauve. . une partie.
Herbe de sauge,
Fleurs de guimauve,
    de chaque. . . . deux parties.

Coupez et mêlez. (pp. ww.)

5° Pour lavement.

♃ Feuilles de guimauve, deux parties.
Fleurs de camomille ordinaire,
             une partie.
Graine de lin. . . une demi-partie.

Coupez et écrasez. (b*. han. pr. sa.)

♃ Racine de guimauve, quatre onces.
Feuilles de mauve,
   ——— de bouillon-blanc,
Fleurs de camomille,
    de chaque. . . . trois onces.
Semences de fenu-grec, une once.

Coupez et écrasez. (*pid.*)

♃ Feuilles de guimauve,
   ——— de branche-ursine,
   ——— de mauve,
   ——— de mercuriale,
   ——— de pariétaire,
   ——— de verveine,
   ——— de violette,
Fleurs de camomille ordinaire,
    de chaque. . . . deux poignées.
Semences de fenu-grec. . un gros.
   ——— de nigelle, une demi-once.

Coupez et écrasez. (pa.)

d. donne la même formule que pour les cataplasmes.

ESPÈCES PECTORALES.

Espèces béchiques; Species pectorales s. *ad infusum pectorale* s. *pro infuso pectorali.* (b*. ba. br. d. dd. ff. ham. han. he. o. pa. po. pp. pr. r. sa. su. w. wu. ww. *au. bo. ea. hp. pid. sp. vm.*)

♃ Racine de guimauve. . quatre onces.
   ——— de réglisse,
   ———d'iris de Florence,
Herbe de pas-d'âne,
   ——— de lierre terrestre,
   de chaque. . . . deux onces.
Fleurs de coquelicot,
   ———de bouillon-blanc,
   de chaque. . . . . une once.

Coupez et mêlez. (han. pr. sa.)

♃ Racine de guimauve,
Feuilles de guimauve,
   de chaque. . . . deux parties.
Figues,
Carouges,

Raisins secs,
Dattes,
Malt,
Orge, de chaque. . . une partie.
Coupez et écrasez. (ba.)

♃ Racine de guimauve. . deux onces.
——— de réglisse. . . une once.
Fleurs de sureau,
——- de pas-d'âne,
——- de coquelicot,
de chaque. . une once et demie.
Raisins de Corinthe mondés, une once.
Figues. . . . . . trois onces.
Semences d'anis. . . une once.
Coupez et écrasez. (*pid.*)

♃ Herbe de pas-d'âne,
——-d'hysope,
de chaque . . . . dix parties.
Racine de guimauve , deux parties.

♃ Malt. . . . . une livre et demie.
Racine de guimauve. . . une livre.
——— de réglisse,
Figues sèches,
de chaque. . . une demi-livre.
Fleurs de bouillon-blanc ,
———-de coquelicot,
de chaque. . . . deux onces.
Coupez et mêlez. (ʏu.)

♃ Racine de guimauve,
——— de réglisse,
de chaque. . . une demi-once.
Herbe de mauve sauvage,
Fleurs de sureau ,
de chaque. . . . . une once.
Coupez et mêlez. (dd.)

♃ Racine de guimauve, quatre onces.
——— de réglisse,
Herbe de pas-d'âne,
de chaque. . . . deux onces.
Fleurs de coquelicot ,
———-de bouillon-blanc,
de chaque. . . . . une once.
——— de sureau ,
Anis étoilé, de chaque, une demi-once.
Coupez et écrasez. (o.)

♃ Racine de guimauve, deux onces.
——— de réglisse, une demi-once.
Semences de fenouil. . deux gros.
Coupez et écrasez. (ham.)

♃ Racine de guimauve,
une once et demie.
——— de réglisse,
Herbe de tussilage,
——- de véronique,
Fleurs de bouillon-blanc,
—— de sureau, de chaque, six gros.
Coupez et mêlez. (d.)

♃ Racine de guimauve, quatre onces.

Racine de réglisse. . . deux onces.
Herbe d'hysope,
Fleurs de pas-d'âne,
de chaque. . . . quatre onces.
——— de pavot. . . trois onces.
Figues. . . . . une demi-livre.
Anis. . . . . . . deux onces.
Coupez et écrasez. (he.)

♃ Fleurs de guimauve ,
——— de mauve ,
——— de pied de chat,
——— de bouillon-blanc,
——— de coquelicot,
——— de pas-d'âne,
Fleurs de capillaire,
——— d'hysope,
———de scolopendre,
——— de lierre terrestre,
——— de véronique,
de chaque. . . parties égales.
Coupez et mêlez. (ff.)

Fleurs de guimauve,
——— de mauve,
——— de coquelicot,
——— de pied de chat ,
——— de pas-d'âne,
de chaque. . . parties égales.
Coupez et mêlez. (ca.)

♃ Anis étoilé. . . . . une partie,
Fleurs de bouillon-blanc,
——— de mauve,
de chaque. . une partie et demie.
——— de lierre terrestre,
——— d'hysope,
——— de pas-d'âne,
Racine de réglisse,
de chaque. . . . une partie.
——— de guimauve,
une partie et demie.
Coupez et mêlez. (vm.)

♃ Racine de guimauve,
——— de réglisse,
Fleurs de bouillon-blanc,
Herbe de bouillon-blanc,
Fleurs de sureau,
de chaque. . . . une once
Racine d'iris,
Fenouil, de chaque. . . six gros.
Coupez, écrasez et mêlez. (hp.)

♃ Raisins de Corinthe,
Figues grasses,
Orge perlé,
Racine de guimauve,
Herbe de mauve,
Fleurs de bouillon-blanc,
de chaque. . . . . une once.
Anis. . . . . une demi-once,
Coupez et mêlez. (au.)

41.

POUDRE ADOUCISSANTE.

Pulvis ad dysuriam s. mitigans Wepferi. (w.)

♃ Racine de guimauve. . une once.
——— de réglisse, une demi-once.
Semences de coton,
——— de pavot blanc,
——— de pourpier, .
   de chaque. . . . . deux gros.
——— d'orge ,
Bol d'Arménie préparé ,
   de chaque. . . une demi-once.
Gomme arabique,
——— adragant, de chaque, un gros.
Sucre blanc. . . une demi-once.

Dose, un demi-gros à un gros.

TABLETTES DE GUIMAUVE.

Tubeliæ s. Tabulæ s. Trochisci althææ, Tro-chisci bechici albi s. althææ compositi. (a. f. r. sa. au. pid. sp.)

♃ Poudre de racine de guimauve,
        une once et demie.
——— de sucre blanc,
        quatre onces et demie.
Mucilage de gomme adragant,
        quantité suffisante.

Faites des tablettes. (f.)

a. prescrit une once et demie de racine, une livre de sucre et quantité suffisante de mucilage; — sa. trois onces de racine, une livre de sucre et quantité suffisante d'eau de roses rouges.

♃ Racine de guimauve, une demi-once.
——— d'iris de Florence. . un gros.
Sucre blanc. . . . . huit onces.
Mucilage de gomme adragant,
        quantité suffisante.

Faites des trochisques. (*pid.*)
sp. prescrit une once de guimauve, un gros d'iris, seize onces de sucre et assez de mucilage; — r. une once de guimauve, une demi-once d'iris, une livre et demie de su-cre et assez de mucilage; — au. une demi-once de guimauve, un gros d'iris, huit on-ces de sucre et assez de mucilage.

PULPE ÉMOLLIENTE, (f.)

♃ Espèces émollientes fraîches, à volonté.
Eau commune. . quantité suffisante.

Faites bouillir jusqu'à ce que les végétaux soient ramollis, écrasez-les ensuite sur un ta-mis, avec une spatule de bois, puis évaporez la pulpe jusqu'en consistance de masse molle.

MUCILAGE DE RACINE DE GUIMAUVE.

Mucilago althææ s. radicis althææ. (b*. f. fe. o. pp. sa. ww. au.)

♃ Racine de guimauve. . deux gros.
Eau tiède. . . une once et demie.

Faites digérer pendant vingt-quatre heu-res, sur des cendres chaudes, en remuant de temps en temps, et passez en exprimant. (f.)
sa. prescrit une livre de racine et quatre d'eau bouillante.

♃ Racine de guimauve. . une once.
Eau, , ... huit onces.
Faites réduire à trois onces par l'ébulli-tion, et passez. (pp. ww. au.)
b*. prescrit dix onces de racine et deux livres d'eau, réduites à huit onces ; —o. une once de racine et huit d'eau, réduites à deux; — fe. une once de racine et huit d'eau, ré-duites à quatre.

INFUSION DE GUIMAUVE. (ff. ra.)

♃ Racine fraîche de guimauve, une once.
Eau bouillante. . . . deux livres.

Faites infuser et coulez. (ra.)

♃ Racine de guimauve. . une once.
——— de réglisse. . . deux gros.
Eau bouillante. . quantité suffisante
pour obtenir deux livres de colature. (ff.)

Émollient, convenable dans toutes les phlegmasies, internes surtout. — On rend l'in-fusion plus agréable en l'édulcorant avec du miel ou du sirop de gomme.

INFUSION PECTORALE. (sw*.)

♃ Racine de guimauve, . . une once.
Eau tiède. . . trente-quatre onces.

Faites infuser pendant une demi-heure, passez et ajoutez à la colature
Gomme arabique,
Sucre blanc, de chaque, deux onces.

DÉCOCTION DE GUIMAUVE.

Decoctum althææ s. radicis althææ emolliens s. althææ officinalis , Decoctum ophthalmi-cum mucilaginosum. (dd. e. cd. fe. ff. fu. bam. he. p. pp. wu. ww. au. e. pid.)

♃ Racine de guimauve. . . une once.
Eau pure. . . deux livres et demie.

Faites bouillir jusqu'à ce qu'il ne reste plus que deux livres de colature. (pp. wu. au.)

ham. prescrit une once de racine et douze onces d'eau, réduites à huit ; — dd. deux gros de racine et huit onces d'eau, réduites à six.

♃ Racine de guimauve ,
Feuilles fraîches de mauve,
   de chaque. . . . . une once.
Eau . . . . deux livres.

Faites réduire de moitié par l'ébullition, et passez la liqueur bouillante. (e.)

♃ Racine de guimauve. . six onces.
Raisins secs, débarrassés de leurs
   pepins. . . . . . deux onces.

Eau de fontaine. . ; . six liv.es.

Faites bouillir jusqu'à ce qu'il ne reste plus que quatre livres d'eau, passez, laissez reposer et décantez. (he. *pid.*)

ed. et ci prescrivent quatre onces de guimauve, deux onces de raisins et sept livres d'eau, réduites à cinq ; — fe. une once et demie de guimauve, une demi-once de raisins et deux livres d'eau.

℞ Racine de guimauve. . six onces.
Raisins secs sans pepins, deux oncés.
Eau de fontaine. . . . six livres.

Faites réduire d'un tiers, en ajoutant sur la fin

Réglisse grattée. . . . . six gros.

Passez, laissez en repos et décantez. (wu.)

fu. prescrit une once et demié de guimauve, une demi-once de raisins de Corinthe mondés, et une livre et demie d'eau, réduite à une livre par la coction.

℞ Racine de guimauve, une demi-once.
Eau. . . . . quantité suffisante pour obtenir deux livres de colature.
Faites bouillir pendant un quart d'heure, en ajoutant sur la fin

Réglisse grattée. . . . deux gros.

Après quelques minutes d'infusion, passez. (ff.)

p. prescrit six onces de racine de guimauve, huit livres d'eau, deux onces de réglisse, et la réduction à quatre livres de colature.

Émollient, employé tant à l'intérieur qu'à l'extérieur.

DÉCOCTION ÉMOLLIENTE. (sa.)

℞ Racine de guimauve, une once et demie.
Feuilles de guimauve,
une poignée et demie.
Eau. . . . . quantité suffisante.

Faites cuire pendant un quart d'heure, et ajoutez

Feuilles de véronique, une poignée.
Racine de fenouil. . . . une once.

Faites infuser à une douce chaleur, pendant un quart d'heure; passez, et ajoutez aux deux livres de colature

Oxymel simple. . . . deux onces.
——— scillitique. . . une once.
Antimoine diaphorétique non lavé,
un gros et demi.

DÉCOCTION ÉMOLLIENTE ET CARMINATIVE.

Decoctum emolliens et carminans. (ams. sa.)

℞ Racine de guimauve. . une once.
Eau pure. . . . . . deux livres.

Faites réduire de moitié par l'ébullition, et ajoutez

Fleurs de mélilot,
———de camomille ordinaire,
de chaque. . . . . six gros.

Après un quart d'heure de digestion, passez. (ams.)

℞ Racine de guimauve. . une once.
Feuilles de mauve.
——— de pariétaire,
de chaque. . . . une poignée.
Eau commune. . . . quatre livres.

Faites bouillir, passez et ajoutez à la colature bouillante

Semences de carvi, une demi-once.
Fleurs de camomille,
une demi-poignée.

Laissez macérer jusqu'au refroidissement. (sa.)

Cette décoction est principalement employée en lavemens.

DÉCOCTION PECTORALE.

Decoctum althææ cum ammonio muriatico. (au.)

℞ Racine de guimauve. . une once.
Eau. . . . quantité suffisante pour obtenir douze onces de décoction.

Ajoutez à la colature

Sel ammoniac. . . . deux gros.
Suc de réglisse. . . . . six gros.

Dose, une cuillerée toutes les deux heures.

GARGARISME ÉMOLLIENT.

Gargarisme adoucissant. (li. *fp. ru. sp. sw.*)

℞ Racine de guimauve. . une once.
Figues sèches. . . . deux onces.
Lait. . . . . . trois livres.

Faites cuire et réduire à une livre de colature. (sw.)

li. prescrit deux parties de guimauve, une de figues et trente-deux d'eau, réduites à vingt-quatre.

℞ Racine de guimauve. . une once.
Figues sèches. . . . une demi-once.
Eau. . . . vingt-quatre onces.

Faites cuire. Ajoutez aux seize onces de colature

Oxymel simple. . . . une once.

Mêlez bien. (sp.)

℞ Décoction de guimauve, trois onces.
Sirop de miel. . . . . une once.

Mêlez. (ra.)

ra. indique ailleurs huit onces de décoction et une once de sirop de miel; — fp. six onces de décoction et une once de miel rosat.

LAVEMENT ÉMOLLIENT.

Enema emolliens. (ww. *fp.* *ra.*)

♃ Espèces émollientes, une demi-once.
Eau. . . . . . . quatorze onces.
Faites réduire à dix onces par la coction.
(ww.)

ra. prescrit une once de guimauve et une
livre d'eau ; — *fp.* deux onces de guimauve
et deux livres d'eau , réduites à une.

COLLYRE ÉMOLLIENT. (*ra.*)

♃ Racine de guimauve. . . deux gros.
Eau. . . . . une livre.
Faites cuire , et passez.

TISANE PECTORALE. (*sp.*)

♃ Racine de guimauve, une demi-once.
—— de réglisse. . . trois gros.
Figues grasses. . . . deux gros.
Fleurs de coquelicot. . un scrupule.
Eau de fontaine, soixante-quatre onces.
Faites cuire un peu.

TISANE ADOUCISSANTE. (*pie. sm.*)

♃ Fleurs de guimauve. . . deux pincées.
Feuilles de guimauve, une poignée.
Racine de guimauve. . quatre gros.
Eau. . . . . quantité suffisante
pour avoir une pinte et demie de cola-
ture. Après une heure de cuisson, ajoutez
Sirop de têtes de pavot,
　　　　　　une à deux onces.
Mêlez bien. (*sm.*)

♃ Racine de buglose,
—— de nénuphar,
de chaque. . . . deux onces.
—— de guimauve . . une once.
Feuilles de buglose,
—— de capillaire,
de chaque. . . . une poignée.
Semences de pavot blanc écrasées ,
et dans un nouet,
Fleurs de mauve,
——de violette,
de chaque. . . . . une once.
Eau d'orge. . . . . quatre livres.
Faites cuire pendant une demi-heure, et
passez. (*pie.*)

FOMENTATION CALMANTE. (*sp.*)

♃ Feuilles de guimauve, quatre poignées.
—— de pavot. . . une poignée.
—— de jusquiame, deux pincées.
Eau de fontaine , quarante-huit onces.
Faites cuire et réduire à quarante onces ;
passez.

FOMENTATION ÉMOLLIENTE. (*pie.*)

♃ Racine de guimauve,
—— de lis, de chaque, trois onces.

Racine de bryone. . . deux onces.
Feuilles de mauve ,
—— d'acanthe,
—— de violette,
de chaque . . . trois poignées.
Fleurs de camomille ,
—— de mélilot ,
de chaque. . . . deux pincées.
Eau. . . . . quantité suffisante
pour obtenir trois pintes de liqueur
après suffisante coction. Ajoutez à la
colature
Vinaigre . . . . . quatre onces.

FOMENTATION ÉMOLLIENTE ET LAXATIVE. (*pie.*)

♃ Racine de guimauve ,
—— de patience,
Feuilles de bourrache,
—— de mauve,
—— de violette,
—— de laitue,
de chaque . . . deux poignées.
Graine de lin. . . . une once.
Fleurs de camomille ,
—— de mélilot ,
de chaque. . . . deux pincées.
Eau. . . . . quantité suffisante.
Faites cuire, et ajoutez aux trois livres de colature
Vinaigre. . . . . trois onces.

SIROP DE GUIMAUVE.

*Syrupus althææ s. de althæa s. althææ officina-
lis.* (an. b. ba. be. ed. f. fe. fi. fu. g. han.
lo. o. p. po. pr. r. sa. su. wu. c. sw. vm.)

♃ Racine de guimauve grattée ,
　　　　　　deux onces.
Eau commune , deux livres et demie.
Faites infuser pendant douze heures.
Aux vingt-sept onces de colature ajoutez
Sucre blanc. . . . quatre livres.
Faites jeter un seul bouillon. (po.)

♃ Racine de guimauve lavée, une partie.
Eau chaude. . . quatorze parties.
Après le refroidissement, ajoutez
Sucre blanc. . . . douze parties.
Clarifiez, et évaporez en consistance de
sirop. (*vm.*)

sw*. prescrit seize parties d'eau.
♃ Racine de guimauve coupée,
　　　　　　une demi-livre.
Eau. . . . . huit livres.
Faites infuser pendant six heures, en
augmentant le feu, sur la fin, jusqu'au
degré de l'ébullition. Passez, et à la colature dépurée par repos, ajoutez
Sucre blanc . . . . . . six livres.
Clarifiez, et évaporez sur un feu doux, en
consistance de sirop. (an.)

♃ Racine fraîche, mondée et coupée,
de guimauve. . . . six onces.
Eau commune . . . quatre livres.

Faites cuire légèrement ; passez, et
ajoutez à la colature

Sucre blanc : . . . . six livres.

Faites cuire jusqu'en consistance de sirop.
(f. fe.)

♃ Racine de guimauve . . six onces.
Eau chaude . . . . . six livres.

Faites bouillir un peu, passez, et
ajoutez

Sucre blanc . . . . quatre livres.

Clarifiez avec du blanc d'œuf, faites
cuire jusqu'en consistance de sirop, en
ajoutant sur la fin

Racine de guimauve mondée et
contuse . . . . . deux onces.

Après une courte ébullition, retirez
du feu et passez. (sa.)

ba. prescrit de faire cuire une partie de racine dans vingt-huit d'eau, jusqu'à ce qu'il
n'en reste que vingt-quatre de liquide, et
d'ajouter à la colature trente-six parties de
sucre, pour faire ensuite le sirop.

fi. r. et su. veulent que la décoction d'une
demi-livre de racine dans six livres d'eau soit
réduite à moitié, et qu'on fasse jeter un
bouillon à la colature dépurée, après y avoir
ajouté six livres de sucre ; — fu., qu'on
ajoute seulement deux livres de sucre.

Après le refroidissement du sirop, fi. prescrit d'ajouter deux onces d'eau de fleurs d'o-
ranger.

Toutes les autres pharmacopées prolon-
gent la décoction jusqu'à réduction de moitié ou à peu près. Ainsi, deux onces de racine ; trois livres d'eau qu'on laisse réduite à
vingt-sept onces, et quatre livres de sucre
(an. pr.) ; — quatre onces de racine, trois
livres d'eau réduites à vingt-sept onces, et
quatre livres d'eau réduites à quatre,
et trois livres de sucre (b. be.) ; — sept onces de guimauve, neuf livres d'eau réduites
à moitié, et quatre livres de sucre (wu.) ; —
neuf onces de racine, dix livres d'eau réduites à cinq, et quatre livres de sucre (sw.) ;
— une livre de racine, dix livres et demie
d'eau réduites à moitié, et quatre livres de
sucre (p.) ; — une partie de racine, dix d'eau
réduites à cinq, et quatre de sucre (ed. c.) ;
— une demi-livre de racine, quatre pintes
d'eau réduites à deux, et deux livres de sucre (lo.) ; — une demi-livre de racine, cinq
livres d'eau réduites à moitié, et deux livres
de sucre (g.).

L'eau, aidée de la chaleur, enlève à la racine, non seulement du mucilage, mais encore de l'amidon. Celui-ci ne se retrouve
pas dans le sirop préparé d'après la formule
suivante

♃ Racine de guimauve hachée, six onces.
Eau froide. . . . . quatre livres.

Faites macérer pendant vingt-quatre
heures, passez à travers une étamine,
ajoutez

Sucre blanc . . . . . douze livres.

Faites fondre au bain-marie.

Cette formule appartient à Chereau.—Dans
ces derniers temps, quelques pharmaciens,
se fondant sur l'autorité de Baumé, qui a dit
que la vertu adoucissante de la guimauve
réside uniquement dans le mucilage, ont
cru avantageux de ne faire entrer que celui-
ci dans le sirop, et d'exclure l'amidon, comme inutile. L'amidon et le mucus végétal
appartiennent tous deux à la même classe
de médicamens, c'est-à-dire que tous deux
sont émolliens, à peu près au même degré,
quand on les a étendus d'une certaine quantité d'eau. La distinction qu'on a voulu faire
porte donc à faux, si on l'envisage sous le
point de vue médical ; mais elle n'est peut-
être pas indifférente sous le rapport pharmaceutique, c'est-à-dire en ce qui concerne le
plus ou moins de beauté et d'aptitude à se
conserver du sirop.

SIROP DE GUIMAUVE COMPOSÉ.

Syrupus de althœa compositus. (ams. br. d.
e. he. li. pa. w. pid. sp.)

♃ Racine de guimauve coupée par
tranches. . . . . trois onces.
Eau de fontaine. . . . six livres.

Faites cuire et réduire d'un tiers, en
ajoutant sur la fin

Racine de réglisse grattée et contuse. . . . . . trois onces.

Passez, et ajoutez à la colature

Sucre blanc . . . . . six livres.

Mettez sur un feu doux, en remuant toujours, jusqu'à ce que le sirop soit fait. (d.)

e. prescrit de faire cuire deux onces de
guimauve dans six onces d'eau, de réduire
d'un quart, d'ajouter sur la fin une demi-
once de réglisse, de faire fondre deux livres
de sucre dans la colature, et de cuire jusqu'en
consistance sirupeuse, après avoir clarifié ;
— li., de faire cuire une demi-livre de guimauve dans huit livres d'eau réduites à quatre, en ajoutant sur la fin deux onces de réglisse, de passer et laisser reposer la liqueur,
et d'y faire fondre trois livres de sucre.

♃ Racine de guimauve . . six onces.
Eau. . . . . . . dix livres.

Faites cuire jusqu'à réduction du tiers, en
ajoutant sur la fin

Racine de réglisse. . . une once.
Herbe sèche de capillaire de
   Montpellier, une once et demie.
Ajoutez à la colature dépurée par le
repos
Sucre blanc. . . . . six livres,
et faites cuire en consistance de sirop.
(ams.)

♃ Racine de guimauve,
——— de chiendent,
Herbe de guimauve,
   de chaque. . . . . une once.
Raisins secs mondés, une demi-once.
Eau de fontaine. . . . trois livres.
Faites cuire jusqu'à réduction de
moitié ; ajoutez
Sucre blanc. . . . . deux livres,
et faites jeter un seul bouillon. (he. *pid.*)

♃ Racine fraîche, mondée et coupée, de guimauve. \ . quatre onces.
Racine de boucage,
Baies d'alkekenge,
   de chaque. . . . deux onces.
Herbe de guimauve,
——— de pariétaire,
   de chaque . . . trois poignées.
Eau commune . . . dix livres.
Faites cuire le boucage jusqu'à réduction d'un quart du liquide; ajoutez ensuite l'alkekenge, puis la guimauve et
les herbes ; passez, et ajoutez
Sucre blanc. . . . quatre livres.
Clarifiez et réduisez en sirop. (sa.)

♃ Racine de guimauve,
——— de chiendent,
——— d'asperge,
——— de réglisse,
Herbe de guimauve,
——— de pariétaire,
——— de boucage,
——— de plantain,
——— de capillaire noir,
———————— blanc,
   de chaque. . . . trois gros.
Raisins secs mondés, une demi-once.
Pois chiches. . . . . une once.
Eau. . . . . . quatre livres.
Faites cuire jusqu'à ce qu'il ne reste
plus que vingt-huit onces de liquide ;
ajoutez
Sucre blanc. . . . quatre livres,
et faites un sirop. (ɯ. *sp.*)

br. supprime les pois chiches.

♃ Racine de guimauve. . deux onces.
——— de chiendent,
——— d'asperge,
——— de réglisse,

Raisins secs mondés,
   de chaque. . . . une demi-once.
Pois chiches. . . . . une once.
Herbe de mauve,
——— de pariétaire,
——— de boucage,
——— de plantain,
——— de capillaire noir,
———————— blanc,
   de chaque . . . une poignée.
Quatre semences froides majeures
et mineures, de chaque, trois gros.
Eau de fontaine. . . neuf livres.
Faites cuire jusqu'à ce qu'il ne reste
que quatre livres de liquide ; ajoutez
Sucre blanc. . . . quatre livres,
et faites un sirop. (pa.)

Cataplasma emolliens s. *althææ* s. *medullæ
panis.* (e. p. *br. sw.*)

♃ Mie de pain de froment imbibée de
   décoction de guimauve,
         une demi-livre.
Jaunes d'œufs. . . . . . n° 3.
Farine de graine de lin,
         quantité-suffisante.
Faites cuire ensemble. (p.)

sw. supprime les jaunes d'œufs.

♃ Farine de graine de lin,
Poudre de racine de guimauve,
Feuilles de guimauve ,
   de chaque. . . . parties égales.
Délayez dans de l'eau froide, et faites
cuire jusqu'en consistance requise. (*br.
sw.*)

♃ Racine de guimauve . . dix onces.
Eau. . . . . quantité suffisante
pour ramollir la racine par la coction.
Ajoutez
Feuilles de mauve. . quatre onces.
Faites bouillir encore jusqu'à con-
somption de presque toute l'humidité,
pilez, tamisez la pulpe, et ajoutez
Axonge de porc . . . deux onces.
Jaunes d'œufs. . . . . n° 2.
Mêlez. (e.)

♃ Feuilles de nénuphar. . deux onces.
——— de pavot. . quatre onces.
——— de guimauve. . trois onces.
Fleurs de sureau,
——— de mélilot,
   de chaque. . . . deux gros.
Eau. . . . . quantité suffisante.
Faites cuire ; ajoutez sur la fin
Nid d'hirondelle en poudre. . n° 1.

Farine de graine de lin ,
quantité suffisante.
Huile de lis. . . une once et demie.

HUILE DE GUIMAUVE.

Oleum althææ. (e.)

℞ Racine de guimauve, une partie.
Huile d'olive. . . . trois parties.

Faites digérer pendant trois ou quatre jours, puis cuire jusqu'à consomption de l'humidité, et passez en exprimant.

ONGUENT ÉMOLLIENT.

Onguent d'althæa , Onguent de cire et de térébenthine; Ceratum de althæa, Emplastrum mucilaginosum s. emolliens s. citrinum s. flavum s. de althæa, Unguentum flavum s. citrinum s. althææ s. de althæa s. resinæ pini sylvestris compositum s. resumptivum s. lenitivum. (an. b*. br. d. e. f. fe. fu. g. han. he. li. o. pa. r. sa. su. w. ww. *br. ca. pid. sp. sw. vm.*)

1° Avec la guimauve en substance.

℞ Cire jaune. . . . . . une livre.
Poix-résine. . . . une demi-livre.
Suif de bœuf. . . . quatre onces.
Térébenthine commune, trois onces.

Faites fondre doucement ; ajoutez à la colature

Poudre de curcuma ,
— — — de graine de lin ,
— — — de fenn-grec,
de chaque. . . . . une once.
— — — de racine de guimauve,
une demi-once.
Farine de froment. . . six gros.

Mêlez. (su.) — C'est l'*Emplastrum mucilaginosum s. emolliens citrinum.*

ww. prescrit une livre de cire, une livre de colophane, une demi-livre de térébenthine, quatre onces d'huile de lin, une demi-livre de poudre de graine de lin, autant de fenn-grec et trois onces de curcuma. C'est l'*Emplastrum flavum s. emolliens.*

℞ Huile de camomille ,
— — de lis blanc ,
Cire blanche,
Suif de bouc, de chaque, huit onces.
Graisse de poule ,
Moelle de veau, de chaque, trois onces.
Poudre de racine de guimauve ,
quatre onces.
Emplâtre diachylon simple,
une livre et demie.

Faites fondre ensemble l'huile, la cire, l'emplâtre et les graisses, ajoutez les poudres, et remuez jusqu'au refroidissement. (sa.) — C'est l'*Emplastrum s. Ceratum de althæa.*

℞ Huile de mucilage. . trois livres.
Axonge de porc . . . deux livres.

Cire jaune. . . . . une livre.

Faites fondre le tout ensemble, et ajoutez

Racine de guimauve en poudre ,
six onces.

Mêlez bien. (sa.) — C'est l'*Unguentum de althæa.*

2° Avec le mucilage de guimauve.

℞ Racine de guimauve ,
Graine de lin, de chaque, six onces.
Eau bouillante. . . . six livres.

Faites digérer à une douce chaleur, et passez à travers un linge ; faites cuire une livre de mucilage avec

Axonge de porc. . . deux livres,

en remuant toujours, jusqu'à consomption de l'humidité. Ajoutez

Cire jaune. . . . . quatre onces.
Térébenthine. . . . . une once.

Passez la masse fondue à travers un linge. (li.)

℞ Racine de guimauve. . quatre onces.
Semences de fenu-grec. . une livre.
Eau bouillante. . . quatre livres.

Faites jeter deux bouillons, et ajoutez

Axonge de porc. . . . huit livres.
Poudre de curcuma. . deux onces.

Faites cuire légèrement jusqu'à consomption de l'humidité ; passez en exprimant, et ajoutez

Cire jaune. . . . . une livre.

Passez la masse fondue. (o.)

fe. prescrit de faire un mucilage avec une livre de guimauve et autant de graine de lin, d'ajouter six livres d'axonge, de cuire jusqu'à consomption de l'humidité, et d'ajouter encore huit onces de poix-résine, trois onces de térébenthine et une livre de cire jaune.

℞ Mucilage de racine de guimauve ,
— — — — de graine de lin,
de chaque. . . . une livre.
Axonge de porc. . . . six livres.

Faites cuire jusqu'à consomption de l'humidité, et ajoutez

Poix-résine. . . . une demi-livre,
Mêlez. (d.)

℞ Mucilage de guimauve ,
— — — — de graine de lin ,
de chaque. . . . seize onces.
Poudre de curcuma. . . une once.
Axonge de porc. . . . quatre livres.

Faites cuire doucement jusqu'à consomption de l'humidité, et ajoutez

Cire jaune. . . . . huit onces.

Passez la masse liquéfiée. (han). — C'est l'*Unguentum flavum s. althæa.*

♃ Mucilage de guimauve,
——·—— de graine de lin,
    de. chaque. . . . . une livre.
Beurre frais. . . . . quatre livres.
Faites cuire ensemble jusqu'à con-
somption de l'humidité, et ajoutez
    Cire jaune. . . . . . une livre.
    Poix-résine. . . . une demi-livre.
Faites fondre, passez, et ajoutez en-
core
    Térébenthine. . . . deux onces.
Mêlez bien. (he. *pid.*)

fu. et r. prescrivent huit onces de chaque
mucilage, trente-deux de beurre, quatre de
cire et une de térébenthine, sans poix-résine ; mais r. ajoute trois gros de curcuma.

♃ **Mucilage** de guimauve, seize onces.
——·——- de fenu-grec,
——·—— de graine de lin,
    de chaque. . . . . huit onces.
Beurre. . . soixante-quatre onces.
Faites cuire jusqu'à consomption de
l'humidité, et ajoutez
    Cire jaune. . . . . seize onces.
    Poix-résine. . . . . six onces.
    Térébenthine. . . . deux onces.
Incorporez dans la masse fondue
    Poudre de curcuma. . . une once.
Mêlez avec soin. (br. w. *sp.*)

pa. donne la même formule, mais omet
le curcuma.

♃ Graine de lin ,.
Racine de guimauve,
    de. chaque. . . . . une livre.
    Eau. : . . quantité suffisante
pour faire un mucilage épais. Versez
celui-ci dans
    Graisse fondue. . . . . six livres.
Remuez bien, faites évaporer et ajoutez
    Poix-résine. . . . . huit onces.
    Térébenthine de Venise,
    Cire jaune, de chaque. . . une livre.
Faites fondre le tout, en remuant avec
une spatule. (*br.*)

♃ Semences de guimauve,
——·—— de fenn-grec,
——·—— de lin,
    de chaque. . . une demi-once.
Gomme arabique,
——·— adragant,
    de chaque. . . . . deux onces.
    Eau. . . . . quantité suffisante
pour obtenir un mucilage épais par la
macération et l'ébullition. Passez et faites cuire avec
    Beurre frais,

Moelle de veau,
    de chaque. . . une demi-livre.
Graisse d'oie ,
——·— de canard,
——·— de poule,
——·—— de porc,
Huile d'amandes douces,
  —— de camomille,
  —— de violette,·
  · de chaque. . . . deux onces,
jusqu'à consomption de l'humidité.
Ajoutez sur la fin
    Cire blanche. . . une demi-livre.
    Suif de mouton. . . . une once.
Mêlez bien. (pa.)

w. donne à très peu de chose près la même
formule. — Le produit porte le nom d'*Unguentum resumptivum.*

♃ Huile de guimauve. . deux livres.
Cire jaune,
Poix-résine,
    de chaque. . . une demi-livre.
Faites fondre et ajoutez
    Térébenthine. . . . deux onces.
Mêlez avec soin. (e.)

5° Sans guimauve.

♃ Huile de lin ou de mucilage ,
             une livre.
    Cire jaune. . . une demi-livre.
Poix-résine,
Térébenthine,
    de chaque. . . . quatre onces.
Liquéfiez sur un feu très doux, décantez.,
et broyez après le refroidissement. (*ca.*)

f. prescrit huit parties d'huile de mucilage, deux de cire, une de poix-résine et une
de térébenthine, donnant au mélange le
nom d'*Onguent de térébenthine et de cire.* —
On trouve aussi dans b*., sous celui d'*Emplastrum citrinum,* la formule suivante, qui
peut très bien être placée ici :

♃ Cire jaune. . . . . deux livres.
Poix-résine. . . . . une livre.
Suif de bouc. . . . . neuf onces.
Térébenthine. . . . huit onces.
Huile de lis ou de millepertuis,
            une demi-once.
Faites fondre ensemble, et mêlez bien.

g. prescrit trois livres et demie d'huile
d'olive, une livre de cire, une demi-livre de
colophane et trois onces de térébenthine.

♃ Semences de fenu-grec,
· Racine de curcuma,
    de chaque. . . . . une partie.
    Poix-résine. . . . . huit parties.
    Cire jaune. . . . . seize parties.
Huile d'olive, soixante-quatre parties.

Faites fondre , et passez en exprimant.
(*sw. vm.*)

an. prescrit la même formule, mais double seulement la dose du fenn-grec et celle du curcuma, et donne au produit le nom d'*Unguentum resinæ pini sylvestris compositum.*

Cette préparation offre un exemple frappant des dégradations qu'un composé pharmaceutique peut offrir dans sa composition intime, comme aussi des changemens qu'il éprouve dans ses dénominations, et enfin de l'application d'un même nom à des composés fort différens les uns des autres. En effet l'onguent dont il s'agit, d'émollient ou adoucissant qu'il est dans les premières formules, devient échauffant ou stimulant dans les dernières. Cependant on n'aurait pas pu séparer ces formules sans renoncer au principal avantage d'un travail comparatif tel que celui-ci, qui est de mettre en évidence le caractère vraiment protéiforme de la plupart des préparations officinales, même de celles que l'empirisme est le plus disposé à croire constantes dans leur composition et par suite dans leur manière d'agir. Le même motif nous détermine à placer encore ici les trois formules suivantes, qui se rapprochent un peu de quelques unes de celles qu'on vient de lire.

1° *Emplastrum malacticum sine gummi.* (w.)

♃ Cire jaune. . . . . . huit onces.
Térébenthine,
Colophane,
de chaque. . . . . trois onces.
Oliban. . . . . deux onces.
Tartre blanc. . . . . deux gros.
Myrrhe,
Fenn-grec,
Graine de lin,
de chaque. . . . une once.
Racine de guimauve,
——— de curcuma,
Farine de fèves,
de chaque. . . deux onces.
Huile de lin. . une once et demie.
Mêlez ensemble.

2° *Emplastrum malacticum cum gummi.* (w.)

♃ Cire jaune. . . . trois onces.
Térébenthine. . . . dix gros.
Suif de cerf,
Poix-résine, de chaque. . une once.
Gomme ammoniaque,
Galbanum,
Curcuma,
Fenu-grec,
Graine de lin,
de chaque. . . une demi-once.
Racine de guimauve. . deux gros.

Farine de fèves,
——— de froment ,
de chaque. . . . . trois gros.
Faites fondre la cire, le suif et la résine , ajoutez les poudres et la térébenthine.

3° *Emplastrum frigidum Riedlini.* (*sp.*)

♃ Cire jaune. . . . . douze onces.
Poix-résine,
Suif de bouc, de chaque, six onces.
Térébenthine de Venise, cinq onces.
Emplâtre diachylon simple,
seize onces.
Huile de lin. . une once et demie.
——— de lis,
——— de vers de terre,
——— de camomille,
de chaque. . . une demi-once.

Àjoutez à la masse liquéfiée

Poudre de myrrhe,
——— d'oliban ,
——— de mastic,
——— de galbanum ,
——— d'opoponax,
de chaque. . . . . deux gros.
——— de fleurs de sureau,
——— de camomille,
——— de semences d'anis,
——— de fenouil ,
——— de fenn-grec,
de chaque. . . une demi-once.
——— de fèves,
——— de racine de guimauve,
——— de grande consoude, de chaque. . deux gros.
——— de curcuma, dix gros.

Quand la masse est refroidie, ajoutez encore

Essence de térébenthine, une once.

Ces trois emplâtres sont prescrits comme résolutifs; mais il est évident, d'après leur composition, que les deux premiers ne méritent pas l'épithète d'*émollient,* ni le troisième celle de *froid.* Tous trois ne peuvent, d'après leur composition , qu'exercer une action plus ou moins stimulante sur les parties à la surface desquelles on les applique.

On peut rapprocher de toutes ces formules celles qui ont été données, à l'article de la gomme ammoniaque, sous le nom d'*Emplâtre de mucilage.*

ONGUENT CLYSMATIQUE.

Unguentum clysmaticum. (w. *sp.*)

♃ Racine fraîche de guimauve ,
——— de lis blanc ,
de chaque. . . deux onces.
Herbe fraîche de pariétaire,
——— de mauve,
——— de mercuriale ,
de chaque. . une once et demie.

Herbe fraîche de guimauve,
———— de violette,
Fleurs de camomille,
——— de mélilot,
de chaque. . . . . **une once.**
Beurre. . . . trente-deux onces.

Faites cuire jusqu'à consomption de l'humidité, et passez.

En frictions sur le bas-ventre, ou dans les lavemens, à la dose d'une demi-once à trois onces.

ONGUENT ALABASTRIN.

Unguentum alabastrinum. (br. pa. w.)

℞ Fleurs de camomille,
——— de rue,
dé chaque . . . . trois onces.
——— de roses,
——— de sureau,
——— de bétoine,
de chaque. . une once et demie.
Racine de guimauve. . deux onces.
Huile rosat. . . une livre et demie.

Faites cuire jusqu'à consomption de l'humidité, passez en exprimant, et ajoutez à la colature

Albâtre porphyrisé. . . cinq onces.
Mêlez. (pa.),

hr. et w. ajoutent cinq onces de cire blanche.

En frictions sur les tempes, le front, l'épine du dos et la plante des pieds, pour calmer les douleurs, ou procurer du sommeil.

BAUME ADOUCISSANT.

Balsamum ad dentitionem. (*sp.*)

℞ Suc exprimé d'écrevisses,
Mucilage de racine de guimauve,
de chaque. . . . deux onces.
Beurre frais. . . . . trois onces.
Graisse de poule,
——— de canard,
de chaque. . . . . deux gros.

Faites cuire doucement jusqu'à consomption de l'humidité, passez et ajoutez

Sucre candi en poudre, quatre onces.
Jaune d'œuf. . . . . . n° 1.

Charas le conseillait, en frictions sur les gencives, chez les enfans qui font leurs dents.

H

HAMAMELIS.

Hamamelis de Virginie; Hamamelis Virginiana, L.

White hazel (*An.*).

e.

Arbrisseau (tétrandrie digynie, L.; berbéridées, J.) de l'Amérique septentrionale. (*fig.* Cat. *Carol.* III. tab. 2.)
On emploie l'écorce, qui est amère et astringente. Elle laisse une impression désagréable sur la langue.

HARICOT.

Haricot commun; Phaseolus communis, L.

Gemeine Schminkbohne (*Al.*).

f. be.

Plante ☉ (diadelphic décandrie, L.; légumineuses, J.), originaire des Indes orientales, et cultivée dans toute l'Europe, où elle a produit de nombreuses variétés. (*fig.* Sehk. *Bot. Handb.* t 199.)
On emploie la semence (semen *Phaseoli* s. *Fabarum*), qui est plus ou moins réniforme, blanche, jaunâtre, rouge, violette, noire ou jaspée, et farineuse. On ne prend ordinairement que les haricots blancs, qui sont lisses, luisans, aplatis, alongés et ovalaires.

HÉLIOTROPE.

Héliotrope d'Europe, Tournesol, *Herbe aux verrues; Heliotropium Európœum,* L.

Sonnenwende (*Al.*); *hierba vérruguera* (*E.*); *eliotropio maggiore* (*I.*); *tornesol* (*Por.*).

f.

Plante ☉ (pentandrie monogynie, L.; borraginées, J.), d'Europe. (*fig.* Jacq. *Fl. Austr.* t. 207.)
On emploie l'herbe (*herba Verrucariæ* s. *Cancri*), qui se compose de tiges rameuses, garnies de poils courts et de feuilles ovales, pétiolées, un peu velues, ridées, d'un vert blanchâtre. Elle a une saveur amère.
Jadis on croyait son suc propre à procurer la chute des verrues.

HENNE.

Lawsonia inermis, L.

Rothes Mundholz, rothes Ægyptisches Færbekraut (*Al.*); *alkanet* (*An.*); *pachar* (*Jav.*); *pontoleeche* (*Malab.*).

ba. f. w. a. m. sp.

Arbrisseau (octandrie monogynie, L.; salicaires, J.) des Indes orientales et d'Afrique. (*fig. Hort. Malab.* IV. p. 117. t. 57.)
On emploie la racine (*radix Alcannæ veræ* s. *orientalis* s. *Cypri antiquorum* s. *Ligustri Ægyptiaci*), qui est d'un rouge foncé, et douée d'une saveur austère, styptique.

Léger astringent.

Aux Indes orientales, on se sert de la racine du *Henné épineux, Lawsonia spinosa*, L.; *urhan* (*Ar.*); *maritondi* (*Cy.*); *mayndie* (*Duk.*); *daun lacca* (*Mal.*); *mail anschi* (*Malab.*); *henna* (*Pe.*); *sahachera* (*Sa.*); *marudanie* (*Tam.*); *gorunta chettu* (*Tel.*).

Elle ressemble beaucoup à la précédente, et on la dit utile dans la lèpre, ainsi que dans d'autres maladies de peau, tant à l'extérieur qu'intérieurement, à la dose d'une demi-cuillerée à café.

HEPATIQUE.

Deux plantes de ce nom sont signalées dans les pharmacopées :

1° *Hépatique des fontaines : Marchantia polymorpha*, L.

Vielgestaltige Steinmoos (*Al.*).

f. w. sp.

Plante ♃ (cryptogamie, L.; hépatiques, J.), commune en Europe. (*fig.* Dill. *Hist. musc.* t. 76 et 77.)

On emploie l'herbe (*herba Hepaticæ fontanæ s. Lichenis stellati s. Lichenis petræi latifolii*), qui est une fronde membraneuse, plane, longue de deux à quatre pouces, lobée, à lobes obtus, traversés par une nervure médiane.

Léger astringent.

2° *Hépatique des jardins; Hepatica triloba*, Cand.

Leberkraut (*Al.*); *liverwort* (*An.*); *gaternjk* (*B.*); *liverurt* (*D.*); *fegatella* (*E.*); *leverkruid* (*Ho.*); *watrobnik ziele* (*Po.*); *hepatica* (*Por.*); *blasippa* (*Su.*).

br. e. f. g. w. wu. br. m. sp. z.

Plante ♃ (polyandrie polygynie, L.; renonculacées, J.), qui croît en Europe. (*fig.* Zorn, *Ic. pl.* t. 5.)

On emploie l'herbe et les fleurs.

L'herbe (*herba Hepaticæ nobilis s. Trifolii aurei*) se compose de feuilles coriaces, échancrées en cœur à la base, à demi partagées en trois lobes entiers, glabres en dessus, un peu pubescentes en dessous.

Les fleurs sont gris de lin, rouges ou violettes.

La saveur est un peu astringente, et l'odeur nulle.

Léger astringent.

HERBE DE SAINTE-BARBE.

Erysimum Barbarea, L.

Winterkresse, Senfkraut, Barbenkederich (*Al.*); *winter cresse* (*An.*); *winterkres* (*Ho.*).

f. se. m. sp.

Plante ♃ (tétradynamie siliqueuse, L.;

cruciferes, J.), commune dans toute l'Europe. (*fig.* Œd. *Fl. Dan.* t. 985.)

On emploie l'herbe (*herba Barbareæ*), qui se compose d'une tige lisse, rameuse et garnie de feuilles, dont les supérieures sont ovales et dentées, les inférieures en lyre, à lobe terminal arrondi. Elle a une saveur un peu âcre, amère et analogue à celle du cresson.

Excitant, antiscorbutique.

HERBE AUX PUCES.

Les pharmacopées indiquent deux espèces de ce genre de plantes :

1° *Herbe aux puces commune; Plantago Psyllium*, L.

Flohsame (*Al.*); *clammy plantain, fleaseed* (*An.*); *chmeljk, blessnjk* (*B.*); *psilleurt* (*D.*); *zaragatona* (*E.*); *vlookruid* (*Ho.*); *pulicaria* (*I.*); *pulgueira* (*Por.*); *loppfrægräs* (*Su.*).

ams. an. b. ba. br. e. f fe. G. g. han. o. pr. r. w. br. m. sp. z.

Plante ◯ (tétrandrie monogynie, L.; plantaginées, J.), d'Égypte et de l'Europe tempérée. (*fig.* Zorn, *Ic. pl.* t. 115.)

On emploie la graine (*semen Psyllii s. Pulicariæ*), qui est petite, alongée, d'un brun foncé, luisante, lisse, douce au toucher, plane d'un côté, bombée de l'autre, sans odeur, et douée d'une saveur mucilagineuse, un peu amère et âcre.

Émollient.

2° *Herbe aux puces vivace; Plantago Cynops*, L.

Strauchartiger Wegerich (*Al.*).

ba. be.

Plante ♄, d'Égypte et du midi de l'Europe.

Sa graine remplace parfaitement la précédente.

Émollient.

MUCILAGE DE PSYLLIUM.

Mucilago psyllii. (f. sa.)

♃ Graine d'herbe aux puces, deux gros. Eau tiède. . . une once et demie.

Faites digérer pendant vingt-quatre heures, sur des cendres chaudes, en remuant de temps en temps, et passez à travers un linge, en exprimant. (f.)

sa. prescrit de faire macérer pendant douze heures, puis bouillir, une partie de graine dans dix d'eau, et d'exprimer.

HERMODACTES.

Hermodattes; Hermodactyli.

Fremde Zeitlosenwurzel (*Al.*).

an. br. e. f. w. br. g. m. sp.

On appelle ainsi des tubérosités comprimées, presque triangulaires, concaves et canaliculées d'un côté, bombées de l'autre, à contours arrondis et mousses, jaunâtres en dehors, blanches en dedans, cassantes et d'une texture grenue, assez denses, qui n'ont presque pas de saveur, mais dont l'odeur est assez forte et nauséabonde.

Ces tubérosités naissent au collet d'une liliacée indéterminée (*fig.* Lob. *Ic.* 146.), qui croit, sans nul doute, dans l'Orient, et que Gronovius appelle improprement *Colchicum illyricum.*

On ne les confondra pas avec les tubérosités blanches, de la grosseur d'une noisette, qui sont disposées en forme de doigts autour de la racine de l'*Iris tuberosa*, L., plante ♃ de l'Europe et du Levant, et qui portent le nom de *fausses Hermodactes.*

Les hermodactes passent, à tort, pour être un léger laxatif. Leeann n'y a trouvé ni émétine, ni vératrine, mais un peu de matière grasse, beaucoup d'amidon, un principe colorant jaune, de la gomme et des sels.

HERNIOLE.

Deux espèces de ce genre de plantes sont mentionnées dans les pharmacopées :

1° *Herniole glabre*, Turquette; *Herniaria glabra*, L.

Bruchkraut (Al.); rupture wort (An.); bridurt (D.); yerba turca (E.); klein duizend knoop (Ho.); sporyz trzcci (Po.); herniaria (Por.); brackært (Su.).

br. e. f. g. w. be. m. sp.

Plante ☉ (pentandrie digynie, L.; paronychiées, J.), d'Europe, (*fig.* Zorn, *Ic. pl.* t. 582.)

On emploie l'herbe (*herba Herniariæ s. Milligranæ s. Empetri*), qui se compose d'une tige rameuse, grêle, glabre, garnie de très petites feuilles ovales, oblongues et vertes. Elle a une odeur faible et herbacée, une saveur amère, salée et styptique.

Léger astringent.

2° *Herniole velue; Herniaria hirsuta*, L.

f sp.

Plante ☉, commune en Europe. (*fig.* Zann. *Ist.* p. 138. t. 254.)

L'herbe ne diffère de la précédente que par ses feuilles velues.

HÊTRE.

Hêtre des forêts; Fagus sylvatica, L.

Gemeine Buche (Al.); beech tree (An.); bog (D.); hoya (E.); huikeboom (Ho.); faggia (I.); buk (Po.); faga (Por.); bøk (Su.).

d. f. be. m. sp.

Arbre (monoécie polyandrie, L.; amen-

tacées, J.) commun dans toute l'Europe et l'Amérique du nord.¡(*fig. Nouv. Duh.* II. t. 24.)

On emploie le fruit, appelé *Faîne* (*nux Fagi*), qui se compose de deux noix triangulaires, renfermées dans un involucre épineux, et contenant chacune une amande blanche, oléagineuse, de saveur agréable.

HEUCHÈRE.

Heuchère d'Amérique ; Heuchera Americana, L.

American sanicle, aluna root (An.).

am..c.

Plante ♃ (pentandrie digynie, L.; saxifragées, J.), qui croit dans l'Amérique septentrionale. (*fig.* Herm. *Parad.* 131. t. 131.)

On emploie la racine, qui est fort astringente.

HIÈBLE.

Yèble ; Sambucus Ebulus, L.

Zwerghollunder, Attick, Attichhirschschwans (Al.); dwarf elder (An.); chebdj (B.); minerhyld (D.); yezgo (E.); lange vlier (Ho.); ebbio (I.); chebd (Po.); engos (Por.); sommarhyll (Su.).

a. ba. br. e. f. fe. g. p. s. w. wu. be. br. m. pid. sa. sp. z.

Arbrisseau (pentandrie trigynie, L.; caprifoliacées, J.) d'Europe. (*fig.* Zorn; *Ic. pl.* t. 40.)

On emploie l'écorce de la racine, les feuilles, les fruits et la graine.

L'écorce intérieure de la racine (*radix Ebuli s. Sambuci humilis, s. agrestis s. Chameactis*) est blanche, d'une saveur amère et nauséeuse. La racine elle-même est alongée, et de la grosseur du doigt. Elle passe pour être émétique et hydragogue. — On en prescrit deux onces, infusées dans l'eau : on peut aussi donner une once du suc exprimé.

Les feuilles sont ovales, lancéolées, aiguës, dentées, lisses et brillantes en dessus, d'un vert foncé. Elles ont une odeur fort désagréable. Jadis on les appliquait à l'extérieur, dans les cas d'œdème et d'érysipèle.

Les fruits (*baccæ s. grana* Actes) sont des baies noires, trispermes, d'une saveur douce, amère et nauséeuse. Ils passent pour être résolutifs, sudorifiques et diurétiques.

Les graines, macérées dans de l'eau et soumises à la presse, fournissent de l'huile.

SUC DE BAIES D'HIÈBLE.

Succus ebuli. (f. sa.)

♃ Baies d'hièble mûres.   . à volonté.

Écrasez-les entre les mains, laissez la masse fermenter pendant trois ou quatre jours, passez en exprimant, et conservez le suc dans des bouteilles, sous une couche d'huile.

ROOB OU PULPE D'HIÈBLE.

Roob s. *Pulpa ebuli.* (a. ba. br. fu. pa. sa. w. vm.)

♃ Baies d'hièble fraîches et mûres, une partie.

Eau. . . . . suffisante quantité pour qu'elles ne brûlent pas ; faites-les cuire jusqu'à ce qu'elles crèvent, exprimez le suc, puis évaporez jusqu'en consistance de pulpe, en ajoutant un seizième de sucre. (ba.)

a. prescrit une partie de sucre et neuf de suc ; — vm. une de sucre et dix de suc ; — br. fu. pa. et w. une de sucre et six de suc.

♃ Suc de baies d'hièble. . à volonté.

Passez-le, et faites-le évaporer au bain-marie jusqu'en consistance d'électuaire. (sa.)

Diurétique, laxatif. — Dose, deux onces. — On le prescrit rarement seul, et presque toujours comme excipient.

EAU D'HIÈBLE.

Aqua ebuli. (w.)

♃ Baies écrasées. . . . . à volonté.

Mettez-les dans un tonneau, laissez-les fermenter, et quand elles ont acquis une odeur vineuse, distillez sur un feu doux; rectifiez au besoin le produit.

HOUBLON.

Humulus Lupulus, L.

Ilopfen (Al.); hops (An.); humle (D. Su.); lupulo (E. I.); hoppe (Ho.); chmiel (Po.); hombrecillo (Por.).

a. am. ams. ba. br. e. ed. f. ff. fi. g. han. li. lo. o. po. pr. s. su. w. wu. be. br. c. g. m. pa. pid. sp.

Plante ♃ (dioécie pentandrie, L.; urticées, J.), qu'on cultive dans toute l'Europe. (*fig.* Zorn, *Ic. pl.* t. 522. 541.)

On emploie les cônes des fleurs femelles (*strobili s. coni s. flores Lupuli*), qui sont ovoïdes, formés d'écailles membraneuses, ovales, concaves, imbriquées, jaunâtres. Ils ont une odeur très forte, aromatique, et une saveur amère.

Ils renferment, d'après Yves, un principe amer particulier, la *Lupuline, Lupulinum,* qui est la source de leur activité.

Tonique, subnarcotique, usité surtout dans les maladies scrofuleuses, le rachitisme et le carreau, vanté aussi comme fébrifuge et calmant. — Dose de la poudre, un demi-gros à deux gros; du suc exprimé, deux à quatre onces.

ESPÈCES AROMATIQUES. (b+. po. pr. sa.)

♃ Houblon . . . . . . une livre.
Fleurs de camomille,
— — — de lavande,

Herbe de romarin,
— — — — de serpolet,
— — — — de tanaisie,
de chaque. . . . . trois onces.

Coupez et mêlez.

EXTRAIT AQUEUX DE HOUBLON.

Extractum lupuli s. *humuli.* (an. han. li. lo. su. c. vm.)

♃ Houblon,
Eau froide, de chaque, une partie.

Faites macérer pendant douze heures, puis ajoutez

Eau bouillante. . . . . le double du poids de la masse totale ; passez après le refroidissement, clarifiez avec du blanc d'œuf, mettez sur le feu, et quand la liqueur commence à s'épaissir, passez à travers une étamine, puis évaporez convenablement, en remuant toujours. (vm.)

♃ Houblon. . . . . . une partie.
Eau bouillante. . . . huit parties.

Faites bouillir pendant un quart d'heure, et passez en exprimant ; faites encore bouillir le résidu avec quatre parties d'eau, et passez de même ; mêlez les deux liqueurs, décantez après suffisant repos, et faites évaporer, à une douce chaleur, jusqu'en consistance d'extrait. (han.)

su. prescrit de faire bouillir un peu le houblon avec le double d'eau, d'exprimer, de faire encore bouillir le résidu avec de nouvelle eau, et d'évaporer au bain-marie les deux liqueurs réunies ; — li. de faire macérer pendant douze heures trois livres de houblon dans neuf d'eau bouillante, puis bouillir, d'exprimer et d'évaporer.

♃ Houblon. . . . . . deux livres.
Eau commune. . . . dix livres.

Faites bouillir pendant un quart d'heure, passez en exprimant, laissez reposer et décantez la liqueur, puis évaporez jusqu'en consistance requise. (an.)

lo. et c. prescrivent de faire bouillir quatre onces de houblon dans huit pintes d'eau réduites à quatre, et d'évaporer la colature.

Dose, un demi-gros à un gros.

EXTRAIT ALCOOLIQUE DE HOUBLON. (a.)

♃ Houblon. . . . deux parties.
Alcool (0,910). . . trois parties.
Eau commune. . . neuf parties.

Faites digérer au bain-marie, passez en exprimant, retirez l'alcool par la distillation, et faites évaporer le reste, au bain-marie, jusqu'en consistance d'extrait.

Même dose que pour le précédent.

TEINTURE DE HOUBLON.

Tinctura humuli s. *lupuli* s. *humuli lupuli* s.
lupuli strobilorum. (am. an. b*. ed. han.
lo. su. c. sw. vm.)

℞ Houblon. . . . . . cinq onces.
  Alcool (0,935) , deux livres et demie.
Faites digérer pendant huit jours et filtrez.
(ed. su.)

lo. prescrit cinq onces de houblon et deux
pintes d'alcool (0,930) ; — b. et sw. une
demi-once de houblon et une demi-livre
d'eau-de-vie ; — an. une partie de houblon
et huit d'alcool (20 degrés) ; — han. une
partie de houblon et six d'alcool ; — am. et
c. cinq onces de houblon et une pinte d'alcool.

Narcotique. — Dose, un demi-gros à deux
gros.

INFUSION DE HOUBLON. (*e. ra.*)

℞ Houblon . . . . . une once.
  Eau bouillante . . . deux livres.
Faites infuser et passez.

Aromatique et amer, conseillé dans les
scrofules, le scorbut. et les maladies réputées asthéniques. — Une préparation plus active consiste à faire infuser le houblon dans
du vin, après l'avoir arrosé d'une suffisante
quantité d'eau-de-vie.

EAU DE HOUBLON.

Aqua lupuli. (b*. han. vm.)

℞ Houblon. . . . . . huit parties.
  Eau. . . . quantité suffisante.
Distillez vingt-quatre parties. (b*. han.)

℞ Houblon. . . . quatre parties.
  Eau-de-vie. . . un quart de partie.
  Eau. . . . . . trente parties.
Distillez six parties. (*vm.*)

Stomachique et subnarcotique. — Dose,
une cuillerée.

MIXTURE STOMACHIQUE.

Mixtura e lupulo. (b*.)

℞ Extrait aqueux de houblon,
                deux à trois gros.
  Eau de houblon. . . . sept onces.
Ajoutez à la solution
  Teinture de houblon,
              une demi-once à une once.
  Sirop d'écorce d'orange, une once.
Dose, une cuillerée toutes les trois heures.

ONGUENT DE HOUBLON.

Unguentum lupuli. (sw*.)

℞ Houblon sec . . . . deux onces.

Axonge de porc . . . dix onces.
Faites digérer à une douce chaleur pendant quelques heures, et passez en exprimant.

Conseillé dans le cancer, pour apaiser les
douleurs.

POUDRE DE LUPULINE. (f*. f**. ma.)

℞ Lupuline. . . . . une partie.
Broyez dans un mortier de porcelaine,
en ajoutant peu à peu
  Sucre blanc . . . . deux parties.

POMMADE DE LUPULINE. (f*.)

℞ Lupuline. . . . . . un gros.
  Graisse . . . . . . trois gros.
Faites infuser au bain-marie, et passez à
travers une toile serrée.

TEINTURE DE LUPULINE. (f**. fc. ma.)

℞ Lupuline contuse. . . une once.
  Alcool (36 degrés) . . deux onces.
Faites digérer pendant six jours dans
un vase couvert, passez en exprimant
avec force, et ajoutez
  Alcool (36 degrés), quantité suffisante
pour obtenir trois onces de teinture.

Aromatique, amer et tonique. — Yves prétend que cette teinture est en outre narcotique. — La dose n'est pas encore bien déterminée.

SIROP DE LUPULINE. (f**. ma.)

℞ Teinture alcoolique de lupuline,
                      une partie.
  Sirop commun. . . sept parties.
Mêlez.

HOUX.

Houx commun ; Ilex aquifoliam , L.

Stechpalme , Hœlsendorn (Al.); holly (An.); chrishorn , mare-
torn , stovtidse , beenved (D.); acebo (E.); steekpalmen,
hulst (Ho.); agrifolio (I.); ostrokzow , krzewina (Po.).

br. d. f. o. r. s. be. g. m.

Petit arbre (tétrandrie tétragynie , L.;
rhamnées, J.) du midi de l'Europe. (*fig.*
Zorn , *Ic. pl.* t. 372.)

On emploie les feuilles (*folia Aquifolii*),
qui sont pétiolées, ovales, coriaces, luisantes, d'un beau vert, le plus souvent ondulées,
anguleuses, dentées, épineuses, sans odeur.
Elles ont une saveur légèrement astringente,
mucilagineuse et un peu amère.

Tonique, vanté surtout dans les rhumatismes. On l'a employé aussi dans les fièvres
intermittentes. — Dose de la poudre, un demi-gros à un gros. On prépare une décoction
avec un demi-gros à une once de feuilles pour
deux livres d'eau, et un vin avec une partie
de feuilles pour quarante de vin. Ce dernier

est réputé fébrifuge. On le donne à la dose de quatre ou cinq onces.

HUILE DE CAJEPUT.

Oleum cajaputi s. cajaputi s. cajeput.

Cajaputœl (*Al.*); cajuput oil (*An.*); cajaput olie (*D.*); kyaputl ka tail (*Duk.*); cajaputa (*Mah.*); kayu putieh (*Mal.*); kayaputi tayitam (*Tam.*).

am. ams. an. b. ba.'be. br. d. du. e. ed. f. fe. fi. ham. han. he. li. lo. o. po pr. r. s. su. w. wu. a. be c. g. m. pid. sp.

Liquide transparent, de couleur verte, plus léger que l'eau, d'une odeur aromatique, forte et non désagréable.

On l'obtient en distillant les feuilles du *Melaleuca Cajuputi*, Mat., arbre (polyadelphie polyandrie, L.; myrtées, J.) des Indes orientales. (*fig.* Rumph. *Amb.* II. p. 72. t. 16. et tab. 17. f. 1.) C'est à tort, selon Ainslie, qu'on l'a jusqu'à présent attribuée au *Melaleuca leucadendron*, L. Cependant il paraît que plusieurs espèces de ce genre, sinon même toutes, donnent une huile semblable.

Excitant, nervin, diurétique. — Dose, deux à douze gouttes sur du sucre.

OLÉO-SCCRE DE CAJEPUT.

Oleosaccharum cajaputi. (*sw.*)

℞ Sucre blanc. . . . . . un gros.
Huile de cajeput. . deux gouttes.
Broyez bien ensemble.

GOUTTES EXCITANTES.

Liquor olei animalis et cajeputi. (*au.*)

℞ Huile animale de Dippel, un gros.
—·— de cajeput. . un demi-gros.
Dose, cinq, dix ou quinze gouttes.

ÉMULSION EXCITANTE.

Emulsio cajeputi. (*sw.*)

℞ Mucilage épais de gomme arabique,
. trois gros.
Huile de cajeput. . . . un gros.
Eau . . . . quatre onces.
Faites une émulsion.

HUILE D'OLIVE.

Olivarum oleum.

Baumœl. Olivenœl (*Al.*); oil of olive (*An.*); bomolie (*D.*); aceyte comun (*E.*); olyfoly (*Ho.*); azeite (*Por.*); bomolja (*Su.*).

a. am. ams. an. b. ba. be. br. d. du. e. ed. f. fe. ff. fi. fu. g. ham. han. he. li. lo. o. p. po. pr. r. s. su. ww. be. c. m. pa. sa. sp.

Huile fixe, liquide, presque blanche, jaunâtre ou verdâtre, inodore, et d'une saveur très douce. C'est la plus légère de toutes les huiles grasses, et la plus estimée pour les usages alimentaires. Sa couleur verte est due à de la chlorophylle, la jaunâtre, à un principe végétal dont la teinte se manifeste quand il a reçu le contact de l'air, et son odeur à un autre principe particulier.

On l'obtient par la pression, l'ébullition ou la fermentation des fruits de l'olivier, *Olea Europœa*, L., arbre (diandrie monogynie, L.; jasminées, J.) du midi de l'Europe (*fig.* Zorn, *Ic. pl.* t. 319), qui paraît tirer son origine de l'Asie mineure.

POTION HUILEUSE. (*ra.*)

℞ Potion gommeuse. . quatre onces.
Huile d'olive. . . une demi-once.
Pour une seule dose.

ÉMULSION HUILEUSE.

Emulsio oleosa. (*ww.*)

℞ Huile d'olive. . . . . une once.
Jaune d'œuf. . . . . . . n° 1.
Broyez ensemble, et ajoutez
Eau. . . . . sept onces.
Mêlez bien.

LAVEMENT HUILEUX.

Clysma oleosum. (*b. sw.*)

℞ Décoction émolliente. . neuf onces.
Huile d'olive. . . . . trois onces.
Miel . . . . une once.
On peut ajouter une demi-once de sulfate de soude ou de sel commun. (*sw.*)

℞ Décoction d'orge,
Huile d'olive,
de chaque. . . . quatre onces.
Mêlez. (*b.*)

HUILE DE BRIQUES.

Oleum laterum s. de lateribus s. philosophorum s. olivarum empyreumaticum. (br. pa. sa. w.)

℞ Briques pilées. . . . . à volonté.
Imprégnez-les d'huile d'olive, et distillez dans une cornue de verre, sur le bain de sable, en augmentant le feu par degrés; séparez l'huile du phlegme qui passe avec elle, et rectifiez-la en la redistillant avec de la cendre.

Excitant, réputé jadis résolutif, fondant et antiseptique. On s'en servait aussi pour déterger les ulcères.

HUILE DE PALME.

Oleum palmœ, Palmœ sebaceum.

ams. br. ed. f. su. be. m. sp.

Huile concrète, ayant la consistance du beurre, d'un jaune d'or, d'une agréable odeur de violette et d'une saveur très douce.

Elle provient du *Cocotier du Brésil, Cocos butyracea,* L. ; arbre de l'Amérique méridionale et d'Afrique (Pis. *Ind. res nat. et med.* p. 215.) , ou, selon Jacquin , de l'*Elais Guineensis.* (*fig.* Jacq. *stirp. Amer.* 360. t. 257.)

Aucune qualité particulière ne la distingue des autres huiles grasses, et l'on n'en fait presque plus usage.

HYDRASTE.

Hydraste du Canada; Hydrastos Canadensis, L.

Yellow root (*An.*).

e. ,

Plante ♃ (polyandrie, polygynie, L. ; renonculacées , J.), des États-Unis. (*fig.* Mill. *Dict. et Icon.* p. 290. t. 285.)

On emploie la racine , qui se compose de tubercules charnus , d'un jaune foncé en dedans. Elle est extrêmement amère.

HYDROGENE.

Gaz inflammable ; Hydrogenium.

b'. br. sw.

♃ Zinc. . . . . . . une partie.

Introduisez-le dans une bouteille garnie de deux tubes, dont l'un recourbé va se rendre sous une cloche pleine d'eau ou de mercure; versez dessus

Acide sulfurique étendu de quatre fois son poids d'eau, une demi-partie.

Recueillez le gaz qui se dégage.

On a conseillé l'inspiration de ce gaz dans la phthisie pulmonaire.

GAZ HYDROGÈNE PERCARBONÉ.

Gaz hydrogenium carbonatum s. hydro-carbonatum. (b*. *br. sw.*)

♃ Alcool. . . . . . . à volonté.

Chauffez-le dans une cornue , faites passer les vapeurs qu'il exhale à travers un tube de grès entouré de charbons ardens, et recueillez, dans un appareil pneumato-chimique, les gaz qui se dégagent.

On a proposé d'inspirer ce gaz dans l'hémoptysie , la phthisie ulcéreuse et le catarrhe chronique , en le mêlant avec de l'air atmosphérique : respiré sans précautions ou pendant trop long-temps, il peut causer une apoplexie mortelle.

HYPOCISTE.

Hypocistis , Succus hypocistidis.

Hypocistensaft , Zistensaft (*Al.*) ; hypocistis (*B.*).

hr. e. f. w. be. br. g. m. sp. z.

Faites fondre au bain-marie, dans un vase couvert. (f.)

Henry propose de mêler une partie de l'infusion avec trois de sirop commun, préalablement cuit au boulet. (f*.)

♃ Sommités sèches d'hysope,
  deux onces.
Eau. . . . . . . deux livres.
Faites infuser. Ajoutez à la colature
Sucre blanc. . . . quatre livres.
Passez le sirop, quand il est fait. (e.)

sa. prescrit une partie de sucre et deux d'infusion, ou parties égales de suc dépuré et de sirop commun.

Dose, une demi-once à deux onces.

SIROP D'HYSOPE COMPOSÉ. (br. w.)

♃ Capillaire de Montpellier,
  une demi-once.
Racine d'année. . . . une once.
—— d'ache. . . une demi-once.
Eau. . . . deux livres et demie.
Faites bouillir; versez les seize onces de colature sur
Sommités sèches d'hysope,
  deux onces.
Laissez digérer dans un lieu chaud, puis exprimez, clarifiez et ajoutez
Sucre blanc, deux livres et huit onces.

SIROP D'HYSOPE SCILLITIQUE.

Syrupus hysopi cum scilla s. scilliticus. (ams.)

♃ Sommités sèches d'hysope,
  deux onces.
Scille sèche. . . . . une once.
Gingembre écrasé, une demi-once.
Eau d'hysope. . . . deux livres.
Faites digérer pendant vingt-quatre heures, passez en exprimant, laissez dépurer par le repos, ajoutez quinze parties de

sucre blanc sur huit de colature, et faites un sirop à une douce chaleur.

HUILE D'HYSOPE.

Oleum hyssopi æthereum, Ætheroleum hyssopi. (fe. w.)

♃ Herbe d'hysope, vingt-cinq parties.
Eau. . ., soixante-quinze parties.
Sel de cuisine. . . . trois parties.
Après trois jours de digestion, distillez.

EAU D'HYSOPE. (a. ba. f. fe. fu. han. he. li. o. pa. po. pr. sa. s. pid. sw. vm.)

♃ Herbe fraîche et fleurie d'hysope,
  une partie.
Eau. . . . quantité suffisante.
Distillez dix parties. (han. o. po. pr. sw.)

a. prescrit une partie d'herbe et douze d'eau; distillez quatre parties; — fe. et pa. une partie d'herbe et quatre d'eau ; distillez deux parties; — s. une partie d'herbe et quinze d'eau ; distillez les deux tiers; — ba. une partie d'herbe et seize d'eau ; distillez quatre parties, — he. et pid. une partie d'herbe et huit d'eau ; distillez quatre parties; — f. cinq parties d'herbe et vingt d'eau ; distillez dix parties;— sa. une partie d'herbe et quatre d'eau ; distillez la moitié, et redistillez sur de nouvelle herbe.

♃ Herbe d'hysope. . . trois parties.
Mettez-la dans un sac suspendu au milieu d'une cucurbite contenant
Eau. . . . . douze parties,
sans qu'il puisse toucher au liquide. Distillez six parties. (fu. li.)

♃ Herbe fleurie d'hysope, dix parties.
Eau-de-vie. . . . une demi-partie.
Eau. . . . cent soixante parties.
Distillez quarante parties, et soutirez l'huile. (vm.)

Dose, deux à trois onces.

I

IMPÉRATOIRE.

Imperatoria Ostruthium, L.

Meisterwurz, Kaiserwurzel, Ostranz (Al.); master wort (An.); wssedobr (Bo.); mesterurt (D.); imperatoria (E. I. Por.); miester-wortel (Ho.) ; masterrot (Su.).

ams. an. b. ba. be. br. e. f. fe. fu. g. han. li. pr. r. s. su. w. wu. be. br. g. m. pid. sp. z.

Plante ♃ (pentandrie digynie, L. ; ombellifères, J.), qui croît dans les régions tempérées de l'Europe. (*fig. Flore médic.* **IV.** oo.)

On emploie la racine (*radix Imperatoriæ* s. *Ostruthii* s. *Magistrantiæ* s. *Astrantiæ*), qui est grosse, rameuse, presque tubercu-

leuse, comme annelée, garnie de longues fibres, d'un brun grisâtre en dehors, et blanche en dedans. Elle a une odeur forte et aromatique, une saveur âcre, amère et désagréable.

Excitant, carminatif, diaphorétique, sialagogue, qu'Hoffmann appelait *divinum remedium*, mais qui n'a rien de bien particulier, et dont on se sert peu aujourd'hui. — Dose de la poudre, vingt à trente grains.

POUDRE MASTICATOIRE. (sp.)

♃ Racine d'impératoire,
Écorce de sureau ;
  de chaque. . . une demi-once.

42.

Feuilles de laurier,   un gros et demi.
Semences de moutarde,
———— de staphysaigre,
de chaque. . . . . . un gros.
Clous de girofle. . quatre scrupules.
Myrrhe.. . . . . . six gros.

Dose, un scrupule, renfermé dans un nouet. On la mâche dans l'aphonie et la paralysie de la langue.

INDIGO.

Indicus color, Pigmentum Indicum.

Nil (*Ar. Cy. Duk. Pe.*); cham nho la (*Co.*); *torum* (*Mal.*); anil (*Por.*); nili, nilini (*Sa. Tal.*); nilum (*Tel.*).

br. w. a. be. g. sp.

Pâte tinctoriale en petites masses solides, cassantes, d'un bleu d'azur très foncé, sans odeur ni saveur, prenant un éclat cuivré par le frottement.

On retire l'indigo des *Indigofera Anil, argentea* et *tinctoria, L.* (diadelphie décandrie, L. ; légumineuses, J.), cultivés dans l'Amérique méridionale. L'*Isatis tinctoria* en donne aussi, mais en quantité bien moindre.

Il contient, avec plusieurs autres substances diverses, un principe particulier, l'*Indigotine*, qui entre pour près de moitié dans le bel indigo du commerce.

Les pharmaciens l'emploient quelquefois, mais rarement, pour colorer certaines préparations.

TEINTURE DE RÉSINE D'INDIGO. (*br.*)

24 Résine d'indigo. . . . . un gros.
Alcool. . . . quantité suffisante.

Filtrez la dissolution. — On obtient la résine d'indigo en distillant quatre parties d'acide nitrique sur une d'indigo.

SULFATE D'INDIGO LIQUIDE. (*ma.*)

24 Indigo du Bengale en poudre,
une partie.
Acide sulfurique concentré,
six parties.

Faites agir à chaud, et étendez de neuf cent quatre-vingt-treize parties d'eau distillée.

Cette liqueur sert à faire connaître la force des chlorures alcalins, par la décoloration que ceux-ci lui font éprouver.

IODE.

Iodium.

b*. ba. fe. ma. vm.

24 Eaux-mères de soude de varec,
à volonté.

Versez-y de l'acide sulfurique concentré,

en excès, et faites bouillir doucement la liqueur dans une cornue de verre garnie d'un récipient ; recueillez les aiguilles brillantes qui se rassemblent dans ce dernier, lavez-les avec une petite quantité d'eau froide, et faites-les sécher à une douce chaleur.

Stimulant, irritant fort énergique, poison à hautes doses, qui, dans certaines circonstances, exerce sur les glandes mamillaires et principalement sur la thyroïde, une action très remarquable, par suite de laquelle ces organes s'atrophient d'une manière plus ou moins complète. On l'a conseillé dans le traitement des scrofules et du goitre, dans les gonflemens lymphatiques de toute espèce, la gonorrhée, même aiguë, la leucorrhée chronique, les engorgemens du testicule, etc. — On l'emploie à l'intérieur et à l'extérieur, mais il ne faut l'administrer qu'avec circonspection, et en cesser l'usage dès qu'on voit survenir de l'amaigrissement, qui est en général, dit-on, le premier indice de son action nuisible. — Dose, depuis un huitième de grain jusqu'à un grain entier, deux fois par jour, en pilules.

Ainsi que nous l'avons fait pour l'arsenic et l'acide hydrocyanique, nous rassemblons dans un même article toutes les préparations iodurées, qui paraissent avoir une action identique ; nous exceptons seulement les iodures mercuriels, qui demeurent à l'article mercure.

TEINTURE D'IODE.

Tinctura s. Alcohol iodii. (b*. ba. f**. fe. bo. ma. pie. ra. vm.*)

24 Iode. . . . . . une partie.
Alcool (35 degrés). . douze parties.

Faites dissoudre. (f**. fe. bo. ma. ra.)

pie. prescrit une partie d'iode et huit d'alcool ; — ba. une d'iode et dix-neuf d'alcool ; — vm. une d'iode et un peu plus de dix d'alcool ; — b*. une d'iode et seize à dix-sept d'alcool.

Vingt gouttes de la première formule contiennent environ un grain d'iode, et la goutte pèse deux tiers de grain. — Dose, pour les adultes, quatre à dix gouttes, trois fois par jour, dans un demi-verre d'eau sucrée, en augmentant progressivement, jusqu'à vingt gouttes et plus. — Richond a dû employer une teinture moins chargée que celle de Magendie, puisqu'il dit que trente gouttes renferment environ un grain d'iode ; aussi en a-t-il donné jusqu'à trente gouttes matin et soir.

SIROP D'IODE. (fe.)

24 Teinture d'iode. . . . deux gros.
Sirop de sucre. . . quatre onces.

Mêlez à froid.

TEINTURE ÉTHÉRÉE D'IODE.

Éther ioduré; Tinctura iodii œthcrea.
(fe.)

℞ Iode . . . . six grains.
Éther (66 degrés). . . . un gros.
Faites dissoudre.

PILULES D'IODE.

Pilulœ iodatœ. (fe. b.)

℞ Iode . . . . un grain.
Réglisse en poudre. . un scrupule.
Rob de sureau. . quantité suffisante.
Faites deux pilules.

POMMADE D'IODE.

Unguentum iodatum. (fe. b.)

℞ Iode . . . . . un demi-gros.
Axonge préparée, une once et demie.
Broyez et mêlez exactement.

TEINTURE DE CARBURE DE SOUFRE IODURÉ.

Teinture iodée d'alcool de soufre. (vm.)

℞ Iode . . . . . . une partie.
Alcool de soufre. . . trois parties.
———— de vin. . . . neuf parties.
Mêlez et faites dissoudre par la succussion.

ACIDE IODIQUE.

Acidum iodicum. (vm.)

℞ Iodate de potasse pulvérisé ,
à volonté.
Versez dessus suffisante quantité d'acide tartrique dissous dans le moins possible d'eau, décantez la liqueur au bout de quelque temps, et évaporez-la avec lenteur, en la laissant refroidir à chaque instant, jusqu'à ce qu'il ne se dépose plus rien.

IODATE DE POTASSE. (fe. vm.)

℞ Iode . . . . à volonté.
Potasse caustique, quantité suffisante.

Évaporez la solution à siccité; traitez le résidu par l'alcool, et conservez ce que ce réactif ne dissout pas. (fe.)

℞ Soude de varec tamisée et pulvérisée . . . . à volonté.
Eau légèrement alcalisée par la potasse. . . . . . poids double.

Faites bouillir, et répétez l'opération avec la même quantité d'eau; réunissez les deux liqueurs, filtrez, faites évaporer, enlevez les cristaux à mesure qu'ils se forment, laissez-les égoutter, puis pulvérisez-les; lavez-les à l'eau chaude; réunissez les eaux de lavage à celle qui s'est égouttée, évaporez le tout à siccité, et conservez le résidu. (vm.)

Ce dernier contient beaucoup de chlorure de sodium et de potassium.
On pourrait le substituer à l'hydriodate.

IODATE DE CHAUX.

La préparation de ce sel n'est indiquée dans aucune pharmacopée.

BOLS FONDANS.

Boli resolventes deprimentes. (b.)

℞ Iodate de chaux. . six à dix grains.
Extrait d'aconit , vingt-quatre grains.
Faites six bols. — Dose, un toutes les quatre heures. — Dans la bronchite chronique et la phthisie tuberculeuse.

BOLS EMMÉNAGOGUES.

Boli emmenagogi resolventes. (b.)

℞ Iodate de chaux. . . . dix grains.
Extrait de sabine. . .douze grains.
Faites quatre bols. — Dose, un toutes les quatre heures.—Dans l'aménorrhée compliquée de scrofules.

ACIDE HYDRIODIQUE.

Acidum hydriodicum. (f'. fe.)

℞ Phosphure d'iode. . . . à volonté.

Introduisez-le dans une cornue, humectez-le un peu et chauffez doucement ; recevez l'acide qui se dégage, à l'aide d'un long tube recourbé, au fond d'une étroite éprouvette.

On peut aussi faire passer un courant de gaz acide hydrosulfurique à travers de l'iode délayé dans de l'eau distillée, jusqu'à ce que la liqueur soit décolorée , faire chauffer celle-ci, et la concentrer avec soin, sous le récipient de la machine pneumatique, après l'avoir filtrée.

PROTO - HYDRIODATE DE POTASSIUM.

Hydriodate de protoxide de potassium , Hydriodate de potasse. (b*. f'. f''. fe. 'ma.)

1° Procédé de Turner.

℞ Dissolution de potasse caustique (1,150). . . . . . à volonté.
Ajoutez-y peu à peu, à une douce chaleur,

Iode. . . . quantité suffisante pour neutraliser l'alcali. Évaporez à siccité, calcinez fortement , et faites dissoudre dans l'eau, puis cristallisez. (f'. f''. ma.)

b*. veut qu'on sature la potasse avec l'acide hydriodique, et qu'on évapore ensuite en une liqueur épaisse.

2° Procédé de Caillot et Baup.

℞ Iode. . . . . . dix parties.
Eau distillée. . .. cinquante parties.

Mettez dans un matras de verre, et ajoutez, par petites portions successives,

Limaille de fer pur. . cinq parties,

en remuant chaque fois le vase. Faites chauffer jusqu'à ce que la liqueur soit décolorée; alors filtrez celle-ci, et lavez le filtre avec de l'eau bouillante, jusqu'à ce que le liquide sorte insipide; réunissez la liqueur et les eaux du lavage, et faites chauffer le tout sur un bain de sable; quand la température est voisine du terme de l'ébullition, versez assez d'une solution de sous-carbonate de potasse pour précipiter tout l'oxide de fer; filtrez, lavez le filtre jusqu'à épuisement complet, réunissez toutes les liqueurs, essayez-les par le papier de tournesol rougi, et s'il y a excès de base, ajoutez un peu d'acide hydriodique; faites évaporer au bain de sable, jusqu'à formation d'une légère pellicule; cessez alors le feu, et laissez cristalliser; lavez avec un peu d'eau, et faites ensuite sécher les cristaux. (f*.)

3° Procédé de Taddei.

℞ Iode. . . . . à volonté.

Faites-le dissoudre dans

Alcool (25 degrés B.),
                    quantité suffisante.

Versez ensuite dans la dissolution, à plusieurs reprises, de l'hydrosulfate de potasse, jusqu'à ce qu'elle soit devenue d'un blanc de lait; laissez alors la liqueur s'éclaircir, et versez-y encore quelques gouttes d'hydrosulfate; puis filtrez, évaporez jusqu'à siccité et faites cristalliser. (f*.)

Ce composé ne prend le nom d'hydriodate de potasse que quand il est dissous; cristallisé, c'est de l'*Iodure de potassium*.

℞ Acide hydriodique. . . une partie.
Eau. . . . . . . quatre parties.

Versez peu à peu du sous-carbonate de potasse jusqu'à saturation parfaite, filtrez, évaporez, et laissez cristalliser. (fe.)

SOLUTION D'HYDRIODATE DE POTASSE.

Potio resolvens ex iodio. (f*. f**. fe. b. bo. ma. pie. ra.)

℞ Hydriodate de potasse,
                    trente-six grains.
Eau distillée. . . . une once.

Faites dissoudre.

Une goutte de cette liqueur pèse plus d'un grain. — Elle passe assez généralement pour être d'un usage préférable à celui de la teinture d'iode. On la prescrit de la même manière, aux mêmes doses et dans les mêmes cas que celle-ci.

POTION STIMULANTE.

℞ Hydriodate de potasse, deux grains.

Sulfate de magnésie, une demi-once.
Tartre stibié. . . . . un demi-grain.
Eau . . . . six onces.

Dose, une cuillerée à café, trois ou quatre fois par jour, dans les scrofules.

PILULES D'HYDRIODATE DE POTASSE. (*pie.*)

℞ Hydriodate de potasse, cinq gros.
Eau distillée. . . . . six gros.
Pain biscoté . . suffisante quantité

pour faire une masse qu'on partage en trois cents pilules, dont chacune contient un grain de sel.

Elles ont paru utiles dans les goîtres, la leucorrhée et les tumeurs blanches.

POMMADE D'HYDRIODATE DE POTASSE. (b*. f*. f**. fe. b. bo. e. ma. pie. ra.)

℞ Hydriodate de potasse, un demi-gros,
Axonge de porc, une once et demie.

Mêlez en triturant.

En frictions, contre le goître surtout. — Dose, la grosseur d'une noisette, matin et soir, pour chaque friction.

TABLETTES AU MOKA. (*pie.*)

℞ Sucre en poudre. . . quatre onces.
Café moka porphyrisé, un demi-gros.
Hydriodate de potasse,
                    soixante et quinze grains.
Mucilage de gomme adragant fait
    avec une forte infusion de café,
                    quantité suffisante.

Faites trois cents tablettes. — Dans les fleurs blanches, le goître, l'aménorrhée, le carreau, les scrofules.

HYDRIODATE IODURÉ DE POTASSE.
(fe. ma.)

℞ Hydriodate de potasse, vingt parties.
Iode pur. . . . . . six parties.

Mêlez dans un mortier de verre, et triturez pendant long-temps, afin que le mélange soit homogène et d'un rouge foncé.

SOLUTION D'HYDRIODATE IODURÉ DE POTASSE.

Solution de Coindet. (fe. b. ca. ma.)

℞ Hydriodate de potasse,
                    trente-six grains.
Eau distillée. . . . une once.

Ajoutez à la solution

Iode . . . . . . dix grains.

Une goutte pèse un grain et demi à deux grains.

POMMADE D'HYDRIODATE IODURÉ DE POTASSE. (fe. bo. ca. ma. pic.)

℞ Hydriodate ioduré de potasse,
                    un demi-gros.

Iode. . . . .. dix à quinze grains.
Axonge. . . . une once et demie.
Broyez bien ensemble. (fe. *bo. ca. ma.*) .

♃ Hydriodate. de potasse. . un gros.
Iode. . . . . . . vingt grains.
Suc gastrique de veau ,
quantité suffisante
pour opérer la dissolution , dans l'espace
de vingt-quatre heures. Ajoutez
Axonge. . . . . . deux onces.
Mêlez bien. (fe. *b. pie.*)

Toutes ces préparations sont plus actives
que celles dans lesquelles entre l'hydriodate
simple.

POTION FONDANTE.

Mixtura resolvens. (*b.*)

♃ Bugrane. . . . . . . une once.
Eau. . . . . quantité suffisante
pour obtenir six onces de décoction.
Ajoutez à la colature

Solution d'hydriodate ioduré de
potasse. . . . quarante gouttes.
Sirop de sucre. . . . une once.

A prendre peu à peu , dans les maladies
scrofuleuses.

HYDRIODATE DE FER.

On ne trouve le mode de préparation de
ce sel dans aucune pharmacopée.

SOLUTION ANTISTRUMEUSE. (*pie.*)

♃ Hydriodate de fer ,
quatre gros et quarante grains.
Eau distillée. . . . quatre onces.

Dose , dix gouttes , matin et soir, en augmentant progressivement.

POMMADE ANTISCROFULEUSE. (*pie.*)

♃ Hydriodate de fer , soixante grains.
Axonge. . . . . . une once.

On l'a employée avec succès, dit-on ,
contre la leucorrhée , les tumeurs blanches
et les engorgemens glandulaires.

PASTILLES EMMÉNAGOGUES. (*pie.*)

♃ Hydriodate de fer. . trente grains.
Safran pulvérisé. . . un demi-gros.
Sucre. . . . . quatre onces.
Mucilage de gomme adragant ,
Infusion de cannelle ,
de chaque. . quantité suffisante.

Faites deux cent quarante pastilles.

On les vante dans l'aménorrhée et la leucorrhée. — Dose , quinze ou vingt par jour ,
en augmentant progressivement.

IPECACUANHA.

*Brechwurzel (Al.); ipecacuon (An.); hipecacuana , bejuguillo
(E.); ipekakuany (Po.); krækrot (Su.).*

a. am. ams. an. b. ba. be. br. d. dd. du. e. ed. f. fe. ff. fi. fu.
g. bam. ban. 'he. li. lo. o. p. po. pp. pr. r. s. su. w. wu.
ww. *be. br. c. g. m. pa. pid. sp. z.*

Le véritable ipécacuanha est la racine du
Cephælis Ipecacuanha , Rich. , plante b
(pentandrie monogynie, L. ; rubiacées , J.),
qui croît dans les forêts du Brésil. (*fig. Dict.
des sc. méd.* t. XXVI. pl. 1.)

Cette racine (*radix Brasiliensis*) présente
trois variétés dans le commerce.

1° *Ipécacuanha gris, annelé, gris noirâtre,
brun;* il ne dépasse pas le volume d'une
plume à écrire, offre des anneaux irrégu-
tiers et d'un gris noirâtre à l'extérieur, et
a l'axe ligneux plus petit que la portion cor-
ticale ; sa cassure est blanchâtre et résineuse,
sa saveur amère et un peu âcre.

2° *Ipécacuanha gris rougeâtre, gris rouge*
ou *gris* , qui a une teinte rougeâtre à l'extérieur, des anneaux irréguliers, une cassure
résineuse, d'un blanc un peu rosé, et une
saveur un peu plus amère que celle du précèdent.

3° *Ipécacuanha gris-blanc* , *blanc* , ou *annelé majeur,* qui a des anneaux peu saillans
et presque réguliers, une teinte d'un gris-
blanc , une cassure résineuse et blanchâtre ,
une saveur amère , et une épaisseur plus
grande que celle des deux précédens. Ceux-
ci entrent, le premier pour deux tiers, et
l'autre pour un tiers, dans l'ipécacuanha du
commerce, qui présente assez rarement le
troisième.

Une foule d'autres racines portent aussi le
nom d'*ipécacuanha :* on le donne en Amérique,
selon Decandolle , à toutes celles qui jouissent
de la propriété émétique. On distingue, dans
le nombre, celle du *Psychotria emetica,* Mut.,
arbuste du Pérou (*fig. Flore médic.* IV. 201),
appelée *Ipécacuanha* noir, *strié, gris cendré ,
glycyrrhizé.* Elle n'a pas ou n'a que très
peu d'anneaux irréguliers , mais présente
des stries longitudinales. Sa cassure est résineuse, mais moins compacte que celle des
précédens, et d'un gris-noir très marqué,
surtout quand on l'humecte. Sa saveur est
nulle. Elle vient du Pérou, et on la rencontre
peu dans le commerce. D'ailleurs elle est
peu estimée.

Il est fait mention aussi de l'*Ipécacuanha
blanc* ou *amylacé ,* racine du *Richardsonia
Brasiliensis,* Gom. (p. *m.*), qui présente
des anneaux irréguliers, demi - circulaires
au plus. Cette racine a le volume d'une
plume de pigeon. Elle est ridée, tortue,
d'un gris-blanc, sans saveur. Elle exhale
une odeur de moisi. Sa cassure est blanche ,
amylacée , et nullement résineuse.

On ne la trouve jamais dans l'ipécacuanha du commerce.

Le véritable ipécacuanha contient, d'après Pelletier, une matière grasse, de la gomme, de l'amidon, et surtout un alcaloïde, appelé *Émétine,* auquel il doit ses propriétés. Cet alcali est moins abondant dans la racine du *Psychotria* que dans celle du *Cephælis,* et il y en a très peu dans celle du *Richardsonia.*

Irritant, qui détermine le vomissement et des déjections alvines, ou qui seulement jouit de propriétés stimulantes ou toniques quand on le donne à faible dose. — Dose, comme stimulant, un à quatre grains; comme vomitif, douze à trente grains, dans quatre onces d'eau.

§ I. PRÉPARATIONS QUI CONTIENNENT L'IPÉCACUANHA EN SUBSTANCE.

POUDRE ANTIDIARRHÉIQUE. (*sm.*)

24 Ipécacuanha. . . . deux grains.
Sucre. . . . . . quatre gros.
Huile essentielle de muscade,
                    deux gouttes.

Faites une poudre, et partagez en quatre doses, à prendre en vingt-quatre heures, chacune dans une demi-verrée d'eau sucrée, pendant quinze ou vingt jours. — Conseillée par Frank, dans la diarrhée chronique.

POUDRE ÉMÉTO-CATHARTIQUE. (*e. ra.*)

24 Ipécacuanha. . vingt-quatre grains.
Rhubarbe. . . . douze grains.

Faites une poudre. (*ra.*)

e. prescrit un scrupule d'ipécacuanha et autant de rhubarbe, à prendre ensemble, dans du sirop.

POUDRE NAUSÉEUSE.

Pulvis motum peristalticum invertens. (au.b.)

24 Ipécacuanha. . un quart de grain.
Sucre. . . . . quinze grains.

A prendre toutes les deux heures. — Recommandée par Richter, dans la hernie étranglée. (*au.*)

24 Ipécacuanha. . . . un grain.
Gomme arabique,
Sucre, de chaque. . . un scrupule.

A prendre toutes les deux heures, dans les catarrhes chroniques. (*b.*)

POUDRE VOMITIVE.

Pulvis emeticus. (au.)

24 Ipécacuanha,
Sucre blanc, de chaque, un scrupule.

Partagez en quatre paquets. — Dose, un tous les quarts d'heure, jusqu'à ce que le vomissement survienne.

24 Ipécacuanha,
Sucre blanc,
de chaque. . . . quinze grains.
Soufre doré d'antimoine, cinq gros.

Partagez en quatre paquets.

24 Ipécacuanha,
Sucre blanc,
de chaque. . . quinze grains.
Tartre stibié. . . . un grain.

Partagez en quatre paquets.

POUDRE FÉBRIFUGE. (*sm.*)

24 Ipécacuanha. . . un scrupule.
Sous-carbonate de magnésie,
                    une once.

Partagez en vingt-quatre paquets. — Dose, un paquet, toutes les trois heures, dans une tasse de thé. — Conseillée par Wichmann.

POUDRE EXPECTORANTE. (*e. pa. ra.*)

24 Ipécacuanha. . vingt-quatre grains.
Scille. . . . . douze grains.

Faites une poudre. (*ra.*)

24 Ipécacuanha. . . . six grains.
Myrrhe. . . . . douze grains.
Nitre. . . . . un demi-gros.

Faites quatre paquets. — Dose, un tous les quarts d'heure. (*e. pa.*)

POUDRE CARMINATIVE. (*pie.*)

24 Ipécacuanha. . . . un grain.
Succin porphyrisé. . douze grains.

Faites une poudre.

BOLS DIGESTIFS. (*ca. sw.*)

24 Ipécacuanha. . deux à quatre grains.
Poudre aromatique. . . dix grains.
Sirop de cannelle, quantité suffisante.

POUDRE ALEXITÈRE. (*fu.*)

24 Ipécacuanha,
Extrait d'opium,
de chaque. . . . six grains.
Sulfate de potasse. . . trois gros.
Dose, dix grains.

BOLS ANTIDYSENTÉRIQUES. (*ca. sm.*)•

24 Ipécacuanha. . . . deux grains.
Thériaque. . . . . un scrupule.
Craie préparée, quantité suffisante.

BOLS ASTRINGENS. (*pie.*)

24 Ipécacuanha . . un grain et demi.
Alun. . . . . . six grains.
Diascordium. . quantité suffisante.

Faites un bol.

24 Ipécacuanha. . . un grain et demi.

Laudanum liquide de Sydenham ,
un grain.
Conserve de cynorrhodon ,
quantité suffisante.
Faites un bol.

BOLS VOMITIFS. (ra.)

℞ Ipécacuanha ,
dix-huit à vingt-quatre grains.
Miel. . . . . quantité suffisante.
Faites trois bols, à prendre de demi-heure
en demi-heure.

PILULES NAUSÉEUSES.

Pilulæ nauseam cientes. (b.)

℞ Ipécacuanha. . . . . six grains.
Rob de sureau, quantité suffisante
pour faire six pilules. — Dose, une toutes
les deux heures.

PILULES EXPECTORANTES. (e.)

℞ Extrait de ciguë ,
Poudre d'ipécacuanha ,
de chaque. . . . . dix grains.
F aites quatre pilules. — Dose, deux à la
fois.

℞ Ipécacuanha. . . . quinze grains.
Savon blanc. . quantité suffisante.
Faites quinze pilules. — Dose, une qua-
tre fois par jour.

MARMELADE PECTORALE. (bo.)

℞ Ipécacuanha en poudre, douze grains.
Fleurs de soufre. . . un scrupule.
Racine d'iris de Florence, un gros.
Manne en larmes ,
Sirop de guimauve , ,
de chaque. . . . . deux onces.
Conseillée dans la coqueluche. — Dose,
une cuillerée à café, deux ou trois fois par
jour.

OPIAT ANTIDYSENTÉRIQUE. (ca.)

℞ Ipécacuanha. . . . un demi-gros.
Racine de tormentille. . . un gros.
Opium purifié. . . quatre grains.
Conserve de roses rouges,
Sirop d'airelle, de chaque, six gros.

ÉLECTUAIRE VOMITIF.

Electuarium ipecacuanhæ moschatum. (au.)'

℞ Poudre de rhubarbe ,
——— de tartre boraté ,
de chaque. . . . . un gros.
——— d'ipécacuanha , un demi-gros.
——— de musc. . . quatre grains.
Soufre doré d'antimoine, dix grains.
Miel. . . . . quantité suffisante.

Dose, une cuillerée à café, jusqu'à ce

qu'un léger vomissement survienne. — Bæ-
rens le recommande dans la coqueluche.

PASTILLES D'IPÉCACUANHA.

Trochisques d'ipécacuanha. (an. b*. ba. be. e.
f. fe. han. su. br. ca. vm.)

℞ Ipécacuanha. . . . . une partie.
Sucre blanc. . . quarante parties.
Mucilage de gomme adragant à
l'eau de roses , quantité suffisante.
Faites des pastilles de douze grains. (f. fe.
ca.)

br. prescrit une partie d'ipécacuanha ,
douze de sucre, et du mucilage de gomme
arabique , pour faire quatre-vingt-quatorze
trochisques ; — e. une partie d'ipécacuanha,
quarante-quatre de sucre, trois de gomme
adragant, et assez d'eau pour faire «eut
quarante-quatre tablettes ; — b*. et ba. une
partie d'ipécacuanha, soixante de sucre et
assez de mucilage de gomme adragant pour
faire une masse, dont chaque gros donne dix
trochisques ; — an. et be. une partie d'ipécacuanha, soixante-douze de sucre et assez
de mucilage de gomme adragant pour faire
des tablettes de dix grains; — su. une partie d'ipécacuanha , quatre-vingt-seize de
sucre , et assez de mucilage de gomme adragant pour faire soixante trochisques.

℞ Poudre d'ipécacuanha ,
trente-six grains.
Mucilage de gomme arabique ,
quantité suffisante
pour faire cent quarante-quatre trochisques.
(han.)

℞ Poudre d'ipécacuanha , une partie.
Sucre. . . . trente-deux parties.
Incorporez la poudre, broyée avec une
quantité de sucre égale à la sienne , dans le
reste du sucre cuit à la grande plume. (vm.)

PASTILLES D'IPÉCACUANHA OPIACÉES. (f*.)

℞ Ipécacuanha. . . . seize parties.
Sucre blanc , six cent quarante parties.
Extrait d'opium. . . cinq parties.
Gomme adragant. . . huit parties.
Eau de fleurs d'oranger ,
quantité suffisante.

Faites dissoudre l'opium dans un peu
d'eau, ajoutez-le au mucilage et faites les
pastilles.

PASTILLES D'IPÉCACUANHA COMPOSÉES. (b*.)

℞ Ipécacuanha. . . . un scrupule.
Sel ammoniac. . . une demi-once.
Poudre de chocolat ,
une once et demie.
Gomme arabique. . . deux gros.
Sirop de capillaire, quantité suffisante.

Faites quatre-vingts pastilles.

POTION VOMITIVE. (ff. *bo. fp. ra. sa. sm. sw.*)

♃ Ipécacuanha. . . . douze grains.
Eau. . . . . . . quatre onces.
Mêlez bien ensemble. (*ra.*)

ff. et *bo.* prescrivent vingt grains d'ipéca.
cuanha et quatre onces d'eau.

♃ Ipécacuanha. . vingt-quatre grains.
Eau pure. . . . . . neuf onces.
Sirop de capillaire. . . une once.
Mêlez bien. (f.)

fp. prescrit dix grains d'ipécacuanha ,
quatre onces d'eau et une once de sirop de
sucre.

♃ Ipécacuanha. . vingt-cinq grains.
Oxymel scillitique. . . . un gros.
Eau pure. . . . . . une once.
Mêlez avec soin. (*sw.*)

sa. remplace l'eau pure par l'eau alexitère
simple.

♃ Ipécacuanha. . . . . dix grains.
Kermès minéral. . . . un grain.
Eau de cannelle orgée, quatre gros.
—— commune. . . . six onces.
Mêlez. (*sm.*)

♃ Ipécacuanha. . . . un scrupule.
Émétique. . . . . . un grain.
Sirop de miel. . . une demi-once.
Eau. . . . . . . quatre onces.
Mêlez. (*ra.*)

♃ Ipécacuanha. . . . vingt grains.
Eau. . . . . . . quatre onces.
Émétique. . . . . deux grains.
Mêlez. (ff.)

A prendre en deux ou plusieurs fois , ou
même en une seule.

POTION ANTISPASMODIQUE. (ham.)

♃ Ipécacuanha. . . . trois grains.
Eau de valériane ,
—— de menthe poivrée,
de chaque. . . . . trois onces.
Mêlez.

POTION ANTIVOMITIVE. (sm.)

♃ Ipécacuanha. . deux à quatre grains.
Sous-carbonate de soude , dix grains.
Sirop de têtes de pavot, une once.
Eau de menthe. . . . six onces.
Contre le vomissement spasmodique. —
Dose, une cuillerée toutes les heures, ou
toutes les deux ou trois heures.

MIXTURE VOMITIVE. (b*.)

♃ Ipécacuanha. . . . vingt grains.
Huile d'amandes douces, une once.
Mêlez bien ensemble.

§ II. PRÉPARATIONS QUI CONTIENNENT
LE PRINCIPE ACTIF DE L'IPÉCACUANHA
SANS LE VÉHICULE EMPLOYÉ POUR
L'EXTRAIRE.

EXTRAIT D'IPÉCACUANHA. (*vm.*)

♃ Écorce pulvérisée de racine d'ipécacuanha. . . . . à volonté.

Mettez-la dans la presse de Réal , en l'humectant avec de l'eau froide; au bout de
vingt-quatre heures , chargez l'appareil d'une
colonne de vingt-deux à vingt-cinq pieds
d'eau bouillante, et recueillez le liquide ,
aussi long-temps qu'il coule coloré ; passez
à travers une flanelle , et évaporez jusqu'en
consistance d'extrait.

§ III. PRÉPARATIONS QUI CONTIENNENT
LE PRINCIPE ACTIF DE L'IPÉCACUANHA
AVEC LE VÉHICULE EMPLOYÉ POUR
L'EXTRAIRE.

A. Extraction par l'eau.

INFUSION D'IPÉCACUANHA.

Infusum ipecacuanhæ. (ams. b*. fu. ham. li.
vm.)

♃ Ipécacuanha. . . . . deux gros.
Eau bouillante. . . . six onces.
Au bout d'un quart d'heure d'infusion
passez. (fu. li.)

♃ Ipécacuanha contus , un gros et demi.
Écorce d'orange. . . deux gros.
Eau. . . . . . . cinq onces.
Faites infuser pendant une demi-
heure dans un vase couvert. Ajoutez
Crème de tartre. . . . deux gros.
Couvrez le vase, et, après le refroidis-
sement, passez sans exprimer. Aux qua-
tre onces de colature ajoutez
Oxymel scillitique. '. une demi-once.
Mêlez bien. (ams. b*. han. *vm.*)
Dose. une à deux cuillerées, tous les
quarts d'heure.

INFUSION TONIQUE. (*bo.*)

♃ Ipécacuanha concassé ,
vingt-cinq grains.
Écorce d'orange amère. . un gros.
Eau. . . . . quantité suffisante
pour obtenir six onces de colature.
Ajoutez à celle-ci
Sirop de fleurs d'oranger , une once.
Dose, une cuillerée à bouche , une demi-
heure avant chaque repas.

DÉCOCTION D'IPÉCACUANHA.

Decoctum ipecacuanhœ. (*sp.*)

♃ Ipécacuanha grossièrement pulvérise. . . . . deux gros.
Eau de fontaine. . . quatre onces.

Faites réduire de moitié par l'ébullition
sur un feu doux, et passez.; faites bouillir le
résidu deux autres fois, de la même manière, et réunissez les trois colatures.
.Conseillée dans la dysenterie. — A prendre, en trois fois, trois jours de suite.

SIROP D'IPÉCACUANHA AQUEUX. (f. li. *vm.*)

♃ Racine d'ipécacuanha gris concassée. . . . . . une demi-livre.
Eau. . . . . sept livres.

Faites bouillir, dans un vase couvert,
jusqu'à ce qu'il ne reste plus que six livres de liquide ; laissez reposer, clarifiez, filtrez, ajoutez

Sucre blanc. . . . douze livres.

Faites cuire jusqu'en consistance sirupeuse. (f.)

♃ Ipécacuanha pilé grossièrement,
une partie.
Eau froide. . . quantité suffisante
pour l'humecter. Au bout de douze
heures, ajoutez

Eau bouillante. . . vingt parties.

Après le refroidissement, passez et
ajoutez

Sucre blanc. . vingt-quatre parties.

Clarifiez et évaporez jusqu'en consistance
de sirop. (*vm.*)

Fée propose le procédé suivant :

♃ Ipécacuanha. . . . . une livre.
Eau. . . . . six livres.

Faites macérer pendant douze heures ;
versez une égale quantité d'eau sur le marc;
réunissez et filtrez les deux infusions, puis
faites un sirop convenablement cuit avec
vingt-quatre livres de sucre.

♃ Ipécacuanha. . . une demi-once.
Eau. . . . . . . cinq livres.

Faites bouillir pendant huit ou dix
minutes, passez et ajoutez

Sucre blanc. . deux livres et demie.

Faites cuire en consistance de sirop.
Ajoutez encore

Eau de fleurs d'oranger. . une once.

Mêlez. (li.)

SIROP EXPECTORANT.

Sirop incisif. (fe. *bo. pic. sw*.)

♃ Racine d'ipécacuanha. . deux gros.
——— d'iris de Florence,

Lichen pyxidatus,
de chaque. . . . . une once.
Sucre. . . . . . deux livres.

Faites un sirop. (*sw*.)

b. et *pic.* prescrivent une once de racine
d'iris, une demi-once de lichen et autant de
polygala de Virginie. — Ils citent aussi le
sirop suivant, sous le nom de *Sirop pectoral
de Courti* :

♃ Polygala de Virginie,
Lichen d'Islande ,
de chaque. . . deux onces.
Quinquina rouge concassé,
une demi-once.
Iris de Florence. . . deux gros.
Ipécacuanha. . . . un gros.
Sucre. . . . . . deux livres.

Faites un sirop.

♃ Ipécacuanha. . . . deux onces.
Quinquina. . . . . quatre onces.
Opium. . . . . deux scrupules.
Eau . . . . . . sept livres.

Faites macérer pendant deux ou trois
jours, et décantez; répétez l'opération
avec de nouvelle eau, tant que celle-ci
se colore; filtrez les liqueurs et ajoutez-y

Sucre blanc. . . . neuf livres.

Évaporez, au bain-marie, jusqu'en consistance de sirop. (fe.)

POTION VOMITIVE. (fu.)

♃ Crème de tartre. . un demi-gros.
Eau bouillante. . . quatre onces.

Ajoutez à la colature encore chaude

Poudre d'ipécacuanha. . deux gros.
——— d'écorce d'orange, un gros.

Filtrez au bout de quelque temps. — A
prendre par cuillerées.

POTION FÉBRIFUGE. (*ca.* sm.)

♃ Ipécacuanha. . . un gros et demi.
Écorce d'orange. . . . deux gros.
Crème de tartre. . une demi-once.
Eau. . . . . . quatre onces.

Faites bouillir, et ajoutez à la colature

Oxymel scillitique. . une demi-once.

Mêlez bien. (*ca.*)

sm. prescrit un demi-gros à un gros d'ipécacuanha, deux gros d'écorce d'orange, autant de crème de tartre, douze onces d'eau,
réduites à huit par la cuisson, et deux onces
d'oxymel scillitique.

A prendre par cuillerées.

POTION EXPECTORANTE ET INCISIVE. (f. *bo. ca.*)

♃ Ipécacuanha. . . . . un gros.
Follicules de séné. . . deux gros.

Eau bouillante. . . . six onces.

Après douze heures d'infusion, passez et ajoutez à la colature

Oxymel scillitique,
Sirop d'hysope,
de chaque. . . . . une once.

Dans la coqueluche. — Dose, six cuillerées à café aux enfans, durant la matinée.

MIXTURE EXPECTORANTE ET TONIQUE. (*pie.*)

♃ Ipécacuanha. . . . . dix grains.
Écorce d'orange amère,
Lichen d'Islande,
de chaque. . . . . deux gros.
Eau. . . . . six onces.

Faites bouillir pendant une demi-heure, puis infuser dans la liqueur

Herbe d'hysope,
Racine de polygala de Virginie,
de chaque. . . : une poignée.

Passez et ajoutez

Sirop de bourrache. . . une once.

A prendre par cuillerées, dans les affections catarrhales.

B. *Extraction par le vin.*

VIN D'IPÉCACUANHA.

Vinum s. *Tinctura ipecacuanhæ* s. *ipecacuannæ, Infu*sum *ipccacuanhæ vinosum; Vinum psychotriæ* s. *psychotriæ emeticæ.*
(am. ams. an. b. be. du. ed. fi. li. lo. p. su. br. c. sw. vm.)

♃ Ipécacuanha écrasé. . une partie.
Vin blanc de bonne qualité,
quinze parties.

Faites macérer pendant trois jours et filtrez. (ams. b. be. ed. p. *br. sw.*)

am. du. lo. et *c.* prescrivent deux onces d'ipécacuanba et deux pintes de vin blanc d'Espagne ; — fi. et su. six onces d'ipécacuanha et une demi-livre de vin blanc d'Espagne ; — *vm.* une partie d'ipécacuanha et trente-deux de vin de Madère ; — li. six gros d'ipécacuanha et six onces de vin d'Espagne.

♃ Ipécacuanha grossièrement pilé,
une once.
Vin blanc. . . . . huit onces.
Alcool (20 degrés). . deux onces.

Faites digérer pendant trois jours sur le bain de sable, passez et versez sur le résidu

Vin blanc. . . . quatre onces.
Alcool (20 degrés). . . une once.

Après deux jours de digestion, passez, mêlez et filtrez les deux colatures. (an.)

VIN D'IPÉCACUANHA COMPOSÉ.

Vin émétique; Vinum emeticum. (b*. wu.)

♃ Ipécacuanha. . . . deux onces.
Écorce d'orange. . une demi-once.
Vin généreux, deux livres et demie.

Faites infuser à froid pendant quelques jours, et passez. (wu.)

♃ Ipécacuanha. . . quatre onces.
Sucre blanc. . . . deux onces.
Alcool (32 degrés). . deux livres.

Faites digérer au bain de sable pendant huit jours, puis ajoutez

Vin blanc. . . . . huit livres.
Anis étoilé. . . . . une once.
Sucre blanc. : . . quatre onces.

Filtrez au bout de six jours. (b*.)

Une once équivaut à dix-huit grains d'ipécacuanha.

SIROP D'IPÉCACUANHA COMPOSÉ. (*pie.*)

♃ Ipécacuanha concassé,
cinq gros et un scrupule.
Vin blanc. . . . . une livre.

Faites infuser pendant un quart d'heure. Ajoutez

Eau bouillante. . . quatre livres.
Sel végétal. . . . quatre onces.
Serpolet. . . . . six gros.
Écorce d'orange amère,
cinq gros et un scrupule.

Faites infuser pendant quatre heures, passez et ajoutez

Sirop de guimauve. . deux livres.
Eau de fleurs d'oranger, douze onces.

SIROP DE DESESSARTS. (*b. br*. ca. pie.*)

♃ Ipécacuanha concassé. . une once.
Séné mondé. . . . trois onces.
Vin blanc. . . vingt-quatre onces.

Faites macérer pendant deux heures ; décantez ensuite, filtrez la liqueur, et mettez à part. Ajoutez au résidu

Sulfate de magnésie. . trois onces.
Sommités de serpolet. . . une once.
Fleurs de coquelicot. . quatre onces.
Eau bouillante. . . . six livres.

Faites infuser pendant quatre heures ; ensuite décantez, filtrez la liqueur et ajoutez

Eau de fleurs d'oranger,
vingt-quatre onces.
Sucre blanc concassé. quinze livres.

Et la teinture vineuse ; mêlez et faites fondre à-froid.

C. *Extraction par l'alcool.*

TEINTURE D'IPÉCACUANHA. (*vm.*)

♃ Ipécacuanha. . . . une partie.

Eau-de-vie,
Vin de Madère,
de chaque. . . quatre parties.

Faites infuser à froid pendant plusieurs jours ; exprimez et filtrez.

Jéromel a proposé le procédé suivant :

♃ Ipécacuanha gris, grossièrement
    pulvérisé. . . . quatre onces.
Alcool (37 degrés B.). . une livre.

Faites digérer à l'étuve pendant vingt-quatre heures, à une température de 34 degrés, en agitant de temps en temps ; laissez refroidir et filtrez. Versez sur le résidu

Alcool (22 degrés). . . une livre.

Faites de nouveau digérer à l'étuve pendant vingt-quatre heures, et filtrez. Versez encore sur le résidu

Eau de rivière filtrée et chaude,
                une livre.

Prolongez l'infusion pendant vingt-quatre heures ; laissez refroidir, et séparez le dépôt par le filtre. Réunissez les trois teintures, agitez le mélange, puis laissez en repos. Il se forme un précipité abondant, qu'on sépare au bout de douze heures. Distillez la liqueur filtrée, pour retirer deux livres d'alcool ; recueillez le liquide qui reste dans le bain-marie, filtrez-le, et ajoutez-y une once d'alcool à 36 degrés B.

Cette teinture, très forte, contient, sur deux onces de liqueur, cinquante-six grains de matière dissoute.

SIROP D'IPÉCACUANHA.

Syrupus psychotriæ emeticæ s. ipecacuanhæ.
(an. be.)

♃ Racine d'ipécacuanha contuse,
                une once.
Alcool (20 degrés),
         neuf onces et demie.

Faites macérer la racine, pendant huit jours, dans la moitié de l'alcool ; décantez ensuite, et versez le reste du liquide sur le marc. Faites digérer au bain de sable ; filtrez et mêlez avec la précédente teinture. Alors faites un sirop en ajoutant cinq gros du mélange à une livre de sirop commun tiède. (an.)

be. donne la même formule, mais prescrit de l'alcool à 10 degrés. — Jéromel a proposé de préparer le sirop en mêlant deux onces de sa teinture d'ipécacuanha avec une livre et deux onces de sirop commun, et faisant bouillir un moment, pour donner la consistance requise.

TEINTURE ANISÉE D'IPÉCACUANHA. (bo. ca. ra.)

♃ Ipécacuanha en poudre, une once.

Esprit d'anis. . . . quatre onces.

Faites digérer. (ca.)

Parfois on ajoute un peu de sucre ou de sirop de capillaire.

ra. prescrit une once d'ipécacuanha et deux d'esprit ; — bo. quatre onces d'esprit d'anis, autant de sucre, douze grains d'émétique, une once d'ipécacuanha, douze livres de vin blanc, et quinze jours d'infusion.

Vomitif, qu'Alibert conseille surtout chez les enfans. — Dose, une à deux onces.

ÉLIXIR SUDORIFIQUE DE WILLIS. (ca.)

♃ Ipécacuanha,
Baume de Tolu,
   de chaque. . . une demi-once.
Fleurs de benjoin,
Opium purifié,
Safran, de chaque. . . deux gros.
Huile essentielle d'anis. . . un gros.
Camphre. . . . deux scrupules.
Alcool. . . . . . . deux livres.

Excitant, sudorifique. — Dose, un à deux gros. — Une demi-once contient deux grains d'opium.

IRIS.

Les pharmacopées indiquent plusieurs espèces de ce genre de plantes. Ici nous citerons les suivantes :

1° Iris fétide, Glayeul puant ; Iris fœtidissima, L.

Waldæusekraut, stinkende Schwerdlilie (Al.) ; stinking gladwyn (An.).
t.

Plante ℔ (triandrie monogynie, L.; iridées, J.), d'Europe. (fig. Blackw. Herb. t. 158.)

On emploie la racine (radix Xyridis s. Spathulæ fœlidæ), qui a une odeur désagréable et une saveur âcre.

2° Iris de Florence ; Iris Florentina, L.

Florentinische Schwertel, Violenwurzel, Veilchenwurz (Al.) ; florantine orris (An.) ; ussul, ussosunul, asman junie, irsa (Ar.) ; fialowy koren (B.) ; fiolrod (D.) ; lirio de Florencia (E.) ; irsa (Hi.) ; florentynse iris (Ilo.) ; iride di Firenze (I.) ; korzen fiolkowy (Po.) ; irio de Florencia (Por.) ; fiolrot (Su.).

a. am. ams. ao. b. ba. be. br. d. e. ed. f. fe. ff. fi. fu. g. ham. han. li. o. p. po. pr. r. s. su. w. wu. ww. a. be. br. c. g. m. pid. sa. sp. t.

Plante ℔, du midi de l'Europe. (fig. Flore médic. IV. 204.)

On emploie la racine (radix Ireos s. Iridis Florentinæ), qui est épaisse, noueuse, compacte, brunâtre en dehors, blanche en dedans. Elle a une saveur âcre, amère et persistante. Communément on la débite, après avoir enlevé l'épiderme, en morceaux cylindriques, aplatis, tuberculeux, d'un blanc rosé, presque insipides, et d'une odeur très suave, analogue à celle de la violette.

Elle contient, d'après Vogel, de la gomme, un extrait brun, de la fécule, une huile fixe, une huile volatile, solide et cristallisable, et du ligneux. Toreri y a découvert de l'émétine.

Purgative, dans l'état frais, cette racine est aussi réputée incisive et sternutatoire. On la prescrit quelquefois dans les catarrhes. — Dose de la poudre, un scrupule; du suc, une à deux onces, dans quatre onces de vin.

3° *Iris variée; Iris versicolor*, L.

Blue flag (An.).

am. c.

Plante ♃ , de l'Amérique septentrionale. (*fig. Hort. Elth.* tab. 155. fig. 187.) On emploie la racine, qui est fibreuse.

ESPÈCES DIAIRHOS. (an. b*. br. pa. w. sp. vm.)

♃ Racine d'iris de Florence,
  Sucre candi blanc,
  Espèces diatragacanthes froides,
    de chaque. . . . . six gros.

Faites une poudre. (br. pa. w. *sp.*)

b*. prescrit une demi-once d'iris, deux gros d'espèces et autant de sucre; — *vm.* une partie d'iris, autant d'espèces et une partie et demie de sucre; — an. deux parties d'iris, une de gomme adragant et une de sucre; — han. une demi-once d'iris, deux gros de gomme adragant et autant de sucre.

POUDRE CITRINE.

Pulvis puerorum citrinus. (br.)

♃ Racine d'iris de Florence, huit onces.
  —— de réglisse. . . . six gros.
  Anis,
  Fenouil, de chaque. . . trois gros.
  Safran. . . . deux gros et demi.
  Sucre blanc. . . poids égal au tout.

Faites une poudre.

ESPÈCES POUR PARFUM.

Species pro odoramento. (*sp.*)

♃ Fleurs fraîches de roses rouges,
              une demi-once.
  ———— de lavande,
              deux gros et demi.
  Bois de Rhodes. . une demi-once.
  Racine d'iris de Florence,
              deux onces.
  Herbe fraîche de basilic,
  ———— de calament de montagne,
  ———— de marjolaine,
    de chaque. . . . deux gros.
  ———— de menthe poivrée,
              quatre scrupules.
  ———— d'origan,
  ———— de pouliot,
  ———— de sauge,

Herbe fraîche de sarriette,
Écorce d'orange,
  ——— de citron,
    de chaque. . . . deux gros.
Cannelle,
Sommités de romarin,
Clous de girofle,
Macis, de chaque. . . trois gros.
Feuilles de laurier, une demi-once.
Musc broyé avec un peu de sucre,
              deux grains.
Ambre gris, broyé de même,
              quatre grains.

Faites une poudre grossière.

ESPÈCES CÉPHALIQUES POUR SACHET.

Species cephalicæ pro cucuphis. (br. pa. w. *sp.*)

♃ Racine de souchet rond,
  ——— d'iris de Florence,
    de chaque. . . une demi-once.
  Fleurs de lavande,
  ———de romarin,
  ———de roses, de chaque, six gros.
  Bois de Rhodes,
  ——de santal citrin,
  ——d'aloès,
    de chaque. . . une demi-once.
  Clous de girofle,
  Cannelle,
  Noix muscade,
  Succin jaune,
  Styrax, de chaque. . . trois gros.

Coupez, écrasez et mêlez. (br. w.)

♃ Racine d'iris de Florence,
              trois onces.
  Herbe de lavande,
  ———de marjolaine,
    de chaque. . . . une once.
  Bois de Rhodes,
  ——de santal citrin,
    de chaque. . . . . six gros.
  Cannelle. . . . . deux gros.
  Écorce d'orange. une demi-once.
  ——— de citron, une once et demie.
  Clous de girofle, deux gros et demi.
  Benjoin,
  Mastic,
  Storax calamite,
  Succin jaune,
    de chaque. . . une demi-once.

Coupez, écrasez et mêlez. (*sp.*)

♃ Racine d'iris de Florence,
              une once et demie.
  Herbe de bétoine,
  ———de marjolaine,
  ———de romarin,
    de chaque. . . une demi-once.
  ——— de sauge. . . deux gros.
  Fleurs de roses rouges. . . une once.
  ———de lavande,

Fleurs de giroflée jaune,
de chaque. . . . . deux gros.
Storax en grains,
Râpure de succin,
de chaque. . . . trois gros.
Nard des Indes,
Santal citrin,
Bois de Rhodes,
de chaque. . . . deux gros.
—— d'aloès,
Clous de girolle,
Souchet rond,
Cannelle,
Benjoin, de chaque, quatre scrupules.
Faites une poudre. (pa.)

EXTRAIT D'IRIS DE FLORENCE. (sa. w.)

♃ Racine d'iris de Florence,
une partie.
Eau bouillante. . . six parties.
Faites infuser pendant trois jours, puis
bouillir un peu, passez en exprimant, et
évaporez la liqueur jusqu'en consistance
d'extrait. (w.)

sa. prescrit de réduire l'infusion d'un tiers
avant de la passer et de l'évaporer.

FÉCULE D'IRIS.

Fœcula ireos. (f. g. pa.)

♃ Racine fraîche d'iris. . à volonté.
Râpez-la, et renfermez la pulpe dans un
sac de toile, pour la soumettre à la presse;
ajoutez un peu d'eau au suc, laissez reposer,
décantez la partie limpide, faites sécher la
fécule à une douce chaleur, et pulvérisez-la.

CONFECTION D'IRIS. (vm.)

♃ Racine d'iris de Florence, une partie.
Sucre blanc. . . . . trois parties.
Broyez ensemble.

MARMELADE D'IRIS.

Conditum iridis saccharatum. (sw*.)

♃ Racine d'iris de Florence, une livre.
Sous-carbonate de potasse, une once.
Scille contuse. . . . . un gros.
Eau. . . . . . quatre livres.
Faites macérer sur un feu doux jusqu'à ramollissement; passez à travers
un tamis, versez de nouvelle eau sur le
résidu, laissez macérer, et passez encore; répétez ainsi jusqu'à ce que tout
ait traversé le tamis. Ajoutez alors

Sucre,
Sirop de sucre,
de chaque. . . . . trois livres.
Évaporez en consistance de gelée
épaisse et ajoutez encore
Extrait de mars pommé, deux onces.

Tonique, pectoral, conseillé dans les catarrhes pulmonaires chroniques. — Dose,
quatre, cinq ou six cuillerées à café par
jour.

PASTILLES D'IRIS.

*Rotulæ diaireos, Tabellæ iridis Florentinæ
compositæ, Trochisci bechici albi.* (an. br.
w.)

♃ Espèces diaireos. . . . une once.
Sucre blanc dissous dans de l'eau
de violette et cuit à la plume,
douze onces.
Faites des pastilles. (br. w.)

♃ Racine d'iris de Florence,
une once et demie.
Amidon. . . deux onces et demie.
Sucre blanc. . . . . vingt onces.
Mucilage de gomme adragant,
quantité suffisante.
Faites des pastilles. (an.)

PÂTE D'IRIS DE FLORENCE. (vm.)

♃ Racine d'iris de Florence, une partie.
Eau froide. . . . . seize parties.
Après quelques heures d'infusion, pas-
sez; faites chauffer la colature avec
Gomme arabique. . vingt parties,
et après la solution ajoutez
Sucre candi. . . . quinze parties.
Clarifiez au blanc d'œuf, passez, évapo-
rez en consistance de gelée, et coulez sur un
marbre huilé.

EAU DE VIOLETTE.

Aqua violacea. (sp.)

♃ Racine d'iris de Florence,
quatre onces.
Alcool. . . . trente-deux onces.
Faites infuser pendant quinze jours.
Cosmétique.

HUILE D'IRIS.

Oleum iridis s. ireos s. irinum. (br. e. pa. sa.)

♃ Racine et fleurs d'iris,
une partie et demie.
Huile d'olive. . . . trois parties.
Faites digérer pendant deux jours, au
bain-marie, exprimez après le refroidissement, et répétez la macération sur de nouvelle herbe. (sa.)

♃ Racine et fleurs d'iris,
Huile d'olive,
de chaque. . . parties égales.
Faites cuire, sur un feu doux, jusqu'à
consomption de l'humidité. (pa.)

♃ Racine fraîche d'iris,
une livre et demie.

Huile d'olive. . . . . trois livres.

Faites digérer pendant vingt-quatre heures, puis cuire jusqu'à consomption de l'humidité, passez en exprimant, versez la colature sur une demi-once de fleurs d'iris, laissez digérer pendant douze heures, faites cuire jusqu'à consomption de l'humidité et passez. (e.)

♃ Suc de racine et de fleurs d'iris,
    Huile d'olive,
        de chaque. . . . parties égales.

Faites cuire jusqu'à consomption de l'humidité, et exprimez. (br.)

ONGUENT PECTORAL.

  Unguentum pectorale. (sa. w. sp.)

♃ Huile d'amandes douces,
                        quatre onces.
  —— de camomille,
  —— de violette,
    de chaque. . . . . trois onces.
  Beurre. . . . . . . six onces.
  Graisse de poule,
  ——— de canard,
    de chaque. . . . . deux onces.
  Cire blanche. . . . . trois onces.

Ajoutez à la masse fondue

  Poudre d'iris de Florence, deux gros.
  ——— de safran. . . un demi-gros.

Mêlez bien. — Recommandé jadis chez les enfans qui toussent et respirent avec peine.

VINAIGRE AROMATIQUE. (fe.)

♃ Vinaigre blanc. . . . six livres.
  Racine d'iris,
  Pétales de roses,
  ——— d'œillet, de chaque, une once.
  Cannelle,
  Muscade,
  Clous de girofle,
    de chaque. . . . . deux gros.
  Écorce d'orange,
  Storax,
  Benjoin, de chaque. . . deux gros.
  Marjolaine,
  Menthe,
  Thym,
  Dictame de Crète,
    de chaque. . . . . une once.

Après un mois de digestion, distillez à une chaleur modérée.

IVETTE.

Il est fait mention, dans les pharmacopées, de deux plantes qui portent ce nom :

1º *Ivette* commune ; *Teucrium Chamœpitys*, L.

Schlagkraut, Feldcypresse, Erdweihrauch (Al.); ground pine (An.); *ywa, polnj cypris* (B.): *camepiteos, pinillo oloroso* (E.); *veldcypress* (Ho.); *camepizio* (I.); *iwinka, piznowa* (Po.); *chamepite* (Por.).

ams. an. b. ba. be. br. e. f. fe. fu. g. li. r. s.w. wu. be. br. g. m. sp. z.

Plante ⊙, qui croît dans toute l'Europe. (fig. Zorn, *Ic. pl. t.* 120.)

On emploie l'herbe fleurie (*herba Chamœpityos* s. *Ivœ arthriticœ* s. *Chamœmori*) ; elle se compose d'une tige rameuse, velue, garnie de feuilles divisées, jusqu'au-delà de leur moitié, en trois découpures linéaires, et de fleurs jaunes, sessiles, solitaires dans les aisselles des feuilles supérieures. Elle a une odeur résineuse et faiblement balsamique, qui se perd par la dessiccation. Sa saveur est âcre, amère et styptique.

Tonique, stomachique.

2º *Ivette* musquée ; *Teucrium Iva*, L.

Bisamginsel (Al.).

f.

Plante ⊙, du midi de l'Europe. (fig. *Cav.* II. t. 120.)

On emploie l'herbe (*herba Ivœ* s. *Chamœpytyos Monspeliacœ*), qui se compose d'une tige rameuse, portant des feuilles entières, munies seulement de deux dents au sommet. Elle a une odeur forte, résineuse et un peu musquée, surtout dans les grandes chaleurs. Sa saveur est amère.

Excitant, stomachique.

EXTRAIT D'IVETTE. (sa.)

♃ Herbe fraîche et pilée d'ivette,
                        huit livres.

Faites digérer pendant trois jours, dans un alambic, puis tirez environ deux onces d'eau par la distillation au bain-marie ; versez le triple d'eau sur le résidu, et faites réduire au tiers par la coction ; clarifiez et passez la liqueur, évaporez jusqu'en consistance d'électuaire, et ajoutez l'eau à celui-ci, quand il n'est plus que tiède.

J

JACÉE.

Jacœa nigra, Mœ.

Gemeine schwarze Flockenblume (*Al.*); common knapweed (*An.*); knopurt (*D.*); knoopkruid (*Ho.*); knapper (*Su.*).

f. g.

Plante ♃ (syngénésie polygamie frustra-née, L.; synanthérées, Cass.), très com-mune en Europe. (*fig.* Œd. *Fl. Dan.* t. 519.)

On emploie la racine et l'herbe.

La racine (*radix Jaccæ nigræ*) est li-gneuse et douée d'une saveur légérement astringente.

L'herbe se compose d'une tige rameuse, dure, raide, scabre, presque glabre, dont les feuilles inférieures sont dentées, et les su-périeures sessiles, ovales, lancéolées, ordi-nairemènt entières. Elle a une saveur dou-ceâtre et amère.

Léger astringent et tonique.

JACOBÉE.

Senecio Jacobæa, L.

Jacobskraut, Jacobskreutzkraut (*Al.*); ragwoot (*An.*); jacobskruid (*Ho.*).

f. *sp.*

Plante ♃ (syngénésie polygamie égale, L.; synanthérées, Cass.), commune dans toute l'Europe. (*fig.* Œd. *Fl. Dan.* t. 944.)

On emploie l'herbe (*herba Jacobææ*), qui se compose de feuilles lyrées, bipinnatifi-des, dentées et glabres. Elle a une saveur désagréable, âcre et amère.

Tonique.

JALAP.

Convolvulus Jalappa, L.

Jalappe, Jalappwurzel (*An.*); jalapa (*An.*); galapa (*B.*); jalap (*D.*); jalappe (*Ho.*); scialappa (*I.*); juluppa (*E. Por. Su.*); jalapy (*Po.*).

am. ams. an. b. ba. be. br. d. dd. du. e. ed. f. fe. ff. fi. fu. g. han. he. li. lo. o. p. po. pp. pr. r. s. su. w. wu. be. br. c. g. m. pa. pid. sa. sp. z.

Plante ♃ (pentandrie monogynie, L.; convolvulacées, J.), du Mexique. (*fig. Flore médic.* IV. 207.)

On emploie la racine (*radix Jalappæ* s. Ja-lappii s. Gialappæ s. Cheipæ s. Rhabarbari ni-gri s. Gelappii s. Mechoacannæ nigræ), qui est épaisse, alongée, compacte, en tranches rondes ou épaisses, très pesantes, rugueuses, d'un brun noirâtre en dehors, grisâtres, avec des lignes concentriques, en dedans, à cassure lisse, ondulée et parsemée de points brillans. Sa poudre est d'un jaune brunâtre; son odeur particulière; sa saveur âcre, pi-quante et un peu nauséeuse.

Elle contient, outre de la gomme, de la résine, de la fécule, etc., une matière par-ticulière, la *Jalapine, Jalapina,* que Hume regarde comme la source de son activité.

Dose de la poudre, un ou deux scru-pules.

§ I. PRÉPARATIONS QUI CONTIENNENT LE JALAP EN SUBSTANCE.

POUDRE PURGATIVE.

Poudre antigltaireuse, anthelmintique, cathar-tique, hydragogue ou vermifuge, Sucre orangé purgatif; Pulvis laxans s. purgans, Pulvis laxans cum sale s. cum mercurio, Pulvis laxativus vegetabilis, Pulvis jalappæ compositus s. salinus s. tartaricus s. hy-drargyratus, Pulvis radicis jalappæ cum natro s. kali sulphurico s. cum hydrargyro muriatico miti, Species diajalappæ, Spe-cificum jalappinum. (am. b*. br. d. dd. e. ed. f. ff. fi. fu. g. li. pa. pp. su. w. wu. ww. au. c. ca. e. hp. pie. ra. sa. sp. sw.*)

1° Sans aucun sel.

♃ Poudre de jalap. . . deux onces.
Sucre blanc. . . . . une once.

Mêlez par une longue trituration. (wu.) — Dose, un demi-gros à un gros.

♃ Jalap. . . . . . deux grains.
Rhubarbe,
Cannelle, de chaque. . un grain.

Mêlez. (*ra.*) — Cette dose est pour un enfant.

♃ Jalap. . . . . . un gros.
Scammonée. . . . un scrupule.
Ipécacuanha. . . . . dix grains.

Faites une poudre. (*pie.*) — A diviser en pa-quets de huit grains. — Dumas la prescrivait contre les glaires.

♃ Racine de jalap, vingt-quatre parties.
——— de méchoacan, douze parties.
——— de rhubarbe,
Cannelle, de chaque, huit parties.
Gomme-gutte. . . trois parties.
Feuilles sèches de soldanelle,
             six parties.
Anis. . . . . douze parties.

Faites une poudre. (f.)

2° Avec du nitrate de potasse.

♃ Jalap en poudre. . . une once.
Nitre purifié. . . une demi-once.

Mêlez. (g.)

Sous le nom bizarre de *Pulvis ad ulcera crurum,* sw. prescrit un mélange d'un gros de jalap et trois gros de nitre, dont la dose est d'un demi-gros deux fois par jour.

3º Avec un sel ferrugineux.

℞ Jalap,
  Cloportes préparés,
  Safran de mars apéritif,
  de chaque. . . . seize grains.
Pour une dose. (*pie.*)

4º Avec du tartrate de potasse.

℞ Jalap. . . . . . un demi-gros.
  Crème de tartre. . . un scrupule.
Pour une dose. (fu.)

am. ed. su. c. e. et *sw.* prescrivent une partie de jalap et deux de crème de tartre; — *sp.* une partie et demie de résine de jalap et deux et demie de crème de tartre; — *au.* parties égales de jalap et de crème de tartre.

℞ Jalap,
  Gingembre,
  Crème de tartre,
  de chaque. . . . dix grains.
Pour une dose. (*sw.*)

℞ Racine de jalap, deux onces et demie.
  Crème de tartre. . . deux gros.
  Huile de cannelle. . . . un gros.
Faites une poudre. (pa. w.)

℞ Jalap,
  Crème de tartre,
  Oléo-sucre de fenouil,
  de chaque. . . . parties égales.
Faites une poudre. (*hp.*)

℞ Jalap,
  Crème de tartre,
  Magnésie pure,
  de chaque. . . . parties égales.
Mêlez par une longue trituration. (e.)

℞ Jalap. . . . . . . un gros.
  Crème de tartre. . . deux gros.
  Gomme-gutte. . . . six grains.
Partagez en six paquets. (*e.*)

℞ Jalap. . . . . . un scrupule.
  Rhubarbe. . . . deux scrupules.
  Crème de tartre. . . . un gros.
  Huile essentielle de cannelle,
                    une goutte.
Mêlez. (*sa.*)

℞ Jalap,
  Crème de tartre,
  de chaque. . . . . deux onces.
  Résine de jalap,
            trois gros et douze grains.
  Scammonée . . deux gros et demi.
  Cannelle . . . un gros et demi.
Mêlez. b*. br.)

℞ Jalap. . . . . . deux onces.
  Tartre soluble. . . une demi-once.
  Sucre. . . . . . quatorze onces.
  Huile essentielle d'orange, deux gros.

Faites un oléo-sucre, et ajoutez-y le sel, puis le jalap. (*ca.*) — Dose, deux ou trois gros, dans une chopine d'orangeade cuite.—C'est un purgatif assez agréable, qui porte le nom de *Sucre orangé purgatif.*

5º Avec du sulfate de potasse ou de soude.

℞ Jalap. . . . . . deux parties.
  Sulfate de potasse. . . une partie.
Mêlez. (d.) — Dose, un demi-gros.

sw. prescrit parties égales de jalap et de sulfate; — dd. remplace le sulfate de potasse par celui de soude.

℞ Racine de jalap. . . un demi-gros.
  Sulfate de potasse, un demi scrupule.
  Huile essentielle de fenouil,
                    une goutte.
Faites une poudre. (pp. ww. au.) — Pour une ou deux doses.

℞ Racine de jalap. . deux scrupules.
  Résine de jalap. . . quatre grains.
  Sulfate de potasse,
  Sucre blanc, de chaque, dix grains.
Faites quatre paquets. (*sa.*)

℞ Racine de jalap. . . . deux onces.
  Ipécacuanha. . . quatre scrupules.
  Sulfate de potasse. . une demi-once.
Dose, deux scrupules pour un adulte (li.)

℞ Racine de jalap,
  Scammonée, de chaque, une partie.
  Sulfate de potasse. . deux parties.
Faites une poudre. (ff.)

℞ Racine de jalap, une once et demie.
  Résine de jalap,
  ———de scammonée,
  de chaque. . . . trois gros.
  Crème de tartre,
  Sulfate de potasse,
  de chaque. . . . une once.
  Huile essentielle de cannelle,
                    un scrupule.
Broyez les résines avec deux gros d'amandes douces, et ajoutez la racine, puis le sels, enfin l'huile. (w.) — Dose, depuis un demi-scrupule jusqu'à un scrupule et à un demi-gros.

6º Avec du sulfate de magnésie.

℞ Racine de jalap,
  Sulfate de magnésie,
  de chaque . . . un demi-gros.

Huile essentielle de fenouil,

                          deux gouttes.

Faites une poudre. (b*.)

♃ Racine de jalap,

    —— de gentiane,

    de chaque. . . . . une once.

    —— de gingembre. . deux gros.

    Sulfate de magnésie . . deux onces.

Faites une poudre. (fi. su.)

POUDRE ANTHELMINTIQUE. (au. sw.)

♃ Racine de jalap,

    —— de valériane,

    Semen contra., de chaque, une once.

Dose, un demi-gros à un gros, tous les matins. (sw.)

♃ Semences de tanaisie. . . six grains.

    Sulfate de fer . . . . trois grains.

    Racine de jalap. . . un demi-gros.

A prendre le matin, dans de l'eau. (au.)

POUDRE FÉBRIFUGE ET PURGATIVE. (ca.)

♃ Jalap. . . . . . . deux onces.

    Crème de tartre. . . quatorze gros.

    Sulfate de potasse,

    Suc d'ail, de chaque. . une once.

    Quinquina. . . . . . . six gros.

    Scammonée. . . une demi-once.

    Tartrate de potasse et de soude,

                         trois gros.

    Tartre émétique. . . . deux gros.

    Nitre . . . . un gros.

    Safran,

    Gomme-gutte,

    de chaque. . . . douze grains.

    Cinabre . . . . . . six grains.

Dose, dix-huit grains à un demi-gros, dans les fièvres intermittentes et les affections vermineuses.

BOLS PURGATIFS.

Bols cathartiques, hydragogues ou solutifs. (ff. b. pie. sa. sw.)

♃ Jalap en poudre. . . dix parties.

    Scammonée . . . quatre parties.

    Miel. . . . . quantité suffisante.

Mêlez bien. (ff.)

♃ Racine de jalap. . . un demi-gros.

    —— de gingembre. . six grains.

    Sirop de roses solutif,

                  quantité suffisante.

On ajoute, au besoin, un scrupule de crème de tartre, ou cinq grains de mercure doux. (sa.)

♃ Jalap en poudre. . . . dix grains.

    Électuaire lénitif. . quatre scrupules.

Ajoutez, au besoin, dix grains de mercure doux. (sa.)

♃ Jalap . . . . . . vingt grains.

    Mercure doux . . . . dix grains.

    Sirop de sucre, quantité suffisante.

Pour un bol. (sw.)

♃ Racine de jalap,

    Sulfate de potasse,

    de chaque. . . un demi-gros.

    Sirop de sucre, quantité suffisante.

Mêlez avec soin. (sw.)

♃ Jalap en poudre,

    Gingembre,

    Gomme-gutte,

    Crème de tartre,

    de chaque. . . cinq à dix grains.

    Sirop de sucre. . quantité suffisante.

Faites un bol. (sw.)

♃ Jalap en poudre. . . douze grains.

    Gomme-gutte,

    Mercure doux,

    de chaque. . . six grains.

    Sirop de gingembre,

                  quantité suffisante.

Faites un bol. (sw.)

♃ Racine de jalap. . . un demi-gros.

    Résine de scammonée,

    Gomme-gutte,

    Sel d'absinthe,

    de chaque. . . . six grains.

    Sirop de nerprun,

                  quantité suffisante.

Faites trois bols. (pie.)

♃ Jalap en poudre,

    Sucre,

    de chaque. . vingt-quatre grains.

    Poudre de rhubarbe, trente grains.

    Sirop de chicorée composé,

                  quantité suffisante.

Faites douze bols. (b.)

PILULES PURGATIVES.

Pilules laxatives. (fu. ham.)

♃ Poudre de jalap. . . . un gros.

    —— d'aloès,

    Mercure doux,

    de chaque. . . un demi-gros.

    Sirop de sucre. . quantité suffisante.

Faites des pilules de deux grains. (ham.)

♃ Savon d'Alicante. . . deux onces.

    Extrait gommeux d'aloès,

    Poudre de rhubarbe,

    —— de jalap,

    de chaque. . . . . une once.

    Sirop de gingembre,

                  quantité suffisante.

Mêlez. (fu.)

Dose, vingt à trente grains.

BISCUITS PURGATIFS.

Panes saccharati purgantes. (*bo. ca. pie. sp.*)

℞ Jalap en poudre. . . vingt gros.
Farine. . . . . . . deux onces.
OEufs. . . . . n° 24.
Sucre. . . . . . une livre.
Faites soixante biscuits. (*ca. pie.*)

bo. prescrit deux gros de jalap, une livre de sucre, deux gros d'anis, huit onces de farine et huit jaunes d'œufs ; — *sp.* quatre onces de farine, autant de sucre, trois jaunes d'œufs et une quantité arbitraire de résine de jalap.

, TROCHISQUES ANTHELMINTIQUES. (fu.)

℞ Poudre de jalap. . . . une once.
——— de fleurs de tanaisie ,
                    une once et demie.
——— de sulfate de fer,
                    une demi-once.
——— de sucre blanc. . six onces.
Mucilage de gomme adragant ,
                    quantité suffisante.
Faites deux cent quarante trochisques. — Dose, un, deux ou plus, suivant l'âge.

PASTILLES SOLUTIVES. (fe.)

℞ Poudre de jalap. . . deux onces,
——— de scammonée. . une once.
Chocolat. . . . . quinze onces.
Faites soixante et douze pastilles. — On en prend une à la fois.

ÉLECTUAIRE PURGATIF.

Électuaire hydragogue ; Electuarium hydragogum s. *purgans.* (br. *ca. e. sm.*)

℞ Jalap en poudre ,
Sulfate de potasse ,
de chaque. . . deux scrupules.
Résine de scammonée, un scrupule.
Gomme-gutte. . . . dix grains.
Miel. . . . . suffisante quantité.
Mêlez. — Dose, une cuillerée à café, de deux en deux heures. (*ca.*) — On le prescrit contre le tænia , trois jours après avoir commencé l'usage de l'électuaire vermifuge de Kuttinger , préparé avec l'étain.

℞ Poudre de jalap. . une demi-once.
——— de gingembre ,
                    quatre scrupules.
——— de sulfate de potasse ,
                    trois gros.
Rob de sureau rouge , deux onces.
Oxymel colchitique. . trois onces.
Mêlez. (fu.) — Dose , deux à six gros.

℞ Poudre de jalap ,
——— de sel de Seignette ,
de chaque. . . . . un gros.
Conserve de cresson , quatre onces.

Sirop de fumeterre. . deux onces.
Mêlez. (*sm.*) — Dose, une cuillerée à café , deux ou trois fois par jour.

℞ Jalap en poudre. . . un scrupule.
Crème de tartre. . . . six gros.
Sulfate de potasse. . . deux gros.
Sirop de guimauve ,
                    quantité suffisante.
Mêlez. (*sm.*) — Dose, une cuillerée à café, deux fois dans la matinée.

℞ Crème de tartre ,
Jalap en poudre ,
Nitre, de chaque. . une demi-once.
Confection de séné. . . une once.
Sirop de sucre. . quantité suffisante.
Mêlez. (*e.*) — Dose, le volume d'une noisette, quatre ou cinq fois par jour.

℞ Racine de jalap. . une demi-once.
Sulfate de potasse. . . deux gros.
Oxymel scillitique. . . une once.
Rob de genièvre ,
——— d'hièble, de chaque, deux onces.
Sirop de nerprun , quantité suffisante.
Mêlez. (*ca.*) — Dose, un gros, à des intervalles très rapprochés, jusqu'à ce qu'on ait obtenu d'abondantes évacuations.

℞ Rob de genièvre ,
Pulpe de tamarins ,
de chaque. . . . quatre onces.
Racine de jalap , une once et demie.
Scammonée choisie. . . une once.
Cannelle ,
Fenouil, de chaque. . . deux gros.
Sucre clarifié. . . . . dix onces.
Mêlez. (br.) — Dose, un à deux gros.

ÉLECTUAIRE ANTHELMINTIQUE.

Opiat vermifuge; Electuarium s. *Conditum ad vermes.* (f*. f**. fu. *ca. hp. sa. vm.*)

℞ Poudre de jalap ,
——— de valériane ,
Sulfate de potasse ,
de chaque. . . . . un gros.
Oxymel scillitique. . . trois onces.
Mêlez. (fu. *sa.*) — Dose, deux à six gros.

f*. f**. et *ca.* remplacent le sulfate par du tartrate de potasse.

℞ Jalap ,
Rhubarbe , de chaque. . une partie.
Valériane. . . . . deux parties.
Sulfate de potasse. . quatre parties.
Santoline. . . . . huit parties.
Oxymel scillitique ,
                    quantité suffisante.
Mêlez avec soin. (*vm.*)

℞ Poudre de valériane, un gros et demi.
——— de jalap. . . . . un gros.

Poudre de semen contra ,
           une demi-once.
——— de tartre tartarisé, deux gros.
Sirop de sucre ,   quantité suffisante.
Mél: z. (*hp.*)

CONFECTION LAXATIVE.

*Confec*tio anisi laxativa. (w. *sp.*)

℞ Anis. . . . . . . trois onces.

Faites - le chauffer dans une large
poêle, arrosez-le avec quelques cuillerées de sucre cuit à la plume ; puis ajoutez peu à peu

Poudre de résine de jalap,
          trois gros et demi.
——— de cannelle. . . deux gros.

Remuez jusqu'à ce que la masse soit desséchée, et que vous ayez consommé vingt-
quatre onces de sucre. (*sp.*)

w. prescrit une once et demie d'anis, une
livre de sucre et un mélange pulvérulent
d'une demi-once de jalap , autant de méchoacan blanc , un gros de diagrède soufré
et autant de cannelle.

Cette préparation était fort usitée jadis,
surtout chez les enfans. Aujourd'hui on
l'emploie très peu.

OPIAT STIMULANT. (*pie.*)

℞ Limaille d'acier porphyrisée,
Gomme ammoniaque en poudre,
   de chaque. . . . . une once.
Cloportes préparés. . . . six gros.
Extrait d'aloès. . . . trois gros.
Poudre de jalap. . une demi-once.
——— de castoréum ,
——— de safran ,
   de chaque. . . . . trois gros.
Extrait de gentiane ,
          suffisante quantité.
Dose, une once, tous les matins, à jeun,
contre les faiblesses et les vertiges.

OPIAT ANTIHERPÉTIQUE. (*pie.*)

℞ Limaille d'acier porphyrisée,
Myrrhe,
Gomme ammoniaque,
   de chaque. . . . . . six gros.
Extrait d'ellébore noir. . deux gros.
Jalap en poudre. . une demi-once.
Cloportes préparés. . . cinq gros.
Sirop de fumeterre ,
         quantité suffisante.
A prendre pendant dix jours, le matin, à
jeun.

ÉMULSION PURGATIVE. (ff.)

℞ Amandes douces mondées ,   n° 12.
Sirop de sucre. . . . une once.
Eau. . . . . . quatre onces.

Ajoutez à l'émulsion
Jalap en poudre. . . vingt grains.

POTION PURGATIVE. (*fp. ra. sm.*)

℞ Poudre de jalap. . . un demi-gros.
Décoction de chicorée , quatre onces.
Mêlez. (*ra.*)

fp. prescrit trente-six grains de jalap et
quatre onces de décoction de pruneaux.

℞ Poudre de jalap. . . trente grains.
Sulfate de soude. . . . cinq gros.
Sirop de miel. . . . une once.
Décoction de chicorée. . six onces.
Mêlez. (*ra.*)

POTION PURGATIVE MAJEURE. (ff.)

℞ Séné. . . . . . . deux gros.
Sulfate de soude. . . quatre gros.
Eau. . . . . . . six onces.
Faites bouillir pendant quelques mi-
nutes, passez et ajoutez

Poudre de jalap composée (formule de ff.), deux à quatre grains.

MIXTURE VERMIFUGE ET PURGATIVE. (*sm.*)

℞ Tartrate de potasse et de soude ,
Jalap en poudre,
Valériane sauvage ,.
   de chaque. . . . . un gros.
Oxymel scillitique. . quatre onces.
Dose, une cuillerée à bouche, à sept et à
neuf heures du matin, pour un adulte.

§ II. PRÉPARATIONS QUI CONTIENNENT
LE PRINCIPE ACTIF DU JALAP , SANS
LE VÉHICULE EMPLOYÉ POUR L'EX-
TRAIRE.

EXTRAIT GOMMEUX DE JALAP. (*vm.*)

℞ Gomme arabique. . . une partie.
Jalap grossièrement pulvérisé ,
         douze parties.

Faites macérer le jalap dans suffisante
quantité d'eau , pour le ramollir ; triturez-le
ensuite avec la gomme, et émulsionnez le
tout à deux reprises ; faites bouillir le résidu, aussi à deux reprises, avec soixante et
douze parties d'eau, et passez les décoctions
bouillantes ; réduisez-les par l'ébullition au
huitième de leur volume, mêlez-les alors
avec l'émulsion, et faites évaporer le tout
jusqu'en consistance d'extrait, sur un feu
modéré, en remuant toujours.

EXTRAIT RÉSINEUX DE JALAP. (*vm.*)

℞ Jalap concassé et séparé de la poudre fine. . . . . à volonté.

Arrosez-le d'eau ; quand il est bien ramolli, broyez-le avec davantage d'eau, et passez en exprimant ; répétez la même manœuvre aussi long-temps que le résidu fournit de l'émulsion ; réunissez les liqueurs, et faites-les évaporer jusqu'en consistance d'extrait.

EXTRAIT AQUEUX DE JALAP. (du. *sw. vm.*)

℥ Liqueur qui reste après la dépuration de la résine de jalap, à volonté.

Clarifiez au blanc d'œuf, et rapprochez en consistance d'extrait. (*sw. vm.*)

℥ Racine de jalap cassée en morceaux, et séparée de la poussière, à volonté.

Versez dessus, dans un large vase, environ le double de son poids d'eau froide, laissez en macération pendant deux ou trois jours, décantez sans remuer, et filtrez la liqueur, puis faites-la évaporer jusqu'en consistance d'extrait. (*vm.*)

℥ Racine de jalap. . . . une partie.
Eau pure. . . . . huit parties.

Faites réduire de moitié par l'ébullition, passez en exprimant, et évaporez la liqueur, sur un feu doux, jusqu'en consistance de masse pilulaire. (du.)

EXTRAIT ALCOOLIQUE DE JALAP. (am. du..ed. fe. fu. g. li. lo. p. su. w. wu. *c.*)

℥ Racine de jalap grossièrement pulvérisée. . . . . . une livre.
Alcool (0,840). . . quatre parties.

Après quatre jours de digestion, décantez l'alcool, puis faites bouillir le résidu avec dix pintes d'eau, réduites à deux, passez la décoction, évaporez-la, distillez la teinture dans une cornue, et quand les deux liqueurs commencent à s'épaissir, mêlez-les ensemble, pour les évaporer jusqu'en consistance de masse pilulaire. (am. du. ed. fe. g. lo. c.)

wu. prescrit de verser sur la poudre de jalap assez d'alcool pour la couvrir de quatre travers de doigt, et de faire digérer le tout à une douce chaleur, puis de décanter la teinture, de faire bouillir le résidu pendant une heure avec de l'eau, de passer en exprimant, d'évaporer la colature au bain-marie, jusqu'en consistance de miel, et d'y ajouter peu à peu, sur la fin, la teinture, en remuant toujours, pour obtenir une masse uniforme et sans grumeaux ; — su. de faire macérer pendant quatre jours une livre de jalap dans soixante-quatre onces d'alcool, puis bouillir le résidu dans cent soixante onces d'eau, réduites à trente-deux, d'évaporer la décoction, de distiller la teinture, et de les mêler ensemble, quand elles commencent à s'épaissir, pour les évaporer jusqu'en consistance convenable ; — le procédé est le même dans w., quant aux dispositions

essentielles ; — p. de faire digérer pendant quatre jours une livre de jalap dans quatre d'alcool, puis bouillir le résidu dans dix livres d'eau réduites à deux, d'évaporer la décoction, de distiller en même temps la teinture, et de les mêler ensuite ensemble pour les réduire au degré convenable de consistance ; — fu. et li. de faire digérer une livre de jalap dans six d'eau de-vie, puis bouillir le résidu avec trois livres d'eau, de mêler la décoction et la teinture ensemble quand elles sont réduites en consistance d'extrait, et de les évaporer convenablement.

Dose, six à quinze grains.

RÉSINE DE JALAP.

Resina jalappæ s. *gialappæ.* (a. ams. an. b. ba. be. br. d. f. fi. fu. han. he. o. p. pa. po. pr. r. s. sa. w. wu. *br. sp. sw. vm.*)

℥ Jalap grossièrement contus, à volonté.

Épuisez-le à plusieurs reprises, en le faisant chaque fois digérer pendant quelques jours dans de l'alcool chaud, passez en exprimant avec force, retirez l'alcool par la distillation, lavez le résidu avec de l'eau tiède, et pulvérisez-le, après l'avoir fait sécher. (pa.)

℥ Racine de jalap. . . . à volonté.

Épuisez-la en la faisant digérer à plusieurs reprises dans de l'alcool chaud, mêlez et filtrez les teintures, ajoutez-y environ un quart d'eau, distillez l'alcool au bain-marie, lavez la résine qui est au fond du vase avec de l'eau chaude, et faites-la sécher au bain-marie. (ba. br. fi. fu. han. he. li. o. po. pr. r. s. w. wu. *sw.*)

℥ Teinture de jalap. . . . à volonté.

Distillez-en les trois quarts au bain-marie, ajoutez à ce qui reste une égale quantité d'eau, recueillez sur un filtre le précipité qui se forme, lavez-le bien avec de l'eau distillée, laissez égoutter, exprimez avec précaution, dissolvez dans l'alcool tiède, puis évaporez la solution à siccité. (f.)

Racine de jalap contuse. . une partie.
Alcool. . . . . . . six parties.

Faites digérer sur le bain de sable, répétez l'opération jusqu'à ce que la racine soit épuisée, filtrez les teintures réunies, évaporez-en la moitié, versez de l'eau dans le reste, recueillez le précipité qui se forme, et, après l'avoir bien lavé, faites-le sécher à une très douce chaleur. (a. an. d. p. sa. *br. sp.*)

℥ Racine de jalap en poudre, quatre livres.
Alcool (0,907). . . . seize livres.

Distillez, sur un feu doux, deux livres d'esprit ; le résidu étant refroidi, passez en exprimant, et laissez reposer; ajoutez douze livres d'alcool (0,907) à l'esprit obtenu, reversez sur le résidu, et distillez une livre et demie; passez encore le résidu refroidi, en exprimant ; mêlez les deux liqueurs, laissez en repos pendant huit jours, décantez, ajoutez six livres d'eau, distillez l'esprit sur un feu doux, lavez avec de l'eau bouillante la résine adhérente au vase, jusqu'à ce que le liquide sorte insipide, ramollissez-la avec un peu d'alcool rectifié, réduisez-la en une seule masse, et faites-la sécher sur un feu très doux. (ams.)

℞ Racine de jalap en poudre,
quatre livres.
Alcool (30 degrés). . . dix livres.

Faites digérer sur le bain de sable, pendant trois jours, en remuant souvent, et répétez l'opération sur le marc avec la même quantité d'alcool ; aux deux colatures dépurées par le repos et décantées, ajoutez huit livres d'eau, puis distillez le mélange à un feu doux, pour retirer tout l'alcool; lavez bien le résidu, ramollissez-le avec un peu d'alcool, pour le réduire en une seule masse, et faites-le sécher doucement. (b. be.)

℞ Jalap en poudre. . . . une partie.
Alcool rectifié. . . . six parties.

Faites infuser la racine au bain-marie tiède, pendant vingt-quatre heures, avec les deux tiers de l'alcool, puis laissez refroidir; passez en exprimant avec force, faites digérer de même le résidu avec le reste de l'alcool, et exprimez; filtrez les deux colatures et ajoutez-y neuf parties d'eau froide, sans remuer le vase; laissez la résine se déposer; au bout de vingt-quatre heures, décantez, versez de l'eau sur la résine, et distillez dans un alambic, pour retirer l'alcool: réunissez à la première quantité de résine celle qui se trouve encore dans le liquide résidu, lavez le tout d'abord avec de l'eau froide, puis avec de l'eau chaude, et faites sécher doucement sur le bain de sable. (vm.)

Quand cette résine a été obtenue par précipitation au moyen de l'eau, elle porte le nom de *Magistère de jalap*, *Magisterium jalappæ*.—C'est un purgatif qu'on n'administre jamais seul, parcequ'il produit de violentes coliques, la superpurgation, l'inflammation même des intestins. On la donne en pilules, mêlée avec des extraits. — Dose, quatre à six grains, en pilules; lorsqu'on la prescrit en poudre, broyée avec des amandes ou des pignons, ce qui est une assez mauvaise manière, on peut monter jusqu'à un demi-scrupule, et même douze grains, chez les sujets très robustes.

RÉSINE DE JALAP PRÉPARÉE. (*sp.*)

℞ Résine de jalap,
Amandes douces,
de chaque. . . . parties égales.
Pulvérisez et mêlez bien.

PILULES PURGATIVES. (*ca. vm.*)

℞ Racine de jalap,
Scammonée, de chaque, quatre onces.
Extrait catholique. . . une once.
Alcool. . . . quantité suffisante.
Faites des pilules de quatre grains. (*ca.*)
— Dose, depuis deux jusqu'à cinq, dans l'hydropisie et les maladies attribuées à l'asthénie.

vm. prescrit une partie de résine, une de scammonée, deux d'extrait catholique et suffisante quantité d'alcool.

PILULES CÉPHALIQUES. (*sp.*)

℞ Masse de pilules de succin,
Extrait de rhubarbe,
——— panchymagogue,
Résine de jalap,
de chaque. . . une demi-once.

Dose, un demi-gros. — Elles doivent leur nom à ce qu'on les donnait jadis' dans les maladies de la tête dites séreuses.

SAVON DE JALAP.

Sapo jalappinus s. jalappæ. (b. ba. d. f. ff. bam. han. he. li. o. po. pr. s. *ca.* sm. sw. *vm.*)

℞ Résine de jalap en poudre,
Savon médicinal râpé,
de chaque. . . . parties égales.
Alcool (20 degrés), quantité suffisante.

Faites fondre à une douce chaleur, puis évaporez, en remuant toujours, jusqu'en consistance de masse pilulaire. (b. ba. d f. ham. han. li. o. po. pr. s. *ca. sw. vm.*)

ff. prescrit une partie de savon et deux de teinture de jalap; évaporez la dissolution au bain-marie; — *vm.* une partie de résine, une et demie de savon et suffisante quantité d'alcool; — he. parties égales de savon et de résine, avec assez d'eau pour humecter le second, et faciliter sa fusion sur un feu doux, sans alcool.

Dose, dix à vingt grains, chez les enfans.

POUDRE HYDRAGOGUE. (*sw.*)

℞ Savon de jalap,
Crème de tartre,
de chaque. . . . parties égales.

Dose, cinq à trente grains, tous les quatre ou cinq jours.

PILULES LAXATIVES. (li.)

℞ Savon de jalap,
Rhubarbe en poudre,
· de chaque. . . . . une once.
Eau. . . · ᵣ . quantité suffisante.

Dose, depuis un demi-gros jusqu'à deux scrupules, pour un adulte.

On peut aussi faire des pilules de quatre grains avec le savon de jalap seul. (sm.)

MIXTURE SAVONNEUSE PURGATIVE. (b*. ca.)

℞ Alcool rectifié. . . une demi-livre._
Résine de jalap,
Savon amygdalin,
, de chaque. . . . . une once.

Filtrez la solution. (ca.) — Dose, un gros ou un gros et demi, chez les enfans.

℞ Savon de jalap,
Sirop de guimauve,
de chaque. . . . . dix grains.
Teinture de cannelle. . vingt grains.

Mêlez. (b*.) — Pour une seule dose.

℞ Savon de jalap. . . . seize onces.
Alcool. . . . trente-deux onces.
Sirop de sucre. . . seize onces.
Teinture alcaline,
Huile de menthe poivrée,
de chaque. . . . . un gros.

Dose, un demi-gros à un gros. (b*.)

HUILE DE RICIN ARTIFICIELLE. (b*.)

℞ Résine de jalap. . . . neuf grains.
Savon de Venise. . . trois grains.
Huile d'amandes douces,
une once et demie.

Triturez ensemble. — Vogler prescrivait une cuillerée, toutes les heures ou toutes les deux heures, chez l'adulte.

TABLETTES PURGATIVES.

Morsuli purgantes. (br. pa. w. sp.)

℞ Résine de jalap. · . . . un gros.
Amandes douces pelées, trois gros.

Triturez bien ensemble. Ajoutez

Petit cardamome. . . un scrupule.
Cannelle. . . . . deux scrupules.
Sucre rosat cuit à la plume,
sept onces et demie.

Faites des tablettes. (br. pa. w.)

sp. supprime le cardamome et la cannelle. — Dose, depuis un jusqu'à six gros, , suivant l'âge.

GELÉE PURGATIVE.

Diacydonium jalappinum s. lucidum jalappinum s. solutivum pellucidum. (br. sp.)

℞ Gelée de coings. . trente-deux onces.

Résine de jalap broyée avec des pignons. . . . . . deux onces.

Mêlez bien. (sp.)

℞ Gelée de coings,
soixante-quatre onces.
Résine de jalap. . . quatre onces.
Alcool. . . . . douze onces.

Mêlez la solution alcoolique de la résine avec la gelée. (sp.)

br. prescrit deux livres et demie de gelée, quatre onces de résine et seize d'alcool.

ÉLECTUAIRE PECTORAL LAXATIF. (sp.)

℞ Looch sanum et expertum,
deux onces.
Sirop de coquelicot. . . six gros.
Résine de jalap. . un gros et demi.

Mêlez bien. — Purgatif, conseillé dans les affections muqueuses des enfans.

ÉLECTUAIRE HYDRAGOGUE. (sp.)

℞ Rob d'hièble,
——de genièvre,
de chaque. . . . . deux gros.
Sirop de nerprun. . . . une once.
Poudre de résine de jalap,
un gros et demi. ,
——— de sulfate de potasse, six gros.

Cette préparation diffère à peine d'un des électuaires purgatifs dont la formule se trouve plus haut. — Dose, une demi-once à une once.

ÉMULSION PURGATIVE.

Émulsion laxative ou de jalap, Julep purgatif. (f. r. bo. pie. sa. sm. sw.)

℞ Résine de jalap. . . un demi-gros.
' Gomme arabique. . . . un gros.
Eau. . . . . une once.

Broyez ensemble. (sw.)

℞ Résine de jalap. . . . huit grains.
Jaune d'œuf,
Sucre blanc, de chaque, deux gros.
Eau. . . . . . une demi-once.

Broyez la résine avec le sucre et le jaune d'œuf, et faites une émulsion au moyen de l'eau. (r.)

℞ Résine de jalap. . . douze grains.
Sucre blanc. . . . . deux gros.

Broyez long-temps ensemble, en ajoutant peu à peu

Jaune d'œuf. . . . . nº 1/2.

Continuez à triturer, en ajoutant par portions

Émulsion simple. . . cinq onces.
Eau de fleurs d'oranger. . deux gros.

Mêlez bien. (f.)

sm. prescrit huit a dix grains de résine, un jaune d'œuf, deux onces de sucre, six onces d'émulsion et deux gros d'eau de fleurs d'oranger.

℞ Résine de jalap. . . . deux grains.
Amandes douces. . . . . . n° 8.
Eau de cannelle. . . . . six gros.
——de merises. . . . une once.

Faites une émulsion. (*sa.*)

℞ Émulsion commune. . . six onces.
Résine de jalap,
——— de scammonée,
de chaque. . . . . huit grains.
Sucre. . . . . . . deux gros.

Mêlez. (*pic.*)

bo. prescrit quatre onces d'émulsion, huit grains de résine de jalap, six grains de scammonée et six gros de sucre.

§ III. PRÉPARATIONS QUI CONTIENNENT LE PRINCIPE ACTIF DU JALAP, AVEC LE VÉHICULE EMPLOYÉ POUR L'EXTRAIRE.

A. Extraction par l'eau.

POTION PURGATIVE ANGLAISE. (*pie.*)

℞ Phosphate de soude. . . six gros.
Sous-carbonate de soude,
Jalap en poudre,
de chaque. . vingt-quatre grains.
Sucre. . . . . trente-six grains.
Eau. . . . . . . quatre onces.

Faites bouillir pendant deux minutes, filtrez et ajoutez

Alcool de citron. . . deux gouttes,
et au moment de prendre la potion,

Acide tartrique en poudre,
quarante grains.

PURGATIF DE LEROY. (*fc.*)

℞ Scammonée d'Alep. . deux onces.
Racine de turbith. . . une once.
Jalap. . . . . . . huit onces.
Eau-de-vie (20 degrés), douze livres.

Faites digérer pendant douze heures, au bain-marie, à une chaleur de 20 degrés, filtrez, ajoutez un sirop fait avec une infusion de huit onces de séné dans deux livres d'eau bouillante et deux livres et demie de sucre.

Dose, une à deux cuillerées par jour. — Cette préparation n'est devenue que trop célèbre par les victimes qu'a produites l'emploi inconsidéré qu'en font, parmi le peuple de toutes les classes, ceux qui ne croient à la médecine que quand ils voient le charlatanisme l'escorter.

Syrupus jalappinus s. *de jalappa.* (f. *sw*. *vm.*)

℞ Jalap en poudre très fine, dix gros.
Semences de coriandre,
——— de fenouil,
de chaque. . . . un demi-gros.
Eau. . . . douze onces et demie.

Mettez le tout dans une bouteille, qui en soit remplie jusqu'au col; plongez cette bouteille dans un bain-marie, et faites bouillir pendant vingt minutes. Ensuite éloignez le bain du feu, et laissez le refroidir par degrés. Retirez alors la bouteille, et au bout de vingt-quatre heures, décantez la liqueur; passez et ajoutez

Sucre blanc. . . vingt-cinq onces.

Faites fondre à la chaleur du bain-marie. (f.)

℞ Gomme arabique,
Résine de jalap, de chaque, une partie.

Triturez ensemble, en ajoutant peu à peu assez d'eau pour faire une émulsion épaisse. Incorporez celle-ci dans

Sirop de rhubarbe,
soixante-quatre parties.

Mêlez. (*vm.*)

*sw** ne prescrit que trente-deux parties de sirop.

Dose, deux à quatre gros, pour les enfans.

B. Extraction par la bière.

BIÈRE PURGATIVE. (*ca. pie.*)

℞ Jalap. . . . . . . trois gros.
Rhubarbe. . . . . . deux gros.
Aloès soccotrin. . . un demi-gros.
Bière ou Hydromel. . . deux livres.

Faites macérer pendant deux jours, en remuant souvent, et filtrez. (*ca.*) — Dose, une livre ou deux, chez les sujets lymphatiques. — Ailleurs, *ca.* indique deux gros de jalap, autant de rhubarbe, un demi-gros d'aloès et une pinte de bière, et donne cette autre formule sous le nom d'*Infusion purgative,*

℞ Jalap,
Rhubarbe, de chaque, deux gros.
Bière. . . . . . une pinte.

Filtrez après deux jours de macération. (*pie.*) — Dose, une ou deux verrées, chaque matin.

BIÈRE ANTIHYDROPIQUE. (*sw*. *vm.*)

℞ Racine de jalap. . une demi-once.
———d'année,
———de roseau aromatique,
Baies de laurier,
——— de genévrier,

Écorce d'orange,
de chaque. . . . . une once.
Racine de bryone,
——— de garance,
Semences de carotte sauvage,
de chaque. . une once et demie.
Feuilles d'absinthe, . deux poignées.
Bière forte. . . . quatre pintes.

Faites macérer pendant plusieurs
jours, décantez et versez sur le résidu
Bière forte. . . , . deux pintes.

Décantez encore, après suffisante macération, et mêlez ensemble les deux colatures.

Dose, quatre onces, plusieurs fois par
jour.

C. Extraction par le vin.

VIN ANTIAPOPLECTIQUE. (ca.)

℞ Racine de jalap. . une demi-once.
——— de raifort sauvage,
une once et demie.
——— de rhubarbe,
Cannelle, de chaque. . deux gros.
Nitre. . . . . un demi-gros.
Vin blanc. . . deux livres et demie.

Après quatre jours de digestion à
froid, filtrez et ajoutez
Teinture aromatique ammoniacée,
deux gros.

Dose, trois à quatre onces, le matin à
jeun.

D. Extraction par l'alcool.

TEINTURE DE JALAP.

Tinctura jalappæ s. convolvuli jalappæ. (am. b.
be. du. ed. ff. g. ham. lo. p. su. wu. br. c.
sw.)

℞ Jalap. . . . . . une partie.
Alcool (20 degrés) . . huit parties.

Faites digérer pendant six jours, à une
douce chaleur, et passez. (b. be.)

ff. prescrit une partie de jalap et quatre
d'alcool (22 degrés); — du. cinq onces de
jalap et deux pintes d'alcool (0,930); — am.
lo. et c. huit onces de jalap et deux pintes
d'alcool (0,930); — ed. et sw. une partie de
jalap et cinq d'alcool (0,935); — p. quatre
onces de jalap et une livre d'eau-de-vie; —
su. une partie de jalap et quatre d'esprit faible; — wu. trois onces de jalap et une livre
d'eau-de-vie; — han. huit onces de jalap et
trente d'esprit rectifié; — br. trois onces de
jalap et une livre d'esprit rectifié; — g. une
demi-livre de jalap et deux livres d'eau-de-
vie.

Purgatif. — Dose, un demi-gros à un
gros.

TEINTURE DE RÉSINE DE JALAP.

Tinctura jalappæ resinæ. (br. f.)

℞ Résine de jalap. . quatre scrupules.
Alcool concentré. . . . dix gros.

Filtrez après suffisante digestion. (br.)

f. prescrit une partie de résine, quatre
d'alcool (26 degrés) et six jours de digestion.

Cette teinture est plus active que celle
de la racine. — Il vaut mieux la préparer extemporanément. On fait alors dissoudre dix
grains de résine dans un gros d'eau-de-vie,
et l'on ajoute, si on le juge nécessaire, deux
gros de sirop d'orgeat ou de guimauve.
Cette dose est celle qui convient à un
adulte.

TEINTURE DE JALAP AROMATIQUE.

Tinctura jalappæ confortans. (ams.)

℞ Jalap. . . . . . trois onces.
Écorce de citron. . . . une once.
Cannelle. . . . une demi-once.
Semences d'anis. . . deux gros.
Alcool (0,884). . . seize onces.

Après huit jours de digestion, filtrez.

MIXTURE PURGATIVE.

Mixtura olei ricini cum jalappa. (au.)

℞ Teinture de jalap,
Sucre blanc, de chaque. . un gros.
Huile de ricin,
Manne, de chaque. . . une once.
Sirop de roses. . quantité suffisante.

Dose, deux cuillerées toutes les demi-
heures, dans la colique des peintres.

TEINTURE DE JALAP COMPOSÉE.

Élixir de jalap composé, Eau-de-vie allemande,
Teinture purgative; Tinctura jalappæ composita, Elixir jalappæ compositum, Elixir
citri purgans, Essentia catholica purgans
Rothii, Elixir anthelminticum Succorum.
(r. f. su. wu. ca. pie. sp.)

℞ Écorce fraîche de citron,
une once et demie.
Alcool. . . . . . six onces.

Faites infuser pendant vingt-quatre
heures, décantez la teinture et versez-la
sur
Résine de jalap. . . . une once.

Après la dissolution, filtrez. (sp.)

℞ Jalap choisi. . . une demi-livre.
Scammonée. . . . . . une once.
Alcool (22 degrés). . . six livres.

Faites macérer pendant huit jours, décantez et passez. (f.)

♃ Jalap. . . . . . 'une demi-livre.
Scammonée. . . . . deux onces.
Turbith végétal . . . . un gros.
Eau-de-vie. . . . . . . six livres.
Faites infuser pendant vingt-quatre heures et passez. (*ca.*)

♃ Jalap. . . . . . quatre onces.
Scammonée. . . . une demi-once.
Gomme-guttè. . . . deux gros.
Alcool étendu d'eau . . deux livres.
Après trois jours de digestion, passez en exprimant. (su.)

♃ Jalap. . . . . . quatre onces.
Semences de carthame, deux onces.
Scammonée. . . une demi-once.
Gomme-gutte . . . . deux gros.
Esprit d'écorce de citron,
une livre et demie.
Au bout de quelques jours, décantez; versez sur le résidu

Esprit de citron. . . . une livre.

Faites encore digérer; mêlez les deux liqueurs, tirez le tiers par la distillation, et conservez le reste pour l'usage. (wu.)

pie. donne la même formule, mais sans parler de la distillation finale, parcequ'il n'è prescrit, pour la seconde digestion, qu'une demi-livre d'esprit de citron; — *sp.* indique aussi les mêmes proportions des cinq substances solides, mais prescrit de l'alcool simple, en porte la dose à deux livres, ne réitère pas l'infusion avec le marc, et ne recommande pas non plus la distillation d'une partie du produit; — br. veut qu'on fasse infuser neuf onces de jalap, six onces de graine de carthame, deux gros de scammonée et autant de gomme-gutte dans quatre livres d'esprit de citron.

Excitant, purgatif, anthelmintique. — Dose, soixante à cent gouttes, pour un adulte, dans du sirop de nerprun.

POTION PURGATIVE. (*ra.*)

♃ Teinture de jalap composée ,
une ou deux onces.
Sirop de nerprun,
une demi-once à une once.
Eau de chicorée. . . quatre onces.

EAU-DE-VIE PURGATIVE. (*ca.*)

♃ Eau-de-vie (20 degrés) ,
vingt-huit pintes.
Cassonade. . . . . huit livres.
Jalap. . . . . trois livres.
Genièvre. . . dix onces et demie.
Nitre. . . . . . sept gros.
Scammonée,
Rhubarbe,
Roseau aromatique,

Cannelle,
de chaque. . trois onces et demie.
Filtrez, après huit jours d'infusion.
Dose, une once et demie.

JASMIN.

Jasmin commun; *Jasminum officinale* , L.
Gelsomino (E.).
br. e. f. fe. r. s. w. be. br. m. sp.

Arbrisseau (diandrie monogynie, L.; jasminées, J.) du midi de l'Europe, de l'Orient et des Indes. (*fig.* Zorn, *Ic.pl.* t. 153.)
On emploie les fleurs (*flores Jasmini*), qui sont blanches, pédonculées, disposées en corymbes peu garnis. Fraîches, elles exhalent une odeur suave; leur saveur est amarescente.

ESPRIT DE JASMIN. (*sp.*)

♃ Huile de jasmin. . . seize onces.
Alcool. . . . . dix-huit onces.
Mêlez ensemble par une forte succussion, puis exposez au froid, pour congeler l'huile, et décantez l'esprit.

JAYET.

Ambre noir, Succin noir; Gagates.
f.
Minéral d'un noir luisant, pur et très foncé, d'une texture dense, d'un tissu homogène, d'une structure massive, susceptible de poli, dur, mais facile à casser.

JONC.

Jonc odorant ; *Andropogon Schœnanthus,* L.
Kameelhru (Al.); camolshay, sweet rush, lemon grass (An.); aschkur (Ar.); gundha-bena (Beng.); kameelhoü (D.); jonco odoroso (E.); gund beyl (Hi.); kamelshooy (Ho.); fieno di caʾ melo (I.); siri (Jav.) ; ramacciam (Malab.; gowr gia (Pe.); jonci cheiroso (Por.); mala tiinokam (Sa.); kamelhœ (Su.); camachie pillu, wassinapillu, cavatum pillu (Tam.); kamachie kussu (Tel.).
an. br. e. f. fe. w. a. be. br. g. m. sp.

Plante ♃ (polygamie monoécie, L.; graminées, J.), de l'Arabie et de l'Éthiopie. (*fig.* Rumph. *Amb.* 5. t. 72.)
On emploie les tiges (*herba Schœnanthi s. Squinanthi s. Junci odorati s. Feni camelorum s. Graminis orientalis*), qui sont cylindriques, raides, remplies d'une moelle fongueuse, et entourées de quelques feuilles. Elles se rétrécissent de bas en haut, et se partagent en un grand nombre de petites branches. Leur odeur est pénétrante et aromatique; leur saveur amère, âcre et aromatique.

Excitant, nervin.

JOUBARBE.

Deux plantes de ce nom sont indiquées dans les pharmacopées :

Joubarbe des toits, Grande Joubarbe ; Sempervivum tectorum, L.

Grosses Hauslauch, Hauswurzkraut (Al.); peat common houseleek (An.); netresk, tucny muzjk wettej (B.); huuslæg (D.); siempreviva de tejados (E.); donderbaard, husslook (Ho.); siempreviva (I.) ; hazi zœld (M.) ; roschadnik wielki (Po.); sempreviva (Por.); tschesnok dikoi (R.); hauslæk (Su.).

ams. an. b. be. br. e. f. fe. fu. g. ham. li. o. r. wu. be. br. g. m. sp. z.

Plante ♃ (dodécandrie dodécagynie, L.; crassulées , J.), qui croît dans toute l'Europe. (*fig. Flore médic.* IV. 208.)

On emploie l'herbe (*herba Sempervivi* s. *Sedi majoris*), qui se compose d'une rosette de feuilles tendres, charnues, ovales, aiguës, vertes, glabres sur les deux faces et ciliées sur les bords. Elle a une odeur à peine sensible, et une saveur aqueuse, fraîche, âpre, styptique, comme salée.

Dose du suc, deux onces.

Joubarbe des vignes, Herbe aux Charpentiers; Sedum Telephium, L.

Fette Henne . Wundkraut (Al.); orpine (An.); krœfurt (D.); letefolio (E.); hemels leutel (Ho.); sopra vivolo (I.); wronie masla (Po.); telephio bastardo (Por.); kuringkal (Su.).

an. br. e. f. fe. w. be. g. m. sp.

Plante ♃ (hexandrie pentagynie, L. ; crassulées , J.), d'Europe. (*fig. Zorn, Ic. pl.* t. 486.)

On emploie la racine et les feuilles.

La racine (*radix Crassulæ* s.*Crassulæ majoris* s. *Fabariæ* s. *Telephii vulgaris* s. *Illecebræ majoris*) est tuberculeuse, épaisse, charnue, blanchâtre.

Les feuilles sont sessiles, ovales, d'un vert pâle, quelquefois rougeâtres, un peu charnues et succulentes, dentées sur les bords, d'une saveur muqueuse, salée et acidule.

On la dit vulnéraire.

SIROP DE JOUBARBE.

Syrupus sedi majoris s. *sempervivi*. (w.)

♃ Suc de joubarbe réduit à moitié
    par l'évaporation. . . dix onces.
Sucre blanc . . . . . seize onces.

Après avoir fait jeter un bouillon, passez.

Rafraîchissant, tempérant.

POMMADE ADOUCISSANTE. (ca. sm.)

♃ Suc de grande joubarbe,
Huile d'olive,
    de chaque. . . . parties égales.

Battez ensemble. (sm.)

ca. prescrit trois onces de suc, autant d'axonge et quatre onces d'huile d'amandes douces.

Excellente pour calmer les irritations de la peau, et, dit-on aussi, les douleurs que causent les ulcères cancéreux.

JUJUBIER.

Zizyphus sativus, Cand.

Brustbeerstrauch (Al.); jujeutree (An.); azufeifas (E.); jullenboom (Ho.); ginggiolo (I.): anofegus (Por.).

an. ba. br. e. f. fe. w. be. g. m. sp.

Arbrisseau (pentandrie digynie, L.; rhamnées, J.) des Indes orientales, qu'on cultive dans le midi de l'Europe. (*fig. Nouv. Duh.* III. t. 16.)

On emploie les fruits, appelés *Jujubes; Jujubæ* s. *baccæ Jujubæ* s. *Zizyphi.* Ce sont des drupes de la taille et de la forme d'une olive, d'un roux tirant un peu sur le rouge, qui, sous une pellicule épaisse, renferment une chair molle, jaune, mucilagineuse, de saveur douce et mucilagineuse, couvrant un noyau oblong, dur et sillonné.

Au rapport d'Ainslie, les Indiens prescrivent la décoction de la racine contre certaines fièvres, mais il pense qu'elle ne jouit pas d'une grande activité.

ESPÈCES BÉCHIQUES.

Species oro decocto florum et fructuum. (pa. w.)

♃ Racine de réglisse. . . deux onces.
Herbe de capillaire de Montpellier,
——— d'endive,
    de chaque. . . . . deux gros.
Fleurs de bourrache,
——— de buglose,
——— de violette,
——— de roses, de chaque, un gros.
——— de houblon. . . deux gros.
Jujubes,
Carouges,
Prunes de Damas,
    de chaque. . . . deux onces.
Tamarins. . . . . une once.

Coupez grossièrement et mêlez. (w.)

pa. supprime les carouges, mais prescrit jujubes, prunes de Damas et sebestes, de chaque, n° 20.

FRUITS PECTORAUX. (f.)

♃ Jujubes,
Dattes sans noyaux ,
Figues,
Raisins, de chaque, parties égales.
Mêlez.

PELTE DE JUJUBES.

Pulpa jujubarum. (f.)

♃ Jujubes. . . . . . . à volonté.
Eau. . . . . quantité suffisante.

Faites bouillir, pour ramollir les fruits; passez la pulpe à travers un tamis de crin, mêlez l'eau de la décoction avec elle, puis évaporez le tout jusqu'en consistance convenable, sur un feu doux.

PÂTE DE JUJUBES. (b*. ba. f.)

℞ Jujubes. . . . . . une livre.
Gomme du Sénégal . . six livres.
Sucre pur. . . . . cinq livres.
Eau filtrée . . . . trente livres.
Teinture d'écorce de citron, une once.

Faites bouillir les dattes dans dix livres d'eau, et passez la décoction, puis dissoudre la gomme dans le reste de l'eau; mêlez les deux colatures, ajoutez le sucre, versez cinq blancs d'œufs délayés dans l'eau, faites bouillir, en écumant; réduisez la liqueur au tiers, passez-la à travers un linge, faites-la évaporer jusqu'en consistance d'épais sirop, ajoutez la teinture, continuez l'évaporation, au bain-marie, jusqu'en consistance d'extrait mou; versez dans des moules de fer-blanc huilés, et faites sécher à l'étuve. (f.)

b*. et ba. prescrivent de faire cuire une partie de jujubes, autant de dattes et autant de raisins de Corinthe dans trente-six parties d'eau, réduites à vingt-quatre, d'ajouter à la colature le double de son poids de sucre, puis une demi-partie de blanc d'œuf battu avec un peu d'eau, de réduire en consistance sirupeuse, d'ajouter alors, en remuant toujours, vingt-quatre parties de mucilage de gomme arabique, d'évaporer convenablement, de verser dans des moules, et de faire sécher à une douce chaleur.

SIROP DE JUJUBES.

Syrupus de jujubis. (br. w. sp.)

℞ Jujubes fraîches. . . trois onces.
Réglisse . . . . . six gros.
Capillaire de Montpellier,
Fleurs de violette,
de chaque. . . . . cinq gros.
Semences de mauve,
———— de coing,
———— de pavot blanc,
de chaque. . . . . trois gros.
Eau de fontaine, deux livres et demie.

Faites cuire jusqu'à ce qu'il ne reste que dix-huit onces de liquide. Faites dissoudre dans celui-ci

Gomme adragant choisie, un gros.
Sucre blanc. . trente-deux onces.

Conservez. (br. w.)

℞ Jujubes. . . . . . trois onces.
Racine de réglisse,
Capillaire de Montpellier,
Orge mondé, de chaque, une once.
Eau. . . quarante-quatre onces.

Faites cuire et réduire à trente-six onces, en ajoutant sur la fin

Fleurs de violette. . . cinq onces.

Faites une émulsion avec la colature et

Semences de mauve. . cinq onces.
———— de coing,
———— de pavot blanc,
———— de melon,
———— de laitue,
de chaque. . . . . trois gros.

Dissolvez ensuite dans la liqueur

Sucre. . . . vingt-quatre onces.
Gomme adragant. . . trois gros.

Faites cuire en consistance de sirop. (sp.)

DÉCOCTION PECTORALE.

Decoctum pectorale. (sa. ca.)

℞ Jujubes,
Figues grasses coupées,
Raisins secs mondés,
Racine de réglisse,
de chaque. . . une demi-once.
Eau commune . . . . six livres.

Faites cuire les fruits dans l'eau jusqu'à ce que celle-ci soit réduite d'un tiers, ajoutez la réglisse en retirant du feu, laissez infuser pendant quelque temps et passez. (sa.)

ca. prescrit deux onces de fruits pectoraux et deux livres et demie d'eau, réduites à deux livres par la cuisson.

BOUILLON PECTORAL. (pie. sm.)

℞ Poumon de veau,
Collet de mouton, de chaque, n° 1/2.
Jujubes. . . . . . n° 20.
Dattes . . . . . . n° 12.
Raisins de Damas . . une demi-once.
Navets. . . . . . deux onces.
Gruau. . . . . . deux gros.
Conserve d'angélique . une once.
Eau . . . . . . deux pintes.

Faites un bouillon. (pie.)

℞ Poumon de veau haché,
Poulet écorché, de chaque. . n° 1/2.
Jujubes. . . . n° 12 ou 15.
Orge perlé, deux cuillerées à bouche.
Eau. . . . une pinte et demie.

Faites réduire d'un tiers, sans écumer, et, quelques minutes avant de retirer du feu, ajoutez une poignée de feuilles vertes de pulmonaire.

JUSQUIAME.

On emploie deux espèces de ce genre de plantes:

1° *Jusquiame blanche; Hyoscyamus albus*, L.

un. f. fe. ff. g. m.

Plante ⊙ (pentandrie monogynie, L. ;
solanées, J.), du midi de l'Europe. (*fig.*
Zorn, *Ic. pl. t.* 218.)

On emploie l'herbe (*herba Hyoscyami
albi*), qui se compose de tiges peu rameuses,
très velues, garnies de feuilles ovales, pétiolées, dont les supérieures sont entières,
et les inférieures sinuées ou anguleuses. Elle
a une odeur stupéfiante et une saveur fade.

2° *Jusquiame* noire; *Hyoscyamus niger*, L.

Schwarzes Bilsenkraut (Al.) ; *heubane (An.)*; *buzirulbunj, ur-
manikun, sikran (Ar.)* ; *blyn (B.)*; *korassanie (Cy.)*; *khoras-
sanie-ajuan (Duk. Hi.)*; *fandensnosser, sodbonne, bulmeurt*
(D.); *beleno (E.)*; *bilsenkruid (Ho.)*; *giusquiamo (I.)*; *adas
(Ja.)*; *adas pedas (Ma.)*; *bielun, szaley, lulek (Po.)*; *yoscia-
mo (Por.)* ; *belena (R.)*; *bolmœrt (Su.)* ; *korasanie-omum*
(Tam.).

a. am. ams. an. b. ba. be. br. d. du. e. ed. f. fe. ff. fi. fu.
g. bam. han. he. li. lo. o. p. po. pp. pr. r. s. su. w. wu.
ww. *a. be. br. c. g. m. pa. pid. sp. z.*

Plante ♂ , répandue dans toute l'Europe.
(*fig. Flore médic.* IV. 211.)

On emploie la racine, l'herbe et la semence.

La racine (*radix Hyoscyami* s. *Jusquiami*)
est épaisse, ridée, peu ramifiée, brune en
dehors, blanche en dedans, d'une saveur
douce et désagréable.

L'herbe se compose d'une tige velue,
épaisse, rameuse, cylindrique, et de feuilles
amples, alternes, amplexicaules, cotonneuses, ovales, lancéolées, sinuées, découpées profondément sur le bord. Elle a une
odeur désagréable et vireuse, une saveur
fade et dégoûtante, qui devient amère après
la dessication.

La semence est petite, arrondie, presque
réniforme, ridée, un peu comprimée et
d'un gris cendré.

Cette dernière contient, d'après Brande,
un alcaloïde particulier, la *Hyoscyamine,
Hyoscyaminum, Hyoscyama*, que Peschier
dit avoir trouvé aussi dans les feuilles, uni à
un acide également particulier, et que Lind-
bergson regarde comme du phosphate am-
moniaco-magnésien.

Narcotique, poison, qui paraît agir particulièrement sur le système nerveux. — Dose
de la poudre, deux à dix grains, deux ou trois
fois par jour. — Reisinger prétend qu'une
goutte de solution d'un grain d'hyoscyamine dans un demi-scrupule d'eau distillée
procure une dilatation extrême de la pupille, sans irriter l'œil.

§ I. PRÉPARATIONS QUI CONTIENNENT LA JUSQUIAME EN SUBSTANCE.

FRONTAL HYPNOTIQUE.

Pâte anticéphalalgique. (*ca. pie.*)

℞ Poudre de feuilles de jusquiame
noire,

Poudre de fleurs de coquelicot,
de chaque. . . . . une once.
Opium brut. . . . . six grains.

Faites une pâte avec suffisante quantité de
vinaigre. — On l'applique sur le front, entre
deux linges.

CATAPLASME ANODIN.

Cataplasme vireux, Cataplasme narcotique.
(ff. *ca'. pie. ra. sp.*)

℞ Poudre de feuilles de jusquiame,
——————————de ciguë,
——————————de tabac,
——————————de morelle,
Farine de graine de lin ,
de chaque. . . . parties égales.
Décoction de têtes de pavot ou
de fleurs de coquelicot,
quantité suffisante.

Faites une pâte. (*ca. pie.*)

ra. donne la même formule, mais remplace la farine par de la mie de pain, et la
décoction par de l'eau pure.

℞ Feuilles de mauve, quatre poignées.
——— de pavot. . . une poignée.
——— de jusquiame,
une demi-poignée.
Lait. . . . . quantité suffisante.

Faites cuire en consistance de bouillie.
Ajoutez

Huile de lin. . . . . deux onces.
Farine de graine de lin. . une once.

Mêlez bien. (*sp.*)

ff. prescrit parties égales de farine d'orge,
de farine de seigle, de poudre de feuilles de
pavot et de poudre de feuilles de jusquiame.

ÉLECTUAIRE ANTIHÉMOPTYSIQUE. (b*.)

℞ Poudre de graines de pavot blanc ,
——————————de jusquiame,
de chaque. . . . un demi-gros.
Sirop de coquelicot ,
Conserve de roses ,
de chaque. . une once et demie.

Dose, le volume d'une noix, deux fois
par jour.

§ II. PRÉPARATIONS QUI CONTIENNENT UNE PARTIE DES PRINCIPES CONSTITUANS DE LA JUSQUIAME.

A. *Extraction par des moyens mé-caniques.*

HUILE DE GRAINES DE JUSQUIAME. (b. br. e.
fu. w. wu. *vm.*)

℞ Semences de jusquiame , à volonté.
Pilez dans un mortier de bois, enfermez

dans un sac de toile, et exprimez à froid.
(b. e. fu. wu.)

vm. veut qu'on pile les graines, d'abord
seules, puis avec partie égale. d'amandes
douces, et qu'on exprime ensuite ; — br. et
w., qu'on les fasse torréfier légèrement avant
de les soumettre à la presse.

Parégorique, anodin.

HUILE PARÉGORIQUE. (fu.)

℞ Huile de semences de jusquiame,
                          une demi-once.
—— de pétrole blanche,   deux gros.
—— de genièvre,
—— de succin, de chaque, dix gouttes.

Anodin, résolutif, discussif, usité à l'extérieur.

ONCUENT HÉMORRHOÏDAL. (fu.)

℞ Huile de semences de jusquiame,
                          deux gros.
Onguent nutritum. . . . six gros.
Camphre. . . . . un scrupule.
Safran en poudre. . quinze grains.

Anodin, discussif, réfrigérant.

B. Extraction par l'eau.

EXTRAIT AQUEUX DE JUSQUIAME. (a. an. b.
ba. be. br. d. du. ed. f. fe. ff. fu. han. he. li.
lo. o. p. po. pr. r. s. su. w. wu. *br. pid. sw.*
vm.)

℞ Feuilles fraîches de jusquiame,
                          à volonté.

Pilez dans un mortier de pierre, en ajoutant un peu d'eau ; exprimez le suc, et de
suite évaporez-le au bain-marie, en remuant
toujours, sur le feu, avec une spatule. (a.
am. br. d. du. ed. fu. g. han. li. lo. o. p. po.
pr. r. wu. *br. c. sw.*)

℞ Herbe fraîche de jusquiame, à volonté.

Pilez dans un mortier, et exprimez le suc,
évaporez celui-ci, sans enlever l'écume,
jusqu'à ce qu'il suffise d'y ajouter un quart
de poudre d'herbe sèche de jusquiame,
pour lui donner la consistance d'extrait. (b.
be. fe. fi. su.)

℞ Feuilles fraîches de jusquiame,
                          à volonté.

Pilez avec un peu d'eau, et passez à travers une étamine ; laissez reposer, décantez,
faites coaguler au feu, et passez de nouveau ;
évaporez jusqu'en consistance de masse pilulaire, retirez du feu, incorporez la fécule
mise à part, et faites encore évaporer jusqu'au degré requis. (an. f. fi. s. w. *vm.*)

℞ Herbe fraîche de jusquiame, une livre.

Pilez dans un mortier de marbre, et exprimez le suc ; faites bouillir le résidu, pen-

dant une heure, avec trois livres d'eau ; passez en exprimant, mêlez le suc avec la décoction, et faites évaporer le tout ensemble.
(he. *pid.*)

ba. prescrit d'exprimer le suc, de faire
digérer le résidu, pendant une demi-heure,
avec moitié d'eau bouillante, de laisser dépurer les deux liqueurs par le repos et de
les évaporer ensemble.

Dose, un grain à quinze, et plus.

FÉCULE DE JUSQUIAME.

Fæcula hyoscyami. (vm.)

℞ Feuilles fraîches de jusquiame,
                          à volonté.

Pilez dans un mortier de pierre, avec
un pilon de bois, et exprimez ; pilez encore
le résidu avec un peu d'eau, et exprimez de
nouveau ; mêlez les deux liqueurs, laissez
reposer, décantez, mettez sur le feu, pour
coaguler la fécule ; retirez de suite, passez,
lavez bien la fécule, faites-la sécher à une
douce chaleur, et pulvérisez-la.

TEINTURE DE FÉCULE DE JUSQUIAME. (vm.)

℞ Fécule fraîche de jusquiame,
                          une partie.
Alcool. . . . . . quatre parties.

Filtrez après quelques jours de macération.

SIROP DE JUSQUIAME. (f*.)

℞ Feuilles de jusquiame blanche,
                          à volonté.

Pilez, exprimez la pulpe, filtrez le
suc, évaporez jusqu'en consistance de
sirop, étendez celui-ci d'eau distillée,
après son refroidissement, et faites évaporer jusqu'à siccité ; alors faites dissoudre trente-deux grains de l'extrait
dans un peu d'eau distillée, et ajoutez

Sirop de sucre. . . . deux livres.

Mêlez par l'agitation. — Conseillé dans la
bronchite chronique. — On le donne seul, et
par cuillerées à café, jusqu'à la dose d'une
demi-once à une once par jour.

BOLS NARCOTIQUES.

Boli narcotici. (b.)

℞ Extrait de jusquiame, deux grains.
Masses de pilules de cynoglosse,
                          quatre grains
Poudre de réglisse, quantité suffisante
pour faire un bol. — A prendre le soir, en se
couchant.

PILULES SÉDATIVES. (b. e.)

℞ Extrait de jusquiame. . huit grains.
Gomme arabique. . . . six gros.

Rob de sureau, quantité suffisante.

Faites six pilules. — Dose, une toutes les trois heures. (*b.*)

℟ Opium. .. . . . . quatre grains.
. Extrait de jusquiame,
——— de ciguë,
de chaque . . . quinze grains.

Faites six pilules. — Dose, une tous les soirs. (*e.*)

PILULES DE MÉGLIN. (f*. *ca. ra.*)

℟ Extrait de jusquiame noire,
——— de valériane,
Oxide de zinc,
de chaque. . . parties égales.

Faites des pilules de trois grains. (f*. *ca.*)

ra. ajoute l'extrait de fumeterre.

Contre le tic douloureux de la face. — Dose, une à six ou huit, en augmentant peu à peu.

PILULES ANTIHYSTÉRIQUES. (*pie.*)

℟ Extrait de jusquiame noire, un gros.
——— de coloquinte,
quantité suffisante.

Faites des pilules de six grains. — Dose, une matin et soir, en augmentant tous les cinq ou six jours, jusqu'à quatre ou cinq par prise.

PILULES CALMANTES. (*pie.*)

℟ Extrait de jusquiame noire,
——— d'opium,
——— de belladone,
——— de ciguë, de chaque, une once.

Faites des pilules d'un grain. — Contre le tic douloureux de la face. On augmente d'une par jour, jusqu'à six, que l'on continue jusqu'à ce qu'elles produisent des vertiges et une débilitation générale.

LINIMENT ANODIN ET RÉSOLUTIF. (*ra.*)

℟ Extrait de jusquiame, un demi-gros.
Savon blanc . . . . deux gros.
Huile de lin . . . . six onces.

Employé par Dupuytren, dans les engorgemens glanduleux.

ÉLIXIR ANTISPASMODIQUE. (ham. *au.*)

℟ Infusion de valériane froide et
passée. . . . . . six onces.
Extrait de jusquiame, un demi-gros.

Faites dissoudre, et ajoutez
Liqueur excitante. . . deux gros.

Mêlez. (ham.)

℟ Extrait de jusquiame. . dix grains.
Vin stibié. . . . . deux gros.

Dose, cinq à dix gouttes, dans la coqueluche. (*au.*)

COLLYRE DE JUSQUIAME.

Collyrium hyoscyami. (*au.*)

℟ Extrait de jusquiame. . dix grains.
Eau distillée. . . une demi-once.

Cette liqueur a été conseillée par Himly, pour dilater la pupille, dans le cas de cataracte.

℟ Extrait de jusquiame. . un scrupule.
Eau. . . . . . . trois onces.

Utile dans les ophthalmies peu intenses, avec constriction spasmodique des paupières.

POTION SÉDATIVE.

Haustus sedans narcoticus. (*b.*)

℟ Extrait de jusquiame. . cinq grains.
Eau de laitue. . . . trois onces.
Sirop de sucre. . . . une demi-once.

A prendre peu à peu dans la journée.

LAVEMENT CALMANT.

Enema hyoscyami s. antispasticum. (*au.*)

℟ Herbe de jusquiame noire,
——— de romarin sauvage,
Sommités de millefeuille,
Feuilles d'oranger,
Racine de valériane,
de chaque. . . parties égales.

On en fait bouillir deux gros dans une once ou une once et demie d'eau.

INJECTION NARCOTIQUE. (ff. *e.*)

℟ Feuilles de jusquiame, quinze parties.
Eau. . . . . quantité suffisante
pour avoir cent parties de colature. Faites bouillir légèrement, et ajoutez, en cas de besoin, une demi-partie de teinture d'opium. (ff.)

e. prescrit un demi-gros de jusquiame et une pinte d'eau bouillante, pour obtenir une liqueur qu'il recommande d'employer à l'extérieur, dans le cancer et les ulcères indolens.

ÉMULSION NARCOTIQUE.

Emulsio sedativa. (b*. *au. b. vm.*)

℟ Graines de jusquiame. . deux gros.
Amandes douces pelées,
une demi-once.
Eau de cerises. . . . huit onces.

Délayez dans l'émulsion
Magnésie calcinée. . . deux gros.
Sucre blanc. . . . . six gros.

Mêlez bien. (*vm.*)

b*. prescrit seulement de faire six onces

nigri. (am. b*. du. ed. han. lo. po. s. su. *c.*
hp.)

♃ Feuilles sèches et grossièrement
pulvérisées de jusquiame,
deux onces et un quart.
Alcool (0,930) . . . . une pinte.
Laissez réagir pendant huit jours et filtrez.
(am. du. c.)

b*. et ed. prescrivent une once de jusquiame et huit d'alcool (0,935); — lo. quatre onces de jusquiame et deux pintes d'alcool (0,930); — su. une once de jusquiame
et huit d'eau-de-vie.

♃ Feuilles de jusquiame. . une once.
Esprit de vin rectifié, quatre onces.
Eau distillée. . . . deux onces.
Faites digérer à une douce chaleur, ex-
primez et filtrez. (han. po.)

♃ Suc de jusquiame récemment exprimé,
Alcool concentré,
de chaque. . . . parties égales.
Laissez en digestion à froid pendant
quelques jours et filtrez. (s.)

♃ Racine de jusquiame. . deux onces.
Alcool. . . . . . . une livre.
Filtrez après trois jours de macération.
(*hp.*)
Narcotique. — Dose, dix à trente gouttes.

TÉINTURE DE SEMENCES DE JUSQUIAME. (*vm.*)

♃ Semences de jusquiame, une partie.
Eau-de-vie. . . . . six parties.
Faites digérer au bain-marie tiède, passez
en exprimant et filtrez.

D. *Extraction par l'éther.*

TEINTURE ÉTHÉRÉE DE JUSQUIAME.

Tinctura hyoscyami œtherea. (han.)

♃ Feuilles de jusquiame. . deux onces.
Éther sulfurique. . . . huit onces.
Faites digérer pendant trois jours, dans
un vase couvert, en remuant souvent, et
décantez.

Dose, une dizaine de gouttes, plusieurs
fois par jour.

E. *Extraction par des corps gras.*

HUILE DE JUSQUIAME.

Oleum foliorum s. *herbæ hyoscyami infusum*
s. *coctum.* (am. b. ba. be. f. ham. li. pr. s.
su. wu. sw. *vm.*)

♃ Feuilles de jusquiame noire,
une partie.
Huile d'olive. . . . huit parties.

44

Faites digérer pendant quelques heures, et passez en exprimant. (pr. s.)

an. b. be. et li. prescrivent une partie d'herbe et quatre d'huile ; — su. une partie d'herbe et trois d'huile.

♃ Semences écrasées de jusquiame,
　　　　　　　une partie et demie.
　Huile d'olive. . . . trois parties.
Faites infuser, et passez en exprimant avec force. (vm.)

♃ Feuilles de jusquiame,　　une partie.
　Huile d'olive. . . . . huit parties.
Faites cuire sur un feu doux jusqu'à consomption de l'humidité et exprimez. (han.)

ham. prescrit une partie de feuilles et quatre d'huile ; — ba. d. et sw. une partie de feuilles et trois d'huile.

♃ Feuilles de jusquiame. . une partie.
　Huile d'olive. . . . deux parties.
Laissez digérer pendant trois jours dans un endroit chaud, puis faites cuire jusqu'à consomption de l'humidité, et exprimez. (wu.)

♃ Feuilles de jusquiame pilées, une partie.
　Huile d'olive. . . . deux parties.
Laissez en digestion sur les cendres chaudes pendant vingt-quatre heures, et exprimez; répétez l'opération une seconde fois, puis faites bouillir légèrement et exprimez. (f.)

Employée en frictions à l'extérieur. Busch a conseillé, dans l'hémoptysie, trois ou quatre cuillerées à café, trois fois par jour, d'un mélange de deux parties d'huile d'amandes douces avec une partie d'huile préparée en faisant cuire deux onces d'herbe fraîche de jusquiame dans huit onces d'huile d'olive.

HUILE DE JUSQUIAME VERTE.

Oleum hyoscyami viride. (sw*. vm.)

♃ Huile de jusquiame par infusion,
　　　　　　　trois parties.
　Fécule lavée de jusquiame,
　　　　　　　une partie et demie.
Faites dissoudre. (vm.)

sw*. prescrit une partie de fécule et trois d'huile.

En frictions sur l'épigastre, dans la colique, et sur l'anus, dans les douleurs hémorrhoïdales.

ONGUENT DE JUSQUIAME.

Unguentum hyoscyami. (sa. w. sw*.)

♃ Feuilles fraîches de jusquiame,
　　　　　　　une livre.

Axonge de porc. . . . dix onces.
Faites cuire jusqu'à consomption de l'humidité, passez en exprimant, et ajoutez
　Huile de semences de jusquiame,
　　　　　　　deux onces.
Mêlez. (sa. w.)

♃ Huile de semences de jusquiame,
　　　　　　　quatre parties.
　Fécule verte de jusquiame, une partie.
Faites cuire jusqu'à consomption de l'humidité. Ajoutez
　Cire blanche. . . . . une partie.
Laissez fondre doucement. (sw*.)
En frictions sur le bas-ventre et la région anale, dans la colique et les hémorrhoïdes.

EMPLÂTRE DE JUSQUIAME.

Emplastrum hyoscyami s. de hyoscyamo. (b. br. d. han. o. p. po. pr. sa. su. w. pie. sp. sw. vm.)

♃ Huile de graines de jusquiame noire. . . . . une demi-livre.
　Suc d'herbe de jusquiame, une livre.
Faites cuire ensemble jusqu'à consomption de l'humidité. Ajoutez
　Cire jaune. . . . quatorze onces.
　Térébenthine de Venise, deux onces.
Après la fusion, ajoutez encore à la masse demi-refroidie
　Poudre de feuilles de jusquiame,
　　　　　　　deux onces.
Mêlez. (sp. sw.)

br. sa. w. et pie. prescrivent une livre d'huile de graines de jusquiame, autant de suc de jusquiame, quinze onces de cire jaune, une once et demie de térébenthine et deux onces de poudre de jusquiame ; — vm. douze parties d'huile de graines de jusquiame, six de fécule verte de jusquiame, quinze de cire jaune, une de térébenthine et une de poix-résine.

♃ Fécule verte de jusquiame,
　　　　　　　douze parties.
　Poix-résine. . . . quatre parties.
　Cire jaune. . . . . deux parties.
　Térébenthine. . . . une partie.
Faites cuire doucement jusqu'à consomption de l'humidité. (vm.)

♃ Cire jaune,
　Colophane,
　Huile d'olive, de chaque, une partie.
Faites fondre, et ajoutez à la masse demi-refroidie
　Poudre de feuilles de jusquiame,
　　　　　　　deux parties.
Mêlez. (sw.)

d. han. po. pr. et su. prescrivent une partie de cire, une demi-partie de colophane, autant d'huile d'olive (d. hán. pr. su.), ou d'axonge (po:.),et une de poudre de jusquiame; — s. une de cire, autant de colophane, autant d'huile et deux de poudre de jusquiame.

℔ Emplâtre commun,
   Cire jaune, de chaque. . une livre.
   Huile d'olive. . . . . six onces.

Ajoutez à la masse fondue et demi-refroidie
   Poudre d'herbe de jusquiame,
                    une livre.

Mêlez bien. (b.)

℔ Cire jaune. . . quatorze onces.
   Colophane,
   Huile d'olive,
    de chaque. . . une demi-livre.

Ajoutez au mélange fondu et demi-refroidi
   Herbe de jusquiame en poudre,
                    une livre.
   Extrait de jusquiame. . une once.

Mêlez. (o.)

℔ Vinaigre fort. . . . seize onces.
   Gomme ammoniaque . huit onces.

Passez la solution à travers un linge serré, et ajoutez
   Suc de jusquiame épaissi. . une livre.

Évaporez sur un feu doux jusqu'en cousistance convenable, en remuant toujours. (p.)

On applique cet emplâtre, réputé résolutif, sur les tumeurs squirrheuses et indolentes.

ONGUENT POUR LES BRÛLURES.

Unguentum ad ambusta. (sp.)

℔ Feuilles de jusquiame,
   ———— de pomme épineuse,
   ———— de douce-amère,
   ———— de sureau,
    de chaque. . . . une poignée.
Axonge de porc, trente-deux onces.

Faites cuire jusqu'à consomption de l'humidité et passez.

ONGUENT ANODIN.

Unguentum anodynum. (w. sp.)

℔ Feuilles fraîches de jusquiame,
   ———————— de camomille,
   ———————— de mauve,
   ———————— de mélilot,
   ———————— de bouillon-blanc,
   ———————— d'aneth,
    de chaque. . . . . une once.
Racine fraîche de guimauve,
                  deux onces.

Fenu-grec,
Graine de lin, de chaque, trois gros.
Huile d'olive. . . . deux livres.

Faites cuire sur un feu doux, jusqu'à consomption de l'humidité, et fondre dans la colature
   Cire jaune. . . . quatre onces.

En frictions sur les parties douloureuses.

BAUME TRANQUILLE.

Huile de narcotiques; Balsamum tranquillum s. tranquillans, Oleum narcoticorum s. bufonum s. stramonii compositum. (e. f. sa. ca. pie. sp. vm.)

℔ Feuilles vertes de jusquiame,
   —————— de cynoglosse,
   —————— de tabac,
    de chaque. . . . une livre.
Vin . . . . . . trois pintes.

Faites réduire à deux pintes par la cuisson, et passez en exprimant avec force; ajoutez à la colature
   Huile d'olive. . . deux pintes.

Faites réduire de moitié sur un feu doux, et mettez en bouteilles après le refroidissement. (ca. pie.)

℔ Huile d'olive. . . . six livres.
   Feuilles de pomme épineuse,
   ——— de morelle noire,
   ——— de belladone,
   ——— de tabac,
   ——— de jusquiame,
   ——— de pavot blanc,
    de chaque. . . . quatre onces.

Faites cuire doucement jusqu'à consomption de l'humidité, passez en exprimant, et versez la colature sur
   Sommités sèches de romarin,
   —————————— de sauge,
   —————————— de rue,
   —————————— de grande absinthe,
   —————————— de petite absinthe,
   —————————— d'hysope,
   —————————— de lavande,
   —————————— de thym,
   —————————— de marjolaine,
   —————————— de coq des jardins,
   —————————— de menthe aquatique,
   —————————— de sureau,
   —————————— de millepertuis,
    de chaque. . . . . une once.

Laissez macérer au soleil, pendant quelques mois, dans un vase couvert, et passez. (f. ca.)

℔ Feuilles fraîches de pomme épineuse,
   —————————— de morelle,
   —————————— de phytolaque,
   —————————— de belladone,
   —————————— de mandragore,

44.

Feuilles fraîches de jusquiame,
de chaque. . . . quatre onces.
———————— de pavot, huit onces.
———————— de persicaire,
une once.
Crapauds vivans. . . . . nº 5.
Huile d'olive. . . . soixante onces.
Faites cuire jusqu'à consomption de
l'humidité, passez et versez la colature
sur

Sommités fraîches de romarin,
———————— de sauge,
———————— de rue,
———————— d'hysope,
———————— de lavande,
———————— de thym,
— . ——————— de marjolaine,
———————— de coq de jardin,
———————— de menthe,
———————— de millepertuis,
de chaque. . . . . une once.
———————— d'absinthe,
deux onces.
Fleurs fraîches de sureau, une once.
Décantez après quinze jours de digestion
à une douce chaleur. (e. sp.)

♃ Feuilles fraîches d'absinthe,
———————— de lavande,
———————— de marjolaine,
———————— de menthe aquatique,
———————— de rue,
———————— de romarin,
———————— de sauge,
———————— de tanaisie,
———————— de thym,
de chaque. . . . . une partie.
———————— de belladone,
———————— de jusquiame,
———————— de mandragore,
———————— de morelle noire,
———————— de tabac,
———————— de pavot blanc,
———————— de pomme épineuse,
———————— de sureau,
de chaque. . . . . quatre parties.
Pilez, délayez avec un peu d'eau,
exprimez le suc, laissez déposer, décantez, coagulez sur le feu, mettez la
fécule verte à part, lavez-la dans de
l'eau froide, et faites-la chauffer légèrement avec
Moelle de bœuf,
quatre-vingt-dix-huit parties.
Pour dissiper complétement l'humidité;
laissez reposer et décantez. (vm.)

♃ Crapauds vivans. . . . . nº 2.
Feuilles de morelle noire,
——— de jusquiame blanche,
——— de mandragore,
——— de tabac,
——— d'hièble,

Feuilles de saule,
de chaque. . . . deux poignées.
Huile d'olive. . . . . six livres.
Faites cuire doucement jusqu'à consomption de l'humidité, passez en exprimant, et faites infuser dans la colature

Crapauds vivans. . . . . nº 2.
Sommités d'absinthe,
——— de calament de montagne,
——— d'hysope,
——— de marjolaine,
——— de rue,
——— de thym,
Fleurs de romarin,
——— de sauge,
——— de lavande,
——— de millepertuis,
——— de sureau,
de chaque. . . . une poignée.
Après vingt-quatre heures de digestion
au bain-marie, passez en exprimant. (sa.)
En frictions, à l'extérieur, dans les douleurs arthritiques et rhumatismales.

BAUME ACOUSTIQUE.

Huile acoustique. (ca.)

♃ Baume tranquille. . . deux gros.
Huile de rue par infusion,
une demi-once.
Baume de soufre térébenthiné,
Teinture d'asa fœtida,
———— d'ambre gris,
———— de castoréum,
Huile de succin rectifiée,
de chaque. . . . . deux gros.
On trouve cette formule deux fois dans
ca., sous les deux noms précités, et avec
une légère variante.

Dans la surdité accidentelle, sans inflammation ni douleurs vives.

LINIMENT SÉDATIF. (sm.)

♃ Baume tranquille,
Huile de jusquiame,
——— de camomille,
——— camphrée,
de chaque. . . . . trois onces.
On en fait des embrocations sur la partie
douloureuse.

ONGUENT POPULÉUM.

*Onguent de peuplier noir, Pommade de pavot,
de jusquiame et de belladone; Unguentum
populeum s. gemmarum populi compositum.* (ams. an. b. be. br. e. f. ff. fu. han.
pa. sa. w. wu. sp. vm.)

♃ Bourgeons de peuplier, deux parties.
Herbe fraîche de jusquiame,
une partie.

Axonge de porc. . . quatre parties.

Faites cuire doucement jusqu'à consomption de l'humidité, et passez en exprimant.
(han.)

℞ Bourgeons frais de peuplier ,
                une livre et demie.
Axonge de porc. . . . trois livres.

Conservez jusqu'à la saison à laquelle
on peut y ajouter

   Feuilles fraîches de jusquiame noire,
   ——————— de belladone,
   de chaque. . . . quatre onces.

Après suffisante macération, faites cuire
jusqu'à consomption de l'humidité, et passez en exprimant. (ams.)

Cette formule présente d'assez nombreuses variantes, mais peu importantes, et relatives soit aux proportions, soit au nombre et
au choix des plantes associées à la jusquiame, savoir : deux livres de bourgeons,
quatre d'axonge, six de jusquiame et autant de belladone (b.); — trois livres de
bourgeons, huit de graisse, une et demie de
jusquiame, une de grande joubarbe, une de
violette, une de nombril de Vénus et deux
de morelle noire (e.) ; — deux livres de bourgeons, quatre de graisse, trois poignées de
jusquiame blanche, autant de coquelicot,
autant de grande joubarbe, autant de petite
joubarbe et six poignées de morelle (sa.);
— une livre et demie de bourgeons, six livres de graisse, quatre onces de pavot, autant de jusquiame, autant de morelle, autant de laitue, autant de violette et autant
de joubarbe (br.); — quatre parties de bourgeons, douze de graisse, une de pavot, une
de belladone, une de jusquiame et une de
morelle (f. ff.) ; — une livre de bourgeons,
deux livres et demie d'axonge, quatre onces
de jusquiame, autant de morelle et six onces de feuilles de poireau (fu.) ; — deux livres de bourgeons, cinq d'axonge, quatre
onces de morelle, autant de jusquiame, autant de pavot, autant de sureau, autant de
violette et trois onces de joubarbe (wu.) ;
une livre et demie de bourgeons, six livres
de graisse, six onces de jusquiame, trois de
pavot, trois de morelle, trois de grande joubarbe, trois de vermiculaire brûlante, trois
de laitue, trois de bardane, trois de violette, trois de nombril de Vénus et trois de
sommités de ronce (po.) ; — une livre et demie de bourgeons, quatre livres de graisse,
trois onces de sommités de ronce, autant de
pavot, autant de jusquiame, autant de bardane, autant de morelle, autant de laitue,
autant de violette, autant de vermiculaire
brûlante et quatre onces de joubarbe (w.
sp.); — deux parties de bourgeons, quatre
de graisse, et une de chacune des fécules
sèches de bardane, grande joubarbe, petite
joubarbe, jusquiame, laitue, mandragore,
morelle, ronce et orpin. (vm.)

℞ Bourgeons secs de peuplier ,
                une livre.
Axonge de porc. . . quatre livres.
Feuilles fraîches de jusquiame
   noire ,
   ——————— de belladone,
   de chaque. . . . . six onces.

Faites cuire jusqu'à consomption de l'humidité, et passez en exprimant. (be.)

an. prescrit de piler ensemble trois onces
de sommités de ronce, autant d'orpin, autant de petite joubarbe, autant de grande
joubarbe, autant de jusquiame noire, autant de belladone, autant de pavot et six
onces de morelle noire, de mettre la pâte
dans une bassine, avec quatre livres d'axonge, de cuire doucement jusqu'à ce que la
graisse ait acquis la couleur des plantes,
d'ajouter huit onces de bourgeons secs de
peuplier, de laisser infuser pendant quelque temps, de passer en exprimant, de
faire fondre après le refroidissement, de
chauffer encore jusqu'à consomption de l'humidité, et de passer à travers un linge.

On voit qu'au fond tous les procédés décrits pour faire l'onguent populéum se rédui-
sent à deux, qui consistent, l'un à employer
des bourgeons frais, et à attendre la saison
pour faire macérer dans la graisse chargée
de leur principe résineux les autres plantes
prescrites, à mesure qu'elles se développent; le second, à se servir de bourgeons secs,
qu'on fait alors macérer dans la graisse, en
même temps que les feuilles fraîches. Ces
deux procédés ont été reproduits de nos
jours, avec quelques modifications, toutes
également plus ou moins connues déjà.
Ainsi Henry recommande de faire chauffer
les bourgeons dans la graisse, pour enlever
l'humidité, de verser le mélange dans un
pot, de le couvrir d'une couche de graisse,
et plus tard de faire la pommade à la manière ordinaire. Boullay veut qu'on fasse
chauffer ensemble parties égales de graisse
et de bourgeons, jusqu'à parfaite consomption de l'humidité, qu'on passe à travers un
linge, que l'on mette à part le produit, que
plus tard on prépare avec le reste de la
graisse la portion de l'onguent dans laquelle
entrent les plantes narcotiques, et qu'ensuite on fasse fondre ensemble, pour les
bien unir, l'onguent de peuplier et l'onguent
narcotique. Briand a proposé de réduire les
plantes vireuses en pulpe, de les mettre dans
une bassine, pour faire évaporer la majeure
partie de l'humidité, d'ajouter la graisse, et
quand elle est bien colorée, d'ajouter des
bourgeons secs, de tenir le mélange liquide
pendant une demi-heure environ, de passer
en exprimant, de tenir la pommade en fu-

sion pendant cinq ou six heures, pour que le dépôt puisse se former, de laisser refroidir, de ratisser, puis de liquéfier et de couler dans un pot. Dumesnil prescrit aussi de faire la pommade de suite en été, avec des bourgeons secs. Germain recommande de mettre cent livres de graisse, douze livres de fécule bien égouttée de jusquiame, autant de fécule de pavot noir, autant de fécule de morelle et autant de fécule de belladone, dans une bassine remplie seulement aux trois quarts, de remuer sans cesse jusqu'à consommation de toute l'humidité, d'ajouter alors dix-sept livres de bourgeons secs de peuplier, de chauffer encore pendant une demi-heure, sur un feu très doux, en remuant toujours, de passer à travers une toile, et de séparer du dépôt par les moyens ordinaires.

Ce dernier procédé, renouvelé de Demachy, est à peu près le même que celui de *vm.*, comme celui d'an. et de be. se rapproche beaucoup de celui de Boullay, qui mérite sans contredit la préférence sur tous les autres.

Mais à quoi bon cette sollicitude inquiète des pharmaciens par rapport au mode préparatoire de l'onguent populéum? Ce sont peines et soins perdus, car l'onguent lui-même, déjà peu usité, tombera dans l'oubli où il devrait être depuis long-temps. L'emplâtre de jusquiame délayé dans l'huile le remplacerait parfaitement bien, si l'on croyait nécessaire d'associer des corps résineux à des substances narcotiques; sinon, en l'effaçant de la matière médicale, qui n'y perdrait pas beaucoup, on établirait à sa place un onguent résineux simple, et l'huile de jusquiame ou de morelle, qui masqueraient parfaitement son absence aux yeux du médecin qu'un empirisme imitateur ne guiderait pas seul dans la pratique.

LINIMENT ANTIHÉMORRHOÏDAL.

Onguent de Montpellier; Lotus s. Litus ad hæmorrhoides. (*b. bo. ca. pie. sp.*)

℞ Onguent populéum. . . une once.
Baume tranquille. . une demi-once.
Huile d'œufs. . . . . deux gros.
Mêlez. (*sp.*)

℞ Onguent populéum,
———— rosat,
———— d'althæa,
Miel, de chaque. .   parties égales.
Mêlez. (*b. bo. ca. pie.*)

K

KALMIE.

Kalmie à larges feuilles; Kalmia latifolia, L.

Montain laurel (*An.*).

c.

Plante ♃ (décandrie monogynie, L.; rhodoracées, J.), de la Caroline et de la Virginie. (*fig.* Trew, *Ehret.* t. 38. f. 1.)
Les feuilles sont ovales, oblongues, fermes, très glabres, entières, et longues de deux à trois pouces, sur un de large.
Astringent.

DÉCOCTION DE KALMIE A LARGES FEUILLES.

Decoctum kalmiæ latifoliæ. (b*.)

℞ Feuilles de kalmie. . . une once.
Eau de fontaine. . . . huit onces.

Faites réduire de moitié par l'ébullition, et passez.

Conseillée dans la diarrhée chronique. — Dose, trente gouttes, soixante fois par jour, jusqu'à ce que le malade soit pris de vertiges.

KERMES.

Graine d'écarlate; Grana kermès, Chermes grana, Coccus baphica.

ams. an. br. e. f. fe. g. w. g. sp.

On appelle ainsi le corps desséché de la femelle du *Coccus ilicis,* Fab., insecte hémiptère (homoptères gallinsectes, Lat.), commun dans le midi de l'Europe (*fig.* Journ. compl. des sc. médic. t. X, p. 201), et dont le corps, sphérique, semblable à une baie, est lisse, rouge et couvert d'une poussière blanche. L'odeur est faible et non désagréable, la saveur un peu amère.
Dose de la poudre, un grain; du suc, une demi-once.

TEINTURE DE KERMÈS. (*e.*)

℞ Kermès en poudre. . deux onces.
Esprit de vin. . . douze onces.
Faites digérer, dans un flacon bien bouché, jusqu'à suffisante extraction, et filtrez.

SUC DE KERMÈS.

Succus granorum kermes. (pa.)

℞ Grains de kermès. . . à volonté.
Écrasez-les, exprimez le suc, et après l'avoir laissé dépurer par le repos, renfermez-le dans des bouteilles à long col, sous une couche d'huile, et tenez-le ainsi à la cave.

SIROP DE KERMÈS.

Sirop kermésin; Syrupus granorum kermes s. hermesinus s. chermesinus. (br. sa. w.)

℞ Grains de kermès écrasés, une partie.

Sucre blanc. . . . trois parties.

Faites macérer pendant un jour entier, dans un lieu frais, et exprimez ensuite le suc sirupeux. (sa.)

♃ Grains de kermès. . . à volonté.

Broyez-les dans un mortier de marbre, laissez en digestion, dans un lieu frais, pendant sept ou huit heures, exprimez ensuite, laissez reposer pendant quelques heures, et décantez la liqueur. Alors prenez de ce suc et du

Sucre blanc. . . . parties égales.

Faites cuire à feu doux, et passez le sirop. (sa.)

♃ Cochenille en poudre,
                une demi-once.
Eau de roses,
—— de cannelle,
  de chaque. . . . douze onces.
Sel de tartre fin. . . douze grains.

Faites infuser pendant une nuit. Ajoutez ensuite

Sucre blanc. . trente-deux onces.
Suc de kermès. . . douze onces.

Après avoir fait jeter un bouillon, passez. (br. w.)

CONFECTION ALKERMÈS.

Confectio alkermes s. *margaritarum kermesina.* (ams. br. e. pa. sa. w. sp. vm.)

♃ Suc de pommes de reinette,
              dix onces.
—— de grains de kermès,
Sucre blanc,
  de chaque. . . . seize onces.

Faites jeter un bouillon, pour dissoudre le sucre, passez et ajoutez

Poudre de bois d'aloès,
——— de cannelle,
  de chaque. . . . six gros.
—— de lazuli,
—— de perles d'Orient,
  de chaque. . . un gros et demi.
Feuilles d'or. . . . . n° 30.
Ambre gris. . . . un scrupule.
Sucre blanc. . . . deux gros.
Musc dissous dans l'eau de roses,
        un demi-scrupule.

Mêlez bien. (pa.)

br. donne la même formule, moins le lazuli, les perles et les feuilles d'or, qui sont remplacés par un demi-gros de cochenille broyée avec quelques gouttes d'huile de tartre par défaillance.

Ainsi constituée, la confection prend l'épithète de *complète*. Elle reçoit celle d'*incomplète* quand on supprime l'ambre et le musc.

♃ Ambre gris,
Sucre blanc,
  de chaque. . . douze grains.
Cannelle. . . . . . une once.
Sirop alkermès. . . quatre onces.
Gelée de pommes. . . six onces.

Broyez l'ambre avec le sucre, ajoutez la cannelle, et faites un électuaire avec un peu de sirop; faites fondre la gelée dans le reste de sirop, et, après le refroidissement, incorporez avec l'électuaire. (vm.)

♃ Suc de pommes. . . seize onces.
Sucre blanc. . . . trente onces.

Ajoutez à la solution clarifiée

Suc de grains de kermès, seize onces.
Poudre de cannelle, une demi-once.
—— de cochenille. . trois gros.
Feuilles d'or. . . . . n° 50.

Mêlez, ajoutez dix grains de musc et vingt d'ambre gris, pour avoir la confection complète. (sp.)

♃ Suc de grains de kermès, trois livres.
Eau de roses. . . . six onces.
Huile de cannelle, un demi-scrupule.
Sucre pur. . . . . une livre.

Faites un sirop, au bain-marie, avec l'eau de roses et le sucre; ajoutez le suc, puis, après le refroidissement, l'huile essentielle. (w.)

♃ Cannelle,
Grains de kermès,
  de chaque. . . . . six gros.
Bois de santal citrin,
Corail rouge porphyrisé,
Perles porphyrisées,
  de chaque. . . . trois gros.
Feuilles d'or. . . un demi-gros.
Sirop de kermès. . . seize onces.

Faites chauffer le sirop et passez, évaporez au bain-marie, ajoutez les poudres, laissez fermenter pendant quelques jours, et incorporez l'or; en ajoutant un demi-grain d'ambre gris à chaque gros, la confection est complète. (sa.)

♃ Alun. . . . . quatre scrupules.
Cochenille. . . un demi-once.
Cassia lignea,
Bois de Rhodes,
  de chaque. . . . . six gros.
——d'aloès. . . . une once.
Roses rouges. . une once et demie.
Grains de kermès. . . deux onces.
Corail rouge porphyrisé, quatre onces.
Cannelle. . . . . six onces.
Sirop de kermès, quantité suffisante pour faire un électuaire liquide. (vm.)

♃ Perles porphyrisées,
Lazuli porphyrisé,
  de chaque. . . . . deux gros.

Poudre de bois d'aloès,
—·—· de cannelle,
de chaque. . . . . . six gros.
Sirop de kermès épaissi en consistance de miel liquide ,
une livre et demie.
Mêlez bien. (e.)

♃ Sirop de kermès , une livre et demie.
Faites chauffer , puis épaissir un peu ,
et ajoutez
Poudre de bois d'aloès,
—·—·— de cannelle.,
de chaque. . . . . six gros.
Ajoutez huit grains d'ambre à chaque
oncé, pour avoir la confection complète.
(ams.)

Analeptique, astringent, célèbre depuis
Mésué.'— Dose, un gros.

TROCHISQUES ALKERMÈS. (pa. w. *sp.*)

♃ Confection alkermès ,
une once et demie.
Laque de Florence. . . trois gros.
Ambre gris,
Musc, de chaque, un demi-scrupule.
Sucre blanc. . . . seize onces.
Mucilage de gomme adragant fait
à l'eau de roses, quantité suffisante:

Faites de petits trochisques. (pa. w.)

♃ Confection alkermès, un gros et demi.
Cochenille en poudre, cinq grains.
Sel de tartre. . . . trois grains.
Sucre blanc . . . . . trois onces.
Mucilage de gomme adragant ,
quantité suffisante.

Faites une masse. (*sp.*)

Réputés cardiaques et céphaliques , ces
trochisques sont plutôt propres à corriger la
fétidité de l'haleine.

ÉLECTUAIRE APHRODISIAQUE. (*sm.*)

♃ Confection alkermès ,
une once et demie.
Thériaque. . . . . . six gros.
Confection d'hyacinthe. . trois gros.
Trochisques de vipère,
Borax, de chaque. . . deux gros.
Essence d'ambre liquide,
trente gouttes.
Sirop de gingembre ,
quantité suffisante.
Dose, une demi-cuillerée.

KIKEKUNEMALO.

br. w. m. *sp.*

Résine d'Amérique, verdâtre, demi-transparente, fragile, offrant des grains jaunes

dans sa cassure , d'odeur agréable et de
saveur un peu amère.
C'est, d'après Guibourt, une sorte d'a-
nimé. On ne s'en sert plus.

KINO.

*Gomme kino, Gomme de Gambie; Kino,
Gummi Kino, Gummi Gambiense, Gummi
adstringens Fothergilli.*

Kinohari , Kinogummi , Gambiensergummi (*Al.*) ; tumble hoan
(*Tam.*); dummulackwayn, kandamurgarittum (*Tel.*).

am. ams. an. b. ba. be. d. du. ed. f. fe. fi. fu. han. he. li. lo·
o. p. po. pr. s. su. w. br. c. g. m, '*pu. sp. z.*

On distingue trois principales espèces de
kino.

1° En masses irrégulières , sèches, cassantes , d'un brun foncé, à cassure presque
noire et brillante, opaques, inodores, d'une
saveur astringente et un peu amère. On le
croit produit par l'évaporation à sicité de
la décoction des branches du *Nauclea lon-
giflora* , Poir. (pentandrie monogynie , L. ;
rubiacées., J), arbuste des Indes. (*fig.*
Rumph. *Amb.* V. tab. 34. f. 1.)

2° En très petits fragmens d'un noir
brillant , opaques, quoique translucides, et
d'un rouge de rubis lorsqu'on les a réduits
en lames minces, inodores, d'une saveur
astringente très marquée. On suppose qu'il
est obtenu par la décoction du bois du
Coccoloba uvifera (octandrie digynie , L. ;
polygonées, J.), arbre de la Jamaïque.

3° En masses poreuses , ternes , rongeâ-
tres par places, luisantes, brillantes et presque noires dans d'autres, inodores, d'une
saveur astringente. Il paraît découler du
tronc de l'*Eucalyptus resinifera*, Sm. (icosandrie monogynie , L. ; myrtées, J.), arbre de
la Nouvelle-Hollande. (*fig.* Whit. *Itin.* 23.)

Cette substance contient beaucoup de tannin et de l'extractif, c'est-à-dire qu'on
ne connaît pas bien sa nature. Il faut éviter de l'associer aux sels de fer, d'argent
et de plomb, ainsi qu'à la gélatine.
Astringent énergique. — Dose de la poudre, dix grains à un demi-gros.

POUDRE ASTRINGENTE.

Pulvis kino compositus s. *stypticus* s.
kino gummosus. (lo. au. c. ca.)

♃ Kino. . . . . . quinze gros.
Cannelle. . . . une demi-once.
Opium. . . . . . . un gros.
Dose un scrupule, dans les hémorrha-
gies internes. (lo. c. ca.)

♃ Kino. . . . . . un demi-gros.
Gomme arabique. . . . un gros.
Faites une poudre, qu'on emploie à l'ex-
térieur, dans le cas d'hémorrhagie. (au.)

PILULES DE KINO CAMPHRÉES.

Pilulæ e kino et *camphora.* (*au.*)

℞ Kino. . . . . deux scrupules.
Camphre. . un scrupule et demi.
Poudre aromatique. . un scrupule.
Oxide de zinc, un demi-scrupule.

Faites vingt pilules. — Dose, deux matin et soir, dans le diabète.

PILULES ANTIDIARRHÉIQUES. (*e.*)

℞ Kino. . . . . vingt grains.
Opium . . . . . deux grains.
Mucilage de gomme arabique,
quantité suffisante.

Faites quatre pilules. — Dose, une toutes les heures.

PILULES ASTRINGENTES.

Pilulæ stimulantes ad gonorrhœam. (*sy.*)

℞ Kino. . . . . une demi-once.
Baume du Canada. . deux onces.
Racine de tormentille,
quantité suffisante.

Faites des pilules de cinq grains.

ÉLECTUAIRE ASTRINGENT. (*sw.*)

℞ Kino. . . . . . . six gros.
Alun,
Cannelle, de chaque. . deux gros.
Sirop de sucre, quantité suffisante.

Dans la diarrhée, la dysenterie chronique et les hémorrhagies. — Dose, un gros, deux ou trois fois par jour.

POTION ASTRINGENTE. (*fp.*)

℞ Roses de Provins . . deux gros.
Eau bouillante. . . quatre onces.

Faites infuser pendant deux heures, passez et ajoutez

Kino. . . . . un demi-gros.
Eau de Rabel. . . vingt gouttes.
Sirop d'écorce de grenade, une once.

INJECTION ASTRINGENTE. (*sw. sy.*)

℞ Kino. . . vingt à trente grains.
Eau bouillante. . . . une livre.

Passez après une heure d'infusion. (*sy.*)

℞ Kino. . . . . un à deux gros.
Alun. . . . vingt à trente grains.
Eau bouillante. . . deux livres.

Passez après une heure de digestion. (*sw.*)
Dans l'uréthrite chronique.

MIXTURE FORTIFIANTE.

Mixtura roborans. (*sw.*)

℞ Kino. . . . . . . deux gros.
Nitre. . . . . . . un gros.
Mucilage de gomme arabique,
deux onces.
Électuaire astringent. . deux gros.

Mêlez en triturant et ajoutant peu à peu

Vinaigre. . . une once et demie.
Eau de cannelle. . . . six onces.
Sirop de cannelle. . . une once.

Dans la métrorrhagie. — Dose, une ou deux cuillerées, toutes les quatre ou six heures.

SIROP DE KINO. (*br.*)

℞ Kino pulvérisé,
six cent quatre-vingt-dix grains.
Eau pure. . . . . sept livres.
Sucre blanc. . . . deux livres.

Triturez pendant un quart d'heure, dans un mortier de marbre, la poudre avec quatre livres d'eau bouillante, versée presque tout à la fois. Laissez refroidir la liqueur, filtrez et mettez la colature à part. Versez sur le résidu les trois autres livres d'eau, chauffée à 60 degrés. Réunissez les deux solutions. D'autre part, clarifiez le sucre et cuisez-le en consistance d'électuaire. Ajoutez-y la solution, et faites évaporer jusqu'en consistance sirupeuse.

TEINTURE DE KINO. (am. an. b*. be. du. ed. fe. fu. li. lo. p. s. br. e. sw. vm.)

℞ Kino. . . . . . trois onces.
Alcool (0,930). . . deux pintes.

Filtrez au bout de quinze jours. (am. lo. c.)

du. prescrit trois onces de kino et une pinte et demie d'alcool (0,930); — b*. et ed. deux onces de kino et une livre et demie d'alcool (0,935); — fe. et sw. deux onces de kino, une livre d'alcool (0,935) et huit onces d'eau de cannelle; — be. une partie de kino et huit d'alcool (20 degrés); — br. une partie de kino et seize d'alcool (0,935); — s. une partie de kino et cinq d'esprit rectifié; — vm. une de kino et six d'alcool; — p. deux onces de kino et une livre et demie d'eau-de-vie; — fu. deux gros de kino, une once et demie d'eau de cannelle simple et une demi-once d'eau de cannelle vineuse; — li. deux onces de kino, six onces d'eau distillée et autant d'esprit de nitre dulcifié.

Astringent. — Dose, une demi-once.

L

LACTUCARIUM.

Thridace ; Lactucarium.

Lettuce opium (An.).

am. b*. ed. c. sp.

Substance d'un brun foncé, dure, cassante, d'une odeur légèrement vireuse, d'une saveur amère très sensible.

Elle est produite par la solidification du suc laiteux qu'on se procure en coupant les tiges du *Lactuca sativa*, L., par couches horizontales.

D'après Caventou, le lactucarium ne contient pas de morphine, mais de l'acide malique et de la chaux.

On lui attribue la propriété de produire le sommeil sans déterminer jamais le narcotisme, et d'agir en diminuant la fréquence du pouls, ainsi que la chaleur animale. — Dose, deux à quatre grains et plus, progressivement.

TEINTURE DE LACTUCARIUM.

Tinctura lactucarii. (b*. c.)

♃ Lactucarium. . . . . une once.
  Eau-de-vie. . . . . . une pinte.

Filtrez après suffisante digestion. — Dose, dix à soixante gouttes.

SIROP DE THRIDACE. (f**.)

♃ Suc récent des tiges de laitue,
    dépouillées de leurs feuilles à
    l'époque de la floraison, une livre.
  Sucre blanc. . . . . deux livres.

Faites fondre à froid, et filtrez.

PILULES FONDANTES.

Pilulæ torpentes ac resolventes. (b.)

♃ Lactucarium. . . . douze grains.
  Rob de sureau,
  Extrait de réglisse,
    de chaque. . quantité suffisante.

Faites quatre pilules. — Dose, une toutes les trois heures, dans les toux opiniâtres sans expectoration, et dans les hydropisies dites actives.

POTION SÉDATIVE.

Potio nutriens et sedans. (b.)

♃ Lichen d'Islande. . . deux onces.
  Eau de fontaine, quantité suffisante
pour obtenir huit onces de décoction ;
ajoutez à la colature
  Lactucarium . . . un demi-gros.

Mucilage de gomme arabique,
                une demi-once.
Sirop de sucre. . . . une once.

A prendre peu à peu, dans la toux opiniâtre et la phthisie tuberculeuse.

LADANUM.

Labdanum ; Ladanum gummi ; Λαδανον.

Ladanumgummi (Al.): ladun *(Ar.);* ladano *(E.).*

ams. an. b. be. br. e. f. fe. g. p. w. wu. a. be. br. g. m. sp. z.

On distingue deux sortes de cette résine :

1° *Ladanum en pains, Ladanum in massis ;* en masses molles, gluantes, de consistance emplastique, et d'un roux noirâtre ou noires.

2° *Ladanum en bâtons, Ladanum in tortis ;* en cylindres aplatis et contournés en spirale, secs, durs, cassans, d'un gris noirâtre.

L'odeur est suave, la saveur faible, mais balsamique et un peu amère.

Cette résine exsude spontanément des feuilles et des rameaux du *Cistus Creticus*, L., arbrisseau (polyandrie monogynie, L. ; cistes, J.) de l'Archipel. *(fig. Flore médic.* IV. 212.)

Stimulant peu usité.

EMPLÂTRE DE LADANUM.

Emplâtre stomachique ; Emplastrum ladani s. *stomachicum.* (ams. lo. p. br. c. sw. vm.)

♃ Ladanum. . . . . . trois onces.
  Encens. . . . . . . une once.

Faites fondre à une douce chaleur ; ajoutez
    Huile de muscade par expression,
    Baume du Pérou,
    Cannelle en poudre,
      de chaque. . . une demi-once.

Mêlez. (p.)

br. et sw. prescrivent une once d'encens, trois onces de ladanum, une demi-once d'huile de muscade, autant de cannelle et un gros d'huile essentielle de menthe verte ; — lo. et c. trois onces de ladanum, une once de poix-résine, une once et demie d'huile de muscade, autant de cannelle et un gros d'huile de menthe.

♃ Emplâtre commun,
  ——— de cumin,
    de chaque. . . . une livre.
  Colophane. . . . une demi-livre.
  Styrax. . . . . une demi-once.

Faites fondre ensemble sur un feu doux, et ajoutez
    Ladanum en poudre. . deux onces.

Mêlez bien. (ams.)

♃ Cire jaune. . . . . six parties.
Suif de mouton,
Colophane, de chaque, quatre parties.
Élémi. . . . . . . une partie.
Faites fondre ensemble, puis macé-
rer avec
Semences de cumin,
Baies de laurier,
Fleurs de mélilot,
de chaque. . . . deux parties.
Passez la liqueur chaude, et ajoutez
Emplâtre de litharge fondu,
trente-six parties.
Gomme ammoniaque. . une partie.
Ladanum. . . . . quatre parties.
Mêlez. (*vm.*)

LAICHE.

*Laiche des sables , Salsepareille d'Allema-
gne ; Carex arenaria, L.*

Sandsegge, Sandriedgras, Flugsandried (*Al.*); *soa* sedge
(*An.*); *stœr grœsrod, sandvedgrœs* (*D.*); *zandige cyperbies*
(*Ho.*); *czarny perz, korzen turzycy* (*Po.*); *sandstarr* (*Su.*).

an. ba. br. d. f. fe. fi. fu ham. han. he. li. o. po. pr. r. s.
su. w. wu. ww. g. m.

Plante ♃ (monandric triandrie, L. ; cypé-
racées , J.), de l'Allemagne et du nord de
l'Europe. (*fig.* Host, Gram. I. p. 38. t. 149.)
On emploie la racine (*radix Graminis majoris* s. *rubri* s. *Carieis arenariæ* s. *Salsaparillæ
Germanicæ*), qui est longue, arrondie, de la
grosseur d'une paille, jusqu'à celle d'une
plume, un peu ligneuse , ordinairement
simple , et alors articulée , munie d'écailles
brunes et de petites fibrilles aux articulations , d'un brun rouge en dehors , blanche
et farineuse en dedans. Elle a une faible
odeur balsamique, et une saveur farineuse,
douce , un peu amère.
Léger excitant, qui passe pour être diurétique, diaphorétique, dépuratif, et que l'on
vante beaucoup dans le traitement des maladies vénériennes , comme étant propre à
remplacer la salsepareille.

ESPÈCES SUDORIFIQUES.

Species decocti lignorum. (fu.)

♃ Laiche des sables. . . seize onces.
Râpure de bois de gayac, huit onces.
Coupez et mêlez.

TISANE DIURÉTIQUE. (*pie.*)

♃ Racine fraîche de laiche des sables,
quatre onces.
Eau. . . . . . . six pintes.
Faites réduire à six pintes par la cuis-
son ; ajoutez sur la fin
Réglisse grattée. . . quatre gros.
Coulez après le refroidissement.

♃ Racine de chiendent ,
une livre et demie.
——— de laiche des sables, une livre.
Faites macérer , puis cuire dans l'eau
jusqu'en consistance de rob ; ajoutez
Fenouil ,
Feuilles de séné,
de chaque. . . . . deux onces.
Fleurs de roses rouges. . une once.
Miel ,
Sucre , de chaque. . . une livre.
Mêlez à une douce chaleur, et passez.
Cette formule a été donnée pour être celle
du *Rob de Laffecteur.*

LAIT.

Milch (*Al.*); milk (*An.*); lebn (*Ar.*); leche (*E.*); dud (*Ili.*); melk
(*Ho.*); lotte (*I.*); schir (*Pe.*); klischira, payas, dughda (*Sa.*);
jœlk (*Su.*).

ams. ba. e. f. ff. ham. he. su. w. a. g. pid. sp.

Liquide opaque, blanc , un peu onctueux,
et un peu plus pesant que l'eau, que les
glandes mammaires des femelles d'animaux
mammifères commencent à sécréter peu de
temps après le part. Il a une saveur douce ,
agréable , plus ou moins sucrée , et une
odeur particulière, qui se dissipe à mesure
qu'il se refroidit.
On emploie trois sortes de lait :

1° Le *Lait de vache; Lac vaccinum* s. *bubu-
lum.*

Kuhmilch (*Al.*); ellakerry (*Cy.*) ; ghayka dud (*Duk*) ; gai-
cha dud (*Mah.*) ; susu (*Mal.*); gokschira (*Sa.*); paschuin
paal (*Tam.*); aupalu (*Tel.*).

2° Le *Lait de chèvre; Lac caprinum.*

Ziegenmilch (*Al.*); jtukirie (*Cy.*); chaylie ka dud (*Duk.*); leche
de cabra (*E.*); ojaxschira (*Sa.*); aatu paal , veltata paal
(*Tam.*); may ka palu (*Tel.*).

3° Le *Lait d'ânesse; Lac asininum.*

Eselsmilch (*Al.*); cotalukirie (*Cy.*); gadiko dud (*Duk.*); ghadwa
tscha dud (*Mah.*); kharakhira (*Sa.*); kalady paal (*Tam.*);
gadilay paalu (*Ter.*).

Les deux premiers se ressemblent assez
entre eux; le dernier contient beaucoup
plus de crème qu'eux.
Abandonné à lui-même, le lait se partage,
au bout de quelque temps, en trois portions :

1° La *Crème; Cremor.*

Milchrahm (*Al.*); grœdda (*Su.*).

2° Le *Caséum.*

3° Le *Sérum; Lac ebutyratum.*

Buttermilch (*Al.*); dogh (*Ar.*) ; schaatsch (*Duk.*); mutha (*Hi.*);
takrum, dundahatum (*Sa.*); moru (*Tam.*); tsalta (*Tel.*).

En battant la crème, on obtient le *Beurre ;
Butyrum.*

Butter (*Al. An.*); manteca de vacca (*E.*); boter (*Ho.*); burro
(*I.*); smœr (*Su.*).

a. ams. b. ba. be. e. f. he. li. pa. s. su. ww.g. pid. sp.

Substance grasse et solide, dont la couleur varie du blanc au jaune, d'une saveur agréable, et d'une odeur légèrement aromatique, qui contient, d'après Chevreul, de la matière caséeuse, du sérum, de l'élaïne, de la stéarine, un principe colorant, un peu d'acide butyrique et une huile.

Le caséum qu'on trouve dans la caillette du veau, porte le nom de *Présure*. (f. *g.*) Il est mêlé avec les acides acétique, hydrochlorique et butyrique que sécrètent les parois de cet estomac, ce qui lui donne une odeur aigre.

En évaporant le *Sérum* ou *Petit-lait*, on obtient le *Sucre de lait* ; *Saccharum lactis.*

Milchzucker (*Al.*); *milksugor* (*An.*); *melksukker* (D.); *melkzuiker* (*Ho.*); *zucchero di latte* (*E.*).

ams. ba. br. d. fe. u. fu. g. han. hé. li. o. pa. po. pr. s. su. w. wu. ww. g. pid. sp. vm.

Substance cristallisée en parallélipipèdes blancs, demi-transparens, d'une saveur légèrement sucrée, fade et terreuse.

HYDROGALE. (*ra.*)

♃ Lait de vache. . . . quatre onces.
Eau d'orge. . . . . deux livres.

POUDRE PECTORALE. (b*.)

♃ Sucre de lait. . . . . une once.
Gomme arabique. . . cinq gros.
Oléo-sucre de fenouil. . trois gros.

TISANE PECTORALE.

Potus sacchari lactis. (*au.*)

♃ Sucre de lait. . . une demi-once.
Eau bouillante. . . . deux livres.

LAITERON.

Laiteron commun ; Sonchus oleraceus, L.

Kohlgænsedistel, Gemüsehasenkohl (*Al.*); *common sowthistle* (*An.*); *soinetistel* (D.); *corraja* (*E.*); *melkdistel* (*Ho.*); *sonco* (*I.*); *milecznu* (Po.); *serrutha* (*Por.*); *mjælk tistel* (*Su.*).

br. f. g. m. sp.

Plante ☉ (syngénésie polygamie égale , L.; synanthérées , Cass.), qui croît dans toute l'Europe. (*fig.* Zorn, *Ic. pl.* t. 148.)

On emploie l'herbe (*herba Sonchi lœvis et asperi*), qui se compose d'une tige rameuse, cylindrique, glabre, creuse, garnie de feuilles alternes, embrassantes, lisses, ordinairement roncinées, à lobes aigus et dentés, dont le terminal est triangulaire et fort grand. Elle a une saveur faiblement amère.

LAITUE.

, On emploie en médecine trois espèces de ce genre de plantes :

1° *Laitue cultivée ; Lactuca sativa*, L.

Lattich, Gartensalat (*Al.*); *gardenlettuce* (*An.*); *salat, loryka* (B.); *laktuk* (D. R. *Su.*); *lechuga* (*E.*); *gewoone salade, latow* (*Ho.*); *lattuca* (*I.*); *locryga* (Po.); *leituga* (*Po.*).

br. e. ed. f. fe. ff. w. bc. br. c. g. m. sp. z.

Plante ☉ (syngénésie polygamie égale , L.; synanthérées, Cass.), qu'on cultive dans les jardins, où elle a produit de nombreuses variétés. (*fig. Flore médic.* IV. 213.)

On emploie l'herbe et les semences.

L'herbe (*herba Lactucæ*) se compose de feuilles oblongues, ovales et ondulées, d'une saveur douceâtre et aqueuse.

Les semences sont alongées, aplaties, pointues aux deux bouts et grises.

2° *Laitue sauvage ; Lactuca Scariola*, L.

a. am. f. fe. li. w. g.

Plante ☉ ou ♂, qui croît en Europe. (*fig.* Zorn, *Ic. pl.* t. 294.)

On emploie l'herbe (*herba Lactucæ sylvestris* s. *Scariolæ*), qui se compose de feuilles alternes, sessiles, amplexicaules, alongées, sagittées à la base, aiguës au sommet, ordinairement pinnatifides, bordées de quelques dents spinescentes, glabres. Elle a une odeur désagréable et une saveur amère.

3° *Laitue vireuse ; Lactuca virosa*, L.

Gifliger Lattich, stinkender Lattich (*Al.*); *strog scented lettuce*, *hemlork lettuce* (*An.*); *locyka lesnj neb plana* (B.); *stinkende luktuk* (D.); *stinkende salade* (*Ho.*); *salata jadowita, locyga dzika* (Po.); *alsace brava* (*Por.*).

an. ba. br. ed. f. fe. ff. fu. han. he. po. r. s. w. wu. br. c. g. m. sp. z.

Plante ☉ ou ♂, d'Europe. (*fig.* Zorn, *Ic. pl.* t. 285.)

On emploie l'herbe (*herba Lactucæ virosæ* s. *Intybi angusti*), qui se compose de feuilles alternes, sessiles, embrassantes, alongées, découpées, obtuses au sommet, dont les inférieures sont sinuées et dentelées. Elle a une odeur nauséeuse , une saveur âcre et très amère.

La laitue cultivée est regardée comme un calmant, mais elle n'agit sans doute que comme émollient. — Dose du suc, une demi-once à deux onces. — Quant à la vireuse, elle est assez violemment excitante. Elle agit sur le système nerveux, et augmente les urines.

EXTRAIT DE LAITUE VIREUSE.

Extractum lactucæ virosæ. (a. an. be. ed. fu. han. he. li. r. w. wu. *br.* sw. vm.)

♃ Feuilles de laitue vireuse, à volonté.

. Pilez dans un mortier de pierre, en arrosant avec un peu d'eau, exprimez le suc, et de suite faites-le évaporer au bain-marie, en remuant toujours, sur la fin, avec une spatule. (ed. fu. ham. li. r. wu. *br.*)

sw. prescrit de piler dix livres de feuilles en y ajoutant six livres d'eau, d'exprimer le suc, de lui faire jeter un seul bouillon , et de l'évaporer ensuite.

♃ Herbe de laitue vireuse, une livre.

Pilez dans un mortier de marbre, et exprimez le suc ; faites bouillir le résidu pendant une heure, avec trois livres d'eau; passez en exprimant, mêlez le suc avec la décoction, et faites évaporer le tout ensemble. (he.)

♃ Herbe fraîche de laitue vireuse,
à volonté.

Exprimez le suc, et conservez-le pendant vingt heures dans un endroit frais, pour qu'il ne fermente pas; décantez, faites bouillir quelques instans et passez à la chausse ; clarifiez au blanc d'œuf, et passez encore; évaporez jusqu'à moitié, sur un feu doux ; laissez refroidir, clarifiez de nouveau avec du blanc d'œuf, et passez ; évaporez enfin jusqu'en consistance d'extrait. (w.)

♃ Feuilles de laitue vireuse, à volonté.

Pilez avec un peu d'eau, et passez à travers une étamine ; laissez reposer, décantez, faites coaguler au feu, et passez de nouveau ; évaporez jusqu'en consistance de masse pilulaire, retirez du feu, incorporez la fécule, mise à part, et faites encore évaporer jusqu'au degré convenable. (an. vm.)

♃ Feuilles fraîches de laitue vireuse,
à volonté.

Pilez-les dans un mortier, et exprimez le suc; faites évaporer celui-ci jusqu'à ce qu'il suffise d'y ajouter un quart de poudre d'herbe sèche de laitue pour lui donner la consistance d'extrait. (be.)

♃ Feuilles de laitue vireuse, à volonté.
Eau. . . . . suffisante quantité.

Épuisez l'herbe par plusieurs ébullitions successives, mêlez les liqueurs, et, après la décantation, faites-les évaporer au bain-marie. (a.)

Dose, quatre à douze grains et plus.

EAU DE LAITUE CULTIVÉE. (f. sa.)

♃ Herbe fraîche de laitue. . une partie.
Eau. . . . . . . deux parties.

Distillez les deux tiers. (sa.)

f. prescrit de prendre cinq mille parties de laitue pommée fraîche et douze mille cinq cents d'eau, de distiller dix mille parties, de reverser le produit sur une pareille quantité de laitue fraîche, en ajoutant dix mille parties d'eau, de distiller dix mille parties, et de recommencer encore une troisième fois.

Dose, une demi-once à deux onces.

PÉDILUVE SÉDATIF. (b*.)

♃ Laitues. . . . . n° 8 ou 10.
Eau. . . . . suffisante quantité.

Faites infuser un peu, puis bouillir, et employez sans passer.

TEINTURE OU ESSENCE DE LAITUE VIREUSE.

Tinctura s. Essentia lactucæ virosæ. (b*. s.)

♃ Suc de laitue vireuse récemment
exprimé,
Alcool concentré,
de chaque. . . . parties égales.

Faites macérer à froid, pendant quelques jours, et filtrez. (s.)

♃ Herbe de laitue vireuse, une once.
Cannelle. . . . . . un gros.
Alcool concentré,
Eau distillée, de chaque, quatre onces.

Après quelques jours de digestion, passez en exprimant et filtrez. (b*.)

Excitant, conseillé dans les hydropisies.

Narcotique. — Dose, quinze gouttes et plus, et augmentent peu à peu.

LAMPOURDE.

Petit Glouteron, Petite Bardane; Xanthium strumarium, L.

Kropfklette, Kropfbetterlaus, Klissen (Al.); lesser burdock (An.); gaaseukreppe (D.); lampazo pequeno (E.); kleine klissen (Ho.); lappola minore (I.); bardane menor (Por.); spetshorre (Su.).

br. f. p. w. m. sp.

Plante ⊙ (monoécie pentandrie, L. ; synanthérées, Cass.) qui croît dans toute l'Europe. (*fig.* Zorn, *Ic. pl.* t. 269.)

On emploie l'herbe et la graine.

L'herbe (*herba Xanthii s. Bardanæ s. Lappæ minoris*) se compose d'une tige anguleuse, rameuse, garnie de feuilles alternes, pétiolées, presque arrondies, cordiformes, dentées, sinuées, un peu lobées, pubescentes, scabres, trinervées à la base.

La graine est petite, alongée, ovalaire, pointue aux deux bouts, plane d'un côté, bombée de l'autre, rougeâtre, contenue dans un involucre commun fermé, oblong, découpé au sommet, monophylle et hérissé de pointes en dehors.

L'odeur est désagréable, la saveur âcre et amère.

Jadis on employait le suc contre le goître, à la dose de six onces.

LAQUE.

Gomme laque; Lacca, Laccæ gummi;
Καγχαμον ?

Gummilark. Lack (Al.); lake (An.); laak (Ar.); kambalo (Ba.); lakada (Cy.); lacca (E. Por.); lak'h (Hi.); bulo (Ja.); ambalu (Mal.); leka (Po.); laksha (Sa.); lacka (Su.); komburruk (Tam.); commolekka (Tel.).

ams. an. ba. br. d. e. ed. f. fe. fu. g. han. he. li. o. p. po. pr. r. s. su. w. wu. a. be. br. g. m. pid. sp.

On distingue trois sortes de laques.

1° La *Laque en bâtons, Lacca in ramulis s. ramis; Stangenlack* (*Al.*); *stichlac* (*An.*); substance d'un rouge plus ou moins foncé, presque transparente, inégale, raboteuse, dure, friable, formant, dans l'étendue de quelques pouces, une croûte de l'épaisseur d'une ligne, sur un petit bâton qu'il est rare qu'elle entoure complétement. Elle est percée, à sa surface, d'un grand nombre de trous communiquant avec des cellules ovales, placées les unes à côté des autres, sans régularité, et d'où sort une matière blanche, cotonneuse.

2° La *Laque en grains, Lacca in granis;* *Kœrnerlack* (*Al.*); *seed lac* (*An.*); composée de morceaux de la précédente détachés des rameaux.

3° La *Laque en masses ou en pains, Lacca in tabulis s. massis; Schellack* (*Al.*); *lamplac, schell lac* (*An.*); en plaques ou en écailles minces, provenant de la fonte des précédentes, qu'on a débarrassées ainsi de tous corps étrangers.

La laque est produite par la piqûre que la femelle du *Coccus lacca*, Kerr, insecte hémiptère des Indes (*fig. Journ. compl. des sc. médic.* t. X. p. 20.), fait à l'écorce d'un grand nombre d'arbres résineux, parmi lesquels on distigue surtout le *Ficus religiosa*, L., le *Ficus indica*, L., le *Croton castaneifolium*, L., le *Rhamnus Jujuba*, L., le *Mimosa cinerea*, WILLD., et le *Mimosa Corinda*, WILLD. Virey pense, contre l'opinion de Latreille, et avec raison; suivant toutes les apparences, que l'insecte n'élabore pas la résine, mais que l'écoulement de celle-ci est seulement provoqué par ses piqûres, et qu'en outre c'est à lui seul qu'elle doit sa belle couleur, provenant du rouge pourpre dont la femelle et les œufs de la cochenille sont imprégnés.

Elle est composée, d'après Funke, de résine, d'une matière particulière, le *Laccin*, intermédiaire entre la cire et la résine, et d'une matière colorante animale. John prétend y avoir trouvé aussi un acide particulier, l'*Acide laccique*.

TEINTURE AQUEUSE DE LAQUE.

Tinctura aquosa laccæ s. *gummi laccæ aquosa.*
(br. e. pa. r. s. sa. w. *sp.*)

♃ Laque en grains pulvérisée, une partie.
Alun cru. . . . une demi-partie.
Eau distillée. . . . huit parties.

Faites bouillir ensemble, et réduire le liquide à moitié. Après le refroidissement, ajoutez

Eau de roses rouges,
—— de sauge,
de chaque. . . . deux parties.
Filtrez. (r. s.)

♃ Laque pulvérisée. . . une once.
Alun . . . . . une demi-once.
Eau de roses. . . . . deux livres.

Faites digérer dans un vase couvert, et filtrez la liqueur, quand elle est devenue bien rouge. (e.)

♃ Laque en poudre. . . une once.
Alun cru. . . . un gros et demi.
Eau de sauge. . . . trois onces.
—— de roses. . une once et demie.

Faites cuire ensemble, et filtrez. (*sp.*)

♃ Laque choisie. . . . une once.
Alun cru en poudre. . . un gros.
Eau de sauge, .
—— de brunelle,
—— de cochléaria,
de chaque. . . . deux onces.

Faites bouillir doucement, et passez. (sa.)

br. prescrit une once de laque, deux gros d'alun et deux onces de chacune des trois eaux; — w. une once de laque, un gros et demi d'alun et une once et demie de chacune des trois eaux.

♃ Laque . . . . six gros.
Alun. . . . . . . deux gros.
Eau de sauge,
—— de brunelle,
—— de cochléaria,
de chaque. . . . une livre.

Laissez en digestion, sans faire bouillir, jusqu'à ce que la liqueur soit bien rouge, et passez. On peut aromatiser avec deux scrupules de clous de girofle. (pa.)

Excitant, réputé antiscorbutique. — On l'emploie en lotions et gargarismes.

TEINTURE ALCOOLIQUE DE LAQUE. (ams. fu. *vm.*)

♃ Laque en bâtons pulvérisée,
une partie.
Alcool. . . . . . six parties.

Faites infuser pendant douze heures au bain-marie et filtrez. (*vm.*)

ams. prescrit une partie de laque, huit d'alcool (0,884) et huit jours d'infusion; — fu. une partie de laque et seize d'esprit de cochléaria.

Conseillée dans les affections de la bouche et des gencives qu'on attribue à la faiblesse, et le plus souvent employée sous forme de collutoire ou de gargarisme, cette teinture paraît n'agir que par l'alcool qu'elle renferme.

TEINTURE ALCOOLIQUE COMPOSÉE DE LAQUE. (ba. fe. p. r. sa. su. wu.)

♃ Laque pulvérisée. . . . une once.
Myrrhe choisie. . . . trois onces.

Esprit de cochléaria, une livre et demie.

Après quelques jours de digestion, passez. (†. su.)

p. prescrit une once de laque, trois gros de myrrhe, deux livres d'esprit et huit jours de macération ; — fe. une once de laque, deux gros de myrrhe et une livre et demie d'esprit de cochléaria.

℞ Laque en poudre. . . deux onces.
Alun crû en poudre, un gros et demi.
Esprit de cochléaria. . une livre.
Faites digérer sur du sable tiède et passez. (sa.)

wu. prescrit de faire digérer une demi-once de laque et deux scrupules d'alun dans une livre d'esprit de cochléaria , jusqu'à ce que la liqueur soit d'un beau rouge ; — p. une once de laque, trois gros de myrrhe , deux livres d'esprit et huit jours de digestion ; — ba. cinq parties de laque, une d'alun , trente-six d'eau et cinq d'esprit.

Léger excitant, conseillé en lotions, gargarismes ou collutoires, dans les ulcérations de la bouche qu'on attribue à l'asthénie. La teinture préparée selon la seconde formule est plus active que l'autre et astringente.

TEINTURE ALCALINE DE LAQUE.

Tinctura laccæ kalica. (br. ham. he. *pid. vm.*)

℞ Laque en grains. . . . . une once.
Myrrhe choisie . . une demi-once.

Pulvérisez ces deux substances, et versez dessus

Huile de tartre par défaillance,
une demi-once.

Réduisez le tout en une pâte molle , faites sécher cette pâte sur un feu doux, et versez ensuite sur la masse pulvérisée

Esprit de cochléaria. . . six onces.

Filtrez , après trois ou quatre jours de digestion.

Boerhaave recommandait cette teinture, à l'intérieur, dans la goutte et le rhumatisme, à l'extérieur, dans les affections scorbutiques de la bouche et des gencives. Il la donnait dans du vin d'Espagne ou de Madère. Le sous-carbonate de potasse est la principale source de son activité.

TEINTURE ALUNÉE DE LAQUE. (an. e. sa. wu.)

℞ Laque en poudre. . . deux onces.
Alun cru pulvérisé, un gros et demi.
Esprit de cochléaria. . . une livre.
Faites digérer sur du sable tiède et passez. (sa.)

wu. prescrit une demi-once de laque , deux scrupules d'alun et une livre d'esprit ; — an. une once de laque, deux gros d'alun et une livre d'esprit.

℞ Laque pure pilée. . . . une once.
Alun dissous dans l'eau ,
un gros et demi.
Esprit de cochléaria ou de passerage. . . . . . huit onces.

Faites digérer jusqu'à ce que la liqueur soit bien rouge, et filtrez. (e.)

Même usage que la teinture simple , mais, de plus, légèrement astringente.

LARME DE JOB.

Coix Lacryma, L.

w. sp.

Plante ☉ (monoécie triandrie, L.; graminées , J.), des Indes orientales. (*fig.* Rumph. *Amb.* 5. t. 75. f. 2.)

On emploie la semence (*semen Lacrymæ Job s. Lithagrostis*), qui est d'un blanc bleuâtre , luisante, très dure, ovale, et un peu aiguë à son sommet.

Elle passait jadis pour être diurétique.

LASER.

Les pharmacopées citent deux plantes de ce nom :

1° *Laser à larges feuilles,* Gentiane blanche ; *Laserpitium latifolium ,* L.

Hirschwurzel, weisser Enzian (Al.) ; brod leav'd lasserwort (An.).

br. f. w. be. m. sp.

Plante ♃ , d'Europe. (*fig.* Jacq. *Fl. Austr.* t. 146.)

On emploie la racine (*radix Gentianæ albæ s. Cervariæ albæ*), qui est très longue , ronde, d'un brun jaunâtre en dehors, d'un blanc jaunâtre en dedans. Elle a une odeur aromatique et agréable, une saveur aromatique , âcre et un peu amère.

Tonique, excitant.

2° *Laser sermontain ; Laserpitium Siler,* L.

Rosskümmelartiges Laserkraut (Al.) ; montain lasserwort (An.) ; eselskomin (Ho.); laserpicio silerino (Por.).

br. f. w. wu. be. m. sp.

Plante ♃ (pentandrie digynie, L. ; ombellifères, J.), des Alpes. (*fig.* Jacq. *Fl. Austr.* t. 145.)

On emploie la semence (*semen Sileris montani*), qui est oblongue , aplatie, sillonnée , et garnie d'ailes très étroites. Elle a une odeur agréable et aromatique, une saveur âcre, aromatique et amère.

Tonique, excitant.

LAURIER.

Laurier commun ; Laurus nobilis, L.

Lorbeerbaum (Al.); common sweet bay , laureltree (An.); bob (B.); laurbœrtræ (D.); laurel (E.); laurierboom (Ho.); lauro

(*I.*); *bobek drzewo* (Po.); *loureiro* (Por.); *lagerbærstræd* (Su.).

a. ams. ans b. ba. bc. br. d. e. ed. f. fe. fl. fi. fu. g. ham. han. he. li. lo. o. p. po. pr. r. s. su. w. wu. wv. be. br. c. g. m. pid. sf. t.

Arbre (ennéandrie monogynic, L. ; laŭrinées, J.) originaire du Levant, et naturalisé dans le midi de l'Europe. (*fig.* Zorn, *Ic. pl.* t. 52.)

On emploie les feuilles et les fruits.

Les feuilles (*folia Lauri*) sont glabres, dures, coriaces, un peu ondulées sur les bords, longues de quatre à cinq pouces, d'une odeur forte et aromatique, quand on les froisse, d'une saveur chaude et aromatique.

Les fruits (*baccæ Lauri*), sont de petites baies ovales, grosses à peu près comme des cerises, d'un bleu foncé dans l'état frais, d'un brun noirâtre et ridées après la dessiecation, contenant, sous une enveloppe mince et cassante, deux semences jaunes ou d'un brun jaunâtre. Ils ont une odeur aromatique et agréable, une saveur un peu amère, âcre et aromatique.

On emploie les feuilles, plutôt comme condiment que comme agent médicinal. Du reste elles ne sont pas moins excitantes que les baies.

POUDRE STIMULANTE.

Pulvis lauri carbonicus. (*au.*)

♃ Baies de laurier. . . . six onces.
Noix muscade,
Corne de cerf calcinée,
de chaque . . . . six onces.
Réglisse. . . . trente-six onces.

Dose, une cuillerée à café, dans le rachitisme.

HUILE DE BAIES DE LAURIER.

Oleum laurinum s. *baccarum lauri* s. *lauri expressum.* (a. br. e. f. fu. he. p. pa. sa. w. sw.)

♃ Baies de laurier. . . . à volonté.

Pilez doucement dans un mortier, puis broyez sur une pierre échauffée et exprimez. (e.)

♃ Baies de laurier. . . . à volonté.

Pilez dans un mortier, broyez sur une pierre échauffée, faites bouillir dans de l'eau, et enlevez, après le refroidissement, l'huile qui s'est figée à la surface. (a. br. f. he. p. pa. sa. su. w.)

♃ Baies de laurier. . . . à volonté.

Pilez dans un mortier, renfermez la pâte dans un sac de toile, exposez-la à la vapeur de l'eau bouillante, et soumettez-la ensuite à l'action d'une presse échauffée. (sw.)

he. o. po. pr. et *vm.* prescrivent de prendre cette huile dans le commerce.

Stimulant, résolutif, carminatif, fortifiant, nervin, conseillé dans les maladies de l'utérus, les spasmes, les coliques, les vers chez les enfans, les douleurs et faiblesses des articulations, les douleurs d'oreille.

LAVEMENT CARMINATIF. (li.)

♃ Fleurs de camomille, une demi-once.
Eau commune. . . . une livre.

Faites bouillir un peu, passez et ajoutez à la colature

Huile de baies de laurier,
une demi-once.

LINIMENT ÉTHÉRÉ.

Linimentum æthereum. (*au.*)

♃ Éther sulfurique. . . deux gros.
Alcool. . . . . . deux onces.
Huile de baies de laurier,
une demi-once.

Conseillé en frictions sur les hernies, principalement celles de l'ombilic chez les enfans.

ONGUENT DE LAURIER.

Pommade au laurier ; Unguentum laurinum, Oleum laurinum infusum. (f. sa. vm.)

♃ Feuilles de laurier. . . une partie.
Axonge. . . . . deux parties.

Pilez ensemble, faites bouillir doucement, jusqu'à consomption de l'humidité, et ajoutez sur la fin

Baies de laurier écrasées, une partie.

Après dix heures de digestion, au bain-marie, passez en exprimant. (f.)

sa. prescrit de faire digérer pendant trois jours, au bain-marie, trois livres de feuilles de laurier fraîches et coupées dans six livres d'huile d'olive, de passer en exprimant avec force, et de remettre la colature en digestion, pendant trois autres jours, avec une livre et demie de feuilles et autant de baies de laurier.

♃ Feuilles fraîches de laurier,
Huile d'amandes douces,
de chaque. . . . . une partie.
Baies de laurier fraîches et pilées,
quatre parties.
Axonge de porc. . . huit parties.

Pilez les feuilles, puis les baies, faites cuire doucement avec la graisse, pendant douze heures; passez, laissez refroidir, enlevez le sédiment, et faites fondre le reste, ou lavez dès le principe avec de l'eau chaude, jusqu'à ce que celle-ci passe claire. (vm.)

Jéromel propose de verser une livre d'axonge de porc fraîche sur trois onces de feuilles sèches et pilées, de tenir le vase au même degré de chaleur pendant douze heures, de passer, et de faire fondre la graisse avec une livre d'huile de baies de laurier par expression.

Excitant, fortifiant.

ONGUENT NERVIN.

Baume nervin; Unguentum nervinum s. *laurinum* s. *aromaticum* s. *rosmarini compositum.* (a. ams. an. b. be. br. d. fu. han. he. li. o. p. pa. po. pr. r. s. su. w. ww. *br. pid. sp. sw. vm.*)

♃ Herbe de sauge,
—— d'ivette,
—— de marjolaine,
—— de romarin,
—— de menthe,
—— de lavande,
—— de millepertuis,
—— et fleurs de primevère,
Fleurs de camomille,
—— de mélilot,
Sommités d'aneth,
Racine de pyrèthre,
   de chaque. . . . deux gros.
Baies de laurier,
—— de genévrier,
   de chaque. . . . . une once.
Mastic. . . . . une demi-once.
Benjoin. . . . . . . six gros.
Térébenthine. . . . quatre onces.
Huile de lombrics
—— d'aneth,
—— de millepertuis,
Graisse de renard,
   de chaque. . . . trois onces.
—— d'homme,
—— de chat sauvage,
—— de chien,
   de chaque. . une once et demie.
Térébenthine de Venise, une once.

Faites cuire et passez. (pa.)

♃ Herbe de sauge,
—— d'ivette,
—— de marjolaine,
—— de romarin,
—— de menthe,
—— de rue,
—— de lavande,
—— de millepertuis,
—— et fleurs de primevère,
Fleurs de camomille,
—— de mélilot,
—— de millepertuis,
Sommités d'aneth,
Baies de laurier,
—— de genévrier,
   de chaque. . . . . six gros.
Huile d'olive. . . . . une livre.

Faites macérer pendant quelques jours, puis cuire doucement jusqu'à

consomption de l'humidité; passez et ajoutez à la colature

   Térébenthine de Venise, deux onces.
   Cire jaune, quatre onces et demie.
   Huile de térébenthine. . une once.
   —— de vers de terre,
   —— de laurier,
   de chaque. . . . deux onces.
Benjoin dissous dans trois onces
   d'alcool concentré. . . une once.

Faites un onguent. (br. w.)

♃ Racine de pyrèthre,
Feuilles fraîches d'aneth,
———————— de laurier,
———————— de marjolaine,
———————— de menthe crêpue,
———————— de romarin,
———————— de sauge,
Fleurs fraîches de camomille,
—————— de lavande,
—————— de mélilot,
—————— de millepertuis,
   de chaque. . . quatre parties.
Benjoin,
Mastic, de chaque. . . six parties.
Baies de laurier,
—— de genévrier,
   de chaque. . . . huit parties.
Axonge,
Térébenthine,
   de chaque. . . . seize parties.
Cire blanche, quarante-trois parties.
Huile d'olive,
     quatre-vingt-seize parties.

Pilez les feuilles, les fleurs, les baies et la racine avec l'huile et l'axonge, faites macérer dans un vase clos, à une chaleur modérée, pendant quatre heures, passez, lavez avec de l'eau tiède, ajoutez le mastic et le benjoin chauffés avec la térébenthine, passez et mêlez avec la cire fondue, passez sans exprimer, et remuez jusqu'au refroidissement. (vm.)

♃ Herbe fraîche de rue,
Sommités fleuries de sauge,
————————— de marjolaine,
————————— de romarin,
————————— de menthe,
————————— d'ivette,
————————— de bouillon-blanc,
————————— de lavande,
————————— de millepertuis,
————————— de camomille,
————————— de mélilot,
   de chaque. . . . . deux onces.
Feuilles de laurier,
—— de genévrier,
   de chaque. . . . . une once.
Huile de vers de terre. . trois livres.

Faites macérer pendant deux jours, puis cuire jusqu'à consomption de l'humidité, passez et ajoutez à la colature

(I.); *bobek drzewo* (Po.); *loureiro* (Por.); *lagerhærstræd* (Su.).

a. ams. an. b. ba. be. br. d. e. ed. f. fe. fl. fi. fu. g. ham. han. he. li. lo. o. p. po. pr. r. s. su. w. wu. wv. be. br. c. g. m. pid. sp. z.

Arbre (ennéandrie monogynic, L. ; laurinées, J.) originaire du Levant, et naturalisé dans le midi de l'Europe. (*fig.* Zorn, *Ic. pl.* t. 52.)

On emploie les feuilles et les fruits.

Les feuilles (*folia Lauri*) sont glabres, dures, coriaces, un peu ondulées sur les bords, longues de quatre à cinq pouces, d'une odeur forte et aromatique, quand on les froisse, d'une saveur chaude et aromatique.

Les fruits (*baccæ Lauri*), sont de petites baies ovales, grosses à peu près comme des cerises, d'un bleu foncé dans l'état frais, d'un brun noirâtre et ridées après la dessiecation, contenant, sous une enveloppe mince et cassante, deux semences jaunes ou d'un brun jaunâtre. Ils ont une odeur aromatique et agréable, une saveur un peu amère, âcre et aromatique.

On emploie les feuilles, plutôt comme condiment que comme agent médicinal. Du reste elles ne sont pas moins excitantes que les baies.

POUDRE STIMULANTE.

Pulvis lauri carbonicus. (au.)

♃ Baies de laurier. . . . six onces.
Noix muscade ,
Corne de cerf calcinée ,
   de chaque . . . . six onces.
Réglisse. . . . . trente-six onces.

Dose, une cuillerée à café, dans le rachitisme.

HUILE DE BAIES DE LAURIER.

Oleum laurinum s. *baccarum lauri* s. *lauri expressum.* (a. br. e. f. fu. he. p. pa. sa. w. sw.)

♃ Baies de laurier. . . . à volonté.

Pilez doucement dans un mortier, puis broyez sur une pierre échauffée et exprimez. (e.)

♃ Baies de laurier. . . . à volonté.

Pilez dans un mortier, broyez sur une pierre échauffée, faites bouillir dans de l'eau, et enlevez, après le refroidissement, l'huile qui s'est figée à la surface. (a. br. f. he. p. pa. sa. su. w.)

♃ Baies de laurier. . . . à volonté.

Pilez dans un mortier, renfermez la pâte dans un sac de toile, exposez-la à la vapeur de l'eau bouillante, et soumettez-la ensuite à l'action d'une presse échauffée. (sw.)

he. o. po. pr. et vm. prescrivent de prendre cette huile dans le commerce.

Stimulant, résolutif, carminatif, fortifiant, nervin, conseillé dans les maladies de l'utérus, les spasmes, les coliques, les vers chez les enfans, les douleurs et faiblesses des articulations, les douleurs d'oreille.

LAVEMENT CARMINATIF. (li.)

♃ Fleurs de camomille, une demi-once.
Eau commune. . . . une livre.

Faites bouillir un peu, passez et ajoutez à la colature

  Huile de baies de laurier ,
          une demi-once.

LINIMENT ÉTHÉRÉ.

Linimentum æthercum. (au.)

♃ Éther sulfurique. . . deux gros.
Alcool. . . . . deux onces.
Huile de baies de laurier ,
          une demi-once.

Conseillé en frictions sur les hernies, principalement celles de l'ombilic chez les enfans.

ONGUENT DE LAURIER.

Pommade au laurier ; Unguentum laurinum, Oleum laurinum infusum. (f. sa. vm.)

♃ Feuilles de laurier. . . une partie.
Axonge. . . . . deux parties.

Pilez ensemble, faites bouillir doucement, jusqu'à consomption de l'humidité, et ajoutez sur la fin

  Baies de laurier écrasées , une partie.

Après dix heures de digestion, au bain-marie, passez en exprimant. (f.)

sa. prescrit de faire digérer pendant trois jours, au bain-marie, trois livres de feuilles de laurier fraîches et coupées dans six livres d'huile d'olive, de passer en exprimant avec force, et de remettre la colature en digestion, pendant trois autres jours, avec une livre et demie de feuilles et autant de baies de laurier.

♃ Feuilles fraîches de laurier,
Huile d'amandes douces,
   de chaque. . . . une partie.
Baies de laurier fraîches et pilées,
         quatre parties.
Axonge de porc. . . huit parties.

Pilez les feuilles, puis les baies, faites cuire doucement avec la graisse, pendant douze heures ; passez, laissez refroidir, enlevez le sédiment, et faites fondre le reste, ou lavez dès le principe avec de l'eau chaude, jusqu'à ce que celle-ci passe claire. (vm.)

Jéromel propose de verser une livre d'axonge de porc fraîche sur trois onces de feuilles sèches et pilées, de tenir le vase au même degré de chaleur pendant douze heures, de passer, et de faire fondre la graisse avec une livre d'huile de baies de laurier par expression.

Excitant, fortifiant.

ONGUENT NERVIN.

Baume nervin ; Unguentum nervinum s. laurinum s. aromaticum s. rosmarini compositum. (a. ams. an. b. be. br. d. fu. han. he. li. o. p. pa. po. pr. r. s. su. w. ww. br. pid. sp. sw. vm.)

♃ Herbe de sauge,
—— d'ivette,
—— de marjolaine,
—— de romarin,
—— de menthe,
—— de lavande,
—— de millepertuis,
—— et fleurs de primevère,
Fleurs de camomille,
—— de mélilot,
Sommités d'aneth,
Racine de pyrèthre,
  de chaque. . . . deux gros.
Baies de laurier,
—— de genévrier,
  de chaque. . . . . une once.
Mastic. . . . . une demi-once.
Benjoin. . . . . . . six gros.
Térébenthine. . . . quatre onces.
Huile de lombrics
—— d'aneth,
—— de millepertuis,
Graisse de renard,
  de chaque. . . . trois onces.
—— d'homme,
—— de chat sauvage,
—— de chien,
  de chaque. . une once et demie.
Térébenthine de Venise, une once.

Faites cuire et passez. (pa.)

♃ Herbe de sauge,
—— d'ivette,
—— de marjolaine,
—— de romarin,
—— de menthe,
—— de rue,
—— de lavande,
—— de millepertuis,
—— et fleurs de primevère,
Fleurs de camomille,
—— de mélilot,
—— de millepertuis,
Sommités d'aneth,
Baies de laurier,
—— de genévrier,
  de chaque. . . . . six gros.
Huile d'olive. . . . . une livre.

Faites macérer pendant quelques jours, puis cuire doucement jusqu'à

consomption de l'humidité ; passez et ajoutez à la colature

  Térébenthine de Venise, deux onces.
  Cire jaune, quatre onces et demie.
  Huile de térébenthine. . une once.
  —— de vers de terre,
  —— de laurier,
  de chaque. . . . deux onces.
  Benjoin dissous dans trois onces
  d'alcool concentré. . . une once.

Faites un onguent. (br. w.)

♃ Racine de pyrèthre,
Feuilles fraîches d'aneth,
—————— de laurier,
—————— de marjolaine,
—————— de menthe crépue,
—————— de romarin,
—————— de sauge,
Fleurs fraîches de camomille,
—————— de lavande,
—————— de mélilot,
—————— de millepertuis,
  de chaque. . . quatre parties.
Benjoin,
Mastic, de chaque. . . six parties.
Baies de laurier,
—— de genévrier,
  de chaque. . . huit parties.
Axonge,
Térébenthine,
  de chaque. . . . seize parties.
Cire blanche, quarante-trois parties.
Huile d'olive,
     quatre-vingt-seize parties.

Pilez les feuilles, les fleurs, les baies et la racine avec l'huile et l'axonge, faites macérer dans un vase clos, à une chaleur modérée, pendant quatre heures, passez, lavez avec de l'eau tiède, ajoutez le mastic et le benjoin chauffés avec la térébenthine, passez et mêlez avec la cire fondue, passez sans exprimer, et remuez jusqu'au refroidissement. (vm.)

♃ Herbe fraîche de rue,
Sommités fleuries de sauge,
—————— de marjolaine,
—————— de romarin,
—————— de menthe,
—————— d'ivette,
—————— de bouillon-blanc,
—————— de lavande,
—————— de millepertuis,
————— – de camomille,
————— – de mélilot,
  de chaque. . . . . deux onces.
Feuilles de laurier,
—— de genévrier,
  de chaque. . . . . une once.
Huile de vers de terre. . trois livres.

Faites macérer pendant deux jours, puis cuire jusqu'à consomption de l'humidité, passez et ajoutez à la colature

45

Cire jaune. . . . . . neuf onces.
Ajoutez encore à la masse demi-refroidie

Huile de cire,
—— de térébenthine,
de. chaque. . . . deux onces.
Onguent d'althæa. . quatre onces.

Mêlez bien. (e.)

℞ Herbe de romarin. . deux onces.
——de rue,
———de marjolaine,
———de menthe crêpue,
Fleurs de mélilot,
———de lavande,
———de camomille,
Baies de laurier,
de chaque. . . . . une once.
Axonge de porc. . . . une livre.
Suif de mouton. . une demi-livre.

Faites cuire doucement jusqu'à consomption de l'humidité, et fondre dans
la colature

Cire jaune,
Térébenthine, de chaque, deux onces.
Huile de laurier. . . quatre onces.

Faites un onguent. (d.)

℞ Herbe de romarin,
———de sauge,
———de lavande,
———de rue, de chaque, une poignée.
Baies de laurier fraîches, trois onces.
Axonge de porc. . . . une livre.
Suif de mouton. . . quatre onces.

Tenez le tout au bain-marie, pendant quatre jours, passez en exprimant,
et ajoutez à la colature

Huile de baies de laurier, huit onces.

Mêlez. (br.)—C'est l'*Onguent aromatique.*

℞ Herbe fraîche de romarin, une livre.
———— de marjolaine,
———— de rue
de chaque. . . . une demi-livre.
Baies de laurier,
Racine de pyrèthre,
de chaque. . . . quatre onces.
Axonge de porc. . . quatre livres.
Suif de mouton. . . deux livres.

Faites cuire jusqu'à consomption de
l'humidité, exprimez et ajoutez à la
colature

Cire jaune fondue, une demi-livre.
Huile de romarin,
—— de baies de genévrier,
de chaque. . . . trois onces.

Mêlez. (b*. han. o. pr. s.)

℞ Fleurs de romarin,
Feuilles de peuplier baumier,
de chaque. . . . quatre onces.

Axonge de porc. . . deux livres.

Faites digérer pendant quinze jours,
passez et ajoutez après le refroidissement

Eau distillée de lavande,
————— de camomille,
————— de rue,
de chaque. . . une demi-once.

Mêlez. (he.)

℞ Feuilles de peuplier baumier,
huit onces.
Axonge de porc chaude, deux livres.
Au bout de quinze jours, passez et
ajoutez

Huile de succin,
—— de camomille,
de chaque. . . une demi-once.
—— de rue,
—— de menthe,
de chaque. . . . deux gros.

Mêlez. (*pid.*)

℞ Baies fraîches de laurier, huit onces.
Feuilles fraîches de laurier,
deux onces.

Pilez ensemble, et faites macérer sur
les cendres, dans

Axonge de porc. . . seize onces.

Au bout de vingt-quatre heures, exprimez, lavez avec de l'eau tiède, liquéfiez et
laissez reposer. (*sw.*)

℞ Suif de mouton. . . huit parties.

Faites fondre, retirez du feu, et ajoutez à la masse demi-refroidie, en remuant bien,

Huile de laurier. . . douze parties.
—— de térébenthine. . une partie.
—— de succin rectifiée,
une demi-partie.
—— de menthe poivrée,
—— de romarin,
—— de genièvre,
de chaque, un huitième de partie.

Mêlez avec soin. (s.)—C'est l'*Onguent aromatique.*

℞ Axonge de porc. . . quatre livres.
Suif de mouton. . . deux livres.
Cire jaune. . . . une demi-livre.

Ajoutez au mélange fondu et demi-
refroidi

Huile de laurier. . . deux onces.
—— de romarin,
—— de baies de genévrier,
de chaque. . . . trois onces.

Mêlez et conservez. (po.)

℞ Axonge de porc. . . . une once.
Huile de laurier. . une demi-once.
—— de romarin,

Ammoniaque liquide,
de chaque. . . un gros et demi.
Mêlez. (ww.)

♃ Suif de cerf. . . . . . six onces.
Ajoutez-y, après l'avoir fait fondre,
Huile de laurier. . . . six onces.
—— de térébenthine. . une once.
—— de succin rectifiée,
Sel ammoniac,
de chaque. . . une demi-once.
Mêlez exactement. (li.)

♃ Axonge de porc. . . . trois onces.
Suif de cerf. . . . . une once.
Faites fondre doucement, et ajoutez
Huile de laurier. . . . une once.
—— de succin. . une demi-once.
—— de menthe crépue, deux gros.
Broyez jusqu'au refroidissement. (fu.)

♃ Suif de mouton. . . . huit onces.
Huile de laurier. . . . dix onces.
Faites fondre doucement, et ajoutez
à la masse demi-refroidie
Essence de térébenthine, une once.
Huile de succin dépurée,
une demi-once.
Mêlez. (an. be. su. *sp. vm.*)

♃ Suif de mouton. . . . huit onces.
Faites-le fondre et ajoutez-y
Huile de baies de laurier, une livre.
Essence de térébenthine,
une once et demie.
Mêlez bien. (p.)

♃ Suif de mouton. . . . huit onces.
Ajoutez à la masse fondue
Huile de laurier. . . . une livre.
—— de térébenthine. . une once.
—— de pétrole. . une demi-once.
Broyez jusqu'au refroidissement. (b.r.)

ams. prescrit huit onces de suif, une livre
d'huile de laurier, une once d'essence de térébenthine et une demi-once d'huile de
cajeput.

♃ Onguent simple, deux livres et demie.
Huile de laurier,
Cire jaune, de chaque, trois onces.
Ajoutez au mélange fondu et demi-
refroidi
Huile essentielle de genièvre,
———————— de serpolet,
de chaque. . . . . deux gros.
Mêlez. (a.) — C'est l'*Onguent aromatique.*
Cet onguent, employé à l'extérieur,
comme fortifiant, résolutif et fondant, ne

differe guère que nominalement de celui
qui précède et des préparations qui suivent.

♃ Baies de laurier. . une demi-once.
Feuilles fraîches de camomille,
deux poignées.
——————— de mélilot,
Sommités fraîches d'aurone,
——————— de lierre terrestre,
——————— de menthe crêpue,
——————— de tanaisie,
de chaque. . . . une poignée.
Semences de cumin,
—— de livèche,
de chaque. . . . . deux gros.
Huile de camomille. . . une livre.
—— d'aneth,
—— de rue,
de chaque. . . une demi-once.
Après quinze jours de macération,
faites cuire légèrement, jusqu'à consomption de l'humidité, et ajoutez à la
colature
Cire jaune. . . . . deux onces.
Styrax liquide. . . . . six gros.
Huile essentielle d'anis,
——————— de carvi,
——————— de menthe,
de chaque. . . . . un gros.
Mêlez. (pa.)

♃ Axonge de porc. . . . six gros.
Cire jaune. . . . . . un gros.
Ajoutez au mélange fondu et demi-
refroidi
Huile de laurier. . . . un gros.
—— d'anis. . dix-huit gouttes.
—— de carvi, . . douze gouttes.
Mêlez. (fu.)
Émollient, antispasmodique, carminatif.

*Onguent contre les engelures; Unguentum
laurino-camphoratum.* (ba. ca.)

♃ Suif de mouton. . . seize parties.
Huile de laurier. . . vingt parties.
Faites chauffer doucement, et ajou-
tez sur la fin
Camphre dissous dans un peu d'huile
de genièvre. . . . deux parties.
Mêlez. (ba.)

ca. prescrit de faire fondre ensemble
deux onces d'axonge de porc, autant de
graisse de bœuf, autant d'huile de laurier,
autant de cire, et d'ajouter, après le refroidissement, une demi-once de camphre dissoute dans une once d'alcool.

45.

ONGUENT MARTIATUM. (w. *sp. vm.*)

♃ Feuilles fraîches de laurier,
                              huit onces.
————————— de rue, cinq onces.
————————— de marjolaine,
                              quatre onces.
————————— de romarin,
                              trois onces.
————————— de myrte,
————————— d'hièble,
————————— de menthe,
————————— de basilic,
    de chaque. . . . . une once.
Vin blanc. . . . . quatre onces.
Huile d'olive. . . . une livre.
Beurre frais,
Graisse d'ours ,
——— de poule,
Moelle de cerf, de chaque, six gros.

Faites infuser pendant quelques jours,
puis cuire doucement, jusqu'à consomption de l'humidité, passez en exprimant, et ajoutez à la colature
    Cire jaune. . . . . huit onces.
    Poudre de storax. . . cinq gros.
    ——— de mastic. . une demi-once.
    ——— d'oliban. . . . trois gros.
Mêlez. (w. *sp.*)

♃ Feuilles fraîches d'absinthe ,
————————— d'aurone ,
————————— de basilic ,
————————— de calament ,
————————— de coq des jardins ,
————————— de germandrée ,
————————— de laurier ,
————————— de marjolaine ,
————————— de menthe aquatique,
————————— de romarin ,
————————— de rue ,
————————— de sabine ,
————————— de sauge ,
    de chaque. . . . deux parties.

Pilez dans un mortier, exprimez le suc,
faites-le coaguler sur le feu, enlevez la fécule, lavez-la, et séparez-en l'eau le mieux
possible ; faites-la dissoudre ensuite dans
    Axonge de porc ,
                              soixante-quatre parties,
échauffée avec
    Semences de cumin ,
    ——— de fenu-grec,
    de chaque. . . . . une partie.
    Muscade. . . . . six parties.
Ajoutez ensuite
    Styrax liquide ,
    Cire blanche ,
    de chaque. . . . quatre parties.
Passez, et remuez jusqu'au refroidissement. (*vm.*)

Excitant, résolutif.

EMPLÂTRE DE BAIES DE LAURIER. (br. pa. sa.
                              w. *sp.*)

♃ Baies de laurier. . . quatre onces.
    Souchet rond,
    Écorce de Winter, ,
    Oliban,
    Mastic,
    Myrrhe, de chaque. . . une once.
Faites une poudre, et incorporez-la
dans un mélange fondu de
    Cire jaune. . . . . huit onces.
    Poix-résine ,
    Huile de laurier ,
    ——— de térébenthine ,
    de chaque. . . . . deux onces.

Excitant, résolutif.

ÉLECTUAIRE DE BAIES DE LAURIER. (pa. sa. *sp.*)

♃ Baies de laurier. . . . deux onces,
    Mastic,
    Myrrhe,
    Oliban, de chaque. . . une once.
    Costus d'Arabie,
    Souchet rond ,
    de chaque. . . une demi-once.
    Huile de baies de laurier ,
    Térébenthine de Chio ,
    de chaque. . . . . trois onces.
    Miel purifié. . une livre et demie.

Ajoutez au miel échauffé la térébenthine
et l'huile fondues ensemble, puis les autres
substances réduites en poudre. (sa.)

♃ Baies de laurier, une once et demie.
    Racine de roseau aromatique,
                              deux gros.
    Herbe de rue,
    ———de menthe,
    ———d'origan,
    Semences d'ammi,
    ———de cumin,
    ———de nigelle,
    ———de livèche,
    ———de carvi,
    ———de carotte,
    Poivre noir,
    ———long,
    Castoréum, de chaque, deux gros.
    Sagapenum. . . une demi-once.
    Opopanax . . . . . trois gros.
    Miel despumé. . . quatorze onces.
Mêlez. (pa. *sp.*)

ALCOOL AROMATIQUE. (an.)

♃ Baies de laurier. . . . une once.
    Myrrhe,
    Styrax, de chaque. . . . six gros.
    Cannelle,
    Gingembre,
    Noix muscade,
    Clous de girofle,
    de chaque. . . deux gros et demi.

Eau ,
Alcool (20 degrés),
de chaque , cinquante-quatre onces.

Après vingt-quatre heures de macération, distillez jusqu'à ce que le produit marque 3o degrés.

C'est à tort que la pharmacopée d'Anvers donne cette préparation sous le nom de baume de Fioraventi, car elle ne contient pas d'essence de térébenthine.

LAURIER
ALEXANDRIN.

Ruscus hypoglossum, L.

Alexandrinischer Loorbeer (Al.); butchersbroom(An.); czjpkowa bylina (B.); alexandrinse laurier (Ho.); toreiro de Alexandria (Por.).

br. f. w. be. br. g. m. sp. z.

Plante ♄ (dioécie monadelphie, L.; asparaginées, J.), du midi de l'Europe. (*fig.* Zorn , *Ic. pl.* t. 481.)

On emploie les feuilles (*herba. Uvulariæ s. Hypoglossi s. Bislinguæ s. Bonifaciæ s. Lauri Alexandrinæ angustifoliæ*), qui sont ovales, lancéolées, et portent, vers le milieu de leur face supérieure, une languette dans l'aisselle de laquelle naissent les fleurs. Dénuées d'odeur, elles ont une saveur fort astringente.

Léger astringent, peu usité.

LAURIER-CERISE.

Laurier-amandier; Cerasus Lauro-Cerasus, CAND.

Kirschtorbeerbaum (Al.); cherry-bay tree (An.); laurel real (E.); laurierkers (Ho.); lauro regio (I.); wawrzynu wisniowego (Po.); loiroce reço (Por.); lagerkirs (Su.).

an. b. ba. be. d. f. fe. ham. han. he. li. o. po. pr. r. s. su. w. wu. be. br. c. g. m. sp.

Arbrisseau (icosandrie monogynie, L.; rosacées, J.) originaire de Trébisonde, et cultivé en Europe. (*fig.* Zorn , *Ic. pl.* t. 96.)

On emploie les feuilles fraiches (*folia Lauro-Cerasi*), qui sont ovales , lancéolées, pétiolées, toujours vertes, luisantes, raides, munies de deux glandes sur le dos. Elles exhalent, quand on les froisse, une odeur d'acide hydrocyanique, et ont une saveur d'amandes amères. Ces deux qualités disparaissent par la dessiccation.

CONSERVE DE LAURIER-CERISE. (*sw*.)

♃ Feuilles fraîches de laurier-cerise,
une partie.

Pilez dans un mortier de pierre, avec un pilon de bois , en ajoutant peu à peu

Sucre blanc. . . . . deux parties.

Dose, depuis un gros et demi jusqu'à trois, deux ou trois fois par jour.

ÉLECTUAIRE ANTIÉPILEPTIQUE. (*sw*.)

♃ Conserve de laurier-cerise ,
deux onces.

Poudre de feuilles d'oranger ,
une once.

Sirop de sucre, quantité suffisante.

On dit l'avoir employé avec succès.

INFUSION DE FEUILLES DE LAURIER-CERISE. (*ca. vm.*)

♃ Feuilles fraîches et contuses de laurier-cerise. . . . quatre onces.

Eau bouillante . . . deux livres.

Faites digérer jusqu'au refroidissement de la liqueur ; passez et ajoutez

Miel despumé. . . quatre onces.

Mêlez. (*ca.*)

vm. décrit cette préparation sous le nom de *Teinture de Cheston.* Il prescrit une partie de feuilles, deux d'eau-de-vie, trois jours de digestion et une partie de miel blanc.

Conseillée par Cheston, en lotions et fomentations, dans le cancer des lèvres et les ulcères malins.

LINIMENT ANTIHÉMORRHOÏDAL. (*pie.*)

♃ Feuilles de laurier-cerise. . n° 12.

Lait. . . . . six onces.

Faites macérer et passez.

EXTRAIT DE LAURIER-CERISE. (s, *vm.*)

♃ Feuilles fraîches de laurier-cerise,
à volonté.

Pilez avec un peu d'eau, et passez à travers une étamine ; laissez en repos, décantez, faites coaguler au feu, et passez de nouveau; évaporez jusqu'en consistance de masse pilulaire, retirez du feu, incorporez la fécule mise en réserve , et évaporez encore jusqu'au degré convenable.

LAURIER ROSE.

Nerium Oleander, L.

Rosen-Lorbeer (Al.); common rosebay (An.).

f. fe.

Arbrisseau (pentandrie monogynie, L.; apocynées, J.), originaire, dit-on , de l'Orient, et naturalisé dans le midi de l'Europe. (*fig.* Blackw. *Herb.* t. 331.)

On emploie les feuilles (*folia Nerii s. Rhododaphnis s. Rosaginis*), qui sont longues, lancéolées, aiguës, raides, coriaces, et d'un vert assez foncé. Elles ont une saveur amarescente.

Elles sont réputées narcotiques.—On a employé leur infusion dans les dartres, et leur poudre, incorporée dans de l'axonge, contre la gale.

LAVANDE.

Lavande commune ; *Lavandula* spica, L.

Lavand. l (*Al. D. Ho. Su.*); *lavander* (*An.*); *espliego, alhugema* (*E.*); *lavendola* (*I.*); *lawanda* (*Po.*); *alfazema* (*Por.*).

a. am. ams. b. ba. be. br. d. du. e. ed. f. ff. fi. fu. g. ham. han. þe. li. lo. o. p. po. pp. pr. r. s su. w. wu. ww. *be br. c. g. m. pid. sp.*

Plante ♭ (didynamic gymnospermie, L.; labiées, J.), du midi de l'Europe. (*fig.* Zorn, *Ic. pl.* t. 53.)

On emploie les sommités fleuries (*herba et flores* s. *summitates* s. *spicæ florentes Lavandulæ* s. *Spicæ*), qui se composent de tiges droites, ramifiées, garnies de feuilles linéaires, duvetées, blanchâtres, et terminées par des fleurs verticillées, bleues ou violettes, dont la réunion produit un épi interrompu, garni de bractées étroites et linéaires. Elle a une odeur pénétrante et fort agréable, une saveur aromatique et amère.

Stimulant énergique. — Dose de la poudre, depuis un scrupule jusqu'à un demi-gros.

ESPÈCES AROMATIQUES. (ff. han. po. pr. sa. *hp. sp. sw.*)

♃ Herbe de marjolaine,
———.de menthe poivrée,
——— de romarin,
——— de serpolet,
Fleurs de lavande,
    de chaque. . . . deux parties.
Clous de girofle,
Cubèbes, de chaque. . une partie.

Faites une poudre grossière. (han. po. pr. sa.)

♃ Herbe de romarin,
——— de rue,
——— de sauge,
——— d'hysope,
——— de lavande,
——— d'absinthe,
——— d'origan,
——— de thym,
Feuilles de laurier,
Fleurs de roses rouges,
———de camomille,
———de mélilot,
———de sureau,
Sel ammoniac,
    de chaque. . . . parties égales.

Faites une poudre grossière. (*sp.*) — Pour fomentation.

♃ Fleurs de lavande,
——— de camomille,
Herbe de menthe poivrée,
———de mélisse,
———de thym,
——— de marjolaine,
    de chaque. . . parties égales.
Coupez et mêlez. (*hp.*)

♃ Fleurs et sommités de lavande,
————— de mélisse,
————— de menthe poivrée,
————— de sauge,
————— de thym,
————— d'absinthe,
————— de menthe aquatique,
————— d'origan,
————— de romarin,
de chaque. . . . parties égales.
Coupez et mêlez. (ff.)

♃ Fleurs de lavande,
——— d'arnica,
Herbe de marjolaine,
———de serpolet,
———de romarin,
de chaque. . . . . une once.
Coupez et mêlez. (*sw.*)

ESPÈCES CÉPHALIQUES.

Species cephalicæ pro fomentatione s. *epithemate.* (pa. w. wu. *vm.*)

♃ Herbe de marjolaine,
———de menthe,
———de mélisse,
———de serpolet,
Fleurs de lavande,
———d'arnica,
de chaque. . . . parties égales.
Coupez et mêlez. (wu.)

♃ Herbe et sommités de bétoine,
————— d'hysope,
————— de lavande,
————— de marjolaine,
————— d'origan,
————— de romarin,
————— de rue,
————— de sauge,
————— de serpolet
Fleurs de camomille,
——— de mélilot,
——— de roses,
——— de sureau,
Feuilles de laurier,
de chaque. . . . . une once.
Sel ammoniac . . une demi-once.
Coupez, écrasez et mêlez. (pa. w. *vm.*)

INFUSION DE LAVANDE. (ff.)

♃ Sommités de lavande sèches,
Réglisse grattée,
de chaque. . deux gros et demi.
Eau bouillante. . quantité suffisante pour obtenir deux livres de colature.

EAU VULNÉRAIRE.

Teinture aromatique composée. (ff.)

♃ Espèces aromatiques. . une partie.
Alcool (22 degrés). . neuf parties.

Faites infuser pendant huit jours les espèces dans la moitié de l'alcool, passez en
exprimant, faites infuser le marc dans l'autre moitié de l'alcool, réunissez les deux
liqueurs et filtrez.

Employée à l'extérieur, en lotions et fomentations, le plus souvent mêlée avec du
vin. — Excitant.

VINAIGRE DE LAVANDE.

Acetum lavandulæ. (f. p. pa. w. wu. pid.)

℞ Fleurs de lavande. . . une partie.
Vinaigre blanc. . . . six parties.

Faites macérer au soleil pendant quelques jours, et passez en exprimant. (pa.
w. pid.)

f. prescrit une partie de lavande, seize
de vinaigre et quinze jours de macération;
— wu. une partie de lavande, neuf de vinaigre et trois semaines de macération.

℞ Fleurs sèches de lavande, une livre.
Vinaigre. . . . . . . six livres.

Après six jours de macération, faites
bouillir un peu et ajoutez à la colature

Alcool. . . . . une demi-livre.

Mêlez bien. (p.)

Aromatique, qu'on applique parfois sous
forme d'épithème.

VINAIGRE DE LAVANDE COMPOSÉ.

*Acide acétique aromatique, Esprit aromatique
acéteux, Vinaigre des quatre voleurs.* (b*.
fi. br. vm.)

℞ Cannelle,
Girofle,
Muscade, de chaque. . . un gros.
Menthe poivrée. . . une demi-once.
Lavande,
Romarin, de chaque . une once.
Vinaigre. . . . . . huit onces.
Eau-de-vie. . . . . vingt onces.

Distillez vingt-huit parties. (vm.)

℞ Herbe fraîche d'absinthe,
——— de menthe crépue,
——— de rue,
——— de romarin,
de chaque. . une once et demie.
Fleurs sèches de lavande, deux onces.
Racine de roseau aromatique,
Cannelle,
Noix muscade,
Girofle, de chaque. . . deux gros.
Vinaigre blanc. . . . dix livres.

Après dix jours de macération, passez en
exprimant et filtrez. (br.)

℞ Sommités d'absinthe,
——— — de millefeuille,

Herbe de menthe poivrée,
Fleurs de lavande,
Clous de girofle,
Gingembre, de chaque, quatre gros.
Vinaigre bouillant,
sept livres et demie.
Acide acétique. . . une demi-livre.

Faites macérer pendant quatre jours,
passez en exprimant, clarifiez avec le
lait de vache, passez encore, et ajoutez à la colature

Esprit de romarin. . quatre onces.

Conservez. (fi.)

℞ Cannelle,
Macis,
Clous de girofle,
de chaque. . . une demi-once.
Bois de Rhodes,
—— de santal blanc,
Semences de fenouil,
de chaque. . . . . deux gros.
Vinaigre . . . . . . deux pintes.

Faites digérer pendant deux jours, à
une douce chaleur; ajoutez ensuite

Herbe d'absinthe,
——— de romarin,
——— de menthe poivrée,
Fleurs de lavande,
de chaque. . . une demi-once.
Herbe de marjolaine. . . un gros.

Laissez en digestion pendant deux jours,
faites ensuite bouillir, et passez après le
refroidissement. (b.)

EAU DE LAVANDE. (a. f. pa. sa. w.)

℞ Herbe fleurie de lavande, une partie.
Eau commune. . . quatre parties.

Distillez la moitié. (f. pa. sa.)

wu. prescrit une partie de lavande et six
d'eau; — a. une de lavande et douze d'eau.

Dose, deux à quatre onces.

HUILE ESSENTIELLE DE LAVANDE.

*Oleum lavandulæ æthereum, Ætheroleum la-
vandulæ.* (a. am. ams. an. b. ba. be. br. d.
du. e. ed. f. fe. fu. g. han. he. lo. p. pa. po.
pr. r. s. sa. su. w. wu. br. c. pid. sw.)

℞ Herbe fleurie de lavande, à volonté.
Eau . . . . . quantité suffisante.

Distillez, et soutirez l'huile qui surnage
le produit. (am. ams. b. be. du. ed. fe. fu. g.
lo. p. r. su. br. c.)

sw. prescrit une partie d'herbe et quatre
d'eau; — e. han. po. pr. et s. une d'herbe et
huit d'eau; — d. une d'herbe et six d'eau;
— an. six d'herbe et vingt d'eau; — f. cinq
d'herbe et sept d'eau; — ba. une d'herbe et
neuf d'eau; — a. une d'herbe et douze d'eau.

♃ Lavande . . . vingt-cinq parties.
Eau. . . soixante · quinze parties.
Sel commun. . . . trois parties.

Distillez. (br. he. pa. sa. w. *pid.*)

♃ Lavande. . . . . . à volonté.
Eau de lavande, quantité suffisante.

Distillez. (wu.)

Dose, deux à huit gouttes.

BAUME DE LAVANDE.

Linimentum aromaticum. (br. sw.)

♃ Huile de lavande. . . une partie.
—— de noix muscade, cinq parties.

Mêlez. (br.)

♃ Huile de lavande,
—— de muscade,
Beurre de cacao,
de chaque. . . . parties égales.

Mêlez. (sw.)

Cette préparation, fort simple, remplace parfaitement l'onguent nervin, dont Swediaur lui donne en effet le nom.

ESPRIT DE LAVANDE.

Spiritus lavandulæ. (a. am. an. ba. be. br. d. du. ed. fe. fi. fu. han. he. li. lo. o. p. pa. po. pr. r. s. sa. su. w. wu. *c. pid. sw. vm.*)

♃ Lavande. . . . . . une partie.
Alcool (20 degrés). . quatre parties.

Distillez un esprit marquant 28 degrés. (an. br. ed. he. pa. w. *pid.*)

be. prescrit une partie de lavande et seize d'alcool; — su. une partie et demie de lavande et huit d'alcool; — p. une partie et demie de lavande et dix d'alcool; — sa. une partie de lavande, quatre d'alcool et la cohobation du produit sur de nouvelle herbe; — d. une partie de lavande, six d'alcool et la cohobation sur de nouvelles fleurs; — wu. une partie et demie de lavande, dix d'alcool et la cohobation sur de nouvelle herbe; — fe. une livre et demie de fleurs et huit d'alcool; distillez six livres.

♃ Lavande. . . . . . trois parties.
Eau-de-vie. . . . . six parties.
Eau pure. . . . trente-six parties.

Distillez neuf parties. (*vm.*)

han. o. po. pr. et s. prescrivent une partie de lavande, quatre d'alcool et quatre d'eau; — ba. une de lavande, quatre d'alcool (0,900) et huit d'eau; — a. une de lavande, quatre et demie d'alcool (0,910) et six d'eau; — fi. une et demie de lavande, quatre d'alcool et trois d'eau; — du. une livre et demie d'herbe, huit pintes d'alcool et suffisante quantité d'eau; — am. lo. et c. deux livres d'herbe, huit pintes d'alcool et suffisante quantité d'eau.

♃ Lavande. . . . . douze parties.
Alcool. . . . . . . six parties.
Eau. . . . . . . deux parties.

Distillez six parties, redistillez le produit avec douze parties de lavande et deux d'eau, et tirez encore six parties. (sw.)

♃ Lavande. . . . une demi-livre.
Eau de lavande. . . . une livre.
Alcool. . . . . . quatre livres.

Après vingt-quatre heures d'infusion, distillez trois livres. (r.)

ESPRIT DE LAVANDE COMPOSÉ.

Tinctura lavandulæ composita s. *aromatica, Spiritus lavandulæ compositus, Alcohol cum lavandula spica compositus.* (am. an. b*. d. du. ed. f**. fi. g. han. lo. pa. su. c. ca. sw. vm.*)

♃ Esprit de lavande, trente-deux parties.
—— de romarin. . seize parties.
Cannelle,
Noix muscade,
de chaque. . . . deux parties.

Faites infuser à froid, pendant trois jours, et ajoutez

Bois de santal rouge. . une partie.

Laissez encore en macération pendant quelques jours, passez en exprimant et filtrez. (vm.)

han. prescrit deux livres d'esprit de lavande, huit onces d'esprit de romarin, deux gros de cannelle, autant de noix muscade, et une demi-once de santal rouge; — b*. et f**. trois livres d'esprit de lavande, une d'esprit de romarin, une demi-once de cannelle, autant de muscade et une once de santal rouge; — pa. et su. trois livres d'esprit de lavande, une livre d'esprit de romarin, une demi-once de cannelle, autant de muscade et trois gros de santal rouge; — ca. trois livres d'esprit de lavande, une livre d'esprit de romarin, une once et demie de cannelle, autant de santal rouge et une once de muscade; — vm. douze onces d'esprit de romarin, trente-six onces d'esprit de lavande, une demi-once de cannelle, autant de muscade et un demi-gros de cochenille.

♃ Esprit de lavande. . . trois livres.
—— de romarin. . . une livre.
Cannelle,
Noix muscade,
de chaque. . . une demi-once.
Cochenille écrasée. . un demi-gros.

Faites digérer pendant trois jours, à un feu modéré, et passez. (fi.)

♃ Esprit de lavande. . . deux livres.
—— de romarin. . . six onces.
Poudre de cannelle,

Poudre de noix muscade,

de chaque. . . une demi-once.

——— de santal rouge. . trois gros.

Après une semaine de digestion, filtrez, et versez sur le résidu

Esprit de lavande. . . . une livre.

——- de romarin. . . . six onces.

Laissez en digestion pendant trois jours,
filtrez et mêlez les deux colatures. (an.)

♃ Esprit de lavande. . . trois livres.

———de sauge. . . . une livre.

Cannelle. . . . . . . une once.

Noix muscade. . . une demi-once.

Râpure de santal blanc, trois gros.

Passez après huit jours d'infusion à froid.
(sw.)

♃ Esprit de lavande. . . trois livres.

———de romarin. . . une livre.

Cannelle,

Noix muscade,

Santal citrin,

de chaque. . . une demi-once.

Ambre gris. . . un demi-scrupule.

Safran. . . . . un gros.

Passez après huit jours de macération. (g.)

♃ Esprit de lavande,

———de romarin,

de chaque. . vingt-quatre onces.

Cannelle. . . . . une once.

Muscade. . . une demi-once.

Clous de girofle. . . . deux gros.

Eau. . . . . . cent vingt onces.

Distillez quarante-huit onces de liquide, et faites infuser dans celui-ci

Bois de santal rouge. . . . trois gros,

et filtrez : ou bien faites infuser le tout,
sans distiller, pendant plusieurs jours, dans
les deux esprits, et filtrez. (vm.)

♃ Esprit de lavande,

quatre-vingt-quatre parties.

———de romarin,

quarante-huit parties.

———de citron. . . douze parties.

Cannelle. . . . . trois parties.

Poivre cubèbe,

Clous de girofle,

de chaque. . . . . une partie.

Faites infuser à froid pendant plusieurs
jours et filtrez. (vm.)

♃ Esprit de lavande. . . trois pintes.

———de romarin. . . une pinte.

Noix muscade,

Cannelle, de chaque, une demi-once.

Clous de girofle. . . . deux gros.

Râpure de bois de santal rouge,

une once.

Au bout de dix jours, passez. (am. du.
lo. c.)

ed. et sw. prescrivent trois livres d'esprit
de lavande, une livre d'esprit de romarin,
une once de cannelle, deux gros de girofle,
une demi-once de muscade, trois gros de
santal rouge et huit jours de macération.

♃ Feuilles de lavande, douze parties.

——— de romarin. . six parties.

Girofle,

Cannelle, de chaque. . trois parties.

Cubèbes. . . . . . une partie.

Eau-de-vie,

cent quarante-quatre parties.

Eau pure,

deux cent quatre-vingt-huit parties.

Distillez cent huit parties. (vm.)

d. prescrit deux livres de lavande, une
livre de romarin, trois onces d'écorce fraiche de citron, douze livres d'alcool, la distillation jusqu'à siccité, et l'infusion, dans
le produit, d'une once de cubèbes, une
once de girofle et trois onces de cannelle.

Excitant. — Dose, depuis dix gouttes
jusqu'à deux gros, dans de l'eau sucrée.

EAU ODORIFÉRANTE.

Aqua odorifera. (b*. w.)

♃ Herbe de romarin,

——— de marjolaine,

Fleurs de lavande,

de chaque. . . . . une once.

——— de muguet,

——— de roses,

de chaque. . . deux onces.

Bois de Rhodes,

Écorce fraîche de citron,

de chaque. . une once et demie.

Cannelle. . . . deux onces.

Girofle. . . une once et demie.

Alcool. . . . . . . huit livres.

Eau. . . . . . quatre livres.

Après trois jours de digestion, distillez les
trois quarts. (w.)

♃ Lavande,

Mélisse, de chaque. . deux livres.

Racine de roseau aromatique, une livre

Girofle,

Herbe de romarin,

de chaque. . . une demi-livre.

——— de marjolaine,

— ——de menthe poivrée,

Cannelle, de chaque. . une once.

Alcool. . . . . . deux livres.

Eau. . . . . . trente livres.

Distillez vingt onces. (b*.)

Cette eau aromatique ne diffère guère
que nominalement de l'eau des Carmes et
de l'eau de Cologne. Elle sert aux mêmes
usages.

LENTILLE.

Ervum Lens, L.

Linse (Al.); *common lentil (An.)*; *lentecchia (I.)*; *lins (Su.)*.

f. *b*e. g. m. sp.

· Plante ⊙ (diadelphie décandrie , L.; légumineuses , J.), cultivée en Europe. (*fig.* Œd. *Fl. dan.* t. 95.)

On emploie la semence (*semen Lentis*), qui est orbiculaire, aplatie , bombée des deux côtés, et jaunâtre.

Jadis on en donnait la décoction dans la variole. Cette décoction, quand on la fait légère, est un peu astringente.

LEVURE DE BIERE.

Fermentum cerevisiæ.

Gæscht (Al.); *yeast, barm (An.)*; *espuma de cerbeza (E.)*; *fermento di cervogia (I.)*.

am. ba. e. ed. f. be. lo. w.

Pâte ferme et cassante , qu'on obtient en lavant, pour la dépouiller de la bière et du principe amer du houblon qu'elle contient, l'écume qui s'élève à la surface du moût de bière en fermentation.

Elle est formée de bière , de ferment proprement dit, d'un peu d'amidon, et peut-être aussi d'hordéine. ·

CATAPLASME MATURATIF.

Cataplasma fermenti. (f*. lo. c. *ca.*)

♃ Levûre de bière. . une demi-pinte.
Farine. . . . . . une livre.

Mêlez, et exposez à une douce chaleur, jusqu'à ce que la masse commence à se soulever. (lo. c.)

♃ Levûre de bière,
Miel, de chaque. . une demi-livre.
Farine. . . . quantité suffisante pour faire une pâte molle. (*ca.*)

♃ Farine de lin. . . quatre onces.
Levûre de bière. . . deux onces.
Galbanum broyé avec du jaune
d'œuf. . . . . . une once.
Pulpe d'ail cuit sous la cendre,
deux gros.
Onguent basilicum. . . une once.
Huile de lis. . quantité suffisante.

Faites une pâte molle. (f*.)

LICHEN.

Neuf plantes sont désignées sous ce nom dans les pharmacopées , savoir :

1° *Lichen blanc de neige*; *Physcia nivalis*, CAND.

w.

Cryptogame des Alpes et des Pyrénées. (*fig.* Dill. *Musc.* t. 21. f. 56.)

Elle se compose (*Lichen terrestris cinereus*) de feuilles blanches ou jaunâtres , un peu étalées à la base, redressées au sommet, rameuses , presque déchiquetées , crêpues , terminées par des lobules aplatis, arrondis , souvent bordés de points noirs ; les scutelles sont très rares, sessiles, brunes, entourées d'un rebord crénelé, et placées sur les feuilles.

La poudre de cette plante était regardée jadis comme un spécifique contre la rage.

. 2° *Lichen coccifère*; *Scyphophorus cocciferus*, CAND.

Scharlachfarbige Bechernflechte (Al.).

f.

Elle se compose (*herba Ignis* s. *Musci pyxidati*) de petites feuilles d'un blanc verdâtre en dessus, plus blanches en dessous, produisant des tiges cylindriques , souvent rameuses, qui s'évasent en un godet dont les bords portent des tubercules rouges.

3° *Lichen contre la rage*; *Peltigera canina*, CAND.

Hundsflechte (Al.); *ash coulour'd ground liverwort (An.)*; *hondsmoos (Ho.)*; *musgo canino (Por.)*; *hundmossa (Su.)*.

br. f. m. sp.

Cryptogame très commune dans les bois, sur la terre. (*fig.* Vaill. *Bot.* t. 21. f. 16.)

Elle se compose (*herba Musci canini* s. *Lichen cinereus terrestris*) de grandes et larges feuilles coriaces, arrondies , d'un gris cendré ou brun, marquées en dessous de nervures rousses , poilues , rameuses et anastomosées, à lobes arrondis, dont quelques uns, ascendans , portent des scutelles qui sont rousses, planes, oblongues , sans bordure libre , et disposées verticalement.

Les *Peltigera venosa, horizontalis, polydactyla* et *aphthosa*, indiquées par la pharmacopée française, lui ressemblent beaucoup.

On croyait jadis cette plante utile contre la rage.

4° *Lichen en entonnoir* ; *Scyphophorus pyxidatus*, CAND.

f. ff. fu. ham. li. m. sp.

Cryptogame qu'on trouve à terre et sur les vieux murs. (*fig.* Dill. *Musc.* t. 14. f. 2.)

Elle se compose (*herba Musci pyxidati*) de feuilles un peu verdâtres en dessus , plus blanches en dessous, lobées ou crénelées , portant des godets évasés régulièrement de bas en haut, et dont le bord présente des tubercules d'un brun obscur.

Conseillé autrefois contre la toux.

5° *Lichen entrelacé*, *Mousse de chêne*; *Usnea plicata*, CAND.

Haarflechte, Wickelflechte (Al.); *hairy treemoos (An.)*; *skinslau*

(D.); *musco arboreo* (E.); *worrig schurffmoos* (Ho.); *musgo dos carvalhos* (Por.); *taf* (Su.).

e. f. w. m.

Cryptogame commune sur les branches des vieux arbres. (*fig.* Dill. *Musc.* t. 11. f. 1.) Elle se compose (*Muscus albus quernus s. arboreus*) de tiges longues parfois de plus d'un pied, assez fermes, tuberculeuses, rameuses, à rameaux entrelacés, blanchâtres, à scutelles presque terminales, blanches, nombreuses et bordées de cils capillaires. Elle a une odeur agréable, et une saveur un peu astringente.

Autrefois on payait au poids de l'or celle qui croissait sur le crâne des pendus.

Léger astringent, réputé jadis anodin, et conseillé tant pour fortifier l'estomac, que pour arrêter les flux de tout genre et calmer la toux.

6° *Lichen d'Islande ; Physcia Islandica,* CAND.

Lungenmoos, Isländisches Moos (Al.); *iceland lschen, iceland liverwort* (An.); *gaternjk* (B.); *islandskmoos, firlgræs* (D.); *tiquen islandico* (E.); *yslandisch moos* (Ho.); *lichene islandico* (I.); *meck islandzki* (Po.); *musgo islandico* (Por.); *islandsmosse* (Su.).

a. am. ams. au. b. ba. he. br. d. du. e. ed. f. fe. ff. fi. fu. g. ham. han. he. li. lo. o. p. po. pp. pr. r. s. su. w. wu. ww. be. br. c. g. m. pa. pid. sp. z.

Cryptogame très commune en Europe, surtout dans le nord. (OEd. *Fl. dan.* t. 153. f. 879.)

Elle se compose (*herba Lichenis Islandici s. Muscus Islandicus s. catharticus*) d'expansions membraneuses d'un brun châtain ou olivâtre, d'un rouge brunâtre à leur base, plus pâles en dessous, droites, rameuses, lobées, à découpures redressées, presque linéaires, multifides, canaliculées, dentées, ciliées; les fructifères sont plus élargies; les scutelles sont planes, sessiles, appliquées, de même couleur ou moins foncées que l'expansion, à bord élevé, entier et cilié.

Suivant Proust, cette plante contient, sur cent parties, soixante-quatre de mucus, trente-trois de matière amylacée et trois de principe amer.

Elle jouit, suivant qu'on a enlevé ou non le principe amer, de propriétés soit simplement alibiles, soit en même temps toniques. On l'a vantée surtout dans la phthisie pulmonaire.

7° *Lichen des murs; Imbricaria parietina,* CAND.

Wandflechte, goldgelbe Schuppenflechte, Plankenflechte (Al.); *common yellow lichen* (An.); *guul skorpemoos* (D.); *maurig schurffmoos* (Ho.); *væggmosse* (Su.).

i. ba. fe. ff. s.

Cryptogame d'Europe. (*fig.* ill. *Musc.* t. 24. f. 76.)

Elle se compose d'une thalle membraneuse, imbriquée, blanchâtre en dessous, verdâtre en dessus, puis passant successive-

ment au jaune doré et au gris cendré, à folioles arrondies, lobées, crépues, larges, étalées; les scutelles sont centrales, nombreuses, à rebord entier, à disque plus foncé en couleur.

Amer, qu'on a présenté comme un succédané du quinquina, dans les fièvres intermittentes. L'analyse qu'en a donnée Schrader n'établit cependant aucune analogie entre cette plante et l'écorce du Pérou.

8° *Lichen du prunellier ; Physcia Prunastri,* CAND.

w. sp.

Cryptogame d'Europe. (*fig.* Dill. *Musc.* tab. 21. f. 54. 55. A.)

Elle se compose d'une expansion molle et membraneuse, cendrée, blanchâtre, quelquefois verdâtre, ridée, bosselée, d'un blanc de lait en dessous, inégalement bifurquée, très rameuse, à découpures redressées, linéaires, atténuées et planes; les scutelles sont fort rares, brunes, marginales.

Léger astringent.

9° *Lichen pulmonaire, Pulmonaire de chêne ; Lobaria pulmonaria,* CAND.

Longenflechte (Al.); *lungwort* (An.); *lungemos* (D.); *pulmonaria de arbol* (E.); *longachtig lungwort* (Ho.); *polmonaria di quercio* (I.); *hepatica dos avores* (Por.); *lungmossa* (Su.).

br. f. ff. g. w. wu. be. m. sp.

Cryptogame d'Europe, commune surtout dans le nord. (*fig.* Zorn, *Ic. pl.* t. 494.)

Elle se compose (*herba Pulmonariæ arboreæ s. Muscus pulmonarius*) d'une expansion d'un vert fauve en dessus, et marquée de cavités séparées par une sorte de réseau à mailles saillantes; en dessous, comme bosselée, blanche et lisse sur les convexités, brune et velue dans leurs interstices.

ESPÈCES PECTORALES. (fu.)

♃ Lichen d'Islande . . . . une livre.
Racine de guimauve. . . deux livres.
Coupez et mêlez.

POUDRE ANTILYSSIQUE.

Pulvis antilyssus. (br. w. sp.)

♃ Lichen blanc de neige, deux onces.
Poivre noir. . . . . . une once.
Faites une poudre.

CHOCOLAT DE LICHEN.

Chocolata lichenis Islandici, Pasta cacaotina lichenifera. (s. au.)

♃ Cacao grillé,
Sucre, de chaque. . quatre livres.
Lichen d'Islande . . deux livres.
Salep . . . . . . trois onces.
Ces proportions sont indiquées par Trommsdorf. (au.)

♃ Lichen d'Islande lavé à l'eau chaude,
et séché . . . . . une partie.
Poudre de salep,
un huitième de partie.
Sucre blanc . . . . deux parties.
Mêlez exactement, et incorporez
dans
Pâte de cacao encore chaude,
une partie.
Faites des tablettes. (s.)

EXTRAIT DE LICHEN D'ISLANDE.

Extractum lichenis Islandici. (wu.)

♃ Lichen d'Islande mondé, à volonté.
Alcool. . . . suffisante quantité
pour le couvrir de quatre travers de doigt.
Faites digérer à une douce chaleur, et décantez ; faites bouillir le résidu avec de l'eau,
pendant une heure, et passez en exprimant;
évaporez la colature au bain-marie, jusqu'en consistance de miel, en ajoutant peu
à peu la teinture, et remuant toujours,
pour obtenir une masse homogène et sans
grumeaux.

INFUSION DE LICHEN D'ISLANDE.

Infusum lichenis Islandici. (sa.)

♃ Lichen d'Islande . . . trois gros.
Eau bouillante, quantité suffisante
pour obtenir, après une demi-heure
d'infusion, et quelques minutes d'ébullition, vingt livres de colature; ajoutez
à celle-ci
Sirop de framboises,
une once et demie.

SIROP DE LICHEN D'ISLANDE.

Syrupus lichenis Islandici. (han. vm.)

♃ Lichen d'Islande. . . . six onces.
Eau bouillante. . . . . six livres.
Faites cuire jusqu'à ce qu'il ne reste
que quatre livres de colature; ajoutez
alors
Sucre blanc. . . . . cinq livres.
Faites cuire jusqu'en consistance de sirop.
(han.)

vm. prescrit une partie de lichen, trente-
cinq d'eau, réduites à vingt par la coction,
et dix de sucre.

SIROP DE MOUSSE DE CHÊNE.

Syrupus de musco querno. (w.)

♃ Mousse de chêne. . . trois onces.
Herbe de thé du Mexique,
Raisins de Corinthe,
de chaque. . une once et demie.
Racine de grande consoude, une once.
—— de réglisse, une demi-once.

Eau bouillante. . une livre et demie.
Faites infuser pendant une nuit, puis
cuire à feu lent. Aux dix onces de co-
lature qui restent, et qu'on clarifie,
ajoutez
Sucre blanc. . . . . seize onces.
Faites un sirop. Après le refroidisse-
ment, ajoutez
Baume de Tolu. . un gros et demi.
Sucre blanc en poudre,
une once et demie.
Mêlez exactement.

DÉCOCTION MUCILAGINEUSE DE LICHEN D'ISLANDE.

Decoctum lichenis Islandici. (b*. s. su. *fp. ra.*
vm.)

♃ Lichen d'Islande. . . une partie.
Eau froide. . . . huit parties.
Faites macérer pendant une demi-
heure, puis décantez et jetez le liquide.
Faites alors cuire le lichen avec
Eau. . . . trente-deux parties,
et réduisez celle-ci à moitié; passez en ex-
primant. (s.)

♃ Sous-carbonate de potasse, un gros.
Eau. . . . . trente-deux onces.
Faites dissoudre, et versez la liqueur
sur
Lichen d'Islande mondé, deux onces.
Après douze heures de macération,
décantez le liquide, lavez bien le lichen
avec de l'eau pure, et versez dessus
Eau. . . . . quarante-huit onces.
Faites réduire à seize onces, par l'ébulli-
tion, et passez en exprimant. (b*. su. vm.)

♃ Lichen d'Islande. . une demi-once.
Après l'avoir lavé pendant cinq minntes dans l'eau bouillante, faites-le
bouillir avec
Eau commune. . . trois livres,
jusqu'à ce qu'il ne reste plus que deux
livres de colature. (ra.)

♃ Lichen d'Islande. . une demi-once.
Après l'avoir bien lavé avec de l'eau
chaude, ajoutez
Eau. . . . deux pintes et demie.
Faites réduire à une pinte et demie,
par l'ébullition, et ajoutez à la cola-
ture
Sirop de sucre. . . . deux onces.
Mêlez bien. (*fp.*)

DÉCOCTION AMÈRE DE LICHEN D'ISLANDE.

Decoctum lichenis Islandici. (am. b*. ed. ff.
lo. su. au. c. o. sa.)

♃ Lichen d'Islande . . .. une once.

Eau pure. . . . . . seize onces.

Faites bouillir, et réduisez à douze onces
le colature. (b*. ww. e.)

am. lo. et c. prescrivent une once de lichen et une pinte et demie d'eau, réduite
l'un tiers ; — ed. une once de lichen et
deux livres d'eau, réduites à seize onces;
— du. deux onces de lichen et deux livres
d'eau, réduites à seize onces; — su. une
livre de lichen et vingt-quatre d'eau, réduites à seize.

℞ Lichen d'Islande,
  une demi-once à une once.
  Eau. . . . . . . deux livres.

Faites bouillir et réduire à une livre
de colature; ajoutez à celle-ci

  Miel blanc. . . . . . une once.

Faites fondre. (ff.)

℞ Lichen d'Islande. . une demi-once.
  Eau. . . . quantité suffisante
pour obtenir une livre et demie de colature; après un quart d'heure d'ébullition, ajoutez

  Sirop de guimauve,
  —— de pavot blanc,
    de chaque. . . . une once.
Mêlez. (sa.)

℞ Lichen d'Islande. . . deux gros.
  Salep. . . . . . . dix grains.
  Cannelle. . . . . . huit grains.
  Eau . . . . douze onces.
Faites cuire et réduire à six onces,
et ajoutez

  Sirop de sucre. . . . . à volonté.
Mêlez. (au.)

Amer.—Conseillée dans la phthisie pulmonaire, la leucorrhée, la coqueluche. — Dose,
quatre onces, trois ou quatre fois par jour.

DÉCOCTION DE LICHEN D'ISLANDE LAITEUSE.

Decoctum Lichenis Islandici lacteum. (au.)

℞ Lichen d'Islande. . . . une once.
  Petit-lait . . . . . vingt onces.
Faites réduire à douze onces par la
cuisson, et ajoutez

  Sucre de lait. . . . . six gros.

POTION SÉDATIVE.

Potio nutriens et sedans. (b.)

℞ Lichen d'Islande lavé. deux onces.
  Râpure de corne de cerf, une once.
  Eau. . . . quantité suffisante
pour faire une potion gélatineuse; ajoutez

  Laudanum de Sydenham,
    quinze gouttes.
A prendre peu à peu dans la journée.

— Conseillée dans la phthisie pulmonaire,
accompagnée de grandes douleurs.

DÉCOCTION PECTORALE.

Decoctum pectorale nutriens. (b.)

℞ Lichen d'Islande. . . deux onces.
  Bourgeons de sapin, une demi-once.
  Eau. . . . . quantité suffisante
pour obtenir une livre de colature.

DÉCOCTION PECTORALE EXCITANTE.

*Decoctum pectorale nutriens et incitans s. li-
chenis Islandici compositum.* (wu. au. b.
sw.)

℞ Lichen d'Islande lavé. . une once.
  Quinquina. . . . une demi-once.
  Serpentaire de Virginie. . un gros.
  Eau. . . . : . quantité suffisante
pour obtenir quatre onces de décoction.
Ajoutez à la colature

  Émulsion gommeuse, quatre onces.
Mêlez bien. (b.)

℞ Lichen d'Islande,
  Lierre terrestre,
    de chaque. . . une demi-once.
  Quinquina. . . . . . deux gros.
  Eau. . . . quantité suffisante
pour obtenir deux livres de décoction.
Ajoutez

  Lait de vache. . . . dix onces.
Mêlez bien. (b.)

℞ Racine de polygala de Virginie,
    deux gros.
  Lichen d'Islande. . une demi-once.
  Douce-amère . . . . un gros.
  Eau. . . . quantité suffisante
pour obtenir quatre onces de colature.
Ajoutez

  Lait de vache. . . . six onces.
Mêlez bien. (b.)

℞ Lichen d'Islande. . une demi-once.
  Racine de polygala amer, une once.
  Eau . . . . trois livres.
Faites bouillir et réduire à deux livres de
colature. (sw.)

℞ Lichen d'Islande. . . . six gros.
  Champignon de Malte,
  Racine de grande consoude,
  —— de polygala amer,
    de chaque. . une demi-once.
  Conserve de roses rouges, deux onces.
  Semences de jusquiame, trois gros.
  Alun. . . . . un gros et demi.
  Eau de fontaine. . . cinq livres.
Faites réduire à trois livres et demie,
par l'ébullition, et ajoutez à la colature

  Miel rosat. . . une once et demie.
Mêlez bien. (wu.)

♃ Bois de quassie. . . . deux gros.
Lichen d'Islande. . . six gros.
Eau . . . . . . treize onces.

Faites réduire à dix onces par la cuisson, et ajoutez

Extrait de myrrhe. . . un gros.
Tartre stibié. . . . deux grains.
Oxymel scillitique. . . une once.

Dose, une cuillerée toutes les deux heures. (*au.*)

♃ Lichen d'Islande. . . deux onces.
Bolet odorant,
Sommités de millefeuille,
Fleurs de salicaire,
Raisins de Corinthe,
. de chaque. . . une demi-once.

Faites bouillir une demi-once de ces espèces dans une pinte d'eau. (*au.*)

CELÉE DE LICHEN D'ISLANDE.

Gelatina s. *Mucilago lichenis islandici.* (ams. an. b. be. f. fi. fu. han. li. p. pp. s. su. wu. *au. ca. hp.*)

1° Privée du principe amer.

♃ Lichen d'Islande lavé avec de l'eau
alcaline. . . . . une livre.
Eau de fontaine. . . douze livres.

Faites réduire à moitié par la cuisson, passez en exprimant, et laissez prendre en gelée dans un endroit frais. (su.)

han. prescrit deux onces de lichen lavé à l'eau alcaline, trente onces d'eau réduites à six et l'addition de quatre livres de sucre.

♃ Lichen d'Islande. . . une partie.
Eau froide. . . . . huit parties.

Faites macérer pendant une demi-heure, jetez le liquide, et versez sur le résidu

Eau. . . . . trente-deux parties.

Faites réduire à moitié par l'ébullition, évaporez ensuite en consistance de miel, et mettez dans un endroit frais. (s.)

f. et *ca.* prescrivent de faire cuire doucement deux onces de lichen dans suffisante quantité d'eau, de jeter le liquide, de faire ensuite cuire deux autres fois le résidu dans de l'eau, de réunir les deux décoctions, d'y ajouter un gros d'ichthyocolle dissoute à part, et quatre onces de sucre blanc, de passer, de clarifier, et de réduire à une demi-livre par l'évaporation.

2° Avec le principe amer.

♃ Lichen d'Islande. . . une livre.
Eau. . . . . . vingt livres.

Faites réduire à six livres par la cuisson, passez en exprimant avec force et laissez en repos dans un endroit frais. (fi.)

pp. prescrit une once de lichen et douze onces d'eau réduites à huit ; — *hp.* assez de lichen pour réduire une quantité arbitraire d'eau en consistance de mucilage ;—*au.* une once de lichen et douze d'eau, réduites à huit.

♃ Lichen d'Islande. . . trois onces.
Eau. . . . . . quatre livres.

Faites réduire au tiers par la cuisson, passez en exprimant, évaporez à une livre et ajoutez

Sirop quelconque. . . trois onces.

Mêlez bien. (*au.*)

♃ Lichen d'Islande, une once et demie.
Eau. . . . . . deux livres.

Faites réduire à six onces de colature, et ajoutez

Sucre blanc. . . . quatre onces.

Réduisez en consistance de sirop épais, et laissez refroidir. (ams. an. b. be. li. p.)

C'est le procédé indiqué par Regnault, qui prescrivait six onces de lichen, trois pintes d'eau, un quart d'heure d'ébullition, l'évaporation de la colature à une pinte, l'addition de six onces de sucre, et la cuisson en sirop épais. — Idt et Chevallier proposent de faire cuire une once de lichen lavé à l'eau chaude avec cinq onces d'eau, dans une boule d'étain vissée, au bain-marie, pendant trois heures, de passer la décoction en exprimant, d'ajouter une once de sucre à la colature, d'évaporer doucement jusqu'à ce qu'il ne reste plus que quatre onces de liquide, de couler alors dans un pot, et d'enlever, après la solidification, la pellicule qui se forme à la surface. (f**.)

3° Avec le principe amer et un principe astringent.

♃ Lichen d'Islande,
——— pulmonaire,
Champignon de Malte,
de chaque. . . . six gros.
Eau. . . . quantité suffisante.

Faites réduire, par la cuisson, à une livre et demie de colature, puis épaissir en consistance de gelée, et ajoutez

Sucre rosat. . . une once et demie.

Mêlez bien. (wu)

♃ Lichen d'Islande, une once et demie.
Mousse de chêne,
Pétales de roses,
Racine de polygala amer,
de chaque. . . une demi-once.
Ichthyocolle. . . . une once.
Eau. . . . . suffisante quantité.

Faites cuire pendant deux heures, et ajoutez à la colature

♃ Gelée de lichen d'Islande ,
                       douze parties.
Poudre de sucre. . . une partie.
——— de gomme arabique,
                       deux parties.
Mêlez le sucre et la gomme avec la gelée
encore chaude. (s.)

PASTILLES DE LICHEN D'ISLANDE. (f*. f**.)

♃ Lichen. . . . . . . une livre.
Lavez-le à l'eau froide, faites-le bouillir avec
     Eau. . . . . . . six livres,
pendant vingt minutes. Ajoutez à la
colature
     Sucre blanc. . . . . une livre.
Évaporez doucement jusqu'à siccité, pulvérisez, mêlez la poudre avec du sucre
blanc , à parties égales, et faites, avec suffisante quantité d'eau , une pâte divisible en
pastilles.

ÉLECTUAIRE INCRASSANT. (wu.)

♃ Gelée de lichen d'Islande (for-
     mule de wu.). . . deux onces.
Gomme adragant. . . . une once.
Racine de grande consoude en pou-
     dre. . . . . . . trois gros.
Conserve de roses rouges. . six gros.
Sirop de têtes de pavot,
                       quantité suffisante.

BOUILLON PECTORAL. (ca.)

♃ Lichen d'Islande. . une demi-once.
Escargots de vigne blancs. . n° 6.
Cœur de mouton. . . . . n° 1/2.
Poumon de veau haché , quatre onces.
Eau. . . . . une pinte et demie.
Faites cuire et réduire d'un tiers.

HYDROMEL ANTICATARRHAL. (ca.)

♃ Lichen d'Islande lavé dans de l'eau
     bouillante. . . . deux onces.
Feuilles d'hysope , une demi-once.
Hydromel. . . . . deux livres.
Faites macérer pendant plusieurs
jours , passez et ajoutez
     Sucre blanc. . . . . trois onces.
Filtrez de nouveau.

LIEGE.

Quercus Suber, L.

Korcheiche (Al.); cork tree (An.); korketræ (D.); alcorhoque
(E.); korktoom (Ho.); savero (I.); savereiro (Por.); korktræd
(Su.).

f. su. w. be. g. m. sp.

Arbre (monoécie polyandrie, L. ; amentacées , J.) du midi et de l'est de l'Europe.
(*fig. Nouv. Duh. VII. 45.*)

On emploie l'écorce et le fruit.

L'écorce (*cortex Suberi* s. *Suber*) est flexible, légère, crevassée, spongieuse, élastique et d'un jaune rougeâtre.

Elle a pour base, d'après Chevreul, un principe particulier, appelé *Subérine.*

Jadis on l'employait à l'intérieur, comme astringent.

Les glands ont en général une saveur douce et agréable.

DÉCOCTION DE LIÉGE. (*bo. pie.*)

℞ Liége râpé. . . . . deux scrupules.
Eau. . . . . . . deux pintes.

Faites réduire de moitié par l'ébullition. (*pie.*)

bo. prescrit d'ajouter deux onces de sirop de capillaire.

Dose, huit onces, trois fois dans la journée, pendant huit ou dix jours. On peut y ajouter du sirop dé nénuphar, et aider son action par un lavement avec une forte décoction de liége ou de persil, donné chaque matin.

LIERRE.

Lierre grimpant; Hedera Helix, L.

Epheu (*Al.*); ivy (*An.*); brectan (*B.*); vintergront (*D.*); hiedra (*E.*); klyf (*Ho.*); edera (*I.*); bluszcz (*Po.*); hera (Por.); margran (*Su.*).

br. e. f. fe. g. ham. w. be. br. g. m. sp. z.

Arbrisseau (pentandrie monogynie, L.; caprifoliacées, J.) qu'on trouve dans presque toute l'Europe. (*fig.* Lab. *Icon.* 614.)

On emploie les feuilles et les fruits.

Les feuilles (*folia Hederæ arboreæ*) sont glabres, luisantes, d'un vert foncé, ovales, ou à trois ou cinq lobes, de forme variable.

Les baies sont peu succulentes, d'un vert très foncé, presque noirâtres, à trois ou quatre loges monospermes.

LIERRE TERRESTRE.

Glecoma hederacea, L.

Gundermann, Erdepheugundermann (*Al.*); ground ivy (*An.*); poponee (*B*); urdbenda (*D.*); hiedra terrestre (*E.*); aardveil (*Ho.*); ellera terrestre (*I.*); bluszcyk ziemny, kurdwan (*Po.*); hera terrestre (Por.); jordrefwa (*Su.*).

a. ams. an. b. ba. br. e. f. fe. ff. fu. g. han. li. o. p. po. pr. s. su. w. wu. ww. be. br. g. m. pid. sp. z.

Plante ℔ (didynamie gymno·permie, L.; labiées, J.), qui croît dans toute l'Europe. (*fig.* Zorn, *Ic. pl.* t. 73.)

L'herbe (*herba Hederæ terrestris* s. *Chamæclemæ* s. *Calaminthæ humilioris*) se compose d'une tige quadrangulaire, grêle, rameuse, garnie de feuilles réniformes ou en cœur, crénelées. Elle a une odeur forte et aromatique, quand on la froisse; sa saveur

est un peu âcre, amère et légèrement balsamique.

Stimulant, béchique, expectorant. — Dose du suc, une à trois onces.

ESPÈCES BÉCHIQUES. (f. f**. po. r. *ca.*)

℞ Feuilles de lierre terrestre,
――――― de capillaire,
―――― de véronique,
―――― d'hysope,
de chaque. . . . parties égales.

Coupez et mêlez. (f. *ca.*)

℞ Lierre terrestre,
Véronique,
Pas-d'âne, de chaque. . six parties.
Racine de réglisse,
Tiges de douce-amère,
de chaque. . . . deux parties.

Coupez et mêlez. (f**. r.)

℞ Orge perlé. . . . quatre onces.
Racine de réglisse,
Herbe de pas-d'âne,
――――― de lierre terrestre,
――――― de véronique,
de chaque. . . . deux onces.
Fleurs de coquelicot,
――――― de bouillon-blanc,
Semences d'anis, de chaque, une once.
Figues sèches. . . . trois onces.

Coupez et mêlez. (po.)

CONSERVE DE LIERRE TERRESTRE. (a. e. pa. w. *ca. vm.*)

℞ Herbe fleurie de lierre terrestre,
une partie.
Sucre blanc. . . . deux parties.

Broyez ensemble, et faites chauffer au bain-marie, pour que le sucre se fonde. (*vm.*)

℞ Poudre d'herbe fleurie de lierre
terrestre. . . . une demi-once.
Eau distillée de lierre terrestre,
quantité suffisante.
Sucre blanc en poudre. . une livre.

Mêlez. (*ca.*)

℞ Feuilles fraîches de lierre terrestre,
une livre.
Sucre blanc en poudre. . deux livres.

Broyez ensemble. (e. pa. w.)

a. prescrit une once de feuilles et trois livre de sucre.

Dose, depuis un scrupule jusqu'à un gros.

EXTRAIT DE LIERRE TERRESTRE.

Extractum glechomæ hederaceæ. (fe. sa. w.)

℞ Herbe de lierre terrestre, une livre.
Eau de fontaine. . . . six livres.

Faites digérer pendant quatre heures, puis bouillir un peu; passez en exprimant,

♃ Feuilles fraîches de lierre terrestre,
à volonté.

Pilez-les, sans ajouter d'eau, et exprimez le suc ; faites coaguler la liqueur
au feu, et ajoutez-y, pour cinq parties,

Sucre. . . . . . . neuf parties.

Faites un sirop. (*vm.*)

Dose, une à deux onces.

PETIT - LAIT DE HAGUENOT. (*pie.*)

♃ Lait de vache. . . . une pinte.

Faites-le coaguler par l'ébullition, avec un
peu de présure ; clarifiez-le ensuite avec du
blanc d'œuf ; ajoutez-y, tandis qu'il bout,
sept ou huit pincées de feuilles de lierre
terrestre, puis édulcorez avec suffisante
quantité de sucre.

Conseillé, à jeun, dans la gravelle et la
colique néphrétique.

ESSENCE DE LIERRE TERRESTRE.

Essentia glechomæ hederaceæ. (br.)

♃ Herbe de lierre terrestre, une once.
Esprit de genièvre. . quatre onces.

Faites digérer ; exprimez et filtrez.

Excitant, réputé pectoral et béchique.

LIN.

Deux espèces de ce genre de plantes sont
employées en médecine :

1° *Lin ordinaire ; Linum usitatissimum,* L.

Lein (*Al.*); *flax* (*An.*); *buzruk* (*Ar.*); *len* (*B. Po.*); *hœr* (*D.*);
ulsikebinge (*Duk.*); *lino* (*E. I.*); *tisi, pahaha* (*Hi.*); *vlasch*
(*Ho.*); *bidgicrammi* (*Mal.*); *tokhemkutan* (*Pe.*); *linhœa*
(*Por.*); *uma, atusi* (*Sa.*); *lin* (*Su.*); *alleverei, serru sanul-*
verei (*Tam.*); *alivitulu* (*Tel.*).

a. um. ams. an. b. ba. be. br. d. dd. du. e. ed. f. fe. ff. fi. fu.
g. lam. han. he. li. lo. o. p. po. pr. r. s. su. w. wu. ww.
a. be. br. c. g. m. pa. pid. sp. z.

Plante ☉ (pentandrie digynie, L.; linées,
CAND.), probablement originaire de l'Orient,
et répandue dans une grande partie de l'Europe. (*fig.* Zorn, *Ic. pl.* t. 251.)

La semence (*semen Lini*) est brune, luisante, ovale, alongée, pointue, aplatie,
très lisse, tranchante sur les bords. Elle
renferme, sous une enveloppe mucilagineuse, une amande blanche et huileuse,
de saveur désagréable.

Ces graines contiennent beaucoup d'huile
dans leur amande, et de mucilage dans leur
enveloppe. Elles sont émollientes.

2° *Lin purgatif ; Linum catharticum,* L.

Purgierflachs (*Al.*); purging flax (*An.*); liven vildhœr (*D.*);
cantilagua (*E.*); purgeervlasch (*Ho.*); lino purgativo (*I.*);
linho purgante (*Por.*); villhœr (*Sa.*).

du. f g. li. lo. r. s. w. be. c. m. pa. sp.

46

Plante ⊙ , d'Europe. (*fig.* Zorn , *Ic. pl.* t. 210.)

On emploie l'herbe (*herba Lini purgativi s. cathartici*), qui se compose d'une tige grêle, garnie de rameaux dichotomes et de feuilles ovales, oblongues, opposées, glabres. Dénuée d'odeur, elle a une saveur très amère et nauséeuse.

Purgatif peu usité.

FARINES ÉMOLLIENTES. (f. *sp.*)

℞ Farine de graine de lin,
——— de fenu-grec,
de chaque. . . . parties égales.

Mêlez. (*sp.*)

f. prescrit parties égales de farine de lin, de seigle et d'orge.

ESPÈCES ÉMOLLIENTES POUR CATAPLASME. (pp. ww.)

℞ Son de froment,
Graine de lin écrasée ,
de chaque. . . . parties égales.

Mêlez. (pp.)

ww. prescrit une partie de graine de lin, une de farine de seigle et deux de son de froment.

MUCILAGE DE GRAINE DE LIN. (f. sa. *sw.*)

℞ Graine de lin. . . . deux gros.
Eau tiède. . . une once et demie.

Faites digérer sur des cendres chaudes pendant vingt-quatre heures, en remuant de temps en temps, et passez en exprimant. (f.)

sw. prescrit de triturer parties égales d'eau bouillante et de graine ; — sa. de faire macérer pendant douze heures une partie de graine dans dix d'eau, de faire bouillir ensuite, et de passer en exprimant.

CATAPLASME ÉMOLLIENT. (f. ff. li. *fp. ra. sw.*)

℞ Farine de graine de lin, à volonté.
Eau bouillante ou Décoction de
guimauve. . quantité suffisante
pour faire un cataplasme. (*sw.*)

sw. prescrit encore de faire cuire, pendant une demi-heure, une quantité arbitraire de graine de lin dans suffisante quantité d'eau, en ajoutant assez de mie de pain rassis pour faire un cataplasme ; — ra. parties égales de farine d'orge et de farine de lin, et suffisante quantité d'eau ; — ff. parties égales de farines d'orge, de seigle et de lin, à cuire dans suffisante quantité d'eau ; — f. et *fp.* quatre onces de farines émollientes, qu'on délaie dans suffisante quantité de décoction émolliente, et qu'on fait cuire ensuite, en ajoutant quatre onces de pulpe d'espèces émollientes, ou une once de poudre des

mêmes espèces ; — li. parties égales de graine de lin en poudre et de lait de vache bouillant, à délayer ensemble.

INFUSION DE GRAINE DE LIN.

Infusum lini s. lini usitatissimi s. seminum Lini. (am. b*. ed. ff. lo. su. au. c. e. fp. ra. sa. sw.)

℞ Graine de lin écrasée. . une once.
Réglisse concassée , une demi-once.
Eau bouillante. . . deux pintes.

Faites digérer pendant quatre heures auprès du feu, et passez. (am. b*. lo. su. au. c. e. sa. sw.)

ed. prescrit deux gros de réglisse, une once de lin et deux livres d'eau ; — ra. deux gros de lin, un gros de réglisse et deux livres d'eau ; — ff. deux gros et demi de lin, deux gros de réglisse et assez d'eau pour obtenir deux livres de colature ; — fp. deux gros de lin, deux gros de réglisse et deux livres d'eau.

℞ Graine de lin. . une once et demie.
Poudre de réglisse. . . trois gros.
Eau froide. . . . . trois livres.

Faites infuser, en remuant souvent, et passez. (*sw*.)

Émollient, utile dans les affections de la poitrine et des voies urinaires. — On peut y ajouter une once et demie de sirop d'orgeat ou de sirop diacode.

INFUSION DE LIN PURGATIF.

Infusum lini cathartici. (b*.)

℞ Herbe de lin purgatif. . deux gros.
Eau bouillante. . . deux onces.

Faites infuser et passez.

Léger purgatif. — A prendre en une seule dose.

FOMENTATION ÉMOLLIENTE. (*ra.*)

℞ Graine de lin. . . . deux gros.
Feuilles de mauve. . deux onces.
Eau. . . . . . deux livres.

Faites bouillir et passez.

BAIN ÉMOLLIENT. (*ca.*)

℞ Espèces émollientes, quatre livres.
Graine de lin. . . une demi-livre.
Eau. . . . suffisante quantité.

Faites bouillir légèrement et passez.

INJECTION MUCILAGINEUSE. (ff.)

℞ Graine de lin. . . . six gros.
Faites bouillir légèrement dans
Eau. . . . quantité suffisante
pour avoir deux livres de colature.

POTION ADOUCISSANTE. (*sm.*)

℞ Graine de lin écrasée. . . un gros.

Huile d'olive ,
———— de lin , de chaque , deux livres.

Faites macérer la racine, l'ognon et
la graine dans l'eau, pour extraire le mucilage, mêlez celui-ci avec les huiles,
faites bouillir lentement , pour dissiper
toute l'humidité , passez et ajoutez

Fleurs de lis fraîches ,
———— de camomille ,
de chaque. . . . . une livre.

Après vingt-quatre heures de digestion au
bain-marie , passez en exprimant. (sa.)

HUILE DE GRAINE DE LIN.

Oleum lini expressum. (a. ams. ba. br. d. dd.
du. e. ed. f. fi. fu. g. han. he. li o. p. pa. po.
pr. r. s. sa. su. w. br. pid. sw.)

Le procédé général consiste à piler la
graine, à la renfermer dans un sac de toile,
et à l'exprimer à froid, entre deux plaques
d'étain ; — f. veut qu'après l'avoir écrasée,
on la ramollisse par l'exposition, pendant
huit minutes, à la vapeur de l'eau bouillante ; — li. et pr. qu'on échauffe la presse
dans l'eau bouillante ; — br. pa. et w. qu'on
grille un peu la pâte avant de l'exprimer.

Cette huile est regardée comme un spécifique contre les douleurs pleurétiques, tant
à l'intérieur, à la dose d'une demi-once à
une once, dans du bouillon, qu'à l'extérieur,
appliquée chaude , avec de la laine , sur le
point douloureux.

LAVEMENT ÉMOLLIENT.

Clisma involvens s. *oleosum.* (li. au. ra. sp.
sw.)

℥ Espèces émollientes. . . une once.
Eau. . . . . une livre.
Faites cuire et ajoutez à la colature
Huile de graine de lin. . deux onces.

Mêlez. (li. ra. sp.)

℥ Lait de vache ,
Huile de lin ,
de chaque. . . . quatre onces.
Mêlez. (sp.)

sw. prescrit deux onces d'huile et huit de
décoction de graine de lin ; — sw. quatre à
six onces d'huile et autant de décoction
d'orge.

℥ Herbe de mauve. . . . deux gros.
Eau. . . . . quantité suffisante
pour obtenir dix onces de colature.
Ajoutez
Huile de lin. . . . . une once.
Mêlez. (au.)

LINAIRE.

Deux plantes de ce nom sont signalées dans les pharmacopées :

1° *Linaire bâtarde ; Linaria spuria*, MILL.

L. sp.

Plante ⊙ (didynamic angiospermie, L. ; scrofulariées, J.), commune dans toute l'Europe. (*fig.* OEd. *Fl. Dan.* t. 913.)

On emploie l'herbe fleurie, qui se compose d'une tige rameuse, garnie de feuilles velues, ovales, entières, et de fleurs jaunes, avec la lèvre inférieure violette, qui naissent solitaires dans les aisselles des feuilles, sur de longs pédoncules filiformes.

2° *Linaire commune ; Linaria vulgaris*, Mœ.

Gemeines gelbes Flachskraut, Leinkraut (Al.); common yellow toadflax (An.); vild torskmand (D.); linaria (E. I.); het gemeene vlachskruid (Ho.); lennek panny maigi (Po.); fluysblomster (Su.).

ba. br. e. f. fe. fu. g. han. li. o. pr. s. w. be. br. m. sp.

Plante ♃, commune dans toute l'Europe. (*fig.* Zorn, *Ic. pl.* t. 442.)

On emploie l'herbe fleurie (*herba et flores Linariæ* s. *Antirrhini*), qui se compose d'une tige simple, glabre, garnie de nombreuses feuilles lancéolées, sessiles, d'un vert glauque, et de fleurs jaunes, rapprochées en épi terminal. Elle a une odeur un peu désagréable, dont la dessiccation la dépouille. Sa saveur est amère et nauséeuse.

ONGUENT DE LINAIRE.

Liniment antihémorrhoïdal. (ba. br. han. li. o. pr. s. sa. w. *pie. sp.*)

♃ Herbe fleurie et fraîche de linaire, une livre.
Axonge de porc. . . deux livres.

Faites cuire doucement, jusqu'à consomption de l'humidité, et passez en exprimant. (ba. han. o. pr. s.)

br. et w. prescrivent parties égales d'herbe et d'axonge ; — li. une partie d'herbe et trois de graisse ; — *pie.* ne fixe aucunes proportions.

♃ Herbe de linaire. . . douze onces.
—— de joubarbe. . deux onces.
—— de jusquiame. . . une once.
Beurre. . . . . dix-huit onces.

Faites macérer pendant quelques jours, puis cuire jusqu'à consomption de l'humidité, et passez en exprimant. (*sp.*)

♃ Herbe fleurie de linaire,
Graisse de porc,
de chaque. . . . . une livre.

Faites cuire jusqu'à consomption de l'humidité, passez en exprimant et ajoutez

Huile d'œufs. . . une demi-once.
Huile exprimée de graines de jusquiame. . . . . deux gros.
Suc de joubarbe. . . trois gros.
Mêlez. (sa.)

LIS.

Lis blanc ; Lilium candidum, L.

Weisse Lilie (Al.); white lily (An.); lilium bjle (B.); hvide lilie (D.); azucena blanca (E.); witte lelie (Ho.); liglio bianco (I.); silia (Po.); birio branco (Por.); hwit lilja (Su.).

ans. an. b. be. br. e. f. fe. g. p. s. w. be. br. g. m. sp.

Plante ♃ (hexandrie monogynie, L. ; liliacées, J.), originée du Levant, et cultivée dans les jardins. (*fig.* Zorn, *Ic. pl.* t. 462.)

On emploie le bulbe, les fleurs et les anthères.

Le bulbe est ovale, jaunâtre, écailleux en dehors, garni en dessous de grosses fibres fasciculées. Dépourvu d'odeur, il a une saveur un peu âcre.

Les fleurs se composent de cinq pétales blancs, canaliculés, d'une odeur agréable qui se perd par la dessiccation.

Les anthères sont oblongues et jaunes.

CONSERVE DE LIS.

Conserva florum liliorum alborum. (g.)

♃ Pétales de lis blanc. . une partie.
Sucre blanc. . . . . trois parties.
Broyez ensemble.

PULPE DE LIS.

Pulpa lilii. (f.)

♃ Bulbes de lis mondés. . à volonté.

Après les avoir enveloppés de papier, faites-les cuire sous la cendre chaude, jusqu'à ce qu'on puisse les écraser aisément entre les doigts ; enlevez les parties brûlées, pilez le reste dans un mortier de marbre, et faites une pulpe, en passant à travers un tamis serré.

EAU DE LIS. (f. g. pa.)

♃ Fleurs fraîches de lis. . une partie.
Eau. . . . . quatre parties.
Distillez la moitié. (f.)

pa. prescrit une partie de fleurs et trois d'eau ; distillez une partie et demie ; — g. quatre livres de fleurs et assez d'eau pour éviter l'empyreume ; distillez six livres.

HUILE DE LIS.

Oleum liliorum alborum. (ans. an. b. be. br. e. f. pa. sa. w.)

♃ Pétales frais de lis, une partie et demie.
Huile d'olive. . . . trois parties.

Faites digérer pendant deux jours, au ain-marie, exprimez après le refroidissement, et répétez la macération. (sa.)

f. prescrit une partie de pétales, quatre 'huile, et trois macérations successives, ont la dernière dure trois mois.

℞ Pétales de lis. . . . une partie.
Huile d'olive. . . quatre parties.

Après quelques heures de digestion au ain-marie, exprimez. (an. b. be.)

℞ Pétales de lis. . . . une partie.
Huile d'olive. . . . trois parties.

Faites macérer pendant quelques jours, ans un endroit chaud, puis cuire jusqu'à onsomption de l'humidité, et passez en xprimant. (ams. e.)

℞ Pétales de lis,
Huile d'olive,
de chaque. . . . parties égales.

Faites cuire jusqu'à consomption de l'humidité, puis exprimez. (pa.)

℞ Pétales de lis. . . . deux parties.
Huile d'olive. . . . trois parties.

Après huit jours de digestion, faites cuire et exprimez. (br. w.)

Émollient, réputé anodin.

LISERON.

Les pharmacopées citent deux plantes de ce nom :

1° Liseron des champs, petit Liseron ; Convolvulus arvensis, L.

Ackerwinde (Al.); hindweed (An.).

i. fe.

Plante ♃ (pentandrie monogynie, L. ; convolvulacées, J.), commune dans toute 'Europe. (fig. OEd. Fl. dan. t. 459.)

On emploie l'herbe (herba Convolvuli minoris), qui présente une tige grêle, garnie de feuilles pétiolées, glabres et sagittées, iont les deux lobes latéraux sont aigus.

Léger tonique.

2° Liseron des haies, grand Liseron ; Convolvulus sepium, L.

Zaunwinde (Al.); hedgebell (An.); groote winde (Ho.).

'. g. m.

Plante ♃ (fig. OEd. Fl. dan. t. 458), commune en Europe.

On emploie l'herbe (herba Convolvuli majoris), qui se compose d'une tige grêle, garnie de feuilles pétiolées, glabres, d'un vert foncé, sagittées, et dont les deux lobes latéraux sont tronqués. Dépourvue d'odeur, elle a une saveur amère.

Léger tonique.

LIVÈCHE.

Ligusticum Levisticum, L.

Liebstœckel, Badekraut, Badekrautliebstœckel, Bœrmutterkraut (Al.); common lavage (An.); opich weliky, apich libecek (B.); lovstilk, lobstik (D.); ligustico (E.); laveskruid (Ho.); livistico (I.); lakotnego ziele (Po.); levistico (Por.); libbsticke (Su.).

a. ams. b. be. br. d. f. fe. ff. g. han. li. o. po. pr. t. e. su. w. wu. be. br. g. m. pid. sp. x.

Plante ♃ (pentandrie digynie, L.; ombellifères, J.), de l'Europe tempérée. (fig. Zorn, Ic. pl. t. 233.)

On emploie la racine et les graines.

La racine (radix Levistici s. Lybistici s. Ligustici s. Laserpitii Germanici), longue d'un pied, est charnue, très rameuse, d'un jaune brun en dehors, blanchâtre en dedans et rugueuse. Elle a une odeur forte, pénétrante et peu agréable, une saveur d'abord douce, ensuite âcre et nauséuse.

Les semences sont oblongues, jaunes et à cinq côtes.

EXTRAIT DE LIVÈCHE.

Extractum ligustici s. levistici. (o. po. pr. s.)

℞ Racine de livèche,
Alcool, de chaque . . deux livres.
Eau commune. . . . neuf livres.

Faites digérer pendant douze heures, passez en exprimant, tirez l'alcool par la distillation, et faites évaporer le résidu jusqu'en consistance convenable. (po.)

o. pr. et e. prescrivent deux parties de racine, trois d'alcool et neuf d'eau.

ESSENCE DE LIVÈCHE.

Essentia levistici. (w.)

℞ Racine de livèche. . . deux onces.
Semence de livèche . . . une once.
Alcool. . . . . . dix onces.

Après suffisante digestion, passez en exprimant et filtrez.

Excitant, réputé alexipharmaque, carminatif et diurétique. — On l'a recommandé dans les hydropisies.

LOBÉLIE.

Lobélie renflée ; Lobelia inflata, WILLD.

Indian tobacco (An.).

am. r.

Plante ⊙ (pentandrie monogynie, L. ; lobéliacées, J.), du nord de l'Amérique.

Les feuilles sont oblongues, sessiles, légèrement dentelées. D'abord insipides, elles développent bientôt une saveur piquante, et excitent une salivation abondante.

TEINTURE DE LOBÉLIE.

Tinctura lobeliæ inflatæ. (am. b*.)

24 Herbe sèche de lobélie renflée ,
        deux onces.
Alcool faible.   . . . . une pinte.
Après dix jours de digestion , filtrez.

Excitant vanté surtout par Thacher, d'après Cutlet, dans l'asthme convulsif, comme un très bon moyen de faire cesser la gêne de la respiration. — Dose, une cuillerée à café.

LUNAIRE.

Botrychium Lunaria, WILLD.

Mondraute (Al.); moonwort (An.); maanerude (D.); maankruid (Ho.); lunaria (I.); lasgræs. (Su.).

f. w. sp.

Plante 24 (cryptogamie, L.; fougères, J.), commune en Europe. (*fig.* Zorn, *Ic. pl.* t. 65.)

On emploie l'herbe (*herba Lunariæ* s. *Lunariæ botrytidos*), qui présente des frondes ailées, composées de huit à dix folioles en forme de croissant. Elle a une saveur faiblement styptique.

Léger astringent.

LUPIN.

Lupin blanc; Lupinus albus, L.

Wolfsbohne (Al.); white lupine (An.); kzjmsky aneb/sskrkawicny hrach (B.); witte tygebone (Ho.).

br. e. f. fe. s. w. g. m. sp.

Plante ⊙ (diadelphie hexandrie, L.; légumineuses, J.), probablement originaire du Levant, et naturalisée dans le midi de l'Europe. (*fig.* Zorn, *Ic. pl.* t. 321.)

On emploie la semence (*semen Lupini*), qui est grosse, discoïde, aplatie et blanche. Elle contient une amande jaune et amère. Elle est inodore ; sa saveur est farineuse , amère et désagréable.

Autrefois on faisait entrer la farine dans les cataplasmes.

LYCOPODE.

Lycopode commun ; Lycopodium clavatum, L.

Stenpulvermoos, Bærlapp (Al.); club moss (An.); mechowe seweno (B.); jordmos, ulvefod, lusegræs (D.); licopodiu (E. I. Por.); geknodstaardmos (Ho.); proszek koltunowy (Po.); gulnicht (Su.).

an. ams. an. b. ba. be. br. d. du. e. ed. f. fe. fi. fu. g. ham. he. li. o. po. pr. r. s. su. w. wu. be. br. g. m. pid. sp. z.

Plante 24 (cryptogamic, L.; mousses, J.),

très commune dans toute l'Europe. (*fi,* Zorn , *Ic. pl.* t. 54.)

On emploie l'herbe et la graine.

L'herbe (*herba Musci clavati* s. *terrestri*, se compose d'une tige très rameuse , garn de feuilles éparses, sans nervures, arquées terminées par une soie. Elle est inodore « insipide.

La semence (*farina* s. *pulvis* s. *semen* sulphur Lycopodii s. Sulphur vegetabile Barlappsaamon , Hexenmehl , Trutenmehl Alpmehl , Pillenmehl, Wurmmehl , Klopf pulver, Blitzpulver, Moospulver, Strenpu ver , Bærlappenpulver (*Al.*) est une pou dre extrêmement fine, d'un jaune pâle, lé gère , en quelque sorte grasse au toucher adhérente aux doigts , inodore, insipide très inflammable, composée de petits grain arrondis, un peu aplatis et demi-transpa rens.

Dessiccatif à l'extérieur, diurétique, dit on , à l'intérieur. —Dose, dix grains, matin et soir, dans la strangurie, chez les enfans.

MIXTURE DIURÉTIQUE.

Mixtura lycopodii. (b*. au.)

24 Lycopode. . . . . . deux gros.
Eau pure. . . . . . deux onces.
Sirop de guimauve ,
     une once et demie.

Mêlez. —Dose, une demi-cuillerée toutes les deux heures. (b*. au.)

24 Sous-carbonate de magnésie,
        deux gros.

Saturez-le avec

Vinaigre concentré ,
       quantité suffisante.

Ajoutez ensuite

Eau de menthe,
Sirop d'opium,
  de chaque. . . . . deux onces.
Poudre de lycopode. . deux gros.

Dose, deux cuillerées toutes les deux heures. (b*. au.)

24 Lycopode. . . . une demi-once.
Sirop de pavot, quantité suffisante pour faire un looch. — Dose, une cuillerée toutes les deux heures.

LYSIMAQUE.

Lysimaque commune, Chasse-bosse ; Lysima chia vulgaris, L.

Gelbe Weiderich (Al.) ; common loose strife (An.); bastar dueurt (D.); tis de tintureros (F.); gemeene weiderik (Su.)

f. w. sp. z.

Lightning Source UK Ltd.
Milton Keynes UK
UKHW050355101118
331891UK00020B/184/P